Dialysefibel 2

... für Ev & Carolin

Günther Schönweiß

DIALYSEF!BEL

Plädoyer für die individuelle Dialyse

Zweite, völlig neubearbeitete und erweiterte Auflage
Über 500 Abbildungen und Tabellen

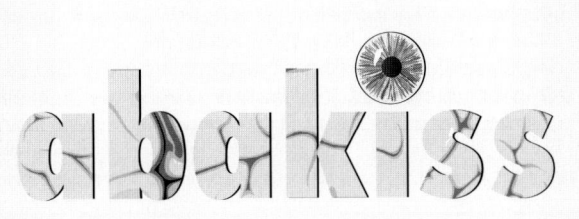

abakiss

1996 abakiss Verlag Bad Kissingen

Dr. med. Günther Schönweiß

Facharzt für Innere Medizin/Nephrologie
Internistische Gemeinschaftspraxis/Dialysezentrum
Steinstr. 2
97688 Bad Kissingen
Telefon 0971-1373
Telefax 0971-4873

Die Deutsche Bibliothek – CIP-Einheitsaufnahme

Schönweiß, Günther:
Dialysef!bel 2 : Plädoyer für die individuelle Dialyse / Günther Schönweiss. – 2., völlig neubearb. und erw. Aufl. – Bad Kissingen: Abakiss, 1996
  1. Aufl. u.d.T.: Schönweiss, Günther: Dialyse-Fibel
  ISBN 3-931916-00-6 Gb.
  ISBN 3-931916-01-4 brosch.

© 1996 abakiss Verlag Bad Kissingen

Satz und Layout: Dr. Günther Schönweiß
Belichtung: Druckerei Lewerenz, Coswig/Anhalt
Druck: INTERDRUCK Graphischer Großbetrieb GmbH

Gebrauchsnamen, Handelsnamen, Waren- und Produktbezeichnungen und dergleichen, die in diesem Buch ohne besondere Kennzeichnung aufgeführt sind, berechtigen nicht zu der Annahme, daß solche Namen ohne weiteres von jedem frei benutzt werden dürfen. Vielmehr kann es sich um gesetzlich geschützte **Warenzeichen** handeln.
Wichtiger Hinweis: Die medizinische Wissenschaft ist ständig im Fluß, Forschung und klinische Erfahrung erweitern tagtäglich unsere Kenntnisse, was Diagnostik und Therapie betrifft. Wenn in diesem Buch Dosierungen, Konzentrationen, Angaben zur Zusammensetzung, Wirkung, zu unerwünschten Nebenwirkungen, Interaktionen, Applikationsformen, Anwendungs- und Bedienungshandlungen angegeben werden, so darf der Leser zwar darauf vertrauen, daß Autor und Verlag große Mühe und Sorgfalt darauf verwandt haben, daß diese Angaben genau dem Wissensstand bei Fertigstellung des Druckwerkes entsprechen, trotzdem ist der Benutzer verpflichtet, Beipackzettel, Fachinformationen, Benutzungshandbücher der angegebenen Stoffe, Mittel, Präparate oder Medizinprodukte genauestens zu studieren, um in eigener Verantwortlichkeit festzulegen, ob die dort gegebenen Empfehlungen für Dosierung, Applikationsform oder die Beachtung von Interaktionen, Kontraindikationen usw. gegenüber den Angaben in diesem Buch abweichen. Dies gilt ganz besonders für selten verwendete oder neue Medikamente am Markt und betrifft bspw. auch Einschränkungen/Auflagen seitens des Gesetzgebers, die zwischenzeitlich wirksam wurden. Vorgenanntes gilt auch für Medizinprodukte im Sinne des Gesetzes, verbindlich sind die technische Dokumentation/Betriebsanleitung des Herstellers und die aktuell gültigen Gesetze, Normen und Vorschriften. Jede Dosierung/Applikation eines Arzneistoffes und jede Anwendung eines Medizinproduktes erfolgt auf eigene Gefahr des Benutzers, eine Gewähr für diesbezügliche Angaben im vorliegenden Buch kann vom Verlag – auch im Hinblick auf mögliche Druckfehler – nicht übernommen werden; eine Haftung für direkte, indirekte, zufällige Schäden irgendwelcher Art, gleichgültig ob vorhersehbar oder nicht vorhersehbar, ungeachtet der Grundlage der Forderung und ungeachtet dessen, ob ein Vertreter des Verlages auf die Schadensmöglichkeit zuvor hingewiesen wurde, ist ausgeschlossen. Es gelten die Gesetze der Bundesrepublik Deutschland, für Leser bzw. Anwender außerhalb der Bundesrepublik Deutschland gelten die Gesetze/Vorschriften der für sie zuständigen Behörden. Autor und Verlag bitten jeden Leser, ihm zur Kenntnis gelangende Ungenauigkeiten dem Verlag mitzuteilen.
Einige Zeichnungen dieses Buches (teilweise vom Autor modifiziert) entstammen den LifeART Collections™: Copyright ©1991-1995 by TechPool Studios Corp. USA. Die Mehrzahl der Cartoons zeichnete Hans Biedermann alias Hennes, ©1993 WAG Mediathek.
Das Werk ist in allen seinen Teilen **urheberrechtlich geschützt**. Jegliche Verwertung außerhalb der engen Grenzen des Urheberrechtsgesetzes ist ohne schriftliche Zustimmung von Autor und Verlag unzulässig und strafbar. Dies gilt besonders für Vervielfältigungen jeder Art, Übersetzungen, Mikroverfilmungen, sowie Einlesen, Eingabe, Speichern und Weiterverarbeitung in elektronischen Systemen. **All rights reserved** (including those of translation into other languages). No part of this book may be reproduced in any form – by photoprint, microfilm, or any other means – nor transmitted or translated into machine language without written permission from the publishers. Registered names, trademarks, etc. used in this book, even when not specifically marked as such, are not to be considered unprotected by law.

Geleitwort zur ersten Auflage

Mit der raschen Entwicklung des Fachgebietes klinische Nephrologie, dem breiten Einsatz der Dialyseverfahren und der steigenden Anzahl von Nierentransplantationen ist ein zunehmender Bedarf an Kenntnis über diese Behandlungsverfahren entstanden: Bezogen auf die Anzahl der behandelten Patienten pro Million der gesunden Bevölkerung ist die Bundesrepublik Deutschland weltweit das führende Land in der Nierenersatztherapie; so wurden 1987 insgesamt in der Bundesrepublik Deutschland 26402 Patienten (d.h. 434/Million der Gesamtbevölkerung) nach endgültigem Ausfall der eigenen Nierenfunktion mit Dialyseverfahren bzw. mit Transplantation (5066 Patienten) am Leben erhalten.

Probleme der Dialysebehandlung sind nicht nur für denjenigen von Interesse, der sich unmittelbar damit beschäftigt, sondern sie sollten auch all jenen bekannt sein, aus deren Krankengut die Dialysepatienten stammen und die ärztlich, pflegerisch oder als Angehörige mit den Patienten zu tun haben.

Das betrifft für den ärztlichen und pflegerischen Bereich die meisten Disziplinen der klinischen Medizin, nicht nur speziell die auf Dialyse- oder Transplantationsstationen Beschäftigten, sondern auch viele benachbarte Gebiete, z.B. die gesamte Innere Medizin, Urologie, Anästhesiologie und Chirurgie – hier besonders im Rahmen operativer Eingriffe bei Dialysepatienten – und viele weitere Disziplinen. Auch der Hausarzt, der Dialysepatienten mitbetreut, braucht besondere Kenntnisse.

Die Literatur, die sich mit der Nierenersatztherapie beschäftigt, ist inzwischen ins Unermeßliche gestiegen und für den Einzelnen, selbst für den Spezialisten, nicht mehr vollständig überschaubar.

Zusammenfassende Bücher, die sich mit dem Thema beschäftigen, gibt es einige, von „dicken Wälzern", die sich hauptsächlich an Spezialisten richten, bis hin zu einfach geschriebenen kleinen Bändchen, die sich mehr an Patienten und Pflegepersonal wenden.

Was fehlt, ist eine didaktisch gut aufgearbeitete zusammenfassende Darstellung des Themas, die die wichtigen Probleme der Dialysebehandlung so zusammenfaßt, daß gleichzeitig ein gutes Lehrbuch wie ein Nachschlagewerk entsteht.

In der vorliegenden Dialysefibel ist ein Werk entstanden, welches für Ärzte und Krankenschwestern bzw. -pfleger, die erstmals auf Dialysestationen eingesetzt werden sollen, eine hervorragende, übersichtliche Einführung bietet und für länger in dem Bereich Arbeitende immer wieder als Nachschlagewerk geeignet ist.

Außerdem ist der Text bewußt allgemeinverständlich gehalten, so daß auch betroffene Patienten und Angehörige die notwendigen Informationen erhalten.

Unschwer ist der Dialysefibel anzumerken, daß ihr Autor sich lange Jahre mit der Aus- und Weiterbildung von Ärzten und Schwestern im Dialysebereich beschäftigt hat, hierher rührt die didaktisch geschickte Aufbereitung.

Die Drucklegung ist so gestaltet, daß jeder einzelne Leser am Rand ergänzende Bemerkungen anbringen kann, um so persönliche Ansichten über einzelne Themen festzuhalten.

Ich bin sicher, daß die Dialysefibel von der Leserschaft begeistert aufgenommen wird, so daß der ersten Auflage schon bald eine zweite folgen wird. Herrn Schönweiß sei schon jetzt für das gelungene Werk gedankt.

Prof. Dr. W. Faßbinder
Leiter der Med. Klinik III
Städt. Kliniken Fulda

Fulda, November 1989

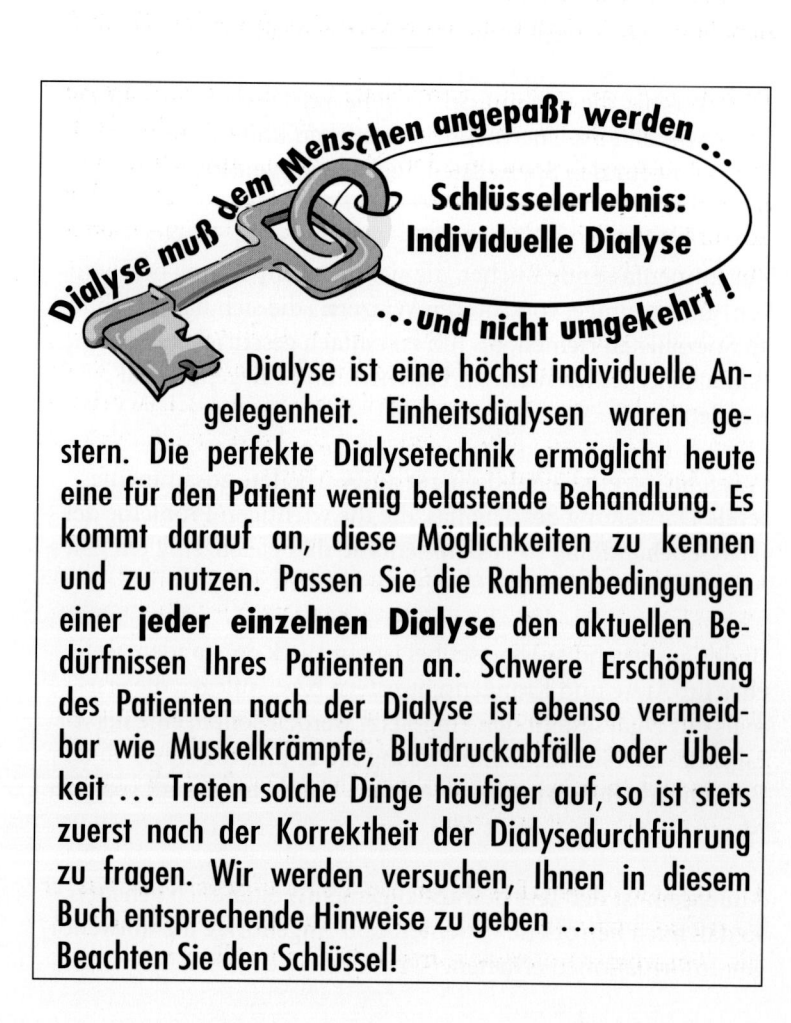

Einstieg

Dialyse muß dem Menschen angepaßt werden ...
Schlüsselerlebnis: Individuelle Dialyse
... und nicht umgekehrt!

Dialyse ist eine höchst individuelle Angelegenheit. Einheitsdialysen waren gestern. Die perfekte Dialysetechnik ermöglicht heute eine für den Patient wenig belastende Behandlung. Es kommt darauf an, diese Möglichkeiten zu kennen und zu nutzen. Passen Sie die Rahmenbedingungen einer **jeder einzelnen Dialyse** den aktuellen Bedürfnissen Ihres Patienten an. Schwere Erschöpfung des Patienten nach der Dialyse ist ebenso vermeidbar wie Muskelkrämpfe, Blutdruckabfälle oder Übelkeit ... Treten solche Dinge häufiger auf, so ist stets zuerst nach der Korrektheit der Dialysedurchführung zu fragen. Wir werden versuchen, Ihnen in diesem Buch entsprechende Hinweise zu geben ...
Beachten Sie den Schlüssel!

Vorwort zur zweiten Auflage

Der Blick zurück lag mir nie sonderlich, denn vorn weht der Wind, und dahin gehört auch die Nase, doch während der Arbeit an der zweiten Auflage der „Dialysefibel" bleibt verstärkte Erinnerung nicht aus.

Der unglaubliche Erfolg der ersten Auflage der „DialyseF!bel" (die inzwischen nicht weniger als fünf Nachdrucke erfuhr), der Zeitablauf mit neuen Ergebnissen und gewandelten Ansichten lassen es nunmehr wichtig erscheinen, die zweite – völlig überarbeitete und neu gestaltete – Auflage der Dialysefibel als „DialyseF!bel 2" zu präsentieren. Mit dem Verkauf von Teilen des perimed-Fachbuchverlags fielen die Rechte an der „DialyseF!bel" an den Autor zurück und da sollen sie auch erst einmal bleiben.

Wieder war die Praxis der täglichen Patientenbetreuung („ganz unten an der Basis") der gnadenlose Lektor dieses Werkes, wieder waren es die vielen Gespräche und Hinweise durch meine fleißigen Mitarbeiterinnen, die ärztlichen Kollegen, Techniker und natürlich die Patienten, die in jede Zeile dieses Buches eingeflossen sind.

Damit sind die essentiellen Erfolgsgeheimnisse auch schon verraten: Es ist einerseits der Dialog mit Menschen: Patienten, Mitarbeiter, Kollegen, Industrie … und es ist andererseits **ganz wesentlich die Unterstützung von Menschen, die einem nahe stehen: Ja Ev, ohne Dich wäre das wohl nichts geworden! Danke!**

Erweitert wurde der Band durch neue Kapitel. Die Zahl der Abbildungen wurde zur noch besseren Verständlichkeit drastisch erhöht: Visuelle Kommunikation. Das Glossar am Schluß des Buches soll dazu beitragen, letzte Unklarheiten auf kurzem Weg auszuräumen. Ich hoffe, wir sind dem Traum vom „all-in-one-book" ein Stück näher.

Beibehalten wurde der lockere Stil der Darstellung („Edutainment bzw. Infotainment") mit dem Ziel der guten Verständlichkeit. Auch das bewährte Layout (**Stil des persönlichen Arbeitsbuches**) wurde fortgeführt, wieder wurde das Buch komplett auf dem Macintosh-Rechner des Autors gestaltet.

Der vorliegende Band ist keine Quelle der Nettigkeiten. Das ist kein Zufall, sondern Absicht! Ehrlichkeit ist oft unbequem. Dies ist auch ein Buch persönlicher Ansichten und deshalb manchmal eine Streitschrift.

Es ist kein Standardwerk, kein Gebetbuch wissenschaftlicher Gründlichkeit und Rechenschaft. Die gebührende Theorie ist sehr knapp gehalten, eine nur annähernd gerechte Vollständigkeit darf man nicht erwarten.

Der Band lebt aus Erfahrungen meines Berufslebens im zweiten Jahrzehnt meiner nephrologischen Tätigkeit, in der ich Zeuge und Teilnehmer wahrhaft aufregender Entwicklungen war.

Einstieg

Einstieg

Dieses Buch ist Meinung, Kritik und Skepsis: Vor Tun ohne Vision, vor „Trends" ohne Ziel, vor Ansichten ohne Vielseitigkeit, vor Windows ohne Ausblick, vor schöngerechneter Statistik ohne Sinn und vor „Neuigkeiten" ohne Wert.

Merke: Einheitsdialyse ist wie das Würgen einer Stimme beim Sprechen, es ist Behandlung am Patient vorbei! Dieses Buch orientiert gegen Einheitsdialyse, es will Wege zur individuellen Behandlung aufzeigen.

Was ist dieses Buch noch? Es ist eine Stichprobe, ein Angebot zur Teilhaberschaft an dem, was ich gesammelt habe, es ist der Bericht von einem, der Medizin und Dialyse von ganz unten her gelernt hat.

Kompromisse? Aber ja! Einerseits muß bei der unglaublichen Mega-Daten-Flut über alles und jeden in der Medizin („publish or perish") aktuelles Wissen schnell und übersichtlich verfügbar sein, andererseits erfordert das Verstehen mancher Zusammenhänge eine etwas breitere Darstellung.

Die Unendlichkeit des Unbegriffenen soll dabei nicht unnötig anschwellen – eigentlich eine unlösbare Aufgabe. Dabei ist mir auch völlig klar, daß ein Buch dieser Art in der Gegenwart bei seinem Erscheinen schon überholt ist. Mein Bemühen ging, Gesichertes, wie für eine gute Dialyse nötig, Gedanken und Ansichten in diese Seiten einzubringen, die von Trends unberührt bleiben.

Ich hoffe, daß die Mischung auch diesmal gut gelungen ist – der Leser möge es entscheiden. Ich versuchte, für Einsteiger und Aufsteiger in der Nierenersatztherapie Grundgedanken zu den Behandlungsverfahren des chronischen Nierenversagens und zu den Randproblemen zu formulieren – **Individualisierung der Behandlung ist ein Leitfaden dieser Fibel.** Der Band will Diskussionsbasis und Arbeitsbuch, Auskunftei und Informationsgrundlage für weitere Studien sein.

Es wird in dem Buch praktisch eine Meinung vertreten, ganz sicher sind auch andere Auffassungen richtig.

Wer kann, wer soll diese Fibel lesen?

Nun, ich habe versucht, eine Darstellungsweise zu finden, die es jedem Interessierten ermöglichen sollte, den Einstieg in die Problematik zu finden. Ganz besonders wendet sich die DialyseF!bel natürlich an Dialysepersonal, an Patienten, deren Angehörige, aber auch an Ärzte, die sich erstmals mit Problemen rund um die Nierenersatztherapie vertraut machen wollen.

Allen Patienten und Angehörigen, die dieses Büchlein lesen, sei gleich am Anfang gesagt, daß die beschriebenen Probleme und Komplikationen bei Dialysepatienten keine obligaten Begleitumstände der terminalen Niereninsuffizienz, Nierenersatztherapie oder Transplantation sind! Gleiches ist auch für beschriebene mögliche Nebenwirkungen zu berücksichtigen!

Nierenersatzbehandlung ist zweifelsohne innerhalb ihrer Regeln immer wieder aufregend, überraschend und (Ja!) beglückend.

Individuelle Dialyse ist Handeln mit Leidenschaft, Tun mit Kopf und Hand, Aktion mit Weitblick, Umsicht, Haltung, Qualität.

Ich hoffe, Sie werden dieses Buch mit Spaß und Gewinn lesen und wünsche mir, daß ich Ihnen für die verantwortungsvolle Arbeit mit unseren Patienten ein paar Anregungen geben kann.

Rein ins Vergnügen und viel Spaß beim Lesen! Herzliche Grüße aus Bad Kissingen!

Ihr

Günther Schönweiß

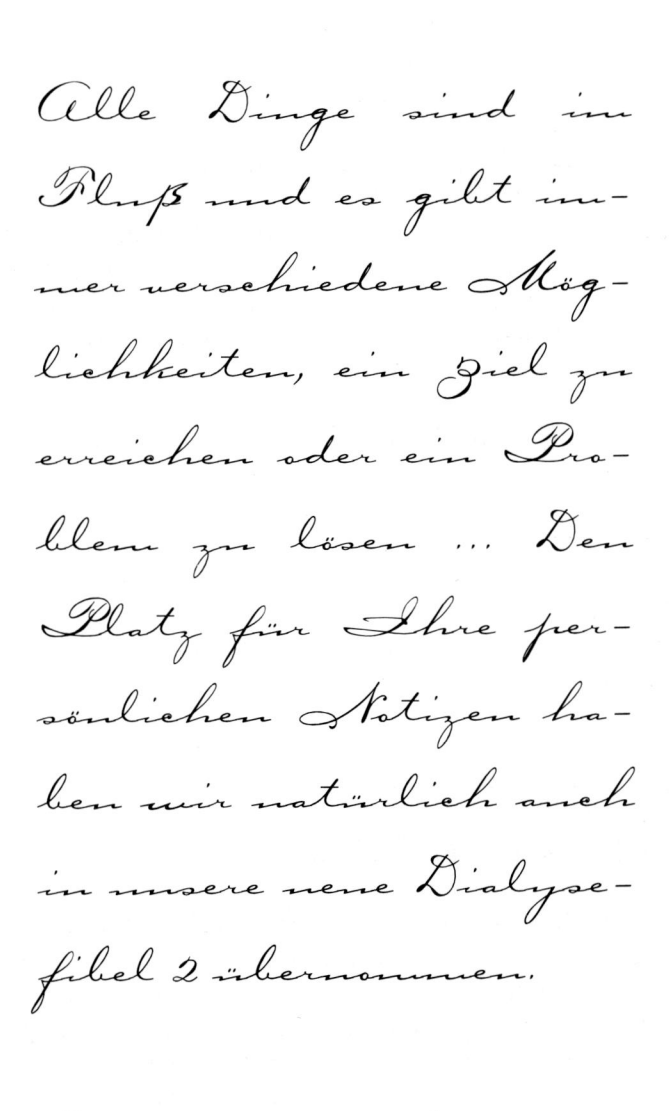

Alle Dinge sind im Fluß und es gibt immer verschiedene Möglichkeiten, ein Ziel zu erreichen oder ein Problem zu lösen ... Den Platz für Ihre persönlichen Notizen haben wir natürlich auch in unsere neue Dialysefibel 2 übernommen.

Es ist viel zu kommentieren – schreiben Sie's auf!

Einstieg

Dialyse F!bel 2

Das etwas ganz andere Buch

Inhalt

- **1. Editorial und Gebrauchsanleitung**
- **2. Bau und Funktion der gesunden Niere ... 1**
- **3. Ursachen der chronischen Niereninsuffizienz**
  - **Welche wichtigen Krankheiten können zum endgültigen Nierenversagen führen?**
    - Glomeruläre Nierenerkrankungen ... 5
    - Interstitielle Erkrankungen der Nieren ... 9
    - Vaskuläre Nephropathien ... 13
    - Tubuläre Nierenkrankheiten ... 22
    - Zystische Nierenerkrankungen ... 25
    - Sonstige Krankheiten der Nieren ... 28
- **4. Das komplexe Krankheitsbild der Urämie**
  - **Klinik der Niereninsuffizienz**
    - Allgemeinsymptome ... 30
  - **Hämatologische Veränderungen ... 30**
    - Renale Anämie und urämische Blutungsneigung ... 31
  - **Störungen im Wasser-, Elektrolyt- & Säure-Basen-Haushalt unter besonderer Beachtung der Hyperkaliämie ... 33**
  - **Kardiovaskuläre Erkrankungen und renale Hypertonie**
    - Urämische Perikarditis ... 50
    - Koronare Herzkrankheit & Herzinsuffizienz ... 52
    - Lungenödem ... 54
    - Akzelerierte Arteriosklerose ... 56
    - Renale Hypertonie ... 58
  - **Neurologische Veränderungen**
    - Urämische Polyneuropathie ... 70
    - Enzephalopathie ... 71
    - Urämische Myopathie ... 73
  - **Hautveränderungen**
    - Juckreiz ... 73
    - Sonstige Hauterscheinungen ... 76
  - **Renale Osteopathie, sekundärer Hyperparathyreoidismus, Aluminiumosteopathie**
    - Parathormon und Vitamin D ... 77
    - Entwicklung der renalen Osteopathie ... 79
    - Klinik, Diagnostik & Behandlung der renalen Osteopathie ... 81
  - **Gelenkerkrankungen**
    - Sekundäre Gicht ... 87
    - Pseudogicht ... 87
    - Dialyseassoziierte Amyloidose ... 88
    - Karpaltunnelsyndrom ... 92
  - **Magen-Darm-Erkrankungen bei Urämie**
    - Übelkeit und Erbrechen ... 93
    - Obstipation und Diarrhoe ... 94
    - Blutungen ... 94
    - Aszites ... 95
    - Pankreatitis ... 96

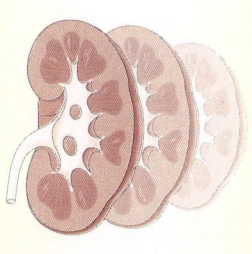

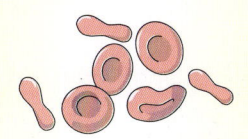

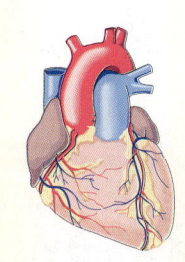

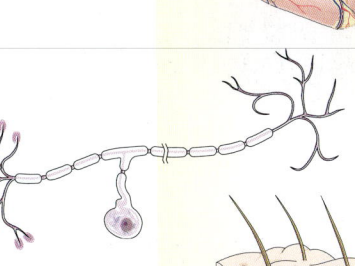

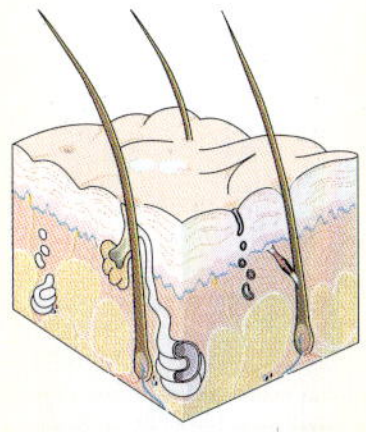

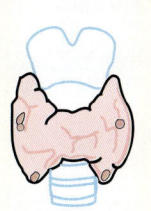

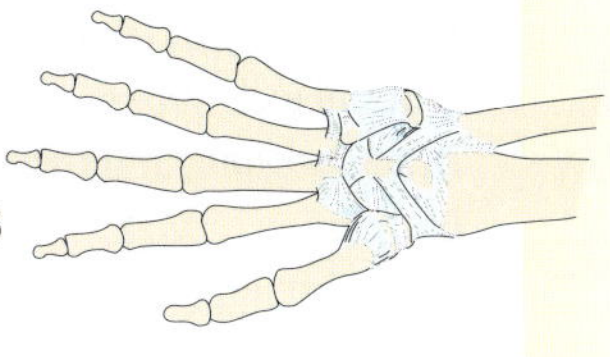

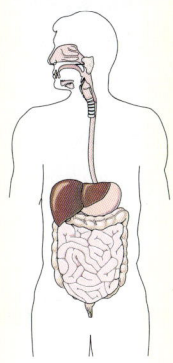

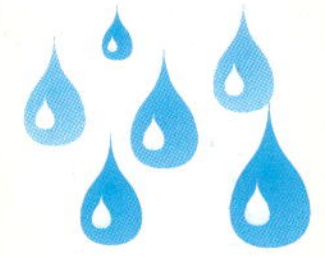

Wenn die Nieren sterben ... ist mit dem Leben noch lange nicht Schluß!
Mit der Hämodialyse steht heute ein etabliertes und sicheres Behandlungsverfahren zur Verfügung, welches lebenswerte Jahrzehnte ermöglicht. Die Niere ist bisher das einzige lebenswichtige Organsystem, welches über derartige Zeiträume durch eine Maschine ersetzt werden kann. Näheres über Krankheiten, die zum Nierenversagen führen, lesen Sie ab Seite 4.

Die gesunde Niere ist ein Wunderwerk, kein Wasserwerk!
Und wie so oft im Leben bemerkt man erst im Schadensfall wie schön es war, als alles klaglos funktionierte. Die Urämie ist ein komplexes Krankheitsbild. Einige Teilaspekte müssen Sie für Ihre tägliche Arbeit kennen. Ab Seite 31 berichten wir über die Veränderungen im Blutbild und in der Blutgerinnung. Störungen im Wasser-, Elektrolyt- und Säure-Basen-Haushalt sind ab Seite 33 beschrieben, dabei auch der Notfall **Hyperkaliämie: Seite 39/40.**

Herz und Niere gehören nicht nur im Sprichwort zusammen ... Näheres ab Seite 50, **Lungenödem: Seite 54/56.**

Vieles ist auch in der Nephrologie **reine Nervensache**. Bevor Sie nervös werden: Seite 70 ff.

Ja, manchmal könnte man aus der **Haut** fahren! Wenn Sie das auch juckt, sollten Sie intensiv ab Seite 73 nachkratzen – und zwar hautnah!

Das schönste Wort der Nephrologie ist **Hyperparathyreoidismus**. Sie können es entweder ignorieren, auswendig lernen oder ab Seite 77 Genaueres erfahren.

Amylum bedeutet Stärke und die brauchen Sie in der Dialyse. Was tatsächlich gemeint ist: Seite 88 ff.

Der **Appetit** der meisten Dialysepatienten ist zu gut, aber nicht immer. Warum das so ist verraten wir ab Seite 93.

Das Alphabet der Hepatitis:
A B C D E

Die schlimme Zeit des Hepatitis-B-Booms in den Dialyseabteilungen liegt lange zurück. Nicht nur in Dialysezentren hat heute die Hepatitis C eine gewisse Bedeutung erlangt. Mehr zum Thema „Hepatitis" lesen Sie ab Seite 97. Das Kapitel „Klinik der Niereninsuffizienz" endet mit einem **akuten Abdomen (107)**.

Dia-betes und Dia-lyse sind mehr als wortverwandt!

Ist der Diabetiker erst einmal dialysepflichtig, sollte man im Grunde vom „Zu-Spät-Syndrom" sprechen. In den vergangenen 10 bis 15 Jahren hat sich in den meisten Dialysezentren die Zahl der terminal niereninsuffizienten Diabetiker verdoppelt. Dennoch gibt es keinen Grund zur Resignation! Mehr zum Thema ab Seite 115.

Wer ist morgen dran? (144)

Theorie (Seite 150) „Das Höchste wäre: Zu begreifen, daß alles Faktische schon Theorie ist. Man suche nur nichts hinter den Phänomenen; sie selbst sind die Lehre" (Goethe, „Maximen und Reflexionen").

Dialyse = Wasserheilkunst?

Wie aus sogenanntem Trinkwasser ultrareines Wasser für die Dialyse gemacht wird lesen Sie ab Seite 174.

Alles verstehen heißt alles verzeihen?

Kurzantwort: Heutige Dialysegeräte sind so kompliziert, daß sie im Detail von medizinisch ausgebildetem Personal nicht letztlich verstanden werden können. Deshalb müssen wir den Maschinen auch nichts verzeihen, manchmal spinnen die einfach. Jedoch diese verteufelte Apparatemedizin rettet Leben. Täglich. Tausendfach. Weil man aber auch sonst gescheit mitreden will, wird an dieser Stelle ein technischer Erklärungsversuch unternommen, wie etwa Dialysegeräte funktionieren: Einblicke ab Seite 181.

Beamtenmikado: Wer sich zuerst bewegt hat verloren! Doch, doch, wir nehmen das schon ernst!

Inhalt

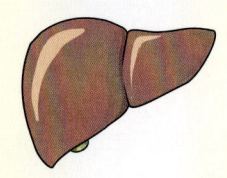

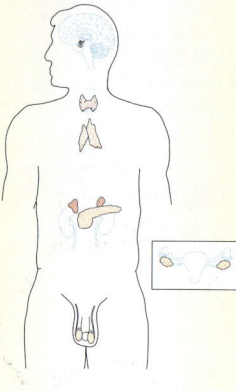

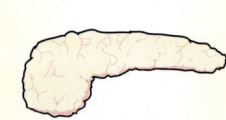

■ 4. Das komplexe Krankheitsbild der Urämie

■ **Klinik der Niereninsuffizienz**
Hepatitis ... 97
Akutes Abdomen ... 107

■ **Endokrine und metabolische Störungen bei Urämie**
Allgemeines ... 108
Kohlenhydratstoffwechsel ... 108
Lipidstoffwechsel ... 108
Sexualfunktionsstörungen ... 110

■ **Störung der Immunkompetenz beim Urämiker** ... 112

■ 5. Der dialysepflichtige Diabetiker

■ **Diabetes mellitus: Einteilung, Epidemiologie, allgemeine Therapieprinzipien, Organkomplikationen** ... 115
Diabetische Nephropathie ... 126
Diabetische Retinopathie ... 127
Polyneuropathie, Makroangiopathie ... 128
Der „diabetische Fuß" ... 131
Weitere Diabeteskomplikationen ... 134
■ **Nierenersatzbehandlung beim Diabetiker** ... 137
Simultane Nieren- und Pankreastransplantation ... 137
Inselzelltransplantation ... 139

■ 6. Das akute Nierenversagen (ANV) ... 144

■ 7. Theoretische Grundlagen der Dialyse

Physikalisch-chemische Grundlagen und theoretische Überlegungen ... 150
Körpereigene Substanzen und Dialyse ... 157
Wie groß die Dosis des Medikaments Dialyse sein soll ... 169

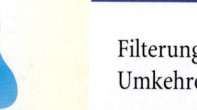

■ 8. Wasseraufbereitung für die Hämodialyse

Filterung und Enthärtung ... 174
Umkehrosmose ... 177

■ 9. Bau und Funktion der Dialysegeräte

Allgemeines ... 181
■ **Die „Wasserseite" (Dialysierflüssigkeitskreislauf)**
Wassereingang, Heizung, Entgasung ... 181
Proportionierung, Zusammensetzung der Dialysierflüssigkeit, Leitfähigkeit ... 182
Flüssigkeitsentzug ... 191
Blutleckerkennung ... 195
■ **Die „Blutseite" (Extrakorporaler Blutkreislauf)**
Blutschlauchsysteme ... 197
Druckmessung und Druckverlauf ... 202
Blutpumpe ... 204
Heparinpumpe und Antikoagulation ... 206
Dialysatoren und Dialysemembranen ... 212
Luftdetektor, venöse Schlauchklemme ... 224
Biokompatibilität, Sterilisation ... 226

■ 10. Empfehlungen, Richtlinien, Gesetze

MedGV, MPG, Hygiene-Richtlinien, Dialysestandard ... 233

Inhalt

■ 11. Gefäßzugänge für die Hämodialyse

■ Die „Lebensader" des Dialysepatienten
Allgemeines zum Shunt ... 270
Shuntpunktion ... 277
Shuntpflege ... 286
Shuntprobleme ... 299

■ 12. Durchführung der Hämodialysebehandlung

■ Jetzt geht's richtig los ... 304
Vorbereitung und Anschließen des Patienten ... 306
Überwachung der Behandlung ... 312
Beendigung der Dialyse ... 314

■ 13. Probleme während der Hämodialyse

■ Medizinische Komplikationen während der Dialyse
Vorbeugende Maßnahmen zur Verhinderung ... 322
Blutdruckabfall, Blutdruckanstieg ... 325, 329
Luftembolie ... 334
Muskelkrämpfe ... 336
Bewußtlosigkeit ... 336
Übelkeit und Erbrechen ... 337
Blutungskomplikationen, Hämolyse ... 338, 339
Psychische Auffälligkeiten ... 341
Herzrhythmusstörungen ... 341
Generalisierter Krampfanfall ... 343
Akute Schmerzzustände ... 343
Fieber, Hyperthermie, Unverträglichkeitsreaktionen ... 345
Kurze Darstellung der Maßnahmen der Ersten Hilfe ... 346

■ Maschinenseitige Alarme und Funktionsstörungen
Vorbeugende Maßnahmen zur Verhinderung ... 350
Was die Maschine nicht „bemerkt" ... 352
Stromausfallalarm, Ausfall der Umkehrosmoseanlage ... 354

■ Dialysatseitige Alarme
Leitfähigkeitsalarm ... 355
Temperaturalarm ... 356
Wasserausfallalarm ... 356
Störung der Ultrafiltrationsmessung ... 358
Blutleckalarm ... 358

■ Blutseitige Alarme
Arterieller Druckalarm ... 360
Störung Heparinfluß ... 360
Luftdetektoralarm ... 362
Venöser Druckalarm ... 363

■ 14. Weitere Blutreinigungsverfahren

■ Peritonealdialyse (PD) ... 365
HD vs. PD ... 366
Was an der PD-Diskussion nervt ... 371
Prinzip der Peritonealdialyse ... 383
Varianten der Peritonealdialyse ... 384
Peritonealkatheter und PD-Lösungen ... 387
Durchführung der PD ... 390
Komplikationen bei der PD-Durchführung ... 396

■ Hämofiltration (HF) ... 401

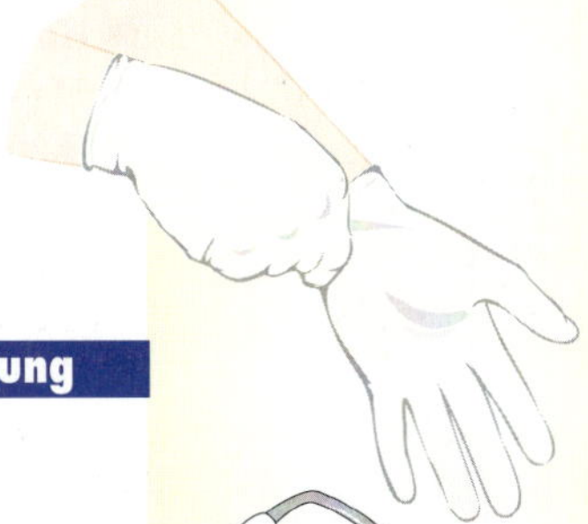

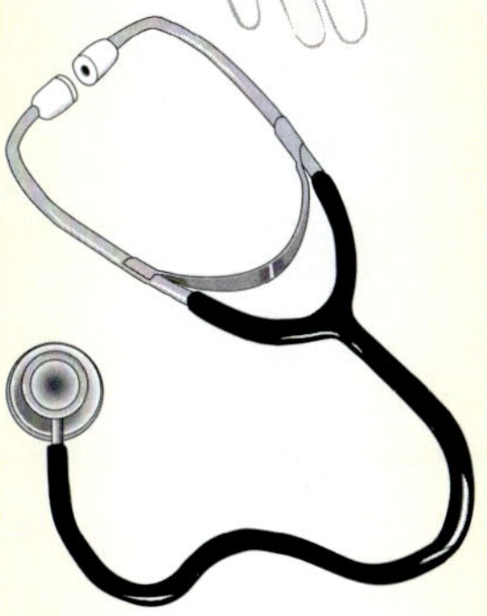

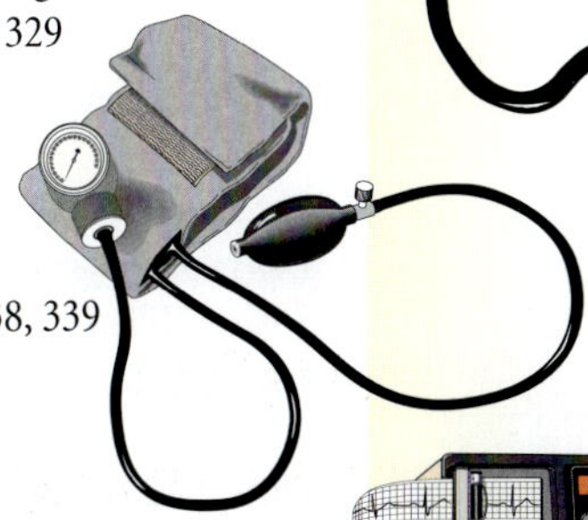

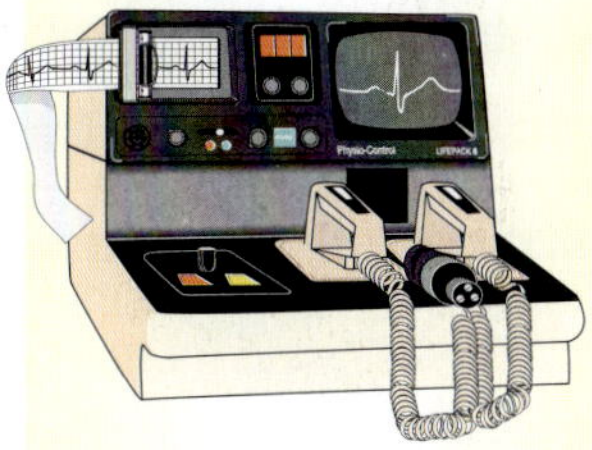

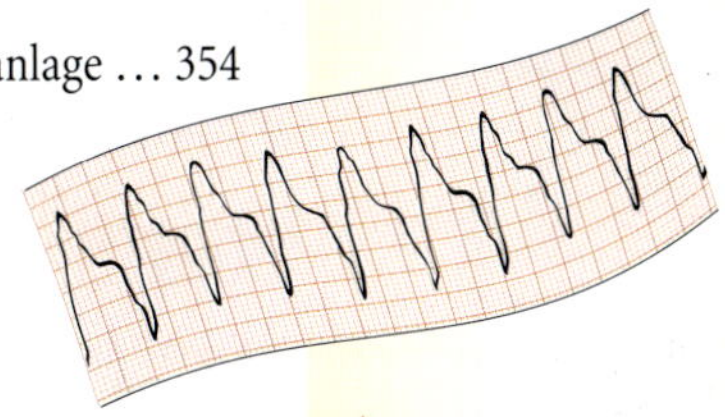

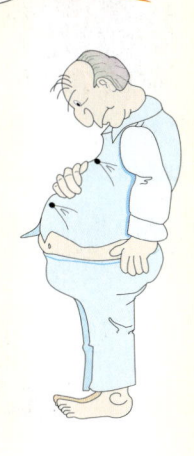

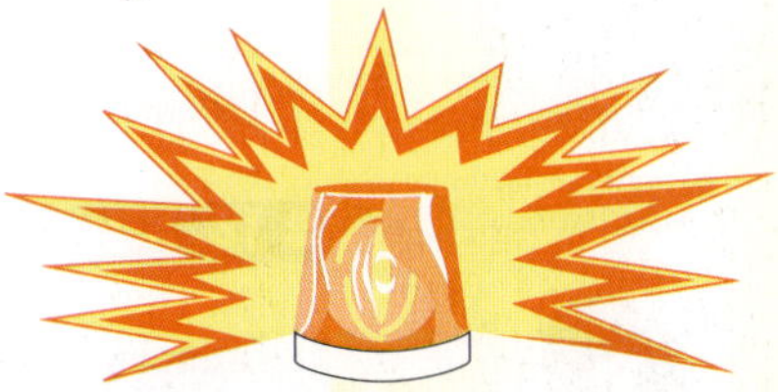

Über die „Lebensader" ...

Blutwäsche braucht einen Gefäßzugang, der Vielfach-Punktionen nicht übelnimmt, genug Blut hergibt und den Patient kaum beeinträchtigt. Mehr Shunt ab Seite 270.

Dialyse mit Leidenschaft!

Dialyse ist permanente Lebensrettung. Perfekte Technik erfordert perfektes Handeln. Ein Job für Macher. Action ab Seite 304.

Vorbeugung ist besser!

Die besten Probleme und die schönsten Komplikationen sind die, die gar nicht erst auftreten! Es ist also immer gut, solche Dinge durch individuelle Anpassung der Dialyse zu verhindern oder spätestens im Entstehungsstadium zu erkennen und rechtzeitig gegenzusteuern. Natürlich gibt es unvorhersehbare Komplikationen. Tendenz steigend! Ursache: Zunehmend höheres Lebensalter und zunehmende Multimorbidität unserer Patienten. Lösungsangebote ab Seite 322.

Medizinische Notfälle können aus technischen Störungen der Dialysegeräte resultieren. Traurig aber wahr: Viel häufiger sind Unzulänglichkeiten in Vorbereitung, Einstellung und Bedienung der Maschinen die Ursache. Ständig piepende Dialysegeräte machen alle Beteiligten nervös. Versuchen Sie also immer, den Dingen auf den Grund zu gehen! Den Alarm „wegdrücken" kann jeder Laie, vom Dialyseteam wird etwas mehr verlangt. Alarm- und Streß-vermindernde Hinweise geben wir ab Seite 350.

Anders glücklich werden?

Handfeste wirtschaftliche Interessen der Industrie stehen hinter dem Versuch, mit aller Gewalt die Peritonealdialyse schönzureden. Wir präsentieren keine Milchmädchenrechnungen, sondern sagen Ihnen ab Seite 365 die Wahrheit über die Alternative zur Heim-Hämodialyse.

HF: Gut aber selten ...

Inhalt

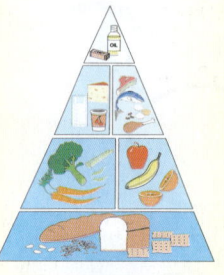

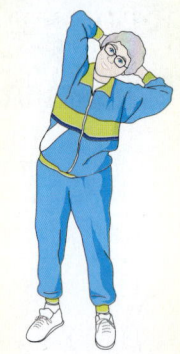

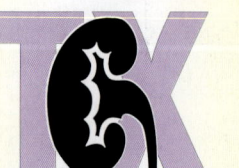

Mehr Blutreinigung:

Hämodiafiltration ist die Kombination aus HD und HF. Hämoperfusion ist eine modifizierte HD, bei der das Blut durch eine mit Adsorbens gefüllte Filterkerze gepumpt wird. Plasmapherese ist eine „filtermodifizierte" HF, bei der auch Plasmaeiweiße mit MG >1 Mio. Dalton abfiltriert werden können. Dies und mehr beschreiben wir ab Seite 404.

Dialyse ist Lebensrettung!

Auch Retter geraten manchmal in Not! Mehr über Alltags„probleme" in der Dialyse erfahren Sie ab Seite 417 in dieser F!bel.

Mitten aus dem Leben ...

Hoffnung und Ernüchterung, Euphorie und Entmutigung, Aggression und Verleugnung, Zuspruch und Abwehr, Höhenflug und Krise, Kooperation und Non-Compliance – die unendliche Geschichte chronischer Krankheiten, auch die Geschichte der Interaktion zwischen dem Dialysepatient und seinem Behandlungsteam. Essen und Trinken passen da gut hinein ... Ansonsten berichten wir über die gar nicht seltenen Schlafstörungen bei Dialysepatienten, über Sport und Motorsport. Lesen Sie ab Seite 442.

Weniger ist oft mehr!

Die Dosis macht die Wirkung! Jedem Symptom sein Medikament? Besser: Ab Seite 520 nachschlagen!

Hoffnung

Die erfolgreiche Nierentransplantation ist das beste Verfahren der Nierenersatzbehandlung, mehr über den Hoffnungsträger ab Seite 582.

Sonstige Ein- und Ausfälle

Tabellen bis zum Abwinken

Kurz erklärt ...

Noch mehr Information ...

Schnell gefunden ...

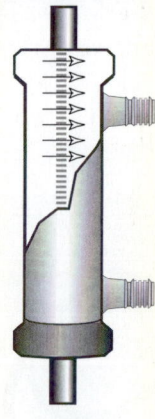

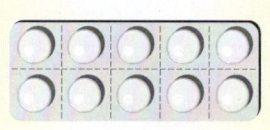

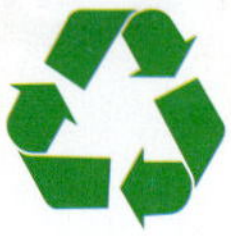

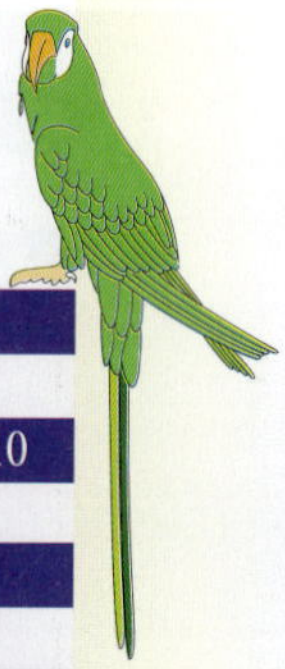

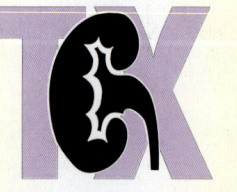

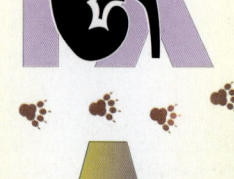

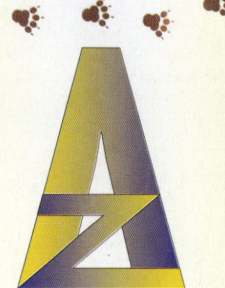

14. Weitere Blutreinigungsverfahren

- Hämodiafiltration (HDF) ... 404
- Hämoperfusion ... 406
- Plasmapherese ... 407
- Modifikationen der Hämodialyse
  Single-Needle-Dialyse ... 409
  High-flux-Dialyse ... 416
  Biofiltration ... 416

15. Die tägliche Arbeit im Dialysezentrum

Organisation und Aufbau ... 417
Hygiene in der Dialyseabteilung ... 426
Entsorgung und Umweltschutz ... 432
Aspekte des Arbeitsschutzes ... 439

16. Leben (!) mit der Dialyse

Der Dialysepatient in seiner Krankheit ... 442
Das nephrologische Team in seiner Arbeit ... 449
Soziale Hilfen für Dialysepatienten ... 453
- Die bewußte Ernährung des Dialysepatienten
  Der Begriff „Diät" ist negativ besetzt ... 461
  Flüssigkeits-, Energie- und Eiweißzufuhr ... 465
  Ratschläge gegen den Durst ... 466
  Natrium-, Kalium- und Phosphataufnahme ... 470
  Sonstige Nahrungsbestandteile ... 473
  Gewürze als „Salz an der Suppe" ... 475
  Zusammenfassende Empfehlungen ... 483
  Grafiken zur Lebensmittelzusammensetzung ... 484
- Schlafstörungen bei Dialysepatienten ... 513
- Sport und Rehabilitation ... 515
- Fahrtauglichkeit bei Dialysepatienten ... 518

17. Medikamente bei Niereninsuffizienz

Allgemeine Hinweise ... 520
Verschiedene Substanzklassen ... 521
Tabellen: Dosierung bei Niereninsuffizienz ... 556

18. Nierentransplantation

Grundlagen der Nierentransplantation ... 583
Transplantationsvorbereitung ... 585
Transplantationsdurchführung ... 590
Transplantationsnachsorge ... 597

19. Das Schärfste zuletzt ... 601

20. Normwerte und Umrechnungsfaktoren ... 610

21. Glossar ... 615

22. Literaturverzeichnis ... 691

23. Index, Abkürzungen ... 704, 717

2. Bau und Funktion der gesunden Niere

Das Verständnis der Nierenersatzbehandlung setzt Grundkenntnisse über Bau und Funktion der gesunden Niere voraus. Die zwei Nieren des gesunden Menschen liegen primär retroperitoneal außerhalb der Bauchhöhle und haben nur mit ihren Vorderflächen Beziehung zum Bauchfell. In Projektion auf die Wirbelsäule stehen die Nieren etwa zwischen elftem Brustwirbel und zweitem Lendenwirbel. Innerhalb der Niere kann zwischen harnbildenden und harnableitenden Anteilen unterschieden werden.

In jeder Niere finden sich etwa 1 Million Nephronen. Der Begriff Nephron kennzeichnet die morphologisch-funktionelle Einheit aus arteriellem Glomerulus, BOWMAN'scher Kapsel und Harnkanälchen = Tubulus.

Der Glomerulus (auch Glomerulum) ist eine Kapillarschleife mit „Blutzufluß" (Vas afferens) und „Blutabfluß" (Vas efferens). Umgeben wird das Glomerulum von einer Kapsel, aus der das Harnkanälchen mündet (proximaler Tubulus). Im Glomerulum wird aus dem Blut das Glomerulusfiltrat „abgepreßt", ein Primärharn als nahezu eiweißfreies Ultrafiltrat des Blutes.

Die Gesamtfläche des glomerulären Kapillarendothels, an der die Filtration stattfindet, hat beim Menschen eine Oberfläche von etwa 1,5 m^2. Der Primärharn, von dem beim Gesunden ca. 150 bis 180 Liter pro Tag bereitet werden, wird im Tubulussystem der Niere weiter „aufbereitet", so daß letztlich eine Harnmenge von etwa 1 bis 2,5 Liter in 24 Stunden ausgeschieden wird.

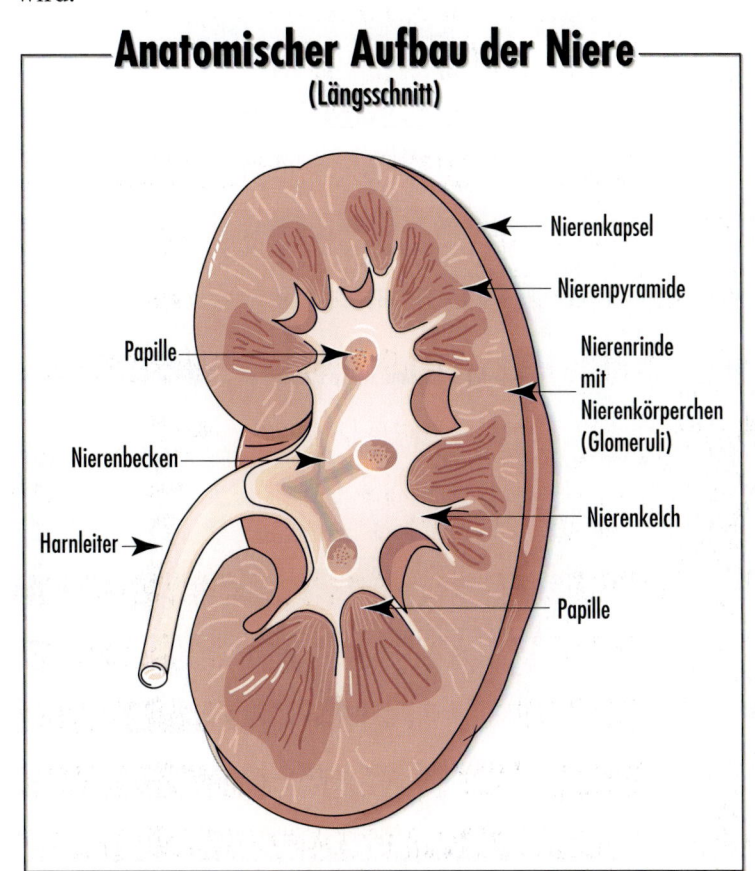

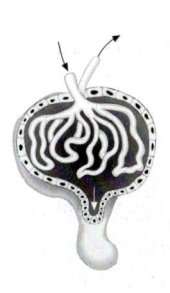

Anatomischer Aufbau der Niere
(Längsschnitt)

- Nierenkapsel
- Nierenpyramide
- Nierenrinde mit Nierenkörperchen (Glomeruli)
- Papille
- Nierenbecken
- Nierenkelch
- Harnleiter
- Papille

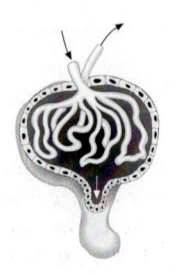

Der Tubulusapparat, welcher sich als eine Art „Röhrensystem" dem Glomerulum anschließt, führt einen komplexen Stofftransport durch, mit den Zielen:

- Konstanthaltung des Wasser- und Elektrolythaushaltes,
- Regulation des Säure-Basen-Haushaltes und
- Ausscheidung harnpflichtiger Substanzen.

Neben der Harnbereitung hat die Niere im Organismus weitere wichtige Funktionen bei der **Blutdruckregulation**, im **Vitamin-D-Stoffwechsel** und bei der **Blutbildung**.

Im Verlauf der Niereninsuffizienz (Insuffizienz bedeutet ungenügende Funktion) entwickeln sich Störungen aller bezeichneten Normalfunktionen der Niere, schließlich findet sich das Vollbild der **Urämie** (= Harnvergiftung), die unbehandelt zum Tode führt.

Dieses **Endstadium der Niereninsuffizienz heißt terminale Niereninsuffizienz**, ein Überleben ist nur durch Einleitung einer Nierenersatztherapie möglich.

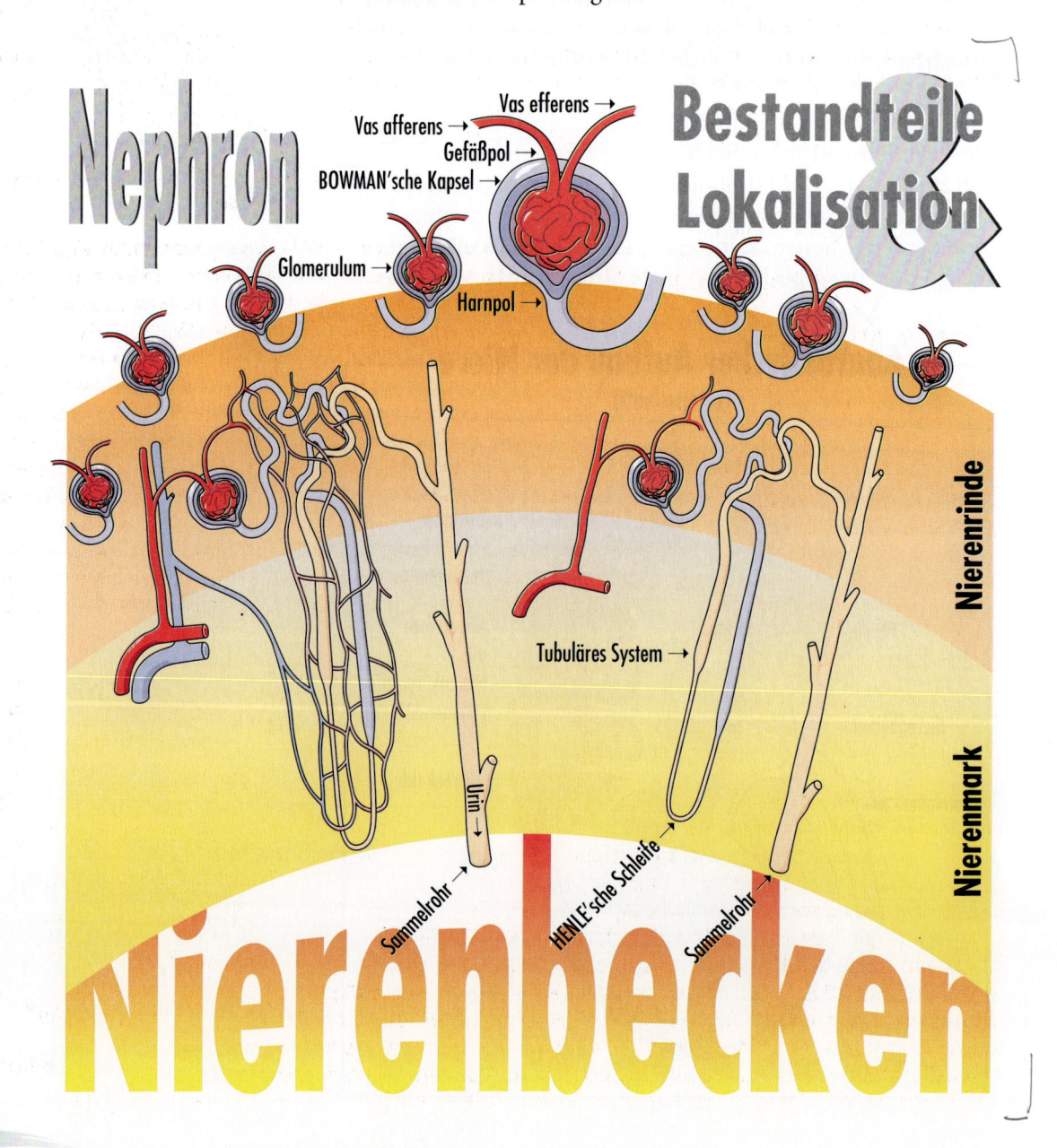

Nephron — Bestandteile & Lokalisation

- Vas afferens →
- Vas efferens →
- Gefäßpol →
- BOWMAN'sche Kapsel →
- Glomerulum →
- Harnpol →
- Tubuläres System →
- Urin ↓
- Sammelrohr →
- HENLE'sche Schleife →
- Sammelrohr →
- Nierenrinde
- Nierenmark
- **Nierenbecken**

Kleine Anatomie und Physiologie der Niere

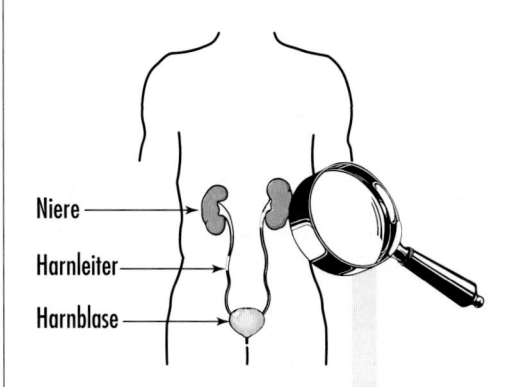

Die Form der Niere ist so bekannt, daß sie im täglichen Sprachgebrauch als Vergleich Verwendung findet. In den 50er-Jahren wurde sogar ein Tisch nach ihr benannt. Die Farbe der Nieren ist im frischen Zustand rotbraun, die Konsistenz ist derb, beim Erwachsenen ist die Oberfläche glatt. Die Größe der gesunden Niere beträgt 3x6x12 cm, ihre Masse 120 bis 200 Gramm. Die rechte Niere ist infolge der Ausbildung der Leber etwas kleiner als die linke und steht etwas tiefer. Die Nieren liegen allseitig in eine Fettkapsel eingebettet, in Projektion auf das Skelett steht die rechte Niere etwa zwischen 12. Brustwirbelkörper (BWK) und 3. Lendenwirbelkörper (LWK), die linke Niere zwischen 11. BWK und 2. LWK, die zwölfte Rippe „schneidet" beide Nieren. Zwischen Stehen und Rückenlage kommt es zu einer normalen Verlagerung der Nieren um etwa 2 cm. Die Nieren liegen im hinteren Bauchraum (Retroperitonealraum) dem Psoasmuskel und dem M. quadratus lumborum auf, außerdem besteht Kontakt zum Zwerchfell, weswegen sich die Nieren atemabhängig verschieben, was bei der Sonographie schön zu sehen ist.

Die Niere besitzt zur Körpermitte hin die typische konkave „Eindellung", die ihr die charakteristische Gestalt gibt. In dieser Region (=Nierenpforte, Nierenhilus) liegt der Übergangsbereich des Nierenbeckens in den Harnleiter (siehe Zeichnung), außerdem münden hier Nierenarterie, Nierenvene, Lymphgefäße und Nerven (nicht in Zeichnung dargestellt). Das Nierengewebe (Parenchym) gliedert sich in Rinde und Mark, beide Anteile lassen sich an der aufgeschnittenen Niere bereits mit bloßem Auge unterscheiden: Das Mark bildet keine zusammenhängende Schicht, sondern setzt sich aus etwa zwölf Nierenpyramiden zusammen, deren Basisflächen der Rinde zugekehrt sind und seitlich von dieser umgriffen werden. Die Spitze jeder Pyramide ragt als Papille (π) frei in einen Nierenkelch (Δ) des Nierenbeckens hinein. Hier münden die Ductus papillares, „Ausführungsgänge", die mehrere Sammelrohre (siehe Zeichnung unten) zusammenfassen. In der Nierenrinde einer jeden Niere liegen etwa eine Million Nierenkörperchen (Glomeruli) mit den zugehörigen Harnkanälchen (Tubuli). Diese Funktionseinheit heißt Nephron.

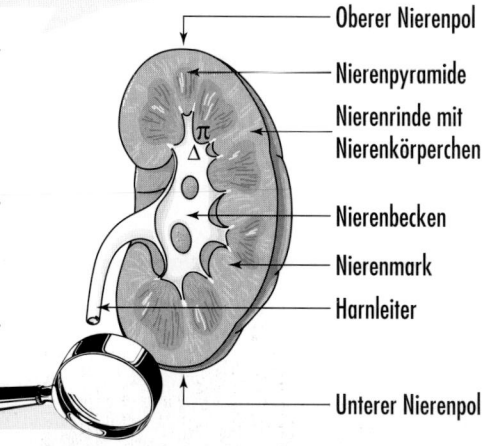

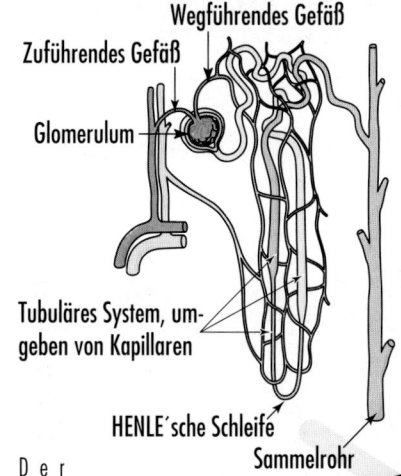

„Das Einzige auf das wir hoffen können, ist ein bißchen Ordnung in uns selbst zu bringen" (Willem de Koonig). Die orientierende Kenntnis der unglaublichen Komplexität von Struktur und Funktion der Nieren und die Interaktionen im Gesamtorganismus läßt uns einerseits das komplexe Krankheitsbild der Urämie und unser Tun in der Dialyse besser verstehen und zeigt uns gleichzeitig die bescheidenen Grenzen unserer Eingriffsmöglichkeiten auf ... schauen Sie also ruhig einmal in ein Lehrbuch der Physiologie, um die Funktion der Niere besser zu verstehen. Hier sei nur soviel gesagt: Die menschlichen Nieren haben nicht nur die Aufgabe unbrauchbare Stoffwechselprodukte („Schlacken") aus dem Blutplasma abzuscheiden, sie steuern darüber hinaus den Wasser- und Elektrolythaushalt und garantieren das Säure-/Basengleichgewicht, auch Giftstoffe und Medikamente sowie deren Metabolite werden von der Niere ausgeschieden. Regulierende Hormone: Antidiuretisches Hormon des Hypophysenhinterlappens (Wasserausscheidung), Aldosteron der Nebennierenrinde (Natrium- und Kaliumausscheidung), Parathormon der Nebenschilddrüsen (Phosphatausscheidung). Die Niere selbst ist aber auch Hormonbildner (Erythropoietin fördert die Blutbildung, Renin wirkt blutdruckregulierend) und Abbauort von Hormonen (Insulin wird in der Niere abgebaut, ein Teilaspekt, der erklärt, warum sich der Insulinbedarf bei Diabetikern mit fortschreitender Niereninsuffizienz manchmal reduziert). Schließlich hat die Niere die wichtige Aufgabe, Vitamin D3 in seine aktive Form, das 1,25-Dihydroxycholecalciferol, zu überführen.

Der besseren Anschaulichkeit wegen sind nebenstehend ein Glomerulum (Nierenkörperchen, Synonym: MALPHIGI'sches Körperchen) und das tubuläre System nochmals dreidimensional dargestellt. Das Nierenkörperchen ist der Beginn des Nephron und liegt in der Nierenrinde. Das zuführende Gefäß (Vas afferens) und das wegführende Gefäß (Vas efferens) bilden den „Gefäßpol" des Glomerulum, welchem der „Harnpol" genau gegenüber liegt. Hier entspringt das „Hauptstück" (40 µm Ø) aus der BOWMAN'schen Kapsel. Es liegt stark gewunden in der Umgebung des jeweiligen Nierenkörperchens und verläuft dann Richtung Rinden-Mark-Grenze, wo es in das „Überleitungsstück" übergeht, wobei sich der Durchmesser gleichzeitig auf 15 µm verjüngt. Nach längerem markwärts gerichtetem Verlauf biegt das Überleitungsstück in der „HENLE'schen Schleife" um und kehrt zur Rinde zurück. Es heißt dann „Mittelstück" und erreicht in der Nähe des Glomerulus wieder 40 µm Durchmesser. Der Endabschnitt des Mittelstückes mündet in das „Sammelrohr" (Ø 60 µm), dem Beginn der harnableitenden Wege.

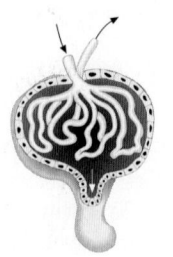

3. Ursachen der chronischen Niereninsuffizienz

Diese Fibel ist kein Lehrbuch der Nephrologie, deshalb kann hier nur eine sehr kurze Darstellung ausgewählter Nierenerkrankungen erfolgen, sozusagen „Kurz-Nephrologie im Schnelldurchgang".

Je nach der Herangehens- und Betrachtungsweise [Zeitfaktor, renale- und extrarenale Faktoren, morphologische Kriterien, hereditäre (erbliche) oder funktionelle Gesichtspunkte] an die in unserem Zusammenhang interessierenden Nierenerkrankungen kann man zu höchst unterschiedlicher Einteilung dieser Erkrankungsgruppe gelangen.

Wir wählen hier eine Einteilung, die vom Ort der primären Schädigung in der Niere ausgeht:

- glomeruläre Nierenerkrankungen
- interstitielle Nierenerkrankungen
- vaskuläre Nierenerkrankungen
- tubuläre Nierenerkrankungen
- zystische Nierenerkrankungen

Selbstverständlich kann man manche der Erkrankungen verschiedenen Gruppen zuordnen.

Unsere nachstehende Grafik gibt Ihnen einen Überblick über die hier gewählte Einteilung der Nierenkrankheiten.

Einteilung der Nierenkrankheiten die zur Dialysepflichtigkeit führen können

Glomeruläre Erkrankungen

- *Primär:* Ohne faßbare Ursache, ohne Beteiligung anderer Organsysteme
- *Sekundär:* Glomeruli erkranken im Rahmen von Systemerkrankungen, Medikamentenexposition, Infektionen, Tumorleiden
- *Angeborene Erkrankungen der Glomeruli:*
  - Alport-Syndrom
  - Fabry-Krankheit
  - Nail-Patella-Syndrom

Interstitielle Erkrankungen

- *Akut:*
  - Medikamentös bedingt
  - Bakterielle Pyelonephritis
- *Chronisch:*
  - Analgetikanephropathie
  - Chronisch bakterielle Pyelonephritis
  - Strahlennephritis
  - Balkannephropathie
  - Andere Erkrankungen mit Beteiligung des Niereninterstitiums wie Sjögren-Syndrom oder Sarkoidose
  - Zystische Nierenerkrankungen

Vaskuläre Erkrankungen

- *Erkrankung der großen Nierengefäße (einseitig oder doppelseitig):*
  - Nierenarterienstenose
  - Nierenarterienverschluß
  - Aortenaneurysma
  - Embolie
- *Erkrankung der kleinen Nierengefäße (beidseitig):*
  - Benigne Nephrosklerose
  - Maligne Nephrosklerose
  - Systemische Vaskulitiden: WEGENER'sche Granulomatose, Hypersensitivitätsvaskulitis, Panarteriitis nodosa
  - Diabetische Arteriolosklerose
  - Hämolytisch-urämisches Syndrom
  - Progressive Systemsklerose

Tubuläre Erkrankungen

- *Ausfall tubulärer Partialfunktionen:*
  - Störung des Aminosäuretransports, z.B. bei der Zystinurie
  - Glukoserückresorptionsstörung: z.B. renale Glukosurie
  - Wasser- und Elektrolyttransportstörungen, z.B. renaler Diabetes insipidus, Störung des tubulären Phosphattransports (Synonyma: Vitamin-D-resistente Rachitis, Phosphatdiabetes), proximale und distale renale tubuläre Azidose
  - Mischformen gestörter Tubulusfunktionen, z.B. FANCONI-Syndrom

Zystische Nierenkrankheiten

- *Erweiterung der Tubuli und/oder Sammelrohre mit Zystenbildungen im Nierenparenchym:*
  - Kongenitale Zystennieren
  - Markschwammnieren
  - erworbene multizystische Nierentransformation

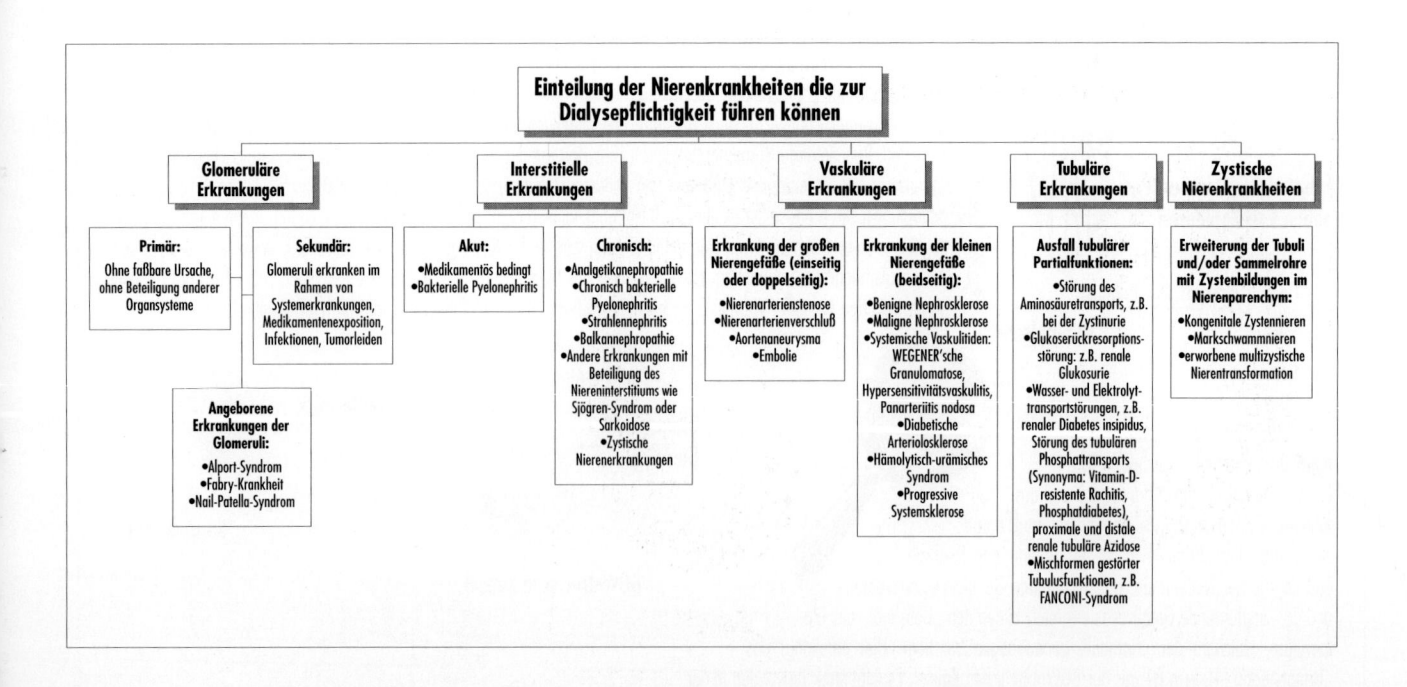

Glomeruläre Nierenerkrankungen

Bei knapp einem Drittel der Patienten, die terminal niereninsuffizient (dialysepflichtig) werden, ist eine **chronische Glomerulonephritis** die Ursache.

Die Einteilung der glomerulären Nierenerkrankungen kann nach ursächlichen, pathologisch-anatomischen und nach klinischen Gesichtspunkten erfolgen. Daher verwundert es nicht, daß es für ein und dieselbe Krankheit oft mehrere Bezeichnungen gibt, diese Differenzierung ist jedoch in unserem Zusammenhang weniger wichtig.

Entscheidend ist, daß die Schädigung der Nierenkörperchen (Glomeruli) durch **immunologische Vorgänge** ausgelöst wird: Initiale Ereignisse bei der Entstehung von Glomerulonephritiden sind Bildung oder Ablagerung von Immunkomplexen an Zellen oder Strukturen der glomerulären Kapillargefäße, der die lokale Aktivierung des Komplementsystems folgt.

Das Komplementsystem bezeichnet Eiweißkörper an Zelloberflächen, die in der Lage sind, in den Körper eingedrungene Fremdstoffe („Antigene") mit oder ohne Beteiligung von Antikörpern zu inaktivieren. Je nachdem, an welchem Ort die primäre Schädigung sitzt, resultieren verschiedene klinische und morphologische Verlaufsformen von Glomerulonephritiden. Näheres soll in unserem Zusammenhang nicht erörtert werden, jedoch sollen die folgenden Ausführungen und die Abbildungen noch etwas mehr Klarheit in die vielen Bezeichnungen rund um die Glomerulonephritis bringen.

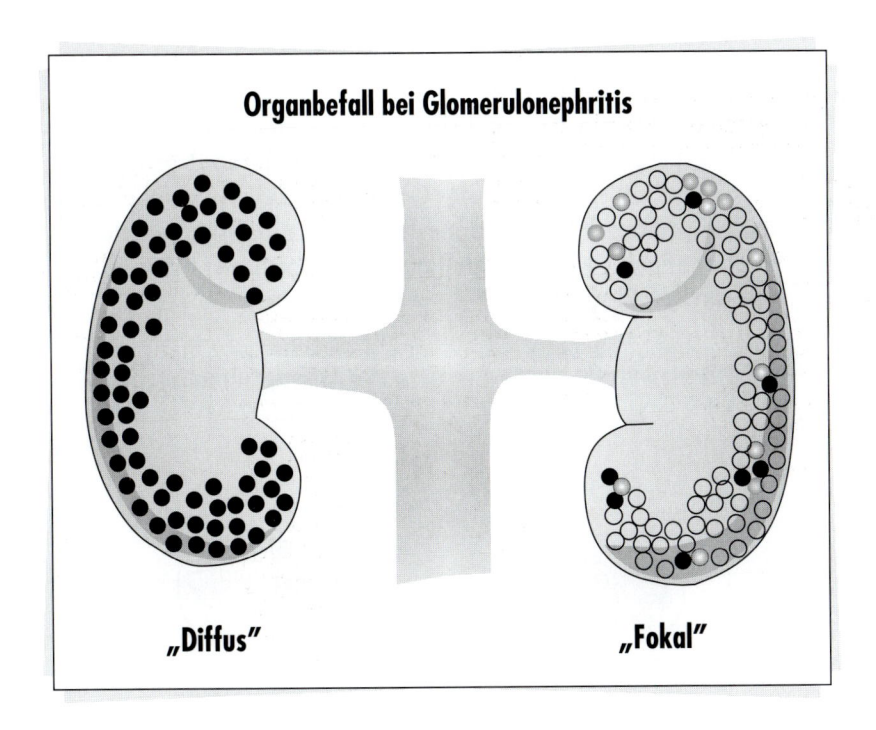

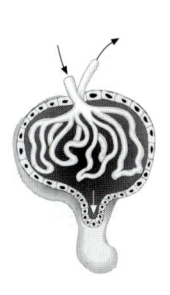

Organbefall bei Glomerulonephritis

„Diffus"   „Fokal"

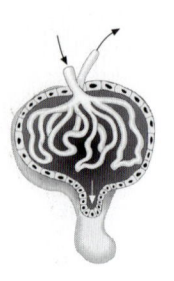

Je nachdem, welche (mikroskopisch, immunhistologisch ...) morphologischen Veränderungen (Gewebebeurteilung nach Nierenpunktion) an den Nierenkörperchen anzutreffen sind, wird eine Beschreibung gegeben:

- „nekrotisch", „Nekrose", „nekrotisierend": beschreibt den Untergang von Schlingenkonvoluten, also das Absterben von Zellen bzw. Zellverbänden
- „Proliferation", „proliferierend": beschreibt Zellvermehrung
- „membranös": beschreibt eine Verdickung der Basalmembran
- „membranoproliferativ": beschreibt das kombinierte Auftreten von Zellvermehrung und Basalmembranverdickung
- „diffus": beschreibt den Befall aller Glomeruli beider Nieren
- „fokal": bedeutet, daß nur einzelne Glomeruli von den krankhaften Veränderungen betroffen sind
- „global": meint die Erkrankung aller Kapillaren eines Glomerulums
- „segmental": bedeutet, daß lichtmikroskopisch nur einige Kapillarschlingen eines Glomerulums betroffen sind

Nach dem **Verlauf** kann man die Glomerulopathien (wie auch alle anderen Erkrankungen) in „**akut**" oder „**chronisch**", in „**progredient**" (fortschreitend) oder „**rapid progressiv**" (rasch fortschreitend) einteilen.

Die **Folgen der Glomerulopathien** kann man allgemein beschreiben mit:

- Permeabilitätsstörungen, hieraus resultieren Hämaturie, Proteinurie und Zylindrurie
- Untergang von Nephronen durch den Krankheitsprozeß, hieraus resultieren die renale Hypertonie sowie die zunehmende Niereninsuffizienz und ihre Folgen

Neben den „Glomerulonephritiden im engeren Sinne" kann man zu den glomerulären Erkrankungen auch **rapid-progressive Formen** zählen, wie z.B. das GOODPASTURE-Syndrom, einer durch Antikörper gegen glomeruläre Basalmembran ausgelöste Erkrankung mit rasch progredienter Glomerulonephritis und pulmonalen Blutungen.

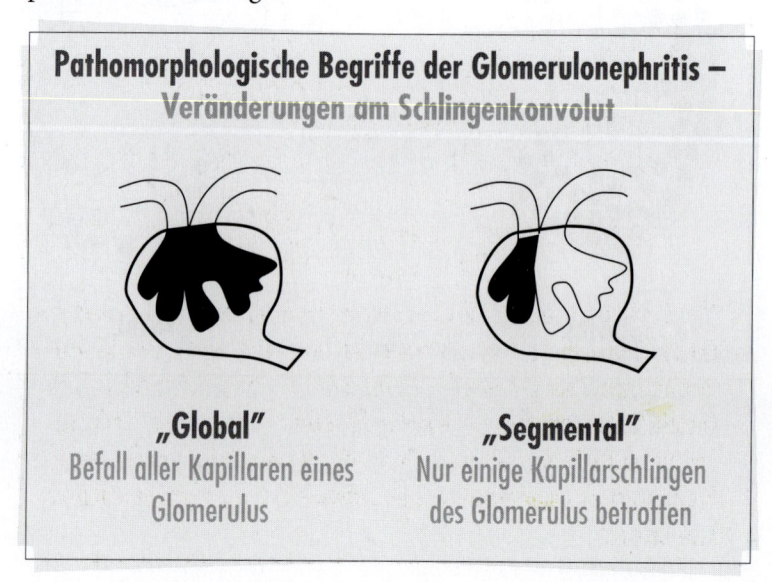

Pathomorphologische Begriffe der Glomerulonephritis –
Veränderungen am Schlingenkonvolut

„Global"
Befall aller Kapillaren eines Glomerulus

„Segmental"
Nur einige Kapillarschlingen des Glomerulus betroffen

Schließlich kann man die **Glomerulonephritis bei Systemerkrankungen** hier nennen, speziell genannt seien solche sekundär glomerulären Krankheiten wie die Lupusnephritis, die Nierenbeteiligung bei Rheumatoidarthritis, bei WEGENER'scher Granulomatose, bei Panarteriitis nodosa, bei Sklerodermie und beim hämolytisch-urämischen Syndrom.

Glomeruläre Nierenkrankheiten können auch **bei Infektionskrankheiten** auftreten, z.B. bei Endokarditis (Herzinnenhautentzündung), Diphtherie, Typhus, Virusinfektionen usw. Bei diesen Erkrankungen ist es gar nicht so selten, daß eine Mitreaktion der Nieren stattfindet, der Verlauf ist in diesen Fällen meist gutartig und wird klinisch völlig von der Grundkrankheit überdeckt.

Noch eine kurze Anmerkung zu angeborenen Erkrankungen der Glomeruli, in unserer Grafik sind drei Beispiele aufgeführt:

1. **ALPORT-Syndrom**: Familiär auftretende, fortschreitend verlaufende diffuse Nephropathie mit Innenohrschwerhörigkeit, seltener auch mit Augenanomalien (Linsentrübung, Katarakt, Linsenveränderungen wie Sphärophakie oder Lentikonus). Die Diagnose wird gestellt durch die positive Familienanamnese insbesondere bei männlichen Familienmitgliedern, Audiometrie und Nierenbiopsie.

2. **FABRY-Krankheit** (Morbus ANDERSON-FABRY, Angiokeratoma corporis diffusum): X-chromosomal rezessiv vererbte Krankheit

Zelltypen im schematischen Anschnitt eines Glomerulums (nach THOENES)

- Mesangiumzelle
- BOWMANscher Kapselraum
- Endothelzelle
- Viscerales Epithel
- Parietales Epithel

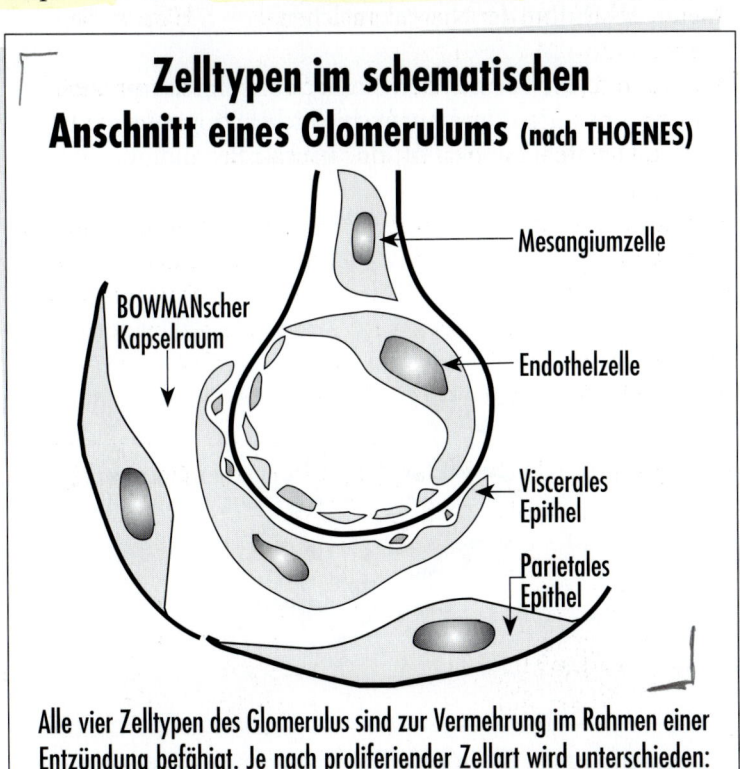

Alle vier Zelltypen des Glomerulus sind zur Vermehrung im Rahmen einer Entzündung befähigt. Je nach proliferierender Zellart wird unterschieden: Mesangiumzellen betroffen → „mesangial", Mesangiumzellen und Endothelzellen betroffen → „endokapilläre Form", Mesangium-, Endothel- und viscerale Epithelzellen beteiligt → „intrakapilläre Proliferation". Proliferiert das parietale Epithel spricht man von „extrakapillärer Proliferation".

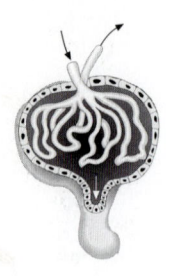

des Lipidstoffwechsels mit Ablagerung eines Ceramid-Trihexosids in zahlreichen Organen: Hautveränderungen = Angiokeratome; Hornhauttrübungen; Befall des peripheren und autonomen Nervensystems mit Parästhesien, Schmerzattacken, Hypotonie, verminderter Schweißsekretion; Gefäßveränderungen am Augenhintergrund; ischämische Organveränderungen – besonders Myokardbefall; **renale Manifestation**: Progrediente Niereninsuffizienz mit milder Proteinurie und Hämaturie, bei der Nierenbiopsie finden sich elektronenoptisch lipidhaltige Einschlußkörperchen in den glomerulären Epithelzellen (**Zebrabodies**).

3. **Nail-patella-Syndrom** (Hereditäre Onychoosteodysplasie): Kennzeichen sind hypo- oder dysplastische Finger- und Zehennägel, Knochendysplasien – hier besonders fehlende oder verkleinerte Patellae und **renale Veränderungen im Sinne einer unspezifischen Glomerulosklerose** und mesangialer Hyperzellularität. Der zugrundeliegende biochemische Defekt ist bislang nicht bekannt.

Fassen wir zusammen:

Bei den Glomerulonephritiden handelt es sich um „Entzündungen" der Glomeruli. Es gibt akute und chronische Verlaufsformen. Laborchemisch gekennzeichnet ist die Glomerulonephritis typischerweise durch eine **Proteinurie** (Eiweißausscheidung im Urin), eine **Hämaturie** (Ausscheidung roter Blutkörperchen im Harn) und von Harnzylindern = **Zylindrurie** („Ausgüsse" der unteren Abschnitte der Nierenkanälchen).

Es gibt zahlreiche Formen der Glomerulonephritis mit unterschiedlichem Verlauf und unterschiedlicher Prognose, die Ursachen sind letztlich unbekannt, eine kausale Behandlung gibt es deshalb (noch) nicht.

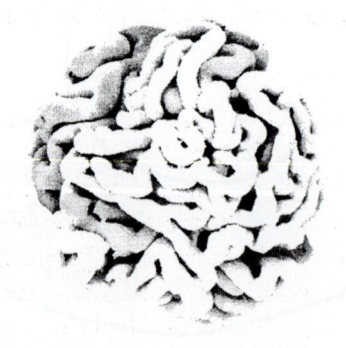

Glomeruläre Kapillarschlingen im mikroskopischen Bild

Interstitielle Erkrankungen der Nieren

Interstitiell bedeutet „dazwischenliegend". Die interstitielle Nephritis bezeichnet also „Nierenentzündungen", die sich im Gewebe „zwischen" Glomeruli und Tubuli abspielen.

Man unterscheidet zwischen **bakteriellen** und **nichtbakteriellen** (abakteriellen), **akuten** und **chronischen** Entzündungen.

Die **bakteriellen** interstitiellen Erkrankungen der Nieren sind durch **Bakteriurie und Leukozyturie** gekennzeichnet, die Harnanalyse bei den **abakteriellen Formen** ergibt ein **uneinheitliches buntes Bild** von der geringen Proteinurie, Leukozyturie und Ausscheidung von Papillenfragmenten und Erythrozytenzylindern, bis hin zu signifikanter Leukozyturie bei sekundär entzündlichem Geschehen.

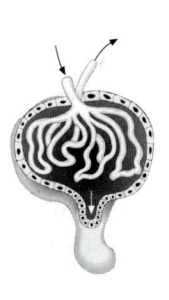

Die akuten interstitiellen Nephritiden

Akute medikamentös verursachte interstitielle Nephritis

Die akute medikamentös verursachte interstitielle Nephritis kann dosisabhängig sein oder als dosisunabhängige Hypersensitivitätsreaktion (Fieber, Exanthem, Gelenkbeschwerden, Eosinophilie, IgE-Erhöhung) ablaufen und mit extrarenalen Manifestationen gekoppelt sein.

Die medikamentös verursachte interstitielle Nephritis kann sich außerdem in Form eines oligurischen (etwa 40 %) oder nichtoligurischen (etwa 60 %) akuten Nierenversagens äußern, wobei es nach Absetzen der auslösenden Medikamente meist zu einer Besserung der Nierenfunktion kommt.

Die **wichtigsten auslösenden Medikamente** sind: Penicillinderivate (besonders Ampicillin, Oxacillin, Methicillin), Cephalosporine, Sulfonamide, Rifampicin; Diuretika (Thiazide, Furosemid, Etacrynsäure); nichtsteroidale Antirheumatika; sonstige Medikamente wie Allopurinol, Clofibrat, Cimetidin u.v.a.

Akute bakterielle Pyelonephritis

Meist Folge eines aszendierenden Harnwegsinfekts, ein- oder doppelseitiges Auftreten möglich; akutes schweres Krankheitsbild mit starker Beeinträchtigung des Allgemeinzustandes, Flankenschmerz, hohem Fieber, oft auch Übelkeit und Erbrechen, bei Sepsis auch generalisierte Muskelschmerzen.

Labor: Leukozytose, Pyurie, Erregernachweis im Urin oder auch aus Blutkulturen.

Komplikationen des akuten Krankheitsbildes: Pyonephrose, perinephritischer Abszeß. Nach Abklingen der akuten Symptomatik begünstigende Ursachen (sekundäre PN) ausschließen: Vesikoureteralen Reflux, Steinleiden, obstruktive Uropathie.

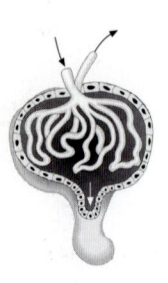

Zu den chronischen interstitiellen Nephritiden zählt man:

Analgetikanephropathie („Phenacetin-Niere")

Als Folge langdauernder (>10 Jahre) Einnahme hoher Dosen (insgesamt braucht es 1 bis 2 kg Phenacetin bzw. Paracetamol kumulativ) von Schmerzmitteln kann sich diese chronische Nephropathie entwickeln.

Typisch ist das Auftreten von Papillennekrosen, die mit Koliken und unter dem Bild der Makrohämaturie abgehen können, die sterile Leukozyturie, eine geringgradige tubuläre Proteinurie, „therapieresistente" Harnwegsinfekte und das typische sonographische Bild von zwiebelschalenartigen Verkalkungen entlang der Interpapillarlinie bei mäßig geschrumpften Nieren.

Neben Phenacetin können wahrscheinlich auch Paracetamol und die chronische Einnahme nichtsteroidaler Antirheumatika die Analgetikanephropathie auslösen. Bemerkenswert ist das **gehäufte Auftreten von Urothelkarzinomen** – selbst ohne das Vorliegen der Nephropathie.

Chronisch bakterielle Pyelonephritis

Bei dieser Krankheit liegt oft ein Grundleiden vor, welches sekundär zur bakteriellen Besiedlung führt oder diese begünstigt: Obstruktionen, Reflux, Analgetikaabusus, Diabetes mellitus, immunsuppressive Therapie seien beispielhaft genannt.

Im i.v.-Pyelogramm stellen sich typische Kelchdeformitäten dar; laborchemisch nachweisbar: Bakteriennachweis im Urin, geringgradige Proteinurie, evtl. Glukosurie, Epithelzylinder.

Balkannephritis

Interstitielle Nephritis unbekannter Ursache mit langsamem Beginn im dritten Lebensjahrzehnt mit Müdigkeit, Kopf- und Oberbauchschmerzen, „Nierenkoliken", selten Hypertonie, dafür häufig ausgeprägte Anämie, die nicht mit dem Grad der Niereninsuffizienz korreliert. Die häufige Kombination mit Tumoren der ableitenden Harnwege weist Parallelen zur Analgetikanephropathie auf.

Strahlennephritis

Bestrahlung der Nieren in Gesamtdosen von 20 bis 25 Gy führt zu glomerulären, tubulären und vaskulären Veränderungen, die nach Monaten bis Jahren eine Strahlennephritis nach sich ziehen können.

Meist haben die Patienten eine schwere Hypertonie, es besteht eine asymptomatische Proteinurie, es kommt zur fortschreitenden Abnahme der Nierenfunktion.

Andere Erkrankungen mit Beteiligung des Niereninterstitiums:

Sjögren-Syndrom als primäre Erkrankung ohne faßbare Grundkrankheit, oder als sekundäres Sjögren-Syndrom beim systemischen Lupus erythematodes, bei der chronischen Polyarthritis, Polymyositis und bei der progressiven Systemsklerose.

Lymphozytäre Infiltration und sekundäre Fibrose führen beim Sjögren-Syndrom über eine Funktionsstörung der exokrinen Drüsen zu den Leitsymptomen „**gestörter Tränenfluß**" (Keratoconjunctivitis sicca) und „**trockener Mund**" (Xerostomie). Ferner finden sich **Arthritiden**.

Auch im Niereninterstitium findet die beschriebene Zellinfiltration statt und führt dort zur interstitiellen Nephritis mit Tubulusfunktionsstörungen: renal-tubuläre Azidose (überwiegend distale Form, selten proximal-tubuläre Azidose mit Fanconi-Syndrom), renaler Diabetes insipidus. Die Nierenbeteiligung beim Sjögren-Syndrom führt selten zu einer bedeutsamen Nierenfunktionseinschränkung.

Sarkoidose

Die Sarkoidose ist eine Systemerkrankung unklarer Ursache, deren wesentliches **Kennzeichen** die **Bildung nichtverkäsender Granulome** in verschiedenen Organen ist. Granulome sind knötchenförmige Gewebsneubildungen als Gewebereaktion auf allergische oder chronisch-entzündliche Prozesse, die für die betreffende Krankheit einen charakteristischen feingeweblichen Aufbau aufweisen.

Eine **Nierenschädigung bei Sarkoidose** ist möglich durch Entwicklung einer interstitiellen granulomatösen Nephritis mit Leukozyturie und leichter Proteinurie. Über eine Störung des Calciumstoffwechsels (vermehrte gastrointestinale Calciumresorption mit Hyperkalzämie und resultierender Hyperkalzurie) kann es bei der Sarkoidose außerdem zur **Nephrolithiasis**

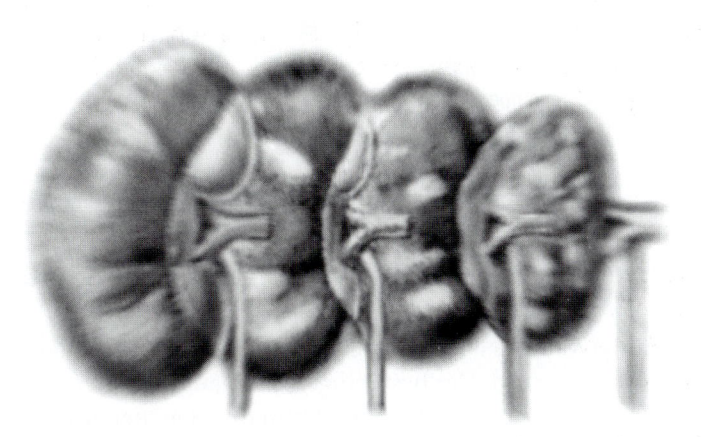

Schrumpfnierenbildung: Der Begriff kennzeichnet die Verkleinerung („Schrumpfung") der Nieren im Verlauf einer chronischen Nierenerkrankung. Es ergibt sich hieraus keinerlei Aussage über die Grundkrankheit.

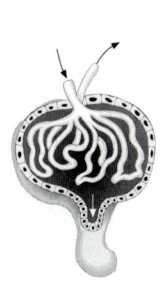

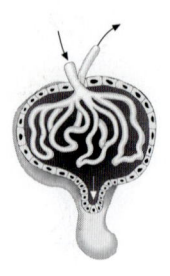

und zur **Nephrokalzinose** kommen. Schließlich beobachtet man bei der Sarkoidose auch glomeruläre Veränderungen.

Das bunte Bild der Möglichkeiten und die fließenden Übergänge der Nierenbeteiligung bei der Sarkoidose zeigen die Willkürlichkeit jeden Versuchs einer festen Klassifizierung der Nierenkrankheiten …

Uratnephropathie (Gichtnephropathie, Gichtniere)

Ein weiteres Beispiel für eine Nierenkrankheit, bei der auch eine interstitielle Nephritis vorliegt, wäre die Gicht-(Urat-) Nephropathie. Häufig findet sich bei schlechter Kontrolle einer Erhöhung des Serumharnsäurespiegels eine Nierenbeteiligung.

Neben **vaskulärer Nephrosklerose** und **Verlegung der Harnkanälchen durch Ausfällung von Harnsäurekristallen** spielen bei der Gichtnephropathie auch **Entzündungszeichen** im Interstitium und rezidivierende (wiederkehrende) sekundäre Harnwegsinfekte eine Rolle.

Weiter modifiziert wird das Bild durch die oft gleichzeitig bestehende Hypertonie und/oder einen Diabetes mellitus (metabolisch-hypertonisches Syndrom) …

Soweit unsere Kurzübersicht der interstitiellen Nierenerkrankungen, von denen die Analgetika-Nephropathie wegen der Präventionsmöglichkeit besonders bedeutungsvoll ist.

Niereninsuffizienz: Stadien, Kennzeichen, allgemeine Therapieprinzipien

Möglichkeiten der konservativen Therapie:		
• Anfall von Stoffwechselprodukten vermindern, deren Ausscheidung steigern • Korrektur von Funktionsstörungen der Niere (Wasser-, E´lyt-, S-B-Haushalt) • Endokrinen Funktionsausfall der Nieren behandeln • Renale Hypertonie senken • Bei jeder Therapie: Geänderte Pharmakokinetik beachten	Konservativ nicht mehr beherrschbar: Dialysepflichtigkeit	Terminalstadium der Niereninsuffizienz
	„Symptomatische" Niereninsuffizienz, konservativ behandelbar	Stadium der dekompensierten Retention
	Erhöhte Retentionswerte, „asymptomatische" Niereninsuffizienz	Stadium der kompensierten Retention
	Kreatinin normal, Krea-Clearance vermindert	Stadium der vollen Kompensation ohne Retention

Abbildung: Manche Nierenkrankheiten heilen nicht aus, das ist wie ein Schwelbrand. Der beständige Untergang von Nierengewebe führt zur schleichenden Einschränkung der Nierenfunktion, es entwickelt sich eine **Niereninsuffizienz** deren **Verlauf und Stadien** in der Grafik gezeigt werden. Die Diagnose „Niereninsuffizienz" sagt nichts über deren Ursache aus.

Vaskuläre Erkrankungen

Schädigung der Nierengefäße führt über Veränderungen des Blutflusses in den Nieren sekundär zu einer Nierenfunktionsstörung. Es können dabei sowohl die großen Nierengefäße (Nierenarterienstenosen, Aortenaneurysma unter Einbeziehung der Nierenarterien, Mesaortitis luica, Nierenarterienverschluß, Embolie) als auch die kleinen Nierengefäße (Vaskulitiden, Arteriolosklerose, hämolytisch-urämisches Syndrom) betroffen sein.

Nachfolgend sind einige typische vaskuläre Nierenerkrankungen aufgeführt. Sie erkennen Willkürlichkeit und Unvollkommenheit der Einteilung der Nierenerkrankungen, da einige der Krankheiten auch anderen Krankheitsgruppen zugeordnet werden können (und dort besprochen werden).

Beispiele vaskulärer Nephropathien:

- Nierenarterienstenose
- Nierenarterienverschluß
- Nephrosklerose, benigne und maligne Form (Hypertoniefolge siehe unten)
- Vaskulitiden (z.B. bei Panarteriitis nodosa und WEGENER'sche Granulomatose)
- Hämolytisch-urämisches Syndrom
- Diabetische Glomerulosklerose (diabetische Arteriolosklerose, siehe auch Kapitel 5, Seite 126)
- Progressive Systemsklerose (Sklerodermie)

Nierenarterienstenose, Nierenarterienverschluß

Vorkommen: Einseitig oder – in 1/3 der Fälle: beidseitig.
Ursache: In drei Viertel der Fälle arteriosklerotisch bedingt.
Leitsymptome: Hypertonie – besonders bei raschem Fortschreiten oder bei plötzlicher Verschlechterung einer vorbestehenden Hypertonie, Kombination von Hypertonie und Kaliummangelsymptomen (Adynamie, Apathie, Obstipation), Niereninfarktsymptomatologie (Flankenschmerz, Leukozytose, Fieber), Strömungsgeräusch (periumbilikal und/oder über dem Nierenlager), **Urinstatus:** geringe Proteinurie, Nierenfunktion: normal oder eingeschränkt.

Benigne Nephrosklerose

Die benigne Nephrosklerose ist **Folge der** primären (essentiellen) **Hypertonie** oder der sekundären Hypertonieformen: Renale -, endokrine -, renovaskuläre Hypertonie. Es handelt sich hierbei um Veränderungen der Niere in Struktur und Funktion, die sich hauptsächlich am Gefäßapparat der Nieren aber auch an den Glomeruli und Tubuli abspielen.

Das Ausmaß der arteriosklerotischen Gefäßveränderungen ist von Dauer und Schwere der Hypertonie abhängig.

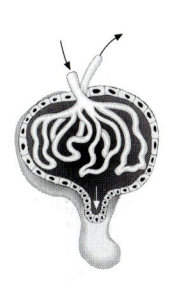

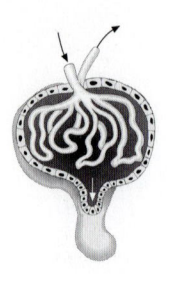

Es ist lange bekannt, daß zwischen Blutdruckerhöhung und Nierenerkrankung eine **Wechselbeziehung in der Weise besteht, daß einerseits eine Nierenerkrankung die arterielle Hypertonie erhöht, umgekehrt eine arterielle Hypertonie eine Nierenfunktionsstörung beschleunigen kann.**

Die Nierenfunktion ist lange Zeit unbeeinflußt, später kommt es zur Proteinurie, Mikrohämaturie und Nierenfunktionseinschränkung.

Maligne Nephrosklerose

In den Nieren finden sich hierbei arteriolonekrotische Gefäßveränderungen.

Kennzeichen: Entwicklung einer malignen Hypertonie aus einem vorbestehenden primären oder sekundären Hypertonus mit fixierter diastolischer Hypertonie, ausgeprägten Hypertoniefolgen an Herz, Gehirn, Augenhintergrund und Nieren sowie rapider Verschlechterung des Allgemeinzustandes. Das Verhältnis benigne : maligne Hypertonie liegt bei etwa 200 : 1.

Die **Therapie** besteht in einer schnellstmöglichen Blutdrucksenkung (innerhalb von 24 Stunden), ggf. bis hin zur bilateralen Nephrektomie in Einzelfällen (heute kaum noch erforderlich).

Nierenarterienstenose und ähnliche Krankheitsbilder
Renovaskuläre Hypertonie

Die wichtigsten **Ursachen** der renovaskulären Hypertonie sind in den ersten vier Lebensjahrzehnten die fibröse Dysplasie (Gewebsfehlbildung der Nierenarterie mit Zunahme des faserigen Bindegewebes) der Nierenarterie, danach in drei Viertel der Fälle die Arteriosklerose der Nierenarterie(n).

Seltenere Ursachen sind Thrombose oder Embolie der Nierenarterie, Arteriitis der Nierenarterie (Endangiitis obliterans, Periarteriitis nodosa), Verletzung der Nierenarterie mit Thrombose und/oder perirenalem Hämatom. Kongenitale Ursachen der renovaskulären Hypertonie sind beispielsweise Fibroplasien (vermehrte Bildung faserigen Bindegewebes) der Nierenarterie oder Stenose der Bauchaorta.

In der Pathogenese der renovaskulären Hypertonie spielt der **Aktivitätszustand des Renin-Angiotensin-Aldosteronsystems** eine wesentliche Rolle, Näheres kann der Grafik entnommen werden.

Krankheitszeichen: Die Beschwerden entsprechen etwa denen der anderen Hypertonieformen: Schwindelzustände, Nasenbluten, Kopfschmerzen, Angina-pectoris-Zustände, Kurzatmigkeit, Unterschenkelödeme und Nykturie sind derartige Symptome. Die Nierenfunktion ist normal oder nur leicht eingeschränkt. Relativ **typische Untersuchungsbefunde** sind: Rasche Verschlechterung einer bestehenden Hypertonie, Kombination der Blutdruckerhöhung mit Kaliummangelsymptomen (Kraftlosigkeit, Teilnahmslosigkeit, Stuhlverstopfung) und metabolischer Alkalose, Niereninfarktsymptomatik (Vermehrung der weißen Blutkörperchen im Blut, Flankenschmerz, Fieber), Strömungsgeräusch über der Flanke oder in der Nabelgegend (nur bei etwa ein Drittel der Fälle).

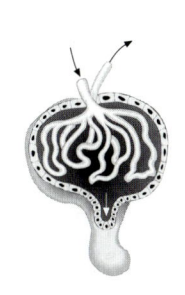

Bei den **bildgebenden- und Laboruntersuchungen** sind hinweisend auf Nierenarterienstenose: Verkleinerte Niere, verzögerte Kontrastmittelausscheidung der betroffenen Niere im Frühurogramm (vorausgesetzt es liegt nicht bereits eine stärkere Niereninsuffizienz vor), direkter Nachweis der Stenose mittels (Farb-)Dopplersonographie, DSA und/oder Renovasographie.

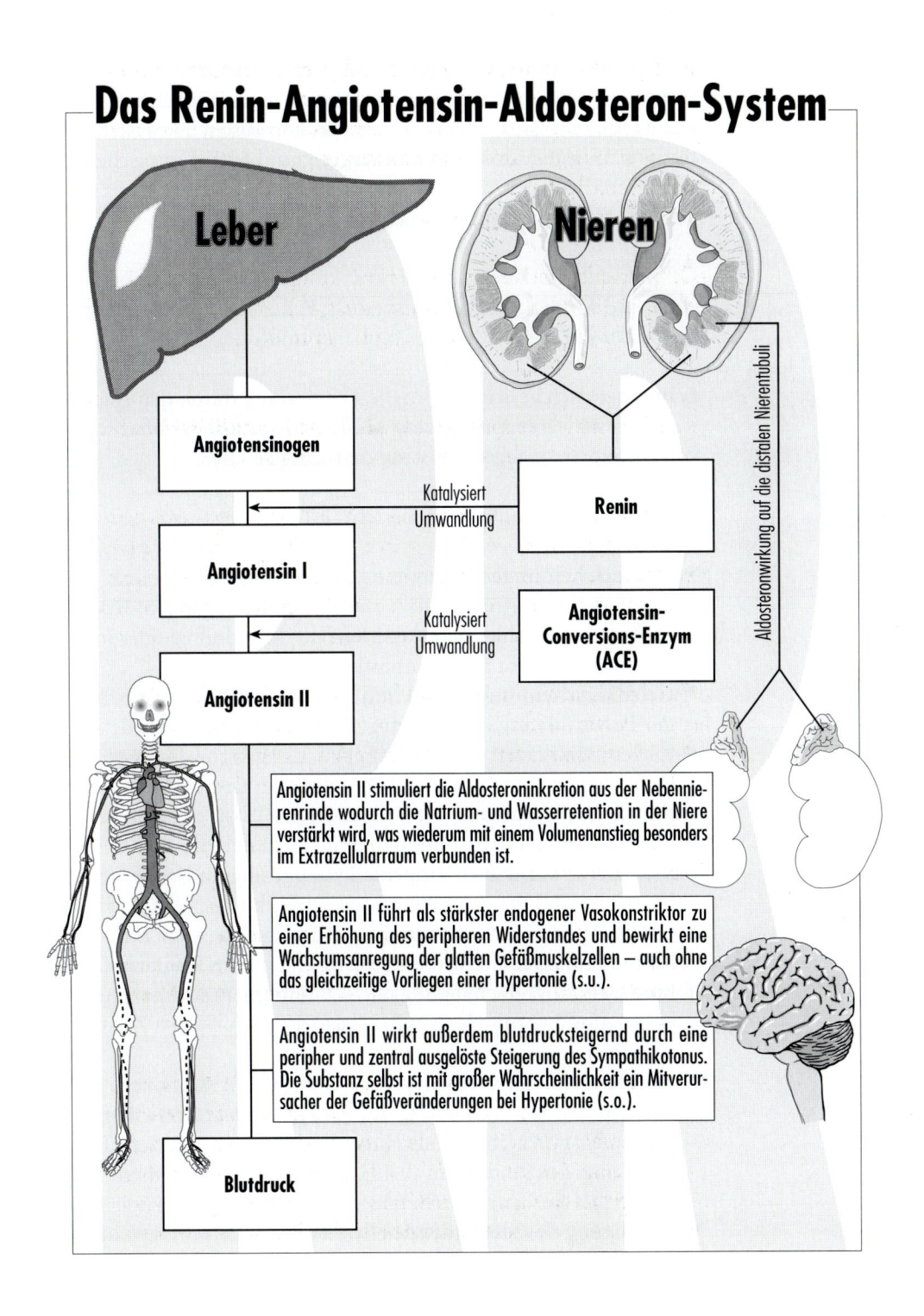

Das Renin-Angiotensin-Aldosteron-System

Leber → Angiotensinogen

Nieren → Renin (Katalysiert Umwandlung)

Angiotensinogen → Angiotensin I

Angiotensin-Conversions-Enzym (ACE) (Katalysiert Umwandlung)

Angiotensin I → Angiotensin II

Aldosteronwirkung auf die distalen Nierentubuli

Angiotensin II stimuliert die Aldosteroninkretion aus der Nebennierenrinde wodurch die Natrium- und Wasserretention in der Niere verstärkt wird, was wiederum mit einem Volumenanstieg besonders im Extrazellularraum verbunden ist.

Angiotensin II führt als stärkster endogener Vasokonstriktor zu einer Erhöhung des peripheren Widerstandes und bewirkt eine Wachstumsanregung der glatten Gefäßmuskelzellen – auch ohne das gleichzeitige Vorliegen einer Hypertonie (s.u.).

Angiotensin II wirkt außerdem blutdrucksteigernd durch eine peripher und zentral ausgelöste Steigerung des Sympathikotonus. Die Substanz selbst ist mit großer Wahrscheinlichkeit ein Mitverursacher der Gefäßveränderungen bei Hypertonie (s.o.).

Blutdruck

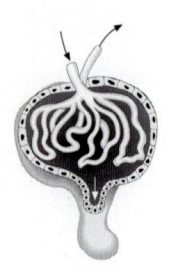

Systemische Vaskulitiden
(Vaskuläre Nephropathien bei Kollagenosen)

Der Urinbefund bei dieser Krankheitsgruppe ist dem der chronischen Glomerulonephritis sehr ähnlich: Glomeruläre Hämaturie, Zylindrurie und Proteinurie. Die Nierenfunktion kann sich langsam oder sehr rasch verschlechtern.

Lupus erythematodes

(Synonym gebrauchte Krankheitsbezeichnungen sind: LE, systemischer Lupus erythematodes, SLE, Lupus erythematodes visceralis, Lupus erythematodes disseminatus, KAPOSI-LIBMAN-SACKS-Syndrom)

Es handelt sich um eine chronisch-entzündliche Erkrankung durch eine Störung der Immunregulation, deren letztliche Ursache unbekannt ist. Der SLE ist nach der chronischen Polyarthritis die häufigste Autoimmunerkrankung und betrifft typischerweise verschiedene Organsysteme in unterschiedlicher Ausprägung, so daß ein buntes klinisches Bild resultiert.

Oft phasenhafter Verlauf der Erkrankung. Unspezifische Zeichen sind Müdigkeit, Gewichtsverlust, Fieber, Lymphknotenvergrößerung, Vergrößerung von Leber und/oder Milz.

Laborchemisch gesichert wird die Erkrankung durch den Nachweis antinukleärer Antikörper (ANA) und speziell der Nachweis von Antikörpern gegen nativ doppelsträngige DNS.

Die klassische Symptomatik besteht in

- **Hauterscheinungen** treten in ungefähr 80 % der Fälle auf: Schmetterlingserythem auf Nasenrücken und Wangen, Hyperkeratosen, Schleimhautulzera in der Mundhöhle oder im Nasen-Rachen-Raum, Hautblutungen (Purpura)
- **Gelenkerscheinungen** (bei rund 90 % der Patienten): Zeichen der Polyarthritis ganz überwiegend im Bereich der Hände (Gelenkschmerzen, Gelenksteifigkeit, Gelenkschwellungen, bei längerem Bestehen auch Fehlstellungen und begleitende Muskelentzündungen).
- **Manifestation an Herz und Lungen** (Auftreten bei etwa 60 bis 80 % der Erkrankten): Rippenfellentzündung und/oder Herzbeutelentzündung mit oder ohne Ergußbildungen. „Akute Lupuspneumonitis" mit Atemnot, Thoraxschmerzen, Bluthusten und alveolärem Verschattungsmuster im Röntgenbild. Eine Herzmuskelbeteiligung bei SLE imponiert als Herzmuskelentzündung mit Herzrhythmusstörungen und den Zeichen einer Herzmuskelinsuffizienz.
- **Manifestation am Nervensystem** (etwa 70 %): Kopfschmerzen und Wesensveränderung der Patienten als Frühzeichen, Krämpfe und Psychosen als Hinweise auf fortgeschrittene Erkrankung. Entzündungen von Hirnnerven oder peripheren Nerven als Ausdruck des Befalls der Vasa nervorum möglich.
- **Beteiligung des blutbildenden Systems** (etwa 80 %): Leuko-

zytopenie und/oder Lymphozytopenie und/oder Thrombozytopenie und/oder hämolytische Anämie mit Retikulozytose möglich. 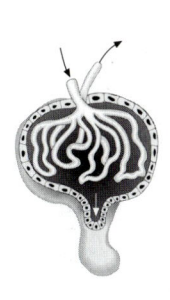
- **Nierenbeteiligung** (etwa 70 %) in unserem Zusammenhang am wichtigsten: Histologisch findet man in der Niere unterschiedliche Bilder der Glomerulonephritis, wobei keine Korrelation zwischen Biopsiebefund und klinischem Bild besteht. Erkannt wird die Nierenbeteiligung durch eine persistierende glomeruläre Proteinurie von über 0,5 Gramm/24 Stunden und/oder Zylindrurie. Das Auftreten eines nephrotischen Syndroms ist für die Erkrankten immer ein prognostisch ungünstiges Zeichen.

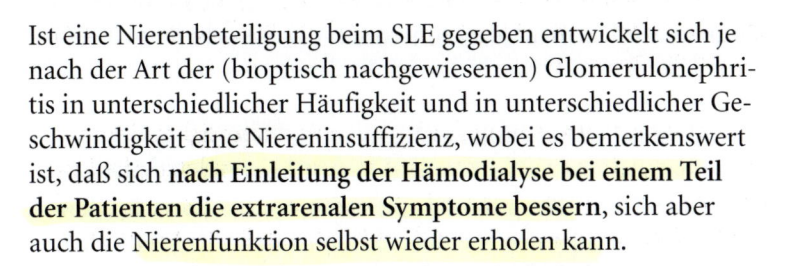

Ist eine Nierenbeteiligung beim SLE gegeben entwickelt sich je nach der Art der (bioptisch nachgewiesenen) Glomerulonephritis in unterschiedlicher Häufigkeit und in unterschiedlicher Geschwindigkeit eine Niereninsuffizienz, wobei es bemerkenswert ist, daß sich **nach Einleitung der Hämodialyse bei einem Teil der Patienten die extrarenalen Symptome bessern**, sich aber auch die Nierenfunktion selbst wieder erholen kann.

Zur Systematik der Vaskulitiden wird auf die Grafik verwiesen. Es soll nachfolgend nur kurz auf ausgewählte Krankheitsbilder eingegangen werden, die durch den Nierenbefall im Zusammenhang mit dem Thema dieses Buches interessant sind.

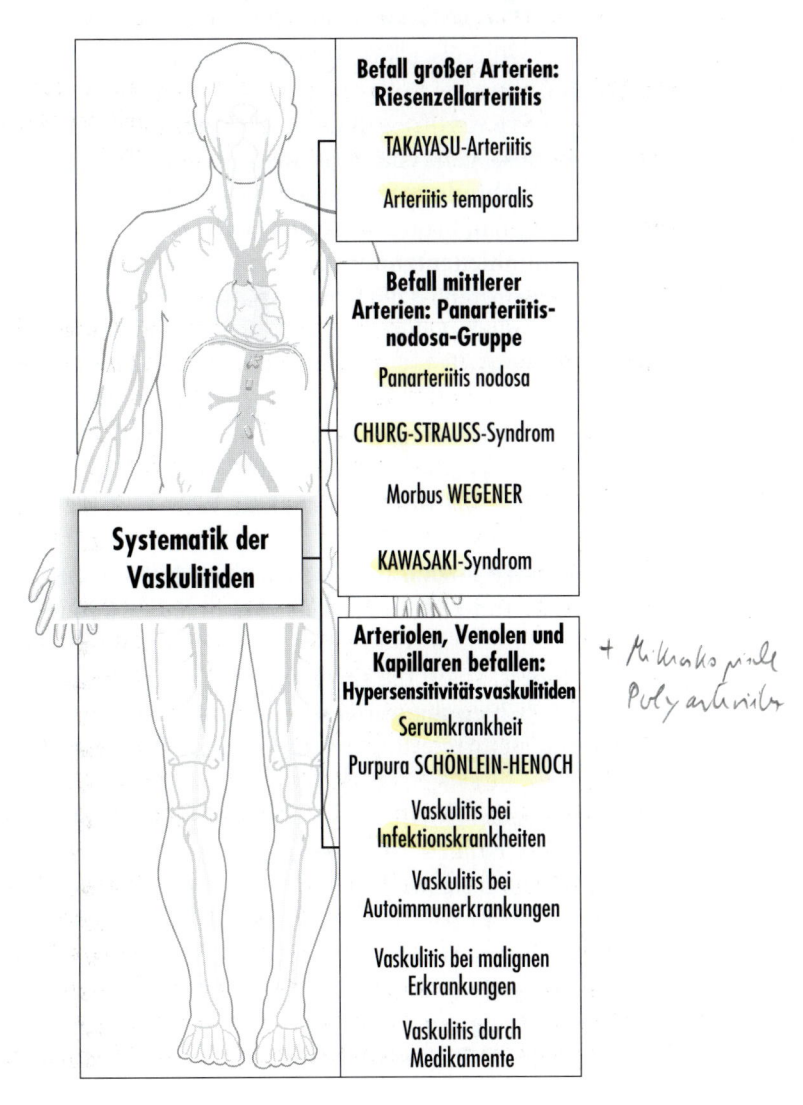

Systematik der Vaskulitiden

Befall großer Arterien: Riesenzellarteriitis
- TAKAYASU-Arteriitis
- Arteriitis temporalis

Befall mittlerer Arterien: Panarteriitis-nodosa-Gruppe
- Panarteriitis nodosa
- CHURG-STRAUSS-Syndrom
- Morbus WEGENER
- KAWASAKI-Syndrom

Arteriolen, Venolen und Kapillaren befallen: Hypersensitivitätsvaskulitiden
- Serumkrankheit
- Purpura SCHÖNLEIN-HENOCH
- Vaskulitis bei Infektionskrankheiten
- Vaskulitis bei Autoimmunerkrankungen
- Vaskulitis bei malignen Erkrankungen
- Vaskulitis durch Medikamente

+ Mikroskopische Polyarthritis

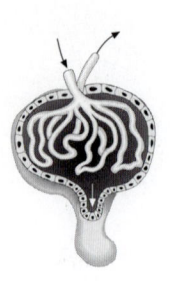

Panarteriitis nodosa
(Synonym gebrauchte Bezeichnungen für die Erkrankung:
Periarteriitis nodosa, Polyarteriitis nodosa, PAN)

Kennzeichen: Nekrotisierende Vaskulitis der **mittelgroßen** Arterien.

Symptome: Reduzierter Allgemeinzustand mit Fieber, **Gelenkbeschwerden und Gewichtsverlust.** Frühzeitig kann **eine periphere Neuropathie** mit Schmerzen, Parästhesien und Lähmungen auftreten. Weiter können Durchfälle, Erbrechen und kolikartige Leibschmerzen auftreten, was durch den Befall der Mesenterialarterien zu erklären ist, völliger Verschluß derselben kann bis zur Darmgangrän führen. An der Haut kann man Purpura, Ulzera und akrale Nekrosen finden.

Das am häufigsten befallene Organ ist die Niere, wobei sich der Organbefall meist unter dem Bild einer Glomerulonephritis mit Proteinurie und Hämaturie abspielt. Ein rasches Fortschreiten der Einschränkung der Nierenfunktion ist nicht ungewöhnlich. Die Diagnose wird bioptisch gesichert.

Churg-Strauss-Vaskulitis
(Synonym gebrauchte Bezeichnungen für die Erkrankung:
Allergische Granulomatose und Angiitis,
Allergisch-granulomatöse Vaskulitis)

Die Churg-Strauss-Vaskulitis ist verwandt mit der Panarteriitis nodosa, ganz charakteristisch ist aber die fast stets anzutreffende **Verbindung zu allergischer Diathese** mit allergischem Schnupfen, Bronchialasthma, chronisch-allergischen Nasennebenhöhlenentzündungen und/oder Medikamentenallergien. Ansonsten ist die Symptomatik der bei der PAN (vgl. oben) sehr ähnlich. **Laborchemisch** charakteristisch ist die **Eosinophilie und die IgE-Erhöhung.**

Wegener'sche Granulomatose
(Morbus Wegener, WG)

Die **bevorzugten Lokalisation**sorte des Morbus Wegener sind der obere und untere **Respirationstrakt** und die **Nieren**.

Leitsymptom ist so oft die **chronische (hämorrhagisch-eitrige) Rhinitis** mit S**chleimhautulzeratio**nen und fortschreitender Zerstörung und Deformierung des knorpeligen **Nasenskeletts**.

Chronische **Na**sennebenhöhlen- und **Mittelohrentzündungen** treten auf. Der Befall der unteren Atemwege äußert sich in Husten mit blutigem Auswurf.

Gelenkschmerzen, Hautblutungen, Hautulzera und Fieber sind Zeichen der Generalisation oder eines Schubes der Erkrankung. Die **Nierenbeteiligung** zeigt sich in Proteinurie, Hämaturie und fortschreitender Niereninsuffizienz.

Die Diagnose wird histologisch durch die **Schleimhautbiopsie** aus dem oberen Respirationstrakt gesichert. Bei der Nierenbiopsie finden sich nekrotisierende glomerulonephritische Veränderungen, die aber nicht charakteristisch für die WG sind.

Typischer **labor**chemischer Befund ist der Nachweis von Serumantikörpern gegen Antigene im Zellplasma neutrophiler Granulozyten und Monozyten (**c-ANCA**).

Sklerodermie
(Progressive systemische Sklerose, PSS)

Die Sklerodermie ist eine **Erkrankung des Bindegewebes** mit entzündlich bedingtem fibrotischem Umbau der Haut, welche zunehmend verdickt und verhärtet.

Die wichtigste Form der Erkrankung ist das **CREST-Syndrom**, wobei die einzelnen Buchstaben (aus dem Englischen abgeleitet) das Syndrom trefflich charakterisieren: „C" für „Calcinosis", „R" für „Raynaud-Phänomen", „E" für „esophageal dysmotility", „S" für „Sklerodaktylie" und „T" für „Teleangiektasien".

Neben diesen begrenzten Erkrankungsformen, die sich auf die Haut beschränken (**zirkumskripte Sklerodermie**) oder als **CREST-Variante** auftreten, gibt es die **generalisierte Form** der PSS mit Befall von Eingeweideorganen wie Magen-Darm-Trakt, Lunge, Herz und Niere.

Wir teilen die (Bindegewebserkrankung) Sklerodermie hier den vaskulären Nephropathien zu, da bei der Nierenbeteiligung ausgeprägte vaskuläre Veränderungen mit Verdickungen der Gefäßinnenhaut bis zum Verschluß von Arteriolen und Mikroinfarkten bestehen.

Diabetische Arteriolosklerose
(Synonyma: Diabetische Glomerulosklerose, diabetische Nephropathie, Kimmelstiel-Wilson-Syndrom)

Schon der Nachweis **kleinster Eiweißspuren im Urin** (**Mikroalbuminurie**) ist ein erster Hinweis auf die mikrovaskuläre Langzeitkomplikation der Nieren des Diabetikers.

Dieses Zeichen geht der terminalen Niereninsuffizienz lange voraus: Bei insulinpflichtigen Diabetikern sind nach 10 Jahren Diabetesdauer 10 % betroffen, nach 15 Jahren 50 % und nach 25 Jahren rund 90 % der Patienten.

Bei Typ-II-Diabetikern, bei denen der Erkrankungsbeginn oft nicht exakt zu bestimmen ist, sind nach bekannter Krankheitsdauer von 10 Jahren 50 % betroffen, nach 20 Jahren 80 %.

Histologische Veränderungen lassen sich schon vor der ersten Proteinurie in der Niere des Diabetikers nachweisen, wobei aber die Schwere der feingeweblichen Veränderungen nicht mit der

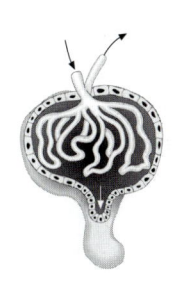

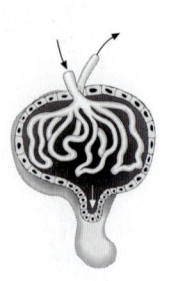

Nierenfunktion korreliert. Werden im Stadium der Mikrohämaturie nicht alle therapeutischen Möglichkeiten angewandt, so nimmt die diabetische Nephropathie einen nahezu gesetzmäßigen Weg in Richtung auf das endgültige Nierenversagen, welches dann nach weiteren 10 bis 15 Jahren erreicht wird. Wegen der beängstigenden Zuwachsraten terminal niereninsuffizienter Diabetiker (in unserem Zentrum sind es inzwischen schon knapp 40 %) muß auch in einem Buch, welches sich eigentlich mit der Dialyse befaßt, unter dem Gesichtspunkt der präventivmedizinischen Aufgabe des nephrologischen Teams auf die Wichtigkeit der Behandlungsmaßnahmen im Stadium der Mikroalbuminurie hingewiesen werden.

Es sind dies: Optimale **Stoffwechseleinstellung**, **Blutdrucknormalisierung** und **eiweißarme Diät**. **Selbstkontrolle** des Patienten (in jeder Hinsicht!) ist ein Eckpfeiler des Therapieerfolges. Die Maßnahmen wirken sich auch günstig auf alle anderen Spätkomplikationen des Diabetes aus.

Der „**point of no return**" scheint das Auftreten einer **persistierenden Proteinurie** zu sein, da von hier ab die Nierenfunktion kontinuierlich abnimmt und auch sonst das Verhängnis seinen Lauf nimmt: Leider sehen wir die Patienten oft erst im Endstadium: (Fast) dialysepflichtig, schwer überwässert, schwere Hypertonie, (fast) blind, kurz vor der Beinamputation und mit schwerster Polyneuropathie ... will heißen: Die rechtzeitige Facharztvorstellung der Patienten gehört auch zum Therapieplan.

Viele weitere Hinweise zur Behandlung des niereninsuffizienten Diabetikers sind dem Kapitel 5 dieses Buches zu entnehmen (Seite 114 ff.).

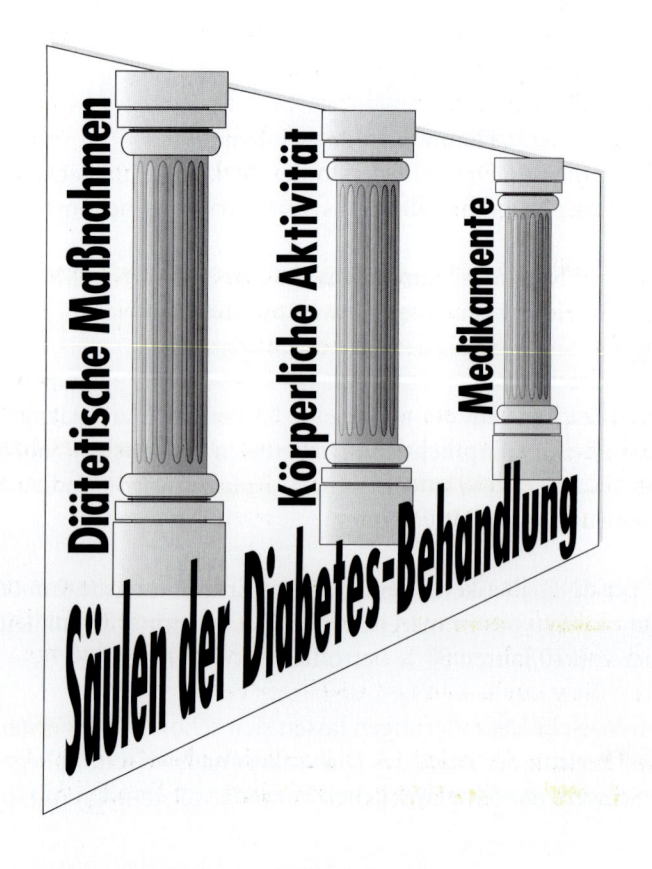

Säulen der Diabetes-Behandlung
- Diätetische Maßnahmen
- Körperliche Aktivität
- Medikamente

Hämolytisch-urämisches Syndrom
(HUS, Morbus GASSER)
und
Thrombotisch-thrombozytopenische Purpura
(TTP, Morbus MOSCHCOWITZ)

Die letztliche Ursache der beiden ähnlichen Erkrankungen ist nicht bekannt. Einige Autoren vermuten, daß HUS und TTP verschiedene Verläufe ein und desselben Krankheitsbildes sind. Das **HUS** tritt **vor allem im Kindesalter** auf, die **TTP bevorzugt** im **Jugendalter** bis ins mittlere Erwachsenenalter.

Beim **HUS** unterscheidet man zwischen der „**typischen**" infektassoziierten (E. coli-O-157-Enteritis) Form und dem „**atypischen**" HUS in der familiär-rezidivierenden **Erscheinungsform**, nach Einnahme von **Kontrazeptiva**, nach Nierentransplantation, bei Strahlennephritis, bei **Immunkomplexkrank**heiten, bei arterieller Hypertonie und medikamentös induziert, z.B. **Chinin**.

Typisch für beide Krankheitsbilder ist der **Beginn mit Gefäßverschlüssen kleiner Gefäße** durch (autoimmunologisch bedingte?) Ablagerung **hyalinen Materials aus Thrombozyten** und Fibrin (ohne Zeichen einer Vaskulitis in den Gefäßen selbst) und die hieraus **resultierende ischämische Organsymptomatik** der betroffenen Körperregion. **Folgen der Gefäßveränderungen:**

- **mikroangiopathische hämolytische** Anämie mit dem Auftreten von **Fragmentozyten** im Blutausstrich
- **Thrombozytopenie mit Petechien, Ekchymosen und Epistaxis**
- **Magen-Darm-Blutungen**
- Neurologische Ausfälle: ZNS-Symptome (Kopfschmerzen, Krämpfe, Desorientiertheit, Paresen, Koma) und Fieber beherrschen die **TTP**
- **LDH-Erhöhung** und **Retikulozytenver**mehrung, Coombs-Test negativ, Haptoglobinspiegel erniedrigt
- Beim HUS steht die renale Symptomatik ganz im Vordergrund: Akutes Nierenversagen als Folge der thrombotischen Mikroangiopathie. Vorzeichen können Hämaturie, Proteinurie und Oligurie sein …

Das ANV beim HUS ähnelt sehr dem ANV welches durch **Hantaviren** („**hämorrhagisches Fieber mit renalem Syndrom**") ausgelöst wird. Hantaviren werden durch **Tröpfchen**infektion virushaltiger Ausscheidungsprodukte verschiedener Nagetiere übertragen. Die differentialdiagnostische Abgrenzung gelingt durch eine gezielte Anamnese (Kontakt mit Nagetieren? Forstleute & Landwirte!) und durch Nachweis spezifischer Hanta-Virus-AK und fehlende Hämolyse-Zeichen.

Festzustellen ist noch, daß das **HUS im Erwachsenenalter** eine sehr **viel schlechtere Prognose** hat als im Kindesalter. Oft ist eine ausreichende Nierenfunktion nicht mehr herzustellen, die Dauerdialysebehandlung muß eingeleitet werden.

Die **Therapie** der beiden Krankheitsbilder besteht in der Gabe von **Steroiden**, Plasmapherese und **Gabe** von Frischplasma.

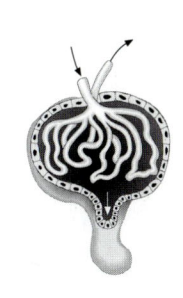

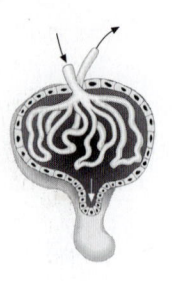

Tubuläre Nierenkrankheiten

Die tubulären Erkrankungen der Niere sind gekennzeichnet durch den **Ausfall tubulärer Partialfunktionen**, nur wenige Formen führen zur Niereninsuffizienz.

Erinnern wir uns an die **Aufgaben des tubulären Systems** der Nieren: Ganz allgemein kann man formulieren, daß hier ein höchst komplexer Stofftransport stattfindet mit dem Ziel der Konstanthaltung des Wasser- und Elektrolyt-Haushaltes, der Regulation des Säure-Basen-Haushaltes und der Elimination ausscheidungspflichtiger Substanzen. Wie an fast jeder Membran so ist auch an der Tubuluszelle der Transport in beide Richtungen möglich, also in Form der Sekretion (in das Tubuluslumen) oder als Reabsorption (aus dem Tubuluslumen Richtung Tubuluszelle). Die dabei erfolgenden Transportprozesse können aktiv oder passiv sein.

Bei vielen renalen tubulären Funktionsstörungen handelt es sich um familiäre Erkrankungen mit unterschiedlichem Erbgang, man könnte die Krankeitsgruppe also bei anderer als der von uns gewählten Einteilung auch als „hereditäre" (erbliche) Nierenerkrankung eingruppieren. Je nach betroffenem Tubulusabschnitt resultieren unterschiedliche Krankheitsbilder.

Man unterscheidet **primäre Tubulopathien** von **sekundären Tubulopathien** und unterteilt diese Oberklassen nochmals in Störungen, die den proximalen Tubulus betreffen (proximal-tubuläre Störungen) und solche, die den distalen Tubulus anbelangen, also distal-tubuläre Störungen.

Primäre Tubulopathien – proximal tubuläre Störungen

Zystinurie: Rezessiv vererbte Erkrankung mit Störung der proximal-tubulären Resorption der Aminosäuren Zystin, Lysin, Arginin und Ornithin. Die erhöhte Aminosäureausscheidung ist ohne wesentliche klinische Folgen, hingegen ist bei 3 % der Patienten die Bildung von Harnsteinen als Komplikation zu vermerken.

Hartnup-Erkrankung: Angeborener (Häufigkeit etwa wie Phenylketonurie) Transportdefekt für bestimmte Aminosäuren im Darm und im tubulären System der Nieren mit Pellagra (Erythema endemicum durch Mangel an Nikotinsäure und Nikotinamid)-ähnlichen Hautsymptomen an sonnenexponierten Stellen, manchmal geistige Retardierung, zerebellare Ataxie, im Urin massive Vermehrung der Ausscheidung von Arginin, Glycin, Lysin, Prolin und Zystin.

Hereditäre Iminoglycinurie: Keine klinische Manifestation, vermehrte Ausscheidung von Prolin, Hydroxyprolin und Glycin.

Renale Glukosurie: Seltene, in manchen Familien dominant vererbte, meist asymptomatisch verlaufende Erkrankung mit Störung der proximal-tubulären Rückresorption von Glukose.

Die Krankheit wird erkannt durch eine Glukosurie bei normalen Blutzuckerwerten. Thiaziddiuretika führen gelegentlich zu einer renalen Glukosurie.

Phosphat-Diabetes: Angeborene, verminderte tubuläre Phosphatresorption, die zur Hypophosphatämie und hierdurch zur sog. Vitamin-D-resistenten Rachitis führt.

DE TONI-DEBRE-FANCONI-Syndrom: Rezessiv-autosomal vererbter generalisierter Transportdefekt im proximalen Tubulus mit Proteinurie, Glukosurie und Aminoazidurie (vermehrte Ausscheidung praktisch aller Aminosäuren); häufig ist das Syndrom mit Zystinose vergesellschaftet. Das klinische Bild resultiert überwiegend aus dem renalen Phosphatverlust: Rachitischer Kleinwuchs im Kindesalter, im Erwachsenenalter Osteomalzie und Knochenschmerzen. Die Entwicklung einer Niereninsuffizienz ist möglich. Der Transportdefekt kann auch „erworben" werden, z.B. Schwermetallvergiftungen (Cadmium, Quecksilber, Blei), bei Stoffwechselerkrankungen (Morbus WILSON, Gykogenspeicherkrankheit u.a.), bei Leichtketten-Proteinurie (Plasmozytom).

LOWE-Syndrom (okulo-zerebrales Syndrom): Gekennzeichnet durch renal-tubuläre Defekte wie beim FANCONI-Syndrom, jedoch mit zusätzlicher Störung der distal-tubulären Funktion (gestörte Harnansäuerung, herabgesetztes Konzentrationsvermögen). Außerdem: Augenstörungen (Katarakt, Glaukom, Nystagmus, Photophobie bis Erblindung) und geistige Retardierung.

Proximale renale tubuläre Azidose (Typ-II-RTA): Bikarbonat- und Kaliumverluste (Rückresorptionsdefekt) aus den proximalen Tubuli, sekundärer Hyperaldosteronismus, Hypokaliämie (ggf. mit muskulärer Symptomatik), Rachitis im Kindesalter, Osteomalazie beim Erwachsenen. Die proximale RTA wird angetroffen als primäre (familiäre) Form, vergesellschaftet mit dem FANCONI-Syndrom, bei interstitiellen Nephritiden, bei Schwermetallvergiftungen, bei HPT, bei Amyloidose, bei Hyperglobulinämie (Myelom, Leberzirrhose) und nach Nierentransplantation. Da die distale Wasserstoffionensekretion intakt ist, läßt sich der Urin normal ansäuern, ein Unterscheidungskriterium zur distalen renal tubulären Azidose (s.u.).

Proximale und distale renal-tubuläre Azidose

Kriterium	Distale RTA	Proximale RTA
Nephrokalzinose	häufig	selten
FANCONI-Syndrom	nie	manchmal
Kaliumanstieg nach Kaliumzufuhr	gut	kaum
Serum-Kaliumwert	niedrig	sehr niedrig
Azidosebeseitigung durch Bikarbonatgabe	befriedigend	kaum
Serum-Bikarbonat (mmol/l)	<18	>18
Renaler Bikarbonat-Verlust	niedrig	hoch
Tubuläre Bikarbonatrückresorption	normal	erniedrigt

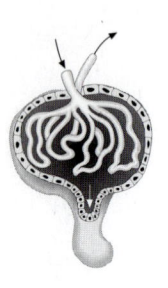

Primäre Tubulopathien – distal-tubuläre Störungen

Distale renale tubuläre Azidose (Typ-I-RTA): Hemmung der distal-tubulären Wasserstoffionensekretion mit resultierender metabolischer Azidose und Hypokaliämie. Klinische Manifestation mit Nephrokalzinose und Nephrolithiasis.

Die distale RTA kann ebenfalls primär angeboren sein und dann mit einer Rachitis einhergehen, sekundäre Formen finden sich überwiegend bei Grunderkrankungen/Zuständen wie sie oben bei der proximalen RTA aufgezählt wurden.

Diabetes insipidus renalis: Seltene erbliche Resistenz des Sammelrohrepithels gegen Vasopressin (Synonyma: Adiuretin, antidiuretisches Hormon, ADH) mit resultierender Störung der Wasserrückresorption, was wiederum zur Ausscheidung großer Mengen eines hypotonen Urins, krankhaft gesteigertem Durstgefühl und übermäßiger Flüssigkeitsaufnahme einhergeht.

Pseudohypoaldosteronismus: Angeborenes fehlendes Ansprechen der distalen Tubuluszellen auf Aldosteron, was ein renales Salzverlustsyndrom zur Folge hat.

Pseudohyperaldosteronismus (LIDDLE-Syndrom): Gesteigerte distal-tubuläre Natriumresorption ohne vermehrte Aldosteronaktivität. Kennzeichnend: Hypertonie, renaler Kaliumverlust, Hypokaliämie, metabolische Alkalose bei gleichzeitig normalem oder erniedrigtem Aldosteron.

BARTTER-Syndrom: Kennzeichen sind eine Hyperplasie des juxtaglomerulären Apparates, Hypotonie (als Folge des renalen Salzverlustes), Hypokaliämie, metabolische Alkalose, Hyperreninämie, Hyperaldosteronismus, renaler Kaliumverlust, hohe Chloridausscheidung im Urin. Abzugrenzen ist die gastrische Alkalose (niedrige Urinchloride) und das Pseudo-BARTTER-Syndrom (Hypotonie und hypokaliämische Alkalose bei Diuretika- [und Laxantien-] Mißbrauch). Diuretikaabusus ist ein zunehmendes Problem.

Anamnestisch/diagnostisch richtungsweisend beim „Pseudo-BARTTER" sind folgende Kriterien: Übergewichtige Frau mit starken Gewichtsschwankungen, idiopathische (zyklische) Ödeme, exzessive Angst vor Gewichtszunahme bis hin zur Verweigerung des Auslaßversuches für Diuretika und Behandlungsabbruch, hohe Ausscheidung von Natrium, Kalium und Chlorid im Urin.

Sekundäre Tubulopathien – proximal-tubuläre Störungen

Vorkommen bei angeborenen Stoffwechselerkrankungen (z.B. hereditäre Fruktoseintoleranz, Galaktosämie, Zystinose), Vergiftungen (Blei, Quecksilber, Wismut, Cadmium, Uran, Oxalsäure, 6-Mercaptopurin), nach Gabe von überaltertem Tetrazyklin, sowie bei Hyperparathyreoidismus und beim nephrotischen Syndrom.

Sekundäre Tubulopathien – distal-tubuläre Störungen

Vorkommen bei primärem HPT, Vitamin-D-Überdosierung, Hyperthyreose, Hyperglobulinämie (Myelom, Leberzirrhose), Pyelonephritis und nach Nierentransplantation.

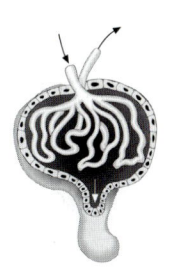

Zystische Nierenkrankheiten

Zystennieren – Polyzystische Nieren

Hierbei handelt es sich um eine **stets doppelseitige Aufdehnung der Tubuli/Sammelrohre und Zystenbildung** (eine Zyste ist definiert als ein durch Kapsel abgeschlossener Gewebshohlraum) im Nierenparenchym, welche im Laufe des Lebens unaufhaltsam fortschreitet und mit einem progredienten Untergang normalen Nierengewebes verbunden ist.

Durch die zystische Umwandlung erreichen die Nieren oft eine beträchtliche Größe: Der Zystendurchmesser reicht vom Millimeterbereich bis zum Durchmesser einzelner Zysten von 12 bis 15 cm. Die Zysten sind mit einer klaren gelben Flüssigkeit gefüllt, **in die Zysten kann es bluten** (dann Flankenschmerzen und bei Anschluß an das Hohlraumsystem Makrohämaturie), **Infektionen der Zysten sind möglich**: Pyonephrose (Entzündung und Vereiterung von Zysten).

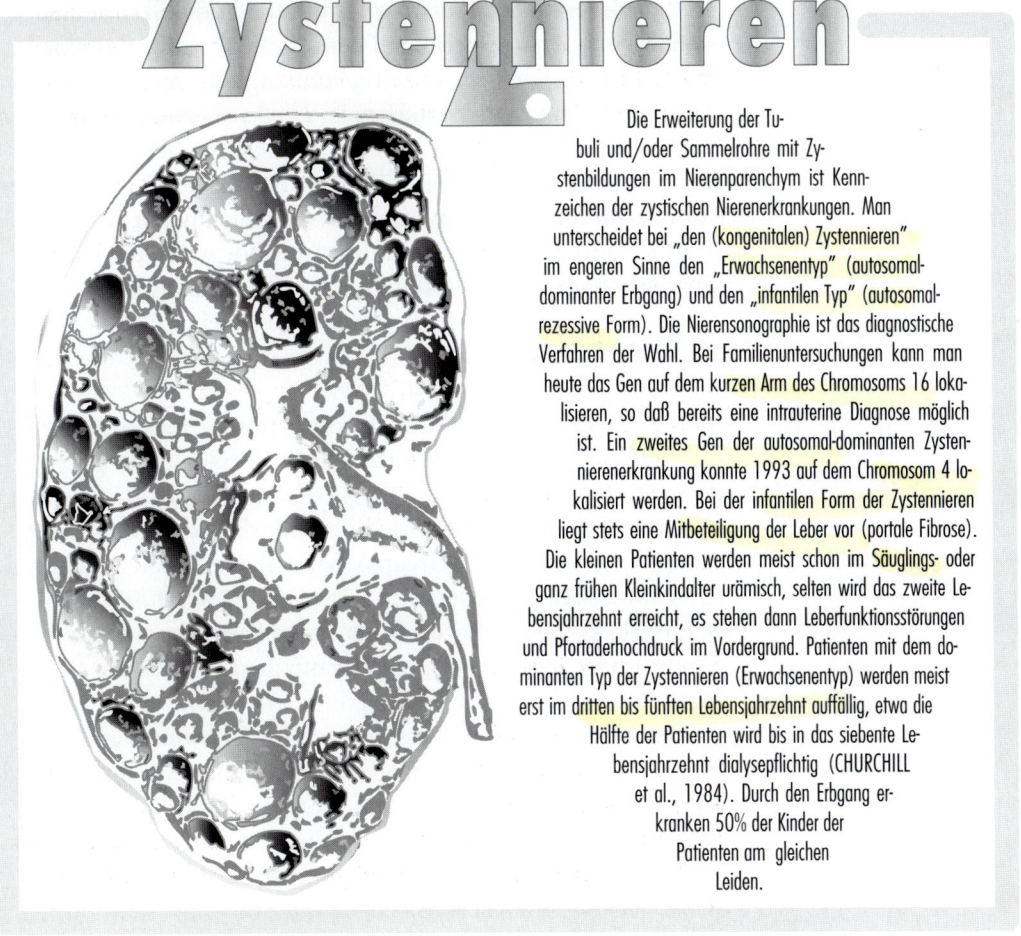

Zystennieren

Die Erweiterung der Tubuli und/oder Sammelrohre mit Zystenbildungen im Nierenparenchym ist Kennzeichen der zystischen Nierenerkrankungen. Man unterscheidet bei „den (kongenitalen) Zystennieren" im engeren Sinne den „Erwachsenentyp" (autosomal-dominanter Erbgang) und den „infantilen Typ" (autosomal-rezessive Form). Die Nierensonographie ist das diagnostische Verfahren der Wahl. Bei Familienuntersuchungen kann man heute das Gen auf dem kurzen Arm des Chromosoms 16 lokalisieren, so daß bereits eine intrauterine Diagnose möglich ist. Ein zweites Gen der autosomal-dominanten Zystennierenerkrankung konnte 1993 auf dem Chromosom 4 lokalisiert werden. Bei der infantilen Form der Zystennieren liegt stets eine Mitbeteiligung der Leber vor (portale Fibrose). Die kleinen Patienten werden meist schon im Säuglings- oder ganz frühen Kleinkindalter urämisch, selten wird das zweite Lebensjahrzehnt erreicht, es stehen dann Leberfunktionsstörungen und Pfortaderhochdruck im Vordergrund. Patienten mit dem dominanten Typ der Zystennieren (Erwachsenentyp) werden meist erst im dritten bis fünften Lebensjahrzehnt auffällig, etwa die Hälfte der Patienten wird bis in das siebente Lebensjahrzehnt dialysepflichtig (CHURCHILL et al., 1984). Durch den Erbgang erkranken 50% der Kinder der Patienten am gleichen Leiden.

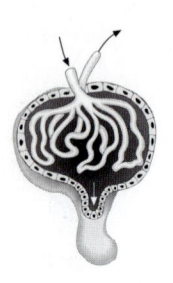

Die doppelseitigen polyzystischen Nierenveränderungen können in eine **kindliche** (autosomal-rezessiver Erbgang, infantiler Typ) **und** eine **Erwachsenenform** (autosomal-dominanter Erbgang, dominante Form) unterteilt werden.

Kindliche Zystennieren führen im ersten Lebensjahrzehnt zur Niereninsuffizienz, die Mehrzahl der Erwachsenen wird bis ins siebente Lebensjahrzehnt dialysepflichtig.

Die zystische Degeneration betrifft häufig auch andere Organe wie Leber, Milz, Schilddrüse, Hoden, Pankreas und Lungen. Nicht selten ist auch die **Kombination mit Hirnarterienaneurysmen** (bei etwa 10 bis 15 % der Patienten).

Solitäre oder multiple Nierenzysten

Nierenzysten sind im Zeitalter der Sonographie ein recht häufiger, **meist** aber **harmloser Befund**, im Grunde handelt es sich um eine lokale Fehlbildung. Eine **Behandlung** ist in aller Regel **nicht erforderlich**, es sei denn, es kommt zu Beschwerden (bes. Rückenschmerzen) wegen der Größe oder zu mechanischer Abflußbehinderung, Hypertonieentwicklung (GOLDBLATT-Mechanismus) usw.

Es kommt in diesen Fällen die operative Entfernung der Zyste in Betracht, „Verödungen" der Zysten sind oft nur von kurzem Erfolg. Die **Zysten können multipel auftreten**, dabei eine Niere ganz übersäen und eine einseitige „Zystenniere" vortäuschen. Treten **Nierenzysten gemeinsam mit Hämangioblastomen des Kleinhirns** auf, so spricht man vom Vorliegen eines **LINDAU-**Syndroms, bestehen **gleichzeitig Hämangioblastome der Retina** handelt es sich um die **von-HIPPEL-LINDAU'sche Krankheit**.

Differentialdiagnostisch sind solitäre Nierenzysten abzugrenzen von **Dermoidzysten** (von Epidermis ausgekleidete Zyste, die Talg, Keratin und auch Hautanhangsgebilde enthalten kann), Abszeßhöhlen, Echinokokkuszysten, tuberkulösen Kavernen, Hämatomen, perirenalen Zysten und gegen eine zystische Dilatation der Kelchhälse.

Medulläre Zysten – familiäre juvenile Nephronophtise

Wie der Name schon sagt (Medulla: „Mark" – der innere Anteil eines parenchymatösen Organs), handelt es sich um **angeborene** (autosomal-rezessiver Erbgang) **Zysten des Nierenmarks** (und der Mark-Rinden-Grenze). Die meisten Patienten werden im Kindes- oder Jugendalter niereninsuffizient. **Die Zysten sind klein** (wenige Millimeter bis maximal zwei Zentimeter) und werden oft nicht erfaßt. Symptome: Normochrome Anämie, Wachstumsstörungen, geringgradige Proteinurie, sonographisch kleine Nieren, Polyurie, Polydipsie, (sekundäre) Enuresis, Hypertonie erst bei fortgeschrittener Niereninsuffizienz. **Extrarenale Manifestationen**: Retinitis pigmentosa, Spaltbildungen am Auge, geistige Retardierung möglich.

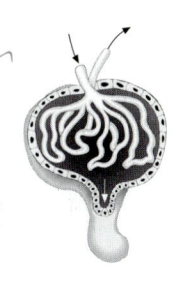

Medulläre Zysten – medullär zystische Nierenerkrankung

Die zweite **Variante der Nephronophtise** ist die medullär zystische Nierenkrankheit, die sich erst im Erwachsenenalter (etwa drittes bis fünftes Lebensjahrzehnt) manifestiert und autosomaldominant vererbt wird. Eine extrarenale Organbeteiligung ist meist nicht nachweisbar. Symptome: Normochrome Anämie, geringgradige Proteinurie, sonographisch kleine Nieren, Hypertonie erst bei fortgeschrittener Niereninsuffizienz.

Markschwammnieren

Es handelt sich um eine **angeborene Erweiterung der Sammelrohre**. In den erweiterten Tubuli kann es zur Bildung von Konkrementen kommen, es treten Nierenkoliken, Hämaturie und Pyelonephritiden auf. Meist handelt es sich um radiologische Zufallsdiagnosen: Auf der Abdomenleeraufnahme finden sich bei der Hälfte der Patienten Zeichen der Nephrokalzinose, man sieht perlschnurartig aufgereihte Konkremente in den Nierenpapillen, die Kontrastmittelansammlung in den erweiterten Tubuli ergibt eine strahlenförmig angeordnete Streifung im Markbereich. Besteht eine schwere Nephrokalzinose, kann sich eine Niereninsuffizienz entwickeln, weitere Komplikationsmöglichkeiten wurden oben bereits genannt.

Multizystische Transformation der Nieren bei Niereninsuffizienz

Mit zunehmender Dauer einer Niereninsuffizienz entwickeln sich in den Nieren (auch in den geschrumpften Nieren von Dialysepatienten) Nierenzysten, deren genauer Entstehungsmechanismus ungeklärt ist. Es ist jedoch wichtig zu wissen, daß es auch in diese Zysten einbluten kann, auch eine maligne Entartung der Zysten wurde beschrieben.

Differentialdiagnose zystischer Nierenkrankheiten

DD Zystische Nierenkrankheiten	Juvenile Nephronophtise	Medullär-zystische Nierenkrankheiten	Zystennieren	Markschwammnieren
Hypertonie	Selten	Selten	Sehr oft	Selten
Hämaturie	Selten	Selten	Fast immer	Gelegentlich
Flankenschmerz	Selten	Selten	Oft	Bei Steinabgang und Makrohämaturie
Sonographie/i.v.-Urogramm	Nieren verkleinert	Nieren verkleinert	Nieren groß, multiple Zysten	Normal große Nieren, Nephrokalzinose, KM-Depots in Papillenspitzen
Niereninsuffizienz	Häufig	Häufig	Häufig	Selten
Eintritt der Dialysepflichtigkeit	Im Kleinkindalter	Im dritten bis vierten Lebensjahrzehnt	Im Kindesalter (infantiler Typ), 40.- 60. Lj. (Erwachsenentyp)	Selten, bei Nephrokalzinose
Familiäre Häufung	Sehr häufig	Sehr häufig	Fast immer nachweisbar	Seltener (etwa ein Fünftel der Fälle)

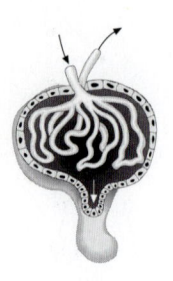

Seltene Krankheiten mit Nierenbeteiligung

Der Vollständigkeit sollen hier zwei Raritäten beispielhaft angeführt werden, die auch nicht so recht in unser angegebenes Schema passen:

BOURNEVILLE-PRINGLE-Syndrom (sog. neurokutanes Syndrom mit Krampfanfällen, Adenoma sebaceum, Retinatumoren, Tumoren innerer Organe, hier insbesondere der Nieren: Hyperplasie der Tubuli und Glomeruli, Angiolipomatose, Hypernephrome ...) und das

PRUNE-BELLY-Syndrom (ein sog. Bauchdeckenaplasie-Syndrom, welches häufig mit Anomalien im Bereich des Urogenitaltraktes kombiniert ist).

Nierenveränderungen im Zusammenhang mit anderen Krankheiten und während der Schwangerschaft

In diese Gruppe unserer streitbaren Einteilung der Nierenerkrankungen packen wir die Nephropathien, die jetzt noch übrig sind. Es seien ein paar Beispiele genannt:

- Nierenfunktionsstörungen bei schweren dauernden Elektrolytveränderungen (z.B. „kaliopenische Nephropathie" und „hypercalcämische Nephropathie");
- Nierenfunktionsstörungen bei Lebererkrankungen (z.B. „hepatorenales Syndrom");
- Nierenfunktionsstörungen bei endokrinen Erkrankungen (z.B. primärer Hyperparathyreoidismus, Cushing-Syndrom, Phäochromozytom);
- Nierenfunktionsstörung bei Stoffwechselerkrankungen (z.B. Oxalose, Zystinose);
- Schwangerschaftsnephropathie,
- Nierenschädigung bei Amyloidose, Paraproteinämien, malignen Erkrankungen ...

In unserer kurzen Betrachtung von Krankheiten, die zur Niereninsuffizienz führen, konnten selbstverständlich nicht alle Einzelheiten und auch nicht alle Krankheiten aufgeführt werden.

Nicht alle Erkrankungen, die oben besprochen wurden, führen zur terminalen Niereninsuffizienz.

Die Differenzierung der Grundkrankheit ist jedoch zur Abschätzung der Prognose und zur Einleitung eventueller Behandlungsmaßnahmen von Wichtigkeit.

Dies war das Kapitel über Nierenerkrankungen. Bevor wir uns im nächsten Abschnitt näher mit der Urämie (Harnvergiftung) und ihren Auswirkungen auf den Gesamtorganismus beschäftigen, betrachten Sie noch die gegenüber stehende Grafik zur Verteilung der Häufigkeit der Nierenkrankheiten und die Dynamik, die darin steckt: Flächendeckende starke Zunahme der diabetischen Nephropathien als Ursache der TNI.

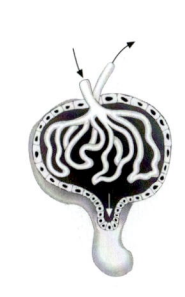

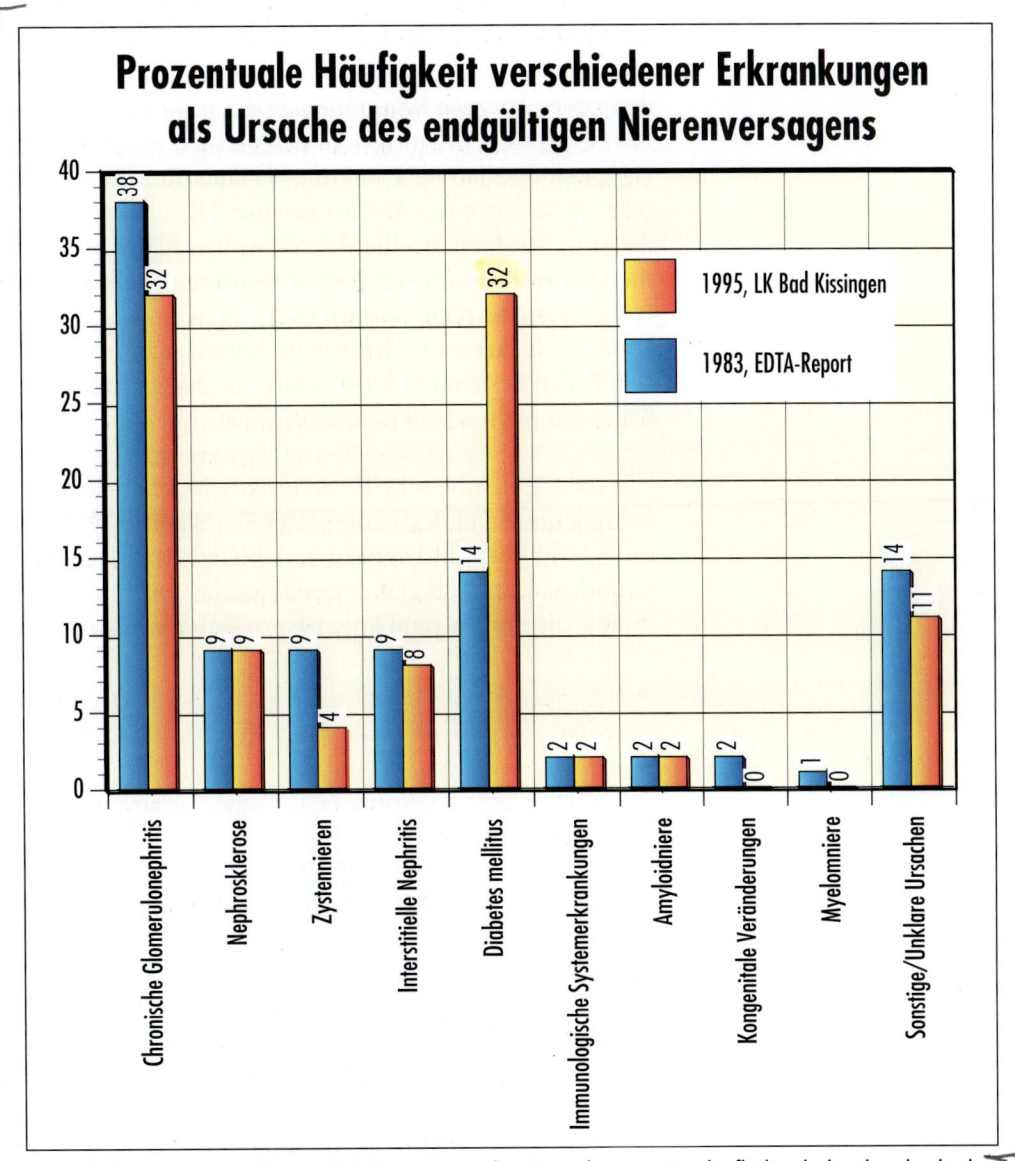

Prozentuale Häufigkeit verschiedener Erkrankungen als Ursache des endgültigen Nierenversagens

Erkrankung	1983, EDTA-Report	1995, LK Bad Kissingen
Chronische Glomerulonephritis	38	32
Nephrosklerose	9	9
Zystennieren	9	4
Interstitielle Nephritis	9	8
Diabetes mellitus	14	32
Immunologische Systemerkrankungen	2	2
Amyloidniere	2	2
Kongenitale Veränderungen	2	0
Myelomniere	1	0
Sonstige/Unklare Ursachen	14	11

Die Erhebungszeiträume liegen 12 Jahre auseinander. Bemerkenswert ist die flächendeckend zu beobachtende erschreckende Zunahme der diabetischen Nephropathien. (83er Zahlen nach EDTA-Report, alle Prozentwerte gerundet).

4. Das komplexe Krankheitsbild der Urämie

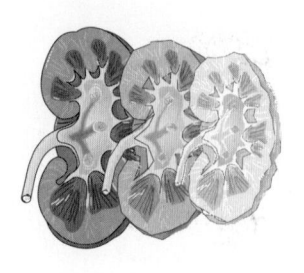

Klinik der Niereninsuffizienz
Allgemeinsymptome

In den **frühen Stadien** der Niereninsuffizienz sind die Patienten **meist symptomlos**. **Später** stellen sich uncharakteristische Beschwerden wie **Leistungsminderung** und **rasche Ermüdbarkeit** ein. Man kann diesen Leistungsknick nicht an einem bestimmten Kreatininwert festmachen, da Grunderkrankung, Begleiterkrankungen, Allgemeinzustand und unterschiedliche Ausprägung der einzelnen Komponenten des urämischen Syndroms das Gesamtbild definieren. In den meisten Fällen stößt man zufällig auf die Nierenerkrankung bei einer Routine-Urinkontrolle oder im Rahmen der Abklärung einer Hypertonie oder einer Anämie. Mit **fortschreitender Niereninsuffizienz** treten zunehmende Beschwerden wie **Appetitlosigkeit, Übelkeit, Erbrechen** (nicht selten werden die Patienten wegen einer „Gastritis" behandelt), **Juckreiz** und **Knochenschmerzen** auf. In den allermeisten Fällen besteht ein **Bluthochdruck**, dessen Einstellung zunehmend mehr Medikamente verlangt.

Wie die Kapitelüberschrift bereits vorgibt, handelt es sich bei der Urämie um ein äußerst komplexes Krankheitsbild mit vielfältigen Symptomen und äußerst variablem Verlauf. Jeder Einzelfall ist anders. Dennoch gibt es gemeinsame Kennzeichen des Syndroms, die nachfolgend kurz besprochen werden sollen.

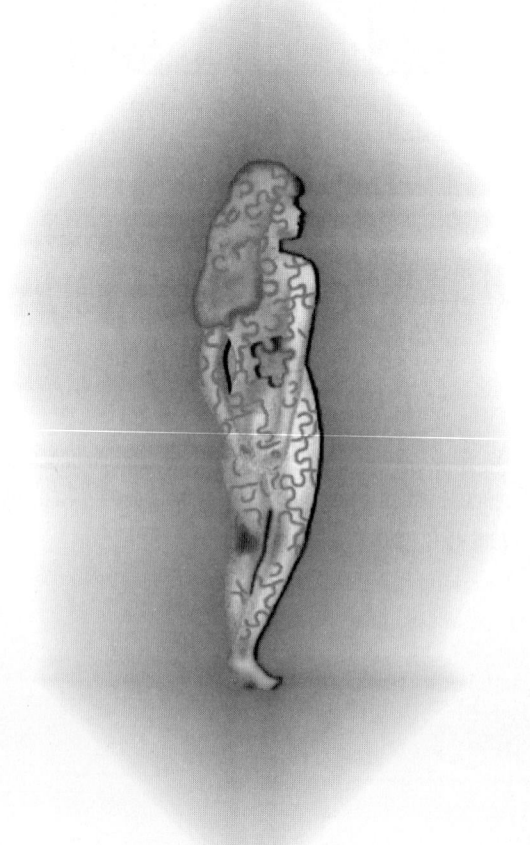

Hämatologische Veränderungen – Renale Anämie

Bei den Veränderungen, die das Blutbild betreffen, sind die **renale Anämie** und die **urämische Blutungsneigung** von besonderer klinischer Bedeutung.

Bei fast allen Patienten mit chronischer Niereninsuffizienz und Anstieg des Serum-Kreatinins auf über 5 mg/dl entwickelt sich eine **normochrome, normozytäre Anämie**. Ausnahmen: Häufig weniger ausgeprägte und später einsetzende Anämie bei Patienten mit Zystennieren; häufig früher beginnende und stärkere Anämie bei Patienten mit Analgetika-Nephropathie.

Da sich die Anämie bei chronischer Niereninsuffizienz langsam entwickelt, sind die Patienten erstaunlich lange beschwerdefrei. Hb-/Hkt-Werte, die bei akutem Blutverlust zu einer schweren Symptomatik beim Patient führen würden, werden vom Urämiker relativ gut toleriert, was seine Ursache in einer „Lockerung" der Sauerstoffbindung an den roten Blutfarbstoff (Hämoglobin) und die erleichterte Sauerstoffabgabe im Gewebe hat (Verschiebung der O_2-Dissoziationskurve nach rechts).

Für Leser, die die Zeiten nicht mehr erlebt haben: In der Vor-Erythropoietin-Ära war die Bluttransfusion alltägliche Routinearbeit auf der Dialysestation. Wir waren froh, wenn die Patienten ein Hb von 6 g/dl bzw. einen Hkt. von 20 % nicht unterschritten – da lag für den chronischen Urämiker etwa die Grenze der Transfusionspflichtigkeit!

Ganz lösen können wir das Problem noch nicht, aber viele lebenswerte Jahre können wir schon anbieten ...

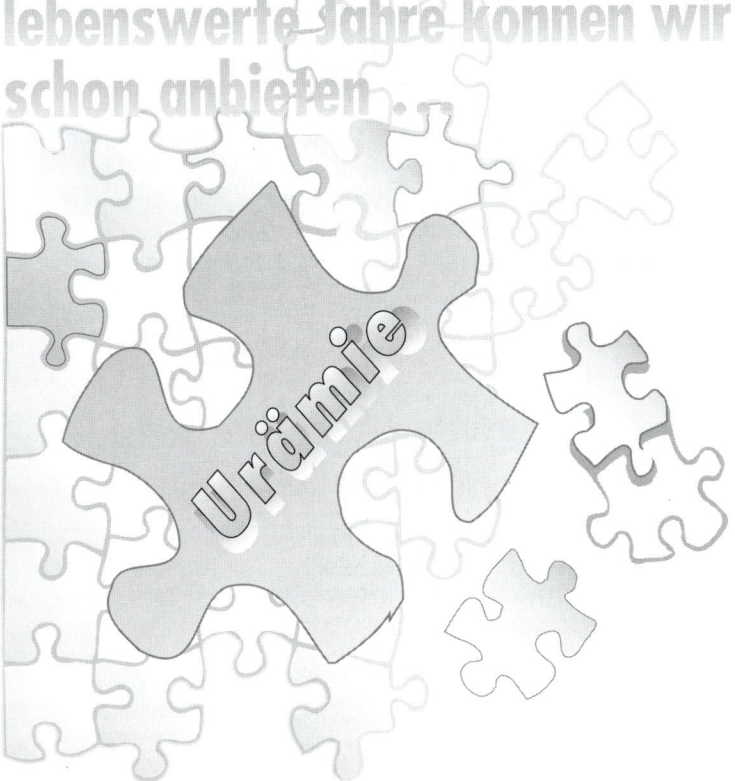

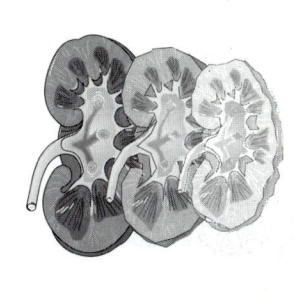

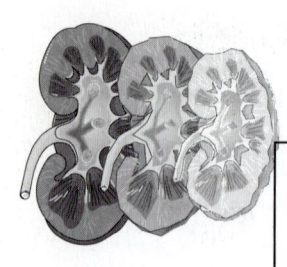

Das „Anämie-Problem" der Nephrologie kann seit der therapeutischen Verfügbarkeit von Erythropoietin als gelöst bezeichnet werden. Auch in der **Prä-Dialyse-Phase** werden die Patienten heute bereits mit diesem segensreichen Medikament behandelt. Für die Patienten ein Segen, der Nephrologe verlor aber dadurch ein wichtiges diagnostisches Kriterium zur Bewertung der Urämie ... (wir haben es aber gern verloren!).

Definition des Begriffes Anämie: „Blutarmut", Verminderung der Zahl und/oder des Hämoglobingehaltes der roten Blutkörperchen, Normwerte und weitere Einzelheiten können den Grafiken und Tabellen entnommen werden.

Symptome der Anämie sind u.a.: Müdigkeit, Schwindel, Kurzatmigkeit. Häufig verstärkt sich eine vorbestehende Angina pectoris bei Durchblutungsstörungen der Herzkranzgefäße.

Ursachen der renalen Anämie können der Grafik entnommen werden. Es ist ersichtlich, daß die Ursachen der renalen Anämie sehr vielfältig sind. Demzufolge können folgende **allgemeine Empfehlungen zur Vorbeugung und Behandlung der renalen Anämie** gegeben werden:

- Korrektur von Mangelzuständen (Eisen, Folsäure, **Erythropoietin**, Aminosäuren, Carnitin)
- Ausschaltung hämolyseförderner Faktoren (z.B. Medikamente, mechanische Faktoren bei der Dialysedurchführung)
- Ausreichende Urämiekontrolle (Dialysedauer, Festlegung der adäquaten Dialyseart)
- Transfusionsbehandlung (Strenge Indikation)

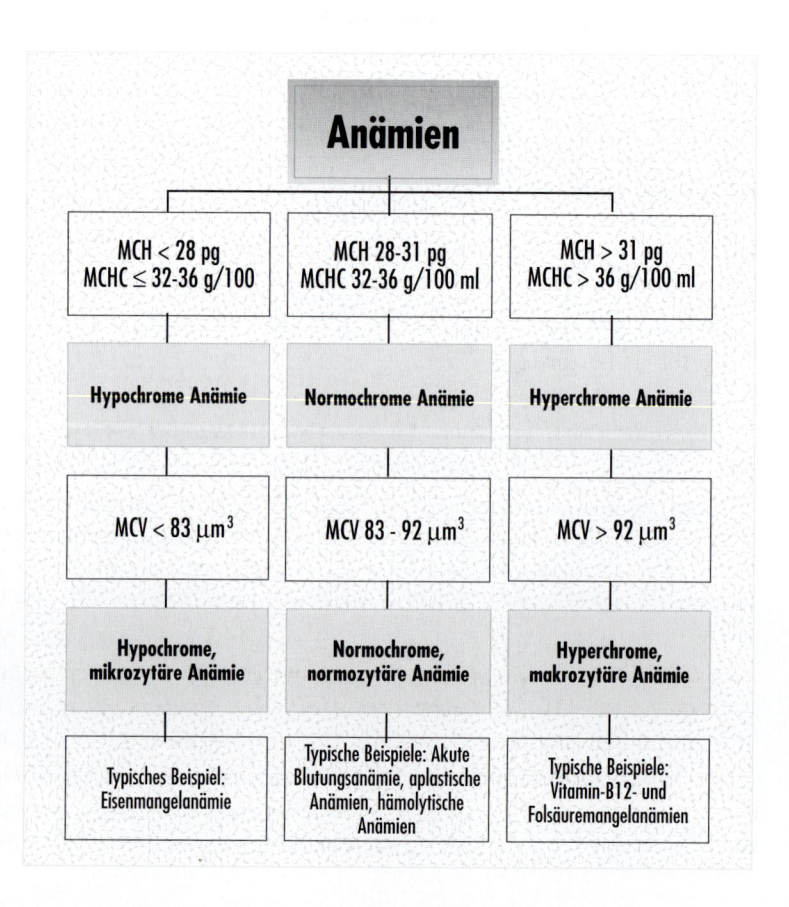

Pathogenetische Faktoren der renalen Anämie

Relativer Erythropoietinmangel
EPO-Spiegel liegen beim Gesunden bei etwa 20 mU/l und können z.B. bei Blutungsanämien um das 500-fache ansteigen. Charakteristisch für die renale Anämie ist der ungenügende (oder fehlende) Anstieg in Relation zur Schwere der Anämie.

Hemmung der Blutbildung
Besserung der renalen Anämie nach Einleitung der Dauerdialyse und ausreichender „Dosis des Medikaments Dialyse" beim Dauerdialysepatient weisen die Bedeutung dialysierbarer Urämietoxine (z.B. Polyamine) für die renale Anämie nach.

Eisenmangel
Ausreichender Eisenbestand und ausreichende Eisenzufuhr sind essentielle Voraussetzungen für eine optimale Blutbildung im Knochenmark. Laborchemische Zeichen des Eisenmangels: Serumeisen normal oder erniedrigt, Ferritin erniedrigt, Transferrin kompensatorisch erhöht, niedrige Transferrinsättigung, Zinkprotoporphyrin erhöht, Blutbild: hypochrome (mikrozytäre) Anämie.

Aluminium-Akkumulation
Das klinische Vollbild der Aluminiumvergiftung mit Demenz, Osteopathie und mikrozytärer Anämie ist heute selten. Dennoch >2x/Jahr Serumaluminiumspiegel messen: Falls > 60 µg/l Desferaltest durchführen (ggf. auch Knochenmarksbiopsie). Falls Al-Anstieg im DFO-Test > 150 µg/l DFO-Therapie (1xwö. 5 mg/kg KG am Dialyseende) durchführen. Ausschaltung jeglicher Aluminiumzufuhr.

Verkürzte Lebensdauer der Erythrozyten
Rote Blutkörperchen „leben" normalerweise etwa 120 Tage, bei Dialysepatienten ist diese Spanne auf die Hälfte verkürzt. Verantwortlich ist das urämische Milieu: Normalisierung der Ery-Überlebenszeit bei Transfusion von Erys urämischer Patienten an nierengesunde Personen (und umgekehrt).

Blutverluste
Im Rahmen der urämischen Gerinnungsstörung kommt es bei Dialysepatienten zu ständigem vermehrten Verlust von Erythrozyten über Mikroblutungen im Magen-Darm-Trakt und Menstruation bei Frauen. Zweitens sind die unvermeidbaren Blutverluste im Zusammenhang mit der Dialyse zu nennen: 2 - 10 ml/Dialysebehandlung ergeben 300 bis 1500 ml Blutverlust pro Behandlungsjahr, hinzu kommen pro Jahr noch die „Blutverluste" für diagnostische Blutentnahmen von 200 bis 300 ml/Jahr, was einen Eisenverlust von wenigstens 1000 bis 2000 mg/Jahr bedeutet.

Anämien

MCH < 28 pg MCHC ≤ 32-36 g/100	MCH 28-31 pg MCHC 32-36 g/100 ml	MCH > 31 pg MCHC > 36 g/100 ml
Hypochrome Anämie	**Normochrome Anämie**	**Hyperchrome Anämie**
MCV < 83 µm³	MCV 83 - 92 µm³	MCV > 92 µm³
Hypochrome, mikrozytäre Anämie	**Normochrome, normozytäre Anämie**	**Hyperchrome, makrozytäre Anämie**
Typisches Beispiel: Eisenmangelanämie	Typische Beispiele: Akute Blutungsanämie, aplastische Anämien, hämolytische Anämien	Typische Beispiele: Vitamin-B12- und Folsäuremangelanämien

Urämische Blutungsneigung

Bei jeder Form der Niereninsuffizienz (akut/chronisch) ist die **Blutungszeit** verlängert. Es resultiert eine erhöhte Blutungsneigung, die sich häufig in kleinflächigen Hautblutungen (Ekchymosen) bevorzugt an den Unterarmen, Neigung zu Nasen- und Zahnfleischbluten und auch Magen-Darm-Blutungen äußern kann. **Ursachen** der urämischen Blutungsneigung sind eine **Thrombozytenfunktionsstörung**, eine **Gefäßerweiterung** (durch gesteigerte vaskuläre Prostaglandinsynthese), die **Freisetzung eines abnormen Faktors VIII** (WILLEBRAND-Faktor) und die **renale Anämie mit erschwertem Thrombozytenkontakt zur Gefäßwand** durch geänderte Strömungsverhältnisse in den Gefäßen sowie **verminderte Bildung des aggregationsfördernden ADP** in den roten Blutkörperchen.

Die **wirksamste Behandlung** der urämischen Blutungsneigung ist die **Erythropoietingabe**: In mehreren Untersuchungen konnte gezeigt werden, daß sich die Blutungszeit normalisiert, wenn der Hämatokrit auf Werte um 30 % angehoben wird. Rasch wirksame Maßnahmen mit kurzer Wirkungsdauer zur Behandlung urämischer Blutungen sind die Gabe von 1-Desamino-8-D-Argininvasopressin (DDAVP, Infusion von 0,3 µg/kgKG in 50 ml NaCl-Lsg. 0,9%-ig über 30 Minuten, auch nasale Applikation in 10-fach höherer Dosierung möglich) oder die Gabe von Kryopräzipitat (Cave Infektionssicherheit!).

Störungen im Wasser-, Elektrolyt- & Säure-Basen-Haushalt unter besonderer Berücksichtigung der Hyperkaliämie

Natriumhaushalt

Durch eine gute Anpassungsfähigkeit des Einzelnephrons ist die Natriumausscheidung bis in weit fortgeschrittene Stadien der Niereninsuffizienz ausgeglichen. Bei Abfall der GFR unter etwa 20 ml/min ist die Grenze der Anpassungsfähigkeit der kranken Nieren erreicht, die Patienten können Symptome entwickeln: **Klinische Zeichen einer positiven Natriumbilanz** sind **Gewichtszunahme** und weitere Zeichen der **Hyperhydratation** wie Auftreten von **Ödemen**, **Halsvenenstauung** und **Verschlechterung der Hypertonie**.

Liegt gleichzeitig eine Herzinsuffizienz, eine Leberzirrhose oder ein nephrotisches Syndrom vor, verschärft sich die Symptomatik wegen zusätzlicher Verminderung der renalen Natriumausscheidung und Verminderung des effektiven Blutvolumens. Bei diesen Patienten muß unbedingt auf eine Beschränkung der Kochsalzzufuhr mit der Nahrung hingewirkt werden.

Keinesfalls hat jedoch die Regel „Nierenkrank = Salzarm" Allgemeingültigkeit – auch nicht beim Dialysepatient! Eine negative Natriumbilanz ist genauso schädlich wie eine positive! Bei erhaltener Nierenrestfunktion bewirkt eine negative Natriumbilanz die Abnahme des extrazellulären Volumens mit Verminderung der Nierendurchblutung und Verschlechterung der GFR.

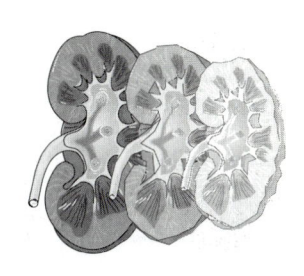

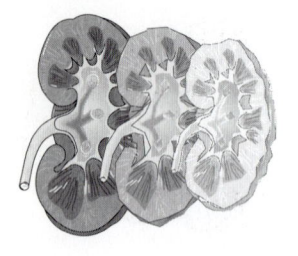

In Kapitel 16 (Seite 461 ff.) dieses Buches finden Sie detaillierte Hinweise zur Ernährung dialysepflichtiger Patienten, ab Seite 159 gibt's Infos über körpereigene Substanzen und Dialyse, hier speziell Natrium.

Beim Dialysepatient wird der **Natriumverlust mit dem Ultrafiltrat** häufig übersehen: Jeder Liter Flüssigkeit, der entfernt wird, enthält ebensoviel Natrium wie das Plasma während der Dialyse. Natrium wird dabei diffusiv und konvektiv eliminiert, pro Liter Ultrafiltrat werden etwa 140 mmol Natrium (rund 8,2 Gramm Natriumchlorid) ausgeschieden.

Unter Berücksichtigung individueller Besonderheiten empfehlen wir normotensiven urämischen Patienten **nicht generell eine diätetische Natriumrestriktion**. Inadäquate Gewichtszunahme, Ödeme und schwer kontrollierbare Hypertonie sind Gründe für eine Einschränkung der Salzzufuhr. Den Natriumgehalt in der Dialysierflüssigkeit stellen wir üblicherweise auf 138 mmol/l bis 142 mmol/l ein.

Wasserhaushalt

Die Wasserbilanz ist bei den meisten urämischen Patienten bis ins Präterminalstadium recht gut erhalten, allerdings ist die Anpassungsbreite der Nieren bei „Wassermangel" und bei Zufuhr großer Flüssigkeitsmengen (eingeschränkte Verdünnungs- und Konzentrationsfähigkeit) gering.

Zur Ausscheidung der täglich im Stoffwechsel anfallenden osmotisch aktiven Substanzen genügt beim präterminal Niereninsuffizienten die Zufuhr von etwa 1,5 bis 2 Liter Flüssigkeit täglich (das Vorurteil „Nierenkrank = viel Trinken" ist auch nicht totzukriegen)! Forciertes Trinken bzw. Infusion großer Mengen osmotisch freien Wassers sind nicht ungefährlich (Wasservergiftung, Herzinsuffizienz)!

Für den Nierenpatient mit verminderter Urinausscheidung gilt als Regel zur überschlägigen Berechnung der Flüssigkeitsaufnahme (ml/24 Std.): Restdiuresemenge (ml/24 Std.) + 500 ml.

Flüssigkeitsbilanz (Normalbedingungen, gerundet) und der Wert „x^+" beim Dialysepatient

Einfuhr/24 Std., Gesunder	Ausfuhr/24 Std., Gesunder	Einfuhr/24 Std., Dialysepatient	Ausfuhr/24 Std., Dialysepatient
Trinkmenge 1 - 1,5 l	Urinmenge 1 - 1,5 l	Trinkmenge „x" l	Urinmenge „y" l
Wasseranteil feste Nahrung 0,6 - 0,7 l	Perspiratio** 0,8 - 0,9 l	Wasseranteil feste Nahrung 0,6 - 0,7 l	Perspiratio** 0,8 - 0,9 l
Endogenes Oxydationswasser* 0,3 - 0,4 l	Wasseranteil Stuhl 0,1 - 0,2 l	Endogenes Oxydationswasser* 0,3 - 0,4 l	Wasseranteil Stuhl 0,1 - 0,2 l
Summe: 1,9 - 2,6 l	**Summe: 1,9 - 2,6 l**	**Summe: (0,9 - 1,1) l + „x" l**	**Summe: (0,9 - 1,1) l + „y" l**

*) Endogenes Oxydationswasser: Wasser, welches unvermeidbar als „Stoffwechselprodukt" des Abbaus der Nährstoffe anfällt. Bei Umsatz von 100 g Fett werden 107 ml Wasser frei, die „Verbrennung" von 100 g Kohlenhydraten liefert 60 ml Wasser, der Abbau von 100 g Eiweiß erzeugt 41 ml Wasser.

**) Perspiratio sensibilis: Schweiß (= „erkennbare Hautatmung"), Perspiratio insensibilis: Unsichtbare „Hautatmung" (Plasikbeutel über die Hand ziehen → läuft innen an) und sonstige „Verdunstung", z.B. Ausscheidung des bei der Atmung entstehenden Wassers (Sichtbar machen: Gegen Spiegel atmen!).

Flüssigkeitsbilanz beim Dialysepatient ausgeglichen, wenn „x" ≈ „y"! Die Gewichtszunahme zwischen den Dialysen wird durch „x^+" („Übertrinken") bestimmt. 0,5 - 0,8 l sind wünschenswert – Traum und Wirklichkeit liegen hier aber manchmal etwas auseinander …

Hat also ein Dialysepatient beispielsweise eine Urinausscheidung von 600 ml in 24 Stunden, so sollte die Flüssigkeitszufuhr in dieser Zeit 1100 ml möglichst nicht überschreiten.

Hierbei ist nicht nur die reine Trinkmenge zu berücksichtigen, sondern auch der Flüssigkeitsanteil in „festen" Nahrungsmitteln. In Kapitel 16 dieses Buches finden Sie weitere Hinweise zur Ernährung des Dialysepatienten (Seite 461 ff.).

Kaliumhaushalt

Kalium ist das **Hauptkation des Intrazellularraumes** (98 % des Gesamtkörperkaliums befinden sich in den Zellen) und für zahlreiche lebenswichtige Funktionen, insbesondere die neuromuskuläre Erregbarkeit zuständig. Die ungleichmäßige Kaliumverteilung zwischen dem Zellinneren und dem Extrazellularraum wird durch einen aktiven Pumpmechanismus, das in der Zellmembran lokalisierte Enzymsystem „Natrium-Kalium-Adenosintriphosphatase" (Na-K-ATPase) aufrechterhalten. Folgende Faktoren haben **Einfluß auf die interne Kalium-Verteilung** (innere Kaliumbilanz):

- Insulin (und andere Hormone)
- der Säure-Basen-Haushalt
- die effektive Plasmaosmolalität
- Medikamente

Der **Einfluß des Säure-Basen-Haushaltes** besteht darin, daß bei Azidose (Übersäuerung) Wasserstoffionen zur Pufferung in die Zellen eintreten, dabei wird sekundär Kalium aus dem Zellinneren nach extrazellulär verlagert. **Steigt die Wasserstoffionenkonzentration um 10 mmol/l an (pH sinkt um 0,1), erhöht sich die Kaliumkonzentration im Serum um 0,5 mmol/l (und umgekehrt)**. Für die Praxis der Nierenersatztherapie ist es in dem Zusammenhang wichtig zu wissen, daß Azidosen durch organische Säuren wie Milchsäure keine Störung der internen Kaliumbilanz bewirken, weil das begleitende Anion die Zellwand mit durchdringen kann.

Hinsichtlich **hormoneller Einflüsse auf den Kaliumhaushalt** ist der **Effekt des Insulins** besonders bedeutsam: Insulin steigert den Transport von Kalium aus dem Extrazellularraum in den Intrazellularraum wahrscheinlich durch direkten Einfluß auf die Na-K-ATPase.

Der Kaliumabfall im Serum bei der Insulinbehandlung der diabetischen Ketoazidose ist (auch ohne Niereninsuffizienz) wohlbekannt, den Effekt macht man sich in der Notfallbehandlung der Hyperkaliämie zunutze (s.u.).

Da in vielen Dialysezentren schon mehr als ein Drittel aller Dialysepatienten Diabetiker sind, sollte man auch wissen, daß **Insulinmangel** (evtl. zusätzlich die vorhandene autonome Neuropathie und Betablockergabe) die **Entstehung von Hyperkaliämien** bei diesen Patienten **begünstigen kann**.

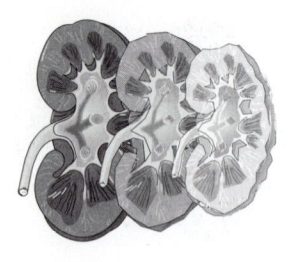

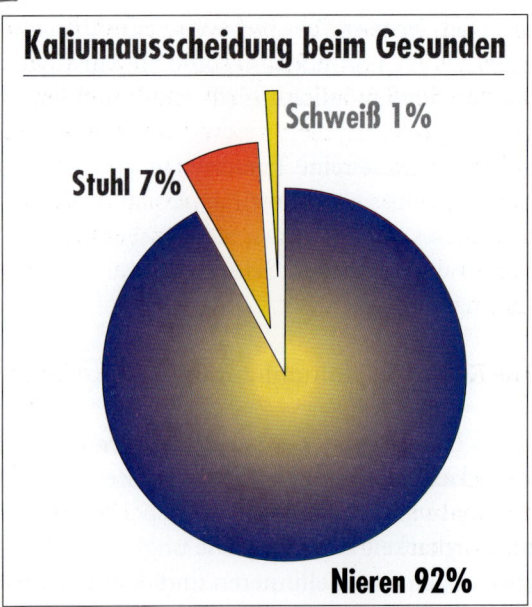

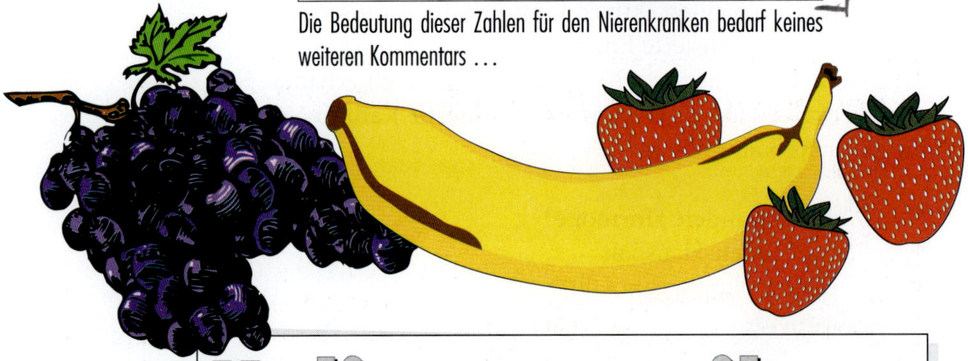

Kaliumausscheidung beim Gesunden

- Schweiß 1%
- Stuhl 7%
- Nieren 92%

Die Bedeutung dieser Zahlen für den Nierenkranken bedarf keines weiteren Kommentars ...

Kaliumverteilung

| 2%
extrazellulär
3,5 - 5,5 mmol/l | Adrenalin
Insulin, Aldosteron
pH- und HCO_3^--Anstieg →
← Azidose
HCO_3^--Abfall
Somatostatin | 98%
intrazellulär
115 - 150 mmol/l |

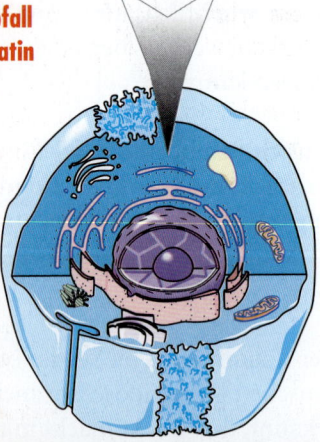

Kalium ist das dominierende intrazelluläre anorganische Kation. **75 bis 95%** des Gesamtkaliumbestandes sind als **austauschbares Kalium** verfügbar. Die hohe Kalium- und niedrige Natriumkonzentration in der Zelle wird durch einen aktiven Transportmechanismus (die sog. „Kationenpumpe"=Na^+-K^+-ATPase) ständig gewährleistet. Da mehr Natrium nach außen als Kalium nach innen transportiert wird (3 Na^+ gegen 2 K^+) entsteht eine elektrische Potentialdifferenz mit Negativität im Zellinneren. Dieses Phänomen hat für die Funktion erregbarer Strukturen (Nerv, Muskulatur, Reizbildungssystem des Herzens) eine wichtige Bedeutung und erklärt einen Großteil der Symptomatik bei Hyper- oder Hypokaliämie. Kalium ist auch wichtiger Kofaktor zahlreicher Enzymsysteme (z.B. Glykogen- und Proteinsynthese), wichtige spezielle Zellfunktionen stehen unter dem Einfluß von Kalium (z.B. Mineralokortikoidsynthese, Insulin- und Glukagonfreisetzung). Die Feinregulation des Kaliumbestandes obliegt beim Gesunden der Niere und erfolgt mittels Sekretion durch die Tubuluszellen.

Katecholamine (Hormone des Nebennierenmarks und ihre Derivate) steigern ebenfalls die Kaliumaufnahme ins Zellinnere, etwa bei akuten Streßsituationen (z.B. Akutkrankheiten wie Myokardinfarkt) oder bei der Gabe von Sympathomimetika im akuten Asthmaanfall. Auch letzterer Effekt kann therapeutisch genutzt werden: Gabe von **Beta-2-Mimetika** im Rahmen der Notfallbehandlung der Hyperkaliämie. Schließlich begünstigen auch **Mineralo- und Glukokortikoide** den Kaliumtransfer von extrazellulär nach intrazellulär.

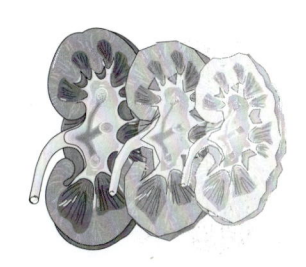

Die **externe Kaliumbilanz** des Organismus wird bestimmt durch

- orale Kaliumeinfuhr
- Kaliumaufnahme, Kaliumausscheidung (Darm)
- Kaliumausscheidung über die Nieren

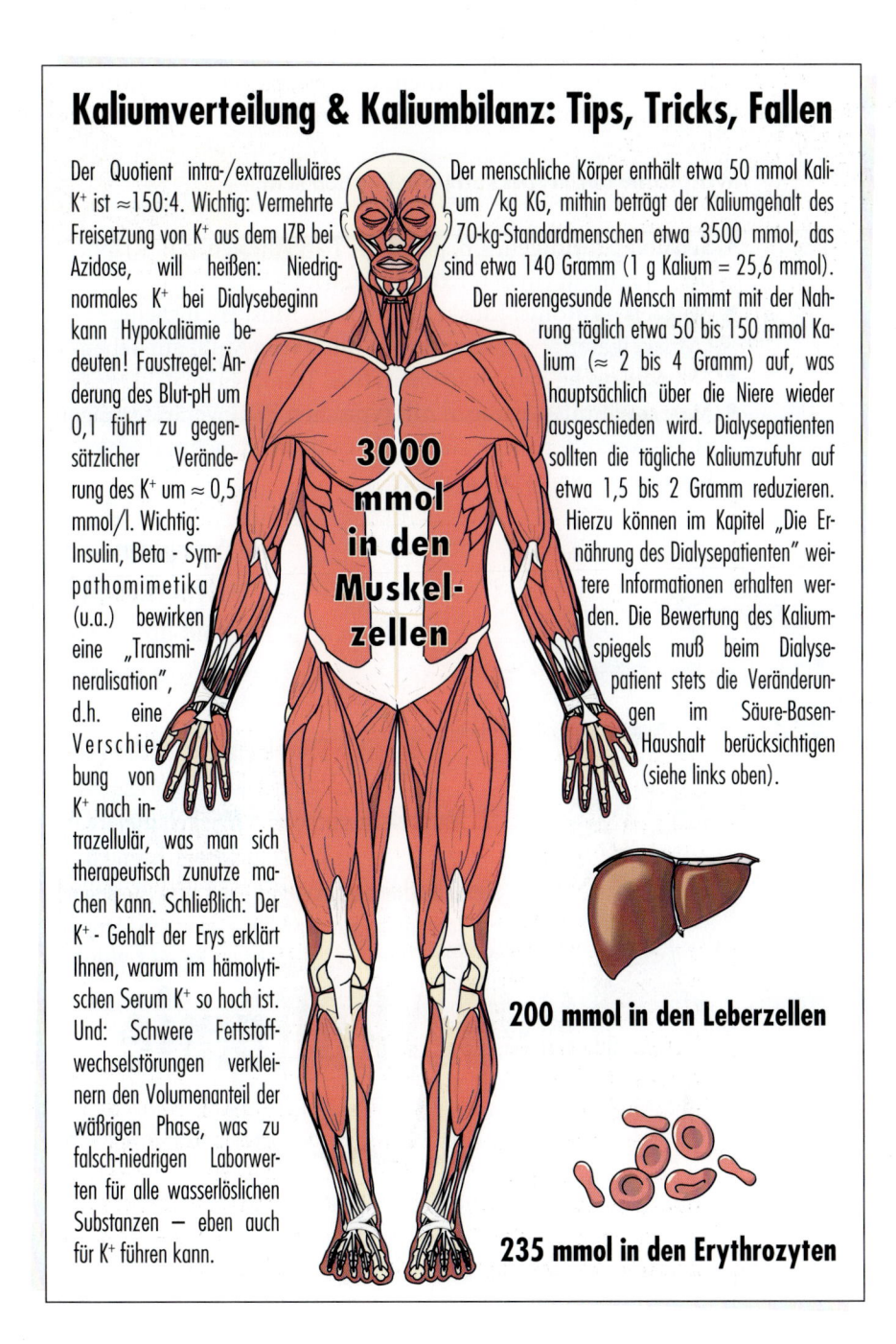

Kaliumverteilung & Kaliumbilanz: Tips, Tricks, Fallen

Der Quotient intra-/extrazelluläres K^+ ist ≈150:4. Wichtig: Vermehrte Freisetzung von K^+ aus dem IZR bei Azidose, will heißen: Niedrig-normales K^+ bei Dialysebeginn kann Hypokaliämie bedeuten! Faustregel: Änderung des Blut-pH um 0,1 führt zu gegensätzlicher Veränderung des K^+ um ≈ 0,5 mmol/l. Wichtig: Insulin, Beta-Sympathomimetika (u.a.) bewirken eine „Transmineralisation", d.h. eine Verschiebung von K^+ nach intrazellulär, was man sich therapeutisch zunutze machen kann. Schließlich: Der K^+-Gehalt der Erys erklärt Ihnen, warum im hämolytischen Serum K^+ so hoch ist. Und: Schwere Fettstoffwechselstörungen verkleinern den Volumenanteil der wäßrigen Phase, was zu falsch-niedrigen Laborwerten für alle wasserlöslichen Substanzen — eben auch für K^+ führen kann.

Der menschliche Körper enthält etwa 50 mmol Kalium /kg KG, mithin beträgt der Kaliumgehalt des 70-kg-Standardmenschen etwa 3500 mmol, das sind etwa 140 Gramm (1 g Kalium = 25,6 mmol). Der nierengesunde Mensch nimmt mit der Nahrung täglich etwa 50 bis 150 mmol Kalium (≈ 2 bis 4 Gramm) auf, was hauptsächlich über die Niere wieder ausgeschieden wird. Dialysepatienten sollten die tägliche Kaliumzufuhr auf etwa 1,5 bis 2 Gramm reduzieren. Hierzu können im Kapitel „Die Ernährung des Dialysepatienten" weitere Informationen erhalten werden. Die Bewertung des Kaliumspiegels muß beim Dialysepatient stets die Veränderungen im Säure-Basen-Haushalt berücksichtigen (siehe links oben).

3000 mmol in den Muskelzellen

200 mmol in den Leberzellen

235 mmol in den Erythrozyten

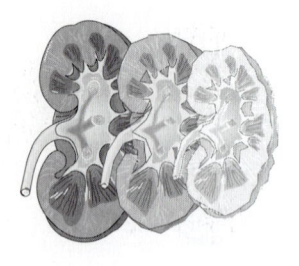

Für die Entsorgung des Kaliums ist die Niere das Hauptausscheidungsorgan. Der Ausfall der Nierenfunktion begründet den hohen Stellenwert der Kaliumproblematik in der Nierenersatzbehandlung.

Bis in die Präterminalphase der Niereninsuffizienz kann durch den kranken Gesamtorganismus eine ausgeglichene Kaliumbilanz gewährleistet werden. Dies geschieht durch Steigerung der distalen tubulären Kaliumsekretion und Erhöhung der intestinalen (Ausscheidungssteigerung über den Darm) Sekretion von Kalium. Bei erhöhter Kaliumzufuhr kommt es rasch zur Umverteilung von Kalium aus dem Extrazellularraum in die Zellen, der Effekt ist durch gleichzeitige Glukosezufuhr über eine Steigerung der endogenen Insulinfreisetzung zu steigern, Erkenntnisse, die auch therapeutisch genutzt werden (s.u.).

Geht die Niereninsuffizienz ins **oligurische Terminalstadium** über, muß mit dem Auftreten einer Hyperkaliämie gerechnet werden. **Symptome** können **ab 6 mmol/l** auftreten. **Die Hyperkaliämie ist beim Dialysepatient immer eine lebensbedrohliche Situation**, die sofortiges Handeln erfordert.

Symptome der Hyperkaliämie können sein:

- Sensible Störungen, z.B. periorale Parästhesien, z.B. Kribbeln oder Taubsein (in den Extremitäten)
- Muskelsymptome: Muskelschmerzen, Muskelschwäche, „Muskelkater", („… kann kaum noch vom Stuhl aufstehen")
- Neurologische Symptome: Paralyse, Tetraplegie
- Herzrhythmusstörungen mit typischen EKG-Veränderungen (EKG-Veränderungen sind nicht obligat! Manchmal fehlen sie trotz schwerer Hyperkaliämie!)

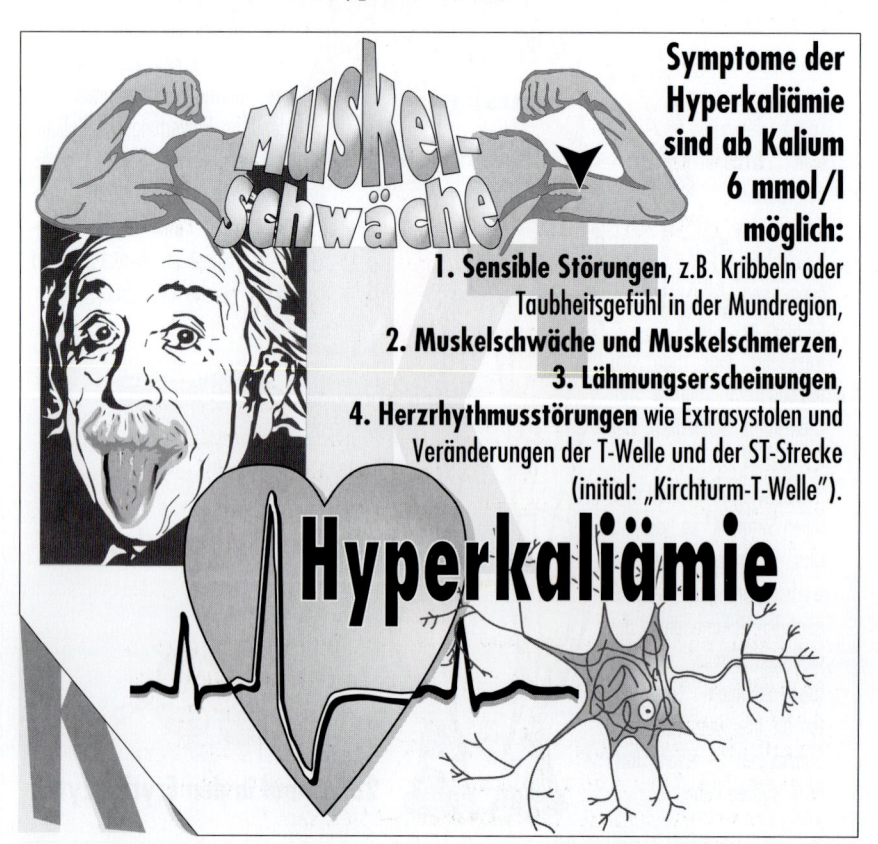

Symptome der Hyperkaliämie sind ab Kalium 6 mmol/l möglich:
1. **Sensible Störungen**, z.B. Kribbeln oder Taubheitsgefühl in der Mundregion,
2. **Muskelschwäche** und Muskelschmerzen,
3. **Lähmungserscheinungen**,
4. **Herzrhythmusstörungen** wie Extrasystolen und Veränderungen der T-Welle und der ST-Strecke (initial: „Kirchturm-T-Welle").

Hyperkaliämie

Die **Prophylaxe** (Vorbeugung) **der Hyperkaliämie** besteht in der **diätetischen Kaliumrestriktion** (vgl. hierzu Kapitel 16: Ernährung des Dialysepatienten, Seite 470 f.), **ausreichender Dosierung des „Medikaments Dialyse"** (Frequenz, Dauer; vgl. auch Kapitel 7, Seite 169 ff.), ausreichender **Kontrolle des Säure-Basen-Status** (evtl. orale Verabreichung von 30 bis 60 mmol Natriumbikarbonat/Tag) und ggf. weiterer **flankierender medikamentöser Therapie**: Perorale Verabreichung von Kationenaustauschern wie Anti-Kalium®* (2-4 x tgl. 15 g), Resonium®A* (3-4 x tgl. 15 g in 20 ml 70 %-iger Sorbitlösung). [*]: Bei Überwässerung und Natriumretention Calciumsalze bevorzugen, also z.B. Anti-Kalium®, Calcium Resonium®, CPS Pulver®, Elutit-Calcium-Granulat®, Sorbisterit®].

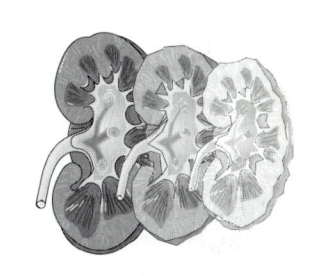

Bei Patienten mit ausreichender Restdiurese (> 500 ml/24h) kann auch durch höher dosierte Gabe von **Schleifendiuretika** versucht werden, den Kaliumüberschuß zu begrenzen bzw. zu entfernen (siehe auch Fußnote 24, Seite 578).

Natürlich ist die effektive Hämo- bzw. Peritonealdialyse (und deren Modifikationen) für den dialysepflichtigen Patient das Mittel der Wahl, akkumuliertes Kalium zu entfernen. **Zu den diversen Hyperkaliämie-Ursachen siehe auch Grafik Seite 633.**

Therapie der akuten Hyperkaliämie

Die Therapie der ersten Wahl ist für oligurische bzw. anurische (Dauer-) Dialysepatienten immer die **sofortige** Durchführung einer **Hämodialyse** – auch für Peritonealdialysepatienten. Alle anderen nachfolgend genannten Maßnahmen sind nur überbrückende Zwischenlösungen (Sicherung des Transports), wenn die Durchführung einer Hämodialyse nicht ganz kurzfristig möglich ist oder nur eine milde Hyperkaliämie vorliegt.

Medikamentöse Behandlung der Hyperkaliämie

Anwendung nur bei leichter Hyperkaliämie oder als Zwischenlösung; Reihenfolge ist keine Rangfolge; Maßnahmen sind kombinierbar (getrennte Gabe); bei allen Infusionen aktuellen Hydratationszustand des Patienten beachten!

- Langsame Injektion von 10 ml 10%-iger **Calciumglukonat**lösung, ggf. wiederholen (10 ml einer 10%-igen Calciumglukonatlösung enthalten 90 mg Calcium, maximal 30 ml geben, nie zusammen mit Bikarbonat – Gefahr von Gefäß- und Hautnekrosen [Kuhlmann & Walb]), Wirkungseintritt sofort, Wirkungsdauer 30 Minuten bis einige Stunden

- **Infusion von Glukose mit Insulin** unter Blutzuckerkontrolle, z.B. 200 ml Glukose 20%-ig mit 12-14 IE Alt-Insulin oder bei sicher ausgeschlossener Hyperhydratation auch 50 IE Alt-insulin in 500 ml 20%-iger Glukoselösung (wegen Phlebitisgefahr möglichst nur über zentralvenösen Katheter geben, Wirkungseintritt sofort, Wirkdauer 2-4 Stunden)

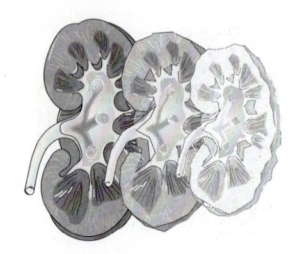

- Infusion von 50-100 ml **Natriumbikarbonatlösung** 8,4%-ig

- Gabe von **Beta-2-Sympathomimetika**: Langsame i.v.-Gabe von 0,5 mg Salbutamol (z.B. Salbulair® 0,5 Injektionslösung) oder inhalativ durch Fenoterol- (z.B. Berotec® 100/200 Dosieraerosol), Salbutamol- (z. B. Sultanol®-Dosieraerosol) oder Terbutalin- (z.B. Arubendol®- oder Bricanyl®-Dosieraerosol) Inhalationen

- Nach Reinigungseinlauf: **Rektale Applikation von Austauscherharzen** wie Natrium-Polystyrensulfonat (z.B. Resonium®A) als Retentionseinlauf: 30 Gramm mit 200 ml Sorbitol 25%-ig (Verweildauer ca. 2 Stunden, ggf. unter Zuhilfenahme einer Ballonsonde) oder Calcium-Polystyrensulfonat (z.B. Sorbisterit®) als Retentionseinlauf: 40 Gramm in 150 ml Glukoselösung 5%-ig

Merke für die Notfalldialyse der Hyperkaliämie: Die Möglichkeit des Auftretens lebensbedrohlicher kardialer Komplikationen (**Herzrhythmusstörungen**!) steigt signifikant mit dem sich unter Dialyse rasch entwickelnden Kalium-Konzentrationsgefälle zwischen intra- und extrazellulärem Raum. Die **Patienten müssen deshalb immer monitorisiert sein**. Es ist dringlich anzuraten, die **Notfalldialyse** der Hyperkaliämie **mit hohem Dialysatkalium** zu **beginnen** und dieses erst **im Verlauf der Akutdialyse abzusenken**. **Beispiel**: Prädialytisches Serum-Kalium des Patienten 7,5 mmol/l, Dialysatkalium initial auf 4 mmol/l einstellen – Dialysatkalium dann nach der ersten und zweiten Dialysestunde um 1 mmol/l reduzieren. **Hämodialyse gegen kaliumfreies Dialysat lehnen wir ab**.

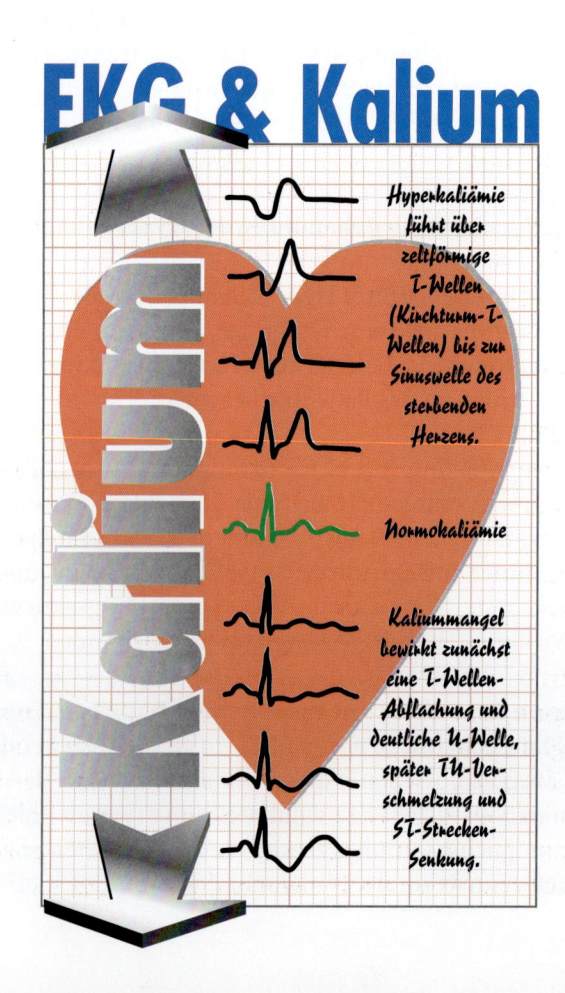

EKG & Kalium

Hyperkaliämie führt über zeltförmige T-Wellen (Kirchturm-T-Wellen) bis zur Sinuswelle des sterbenden Herzens.

Normokaliämie

Kaliummangel bewirkt zunächst eine T-Wellen-Abflachung und deutliche U-Welle, später TU-Verschmelzung und ST-Strecken-Senkung.

Hypokaliämie

Die therapiepflichtige Hypokaliämie ist bei terminaler Niereninsuffizienz (chronische Hämodialysepatienten) ein außerordentlich seltenes Ereignis, gelegentlich sieht man das bei appetitlosen Peritonealdialysepatienten (voller Leib, Glukosemast), die überwiegend gegen kaliumfreie Lösungen dialysieren. Hingegen kommt die Hypokaliämie im Verlauf eines akuten Nierenversagens häufiger vor.

Hypokaliämie bei terminaler Niereninsuffizienz (chronische Dialysepatienten) sollte man außerhalb der Dialyse nur bei wirklich vitaler Indikation mit parenteralen Kalium-Gaben behandeln (maximal 20 mmol KCl/Stunde in 100 ml 0,9%-iger Kochsalzlösung). Die Patienten müssen immer unter EKG-Kontrolle stehen, es sollen engmaschige Kaliumkontrollen sowie Kontrollen des Säure-Basen-Status durchgeführt werden.

Chronische Dialysepatienten mit guter Restdiurese (ggf. unter Behandlung mit hochdosierten Schleifendiuretika am dialysefreien Tag) können zu leichten Hypokaliämien neigen. Wir dialysieren in diesen Fällen prinzipiell gegen Kalium 4 mmol/l und bestimmen das Kalium vor jeder Dialyse. Im Verlauf wird die Restdiurese abnehmen und das Dialysatkalium nach unten zu korrigieren sein.

Weitere Ausführungen zum Thema Kalium finden Sie im Kapitel 7 dieses Buches „Körpereigene Substanzen und Dialyse" (Seite 160 f.), sowie im Kapitel 16 „Die bewußte Ernährung des Dialysepatienten" (Seite 470 ff.).

Calcium bei Niereninsuffizienz

Calcium wird über den Darm aufgenommen, der Knochen dient als Puffersystem, der Gesunde scheidet Calcium über die Nieren wieder aus. Der Calciumspiegel ist beim Gesunden in sehr engen Grenzen einreguliert was auf dem exakten Zusammenspiel der calcitropen Hormone Parathormon (PTH), $1,25\text{-}(OH)_2D_3$ (Calcitriol) und Calcitonin mit den Zielorganen Niere, Knochen und Dünndarm beruht.

Etwa die **Hälfte des Calciums** im Serum liegt **in ionisierter Form** vor, zehn Prozent als Komplexsalz (z.B. Zitrat), der Rest ist an Albumin gebunden, wobei unter Normalbedingungen nur etwa ein Zehntel der Bindungstellen des Albumins durch Calcium besetzt sind. Alkalisierung erhöht die Bindungsfähigkeit des Albumins.

Schon in frühen Stadien einer Niereninsuffizienz (lange vor Dialysebeginn) ist u.a. die endokrine Funktion der Nieren beeinträchtigt. Dies hat zur Folge, daß einerseits die intestinale Resorption von Calcium sinkt und sich parallel dazu die Plasmakonzentration von $1,25\text{-}(OH)_2D_3$ (Calcitriol) vermindert: Dies ist gewissermaßen die Initialzündung der bei Niereninsuffizienz typischen Überfunktion der Nebenschilddrüsen (sekundärer

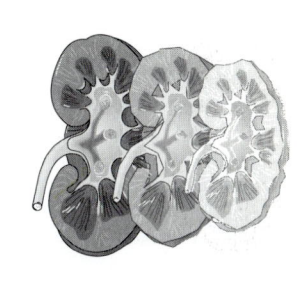

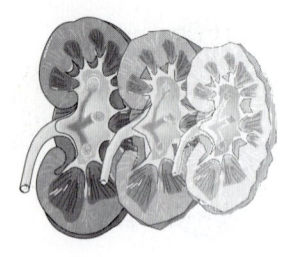

Hyperparathyreoidismus, sHPT) und Teilaspekt der konsekutiven Entwicklung der renalen Osteopathie. Der **niereninsuffiziente Patient** zeigt also in der (unbehandelten) **Frühphase seiner Erkrankung** (Beginn bei einer glomerulären Filtrationsrate von 60 bis 80 ml/min) typischerweise eine **Hypocalcämie** und einen **1,25-(OH)$_2$D$_3$ (Calcitriol)-Mangel, intaktes Parathormon und Phosphatspiegel steigen** an.

Normale oder **erhöhte Serumcalciumwerte** findet man **bei länger** (Jahre) **bestehender Niereninsuffizienz** infolge sehr ausgeprägtem sekundärem (oder tertiärem = verselbständigtem) Hyperparathyreoidismus **und bei der Aluminium-Osteopathie**. Nach einem neueren Konzept geht man davon aus, daß in der Zellmembran befindliche Proteine (Calcium messende Rezeptoren) kontinuierlich die Calciumkonzentration messen und diese Information mittels eines Überträgersystems in eine Antwort der Nebenschilddrüsenzelle (u.a. Zellen) umsetzen.

In dem Zusammenhang sei auch die neuere pharmakologische Entwicklung von „Calcimimetika" erwähnt, selektive Agonisten für die Calcium messenden Rezeptoren. Hier wird sich möglicherweise eine ganz neue Behandlungsmöglichkeit des Hyperparathyreoidismus ergeben.

Weitere Angaben zum Thema „Calcium" finden Sie an anderer Stelle dieses Kapitels: „Renale Osteopathie und sekundärer Hyperparathyreoidismus" (Seite 77 ff.) sowie auch im Kapitel 7 dieses Buches „Körpereigene Substanzen und Dialyse" (siehe Seite 162 f.).

Calcium-Referenzbereiche beim Erwachsenen

	mg/dl	mmol/l
Gesamtcalcium	8,8 – 10,2	2,2 – 2,55
Ionisiertes Calcium	4,5 – 5,3	1,12 – 1,32

Umrechnung: mg/dl x 0,2495 = mmol/l.

In den meisten Dialyseeinrichtungen finden sich heute Analysegeräte, die das ionisierte Calcium mittels Ca-Ionen-selektiver Elektrode aus einer kleinen Vollblutmenge schnell und hinreichend genau ermitteln können. Natrium und Kalium werden im gleichen Analysegang „mitgeliefert". Die Berücksichtigung dieser zu Dialysebeginn erhobenen Werte für die Auswahl des für die jeweilige Dialyse optimalen Konzentrats (und damit der Zusammensetzung der Dialysierflüssigkeit) führt zur qualitativ hochwertigen individuellen Dialyse.

Phosphatissimo – Fakten um Phosphor

Bestand: Der Organismus des Erwachsenen enthält etwa 1 kg Phosphor, wovon sich 85% im Skelett (Calcium und Phosphor sind die Hauptbestandteile des Knochenminerals), 9% in der Muskulatur, 6% in Leber, Gehirn und Erythrozyten und den übrigen Geweben befinden. Nur etwa 0,1% des Körperphosphats befinden sich in der extrazellulären Flüssigkeit, die sich aus Blutplasma und interstitieller Flüssigkeit zusammensetzt. Beim **Gesunden** sind die Nieren Hauptakteure der Phosphathomöostase, deren Regulation in der Hauptsache dem Parathormon (PTH) unterliegt (PTH-Anstieg senkt Phosphorreabsorption und führt damit zur Steigerung der Phosphatausscheidung). Dem **Hämodialysepatient** wird eine tägliche **Eiweißzufuhr** von etwa 1,2 g/kgKG empfohlen, dem **Peritonealdialysepatient** 1,5 g Eiweiß/kgKG. Dies bringt unvermeidbar eine hohe Phosphatzufuhr mit sich, da beim Abbau von 1 g Eiweiß etwa 1,1 mmol Phosphat freigesetzt werden, was stets einer Phosphorzufuhr von über 1g entspricht. Die fehlende Phosphatausscheidung über die Nieren und die ungenügende Phosphatelimination durch die Dialyseverfahren birgt Folgeprobleme.

Alle reden vom „Phosphat", schauen wir etwas näher hin: Phosphor hat die Ordnungszahl 15 und eine Molekularmasse von 30,974 Dalton, Wertigkeit meist III oder V. Wegen seiner hohen Affinität zu Sauerstoff kommt Phosphor in der Natur nicht als Element vor. Phosphorsäure, genauer Orthophosphorsäure H_3PO_4 bildet je nach Anzahl der die Wasserstoffatome ersetzenden **Metallatome** drei Reihen von Salzen, die „Phosphate": Primäre Phosphate = Dihydrogen(ortho)phosphate (allg. Formel: $Me_1H_2PO_4$), sekundäre Phosphate = Hydrogen(ortho)phosphate (Me_2HPO_4) und tertiäre (=neutrale) Phosphate (Me_3PO_4). Beim pH-Wert des Blutes liegt das Serumphosphat zu ≈ 80% als HPO_4^{2-} und zu ≈ 20% als $H_2PO_4^-$ vor. Der Zusatz „anorganisch" besagt, daß es sich um Verbindungen ohne Kohlenstoff handelt. Der Normalwert im Serum/Plasma liegt beim gesunden Erwachsenen zwischen 0,84 - 1,45 mmol/l (2,6 - 4,5 mg/dl), Umrechnung: mg/dl x 0,3229 = mmol/l.

Phosphat

Calcium- und Phosphatstoffwechsel sind eng verbunden, was im vorangegangenen Abschnitt schon kurz anklang. Als Folge der gestörten Phosphatausscheidung bei Niereninsuffizienz steigt das anorganische Phosphat mit zunehmender Niereninsuffizienz an („Phosphatstau"). Zusätzlich mobilisiert das erhöhte Parathormon Phosphat (und Calcium) aus dem Knochen.

Hauptphosphatquelle in der Nahrung (vgl. auch Seite 471 ff.) **ist das Eiweiß.** Beim Abbau von einem Gramm Eiweiß wird etwa ein Millimol Phosphat freigesetzt. Da eine ausreichende Eiweißzufuhr für den Dialysepatienten zur Vermeidung einer katabolen Stoffwechselsituation wichtig ist, ergibt sich, daß der diätetischen Phosphatrestriktion Grenzen gesetzt sind.

Meist erhalten die Patienten **phosphatbindende Medikamente**, wobei die entsprechenden Nebenwirkungen zu beachten sind (Aluminiumakkumulation, Hypercalcämie).

Weitere Angaben zum Thema „Phosphat": „Renale Osteopathie und sekundärer Hyperparathyreoidismus" (Seite 77 ff.), im Kapitel 7 „Körpereigene Substanzen und Dialyse" (Seite 164), mehr zur Phosphateinfuhr (Ernährung): Seite 471 ff.

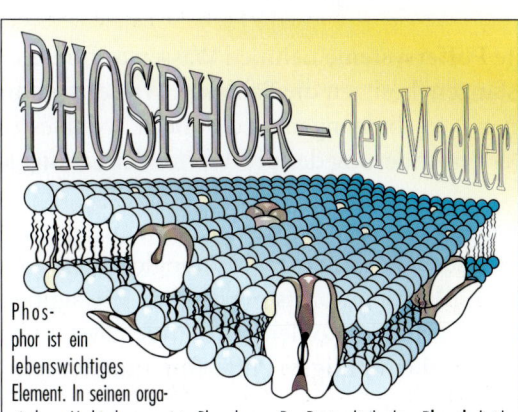

PHOSPHOR – der Macher

Phosphor ist ein lebenswichtiges Element. In seinen organischen Verbindungen ist Phosphor z.B. Bestandteil der **Phospho**lipid-Zellmembranen, der Kernsäuren und der **Phospho**proteine, die für die Funktion der Mitochondrien (die „Kraftwerke" der Zellen) erforderlich sind. Phosphor ist in die Regulation des Zwischenstoffwechsels von Eiweißen, Fett und Kohlenhydraten eingeschaltet und kann direkt eine ganze Reihe wichtigster Enzymreaktionen regulieren, z.B. bei der Glykolyse. In den roten Blutkörperchen wird die 2,3-Di**phospho**glycerat (2,3-DPG)-Synthese, die die Sauerstofftransportkapazität des roten Blutfarbstoffs (Hämoglobin) moduliert, durch Phosphor reguliert. Phosphor ist weiter Bestandteil von ATP (Adenosintri**phosphor**säure), dem wichtigsten Energiespeicher und -überträger des Zwischenstoffwechsels. ATP ist für eine große Zahl von Funktionen mitverantwortlich: Muskelkontraktion, neurologische Funktionen, Elektrolyttransport u.a.m.

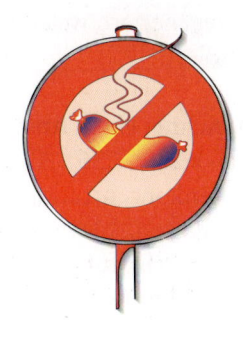

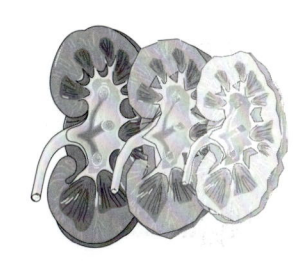

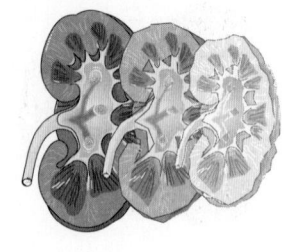

Säure-Basen-Haushalt

Die Nieren scheiden „Säure" aus. Bestimmen wir den Urin-pH-Wert des Nierengesunden, so finden wir diesen üblicherweise im „sauren" Bereich. Mit zunehmender Funktionseinschränkung der Nieren kann die „Säureausscheidung" immer weniger wahrgenommen werden, der niereninsuffiziente Mensch wird sauer. Etwas vornehmer: Es entwickelt sich eine **metabolische Azidose**. Doch lassen Sie uns vorab ein paar Grundbegriffe klären.

Die Stoffwechselabläufe im Organismus sind an einen recht engen Normbereich der sogenannten **Wasserstoffionenkonzentrationen** gebunden, **der mit dem Leben vereinbare pH-Bereich liegt etwa zwischen 7,0 und 7,8.**

„pH" ist die Abkürzung für „pondus Hydrogenii", also Gewicht des Wasserstoffs (pro Liter Lösung), exakt dessen negativer dekadischer Logarithmus: $pH = -\log [H^+]$. **Neutrale Lösungen** weisen einen **pH-Wert von 7** auf, **saure** zwischen **0 bis 7**, **alkalische** (Synonym: basische) von **7 bis 14**.

Verbindungen, die in der Lage sind, Wasserstoffionen (Protonen) abzugeben, werden als Säuren (Protonendonatoren), Verbindungen, die Wasserstoffionen aufnehmen können, werden als Basen (Protonenakzeptoren) bezeichnet.

Sogenannte **Puffersysteme** nehmen Wasserstoffionen auf, d.h. Puffersubstanzen besitzen die Fähigkeit Wasserstoffionen („Säureionen") so abzufangen („zu puffern"), daß es zu keiner nennenswerten Änderung des pH-Wertes der Lösung kommt.

Zu den **Nicht-Bikarbonat-Puffer**n gehören anorganisches und organisches Phosphat und intra- (Hämoglobin) sowie extrazelluläre (Albumin) Proteine. Aus praktischen Erwägungen soll hier nur das Bikarbonat-Kohlensäure-Puffer-System besprochen werden, welches die wichtigste Pufferfunktion der Extrazellulärflüssigkeit übernimmt:

$$H^+ + HCO_3^- \leftrightarrow H_2CO_3 \leftrightarrow H_2O + CO_2$$

Bei vermehrtem Anfall von Wasserstoffionen verschiebt sich das Gleichgewicht nach rechts, Kohlendioxid (CO_2) als flüchtige Säure wird über die Lunge abgeatmet, die Wasserstoffionenkonzentration wird konstant gehalten. Andererseits können überschüssige Wasserstoffionen auch über die (gesunde) Niere ausgeschieden werden. Beim Ausscheidungsvorgang über die Niere wird für jedes sezernierte Wasserstoffion in der Tubuluszelle ein Bikarbonation regeneriert, welches in die extrazelluläre Flüssigkeit zurückdiffundiert.

Der Begriff **Azidose** bezeichnet einen Anstieg der Wasserstoffionenkonzentration (pH-Wert< 7,36), Alkalose beschreibt den Abfall der Wasserstoffionenkonzentration (pH >7,44).

Beide Störungen können **durch Stoffwechselveränderungen ausgelöst sein: Zusatzbezeichnung = metabolische** Azidose bzw.

Alkalose, oder die Ursache kann in Änderungen der Lungenfunktion liegen: Zusatzbezeichnung = **respiratorische** Azidose bzw. Alkalose.

Weiter gilt es zu merken, daß bei metabolischen Störungen die Lunge und bei respiratorischen Störungen die Niere bis zu einem gewissen Grad Funktionsanpassung die Wasserstoffionenkonzentration im Normbereich halten kann, man spricht in diesen Fällen von **kompensierter** (ausgeglichener) Azidose bzw. Alkalose.

Zur Bestimmung der aktuellen Situation im Säure-Basen-Haushalt dient die HENDERSON-HASSELBALCH'sche Gleichung (Gleichung 1):

$$pH = pK + \log \frac{HCO_3^-}{H_2CO_3}$$

pK ist die Dissoziationskonstante. Sie beträgt bezogen auf die Verhältnisse, die wir hier betrachten, pK = 6,1 (K = 24). In der Praxis werden als Primärparameter mit empfindlichen Meßelektroden pH-Wert und pCO_2 direkt gemessen, die Bikarbonatkonzentration hingegen errechnet, oder aus einem Nomogramm abgelesen. Die umgestellte Gleichung 1 (nicht logarithmiert und nicht mit [–1] multipliziert) lautet:

$$H^+ = 24 \frac{pCO_2}{HCO_3^-}$$

Aus dieser wichtigen Gleichung lassen sich u.a. folgende Beziehungen ableiten:

- Unter Normalbedingungen liegt bei einem pCO_2 von 40 mmHg und einer Bicarbonatkonzentration von 24 mmol/l der Wert für H bei 40 nmol/l.
- Primärer Anstieg von pCO_2 (Hypoventilation) führt zum Wasserstoffionenanstieg und bedingt eine respiratorische Azidose.
- Primärer Abfall von Bicarbonat erhöht ebenfalls die Wasserstoffionenkonzentration und bedingt die metabolische Azidose.
- Primärer Abfall von pCO_2 (Hyperventilation) senkt die Wasserstoffionenkonzentration, der pH-Wert verhält sich umgekehrt (!): Respiratorische Alkalose.
- Primärer Anstieg der Bicarbonatkonzentration führt ebenfalls zum Absinken der Wasserstoffionenkonzentration, der pH-Wert verhält sich umgekehrt: Metabolische Alkalose.

Fassen wir die Störungen und die Kompensationsmöglichkeiten nochmals zusammen:

Respiratorische Azidose
Primäre Störung: Pulmonale Retention von CO_2. Kompensation: Metabolisch, durch vermehrte Bicarbonatreabsorption in der Niere. Reicht dieser Mechanismus nicht aus, so entwickelt

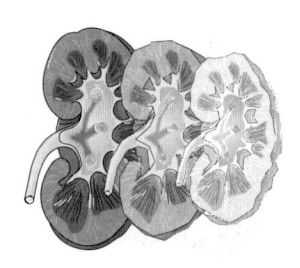

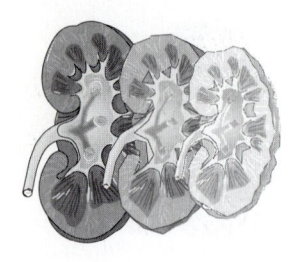

sich eine metabolisch nicht mehr kompensierte respiratorische Azidose mit Abfall des pH-Wertes.

Metabolische Azidose
Primäre Störung: Retention von Wasserstoffionen oder Verlust von Basen (Erniedrigung des Bikarbonats). Kompensation: Respiratorisch durch Ventilationssteigerung, die zu einem Abfall von pCO_2 führt.

Respiratorische Alkalose
Primäre Störung: Hyperventilation mit Erniedrigung des pCO_2. Kompensation: Metabolisch durch Verminderung der renalen Säureausscheidung und Steigerung der Bikarbonat-Elimination.

Metabolische Alkalose
Primäre Störung: Verlust von Säuren oder zu hoher Anfall von Basen, d.h. Anstieg von Bikarbonat. Kompensation: Respiratorisch durch Hypoventilation (Verminderung der Atmung nur in engen Grenzen möglich) mit nachfolgendem Anstieg des pCO_2.

Die **Normwerte** (gerundet, es gibt alters- und geschlechtsspezifische Besonderheiten):

- pH-Wert: 7,35 bis 7,45
- pCO_2: 35 bis 45 mmHg, bzw. 4,7 bis 6 kPa
- pO_2: 70 bis 100 mmHg, bzw. 9,5 bis 13,5 kPa
- Bikarbonat: 20 bis 25 mmol/l

Die Begriffe Basenüberschuß („base excess", BE), Standardbikarbonat und Pufferbasen sind verwirrend und sollten nicht mehr verwendet werden.

Wie erfolgt die Blutentnahme zur Blutgasanalyse?
Am genauesten **arteriell** (z.B. aus der Arteria radialis bzw. femoralis). Ohne größere Fehlerbreite aus dem hyperämisierten Ohrläppchen, also als Kapillarblut. Ausnahme: Bei Herzinsuffizienz und Schock, da in diesen Situationen keine ausreichende Perfusion mehr besteht. Die **Blutabnahme zur BGA kann auch venös erfolgen**, wenn man metabolische Störungen erwartet (wie wir es bei Niereninsuffizienten tun) und der pO_2 nicht interessiert. Die Vene sollte jedoch zur Entnahme nicht gestaut sein. In der Nierenersatztherapie kann die BGA problemlos aus Shuntblut durchgeführt werden.

Gehen wir abschließend noch etwas **näher auf die für den Dialysepatient wichtige metabolische Azidose** ein: Der pH-Wert liegt meist unter 7,36; Bikarbonatkonzentration < 20 mmol/l.

Bei dieser Konstellation muß noch kurz auf die differentialdiagnostische Bedeutung der sogenannten **Anionenlücke** hingewiesen werden: Man geht vereinfachend davon aus, daß Natrium (Na^+ = Kation) für die Gesamtkationen des Serums repräsentativ ist: 140 mmol/l Natriumkonzentration stehen als gemessene Anionen Chlorid und Bikarbonat (Cl^- und HCO_3^- = Anionen) gegenüber. Die Summe von Chlorid und Bikarbonat liegt unter Normalbedingungen bei etwa 128 mmol/l, so daß gegenüber der Serum-Natriumkonzentration eine „Lücke" (eben die Anionenlücke, engl. „anion gap") von 12 mmol/l bestehen bleibt, die durch in der klinischen Routine nicht gemessene Anionen wie Proteinat, Sulfat, Phosphat, organische Anionen hervorgerufen wird.

Es gilt also:
Anionenlücke = Natriumkonzentration − (Chloridionenkonzentration + Bicarbonatkonzentration), (alles in mmol/l).
Normalwert: 12±4 mmol/l.

Zur Wahrung der Elektroneutralität wird der Bikarbonatabfall bei den einzelnen Azidoseformen unterschiedlich ausgeglichen: Bei **Additionsazidosen** (endogener Mehranfall von Wasserstoffionen/Überproduktion organischer Säuren, z.B. bei Laktatazidose, Hungerzustand und Fieber, Acetacetat und Hydroxybutyrat bei Diabetes mellitus und bei akuter und chronischer Niereninsuffizienz) **wird die Anionenlücke größer,** die Chloridionenkonzentration bleibt unbeeinflußt. Bei **Substraktionsazidosen** (=Übersäuerung durch Verlust von alkalischem Darminhalt), bei renal-tubulären Funktionsstörungen, bei Zufuhr von HCl ... **steigt die Chloridionenkonzentration an,** vorausgesetzt es besteht noch eine ausreichende Nierenfunktion.

Eine Azidose bleibt kompensiert, solange die Lunge bei Bikarbonatabfall durch Abatmen von Kohlendioxid die Relation zwischen Pufferbase und Säure konstant hält (große Atmung bei diabetischer Azidose, schnelle flache Atmung bei urämischer Azidose).

Einige **Azidosefolgen:** Erhöhte Wasserstoffionenkonzentration bewirkt **Abnahme des peripheren Gefäßwiderstandes und der Kontraktionskraft des Herzens,** jedoch **Zunahme des Widerstandes im Lungenkreislauf.** Die Wirksamkeit vasopressorischer Substanzen ist herabgesetzt, Schockgefahr ist gegeben.

Außerdem nimmt **bei einem pH-Rückgang um je 0,1 die extrazelluläre Kaliumkonzentration um etwa 0,4 bis 1 mmol/l zu!**

Länger dauernde **Azidosen mobilisieren Calcium** aus dem Skelettsystem (Osteomalazie) und begünstigen eine Nephrokalzinose (bei intakter Nierenfunktion). Durch Einwirkung auf Glykolyse und Glukoneogenese entwickeln sich bei Azidose **Hyperglykämie und relative Insulinresistenz.** Kreislaufbedingte Hypoxie bei Azidose **stimuliert die Milchsäureproduktion.**

Symptome der Azidose: Durch Stimulation des Atemzentrums steigern sich **Atemtiefe** und später auch **Atemfrequenz** (Norm beim Erwachsenen in Ruhe 16 bis 20/min): Bei pH-Wert 7,2 etwa 4-fach, bei pH 7,1 ca. auf das 8-fache. Mit Zunahme der Azidose treten **Lethargie, Desorientierung** und **Stupor** auf. Infolge der Gefäßerweiterung ist die **Haut warm und gerötet,** der **diastolische Blutdruck erniedrigt,** die **Herzfrequenz erhöht.**

Eine **begleitende Hyperkaliämie** kann zu Rhythmusstörungen, Kammerflimmern und schließlich zum Herzstillstand führen.

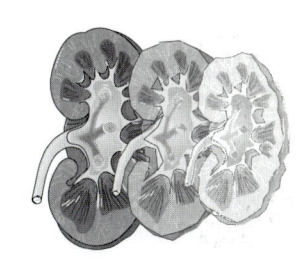

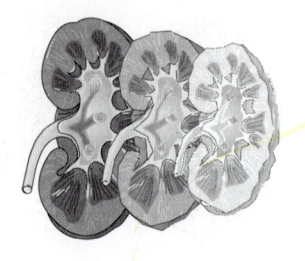

Wie kann die metabolische Azidose beim Niereninsuffizienten behandelt werden?

Bei Dialysepflichtigkeit natürlich in erster Linie durch eine adäquate Dialysebehandlung, dies betrifft auch die Auswahl des Dialyseverfahrens, Bikarbonatdialyse kann heute nahezu als das Standardbehandlungsverfahren bezeichnet werden.

Gegebenenfalls kommt eine zusätzliche medikamentöse Behandlung mit **Natriumbikarbonat** auch außerhalb der Dialyse in Betracht (z.B. Nephrotrans®Medice [0,5 g/Kapsel] oder auch Natriumhydrogencarbonat 1 g Fresenius).

Die Behandlung mit Shol'scher Lösung (Zusammensetzung: Acid. citric. 140,0; Natr. citric. 90,0; Aqua ad 1000,0. Pro Milliliter je 1 mmol Zitrat und Natrium; Dosierung: 3 x 10 bis 4 x 20 ml/Tag) ist heute kaum noch gebräuchlich.

Bei Calciummangel und Tendenz zur Hyperkaliämie kann Acetolyt® indiziert sein, wegen des Zitratanteils in diesem Medikament nicht zusammen mit aluminiumhaltigen Medikamenten geben! **Dosierung:** Initial 2 bis 3 mal 2 Einzeldosen (Meßlöffel), später je nach Reaktion von pH und Bicarbonat 2 bis 3 mal 1 Meßlöffel zu je 2,5 g in Wasser aufgelöst.

An Risiken und Komplikationen der o.g. Therapie sind zu nennen:

- Natriumbelastung
- Bei zu rascher Korrektur einer Azidose besteht die Gefahr der Hypokaliämie und Tetanie mit oder ohne Hypokalzämie
- Bei Überkorrektur einer Azidose besteht eine metabolische Alkalose
- Gelegentlich Übelkeit, Brechreiz, Durchfall
- Wegen des stark alkalischen pH-Wertes von Natriumhydrogenkarbonat ist dieses mit vielen Arzneimitteln nicht kompatibel, deshalb sollte grundsätzlich ein **Einnahmeabstand** von 1-2 Stunden zwischen $NaHCO_3$ und anderen Mitteln eingehalten werden!

Weitere Informationen zum Thema „Säure-Basen-Haushalt" finden Sie im Abschnitt „Körpereigene Substanzen und Dialyse", Kapitel 7 in diesem unserem Dialysebuch (Seite 157 ff.).

Die nachfolgende Grafik zeigt Ihnen das **Diagnostik-Nomogramm für Säure-Basen-Störungen. Bewertungen:** pCO_2 ist auf der Abszisse, die Bikarbonatkonzentration auf der Ordinate eingetragen. Die Schnittpunkte erlauben die Zuordnung einer Säure-Basen-Störung. Liegen diese innerhalb der schraffierten Flächen liegt eine Störung in „Reinform" vor. Liegt der Schnittbereich außerhalb, besteht die Veränderung entweder erst sehr kurz, daß noch keine Kompensation erfolgen konnte oder das kompensierende Organsystem (Lunge bei metabolischen, Niere bei respiratorischen Störungen) ist insuffizient. Auch ist in dem Fall das gleichzeitige Vorliegen zweier **Säure-Basen-Störungen** möglich (z.B. metabolische Azidose + Laktatazidose).

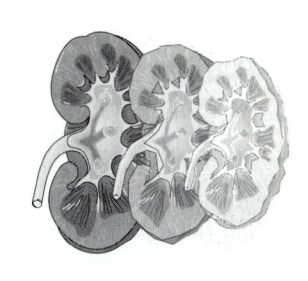

Nomogramm zur Beurteilung von Störungen im Säure-Basen-Haushalt

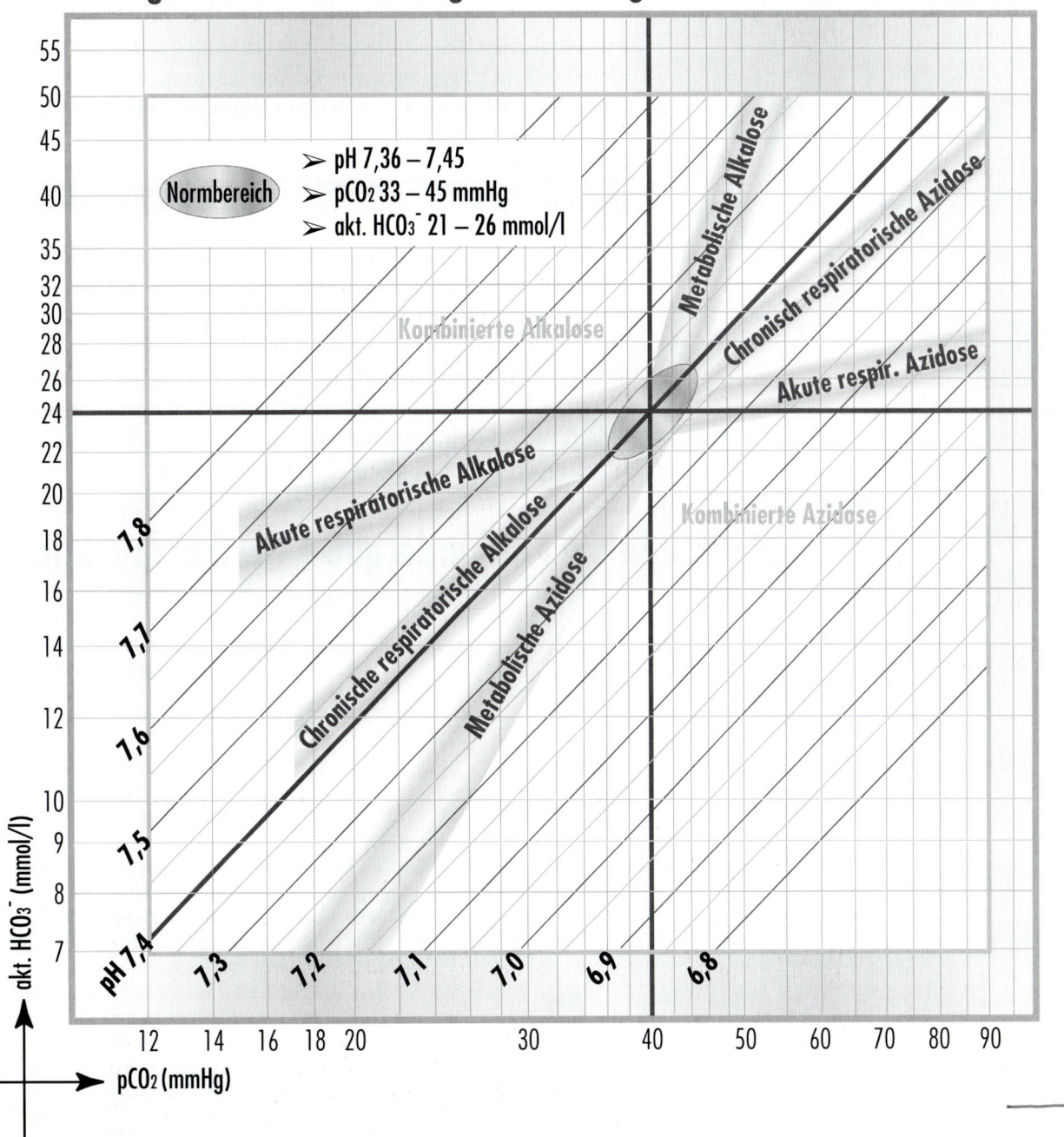

Normbereich
- pH 7,36 – 7,45
- pCO₂ 33 – 45 mmHg
- akt. HCO₃⁻ 21 – 26 mmol/l

akt. HCO₃⁻ (mmol/l)

pCO₂ (mmHg)

- Metabolische Alkalose
- Chronisch respiratorische Azidose
- Akute respir. Azidose
- Kombinierte Alkalose
- Akute respiratorische Alkalose
- Kombinierte Azidose
- Chronische respiratorische Alkalose
- Metabolische Azidose

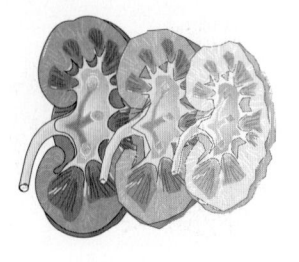

Kardiovaskuläre Erkrankungen und renale Hypertonie

Dialysepatienten haben ein deutlich erhöhtes Erkrankungsrisiko für Herz-Kreislauf-Erkrankungen, wobei hier besonders auf die Risikofaktoren »Hypertonie«, »Hyperurikämie« (Erhöhung des Serumharnsäurespiegels oft als Folge einer Harnsäureausscheidungsstörung) sowie auf die häufig anzutreffende Hyperlipidämie (Fettstoffwechselstörung, meist mit erhöhten Triglyceriden und vermindertem HDL-Cholesterin) etwas näher eingegangen werden soll.

Pathologische Glukosetoleranz und erhöhtes Calcium-Phosphat-Produkt tragen zur weiteren Verschärfung der kardiovaskulären Gefährdungssituation beim Urämiker bei.

Urämische Perikarditis

Bei fast 1/5 aller Dialysepatienten kommt es im Verlauf der Erkrankung (ggf. auch schon vor Dialysebeginn) zu einer Perikarditis (= Entzündung des Herzbeutels).

Der Herzbeutel besteht aus zwei Blättern, die auch unter Bedingungen der Gesundheit den mit geringer Flüssigkeitsmenge gefüllten Perikardialraum umschließen. Es gibt verschiedene Verlaufsformen der Perikarditis.

Perikarditis • Perikarderguß • Perikardpunktion

Hämodynamisch wirksame Perikardergüsse (im Sinne der Herzbeuteltamponade) können die Indikation zur Herzbeutelpunktion bedingen. Nahezu immer geht dem Ereignis eine Perikarditis voran. **Leitsymptome der Perikarditis** sind: Fieber, Thoraxschmerz, Leukozytose und Perikardreiben. Kommt es zur Ergußbildung, so ist diese frühzeitig im Echokardiogramm nachweisbar. Durch die Ultraschalldiagnostik hat sich die Prognose der urämischen Perikarditis signifikant verbessert (als Todesursache beim Urämiker heute praktisch bedeutungslos). Faustregel: Perikardergüsse bis 5 mm verursachen beim Urämiker meist keine Symptome und sind durch eine vorübergehende Intensivierung der Dialyse gut zu beseitigen. Ab einer Ergußmenge von 250 ml ist beim Erwachsenen auch mit einer röntgenologischen Herzvergrößerung zu rechnen, die sonographische Perikardspaltbreite ist dann meist schon bei 10 mm. Die klinische **Symptomatik nimmt zu**: Dyspnoe, Hypotonie mit kleiner Amplitude, Tachykardie, Vergrößerung der Herzdämpfung, leise Herztöne, Zunahme der oberen Einflußstauung und Niedervoltage im EKG sind diagnostische Hinweise. Treten zusätzlich Rhythmusstörungen auf, ist auch an eine Begleitmyokarditis (oder Pankarditis) zu denken. **Therapeutisch** kommen neben der Intensivierung der Dialyse in Betracht: Antibiotika, Antiphlogistika, Senkung von Sollgewicht und Flüssigkeitszufuhr, Minimalheparinisierung, Perikardpunktion und ggf. Perikardfensterung oder Perikardektomie. Zur **Durchführung der Herzbeutelpunktion sind zwei Zugangswege** möglich: Auf Weg A (Abb.) wird kostoxiphoidal eingegangen. Im Winkel zwischen Processus xiphoideus und linkem Rippenbogen wird unter ständiger Aspiration entlang dem Sternalrand steil nach oben punktiert und so das Perikard in 4 bis 5 cm Tiefe erreicht. Seltener verwendet wird Weg B (Abb.): Man geht etwa zwei Querfinger lateral der Medioklavikularlinie im 5. ICR links senkrecht zur Thoraxwand ein. Am Einströmen der meist blutigen Flüssigkeit wird die richtige topographische Lage der Nadelspitze erkannt. Mögliche Komplikationen des Eingriffs sind: Verletzung von Myokard (Rhythmusstörungen!), Verletzung der Vasa thoracica interna und/oder Koronargefäße (Blutung) sowie auch die Verletzung von Nachbarorganen wie Leber, Thymus oder Lunge.

Symptome bei akutem Verlauf sind **Fieber**, **Leukozytose**, bei der Herzauskultation (Abhören) **Reibegeräusche** (bei Pericarditis sicca = fehlende Flüssigkeitsvermehrung im Herzbeutel) sowie bei der Echokardiographie der **Nachweis eines Ergusses** (Flüssigkeitsansammlung im Herzbeutel = Pericarditis exsudativa). Im **EKG** kann man häufiger folgende Veränderungen finden: **Niedervoltage, ST-Hebungen**. Das **Röntgen**bild zeigt manchmal eine (uncharakteristische) Herzvergrößerung oder eine **zeltförmige Herzfigur**.

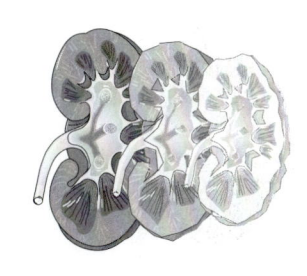

Die Ursache besteht beim Dialysepatient meist in einer **inadäquaten** Dialyse, tritt der Perikarderguß in der **Präterminal**phase bei Niereninsuffizienten auf, so ergibt sich die **Indikation zum Dialysebeginn**. Die Entwicklung eines Perikardergusses unter der chronischen Hämodialyse kann also Hinweis auf ein „Unter-Dialyse-Syndrom" sein, die Dialysetherapie sollte dann vorübergehend oder dauernd intensiviert werden.

Differentialdiagnostisch muß natürlich auch an andere Ursachen der Perikarditis gedacht werden (**Infektionen**, z.B. TBC, CMV- oder Coxsackie-B-Virusinfektion u.a.m.). Häufig liegt gleichzeitig eine Pleuritis mit Pleuraerguß vor (Entzündung des Rippenfells mit Flüssigkeitsansammlung); tritt dies in frühen Phasen der Niereninsuffizienz auf, ist das immer verdächtig auf das Vorliegen eines systemischen Lupus erythematodes.

Komplikationen des Perikardergusses: **Herzbeuteltamponade**: Durch vermehrte Flüssigkeitsansammlung im Herzbeutel bedingte Behinderung der Herzerschlaffung (Diastole) mit Einflußstauung, Hypotonie, Tachykardie, Zyanose.

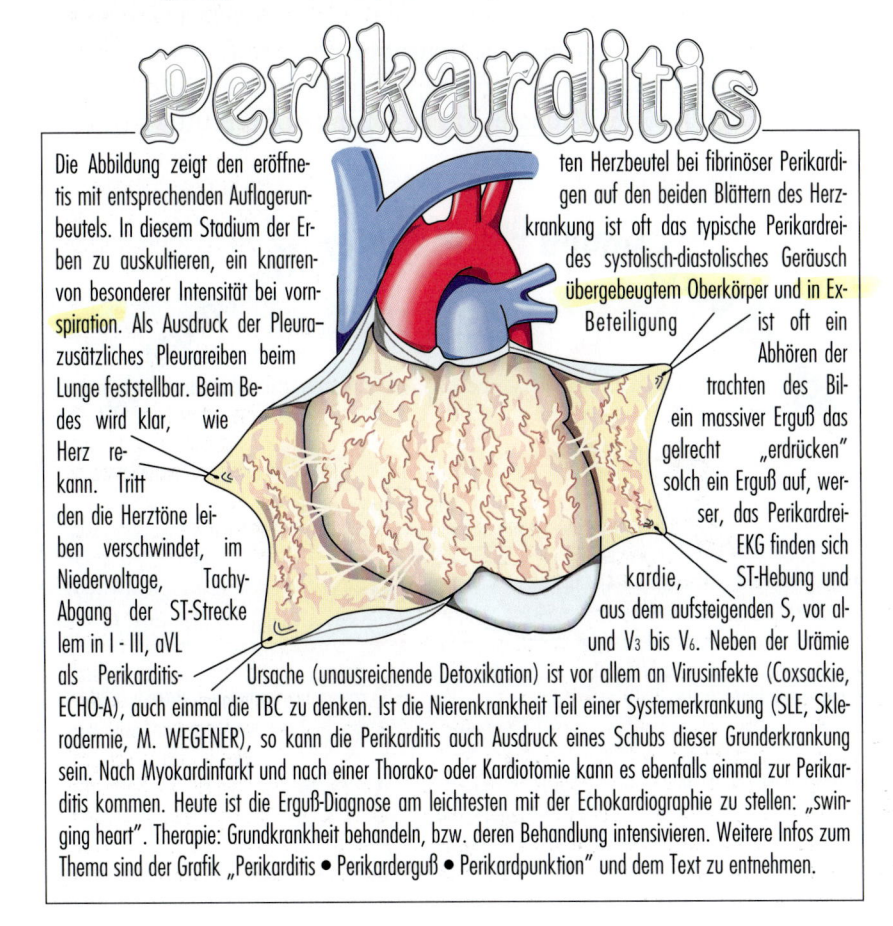

Perikarditis

Die Abbildung zeigt den eröffneten Herzbeutel bei fibrinöser Perikarditis mit entsprechenden Auflagerungen auf den beiden Blättern des Herzbeutels. In diesem Stadium der Erkrankung ist oft das typische Perikardreiben zu auskultieren, ein knarrendes systolisch-diastolisches Geräusch von besonderer Intensität bei vornübergebeugtem Oberkörper und in Exspiration. Als Ausdruck der Pleurabeteiligung ist oft ein zusätzliches Pleurareiben beim Abhören der Lunge feststellbar. Beim Bedes wird klar, wie trachten des Bildes Herz reein massiver Erguß das kann. Tritt gelrecht „erdrücken" den die Herztöne leisolch ein Erguß auf, werben verschwindet, im ser, das Perikardrei-Niedervoltage, Tachy-EKG finden sich Abgang der ST-Strecke kardie, ST-Hebung und lem in I - III, aVL aus dem aufsteigenden S, vor alals Perikarditis- und V3 bis V6. Neben der Urämie ECHO-A), Ursache (unausreichende Detoxikation) ist vor allem an Virusinfekte (Coxsackie, auch einmal die TBC zu denken. Ist die Nierenkrankheit Teil einer Systemerkrankung (SLE, Sklerodermie, M. WEGENER), so kann die Perikarditis auch Ausdruck eines Schubs dieser Grunderkrankung sein. Nach Myokardinfarkt und nach einer Thorako- oder Kardiotomie kann es ebenfalls einmal zur Perikarditis kommen. Heute ist die Erguß-Diagnose am leichtesten mit der Echokardiographie zu stellen: „swinging heart". Therapie: Grundkrankheit behandeln, bzw. deren Behandlung intensivieren. Weitere Infos zum Thema sind der Grafik „Perikarditis • Perikarderguß • Perikardpunktion" und dem Text zu entnehmen.

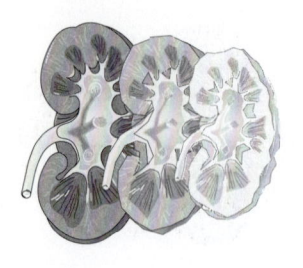

Weitere Komplikationen: Entwicklung der **konstriktiven Perikarditis**: Hierbei handelt es sich um eine „Verklebung" des Herzbeutels nach durchgemachter Perikarditis. Therapeutisch kommt ggf. die chirurgische Perikardektomie in Betracht.

Koronare Herzkrankheit (KHK)

Die am Anfang des Kapitels aufgeführten Risikofaktoren begünstigen die Entstehung der Koronarsklerose, hier muß auch die Therapie grundlegend ansetzen. Im Zusammenhang mit der beim niereninsuffizienten Patienten stets mehr oder minder vorhandenen Anämie kommt es zur Angina pectoris, zur myokardialen Insuffizienz (Herzmuskelschwäche) oder zum Herzinfarkt. Seit uns Erythropoietin zur Behandlung der renalen Anämie zur Verfügung steht, sehen wir die typische Belastungsangina beim Niereninsuffizienten eher seltener.

Leitsymptome sind (typischerweise) linksthorakale Schmerzen mit Ausstrahlung in Schulter und Arm.

Die **medikamentöse Behandlung** der KHK erfolgt wie beim nichturämischen Patient mit Nitrokörpern (z.B. Nitrolingual®), Calciumantagonisten (z.B. Adalat®, Isoptin®) oder Betablockern (z.B. Beloc®).

Bei schwerer Symptomatik und ausgeprägter Anämie kann auch heute noch zur kurzfristigen Hilfe die Durchführung einer Bluttransfusion indiziert sein (EPO-Therapie überprüfen). Während der Dialyse erweist es sich häufig als nützlich, intermittierend Sauerstoff zu geben. Natürlich muß in Abhängigkeit von der gesamten Situation auch die Indikation zu weiterführender Diagnostik (z.B. Koronarangiographie) und weiterführender Therapie (z.B. aorto-koronare Bypass-Operation) geprüft werden.

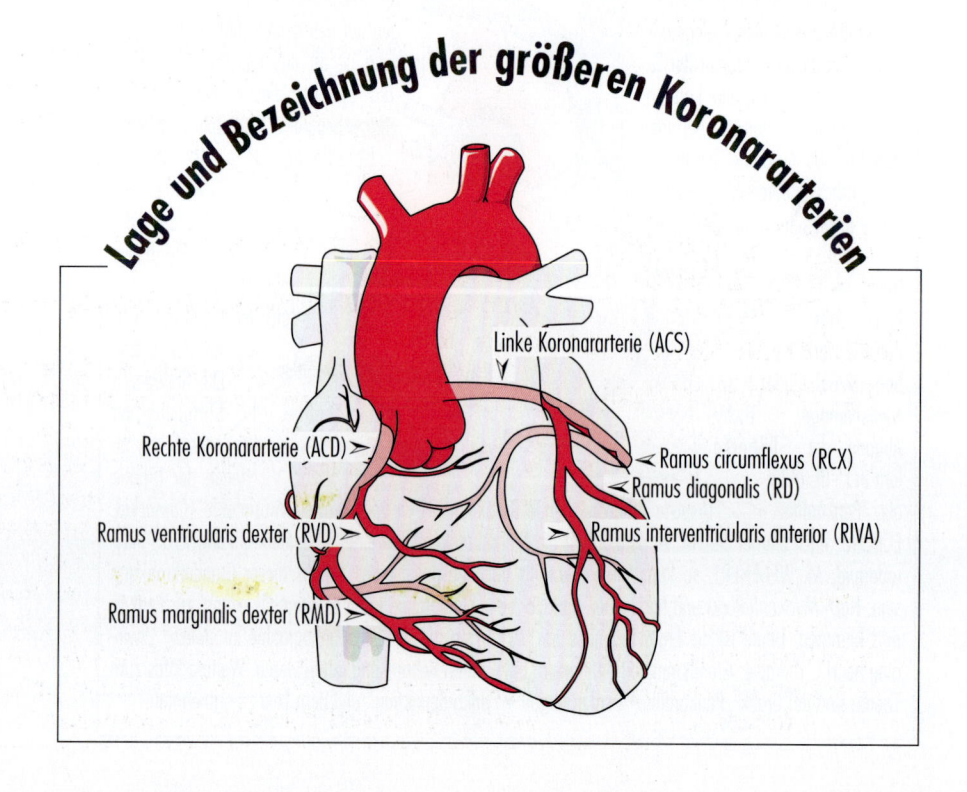

Lage und Bezeichnung der größeren Koronararterien

Linke Koronararterie (ACS)
Rechte Koronararterie (ACD)
Ramus circumflexus (RCX)
Ramus diagonalis (RD)
Ramus ventricularis dexter (RVD)
Ramus interventricularis anterior (RIVA)
Ramus marginalis dexter (RMD)

Herzinsuffizienz

Herzinsuffizienz bezeichnet die Unfähigkeit des Herzmuskels in Ruhe (= Ruheinsuffizienz) oder bei Belastung (= Belastungsinsuffizienz) den für den Stoffwechsel notwendigen Blutauswurf aufzubringen bzw. den venösen Rückfluß aufzunehmen, im engeren Sinn die Herabsetzung der Kontraktilität.

Demgemäß spricht man von „**backward failure**" („rückwärtsgerichtetem Herzversagen") wenn die Symptome eher Folge einer passiven venösen Stauung sind oder von „**foreward failure**" bzw. „**low output failure**" („Vorwärtsversagen").

Herzmuskelhypertrophie, urämische Kardiomyopathie und diastolische Dysfunktion des linken Ventrikels

Querschnitte durch den Kammerteil des Herzens

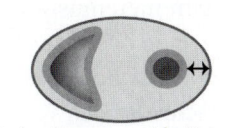

Rechte Kammer   Linke Kammer
Normalzustand

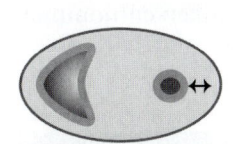

Konzentrische Linksherzhypertrophie
Zunahme der Muskelmasse ohne Erweiterung der Lichtung

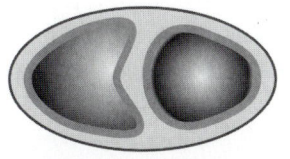

Exzentrische Rechts- und Linksherzhypertrophie
Zunahme der Muskelmasse mit Erweiterung der Lichtung durch Längenwachstum der Herzmuskelfasern und mikronekrosebedingte Muskelfaserverschiebung:
„**Gefügedilatation**" mit resultierender Zunahme der Sauerstoffdiffusionsstrecke zwischen Kapillaren und Herzmuskelfasern: Verschlechterung der Sauerstoffversorgung des Herzmuskels.

Als Ursache der sogenannten **urämischen Kardiomyopathie** mit Erweiterung der linken Kammer und gestörter systolischer Pumpfunktion galten früher der Bluthochdruck und nicht näher definierte „Urämietoxine". Die oben aufgeführte Definition der urämischen Kardiomyopathie kann so heute nicht mehr aufrecht erhalten werden, da man zwischenzeitlich durch invasive und nicht invasive Untersuchungen zeigen konnte, daß neben der linksventrikulären Hypertrophie die diastolische Füllung des linken Ventrikels bei Niereninsuffizienten und Dialysepatienten eingeschränkt ist. Diese gestörte diastolische Druck-Volumen-Beziehung ist nicht Ausdruck einer volumeninduzierten erhöhten Vorlast, sondern eine **Dehnbarkeitsstörung der linken Herzkammer**. KRAMER und Mitarbeiter definieren die **urämische Kardiomyopathie** als **hypertrophe Kardiomyopathie mit gestörter diastolischer Compliance** (erhöhte Steifigkeit des Herzmuskels) **und normaler systolischer Pumpfunktion des linken Ventrikels**.

Die **Ursachen der linksventrikulären Hypertrophie** (als eine Triebfeder der diastolischen Funktionsstörung) bei chronischer Niereninsuffizienz sind vielgestaltig, folgende Faktoren dürften eine Rolle spielen: • 1. Hypertonie, • 2. Renale Anämie, • 3. Volumenüberlastung durch Hyperhydratation, • 4. Volumenüberlastung durch (zu) große Shuntvolumina – besonders bei proximalen Shunts, • 5. Sekundärer Hyperparathyreoidismus.

Weiteren Anstoß zur Entwicklung der diastolischen Dysfunktion gibt die „intermyokardiozytäre Fibrose", also eine Bindegewebsanreicherung zwischen den Herzmuskelzellen, wofür wiederum die Aktivierung des Renin-Angiotensin-Aldosteron-Systems (s.d.) verantwortlich gemacht wird.

Weitere pathophysiologische Einzelheiten sind in der Grafik „(Herz)muskel-(patho)physiologie" aufgeführt.

Welche **Konsequenzen** hat nun die diastolische Dysfunktion **für die Praxis der Nierenersatztherapie**?

Kurz gesagt sind das die fortschreitende Linksherzinsuffizienz und die Dialyse-Hypotonie.

Als **therapeutische Konsequenzen** wären zu nennen: • 1. Konsequente Blutdrucknormalisierung in einen Bereich, der eben mit dem Wohlbefinden des Patienten kompatibel ist. (Es gibt Anhaltspunkte dafür, daß sich die linksventrikuläre Hypertrophie bei Dialysepatienten unter Therapie mit ACE-Hemmern zurückbilden kann); • 2. Niedrige UF-Raten! (womit die alte Dialyse-Weisheit, daß Dialysezeit durch nichts zu ersetzen ist, wieder einmal bestätigt wird: Effektive Dialyse beginnt bei 3 x wö. 5 Stunden); • 3. Natrium-Profil; • 4. Absolut (!) acetatfreie Dialyse; • 5. Niedrige Temperatur der Dialysierflüssigkeit, ggf. Temperaturprofil (Patient soll gerade nicht frieren – auch ein „alter Hut"); • 6. Patienten mit Dialyse-Hypotonie sollen unmittelbar vor oder während der Dialyse wenig/nichts essen; • 7. HF/HDF/PD bei therapieresistenten Fällen versuchen; • 8. Wenn möglich: Schnelle Transplantation anstreben.

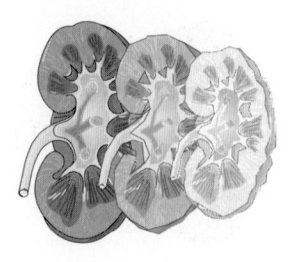

Beim low output failure spiegelt sich die ungenügende Sauerstoffversorgung der Gewebe in verstärkter Sauerstoffausschöpfung des Hämoglobins wider, Hypoxie und Azidose im Gewebe bewirken eine Verschiebung der Sauerstoff-Hämoglobin-Dissoziationskurve nach rechts.

Zur Steigerung der Verwirrung des Einsteigers spricht man nun auch noch von „**Rechts- und/oder Linksherzinsuffizienz**". Bei ungenügender Funktion überwiegend der linken Herzkammer finden wir Symptome der Lungenstauung mit Atemnot und Zyanose bis zum Lungenödem, bei ungenügender Rechtsherzfunktion Venenstauung im großen Kreislauf, Ödeme, Leberschwellung, Aszites.

Ist der gesamte Herzmuskel insuffizient finden wir gemischte Symptome und sprechen von globaler Myokard- (Herzmuskel-) Insuffizienz.

Alles was bisher genannt wurde, bezog sich auf den Herzmuskel, bzw. die muskuläre Form der Herzinsuffizienz, die in allen Variationen auch beim Niereninsuffizienten anzutreffen ist.

Der häufigste krankhafte Herzbefund beim niereninsuffizienten Patient ist die **diastolische Dysfunktion**, eine nichtmuskuläre Herzinsuffizienz durch eine Füllungsbehinderung der Herzkammern. Die klinische Symptomatik unterscheidet sich von der muskulären Herzinsuffizienz nicht prinzipiell, wobei je nach Lokalisation der Füllungsbehinderung Symptome links- oder rechtsventrikulärer Insuffizienz im Vordergrund stehen. Weitere Informationen hierzu können den Grafiken entnommen werden.

Lungenödem

Das akute Lungenödem ist ein lebensbedrohliches Geschehen, welches gekennzeichnet ist von einer „Durchtränkung" des Alveolarlumens (Hohlräume in den Lungenbläschen) oder des Lungeninterstitiums mit einer Flüssigkeit.

Die häufigste kardiale Ursache des akuten Lungenödems ist die Linksherzinsuffizienz, die häufigste nichtkardiale Ursache ist beim Niereninsuffizienten die Überwässerungslunge.

Druckbelastung der linken Herzkammer bei (exzessivem) Bluthochdruck, Herzmuskelschädigung, z.B. durch Koronarsklerose, Systemerkrankungen mit Muskelbefall, metastatische Verkalkungen und Volumenexpansion (Überwässerung) können auslösende Faktoren für ein Lungenödem sein.

Symptome: Hochgradige Atemnot, Unruhe, Todesangst, Zyanose, Rasselgeräusche mit Trachealrasseln („Kochen", „Brodeln"), dünnflüssiger blutig-schaumiger Auswurf.

Akutbehandlung beim (meist anurischen) **Dialysepatient**: Sofortige Dialyse oder Hämofiltration mit hoher Ultrafiltration.

(HERZ)MUSKEL(PATHO)PHYSIOLOGIE

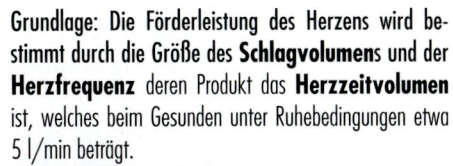

Grundlage: Die Förderleistung des Herzens wird bestimmt durch die Größe des **Schlagvolumen**s und der **Herzfrequenz** deren Produkt das **Herzzeitvolumen** ist, welches beim Gesunden unter Ruhebedingungen etwa 5 l/min beträgt.

Hauptaufgabe des linken Herzens ist die Versorgung der Körpergewebe mit sauerstoffreichem Blut (Körperkreislauf, Hochdruckkreislauf). **Hauptaufgabe des rechten Herzens** ist es, das von den Organen zurückfließende Blut in den Lungenkreislauf zu befördern, um dort den Gasaustausch durchzuführen (Niederdrucksystem, Lungenkreislauf).

Einige wenige Worte zur **Muskelfunktion**: Die fundamentale kontraktile Einheit des Muskels ist das **Sarkomer**, welches aus parallel angeordneten Aktin- und Myosinfilamenten besteht. Tritt Kontraktion ein, gleiten die Aktinfilamente zwischen die dikkeren Myosinfilamente hinein — wie Finger in einen Handschuh (vgl. Grafik oben/links). Die Kontraktion ist begleitet von elektrischen Vorgängen und von einem extrazellulär-intrazellulärem Ionenaustausch (Natriumeinstrom, Kaliumausstrom). Für den Herzmuskel ist besonders bedeutsam, daß er im Gegensatz zum Skelettmuskel kalziumlabil ist. Zur näheren Erklärung der Einzelheiten der Muskeltätigkeit kann an dieser Stelle nur auf die Lehrbücher der Physiologie verwiesen werden.

Noch ein paar Erläuterungen zur diastolischen Dysfunktion des Herzmuskels:
Die **praktische Bedeutung der diastolischen Dysfunktion bei Dialysepatienten** liegt in der Verminderung der Regulationsbreite des Herzzeitvolumens mit erhöhten linksventrikulären enddiastolischen Füllungsdrücken. Es gilt folgende Beziehungskette: Anstieg des enddiastolischen Volumens und Drucks im linken Ventrikel → Druckanstieg im linken Vorhof → Anstieg des pulmonalen Kapillardrucks → fortschreitendes diastolisches Linksherzversagen mit Belastungsdyspnoe/Ruhedyspnoe bis zum Vollbild mit Lungenödem. Dabei besteht eine radiologisch normale Herzgröße (aber meist sind pulmonale Stauungszeichen nachweisbar), echokardiographisch ist die linksventrikuläre Funktion unauffällig.

Während der Dialyse ist folgende Situation anzutreffen: Durch den Flüssigkeitsentzug kommt es zu einer Verminderung der Vorlast („preload" — das ist die Kraft, welche die entspannte Ventrikelwand am Ende der Diastole dehnt, es resultiert eine passiv entstandene diastolische Faserspannung). Die diastolische Faserspannung wächst mit dem Füllungsdruck und dem Füllungsvolumen, sie verhält sich invers zur Wanddicke (LaPlace'sches Gesetz). Für die Kontraktionsfunktion ist es wesentlich, daß sich — abhängig von der diastolischen Dehnung der Kammerwand — auch die Dehnung der kontraktilen Herzmuskelelemente (Sarkomere) ändert. Nur bei bestimmter Sarkomerlänge ($\approx 2{,}2\ \mu m$) ist eine maximale Kontraktionskraft der Herzmuskulatur erreichbar (STARLING'sche Herzfunktionskurve). Bei Volumenmangel (z.B. rasche Ultrafiltration) mit diastolischer Füllungsstörung bei vermehrter myokardialer Steifheit arbeitet das Herz außerhalb des Kontraktionsoptimums, es resultiert eine Abnahme des Schlagvolumens mit kritischer Verminderung des Herz-Zeit-Volumens und Blutdruckabfall.

Die zweite Kompensationsmöglichkeit des Herzens zur Steigerung der Förderleistung, die Steigerung der Herzfrequenz, fällt infolge der urämischen und/oder diabetischen Neuropathie ebenfalls aus. Weiter akzentuiert wird die Situation durch begleitende Nachlastsenkung infolge Vasodilatation (Acetat, zu warme Dialysierflüssigkeit, Medikamente, Alkohol), wobei es wichtig ist zu wissen, daß sich (ohne diastolische Dysfunktion) das Schlagvolumen invers zur Nachlast ändert.

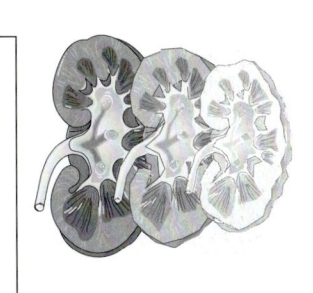

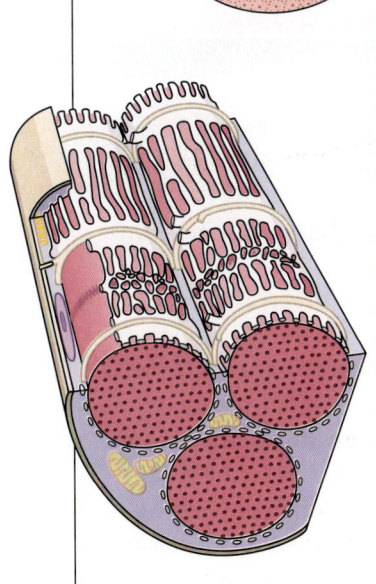

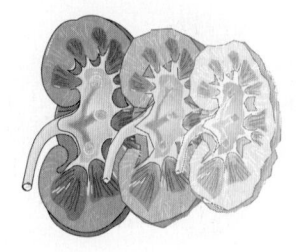

Empfehlenswerte flankierende Behandlungsmaßnahmen bei Lungenödem bis zum Dialysebeginn bzw. bis zur Besserung der Symptomatik:

- Oberkörper hochlagern, Beine tief
- Blutdruckmanschetten an den drei nicht-shunttragenden Extremitäten anlegen und für etwa 15 Minuten auf 40 bis 60 mmHg aufpumpen
- Zur Vorlastsenkung: Nitroglycerinkapseln (z.B. 1 bis 2 Kaps. zu 0,8 mg) oder
- Intravenöse Nitroglycerininfusion via Perfusor unter strenger Blutdruckkontrolle, z.B. 2 bis 6 mg Aquo-Trinitrosan® pro Stunde
- Calciumantagonisten zur Nachlastsenkung, besonders bei hohem Blutdruck, z.B. 10 bis 20 mg Nifedipin p.o.
- Sauerstoffgabe: 10 l/min per Maske
- Ruhigstellung des Patienten, z.B. mit 5 bis 10 mg Diazepam oder 10 bis 20 mg Morphium i.v.
- Evtl. Katecholamine: Dopamin oder Dobutamin 100 µg/min bis maximal 1 mg/min als Dauerinfusion
- Evtl. (äußerste Vorsicht wegen der Elektrolytverschiebungen unter der Dialyse!) rasche Digitalisierung bei Vorhofflimmern mit absoluter Arrhythmie und schneller Kammerfrequenz
- Bei „sprudelndem" Lungenödem Intubation und kontrollierte volumengesteuerte Überdruckbeatmung
- Weitere Maßnahmen zur Behandlung ergeben sich aus der aktuellen Situation, Vorbehandlung, Begleiterkrankungen ... Wichtig: Kardiale Ursache (Infarkt!) als Ursache ausschließen

Akzelerierte Arteriosklerose

Die am Anfang des Kapitels aufgeführten Risikofaktoren begünstigen die beschleunigte Entwicklung einer Arteriosklerose („Arterienverkalkung"), der häufigsten **Systemerkrankung der Arterien** mit fortschreitender Degeneration und produktiven Veränderungen in den Gefäßwänden.

Die **klinische Manifestation** erfolgt bevorzugt in den folgenden Krankheitsbildern: Koronare Herzkrankheit, periphere arterielle Verschlußkrankheit (Claudicatio intermittens), Aortenaneurysma, zerebrale Durchblutungs- und Funktionsstörungen. Weitere Informationen finden Sie in der Grafik „Arteriosklerose und Reparaturmöglichkeiten" wobei selbstverständlich die vorbeugende Behandlung von Risikofaktoren Vorrang vor der „Reparatur" hat.

In den letzten Jahren hat die Rolle von **Homocystein** als eigenständiger Risikofaktor in der Entwicklung arteriosklerotischer Komplikationen bei niereninsuffizienten Patienten eine Bedeutung erlangt. Homocystein konnte schon bei Nierengesunden als unabhängiger Risikofaktor für die Entwicklung der koronaren Herzkrankheit identifiziert werden, bei Niereninsuffizienten werden z.T. erhebliche Spiegelerhöhungen dieser schwefelhaltigen Aminosäure gefunden, die durch Demethylierung von Methionin entsteht.

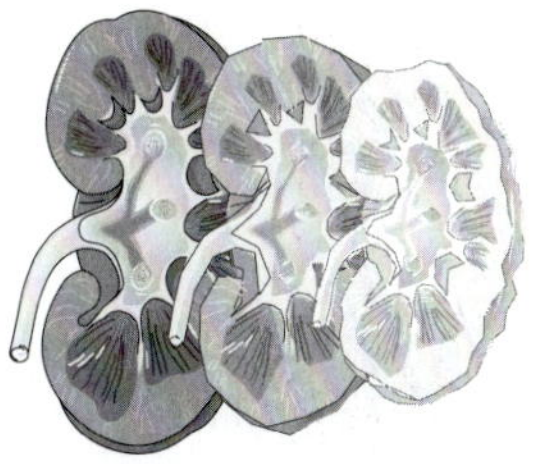

ARTERIOSKLEROSE & Reparaturmöglichkeiten

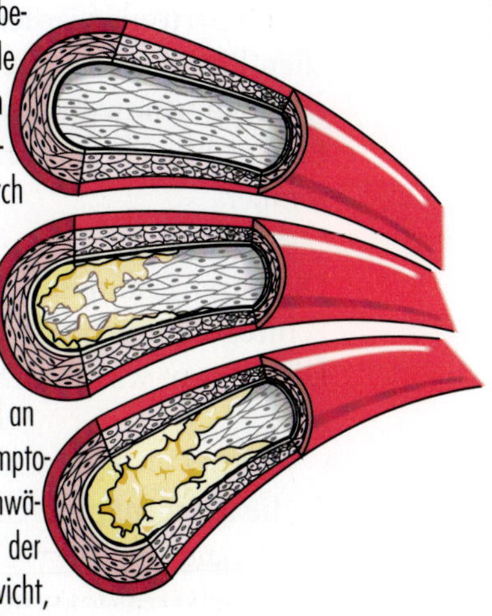

Die beste Arteriosklerose ist die Arteriosklerose, die gar nicht erst entsteht. Leider sind wir in der Dialyse sehr oft mit der Notwendigkeit der „Reparatur" konfrontiert. Ein paar Bilder zur Verdeutlichung:

Arteriosklerose (Atherosklerose), „Gefäßverkalkung" bezeichnet als Sammelbegriff die chronisch fortschreitende Einengung der Gefäßlichtung durch Zellveränderungen der Gefäßinnenhaut (Intima) und der inneren Schichten der mittleren Arterienwand (Media): Sklerose durch Bindegewebswucherung, Quellung der „Kittsubstanzen" und Einlagerung von Cholesterin, Fettsäuren und Kalk, später gefolgt von Nekrosen. Vordergründig treten die Veränderungen besonders an den Herzkranzgefäßen, Hirngefäßen, am Augenhintergrund und an den Nierengefäßen auf und verursachen vielfältige Symptomatik von der körperlichen und geistigen Leistungsschwäche bis zu Infarkten und Gangrän. Der Extremfall ist der Gefäßverschluß. **Risikofaktoren**: Hypertonie, Übergewicht, Bewegungsmangel, Nikotin, genetische Faktoren, Diabetes mellitus u.a. Stoffwechselkrankheiten.

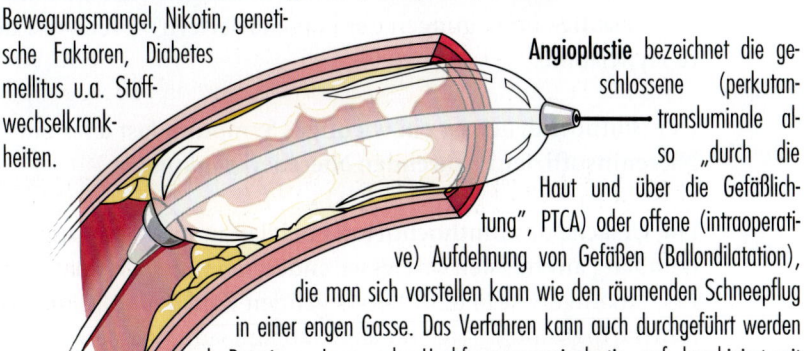

Angioplastie bezeichnet die geschlossene (perkutan-transluminale also „durch die Haut und über die Gefäßlichtung", PTCA) oder offene (intraoperative) Aufdehnung von Gefäßen (Ballondilatation), die man sich vorstellen kann wie den räumenden Schneepflug in einer engen Gasse. Das Verfahren kann auch durchgeführt werden als Rotations-, Laser- oder Hochfrequenzangioplastie, ggf. kombiniert mit der Einlage eines „Stents" — das ist eine Art „Drahtgerüst" zum Offenhalten des durchgängig gemachten Gefäßabschnittes.

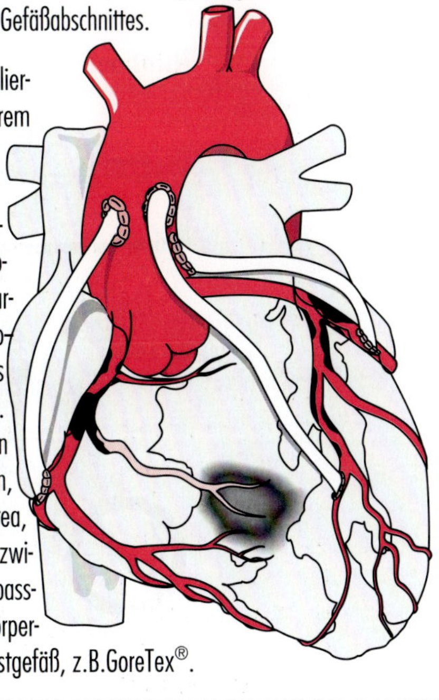

Die Gefäß-**Bypassoperation** ist heute ein etabliertes Standardverfahren. Ein Bypass ist in unserem Zusammenhang eine auf Dauer angelegte Umgehungsanastomose, Resultat ist ein Kollateralkreislauf. Die Abbildung zeigt einen koronarchirurgischen Dreifach-Bypass: Aorto-koronarer Bypass, d.h. zwischen Aorta und Koronararterie. Die Operation kann als „ACVB" (aorto-coronary venous bypass) oder „IMA"-Bypass (internal mamarial artery) ausgeführt werden. Blutumleitende Bypass-Operationen können an allen größeren Gefäßen durchgeführt werden, so z.B. zwischen A. femoralis und A. poplitea, zwischen Pfortader und unterer Hohlvene, zwischen Aorta und Nierenarterie u.a.m. Bypass-Gefäß ist meist eine schadlos resezierbare körpereigene Vene als Autotransplantat oder ein Kunstgefäß, z.B.GoreTex®.

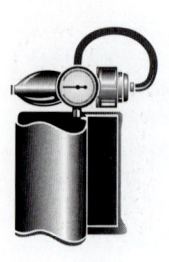

Die Homocysteinkonzentration fällt während der Dialyse um etwa 50 % ab, die Konzentration bleibt dennoch höher als bei gesunden Vergleichspersonen. Inwieweit Folsäuregaben oder die Substitution von Vitamin B_6 und B_{12} oder der Einsatz bestimmter Membranen/Dialyseverfahren die Verstoffwechselung/Eliminierung von Homocystein beeinflussen können ist Gegenstand weiterer Untersuchungen.

Renale Hypertonie

Als Hypertonie werden chronisch erhöhte Werte des intraarteriellen Blutdruckes bezeichnet. Der Begriff **primäre oder essentielle Hypertonie** bedeutet, daß keine organische Ursache des Bluthochdrucks bekannt ist, dies betrifft etwa 95 % der Hypertoniker.

Die Bezeichnung **sekundäre Hypertonie** meint, daß organische Fehlregulationen oder Krankheiten den Hochdruck bedingen. Diese Form wird bei rund 5 % der Hochdruckpatienten gefunden.

In die letztgenannte Gruppe zählt auch die **renale Hypertonie**. Die renale Hypertonie kann bedingt sein durch angeborene oder erworbene renoparenchymatöse Erkrankungen oder ein- oder doppelseitige Einengungen der Nierenarterie(n) = renovaskuläre Hypertonie.

Der **Bluthochdruck ist ein wichtiges Symptom fast aller zur Niereninsuffizienz führenden Nierenerkrankungen.**

Die **Ursache des Bluthochdrucks** bei den in unserem Zusammenhang am meisten interessierenden renoparenchymatösen Erkrankungen ist in der überwiegenden Zahl der Fälle eine Volumenexpansion infolge renaler Natrium- und Wasserretention, seltener (ca. 10 %) eine erhöhte renale Reninproduktion.

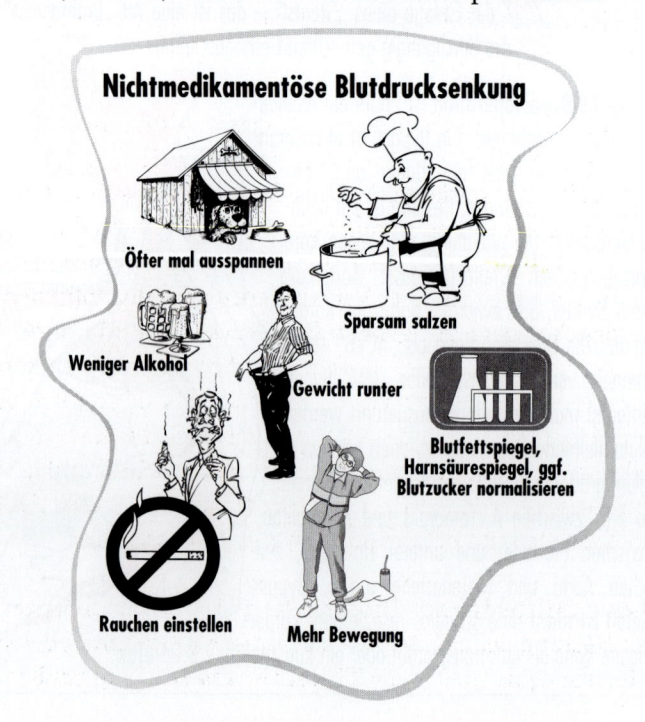

Nichtmedikamentöse Blutdrucksenkung

- Öfter mal ausspannen
- Sparsam salzen
- Weniger Alkohol
- Gewicht runter
- Blutfettspiegel, Harnsäurespiegel, ggf. Blutzucker normalisieren
- Rauchen einstellen
- Mehr Bewegung

Unsere Dialysepatienten sind meist ältere Menschen, deshalb ein paar **grundsätzliche Tips zur blutdrucksenkenden Therapie** bei dieser Patientengruppe:

- Folgerichtig zu den o.g. Ausführungen der Ursachen der renoparenchymatösen Hypertonie bestehen die ersten Maßnahmen der Blutdrucksenkung beim niereninsuffizienten Hypertoniker in der Bekämpfung der Volumenexpansion. Dies gelingt am effektivsten, am sichersten und mit den wenigsten Nebenwirkungen durch Langzeitdialyse (wenigstens 15 Stunden pro Woche) wie die exzellenten Ergebnisse aus Tassin belegen (Laurent, Charra et al.).

- **Nichtmedikamentöse Maßnahmen der Blutdrucksenkung** können der Grafik entnommen werden.

- Einen über Jahre „vergammelten" Blutdruck nie innerhalb von Tagen senken wollen, gute Blutdruckeinstellung braucht zuerst Kooperation und Einnahmetreue des Patienten. Kommt der Patient zu dem Schluß, daß es ihm mit normalem Blutdruck schlechter geht als vorher, hat der Doktor schlechte Karten ... Also: **Langsame Blutdrucksenkung** über Wochen, ja Monate! Merke: **Bei der Hypertoniebehandlung des älteren Menschen ist die beste Behandlung meist die, die der Patient am besten verträgt!**

- Erarbeiten Sie mit dem Patient ein möglichst **einfaches Therapieschema** mit **wenig**en **Medikamente**n!

- Differentialtherapeutische Berücksichtigung der **geänderten Pharmakokinetik bei Niereninsuffizienz**!

- Ganz wichtig: **Blutdruckkontrollen im Stehen**! Der orthostatische Blutdruckabfall sollte 30 mmHg keinesfalls überschreiten. Hat der liegende Dialysepatient einen hohen Blutdruck mit großer Amplitude (diastolischer Wert unter 85 mmHg, also z.B. 190/70 mmHg) nicht nervös werden und gleich zur Spritze greifen!

- Ein normaler diastolischer bei erhöhtem systolischem Blutdruck ist im höheren Lebensalter immer verdächtig auf das Vorliegen einer stärkeren **Mediasklerose** der Arterien. Aus physikalischen Gründen führt diese Elastizitätsabnahme („starrer **Windkessel**") der Arterien zu einer **Überhöhung des systolischen und zu einer Verminderung des diastolischen Blutdruckes**, eben zur **großen Blutdruckamplitude**, ohne daß sich der arterielle Mitteldruck ändert. Solche Patienten können systolische Blutdruckspitzen von 250 mmHg haben, sie kollabieren unter antihypertensiver Therapie bei konventionell gemessenem systolischem Blutdruck von 160 mmHg. Mißt man bei solchen Patienten den direkten intraarteriellen Blutdruck besteht oft (ohne Therapie) Normotonie!

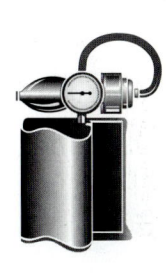

- Thema „**Mitteldruck**": Die Faustformel zur überschlägigen Abschätzung des „Mitteldruckes" ist wenig bekannt, obwohl es für die tägliche schnelle Therapie-Entscheidung am Krankenbett kaum etwas Besseres gibt: **Der arterielle Mitteldruck kann nach der Faustformel „diastolischer Blutdruck + 1/2 Amplitude" abgeschätzt werden.** Beispiel: Der sphygmomanometrisch gemessene Blutdruck beträgt im Liegen 220/70 mmHg, im Stehen 190/70 mmHg; Amplitude = 120 mmHg. Berechnung des Mitteldrucks: 70 mmHg + 60 mmHg = 130 mmHg. **Es hat sich uns in jahrelanger Praxis sehr bewährt erst zu behandeln, wenn der Mitteldruck 130 mmHg überschreitet.**

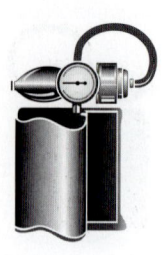

- Kritisch prüfen, ob der Patient vor Dialyse unbedingt seine Antihypertensiva einnehmen muß. Es ist empfehlenswert, erst unter der Dialyse – der aktuellen Situation individuell angepaßt – die eben notwendige Dosis an Blutdrucksenkern zu verabreichen („Titrieren").

- Zusammenfassender **Leitsatz: Wir behandeln den Menschen, nicht den Blutdruck!** Es ist heute völlig klar, daß neben einer ausreichenden Dialyse und effektiven Blutdrucksenkung auch alle anderen Risikofaktoren behandelt werden sollten um das kardiovaskuläre Risiko zu senken. Nierenersatztherapieverfahren, die solche Risikofaktoren sogar verschlechtern erscheinen im Zwielicht (Dauerhyperglykämie unter PD)!

- **Definition der Hypertonie:**
- **Normotonie:** RR unter 140/90 mmHg
- **Grenzwerthypertonie:** 140-160/90-95 mmHg
- **Hypertonie:** RR über 160/95 mmHg

Diastolische Blutdruckwerte-Werte über 115 mmHg werden als **schwere Hypertonie** eingestuft.

Die **Diagnose einer Hypertonie** soll durch Nachweis erhöhter Blutdruckwerte bei **wenigstens drei Messungen** belegt sein, äußere Umstände, die eine RR-Erhöhung bedingen können, sollen ausgeschlossen sein.

Aufzuführen wären: Zu kleine Blutdruckmanschette, Medikamente (Östrogene, Steroide, Nasentropfen) und psychische Erregung oder kurz zurückliegende körperliche Anstrengung des Patienten.

Große Bedeutung hat die **24-Stunden-Blutdruckmessung** (ABDM, Langzeitblutdruckmessung) für die Diagnostik, Verlaufs- und Therapiebeurteilung in den letzten Jahren erlangt.

Mikroprozessorgesteuerte Meßgeräte erlauben die zuverlässige Registrierung und Auswertung von 24-Stunden-Blutdruckprofilen. Während bisher ein Einblick in individuelle Blutdruckhöhe und -verlauf nur durch eine Vielzahl von Gelegenheitsmessungen („casual blood pressure") möglich war (insbesondere die Blutdruckselbstmessung durch den Patient), erlaubt die 24-Stunden-RR-Messung eine noch höherwertige Aussage.

Die Meßintervalle sollten am Tag (7.00 bis 22.00 Uhr) 15 bis 20 Minuten und in der Nacht 30 Minuten betragen.

Die **obere Grenze für normale Tagesmittelwerte der 24-Stunden-Blutdruckmessung** (7.00 bis 22.00 Uhr) wird mit **135/80 mmHg** angesetzt. Darüber hinaus sollte in der Nachtphase ein Abfall der systolischen und diastolischen Werte um im Mittel **15 % erfolgen**.

Blutdruckmessung am Handgelenk: Seit 1994 sind vollautomatisch nach dem oszillometrischen Prinzip arbeitende Meßgeräte zur Selbstmessung des Blutdrucks am Handgelenk auf dem Markt. Die Geräte haben eine Fuzzy-Logik, auf Knopfdruck wird der Meßvorgang mit dem automatischen Aufpumpen der Manschette eingeleitet, das Ablassen erfolgt ebenfalls selbsttätig. Kleinheit des Gerätes („blood pressure watch"), angenehme Handhabung, Schnelligkeit der Messung und fehlende Störmöglichkeiten der Bekleidung bei der Messung sind bestechende Vorteile der Technologie.

Wir haben zwei Geräte getestet und konnten **keine befriedigende Übereinstimmung der ermittelten Werte bei Wiederholungsmessungen und Vergleichsmessungen** mit herkömmlichen Blutdruckmeßgeräten am Oberarm feststellen. Extrem genau muß auf die Lage des Handgelenks in Herzhöhe geachtet werden. Insgesamt erscheinen die Geräte derzeit für die Anwendung in der nephrologischen Praxis noch nicht geeignet.

Tips zur Praxis der konventionellen Blutdruckmessung

Die Blutdruckkontrolle gehört zu den häufigsten Kontrollmaßnahmen in Zusammenhang mit der Dialysedurchführung. Zwar scheint es auf den ersten Blick nicht erforderlich, hierüber zu referieren, jedoch zeigt sich bei genauerem Hinsehen, daß es da auch nach vielen Berufsjahren noch Unklarheiten gibt.

Der „normal dicke" Oberarm hat einen Umfang von 20 bis 40 cm, die hier zu verwendende Blutdruckmanschette soll 12 cm breit sein, die Länge der Manschette und die Art des Verschlusses sind von untergeordneter Bedeutung.

Für Oberarmumfänge unter 20 cm (Kinder, kachektische Patienten) gibt es schmalere Manschetten (2,5 bis 8 cm), für Oberarmumfänge über 40 cm sind Manschetten zwischen 16 und 20 cm Breite, sowie 60 bis 80 cm Länge erhältlich.

Bei zu kleiner Manschette ist der gemessene Druck zu hoch, bei zu großer Manschette wird der Blutdruck zu niedrig gemessen (Druck = Kraft pro Fläche, sinkt die Fläche steigt der Druck!). Bei Verwendung einer noch luftgefüllten Manschette werden überhöhte Werte gemessen.

Die **Ellenbeuge** soll beim Blutdruckmessen etwa **in Herzhöhe** liegen, **als Abstand zwischen unterem Manschettenrand und Ellenbeuge etwa 2,5 cm** einhalten! Vor dem Aufsetzen des Stethoskops ist im Bedarfsfall die **Arteria brachialis zu tasten**, gehört wird dort, wo der Tastbefund am stärksten ist und die Geräusche am lautesten sind.

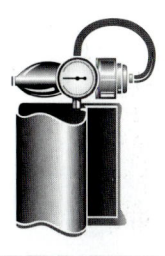

Blutdruck-Korrekturtabelle
Beziehung von Manschettengröße und Extremitätenumfang

Umfang der Extremität, cm	Blutdruckmanschette 12x23 cm		Blutdruckmanschette 15x33 cm		Blutdruckmanschette 18x36 cm	
	Korrektur systolisch, mmHg	Korrektur diastolisch, mmHg	Korrektur systolisch, mmHg	Korrektur diastolisch, mmHg	Korrektur systolisch, mmHg	Korrektur diastolisch, mmHg
20	11	7	11	7	11	7
22	9	6	9	6	11	6
24	7	5	8	5	10	6
26	5	3	7	5	9	5
28	3	2	5	4	8	5
30	0	0	4	3	7	4
32	-2	-1	3	2	6	4
34	-4	-3	2	1	5	3
36	-6	-4	0	1	5	3
38	-8	-6	-1	0	4	2
40	-10	-7	-2	-1	3	1
42	-12	-9	-4	-2	2	1
44	-14	-10	-5	-3	1	0
46	-16	-11	-6	-3	0	0
48	-18	-13	-7	-4	-1	-1
50	-21	-14	-9	-5	-1	-1
52	-23	-16	-10	-6	-2	-2
54	-25	-17	-11	-7	-3	-2
56	-27	-19	-13	-7	-4	-3

Es gehört in der Dialyse nicht zu den ganz seltenen Ereignissen, daß der Blutdruck am Bein gemessen werden muß. Die gleiche Situation ist bei Messung an „sehr umfänglichen" oder sehr schlanken Oberarmen gegeben. Manchmal steht hierfür keine geeignete Manschette zur Verfügung (z.B. Schenkelmanschette ≈18x36 cm, Meßwerte rechts in der Tabelle). Der gemessene Wert sollte dann korrigiert werden: Ermitteln Sie den Umfang der Extremität und verrechnen Sie den Wert aus der Tabelle mit Ihrem gemessenen Blutdruck (Tabellenwerte ohne Vorzeichen addieren, die anderen abziehen). Allgemein kann man sich merken, daß bei Messung mit Standardmanschette am Oberschenkel (so dies möglich ist) der systolische Wert um 20, der diastolische um 15 mmHg reduziert werden müssen.

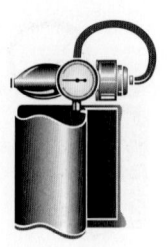

Lassen Sie die **Luft** sehr **langsam ab** (2 bis 3 mmHg pro Sekunde). Das ist besonders wichtig bei Bradykardie (langsamer Herzschlagfolge), absoluter Arrhythmie und sehr leisen Geräuschen.

Zu schnelles Ablassen des Manschettendrucks bewirkt zu niedrige systolische und zu hohe diastolische Blutdruckwerte.

Im Zweifelsfall: Neue Blutdruckmessung! „Nachpumpen" verfälscht die Werte.

Prüfen Sie bei jedem ermittelten RR-Wert, ob dieser **plausibel** ist! Ein einzelnes Geräusch, welches Sie beim Blutdruckmessen hören, kann alle möglichen Ursachen haben, **nur Töne im Pulstakt sind verwertbar**. Auch führt **abschnürende Kleidung am Meßarm** zu Veränderung oder Fehlen der typischen Geräusche.

Also: Der systolische Blutdruck wird abgelesen beim Auftreten der ersten beiden sicher identifizierten Pulstaktgeräusche, der diastolische Blutdruck wird beim Aussetzen der Geräusche abgelesen. Falls die Geräusche bis zum Nullpunkt hörbar bleiben, wird dann abgelesen, wenn die Töne signifikant leiser werden.

Hochdruckfolgen - Risikofaktor Hypertonie

Bereits nach wenigen Jahren hinterläßt eine unbehandelte oder unausreichend behandelte Hypertonie **irreversible Organschäden**, wobei insbesondere vier Organsysteme betroffen sind: **Herz, Niere, Zentralnervensystem und periphere Gefäße**.

Herz: Belastung der linken Herzkammer durch vermehrte Druckarbeit, wobei diese sich zunächst anpaßt und hypertrophiert (Zunahme der Muskelmasse und Größe), später dilatiert (sich erweitert). Begünstigt wird die Herzschädigung beim Niereninsuffizienten durch die rascher verlaufende Arteriosklerose der Herzkranzgefäße. Folgen sind Angina pectoris, Herzinfarkt, Herzrhythmusstörung, Herzinsuffizienz.

Niere: Der Bluthochdruck begünstigt und beschleunigt die Arterio- und Arteriolosklerose der Nierengefäße.

Zentralnervensystem: Über 90 % der „Schlaganfälle" gehen mit einer Hypertonie einher: Massenblutung, Hirninfarkt, Hirnembolie sind die Ursachen des „Schlaganfalls". Die **effektive antihypertensive Therapie führt zu einem ausgeprägten Rückgang des Risikos für diese Erkrankung.**

Sie können also viel Gutes tun, wenn Sie auf die Patienten einwirken, daß die verordneten Medikamente regelmäßig genommen werden!

Informieren Sie den Arzt, wenn Ihnen Unregelmäßigkeiten bekannt werden. Viele Patienten neigen heute dazu, die Medikamente lieber nicht einzunehmen, wenn sie erst den Beipackzettel gelesen haben. Beim Hypertoniker kommt hinzu, daß insbesondere in der ersten Zeit nach Einleitung einer antihypertensiven

Therapie die subjektive Befindlichkeit des Patienten schlechter sein kann, als vor Einleitung der Behandlung. Weisen Sie die Patienten immer wieder darauf hin, daß ein unbehandelter Bluthochdruck wesentlich gefährlicher ist, als möglicherweise auftretende, meist auch vorübergehende Nebenwirkungen der blutdrucksenkenden Behandlung! Natürlich wollen diese Ausführungen nicht dazu verleiten, auftretende Nebenwirkungen zu verharmlosen oder zu verschweigen, sie müssen in jedem Fall mit dem Arzt besprochen werden!

Auge: Auch am Auge – als Teil des Zentralnervensystems – hinterläßt die Hypertonie ihre Spuren: Sklerose der Arterien, Engstellung der Gefäße, Papillenödem und Retinopathie sind die Folgen. Da der Augenhintergrund die einzige Region des Körpers ist, wo Blutgefäße einer einfachen direkten Betrachtung zugänglich sind, soll der Augenhintergrund der Hypertoniker regelmäßig untersucht werden.

Periphere Gefäße: Auch an den peripheren Gefäßen manifestieren sich die Folgen der Hypertonie als arterielle Verschlußkrankheit. Die Gefäßschäden wiederum können zur Aneurysmabildung führen (lokale Erweiterung von Blutgefäßen).

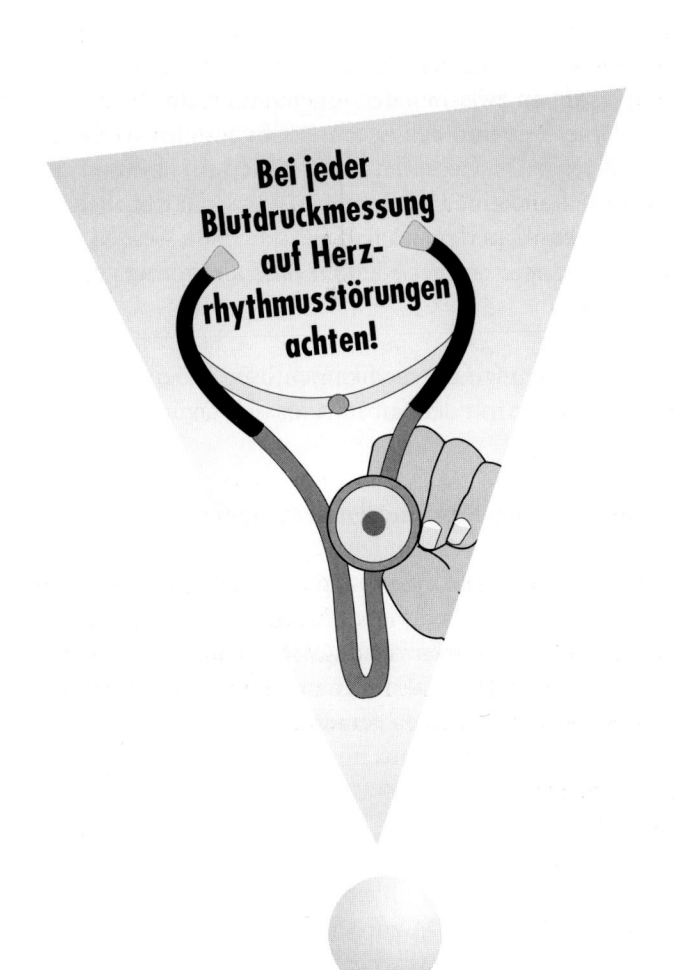

Bei jeder Blutdruckmessung auf Herzrhythmusstörungen achten!

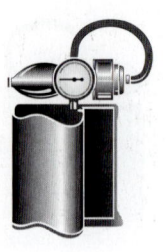

Therapiemöglichkeiten der Hypertonie

Hypertoniebehandlung beginnt mit **Information und Aufklärung** des Patienten über den Risikofaktor Hypertonie. Die weiteren Maßnahmen sind nicht als „Pauschalangebot" zu sehen, vielmehr müssen die für den Einzelfall in Betracht kommenden Methoden individuell für jeden Patient ausgewählt werden, die Grafik auf Seite 58 gibt ein paar Anregungen zur nichtmedikamentösen Basistherapie.

Medikamente in der Hochdruckbehandlung niereninsuffizienter Patienten

Für die **frühen Stadien der Niereninsuffizienz** kann die Frage heute mit einiger Sicherheit beantwortet werden: Es sprechen gute Argumente dafür, daß **ACE-Hemmer** ggf. in Kombination mit **Calciumantagonisten** kardiovaskuläre Komplikationen und Progression der Niereninsuffizienz verzögern können und deshalb zu Mitteln der ersten Wahl werden.

Bei der **terminale**n **Nierninsuffizienz** kann die Frage nach den optimalen Blutdrucksenkern bei der Vielzahl der (Kombinations-) Möglichkeiten eigentlich nur mit „**nach Art des Hauses**" beantwortet werden. Die Datenlage ist bei manchen Substanzen gar nicht so üppig und ich will H. HOLZGREVE zu dieser Frage zitieren: „Wenn Ende der 90er Jahre die vergleichenden Therapiestudien zwischen den sogenannten alten (Diuretika und Betablocker) und den neuen Antihypertensiva (Calciumantagonisten, ACE-Hemmer, Alpha-Rezeptorenblocker) publiziert werden und eine Überlegenheit entweder der alten oder der neuen Antihypertensiva nachweisen, dann werden deren heutige Anhänger sagen, sie hätten es schon immer gewußt oder geahnt."

Trotzdem wollen wir die medikamentösen Möglichkeiten kurz umreißen, da Sie mit den Substanzklassen täglich konfrontiert sind.

Allgemeines: Weil der **Mangel an Patiententreue** die häufigste Ursache einer unausreichenden Blutdruckeinstellung bei Patienten mit Nierenerkrankungen ist, müßte die medikamentöse blutdrucksenkende Therapie im Idealfall minimal, nebenwirkungsarm – besser nebenwirkungsfrei – und hochwirksam sein. Insbesondere soll die **Zahl der einzunehmenden Tabletten so gering wie möglich sein**, da gerade Dialysepatienten auch aus anderen Indikationen heraus noch zahlreiche Medikamente einnehmen müssen.

In dem Zusammenhang darf der Begriff der „**trough-to-peak-Analyse**" nicht unerwähnt bleiben, der auf die amerikanische Gesundheitsbehörde FDA zurückgeht. Grundlage ist die Tatsache, daß die optimale antihypertensive Therapie eine 24-Stunden-Wirkung hat. Der „trough-to-peak-Analyse" (T/P-Analyse) wird hier der Vorzug vor der Bewertung der 24-Stunden-Blutdruckmessung (ABDM) gegeben. Das T/P-Verhältnis wird folgendermaßen definiert: Quotient aus dem Blutdruck am Ende eines Dosierungsintervalls („at trough") und der stärksten Blutdrucksenkung innerhalb des Dosierungsintervalls („at peak") abzüglich des Plazeboeffektes zu beiden Zeitpunkten.

100 % wäre der Idealwert (gute Langzeitwirkung, geringe Blutdruckschwankung im Dosierungsintervall). Die T/P-Analyse hat zahlreiche Schwächen, die hier nicht näher erörtert werden sollen, deren Ursachen aber möglicherweise in einer transatlantischen Diskrepanz in Anwendung und Bewertung der Langzeitblutdruckmessung liegen.

Zurück zur blutdrucksenkenden Therapie und hier zu **möglichen Nebenwirkungen der Antihypertensiva**: Müdigkeit, Depression, Mundtrockenheit, Orthostase, sexuelle Dysfunktion, Blutbildveränderungen ... teilen Sie alle Besonderheiten, die Sie beobachten, oder die Ihnen der Patient mitteilt, dem Arzt mit! Die nachfolgende Aufstellung zeigt nur ganz wenige Beispiele! Allein bei den Betablockern gibt es inzwischen über 30 Substanzen auf den Markt!

Kurzübersicht häufig eingesetzter Antihypertensiva

Diuretika

„Harntreibende Mittel", bei höhergradiger Niereninsuffizienz bevorzugt **Schleifendiuretika**, Beispiele:
- **Torasemid** = Unat®200. Bei vorhandener Restdiurese (Kriterien s.u.) Beginn mit 1/4 Tbl. (= 50 mg), Steigerung nach Effekt bis auf 200 mg = 1 Tbl., auch als Infusionslösung (1 Ampulle = 200 mg Torasemid) erhältlich;
- **Furosemid** = Lasix®. Kann bei erhaltener Restdiurese (über 300 bis 500 ml/24h, messen – nicht schätzen!) beim Dialysepatient z.B. am dialysefreien Tag zum Einsatz kommen. Tagesdosis meist 250 bis 1000 mg.

Besonderheiten: Als Nebenwirkung u.a. Hörschäden möglich. Zum Einsatz von Thiaziddiuretika bei fortgeschrittener Niereninsuffizienz siehe auch Fußnoten 9, 24 und 32 im Kapitel 17 „Medikamente bei Niereninsuffizienz" (Seite 573 ff.).

Betarezeptorenblocker

- **Metoprolol** = Beloc®, Tbl. zu 50 (Beloc®mite) und 100 mg, Ampullen zu 5 mg
- **Propranolol** = Dociton®, Tbl. zu 10, 40 und 80 mg, sowie Ampullen zu 1 mg

Betablocker sollen nicht bei schwerer Herzinsuffizienz, bei höhergradigen AV-oder SA-Blockierungen, bei obstruktiven Bronchialerkrankungen, bei stärkeren peripheren arteriellen Durchblutungsstörungen und auch nicht bei stärkerer Bradykardie eingesetzt werden.

Innerhalb der einzelnen Substanzen dieser häufig eingesetzten Gruppe gibt es bezüglich der möglichen Nebenwirkungen viele

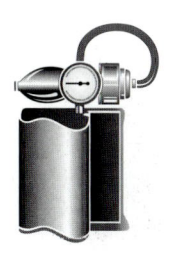

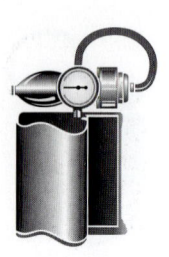

Unterschiede. Hinzuweisen ist noch auf die mögliche Maskierung hypoglykämischer Zustände bei Diabetikern. Siehe auch Fußnote 8 im Kapitel 17 „Medikamente bei Niereninsuffizienz" (Seite 574).

Adrenerge Neuronenblocker

Beispiel: **Guanethidin** = Ismelin®, Tbl. zu 10 und 25 mg. U.a. mögliche Nebenwirkungen sind ausgeprägte Orthostasen, bei Dialysepatienten selten eingesetzt.

Zentral wirksame Substanzen

Beispiel: **Clonidin** = Catapresan®, Tbl. zu 0,075, sowie 0,150 und 0,3 mg, Catapresan®Depot Perlongetten: Kapseln zu 0,25 mg, Ampullen zu 0,15 mg. Bei diesen Medikamenten werden insbesondere zu Beginn der Behandlung häufig Mundtrockenheit, orthostatische Beschwerden und Darmträgheit als Nebenwirkung beobachtet. Nach einer Eingewöhnungsphase beim Patient ist die Substanz jedoch exzellent wirksam und verträglich.

Vasodilatatoren

Beispiele: **Dihydralazin** = ®Nepresol, Tbl. zu 25 mg, Ampullen zu 25 mg und **Minoxidil = Lonolox®**, Tbl. zu 2,5 und 10 mg – hochwirksames (Reserve-) Antihypertensivum mit u.a. folgenden möglichen Nebenwirkungen: Natrium- und Flüssigkeitsretention, Tachykardie, Hypertrichose.

Alpha-1-Rezeptorenblocker

Beeinflussung adrenerger Rezeptoren der Gefäße (Senkung des peripheren Gefäßwiderstandes), Beispiele: **Prazosin** = Minipress®, Tbl. zu 1, 2 und 5 mg, Retard-Kaps. zu 1, 2, 4 und 6 mg und **Doxazosin** = Cardular®, Tbl. zu 1, 2 und 4 mg. Bei dieser Substanzklasse einschleichender abendlicher Therapiebeginn empfehlenswert, da es initial zu orthostatischer Dysregulation kommen kann.

Converting-Enzyme-Inhibitoren (= ACE-Hemmer)

ACE-Hemmer haben in den letzten Jahren einen unglaublichen Siegeszug angetreten, zum Verständnis der Wirkungsweise wird auf die Grafiken von Seite 15 und 67 hingewiesen.

Die zahlreichen „-prils" zeugen auch vom großen kommerziellen Erfolg der Substanzklasse. Ergänzend zu den Grafiken ein paar Worte zu diesen Medikamenten: An unserer Blutdruckregulation ist das Renin-Angiotensin-Aldosteron-System (RAAS) entscheidend beteiligt. Renin katalysiert die Umwandlung des in der Leber gebildeten Angiotensinogens in Angiotensin I, welches über keine vasokonstriktive Wirkung verfügt. Das Angiotensin-Conversions-Enzym katalysiert die Umwandlung von Angiotensin I in Angiotensin II (Aminosäureabspaltung).

Angiotensin II stimuliert die Aldosteronsekretion aus der Nebennierenrinde, hierdurch tritt eine stärkere Natrium- und Wasserretention ein, verbunden mit einem Volumenanstieg. Angiotensin II wirkt als stärkster endogener Vasokonstriktor, zusätzlich wirkt Angiotensin II blutdruckerhöhend über zentrale und periphere Erhöhung des Sympathikotonus. Der Wirkungsmechanismus der ACE-Hemmer wird so verständlich.

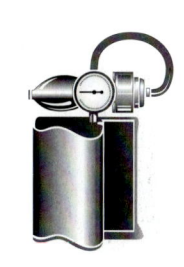

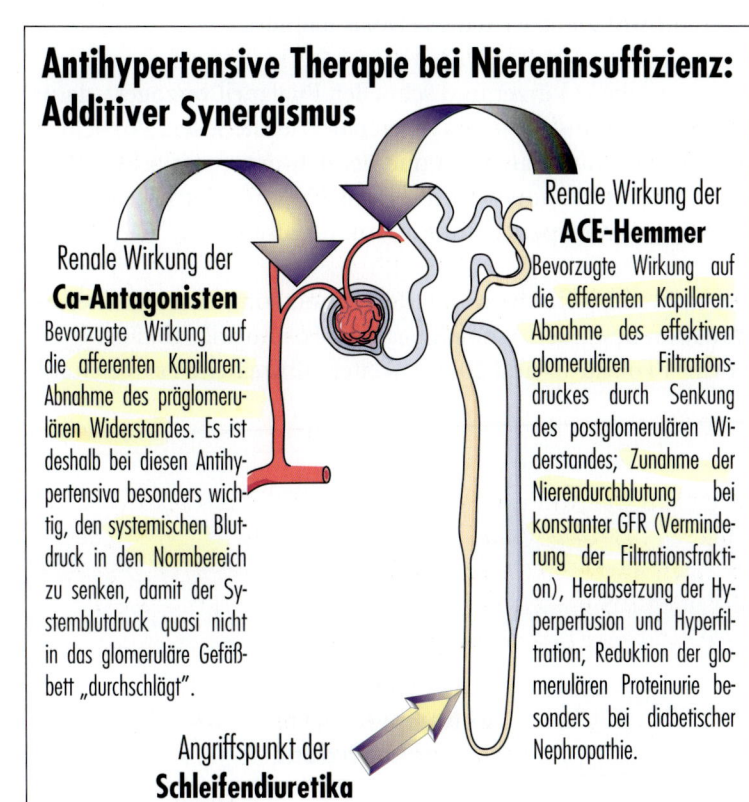

Antihypertensive Therapie bei Niereninsuffizienz: Additiver Synergismus

Renale Wirkung der Ca-Antagonisten
Bevorzugte Wirkung auf die afferenten Kapillaren: Abnahme des präglomerulären Widerstandes. Es ist deshalb bei diesen Antihypertensiva besonders wichtig, den systemischen Blutdruck in den Normbereich zu senken, damit der Systemblutdruck quasi nicht in das glomeruläre Gefäßbett „durchschlägt".

Renale Wirkung der ACE-Hemmer
Bevorzugte Wirkung auf die efferenten Kapillaren: Abnahme des effektiven glomerulären Filtrationsdruckes durch Senkung des postglomerulären Widerstandes; Zunahme der Nierendurchblutung bei konstanter GFR (Verminderung der Filtrationsfraktion), Herabsetzung der Hyperperfusion und Hyperfiltration; Reduktion der glomerulären Proteinurie besonders bei diabetischer Nephropathie.

Angriffspunkt der Schleifendiuretika
ist der aufsteigende Schenkel der HENLE'schen Schleife, wobei als Folge der Hemmung der Chloridresorption auch Natrium und Wasser im Tubulus verbleiben und ausgeschieden werden. Durch gleichzeitige Gabe von Thiaziddiuretika läßt sich auch bei fortgeschrittener Niereninsuffizienz die Wirkung noch potenzieren. Sinkt die GFR unter 5 ml/min sind jedoch alle Diuretika wirkungslos und kontraindiziert.

*Das Konzept der oben aufgezeigten Kombinationstherapie (bei kompensierter Niereninsuffizienz) ist attraktiv, weil Calciumantagonisten in der Niere den Effekten von Angiotensin II auf Postrezeptorebene entgegenwirken, es wird also gleichzeitig durch den ACE-Hemmer die **Bildung** von Angiotensin II gebremst und durch den Calciumantagonist die **Wirkung** von Angiotensin II gehemmt. Außerdem scheinen Calciumantagonisten und ACE-Hemmer wechselseitig die Häufigkeit der Nebenwirkungen zu vermindern (weniger prätibiale Ödeme, weniger Husten). Der Stellenwert der 1995 vor der Markteinführung stehenden Angiotensin-II-Rezeptorenblocker bleibt abzuwarten. Die hervorragende Wirkung der **Scheifendiuretika** bei Niereninsuffizienz erklärt sich durch Adaptationsvorgänge der Niere als Folge des Verlustes intakter Nephronen. In den Restnephronen wird die proximal-tubuläre Natrium- und Wasserrückresorption gehemmt, so daß im Bereich der HENLE'schen Schleife ein hohes Angebot vorliegt. Durch die Schleifendiuretika wird nun im aufsteigenden Teil der HENLE'schen Schleife die Natrium- und Wasserresorption gehemmt, wodurch die Restnephronen eine recht große Urinmenge produzieren können.*

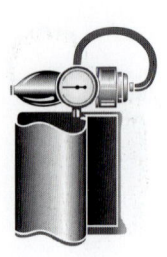

Unter der Therapie mit ACE-Hemmern kommt es zur Steigerung der Nierendurchblutung, zur Abnahme des effektiven glomerulären Filtrationsdruckes, zur **Verminderung der glomerulären Hyperperfusion und Hyperfiltration** und zu einer **Verzögerung der Progredienz der Niereninsuffizienz**.

Bemerkenswert ist die Reduktion der glomerulären Proteinurie, z.B. bei der diabetischen Nephropathie. Man nennt dies auch den „antiproteinurischen und nephroprotektiven" Effekt.

Die **Normdosierung** liegt beim Captopril bei 2 x 12,5 bis 50 mg, beim Enalapril bei 1 x 2,5 bis 20 mg. **Bei fortgeschrittener Niereninsuffizienz wird diese Dosis halbiert.**

Captopril wirkt kürzer und schneller, Enalapril verzögert, dafür länger. Kontraindikationen: Nierenarterienstenosen. Vorsicht nach Nierentransplantation und bei schwerer Arteriosklerose. Renale Komplikationen sind Verschlechterung der Nierenfunktion und Hyperkaliämie, dann Auslaßversuch!

Bei Niereninsuffizienz wegen dualer und kompensatorischer Elimination besonders empfehlenswert: **Fosinopril**, z.B. Fosinorm®, Tbl. zu 10 und 20 mg. Weitere Einzelheiten siehe Grafik.

Therapiesicherheit: ACE-Hemmer sind in der Lage das Fortschreiten einer Niereninsuffizienz zu verzögern, dies wurde in zahlreichen Studien gezeigt. Wegen der fehlenden Kumulationsgefahr ist die Häufigkeit von Nebenwirkungen bei Fosinopril im Vergleich zu den anderen „Prils" geringer. Nebenstehend einige „Vorkehrungen" für jede ACE-Hemmer-Therapie ...

ACE-Hemmer bei kompensierter Niereninsuffizienz

- Niedrige Initialdosis
- Erste Dosis in der Sprechstunde, anschließende RR-Kontrollen
- Zum Zeitpunkt des Therapiebeginns, nach drei Tagen und nach einer Woche Serum-Kreatinin und Kalium bestimmen
- Bei Krea-Anstieg über 50% des Ausgangswertes und/oder Kaliumanstieg über 5,5 mmol/l Indikationsüberprüfung
- Erste Dosiserhöhung nach einer Woche bei unausreichendem Effekt

Fosinopril unterscheidet sich von den anderen ACE-Hemmern durch eine ausgeprägte hepatische Elimination, so daß es auch bei eingeschränkter Nierenfunktion praktisch nicht kumuliert. Es ist für Diabetiker und ältere Patienten mit (unerkannter) Niereninsuffizienz im Kreatinin-blinden Bereich das Mittel der ersten Wahl in der Hochdruckbehandlung.

Calciumantagonisten

Beispiele: **Verapamil** = Isoptin®, Tbl. zu 40 („mite"), 80 und 120 mg, Retard-Tbl. zu 120 mg (Isoptin® retard), Isoptin®RR mit 240 mg. Amp. zu 5 mg, Infusionslösungskonzentrat zu 50 mg. **Nifedipin** = Adalat®, Kaps. zu 5, 10 und 20 mg, Retard-Tbl. zu 20 mg. Mögliche Nebenwirkungen: Gesichtsrötung, Kopfschmerzen, Übelkeit, Beinödeme, Zahnfleischwucherung, Magen-Darm-Störungen, Pulsveränderung u.a.

Ausblick: Angiotensin-II-Antagonisten

Erinnern wir uns: Angiotensin-II ist das aktive Hormon des Renin-Angiotensin-Systems. Es bindet an den sog. AT1-Rezeptor, der in vielen Geweben anzutreffen ist. Angiotensin-II führt zur Vasokonstriktion, setzt Aldosteron frei und stimuliert die Proliferation glatter Muskelzellen. **Angiotensin-II-Antagonisten blockieren selektiv den AT1-Rezeptor und hemmen so alle physiologisch relevanten Wirkungen von Angiotensin-II.**

Zum Zeitpunkt der Abfassung des Manuskripts erlebte der erste Angiotensin-II-Antagonist in Deutschland gerade seine Markteinführung, wurde jedoch schon mit vielen Vorschußlorbeeren bedacht.

Das Wunderding heißt Losartan (Handelsname Lorzaar®50), es soll eine „bisher unerreicht" gute Verträglichkeit aufweisen, im Gegensatz zu den ACE-Hemmern sei die Nebenwirkung „Husten" bedeutungslos, als häufigste Nebenwirkung wird „Benommenheit" angegeben. Bei den wenigen Patienten, die wir selbst bislang auf das Medikament eingestellt haben, läßt sich eine durchaus positive Zwischenbilanz ziehen.

Bei Niereninsuffizienz bis hin zur terminalen Form ist nach Angabe des Herstellers **keine Dosisreduktion** erforderlich, die Substanz und ein Hauptmetabolit (E-3174) sind nicht dialysabel.

Die mittlere Tagesdosis ist 50 mg (1 Tbl.) täglich, die maximale blutdrucksenkende Wirkung wird nach 3-6 Wochen erreicht, ist aber nach unseren ersten Erfahrungen mit Dialysepatienten auch schon früher nachweisbar. Wird bei Niereninsuffizienz im Stadium der kompensierten Retention behandelt, erwartet man eine Progredienzhemmung. Übersichten: Neson et al., Kang und Mitarbeiter.

Zum Vorgehen bei **hypertensiver Krise** siehe Fußnote 12 auf **Seite 575**.

Weitere Informationen zur medikamentösen Hochdruckbehandlung bei Niereninsuffizienz und unter Dialyse finden Sie im Kapitel 17 dieses Buches „Medikamente bei Niereninsuffizienz" (Seite 530, Tabellen mit Einzelsubstanzen ab Seite 556).

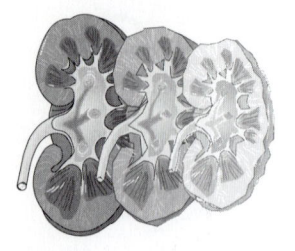

Neurologische Veränderungen

Urämische Polyneuropathie

Der Begriff Polyneuropathie (PNP) ist ein **Oberbegriff für eine systemische, vaskuläre, entzündliche, exo-/endotoxische und/ oder degenerative Erkrankung der peripheren Nerven** (Übersicht bei NEUNDÖRFER 1995).

Neben der Urämie gibt es noch viele **andere Ursachen** wie Alkoholismus, Diabetes mellitus u.a. Stoffwechselkrankheiten, bei Intoxikationen, Amyloidose, SLE, auch bei Einnahme neurotoxischer Medikamente (z.B. Chloroquin, Gold, Indometacin, Nitrofurantoin ...) und bei Infektionskrankheiten kann sich eine PNP entwickeln. Die **urämische PNP ist eine Komplikation des Endstadiums der Nierenerkrankung**. Tritt die PNP in der Frühphase einer Niereninsuffizienz auf, ist eine andere Ursache als die Harnvergiftung anzunehmen (vgl. oben).

Charakteristische Zeichen der PNP sind:

- Sensible Reizerscheinungen wie Parästhesien, Schmerzen, Kribbeln, Prickeln, Taubsein und
- Motorische Reizerscheinungen und Störungen wie Muskelschwäche, Muskelkrämpfe, Faszikulationen, abgeschwächte Sehnenreflexe, gestörtes Vibrationsempfinden, „restless-legs" und „burning-feet-Syndrom", verlängerte Nervenleitgeschwindigkeit bis hin zu Muskelatrophie und Lähmungen.

Entscheidend für die Diagnose bleibt trotz aller technischen Untersuchungen der klinisch erhobene Befund. Manche Patienten zeigen klinisch eine eindeutige PNP, die NLG (Nervenleitgeschwindigkeit) wird jedoch im Normbereich gefunden. Herangezogen werden können die Ergebnisse der NLG-Messungen auch zur Verlaufsbeurteilung oder zur Beurteilung von Therapieeffekten.

- **Elektromyographie** (EMG): Mit dem EMG kann schon eine Beteiligung motorischer Fasern nachgewiesen werden, wenn bei der klinischen Untersuchung noch keine Paresen feststellbar sind.
- **Elektroneurographie**, Messung der Nervenleitgeschwindigkeit (NLG): Die Mehrzahl der Dialysepatienten macht im Verlauf der Erkrankung mit dieser Untersuchung Bekanntschaft. Die spezifische Funktion der Axone (Fortsätze der Achsenzylinder der Nervenzellen) peripherer Nerven ist die Fortleitung elektrischer Impulse, bei Schädigung resultiert gewöhnlich eine **Verlangsamung**.

Das **Prinzip des Untersuchungsverfahrens** besteht in der künstlichen Erregung eines Axons durch einen elektrischen Reiz. Der gesetzte Impuls benötigt eine bestimmte Zeit, um eine definierte Strecke zu durchlaufen. Die Leitgeschwindigkeit ergibt sich aus dem Quotient Laufstrecke/Laufzeit und wird in m/s angegeben. Bei der Beurteilung von Befunden ist es wichtig zu wissen, daß die NLG-Messung eine grobe Methode ist und auch diffuse Läsionen ohne wesentliche Verlangsamung der Leitung bleiben können. Entscheidend ist der klinische Befund!

Die **Beteiligung des vegetativen Gefäßnervensystems** kann zu kaum beeinflußbaren **Hypotonien** führen. Diagnostisch richtungsweisend ist der Blutdruckabfall ohne reflektorische Tachykardie (Beschleunigung der Herzschlagfolge). Weitere Zeichen seitens des autonomen Nervensystems können sein: Impotenz, Harninkontinenz, nächtliche Durchfälle.

Therapeutisch kommt neben einer **Intensivierung der Dialyse**therapie bzw. der Behandlung der Grundkrankheit medikamentös die Gabe von **Carbamazin, Amitryptilin, Clomipramin, Haloperidol** und/oder **Thioctsäure** und **B-Vitamine**n in Betracht. Die Wirksamkeit letzterer Substanzen ist allerdings fraglich. In schweren Fällen kann auch die vorübergehende Gabe stärkerer Analgetika erforderlich sein. Das „Restless-legs-Syndrom" bessert sich manchmal unter niedrig dosiertem Clonidin. Besonders bei raschem Fortschreiten ist eine schnelle Nierentransplantation anzustreben, wobei dann meist (leider keineswegs immer!) nach 6 bis 12 Monaten eine Besserung der Symptome der PNP erfolgt.

Weitere Informationen zum Thema Polyneuropathie finden Sie im Kapitel 5 „Der dialysepflichtige Diabetiker", Abschnitt „Diabetische Polyneuropathie" (Seite 128 ff.).

Encephalopathie: Urämie, Dialyse, Aluminium

„Encephalon" bedeutet Gehirn, der Begriff Encephalopathie kennzeichnet eine krankhafte, nicht entzündliche Hirnveränderung als Folge verschiedener Schädigungsmöglichkeiten.

Symptome: Stimmungsschwankungen, Reizbarkeit, Müdigkeit, Teilnahmslosigkeit, Konzentrationsstörung, gestörte Fähigkeit zur Verrichtung einfacher Denkaufgaben.

Die **Ursachen** der urämischen Encephalopathie sind letztlich **unklar**, ihre Symptome jedoch durch Einleitung bzw. Intensivierung der Dialysetherapie meist reversibel. **Differentialdiagnostisch** abzugrenzen sind:

- Die **hypertensive Encephalopathie** = Sammelbegriff für die Beteiligung des Zentralnervensystems bei Hochdruck bzw. Hochdruckkrise mit Kopfschmerz, Erbrechen, Übelkeit, Krampfanfällen, Benommenheit, Desorientiertheit.
- **Hirnödem:** Beim Niereninsuffizienten und beim Dialysepatient ist besonders an einen erniedrigten Natriumspiegel als auslösende Ursache zu denken: Hyponatriämie führt durch Einstrom von extrazellulärem Wasser in Zellen zu einer Zellschwellung.
- **Aluminiumencephalopathie:** Allgemeine Zeichen sind Leistungsschwäche, Muskelschmerzen und Gewichtsverlust. Neurologische Zeichen sind Sprachstörung, Störung der Bewegungskoordination, Tremor, generalisierte Krampfan-

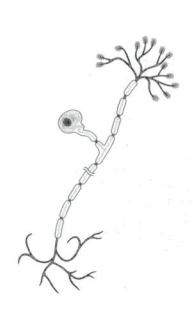

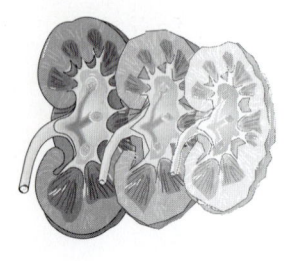

fälle. Psychische Zeichen der Aluminiumencephalopathie können sein: Halluzinationen, Verwirrtheit, aggressives Verhalten, Depression.

- Finden sich Zeichen der Aluminiumencephalopathie soll man auch schauen, ob **Knochenveränderungen** bei **Aluminiumakkumulation** bzw. Aluminiumintoxikation nachweisbar sind: Verschlechterung einer vorbestehenden renalen Osteopathie durch Aluminiumablagerungen (Sicherung durch Knochenbiopsie). Mögliche **Blutbildveränderung**: Verschlechterung einer vorbestehenden renalen Anämie. **Labor**: Erhöhung des Aluminiumgehaltes im Blut und in Körpergeweben. **EEG**: „Spike-and-slow-wave"-Bilder, multifokale Theta- und Deltawellen. Charakteristisch ist, daß sich die einzelnen **Symptome** der Aluminiumakkumulation bzw. Aluminiumintoxikation **während oder nach der Dialyse verschlimmern** können.

Die **Therapie** besteht in der Vermeidung der Gabe von aluminiumhaltigen Medikamenten und Vermeidung sonstiger Aluminiumexposition. Außerdem soll die Möglichkeit einer **Desferal®**-Behandlung, ggf. kombiniert mit High-flux-Dialyse oder Hämofiltration geprüft werden.

Weitere Hinweise zum Thema „Aluminiumintoxikation" finden Sie auf Seite 86 („Diagnostik und Therapie der Aluminiumintoxikation"), sowie im Kapitel 17 „Medikamente bei Niereninsuffizienz" unter dem Punkt „Antidota" (Desferal®), Seite 527.

Urämiespezifische Muskelschädigung

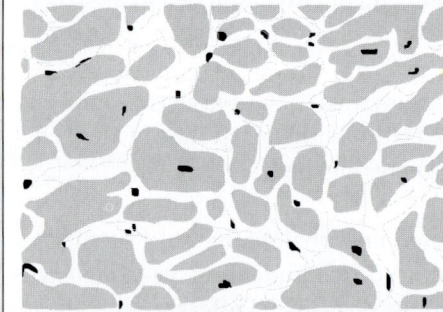

Die urämische Myopathie geht einher mit einer Reduktion von Muskelfibrillen (Atrophie des Fasertyps II), es resultieren Abnahme von Muskelmasse und Muskelkraft. Ursächliche Faktoren sind: **Herabgesetzte Sauerstoffversorgung des Muskels** bei Anämie und/oder Herzinsuffizienz, Umschaltung auf anaeroben Stoffwechsel (Lactatspiegel erhöht), **urämisch-toxische Schädigung**, **Stoffwechselfaktoren** (z.B. reduziert die Insulinresistenz der Skelettmuskulatur beim Urämiker die Gluloseverwertung in den Muskelfasern), **weitere ursächliche Faktoren** sind: körperliche Inaktivität (mangelnder Trainingseffekt), Arzneimitteleinflüsse (z.B. Fettsenker!), Muskelschädigung durch die Grunderkrankung (Kollagenosen!). Schließlich sollen auch die Überfunktion der Nebenschilddrüsen und eine evtl. Aluminiumakkumulation für die Entwicklung der urämischen Myopathie mitverantwortlich sein. **Prophylaxe/Therapie**: Die wirksamste Maßnahme zur Vorbeugung der Entwicklung der urämischen Myopathie bzw. zu deren Behandlung ist das regelmäßige körperliche (Ausdauer)training, welches mehrere Effekte hat: Normalisierung des Muskelstoffwechsels (Umschaltung auf aeroben Stw.), verbesserte Glukoseaufnahme in die Zellen, Verminderung des Muskelabbaus, Verbesserung der Funktion des Herzmuskels mit resultierender Steigerung der Durchblutung und des verbesserten Abtransports von Abbauprodukten des Muskelstoffwechsels. Parallel gehen mit der gesteigerten körperlichen Aktivität muß natürlich die Anpassung der „Dosis des Medikaments Dialyse" – also in aller Regel eine Erhöhung. Die sonstigen Begleit- und Folgekrankheiten der Urämie sollen natürlich ebenfalls optimal mitbehandelt werden (bes. Anämie, Hyperparathyreoidismus). Medikamentennebenwirkungen minimieren!

Urämische Myopathie

Urämische Myopathie ist eine Sammelbezeichnung für Muskelveränderungen bei chronischer Urämie, die verschiedene Ursachen haben kann:

- Folge der Polyneuropathie
- Muskelabbau durch körperliche Inaktivität
- Muskelabbau durch Katabolismus
- Muskelveränderung durch Systemerkrankung, die auch zur Urämie geführt haben (Lupus erythematodes, Amyloidose, Diabetes mellitus usw.)
- Muskelveränderung durch Vitamin-D- und Parathormonstoffwechselstörung
- Muskelveränderung als Nebenwirkung von Arzneimitteln (z.B. Clofibrat, Aluminium)
- Ischämische Muskelveränderungen durch Gefäßverkalkungen
- „Urämisch-toxische Wirkung" auf die Muskulatur
- Elektrolytverteilungsstörungen

Klinische Symptome: Kraftlosigkeit, Muskelatrophie, Muskelschmerzen. Die Situation wird dadurch kompliziert, daß häufig **gleichzeitig** Polyneuropathie und Osteopathie bestehen.

Die **Behandlung** soll (wenn möglich) an der Ursache ansetzen, also z.B. Anregung körperlicher Aktivität, Intensivierung der Dialysebehandlung, Korrektur der medikamentösen Behandlung usw.

Weitere Einzelheiten zur urämischen Muskelschädigung können der Grafik auf Seite 72 entnommen werden.

Hautveränderungen bei Urämie

Hier soll nur auf den Juckreiz etwas näher eingegangen werden, die häufigste Hauterscheinung bei Urämikern. Eine Übersicht zur Differentialdiagnostik des Juckreizes findet sich bei SCHMIDT/STADLER 1994.

Weitere mögliche Hautveränderungen beim Urämiker sind vermehrte Neigung zu Hautblutung auch bei geringen Traumen, Melanose (braune bis gelbe Pigmentation vor allem an lichtexponierten Stellen), **bullöse** Hautveränderung (Bildung flüssigkeitsgefüllter Blasen, die nach Abheilung pigmentierte Narben hinterlassen), ischämische Ulzerationen.

Häufigkeitsverteilung der Hautsymptome siehe Grafik.

Generalisierter Juckreiz, häufig verbunden mit trockener und durch Kratzeffekte sekundär infizierter Haut, tritt bei etwa 80 % aller Urämiker zumindest zeitweilig auf. Die **Ursache** ist letztlich unklar. Auf jeden Fall sollten bedacht werden:

- Unausreichende Urämiekontrolle als mögliche Ursache? Erforderliche Maßnahme: Intensivierung der Dialysetherapie.

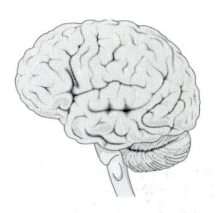

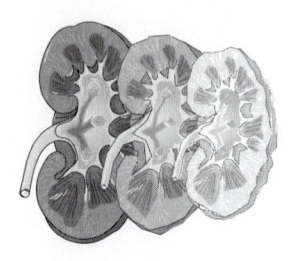

- **Medikamente als mögliche Ursache?** Die in der Nephrologie häufig eingesetzten Medikamente Captopril und Clonidin sind hier namentlich zu benennen. Auch an Heparin denken! Niedermolekulares Heparin, z.B. Fragmin® sollte alternativ versucht werden.
- **Schlechte Werte für Calcium/Phosphat** (hohes Produkt), schwerer Hyperparathyreoidismus? Erforderliche Gegenmaßnahmen: Dialysezeit verlängern und/oder Dialyseverfahren bzw. Dialysator mit höherer Phosphatclearance einsetzen? Phosphatbinder erhöhen? Nach Normalisierung des Phosphatspiegels evtl. Vitamin-D-Derivate geben? Calciumsubstitution? Calciummodifiziertes Dialysat? Parathyreoidektomie? (Vgl. auch Ausführungen zum Hyperparathyreoidismus ab Seite 77).
- **Äthylenoxid** (=ETO)-Allergie oder Unverträglichkeit anderer „Dialyse-Hilfsstoffe"? Juckreiz, der erst während oder kurz nach der Dialyse auftritt, hat seine Ursache praktisch immer in der Dialyse selbst. Meist sind ETO oder Heparin anzuschuldigen, Weichmacher aus den Schlauchsystemen und die

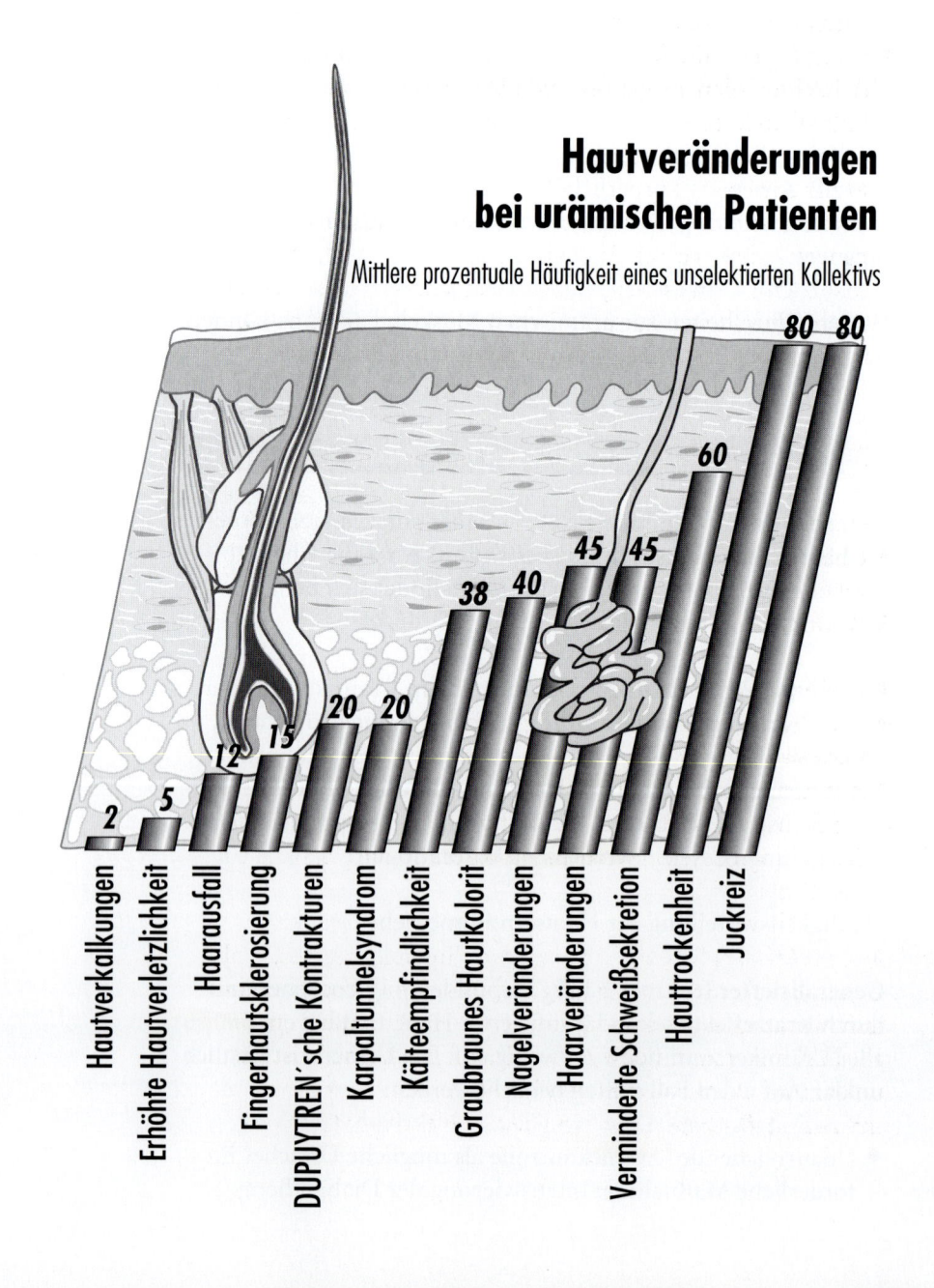

Hautveränderungen bei urämischen Patienten

Mittlere prozentuale Häufigkeit eines unselektierten Kollektivs

Merkmal	%
Hautverkalkungen	2
Erhöhte Hautverletzlichkeit	5
Haarausfall	12
Fingerhautsklerosierung	15
DUPUYTREN'sche Kontrakturen	20
Karpaltunnelsyndrom	20
Kälteempfindlichkeit	38
Graubraunes Hautkolorit	40
Nagelveränderungen	45
Haarveränderungen	45
Verminderte Schweißsekretion	60
Hauttrockenheit	80
Juckreiz	80

verschiedenen Membranmaterialien sowie alle möglichen Rückstände im blutführenden System kommen hier in Betracht. Erforderliche Gegenmaßnahmen: ETO-freie Dialysatoren, Schlauchsysteme, Punktionskanülen u.a. ETO-freies Einwegmaterial benutzen. Bedenken Sie, daß Allergien dem Alles-oder-nichts-Gesetz unterliegen! Verschiedene Dialysatoren versuchen, noDOP-/NTP-Schlauchsysteme einsetzen. In jedem Fall: System und Dialysator reichlichst vorspülen (single pass), Maschine vor dem Anhängen des Patienten schon eine Zeit im Dialysemodus laufen lassen!
- **Urämieunabhängige Ursachen** des Juckreizes? Nahrungsmittel(zusätze)?, Medikamente?, Kosmetika?, Erkrankung der Gallenwege?, Scabies?, Morbus Hodgkin? ... **Erforderliche Maßnahme**: Durchuntersuchung des Patienten, evtl. hautärztliche Vorstellung.

Allgemeine Maßnahmen gegen den Juckreiz:

- **UV-B-Licht**bestrahlung (3 mal pro Woche, für etwa 6 Wochen), kontraindiziert **bei SLE**!
- **Hautpflege**: Äußerlich anzuwendende Mittel muß man durchprobieren, da gibt es kein Patentrezept: Vielen Patienten hilft allein kühles Duschen, oft schafft eine ganz einfache Creme mit hohem Wasseranteil (Ungt. emulsific. aquos. u.a. **Moisturizer**) Beschwerdefreiheit, manchmal helfen eher fettendende Substanzen (Hautöl, Ölbäder). Sehr gute Erfahrungen haben wir mit **Palacril®Lotio**. Kaum zu glauben, aber manchen Patienten helfen **extern aufgebrachte Antirheumatika** (Salben, Sprays). Bei sehr starkem Juckreiz sollte man dem geplagten Patient ein Lokalanästhetikum oder eine Kortikoid-haltige Salbe nicht verweigern.
- **Erythropoietin**: Manchmal verschwindet der Juckreiz nach Einleitung der Erythropoietinbehandlung!
- **Aktivkohlegabe** (etwa 5 bis 8 g pro Tag); Nebenwirkung Verstopfung beachten, am besten Lactulose mitverordnen!
- **Cholestyramingabe** (etwa 10 g pro Tag); Nebenwirkung: Azidoseverstärkung, Vitamin-D-Verlust!
- **Balneophysikalische Therapie** mit Wechselgüssen, Stangerbädern, Bürstenmassagen usw.
- **Psychologische Mitbetreuung**!
- **Parathyreoidektomie** (wenn gleichzeitig ein deutlicher HPT nachweisbar ist).
- **Antihistaminika**, z.B. Hismanal® oder Inhibostamin®, deren Wirkstoffe nicht dialysierbar sind und überwiegend über die Leber ausgeschieden werden. Die Kumulationsgefahr ist für den Dialysepatient gering.

Die vielen verschiedenen aufgezeigten Therapieansätze offenbaren unsere Ohnmacht: Wir behandeln meist nur das Symptom, denn wir kennen die Ursachen nicht. So bleibt es wenigstens tröstlich, daß auch lange bestehender quälender Juckreiz bei niereninsuffizienten Patienten plötzlich spontan verschwindet und auch dafür haben wir dann keine objektive Erklärung…

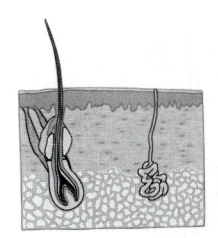

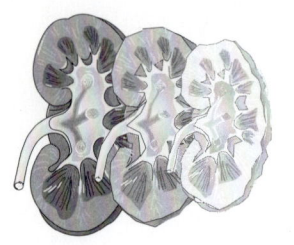

Weitere Hauterscheinungen beim Niereninsuffizienten

Melanose

Hierunter ist eine **bräunlich-gelbliche Pigmentierung** zu verstehen, die vor allem an lichtexponierten Stellen auftritt. Vermehrte Melaninbildung und Retention von Urochromen werden als mögliche Ursachen diskutiert.

Blasenbildende (bullöse) Hautveränderungen

Die Ausbildung von mit klarer Flüssigkeit gefüllter Blasen, die nach Abheilung pigmentierte Narben hinterlassen, ist nicht ganz selten. Man spricht hier auch von **Pseudoporphyrie**. Meist bilden sich die Blasen an Händen und Fingern, auch hier ist die Ursache unbekannt. Die gegenwärtig noch erfolgreichste Therapie besteht im energischen Abwarten, denn die Blasen bilden sich ganz überwiegend spontan zurück oder öffnen sich und heilen dann mit diskret pigmentierten Narben ab. (Natürlich verordnen die Hautärzte auch hier gern ein kortikoidhaltiges Sälbchen, es heilt aber wirklich ganz bestimmt auch ohne!).

Ischämische Ulzerationen

Nekrosen und Ulzera an Fingern und Zehen sind oft Folge von Gefäßverkalkungen bei Patienten mit schwerem Hyperparathyreoidismus und erhöhtem Calcium-Phosphat-Produkt.

Kutane Pseudoporphyrie

Blasenbildende Dermatosen können bei niereninsuffizienten Patienten bereits vor Einleitung der Dialyse auftreten und finden sich meist an lichtexponierten Stellen. Die Abheilung erfolgt spontan unter Hinterlassung diskret pigmentierter Narben (unteres Foto).

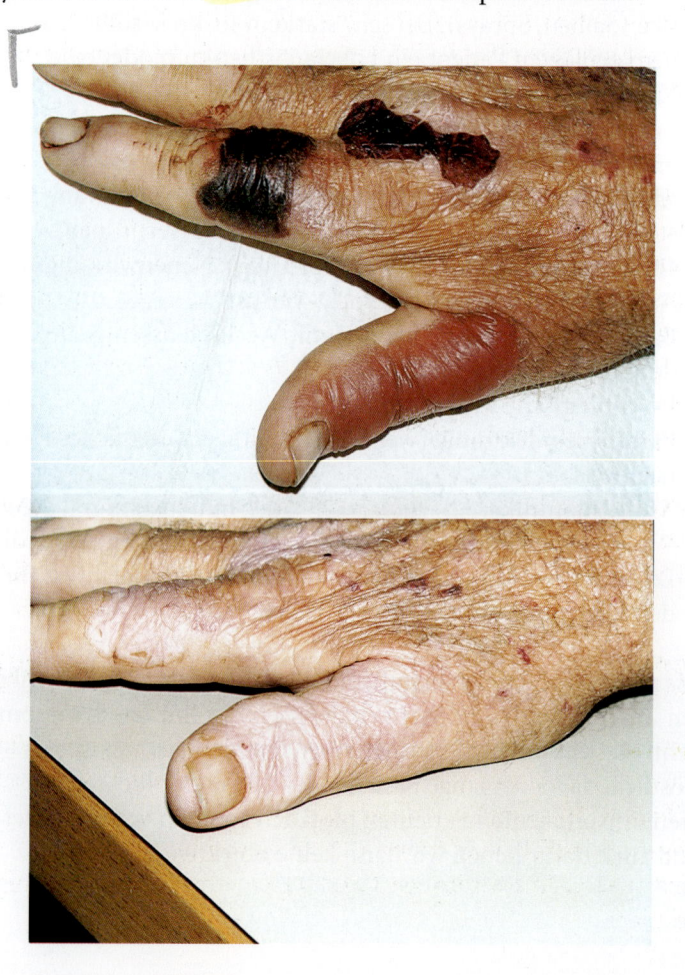

Renale Osteopathie
Sekundärer Hyperparathyreoidismus
Aluminiumosteopathie

Der Begriff Hyperparathyreoidismus beschreibt eine **Mehrproduktion des Hormons Parathormon** (Abkürzung PTH) durch die Nebenschilddrüsen (lateinisch: Glandulae parathyreoideae). Parathormon ist ein Kunstwort aus Parathyreoidea und Hormon. Synonym für Nebenschilddrüsen wird häufig der Begriff Epithelkörperchen gebraucht. **Einteilung:**

- **Primärer HPT**: Überfunktion der Nebenschilddrüsen bei Adenom oder Karzinom;
- **Sekundärer Hyperparathyreoidismus** ist die Überfunktion der Nebenschilddrüsen auf der Basis einer anderen Erkrankung, in unserem Zusammenhang ist es die Niereninsuffizienz. Ein sHPT kann sich jedoch beispielsweise auch bei der einheimischen Sprue (Malsabsorptionssyndrom), bei chronischer Pankreatitis (Maldigestion), bei Leberzirrhose u.a.m. entwickeln. **Unterhalten wird der sHPT bei der chronischen Niereninsuffizienz durch:** Hypocalcämie, Hyperphosphatämie, $1{,}25\text{-}(OH)_2\text{-}D_3$-Mangel, verringerte Calciumempfindlichkeit der Nebenschilddrüsen, PTH-Resistenz des Skeletts und möglicherweise auch von der metabolischen Azidose und von einer Anhäufung von PTH-Fragmenten;
- **Tertiärer HPT**: Entstehung einer Autonomie der Überproduktion von PTH bei lange bestehendem ausgeprägtem sekundären HPT.

„Renale Osteopathie" beschreibt die komplexe Knochenerkrankung, die sich im Gefolge einer chronischen Einschränkung der Nierenfunktion entwickelt.

Die gesunden Nieren regeln mit erstaunlicher Genauigkeit die Ausscheidung von Calcium und Phosphat. Neben diesem Teilaspekt der „exokrinen" Nierenfunktion ist die Kenntnis der „endokrinen" Funktion der Nieren für das Verständnis der Entwicklung der renalen Osteopathie bedeutungsvoll: In diesem Zusammenhang ist die Bildung der aktiven Form des Vitamin D = »$1{,}25\text{-}(OH)_2\text{-}D_3$« = »Calcitriol« zu nennen. Das Skelett kommt dadurch ins Spiel, weil unsere Knochen der größte Speicher des Körpers für Calcium und Phosphat sind.

Zwei Hormone sind wesentlich mit der Regulation des Calcium- und Phosphatstoffwechsels befaßt: Parathormon (PTH) und $1{,}25\text{-}(OH)_2\text{-}D_3$ (= 1,25-Dihydroxy-Cholecalciferol = Calcitriol).

Parathormon und „Vitamin" D

Parathormon wird aus inaktiven Vorstufen in den Nebenschilddrüsen (Gll. parathyreoideae) diskontinuierlich (abends etwas höhere PTH-Werte) in das zirkulierende Blut freigesetzt. Die Abgabe von PTH wird innerhalb weniger Minuten durch erniedrigtes Calcium stimuliert und durch erhöhtes Calcium supprimiert.

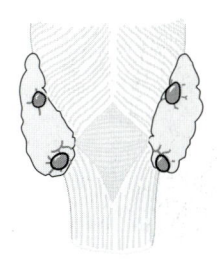

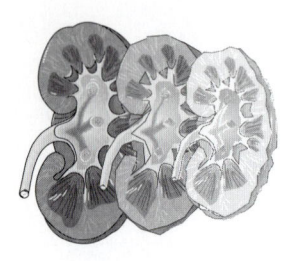

PTH ist ein Polypeptid aus 84 Aminosäuren, Molekulargewicht 9500. Die Bewertung des PTH-Spiegels erfolgt heute meist nach Messung des intakten PTH (iPTH) aus EDTA-Plasma (tieffrieren), Entnahme der Probe vor der Dialyse.

Der **Normwert** liegt bei 2 bis 6,5 pmol/l (Umrechnung: pg/ml x 0,106 = pmol/l). Beim sekundären Hyperparathyreoidismus (sHPT) werden beim unbehandelten Patient durchaus Werte bis über 200 pmol/l beobachtet.

Wichtige PTH-Wirkungen: Förderung des Calciumeintritts in die Blutbahn durch direkte oder indirekte Wirkung auf
- Knochen (erhöhte Freisetzung von Calcium und Phosphat, Hemmung der knochenbildenden Osteoblasten und Stimulierung der knochenabbauenden Osteoklasten);
- Darm (Steigerung der Calciumaufnahme über vermehrte Synthese von Calcitriol) und
- (gesunde) Niere (Steigerung der tubulären Reabsorption von Calcium, Steigerung der Phosphat- und Bikarbonatausscheidung, Förderung der Bildung von Calcitriol [1,25-$(OH)_2$-D_3]).

„Vitamin" D wird heute wegen der Art und Weise seiner Wirkung (Bindung an einen Rezeptor, Induktion der Bildung spezifischer Proteine) nicht mehr als Vitamin sondern als Hormon bewertet. Einige Aspekte zu Wirkung und Stoffwechsel des „Vitamin" D können der Grafik „Renale Osteopathie" entnommen werden (Seite 83).

Das aktive Vitamin-D-Hormon ist 1,25-$(OH)_2$-D_3 (= Calcitriol = 1,25-Dihydroxy-Cholecalciferol). Es wird praktisch ausschließlich in der (gesunden) Niere gebildet.

Seine **Wirkungen** sind vielfältig, aus didaktischen Gründen werden hier nur die Wirkungen auf den Calcium-Phosphat-Stoffwechsel genannt:
- Steigerung der Calciumaufnahme im Dünndarm und
- permissive („gewähren lassende") Rolle bei der Wirkung des PTH im Knochen.

Die Förderung der Calciumabsorption im Darm und die Stimulierung der Calciumresorption im Knochen zusammen mit PTH sind Elemente der Konstanthaltung des Calciumspiegels. Auf diesem Weg wirkt Calcitriol indirekt im Sinne einer hemmenden Rückkopplung auf die Nebenschilddrüsen. Eine direkte negative Rückkopplungskontrolle auf die Nebenschilddrüsenfunktion übt Calcitriol über eine Hemmung des PTH-Gens aus mit dem Resultat einer Suppression der PTH-Synthese.

Zusammenfassend muß festgehalten werden, daß dem Calcitriolmangel schon in frühen Phasen chronischer Nierenerkrankungen mit leichter Insuffizienz mit Wahrscheinlichkeit eine Schlüsselrolle in der Genese des sHPT zukommt: Man kann **erniedrigte Calcitriolspiegel schon zu einem Zeitpunkt** nachweisen, zu dem **Calcium- und Phosphatwerte meist noch im Normbereich liegen**.

Entwicklung der renalen Osteopathie

Zunächst einige Begriffserklärungen: Unser Knochen besteht aus einer sog. Knochenmatrix, Kollagen, welches von einem Gel von Mucopolysacchariden umgeben ist. Die Verknöcherung erfolgt durch die Inkrustierung des Kollagens mit anorganischen Salzen. Das Knochenmineral ist eine hexagonal kristallisierende Verbindung, das sog. Hydroxylapatit.

Calcium und Phosphat sind die wichtigsten Komponenten der anorganischen Bestandteile des Knochens. Im Knochen sind verschiedene Zelltypen lokalisiert: Osteoblasten, Osteoklasten und Osteozyten.

- **Osteoblasten** sind knochenbildende Zellen, sie besitzen „Mineralisationsfähigkeiten", ihre gesteigerte Aktivität wird durch die erhöhte alkalische Phosphatase angezeigt.
- **Osteoklasten** sind „Knochenfresser", sie können mineralhaltiges Knochengewebe abbauen.
- **Osteozyten** sind in die organische Knochenmatrix eingelagerte differenzierte Osteoblasten, die u.a. die raschen Austauschvorgänge von Calcium zwischen Knochengewebe und extrazellulärem Raum regulieren.

Die Knochenveränderungen im Rahmen einer chronischen Niereninsuffizienz sind ein Thema der frühen Nierenfunktionseinschränkung und ein Langzeitproblem der chronischen Nierenersatzbehandlung. Schon bei einem Kreatininwert von etwa 2 mg/dl entwickeln die klinisch beschwerdefreien Patienten Zeichen eines sekundären Hyperparathyreoidismus (sHPT) in der Knochenhistologie. Auch **Calcium- und Phosphatwerte** im Blut sind zu diesem Zeitpunkt noch **normal**, während die **intakten Parathormonspiegel** im Vergleich zu Nierengesunden auch schon **erhöht** sind. Ein weiterer wichtiger Befund der frühen Niereninsuffizienz sind die bereits zu diesem Zeitpunkt **erniedrigten 1,25-(OH)$_2$-D$_3$(= Calcitriol)-Spiegel** (vgl. oben).

Die Hyperplasie der Nebenschilddrüsen

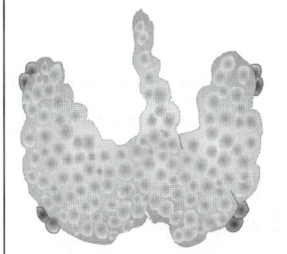

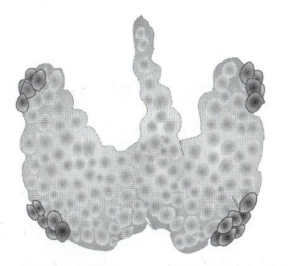

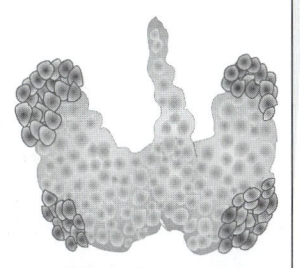

Die Abbildung zeigt die zunehmende Vergrößerung der Nebenschilddrüsen in Abhängigkeit von Dauer, Stärke und Art der auslösenden Stimuli: Links der Normalzustand, in der Mitte diffuse Hyperplasie und auf der rechten Seite die diffus-noduläre Hyperplasie typisch lokalisierter Nebenschilddrüsen. Hierbei muß das Ausmaß der Hyperplasie nicht obligat bei allen vier Nebenschilddrüsen gleich sein, unterschiedliche Vergrößerung der einzelnen Nebenschilddrüsen beim gleichen Patient sind möglich. Vergrößerung und Überfunktion (Hyperparathyreoidismus) der Nebenschilddrüsen treten nicht erst im Endstadium der Nierenerkrankung auf, sondern gehören vielmehr zu den frühen Komplikationen der chronischen Niereninsuffizienz. Der sekundäre Hyperparathyreoidismus im Rahmen der Niereninsuffizienz läßt sich mit Vitamin-D-Gaben und Phosphatbindern gut kompensieren.

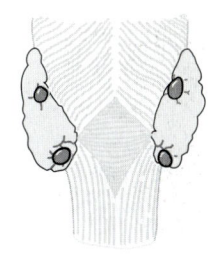

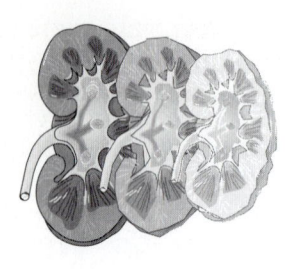

Bei fortgeschrittener Niereninsuffizienz tritt die **Hyperphosphatämie** als Mitspieler in den Ring: Die Hyperphosphatämie verstärkt einerseits den sHPT über Komplexierung des ionisierten Calciums (Resultat **Hypocalcämie**) mit reaktiver Erhöhung der PTH-Freisetzung. Zum zweiten bewirkt die Hyperphosphatämie über **Hemmung der renalen 1,25-$(OH)_2$-D_3-Produktion** ebenfalls eine Verschärfung des Calcitriol-Mangels, der mit Erniedrigung der intestinalen Calciumaufnahme einhergeht und die Parathyreoideae weiter stimuliert. Es resultiert ein verstellter Regelkreis zwischen Calcium und PTH-Freisetzung. Zusätzlich kommt es zur Abnahme der Calcium-Empfindlichkeit der Nebenschilddrüsen und der Knochen entwickelt eine Resistenz gegenüber Parathormon: Der Körper benötigt immer größere Mengen PTH, um die gewünschten Effekte noch zu erreichen.

Das komplexe Bild der renalen Osteopathie wird später nach Beginn der Dialyse noch durch die **Aluminium**-Osteopathie kompliziert – hauptsächlich bedingt durch die Einnahme aluminiumhaltiger Phosphatbinder.

Außerdem muß der „reine" sHPT bei Niereninsuffizienz noch unterschieden werden von der **dialyseassoziierten Amyloidose**, die durch Einlagerung von **Beta-2-Mikroglobulin**-Amyloid in Knochen und Gelenke zustande kommt.

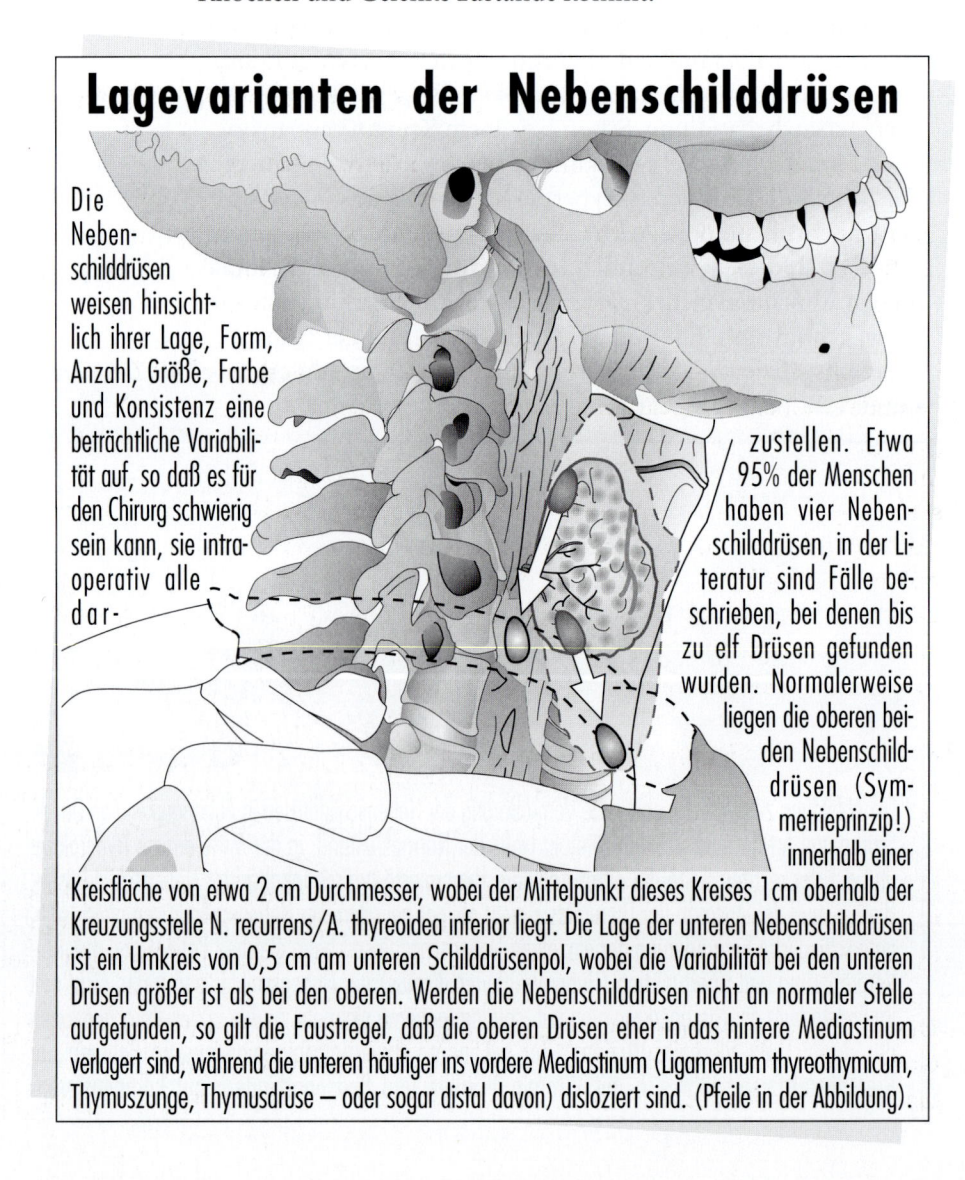

Lagevarianten der Nebenschilddrüsen

Die Nebenschilddrüsen weisen hinsichtlich ihrer Lage, Form, Anzahl, Größe, Farbe und Konsistenz eine beträchtliche Variabilität auf, so daß es für den Chirurg schwierig sein kann, sie intraoperativ alle darzustellen. Etwa 95% der Menschen haben vier Nebenschilddrüsen, in der Literatur sind Fälle beschrieben, bei denen bis zu elf Drüsen gefunden wurden. Normalerweise liegen die oberen beiden Nebenschilddrüsen (Symmetrieprinzip!) innerhalb einer Kreisfläche von etwa 2 cm Durchmesser, wobei der Mittelpunkt dieses Kreises 1cm oberhalb der Kreuzungsstelle N. recurrens/A. thyreoidea inferior liegt. Die Lage der unteren Nebenschilddrüsen ist ein Umkreis von 0,5 cm am unteren Schilddrüsenpol, wobei die Variabilität bei den unteren Drüsen größer ist als bei den oberen. Werden die Nebenschilddrüsen nicht an normaler Stelle aufgefunden, so gilt die Faustregel, daß die oberen Drüsen eher in das hintere Mediastinum verlagert sind, während die unteren häufiger ins vordere Mediastinum (Ligamentum thyreothymicum, Thymuszunge, Thymusdrüse – oder sogar distal davon) disloziert sind. (Pfeile in der Abbildung).

Klinik, Diagnostik und Behandlung der renalen Osteopathie

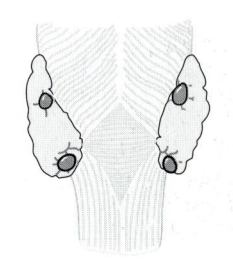

Häufigkeit der renalen Osteopathie

Bei histologischem Nachweis sind nahezu alle urämischen Patienten betroffen, der radiologische Nachweis gelingt in etwa 30 bis 40 % der Fälle, typische klinische Beschwerden kommen bei etwa 10 bis 20 % der Patienten vor. Der sekundäre renale Hyperparathyreoidismus verursacht in aller Regel erst im terminalen Stadium der Niereninsuffizienz klinische Beschwerden.

Klinische **Leitsymptome** der renalen Osteopathie sind:
- Schlecht lokalisierbare Knochenschmerzen
- Juckreiz
- Muskelschwäche besonders der Körperstamm- und körpernahen Beinmuskulatur (funktionelle Einheit Nerv-Muskel-Knochen!), gleichzeitiges Vorliegen einer urämischen Myopathie
- Red-eye-Syndrom (Kalkeinlagerungen in die Hornhaut)
- Sehnenrisse
- Spontanfrakturen
- Systemische Kalziphylaxie (Kalkablagerungen in den Geweben, Calcinosis cutis [Kalkpanzerhaut] bis hin zu gangränösen Veränderungen an den Akren; Extraossalverkalkungen besonders in der Nähe größerer Gelenke)

Diagnostik

Die exakte Diagnostik des sHPT und der renalen/Aluminiumosteopathie ist nur durch **Knochenbiopsie** möglich. Labor- und Röntgendiagnostik erlauben jedoch recht verläßliche Hinweise.

Laboruntersuchungen: Typischerweise werden folgende Laborbefunde erhoben: **Hypocalcämie** (Hypercalcämie bei sehr ausgeprägtem sHPT oder tertiärem HPT und bei aluminiuminduzierter Osteopathie), **Hyperphosphatämie, erhöhte alkalische Phosphatase** (Höhe = Indikator für den Schweregrad, bei Al-induzierter Osteopathie eher normnahe Werte der AP), **erhöhtes intaktes PTH** (> 5-facher Normwert), **1,25-(OH)$_2$-D$_3$ (Calcitriol) vermindert, 25-(OH)-D$_3$ (Calcidiol) normal** (bei Verminderung Hinweis auf Mangelernährung), **Osteocalcin** (Bone-GLA-Protein) **erhöht**.

Zu Normwerten, Bestimmungshäufigkeit und Bewertung siehe auch Grafik „Routinelabordiagnostik bei unkomplizierten Dauerdialysepatienten" im Kapitel 20 dieses Buches (Seite 448).

Nähere Einzelheiten zur **aluminiuminduzierten Osteopathie** können der Grafik „Diagnostik und Therapie der Aluminiumintoxikation" entnommen werden (Seite 86).

Die **radiologischen Zeichen** der renalen Osteopathie sind in der Grafik auf Seite 82 dargestellt, am besten sind Aufnahmen des Handskeletts in Weichstrahltechnik geeignet.

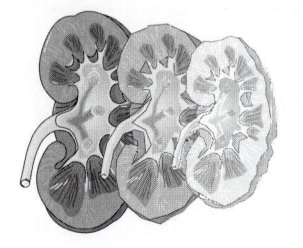

Prophylaxe und Therapie der renalen Osteopathie

Es sind hier vier Punkte zu nennen, die nachfolgend näher erörtert werden:

- Phosphatspiegel senken
- Hypo-/Hypercalcämie beseitigen
- Gabe von Vitamin-D-Metaboliten
- Parathyreoidektomie

Erhöhte Phosphatspiegel senken (praktisch immer erforderlich): **Diätetische Maßnahmen** allein sind kaum möglich und bei normaler Ernährung auch nie ausreichend, jedoch sollte der Patient zumindest überhöhte Zufuhr phosphatreicher Nahrungsmittel meiden. (Näheres: Kapitel 16 „Leben (!) mit der Dialyse", Abschnitt „Die bewußte Ernährung des Dialysepatienten", Seite 471 ff.)

Radiologische Veränderungen am Skelett bei renaler Osteopathie

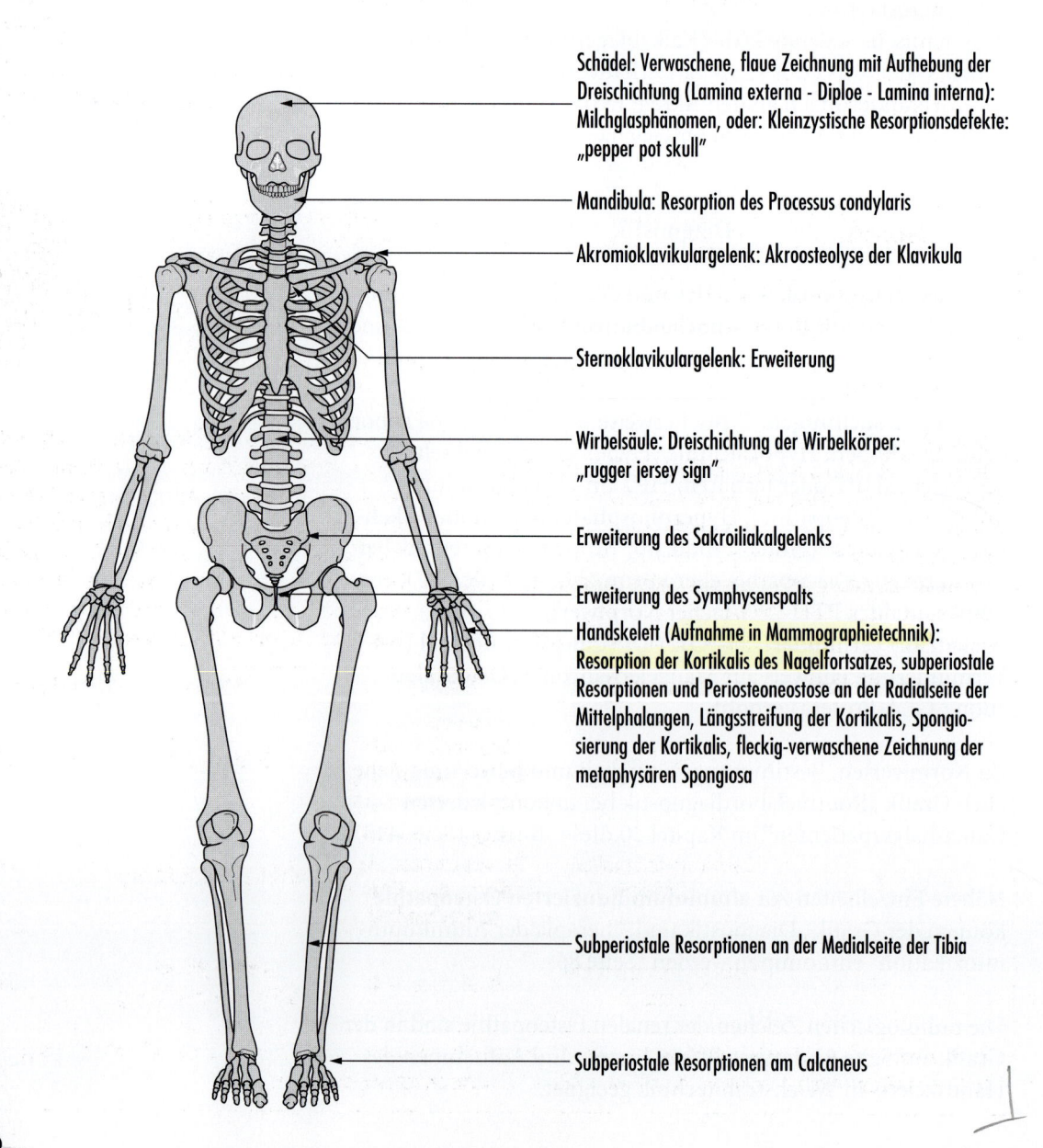

Schädel: Verwaschene, flaue Zeichnung mit Aufhebung der Dreischichtung (Lamina externa - Diploe - Lamina interna): Milchglasphänomen, oder: Kleinzystische Resorptionsdefekte: „pepper pot skull"

Mandibula: Resorption des Processus condylaris

Akromioklavikulargelenk: Akroosteolyse der Klavikula

Sternoklavikulargelenk: Erweiterung

Wirbelsäule: Dreischichtung der Wirbelkörper: „rugger jersey sign"

Erweiterung des Sakroiliakalgelenks

Erweiterung des Symphysenspalts

Handskelett (Aufnahme in Mammographietechnik): Resorption der Kortikalis des Nagelfortsatzes, subperiostale Resorptionen und Periosteoneostose an der Radialseite der Mittelphalangen, Längsstreifung der Kortikalis, Spongiosierung der Kortikalis, fleckig-verwaschene Zeichnung der metaphysären Spongiosa

Subperiostale Resorptionen an der Medialseite der Tibia

Subperiostale Resorptionen am Calcaneus

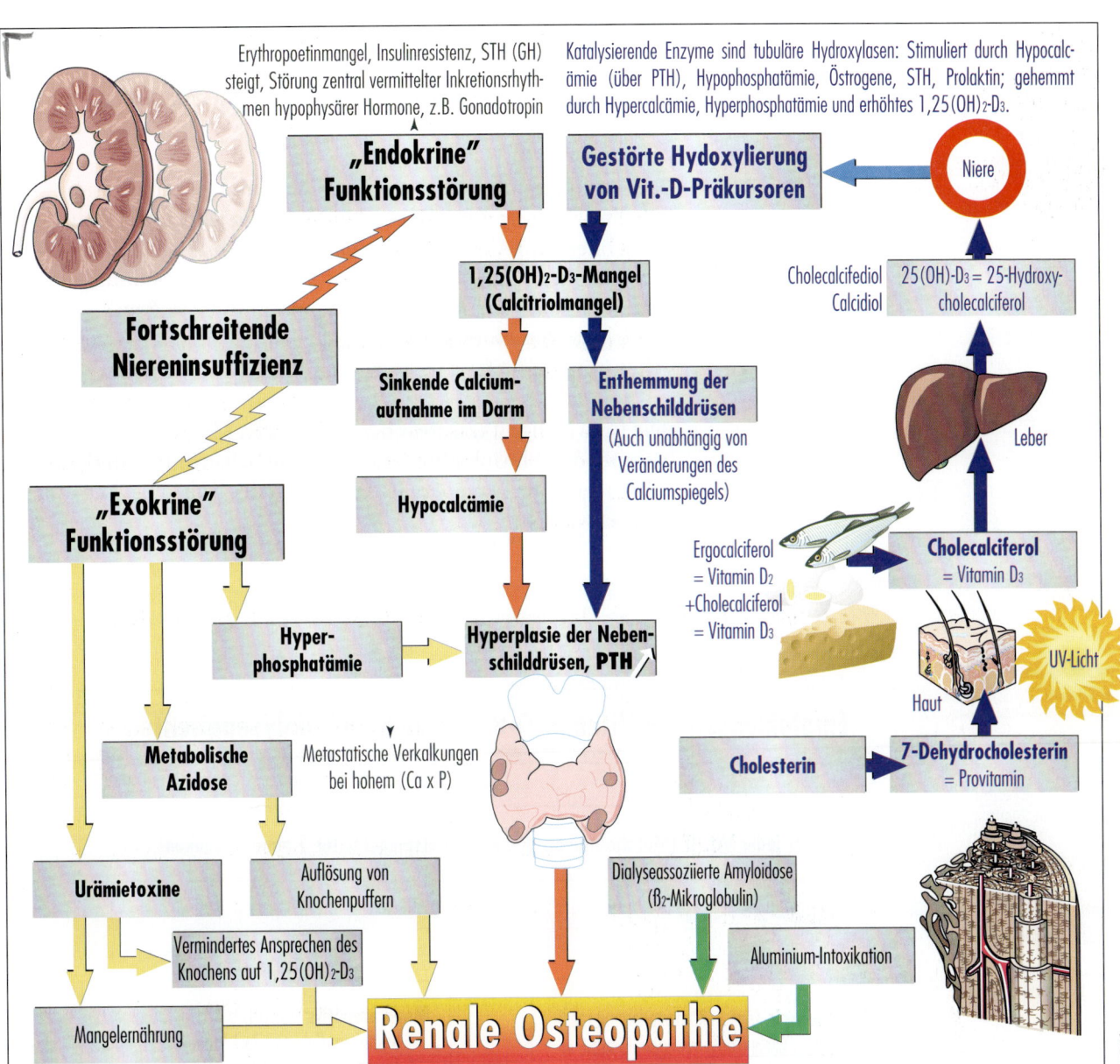

Erythropoetinmangel, Insulinresistenz, STH (GH) steigt, Störung zentral vermittelter Inkretionsrhythmen hypophysärer Hormone, z.B. Gonadotropin

Katalysierende Enzyme sind tubuläre Hydroxylasen: Stimuliert durch Hypocalcämie (über PTH), Hypophosphatämie, Östrogene, STH, Prolaktin; gehemmt durch Hypercalcämie, Hyperphosphatämie und erhöhtes $1,25(OH)_2$-D_3.

„Endokrine" Funktionsstörung

Gestörte Hydoxylierung von Vit.-D-Präkursoren

Niere

$1,25(OH)_2$-D_3-Mangel (Calcitriolmangel)

Cholecalcidiol Calcidiol $25(OH)$-D_3 = 25-Hydroxycholecalciferol

Fortschreitende Niereninsuffizienz

Sinkende Calciumaufnahme im Darm

Enthemmung der Nebenschilddrüsen
(Auch unabhängig von Veränderungen des Calciumspiegels)

Leber

„Exokrine" Funktionsstörung

Hypocalcämie

Ergocalciferol = Vitamin D_2
+Cholecalciferol = Vitamin D_3

Cholecalciferol = Vitamin D_3

Hyperphosphatämie

Hyperplasie der Nebenschilddrüsen, PTH ↗

UV-Licht

Haut

Metabolische Azidose

Metastatische Verkalkungen bei hohem (Ca x P)

Cholesterin 7-Dehydrocholesterin = Provitamin

Urämietoxine

Auflösung von Knochenpuffern

Dialyseassoziierte Amyloidose ($ß_2$-Mikroglobulin)

Vermindertes Ansprechen des Knochens auf $1,25(OH)_2$-D_3

Aluminium-Intoxikation

Mangelernährung

Renale Osteopathie

Die morphologische Klassifikation der renalen Osteopathie basiert auf der Beschreibung der Funktionsstörung der knochenabbauenden Zellen = Osteoklasten (→Fibroosteoklasie), der knochenbildenden Zellen = Osteoblasten (→Osteoid) und der Spongiosastruktur (→Osteopenie, Osteosklerose). Zum Verständnis ist es wichtig zu wissen, daß Knochen kein „totes Stützgerüst" ist, sondern daß ein ständiger Umbau stattfindet. Das Leben des Knochens macht wohl die Heilung einer Fraktur am deutlichsten. Ohne die Problematik weiter zu vertiefen, kann man sich merken, daß die Abläufe des Umbaus (Osteoklastenaktivierung→osteoklastäre Resorption→Knochenneubildung durch Osteoblasten) zeitlich streng geordnet sind. Den Gesamtablauf von Aktivierung der Osteoklasten, osteoklastärer Resorption und nachfolgender Knochenneubildung durch Osteoblasten („coupling") nennt man „remodelling". Bei Aufhebung des „coupling" spricht man vom „modelling", was heißt, daß entweder nur eine Resorption oder ein Knochenanbau ohne vorherige Resorption erfolgt ... Klassifikation der renalen Osteopathie nach DELLING:

Typ nach DELLING	Synonym(a)	Histologie	Ursache	≈Häufigkeit bei Dial.Pat.
I	Ostitis fibrosa	Fibroosteoklasie. Knochenzellzahl erhöht, Markfibrose, unregelmäßige Osteoid- u. Trabekelstruktur	Sekundärer HPT	2%
II	low turnover Osteomalazie, Osteomalazie	Osteoidose: Vermehrte Osteoidansammlung, keine Markfibrose, starke Minderung der Knochenzellzahl	Vitamin-D-Stoffwechselstörung	27%
III	Gemischte renale (urämische) Osteopathie	Mischform aus I + II	Sekundärer HPT und Vitamin-D-Stoffwechselstörung	71%

Zusatzkriterien: „a": endostaler Spongiosaumbau reduziert, „b": endostaler Spongiosaumbau normal oder gering erhöht, „c": endostaler Spongiosaumbau stark erhöht, „–": zusätzlich Reduktion der Knochenmasse (Osteopenie), „+": Zunahme der Knochenmasse (Osteosklerose).

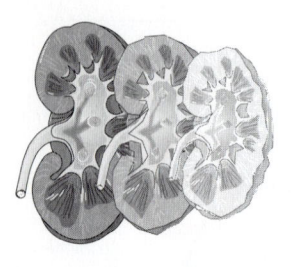

Medikamentöse Senkung des Phosphatspiegels durch phosphatbindende Medikamente wie Aluminiumhydroxid (Gefahr der Aluminium-Akkumulation beachten), Calciumacetat, Calciumcarbonat.

Heute kommen hauptsächlich die **Calciumsalze** zum Einsatz. Die Entwicklung einer Hypercalcämie kann jedoch zur Reduzierung oder zum Absetzen zwingen, so daß dann (ggf. kombiniert) aluminiumhaltige Phosphatbinder zur Anwendung gelangen. Keinesfalls soll man diese gemeinsam mit Zitraten (Calciumzitrat, SHOL'sche Lösung) verabreichen, da Zitrate die Aluminiumaufnahme im Darm signifikant erhöhen.

Die notwendige Tagesdosis der stets zu den Mahlzeiten einzunehmenden Phosphatbinder muß empirisch ermittelt und individuell entsprechend der Gewohnheiten der Nahrungsaufnahme dosiert werden.

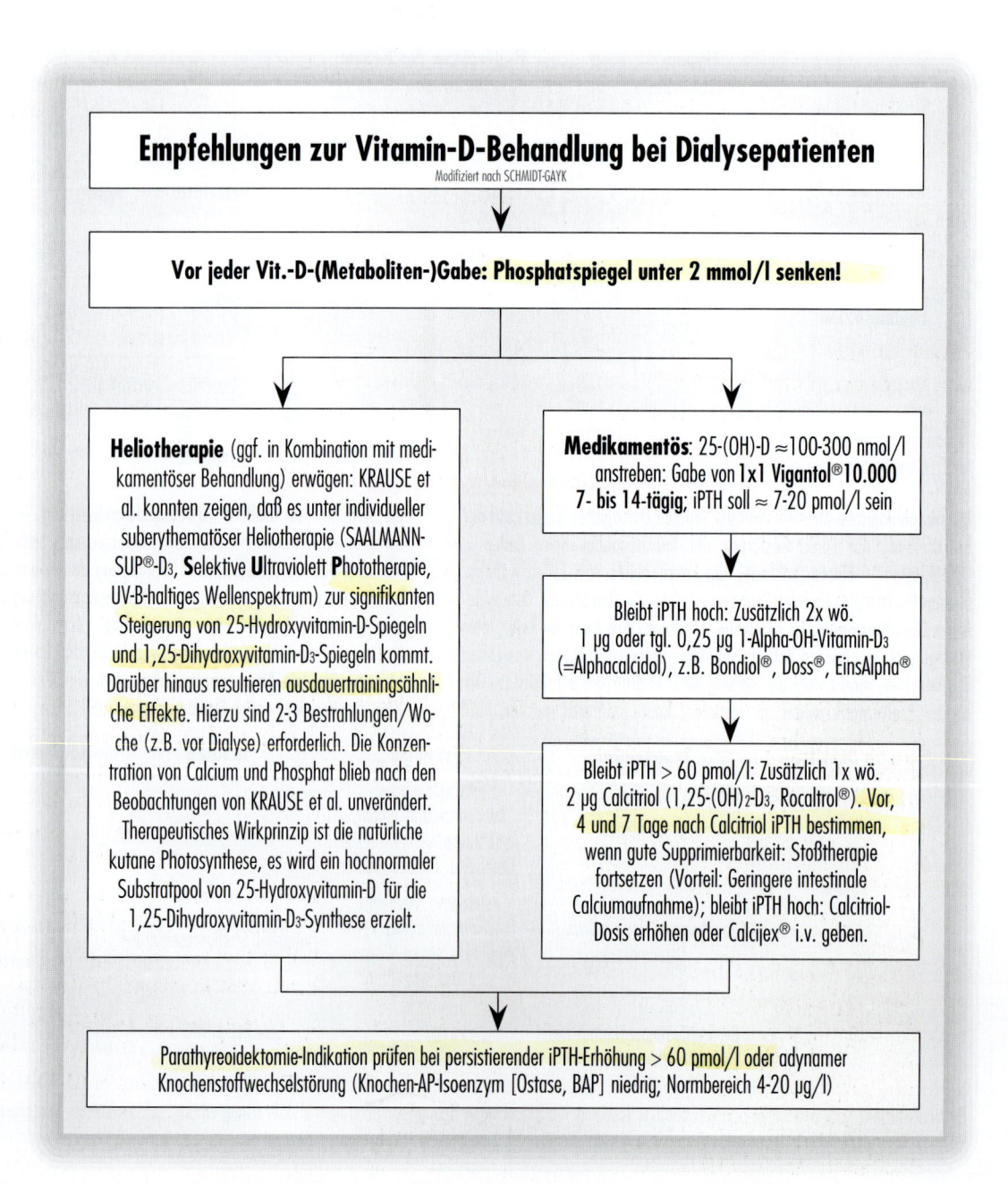

Empfehlungen zur Vitamin-D-Behandlung bei Dialysepatienten
Modifiziert nach SCHMIDT-GAYK

Vor jeder Vit.-D-(Metaboliten-)Gabe: Phosphatspiegel unter 2 mmol/l senken!

Heliotherapie (ggf. in Kombination mit medikamentöser Behandlung) erwägen: KRAUSE et al. konnten zeigen, daß es unter individueller suberythematöser Heliotherapie (SAALMANN-SUP®-D₃, **S**elektive **U**ltraviolett **P**hototherapie, UV-B-haltiges Wellenspektrum) zur signifikanten Steigerung von 25-Hydroxyvitamin-D-Spiegeln und 1,25-Dihydroxyvitamin-D₃-Spiegeln kommt. Darüber hinaus resultieren ausdauertrainingsähnliche Effekte. Hierzu sind 2-3 Bestrahlungen/Woche (z.B. vor Dialyse) erforderlich. Die Konzentration von Calcium und Phosphat blieb nach den Beobachtungen von KRAUSE et al. unverändert. Therapeutisches Wirkprinzip ist die natürliche kutane Photosynthese, es wird ein hochnormaler Substratpool von 25-Hydroxyvitamin-D für die 1,25-Dihydroxyvitamin-D₃-Synthese erzielt.

Medikamentös: 25-(OH)-D ≈ 100-300 nmol/l anstreben: Gabe von 1x1 Vigantol® 10.000 7- bis 14-tägig; iPTH soll ≈ 7-20 pmol/l sein

↓

Bleibt iPTH hoch: Zusätzlich 2x wö. 1 µg oder tgl. 0,25 µg 1-Alpha-OH-Vitamin-D₃ (=Alphacalcidol), z.B. Bondiol®, Doss®, EinsAlpha®

↓

Bleibt iPTH > 60 pmol/l: Zusätzlich 1x wö. 2 µg Calcitriol (1,25-(OH)₂-D₃, Rocaltrol®). Vor, 4 und 7 Tage nach Calcitriol iPTH bestimmen, wenn gute Supprimierbarkeit: Stoßtherapie fortsetzen (Vorteil: Geringere intestinale Calciumaufnahme); bleibt iPTH hoch: Calcitriol-Dosis erhöhen oder Calcijex® i.v. geben.

↓

Parathyreoidektomie-Indikation prüfen bei persistierender iPTH-Erhöhung > 60 pmol/l oder adynamer Knochenstoffwechselstörung (Knochen-AP-Isoenzym [Ostase, BAP] niedrig; Normbereich 4-20 µg/l)

Da ein Teil des Calciums aus den calciumhaltigen Phosphatbindern systemisch aufgenommen werden kann, ist die Möglichkeit der **Entwicklung einer Hypercalcämie ein prinzipielles Problem dieser Behandlung**. Sowohl bei der Hämo- als auch bei der Peritonealdialyse kommen deshalb heute Spüllösungen mit niedrigerem Calciumanteil als noch vor einigen Jahren zum Einsatz (Norm-Calcium-Lösungen).

Gabe von Vitamin-D-Metaboliten: Voraussetzung für die Behandlung mit Vitamin-D-Metaboliten ist ein normales Calcium [mg/dl]xPhosphat [mg/dl]-Produkt unter 70. **Also: Erst Phosphat senken** (und eine evtl. Aluminiumakkumulation im Knochen mit Deferoxamin behandeln), **dann evtl. mit Vitamin-D-Metaboliten einsteigen.**

Die Möglichkeit der **Entwicklung einer Hypercalcämie** mit konsekutiven Gefäß- und Weichteilverkalkungen unter Therapie mit Vitamin-D-Metaboliten ist die potentielle Gefahr dieser Behandlung. Hieraus leitet sich die Notwendigkeit der engmaschigen Kontrollen der entsprechenden Parameter ab. Die kontinuierliche oder intermittierende Vitamin-D-Gabe führt zu einer Suppression der PTH-Sekretion und Steigerung der Knochenmineralisation.

Einen gangbaren Weg der **Vitamin-D-Behandlung** bei Dialysepatienten zeigt unsere Grafik auf Seite 84, wichtig bleiben in jedem Fall die regelmäßigen Laborkontrollen von Calcium und Phosphat.

Parathyreoidektomie: Die **Indikation zur operativen Entfernung der Nebenschilddrüsen** als subtotale Parathyreoidektomie oder totale Parathyreoidektomie mit autologer Transplantation von Parathyreoideagewebe in die Unterarmmuskulatur sollte geprüft werden, wenn schwere therapieresistente Hypercalcämien oder Hyperphosphatämien, schwerster Juckreiz, Kalziphylaxie mit ischämischen Hautulzerationen und Gefäßverkalkungen oder extraossäre Verkalkungen bestehen. Eine präoperative Knochenbiopsie zum Ausschluß einer Aluminiumakkumulation ist unumgänglich, ggf. vor Parathyreoidektomie Deferoxamin-Behandlung.

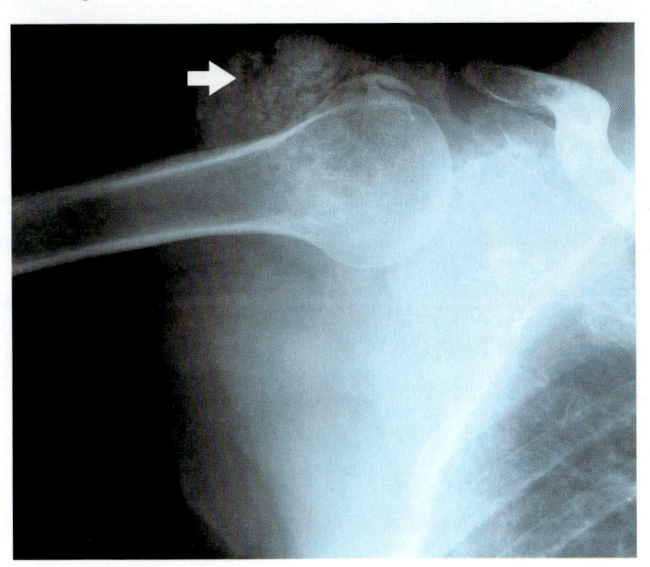

Weichteilverkalkung bei sekundärem Hyperparathyreoidismus
Bei der seit sieben Jahren dialysepflichtigen Ferienpatientin bestanden Schulterschmerzen. Die Röntgenaufnahme des rechten Schultergelenks zeigt eine massive flockige Verkalkung. Über Jahre bestand ein hohes (Ca x P)-Produkt, Phosphatbinder wurden „nur bei Bedarf" eingenommen. Ein Jahr nach Parathyreoidektomie waren die Veränderungen vollständig rückgebildet.
(Aufnahme: Dr. Nixel)

Al
Diagnostik und Therapie der Aluminiumintoxikation
Konsensus-Konferenz unter der Schirmherrschaft der EDTA-ERA, Paris 27.6.1992*

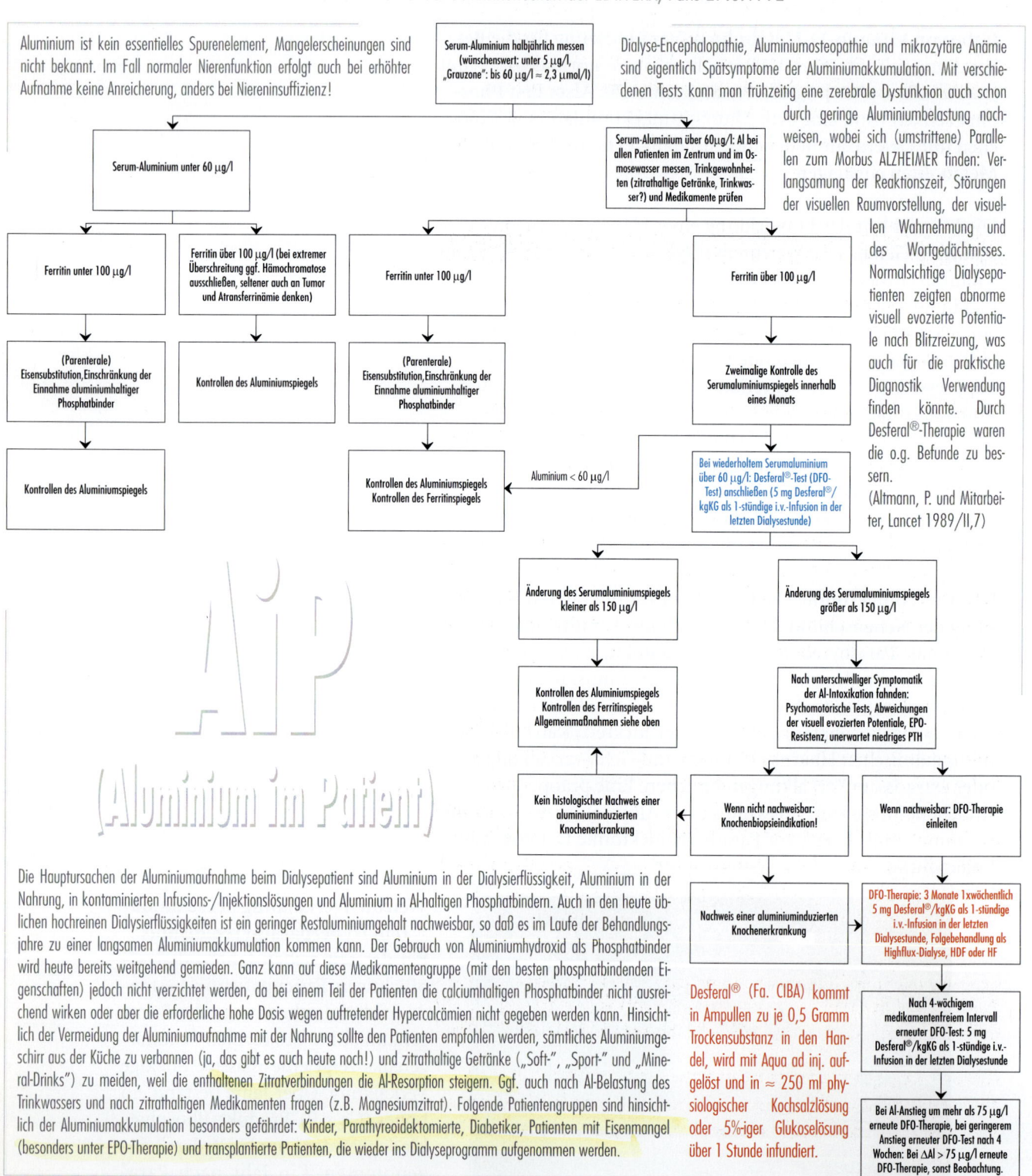

Aluminium ist kein essentielles Spurenelement, Mangelerscheinungen sind nicht bekannt. Im Fall normaler Nierenfunktion erfolgt auch bei erhöhter Aufnahme keine Anreicherung, anders bei Niereninsuffizienz!

Dialyse-Encephalopathie, Aluminiumosteopathie und mikrozytäre Anämie sind eigentlich Spätsymptome der Aluminiumakkumulation. Mit verschiedenen Tests kann man frühzeitig eine zerebrale Dysfunktion auch schon durch geringe Aluminiumbelastung nachweisen, wobei sich (umstrittene) Parallelen zum Morbus ALZHEIMER finden: Verlangsamung der Reaktionszeit, Störungen der visuellen Raumvorstellung, der visuellen Wahrnehmung und des Wortgedächtnisses. Normalsichtige Dialysepatienten zeigten abnorme visuell evozierte Potentiale nach Blitzreizung, was auch für die praktische Diagnostik Verwendung finden könnte. Durch Desferal®-Therapie waren die o.g. Befunde zu bessern.
(Altmann, P. und Mitarbeiter, Lancet 1989/II,7)

Flussdiagramm:

- Serum-Aluminium halbjährlich messen (wünschenswert: unter 5 µg/l, „Grauzone": bis 60 µg/l ≈ 2,3 µmol/l)
  - Serum-Aluminium unter 60 µg/l
    - Ferritin unter 100 µg/l → (Parenterale) Eisensubstitution, Einschränkung der Einnahme aluminiumhaltiger Phosphatbinder → Kontrollen des Aluminiumspiegels
    - Ferritin über 100 µg/l (bei extremer Überschreitung ggf. Hämochromatose ausschließen, seltener auch an Tumor und Atransferrinämie denken) → Kontrollen des Aluminiumspiegels
  - Serum-Aluminium über 60 µg/l: Al bei allen Patienten im Zentrum und im Osmosewasser messen, Trinkgewohnheiten (zitrathaltige Getränke, Trinkwasser?) und Medikamente prüfen
    - Ferritin unter 100 µg/l → (Parenterale) Eisensubstitution, Einschränkung der Einnahme aluminiumhaltiger Phosphatbinder → Kontrollen des Aluminiumspiegels, Kontrollen des Ferritinspiegels
    - Ferritin über 100 µg/l → Zweimalige Kontrolle des Serumaluminiumspiegels innerhalb eines Monats
      - Aluminium < 60 µg/l → Kontrollen des Aluminiumspiegels, Kontrollen des Ferritinspiegels
      - Bei wiederholtem Serumaluminium über 60 µg/l: Desferal®-Test (DFO-Test) anschließen (5 mg Desferal®/kgKG als 1-stündige i.v.-Infusion in der letzten Dialysestunde)
        - Änderung des Serumaluminiumspiegels kleiner als 150 µg/l → Kontrollen des Aluminiumspiegels, Kontrollen des Ferritinspiegels, Allgemeinmaßnahmen siehe oben → Kein histologischer Nachweis einer aluminiuminduzierten Knochenerkrankung
        - Änderung des Serumaluminiumspiegels größer als 150 µg/l → Nach unterschwelliger Symptomatik der Al-Intoxikation fahnden: Psychomotorische Tests, Abweichungen der visuell evozierten Potentiale, EPO-Resistenz, unerwartet niedriges PTH
          - Wenn nicht nachweisbar: Knochenbiopsieindikation! → Nachweis einer aluminiuminduzierten Knochenerkrankung
          - Wenn nachweisbar: DFO-Therapie einleiten → **DFO-Therapie: 3 Monate 1×wöchentlich 5 mg Desferal®/kgKG als 1-stündige i.v.-Infusion in der letzten Dialysestunde, Folgebehandlung als Highflux-Dialyse, HDF oder HF** → Nach 4-wöchigem medikamentenfreiem Intervall erneuter DFO-Test: 5 mg Desferal®/kgKG als 1-stündige i.v.-Infusion in der letzten Dialysestunde → Bei Al-Anstieg um mehr als 75 µg/l erneute DFO-Therapie, bei geringerem Anstieg erneuter DFO-Test nach 4 Wochen: Bei ΔAl > 75 µg/l erneute DFO-Therapie, sonst Beobachtung.

Desferal® (Fa. CIBA) kommt in Ampullen zu je 0,5 Gramm Trockensubstanz in den Handel, wird mit Aqua ad inj. aufgelöst und in ≈ 250 ml physiologischer Kochsalzlösung oder 5%-iger Glukoselösung über 1 Stunde infundiert.

Die Hauptursachen der Aluminiumaufnahme beim Dialysepatient sind Aluminium in der Dialysierflüssigkeit, Aluminium in der Nahrung, in kontaminierten Infusions-/Injektionslösungen und Aluminium in Al-haltigen Phosphatbindern. Auch in den heute üblichen hochreinen Dialysierflüssigkeiten ist ein geringer Restaluminiumgehalt nachweisbar, so daß es im Laufe der Behandlungsjahre zu einer langsamen Aluminiumakkumulation kommen kann. Der Gebrauch von Aluminiumhydroxid als Phosphatbinder wird heute bereits weitgehend gemieden. Ganz kann auf diese Medikamentengruppe (mit den besten phosphatbindenden Eigenschaften) jedoch nicht verzichtet werden, da bei einem Teil der Patienten die calciumhaltigen Phosphatbinder nicht ausreichend wirken oder aber die erforderliche hohe Dosis wegen auftretender Hypercalcämien nicht gegeben werden kann. Hinsichtlich der Vermeidung der Aluminiumaufnahme mit der Nahrung sollte den Patienten empfohlen werden, sämtliches Aluminiumgeschirr aus der Küche zu verbannen (ja, das gibt es auch heute noch!) und zitrathaltige Getränke („Soft-", „Sport-" und „Mineral-Drinks") zu meiden, weil die enthaltenen Zitratverbindungen die Al-Resorption steigern. Ggf. auch nach Al-Belastung des Trinkwassers und nach zitrathaltigen Medikamenten fragen (z.B. Magnesiumzitrat). Folgende Patientengruppen sind hinsichtlich der Aluminiumakkumulation besonders gefährdet: Kinder, Parathyreoidektomierte, Diabetiker, Patienten mit Eisenmangel (besonders unter EPO-Therapie) und transplantierte Patienten, die wieder ins Dialyseprogramm aufgenommen werden.

*) Ittel, T.H./E. Ritz/G. Stein, Münch. med. Wschr. 134 (1992) 822-824

Gelenkerkrankungen

Dialysepatienten sind meist ältere Patienten und wie viele Menschen dieser Altersgruppe leiden auch Dialysepatienten unter degenerativen Erkrankungen des Bewegungsapparates (degenerative Wirbelsäulensyndrome und Polyarthrose). Die chronische Polyarthritis (cP) kann über Medikamenten-Nebenwirkungen (NSAR, Gold, Penicillamin) oder über eine Amyloidose die Nieren in Mitleidenschaft ziehen. Dies ist nicht unser Thema, vielmehr geht es in diesem Kapitel um Gelenkerkrankungen, die speziell mit der chronischen Niereninsuffizienz einhergehen. Hier sind zunächst gelenkschädigende Grunderkrankungen aufzuführen, die auch die Niere betreffen können, insbesondere die Kollagenosen. Näheres wurde bereits in Kapitel 3 ausgeführt.

Sekundäre Gicht (Hyperurikämie)

Der Begriff „sekundäre Gicht (Hyperurikämie)" bezeichnet eine Erhöhung des Serum-Harnsäurespiegels als Folge der Niereninsuffizienz.

Der akute Gichtanfall bei Urämie ist ein **eher seltenes** Ereignis, wenn man berücksichtigt, daß infolge Harnsäureausscheidungsstörung nahezu alle Patienten mit Niereninsuffizienz eine Hyperurikämie haben.

Diese sekundäre Hyperurikämie soll nach mehrheitlicher Auffassung im Terminalstadium der Niereninsuffizienz nur bei Auftreten von Gichtanfällen im Sinne der Rezidivprophylaxe medikamentös mit **Allopurinol** behandelt werden, wobei 100 mg/Tag nicht überschritten werden sollen.

Der typische Gichtanfall betrifft meist das Großzehengrundgelenk, welches heftige Schmerzen, Berührungsempfindlichkeit, Rötung und Überwärmung zeigt. Die Behandlung besteht in Ruhigstellung, Kurzzeitbehandlung mit NSAR in der niedrigst wirksamen Dosis (vgl. Fußnote 20 im Kapitel 17 „Medikamente bei Niereninsuffizienz", Seite 577) und Colchizin (halbe Normdosis etwa 0,5 mg 1- bis 2-stündlich über 5 bis 8 Stunden [häufige Nebenwirkungen: Durchfall, Übelkeit, Erbrechen], Kurzzeitanwendung!).

Chondrokalzinose (Pseudogicht) und kalzifizierende Periarthritis

Klinisch weniger intensiv als der echte Gichtanfall zeigen sich die Pseudogicht und die Beschwerden durch eine kalzifizierende Periarthritis. Vom Beschwerdebild her sind die Krankheitsbilder sehr ähnlich.

Es handelt sich um **Ablagerungen von Kristallkomplexen** (Calciumpyrophosphat bei der Pseudogicht oder Hydroxyapatit bei der kalzifizierenden Periarthritis) in bindegewebigen Strukturen (Knorpel, Sehnen, Bänder) und in der Gelenkumgebung.

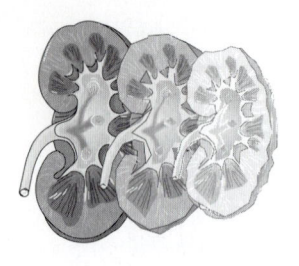

Schmerzen, Bewegungseinschränkung und Schwellung sind die Folgen. Die betroffenen Patienten haben **häufig** einen ausgeprägten **Hyperparathyreoidismus,** hier muß dann auch die Behandlung ansetzen (Normalisierung des Calcium-Phosphat-Produkts).

Meist bringt auch eine **Intensivierung der Dialysetherapie** (Frequenz und Dauer erhöhen, Verfahren mit hoher Phosphatclearance einsetzen) kurzfristige Besserung und langfristige Rezidivfreiheit.

Das akut betroffene **Gelenk** wird vorübergehend **ruhiggestellt**, unter Beachtung der Nebenwirkung werden häufig kurzzeitig nichtsteroidale Antirheumatika (z.B. Indomethazin = Amuno® 100 bis 200 mg pro Tag oder Diclofenac = Voltaren® 50 bis 150 mg pro Tag) eingesetzt (vgl. Fußnote 20 im Kapitel 17 „Medikamente bei Niereninsuffizienz", Seite 577). Nach Abklingen der akuten Beschwerden erfolgen balneophysikalische und krankengymnastische Maßnahmen.

Dialyseassoziierte Amyloidose

Im Zusammenhang mit der Besprechung von Knochen- und Gelenkbeschwerden soll auch dieser Komplex kurz angesprochen werden, der in den letzten Jahren besonderes Interesse fand.

Der medizinische Fortschritt ermöglicht dialysepflichtigen Patienten heute ein jahrzehntelanges lebenswertes Überleben. Die Lösung des Problems »Nierenersatz« brachte aber wie jede Antwort wieder viele neue Fragen und Probleme. Eines dieser Langzeit-Probleme der Nierenersatzbehandlung ist die Entwicklung der dialyseassoziierten Amyloidose (Beta-2-M-Amyloidose, AB-Amyloidose) mit komplexer Pathogenese, die noch nicht vollständig aufgeklärt ist.

Allen Amyloiden ist die Speicherung fibrillärer Proteine in sog. Beta-Faltblattstruktur gemeinsam. Es ist heute eine Fülle von Amyloiden und - daraus resultierend - eine Fülle von Amyloidosen bekannt. Eine Klassifizierung ist durch Identifizierung der im Amyloid niedergelegten Proteine möglich. Unterschiedliche amyloidbildende Proteine gehen mit unterschiedlichen Amyloidsyndromen einher. Übersicht zum Thema bei SCHERBERICH.

Von den anderen Amyloidosen unterscheidet sich die dialyseassoziierte Amyloidose biochemisch durch das **Vorläuferprotein** (**Beta-2-Mikroglobulin**, s.u.), klinisch durch das ausschließliche Vorkommen bei Niereninsuffizienz und durch den typischen Organbefall mit osteoartikulärer Prädilektion: Nach der Erstbeschreibung des gehäuften Vorkommens des **Karpaltunnelsyndroms** bei Dialysepatienten durch WARREN und OTIENO 1975 konnte die Erkenntnis in den Folgejahren dahingehend bestätigt und erweitert werden, daß gezeigt wurde, daß Dialysepatienten neben dem Karpaltunnelsyndrom häufig unter weiteren Arthralgien (Gelenkschmerzen) leiden, die auf Amyloidablagerungen im Bindegewebe zurückzuführen sind. Von dieser **Amyloidarthropathie** sind am häufigsten die Schultergelenke betroffen, gefolgt von Kniegelenken, Hüftgelenken, Gelenken der Halswirbelsäule, Hüfte, kleinen Wirbelgelenken und Sprunggelenken. Die Arthropathie ist häufig begleitet vom Auftreten subchondraler amyloidhaltiger Knochenzysten mit der Gefahr von Spontanfrakturen.

Für die dialyseassoziierte Amyloidose wurde das Beta-2-Mikroglobulin als Vorläuferprotein erkannt. Es handelt sich um ein Polypeptid mit 99 Aminosäuren und einem Molekulargewicht von 11,8 kD. Täglich werden etwa 200 mg Beta-2-Mikroglobulin gebildet, die Nieren sind zu rund 97 % an der Verstoffwechselung von Beta-2-Mikroglobulin beteiligt: Die gesunden Nieren filtrieren Beta-2-Mikroglobulin glomerulär, nach Rückresorption in den proximalen Tubuluszellen wird es dort abgebaut. Der **Normalwert für Beta-2-Mikroglobulin im Serum ist unter 3 mg/l**, bei Niereninsuffizienz kumuliert Beta-2-Mikroglobulin und es werden Serumwerte bis zum 60-fachen des Normalwertes gefunden.

Durch Dialyse mit konventionellen Cuprophandialysatoren kann Beta-2-Mikroglobulin nicht eliminiert werden, auch mit synthetischen High-flux-Membranen gelingt nur eine partielle Entfernung. Inwieweit der Einsatz **ultrareiner Dialysierflüssigkeit** (neue Umkehrosmose-Techniken, Einsatz von Endotoxinfiltern vor dem Dialysator, Vermeidung der Rückfiltration) die Entwicklung der Amyloidose verhindern oder verzögern kann, bedarf weiterer Beobachtung.

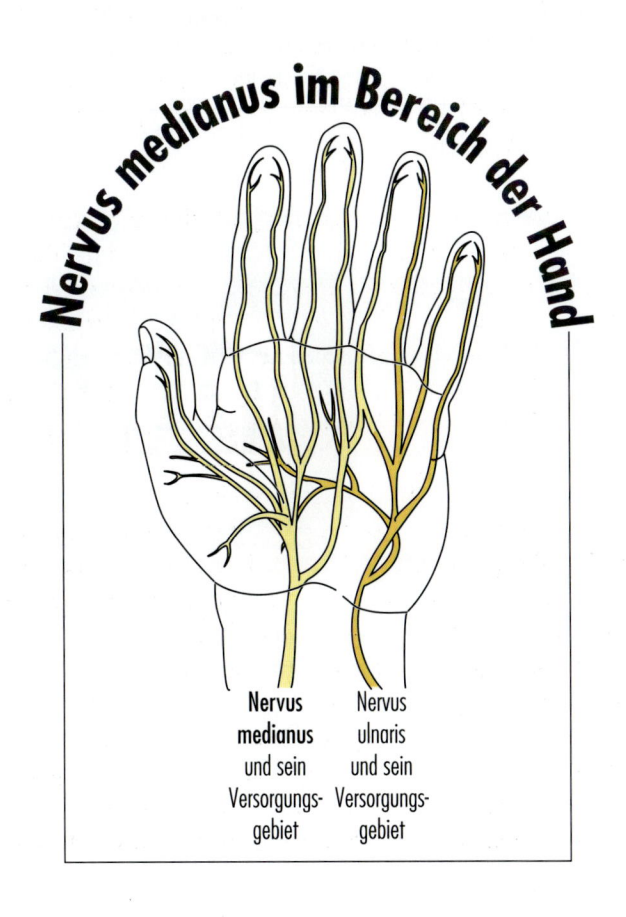

Nervus medianus im Bereich der Hand

Nervus medianus und sein Versorgungsgebiet

Nervus ulnaris und sein Versorgungsgebiet

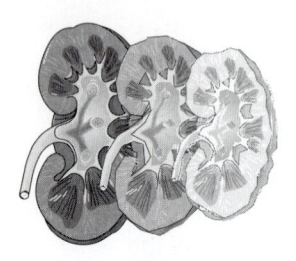

Die Diagnostik des Karpaltunnelsyndroms

Das Karpaltunnelsyndrom (üblicherweise mit „KTS" oder „CTS" abgekürzt) ist eine Kompressionsneuropathie (druckbedingte Nervenschädigung) des Nervus medianus im Bereich des Karpalkanals. Frühzeichen ist die „Brachialgia paraesthetica nocturna", also nächtliche Mißempfindungen im Arm, die von vegetativen Symptomen (Schwitzen oder Kältegefühl) bis hin zu Schmerzen im gesamten Arm reichen. Ursache der Kompression ist ein Mißverhältnis zwischen Volumen und Inhalt des Karpalkanals, beim (Langzeit-) Dialysepatient ist Amyloideinlagerung die Ursache der Volumenzunahme. Der Medianusnerv hat motorische und sensible Versorgungsanteile, die distal des Karpalkanals hauptsächlich Daumen, Zeigefinger und Mittelfinger versorgen, hieraus leitet sich die Mehrzahl der zu beobachtenden Symptome ab.

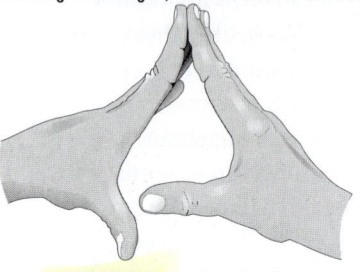

WARTENBERG´sches Zeichen
Abspreizschwäche des Daumens durch Funktionsstörung des M. opponens pollicis und des M. abductor pollicis brevis.

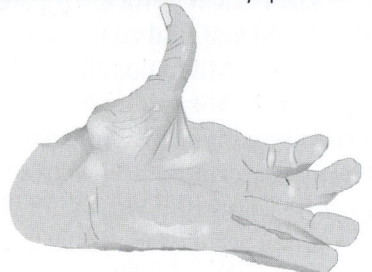

Thenaratrophie
Der Muskelschwund im Bereich des Daumenballens („Affenhand") ist sichtbares Zeichen des Funktionsausfalls der nebenstehend genannten Muskeln.

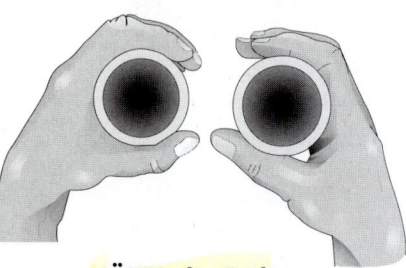

LÜTHY´sches Zeichen
Durch die Funktionsstörung der Daumenmuskulatur kann ein Trinkglas (geben Sie dem Patient in der Dialyse ein Desinfektionsspray in die Hand) nicht mehr voll umfaßt werden (Zeichnung: rechte Hand).

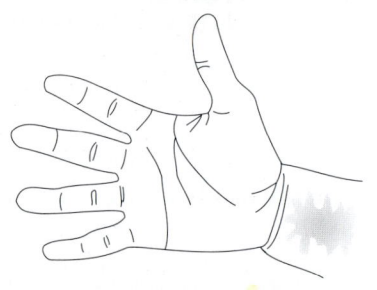

Beugeseitige Schwellung
Proximal (körperwärts) des Handgelenks kann man häufiger eine Schwellung (grau markiert) feststellen, die ihre Ursache in einer Bindegewebsvermehrung und/oder Begleitentzündung hat.

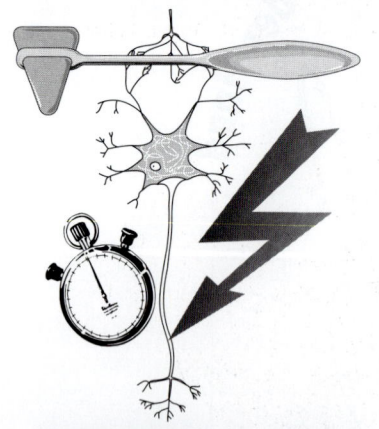

HOFFMANN-TINEL´sches Zeichen
„Elektrisierende" Mißempfindungen im ersten bis dritten Finger bei der Perkussion des Karpaltunnels.

Elektroneurographie
Verlängerte motorische und sensible Reizleitungsgeschwindigkeit wird gemessen.

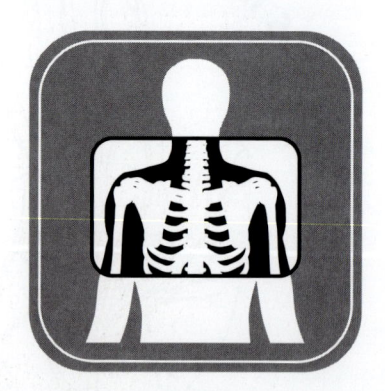

Radiologie
Karpaltunnelspezialaufnahme (HART & GAYNOR), bei Arthropathie auch ^{123}I-SAP-Szintigraphie möglich.

Sonographie
7,5-MHz-Schallkopf auf Karpaltunnel: Medianusauftreibung beim Eintritt, Abflachung beim Austritt.

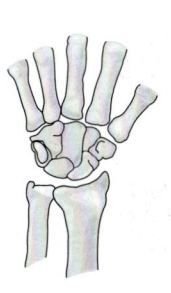

Anatomie des Karpaltunnels
Karpaltunnelsyndrom

M. palmaris longus

N. medianus

Handwurzelband (Retinaculum flexorum)

Daumenballenmuskulatur

Os trapezium

Mm. abductor pollicis longus et extensor pollicis brevis

Lange Daumenbeugesehne und je zwei Beugesehnen der Langfinger verlaufen dorsal des Medianus

A. ulnaris

Handwurzelband (Retinaculum flexorum)

Kleinfingerballenmuskulatur

Unterhautfettgewebe

A. radialis

Os trapezoideum

Os capitatum

Os hamatum

M. extensor digitorum

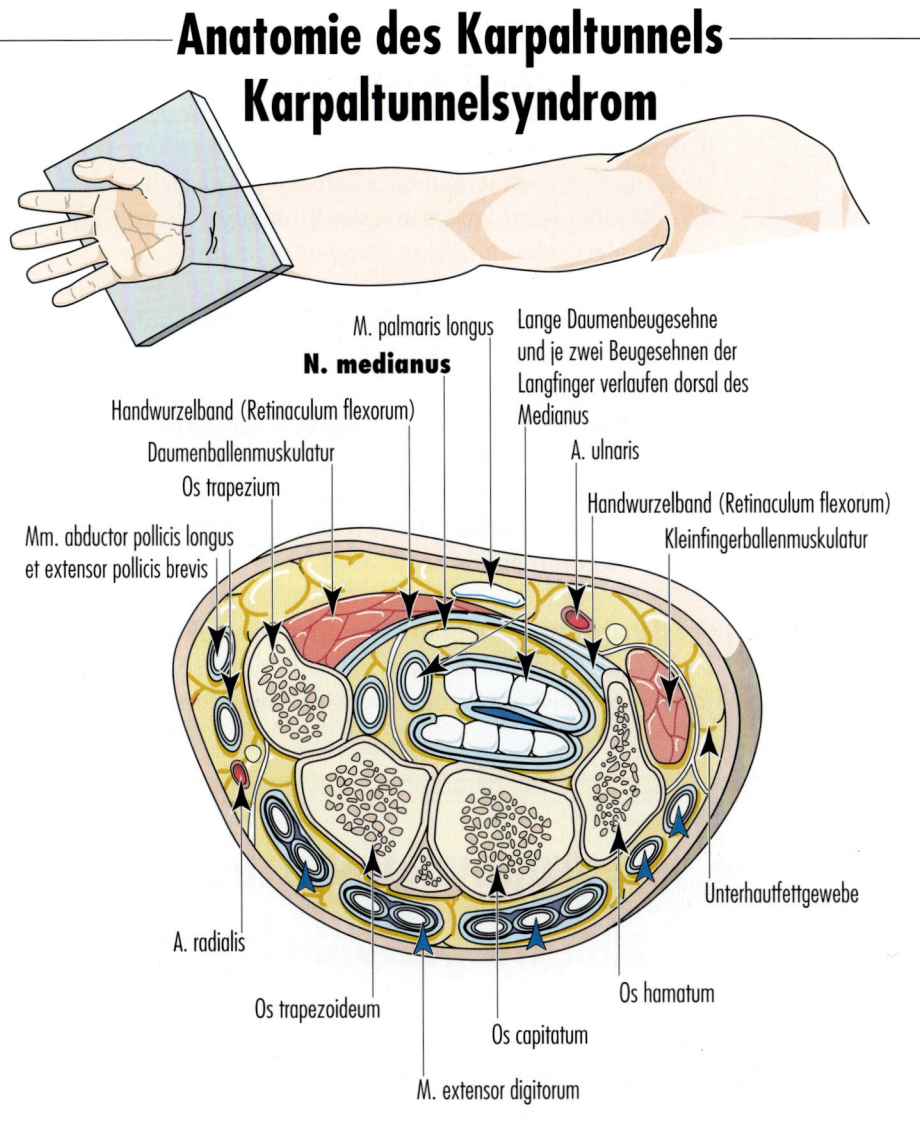

Die **Kompressionsneuropathie des Nervus medianus im Karpalbereich** wird als **Karpaltunnelsyndrom** bezeichnet.
Typischerweise geht sie mit dem „Einschlafen" der radialen dreieinhalb Finger sowie nächtlichen Armschmerzen einher.

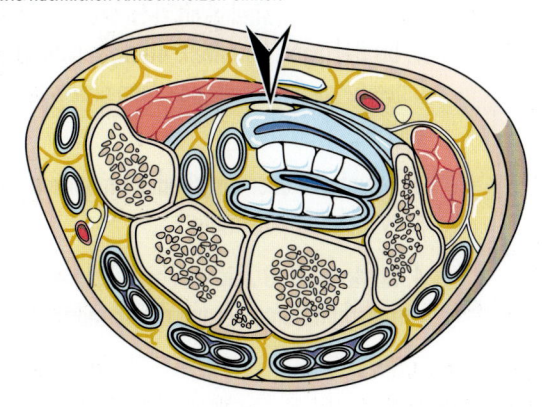

In der unteren Grafik ist das Mißverhältnis zwischen Volumen und Inhalt des Karpaltunnels angedeutet, die beim Langzeitdialysepatient durch eine Volumenzunahme des Karpaltunnelinhaltes bedingt ist: Ursache ist eine Beta-2-Mikroglobulin bedingte (dialyseassoziierte) Amyloidose mit **Einengung des Karpalkanals durch Amyloidablagerungen**.

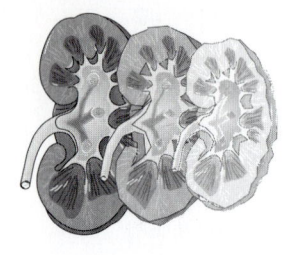

Karpaltunnelsyndrom (CTS)

Bei langjährigen Dialysepatienten (gefordert wird eine Dialysedauer von mehr als 5 Jahren) entwickelt sich öfter ein **Karpaltunnelsyndrom**, die **häufigste klinische Manifestation der dialyseassoziierten Amyloidose.** Es handelt sich um Amyloidablagerungen im Sehnenscheidenbereich des Karpalkanals mit dem Resultat einer Steigerung des Binnendrucks im Karpaltunnel mit Nervenkompression (Nervus medianus).

Klinisch bestehen **Beschwerden** in den Händen, mit vorwiegend nächtlich auftretenden Schmerzen und motorischer Schwäche (Frühzeichen). Später kommt es zu Muskelatrophien im Versorgungsgebiet des Nervus medianus, bedingt durch Nervenkompression unter dem Ligamentum carpi volare. Im Elektromyogramm sind verlangsamte motorische und sensible Nervenleitgeschwindigkeit nachweisbar. Weitere Einzelheiten können der Grafik entnommen werden.

Die **Behandlung** besteht in einer operativen Spaltung des o.g. Bandes, die Entlastung bringt nahezu immer sofortige Beschwerdefreiheit, die Langzeitresultate sind gut.

Neurophysiologische Daten zum Karpaltunnelsyndrom

(Modifiziert nach Brock, M./M. Iprenburg/C. Ianz: „Die endoskopische Behandlung des Karpaltunnelsyndroms", DÄ 91 (1994), A-2848-2852)

1. **Verlängerung der distalen motorischen Latenz zum M. abductor pollicis brevis,** Normwert < 4,5 ms, pathologisch: Meßwert > 4,5 ms/6 cm oder > 1,5 ms Differenz zur Gegenseite

2. **Verminderung der sensiblen Nervenleitgeschwindigkeit zwischen Handgelenk und 1. bis 3. Finger,** Normwert: 40 m/s, pathologisch: Differenz zur Gegenseite oder zum gleichseitigen N. ulnaris

3. **Polyphasie oder Amplitudenminderung der Nervenaktionspotentiale**

4. **Im Nadel-EMG Zeichen der akuten oder chronischen Denervierung der Thenarmuskulatur**

Magen-Darm-Erkrankungen bei Urämie

Gastrointestinale Symptome wie Übelkeit, Erbrechen, Sodbrennen, Verstopfung, Durchfall, urämischer Fötor und Blutungen sind wenigstens teilweise Folge der urämischen Situation und nur zum Teil auf Läsionen im Magen-Darm-Trakt zurückzuführen. Die Therapie wird sich nach der Diagnose richten, wobei auch Begleiterkrankungen und Medikamentennebenwirkungen zu berücksichtigen sind. Eine urämische Genese von Beschwerden kann erst angenommen werden, wenn andere mögliche Ursachen ausgeschlossen sind.

Bei der Interpretation von Laborwerten ist die urämische Situation zu berücksichtigen, so ist die Aktivität der Serumamylase durch die verlängerte Eliminationszeit auch ohne Pankreatitis regelmäßig erhöht. Hinsichtlich der Einnahme und Dosierung von Medikamenten wird auf Kapitel 17 verwiesen (Seite 520 ff.).

Übelkeit und Erbrechen

Nahezu alle niereninsuffizienten Patienten durchlaufen mit fortschreitender Niereninsuffizienz ein Krankheitsstadium, welches von Übelkeit, Brechreiz bis hin zum (morgendlichen) Erbrechen gekennzeichnet ist. Besteht eine Niereninsuffizienz im Stadium der kompensierten Retention, ist das Auftreten der o.g. Symptome ein recht sicheres Zeichen, welches den Übergang der Krankheit ins Terminalstadium und damit Dialysepflichtigkeit signalisiert. Manchmal läßt sich zu diesem Zeitpunkt noch eine vorübergehende Besserung durch weitere Einschränkung der Eiweißzufuhr erreichen, schlagartig beseitigen lassen sich Übelkeit und Erbrechen durch die Einleitung der Nierenersatzbehandlung.

Beim Auftreten von Übelkeit und Erbrechen während der Dialyse muß stets zuerst die Dialysequalität hinterfragt werden. Das Auftreten dieser Symptome ist absolut untypisch und eigentlich immer vermeidbar. Näheres im Dialysekapitel.

Übelkeit und Erbrechen im dialysefreien Intervall sind (nach Ausschluß primär gastroenterologischer und psychischer Ursachen) möglicherweise Hinweise auf eine unausreichende Dialyseeffektivität (siehe Seite 169 ff. und Seite 352 f.). Bei Diabetikern an Magenentleerungsstörung denken, mehr hierzu ab Seite 128 ff., Grafik auf Seite 131.

Rauchen ist megaout und hat in der heutigen Zeit eigentlich nichts mehr zu suchen. Ist es einem Raucher übel, empfiehlt sich die Methode der paradoxen Intervention: Zigarette anbieten – wirkt Wunder! (Oh, dieser böse Doktor!).

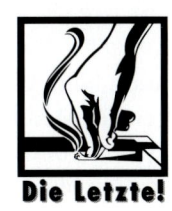

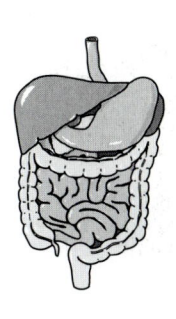

Die Letzte!

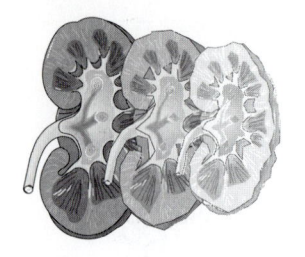

Obstipation und Diarrhoe

Verstopfung (Obstipation) ist unter laufender Dialysebehandlung (Schwankungen im Wasser- und Elektrolythaushalt), Zwang zu ballaststoffarmer Ernährung und gleichzeitiger Einnahme von Phosphatbindern ein außerordentlich **häufiges Problem**. Die Obstipation zieht das gehäufte Auftreten von **Divertikulose** (säckchenförmige Ausstülpungen am Dickdarm) und **Divertikulitis** bei Dialysepatienten nach sich.

Viele Patienten nehmen Abführmittel ein. Ohne allzu schlechtes Gewissen empfehlen wir bei phosphatbinderinduzierter Obstipation gelegentlich die gleichzeitige Gabe von **Lactulose**. Die Einnahme von Abführmitteln sollte am Abend des Dialysetages erfolgen, da Darmentleerung während der Dialyse immer ein freudiges Ereignis für alle Beteiligten ist ... Wir empfehlen verläßlichen Patienten durchaus eine Ballaststoffzulage, auch die alten Hausmittel wie „früh nüchtern ein Glas Buttermilch" o.ä. sollte man nicht vergessen.

Durchfall (Diarrhoe) ist bei Dialysepatienten eher selten. Neben bakteriellen Ursachen (Salmonellen!) muß auch an Virusinfekte gedacht werden. Durchfall beim Diabetiker kann seine Ursache in der autonomen Polyneuropathie haben, Durchfall beim CAPD-Patient kann Zeichen einer Peritonitis sein, Durchfall bei Nierentransplantierten kann auf einen Harnwegsinfekt hindeuten, Wechsel zwischen Obstipation und Diarrhoe sollte auch an die Möglichkeit einer malignen Erkrankung des Darms denken lassen.

Gastrointestinale Blutungen

Erosionen und peptische Geschwüre von Magen und Zwölffingerdarm treten bei Urämikern gehäuft auf. Nüchternsekret und Sekretionsvolumen sind bei chronischer Niereninsuffizienz verstärkt, die Nüchterngastrinspiegel sind oft signifikant erhöht, ohne daß es zwischen beidem einen letztlich gesicherten Zusammenhang gibt.

Hinsichtlich der **Säuresekretion** ergibt sich bei niereninsuffizienten Patienten ein uneinheitliches Bild, insgesamt scheint es so zu sein, daß die **Mehrheit** der **präterminal Niereninsuffizienten weniger Säure** als Nierengesunde und Dialysepatienten produzieren, hingegen scheinen **dialysierte Urämiker mehr Säure** freizusetzen als entsprechende Vergleichspersonen. Die erhöhte Säureausschüttung führt bei Dialysepflichtigen im Vergleich zur Normalbevölkerung zu einer erhöhten Anzahl von Schleimhautläsionen, wobei auch die Ammoniak-bedingte Schleimhautschädigung durch enzymatische Harnstoffspaltung eine Rolle spielt.

Akzentuiert wird die Situation beim Urämiker schließlich auch durch die **Einnahme zahlreicher Medikamente** (genannt seien beispielhaft die Acetylsalizylsäure und Eisenpräparate), die nicht gerade schleimhautprotektiv wirken.

In den letzten Jahren wurden **Angiodysplasien** als Blutungsquellen bei Dialysepatienten beschrieben, die oft sehr schwer zu lokalisieren sind.

Auch die **viszerale Amyloidose** kann zu gastrointestinalen Blutungen beim Langzeitdialysepatient führen.

Die obere **intestinale Blutung** ist immer eine potentiell lebensbedrohliche Situation, bei jedem Verdacht (Stichworte: „kaffeesatzartiges Erbrechen" und „Teerstuhl") sollten die Patienten unverzüglich der endoskopischen Diagnostik/Therapie (endoskopische Verödung) zugeführt werden. In jedem Zweifelsfall ist die Durchführung des **Haemoccult-Test**s anzuraten.

Die **medikamentöse Therapie peptischer Läsionen** beim Urämiker stützt sich (nach der Ausschaltung evtl. auslösender/begünstigender Faktoren) wie beim Nierengesunden auf die **Hemmung bzw. Neutralisierung der Wasserstoffionensekretion** und die **Steigerung protektiver Faktoren**. In der **Akutbehandlung** und in der **Rezidivprophylaxe** wird dies erreicht durch **Antazida** (Aluminiumgehalt beachten!) und **H_2-Rezeptor-Antagonisten** (z.B. Cimetidin, Ranitidin, Famotidin; zur Dosierung siehe Kapitel 17, Seite 545), wobei letztere beim Dialysepatient die Standardbehandlung darstellen. Die therapeutischen Möglichkeiten sind außerdem seit einigen Jahren durch die sog. **Protonenpumpenhemmer** (z.B. Omeprazol, Pantoprazol) bereichert worden. Zur **Eradikationsbehandlung** des Heliobacter pylori wird auf Kapitel 17 (Seite 546) verwiesen.

Aszites

Sind beim Dialysepatient zirrhotische Leberkrankheit und abdominale Tumorerkrankungen ausgeschlossen, hat die „Bauchwassersucht" ihre Ursache meist in einer **Rechtsherzinsuffizienz** oder einer **Überwässerung**.

Bei der Rechtsherzinsuffizienz muß ursächlich zuerst an ein **zu großes Shuntvolumen** gedacht werden, insbesondere, wenn ein Oberarmshunt/Oberschenkelshunt besteht.

Die Bestimmung des Shuntvolumens mittels Duplexsonographie ist hierzu ein einfaches, unbelastendes und hinreichend genaues Verfahren. Das Durchflußvolumen in PTFE-Shunts ist dabei meist höher als in „normalen" Cimino-Brescia-Fisteln, allgemein wird ein **Fistelfluß 300 bis 1000 ml/min als normal** angesehen.

Wird der obere Normwert deutlich überschritten muß mit der Entwicklung einer Herzinsuffizienz gerechnet werden. Ggf. muß das Shuntvolumen operativ verkleinert werden („banding").

Daneben sollte die Herzinsuffizienz medikamentös behandelt werden (Digitalis, ACE-Hemmer). Der Patient ist konsequent zu dehydrieren (wenn er uns denn eine Chance gibt!). Ggf. kommt eine Aszites-Reinfusion in Betracht.

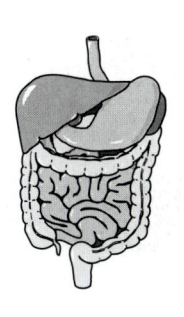

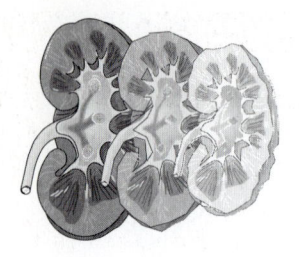

Pankreatitis

Urämiker neigen wegen des Hyperparathyreoidismus vermehrt zur Bauchspeicheldrüsenentzündung (Pankreatitis). **Klinische Zeichen** der akuten Pankreatitis: Heftigste („messerstichartige") gürtelförmige Oberbauchschmerzen, Übelkeit, Erbrechen, Kollaps. Beim Nierengesunden wird die Diagnose üblicherweise durch laborchemische Bestimmung der Lipase und der Alpha-Amylase gesichert.

Bei der großen Mehrheit der „pankreasgesunden" Dialysepatienten besteht eine Erhöhung der Aktivität der **Pankreasamylase** (Normwert gesunde Erwachsene: unter 120 U/l) im Serum (auf etwa dreifachen Normwert), so daß uns dieses Leitenzym in der Entzündungsdiagnostik nur bedingt zur Verfügung steht (mehr als die fünffache Normerhöhung kann bei entsprechender Klinik verwertet werden). Ganz ähnlich verhält es sich mit der **Lipase**, auch hier findet man ab Kreatinin 3 mg/dl regelmäßig erhöhte Lipasewerte (Normwert gesunde Erwachsene: unter 190 U/l), ohne krankhaften Befund.

Stanescu et al. empfehlen zur Diagnosesicherung der Pankreatitis bei Niereninsuffizienz die Bestimmung des u.a. im Pankreas vorkommenden proteolytischen Enzyms Elastase, da die Elastase durch die chronische Niereninsuffizienz nicht wesentlich beeinflußt wird. Untersuchungsmaterial: EDTA-Plasma, Normwert 60-110 ng/ml.

Die **Behandlung der Pankreatitis** unterscheidet sich beim Dialysepatient lediglich durch die Berücksichtigung der Flüssigkeitsbilanz (Infusionsmenge) und der Besonderheiten der Dosierung von Pharmaka bei Niereninsuffizienz. Stichworte zur Behandlung: Parenterale Ernährung, Magenablaufsonde, absolute orale Nahrungskarenz („Nulldiät"), Antazida, H_2-Blocker, Analgetika (keine Morphinderivate, Papillenspasmus!), ggf. Insulinsubstitution. Bei chronischer Pankreatitis kommen absolutes Alkoholverbot, fettarme Kost und Substitution von Verdauungsenzymen hinzu.

Hepatitis

Übersicht: ROGGENDORF 1994

Die Hepatitis ist kein Krankheitsbild, welches bei Urämie obligat anzutreffen ist oder zum Urämie-Syndrom dazugehört. Die Eigenheiten der Nierenersatzbehandlung brachten es aber in der „Vor-Erythropoietin-Ära" mit sich, daß durch zahlreiche erforderliche Bluttransfusionen im Zusammenhang mit der Behandlung die Hepatitiden B und C zum ständigen „Gast" in vielen Dialysezentren wurden. Einer Vielzahl von Maßnahmen ist es zu verdanken, daß das Problem heute eingedämmt werden konnte, jedoch keinesfalls beseitigt ist.

Die Hepatitis (Leberentzündung) kann durch viele verschiedene **Viren** hervorgerufen werden, z.B. Mumps-Virus, Zytomegalie-Virus, Herpes-Virus, Epstein-Barr-Virus (Mononukleose-Erreger) u.a. Diese Viren benötigen zu ihrer „Vermehrung" (Replikation) jedoch nicht unbedingt die Leberzelle, es handelt sich deshalb bei diesen Hepatitiden um sekundäre- oder Begleithepatitiden.

Anders Viren, die sich vorwiegend oder ausschließlich in der Leberzelle vermehren, sie sind Erreger der primären Virushepatitiden, um die es in diesem Abschnitt geht.

Man kennt heute **fünf Erreger einer Virushepatitis**: das Hepatitis-A-Virus (HAV), das Hepatitis-B-Virus (HBV), Hepatitis-C-Virus (HCV, früher Non-A-Non-B), Hepatitis-D-Virus (HDV) und das Hepatitis-E-Virus (HEV). **Die Virushepatitiden B, C und D können** chronifizieren: Mögliche **Spätkomplikationen** sind die Leberzirrhose und ihre Folgen sowie die Entwicklung eines primären Leberkarzinoms. Für die Virushepatitiden A und E sind keine chronischen Verläufe bekannt, diese Hepatitiden werden enteral übertragen und sind an schlechte hygienische Verhältnisse gebunden. Die Hepatitis A kommt weltweit vor, die Hepatitis E ist auf Zentralafrika, Teile von Asien und einige Regionen Mittelamerikas beschränkt. **Hauptübertragungsweg** der Virushepatitiden vom Typ B und D ist der Geschlechtsverkehr. Die Virushepatitis C wird hauptsächlich durch Blut und Blutprodukte übertragen.

Hepatitis A (HA)

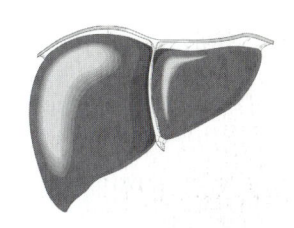

Die HA spielt auf der **Dialyse**station **keine** besondere **Rolle**. Der Durchseuchungsgrad von Dialysepatienten zeigt keine signifikante Abweichung von dem der übrigen Bevölkerung. Es soll deshalb hier auch nur kurz auf die HA eingegangen werden. Die HA tritt epidemisch auf, sie hat eine kurze Inkubationszeit (etwa 3 bis 5 Wochen) und wird **fäkal-oral übertr**agen. Dies bedeutet, daß das Virus mit dem Stuhl ausgeschieden wird und zur Erhaltung der Infektionskette wieder (oral) in den Verdauungstrakt aufgenommen werden muß (Schmierinfektion, Toiletten, Handtücher, kontaminierte Nahrungsmittel ...). Es gibt **keine chronischen Virusträger** und **keine chronischen** Hepatitis-A-Erkrankungen. Die HA kann durch den Nachweis von Antikörpern gegen das Virus (**anti-HAV**) genau von den anderen Virushepatitiden abgegrenzt werden.

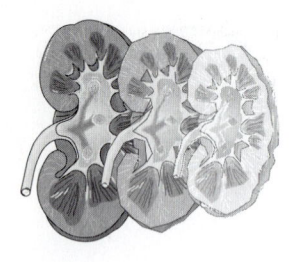

Immunologisch unterschiedliche HAV-Stämme sind nicht bekannt, was bedeutet, daß einmal erworbene Antikörper weltweit gegen eine Zweitinfektion schützen. Die Mehrzahl der HA-Infektionen verläuft übrigens klinisch stumm oder sehr uncharakteristisch ohne Gelbsucht (anikterisch).

Typische klinische **Symptome** sind Fieber, Abgeschlagenheit, Dunkelfärbung des Urins, Leberschwellung, Gelbsucht.
In den entwickelten Industriestaaten ist die HA stark zurückgegangen. Hierdurch besteht eine Population empfänglicher, nicht immuner Erwachsener, die sich bei Reisen in HAV-Endemiegebiete anstecken können.

Früher boten Immunglobuline den Reisenden einen zeitlich begrenzten Schutz (Humanimmunglobulin 0,02 ml/kg Körpergewicht). Seit Verfügbarkeit der HAV-Schutzimpfung ist diese anzuraten. Der aktive Impfschutz erfordert drei Injektionen im Monatsrhythmus „0-1-6".

Hepatitis B (HB, ältere Bezeichnung: Serumhepatitis)

Früher zeigte die Hepatitis B in Dialysezentren häufig ein endemisches Auftreten. Durch die aktive Immunisierung von Patienten und Personal sowie prophylaktische antiepidemische Maßnahmen kann das Problem der Hepatitis B für den Dialysebereich in Westeuropa heute als gelöst gelten. Um diesen Stand zu halten und weiter zu verbessern, sind Aufmerksamkeit und weitere Aktivität erforderlich.

Die Übertragung der Hepatitis B erfolgt durch Einbringung von Hepatitis-B-Virus in den Blutkreislauf über eine Hautverletzung (Verletzung als solche, aber auch Injektion, Infusion, Operation usw.), Bluttransfusion oder über Schleimhautverletzungen (Geschlechtsverkehr), auch durch Kontamination der Bindehaut des Auges ist eine Infektion möglich.

Das Virus befindet sich im Blut und anderen Körperflüssigkeiten infizierter Personen (Speichel, Tränenflüssigkeit, Vaginalsekret, Sperma, Wundsekrete). Stuhl ist nicht infektiös, außer bei Blutbeimengungen. **Blut und unbehandelte Blutprodukte haben den höchsten Grad an Infektiosität.**

Die Einschleppung der Hepatitis B bei Dialysepatienten geschieht hauptsächlich im Zusammenhang mit Bluttransfusionen oder bei unbemerkter Übernahme infektiöser Patienten in ein Zentrum und gleichzeitig unausreichenden antiepidemischen Maßnahmen.

Man muß in diesem Zusammenhang wissen, daß das **HBV** relativ **resistent gegen Umwelteinflüsse** ist und auch kontaminierte Oberflächen (Dialysegeräte, Betten, Fußboden, Türklinken,

Schwesternrufanlage, Zeitschriften, Staukissen, Geschirr ...) Ausgangspunkte für eine Neuinfektion sein können. In Abhängigkeit vom Immunstatus des Individuums wird die Wahrscheinlichkeit einer HBV-Infektion also steigen bei:

- Häufigen Gaben von Blut und Blutprodukten
- Häufigem Kontakt mit (potentiell infektiösem) Blut und Blutprodukten
- Häufigem Kontakt mit (potentiell infektiösen) Körpersekreten
- Häufigen parenteralen Maßnahmen (Injektionen usw.)
- Engem Kontakt mit (bekannt) Hepatitis-B-Kranken
- Häufigem Wechsel des Intimpartners

Die Hepatitis B ist eine Infektion des Menschen, Tiere spielen in der Infektionskette nach heutigem Kenntnisstand keine Rolle. Die Durchseuchung der Bevölkerung mit HBV ist regional unterschiedlich, eine besonders hohe Durchseuchung ist im tropischen Afrika und in Südostasien gegeben.

In Deutschland besteht ein geringer Durchseuchungsgrad der Bevölkerung (< 0,5 %), die Durchseuchungsrate bei Dialysepatienten liegt (noch immer) 5 bis 10 mal höher. Als weitere **Risikogruppen** bei uns müssen genannt werden:

- Patienten, die häufig Blut oder Blutprodukte erhalten
- Neugeborene, deren Mütter HBs-Ag-Trägerinnen sind
- Personen, die in engem Kontakt zu akut oder chronisch Hepatitis-B-Erkrankten leben
- i.v.-injizierende Drogenabhängige
- Personen mit häufigem Wechsel des Sexualpartners (Prostituierte bis 30 %, Homosexuelle bis 70 % HBs-Ag-positiv)
- Anstalts- oder Heiminsassen mit hohem HB-Durchseuchungsgrad sowie das dort beschäftigte Personal
- Medizinisches und zahnmedizinisches Personal, namentlich Op.-, Dialyse- und Laborpersonal

Aus der Risikoliste sind die zahlreichen **Parallelen zur HIV-Infektion** ersichtlich.

Betreff der **Übertragung von HBV mit Blut oder Blutprodukten** ist festzustellen: Die Chance einer Hepatitis- (oder HIV-) Übertragung durch Bluttransfusion ist äußerst gering, da alle Konserven untersucht werden. Dies trifft (heute) auch für Blutprodukte zu, die aus einem Pool von vielen Blutkonserven hergestellt werden, wie z.B. Gerinnungsfaktoren.

Zur **Permeationsfähigkeit von HBV durch die intakte Dialysemembran** ist festzustellen, daß Low-flux-Dialysatoren für das infektiöse Agens nicht durchdringungsfähig sind, anders High-flux-Dialysatoren und Hämofilter. Bei Peritonealdialyse ist das Dialysat infektiös!

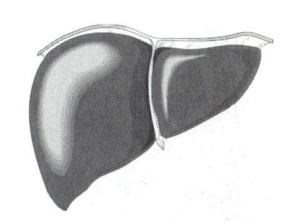

Da jedoch auch bei der Dialyse mit konventionellen Dialysatoren (unerkannte) Mikroblutlecks nie auszuschließen sind und bereits 0,1 µl Blut die Infektion auslösen kann, ist die Einhaltung der unten nochmals kurz genannten antiepidemischen Maßnahmen und insbesondere die Desinfektion des Dialysegerätes entsprechend der Herstellerangaben nach jeder Dialyse unabdingbar.

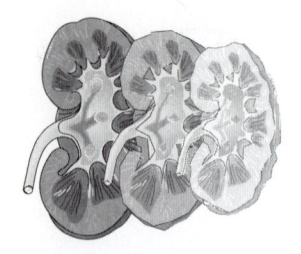

Wegen der Wichtigkeit des Problems seien hier nochmals folgende Maßnahmen zur Verhütung der Einschleppung und Ausbreitung der Hepatitis B genannt, die natürlich auch für die anderen Hepatitis-Formen und die HIV-Infektion zutreffen:

- Durchführung entsprechender **Laborkontrollen vor** der ersten Dialyse eines Patienten, danach exakte Festlegung, in welcher Abteilung der Patient dialysiert wird (ggf. wie lange)
- Restriktive Indikationsstellung bei Bluttransfusion
- Besondere Beobachtung des Patienten nach Bluttransfusionen und nach Dialyse in fremden Zentren
- Regelmäßige Laborkontrollen von Patienten und Personal
- Hinsichtlich der Hepatitisüberwachung empfehlen wir für Patienten folgende Kontrollen: Vierteljährliche Laborkontrolle von GOT und GPT, halbjährliche Kontrolle von HBs-Ag, HBs-AK, anti-HCV. Wenn anti-HCV positiv ausfällt zusätzlich HCV-RNA (PCR). HIV-Test bei neuen Patienten, dann etwa jährliche Kontrollen. Zwei und vier Wochen **nach einer Bluttransfusion** prüfen wir die Transaminasen, nach sechs Wochen HBs-Ag und Anti-HCV. In gleicher Weise verfahren wir nach Rückkehr von Patienten aus anderen Zentren.
- Gastpatienten werden nur akzeptiert wenn aktuelle Befunde wie o.g. vorliegen.
- Beim Dialysepersonal sollten orientierend viertel- bis halbjährlich die Transaminasen bestimmt werden, bei geimpftem Personal wenigstens jährliche Kontrolle des Anti-HBs-Titers.

Weitere antiepidemische Maßnahmen:

- Strikte räumliche, apparative und personell **getrennte Behandlung** von „positiven" und „negativen" Patienten, Vorsichtsmaßnahmen (separate Maschine, separates Zimmer) bei unklaren bzw. verdächtigen Befunden
- Einhaltung der Normen des **persönlichen Schutzes** durch das Personal (Händedesinfektion, Handschuhe, Sicherung eines verletzungsfreien Arbeitsablaufes, Schutzbekleidung, ggf. Augen- und Mundschutz usw.)
- Kontinuierliche **Heparinisierung**
- **Entsorgung** des Einwegmaterials am Dialyseplatz in stabile, eindeutig gekennzeichnete, verschließbare Müllbehälter
- Konsequente **Durchimpfung** von Patienten (sollte schon in der Prädialysephase erfolgen) und Personal, incl. regelmäßiger Kontrolle des Impferfolges (Anti-HBs-Titer)
- Konsequente **Postexpositionprophylaxe**, z.B. nach versehentlicher Inokulation infektiösen Materials: Gabe von Hepatitis-B-Immun-Globulin (Aunativ®: 0,06 ml/kgKG sofort nach Exposition, Wiederholungsimpfung in gleicher Dosis nach vier Wochen)
- **Speise-, Trink- und Rauchverbot** in den Funktionsräumen

Der **Verlauf der Hepatitis B** ist gekennzeichnet durch eine **Inkubationszeit** von **3 bis 6 Monaten** (bis 10 Monate). Wenigstens die Hälfte der Infizierten macht eine subklinische Infektion durch, d.h. es bestehen nur sehr geringe und uncharakteristische Beschwerden.

Bei der akuten Hepatitis ist der **Krankheitsbeginn** begleitet von **Übelkeit, Erbrechen, unklaren Bauchbeschwerden, Muskel- und Gliederschmerzen**. Nachfolgend (typischerweise) die **Phase der Gelbsucht** (ikterische Phase), die meist 2 bis 4 Wochen dauert.

Die **vollständige Gesundung und Immunität** wird durch das **Auftreten** von Antikörpern gegen das HBs-Antigen (Synonym: Australia-Antigen) angezeigt. Diese Antikörper heißen **HBs-Antikörper** (Anti-HBs).

Ansteckungsfähigkeit besteht bereits lange vor der Phase der subjektiven Beschwerden oder des Ikterus (vgl. oben), besonders hoch ist sie, solange das sog. HBe-Antigen nachweisbar ist. Bei der Beurteilung des Krankheitsbildes ist stets auch zu bedenken, daß etwa 70 % der B-Hepatitis anikterisch (also ohne Gelbsucht) verlaufen!

Ist das **HBs-Antigen länger als 6 Monate** nach (dem sichtbaren) Krankheitsbeginn **nachweisbar**, spricht man von einer **chronischen Hepatitis-B-Infektion**, dies betrifft etwa 10 % der Kranken, die eine Hepatitis B durchgemacht haben.

Der **Verlauf der chronischen Hepatitis** ist unterschiedlich: Einerseits kann sich bei bestehender chronischer Hepatitis eine Leberzirrhose und auf dieser Grundlage wiederum ein primäres Leberkarzinom entwickeln, andererseits gibt es gutartige Verläufe (Transaminasen meist im Normbereich), ein praktisch „asymptomatischer Trägerstatus" mit guter Prognose.

Seit dem Sommer 1982 sind in der Bundesrepublik **Impfstoffe zur aktiven Hepatitis-B-Schutzimpfung** zugelassen (H-B-Vax® und Hevac B Pasteur®). Inzwischen stehen auch gentechnologisch hergestellte Impfstoffe (Gen H-B-Vax® und Engerix®-B) zur Verfügung.

Zur **Erzielung eines sicheren Impfschutzes** ist eine Mehrfachimpfung erforderlich (Dosis und Frequenz entsprechend den Angaben der Hersteller). Gesunde Personen reagieren in etwa 95 bis 98 % mit der Bildung von Antikörpern gegen das HBs-Antigen, bei Dialysepatienten liegt die Zahl dieser sog. „Responder" infolge eines Immundefektes nur bei etwa 60 %.

Niereninsuffiziente Patienten sollen deshalb frühzeitig, also im **Stadium der kompensierten Retention** und nicht erst in der Phase der Dialysepflichtigkeit **geimpft werden**. Ggf. läßt sich durch eine Erhöhung der Zahl der Impfungen doch noch eine Immunantwort „erzwingen". Möglicherweise werden in diesem Zusammenhang auch Verfahren der sog. Immunmodulation Bedeutung erlangen.

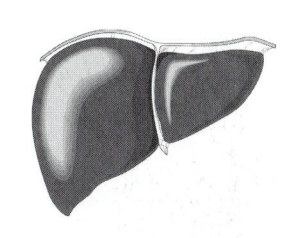

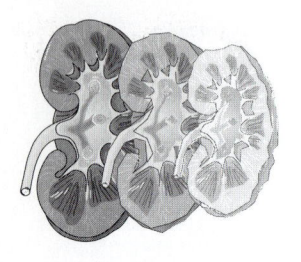

Die **Dauer des Impfschutzes** wird durch Kontrolle der Anti-HBs-Titer überwacht, zum gegebenen Zeitpunkt muß eine Auffrischungsimpfung („**Boosterung**") erfolgen. Wiederimpfungsempfehlung in Abhängigkeit von der maximalen Anti-HBs-Konzentration nach abgeschlossener Grundimmunisierung:

Anti-HBs (IU/l) → Wiederimpfung/Kontrolle empfohlen:

bis 25	→ sofort
26 bis 100	→ nach 3 bis 6 Monaten
101 bis 1000	→ nach 1 Jahr
1001 bis 10000	→ nach etwa 1,5 bis 3 Jahren
über 10000	→ nach etwa 5 Jahren

Prophylaktische Maßnahmen nach Exposition

Im Falle einer Verletzung mit einem HBV-kontaminierten Gegenstand oder Schleimhautkontakt mit HBV-positivem Blut sind beim erfolgreich Geimpften mit Anti-HBs-Spiegel über 25 IU/l keine weiteren Maßnahmen indiziert.

Ist die Anti-HBs-Konzentration niedriger, handelt es sich um einen nicht Geimpften oder Non-Responder, sollte sofort eine Auffrischungsimpfung erfolgen.

Im Zweifelsfall rasch eine Anti-HBs-Bestimmung vornehmen. Ggf. ist die aktiv/passive Immunisierung zu empfehlen, wobei Antigen und Antikörper **simultan geimpft** werden und hierdurch sowohl ein **Sofort-** als auch ein **Langzeitschutz** gewährt werden:

- Gabe von spezifischem Hepatitis-B-Immunglobulin (Aunativ® i.m. oder s.c. 0,06 ml/kg Körpergewicht, Wiederholung der Impfung nach 4 Wochen).
- **Gleichzeitiger Start der aktiven Immunisierung** mit einem Impfstoff entsprechend der nachstehenden Übersicht.

Impfstoffe

Gen H-B-Vax®: Hersteller/Vertrieb: Merck, Sharp & Dohme/Behringwerke. Einzeldosis: 0,01 mg gentechnologisch hergestelltes HBsAg (Einzeldosen mit 0,005 mg für Kinder bis 10 Jahre = „Gen H-B-Vax-K pro infantibus" und mit 0,04 mg für Dialysepatienten und immunsupprimierte Patienten = „Gen H-B-Vax D" erhältlich). **Empfohlenes Impfschema** (je eine Dosis zum Zeitpunkt): 0 – 1 – 6 Monate. **Anwendung:** i.m. (Oberarm [M. deltoideus], Impferfolg bei Impfung nachmittags höher, Übersicht: DENNHÖFER).

Engerix®-B: Hersteller/Vertrieb: Smith Kline Beecham/SSW Dresden. **Einzeldosis:** 20 µg HBsAg (Dialysepatienten doppelte Dosis). Empfohlenes **Impfschema** (je 1 Dosis zum Zeitpunkt): 0 – 1 – 6 oder 0 – 1 – 2 – 12 Monate. **Anwendung:** i.m. (Oberarm [M. deltoideus], Impferfolg bei Impfung nachmittags höher, Übersicht: DENNHÖFER). Die simultane Gabe von Hepatitis-B-Immunglobulin (Aunativ®) und dem Impfstoff zur aktiven Immunisierung beeinflussen sich nicht gegenseitig.

Hepatitis C, früher: Hepatitis Non-A-Non-B (HNANB)

Diese Form der Hepatitis wurde erstmals 1974 als Non-A-Non-B-Hepatitis beschrieben, wobei die Bezeichnung deshalb gewählt wurde, da man erst andere Hepatitis-Formen ausschloß und nur nach Ausschluß die Diagnose gestellt wurde.

Früher konnte die Sicherung der Hepatitis-Diagnose letztlich nur durch Leberbiopsie erfolgen, da die damals ausschließlich nachweisbare (leichte) Erhöhung der Transaminasen ein sehr unspezifisches Symptom ist und verwertbare klinische Beschwerden bei der Hepatitis C meist nicht bestehen.

In der letzten Auflage der Dialysefibel 1990 hatte ich noch folgende Randnotiz kurz vor Redaktionsschluß angebracht: „In Science, Vol. 244 (1989), 359 bis 362 berichteten CHOO et al. über die Aufklärung des Genom des sog. Hepatitis-C-Virus (HCV), welches für die Auslösung der Mehrzahl der Fälle von HNANB verantwortlich sein soll. Außerdem wurde über die Entwicklung eines Tests auf Antikörper gegen das HCV berichtet, das Untersuchungs-Kit soll 1990 verfügbar sein. Es wird sich (wieder einmal) zeigen müssen, ob der Optimismus gerechtfertigt ist!"

1996 kann man feststellen, daß der Optimismus berechtigt, ja untertrieben war. Die Hepatitis C kann heute laborchemisch sehr sicher identifiziert werden: Die heute verfügbaren Tests der dritten Generation zum Nachweis von **Antikörpern gegen das Hepatitis-C-Virus (Anti-HCV)** liefern hinsichtlich Empfindlichkeit und Spezifität recht brauchbare Ergebnisse.

Die von den Herstellern angebotenen Tests weisen Antikörper gegen das „Core"-Protein (Strukturprotein) und gegen Nichtstrukturproteine (NS3, NS4) des Virus nach. Es hat sich eingebürgert von „Anti-HCV" zu sprechen, obwohl bislang keine Antikörper gegen das intakte Virus nachweisbar sind.

Bei **Hämodialysepatienten** werden (sehr unterschiedlich von Zentrum zu Zentrum!) häufiger HCV-Antikörper nachgewiesen als in der Normalbevölkerung. Die **EDTA-Statistik 1993** zeigt beispielsweise für die Türkei, Portugal, Polen, Rumänien und Spanien eine **Hepatitis-C-Häufigkeit** von rund 30 % unter den Hämodialysepatienten, in Dänemark, Schweden, Irland und Großbritannien sind es um 3 %, **Deutschland**, Österreich und die Schweiz liegen mit einem **knappen 10 %-Anteil anti-HCV-positiver Patienten** im „unteren Mittelfeld".

Der positive Antikörperbefund erlaubt keine Differenzierung zwischen einer vorliegenden und einer überwundenen HCV-Infektion. Hingegen ist der Nachweis der Virus-RNA im Blut mit Hilfe der Polymerase-Ketten-Reaktion (**PCR**) ein recht sicherer Hinweis einer bestehenden Virusausschüttung ins Blut (Virämie) mit Infektiosität.

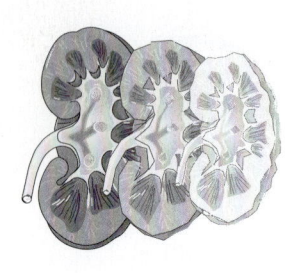

Viele Studien zeigen eine **Korrelation zwischen der Zahl der verabfolgten Bluttransfusionen und der anti-HCV-Serum-Positivität**. Wegen des augenscheinlichen Zusammenhangs sollten bei allen (Dialyse)patienten, die eine Bluttransfusion erhielten, im mehrwöchigen Abstand (z.B. 2, 4, 6, 8 Wochen nach Transfusion) die Transaminasen kontrolliert werden (Screening).

Bei **Nachweis eines Transaminasen-Anstieges** sollte der Patient in einem „Sicherheitsbereich" (mindestens separate Maschine, am besten auch separater Raum, immer chemisch desinfizieren) behandelt werden, bis die Situation geklärt ist: anti-HCV und HCV-RNA-Test veranlassen. HUBMANN et al. konnten zwar zeigen, daß HCV-RNA (Zellen oder Zellteile) nicht in der Lage sind, Dialysemembran zu durchdringen, dennoch empfiehlt sich die abgesonderte Behandlung in „C-Räumen".

Nach der EDTA-Statistik 1993 werden im Durchschnitt 37 % der anti-HCV-positiven Patienten in Europa an einer separaten Maschine dialysiert, 18 % in getrennten Räumen. Die Verfahrensweise schwankt in den einzelnen Ländern erheblich, so werden z.B. in Holland über 80 % der positiven Patienten überhaupt keiner „Sonderbehandlung" unterzogen.

Insgesamt scheint die Hepatitis C nicht so infektiös zu sein wie die Hepatitis B, was aber nicht zur Vernachlässigung der antiepidemischen und persönlichen Schutzmaßnahmen führen sollte, die im vorigen Abschnitt bereits aufgeführt wurden.

Näheres zur PCR kann der Grafik entnommen werden.

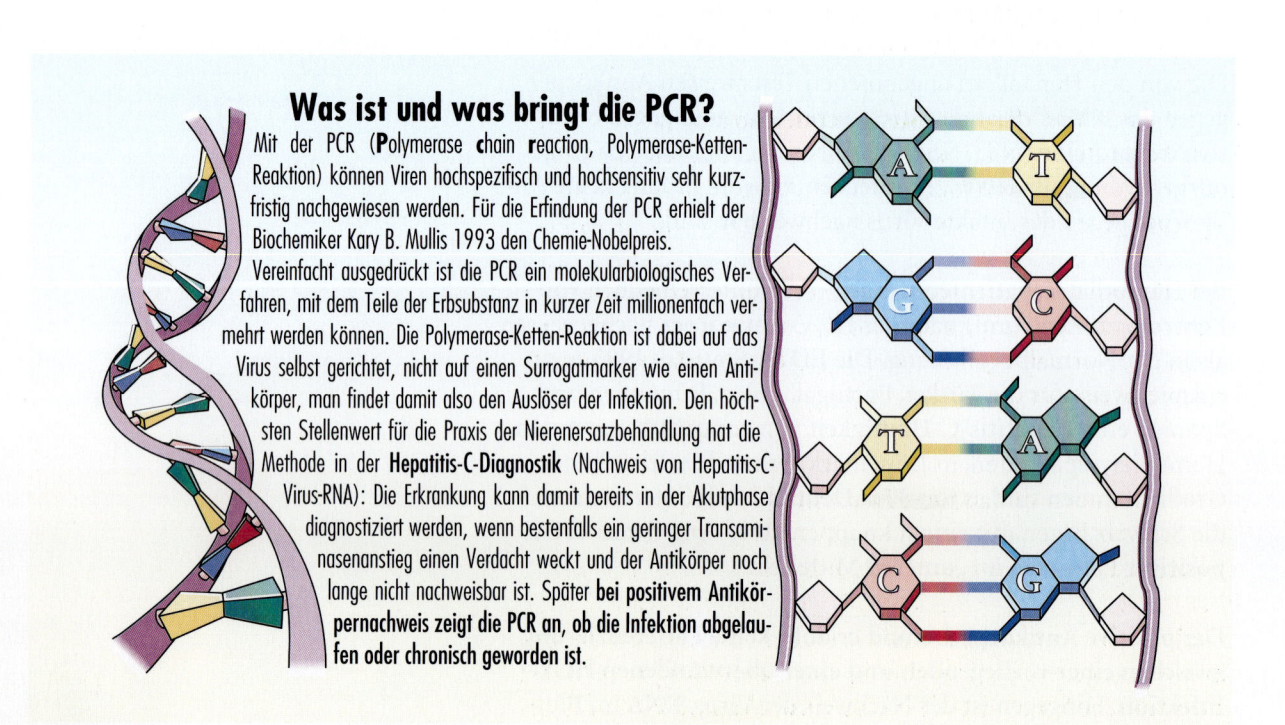

Was ist und was bringt die PCR?

Mit der PCR (**P**olymerase **c**hain **r**eaction, Polymerase-Ketten-Reaktion) können Viren hochspezifisch und hochsensitiv sehr kurzfristig nachgewiesen werden. Für die Erfindung der PCR erhielt der Biochemiker Kary B. Mullis 1993 den Chemie-Nobelpreis. Vereinfacht ausgedrückt ist die PCR ein molekularbiologisches Verfahren, mit dem Teile der Erbsubstanz in kurzer Zeit millionenfach vermehrt werden können. Die Polymerase-Ketten-Reaktion ist dabei auf das Virus selbst gerichtet, nicht auf einen Surrogatmarker wie einen Antikörper, man findet damit also den Auslöser der Infektion. Den höchsten Stellenwert für die Praxis der Nierenersatzbehandlung hat die Methode in der **Hepatitis-C-Diagnostik** (Nachweis von Hepatitis-C-Virus-RNA): Die Erkrankung kann damit bereits in der Akutphase diagnostiziert werden, wenn bestenfalls ein geringer Transaminasenanstieg einen Verdacht weckt und der Antikörper noch lange nicht nachweisbar ist. Später **bei positivem Antikörpernachweis zeigt die PCR an, ob die Infektion abgelaufen oder chronisch geworden ist.**

Zusammenfassung unserer Empfehlungen zur Dialyse von Hepatitis-C-Patienten:

- Transaminasen erhöht, anti-HCV positiv, klinische Hepatitis-Zeichen, HBs-AK-Titer ausreichend: Im gelben Bereich dialysieren!
- Transaminasen erhöht, anti-HCV positiv, klinische Hepatitis-Zeichen, HBs-AK-Titer negativ: Räumlich separat an separater Maschine dialysieren!
- Anti-HCV positiv, HCV-RNA positiv, Transaminasen normal, Patient beschwerdefrei: Wenn möglich räumlich getrennt an „eigener" Maschine dialysieren!
- Anti-HCV positiv, HCV-RNA negativ, Transaminasen normal, Patient beschwerdefrei: Patient kann an separater Maschine im „weißen" Bereich dialysiert werden!

Hepatitis D

Das inkomplette Hepatitis-D-Virus benötigt HBs-Antigen zur Bildung von vermehrungsfähigen Viruspartikeln, was bedeutet, daß **HDV-Infektionen nur gleichzeitig mit einer akuten HBV-Infektion** oder als Superinfektion bei chronischer HBsAg-positiver Hepatitis vorkommen kann („Trittbrettfahrer"). Die **Übertragung** der Hepatitis D erfolgt **parenteral durch Blut und Blutprodukte** oder durch engen körperlichen Kontakt (Sex).

Krankheitsbild und Diagnostik: Eine sehr schwer verlaufende Hepatitis B läßt den Verdacht auf eine HDV-Superinfektion aufkommen. Die **Diagnostik der HDV-Infektion** erfolgt durch Nachweis von HDAg im Serum während der Akutphase und von Anti-HD in der Rekonvaleszenzphase der Hepatitis, bei persistierender Hepatitis D: HDAg positiv, Anti-HD-IgM-Nachweis, HDV-RNA-Nachweis (PCR).

Hepatitis E

Die Hepatitis E ist der Hepatitis A vergleichbar, allerdings ist die Mortalitätsrate um den Faktor 10 höher. Die **Inkubationszeit** liegt bei zwei bis neun Wochen, die Infektiosität ist relativ gering, chronische Verläufe werden nicht beobachtet. Infektionen wurden in Deutschland bislang äußerst selten beobachtet und traten zumeist nach Auslandsaufenthalten auf, die Infektion verbreitet sich durch die orale Aufnahme verseuchten Wassers oder kontaminierter Lebensmittel, **in der Dialyse hat die Hepatitis E keine Bedeutung.**

Alte und neue Hepatitis-Erreger

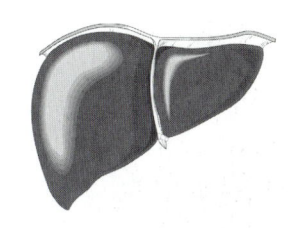

Mit der Definition der Hepatitis A-E ist mit Sicherheit nicht das Ende der Fahnenstange erreicht. Die Problematik läßt sich gut mit einer Meldung der FAZ umreißen, deren Inhalt wir hier gekürzt wiedergeben: In einer dreißig Jahre alten Blutprobe fanden amerikanische Wissenschaftler bisher unbekannte Viren, die Leberentzündungen verursachen. Die Blutprobe stammte von einem jungen Chirurgen aus Chicago, der in den sechziger Jahren an einer schweren Leberentzündung gestorben war. Ein Wissenschaftler der Abbott Laboratories entsann sich der Proben und man kam in umfänglichen Untersuchungen drei „neuen" Hepatitisviren auf die Spur, die entsprechend der Initialen des Patienten (GB) die Bezeichnung GB-A, GB-B und GB-C erhielten. Fest steht, daß GB-A für den Menschen pathogen ist. Es sollen Ähnlichkeiten zum Hepatitis-C-Virus bestehen, die Erreger scheinen weltweit verbreitet zu sein. (Frankfurter Allgemeine Zeitung, 26.4.95, Nr. 97, Seite N1).

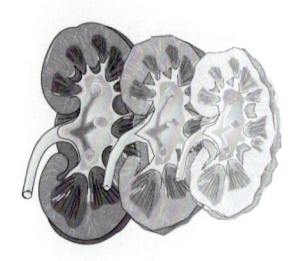

Die Hepatitis-Viren bleiben geheimnisvoll, die Ansteckungswege sind oft unklar, ebenso wie die Art und Weise der Überlistung des Immunsystems. Also: **Wachsam bleiben beim Umgang mit Blut und Blutprodukten!!!**

Hinzu kommt, daß wir **gegenwärtig nicht über Therapiemöglichkeiten der akuten Virushepatitis verfügen** und die Behandlungsversuche der chronischen B- und C-Hepatitiden bei weitem nicht bei allen Patienten Erfolg versprechen. Hinsichtlich der Interferonbehandlung (Interferon-alpha) der chronischen Hepatitis C bei der hier interessierenden Patientengruppe ist festzustellen, daß die Niereninsuffizienz (z.Zt. noch?) eine relative Kontraindikation für diese Therapie ist (gestörte Immunkompetenz bei terminaler Niereninsuffizienz).

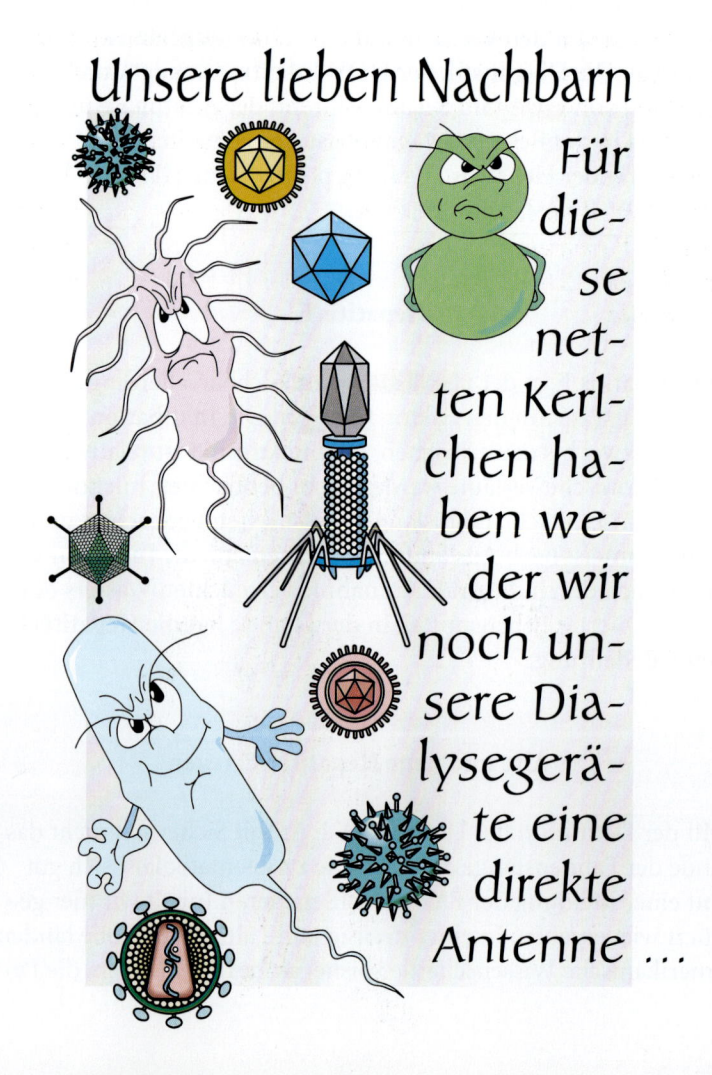

Unsere lieben Nachbarn

Für diese netten Kerlchen haben weder wir noch unsere Dialysegeräte eine direkte Antenne …

Akutes Abdomen

Bei der Diagnostik des „akuten Bauches" beim Niereninsuffizienten sind neben dem gesamten Spektrum der chirurgischen und internistischen Differentialdiagnostik besonders zu bedenken:

- Bagatellen: Die harmlose Koprostase (Kotstauung im Dickdarm), volle Blase (auch beim anurischen Dialysepatient ist es möglich, daß sich bspw. bei Prostatahypertrophie über einen längeren Zeitraum die Blase prall füllt!), chronische Schmerzzustände ohne faßbare Ursache häufig bei Patienten mit Analgetikaabusussyndrom (Ausschlußdiagnose!)
- **Extraabdominelle Ursachen:** Hinterwandinfarkt, Lungenembolie, vom Stütz-/Bewegungsapparat ausgehende Schmerzen (Wirbelsäule, Hüftgelenk)
- **Divertikulose und Divertikulitis** (vgl. Abschnitt „Magen-Darm-Erkrankungen" in diesem Kapitel, Seite 94)
- Zystenblutung und Zystenruptur bei Patienten mit Zystennieren (Seite 25 ff.)
- Nichtokklusive Organinfarzierungen im Abdominalbereich (bes. Darm) bei länger dauernden ausgeprägten Hypotonien infolge hoher UF-Raten
- Kolikartige Schmerzzustände beim Abgang von Papillennekrosen (Analgetika-Nephropathie, Seite 10)
- Pankreatitis (vgl. Abschnitt „Magen-Darm-Erkrankungen" in diesem Kapitel, Seite 96)

Ein tragisches Ereignis ist das Thema „**Akutes Abdomen und Peritonealdialyse**", da sich die Symptomatik praktisch kaum von der Peritonitis unterscheidet, an die man logischerweise beim PD-Patient zuerst denkt. Die **Verzögerung der richtigen Diagnose** und einer evtl. notwendigen Laparotomie ist folglich leider häufig. Weitere Angaben zu abdominellen Komplikationen bei PD-Patienten entnehmen Sie dem Abschnitt „Komplikationen bei der PD-Behandlung" im Kapitel 14 dieses Buches (ab Seite 396).

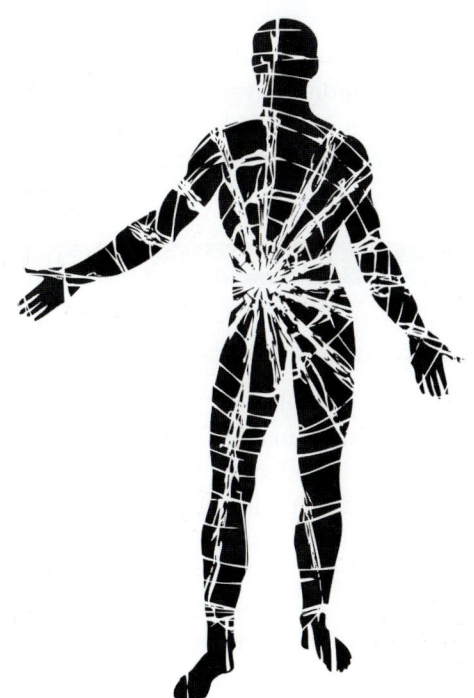

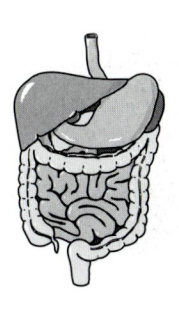

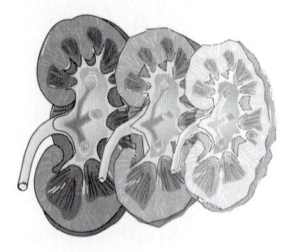

Endokrine und metabolische Störungen bei Urämie

Allgemeines

Stoffwechsel und innere Sekretion können beim Dialysepatient auf vielfältige Weise beeinträchtigt sein. Es handelt sich um komplexe Störungen, die noch nicht in allen Einzelheiten aufgeklärt sind, als Beispiel mag die Tragik der Wachstumsstörung bei urämischen Kindern gelten. Zur Erklärung der endokrinen Unstimmigkeiten seien vereinfacht folgende **pathogenetische Mechanismen** genannt:

- Veränderte Hormonserumkonzentrationen: Erhöhte Konzentrationen finden wir beispielsweise beim PTH infolge vermehrter Freisetzung durch die Nebenschilddrüsen oder beim Insulin durch verminderte renale Ausscheidung des Hormons oder seiner Metaboliten. Typische Beispiele für erniedrigte Serumkonzentrationen von Hormonen sind Erythropoietin und Vitamin-D-Hormon ($1,25\text{-}(OH)_2\text{-}D_3$ = 1,25-Dihydroxy-Cholecalciferol = Calcitriol). Ursächlich für die erniedrigte Konzentration ist deren verringerte Bildung in den kranken Nieren.
- **Änderung der Hormonwirkung am Zielorgan**: Gestörte Hormon-Rezeptorbindung am Zielorgan sei als Stichwort genannt, typisches Beispiel ist die gestörte Insulinwirkung am peripheren Gewebe (Insulinresistenz) mit beeinträchtigtem Eintritt der Glukose in die Zellen.

Kohlenhydratstoffwechsel

Bei etwa 3/4 der urämischen Patienten finden sich erhöhte Blutzuckerwerte nach Nahrungsaufnahme bzw. ein pathologischer Glucosetoleranztest bei normalen Nüchternblutzuckerwerten. Ursache ist eine urämisch bedingte gestörte Insulinwirkung am peripheren Gewebe, eine sog. Insulinresistenz. Folge ist eine Erhöhung des Insulinspiegels (sog. Hyperinsulinismus).

Die Bedeutung dieser Störung ist noch unklar. Möglicherweise begünstigt die postprandiale Hyperglykämie die Arteriosklerose, mit Wahrscheinlichkeit ist der Hyperinsulinismus ein Teilfaktor in der Entstehung der urämischen Fettstoffwechselstörung.

Lipidstoffwechsel

Einzelheiten bei WANNER.

Bei der Mehrzahl der Urämiker liegt eine Fettstoffwechselstörung vor, meist eine Erhöhung der Triglyceride, während das Cholesterin meist normal oder nur leicht erhöht ist. Dies entspricht dem **Typ IV der Hyperlipidämie** nach FREDERICKSON (reine oder vorwiegende Hypertriglyceridämie). Die atherogenen LDL sind meist **leicht erhöht**, das protektive **HDL-Cholesterin ist häufig erniedrigt**. **Bei Transplantierten** herrschen die Typen IIa und IIb der Hyperlipidämie nach FREDERICKSON vor:

Erhöhte LDL-Cholesterin-Fraktion bzw. mäßige begleitende VLDL-Triglycerid-Vermehrung.

Pathogenetische Aspekte: Die Ursache der Fettstoffwechselstörung beim Urämiker liegt mit Wahrscheinlichkeit in einer **Störung der Lipidklärung** (verminderte Aktivität der Enzyme Lipoproteidlipase und hepatische Triglyceridlipase), es steht eine Abbaustörung triglyceridreicher Lipoproteine im Vordergrund, die VLDL sind fast immer erhöht – sie transportieren 2/3 der Serum-Triglyceride.

Auch kann ein **Carnitinmangel** (Transportprotein für Triglyceride durch die Mitochondrienmembran) als Teilursache des veränderten Triglyceridstoffwechsels bei Dialysepatienten mitverantwortlich sein.

Schwere Fettstoffwechselstörungen sind zweifelsohne ein Teilfaktor in der Pathogenese der raschen und frühen Entwicklung arteriosklerotischer Gefäßveränderungen bei Dialysepatienten.

Tips zur Behandlung der urämischen Fettstoffwechselstörung: Kontrollierte Studien, die die sichere Wirksamkeit einer entsprechenden **Therapie** belegen, existieren nicht, die Indikation zur Behandlung ist deshalb umstritten. Wir bevorzugen die intensive Ausschöpfung aller **nichtmedikamentösen Maßnahmen** und empfehlen folgendes Vorgehen:

- **Einschränkung der Kohlenhydratzufuhr** (Reduktion von „Zucker"[in der Diät]): Bei HD-Patienten bedingt möglich, bei PD-Patienten infolge permanenter Glukosemast [s.u.] praktisch unmöglich, diese Patienten werden „nie nüchtern"!
- **Verminderung der Zufuhr tierischer Fette**, Bevorzugung vielfach ungesättigter Fettsäuren, Grundsatz: Fettzufuhr soweit irgend möglich reduzieren (unter 30 % der Kalorienzufuhr)
- **Vermeidung von regelmäßigem Alkoholgenuß**
- **Bevorzugung einer relativ eiweißreichen Kost** für den Dialysepatient, Voraussetzung ist eine ausreichend intensive Dialysebehandlung! (Ein geringgradiger Anstieg von Harnstoff und Kreatinin kann zugunsten einer hochwertigen Ernährung ohne Bedenken akzeptiert werden)
- **Normalisierung eines evtl. vorhandenen Übergewichtes** und **Ausschaltung weiterer „life-style-Risiken"** (kardiovaskuläre Risikofaktoren), die in vollem Umfang auch bei Dialysepatienten anzutreffen sind: Zigarettenrauchen, Bewegungsmangel; Anstreben einer guten Hypertonieeinstellung; dialysespezifisch: Selbstdisziplin in der Flüssigkeitszufuhr ...
- **Beseitigung eines möglichen Carnitinmangels**
- **Medikamentöse Therapie:** Letzter und sehr kritisch zu prüfender Schritt in der Therapie! In Anlehnung an WANNER empfehlen wir den Einsatz von Fettsenkern nach Ausschöpfung aller nichtmedikamentösen Maßnahmen bei Triglyceridwerten von > 500 mg/dl (> 5,7 mmol/l) und LDL-Cholesterin >150 bis 190 mg/dl (3,9-4,9 mmol/l), wobei der Beginn der Pharmakotherapie auch von weiteren vorhandenen Risikofaktoren abhängig ist (Laborbestimmungen jeweils früh, nüchtern, prädialytisch)

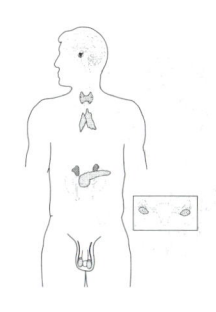

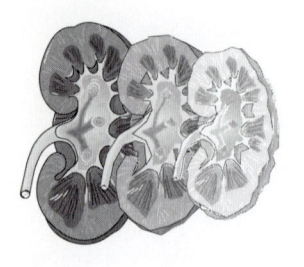

Beim Einsatz von Lipidsenkern bei Niereninsuffizienten (z.B. Clofibrat) sind schwere Zwischenfälle mit **Rhabdomyolyse** (Auflösung quergestreifter Muskelfasern) und akutem Nierenversagen bekannt geworden.

Rhabdomyolyse kann auch beim Dialysepatient auftreten mit evtl. resultierender lebensgefährlicher **Hyperkaliämie. Leitsymptome** sind Muskelschmerzen, Muskelschwäche und Muskelsteifigkeit, die CK ist bei der Laboruntersuchung erhöht.

Bei strenger Indikation kommt eine Behandlung mit 2 bis 3 Einzelgaben des Fibrats pro Woche (!) in Betracht. Einzelheiten zur Dosierung weiterer Lipidsenker bei Niereninsuffizienz können den Tabellen („Medikamente: Dosierung bei Niereninsuffizienz", ab Seite 556) und dem Abschnitt „Lipidsenker" im Kapitel 17 (Seite 542 ff.) dieses Buches entnommen werden (HMG-CoA-Reduktase-Inhibitoren, Fibrate, Nikotinsäurederivate, Fischöl).

Merke: Gerade an der Behandlungsstrategie der urämischen Fettstoffwechselstörung läßt sich gut zeigen, daß die Urämie ein Krankheitsbild mit vielen Teilaspekten ist. **Es will sehr genau überlegt sein, ob jedes Symptom und jeder Laborwert behandelt werden soll. Mit der steigenden Zahl der Tabletten sinkt die Compliance des Patienten.** Aus diesem Grund muß nicht jeder Laborwert und nicht jedes Symptom medikamentös behandelt werden, dies gilt ganz besonders bei unsicherer Datenlage.

Hämodialysepatienten mit schweren Fettstoffwechselstörungen sollten unter Verwendung von niedermolekularem Heparin (z.B. Fragmin®) dialysiert werden.

Ein Wort noch zur hausgemachten **Verschärfung des Lipidproblems bei den verschiedenen Formen der Peritonealdialyse:** Es besteht hier eine **Glukoseresorption** von etwa 150 bis 200 Gramm pro Tag, CAPD-Patienten werden praktisch „nie nüchtern". Demgegenüber ist ein **Proteinverlust** von 7 bis 14 Gramm pro Tag unvermeidbar: Albumin, IgG, Transferrin, die Apolipoproteine AI, AII, B, CII und CIII werden verloren. **Gravierend ist der Verlust von Apo-CII, dem Aktivatorprotein der Lipoproteinlipase** – gewissermaßen der Verlust des Zündschlüssels, um den Motor zu starten …

Eine diätetische Modulation der Fettaufnahme bei PD-Patienten gelingt praktisch nur durch Veränderung des Verhältnisses der Aufnahme gesättigter/ungesättigter Fettsäuren.

Sexualfunktionsstörungen

Testosteronsynthesestörung und Impotenz beim urämischen Mann, Libidoverlust und Amenorrhoe bei der urämischen Frau sind häufige, aber nicht obligate Komplikationen chronisch niereninsuffizienter Patienten. Lebensalter (Mehrzahl der Dialysepatienten ist bei Dialysebeginn älter als 60 Jahre, Tendenz: Steigendes Dialyse-Einstiegsalter!) und Begleitkrankheiten (Diabetes!) sind signifikant am Geschehen beteiligt. Mit effektiver Dialyse oder erfolgreicher Nierentransplantation lassen sich bei jüngeren Urämikern viele Symptome bessern. Eines ist auch ganz eindeutig feststellbar: Seit Erythropoietin ist der Spaß am Sex unter den Dialysepflichtigen wieder größer geworden!

Weitere „palliative" Maßnahmen zur Besserung von Libido und Potenz sind: **Zinkzusatz** zum Dialysat und Gabe von **Bromocriptin** (Pravidel®) **zur Senkung erhöhter Prolaktinspiegel**.

Psychologische Mitbetreuung und Einbeziehung des Partners ist bei jeder Sexualtherapie sinnvoll, viele „Probleme" lösen sich schon im Gespräch auf!

Frauen unter Dialyse: Mit zunehmendem Nierenversagen wird eine **Amenorrhoe** immer wahrscheinlicher: Knapp 2/3 der Patientinnen im entsprechenden Alter haben mit Eintritt der Dialysepflicht keine Regel mehr, diese stellt sich jedoch teilweise nach Adaptation an die Nierenersatzbehandlung und Besserung des Allgemeinzustandes wieder ein, meist ist die Menstruation aber unregelmäßig.

Neben den **Regeltempostörungen** bestehen **Hypermenorrhoe**n und **Metrorrhagien**. Zur raschen Beseitigung einer Hypermenorrhoe kann vom Gynäkologen Medroxyprogesteron (z.B. Clinofem® oder Farlutal®) verordnet werden, welches nach dem Sistieren der Blutung auf eine Erhaltungsdosis für die Amenorrhoe heruntergefahren werden kann.

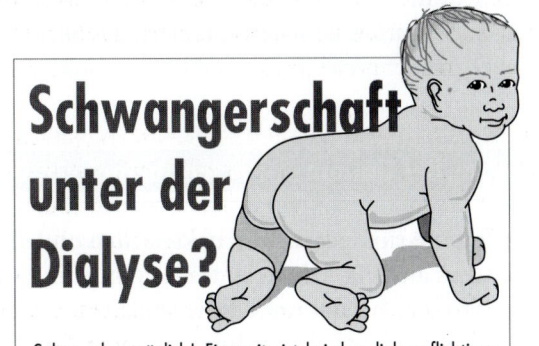

Schwangerschaft unter der Dialyse?

Selten, aber möglich! Einerseits ist bei den dialysepflichtigen Patientinnen im gebärfähigen Alter durch die Auseinandersetzung mit der chronischen Krankheit selten Kinderwunsch gegeben, andererseits bedingen Veränderungen im Hormonhaushalt (Fehlen des mittzyklischen LH-Peaks der die Ovulation auslöst) in 90% anovulatorische Zyklen, der fehlende Progesteroneinfluß in der zweiten Zyklushälfte läßt die Uterusschleimhaut nicht ausreifen. Kommt es dennoch zur Konzeption, endet die Schwangerschaft meist mit einem Frühabort. Trotzdem können auch dialysepflichtige Frauen durchaus Kinder zur Welt bringen. Häufig besteht eine Fruchtwasservermehrung (Hydramnion), starke Gewichtsveränderungen unter Dialyse sollen vermieden werden, es muß sehr intensiv dialysiert werden, der Harnstoffspiegel soll auch bei eiweißreicher Ernährung nicht über 100 mg% ansteigen. Trotz optimaler Therapie kommt es häufig zu vorzeitigem Einsetzen der Wehen und zum Blasensprung. Meist wird die Schwangerschaft mit einer Sectio beendet. Die Kinder haben öfter Reifestörungen, die Mißbildungsrate ist jedoch nicht erhöht.

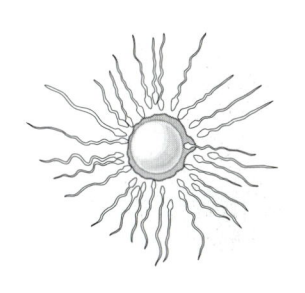

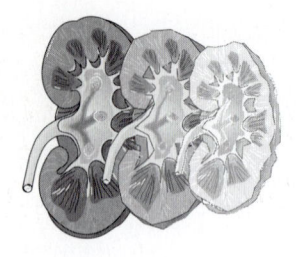

Die Rhythmik der **LH-Sekretion ist bei Dialysepatientinnen gestört**, insbesondere fehlt oft der mittzyklische LH-Peak der physiologischerweise den Eisprung auslöst. Mithin verlaufen die **Zyklen** dialysepflichtiger Frauen meist **anovulatorisch**. Der fehlende Progesteroneinfluß in der zweiten Zyklushälfte läßt die Gebärmutterschleimhaut nicht ausreifen, sondern hyperproliferieren. **Progesteronsubstitution in der zweiten Zyklushälfte** führt zum Normalaufbau des Endometriums, welches dann mit der Menstruationsblutung abgestoßen wird.

Trotz der häufigen anovulatorischen Zyklen sind Dialysepatientinnen nicht grundsätzlich unfruchtbar. Kommt es zur Konzeption endet die Schwangerschaft oft in einem Frühabort, dennoch wird in der Literatur immer wieder einmal über eine erfolgreich ausgetragene **Schwangerschaft unter Dialyse** berichtet. Es muß dann sehr intensiv und schonend dialysiert werden, die Schwangerschaft wird meist durch eine Sectio beendet. Ein erhöhtes Mißbildungsrisiko für den Nachwuchs besteht nicht.

Männer unter Dialyse: Etwa 2/3 der dialysepflichtigen Männer leiden unter erektiler Schwäche, die Spermienzahl ist reduziert, sie sind damit weniger fertil, aber nicht infertil. Zur Besserung der Symptomatik gelten die oben bereits erwähnten Grundsätze: Ausreichende Dialyse, psychologische Mitbetreuung, Erythropoietin (Hb/Hkt bei fehlenden Kontraindikationen bis nahe dem unteren Normbereich anheben), Nebenwirkungen sonstiger verordneter Medikamente prüfen, Hyperprolaktinämie behandeln (neben dem erwähnten Bromocriptin kommt auch Lisurid [z.B. Cuvalit®] in ansteigender Dosis in Betracht). Eine Testosteron-Substitution ist selten indiziert, das Serum-Testosteron korreliert nicht mit der erektilen Funktion.

Störung der Immunkompetenz beim Urämiker

Niereninsuffiziente sind **gegenüber bakteriellen und viralen Infekten besonders anfällig**. Die Beeinträchtigung der Immunkompetenz wird u.a. auf das urämische Milieu zurückgeführt, Störungen der humoralen und zellulären Abwehr sind beim Urämiker dokumentiert. Die Dinge sollen in dem Zusammenhang nicht näher erörtert werden, auf einige praktische Konsequenzen sei aber hingewiesen:

- Große Bedeutung **prophylaktischer antiepidemischer Maßregeln**, Durchsetzung konsequenter **Hygienemaßnahmen** in der Dialyse
- Generell muß die **Indikation zum Einsatz von Antibiotika großzügiger** gestellt werden als bei nierengesunden Patientengruppen
- **Unzureichende Antikörperbildung nach Impfungen** (z.B. aktive Hepatitis-Immunisierung)

Inwieweit immunmodulierende Therapie die Situation tatsächlich verbessern kann, wird die Zukunft zeigen müssen.

Gegenüber die „grafische Zusammenfassung" des Kapitels ...

Das komplexe Krankheitsbild der Urämie
– Organbeteiligung bei chronischer Niereninsuffizienz –

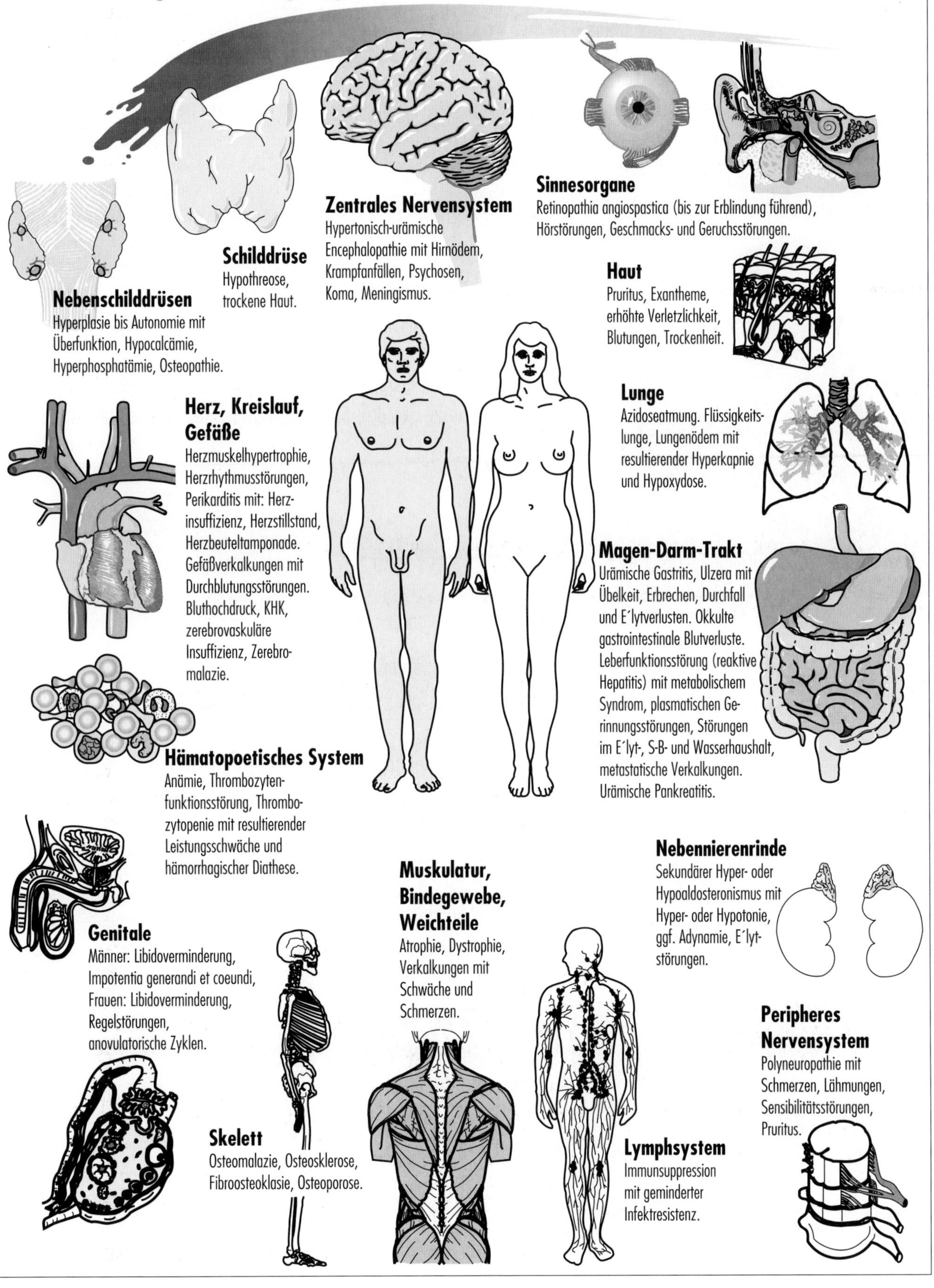

Schilddrüse
Hypothreose, trockene Haut.

Nebenschilddrüsen
Hyperplasie bis Autonomie mit Überfunktion, Hypocalcämie, Hyperphosphatämie, Osteopathie.

Zentrales Nervensystem
Hypertonisch-urämische Encephalopathie mit Hirnödem, Krampfanfällen, Psychosen, Koma, Meningismus.

Sinnesorgane
Retinopathia angiospastica (bis zur Erblindung führend), Hörstörungen, Geschmacks- und Geruchsstörungen.

Haut
Pruritus, Exantheme, erhöhte Verletzlichkeit, Blutungen, Trockenheit.

Herz, Kreislauf, Gefäße
Herzmuskelhypertrophie, Herzrhythmusstörungen, Perikarditis mit: Herzinsuffizienz, Herzstillstand, Herzbeuteltamponade. Gefäßverkalkungen mit Durchblutungsstörungen. Bluthochdruck, KHK, zerebrovaskuläre Insuffizienz, Zerebromalazie.

Lunge
Azidoseatmung. Flüssigkeitslunge, Lungenödem mit resultierender Hyperkapnie und Hypoxydose.

Magen-Darm-Trakt
Urämische Gastritis, Ulzera mit Übelkeit, Erbrechen, Durchfall und E´lytverlusten. Okkulte gastrointestinale Blutverluste. Leberfunktionsstörung (reaktive Hepatitis) mit metabolischem Syndrom, plasmatischen Gerinnungsstörungen, Störungen im E´lyt-, S-B- und Wasserhaushalt, metastatische Verkalkungen. Urämische Pankreatitis.

Hämatopoetisches System
Anämie, Thrombozytenfunktionsstörung, Thrombozytopenie mit resultierender Leistungsschwäche und hämorrhagischer Diathese.

Genitale
Männer: Libidoverminderung, Impotentia generandi et coeundi, Frauen: Libidoverminderung, Regelstörungen, anovulatorische Zyklen.

Muskulatur, Bindegewebe, Weichteile
Atrophie, Dystrophie, Verkalkungen mit Schwäche und Schmerzen.

Nebennierenrinde
Sekundärer Hyper- oder Hypoaldosteronismus mit Hyper- oder Hypotonie, ggf. Adynamie, E´lytstörungen.

Peripheres Nervensystem
Polyneuropathie mit Schmerzen, Lähmungen, Sensibilitätsstörungen, Pruritus.

Skelett
Osteomalazie, Osteosklerose, Fibroosteoklasie, Osteoporose.

Lymphsystem
Immunsuppression mit geminderter Infektresistenz.

Kriegsschauplatz Diabetes

Ja, da draußen tobt ein erbarmungsloser Krieg, ein neuer Weltkrieg – bevorzugt innerhalb der modernen Industriestaaten. Die Kriegsursachen sind bekannt, der Gegner ist unsichtbar und die Kriegskassen der Verteidiger sind fast leer. Dennoch geht dieser furchtbare Krieg weiter: Ganz ohne Waffenlärm, aber an Brutalität kaum zu überbieten. Allein in Deutschland nehmen als Kämpfer etwa 300.000 Insulinmangeldiabetiker (Typ-I-Diabetiker) und 4.000.000 Insulinresistente (Typ-II-Diabetiker) teil und zur letztgenannten Gruppe kommen hierzulande jährlich wenigstens 200.000 dazu ... Die Zahl der jährlichen Toten und der Krüppel ist nur in Zehntausenden zu messen. Ja, stellt es Euch ruhig so vor: Da draußen ist Krieg und viele geh´n hin. Meist freiwillig, manchmal ahnungslos, teilweise unverschuldet. Noch schlimmer: Viele schauen tatenlos zu, wie die Katastrophe ihren Lauf nimmt. Nun kennen Sie auch die modernen Kriegsverbrecher. Wenn wir in der Dialyse die Versehrten einsammeln, ist die Schlacht schon verloren. In vielen Dialysezentren nähert sich der Anteil der Patienten mit endgültigem Nierenversagen als Folge des Diabetes mellitus der 50%-Marke! Statt immer mehr Bürokratie und Reglementierung braucht die Medizin Rahmenbedingungen, um solchen Wahnsinn endlich zu stoppen. Dies als Tip für „Gesundheits"politiker wie man richtig sparen kann. Militärs aufgepaßt: Bonbons statt Bomben! (Billig!).

Der Feind heißt **Hyperglykämie** (Überzuckerung), seine Waffen töten langsam, die Waffenwirkung ist zunächst schmerzlos und nahezu unmerklich.
Er ist zu besiegen durch Herstellung der Normoglykämie: Nüchternblutzuckerwerte um 100 mg%, postprandiale Werte (nach den Mahlzeiten) 140 bis 160 mg%

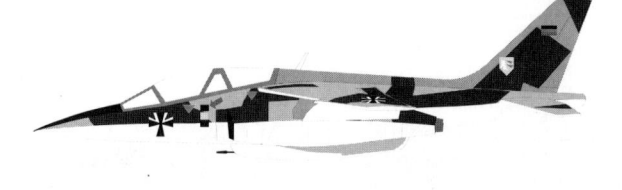

Angriffsziel Blutgefäße,
Viele Fliegen mit einer Klappe: Herzinfarkt, Schlaganfall, Bluthochdruck, Amputation ...

Angriffsziel Niere,
Strategisches Ziel: Endgültiges Nierenversagen mit allen Folgekomplikationen

Angriffsziel: Auge,
Strategisches Ziel: Erblindung

Angriffsziel Nervensystem,
Ausschaltung der Frühwarnsysteme, Störung von Funktion, Adaptation u.a. Nettigkeiten ...

DCCT

Gegenwehr: **D**iabetes **C**ontrol **C**omplications **T**rial, Las Vegas 1993

5. Der dialysepflichtige Diabetiker

In vielen Dialysezentren sind schon 40 % der Patienten dialysepflichtige Diabetiker (diabetische Nephropathie als Ursache des endgültigen Nierenversagens).

Die Zuckerkrankheit ist damit zur wichtigsten Ursache der terminalen Niereninsuffizienz geworden.

Grund für uns, das komplexe Krankheitsbild „Diabetes mellitus" etwas genauer unter die Lupe zu nehmen. Nicht nur, um unsere Diabetiker besser zu betreuen, auch um eine Außenwirkung im Sinne der Prävention des diabetischen Spätsyndroms erzielen zu können.

Ursächlich liegt der Hyperglykämie beim D.m. eine ungenügende Insulinwirkung entweder durch Insulin-Defizit (unausreichende Bildung und Freisetzung des Hormons) und /oder verminderte Wirksamkeit des vorhandenen Insulins zugrunde.

Krankheitskennzeichnend für den D.m. ist der **erhöhte Blutglukose-Spiegel: Nüchternblutzuckerwerte** (venöses Vollblut) **über 120 mg/dl** bzw. **postprandiale Blutglukose über 180 mg/dl** (venöses Vollblut) **sprechen für das Vorliegen einer Zuckerkrankheit.**

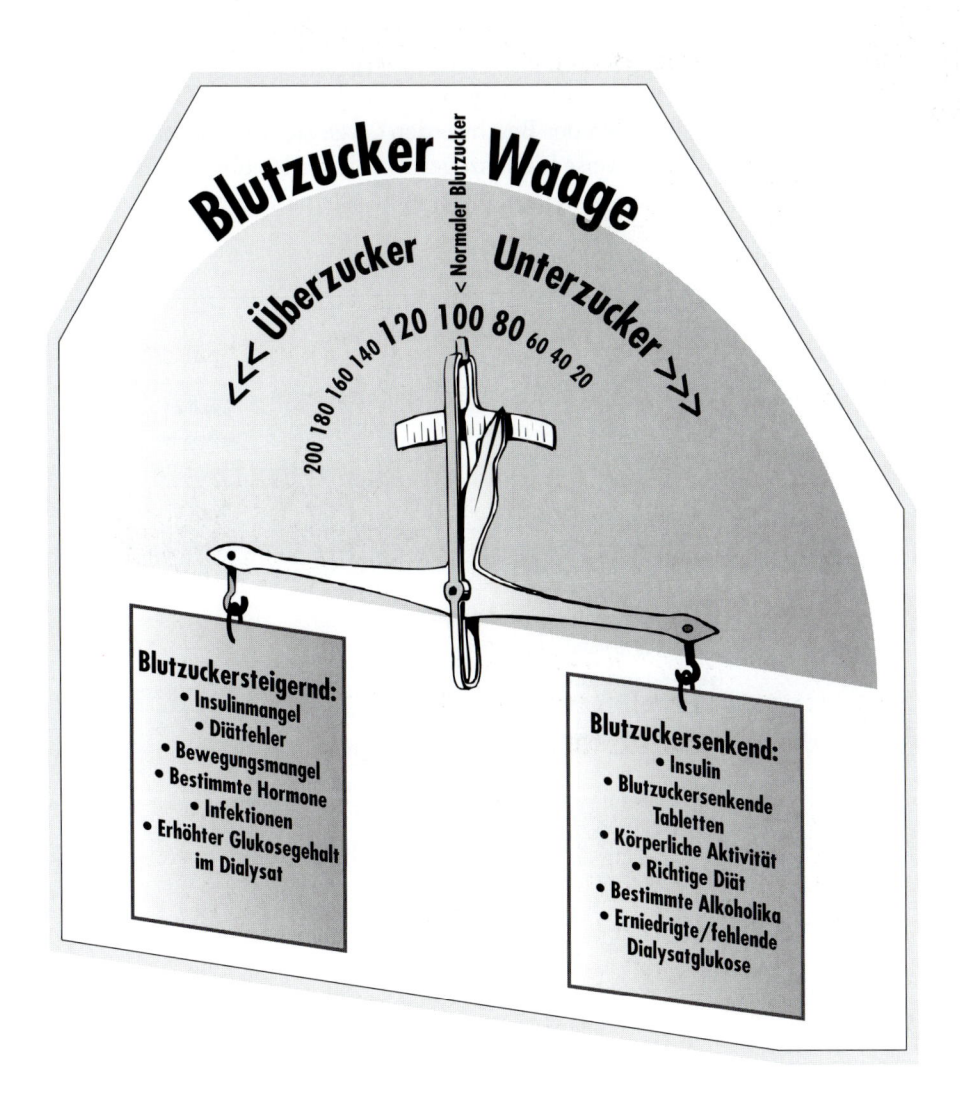

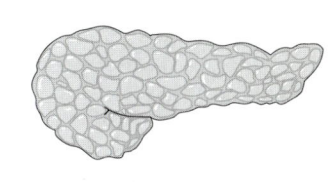

Blutzucker Waage

Überzucker — Normaler Blutzucker — Unterzucker

<<< 200 180 160 140 120 100 80 60 40 20 >>>

Blutzuckersteigernd:
- Insulinmangel
- Diätfehler
- Bewegungsmangel
- Bestimmte Hormone
- Infektionen
- Erhöhter Glukosegehalt im Dialysat

Blutzuckersenkend:
- Insulin
- Blutzuckersenkende Tabletten
- Körperliche Aktivität
- Richtige Diät
- Bestimmte Alkoholika
- Erniedrigte/fehlende Dialysatglukose

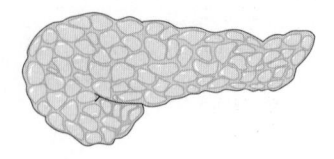

Wir kitten die Scherben ...

Leider bekommen wir die Diabetiker oft erst zugewiesen, wenn bereits eine fortgeschrittene Niereninsuffizienz vorliegt („**Zu-spät-Syndrom**"). Es ist dann immer wieder erschreckend, wenn man feststellen muß, daß mancher Zuckerkranke nach 20 Jahren Diabetesdauer weder seine Blutdruckwerte kennt, noch weiß, was eine „Broteinheit" ist und Augenhintergrund oder gar Füße noch nie untersucht wurden ... Das ist keineswegs nur fahrlässige ärztliche Betreuung, Diabetiker neigen z.T. auch zu einer eigentümlichen Ignoranz der Problematik trotz wirklich detaillierter Aufklärung und Schulung.

Die niereninsuffizienten Diabetiker bleiben oft in der hauptsächlichen Betreuung des Nephrologen, weil eben die Niere bislang das einzige lebenswichtige Organ ist, dessen Funktion über Jahrzehnte durch medizinische Hilfe ersetzbar ist. Dringlicher als der künstlichen Niere bedürften die Diabetiker eigentlich der „künstlichen Bauchspeicheldrüse", einer „neuen [künstlichen] Glukoregulation in allen Lebenslagen", „künstlicher Blutgefäße" (Totalerneuerung) und künstlicher Retinae. Eine Generalsanierung des autonomen Nervensystems wäre genauso nötig wie die totale Änderung der Lebensweise vieler Diabetiker ...

Diabetiker sind immer kränker als nichtdiabetische Niereninsuffiziente, urämische Symptome wie Übelkeit, Erbrechen usw. treten früher auf, was die **Notwendigkeit zu einem wesentlich früheren Beginn der Nierenersatzbehandlung** begründet. Vorsicht! Die Patienten neigen praktisch immer zur Dissimulation (Herabspielen der Beschwerden), weil sie den Dialysebeginn verständlicherweise hinauszögern wollen. Also objektive Urämie-Kriterien bewerten, dabei nicht allein das Serum-Kreatinin heranziehen!

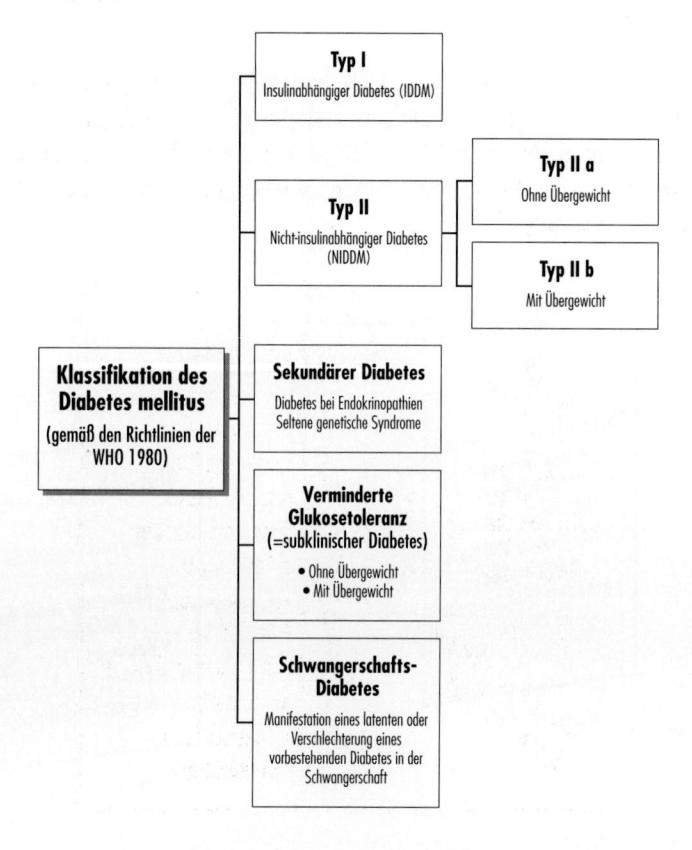

Klassifikation des Diabetes mellitus (gemäß den Richtlinien der WHO 1980)

- **Typ I** — Insulinabhängiger Diabetes (IDDM)
- **Typ II** — Nicht-insulinabhängiger Diabetes (NIDDM)
  - **Typ II a** — Ohne Übergewicht
  - **Typ II b** — Mit Übergewicht
- **Sekundärer Diabetes** — Diabetes bei Endokrinopathien, Seltene genetische Syndrome
- **Verminderte Glukosetoleranz** (=subklinischer Diabetes)
  - Ohne Übergewicht
  - Mit Übergewicht
- **Schwangerschafts-Diabetes** — Manifestation eines latenten oder Verschlechterung eines vorbestehenden Diabetes in der Schwangerschaft

Wir nutzen folgende **Kriterien zur Entscheidung über den Beginn der Dialysepflichtigkeit beim niereninsuffizienten Diabetiker:**

- Wasserretention und Hypertonie konservativ nicht mehr beherrschbar (niereninsuffiziente Diabetiker bei jeder Konsultation wiegen!); Wassereinlagerung und Bluthochdruck (bes. systolische Hypertonie) sind beim Zuckerkranken viel früher und ausgeprägter anzutreffen als beim Nicht-Diabetiker!
- Hyperkaliämie
- schwere metabolische Azidose
- klinische Zeichen der Urämie (subjektiv, s.o.) wie Juckreiz, Übelkeit, (morgendliches) Erbrechen
- wenn man die „klassischen Retentionswerte" denn mit heranziehen will: Kreatinin > 6 mg/dl, Harnstoff > 90 mg/dl

Diese Andeutungen mögen die Gesamtproblematik für den Nephrologen verdeutlichen: Wer das Vollbild des diabetischen Spätsyndroms in allen Varianten kennenlernen will, kann dies in einer Dialyseabteilung am schnellsten und am besten tun.

Eigentlich ist die terminale Niereninsuffizienz des Diabetikers nur ein Teilproblem des Syndroms, welches aber scheinbar vordergründig wird, bedingt durch den (über)lebensnotwendigen Dauerkontakt zum nephrologischen Zentrum.

Diabetes mellitus: Einteilung und Epidemiologie

Hinsichtlich der Einteilung des D.m. wird auf die Grafik verwiesen. In Deutschland sind etwa 5 % der Bevölkerung (!) zuckerkrank, hiervon wiederum sind rund 95 % Typ-II-Diabetiker. Ungefähr 2/3 aller Patienten sind zum Diagnosezeitpunkt über 65 Jahre alt.

Zirka 30-40 % aller insulinabhängigen Typ-I-Diabetiker entwickeln nach 15-30jähriger Diabetes-Dauer eine Nephropathie. Bei Typ-II-Diabetikern tritt die Nephropathie mindestens ebenso häufig auf, diese Patienten werden zwischen dem 60. und 70. Lebensjahr dialysepflichtig.

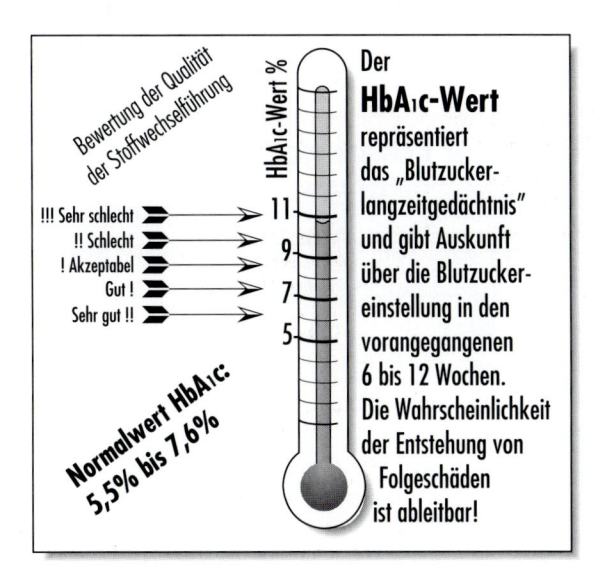

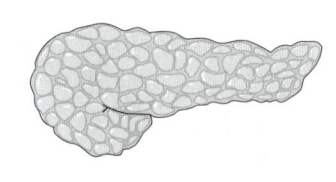

Der **HbA₁c-Wert** repräsentiert das „Blutzuckerlangzeitgedächtnis" und gibt Auskunft über die Blutzuckereinstellung in den vorangegangenen 6 bis 12 Wochen. Die Wahrscheinlichkeit der Entstehung von Folgeschäden ist ableitbar!

Bewertung der Qualität der Stoffwechselselbstführung:
- !!! Sehr schlecht → 11
- !! Schlecht → 9
- ! Akzeptabel
- Gut ! → 7
- Sehr gut !! → 5

Normalwert HbA₁c: 5,5% bis 7,6%

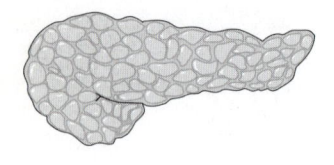

Die **Mortalität von Diabetikern ist stark erhöht**, die Lebenserwartung verkürzt: In der Framingham-Studie starben bis zum 55. Lebensjahr 25 % der Typ-I-Diabetiker an koronarer Herzkrankheit, während von den Nicht-Diabetikern nur 8 % der Männer und 4 % der Frauen an dieser Krankheit verstarben. Diabetiker sind viel häufiger Krankenhaus-behandlungspflichtig als Nicht-Diabetiker, die Verweildauer im Krankenhaus ist deutlich höher.

Die gesundheitspolitischen und volkswirtschaftlichen Auswirkungen der Krankheit sind immens: Bereits 1980 wurden die direkten und indirekten Kosten des Diabetes in Deutschland auf zwei Milliarden DM geschätzt (Schriftenreihe des Bundesministeriums für Jugend, Familie, Frauen und Gesundheit, Band 179, Kohlhammer Stuttgart 1986).

Allgemeine Therapieprinzipien

Diätetisches: Hämo- und Peritonealdialysepatienten unterliegen entgegen anderslautender Meldungen von der „großen Freiheit der Peritonealdialyse" gewissen diätetischen Beschränkungen! Diabetiker unter Nierenersatztherapie sollen sich in der **Flüssigkeitszufuhr beschränken**, Faustregel: Flüssigkeitseinfuhr [ml] (Trinkmenge + versteckte Flüssigkeit) = Restdiuresemenge in ml/24 Std. + 500 bis 800 ml bei der HD, Resturinausscheidung + Ultrafiltrationsleistung/24 Std. bei der PD.

Flüssigkeitszufuhr: Hier sei ausdrücklich festgestellt, daß die Empfehlung zur Beschränkung der **Flüssigkeitszufuhr** für Hämodialysepatienten genauso wie für Peritonealdialysepatienten gilt! Prinzipiell ist es so, daß anurische Diabetiker mit unkontrollierter Flüssigkeitszufuhr ungeeignet für die Peritonealdialyse sind!

Faustregeln für die Ermittlung des **Broteinheiten-Bedarf**s:

- Normalgewicht: Kalorienbedarf = Idealgewicht x 30
- Kalorienbedarf pro Tag : 100 = Broteinheiten pro Tag

Der „normale" Dialysepatient (über 60 Jahre, körperlich wenig aktiv) oder der körperlich arbeitende Diabetiker mit Übergewicht hat einen BE-Bedarf von etwa 14 BE. Das ist nicht viel!

Aufbau der Kohlenhydrate

Name	Zusammensetzung	Bemerkungen
Glukose	Traubenzucker, Einfachzucker (Monosaccharid)	Sollte der Diabetiker stets bei sich tragen
Fruktose	Fruchtzucker, Einfachzucker (Monosaccharid)	Natürliches Vorkommen in Obst, Gemüse, Fruchtsäften
Galaktose	Stereoisomer zu Glukose	Einfachzucker (Monosaccharid)
Haushaltzucker	Glukose+Fruktose, Zweifachzucker (Disaccharid)	In Obst, Honig, Saft
Malzzucker	Glukose+Glukose, Zweifachzucker (Disaccharid)	Im Bier!
Milchzucker	Glukose+Galaktose	Auch ein Zweifachzucker (Disaccharid)
Stärke	Viele Zuckermoleküle als „Verbund"	Polysaccharid („Vielfachzucker"), z.B. in Brot & Kartoffeln
Glykogen	Viele Zuckermoleküle als „Verbund"	Polysaccharid, Speicherform der Glukose

Übermäßige **Zufuhr von Kochsalz** sollte unterbleiben, die Diät muß nicht streng kochsalzarm sein, Zusalzen sollte aber vermieden werden.

Hinsichtlich der **Kaliumaufnahme** sollen sich HD- und PD-Patienten gewisse Beschränkungen auferlegen und extrem kaliumhaltige Nahrungsmittel (vgl. Kapitel 16, Seite 470 f.) meiden. In ehrlichen Gesprächen mit den Patienten erfährt man jedoch manchmal von Einfuhrmengen, die einem den Angstschweiß auf die Stirn treiben. Individuelle Anpassung der Dialysedosis und der Dialysierflüssigkeitsrezepturen ermöglichen HD- und PD-Patienten heute ein hohes Maß an Bewegungsfreiheit in der Kaliumzufuhr.

Die tägliche **Eiweißzufuhr** soll eher reichlich bemessen sein, insbesondere bei PD-Patienten, da es verfahrensbedingt zu einem täglichen Eiweißverlust von etwa 20 Gramm über das Peritoneum kommt, bei Peritonitis leicht das Doppelte. Die reichlich bemessene Eiweißzufuhr bringt eine hohe Phosphateinfuhr mit sich, der resultierenden Hyperphosphatämie muß durch flankierende Phosphatbindertherapie (Gefahr der Hypercalcämie und Aluminiumakkumulation) und individuelle Anpassung der Dialysedosis und der Dialysierflüssigkeitsrezepturen (low-calcium-Lösungen) begegnet werden.

Hinsichtlich der **Kohlenhydratzufuhr** unterliegen Hämodialysepatienten den üblichen Empfehlungen bei Diabetes.

Durch die **Glukosemast bei der Peritonealdialyse** werden dem PD-Patient etwa 300 bis 700 kcal Energie/Tag zugeführt. Bei einer Regel-Energiezufuhr von etwa 35 kcal/kg/KG werden dem PD-Patient etwa schon 25 % der Energie durch den Glukosegehalt der Dialysierflüssigkeit eingeflößt, die der PD-Patient in die Gesamtbilanz einbringen muß.

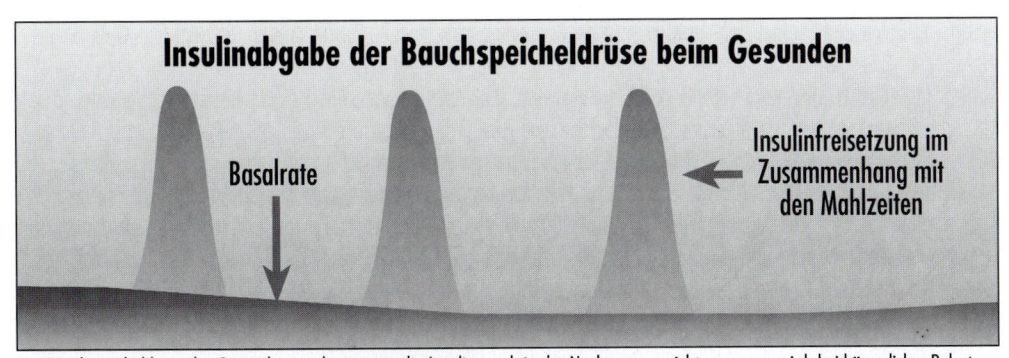

Insulinabgabe der Bauchspeicheldrüse beim Gesunden

Basalrate

Insulinfreisetzung im Zusammenhang mit den Mahlzeiten

Die Bauchspeicheldrüse des Gesunden produziert ständig Insulin, auch in der Nacht, wenn nicht gegessen wird, bei körperlicher Belastung weniger als in Ruhe, früh mehr als abends. Die ständige Insulinproduktion wird benötigt, um die Traubenzuckerneubildung (Glukoneogenese) in der Leber und den Fettabbau (Lipolyse) mit nachfolgender Bildung von Ketonkörpern zu drosseln. Zusätzlich zu diesem ständig freigesetzten Insulin wird vermehrt Insulin zu den Mahlzeiten bedarfsgerecht freigesetzt. Man kann also zwischen einer mahlzeiten**un**abhängigen, basalen Insulinabgabe („**Basalrate**") und einer mahlzeitenabhängigen („**Bolus**") unterscheiden. Moderne Therapiekonzepte orientieren sich am Vorbild der Natur: Die **Pumpentherapie** ist der Basalrate angelehnt, die **intensivierte konventionelle Insulintherapie (ICT)** wird synonym auch als „Therapie nach dem Basis-Bolus-Prinzip" bezeichnet. Bei der ICT ißt der Patient nicht mehr seinem Insulin hinterher wie bei der starren konventionellen Therapie mit zwei Injektionen täglich, vielmehr kann er Zeit und BE seiner Mahlzeit frei bestimmen und seinen Blutzucker gezielt normalisieren. Hierfür sind aber vier bis fünf Injektionen täglich erforderlich. Das Hypoglykämierisiko ist bei der ICT 3-fach höher als bei der konventionellen Therapie, jedoch ist nur mit der ICT die normnahe Stoffwechseleinstellung und damit die Verhütung/entscheidende Verzögerung der schrecklichen Langzeitkomplikationen des Diabetes möglich. Gerade weil wir in der Dialyse heute überwiegend mit „Zu-spät-Syndromen" konfrontiert sind, ist es wichtig, diese Dinge präventiv nach draußen zu tragen.

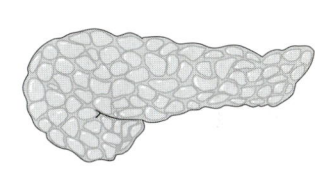

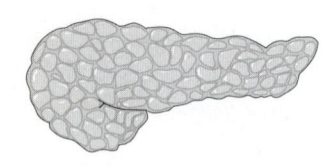

Eine **Broteinheit** (BE) entspricht derjenigen Menge eines Lebensmittels, die auf den Stoffwechsel des Diabetikers die gleiche Wirkung hat wie 12 Gramm Glukose. Je nach Anzahl der Beutel und der Glukosekonzentration der Dialysierflüssigkeit werden 100 bis 200 Gramm Glukose in den Bauchraum verbracht, ca. 70 % werden resorbiert, was wenigstens 6 BE entspricht. Bei einer Diabetesdiät von 2000 Kalorien (etwa 17 BE) verbleiben dem peritonealdialysepflichtigen Diabetiker noch etwa 10 BE „echtes Diätessen". (Guten Appetit!).

Und so bestätigen auch Untersuchungen was der unvoreingenommene Beobachter der Szene ahnte: CAPD-Patienten weisen einen schlechteren Ernährungsstatus auf als HD-Patienten (BRUNORI, 1994).

Stärkere Flüssigkeitszufuhr zwingt die PD-Patienten zur Verwendung **höher glukosehaltiger PD-Lösung** („3,86-%ige" Beutel = 348 kcal) zwecks **stärkerem Wasserentzug**. Die Auswirkungen kann man sich selbst leicht ausrechnen ... Mehr zum Thema „Peritonealdialyse": Seite 137 und 365 ff., weiteres zur Diät bei Niereninsuffizienz ab Seite 461.

P-Denkliches und Bedenkenswertes: Peritonealdialyse bei Diabetikern ?!

Die wünschenswerte Stoffwechselführung des peritonealdialysepflichtigen Diabetikers gleicht dem Versuch der Quadratur des Kreises. Noch am leichtesten zu bewältigen ist unter HD und PD das Problem der Zwischenmahlzeiten, wo der nicht-dialysepflichtige Diabetiker gern ein Stück Obst oder Joghurt zu sich nimmt. Hier kann alternativ Kompott (ohne Saft) oder ein Stück Brot mit Belag empfohlen werden. Problematisch wird es bei PD-Patienten bereits mit der Eiweißzufuhr, die eng mit der Phosphatzufuhr gekoppelt ist. Der hohe Eiweißverlust von 10 bis 12 Gramm pro Tag (bei Peritonitis bis 40 Gramm) macht bei PD-Patienten eine hohe Eiweißzufuhr mit der Nahrung wünschenswert, was zwangsläufig zu hoher Phosphatzufuhr führt. Geradezu paradox ist die extreme Glukosebelastung des peritonealdialysepflichtigen Diabetikers. Es stimmt nachdenklich, wenn Diabetikern nach gängiger diabetologischer Lehrmeinung die kontrollierte Zufuhr von „Zucker" (in all seinen Erscheinungsformen) nahegelegt wird, dies aber im Zusammenhang mit der medizinischen Handlung „PD" alles plötzlich nicht mehr gilt. Tatsächlich ist die Glukosebelastung beim PD-Patient so hoch, daß es jedem Diabetologen den kalten Schweiß auf die Stirn treibt: Ein 2000 ml-Beutel mit 4,25%igem Glukosegehalt enthält 85 Gramm reinen Traubenzucker, was ganz nebenbei 340 kcal entspricht. Die Glukoseresorption über das Peritoneum beträgt etwa 75%. Schon bei „mildem" CAPD-Regime (zwei „4,25er" und zwei „1,5er" Beutel) resorbiert der PD-Patient etwa 173 Gramm reinen Traubenzucker, was wiederum eine unvermeidliche Zufuhr von etwa 700 kcal (zusätzlich) bewirkt. Glukose hat eine Blutzuckerwirksamkeit von 100%. Der Kalorienbedarf beim älteren, normalgewichtigen Patient mit leichter körperlicher Tätigkeit liegt bei etwa 1700 bis 1900 kcal. Mithin müßte der PD-Patient seine tägliche Energiezufuhr auf „natürlichem Weg" auf 1000 bis 1200 kcal beschränken, letzteres sind für den Diabetiker rund 10 BE. Hiervon soll ein großer Teil Eiweiß sein (vgl. oben). Nun ist es aber so, daß sich die ständige Zwangsaufnahme nicht eiweißhaltiger Energie und der volle Leib (Dialysat) nicht gerade förderlich auf den Appetit auswirken. Wer mag bei dieser hausgemachten Problematik noch vor die Patienten treten und guten Gewissens etwas über Diät erzählen? Wer muß seine Lehrbücher neu schreiben – die Diabetologen oder die Nephrologen? Ein weiteres kommt dazu: Die permanente Glukosemast gepaart mit dem Verlust des Aktivatorproteins der Lipoproteidlipase (Apo-CII) über das Dialysat führt zu einer Verschärfung der ohnehin bestehenden urämischen Fettstoffwechselstörung: Hauptsächlich kommt es zu einer Erhöhung der Triglyceride (aber auch des Cholesterins). Richtig lustig wird es, wenn in dieser Situation die Einschränkung der Fett- und Kohlenhydratzufuhr empfohlen wird. Alkohol meiden, mehr ist wohl kaum möglich! Die erhebliche Fettvermehrung im Serum hat eine weitere selten bedachte Folge vorrangig für PD-Patienten: Der Volumenanteil der wäßrigen Phase wird geringer, was zu falsch-niedrigen Laborwerten für alle wasserlöslichen Substanzen führen kann – zu letzteren zählt auch das beliebte Kalium. Also: „Gute Serum-Kaliumwerte" bei Patienten mit schweren Hypertriglyceridämien nicht zu euphorisch beurteilen – wir haben schon einige PD-Patienten notfallmäßig wegen schwerster lebensbedrohlicher Hyperkaliämien hämodialysieren müssen, denen immer wieder erzählt wurde, sie könnten unbegrenzt Kalium zuführen. Diesen Unsinn kann man leider auch in den Hochglanzbroschüren bestimmter industrieller PD-Anbieter lesen.

Insgesamt kann ein allgemeingültiger Diätplan (hinsichtlich der Niereninsuffizienz) für dialysepflichtige Diabetiker kaum aufgestellt werden. Ein guter Ernährungszustand ist höher zu bewerten als Top-Laborwerte (sieht man von den negativen Folgen der Glukosemast einmal ab). Individualität der Diätverordnung, Flexibilität der Nierenersatzbehandlung, Wissen, Vertrauen und Verständnis sollten Kennzeichen der Behandlung sein.

Mit **Fortschreiten der Niereninsuffizienz** ändern sich Insulinkinetik und Wirksamkeit, das Risiko für Stoffwechselentgleisungen erhöht sich. Normalerweise werden 80 % des Insulins über die Leber, 20 % über die Nieren ausgeschieden. Da beim insulinpflichtigen Diabetiker das subkutan injizierte Insulin primär in die systemische Zirkulation gelangt, wird ein wesentlich größerer Insulinanteil über die Nieren ausgeschieden als beim Nierengesunden. Mit fortschreitender Niereninsuffizienz sinkt die Insulinausscheidung beträchtlich, was die praktische Notwendigkeit drastischer **Dosisreduzierungen** nach sich zieht. Manchmal kann auf Insulingaben sogar ganz verzichtet werden.

Je urämischer der Patient im Verlauf aber wird, desto insulinresistenter wird er, was wiederum die abnehmende Insulinclearance teilweise kompensiert. Im unmittelbar **präterminal**en Stadium der Niereninsuffizienz kann deshalb eine **erneute Anhebung der Insulindosis** nötig sein.

Ein hohes (und nach Absetzen noch Tage anhaltendes) Hypoglykämierisiko besteht bei niereninsuffizienten Diabetikern, die mit Sulfonylharnstoffen (beispielhaft genannt sei das Glibenclamid) behandelt wurden, da alle Sulfonylharnstoffe bis auf Gliquidon renal eliminiert werden. Also: **Sulfonylharnstoffe rechtzeitig reduzieren**, sicherer ganz absetzen, **auf Gliquidon oder Insulin umstellen** (siehe auch Fußnote 17, Seite 575 ff.)!

Bei der **Stoffwechseleinstellung des Diabetikers unter Nierenersatztherapie** (Glukose und Insulin sind dialysabel) gibt es bei der Hämodialyse kaum Probleme, kommt **glukosehaltige Dialysierflüssigkeit** (in quasi-physiologischer Konzentration) zum Einsatz. Wir benutzen Dialysierflüssigkeit mit einem Glukosegehalt von 1,5 g/l (150 mg%) was normnahen postprandialen Verhältnissen entspricht.

Extrem ist die **Situation bei der Peritonealdialyse**: Hier sind alle Grundregeln der Diabetesbehandlung außer Kraft gesetzt, denn die Dialysierflüssigkeit ist aus Gründen der osmotischen Wirksamkeit mit **unphysiologisch hohem Glukosegehalt** ausgestattet. Verfahrensbedingt gelangen pro Tag rund **120 Gramm reiner Traubenzucker** in die Bauchhöhle, hiervon werden etwa 70 % über das Peritoneum resorbiert. Eine **Insulindosiserhöhung ist nahezu immer erforderlich**. Alternativ zur subkutanen Insulinapplikation kann das Insulin bei der PD auch über den PD-Katheter verabreicht werden (**intraperitoneale Gabe**). Diese Vorgehensweise wird jedoch nicht durchgängig empfohlen: **Erhöhung des Peritonitisrisikos**, schwere Abschätzbarkeit der Insulinmenge, die am Plastikmaterial haften bleibt, sowie unvollständige Resorption sprechen dagegen.

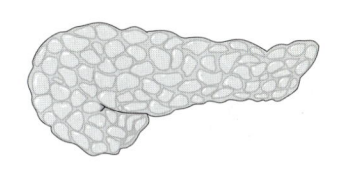

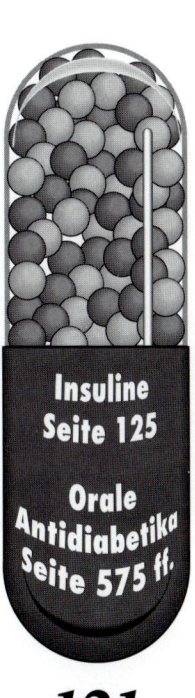

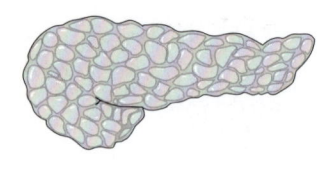

Betrachtete man in der Vergangenheit als unvoreingenommener Beobachter die Super-Selektion von Patienten für die Peritonealdialyse durch deren Evangelisten, beschlich einen immer der Verdacht, daß hier eine Mogelpackung geschnürt wird. Mit diesem Verdacht ist der Autor keineswegs allein: Es gibt Hinweise darauf, daß die CAPD in der Mortalitätsstatistik der Hämodialyse bei Diabetikern unterlegen ist (HELD et al. 1994).

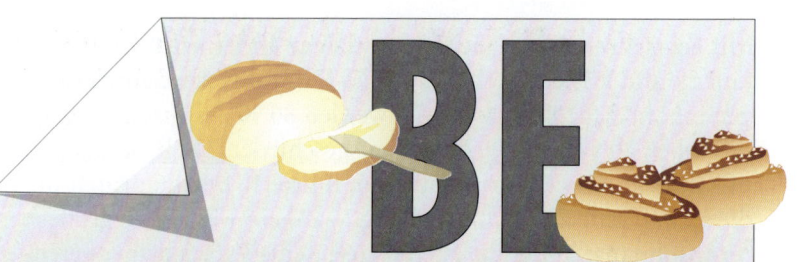

BE

Keine Frage: Die Broteinheit ist in die Jahre gekommen, es wurden und werden Überlegungen angestellt, die gute alte BE zu reformieren – warten wir's ab. Noch ist es „die Größe" für Diabetiker. Die Broteinheit ist definiert: **1 BE = 12 g Kohlenhydrate**. Wieviel Gramm eines **kohlenhydrathaltigen Nahrungsmittels 1 BE enthalten, kann den sogenannten Austauschtabellen entnommen werden**. Die Austauschtabellen lassen nur Rückschluß auf den Kohlenhydratanteil zu, nicht auf die Blutzuckerwirksamkeit und auch nicht direkt auf den Energiegehalt. Blutzuckerwirksamkeit heißt: Wie schnell wirkt ein Kohlenhydrat nach „Einnahme" auf die Erhöhung des Blutzuckers. Dieser „glykämische Index" liegt für Glukose bei 100%, für Beutelreis bei 90%, Weißbrot 80%, gekochte Kartoffeln bei 70%, für Joghurt bei 40% usw. Bezüglich des Energiegehaltes der Nahrungsmittel ist es so, daß 1 g Kohlenhydrate 4 kcal Energie liefern, Eiweiß ebenfalls 4 kcal/g, Fett 9 kcal/g. Noch etwas Theorie: Unsere energieliefernden Hauptnahrungsbestandteile sind Kohlenhydrate, Fette und Eiweiß. Der lebende Organismus braucht zu jeder Zeit Energie, um seine Funktionen zu erhalten (z.B. Herztätigkeit, Atmung, Verdauung, Bewegung, Aufrechterhaltung der Körpertemperatur). Diese Energie gewinnt der Körper in erster Linie aus der Umwandlung von Kohlenhydraten in Traubenzucker. Kohlenhydrate sind verschiedenartige Zucker und ihre besondere Bedeutung besteht darin, daß sie sehr schnell Energie liefern (den Blutzucker steigern) können. Der Knackpunkt für den Diabetiker besteht nun darin, daß Kohlenhydrate nur als Traubenzucker (Glukose, Synonym: Dextrose) mit Hilfe von Insulin in die Körperzellen hinein gebracht und somit als Energie zur Verfügung gestellt werden können. Werden dem Körper mehr Kohlenhydrate zugeführt, als er für den momentanen Energiebedarf braucht, erfolgt die „Zwischenlagerung" dieser Kohlenhydrate als Glykogen (Stärke) in Leber und Muskulatur. Sind die Energiespeicher gefüllt, werden weitere zugeführte Kohlenhydrate in Fett umgewandelt und im Fettgewebe „endgelagert". Kohlenhydrate finden sich in allen pflanzlichen Nahrungsmitteln. In Lebensmitteln tierischer Herkunft sind sie in Milch und fast allen Milchprodukten enthalten. Wichtiger Hinweis für alle dialysepflichtigen Diabetiker: Fleisch, Fisch und Eier enthalten keine Kohlenhydrate und der Kaliumgehalt ist ebenfalls vertretbar (ja, ja Phosphat und Cholesterin …).

Idealwerte: Nährstoffanteile und Verteilung der BE über den Tag

BE	KH, g	Eiweiß, g	Fett, g	kcal	1. Früh-BE	2. Früh-BE	Mittag-BE	Nachm.-BE	Vesper-BE	Abend-BE	Spät-BE
10	120	75	40	1200	2	1	2	1	1	2	1
12	145	80	50	1400	2	2	2	2	1	2	1
14	165	85	60	1600	2	2	3	2	1	3	1
16	190	90	65	1800	2	2	4	2	1	3	2
18	220	100	75	2000	3	2	4	2	1	4	2
20	230	110	80	2200	3	3	4	3	1	4	2
22	265	120	90	2400	3	3	5	3	1	5	2
24	285	130	100	2600	4	3	5	3	2	5	2
26	310	140	105	2800	4	3	6	3	2	6	2
28	335	145	110	3000	5	3	6	3	3	6	2

Angaben gerundet, 1 Broteinheit (BE) = 12 g Kohlenhydrate (KH)

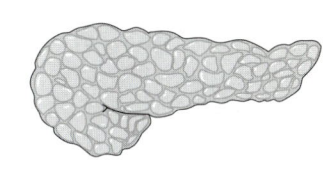

Es ist nie zu spät, mit der Normalisierung der Stoffwechsellage zu beginnen!

Therapieschema	Früh	Mittag	Abend	Nacht
Konventionelle Therapie, Grundregel: 2/3 der Insulindosis am Morgen, 1/3 abends	Alt-Insulin + NPH-Insulin oder nur NPH-Insulin		Alt-Insulin + NPH-Insulin oder nur NPH-Insulin	
Insulinpumpe Grundregel: Kontinuierliche Basalrate, Insulinbolus zu den Mahlzeiten	Bolus Alt-Insulin	Bolus Alt-Insulin	Bolus Alt-Insulin	
Intensivierte Insulinbehandlung (ICT) = „nahe normoglykämische Insulinsubstitution" = „Basis-Bolus-Therapie"	Alt-Insulin +NPH-Insulin	Nur Alt-Insulin	Alt-Insulin +NPH-Insulin	Nur NPH-Insulin
	Alt-Insulin +NPH-Insulin	Nur Alt-Insulin	Nur Alt-Insulin	Nur NPH-Insulin
	Alt-Insulin +NPH-Insulin	Nur Alt-Insulin	Alt-Insulin +NPH-Insulin	
	Nur Alt-Insulin	Nur Alt-Insulin	Nur Alt-Insulin	Zinkinsulin oder NPH-Insulin

Insulinbedarf: Generell große Variationsbreite, Individualbedarf durch häufiges Testen ermitteln, Sondersituationen wie Fieber oder Dialyse berücksichtigen! Faustregel: 0,5 IE (0,2-0,7 IE)/kg KG. **Korrekturalgorithmen**: Das mahlzeitenabhängige (Alt)-Insulin bei der ICT 30 Minuten vor dem Essen geben: Früh pro BE 1,5 - 3 IE, mittags pro BE 0,5 - 1,5 IE, abends 1 - 2,5 IE/BE, auch hier gilt: Testen, testen, testen. Ein hoher Eiweißanteil in der Mahlzeit erhöht den Insulinbedarf. Als Anhaltspunkt für die Blutzuckerkorrektur kann die „30er-Regel" herangezogen werden: Bei BZ oberhalb 120 mg% gibt man pro 30 mg% BZ-Erhöhung 1 IE Alt-Insulin, bei einem BZ von 300 mg% (180:30=6) also 6 IE Altinsulin – Vorgehen bei Bedarf wiederholen, möglichst nicht mehr als 8 IE Alt-Insulin auf einmal i.v. geben. **Während der Hämodialyse** hat man beste Möglichkeiten der BZ-Kontrolle und -korrektur. Alt-Insulin wird direkt ins extrakorporale System (venöse Zuspritzstelle) gegeben, die Blutentnahmen zur BZ-Kontrolle erfolgen aus der arteriellen Zuspritzstelle. Diabetiker immer gegen glukosehaltige Dialysierflüssigkeit behandeln (optimal: 1,5 g/l). Wenigstens zwei BZ-Tests während der Behandlung (nach dem Anhängen und vor dem Abschließen). Bei Hyperglykämie kann man sich notfalls auch einmal durch zeitlich limitierte und überwachte Dialyse gegen glukosefreie Dialysierflüssigkeit behelfen.

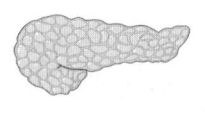

Insulin Mischungen

Altinsulin	plus NPH-Insulin	= Handelspräparat
10% Huminsulin Normal	90% Huminsulin Basal	Huminsulin Profil I Lilly
20% Huminsulin Normal	80% Huminsulin Basal	Huminsulin Profil II Lilly
30% Huminsulin Normal	70% Huminsulin Basal	Huminsulin Profil III Lilly
40% Huminsulin Normal	60% Huminsulin Basal	Huminsulin Profil IV Lilly
10% Actrapid HM	90% Protaphan HM	Actraphane HM 10/90 Novo Nordisk
20% Actrapid HM	80% Protaphan HM	Actraphane HM 20/80 Novo Nordisk
30% Actrapid HM	70% Protaphan HM	Actraphane HM 30/70 Novo Nordisk
40% Actrapid HM	60% Protaphan HM	Actraphane HM 40/60 Novo Nordisk
50% Actrapid HM	50% Protaphan HM	Actraphane HM 50/50 Novo Nordisk
30% Velasulin (H)	70% Insulatard (H)	Insulin Mixtard 30/70 (H) Novo Nordisk
50% Velasulin (H)	50% Insulatard (H)	Insulin Mixtard 50/50 (H) Novo Nordisk
25% H-Insulin	75% Basal-H	Depot-H-Insulin Hoechst
50% H-Insulin	50% Basal-H	Komb-H-Insulin Hoechst

Blutzuckerprobleme ?!

Ein paar Problemfälle ...	... Hinweise und Zeichen	... Lösungsansätze
Hoher nächtlicher Blutzuckerwert	Zu wenig Basalinsulin bei der Spätinjektion, Spätmahlzeit zu reichlich?	Basal abends erhöhen und/oder Spätstück vermindern, Kontrolle in der folgenden Nacht
Nächtliche Unterzuckerung (evtl. unbemerkt), hoher morgendlicher Blutzucker	Erwachen mit Kopfweh = Hinweis auf unbemerkte nächtliche „Hypo". Evtl. zuviel Basalinsulin bei der Spätinjektion: Situation der „Gegenregulation": Glykogenreserven der Leber werden mobilisiert, BZ ist evtl. am Morgen schon wieder hoch.	Spätinsulindosis verringern, Erfolgskontrolle
Normaler nächtlicher Blutzucker, Blutzuckeranstieg am Morgen	„Insulinloch" am Morgen: Basalinsulinwirkung klingt bereits ab, „Gegenspieler"hormone des Insulins (Adrenalin, Cortison, STH) früh mit höchster Aktivität!	Basalinsulin abends später spritzen, evtl. Basalinsulin mit längerer Wirkdauer versuchen (z.B. Monotard), „langsame" Injektionsstelle verwenden (Oberschenkel, Gesäß), abends keine „langsamen" BE (Fruchtzucker), Indikation zur Insulinpumpenbehandlung prüfen
BZ nach dem Frühstück zu niedrig	Wert in Relation zum Nüchtern-BZ und zu den aufgenommenen BE bewerten	Zu wenige Frühstücks-BE? Zu hoher Alt-Insulin-Anteil am Morgen? Spritz-Eß-Abstand o.k.? Alkohol?
BZ nach dem Frühstück zu hoch	Postprandiale BZ-Werte über 180 mg% (bis 200 mg%) sind unakzeptabel	Spritz-Eß-Abstand zu kurz oder zuviel BE für die gespritzten IE, Frühstück zu reichlich oder BE-Zusammensetzung ungünstig
BZ vor dem Abendessen zu hoch	BZ > 140 mg%	Mittagessen oder Nachmittagsmahlzeit zu reichlich? Zu wenig morgendliches Verzögerungsinsulin? Zu wenig Normal-(Alt-)Insulin am Mittag?
Nüchtern-BZ früh zu tief	BZ < 80 mg%	Verzögerungsinsulin am Abend zu hoch? Spät-BE zu gering? Alkohol?
Nüchtern-BZ früh zu hoch, vgl. auch Reihe zwei der Tabelle	BZ über 120 mg% (bis 140 mg%)	Spätmahlzeit zu reichlich, Basalrate zu gering
Nachmittags-BZ zu niedrig	Wert im Vergleich zum Tagesprofil bewerten	Basalrate zu hoch, Altinsulin am Mittag zu hoch, Mittagessen oder Nachmittagsmahlzeit zu gering
Starke Blutzuckerschwankungen? Grundregeln: Keine Panik, jeder BZ „schwankt"! Testen & Informationen sammeln, nicht auf jede Abweichung hektisch reagieren. Stufenweise immer nur eine Behandlungsgröße (Insulin oder Diät oder Bewegung) ändern.	Streß, Witterungseinflüsse, Laborfehler, Qualitätsschwankungen der Antidiabetika, hormonelle Einflüsse (Menstruationszyklus!), wechselnde körperliche Aktivität, Resorptionsunterschiede der Nahrung, Magenentleerungsstörungen u.a.m. können die Ursache sein!	Testen, Testen, Testen! Doch versteckte Diätfehler? (Kein frommer Selbstbetrug?!). Unerkannte Infekte? Versuchen Sie die Ursache einzukreisen. Manchmal ist diese nicht zu finden, das sind dann die Situationen, aus denen man das Beste machen muß, sorry ...

Diese Übersicht ist kein starres Schema – stets können verschiedene Faktoren zusammentreffen. Diesen Überblick mit Gelassenheit zu gewinnen ist gute Diabetes-Einstellung. Manchmal sind Insulindosis und diätetische Einstellung völlig in Ordnung! Auch nach Veränderungen im Bereich der „Lieblingsinjektionsstellen" sehen, an Hyperthyreose denken und den Einfluß von Medikamenten prüfen: Diuretika, Glukokortikoide und Betablocker seien namentlich genannt.

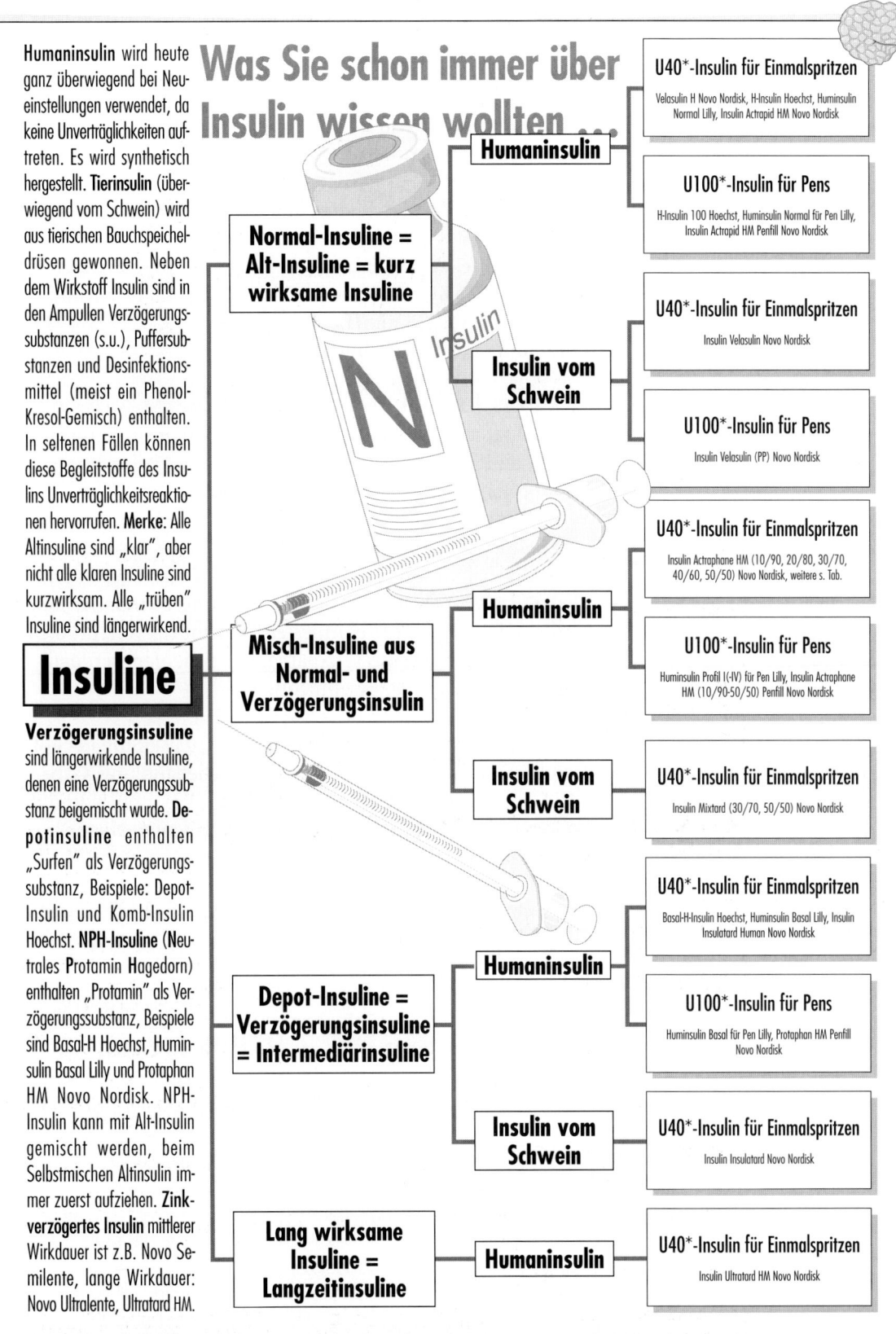

Was Sie schon immer über Insulin wissen wollten...

Insuline

Humaninsulin wird heute ganz überwiegend bei Neueinstellungen verwendet, da keine Unverträglichkeiten auftreten. Es wird synthetisch hergestellt. **Tierinsulin** (überwiegend vom Schwein) wird aus tierischen Bauchspeicheldrüsen gewonnen. Neben dem Wirkstoff Insulin sind in den Ampullen Verzögerungssubstanzen (s.u.), Puffersubstanzen und Desinfektionsmittel (meist ein Phenol-Kresol-Gemisch) enthalten. In seltenen Fällen können diese Begleitstoffe des Insulins Unverträglichkeitsreaktionen hervorrufen. **Merke**: Alle Altinsuline sind „klar", aber nicht alle klaren Insuline sind kurzwirksam. Alle „trüben" Insuline sind längerwirkend.

Verzögerungsinsuline sind längerwirkende Insuline, denen eine Verzögerungssubstanz beigemischt wurde. **Depotinsuline** enthalten „Surfen" als Verzögerungssubstanz, Beispiele: Depot-Insulin und Komb-Insulin Hoechst. **NPH-Insuline** (Neutrales Protamin Hagedorn) enthalten „Protamin" als Verzögerungssubstanz, Beispiele sind Basal-H Hoechst, Huminsulin Basal Lilly und Protaphan HM Novo Nordisk. NPH-Insulin kann mit Alt-Insulin gemischt werden, beim Selbstmischen Altinsulin immer zuerst aufziehen. **Zinkverzögertes Insulin** mittlerer Wirkdauer ist z.B. Novo Semilente, lange Wirkdauer: Novo Ultralente, Ultratard HM.

Normal-Insuline = Alt-Insuline = kurz wirksame Insuline

Humaninsulin
- **U40*-Insulin für Einmalspritzen**: Velasulin H Novo Nordisk, H-Insulin Hoechst, Huminsulin Normal Lilly, Insulin Actrapid HM Novo Nordisk
- **U100*-Insulin für Pens**: H-Insulin 100 Hoechst, Huminsulin Normal für Pen Lilly, Insulin Actrapid HM Penfill Novo Nordisk

Insulin vom Schwein
- **U40*-Insulin für Einmalspritzen**: Insulin Velasulin Novo Nordisk
- **U100*-Insulin für Pens**: Insulin Velasulin (PP) Novo Nordisk

Misch-Insuline aus Normal- und Verzögerungsinsulin

Humaninsulin
- **U40*-Insulin für Einmalspritzen**: Insulin Actraphane HM (10/90, 20/80, 30/70, 40/60, 50/50) Novo Nordisk, weitere s. Tab.
- **U100*-Insulin für Pens**: Huminsulin Profil I(-IV) für Pen Lilly, Insulin Actraphane HM (10/90-50/50) Penfill Novo Nordisk

Insulin vom Schwein
- **U40*-Insulin für Einmalspritzen**: Insulin Mixtard (30/70, 50/50) Novo Nordisk

Depot-Insuline = Verzögerungsinsuline = Intermediärinsuline

Humaninsulin
- **U40*-Insulin für Einmalspritzen**: Basal-H-Insulin Hoechst, Huminsulin Basal Lilly, Insulin Insulatard Human Novo Nordisk
- **U100*-Insulin für Pens**: Huminsulin Basal für Pen Lilly, Protaphan HM Penfill Novo Nordisk

Insulin vom Schwein
- **U40*-Insulin für Einmalspritzen**: Insulin Insulatard Novo Nordisk

Lang wirksame Insuline = Langzeitinsuline

Humaninsulin
- **U40*-Insulin für Einmalspritzen**: Insulin Ultratard HM Novo Nordisk

---

* Das „herkömmliche" Insulin in der Durchstichflasche ist mit U40-Insulin gefüllt, d.h. 1 ml Insulin entspricht 40 Insulin-Einheiten (I.E.). Die Pen-Patrone enthält U100-Insulin. 1 ml dieses Insulins enthält 100 Insulin-Einheiten (I.E.). U100-Insulin ist also 2,5-fach konzentrierter als U40-Insulin, was bei Auswahl und beim Aufziehen der Spritze unbedingt beachtet werden muß. Die Marktübersicht ist lediglich eine Auswahl.

Zeit-Wirkungs-Beziehung	Alt-Insulin	Depot-Insulin	NPH-Insulin	Zink-Insulin
Wirkungseintritt	10 - 20 Minuten	30 - 40 Minuten	45 - 60 Minuten	30 - 45 Minuten
Wirkungsmaximum	60 - 90 Minuten	2 - 6 Stunden	3 - 6 Stunden	6 - 8 Stunden
Wirkungsdauer	4 - 6 Stunden	14 - 18 Stunden	8 - 18 Stunden	16 - 20 Stunden

Daten beziehen sich auf s.c.-Injektion

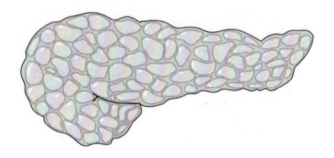

Diabetische Nephropathie

30 bis 40 % der Diabetiker entwickeln nach 15- bis 30-jähriger Krankheitsdauer eine klinisch bedeutsame diabetische Nephropathie. Auf pathogenetische Faktoren soll an dieser Stelle nicht näher eingegangen werden.

Das Risiko der Entwicklung einer diabetischen Nephropathie bei Typ-I-Diabetes kann heute durch den Nachweis einer **Mikroalbuminurie** (Ausscheidung von 30 bis 300 mg Albumin im 24-Std.-Harn) beurteilt werden. **Weitere Risikofaktoren sind Blutdruck über 140/85 mmHg, Kreatinin-Clearance über 150 ml/min und ein HbA1C über 8 %.**

Bei Typ-II-Diabetikern ist die Wertigkeit der Mikroalbuminurie schlechter verwertbar, da diese Patienten älter sind und eine Mikroalbuminurie auch Ausdruck einer arteriellen Hypertonie mit begleitender Nephrosklerose sein kann.

Ohne adäquate Therapie entwickeln 80 % der Typ-I-Diabetiker mit Mikroalbuminurie nach 5 bis 10 Jahren eine höhergradige Eiweißausscheidung im Urin (über 300 mg/24 Stunden). Besteht einmal diese Form der manifesten Proteinurie, verläuft die Nierenkrankheit nahezu gesetzmäßig. Die Patienten werden innerhalb weniger Jahre dialysepflichtig.

Es gibt heute keinen Zweifel mehr daran, daß optimale Stoffwechselkontrolle, aggressive Hypertoniebehandlung, Gabe von ACE-Hemmern (auch ohne begleitende Hypertonie) und die diätetische Eiweißrestriktion dem progredienten Nierenfunktionsverlust entgegenwirken können.

Extrarenale Komplikationen des Diabetes mellitus verschlimmern das gesamte klinische Bild, die wichtigsten werden nach nachfolgend besprochen.

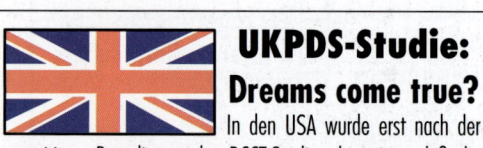

UKPDS-Studie: Dreams come true?

In den USA wurde erst nach der vorzeitigen Beendigung der DCCT-Studie akzeptiert, daß die deutliche Minderung des Blutzuckerspiegels und des HbA1c-Wertes um 2% eine 60%ige Herabsetzung der diabetischen Augen-, Nieren- und Nervenschäden bei Typ-I-Diabetikern bewirkte. Mit ähnlichen Fragestellungen läuft in England für Typ-II-Diabetiker die UKPDS-Studie. Bei über 5000 Zuckerkranken wurde hier die erschreckende Feststellung getroffen, daß das HbA1c in über 40% mit >10% nicht akzeptabel und nur in 16% mit <8% normal war. In einer Zwischenauswertung fand man außerdem, daß mit keiner einzigen blutzuckersenkenden Monotherapie, einschließlich Insulin, eine Senkung des HbA1c um mehr als 0,4% erreicht werden konnte. Bei ausschließlich diätetisch behandelten Patienten war sogar eine HbA1c-Verschlechterung um 0,5% zu verzeichnen. Alleinige Diät scheint damit zwar die theoretisch vernünftigste, in der Lebenswirklichkeit der Diabetiker und ihrer behandelnden Ärzte hingegen wohl die erfolgloseste und realitätsfernste Therapie zu sein.

Diabetische Retinopathie

Neben der Nephropathie manifestiert sich beim Diabetiker die Erkrankung der kleinen arteriellen Kapillaren auch an der Netzhaut des Auges (Retina). Nephropathie und Retinopathie werden zusammenfassend auch als diabetische Mikroangiopathie bezeichnet.

Die diabetische Retinopathie ist die **wichtigste Ursache der Erblindung**, mehr muß man zur Bedeutung dieser diabetischen Komplikation nicht sagen. Wie die Nephropathie verläuft auch die diabetische Retinopathie in mehreren Stadien: Zunächst kommt es zur Ausbildung von kleinsten Gefäßerweiterungen in der Netzhaut (Mikroaneurysmen), zu denen sich später kleine Blutungen und Fetteinlagerungen gesellen. Das **schwerste Stadium** der diabetischen Retinopathie ist die sogenannte **proliferierende Retinopathie** mit der Neubildung von Netzhautgefäßen, dem Auftreten von **Glaskörperblutungen** und der Gefahr der Erblindung. Beginnende Augenveränderungen werden häufig von den Patienten nicht bemerkt und **Diabetiker sollten deshalb auch ohne Beschwerden augenärztlich untersucht werden** – auch wenn die Patienten bereits dialysepflichtig sind.

Wesentlich für den dialysepflichtigen Diabetiker ist die **normotone Blutdruckeinstellung**. Fundusblutungen haben keinen Zusammenhang zur Heparinisierung bei Hämodialyse, treten aber bei schlecht eingestelltem Hypertonus gehäuft auf.

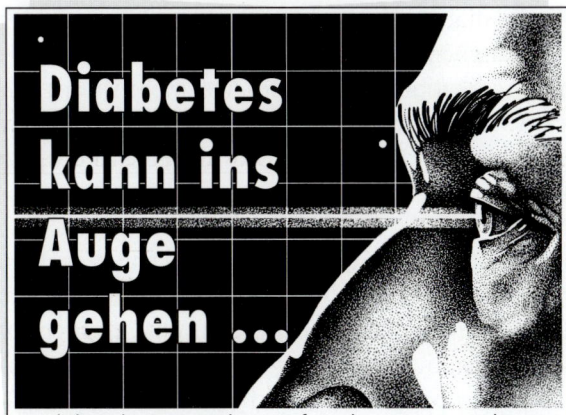

> **Diabetes kann ins Auge gehen ...**
>
> Die diabetische Retinopathie ist oft noch asymptomatisch, wenn sie am besten zu behandeln ist. Die heute mögliche stadiengerechte Lokalbehandlung mittels Laserkoagulation bzw. Vitrektomie (Glaskörperaustausch) kann die Prognose erheblich verbessern und Erblindung oft verhindern. Zur ganzheitlichen und qualitätsgerechten Behandlung des dialysepflichtigen Diabetikers gehört die absolut regelmäßige augenärztliche Untersuchung – erinnern Sie den Patient auch bei fehlenden Symptomen immer wieder daran. Neben der normoglykämischen Blutzuckereinstellung ist die „gnadenlose" Blutdrucknormalisierung ein entscheidender Eckpfeiler, der die Prognose bestimmt (nicht das Heparin ist der Bösewicht, sondern die Hypertonie!). Andere als die genannten Therapien („gefäßabdichtende Medikamente") sind bislang den Wirksamkeitsnachweis schuldig geblieben, was nach den bisherigen Beobachtungen leider auch für die Pankreastransplantation gilt.

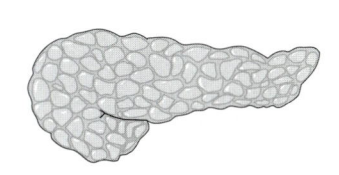

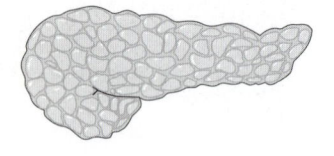

Makroangiopathie

Die Makroangiopathie des Diabetikers entspricht einer besonders **rasch und bösartig verlaufenden Arteriosklerose der größeren arteriellen Blutgefäße**. Zusätzliche Risikofaktoren neben der schlechten Stoffwechseleinstellung wie Bluthochdruck, Fettstoffwechselstörung, Übergewicht und Bewegungsmangel, vor allem aber zusätzlicher Nikotinkonsum sorgen für einen besonders schwerwiegenden Verlauf. Die Makroangiopathie manifestiert sich besonders in drei Gefäßbereichen:

- **Herzkranzgefäße**: Risiko des Myokardinfarkts (stummer, schmerzloser Infarkt möglich)!

- Arteriosklerose der **hirnversorgenden Arterien** mit der Folge von Durchblutungsstörungen des Gehirns und dem Risiko des Auftretens eines Schlaganfalls …

- Arterielle Verschlußkrankheit der **Beine:** die Herabsetzung der Durchblutung in den unteren Extremitäten führt beim Diabetiker zur „Schaufensterkrankheit". Dies bedeutet, daß die Gehstrecke der Patienten wegen des Auftretens von Schmerzen herabgesetzt ist und die schmerzfreie Gehstrecke zunehmend kürzer wird. Es kommt zu Nekrosen bis hin zur Notwendigkeit der Amputation …

Diabetische Polyneuropathie

Die manifeste diabetische Neuropathie hat viele Gesichter. Auch bei der d**iabetischen** Neuropathie handelt es sich **keines**wegs um eine Spä**tkomplikation** des Diabetes, viel mehr ist mit detaillierten Untersuchungen nicht selten schon zum Zeitpunkt der Diagnosestellung der Stoffwechselstörung eine Neuropathie nachweisbar.

Das gesamte a**utonome Nerve**nsystem des Diabetespatienten kann neuropathisch geschädigt sein. **Gestörtes Temperaturempfinden** ist oft ein diagnostischer Hinweis (Verbrennung ohne Schmerzempfindung). Sehr einfach diagnostizierbar ist die diabetische Neuropathie auch durch die **Messung des Vibrationsempfindens** mit Hilfe der kalibrierten Stimmgabel, so wie die **Messung des Warm-/Kaltempfindens**.

Zum Vollbild der diabetischen autonomen Neuropathie gehören: **Erektile Impoten**z des Mannes, **Blasenentleerungsstörung**, **diabetische Enteropathie** mit Flatulenz und Diarrhoen im Wechsel mit Perioden der Obstipation, die **diabetische Gastropathie** (Magenentleerungsstörung) gekennzeichnet durch Sodbrennen und Erbrechen. Weniger vordergründig, doch meist nachweisbar, ist die **diabetische Kardioneuropathie** mit Herzfrequenzstarre auch unter körperlicher Belastung. Bei Patienten mit diabetischer Kardioneuropathie ist außerdem oft eine Verlängerung der QT-Zeit im EKG existent. Dialysepflichtige Diabetiker leiden häufiger unter den Beschwerden der diabetischen Gastropathie (vgl. Grafik Seite 131).

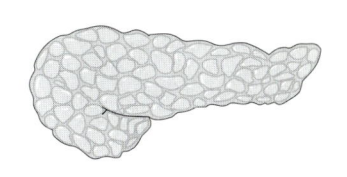

Die diabetische Polyneuropathie (PNP)

Somatische diabetische Neuropathie

Primär finden sich an den Extremitäten strumpf- bzw. handschuhförmige Sensibilitätsstörungen. Ein typisches Erstsymptom sind die Brennschmerzen an den Füßen („**burning feet**"). Bei Befall der dickbemarkten kaliberstarken Nervenfasern finden sich Störungen des Berührungs- und Vibrationsempfindens, sowie des Lagesinnes. Sind überwiegend die dünnen Nervenfasern befallen, kommt es zur dissoziierten Empfindungsstörung mit Ausfall von Schmerz- und Temperaturempfindung.

Symmetrisch-sensible Manifestation
Etwa 60%

rd. 20% ca. 20%

Symmetrisch-paretische Manifestation

Treten zu den oben beschriebenen symmetrisch angeordneten sensiblen Störungen motorische Ausfälle hinzu handelt es sich um symmetrisch-paretische (symmetrisch senso-motorische) Störungen. An den unteren Extremitäten ist der Befall der vom Nervus peroneus (fibularis) versorgten Muskeln typisch: Fuß kann nicht dorsalflektiert werden, um beim Gehen nicht zu stolpern, setzt der Patient zuerst die Fußspitze auf: „Steppergang". Auch Hüft- und Kniebeuger oft betroffen.

Asymmetrische Manifestationstypen

Es ist die Mononeuropathia multiplex (Ausfälle halten sich streng an das Ausbreitungsgebiet eines oder mehrerer Nerven) und die Schwerpunktneuropathie zu unterscheiden (Kombination sensibler und sensomotorischer Störungen mit Schwerpunktbildung im Versorgungsbereich einzelner oder mehrerer Nerven). Es sind drei Sonderformen zu unterscheiden: a) Hirnnervenausfälle, bes. III+VI: Okulomotorius- und Abducensparese, b) Diabetische Radikulopathie, c) Diabetische Amyotrophie.

Autonome diabetische Neuropathie

Kardiovaskuläres System: Ruhetachykardie, gestörte Herzfrequenzanpassung und orthostatische Hypotonie (z.B. beim Wechsel der Körperlage, oder während der Dialyse: Blutdruckabfall ohne Herzfrequenzanstieg), Arrhythmien, verminderte Schmerzwahrnehmung;

Magen-Darm-Trakt: Magenentleerungsstörung, Dyspepsie, „diabetische Stoffwechsellabilität", Verstopfung, Durchfälle, Stuhlinkontinenz, Cholecystomegalie;

Urogenitalsystem: Blasenentleerungsstörungen, Polyurie (Prädialysephase), erektile Dysfunktion, gestörte Wahrnehmung der Blasenfüllung, Restharnbildung, Harninkontinenz;

Extremitätentrophik: Anhidrose, Hyperkeratose, Sensibilitätsstörungen, abnorme Druckbelastung, Ulcera, Osteoarthropathie, Osteopathie, Gangrän;

Endokrines System: fehlende/verminderte Hypoglykämiewahrnehmung

▶ **Hirnnervenausfälle**, z.B. Okulomotoriusparese: versorgt alle äußeren Augenmuskeln außer M. rectus lateralis und M. obliquus superior, bei isolierter Abducensparese besteht auf der betroffenen Seite ein Schielen nach innen (Strabismus convergens);

▶ **Diabetische Radikulopathie**: Betroffen sind die segmental angeordneten Nerven des Brustmarks. Die Patienten klagen über gürtelförmige Schmerzen vom Rücken in Brust oder Bauch ausstrahlend (DD: Interkostalneuralgie!), zusätzlich motorische und sensible Störungen im betroffenen Segment, z.B. im Bereich der Bauchmuskulatur;

▶ **Diabetische Amyotrophie**: Hier besteht ein meist einseitiger Befall des oberen Lumbo-Sakral-Plexus besonders ist der N. femoralis betroffen. Primär bestehen Schmerzen vom Rücken bis ins Knie der betroffenen Seite ausstrahlend denen atrophische Paresen besonders der Hüftbeugemuskulatur und der Kniestrecker folgen, der PSR ist ausgefallen und an der Oberschenkelvorderseite findet sich eine leichte Sensibilitätsstörung.

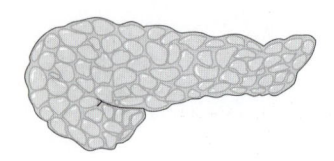

Erbrechen während der Dialyse muß bei Diabetikern keineswegs mit der Dialyse im Zusammenhang stehen, vielmehr ist eher an die diabetische Gastropathie zu denken, die auf Prokinetika oft günstig anspricht (vergleiche Grafik).

Die mit der diabetischen Kardioneuropathie verbundene **Orthostase-Symptomatik** kann ebenfalls in der Dialyse zum Problem werden, wobei häufig die Therapie mit dem Mineralokortikoid Fludrokortison eine Besserung bewirken kann.

Prinzipiell sollten dialysepflichtige Diabetiker nach Dialyseende nicht sofort aufstehen, sondern zum Zweck der Kreislaufstabilisierung nach der Dialyse noch ein paar Minuten auf dem Bett oder auf der Liege sitzen bleiben.

Die Therapie der autonomen diabetischen Neuropathie mit **Alpha-Liponsäure** (hochdosierte Behandlung) ist noch Gegenstand multizentrischer Untersuchungen. Die Behandlung ist insgesamt umstritten. Die weitgehende Nebenwirkungsfreiheit von Alpha-Liponsäure rechtfertigt jedoch sicher im Bedarfsfall einen Therapieversuch.

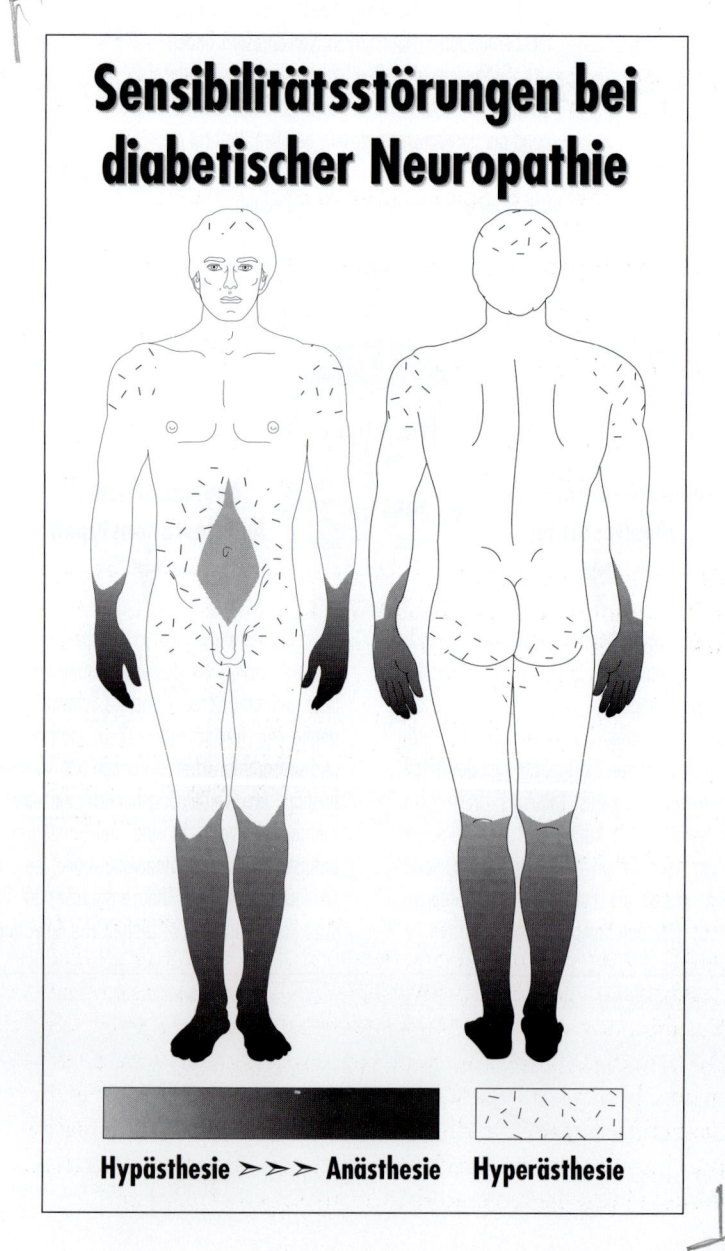

Sensibilitätsstörungen bei diabetischer Neuropathie

Hypästhesie ≫ Anästhesie   Hyperästhesie

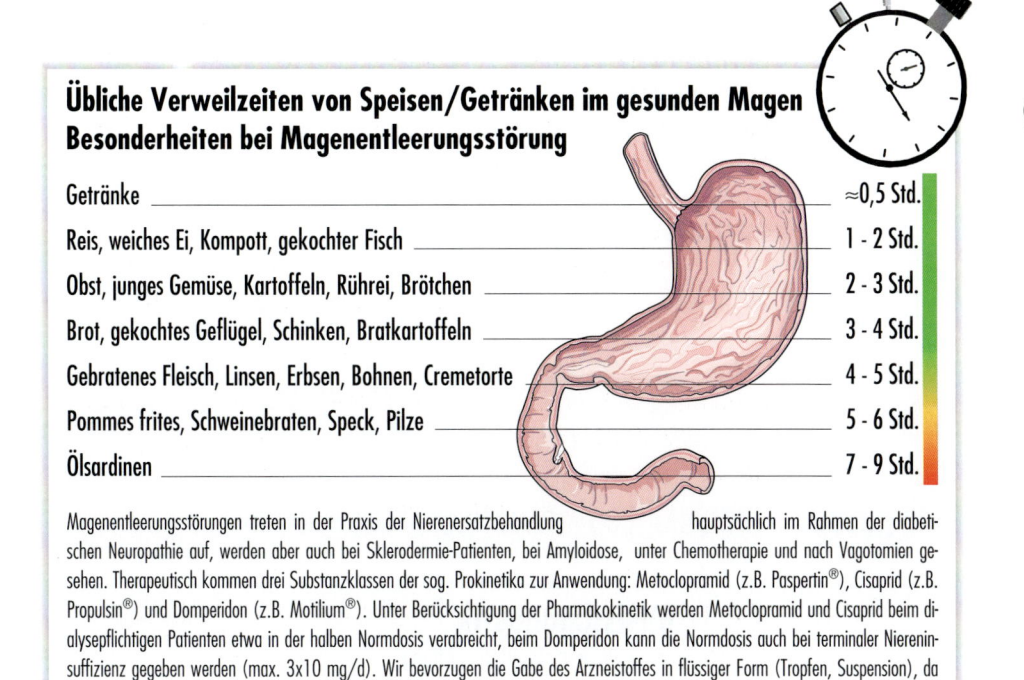

Übliche Verweilzeiten von Speisen/Getränken im gesunden Magen
Besonderheiten bei Magenentleerungsstörung

Speise/Getränk	Verweilzeit
Getränke	≈0,5 Std.
Reis, weiches Ei, Kompott, gekochter Fisch	1 - 2 Std.
Obst, junges Gemüse, Kartoffeln, Rührei, Brötchen	2 - 3 Std.
Brot, gekochtes Geflügel, Schinken, Bratkartoffeln	3 - 4 Std.
Gebratenes Fleisch, Linsen, Erbsen, Bohnen, Cremetorte	4 - 5 Std.
Pommes frites, Schweinebraten, Speck, Pilze	5 - 6 Std.
Ölsardinen	7 - 9 Std.

Magenentleerungsstörungen treten in der Praxis der Nierenersatzbehandlung hauptsächlich im Rahmen der diabetischen Neuropathie auf, werden aber auch bei Sklerodermie-Patienten, bei Amyloidose, unter Chemotherapie und nach Vagotomien gesehen. Therapeutisch kommen drei Substanzklassen der sog. Prokinetika zur Anwendung: Metoclopramid (z.B. Paspertin®), Cisaprid (z.B. Propulsin®) und Domperidon (z.B. Motilium®). Unter Berücksichtigung der Pharmakokinetik werden Metoclopramid und Cisaprid beim dialysepflichtigen Patienten etwa in der halben Normdosis verabreicht, beim Domperidon kann die Normdosis auch bei terminaler Niereninsuffizienz gegeben werden (max. 3x10 mg/d). Wir bevorzugen die Gabe des Arzneistoffes in flüssiger Form (Tropfen, Suspension), da der Patient hierbei die optimale Dosis-Zeit-Wirkungs-Beziehung selbst ermitteln kann.

Der Fuß des Diabetikers

Unter dem Begriff „diabetischer Fuß" werden drei verschiedene Formen diabetischer Spätkomplikationen subsummiert:

- Der **neuropathische Fuß** mit oder ohne Infektion

- Der **ischämisch-gangränöse Fuß** bei Makroangiopathie (arterielle Verschlußkrankheit, AVK)

- Der **neuropathisch-ischämische Fuß** = Kombination der beiden oben genannten Varianten und gleichzeitig häufigste Form

Der **neuropathische Fuß** ist gekennzeichnet durch eine **krankhaft veränderte Gewebstrophik mit Disposition zu Drucknekrosen** an bestimmten Hautstellen bzw. Knochen und Gelenken des Fußskeletts. An der Entstehung ist eine **Störung der Schmerzempfindung** im Rahmen der diabetischen Polyneuropathie maßgeblich beteiligt. **Kennzeichnend** für den neuropathischen Fuß ist, daß die **Durchblutungssituation nicht oder nur wenig beeinflußt** ist, woraus eine gute Prognose abgeleitet werden kann.

Beim **ischämisch-gangränösen Fuß** als Folge der Makroangiopathie (arterielle Verschlußkrankheit) finden sich die **typischen Zeichen der AVK** im Stadium **III bis** IV nach FONTAINE. Die Kombination mit einer Mikroangiopathie kann gegeben sein. Schwere diabetische Ulcera mit nekrotischen Anteilen lösen beim Chirurgen oft den „Reflex" zur Amputation aus. Vielen Diabetikern kann allerdings eine zurückhaltende chirurgische und intensive internistische Behandlung die Extremität retten. Weitere Einzelheiten sind den Grafiken zu entnehmen.

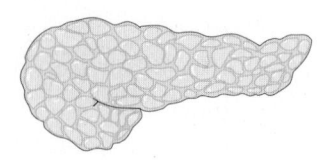

Wichtig ist in jedem Fall, auch beim dialysepflichtigen Diabetiker, die **regelmäßige Untersuchung der Füße der Patienten**. Die **Prophylaxe** des „diabetischen Fußes" besteht aus **Druckentlastung** durch entsprechendes Schuhwerk, **Verletzungsprophylaxe** durch **vorsichtige Nagelpflege**, Vermeidung der Einwirkung von Hitze (Heizkissen, Wärmflasche).

Differenzierung von Fußläsionen beim Diabetiker: AVK und/oder PNP? Ziel: Weniger Amputationen!

Basisdiagnostik
- Anamnese und klinische Untersuchung
- Weitere Risikofaktoren (Lebensweise, Nikotin, Lipidstoffwechsel ...)
- reproduzierbare Dokumentation (z.B. Fotos, Messungen ...)
- Gefäßdiagnostik (Palpation, Dopplersonographie, Angiographie)
- Beurteilung der Kapillardurchblutung
- Neurologische Untersuchung (Reflexe, Sensibilität, Temperatur- und Vibrationsempfinden)
- Röntgen (Knochenstruktur des Fußskeletts)
- Wundabstrich (Bakteriologische Untersuchung)
- Beurteilung des Schuhwerks, Pedographie

vorhanden (Claudicatio) ←	**Belastungsschmerz**	→ gering bis fehlend
meist vorhanden ←	**Ruheschmerz**	→ gering bis fehlend
intakt ←	**Sensomotorik**	→ aufgehoben
fehlen ←	**Fußpulse**	→ tastbar
normal ←	**Vibrationsempfinden**	→ vermindert bis aufgehoben
kalt ←	**Hauttemperatur**	→ warm
normal ←	**Knochenstruktur**	→ Destruktion, Osteolysen
Gangrän ←	**Art der Läsion**	→ Malum perforans
Endstrombahn ←	**Ort der Läsion**	→ an Druckstellen
Bewegung, Gefäßtraining ←	**Basistherapie***	→ Entlastung, Ruhigstellung

Komplikationen der arteriellen Verschlußkrankheit (AVK)

Polyneuropathische Veränderungen (PNP)

Mischform: AVK + PNP

Ausreichende Durchblutung herstellen

Erst ausreichende Durchblutung herstellen – dann lokale (chirurgische) Maßnahmen

Lokale (chirurgische) Maßnahmen

Amputation ist so häufig vermeidbar!

*Neben Stoffwechseloptimierung und Bekämpfung sonstiger Risikofaktoren, vgl. hierzu auch die Grafik „Der Fuß des Diabetikers"

Konsequent sollten Interdigitalmykosen und auch kleinste Verletzungen des Fußes behandelt werden. Die Patienten sollten auch zur **Selbstuntersuchung der Füße** (unter zu Zuhilfenahme eines Spiegels) angehalten werden.

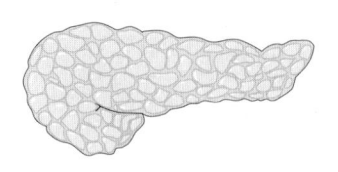

Der Fuß des Diabetikers

Fußulzera bei niereninsuffizienten Diabetikern – vorbeugende Maßnahmen

Allgemeinmaßnahmen
- Rauchen einstellen •Übergewicht reduzieren •Stoffwechselführung optimieren •Nicht Barfußlaufen • Keine Anwendung künstlicher Wärmequellen (Wärmflasche, Heizkissen, Bestrahlungsgeräte, Fön usw. – Verbrennungsgefahr!) •Tägliche Fußinspektion durch den Patient (ggf. durch Hilfsperson oder mit Spiegel) •Fettstoffwechselstörung behandeln (Primär diätetisch, bei medikamentöser Therapie Dosisreduktion beachten, Gabe des Fettsenkers 1-3mal/Woche!)

Sorgfältige Fußpflege
- Tägliches Waschen der Füße (Thermometer zur Temperierung des Wassers benutzen) •Füße nach dem Waschen sehr sorgfältig trocknen, bes. zwischen den Zehen (nicht fönen) •Kochfeste Baumwollsocken tragen •Kommerzielle Fußpflege: Patient soll unbedingt sagen, daß er/sie Diabetiker(in) ist •Fußpilz behandeln •Nägel gerade schneiden, Nagelränder mit Sandpapierfeile glätten, keine spitzen Instrumente zur Fußpflege •Hornhautschwielen sehr vorsichtig abschleifen, fettende Creme zur Vermeidung von Einrissen auftragen •Vermeidung von Überlastungen der Füße/Wundlaufen

Schuhwerk
- Jährliche Pedographie und Thermosensibilitätsprüfung (vor NLG-Veränd. positiv) •Tragen speziell angefertigten (Orthopädie-Schuhtechniker) Schuhwerks mit individuell angefertigten Weichschaum-Fußbettungen aus modernen Sandwich-Materialien in Verbindung mit elektronischer Druckverteilungsmessung im Schuh •Frauen sollten zur Vorfußentlastung nur niedrige Absätze tragen

Als Folge der sensorischen Polyneuropathie kann der Diabetiker Fehlbelastungen und Verletzungen nur ungenügend realisieren. Durch chronische Druck-, Stoß- und Scherkräfte (Fehlbelastungen, falsches Schuhwerk) kann sich ein Mal perforans, ein gelegentlich bis auf den Knochen reichendes Fuß(sohlen)geschwür entwickeln. Als zweite pathogenetische Komponente gilt die arterielle Verschlußkrankheit vor allem im Bereich der kleinen Arterien. Beide Faktoren greifen ineinander. Bluthochdruck, Fettstoffwechselstörung, schlecht kontrollierte diabetische Stoffwechsellage und evtl. Nikotinkonsum tun ein übriges zur Unterhaltung des dramatischen Geschehens an dessen Ende zu oft die Amputation steht.

Ist bei einem Dialysepatient die diabetische Nephropathie die Ursache für das endgültige Nierenversagen, so sind auch die Chancen für die Entwicklung des diabetischen Fußes recht hoch. Es ist also eine verpflichtende Aufgabe des nephrologischen Teams, den dialysepflichtigen Diabetiker „ganzheitlich" zu betreuen und nicht nur die optimale Dialyse im Auge zu haben, denn die Nierenersatzbehandlung kann sich sehr schnell zum nachrangigen Problem entwickeln, wenn sich die neuropathisch-ischämische Läsion erst einmal manifestiert hat. Klären Sie die Patienten immer wieder eindringlich über die Gesamtproblematik auf und scheuen Sie sich nicht, auch in der Hektik des Dialysealltages einmal selbst eine außerplanmäßige Fußvisite durchzuführen. Jedes Mitglied des Dialyseteams kann Amputationen verhindern und das ist doch nun wirklich eine tolle Herausforderung, oder?

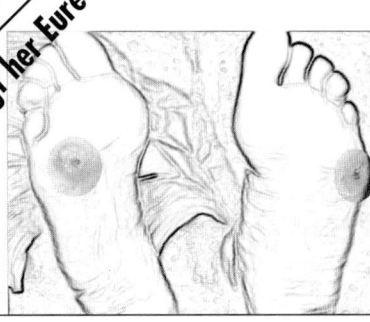

„Zeigt her Eure Füße, zeigt her Eure Schuh" – damit aus dem Spätsyndrom kein „Zu-Spät-Syndrom" wird!

Weitere Diabeteskomplikationen

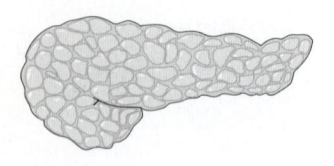

Der graue Star

Neben der diabetischen Retinopathie spielt die **Linsentrübung** (Katarakt), die auch durch schlechte Stoffeinstellung begünstigt werden kann, eine Rolle beim Diabetiker. Diese Form des grauen Stars kann bereits bei jungen, schlechteingestellten Diabetikern auftreten. Hiervon zu unterscheiden ist die „senile Katarakt" („Altersstar"), die bei Diabetikern und Nichtdiabetikern im höheren Lebensalter auftreten kann. Die Therapie bei massiver Linsentrübung besteht in der Entfernung der Linse (Linsenextraktion) und der Einpflanzung einer Kunstlinse.

Harnwegsinfekte
Neurogene Blasenentleerungsstörung
Papillennekrosen

Infekte allgemein und Harnwegsinfekte im Besonderen verlaufen bei Diabetikern häufig schwerer als bei nichtdiabetischen Patienten. Ursachen für die komplikationsreicheren Harnwegsinfekte sind verminderte Infektabwehr des Diabetikers, glukosehaltiger Urin als ideales Nährmedium für Bakterien und Restharnbildung bei neurogener Blasenstörung.

Bei dialysepflichtigen Diabetikern mit Restdiurese sollte der Urin bei der geringsten Symptomatik eines Harnwegsinfektes bakteriologisch untersucht werden und eine resistenzgerechte antibiotische Behandlung unter Berücksichtigung der Niereninsuffizienz erfolgen. Die **neurogene Störung der Blasenentleerung** entsteht beim Diabetiker oft unbemerkt, sie prädisponiert zu Harnwegsinfekten und kann bis zur Entwicklung einer Hydronephrose führen. Bei Männern ist die Symptomatik der einer Prostatahypertrophie sehr ähnlich. **Papillennekrosen** können bei Diabetikern im Zusammenhang mit Harnwegsinfekten auftreten. Kommt es beim Diabetiker unter dem Bild des Harnwegsinfektes zur Makrohämaturie mit kolikartigen Schmerzen, kann dies Hinweis auf das Vorliegen von Papillennekrosen sein. Sonographisch sollte die Entwicklung einer Abflußstörung infolge Ureterobstruktion ausgeschlossen werden.

Süßstoffe

Süßstoff	Wirkstoff/Tbl. (mg)	Maximaldosis/kg KG (mg)	Max. Zahl Tbl./Tag	Energiegehalt (kcal)
Saccharin	16,5	2,5	11	0
Cyclamat	40	12,3	21	0
Aspartam	18	40	155	1 g entspricht 4 kcal
Acesulfam K	20	9	31	0

Süßstoffe sind (außer Aspartam) energie- und kohlenhydratfrei. Es sind chemische Verbindungen, die die Süßkraft des Zuckers um ein Vielfaches übertreffen. Süßstoffe kommen flüssig, als Tabletten und als Pulver (Aspartam) zur Anwendung beim Süßen von heißen und kalten Getränken, Joghurt, Desserts, Cremspeisen, Teig und in vielen aktuellen „Light"-Produkten. Die Ausscheidung von Süßstoffen und ihren Stoffwechselprodukten beim niereninsuffizienten Patient ist nicht endgültig geklärt!

Hauterkrankungen

Besonders bei schlechter Stoffwechsellage neigen Diabetiker gehäuft zu **Pilzinfektionen** besonders im Genitalbereich und an den Füßen. Oft besteht hierdurch starker **Juckreiz**, der nicht mit dem urämischen Pruritus verwechselt werden darf.

Generell besteht bei Diabetikern wegen der verminderten Abwehrbereitschaft eine Neigung zu Infektionen der Haut (Pyodermien).

Eine typische Hauterkrankung bei Diabetes ist die **Necrobiosis lipoidica.** Entstehung und wirksame Behandlung dieser schmerzfreien aber kosmetisch außerordentlich störenden Erkrankung sind bisher nicht bekannt. Die Necrobiosis lipoidica tritt bevorzugt an den Beinen im Bereich der Schienbeinkante auf. Die Haut ist rosa bis gelblich verfärbt, diese Hautverfärbungen sind von einem rötlich-braunen Hof umgeben. Therapeutisch kommt in Extremfällen eine lokale plastisch-chirurgische Behandlung in Betracht. Prophylaktisch könnte ein Schutz gegen jegliche Verletzung der betroffenen Hautbezirke wirksam sein.

Fettstoffwechselstörungen bei Diabetes mellitus

Diabetologen definieren für Diabetiker noch niedrigere LDL-Cholesterinspiegel als Präventionsziel, als dies für die übrige Bevölkerung gilt. Auf die Problematik der Lipidstoffwechselstörung beim Urämiker wurde in Kapitel 4 (Seite 108 ff.) bereits eingegangen. Bei Niereninsuffizienz kommt die Einschränkung der therapeutischen Handlungsfreiheit hinzu, was die medikamentöse lipidsenkende Therapie betrifft. Auf die Verschärfung der Lipidstoffwechselstörung durch die extreme Glukosebelastung bei Peritonealdialyse wurde ebenfalls bereits hingewiesen.

Therapeutisch sollten bei dialysepflichtigen Diabetikern in erster Linie die **nicht medikamentösen Maßnahmen bevorzugt werden:** Zufuhr hochwertigen pflanzlicher Fette mit einem ho-

Zuckeraustauschstoffe

Zuckeraustauschstoffe	Energiegehalt (kcal)	Gramm/BE
Fruchtzucker	1 g = 4 kcal	12 g = 1 BE
Sorbit	1 g = 4 kcal	12 g = 1 BE
Mannit	1 g = 4 kcal	12 g = 1 BE
Xylit	1 g = 4 kcal	12 g = 1 BE
Isomalt	1 g = 2,4 kcal	20 g = 1 BE

Zuckeraustauschstoffe werden aus pflanzlichen Grundstoffen gewonnen und können im Austausch gegen Zucker zum Backen, zur Obstkonservierung, als Getränkezusatz und für Süßwaren verwendet werden. Bis auf Fruchtzucker haben alle Zuckeraustauschstoffe eine geringere Süßkraft als Haushaltszucker, in höherer Dosierung wirken alle abführend, was für den dialysepflichtigen Diabetiker nicht immer von Nachteil sein muß. Wie aus der Tabelle zu entnehmen ist, enthalten die Zuckeraustauschstoffe Kohlenhydrate und müssen auf die Gesamt-BE angerechnet werden.

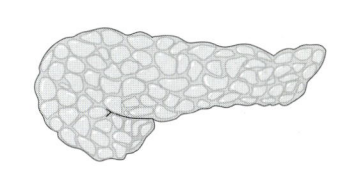

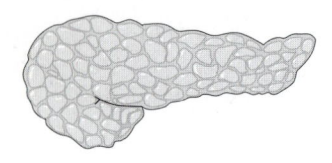

hen Anteil an mehrfach ungesättigten Fettsäuren wie Distel-, Maiskeim-, Oliven- und Sonnenblumenöl, häufiger Genuß von Fisch, Vermeiden übermäßiger Zufuhr von Butter, Schmalz, cholesterinreichen Nahrungsmitteln und sparsamste Einfuhr von Zucker in allen seinen Erscheinungsformen (bei Peritonealdialyse nicht möglich). Wenig Alkohol trinken. Hinsichtlich der medikamentösen Möglichkeiten bei Fettstoffwechselstörungen wird auf Kapitel 4 (Seite 108 ff.) und Kapitel 17 (Seite 542 ff.) verwiesen.

Diabeteskomplikationen im Bereich der Lunge und des Bronchialsystems

Bei Typ-I-Diabetes sollen gehäuft restriktive Veränderungen der Lungenfunktion bestehen. Problematisch ist das Zusammentreffen von Typ-I-Diabetes und Astma bronchiale. Bei erforderlicher Kortikoidmedikation ist eine Anpassung der Insulindosis erforderlich.

Diabeteskomplikationen im Bereich von Leber und Gallengangsystem

Häufig besteht bei Diabetikern eine Lebervergrößerung (Hepatomegalie), sonographisch und histologisch wird das Bild einer Fettleber (Steatosis hepatis) gefunden. Erhöhte Transaminasen und erhöhte Gamma-GT können bei Diabetikern Hinweise auf Leberfunktionsstörungen infolge schlechter Stoffwechseleinstellung sein.

Diabeteskomplikationen im Bereich des Bewegungsapparates (Knochenbindegewebe, Gelenke)

Langzeit-Typ-I-Diabetes führt zu Veränderungen der Bindegewebsstrukturen gekennzeichnet durch Elastizitätsverlust und erhöhte Steifigkeit der Bindegewebe und der Haut. Oft besteht eine Schmerzhaftigkeit der Weichteile und der Gelenke, die an Erkrankungen aus dem rheumatischen Formenkreis denken läßt. Die eingeschränkte Beweglichkeit der Gelenke muß beim dialysepflichtigen Diabetiker differentialdiagnostisch von extraossären Weichteilverkalkungen bei schweren Kalziumphosphatstoffwechselstörungen abgegrenzt werden.

Diabetes und Sexualstörungen

Die urämieinduzierten Sexualstörungen (vgl. Seite 110) werden durch den Diabetes mellitus verschärft und akzentuiert. Die häufigste Manifestation diabetesbedingter Sexualstörungen bei Männern ist die erektile Dysfunktion, Sexualstörungen bei Frauen betreffen alle Sexualphasen.

Die Störungen sind bei verbesserter Diabeteseinstellung oft reduzierbar, zu denken ist immer auch an Nebenwirkungen medikamentöser Therapie (Antihypertensiva!), Alkohol- und Nikotingenuß sollten vermieden werden. Die beste Behandlung ist in jedem Fall die erfolgreiche Nieren- bzw. Nieren-Pankreas-Transplantation.

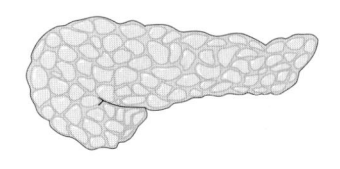

Nierenersatzbehandlung beim Diabetiker

Die Vor- und Nachteile der verschiedenen Blutreinigungsverfahren sind in den Kapiteln 13 (Seite 322 ff.) und 14 (Seite 365 ff.) dieses Buches ausführlich dargelegt. Die Entscheidung über die anzuwendende Behandlung (Hämodialyse oder Peritonealdialyse) trifft prinzipiell der Patient nach ausführlicher, ehrlicher (!) und umfassender (!) Aufklärung.

Die zentrale Frage lautet: »Ist eine ärztlich verordnete Glukosemast mit allen ihren Folgen – wie sie bei der Peritonealdialyse unvermeidbar ist – akzeptabel?«

Kann der betroffene Patient und sein behandelnder Arzt diese Frage ruhigen Gewissens mit »Ja!« beantworten, ist das in Ordnung. Der Autor kann dies jedenfalls nicht und es stimmt nachdenklich, trifft man PD-Patienten, die nicht einmal orientierend über diese Dinge informiert wurden!

Der größte Vorteil (eigentlich kein Vorteil, sondern eine zwingende Notwendigkeit des wenig effektiven Verfahrens!) der Peritonealdialyse in Form der CAPD ist sicher die Kontinuität der Entgiftung, dies wird jedoch durch zahlreiche Nachteile für den Patienten aufgewogen, angefangen von 6-stündlicher Intensivbeschäftigung mit der Krankheit, den Stoffwechselnebenwirkungen und der mangelnden Flexibilität des Verfahrens (Was weiß der PD-Patient über sein aktuelles Kalium und Calcium?).

Die engmaschige Überwachung bei der Hämodialyse hat zahlreiche Vorteile für die Patienten: **Stoffwechselkontrolle, Blutentnahmen und die Zuführung von Medikamenten sind absolut unproblematisch.**

Nur mit der Hämodialyse ist die **punktgenaue Dehydrierung** der Patienten möglich. Durch individuelle Gestaltung der Hämodialyse ist die Nierenrestfunktion der Patienten sehr lange zu erhalten. Die zahlreichen Begleitkrankheiten der meist älteren dialysepflichtigen Diabetiker machen ein Heimbehandlungsverfahren ohnehin von vornherein unmöglich.

Simultane Nieren- und Pankreastransplantation

Die erfolgreiche Transplantation der Bauchspeicheldrüse - meist simultan mit einer Nierentransplantation durchgeführt - kann bei urämischen Typ-I-Diabetikern zu einer langfristigen Normoglykämie und zu einer Stabilisierung oder sogar Rückbildung der diabetischen Spätkomplikationen führen: Die Wiederkehr der diabetischen Nephropathie bei der gleichzeitig mittransplantierten Niere wird verhütet, die Syptome des diabetischen Spätsyndroms bilden sich zurück bzw. werden stabilisiert, die Lebensqualität der Patienten steigt deutlich. Als Operationsmethode wird meist die **Blasendrainagetechnik** angewandt: Der vom Spenderpankreas produzierte Pankreassaft wird über ein mittransplantiertes Zwölffingerdarmsegment, welches mit der Harnblase des Empfängers anastomosiert wird, zusammen mit Urin ausgeschieden. Der Anschluß der Spendergefäße erfolgt an die Beckengefäße des Empfängers, z.B. rechtsseitig Pankreas, links Niere. Diese Operationstechnik ist chirurgisch sehr sicher und hat den weiteren Vorteil, daß die Sekretionsleistung des exokrinen Pankreas über die Bestimmung der Amylase im Urin gut bewertet werden kann. Nachteilig sind ein resultierender hoher Bikarbonatverlust und eine erhöhte Anfälligkeit für Harnwegsinfekte. Als **alternatives Operationsverfahren** kommt die kombinierte Pankreas-/Nierentransplantation ebenfalls unter Verwendung eines Pankreasduodenaltransplantats mit direktem Anschluß an den Dünndarm in Betracht (**Dünndarmdrainagetechnik**).

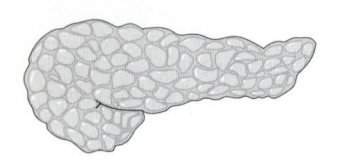

An **Komplikationen** der Pankreas-/Nierentransplantation ist in erster Linie die **Transplantatpankreatitis** zu nennen. Natürlich induziert das allogene Pankreastransplantat eine immunologische **Abwehrreaktion** im Empfängerorganismus und die Häufigkeit von Abstoßungsreaktionen ist in den ersten postoperativen Monaten relativ hoch. Die erfolgreiche Abstoßungsbehandlung wird durch die frühzeitige Diagnose entschieden, die bei der Blasendrainagetechnik über einen **Abfall der Urinamylase** leicht möglich ist. Der Blutzucker ist hierbei zur Bewertung nicht geeignet, da ein Blutzuckeranstieg bereits die weitgehende irreversible Schädigung des Pankreastransplantat anzeigt. Die meisten Patienten werden etwa 3 bis 4 Monate nach der Transplantation immunologisch stabil.

Die **Einjahresfunktionsrate** transplantierter Bauchspeicheldrüsen liegt in vielen Zentren heute schon bei 90 %, wobei eine Pankreastransplantation nur dann als erfolgreich gewertet wird, wenn der Patient keinerlei exogener Insulinzufuhr mehr bedarf. Fünf Jahre nach der Transplantation betragen die Funktionsraten noch etwa 60 bis 70 %. Das **Alterslimit** für die kombinierte Nieren-/Pankreastransplantation liegt im Moment noch bei etwa 55 Jahren, wobei wie üblich nicht das numerische sondern das biologische Alter des Patienten entscheidend ist. In jedem Fall müssen die Patienten vor der Transplantation sehr eingehend (insbesondere invasiv-kardiologisch) abgeklärt werden.

Die Pankreastransplantation in Kombination mit einer Nierentransplantation ist praktisch bei allen Typ-I-Diabetikern indiziert, bei denen eine Nierentransplantation vorgesehen ist. Statistisch hat sich dabei gezeigt, daß die Einjahres-Überlebensrate von primär niereninsuffizienten Typ-I-Diabetikern nach isolierter Nierentransplantation und nach kombinierter Pankreas-Nieren-Transplantation praktisch gleich hoch ist. Erstaunlich ist in dem Zusammenhang, daß die isolierte Pankreastransplantation nach erfolgreicher Nierentransplantation in ihrer Erfolgsrate 20 bis 30 % niedriger ist als die simultane Pankreas-Nieren-Transplantation.

Inselzelltransplantation

Neben der Transplantation eines kompletten Pankreas (in Kombination mit Nierentransplantation) ermöglicht die isolierte Transplantation Langerhans'scher Inseln eine Blutzuckernormalisierung bei Patienten mit einem Typ-I-Diabetes. Die isolierten Langerhans'schen Inseln werden durch perkutane transhepatische Punktion der Portalvene in Lokalanästhesie intraportal implantiert. Die Zahl der weltweit so behandelten Patienten ist im Vergleich zur simultanen Nieren-Pankreas-Transplantation (vgl. vorangegangener Abschnitt) gering und die Ergebnisse sind weniger günstig, nimmt man als hartes Bewertungskriterium die **Insulinunabhängigkeit** des Transplantatempfängers.

Natürlich kann die Inselzelltransplantation auch als simultane Insel-Nieren-Transplantation oder nach bereits erfolgter Nierentransplantation durchgeführt werden.

Momentan sprechen die Ergebnisse eher für die Transplantation eines kompletten Pankreas. Die Zukunft wird zeigen müssen, welches der Verfahren sich langfristig durchsetzen kann.

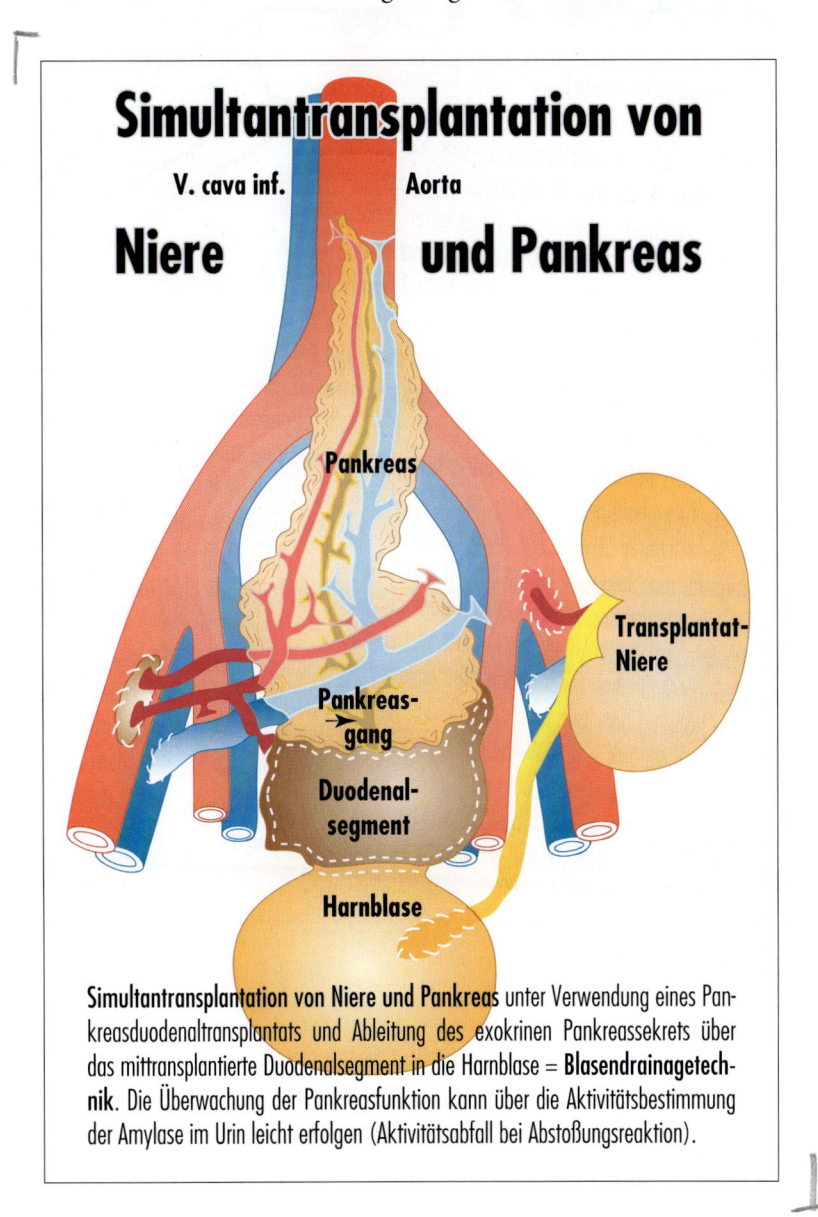

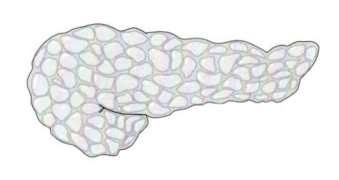

Simultantransplantation von Niere und Pankreas unter Verwendung eines Pankreasduodenaltransplantats und Ableitung des exokrinen Pankreassekrets über das mittransplantierte Duodenalsegment in die Harnblase = **Blasendrainagetechnik**. Die Überwachung der Pankreasfunktion kann über die Aktivitätsbestimmung der Amylase im Urin leicht erfolgen (Aktivitätsabfall bei Abstoßungsreaktion).

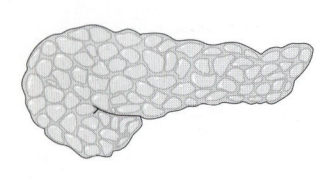

Am Schluß dieses Kapitels präsentieren wir Ihnen noch ein paar **Info-Grafiken.** Die Darstellungen zeigen Einzelheiten zur medikamentösen und diätetischen Behandlung des Diabetes mellitus, Fakten, die man immer wieder einmal nachschlagen muß ...

Blutzucker

KNALLhart reduziert

Als **Unterzuckerung (Hypoglykämie)** wird jeder Blutzucker unter 50 mg/dl (auch ohne Symptome) bezeichnet. **Ursachen:** Glukosefreie (-arme) Dialysierflüssigkeit, zuviel Insulin, zu starke Tablettenwirkung, vermehrte Bewegung, zu wenig BE, zu langer Spritz-Eß-Abstand, Alkohol. **Symptome:** Schweißausbruch, Heißhunger, Herzklopfen, Kribbeln an den Lippen, Muskelschwäche (DD: Hyperkaliämie!), Konzentrationsschwäche, Zittern, Sehstörungen und schließlich Bewußtlosigkeit und Krampfanfälle bei schwerer „Hypo". Die heute favorisierte intensivierte Insulintherapie ist mit einem 3-fach erhöhten Hypoglykämierisiko behaftet (DCCT–Studie). **Vorbeugung:** Während der Hämodialyse wenigstens zwei (am Anfang und vor Dialyse-Ende), besser drei (nach der halben Dialysezeit > Trend!) **Blutzuckerkontrollen.** Diabetiker nur ausnahmsweise gegen glukosefreie Dialysierflüssigkeit behandeln, optimale Glukosekonzentration im „Dialysat": 1,5 g/l (150 mg/100 ml). **Behandlung:** Bei mittelschwerer Unterzuckerung zunächst 1-2 „schnelle" BE (Traubenzucker, zuckerhaltige Getränke), zusätzlich 1-2 BE Brot, um einem erneuten Abrutschen vorzubeugen. Bei schwerer „Hypo" mit Beeinträchtigung des Bewußtseins soviel Glukose (20 oder 40%ige Injektionslösung) langsam i.v. geben, bis der Patient wieder bewußtseinsklar ist, anschließend wie oben weiterverfahren. Während der Hämodialyse auch an Blutdruckabfall (und dessen DD) als Ursache der Bewußtlosigkeit denken! Kommt es außerhalb der Hämodialysebehandlung zur schweren Unterzuckerung Maßnahmen der ersten Hilfe einleiten (Erstickung verhindern: Stabile Seitenlage herstellen, keine Nahrung oder Getränke einflößen!). Wenn möglich Glukagon i.m./i.v. spritzen, z.B. 1 mg Glukagon Novo Nordisk®, ggf. Wiederholung nach 5-10 Minuten. Glukagon ist ein Hormon, welches die Abgabe der Zuckervorräte der Leber ins Blut bewirkt. Deshalb ist es wichtig nach dem „Aufwachen" sofort 3-4 „schnelle" BE zu essen oder zu trinken, daß die Leber die Vorräte wieder auffüllen kann. Nach dem Crash: **Gründe der „Hypo" ermitteln, um Wiederholung zu vermeiden!**

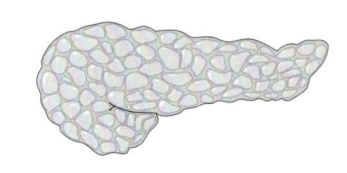

Acarbose

Acarbose ist ein Pseudotetrasaccharid, welches als kompetitiver **Alpha-Glukosidase-Hemmer** wirkt und die „Zerkleinerung" von Stärke im Darm verzögert. Stärke wird damit langsamer in Glukose umgewandelt, der Blutzuckeranstieg nach dem Essen verläuft langsamer und gleichmäßiger. Dieser Effekt ist auch durch eine entsprechende Ernährung, nämlich durch die Aufnahme „langsamer BE's" (Nüsse, Müsli, Linsen, Bohnen, Joghurt, Milch, Obst) erreichbar. Wie man der Aufzählung entnehmen kann, sind die „langsamen BE's" wegen des Kalium- und Flüssigkeitsanteils für die meisten Dialysepatienten problematisch. Die Einnahme von Acarbose (Handelsname Glucobay®, Dosierung: früh 2, abends 1 Tbl. zum Essen) kann für Dialysepatienten deshalb durchaus sinnvoll sein. (Nebenwirkungen: Blähungen, Völlegefühl, Durchfall – verschwinden meist nach kurzer Zeit). Eine Glättung stark schwankender Blutzuckertagesprofile ist meist erreichbar, eine Hypoglykämie durch alleinige Einnahme von Acarbose kann aber nicht erzeugt werden.

Für Typ-II-Diabetiker, bei denen bislang ein gemeinsamer zentraler krankheitsverursachender Defekt nicht gefunden werden konnte, ist die symptomatische Blutzuckersenkung mit **Beseitigung der Hyperinsulinämie und der Glukosetoxizität** (dies ist ein Begriff der Diabetologen, vgl. Peritonealdialyse!) durch Diät in Kombination mit Acarbose und anderen blutzuckersenkenden Medikamenten effektiv und risikoarm.

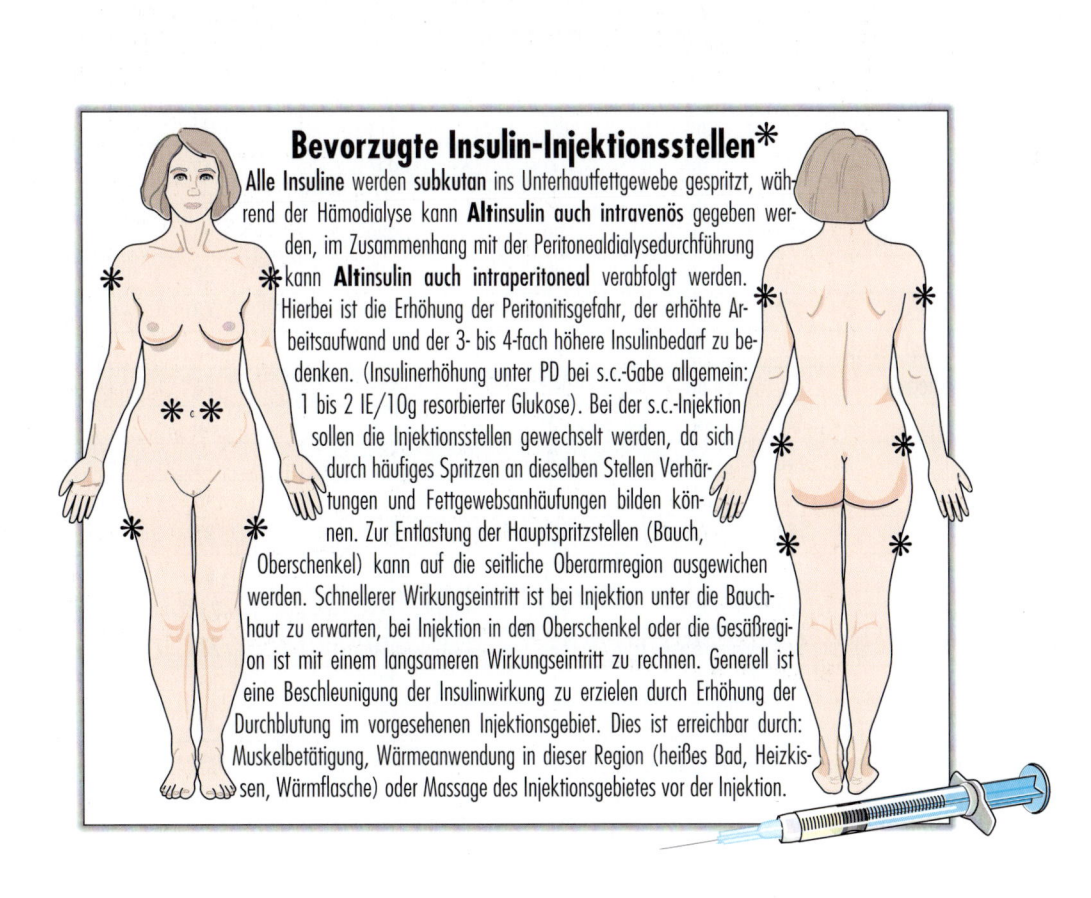

Bevorzugte Insulin-Injektionsstellen*

Alle Insuline werden **subkutan** ins Unterhautfettgewebe gespritzt, während der Hämodialyse kann **Altinsulin auch intravenös** gegeben werden, im Zusammenhang mit der Peritonealdialysedurchführung kann **Altinsulin auch intraperitoneal** verabfolgt werden. Hierbei ist die Erhöhung der Peritonitisgefahr, der erhöhte Arbeitsaufwand und der 3- bis 4-fach höhere Insulinbedarf zu bedenken. (Insulinerhöhung unter PD bei s.c.-Gabe allgemein: 1 bis 2 IE/10g resorbierter Glukose). Bei der s.c.-Injektion sollen die Injektionsstellen gewechselt werden, da sich durch häufiges Spritzen an dieselben Stellen Verhärtungen und Fettgewebsanhäufungen bilden können. Zur Entlastung der Hauptspritzstellen (Bauch, Oberschenkel) kann auf die seitliche Oberarmregion ausgewichen werden. Schnellerer Wirkungseintritt ist bei Injektion unter die Bauchhaut zu erwarten, bei Injektion in den Oberschenkel oder die Gesäßregion ist mit einem langsameren Wirkungseintritt zu rechnen. Generell ist eine Beschleunigung der Insulinwirkung zu erzielen durch Erhöhung der Durchblutung im vorgesehenen Injektionsgebiet. Dies ist erreichbar durch: Muskelbetätigung, Wärmeanwendung in dieser Region (heißes Bad, Heizkissen, Wärmflasche) oder Massage des Injektionsgebietes vor der Injektion.

BE-Austauschtabelle für dialysepflichtige Diabetiker unter Berücksichtigung des Natrium-, Kalium- und Phosphatgehaltes pro BE sowie des prozentualen Wasseranteils.

Die Tabelle wurde zusammengestellt nach den Angaben in: SOUCI, S.W./W. FACHMANN/H. KRAUT „Die Zusammensetzung der Lebensmittel", 4. Auflage, Wissenschaftliche Verlagsgesellschaft Stuttgart 1989. Alle Angaben sind gerundet. „-" bedeutet: Nicht oder nur in Spuren enthalten, „k.A.": Keine Angabe. Weitere Informationen zum Thema sind im Kapitel „Die Ernährung des Dialysepatienten" zu entnehmen.

Nahrungsmittel	1 BE≈g	1 BE≈kcal	≈mg Natrium/BE	≈mg Kalium/BE	≈mg Phosphor/BE	Wasseranteil %
Ananas	90	60	2	158	8	85
Apfel	100	50	3	145	12	85
Apfel getrocknet	20	60	2	124	10	26
Apfelsine	130	60	1	230	33	85
Aprikose	120	60	2	336	24	85
Aprikose getrocknet	20	60	2	274	23	17
Banane	60	60	1	237	18	74
Birne	120	60	3	150	18	84
Blaubeeren, Heidelbeeren	60	60	1	39	8	77
Bohnen, weiß, Samen trocken	25	75	1	328	108	12
Brombeeren	140	60	4	266	42	85
Brötchen, Semmeln	25	60	135	33	23	38
Cashewnüsse	40	230	6	220	150	4
Cornflakes ungezuckert	15	60	137	21	9	6
Cracker, Salzbrezeln	15	60	270	19	k.A.	9
Datteln	20	60	7	130	11	20
Erbsen grün	110	75	2	336	121	77
Erdbeeren	190	60	6	276	57	90
Feigen	90	60	2	216	29	80
Gerstengraupen trocken	20	60	1	38	38	12
Gerstengrütze trocken	15	60	1	24	28	13
Grahambrot	30	60	129	63	74	40
Haferflocken trocken	20	60	1	67	78	10
Hafergrütze trocken	20	60	1	62	70	10
Hafermehl	20	60	1	54	81	9
Hagebutten	60	60	88	175	155	50
Himbeeren frisch	210	60	2	357	95	85
Hirse geschältes Korn	20	60	1	34	62	12
Honigmelone, Zuckermelone	100	60	20	330	20	87
Johannisbeeren rot	150	60	2	360	38	85
Johannisbeeren schwarz	120	60	2	372	48	81
Kartoffelflocken (-püree) trocken	15	85	24	173	47	7
Kartoffelknödel roh trocken	15	60	189	112	26	9
Kartoffeln	80	56	2	356	40	78
Kirsche sauer	110	60	2	127	21	85
Kirsche süß	90	60	3	207	18	83
Kiwi	120	60	5	354	37	84
Knäckebrot	20	60	93	87	60	7
Kondensmilch 10%	95	170	124	399	238	67
Kondensmilch 7,5%	125	165	125	400	238	75
Linsen trocken	25	75	1	203	103	12
Litschi	70	60	2	127	23	81

Wünschenswerte Einfuhrmengen für Dialysepatienten: Energiezufuhr für den normalgewichtigen Patient: 2200-2400 kcal/Tag. Flüssigkeitszufuhr nach der Faustregel „Menge der noch vorhandenen Urinausscheidung (ml) in 24 Stunden plus 500 bis 800 ml". **Natriumzufuhr**: Maximal 6 Gramm/Tag, eher weniger; **Kaliumzufuhr**: Maximal 2 Gramm/Tag, eher weniger; **Phosphorzufuhr**: Der diätetischen Phosphatrestriktion sind Grenzen gesetzt durch die Notwendigkeit einer ausreichenden Eiweißzufuhr: ≈1,2 g Eiweiß/kg KG sollten es sein. Bei der Verstoffwechselung von 1 Gramm Eiweiß wird etwa 1 mmol Phosphat freigesetzt! **Allgemeine Ernährungstips**: Weißbrot statt Schwarzbrot; teures Fleisch–billigen Käse; Mineralwasser in Maßen (s.o.); Gewürze statt Salz; Reis und Nudeln statt Kartoffeln; Obst und Gemüse aus der Dose bevorzugen. **Generell: Medikamente regelmäßig nehmen! Lange dialysieren!**

BE-Austauschtabelle für dialysepflichtige Diabetiker unter Berücksichtigung des Natrium-, Kalium- und Phosphatgehaltes **pro BE** sowie des prozentualen Wasseranteils. (Fortsetzung)

Die Tabelle wurde zusammengestellt nach den Angaben in: SOUCI, S.W./W. FACHMANN/H. KRAUT „Die Zusammensetzung der Lebensmittel", 4. Auflage, Wissenschaftliche Verlagsgesellschaft Stuttgart 1989. Alle Angaben sind gerundet. „-" bedeutet: Nicht oder nur in Spuren enthalten, „k.A.": Keine Angabe. Weitere Informationen zum Thema sind im Kapitel „Die Ernährung des Dialysepatienten" zu entnehmen.

Nahrungsmittel	1 BE≈g	1 BE≈kcal	≈mg Natrium/BE	≈mg Kalium/BE	≈mg Phosphor/BE	Wasseranteil %
Mais ganzes Korn	70	75	4	231	179	13
Maismehl	20	60	-	24	51	12
Mandarinen	120	60	1	252	24	87
Mango	90	60	5	171	12	82
Maronen, Edelkastanien	30	60	1	212	26	50
Milch, Milchprodukte mager	250	90	138	375	238	91
Milch, Milchprodukte 1,5% Fett	250	120	113	389	225	90
Milch, Milchprodukte 3,5% Fett	250	170	125	388	225	88
Mirabellen	80	60	-	184	28	82
Nudeln, Eierteigwaren trocken	20	70	3	33	38	11
Pampelmuse	130	60	2	234	22	89
Pflaumen	100	50	2	220	18	84
Pflaumen getrocknet	20	60	2	165	15	24
Pirsisch	140	60	1	287	35	88
Pommes frites verzehrfertig ungesalzen	40	120	2	371	42	44
Preiselbeeren	220	60	4	154	22	87
Pumpernickel	30	60	111	102	44	40
Quitten	140	60	3	281	29	83
Reineclauden	90	60	-	221	23	81
Reis poliert trocken	15	60	1	16	18	13
Roggen ganzes Korn	20	60	8	102	75	14
Roggenbrot, Roggenbrötchen	30	60	166	51	35	38
Roggenmehl Type 815	20	60	-	34	27	14
Roggenmischbrot	30	60	161	56	41	39
Roggenvollkornbrot	35	60	185	102	69	42
Rosinen	20	60	4	156	22	16
Rote Beete	140	75	84	469	63	89
Sanddornbeeren	230	60	8	306	20	83
Stachelbeeren	120	60	2	246	36	87
Wassermelone	160	60	2	256	18	93
Weintrauben	70	60	1	144	21	87
Weißbrot (Weizenmehlbrot)	25	60	135	33	23	38
Weizen ganzes Korn	20	60	2	100	81	13
Weizengries	20	60	-	22	k.A.	13
Weizenkeime	50	60	3	418	550	12
Weizenmehl Type 1700	20	60	-	58	74	13
Weizenmehl Type 405	15	60	-	17	k.A.	14
Weizenmischbrot	30	60	166	53	38	38
Weizenstärke	15	60	-	2	k.A.	13
Weizentoastbrot	25	60	138	40	23	35
Weizenvollkornbrot	35	60	133	95	93	42
Zitrone	150	60	5	225	24	90
Zwieback	15	60	40	24	18	9

Wünschenswerte Einfuhrmengen für Dialysepatienten: Energiezufuhr für den normalgewichtigen Patient: 2200-2400 kcal/Tag. **Flüssigkeitszufuhr** nach der Faustregel „Menge der noch vorhandenen Urinausscheidung (ml) in 24 Stunden plus 500 bis 800 ml". **Natriumzufuhr**: Maximal 6 Gramm/Tag, eher weniger; **Kaliumzufuhr**: Maximal 2 Gramm/Tag, eher weniger; **Phosphorzufuhr**: Der diätetischen Phosphatrestriktion sind Grenzen gesetzt durch die Notwendigkeit einer ausreichenden Eiweißzufuhr: ≈1,2 g Eiweiß/kg KG sollten es sein. Bei der Verstoffwechselung von 1 Gramm Eiweiß wird etwa 1 mmol Phosphat freigesetzt! **Allgemeine Ernährungstips**: Weißbrot statt Schwarzbrot; teures Fleisch–billigen Käse; Mineralwasser in Maßen (s.o.); Gewürze statt Salz; Reis und Nudeln statt Kartoffeln; Obst und Gemüse aus der Dose bevorzugen. **Generell: Medikamente regelmäßig nehmen! Lange genug dialysieren!**

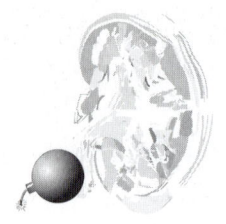

Ursachen der akuten Niereninsuffizienz

Ursachen des akuten Nierenversagens (ANV)			
	Prärenale Azotämie (Prärenale reversible Funktionseinschränkung)	Erhaltene exkretorische Nierenfunktion bei Kreislaufinsuffizienz und/oder Volumenmangel	Grundkrankheit therapieren (z.B. Volumenmangel beseitigen, kardiale Insuffizienz bessern) → Normalisierung der Retentionswerte
	Obstruktive Uropathie („Postrenales" Nierenversagen)	Postrenales ANV durch Obstruktion der ableitenden Harnwege, z.B. Steine, tumoröse Raumforderung, Mißbildung, Prostatahyperplasie	Sono Abdomen, rektale ggf. gyn. Untersuchung, auslösende Ursache beseitigen. Uro-Sonographie o.B.: Obstruktion trotzdem mögl.!
	Akute (Perakute) Glomerulonephritis (Rapid-progressive GN)	Nierenbeteiligung im Rahmen einer Systemerkrankung wie Morbus WEGENER, GOODPASTURE-Syndrom, Lupus erythematodes	Serologie, ggf. PS, Nierenpunktion! Vorwiegend sklerosierende Veränd.: Reversibilität wenig wahrscheinlich, chron. Dialyse anzunehmen
	Akute interstitielle Nephritis (entzündlich, nicht-entzündlich)	Bsp.: •Parainfektiös: Scharlach-Nephritis, •Bakt.: Pyelonephritis, •Stw.-bed.: Gicht, Oxalose, •Med.: ß-Lactam-AB, NSAR, Sulfonamide	Bakt. interstitielle Nephritis fast immer mit hohen Temp., virale interstitielle Nephritis mit ANV z.B. Hanta-Virus-Infektion
	ANV renovaskulärer Genese (Aneurysma dissecans, Cavathrombose)	Ereignis muß beide Seiten oder anatomische/funktionelle Einzelnieren betreffen, um Ursache eines ANV zu werden	==Akute Reduktion der Nierendurchblutung auf 1/5 der Norm oder weniger führt zur Retention harnpflichtiger Subst.==
	Schockniere (mit Sepsis) (toxisch-hypoxischer und metabolischer Zellschaden)	Beherrschung des ANV ist von der Beherrschung der Sepsis und der (chirurgischen) Grundkrankheit abhängig	Bilaterale Nierenrindennekrose möglich → Parenchymreduktion → bleibender Defekt der Nierenfunktion

Merke: Oft multifaktorielle Genese des ANV! Beispiel: Postoperative Kontrastmitteluntersuchung beim dehydrierten Diabetiker, der Antibiotika erhält ... (MURPHY's Law!)

6. Das akute Nierenversagen (ANV)

Definition

Das akute Nierenversagen (ANV) ist im Gegensatz zur chronischen, langsam fortschreitenden Niereninsuffizienz ein **akutes, komplexes Krankheitsbild, welches durch einen raschen Abfall der Nierenausscheidungsfunktion gekennzeichnet ist**. Es handelt sich jedoch im Gegensatz zur chronischen Niereninsuffizienz um ein **potentiell rückbildungsfähiges Geschehen**.

Einteilung des ANV

Nach der **Lokalisation der Ursache** des ANV („vor/in/nach der Niere") kann man einteilen in prärenales (= „extrarenales"; z.B.: Volumenmangel) ANV, renales ANV (z.B. perakute Glomerulonephritis) und postrenales ANV (z.B. Harnstauung in Ureteren [Steine, Blutkoagel, Retroperitonealfibrose]).

Eine **weitere Einteilungsmöglichkeit** berücksichtigt die **Herkunft der Schädigung** aus dem Körper selbst („endogenes ANV") oder von außerhalb des Körpers („exogenes ANV").

Beispiele für ein exogen ausgelöstes ANV wäre die Zufuhr von Medikamenten, Schwermetallen, organischen Lösungsmitteln, und Röntgenkontrastmitteln. Endogene Ursachen eines ANV können Harnsäure, Myoglobin oder Oxalate sein.

Eine **dritte Gliederung des akuten Nierenversagens berücksichtigt die Urinausscheidungsmenge** im primären Verlauf des ANV. So spricht man vom „oligurischem ANV" wenn die Restdiurese unter 500 ml/24h liegt (< 20 ml/h); liegt die Harnausscheidung unter 100 ml/24h (< 5 ml/h) liegt ein „anurisches ANV" vor. Ein „polyurisches ANV" besteht, wenn die Harnausscheidung 3 Liter in 24 Stunden überschreitet.

Verlauf

Das „klassische" ANV verläuft in vier Stadien:

Stadium I: Schädigungsstadium

Dauer: Stunden bis Tage. Es ist gekennzeichnet durch die auslösende Ursache (siehe unten). Zeichen der Harnvergiftung bestehen nicht, die Diurese ist nicht (merkbar) beeinträchtigt.

Stadium II: Stadium der Oligurie

Oligurie bedeutet **verminderte Harnproduktion**, der Zustand ist definiert als Urinausscheidung unter 500 ml/24 Std., bzw. unter etwa 20 ml/Std. Dauer: 9 bis 12 Tage. Es kann eine Proteinurie, Hämaturie, Zylindrurie bestehen. Es finden sich **zunehmende Zeichen der Urämie**, die sich nicht von denen der chronischen Niereninsuffizienz im präterminalen Stadium unterscheiden:

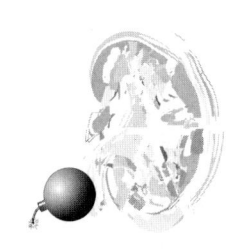

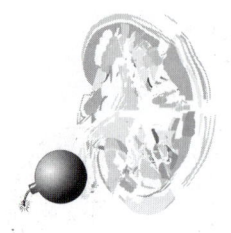

- **Herz und Kreislauf:** Hypertonie, Rhythmusstörungen, Perikarderguß, Lungenstauung, Überwässerung ...
- **Atmungsorgane:** Bronchitis, Pleuritis, Ateminsuffizienz ...
- **Nervensystem:** Schwäche, Benommenheit, Hypersensibilität, Unruhe, Verwirrtheit, Krämpfe, Polyneuropathie ...
- **Verdauungsorgane:** Übelkeit, Erbrechen, Durchfall, Anorexie, gastrointestinale Blutungen, Hämatemesis (Bluterbrechen im Zusammenhang mit der urämischen Gerinnungsstörung und urämischen Gastritis) ...
- **Blut:** Anämie, Leukozytose (Erhöhung der Zahl der weißen Blutkörperchen), Thrombopenie (Verminderung der Zahl der Blutplättchen), Thrombasthenie (Funktionsstörung der Blutplättchen), hämorrhagische Diathese (Blutungsbereitschaft). Weitere blutchemische Untersuchungen weisen die Erhöhung harnpflichtiger Substanzen, Störungen im Wasser- und Elektrolythaushalt (besonders Hyperkaliämie) und die metabolische Azidose nach ...
- **Allgemein:** Erhöhte Infektanfälligkeit, besonders bei Patienten mit postoperativem ANV
- **Endokrines System:** Multiple Veränderungen: Hyperparathyreoidismus, Hyperinsulinismus, Schilddrüsenfunktionsstörung ...

Einen **prognostisch günstigen Verlauf zeigt das primär polyurische Nierenversagen**, bei dem die Phase der Oligurie übersprungen wird, es wird auch als nichtoligurisches ANV (s.o.) bezeichnet (direkter Übergang ins Stadium III des ANV). Wenigstens 50 % aller diagnostizierten ANV sind dieser Form zuzuordnen.

Stadium III des ANV: Polyurie

Dieses Stadium der „Harnvermehrung" dauert meist 2 bis 3 Wochen und ist **gekennzeichnet durch Polyurie** (Urinausscheidung über 3-5 Liter/24 Std.), **fehlende Konzentrationsfähigkeit der Nieren** (Hyposthenurie), **Leukozyturie** und **Bakteriurie** (Ausscheidung von weißen Blutkörperchen und Bakterien im Harn). Die harnpflichtigen Substanzen steigen in der Initialphase dieses Stadiums zunächst noch an, fallen dann jedoch zur Norm ab. Bei inadäquater Flüssigkeits- und Elektrolytsubstitution kann sich leicht eine Exsikkose (Unterwässerung) oder eine Hypokaliämie entwickeln. Da die Patienten meist katheterisiert sind, entwickeln sich nicht selten Harnwegsinfekte.

Stadium IV des ANV: Restitutionsphase

Die Phase der Wiederherstellung der Nierenfunktion kann bis zu einem Jahr dauern, **Partialfunktionen bleiben meist auf Dauer gestört**. Zeichen der Harnvergiftung sind in diesem Stadium nicht mehr nachweisbar, die Urinmenge ist wieder normal.

Verlauf und Stadien des akuten Nierenversagens (ANV)

Das akute Nierenversagen (ANV) ist ein potentiell rückbildungsfähiger plötzlicher Abfall der glomerulären Filtrationsrate (GFR) mit Verschlechterung der Nierenfunktion und Anstieg der Konzentration harnpflichtiger Substanzen im Serum. Häufig ist das ANV von einer Oligurie begleitet, in 20 bis 50% der Fälle entwickelt sich ein polyurisches ANV mit günstigerer Prognose. Ein Kreatininanstieg von 0,5 bis 1 mg/dl/24 h spricht für ein ANV, beim hyperkatabolen ANV kommt es durch Gewebszerfall zu einem besonders raschen Harnstoffanstieg von mehr als 100 mg/dl/24 h. Die Häufigkeit des ANV liegt in Europa bei ≈ 30 Fällen/Jahr/Mio. Ew.

Retentionswerte
Urinausscheidung
Glomeruläre Filtration
Tubuläre Funktion

Stadium 1 • Schädigungsphase • Dauer: Stunden bis Tage

Stadium 2 • Oligurie/Anurie • Dauer: 1 bis 10 Wochen

Stadium 3 • Polyurische Phase • Dauer: Tage bis Wochen

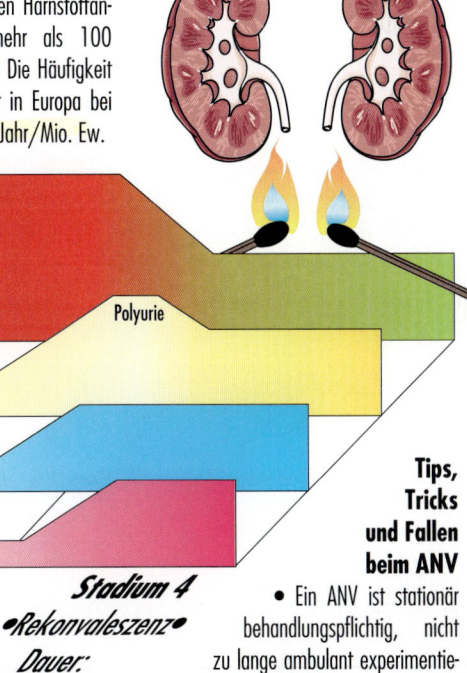

Stadium 4 • Rekonvaleszenz • Dauer: Bis zu einem Jahr

Schädigungsphase (Initialphase)

Die Schädigungs- oder Initialphase des ANV ist asymptomatisch, ggf. sind Symptome des Grundleidens nachweisbar. Prophylaktische und therapeutische Maßnahmen haben in diesem Stadium die besten Erfolgsaussichten. Nephrotoxische Antibiotika, NSAR und ACE-Hemmer absetzen, hyperkalorische (ggf. parenterale) Ernährung, Flüssigkeitsbilanzierung nach Diuresemenge, ggf. Azidosekorrektur einleiten, ggf. Dopamin, ggf. Schleifendiuretika. Venenpunktionen an der nicht-dominierenden oberen Extremität möglichst meiden, falls Dauerdialyse nötig wird und Shunt angelegt werden muß! Frühzeitig großlumigen zentralen Katheter legen.

Stadium der Oligurie/Anurie

Dieses Stadium ist der Beginn des manifesten Nierenversagens. Der Fortbestand der GFR-Minderung mit progredientem Anstieg der Retentionswerte ist kennzeichnend, es entwickeln sich Organkomplikationen: Störung des Wasser- (Überwässerung, Hirnödem, „fluid lung"), Elektrolyt- (z.B. Hyperkaliämie und Hyperkalzämie) und Säure-Basen-Haushaltes (Azidose). Frühzeitig **Nierenersatztherapie** einleiten! Das Stadium der Oligurie/Anurie kann auch übersprungen werden, das ANV verläuft dann „nicht oligurisch" oder „primär polyurisch". **Berücksichtigung der Niereninsuffizienz bei jedweder Pharmakotherapie!**

Stadium der Polyurie

Dieses Stadium ist gekennzeichnet durch den langsamen Rückgang der Urämiesymptome und Zunahme der täglichen Harnausscheidung, die sich initial täglich verdoppelt und auf dem Höhepunkt meist 4 bis 5 Liter täglich beträgt. Die GFR kann noch soweit vermindert sein, daß trotz großer Urinmenge die Retentionswerte noch hoch sind und weiter dialysiert werden muß. Eine sehr genaue Gewichts-, Flüssigkeits- und Elektrolytbilanz ist während der polyurischen Phase von überragender Bedeutung für die Prognose (Mortalität in diesem Stadium ≈ 25%). Es droht die Komplikation der Dehydratation mit Natrium- und Kaliumverlust, Tachykardie, Fieber, Hypotonie, Apathie und Krämpfen.

Restitutionsstadium

Mit zunehmender Normalisierung der Retentionswerte bessert sich das Befinden der Patienten und es kommt in vielen Fällen zur Normalisierung der Nierenfunktion, wobei Partialfunktionen lange gestört sein können. Je älter der Patient ist, desto größer ist die Wahrscheinlichkeit, daß sich nur eine inkomplette Remission ergibt. In solchen Fällen muß auch an unbekannte präexistente Nierenerkrankungen gedacht werden. Schließlich kann es in der Akutphase des ANV zur Entwicklung von Nierenrindennekrosen gekommen sein oder es hat sich (besonders bei Intoxikationen) eine interstitielle Fibrose entwickelt. Patienten nach ANV sollten nephrologisch nachbetreut werden.

Tips, Tricks und Fallen beim ANV

- Ein ANV ist stationär behandlungspflichtig, nicht zu lange ambulant experimentieren!
- Anamnese einschließlich beruflicher Exposition und Medikamentenanamnese – vgl. auch Tabelle zu den Ursachen des ANV
- Klinischer Befund einschließlich rektaler und ggf. gynäkologischer Untersuchung
- Patient wiegen, Gewichtsverlauf der letzten Tage erfragen
- Sonographie: Nierengröße? (DD akutes/chronisches Nierenversagen), postrenales Abflußhindernis?
- (Erst-)Labor: BB, Urinsediment, Harnkultur, BGA, Harnstoff, Kreatinin, E'lyte in Serum und Urin, Gerinnungsanalyse (falls Biopsie vorgesehen), ANA, ANCA, anti-GBM-AK, Komplement
- i.v.-Kontrastmittelgabe nur nach allerstrengster Indikationsstellung, ggf. retrograde Pyelographie oder Nativ-CT
- Infektionsprophylaxe: Vermeiden unnötiger Harnblasenkatheterisierung und unnötiger Zugänge
- Dialyseindikation rechtzeitig stellen: Spätestens bei Krea > 6 mg/dl, Harnstoff > 80 mg/dl, Hyperkaliämie > 6,5 mmol/l, schwerer Azidose …

Die Ursachen des ANV

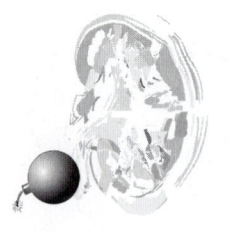

Die Ursachen des ANV sind sehr vielfältig, oft spielt das Zusammentreffen mehrerer Faktoren für die Auslösung eine Rolle (z.B. durch diabetische Nephropathie vorgeschädigte Niere und Röntgenkontrastmittel). **Die Prophylaxe des ANV ist die beste Therapie**, deshalb sollten **Risikopatienten (Diabetiker, Patienten mit vorbestehender Nierenkrankheit, Proteinurie, leichter Niereninsuffizienz und Leberkranke)** nur bei strenger Indikation mit i.v.-Röntgenkontrastmittel untersucht werden und Gaben von Antibiotika, NSAR usw. sehr zurückhaltend erfolgen.

Am häufigsten ist das ANV durch **renale Mangeldurchblutung**, also ischämisch-hypoxisch bedingt.

An zweiter Stelle der Ursachenhäufigkeit steht die **toxische Schädigung der Nieren**, wobei toxisch für Medikamente, wirkliche Gifte (Pilzvergiftung, Tetrachlorkohlenstoff ...) und Röntgenkontrastmittel steht.

Therapie des ANV

Wesentlich ist, daß die Phase des Ausfalls der Nierenfunktion mit Verfahren der Nierenersatztherapie, wie sie in diesem Buch besprochen werden, überbrückt wird. Die Indikation zum Dialysebeginn wird großzügig gestellt, spätestens bei Harnstoff 200 mg/dl sollte man beginnen, bei schwerer Azidose, Hyperkaliämie oder Überwässerung ohne konservative Beeinflußbarkeit früher.

Anwendbare Blutreinigungsverfahren sind neben der klassischen Hämodialyse **kontinuierliche arteriovenöse oder venovenöse Verfahren wie CAVH, CVVH, CAVHD, CVVHD** oder auch die Peritonealdialyse. Natürlich sind zusätzliche flankierende Maßnahmen erforderlich, die sich nach der auslösenden Ursache des ANV richten und die jeweilige aktuelle Situation berücksichtigen.

Grundlage der konservativen Behandlung ist die bilanzierte Flüssigkeits- und Elektrolyttherapie, die Behandlung einzelner Symptome des ANV wie Überwässerung, Hyperkaliämie, Azidosebehandlung usw. sind an anderer Stelle dieses Buches beschrieben.

In manchen Fällen ist eine extrem energiereiche Ernährung („Hyperalimentation" bis 50 kcal/kgKG) erforderlich, um die Harnstoffsynthese zu bremsen.

Die Prognose des ANV ist ernst und wird durch die steigende Anzahl Schwerstkranker mit Multiorganversagen auf Intensivstationen geprägt.

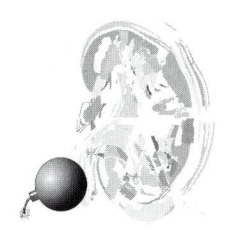

Niereninsuffizienz – akut oder chronisch?

Kriterium	Akutes Nierenversagen	Chronische Niereninsuffizienz
Hämoglobin/Hämatokrit	meist normal	vermindert
Serum-Calcium	meist normal	meist erniedrigt
anorg. Phosphat	meist normal	meist erhöht
Beziehung Kreatinin:Harnstoff	1:20 bis 1:30	1:10 bis 1:20
Hypertonie	möglich	häufig
Fundus hypertonicus	selten	öfter
Haut	normal	trocken, Juckreiz, häufig Kratzspuren
Hautkolorit	normal	grau-gelblich
Foetor uraemicus	kaum	öfters
Polyneuropathiezeichen	kaum	öfters
Osteopathie	fehlt	fast immer
Sonographie	Nieren normal bis vergrößert	Nieren verkleinert

Unterscheidungskriterien zwischen prärenaler Nierenfunktionseinschränkung und renalem Nierenversagen
(Patienten, die nicht mit Diuretika vorbehandelt wurden)

Merkmal/Parameter	Urinvolumen/24 h	Urinosmolalität	Urin-Natrium	U/P Kreatinin	U/P Harnstoff	FE Natrium
Normalwert	750 bis 1500 ml	350 mosmol/l	15 - 40 mmol/l	≈ 80	≈ 20	
Prärenales ANV	i.d.R. Oligurie	> 500	< 40 mmol/l	> 40	> 8	< 1
Renales ANV	i.d.R. Oligurie	< 400	> 40 mmol/l	< 20	< 2	> 1

Die Nieren des Gesunden werden mit über einem Liter Blut pro Minute durchströmt, was rund einem Viertel des Herzzeitvolumens entspricht. Bei ausgeprägtem und länger andauerndem Volumenmangel (Exsikkose durch dermale, intestinale, renale Flüssigkeitsverluste, Volumenmangel bei Pankreatitis, Blutverluste, mangelnde Flüssigkeitszufuhr) oder bei Kreislaufinsuffizienz resultiert eine Herabsetzung der Nierendurchblutung mit Einschränkung der glomerulären Filtrationsrate und Azotämie. Die renalen Konzentrationsmechanismen sind erhalten, dies erlaubt eine Abgrenzung zum renalen ANV: Die Urin-Osmolalität ist hoch, die Urinnatriumkonzentration niedrig und die fraktionelle Ausscheidung für Natrium (FE Natrium) liegt bei unter einem Prozent. Bei akuter Tubulusnekrose hingegen (ANV im engeren Sinne) sind die tubulären Funktionen beeinträchtigt: Der Urin ist wenig konzentriert und enthält viel Natrium. Zur Berechnung der fraktionellen Natrium-Exkretion (FE Natrium) wird auf die nebenstehende Formel verwiesen, sie gibt an, welcher Teil des glomerulär filtrierten Natriums im Endharn erscheint. Liegt eine prärenale Azotämie vor, kommt es bei Korrektur der Grundkrankheit zu einer raschen Normalisierung der Retentionswerte. Dabei ist es wichtig zu berücksichtigen, daß Patienten mit prärenaler Azotämie „äußerlich" exsikkiert, durchaus jedoch auch überwässert sein können, man denke an Ödeme bei Herzinsuffizienz, nephrotischem Syndrom oder dekompensierter Leberzirrhose. In diesen Fällen ist das EZV expandiert, das effektive Blutvolumen aber vermindert. Eine forsche diuretische Therapie kann in diesen Fällen die extrarenale Azotämie noch verstärken.

$$\left(\frac{\text{Urin-Natrium} * \text{Serum-Kreatinin}}{\text{Serum-Natrium} * \text{Urin-Kreatinin}}\right) * 100 = \text{FE Natrium}$$

Fraktionelle Natriumexkretion im Urin

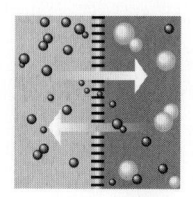

7. Theoretische Grundlagen der Dialysebehandlung

Physikalisch-chemische Grundlagen
Was bedeutet Dialyse?

Dialyse bezeichnet in dem hier behandelten Zusammenhang ein **physikalisches Verfahren zur Trennung wäßrig-gelöster Teilchen mittels einer semipermeablen (halbdurchlässigen) Membran**, es findet ein **Stoffaustausch (in zwei Richtungen!) zwischen zwei Flüssigkeitsräumen** statt, **die durch die bezeichnete semipermeable Membran getrennt sind**.

Vereinfacht kann man sagen, eine „verunreinigte" Lösung (das giftbeladene Blut des Urämikers) wird von einer „Waschlösung" (Dialysierflüssigkeit, Dialyse-Jargon: „Dialysat") getrennt von einer Membran umströmt und so gereinigt. Die Dialysemembran ist nur für bestimmte Stoffe durchlässig, die **Membran hat** eine Art **Filterfunktion**, die Poren dieses Filters haben molekulare Abmessungen.

Der Stofftransport durch die Membran wird hervorgerufen durch:

- die **Konzentrationsdifferenz der abzutrennenden Stoffe** zwischen der „reinen Seite" (Wasserseite) und der „unreinen Seite" (Blutseite): **Diffusion** (vgl. unten) der betreffenden Substanz vom Ort ihrer höheren Konzentration zum Ort der niedrigeren Konzentration. Hämodialyse und Peritonealdialyse sind typische Beispiele für das Austauschprinzip der Diffusion, wobei der Stofftransport konzentrationsabhängig in beide Richtungen erfolgen kann! Beispiel: Diffusion von Harnstoff aus dem Blut über das Bauchfell (= Membran) in die flüssigkeitsgefüllte Bauchhöhle; gleichzeitig Aufnahme von Glukose ins Blut aus der Peritonealdialyselösung mit unphysiologisch hoher Glukosekonzentration;
- den **hydrostatischen Druck** der zu filtrierenden Flüssigkeit;
- den **osmotischen Druck** der gelösten Stoffe.

Ja, Dialyse hat schon eine Menge mit Problemen rund um das Wasser zu tun. Da wäre zunächst patientenseitig der Kampf gegen selbiges, ein Problem, mit dem Nephrologen und deren viele Helfer täglich konfrontiert sind. Dieses Kapitel wird an anderer Stelle noch zu vertiefen sein ... Dialyse im weiteren Sinne ist die spannende Geschichte von Wasser und Wasserlöslichem an Grenzflächen, genauer gesagt ist Dialyse ein physikalisches Trennverfahren molekulardispers und kolloidal gelöster Teilchen unter Zuhilfenahme einer semipermeablen Membran (der Dialysemembran), die nur die Passage niedermolekularer Substanzen zuläßt. Welche Vorgänge hierbei eine Rolle spielen wird an anderer Stelle erörtert. Die Stoffe, die nach der Membranpassage auf der Seite der Dialysierflüssigkeit auftauchen bilden das eigentliche Dialysat. Dialyse findet in der Medizin täglich tausendfach lebensrettende Anwendung bei Patienten, deren Nierenfunktion hochgradig vermindert oder ganz ausgefallen ist. Die Niere ist bislang das einzige lebenswichtige Organ, dessen Funktion über viele Jahre ersetzt werden kann. Bis zur Transplantation sind hierzu verschiedene Dialyseverfahren die Mittel der Wahl.

Dialyse-Wasserheilkunst???

Was bedeutet Diffusion?

Die auf der Blutseite der Membran angehäuften gelösten Stoffe (u.a. Giftstoffe, harnpflichtige Substanzen) haben das Bestreben, sich vom Ort höherer Konzentration zum Ort niederer Konzentration zu verteilen. Diese Erscheinung nennt man Diffusion. Hieran können nur die Moleküle teilnehmen, deren Durchmesser kleiner ist als der der Membranporen. Der Vorgang des Durchtritts durch die Membran selbst heißt **Permeation**.

Was bedeutet Ultrafiltration? Was bedeutet Konvektion?

Diffusion und Permeation betreffen nur den Transport von gelösten Stoffen. Der Begriff Ultrafiltration beschreibt den Übertritt bzw. Transport des Lösungsmittels (in dem die Teilchen gelöst sind) von einer Membranseite zur anderen. Für die Ultrafiltration ist eine (hydrostatische) **Druckdifferenz** erforderlich. Je nach Membranbeschaffenheit werden beim Vorgang der Ultrafiltration auch gelöste Substanzen „mitgenommen".

Dieser Stofftransport heißt **Konvektion**. Beispiel: Hämofiltration. Der konvektive Transport erhöht die Clearance bestimmter Substanzen beträchtlich, deren Diffusion durch die Membran beschränkt ist (Beim konvektiven Transport werden anders als bei der Dialyse kleine Moleküle nicht bevorzugt ausgetauscht).

Prinzip der Hämodialyse

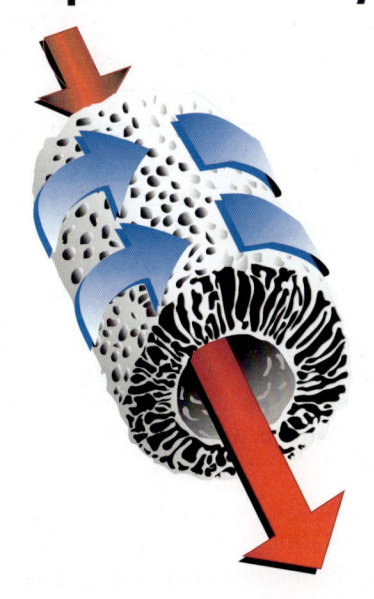

Anschnitt einer Einzelkapillare. Mehrere Tausend solcher Hohlfasern finden sich in jedem (Kapillar-) Dialysator. Die semipermeablen Hohlfasern werden vom Blut durchströmt und außen von der Dialysierflüssigkeit (im Gegenstrom) umspült. Stoffaustausch findet in beiden Richtungen (Blut → Dialysierflüssigkeit und Dialysierflüssigkeit → Blut) entlang der Membran statt. Auch hier geht es zu wie im richtigen Leben: „Das große Wasser nimmt das kleine Wasser mit" – ganz so einfach ist´s aber nicht!

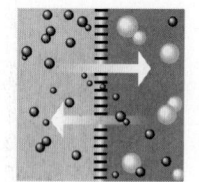

Was bedeutet Osmose?

Osmose ist eine (durch die semipermeable Membran) „behinderte" Diffusion: Sind die Poren der Membran eng genug, um die gelösten Stoffe zurückzuhalten und nur das Lösungsmittel passieren zu lassen, kommt es zur Ausbildung einer „hydrostatischen Druckdifferenz", die das Lösungsmittel (meist Wasser) aus der verdünnten in das konzentrierte Medium bringt. Die „treibende Kraft" ist der osmotische Druck.

Der Vorgang der Dialyse

Die beschriebenen Vorgänge

- Diffusion
- Ultrafiltration von Wasser
- Konvektion gelöster Teilchen und
- Wasserverschiebung entsprechend dem osmotischen Gradient

finden auch im Dialysator statt und sind in gewissen Grenzen beeinflußbar.

Substanzen, die die semipermeable Membran passieren können, wandern **bis zum Erreichen des Konzentrationsausgleichs gemäß des Konzentrationsgefälles** von der Blut- zur Wasserseite bzw. umgekehrt. Durch die Zusammensetzung des Dialysats ist es möglich, extreme Elektrolytverluste für den Organismus zu vermeiden, aber z.B. auch gefährliche Anhäufung z.B. von Kalium zu entfernen. (Kalium blutseitig z.B. 6 mmol/l, dialysatseitig 3 mmol/l).

Natürlich wird hierdurch offenbar, daß durch die Dialyse **keine „selektive Entgiftung"** des urämischen Organismus möglich ist, vielmehr „verliert" der Körper (unerwünscht) auch Substanzen, deren Elimination nicht vorgesehen ist, wie Hormone oder Vitamine. Andererseits kann es auch zum **Übertritt von Substanzen aus der Dialysierflüssigkeit in den Organismus** kommen, deren Einwanderung uns gar nicht so lieb ist. Beispiele: Aluminium, oder bei der Peritonealdialyse Unmengen an Glukose.

Auch muß berücksichtigt werden, daß gegenwärtig routinemäßig „nur" mit **wäßrigen Lösungen** dialysiert wird, was die **Entgiftung auf wasserlösliche Substanzen beschränkt**.

Der Entzug von Flüssigkeit aus dem Blutkreislauf wird durch „Überdruck" auf der Blutseite und „Unterdruck" auf der Wasserseite erreicht. Bei den meisten Dialysatoren kommt es beim Einsatz am Patienten zu einer **„Zwangsultrafiltration"** als Folge eines positiven Druckes auf der Blutseite, bedingt durch den Strömungswiderstand des Dialysators, die Viskosität des Blutes und den arteriellen/venösen Blutdrücken des behandelnden Patienten.

Der Ultrafiltration wirkt ein eiweißbedingter onkotischer (Volumenzunahme betreffender) Sog entgegen, mit dem Ziel,

Flüssigkeit blutseitig zurückzuhalten. Der Transport durch die Dialysemembran ist noch von weiteren Faktoren abhängig, die aber hier nicht besprochen werden sollen.

Näheres über Dialysemembranen und Dialysatoren ab Seite 212, das Prinzip der Peritonealdialyse ist zu Beginn des Kapitels 14 besprochen, siehe Seite 383 ff.

Die heutigen Möglichkeiten der Nierenersatztherapie sind, verglichen mit den Leistungen der gesunden Niere, in höchstem Maße unvollkommen.

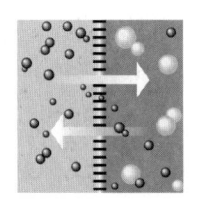

Transportmechanismen durch die semipermeable Membran

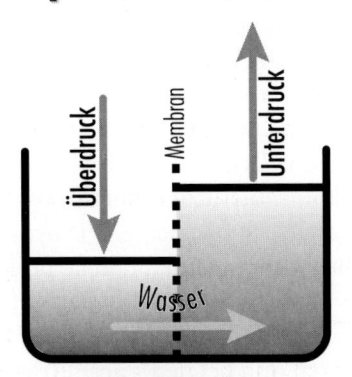

Ultrafiltration
Überdruck auf der Blutseite und/oder Unterdruck auf der Dialysatseite ergänzen sich zum Transmembrandruck (TMP).

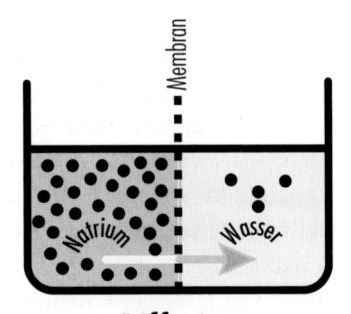

Konvektion
= Begleiterscheinung der Ultrafiltration, eine Art „Mitnahme-Effekt", also der Transport gelöster Stoffe mit dem Lösungsmittel. Beispiel: Hämofiltration.

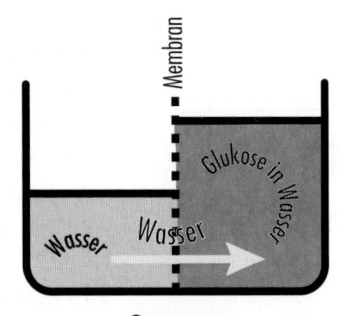

Diffusion
Auf Grund der BROWN'schen Molekularbewegung unterliegen in einer Flüssigkeit gelöste Teilchen einem ständigen Platzwechsel, bei bestehenden Konzentrationsunterschieden sind die Moleküle bestrebt Konzentrationsausgleich herzustellen, wobei sie sich dabei stets von Orten höherer zu Orten niedrigerer Konzentration bewegen. Bei Trennung durch eine Membran können nur die Teilchen passieren, deren Molekülgröße dies zuläßt: Selektive Diffusion. Beispiel: Durchtritt von Substanzen durch die Dialysemembran gemäß dem Konzentrationsgefälle vom Blut ins Dialysat oder auch umgekehrt.

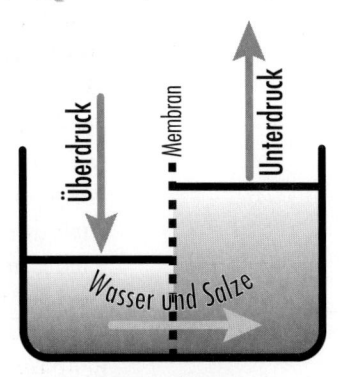

Osmose
Zwei Lösungen unterschiedlicher Konzentration (z.B. Wasser und Glukose in Wasser) sind durch eine semipermeable Membran getrennt, deren Poren einen Durchtritt gelöster Teilchen verhindern. Im Bestreben des Konzentrationsausgleichs strömt das Lösungsmittel (Wasser) vom Ort geringerer zum Ort höherer Teilchenkonzentration. Beispiel: Flüssigkeitsentzug bei der Peritonealdialyse.

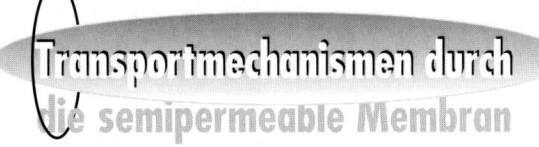

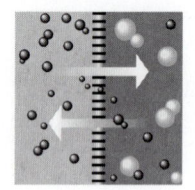

Ein „typisches Urämiegift", welches für das komplexe Krankheitsbild verantwortlich zu machen ist, ist nicht bekannt. Demzufolge läßt sich auch mit den heute üblicherweise zur Beurteilung der Urämiekontrolle herangezogenen Laborwerten wie z.B. der Kreatininbestimmung nur eine sehr begrenzte Aussage treffen.

Gleiches ist bei der Beurteilung der Clearance-Angaben eines Dialysators zu berücksichtigen, wobei zusätzlich die Meßmethode von Hersteller zu Hersteller verschieden ist und die entsprechenden DIN-Vorschriften oft nicht eingehalten werden.

Die biologisch intakte Niere arbeitet ohne Unterbrechung und paßt sich variabel jeder aktuellen Anforderung an. Die extrakorporale Blutreinigung erfolgt intermittierend. Hier hat die kontinuierliche ambulante Peritonealdialyse ihren größten „Vorteil", nämlich die relativ kontinuierliche Entgiftung – in Anführungszeichen deshalb, weil das Verfahren viel weniger effektiv ist, als die Hämo-Verfahren. Bei dreimal wöchentlich 5-stündiger Anwendung wäre der relativ rasche Urämie-Tod des Patienten die Folge ... Der „Vorteil" der kontinuierlichen Entgiftung wird auch durch zahlreiche weitere Nachteile der CAPD bei weitem wieder aufgehoben, hierüber wird an anderer Stelle berichtet (Seite 371 ff.).

Bei den Hämodialyseverfahren und bei den intermittierenden Peritonealdialyseverfahren verschlechtert sich der chronische **Intoxikationszustand des Patienten im Dialyseintervall**, die Konzentration toxischer Substanzen im Organismus des Patienten steigt an.

Mit Dialysebeginn sinkt diese Konzentration ab, das **Blut dient als Transportmedium für die Giftstoffe**. Die „Nachlieferung" der Giftstoffe aus den Körperzellen in das Blut erfolgt jedoch verzögert.

Diese verzögert ablaufende „innere Dialyse" erklärt auch, warum das Blut des Patienten den Dialysator mehrfach durchströmen muß. Die „innere Dialyse" ist nicht exakt meßbar. In jedem Fall gilt, daß zur genauen Beurteilung der Urämiekontrolle alle im Körper ablaufenden Prozesse einbezogen werden müßten. Das ist bis heute nicht annähernd möglich.

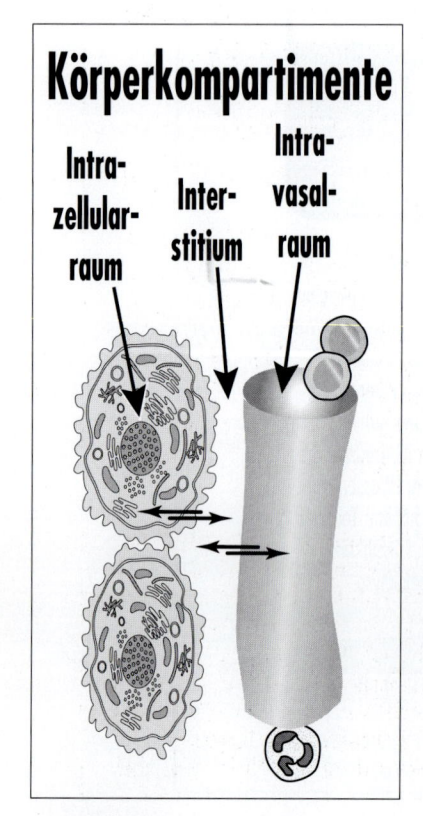

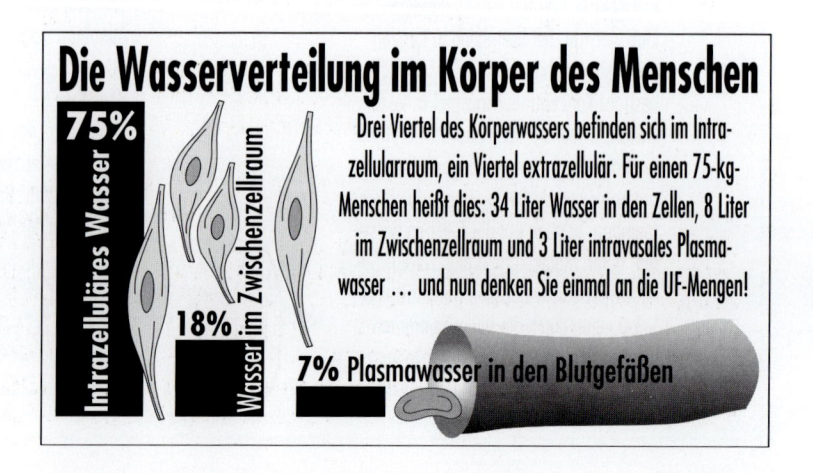

Körperkompartimente

Intrazellularraum — Interstitium — Intravasalraum

Die Wasserverteilung im Körper des Menschen

75% Intrazelluläres Wasser
18% Wasser im Zwischenzellraum
7% Plasmawasser in den Blutgefäßen

Drei Viertel des Körperwassers befinden sich im Intrazellularraum, ein Viertel extrazellulär. Für einen 75-kg-Menschen heißt dies: 34 Liter Wasser in den Zellen, 8 Liter im Zwischenzellraum und 3 Liter intravasales Plasmawasser ... und nun denken Sie einmal an die UF-Mengen!

Nach heutigem Kenntnisstand läßt sich sagen, daß bei fehlender Nierenrestfunktion eine **ausreichende Dialysedauer** (wenigstens 12 Std. pro Woche), eine ausreichende Dialysefrequenz (wenigstens 3 mal pro Woche) und eine konsequente Behandlung der Begleiterscheinungen und Folgen der Niereninsuffizienz, verbunden mit einem hohen Maß an Selbstdisziplin des Patienten die besten Langzeitergebnisse bringt.

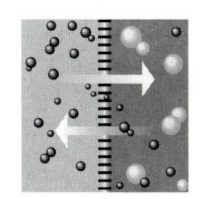

Unter Berücksichtigung der oben gemachten Darlegungen ergibt sich die zentrale Frage: „**Wie groß soll die Dosis des Medikaments Dialyse sein?**"

Die amerikanische „**National Cooperative Dialysis Study**" (NCDS) hat in diesem Zusammenhang zu wichtigen Erkenntnissen geführt. Es konnte gezeigt werden, daß die leicht zu bestimmende **Harnstoffkonzentration im Serum** durchaus **als Führungsgröße zur individuellen Dialysedosierung** genutzt werden kann.

Auf Einzelheiten der Studie wird für den Interessierten an anderer Stelle (vgl. Seite 169 ff.) eingegangen, die NCD-Studie hat klar erwiesen, daß eine zu niedrige Dosis an Dialysetherapie (Unterdialyse) eine höhere Rate an medizinischen Komplikationen und Verkürzung der Lebenserwartung der Patienten zur Folge hatte.

Passage durch die Hämodialysemembran – Abhängigkeit von der Molekülgröße

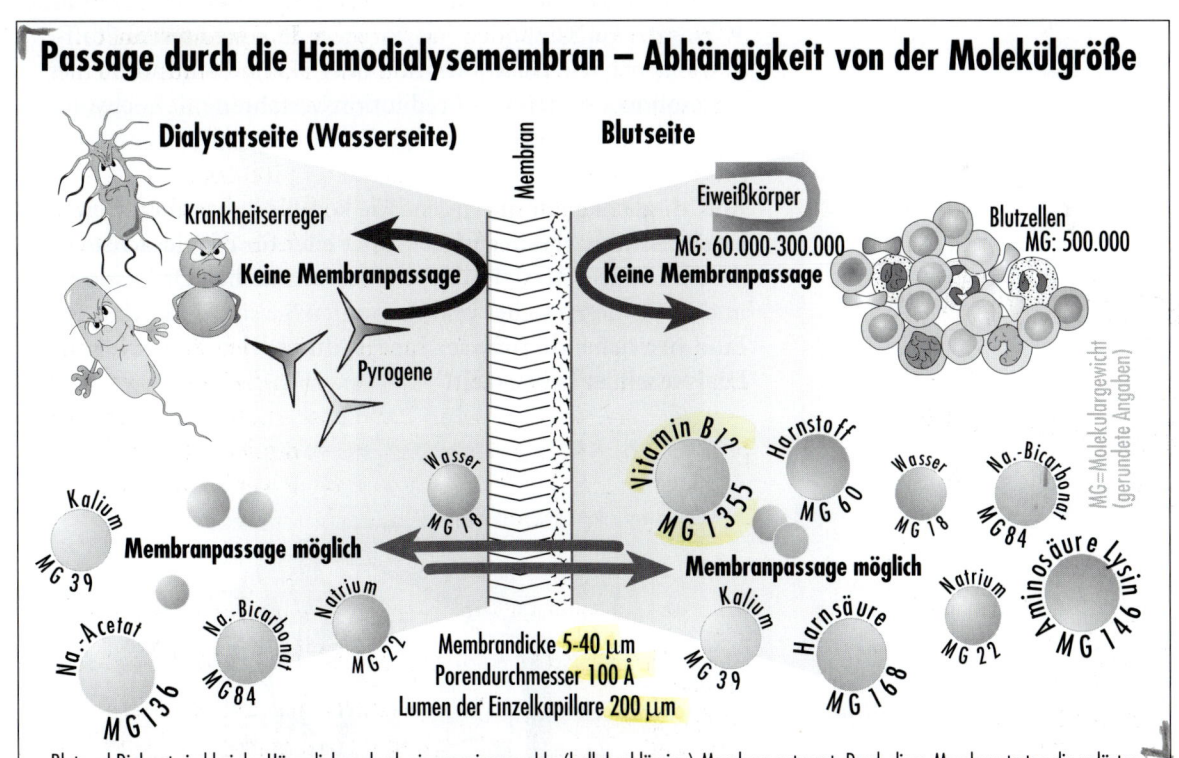

Dialysatseite (Wasserseite) | Membran | **Blutseite**

Krankheitserreger – **Keine Membranpassage**

Eiweißkörper MG: 60.000-300.000 – **Keine Membranpassage** – Blutzellen MG: 500.000

Pyrogene

Wasser MG 18

Membranpassage möglich ← → **Membranpassage möglich**

Kalium MG 39
Na.-Acetat MG 136
Na.-Bicarbonat MG 84
Natrium MG 22

Membrandicke 5-40 μm
Porendurchmesser 100 Å
Lumen der Einzelkapillare 200 μm

Vitamin B 12 MG 1355
Harnstoff MG 60
Kalium MG 39
Harnsäure MG 168
Wasser MG 18
Natrium MG 22
Na.-Bicarbonat MG 84
Aminosäure Lysin MG 149

MG=Molekulargewicht (gerundete Angaben)

Blut und Dialysat sind bei der Hämodialyse durch eine semipermeable (halbdurchlässige) Membran getrennt. Durch diese Membran treten die gelösten Substanzen ins Dialysat über, sofern das die Molekülgröße, Konzentrationsunterschiede und Löslichkeitsphänomene zulassen. Gerade im letzten Punkt liegt eine Zukunftschance für die Verbesserung der Dialyse durch Modifikation des Dialysats. Die Membran besitzt eine Mikroporenstruktur. Alle Partikel die größer sind als die Poren, werden von der Membran zurückgehalten. Die Membraneigenschaften werden also wesentlich von der Größe sowie der Anzahl der Poren und der verwendeten Membranoberfläche bestimmt. Es ist jedoch technisch nicht möglich, Membranen mit absolut gleicher Porengröße zu fertigen, vielmehr unterliegt diese der Gauß'schen Verteilung. Deshalb haben die Membranen keine absolut scharfe Ausschlußgrenze (=„cut-off"). Je nachdem bei welcher Molekülgröße die Durchlässigkeit der Membran nachläßt teilt man die Membranen in „low-flux"- (Permeabilität bis etwa 5.000 Dalton) und in „high-flux"-Membranen (Permeabilität bis maximal 66.000 Dalton) ein. Ein Dalton bezeichnet übrigens 1/12 der Masse des Kohlenstoffisotops C-12 mit $1,66 \times 10^{-27}$ kg. Das oben aufgeführte „Ångström" sind übrigens 10^{-8} cm oder 10^{-10} m! Alles klar?

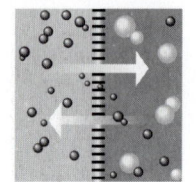

Was sind Mittelmoleküle?

Wie erwähnt, ist ein eigentliches „Urämiegift" unbekannt. Seit Jahren wird jedoch sog. Mittelmolekülen (Eiweißkörper mit einem „mittleren" Molekulargewicht von etwa 350 bis 5000 Dalton) eine besondere Bedeutung in der Genese des urämischen Syndroms beigemessen. Die Elimination mittelgroßer Moleküle ist wesentlich von der Oberfläche und Beschaffenheit der Dialysemembran abhängig. Aus der Erkenntnis, daß diese Elimination bei konstanter Oberfläche nur durch Verlängerung der Dialysezeit gesteigert werden kann, wurde die „square meter hour hypothesis" (Quadratmeter-Stunden-Hypothese) entwickelt, später die „Mittelmolekülhypothese". Wie der Name schon sagt: „…-hypothese", bisher aber nicht tot zu kriegen, deshalb erwähnt. Weil die Bestimmung urämischer Mittelmoleküle sehr aufwendig ist, hat sich zum Vergleich die Bestimmung des nichturämischen Mittelmoleküls Vitamin B_{12} (Molekulargewicht 1355 Dalton) eingebürgert.

Möglichkeiten zur Steigerung der Elimination von Mittelmolekülen:

- Verlängerung der Dialysezeit
- Vergrößerung der Membranoberfläche (Kombination der beiden erstgenannten Möglichkeiten = Quadratmeter-Stunden-Hypothese)
- Modifikation des Membranmaterials und der Membrandicke
- Einsatz von Methoden mit vorwiegend konvektivem Stofftransport, wie Hämofiltration oder Hämodiafiltration, hier besonders zu nennen: Prädilutionsverfahren mit hochvolumiger on-line-Substitution (vgl. Grafik Seite 401)

Alle Möglichkeiten sind irgendwie kombinierbar, **die Langzeitergebnisse aus Tassin sprechen aber eher für die einfachste Methode: Lange dialysieren!** Nur eines ist aus allen Diskussionen und Hypothesen sicher und das sollten Sie sich wirklich merken: **Eine ausreichende Dialysedauer ist durch nichts zu ersetzen! Dialysezeit ist Lebenszeit!**

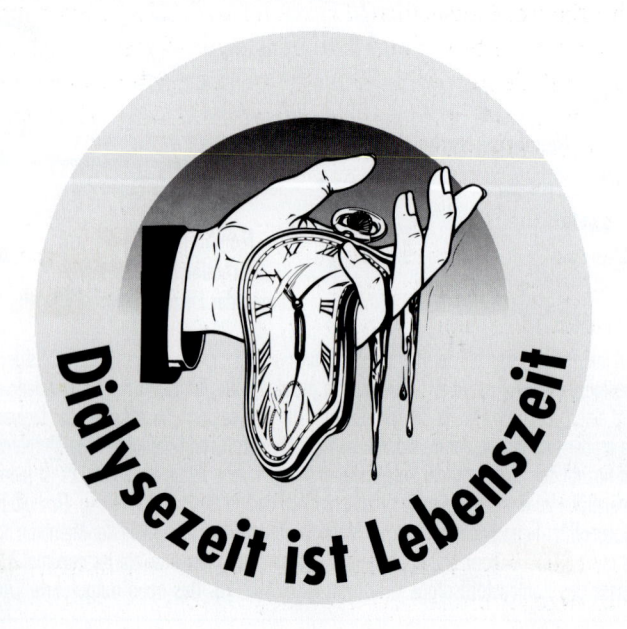

Körpereigene Substanzen und Dialyse

Flüssigkeits-, Elektrolyt- und Säure-Basen-Haushalt

Die vital bedrohende Störung der Regulation des Flüssigkeitshaushaltes, des Elektrolyt- und Säure-Basen-Haushaltes wird beim Dialysepatient wesentlich durch die Dialyse korrigiert.

Im Zusammenhang mit der Dialysedurchführung sind mehrere **Flüssigkeitsräume** zu beachten: Intrazellularraum, Zwischenzellraum, Extrazellularraum, Extrakorporalraum (künstliche Niere). Besteht bei einem Dialysepatient eine Flüssigkeitsansammlung in einer Körperhöhle (Herzbeutel, Pleuraraum, Bauchraum) tritt ein weiteres schwer kalkulierbares Volumen hinzu. Der Flüssigkeitsinhalt in Darm, Hirnkammern und evtl. Harnblase soll ganz vernachlässigt werden. Sie sehen: Überall (saures) „Wasser" – und wir davor mit dem guten Vorsatz, dem Patient die richtige Menge zu entfernen ... Streit um 500 Gramm beim Sollgewicht sind lächerlich!

Etwa 55 % des Gesamtkörperwassers finden sich intrazellulär, etwa 20 % des extrazellulären Wassers entfallen auf den interstitiellen Raum, intravasal (in den Blutgefäßen) finden sich gerade einmal 8 % – und nur die ist uns ja primär für den extrakorporalen Kreislauf zugänglich (vgl. Grafik Seite 154)!

Merke:

- Kalium findet sich hauptsächlich intrazellulär
- Natrium findet sich hauptsächlich extrazellulär
- Bikarbonat ist die physiologische Puffersubstanz des Organismus

Korrektur der metabolischen Azidose durch die Nierenersatzbehandlung

Wie im Kapitel 4 ausgeführt (vgl. Seite 44 ff.), ist die **metabolische Azidose** die typische Störung im Säure-Basen-Haushalt des niereninsuffizienten Patienten. Die **Korrektur der Übersäuerung des urämischen Organismus** ist ein wesentliches Ziel der verschiedenen Dialyseverfahren.

„Azidose" bedeutet eine Zunahme der Wasserstoffionenkonzentration (Abnahme des pH-Wertes), der Zusatz „metabolisch" zeigt an, daß die Störung primär durch einen Abfall der Plasmabikarbonatkonzentration bedingt ist.

Eine Notfallsituation liegt vor, wenn der pH-Wert unter 7,15 fällt, da dann lebensbedrohliche Kreislaufstörungen drohen. **Die Korrektur der Azidose gelingt durch die Gabe von Puffersubstanzen, wobei Natriumbikarbonat das Mittel der Wahl ist.**

Heute ist die „Bikarbonatdialyse" das Standardverfahren und wird in vielen Zentren vorrangig angewendet.

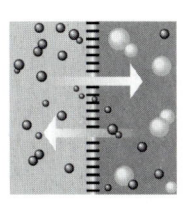

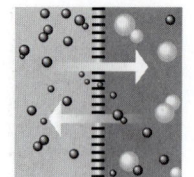

Was sind „Puffer"?

Ein Puffer ist (chemisch gesehen) eine **Substanz mit der Fähigkeit Säureionen (= Wasserstoffionen) so abzufangen, daß es zu keiner nennenswerten Änderung des pH-Wertes einer Lösung kommt**. Im Fall der Übersäuerung des Organismus verbinden sich die Wasserstoffionen mit dem Bikarbonat zu Kohlensäure, die in Wasser und Kohlendioxid zerfällt. Die Pufferung kann also nur so lange funktionieren, so lange genügend Bikarbonat zur Verfügung steht.

Früher bediente man sich aus technischen Gründen des **Azetats als Puffersubstanz**. Azetat wird im Stoffwechsel zu Kohlendioxid und Wasser verbrannt, wobei pro Molekül ein Wasserstoffion (Säure = Protonen- [Wasserstoffionen] donator) verbraucht wird. Da die Verstoffwechselung von Azetat im Organismus eine gewisse Zeit braucht, werden die Patienten **zu Beginn einer Azetatdialyse erst einmal „noch saurer"** als sie schon sind, weil sie natürlich gemäß dem bestehenden Konzentrationsgefälle von ihrem ohnehin verminderten Bikarbonat erst einmal selbiges ins (bikarbonatfreie) Dialysat verlieren.

Als weiterer unerwünschter Effekt dieser initialen Zunahme der Übersäuerung **steigt zu Beginn einer Azetatdialyse der Kaliumspiegel an**. Auch Azetatüberdosierungen (bei Überschreitung der Umwandlungskapazität) sind möglich.

Diese unphysiologischen Zustände trugen zur schlechten Verträglichkeit der Azetatdialyse bei vielen Patienten bei. Der Siegeszug der Bikarbonatdialyse war deshalb nach Lösung der technischen Probleme (Bildung unlöslicher Salze zwischen Bikarbonat und Calcium/Magnesium) eine folgerichtige Entwicklung.

Bikarbonat ist die physiologische Puffersubstanz, deren durchschnittlicher **Normwert beim Gesunden** bei rund 24 mmol/l liegt. Die Dialysierflüssigkeit bei der Bikarbonat-Dialyse enthält etwa 30-36 mmol/l Bikarbonat.

Entsprechend des Konzentrationsgefälles kommt es bei der Bikarbonatdialyse von Anfang an zu einer Korrektur der Azidose durch Bikarbonatzufuhr zum Patient (von der „Wasser-" auf die „Blutseite").

Schließlich findet in der Nierenersatzbehandlung **Laktat als Puffer** Verwendung (Hämofiltrations- und Peritonealdialyselösun-

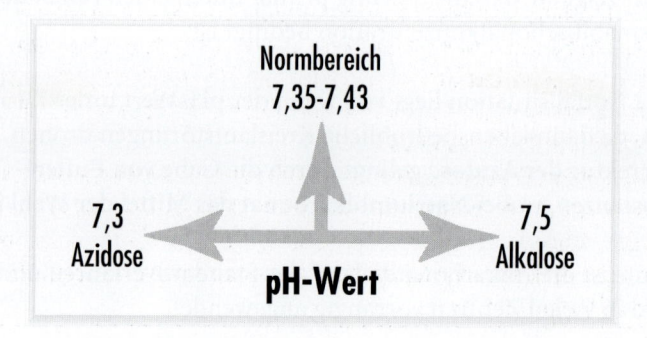

```
           Normbereich
            7,35-7,43
               ↑
7,3    ←          →    7,5
Azidose                Alkalose
            pH-Wert
```

gen). Laktat muß erst verstoffwechselt werden, um der renalen Azidose entgegenzuwirken: Laktat wird im Zitronensäurezyklus in Azetat umgebaut ... weiter s.o. ... Probleme wie bei der Azetatdialyse können die Folge sein. (Ein klarer Nachteil der Peritonealdialyse!)

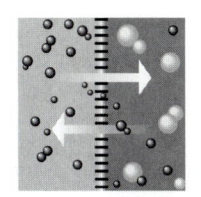

Natrium

Wie erwähnt, ist **Natrium** das **wichtigste extrazelluläre Ion**. Natrium hat aufgrund des kleinen Atomgewichts eine **sehr gute Clearance an allen Dialysemembranen**.

Im dialysefreien Intervall wird das austauschbare Natrium meist erhöht, es wird durch die Hämodialyse rasch normalisiert. Ultrafiltrate weisen die gleiche Natriumkonzentration auf wie das Plasma.

Auf die Zusammenhänge zwischen Wasser- und Kochsalzüberschuß und Hypertonie beim niereninsuffizienten Patient wurde im Abschnitt Hypertonie bereits hingewiesen.

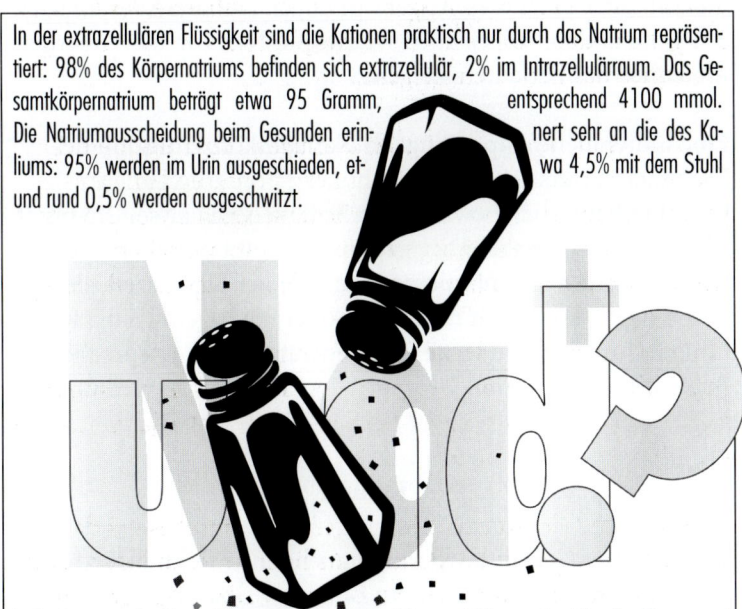

In der extrazellulären Flüssigkeit sind die Kationen praktisch nur durch das Natrium repräsentiert: 98% des Körpernatriums befinden sich extrazellulär, 2% im Intrazellulärraum. Das Gesamtkörpernatrium beträgt etwa 95 Gramm, entsprechend 4100 mmol. Die Natriumausscheidung beim Gesunden erinnert sehr an die des Kaliums: 95% werden im Urin ausgeschieden, etwa 4,5% mit dem Stuhl und rund 0,5% werden ausgeschwitzt.

In der Situation der Hämodialyse besteht zwischen Blut- und Wasserseite (Korrekt: Plasma und Dialysierflüssigkeit) nur ein niedriger Natriumgradient, Natrium wird quasi isoton ultrafiltriert, d.h. jeder Liter Ultrafiltrat, der entzogen wird, enthält etwa genausoviel Natrium wie das Plasma des Patienten. 1 Gramm Natrium entspricht 43,5 mmol, 1 Gramm Natrium ist in 2,542 Gramm Natriumchlorid (NaCl, Kochsalz) enthalten oder umgekehrt: 1 mmol Natrium entspricht 22,99 mg. Diese Menge Natrium ist in 58,44 mg Natriumchlorid (NaCl, Kochsalz) enthalten. Die Stiftung dieser Verwirrung ist unumgänglich, um folgendes zu verstehen: Bei einer Serum-Natriumkonzentration von beispielsweise 142 mmol/l ist diese Natriummenge annähernd auch in jedem Liter Ultrafiltrat enthalten. Diese 142 mmol/l entsprechen rund 3,3 Gramm Natrium (genau 3264,58 mg). Nun rechnen Sie diese Menge einmal hoch auf manchmal erforderliche Ultrafiltrationsvolumina!
Zum Glück regelt sich die Natriumeinfuhr bei der Mehrzahl der Dialysepatienten annähernd von selbst: Da eine zu hohe Zufuhr von Salz Durst und damit Flüssigkeitsaufnahme fördert, führt dies dazu, daß die bei der nächsten Dialyse notwendige höhere Ultrafiltrationsmenge (nahezu isoton) auch das überschüssige Natrium mit entfernt — vorausgesetzt, das Sollgewicht (Trokkengewicht) wird erreicht.

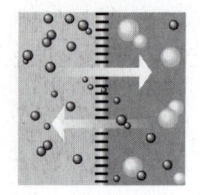

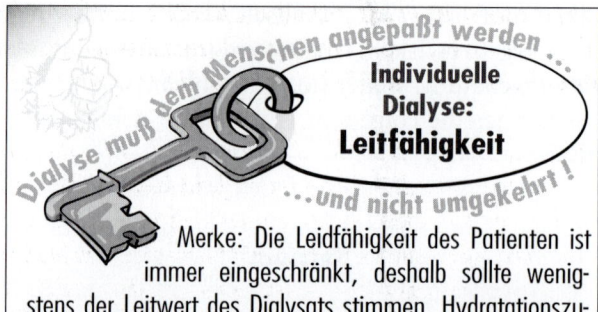

> **Individuelle Dialyse: Leitfähigkeit**
>
> *Dialyse muß dem Menschen angepaßt werden ... und nicht umgekehrt!*
>
> Merke: Die Leidfähigkeit des Patienten ist immer eingeschränkt, deshalb sollte wenigstens der Leitwert des Dialysats stimmen. Hydratationszustand, UF-Toleranz, das RR-Verhalten, die Osmolarität des Dialysats (Glukosezusatz?), subjektives Durstgefühl des Patienten nach der Dialyse bestimmen Ihre Entscheidung. Besonders bewährt: Natrium-Profile: Hohes Dialysat-Na zu Beginn, niedriges Dialysat-Na am Ende der Dialyse!

Wird die Natriumkonzentration im Dialysat sehr niedrig gewählt (130 bis 135 mmol/l), kommt es zu raschem und ausgeprägtem Absinken der Serumnatriumkonzentration und damit der Osmolarität (Definition siehe Glossar). Es tritt Wasser bis zum osmolaren Ausgleich in die Zellen ein, Folgen sind Muskelschwellung mit Muskelkrämpfen und Dysäquilibrium-Syndrom (Kopfschmerzen, Übelkeit, Erbrechen). Beim Dialysatnatrium um 140 mmol/l ist diese Gefahr geringer. Hohes Dialysatnatrium kann andererseits jedoch Durstgefühl hervorrufen und den Blutdruck des Patienten steigern.

Eine individuelle Anpassung der Natriumkonzentration des Dialysats ist stets angezeigt. Bei hoher erforderlicher Ultrafiltration hat es sich bewährt, am Anfang der Dialyse (2/3 bis 3/4 der Gesamtzeit) hohes Dialysatnatrium mit hoher Ultrafiltrationsrate zu kombinieren, den Rest der Dialysezeit niedrige Ultrafiltrationsrate mit normalem oder niedrigem Dialysatnatrium durchführen. Moderne Dialysegeräte bieten entsprechende Behandlungsprofile an.

Kalium

Etwa 2 % des Gesamtkörperkaliums befinden sich im Extrazellularraum. Bei absinkendem Blut-pH (Übersäuerung, Azidose) strömt Kalium vermehrt in den Extrazellularraum.

Chronisch Niereninsuffziente neigen zur Hyperkaliämie. Die Hyperkaliämie gehört zu den unmittelbar lebensbedrohlichen Komplikationen der Urämie (siehe auch Seite 35 ff.).

Kalium ist wie Natrium sehr gut dialysabel, Kaliumelimination mittels Hämodialyse ist das effektivste Verfahren zur Behandlung einer lebensbedrohlichen Hyperkaliämie.

Während und unmittelbar nach Hämodialyse zeigt das Laborergebnis der Kaliumbestimmung irreführende Werte, da das Kalium zunächst schnell absinkt und danach wieder ansteigt. Die intra- bzw. postdialytische Hypokaliämie dauert meist nur wenige Stunden. Zu bedenken ist auch, daß die rasche Senkung während der Dialyse nicht nur ein Effekt der Kaliumentfernung über die Spüllösung ist, sondern auch eine Umverteilung von extra- nach intrazellulär durch den Ausgleich der Azidose.

Genauso wie das Dialysatnatrium individuell angepaßt werden soll, muß dies mit dem Dialysatkalium geschehen. Hierbei sind insbesondere bei Aufnahme eines Patienten ins Dialyseprogramm **häufige Bestimmungen** erforderlich. Wir bestimmen bei neuen Dialysepatienten wenigstens für 1/4 Jahr **vor jeder Dialyse** das Kalium und besprechen (bei entsprechendem Verständnis) das Ergebnis mit dem Patient. Dieser lernt so praktisch nebenbei mit der Problematik umzugehen und wird kontinuierlich geschult. Das Dialyseteam kann die Dialysierflüssigkeitsrezeptur individuell einstellen (betrifft auch Calcium, das im selben Arbeitsgang mitbestimmt wird).

In jedem „Zweifelsfall" soll vor der Dialyse (besonders nach dem langen Intervall) eine Kaliumbestimmung im Serum (Geräte mit ionenselektiven Elektroden) durchgeführt werden, nach deren Ergebnis wird das Dialysatkalium eingestellt.

Die **Hypokaliämie** kann wie die Hyperkaliämie lebensbedrohliche Herzrhythmusstörungen auslösen. Die Hypokaliämie verstärkt die Wirkung der (therapeutisch weit verbreiteten) Herzglycoside. Das Zusammentreffen von Hypokaliämie und Glycosidtherapie kann lebensgefährlich sein. Prophylaxe: Vermeidung einer ausgeprägten postdialytischen Hypokaliämie und strengste Indikation beim Glycosideinsatz bei Dialysepatienten. Ggf. soll das **Dialysatkalium** (besonders bei langer Dialysedauer) **in der letzten Dialysephase angehoben werden**.

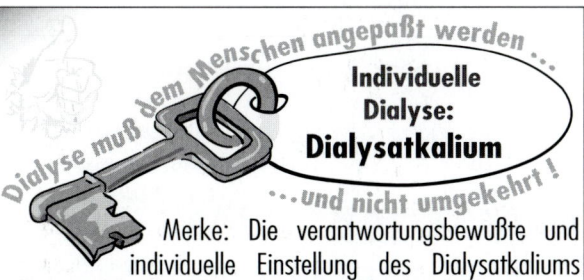

Dialyse muß dem Menschen angepaßt werden... ...und nicht umgekehrt!

Individuelle Dialyse: Dialysatkalium

Merke: Die verantwortungsbewußte und individuelle Einstellung des Dialysatkaliums befähigt Sie, ein Dialysegerät ohne Waffenschein zu bedienen, da sonst leicht eine Tötungsmaschine aus dem Gerät werden kann! Voraussetzung ist die Kenntnis des Serumkaliums vor Dialyse und dessen individueller Verlauf beim Patient über einen längeren Zeitraum.
Dialysedauer, Dialysefrequenz, Säure-Basen-Status, Begleitmedikation (Herzglykoside?) und Begleiterkrankungen (bes. Herzrhythmusstörungen) sind weitere Größen, die in die Rechnung eingehen müssen ...
Das **g**rößte **a**nzunehmende **U**nglück in der Dialyse ist immer der Tod eines Patienten während der Behandlung und es ist mehr als fatal, wenn im Nachherein eingeräumt werden muß, daß die Sache möglicherweise zu verhindern gewesen wäre, hätte man nur ... das Dialysat-Kalium individuell eingestellt!

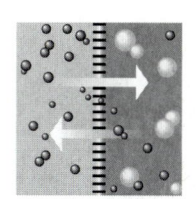

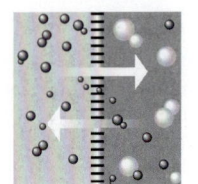

Calcium

Etwa 99 % des Gesamtkörpercalciums sind in die Knochensubstanz eingebaut, etwa 1 % des Calciums findet sich im extra- und intrazellulären Raum. Etwa 40 % des im Serum gemessenen Calciums sind proteingebunden, rund 60 % liegen in ionisierter Form vor. Der Ionisationsgrad ist pH-abhängig.

Der **Normalwert** des Calciums im Serum liegt für Gesamtcalcium bei etwa 2 bis 2,8 mmol/l (= 4 bis 5,6 mval/l = 8 bis 11,22 mg/dl). Näheres siehe Seiten 41/42. Das **Dialysatcalcium** soll ebenso wie die anderen Elektrolyte individuell den Bedürfnissen des Patienten angepaßt werden, es liegt um 1,5 (± 0,25) mmol/l. Durch den vermehrten Einsatz **calciumhaltiger Phosphatbinder** sehen wir bei unseren Patienten häufiger Hypercalcämien. Deshalb geht der **Trend** in den letzten Jahren eher **zu niedrigerem Calciumgehalt in den Dialysierflüssigkeiten**, sowohl bei den Hämo- als auch bei den Peritonealdialyseverfahren („Norm-Calcium-Lösungen").

Beim (nicht spezifisch behandelten) Dialysepatient sind sowohl Hypocalcämien als auch Hypercalcämien möglich. Störung der Vitamin-D-abhängigen Calciumresorption aus dem Darm, Calciumverluste und Mangel an Trägereiweiß können **Ursachen der Hypocalcämie** sein. Hypercalcämie kann bei schwerem Hyperparathyreoidismus oder bei Vitamin-D-Überdosierung auftreten.

Unser Organismus enthält etwa 1000 bis 1200 Gramm Calcium. Davon befinden sich 99% im Knochengewebe und in den Zähnen, der Rest im extra- und intrazellulären Raum. Das im Serum gemessene Gesamtcalcium teilt sich etwa zur Hälfte in eine albumingebundene Fraktion, 10% liegen als Komplexsalze vor (Zitrat, Bikarbonat, Laktat) der Rest (≈40%) ist die ionisiert vorliegende Fraktion. Das ionisierte Calcium ist die biologisch aktive Form des Calciums, es ist beim Gesunden renal filtrierbar und frei im Plasma meßbar, seine Konzentration ist abhängig von pH-Wert und Albuminkonzentration: Azidose vergrößert, Alkalose verkleinert den ionisiert vorliegenden Anteil. Eiweißmangel verkleinert die proteingebundene Fraktion und vergrößert relativ dazu den ionisiert vorliegenden Teil (und umgekehrt).

Hinweis auf Störungen im Calciumhaushalt gibt auch das **Calcium-Phosphat-Produkt**: Ca (mg/dl) x P (mg/dl) = 24 bis 60 (Referenzbereich).

Beim Gesunden wird der Serumcalciumspiegel in engen Grenzen reguliert: Die Schwankungen sind < 6%!

Der Calcium- (und Phosphor-) Haushalt wird überwiegend durch Parathormon, Calcitonin und Vitamin D bzw. dessen Metaboliten reguliert, worüber an anderer Stelle dieses Buches weitere Angaben zu finden sind.

Während der Hämodialyse steht dem Dialysatcalcium von ≈1,4 bis 1,75 mmol/l der ionisierte Anteil des Serumcalciums gegenüber, aus dem Konzentrationsgefälle ergibt sich die Richtung des diffusiven Transports von Ca^{++} (meist von der Dialysierflüssigkeit ins Blut). Die Calciumclearance beträgt etwa 60 bis 70% der Harnstoffclearance des Dialysators.

Neben dem diffusiven Transport findet man bei Calcium simultan eine bedeutende Ultrafiltration (konvektiver Transport). Es konnte gezeigt werden, daß eine Dialysatcalciumkonzentration von 1,6 bis 1,75 mmol/l allen Aspekten annähernd gerecht wird und zu einer ausgeglichenen Calciumbilanz beim Patient führt. Bei gleichzeitiger Gabe von calciumhaltigen Phosphatbindern wird das Dialysatcalcium heute eher etwas niedriger (≈1,6 mmol/l) eingestellt.

Im Zusammenhang mit der Hypercalcämie ein Hinweis auf das **Hartwassersyndrom**: Die Wasserhärte wird durch Calcium und Magnesiumionen bestimmt. Eine Störung in der Enthärtung des Trinkwassers für die Dialysatherstellung führt zur Hypercalcämie mit resultierendem Hartwassersyndrom (mehr dazu im Kapitel „Wasseraufbereitung" ab Seite 174).

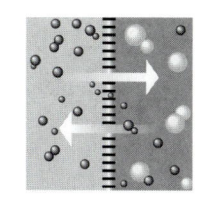

Calciumionen sind sehr gut dialysabel. In die Gesamtcalciumbilanz während der Dialyse gehen ein:

- die durch Diffusion aus dem Dialysat aufgenommene Calciummenge, Calciumaufnahme durch Nahrungsmittel und Medikamente
- die durch Konvektion mit dem Ultrafiltrat „ausgeschiedene" Calciummenge

Magnesium

Die **Hauptmasse des Magnesiums** findet sich **in der Muskulatur und in den Knochen**, nur knapp 1 % extrazellulär. Etwa 1/4 des extrazelluären Magnesiums ist eiweißgebunden. Der Magnesiumbestand bei terminalen Niereninsuffizienten ist normal bis leicht erhöht. Der Serummagnesiumspiegel liegt bei etwa 1 mmol/l, ebenso ist das Magnesium im Dialysat üblicherweise eingestellt.

Chlorid

Zusammen mit Natrium sind Chloridionen die **Hauptträger der extrazellulären Osmolarität**. Unter Hämodialyse/Hämofiltration entspricht das Verhalten der Chloride denen des Natrium. Die Chloridkonzentration im Dialysat/Substituat liegt meistens zwischen 105 bis 110 mmol/l, die Chloridkonzentration im Serum bei etwa 97 bis 108 mmol/l. Bei der Beurteilung der Serumwerte ist ggf. zu beachten, daß sich Chlorid und Bikarbonat umgekehrt zueinander verhalten, also **Absinken des Bikarbonats führt zur Hyperchlorämie** und umgekehrt.

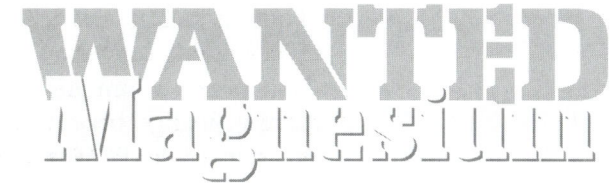

WANTED: Magnesium

Magnesium, Symbol „Mg", ist ein zur Gruppe der Erdalkalimetalle gehörendes Leichtmetall. Ordnungszahl 12, Atomgewicht 24,312, Wertigkeit II. Im Organismus ist Magnesium das zweithäufigste intrazelluläre Kation, mehr als die Hälfte findet sich im Knochen, der Rest in den Weichteilen, besonders in der Leber und in der Muskulatur, weniger als 1% befinden sich in der extrazellulären Flüssigkeit. Der Normalbereich ist etwa 0,7 bis 1,1 mmol/l (Umrechnungsfaktor: mg/dl x 0,4113 = mmol/l). Magnesium wirkt im Organismus als Aktivator von Enzymsystemen, Zellen mit hoher Stoffwechselaktivität haben auch einen hohen Mg-Gehalt. Magnesium stabilisiert die makromolekularen Strukturen von DNS und RNS. An Membranen von Herz- und Gefäßmuskelzellen reduziert Magnesium als „Calciumantagonist" den Calciumeinstrom, sowie Bindung und Translokation von Calcium mit dem Resultat einer Tonussenkung der glatten Muskulatur. Weiter beschleunigt Magnesium den Natriumeinstrom in die Zelle und damit die Initialrate der Depolarisation. Magnesium beeinflußt auch die Kaliumpermeabilität der Zellmembran: Die normale extrazelluläre Magnesiumkonzentration verhindert Kaliumaustritt aus Herz- und Skelettmuskelzellen und ermöglicht den Zellen die Aufrechterhaltung der hohen intrazellulären Kaliumkonzentration. Schließlich antagonisiert Magnesium an den motorischen Nervenendplatten die calciumstimulierbare Freisetzung von Acetylcholin, d.h. die Erregbarkeit wird herabgesetzt. In pharmakologischen Dosen senkt Magnesium den peripheren Gefäßwiderstand und senkt den Blutdruck, ein erhöhter Magnesiumspiegel hemmt die PTH-Sekretion, ein erniedrigter steigert sie.

Die übliche Magnesiumkonzentration in den Dialysierflüssigkeiten bei der Hämodialyse beträgt 0,7 bis 1 mmol/l wodurch eine erwünschte leichte Hypermagnesiämie aufrechterhalten wird. Klinische Symptome sind erst bei Mg-Spiegeln über 2 mmol/l zu erwarten, die Symptome entsprechen dann dem „Hartwassersyndrom" (Blutdruckanstieg, Übelkeit, Erbrechen), womit auch eine Ursache für die schwere Hypermagnesiämie genannt wäre: Störung der Wasseraufbereitung. Weitere Ursachen sind die übermäßige Zufuhr magnesiumhaltiger Antazida oder Abführmittel, progrediente Verminderung der Urinausscheidung bis hin zur Anurie und Magnesiumaustritt aus Zellen bei Zelluntergängen. Ein „Zuwenig" an Magnesium wird bei Verwendung magnesiumfreier Dialysierflüssigkeit, bei Alkoholismus, längerer hochdosierter Behandlung mit Schleifendiuretika und schlechter Resorption beobachtet.

In den Pflanzen ist Magnesium Baustein des Chlorophylls (Blattgrün) – das ist auch die Haupteinfuhrquelle des Menschen. Die empfohlene tägliche Aufnahme beträgt ≈ 300 mg. Diese Nahrungsmittel mit hohem Magnesiumgehalt (z.B. Spinat) wie auch Getreide, Gemüse, Sojabohnenprodukte, Nüsse und Mandeln sollten Dialysepatienten wegen des hohen Kaliumanteils zurückhaltend zuführen – ein Kofaktor für die Entwicklung eines Magnesiummangels!

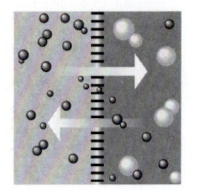

Phosphat

Als Folge der gestörten Phosphatausscheidung steigt das anorganische Phosphat mit zunehmender Niereninsuffizienz an: „Phosphatstau". Das erhöhte Phosphat ist ein Ausgangspunkt der renalen Osteopathie. **Hauptphosphatquelle in der Nahrung ist das Eiweiß.** Beim Abbau von 1 g Eiweiß wird etwa 1mmol Phosphat freigesetzt. Da eine ausreichende Eiweißzufuhr für den Dialysepatienten zur Vermeidung einer katabolen Stoffwechselsituation wichtig ist, ergibt sich, daß der diätetischen Phosphatrestriktion Grenzen gesetzt sind. Meist erhalten die Patienten phosphatbindende Medikamente, wobei die entsprechenden Nebenwirkungen zu beachten sind (Aluminiumakkumulation, Hypercalcämie).

Die **Phosphatelimination** über den Dialysator ist nur unvollständig möglich, **bei der Auswahl von Dialysatoren sollte man sich stets an der Phosphatclearance orientieren**, denn wenn die gut ist, „stimmen" auch die anderen Clearances des Dialysators! Die Normwerte des anorganischen Phosphats im Serum liegen bei etwa 0,8 bis 1,5 mmol/l (2,5 bis 4,5 mg/dl). Das Dialysat ist phosphatfrei.

Phosphatelimination

Zufuhr von Phosphat mit der Nahrung, Mobilisation von Phosphat aus dem Knochen (Hyperparathyreoidismus; bei Bettlägerigkeit) und Freisetzung von intrazellulärem Phosphat beim Zellabbau („Hyperkatabolismus", bei Fieber, Nekrosen u.a. Gewebsuntergängen) führt beim Dialysepatient zur unerwünschten Ansammlung von Phosphat. Grundlegende Behandlungsstrategien sind die Blockierung der Phosphat-Aufnahme im Darm und Phosphatentzug mittels Nierenersatzbehandlung. Auf die Phosphorproblematik bei der Ernährung des niereninsuffizienten Patienten und Phosphatbindung im Darm wird an anderer Stelle des Buches näher eingegangen.

Zur Erzielung eines maximalen **Phosphatentzugs** ist Standarddialysierflüssigkeit phosphatfrei. Die Phosphatclearance der Dialysatoren für die Hämodialyse beträgt etwa 50-60% der Harnstoffclearance. Die **Phosphatclearance** eines Dialysators ist nach der Membranoberfläche dessen wichtigste Kenngröße: Ist die Phosphatclearance in Ordnung (über 140 ml/min [nach DIN 58352 Teil 3 oder noch besser selbst gemessen] sollten es schon sein), „stimmen" auch die anderen Clearance-Werte! Bicarbonatdialyse begünstigt die Phosphatausscheidung gegenüber der Acetatdialyse, da der Acetatstoffwechsel entfällt. In verschiedenen Untersuchungen fand man, daß der Membranpermeationswiderstand für anorganisches Phosphat signifikant höher ist, als es nach dem Molekulargewicht zu erwarten wäre. Mögliche Ursachen sind eine größere Hydratationshülle und die elektrische Ladung des Phosphatmoleküls, welche seine Permeation behindert: Im höheren pH-Bereich kommt es zur Konzentrationszunahme des zweifach geladenen Ions HPO_4^{2-} gegenüber dem einfach geladenen Ion $H_2PO_4^-$. Für die praktische Durchführung der Bicarbonathämodialyse heißt die Konsequenz „**Bicarbonatprofil**", d.h. Steigerung der Bicarbonatkonzentration (respektive des pH-Wertes) in der Dialysierflüssigkeit im Verlauf der Dialyse. Da die Stoffausscheidung bei der Dialyse immer auch eine Funktion der Zeit ist, versteht es sich von selbst, zur Erzielung einer hohen Phosphateliminierung lange zu dialysieren (möglichst mehr als 12-15 Stunden/Woche). Demgegenüber haben Kunstgriffe wie Steigerung des Blut- und/oder Dialysatflusses auf die Phosphateliminierung einen geringeren Effekt.

Kohlenhydrate

Zuckerstoffwechselstörungen gehören zum klinischen Bild der chronischen Niereninsuffzienz. Eine Konsequenz dieser Glukosestoffwechselstörung (pseudodiabetisches Verhalten des Urämikers) mit Hyperinsulinismus ist die Neigung zur Hypertriglyceridämie. Glucose ist gut dialysabel.

Hypoglykämien sind beim nichtdiabetischen Dialysepatient bei Anwendung glukosefreien Dialysats nicht zu erwarten. **Diabetiker und kachektische Patienten dialysieren wir prinzipiell gegen eine Dialysierflüssigkeit mit normnahem Glukosegehalt (1,5 g/l = 150 mg%).** Hypoglykämien sind so bei Diabetikern recht sicher vermeidbar, kachektische Patienten erhalten während der Dialyse eine wünschenswerte Kalorienzufuhr.

Hyperglykämien bei Diabetikern kann man während der Hämodialyse ohne Insulinzufuhr elegant beeinflussen, indem man **vorübergehend gegen glukosefreie Dialysierflüssigkeit** behandelt (Glukose wird abdialysiert). Der Blutzuckerspiegel kann während der Hämodialyse sehr einfach durch Mini-Blutentnahme aus dem arteriellen System bestimmt werden, ohne den Patient jedes Mal neu zu stechen (klarer Vorteil im Vergleich zur Peritonealdialyse!). Selbstverständlich wird man nach der **Ursache** der hyperglykämischen Stoffwechselentgleisung fahnden und Diät/antidiabetische Therapie entsprechend korrigieren.

Über den unphysiologisch hohen Glukosegehalt der Peritonealdialyselösungen erfahren Sie mehr im Kapitel 14 (Seite 383 ff.).

Aminosäuren

Aminosäuren sind die „Bausteine" der Eiweiße. Fast alle Aminosäuren sind beim Urämiker im Serum erniedrigt, Aminosäuren sind gut dialysabel und werden (unerwünschterweise) bei der Hämodialyse bzw. Hämofiltration mit entfernt: Aminosäureverlust pro Hämodialyse = 5 bis 18 Gramm!

Aus den Darlegungen ergibt sich die Notwendigkeit einer ausreichenden Substitution des Verlustes. Beim Hämodialysepatient geschieht das meist in ausreichender Weise durch Nahrungszufuhr, sehr selten kommt eine medikamentöse Substitution von Aminosäuren in Betracht. Ganz anders stellt sich die Situation bei Peritonealdialysepatienten dar, vgl. Kapitel 14 (Seite 365 ff.).

Bei Verwendung **glukosefreier Dialysierflüssigkeit** (Hämo-Verfahren) ist der **Aminosäureverlust** übrigens **höher**, als bei Verwendung einer glukosehaltigen Spüllösung.

Eiweiß

Hämodialysatoren und Hämofilter sind für Eiweißkörper undurchlässig, anders als jene Filter, die für die Plasmaseparation eingesetzt werden.

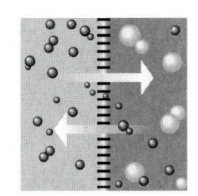

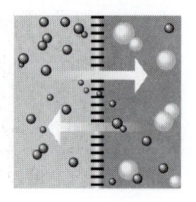

Ein Eiweißverlust findet bei der Hämodialyse/Hämofiltration also nicht statt, hingegen ist (z.T. exzessiver) **Eiweißverlust über die PD-Lösung ein Markenzeichen der Peritonealdialyse**, vgl. Kapitel 14 (Seite 365 ff.).

Hormone

Hormone sind mittel- bis großmolekulare Substanzen, entsprechend unterschiedlich ist der Verlust ins Dialysat/Filtrat. Es gibt **zahlreiche hormonelle Störungen bei Urämikern**, die ihre **Ursache** jedoch **nicht in der Nierenersatztherapie** haben, sondern vielmehr in einer Hemmung der Hormonbildung, in einer Schädigung der Erfolgsorgane der Hormone oder in einer gestörten Verstoffwechselung durch die kranken Nieren.

Vitamine

Wasserlösliche Vitamine **werden über das Dialysat verloren** (B-Vitamine, Vitamin C). Bei ausgewogener Ernährung der Dialysepatienten unter Beachtung der diätetischen Vorschriften kann davon ausgegangen werden, daß die dialysebedingten Vitaminverluste nicht voll ausgeglichen werden. Unter Berücksichtigung einer evtl. zusätzlichen Mangel- bzw. Fehlernährungssituation bei Dialysepatienten kann sich die **Indikation zur medikamentösen Substitution** wasserlöslicher Vitamine ergeben. Die Einzelvitamine sind unter ihrem Freinamen alphabetisch in den Tabellen (Kapitel 17: „Medikamente bei Niereninsuffizienz") ab Seite 556 aufgeführt. Auch evtl. Dosierungsempfehlungen können dort entnommen werden.

Zink

Das Spurenelement **Zink** wird **bei Dialysepatienten häufig erniedrigt** gefunden. Ggf. kommt ein Zinkzusatz ins Dialysat in Betracht. Die Ursachen des Zinkmangels sind unklar. **Symptome** eines **Zinkmangel**s können sein: Hautveränderungen, Potenzstörungen, Änderung des Geschmackssinnes. Bei den Hautveränderungen sind insbesondere Juckreiz, trockene schuppende Haut, leichte Verletzbarkeit sowie verzögernde Wundheilung zu nennen. Bestehen solche Symptome, sollte ein Behandlungsversuch mit Zink erfolgen.

Aluminium

Aluminium wird bei Urämikern **häufig erhöht** gefunden, seine Rolle in der Erstehung der Dialyseencephalopathie (siehe Seite 71 ff.) und Osteopathie (siehe Seite 86) ist an anderer Stelle dieses Buches beschrieben. Die Aluminiumbelastung durch das Dialysat ist heute durch den Standardeinsatz der Umkehrosmoseanlagen zur Wasseraufbereitung zwar viel geringer als früher, dennoch gelangen auch mit den heutigen Wasseraufbereitungsmöglichkeiten immer noch Spuren des toxischen Elements zum Patient. Die größte Aluminiumbelastung des Dialysepatienten resultiert(e) aus der oft langjährigen Einnahme aluminiumhaltiger Phosphatbinder, die Indikation zum Einsatz dieser Medikamente wird heute strenger gestellt.

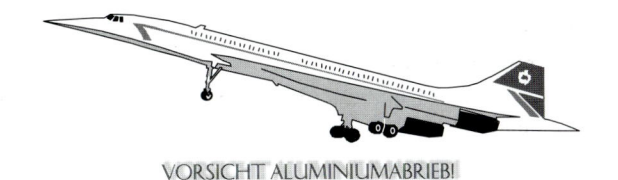

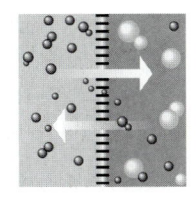

Ähnlich wirksame Ersatzmedikamente sind jedoch z.Zt. noch nicht in Sicht. Die **Behandlung** der Aluminiumakkumulation bzw. Aluminiumintoxikation besteht in der Vermeidung einer Aluminiumaufnahme und in einer Aluminiummobilisation und -elimination. Dies gelingt durch die **Gabe von Desferal®** zum Dialyseende, welches mit Aluminium einen Komplex bildet, der besonders effektiv durch High-flux-Dialyse oder Hämofiltration zu entfernen ist (vgl. auch Seite 86).

Eisen

Eisen ist das **wichtigste Spurenelement** für den menschlichen Organismus. Der 70-kg-Standardmensch hat einen Gesamteisenbestand von etwa **vier Gramm**. Hiervon entfallen drei Gramm auf die Hämoproteine (Hämoglobin, Myoglobin, Enzyme), ein Gramm Eisen verteilt sich auf die Speichereisenformen **Ferritin** und dessen halbkristallinem Kondensationsprodukt **Hämosiderin**. Ferritin ist wasserlöslich, Hämosiderin ist wasserunlöslich.

Eisen wird nach oraler Aufnahme hauptsächlich im Zwölffingerdarm (nur in zweiwertiger Form) resorbiert. **Fleisch** ist die **effektivste Eisenquelle** der Nahrung. Vor dem Eintritt des Eisens ins Plasma wird es zu dreiwertigem Eisen oxidiert und in dieser Form an **Transferrin** (das einzige Eisentransportprotein) gebunden. Transferrin ist ein Glykoprotein mit einem Molekulargewicht von ca. 88.000 Dalton, es wird in der Leber synthetisiert.

Der Transferrin–Eisen-III–Komplex dockt an speziellen Transferrinrezeptoren der Zellmembranen an, durch die Transferrinrezeptorexpression kann die Eisenaufnahme reguliert werden. Eisen induziert intrazellulär die Synthese von Apoferritin. Apoferritin (eisenfreier Proteinanteil des Ferritins) ist ein eisenfreies Protein mit einem Molekulargewicht von etwa 450.000 Dalton. An der Zelle erfolgt die „Übergabe" der Eisenatome vom Transferrin ans Apoferritin, was hierdurch zum Ferritin wird.

An den Molekulargewichten der beteiligten Proteine wird klar, daß ein Verlust durch die Hämodialyseverfahren nicht zu befürchten ist, anders bei der Peritonealdialyse. Andererseits kommt es **bei jeder Hämodialyse** auch bei sorgfältigstem Arbeiten zu unvermeidbaren **Blut- und damit Eisenverlusten**.

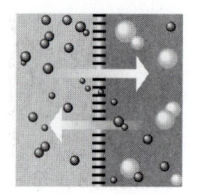

Ein Eiseneintrag über das Dialysewasser ist dank der Wasseraufbereitungsmaßnahmen nicht zu befürchten, so wird Eisen neben Calcium und anderen polyvalenten Ionen bereits im Enthärter (vor der Umkehrosmose) gegen Natrium ausgetauscht.

Die klinische Verfügbarkeit von **Erythropoietin** markiert eine Zeitenwende in der Nierenersatzbehandlung. Vor dieser Zeitenwende hatten wir öfters Probleme mit der Eisenüberladung durch massive Transfusionen und forsche intravenöse Eisengaben über längere Zeiträume. **Seit Erythropoietin haben wir eher Eisenmangelprobleme** („die letzte Mangelkrankheit"), da die Erythropoese ein eisenverbrauchender Vorgang ist.

Die **regelmäßige Prüfung des Eisenstatus** unserer Patienten (Ausschluß eines Eisenmangels) ist deshalb unumgänglich. Wir bewerten zur Beurteilung des Eisenstatus die **Serumferritin**-Konzentration und die **Transferrinsättigung** (Normwerte und Berechnung siehe Grafik Seite 448).

Bei negativer Eisen-Bilanz werden zuerst die Eisendepots abgebaut – erkennbar am sinkenden Ferritinspiegel, erst später sinkt die Transferrin-gebundene Eisenkonzentration ab – erkennbar an der geringeren Transferrinsättigung … zumindest theoretisch ist das so. In der täglichen Praxis gewinnen wir aber immer wieder den Eindruck, daß zumindest bei manchen Patienten die Transferrinsättigung die sensiblere Meßgröße ist.

Wäre noch anzumerken, daß **orale Eisengaben beim Dialysepatient wenig effektiv** sind (Eisenresorptionsstörung). Eisensubstitution sollte in der Dialyse **prinzipiell intravenös** über einen begrenzten Zeitraum erfolgen (Absetzen nicht vergessen!). Entgegen mancher anders lautenden Meldung haben wir bei Tausenden von intravenösen Eisengaben noch nie einen Zwischenfall erlebt. Wichtig ist **die langsame** (1 ml/min) **Injektion** am Schluß der Dialyse.

Die unproblematische Eisengabe im Zusammenhang mit der Hämodialysedurchführung ist übrigens ein klarer Vorteil der Hämo-Verfahren gegenüber der Peritonealdialyse.

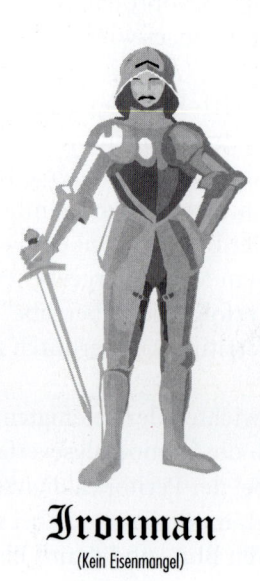

Ironman
(Kein Eisenmangel)

Wie groß soll die Dosis des „Medikaments Dialyse" sein?

Die Dialysezeit ist in der Auffassung mancher Patienten eine schlimme Zeit, nicht weil es ihnen durch die Dialyse schlecht ergeht, **vielmehr beschneidet Dialyse die Freizeit.** Die Grundlage solcher Ansichten wird oft in der ersten Zeit der Dialyse gelegt und kann **Ausdruck einer manglenden Aufklärung** über die Gesamtproblematik sein. Bei solchermaßen betreuten Patienten verwundert deshalb nicht, daß eine Verkürzung der Dialysezeit begrüßt wird, während ärztliche Vorschläge zur Verlängerung der Dialysezeit auf wenig Gegenliebe stoßen.

Eine Information über die Ergebnisse aus Tassin und die Darlegung der zeitlichen Belastung der CAPD-Patienten kann bei solchen Patienten manchmal einen Sinneswandel bewirken.

Es kann nach heutigem Wissensstand keinen Zweifel daran geben, daß viele Patienten unterdialysiert sind. **Dialysebehandlung ist eine langfristige Behandlung und muß immer in ihren Auswirkungen auf viele Jahre betrachtet werden.** Der momentane „Gewinn" einer Stunde bei verkürzter Dialyse ist in Wirklichkeit ein Sargnagel und trägt langfristig zur Verkürzung der Lebenserwartung des Patienten bei. Genauso, wie es heute keinen Zweifel mehr an der Schädlichkeit des Rauchens gibt, gibt es keine Zweifel an der Schädlichkeit einer zu kurzen Dialysedauer!

Merke: Je länger und je öfter dialysiert wird, desto besser die Prognose hinsichtlich der Lebenserwartung und der Vermeidung möglicher Komplikationen! Besonders **wenn es einem Patient „schlecht geht" muß er mehr und intensiver, sprich länger behandelt werden.** Manches Problem läßt sich schlicht „wegdialysieren", da braucht es keine Pillen!

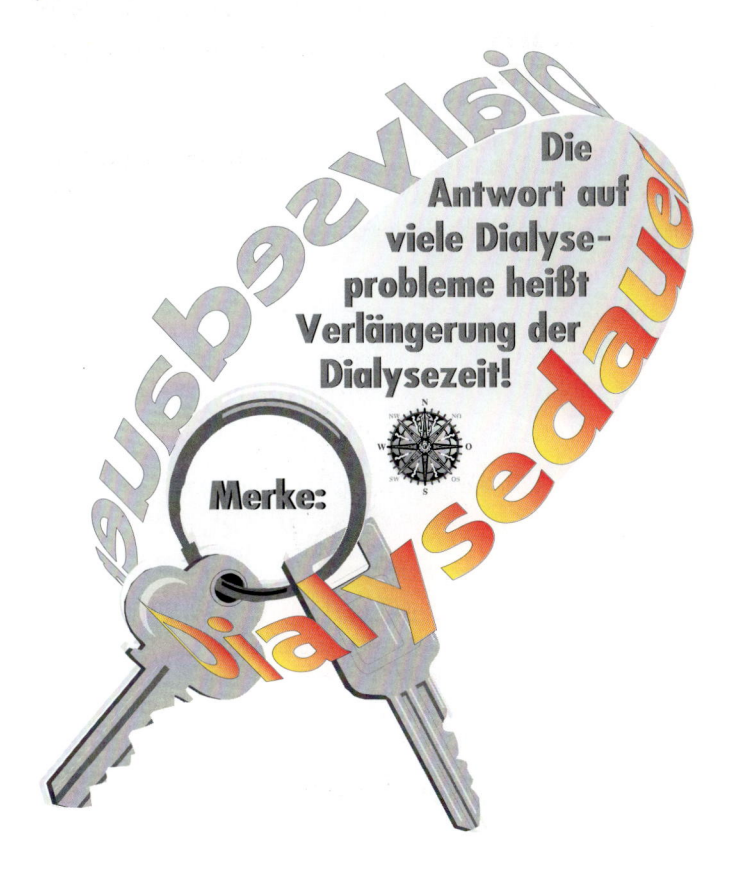

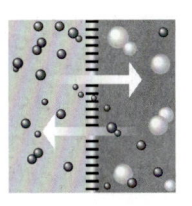

Merke: Die Antwort auf viele Dialyseprobleme heißt Verlängerung der Dialysezeit!

Harnstoffkinetik – Probleme & Lösungsansätze

Die Bestrebungen nach Individualisierung und Quantifizierung der Dialysebehandlung führten aus der „National Cooperative Dialysis Study" (NCDS, PARKER et al., SARGENT und GOTCH) zur Entwicklung des Harnstoff-Modells. Die Kritik sei vorangestellt: Die ganze Rechnerei hat die amerikanischen Dialysepatienten nicht davor bewahrt, bis heute eine wesentlich schlechtere Prognose zu haben, als ihre europäischen oder japanischen Leidensgefährten. Individuelle Dialyse ist eben nicht die Behandlung von Laborwerten oder Röntgenbildern und auch nicht virtuell-virtuoser Klamauk um „Kt/V". Erfolgreiche individuelle Dialysebehandlung wird primär durch den klinischen Allgemeinzustand des Patienten definiert und den bewertet zuerst ärztliche Erfahrung. Die Anwendung des Harnstoff-Modells ist ein Baustein des „Hauses Dialyse", am ehesten noch in dem Sinne, daß Meßbarkeit Vergleichbarkeit schafft.

Das Harnstoffmodell beobachtet und beschreibt die Harnstoffbildung aus dem Abbau von Eiweiß (Generation), seine Verteilung im menschlichen Körper und die Harnstoffelimination mittels Dialyse. Die mathematische Formulierung der Zusammenhänge und Berechnungen erlauben Rückschlüsse auf die Ernährung des Patienten und auf die Effektivität der Dialyse. Auch die wünschenswerte Dialysedauer kann berechnet werden. Es gibt heute Computerprogramme (z.B. „DialyseManager" für die HD oder „PACK-PD" und „PDC" für die PD), in die man die entsprechenden Werte eingibt, das Programm erledigt dann den Rest. Das Software des Dialysegeräts »Dialog« ermöglicht ebenfalls die automatische Berechnung von Kt/V.

Harnstoff (MG 60) ist elektrisch neutral, gut wasserlöslich und diffusibel, verteilt sich gleichmäßig im Körperwasser und geht unter physiologischen Bedingungen keine Verbindungen ein. Das Harnstoffmodell benutzt die Harnstoffkonzentration als leicht zu handhabende Führungsgröße, die außerdem in einer genauen stöchiometrischen Beziehung zum Proteinabbau steht: In Abhängigkeit von der Eiweißzufuhr entstehen im menschlichen Organismus täglich etwa 20 (±5) Gramm Harnstoff, der (beim Nierengesunden) ausschließlich über die Nieren ausgeschieden wird.

Die Betrachtung der Harnstoffkinetik läßt also nicht nur Aussagen über die Harnstoffeliminierung zu, vielmehr können auch Aussagen zur Harnstoffbildung (Generation) und damit zum Eiweißabbau (katabole Proteinrate, PCR) und zur Eiweißaufnahme mit der Nahrung getroffen werden.

Setzt man die Harnstoffclearance zwischen den Dialysen gleich Null, so ergibt sich für die Berechnung der Harnstoff-Generationsrate „G":

$$G = (\Delta C \cdot V)/T$$

Es bedeuten: „G": Generationsrate [mmol/min]; „ΔC": Differenz der Harnstoffkonzentrationen zwischen zwei Dialysen [mmol/l]; „V": Verteilungsvolumen (= 0,58·Sollgewicht·1000 [ml]); „T": Länge des dialysefreien Intervalls [min].

Unter stabilen Gesundheitsbedingungen des Dialysepatienten (z.B. Fehlen akuter Erkrankungen mit kataboler Stoffwechselsituation) entspricht die katabole Proteinrate (PCR) der aufgenommenen Eiweißmenge. Sie berechnet sich:

$$PCR = 9{,}35\,G + 0{,}294\,V$$

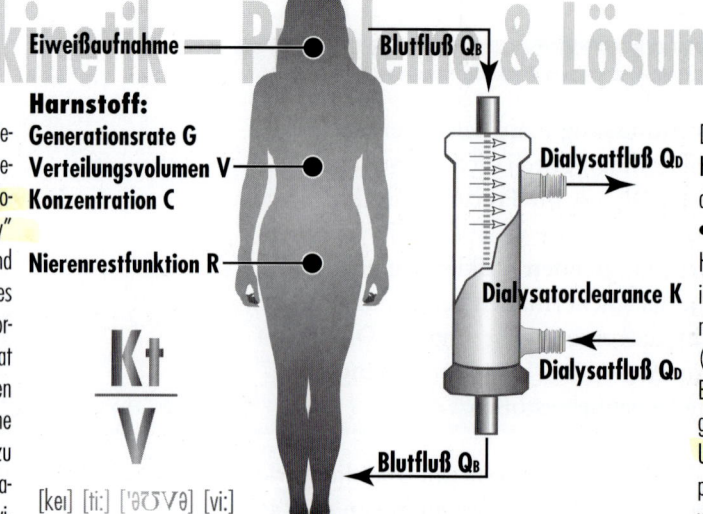

Die („manuelle") Berechnung der Harnstoffkinetik beruht auf folgenden vereinfachenden Annahmen:
- 1. Das Verteilungsvolumen V des Harnstoffs mit der Konzentration C im Körper ist gleichmäßig, der Organismus wird als ein Raum aufgefaßt („Einkompartmentmodell");
- 2. Die Eiweißaufnahme sei täglich etwa gleich groß;
- 3. V sei konstant, d.h., Ultrafiltration und Zunahme des Körperwassers zwischen den Dialysen werden vernachlässigt;
- 4. Die Nierenrestfunktion R wird gleich Null gesetzt, die unterschiedliche zeitliche Verteilung der Dialysen wird ignoriert;
- 5. Die (geringe) Harnstoffbildung während der Dialysezeit wird ebenfalls vernachlässigt;
- 6. Das Verteilungsvolumen wird vereinfacht mit 58% des Endgewichts (= „Trocken-" bzw. „Sollgewicht") des Patienten eingesetzt;
- 7. Die Korrektur der in-vitro-Clearance des Dialysators unterbleibt (ggf. selbst in-vivo messen) oder man setzt 70% der Herstellerangabe ein, was der Realität nahe kommt (Beeinflussung des effektiven Blutflusses durch unterschiedliche Hämatokritwerte und Absinken des effektiven Blutflusses mit zunehmender Negativierung des arteriellen Drucks durch Einengung der Schlauchlumina durch deren Teilkollaps. Die Problematik der Ermittlung des exakten mittleren Blutflusses bei unterschiedlichen SN-Verfahren wird ignoriert.);
- 8. 1 kg Körpermasse sollen 1000 ml entsprechen.

Für die Harnstoffkonzentration als Funktion der Dialysezeit ergibt sich letztlich folgende vereinfachte mathematische Beziehung:

$$C_{(t)} = C_0 \cdot e^{\left(-\frac{K \cdot t}{V}\right)}$$

Die Formel beschreibt den exponentiellen (nichtlinearen) Abfall des Harnstoffs während der Dialyse. Der Exponent „Kt/V" wird als „normierter Behandlungsindex" bezeichnet und bestimmt die Dialyse-Effektivität, Kt/V soll ≥ 1 sein. Bereits auf den ersten Blick erkennt man, daß die entscheidend beeinflußbare Größe des Exponenten die Dialysezeit „t" ist, hingegen ist die Harnstoff-Clearance „K" des Dialysators nur gering variabel (an dieser Stelle kommt der höhere Blutfluß ins Spiel) und das Verteilungsvolumen „V" ist für den einzelnen Patient praktisch „konstant".

Nach der Dialyse besteht der Harnstoff-Endwert „C_T":

$$C_T = C_0 \cdot e^{\left(-\frac{K \cdot t}{V}\right)}$$

Das Logarithmieren der Gleichung ergibt den Ausdruck:

$$\ln \frac{C_0}{C_T} = \frac{K \cdot t}{V}$$

Die Umstellung der Gleichung nach „t" (Dialysezeit):

$$t = \frac{V}{K} \cdot \ln \frac{C_0}{C_T}$$

Es bedeuten: „t": Dialysezeit [min]; „V": Verteilungsvolumen (= 0,58·Sollgewicht·1000 [ml]); „K": Harnstoff-Clearance des Dialysators unter Berücksichtigung des tatsächlich gefahrenen Blutflusses [ml/min]; „C_0": Harnstoff vor Dialyse; „C_T": Harnstoff nach Dialyse.

Setzt man für „C_0" Mittelwerte aus den vorangegangenen Dialysen ein und für „C_T" den erwünschten Zielwert, ergibt „t" einen Anhaltspunkt für die wünschenswerte Dialysezeit.

Eiweißaufnahme
Harnstoff:
Generationsrate G
Verteilungsvolumen V
Konzentration C
Nierenrestfunktion R

Blutfluß Q_B
Dialysatfluß Q_D
Dialysatorclearance K
Dialysatfluß Q_D
Blutfluß Q_B

$$\frac{Kt}{V}$$

[keɪ] [tiː] [ˈɛʔʋəː] [viː]

Normwert Harnstoff (S): 20-50 mg/100 ml, Umrechnungsfaktor: 0,1665, Normwert SI: 3,3-8,32 mmol/l. Serum-Harnstoffänderung (Nierengesunder) in Abhängigkeit von der Eiweißzufuhr: 0,5 g Proteinaufnahme/kgKG → Harnstoff ≈ 20 mg/100 ml; 1,5 g Proteinzufuhr/kgKG → Harnstoff ≈ 40 mg/100 ml

Keep it simple and stupid!

Die Grafik „Harnstoffkinetik – Probleme und Lösungsansätze" zeigt die klassische Herangehensweise an die Dinge, wie sie sich aus den amerikanischen Original-Veröffentlichungen ableitet. Wir bemühten uns um eine weitere Vereinfachung und wollen die Ergebnisse unserer Überlegungen nachfolgend darstellen. Es gelten die in der oben bezeichneten Grafik bereits näher beschriebenen Vereinfachungen.

Ausgangspunkt ist die Erkenntnis der NCD-Studie, daß Kt/V≥1 sein soll. Setzen wir **Kt/V = 1** und lösen die Formel nach „t" auf, so ergibt sich:

$$t = \frac{V}{K}$$

Wir ersetzen im Zähler der Formel t = V/K das Verteilungsvolumen „V" ([ml]) durch 58% des Körpergewichts – die Größe heißt nun („KG" · 58%). Um das Körpergewicht in Milliliter umzurechnen wird der Faktor „1000" in den Zähler eingebracht. Im Nenner rechnen wir den Korrekturfaktor von 70% in die Harnstoffclearance des Dialysators „K" ein, um mit einem realitätsnahen Wert zu operieren. Der Ausdruck lautet dann:

$$t = \frac{\text{„KG"} \cdot 58\% \cdot 1000}{K \cdot 70\%} \quad oder \quad \frac{\text{„KG"} \cdot 0{,}58 \cdot 1000}{K \cdot 0{,}7}$$

Der Quotient (0,58/0,7) ergibt rund 0,83. Unsere Formel lautet nunmehr:

$$t = \frac{0{,}83 \cdot \text{„KG"} \cdot 1000}{K}$$

Zusammengefaßt:

$$t\,[min] = 830 \cdot \frac{\text{„KG"}\,[ml]}{K\,[ml/min]}$$

Für „KG" kann das Sollgewicht des Patienten eingesetzt werden, für „K" die Herstellerangabe zur Harnstoffclearance des Dialysators. Das ist nun wirklich eine einfach Faustformel für die tägliche Praxis. Einige Zahlen haben wir durchgerechnet und die Resultate in das unten stehende Diagramm umgesetzt. Hier muß man nur noch das Körpergewicht des Patienten und die Harnstoffclearance des Dialysators (unter Berücksichtigung des gefahrenen Blutflusses) suchen und kann die wünschenswerte Dialysedauer für Kt/V=1 ablesen. Die wichtigste Korrektur (die der Anwender gedanklich einbringen kann) ist die evtl. Nierenrestfunktion des Patienten, die – wenn signifikant – eine Verkürzung der Dialysedauer bewirken kann.

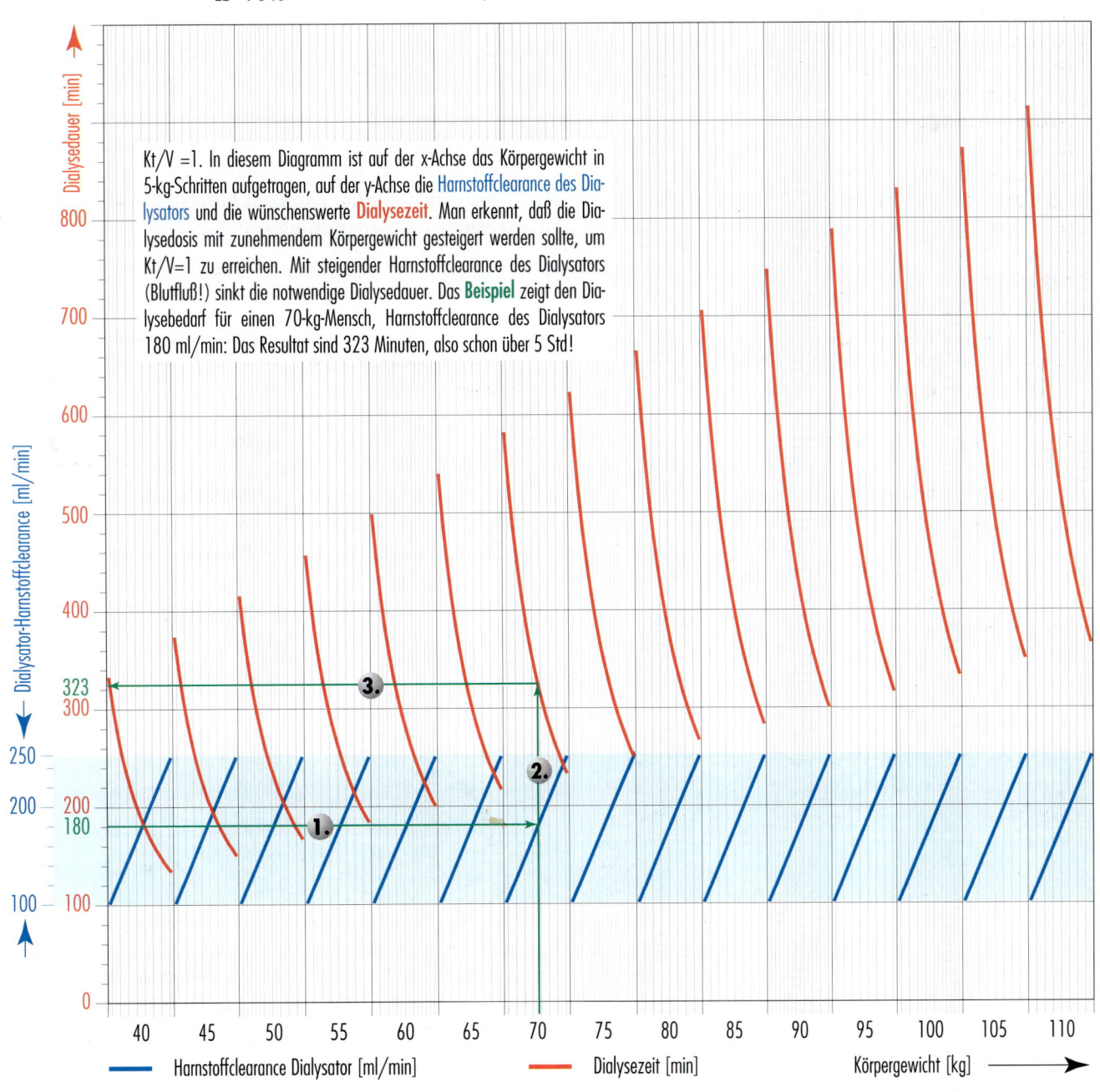

Kt/V =1. In diesem Diagramm ist auf der x-Achse das Körpergewicht in 5-kg-Schritten aufgetragen, auf der y-Achse die Harnstoffclearance des Dialysators und die wünschenswerte Dialysezeit. Man erkennt, daß die Dialysedosis mit zunehmendem Körpergewicht gesteigert werden sollte, um Kt/V=1 zu erreichen. Mit steigender Harnstoffclearance des Dialysators (Blutfluß!) sinkt die notwendige Dialysedauer. Das Beispiel zeigt den Dialysebedarf für einen 70-kg-Mensch, Harnstoffclearance des Dialysators 180 ml/min: Das Resultat sind 323 Minuten, also schon über 5 Std!

— Harnstoffclearance Dialysator [ml/min]   — Dialysezeit [min]   Körpergewicht [kg]

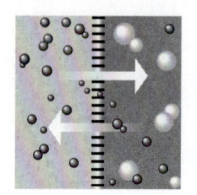

Meine Empfehlung an die Patienten: „Effektive Dialyse beginnt ab 3 x 4 Std. pro Woche, mit 3 x 5 Std. pro Woche sind Sie richtig dabei". **Individuelle Dialyse ist flexibel.**

Wenn es einzurichten ist, sollte **jede Möglichkeit zur Verlängerung der Dialyse ausgenutzt werden**. Will heißen: Wir empfehlen eine Mindest-Dialysezeit, nach oben sind wir flexibel. Insbesondere Heim-Hämodialysepatienten kann man nur raten, sich **zweitägig** zu **dialysieren**.

Die Propagierung von Kurzzeitdialysen war ein verhängnisvoller Weg! Die Gesetzmäßigkeit des Überlebens ist weder mit neuen Membranen noch mit irgendwelchen Behandlungsprofilen noch mit sonstigen Kunstgriffen zu durchbrechen.

Dialyse läuft (sichtbar) extrakorporal ab („Blutwäsche") und unsichtbar im Körper (**„innere Dialyse"**), gemeint ist der Austausch von (Gift-) Stoffen zwischen Zellinnerem und Transportmedium Blut.

Diese „innere Dialyse" geht weiter, wenn der Patient schon lange „von der Maschine ab ist", so gesehen ist auch die Hämodialyse eine „kontinuierliche" Dialyse: Blut ist die „Dialysierflüssigkeit" wie bei der Peritonealdialyse das „gesalzte Zuckerwasser". Der **Stoffaustausch zwischen den Zellen und dem Blut geht auch bei HD-Patienten weiter, wenn die Dialyse nicht mehr läuft** – der Hämodialysepatient hat dann allerdings „etwas" mehr Freizeit, bis erneut die Behandlung ruft ...

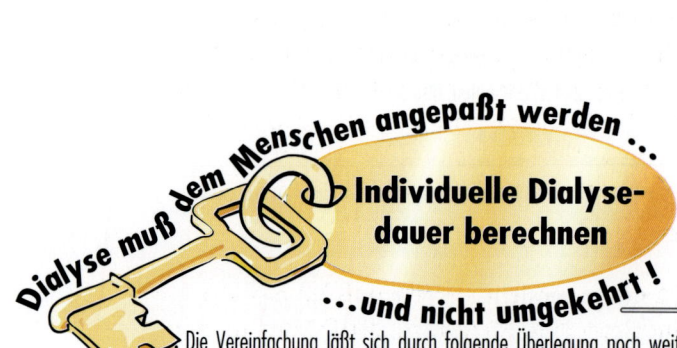

Dialyse muß dem Menschen angepaßt werden ... **Individuelle Dialysedauer berechnen** *... und nicht umgekehrt!*

Die Vereinfachung läßt sich durch folgende Überlegung noch weiter treiben: Geht man davon aus, daß jeder halbwegs leistungsfähige Dialysator bei einem meist erzielbaren Blutfluß von 230 ml/min eine Harnstoffclearance von 200 ml/min bringt, so läßt sich unsere Formel weiter vereinfachen:

$$t\,[min] = 830 \cdot \frac{\text{„KG"}\,[ml]}{K\,[ml/min]}$$

$$t = 4{,}15 \cdot KG$$

oder ganz grob:

(Mindest-)Dialysezeit [min] = Körpergewicht · 4

Über so eine grobe Vereinfachung kann man ganz sicher geteilter Meinung sein. Für die tägliche Arbeit am Krankenbett (Gestreßt und ohne Computer unter dem Arm) ist es jedoch eine unübertroffene Faustregel zur überschlägigen Berechnung der Dauer einer **Einzeldialyse**. Diese Rechnung können übrigens auch Patienten gut nachvollziehen — und das erleichtert den täglichen Kampf um die Verlängerung der Dialysezeit erheblich!

Kann man die Dosis des „Medikaments Dialyse" berechnen?

Ja, bedingt! Es wurde bereits auf die NCD-Studie verwiesen (National Cooperative Dialysis Study). Der (ernährungsabhängige) Harnstoffspiegel im Blut wurde dabei als mathematisch gut zu handhabende Urämiegröße definiert. Es fand sich, daß Harnstoff (Molekulargewicht 60) sehr gut geeignet ist, Zusammenhänge zwischen seiner Entfernung und der Morbidität von Dialysepatienten aufzuzeigen.

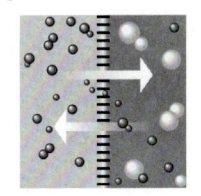

Das Harnstoffmodell

Die Grafiken zur Harnstoffkinetik verdeutlichen Möglichkeiten und Grenzen der mathematischen Formulierung der Problematik.

Die hieraus abgeleitete und erstmals vorgestellte Faustformel zur orientierenden Berechnung der empfehlenswerten Mindestdialysedauer

Mindestdialysezeit [min] = (Körpergewicht [kg] x 4)

erleichtert die Entscheidung am Krankenbett erheblich. Als **weitere orientierende Faustregel** kann gelten, daß die **Harnstoffkonzentration am Dialyseende wenigstens auf 37 % des Ausgangswertes vor Dialyse (= 100 %) absinken** soll (Einbeziehung der EULER'schen Zahl in die Näherung $Kt/V = 1$).

Eine andauernde Überschreitung der max. zulässigen bzw. gewünschten Harnstoffkonzentration vor den Dialysen ist praktisch nur durch Erhöhung der Dialysefrequenz zu durchbrechen, solange die Eiweißzufuhr des Patienten nicht sehr deutlich über 1,2 bis 1,4 g/kg Körpergewicht/Tag liegt. Bei Berücksichtigung der Ergebnisse der NCD-Studie ist die Langzeitprognose der Dialysepatienten signifikant günstig zu beeinflussen.

Zusammenfassend kann festgestellt werden, **daß Unterdialyse Morbiditätssteigerung bedeutet** (Steigerung der Erkrankungshäufigkeit, mehr Komplikationen). Wenn sich ein Dialysepatient nicht gut fühlt, wenn Blutdruckprobleme bestehen, wenn Zusatzerkrankungen oder Komplikationen auftreten, soll dies stets Anlaß sein, über eine Erhöhung der Dosis des „Medikaments" Dialyse nachzudenken.

Merke: Zwei Dinge sind in der täglichen Dialysepraxis (fast) immer möglich: „Dialysezeit und/oder Dialysefrequenz erhöhen und Sollgewicht senken".

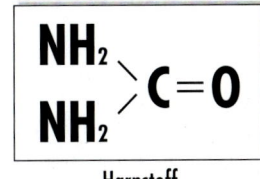

Harnstoff
(Karbamid, Kohlensäurediamid)

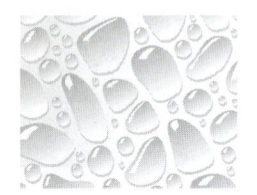

8. Wasseraufbereitung für die Hämodialyse

Wasser ist Leben und Leben ist Wasser – nein, das ist nicht die Einleitung zum Kapitel „Essen und Trinken", vielmehr geht es nachfolgend um die zentrale Rolle unseres Arbeitsmittels Wasser in der Dialyse. Unser sogenanntes Trinkwasser (Leitungswasser) ist ein Hochstapler, denn es ist lange nicht so rein, wie es für gewöhnlich aussieht …

Kontrollen auf allzu schädliche Inhaltsstoffe wie Schwermetallsalze, Pestizide, Düngerrückstände aus der Landwirtschaft oder fäkale Verunreinigungen gewährleisten zwar einen ausreichenden Verbraucherschutz, als „Dialysewasser" ist Trinkwasser jedenfalls ungeeignet: Leitungswasser heißt deshalb in der Dialysewasseraufbereitung auch „Rohwasser".

Während der Hämodialyse wird das zu reinigende Blut (getrennt von einer sehr dünnen, semipermeablen Membran) von der Spülflüssigkeit umströmt. Wie bereits erwähnt, hat so das Blut des Patienten pro Jahr engsten Kontakt mit über 20.000 Litern Wasser. Hieraus und aus den dargelegten physikalischen Vorgängen während der Dialyse leitet sich die Notwendigkeit außerordentlich hoher Anforderungen an das zur Dialysatbereitung verwendete Wasser ab.

Das Rohwasser soll dem Trinkwasserstandard entsprechen. Die Dialysewasseraufbereitung erfolgt heute üblicherweise mittels Umkehrosmoseanlagen. Das der Umkehrosmoseeinheit zugeleitete Rohwasser (Trinkwasser) wird durch Filter und Enthärtungsanlage vorbehandelt.

Ziel der Wasseraufbereitung ist die möglichst vollständige Entfernung aller Wasserinhaltsstoffe, unabhängig von ihrer Menge oder Toxizität. Das Rohwasser hat übrigens eine Leitfähigkeit von 100 bis 1000 µS.

Die **Härte des Trinkwassers** ist durch die Verkalkung von Kaffeemaschinen und Warmwasserarmaturen in jedem Haushalt bestens bekannt. Übeltäter sind **Calcium- und Magnesiumsalze**, die sog. **Härtebildner**. Die Summe dieser Salze (Karbonate, Nitrate, Chloride, Sulfate) wird als Gesamthärte (°dH) angegeben. Weiches Wasser hat eine Härte von unter 7°dH, mittelhartes 7 bis 14°dH, hartes Wasser 14 bis 21°dH, sehr hartes Wasser liegt noch darüber (bis etwa 40°dH).

Die **Dialysat-**(Spüllösungs-) **Herstellung** erfolgt am Dialysegerät indem 34 Teile des aufbereiteten Trinkwassers (Permeat) mit einem Teil des Elektrolyt-(Glukose-) Konzentrats gemischt werden. Zur Wasseraufbereitung kombiniert man verschiedene **Techniken**: Filtration, Enthärtung und Umkehrosmose.

1° dH = 10 mg Calciumoxid/l

Filtration

Es kommen **Adsorptionsfilter** (Aktivkohlefilter) und Feinschmutzfilter zum Einsatz, um unlösliche Wasserbestandteile zu entfernen. Durch Adsorptionsfilter kann man mittels Aktivkohle, die eine große Oberfläche hat, nicht ionisierte, niedermolekulare gelöste Substanzen mittels Adsorption entfernen. Mikroorganismen, Ionen, Partikel werden nicht entfernt. Aktivkohlefilter sind teuer, weitere Nachteile sind Neigung zur Verkeimung und nicht exakt bestimmbarer Sättigungszeitpunkt. **Feinschmutzfilter** entfernen ungelöste, grobe Wasserverschmutzungen (Teilchen über 1-5 µm Größe) wie Rostpartikel, Sand, Kesselstein. Es handelt sich um einen Siebvorgang. Diese Einwegvorfilter bestehen aus Fasergeflechten. Den Feinschmutzfiltern ist oft noch ein rückspülbarer Grobschmutzfilter vorgeschaltet.

Die Filterkerzen von Feinschmutzfiltern sind nicht regenerierbar, sie müssen ausgetauscht werden, wenn beim Durchlauf des Filters ein deutlicher Abfall des Wasserdrucks festgestellt wird (mehr als 0,4 bar) oder bei jedem Osmosecheck, z.B. monatlich. Parallelschaltung mehrerer Filter (Herabsetzung des Durchflußwiderstandes) ist möglich.

Enthärtungsanlage

Der Umkehrosmose ist neben den Filtern eine Enthärtungsanlage vorgeschaltet. Die Enthärtung des Wassers ändert dessen Ionenzusammensetzung. Die Austauschvorgänge betreffen hauptsächlich Calcium und Magnesium, die für die Wasserhärte verantwortlich sind. Wie bereits ausgeführt wurde, können schon geringe Änderungen der Konzentration dieser Ionen schwere Störungen im Organismus hervorrufen (vgl. Hartwassersyndrom, Weichteilverkalkungen).

Das **Prinzip der Enthärtung ist ein Ionenaustausch:** An ein Austauscherharz fixiertes Natrium wird gegen die Härtebildner Calcium und Magnesium ausgetauscht, d.h. Calcium- und Magnesiumgehalt des Rohwassers werden gegen Natriumionen ausgetauscht. (Zur Beschreibung der genaueren Arbeitsweise des Enthärters wird auf die Grafik verwiesen). Die Natriumionen werden schließlich durch Umkehrosmose entfernt. Bei evtl. Störungen ist ein erhöhtes Natrium im Dialysat weniger gefährlich als erhöhter Calcium- und Magnesiumgehalt, weil einerseits der Natriumspiegel im Blut in weiteren Grenzen einreguliert ist, als beispielsweise der Calciumspiegel, zweitens wird eine zu starke Erhöhung des Natriums im Dialysat vom Dialysegerät erkannt und führt zur Alarmauslösung (Leitfähigkeitsmessung).

Die der Umkehrosmose vorgeschalteten Teile der Wasseraufbereitungsanlage haben neben der Wasseraufbereitungsfunktion auch eine Schutzfunktion für die Umkehrosmoseanlage selbst zu erfüllen, um diese vor schädigenden Wasserinhaltsstoffen (Niederschlag von Calcium und Magnesium auf der Abwasserseite der Module, auch als „scaling" bezeichnet) und beispielsweise Schmutzpartikeln zu schützen.

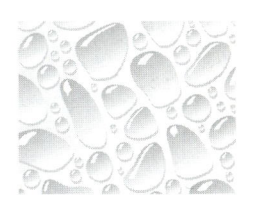

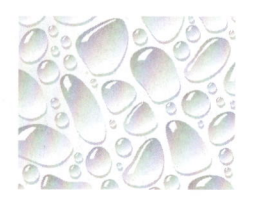

Die technisch bedingte große Oberfläche der Enthärterharze ist ein Lieblingsplatz mikrobieller Besiedlung in Wasseraufbereitungsanlagen. Die Enthärtungsanlagen sind heute üblicherweise als „Pendelenthärtungsanlagen" ausgelegt, d.h. eine Enthärtersäule enthärtet, während die andere gerade regeneriert. Die hierdurch erreichten kürzeren Stillstandszeiten minimieren das Risiko der mikrobiellen Kontamination.

Bei Ausfall der Umkehrosmoseanlage ist mit den funktionstüchtigen Teilen der Wasseraufbereitungsanlage ein kurzfristiger Notbetrieb möglich (Dialysierflüssigkeitsbereitung ausschließlich mit enthärtetem Wasser).

Wasseraufbereitung durch Enthärtung

Zyklischer Betriebszustand eines Enthärters:

| Enthärter funktionsbereit | Enthärter arbeitet | Enthärter erschöpft | Enthärter regeneriert | Enthärter funktionsbereit |

Hartwasser → Ca^{++}, Mg^{++} → Weichwasser (zur RO-Anlage) / Na^+

Salzsole → Na^+, Na^+ → Regenerat (in Abfluß) / Mg^{++}, Ca^{++}

Als Enthärtung bezeichnet man in unserem Zusammenhang die weitgehende Beseitigung bzw. Reduzierung von Calcium und Magnesium aus dem Wasser. Enthärtung wird nach dem Prinzip des Ionenaustauschs durchgeführt: In einer Enthärtersäule befindet sich als Austauschermasse ein Granulat aus etwa 1 mm großen Kunstharzkörnchen, die in unserer Grafik durch die „Golfbälle" symbolisiert werden. Die Kunstharzkörnchen haben die Fähigkeit, Ionen (elektrisch geladene Teilchen von Salzen) reversibel zu binden oder selektiv gegen andere auszutauschen. Diese Austauschvorgänge beruhen auf unterschiedlichen elektrochemischen Bindekräften der Ionen zum Kunstharz. Enthärter sind in der Dialyse stets als Zwei-Säulen-Anlagen ausgeführt, wobei ein Enthärter arbeitet und einer regeneriert, bzw. auf seinen nächsten Einsatz wartet. Die Regenerierung besteht darin, daß die Kunstharzkörnchen vor dem Einsatz mit „weniger störenden" Natriumionen beladen werden. In der Grafik: Die cyanfarbig dargestellten Natriumionen besetzen die Bindungsstellen auf dem Kunstharzkorn (Vertiefungen auf dem Golfball). Im Enthärterbetrieb fließt das schmutzgefilterte aber u.a. noch mit Calcium und Magnesium beladene Rohwasser durch das Harzbett. Hierbei gibt das überströmende Rohwasser die Härtebildner (Ca^{++} und Mg^{++}) an die Austauschermasse ab und nimmt dafür die bei der Regenerierung gebundenen Natriumionen mit. Sind alle Natriumionen gegen Calcium und Magnesium ausgetauscht, ist der Enthärter erschöpft und muß regeneriert werden: Wie oben bereits angedeutet, geschieht dies durch Überströmen des Calcium- und Magnesium-beladenen Harzes mit einer hochprozentigen Kochsalzlösung, die in der Lage ist, die Austauschvorgänge wieder umzukehren: Die stärker gebundenen Calcium- und Magnesiumionen werden an das Wasser abgegeben und gegen die in Überzahl vorhandenen Natriumionen ausgetauscht („Ionenaustausch"). Die Enthärtersäulen schalten um, der Kreis schließt sich.

— Die Begriffe „Trinkwasser", „Rohwasser" und „Hartwasser" sind synonym gebraucht. —

Umkehrosmose

Umkehr**o**smose („UO" oder neudeutsch auch „**r**everse **o**smosis" = „RO") ist ein umweltfreundliches und wirtschaftliches Verfahren der Wasseraufbereitung.

Die UO ist ein „druckbetriebenes Querstromfiltrationsverfahren", das zu behandelnde Wasser strömt tangential an einer semipermeablen Membran entlang. (Diese wirklich nette Erklärung ist der Beweis, daß in der DialyseF!bel der EDTA/ERCA-Fragenkatalog „Prüfungsfragen Weiterbildung Nephrologie" tatsächlich berücksichtigt ist!).

Umkehrosmose erzeugt ein weitgehend keim- und toxinfreies Reinwasser, wie es mit Ionenaustauschern (vgl. oben) allein nicht erreichbar ist. Zusätzliche UV-Licht-Bestrahlung auf der Permeatseite kann den mikrobiologischen Reinheitsgrad des Wassers weiter erhöhen.

Die Umkehrosmosemembran wirkt wie ein Filter mit der unglaublichen Filtrationsfeinheit von 0,0005 µm, welches etwa den Ionenradien gelöster Salze entspricht (Umkehrosmose ist aber keine Filtration!).

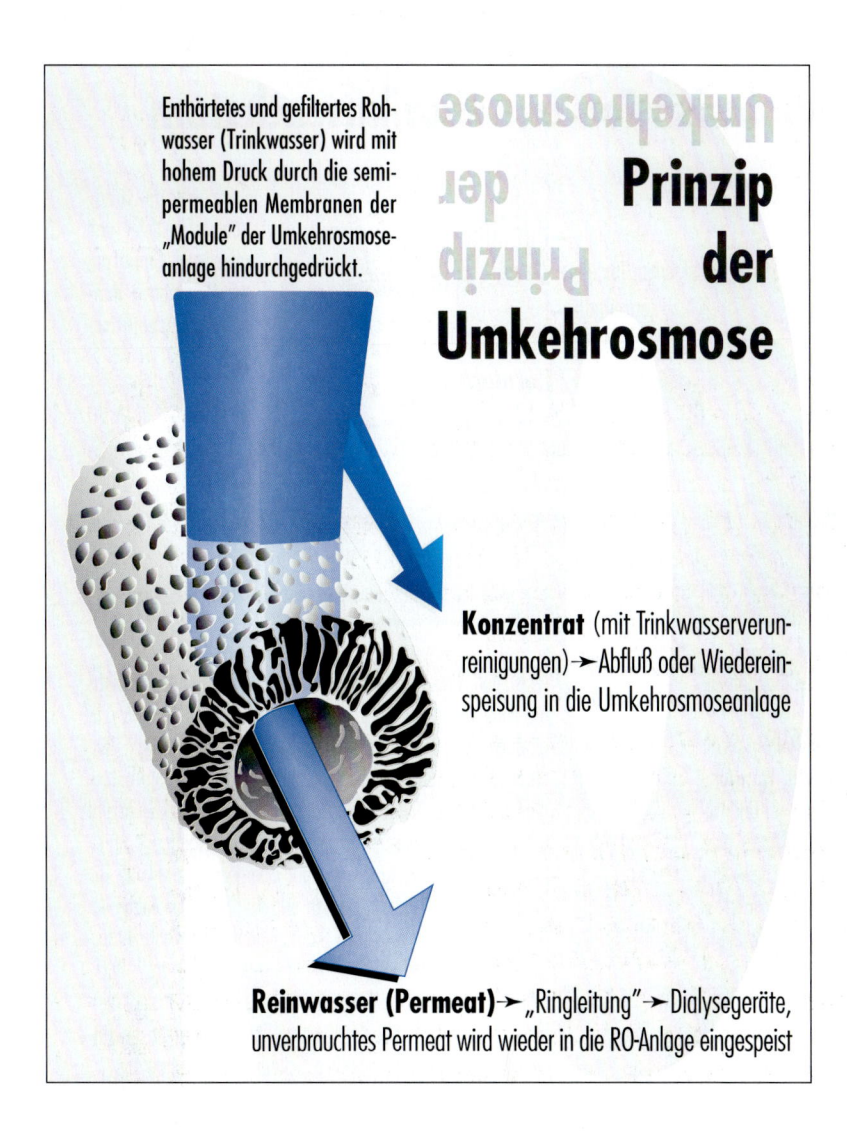

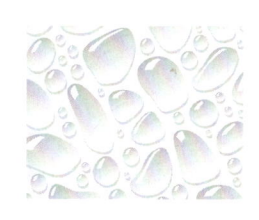

Prinzip der Umkehrosmose

Enthärtetes und gefiltertes Rohwasser (Trinkwasser) wird mit hohem Druck durch die semipermeablen Membranen der „Module" der Umkehrosmoseanlage hindurchgedrückt.

Konzentrat (mit Trinkwasserverunreinigungen) → Abfluß oder Wiedereinspeisung in die Umkehrosmoseanlage

Reinwasser (Permeat) → „Ringleitung" → Dialysegeräte, unverbrauchtes Permeat wird wieder in die RO-Anlage eingespeist

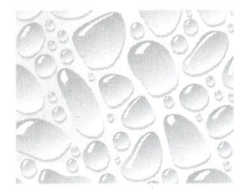

Das Herz einer Umkehrosmoseanlage ist ein Hohlfaser- oder Wickelmodul, ähnlich einem Dialysator. Osmose hatten wir definiert als eine durch eine semipermeable Membran behinderte Diffusion. Diffusion war der Vorgang, daß durch eine permeable Membran getrennte Lösungen unterschiedlicher Konzentration einen Konzentrationsausgleich zur Folge haben.

Wassermoleküle würden unter Bedingungen der „normalen Osmose" an einer Membran, die nur für das Lösungsmittel Wasser durchlässig ist, von der Seite der niederen Konzentration zur Seite der höheren Konzentration, also von der Reinwasserseite zur Rohwasserseite wandern. Treibende Kraft ist der osmotische Druck, der vom Konzentrationsunterschied (Gehalt an osmotisch wirksamen Substanzen, hier: Salzen) abhängt.

Die Wanderung des Lösungsmittels Wasser durch die Membran würde so lange andauern, bis entweder die Salzkonzentration zu beiden Seiten der Membran gleich groß ist, oder aber sich auf der Konzentratseite ein so hoher hydrostatischer Druck aufbaut, der bei Erreichen der Größe des osmotischen Drucks die Wasserdiffusion zum Stillstand bringt.

Umkehrosmose ist der umgekehrte Vorgang: Das „konzentrierte" Rohwasser (Trinkwasser, „Konzentrat") wird mit einer

Konzentrationspolarisation und Biofilmwachstum

Nahe einer überströmten Membranwand geht die Strömungsgeschwindigkeit gegen Null. Dadurch können Salze und andere Wasserinhaltsstoffe beim Durchtritt des Permeats direkt an der Membran abgeschieden werden, es kommt zur Konzentrationsüberhöhung (= Konzentrationspolarisation) an der Membran.

Membran →
Biofilm, Bakterien, Toxine →
Konzentrat →

Konzentrationsüberhöhung gelöster und ungelöster Stoffe auf der Membran = **Konzentrationspolarisation**

Rohwasser → **Konzentrat**

Permeat

Je geringer die Geschwindigkeit, mit der die Membranoberfläche überströmt wird, desto größer die Gefahr des Anstiegs der Konzentrationspolarisation und die Verblockungsgefahr (auch Scaling genannt). Die Effektivität der Anlage sinkt. Ein weiteres kommt hinzu: Mikroorganismen lagern sich an der Oberfläche an und vermehren sich, dabei bilden sie Biofilme, eine schleimartige Matrix von Polysacchariden. Dieser Schleimfilm behindert einerseits die Wirksamkeit von Desinfektionsmitteln und erleichtert andererseits den Bakterien die Nährstoffaufnahme aus dem Wasser. Sie können sich das nicht vorstellen? Unterziehen Sie einmal den Vorlaufbehälter Ihrer Umkehrosmoseanlage einer kleinen Untersuchung. Viel Spaß, wenn der nicht sterilfilterbelüftet sein sollte! Dennoch kann man feststellen, daß sich die Bildung eines geringgradigen Biofilms nie ganz verhindern läßt. Für das Wachstum des Biofilms gibt es auch ein schönes neudeutsches Wort: „Biofouling". Biofouling findet natürlich nicht nur in der RO-Anlage statt, sondern in allen Rohrleitungen, auch im Dialysegerät, bevorzugt in „Toträumen". Die mit dem Biofouling einhergehende Anreicherung von Mikroorganismen auf Oberflächen zieht die Bildung von Endo- und Exotoxinen und Auftreten von Fragmenten derselben mit letztlicher Kontamination der Dialysierflüssigkeit und Gefährdung des Patienten nach sich – vgl. „Rückfiltration". Der Ruf nach steriler Dialysierflüssigkeit wird deshalb immer lauter. Bei der Wasseraufbereitung stellt die Impulsrückspülung eine effektive Sicherheitsmaßnahme dar.

Hochdruckpumpe, mittels welcher der Wasserdruck auf 15 bis 70 bar erhöht wird, entgegen den Vorgängen bei der Osmose durch eine semipermeable Membran gedrückt, d.h. die Pumpe erhöht den hydrostatischen Druck konzentratseitig auf einen Wert, der wesentlich größer ist als der osmotische Druck, die Osmose wird umgekehrt – Umkehrosmose. Das Lösungsmittel (Wasser) fließt von der Konzentratseite auf die Seite der weniger konzentrierten Lösung. Die Kinder der Umkehrosmose erhalten auch neue Namen: Auf der Rohwasserseite bleibt das **Konzentrat** zurück, das durch die Membran gedrückte Wasser hei**ß**t **Permeat**.

Diese Membran ist ein Kapillarmodul, das Membranmaterial besteht z.B. aus Celluloseacetat, Polyamid oder Polysulfon.

Das zurückbleibende Konzentrat wird heute üblicherweise nicht mehr verworfen, sondern einer erneuten Behandlung zugeführt. Zur noch weiteren Steigerung der Dialysewasserqualität scheinen **Doppelumkehrosmosen** auf dem Vormarsch zu sein (Hintereinanderschaltung zweier Anlagen).

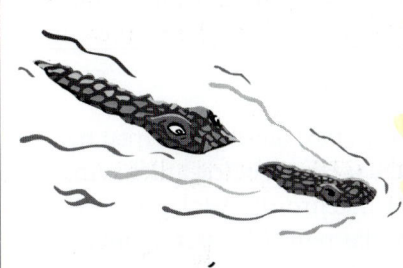

Attention Alligators!

Vom Leben in der Dialysierflüssigkeit ...

Nicht nur die Wüste lebt, nein auch unsere Dialysierflüssigkeit ist lebendiger, als uns lieb sein kann. Allerlei Bakterien leben da und schwingen vergnügt die Endotoxinkeule. Untersuchungen in Dialysezentren der USA und in Deutschland ergaben übereinstimmend, daß es in der Hauptsache Familie **Pseudomonas** ist, die Umkehrosmosen, Ringleitungen und Dialysemaschinen bewohnt. Wo Bakterien sind, sind Endotoxine nicht weit: Endotoxine sind wärmeunempfindliche Lipopolysaccharide aus den Zellwänden vor allem gram-negativer Bakterien. Sie können Molgewichte zwischen 10.000 und 100.000 Dalton aufweisen. Intakte Endotoxinmoleküle verbinden sich zu größeren Molekülverbänden (Mizellen) und können eine Dialysemembran nicht durchdringen. Das eigentliche Problem sind kleinermolekulare biologisch aktive Bruchstücke von Endotoxinen mit einem MG im Mittelmolekülbereich (etwa 2000 bis 3000 Dalton). Diese Fragmente können High-flux-Membranen durchdringen: Unerwünschte Diffusion (auch bei Filtratflüssen ≥ 50 ml/min). Endotoxinwirkung kann mit dem LAL-Test (**L**imulus-**A**moebozyten-**L**ysat) nachgewiesen werden. Es ist charakteristisch, daß die Endotoxinkonzentration in der Dialysierflüssigkeit im Verlauf der Dialyse ansteigt und im abfließenden Dialysat höher ist, als im Osmosewasser. Diese Befunde sprechen für die maßgebliche Beteiligung des Dialysegeräts als „Keimbrutstätte". Im Biofilm (vgl. dort) überleben Bakterien die gängigen Desinfektionsprozeduren.
Bei der High-flux-Dialyse (Dialysator Faktor ≈40 ml/mmHg/Std.) mit mittlerer UF-Menge kann man davon ausgehen, daß etwa 1,5 Liter unsterile Dialysierflüssigkeit rückfiltriert werden (vgl. „Backfiltration").
Was bewirken nun Endotoxine oder deren biologisch aktive Fragmente beim Patient?
Hier konnte insbesondere gezeigt werden, daß Lipopolysaccharid-Moleküle Makrophagen, Interferon und Tumor-Nekrose-Faktor zur Bildung von ß2-Mikroglobulin anregen können. Weitere Untersucher fanden, daß die ß2-Mikroglobulinkonzentration höher war, wenn in der Dialysierflüssigkeit Endotoxin nachweisbar war. Amyloidose trat bei Patienten häufiger auf, die längere Zeit mit endotoxinhaltiger Dialysierflüssigkeit behandelt wurden.
Ziel einer sichereren Dialyse ist die endotoxinfreie (sterile) Dialysierflüssigkeit: Einsatz neuer Umkehrosmose-Techniken (z.B. Impulsrückspülung) und Endotoxinfilter vor dem Dialysator sind mögliche Ansatzpunkte. In jedem Zweifelsfall: Low-flux-Dialysator einsetzen!

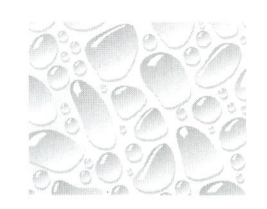

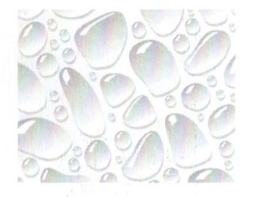

Mit der einfachen Umkehrosmose werden etwa 98 % aller Ionen, gelöste organische Substanzen mit einem Molekulargewicht über 200, Mikroorganismen, Viren, Partikel usw. zurückgehalten. Etwa 50 bis 75 % des eingespeisten Wassers werden durch die Kapillarmembran gepreßt und stehen als Reinwasser zur Verfügung, bei Doppelumkehrosmosen ist die Reinwasserausbeute signifikant höher, der Wasserverbrauch der Anlage sinkt.

Die im Permeat noch vorhandenen **Gesamtelektrolyte** liegen normalerweise **unter 1 mmol**/l und können bei der Dialysatmischung vernachlässigt werden. Der **Leitwert des Reinwassers nach einstufiger RO soll unter 20 µS liegen.**

Um eine Keimbesiedlung der Umkehrosmoseanlage, aber auch der Ringleitung zu vermeiden, sollten die Anlagen möglichst ununterbrochen laufen. Da ein ununterbrochener Betrieb jedoch den Wasserverbrauch beträchtlich erhöht, ist es möglich, die Anlage **im dialysefreien Intervall diskontinuierlich** zu betreiben.

Die Anlagen mit dieser Betriebsart müssen normalerweise nicht zusätzlich desinfiziert werden. Die Kontrollmaßnahmen der Anlage, wie Leitfähigkeitskontrollen, Elektrolytbestimmung, Keimzahlbestimmungen usw. richten sich nach den Angaben des Herstellers, gesetzlichen Bestimmungen und den internen Richtlinien des Betreibers.

Um dem Ziel „ultrareines" bzw. „quasi-steriles" Dialysat näherzukommen wurden in den letzten Jahren beträchtliche Anstrengungen zur Verbesserung der Umkehrosmoseanlagen vorgenommen. Aber: Was nützt uns das reinste Wasser, wenn es auf dem Weg zum Patient „vergammelt" und bei der Wiedereinspeisung die RO-Anlage „versaut"? Die Antwort heißt nicht „Chemie", sondern **„totraumfreie Edelstahlringleitungen mit kleinem Rohrquerschnitt".**

Weitere Einzelheiten zu den vorbesprochenen Themen können den Grafiken entnommen werden, zur Erklärung von Osmose und Diffusion wird auf die Ausführungen ab Seite 150 hingewiesen.

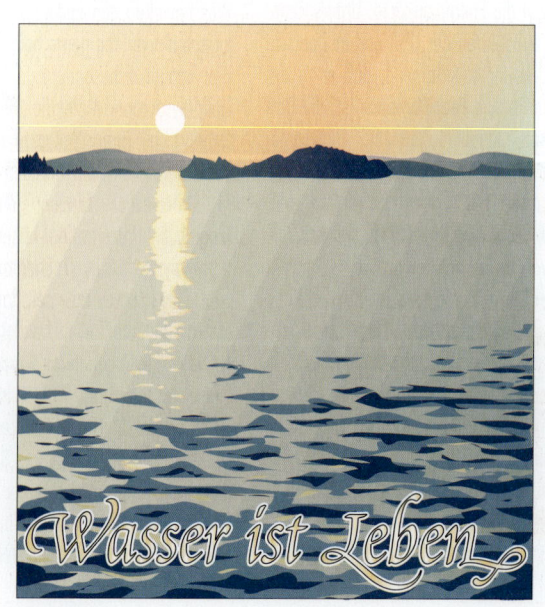

Wasser ist Leben

9. Bau und Funktion der Dialysegeräte

Allgemeines

Zentrales Element der „künstlichen Niere" ist eigentlich der Dialysator, obwohl er eher ein unauffälliges Dasein am Rande der Maschine führt. Der **Dialysator ist die Schnittstelle zwischen Mensch und Maschine,** hier treffen sich Blut und „Wasser", getrennt von der Dialysemembran.

Am Dialysator beginnen und enden Blut- und Wasseranschlüsse. Damit wäre schon der grundlegende Aufbau eines Dialysegerätes beschrieben: Wir unterscheiden einen „Blutteil" und einen „Wasserteil".

Der Blutteil ist gut (und eindrucksvoll) sichtbar, der Wasserteil lebt verborgen in der Maschine. Wasserzulauf (Permeat von der Umkehrosmoseanlage) und Wasserablauf (quasi hochverdünnter Urin) erinnern uns von außen an die Existenz des Wasserteils.

Wir werden zuerst einen Blick in die „black box" Dialysegerät werfen und uns orientierend mit der Wasserseite und der Dialysierflüssigkeitsaufbereitung vertraut machen. Dabei gehen wir den bewährten Weg wie in der ersten Auflage der DialyseF!bel: Die Wasserseite ist am besten verständlich, wenn wir dem Wasser auf seinem Weg durch die Maschine folgen. Die Blutseite (extrakorporaler Blutkreislauf) versteht man am besten, wenn man den Weg des Blutes verfolgt ... Einige Exkursionen sind auf diesem Weg unvermeidlich (Biokompatibilität, Antikoagulation).

Die Wasserseite (Dialysierflüssigkeitskreislauf)

Wassereingang, Heizung, Entgasung

Das Reinwasser (Osmosewasser = Permeat, kein Rheinwasser!) gelangt aus der Ringleitung (Edelstahlkupplungen) über Wasserzulaufschlauch in das Dialysegerät. Dann hören die Gemeinsamkeiten zwischen den Geräten unterschiedlicher Hersteller schon auf. Die genaue Anordnung der Elemente des Wassereingangsbereichs der in Ihrem Zentrum verwendeten Geräte können Sie den technischen Beschreibungen entnehmen.

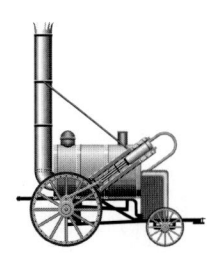

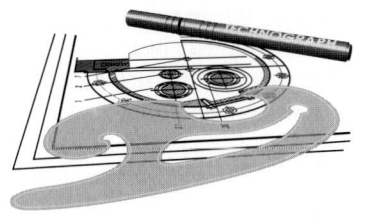

In aller Regel sind vorzufinden: Eingangsventil – Druckminderer – Wärmetauscher – Vorlaufbehälter. Eine nähere Beschreibung erübrigt sich. Im **Vorlaufbehälter** wird das Permeat **erwärmt**. Die leistungsstarken Heizelemente (Tauchsiederprinzip) werden elektronisch überwacht und sind in physiologischen Grenzen (etwa 35°C bis 40°C) regelbar. Bei Wassermangel und bestimmten Alarmzuständen der Maschine schaltet die Heizung automatisch ab, bei der **thermischen Desinfektion** heizt sie den Wasserkreislauf bis auf knapp 90°C hoch. Der Dialysierflüssigkeitsfluß liegt üblicherweise bei 500 ml/min, die geräteseitige Toleranz ist ± 10 %. Moderne Dialysegeräte erlauben die Einstellung des Dialysierflüssigkeitsflusses durch den Anwender, auch **Fluß-profile** sind möglich (Dialysegerät Braun Dialog®).

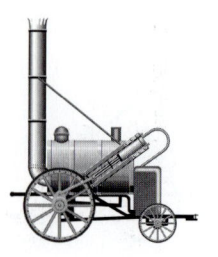

Hinsichtlich der technischen Realisierung der **Entgasung** wird auf die Grafik verwiesen.

Proportionierung
Zusammensetzung der Dialysierflüssigkeit
Leitfähigkeit

Dialysatherstellung

Dem aufbereiteten Wasser werden bei der Dialysatherstellung (korrekt wäre die Formulierung „Dialysierflüssigkeitsbereitung") die gewünschten Elektrolyte, ggf. auch Glukose in definiertem Verhältnis wieder zugegeben („Remineralisation"). Der Vorgang wird als „Proportionierung" bezeichnet. Die Proportionierung kann leitfähigkeitsgeregelt oder durch Volumensteuerung erfolgen.

Elektrolyte (und Glukose) stehen in Containern, Kanistern und Beuteln als Konzentrat zur Verfügung. Die Mischung erfolgt bei der dezentralen Dialysatbereitung im Dialysegerät mittels Dosier- oder Proportionalpumpen.

Für die Azetatdialyse wird ein Teil Elektrolyt-Glukose-Konzentrat wird mit 34 Teilen Permeat gemischt und ergibt 35 Teile Dialysat (Spüllösung).

Bikarbonatlösung kann neben der herkömmlichen Verwendung der Fertiglösung (Kanister oder Container) zentral oder dezentral an den Dialysegeräten aus **Bikarbonatpulver** (Kartuschen) und Osmosewasser frisch bereitet werden.

Entgasung

Zur Freisetzung der im Wasser gelösten Gase können zwei Verfahren eingesetzt werden: 1. **Entgasung durch Unterdruck**, 2. **Entgasung durch Erhitzen**. Letzteres Verfahren ist durch Blick in den heimischen (Wasser-) Kochtopf leicht verständlich ... Die Löslichkeit der Gase kann auch durch Unterdruck herabgesetzt werden, der beispielsweise durch eine Zahnradpumpe im Flüssigkeitsstrom erzeugt werden kann: Diese Entgasungspumpe erzeugt einen Unterdruck dadurch, daß der Querschnitt der zuführenden Leitung geringer ist, als der der abführenden Leitung. Der entstehende Unterdruck führt zum Austritt gelöster Gasbläschen, die in einem nachgeschalteten Luftabscheider freigesetzt werden.

Das dem Dialysegerät zufließende Osmosewasser enthält noch etwa 100 ml gelöste Gase pro Liter (Sauerstoff, Stickstoff, CO$_2$). Das Entgasungssystem der Dialysegeräte hat die Aufgabe, den Gasgehalt des Wassers soweit zu senken, daß es im Dialysator (Temperatur ≈ 37°C, z.T. hoher Unterdruck bes. bei low-flux-Membran) nicht zur Freisetzung von Gasbläschen kommt. Diese würden sich ohne ausreichende Entgasung auf der wasserseitigen Oberfläche der blutführenden Hohlfasern des Dialysators niederschlagen und den Stoffaustausch und damit die Effektivität der Dialyse negativ beeinflussen.

Zur Herstellung von Bikarbonatdialysierflüssigkeit mischen zwei Konzentratpunpen zwei Komponenten: Säurekonzentrat + Bikarbonatkonzentrat.

Die **dezentrale Konzentratversorgung** (Kanister an der Maschine) erlaubt, jeden Patienten mit dem für ihn optimalen Dialysat individuell zu behandeln. Die dezentrale Konzentratversorgung hat weiter den Vorteil, daß längere Konzentratversorgungsleitungen entfallen. Fehler des Konzentrats oder Störungen der Konzentratversorgungsanlage wirken sich nicht an mehreren Dialyseplätzen aus.

In der Praxis bewährt sich der Einsatz zentraler Konzentratversorgungsanlagen besonders für Bikarbonat, da dies für alle Patienten gleich ist.

Ein Teil der Patienten kann auch bei individueller Dialyse mit dem gleichen Säurekonzentrat über Zentralversorgung behandelt werden, man wird aber nie umhinkommen bei wirklich in-

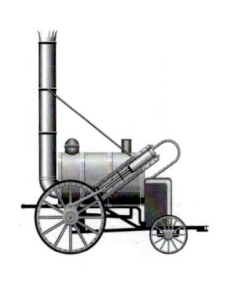

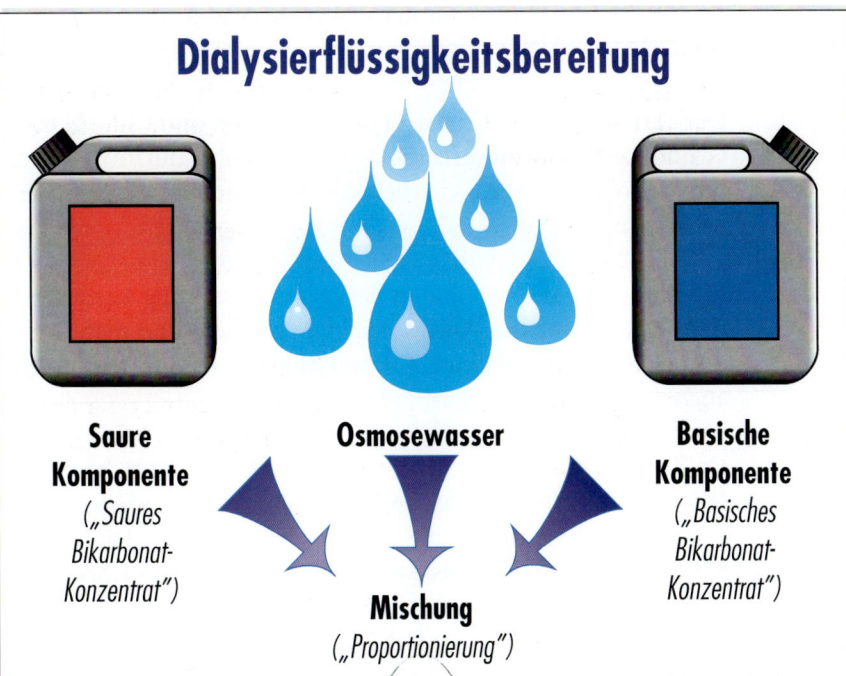

Dialysierflüssigkeitsbereitung

Saure Komponente
(„Saures Bikarbonat-Konzentrat")

Osmosewasser

Basische Komponente
(„Basisches Bikarbonat-Konzentrat")

Mischung („Proportionierung")

Dialysierflüssigkeit

Das entgaste und erwärmte Osmosewasser (Permeat) wird zur Herstellung der Dialysierflüssigkeit („Dialysat") mittels Membran- oder Schlauchpumpen mit den Konzentraten im Verhältnis 1:34 gemischt, d.h. einem Teil Konzentrat werden 34 Teile Wasser beigemischt. Die Grafik zeigt die Situation für die Bikarbonatdialyse, wo ein technischer Mehraufwand im Vergleich zur Azetatdialyse erforderlich ist. Die Proportionierung kann durch volumetrisch arbeitende Pumpen oder leitfähigkeitsgeregelt erfolgen. Unabhängig von der verwendeten Technologie wird das erreichte Mischungsverhältnis durch die Bestimmung der elektrischen Leitfähigkeit des Dialysats überwacht, wobei sich Elektrolytgehalt und Leitwert (Maßeinheit „mS/cm") proportional verhalten. Die Meßergebnisse der Leitfähigkeitssonden werden von der Elektronik der Maschine ausgewertet und danach die Konzentratpumpen gesteuert. Natürlich lösen diese Systeme bei Erkennung nicht plausibler Meßwerte den „Leitfähigkeitsalarm" aus und schalten den Dialysatfluß auf „Bypass".

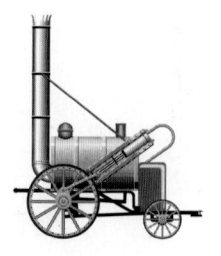

dividueller Dialyse stets verschiedene saure Konzentrate als Kanister vorzuhalten, die mit Zusatzkonzentraten in der Zusammensetzung weiter individualisiert werden können (und zwar für jede Dialyse).

Eine entscheidende **Neuerung für die individuelle Dialyse** stellte die Firma Fresenius vor: Beim Dialysegerät 4008^{Mono} wurde der größte Teil des NaCl von der sauren Komponente ins basische (Bikarbonat-) Konzentrat überführt. Individuelle Konzentrate konnte man auch bisher schon (wie oben beschrieben) herstellen. Das System von Fresenius bietet jedoch infolge des geringen Volumens eine **enorme Arbeitserleichterung** dadurch, daß für die kontinuierliche Herstellung von 150 Litern Dialysat nur noch 0,88 Liter **Individualkonzentrat** benötigt werden (im Vergleich dazu bei der „klassischen" Methode 5,3 Liter saure Komponente).

Die zweite (basische) Komponente nennt Fresenius „Grundkonzentrat", welches eine einheitliche Zusammensetzung aufweist und über die Zentralversorgung an die Maschinen geführt werden kann. Dieses Grundkonzentrat enthält neben den (üblichen) 32 mmol/l HCO_3^- wesentlich mehr Natriumchlorid als die klassische Bikarbonatlösung, nämlich 123 mmol/l Na^+ und 88 mmol/l Cl^- (Zahlen am Beispiel eines Dialysats mit 138 mmol/l Na^+).

Der „Trick" besteht also darin, mehr Natrium und Chlorid ins Grundkonzentrat zu verlagern – ganz nebenbei dürfte dies auch die mikrobiologische Sicherheit der Bikarbonatkomponente erhöhen.

Individualität und Flexibilität der Dialysegestaltung werden hier im wahren Sinne des Wortes „leichter" gemacht und man darf diesem Konzept wohl gute Zukunftschancen einräumen (und auch wünschen).

Im Zusammenhang mit der Dialysatbereitung soll noch auf weitere erforderliche Aufbereitungsmaßnahmen hingewiesen werden: Hier wäre einerseits die exakte **Erwärmung des Dialysats** zu nennen, um Wärmeverluste bzw. Überwärmung des Körpers während der Dialyse zu vermeiden. Bei der Erwärmung des Dialysats werden gelöste Gase frei. Da sich die Gasbläschen auf der Dialysemembran niederschlagen können und auf diese Weise

Acetatkonzentrate (Auswahl)

Bezeichnung/Anbieter	Na^+ mmol/l	K^+ mmol/l	Ca^{++} mmol/l	Mg^{++} mmol/l	Cl^- mmol/l	Acetat mmol/l	Glukose g/l	Osmol. mosmol/l
HD 22/Fresenius	140	2	1,75	1	112,5	35	0	292
HD 23/Fresenius	140	3	1,5	0,5	111	36	0	292
HD 27/Fresenius	140	4	1,75	1	114,5	35	2	307
HDY 48/Braun	135	2	1,75	1	107,5	35	0	282
HDY 84/Braun	138	2,5	1,75	1	111	35	1	295
HDY 99 Braun	140	1	1,75	1	111,5	35	1	296

1 Liter Acetat-Hämodialysekonzentrat und 34 Liter Reinstwasser für die Dialyse ergeben eine gebrauchsfertige Dialysierflüssigkeit der o.g. Zusammensetzung

Austauschfläche und damit Effektivität der Dialyse vermindern, erfolgt im Dialysegerät auch eine Entgasung des Dialysats, Einzelheiten können der Grafik auf Seite 182 entnommen werden.

Die Temperierung des Eingangswassers erfolgt mit Heizelementen. Selbstverständlich werden diese Funktionen maschinenseitig durch Mehrfachmeßfühler kontrolliert: Die Dialysatmischung wird mittels Leitfähigkeitsmessung überwacht, Temperatursensoren messen die Temperatur, die „eingebaute Sicherheit" der Maschine garantiert z.B. bei Wassermangel die Abschaltung der Heizung. Detaillierte Ausführungen sind der Betriebsanleitung des jeweils verwendeten Dialysegeräts zu entnehmen. In den Grafiken einige Beispiele „typischer" Dialysatzusammensetzungen.

Die Puffersubstanz Azetat

Das Azetat-Ion CH_3COO^- ist das Säurerest-Ion der Essigsäure. **Azetat ist keine physiologische Substanz**, jedoch kann es im Organismus vollständig zu Bikarbonat umgewandelt werden (Zitronensäure- oder Krebszyklus) und ist so als Vorstufe von Bikarbonat zu bewerten.

Ein wesentliches Ziel der Hämodialyse ist es, neben der Entfernung der Urämiegifte und der Dehydrierung, die im dialysefreien Intervall entstehende Übersäuerung (metabolische Azidose) durch Elimination von Wasserstoffionen (H^+-Ionen) zu beseitigen.

Azetat muß, um im Organismus als Puffer wirken zu können, erst zu Bikarbonat verstoffwechselt werden (s.o.). Man konnte feststellen, daß diese Azetatverstoffwechselung bei manchen Patienten unausreichend oder zu langsam erfolgt. Folge ist eine **Azetatakkumulation** während der Dialyse **mit** resultierenden Herz-Kreislauf-Störungen, Krämpfen, Kopfschmerzen, Blutdruckabfällen, abnormer Müdigkeit während und nach der Dialyse und weiteren Symptomen.

Saure Bikarbonat-Hämodialyse-Konzentrate (Winzige Auswahl des Programms „Vielfalt")

Bezeichnung/Anbieter	Na+ mmol/l	K+ mmol/l	Ca++ mmol/l	Mg++ mmol/l	Cl- mmol/l	HCO3- mmol/l	Azetat mmol/l	Glukose g/l	Osmol. mosmol/l
D 785/Gambro	138	2,5	1,75	1	111	32	3	1,5	296
D 799/Gambro	138	2,5	1,6	1	110,7	32	3	1,5	297
HDY 318/Braun	137,5	2,05	1,9	1	111,7	30,7	3,1	0	288
HDY 320/Braun	137,5	4,1	1,9	1	113,7	30,7	3,1	0	292
HDY 322/Braun	137,5	1	1,9	1	110,6	30,7	3,1	2,05	297
HDY 326/Braun	137,5	2,1	1,3	1	110,4	30,7	3,1	1	292
HDY 327/Braun	137,5	3,1	1,9	1	112,7	30,7	3,1	2,05	301
SK-F 109/Fresenius	140	1	1,5	0,5	110	33	2	0	288
SK-F 311/Fresenius	138	3	1,5	0,5	110	31,5	3,5	1	294

Die Mischung von 1 Liter saurem Bikarbonatkonzentrat mit 1,225 Liter basischem Bikarbonat 8,4%ig und 32,775 Liter Aqua purificata ergibt 35 Liter gebrauchsfertige Dialysierflüssigkeit.

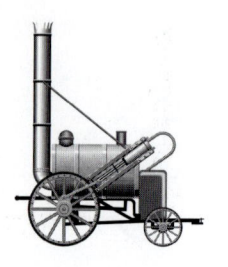

Außerdem kommt es bei der Azetatdialyse zumindest zu Dialysebeginn zu einem Übertritt des (im Körper des Urämikers ohnehin verminderten) Bikarbonats vom Blut ins (bikarbonatfreie) Dialysat mit resultierendem vorübergehenden weiteren Absinken des pH-Wertes. Aus diesen Gründen ist es wünschenswert, den natürlichen Puffer Bikarbonat auch für das Dialysat zu verwenden (vgl. auch Seite 157 ff.).

Bikarbonatdialyse

Technische Schwierigkeiten ergaben sich früher bei der Bereitung der bikarbonathaltigen Dialysierflüssigkeit dadurch, daß das **Bikarbonat-Ion chemisch instabil** ist und dazu neigt, sich unter Bildung von Karbonat-Anion und Kohlendioxid zu zersetzen. Außerdem können **Calcium und Magnesium mit Bikarbonat chemisch reagieren** und dabei unlösliche Verbindungen eingehen, die sich niederschlagen und zur **Verkalkung der** entsprechenden Teile der **Maschine** führen.

Die technische Lösung des Problems besteht in der Anwendung getrennter Konzentrate, der Anwendung von zwei Mischsystemen und dem sofortigen Verbrauch des gemischten Dialysats.

Bei der Bikarbonatdialyse werden also zwei Konzentrate verwendet, die sog. **Säurekomponente** und **Bikarbonatlösung** (meist einmolar = 8,4%ig).

Für die praktische Dialysedurchführung ist es wichtig zu wissen, daß in Abhängigkeit von der Umgebungstemperatur, Luftdurchlässigkeit des Behälters, Lagerungszeit u.a. ständig geringe Mengen CO_2-Gas aus der Bikarbonatlösung entweichen (2 $NaHCO_3$ ↔ $Na_2CO_3 + H_2O + CO_2$), mit der Folge, daß die Bikarbonatkonzentration im Kanister stetig abnimmt und der pH-Wert des Konzentrats ständig ansteigt. Deshalb sollen die Bikarbonatkanister luftdicht verschlossen sein, angebrochene Bikarbonatkanister sollen nicht länger als 12 Std. benutzt werden. Verfallsdatum beachten (Haltbarkeit ein Jahr!).

Durch die Selbstherstellung von Bikarbonatlösung („immer frisch") oder die on-line-Bereitung von Bikarbonatlösung umgeht man die oben bezeichneten Probleme.

Zur sicheren Überwachung bikarbonathaltigen Dialysats kann die Bestimmung von pH, pCO_2 und Bikarbonatkonzentration herangezogen werden. Die Werte, die dabei etwa erreicht werden sollen, sind den Grafiken zu entnehmen.

Faustregel:
Änderung des Blut-pH um 0,1 führt zu gegensinniger Veränderung des Kaliums um 0,4 bis 0,5 mmol/l.

Eine ordnungsgemäße Bikarbonatdialyse ist nur bei exakter Wasseraufbereitung (Umkehrosmose) möglich, jede Störung der Wasseraufbereitung führt einerseits zu Verschiebungen der Leitfähigkeit des Permeats (die Zudosierung der Konzentrate erfolgt meist leitfähigkeitsgesteuert!), außerdem bewirken Säureanteile im Permeat eine Verschiebung von pH/pCO_2 im Dialysat.

Die Bikarbonatdialyse kann in solchen Fällen schlechter verträglich sein als eine ordnungsgemäß ausgeführte Azetatdialyse. Wie erwähnt, erfolgt die Zudosierung der Konzentrate in der Regel leitfähigkeitsgesteuert. Die Leitfähigkeitsmeßsonden sind gegenüber Ablagerungen von Calciumcarbonat besonders empfindlich. Es können erhebliche Meßfehler oder Betriebsunfähigkeit des Systems folgen.

Die Desinfektions- bzw. Entkalkungsvorschriften der Hersteller sollten deshalb exakt eingehalten werden: Desinfektion der Dialysegeräte mit **Peressigsäure** entfernt auch Kalkablagerungen, Entkalkung (mit geringer Desinfektionswirkung) kann auch mit einer 50%igen Zitronensäurelösung erfolgen.

Optimale Entkalkung und umweltverträgliche Desinfektion gewährleistet die zitrothermische Desinfektion, bei der die eingesaugte Zitronensäurelösung auf der Wasserseite des Dialysegeräts rezirkuliert und für etwa 20 Minuten auf rund 90°C erhitzt wird.

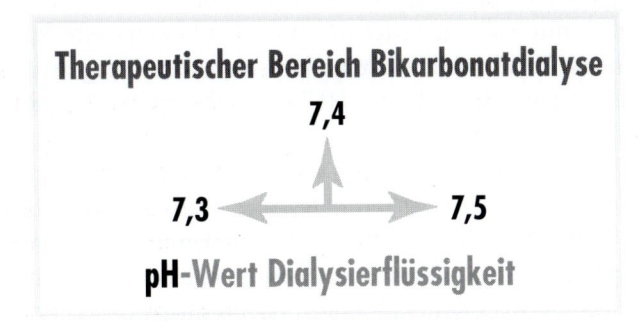

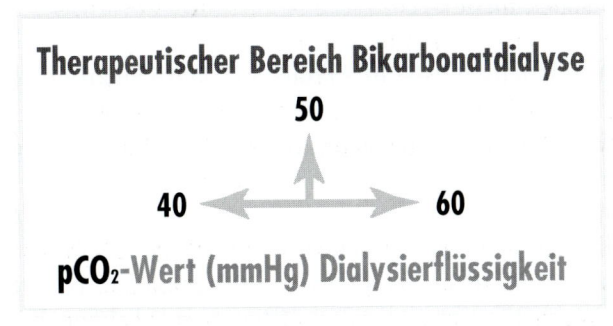

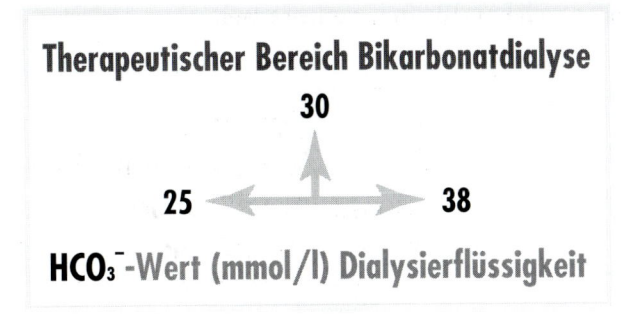

Therapeutischer Bereich Bikarbonatdialyse

7,4

7,3 ←→ 7,5

pH-Wert Dialysierflüssigkeit

Therapeutischer Bereich Bikarbonatdialyse

50

40 ←→ 60

pCO_2-Wert (mmHg) Dialysierflüssigkeit

Therapeutischer Bereich Bikarbonatdialyse

30

25 ←→ 38

HCO_3^--Wert (mmol/l) Dialysierflüssigkeit

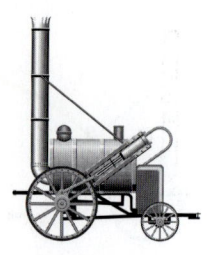

Zusammensetzung der Konzentrate für die Bikarbonatdialyse:
- **Saure Komponente** (= Acetatkomponente): pH etwa 3, enthält weiter die Kationen Na^+, K^+, Ca^{++}, Mg^{++}; Essigsäure CH_3COO^- und Cl^- als Anionen.
- **Basische Komponente** (= Bikarbonatkomponente): pH etwa 7,7 bis 8,0; enthält Bikarbonat als Natriumsalz $NaHCO_3$, ggf. Kochsalzzusatz (NaCl)

Zu saures Dialysat:
pH < 7,3; HCO_3 < 30 mmol/l; pCO_2 > 60 mmHg

Zu basisches Dialysat:
pH > 7,5; HCO_3 > 40 mmol/l; pCO_2 < 40 mmHg

pH-Wert und pCO_2 verhalten sich umgekehrt proportional. Ist der pH-Wert zu hoch, mehr Säurekonzentrat „ziehen" lassen, dadurch wird die Dialysierflüssigkeit saurer; ist der pH-Wert zu tief, weniger saures Konzentrat proportionieren, hierdurch wird relativ mehr Bikarbonat gezogen und die Dialysierflüssigkeit wird alkalischer.

Zur **Bestimmung der Bikarbonatkonzentration in der Dialysierflüssigkeit** kann man – so auf Station vorhanden – Gas-Check-Geräte (sonst zur Blutgasanalyse verwendet) benutzen.

Hilfsweise verschafft man sich mit pH-Indikatorpapier (**pH-Wert**) und einer einfachen Laboruntersuchung (Arbeitsgeräte: Pipette, Bürette, Erlenmeyerkolben) Überblick: 50 ml Dialysierflüssigkeit mit 3 Tropfen Methylorange (Indikator) versehen, werden mit 0,1 normaler Salzsäure bis zum Umschlag titriert. Der Verbrauch von 1 ml 0,1 n HCl multipliziert mit 2 ergibt dann die **Bikarbonatkonzentration** (mmol/l).

Um die **Gefahr des Vertauschens verschiedener Konzentrate** zu minimieren, sind Konzentratbehälter und Konzentratleitungen farblich codiert (Etiketten, Kanisterverschlüsse, Endstücken der Schlauchanschlüsse):
- Azetatkonzentrate: weiß, farblos
- Maschinenanschlüsse für Azetat- und saure Bikarbonatkomponente: rot
- Basische Bikarbonatkonzentrate: blau

Manche Hersteller versehen die **Konzentratkanister mit unterschiedlich geformten Öffnungen**, in die nur der „richtige" Ansaugstab der Maschine paßt. (So, wie der Tankstelle der Zapfhahn „Verbleit" nicht in die Tanköffnung eines Fahrzeuges passen sollte, welches „Bleifrei" tanken muß).

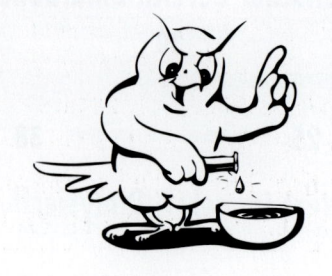

Leitfähigkeit

Bei bestimmten Substanzen, sog. Elektrolyten, kommt es in wäßriger Lösung zur **Dissoziation**, d.h. zum reversiblen „Zerfall" einer chemischen Verbindung in Moleküle, Atome oder Ionen.

Das Kochsalzmolekül NaCl dissoziiert beispielsweise im Wasser in das elektrisch positiv geladene Natriumion (Ionen ist die Bezeichnung für positiv oder negativ geladene elektrische Teilchen) und in das negativ geladene Chloridion: $NaCl \leftrightarrow Na^+ + Cl^-$.

Bringt man nun zwei Elektroden in die Kochsalzlösung, an denen eine Spannung anliegt, so wandern die positiv geladenen Natriumionen zum negativen Pol, der auch als Kathode bezeichnet wird. Auch andere positiv geladene Teilchen würden sich so verhalten.

Also: **Positiv geladene Teilchen wandern im elektrischen Feld zum Minuspol = Kathode. Sie heißen Kationen. Umgekehrt wandern negativ geladene Teilchen zum Pluspol, der Anode heißt. Die negativ geladenen Teilchen, die sich zum positiven Pol bewegen, nennt man deshalb Anionen.**

Das Wasser, in dem die Elektrolyte gelöst sind, ist elektrisch leitfähig. Der **Grad der Leitfähigkeit in einer Flüssigkeit hängt ab:**

- von der Art der gelösten Elektrolyte (man unterscheidet **starke** = vollständig oder nahezu vollständig dissoziierende **Elektrolyte** wie NaCl und **schwache Elektrolyte**, die nur wenig dissoziieren, wie Natriumazetat CH_3COONa oder Natriumbikarbonat $NaHCO_3$)
- von der Konzentration der Elektrolyte
- von der Temperatur der Flüssigkeit
- vom pH-Wert

Die **Maßeinheit** zur Messung der **Leitfähigkeit** ist „Siemens/cm" (S/cm) bzw. „Millisiemens/cm" (mS/cm).

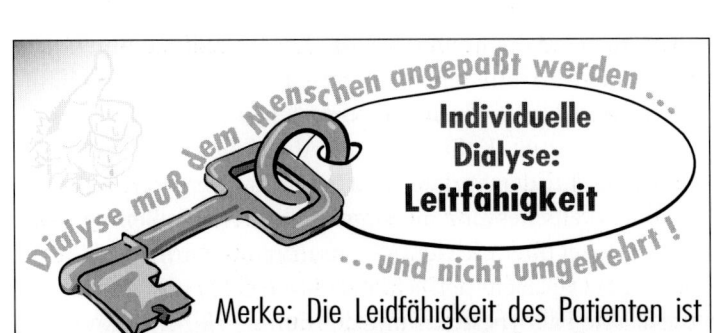

Dialyse muß dem Menschen angepaßt werden ...und nicht umgekehrt!

Individuelle Dialyse: Leitfähigkeit

Merke: Die Leidfähigkeit des Patienten ist immer eingeschränkt, deshalb sollte wenigstens der Leitwert des Dialysats stimmen. Hydratationszustand, UF-Toleranz, das RR-Verhalten, die Osmolarität des Dialysats (Glukosezusatz?), subjektives Durstgefühl des Patienten nach der Dialyse bestimmen Ihre Entscheidung. Besonders bewährt: Natrium-Profile: Hohes Dialysat-Na zu Beginn, niedriges Dialysat-Na am Ende der Dialyse!

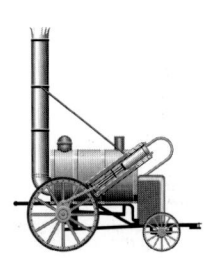

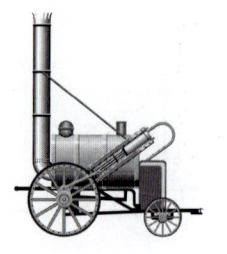

Je schneller sich die Ionen im Wasser unter Spannungseinfluß bewegen, desto höher ist die Leitfähigkeit, die Beweglichkeit der Ionen steigt mit steigender Temperatur.

Natürlich steigt die Leitfähigkeit auch mit steigener Konzentration, wobei dieses Verhältnis nicht linear ist, d.h. doppelte Konzentration bedingt nicht doppelte Leitfähigkeit (die Ionen behindern sich mit zunehmender Konzentration in ihrer Beweglichkeit).

Es bleibt festzuhalten: Die **Leitfähigkeit steigt mit steigender Konzentration** und mit steigender Temperatur. Die Maßeinheit ist mS/cm.

Die sogenannte „Äquivalentleitfähigkeit" bezieht die Konzentration der betrachteten Substanz (mmol/l) mit ein, die Maßeinheit ist dann: mS x l/cm x mol.

Um den Temperatureinfluß bei der Bestimmung der Leitfähigkeit auszuschalten, wird die Leitfähigkeit definitionsgemäß bei 25°C gemessen.

Für die praktische Hämodialyse sollte man folgende Grundtatsachen merken:

- **Bei gleicher Konzentration eines Elektrolyten und bei gleicher Meßtemperatur resultiert stets die gleiche Leitfähigkeit.**

- Im Dialysegerät wird durch geeignete Elektronik die **temperaturkompensierte Leitfähigkeit** errechnet.

- Die Konzentrate zur Hämodialyse sind unterschiedlich zusammengesetzt. **Gleiche Leitfähigkeit** bei verschiedenen Konzentraten **kann** also **unterschiedlicher Zusammensetzung der gemessenen Lösung entsprechen**! Die Leitfähigkeit der „richtigen Mischung" muß also bekannt sein, will man beispielsweise eine bestimmte Natriumkonzentration im Dialysat erreichen (Tabellen der Hersteller beachten).

- Entsprechend des hohen Anteils an Natriumionen im Dialysat **liefert Natrium den größten Beitrag zu Leitfähigkeit**. In geringeren Konzentrationen vorliegende Elektrolyte (Calcium, Magnesium, Kalium), deren Abweichung wesentlich gefährlicher für den Verlauf der Dialyse ist, werden mit der Leitfähigkeitsmessung nur ungenügend erfaßt. Beim geringsten Zweifel über die richtige Zusammensetzung des Konzentrats oder Verdacht der Fehlfunktion der Mischsysteme soll die exakte Laborbestimmung der Einzelelektrolyte im Dialysat erfolgen!

- Die **technisch tolerierte Abweichung** bei der Exaktheit der Leitwertmessung liegt bei etwa ±5 %. Wird von der Maschine eine fehlerhafte Zusammensetzung der Spüllösung erkannt, so leitet sie für die Dauer der Fehlproportionierung das Dialysat am Dialysator vorbei („Bypass").

Flüssigkeitsentzug

Die während der Dialyse stattfindende Ultrafiltration ist Resultat einer Druckdifferenz über die Membran hinweg zwischen Blut- und Wasserseite (Transmembrandruck) und Folge von Konzentrationsunterschieden (richtiger: Osmolaritätsdifferenzen) zwischen Blut- und Wasserseite. Prinzipiell ist ein Stofftransfer in beiden Richtungen der Membran möglich.

Es wurde jedoch bereits erwähnt, daß eine Rückfiltration (Flüssigkeitstransport von der Wasser- auf die Blutseite) verhindert werden soll. Normalerweise besteht auf der Blutseite immer ein Überdruck, so daß jeder Dialysator eine Spontanfiltration aufweist, welche abhängig ist von den Kenndaten des Dialysators und dem venösen Druck.

Um eine gewünschte Gewichtsabnahme zu erzielen, muß das Ultrafiltrat exakt gemessen werden. Dies ist technisch nicht ganz einfach, da das Ultrafiltrat natürlich nur eine kleine Menge Flüssigkeit im Vergleich zur fließenden Spüllösung ist: Bei einer gewünschten Ultrafiltrationsrate von 500 ml/Std. stehen pro Minute etwa 8,3 ml Ultrafiltrat etwa 500 ml Spüllösung gegenüber.

Geschlossenes Rezirkulationssystem (Schema)

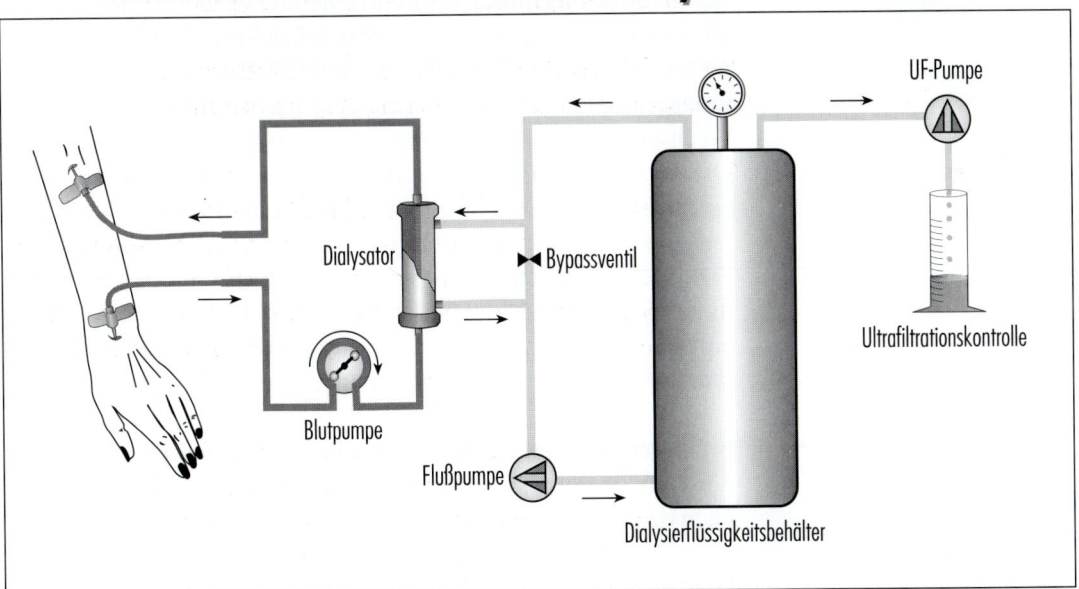

In der nach beiden Seiten offenen Skala zur Bewertung der Perfektion von Dialysesystemen dürfte das oben gezeigte (und seine Modifikationen) eher am unteren Ende einzustufen sein. Eine Heizung wird oft ebenso vermißt wie ein Blutleckdetektor, Profile kann man nicht fahren und die Zusammensetzung der Dialysierflüssigkeit kann während der Dialyse kaum variiert werden. Ein nicht zu unterschätzendes Risiko sind mögliche Fehler beim Herstellen der Dialysierflüssigkeit. Dennoch ist das System (es wurde übrigens schon 1973 von GRANGER und SAUSSE beschrieben: DDR-Patentschriften 100878 und 105994) sehr schön geeignet, die Ultrafiltrationskontrolle zu verstehen: Das **konstante** hermetisch abgeschlossene Dialysierflüssigkeitsvolumen (50 bis 100 Liter) wird mit der Flußpumpe über den Dialysator gefördert. Die UF-Pumpe arbeitet volumetrisch, d.h. sie entfernt pro Arbeitstakt eine konstante Flüssigkeitsmenge aus dem zirkulierenden Volumen. Sie baut den Unterdruck auf der „Wasserseite" auf. Da das System geschlossen ist, erfolgt der Flüssigkeitstransfer über die Dialysemembran: Ultrafiltrat. Entsprechend der Einstellung der UF-Pumpe kann dem Patient eine definierte Flüssigkeitsmenge pro Zeiteinheit entzogen werden. Der sich sekundär einstellende TMP resultiert aus der vorgegebenen UF-Rate (Menge/Zeit), dem UF-Faktor des Dialysators und weiteren Faktoren, die diesem Kapitel entnommen werden können. Geschlossene Rezirkulationssysteme erlauben den Einsatz von Highflux-Dialysatoren. Die Weiterentwicklung der geschlossenen Rezirkulationssysteme bestand in der technischen Realisierung der intermittierenden Zuführung frischer Dialysierflüssigkeit.

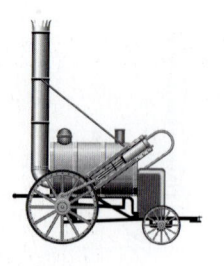

Es kommt also darauf an, daß die Meßsysteme die geringen Differenzen zwischen Spüllösungszufluß zum Dialysator und Dialysatabfluß genau erkennen, den Meßwert mit der Vorgabe vergleichen, die Zulässigkeit prüfen und die Drücke so einregeln, daß das Ultrafiltrationsziel in der Zeiteinheit erreicht wird.

Dank Computertechnik stellen solche meß- und regeltechnischen „Kunststücke" heute kein Problem mehr dar. Nachfolgend einige Beispiele, wie Ultrafiltrationsmessung und -kontrolle praktisch realisiert werden.

Geschlossenes Tank-Rezirkulationssytem zur Ultrafiltrationskontrolle: Diese „historische" Möglichkeit der Realisierung des Flüssigkeitsentzuges feierte in der jüngeren Vergangenheit eine Wiedergeburt. Der Dialysatkreislauf besteht hierbei aus einem volumenkonstanten (75 l), gegenüber der Außenwelt abgeschlossenen **Tank-Rezirkulationssystem**, in dem das Dialysat mittels einer Flußpumpe über den Dialysator rezirkuliert (vgl. Abbildung Seite 191).

Eine zweite Pumpe (Ultrafiltrationspumpe) entfernt nun pro Zeiteinheit eine bestimmte Flüssigkeitsmenge, eben die gewünschte UF-Menge aus diesem Kreislauf. Das Ultrafiltrat wird in einem separaten Behältnis aufgefangen. Dieses Verfahren ist insbesondere für die Patienten sehr transparent.

Nachteile des technisch sehr einfachen (aber damit auch wenig anfälligen) Systems sind das umständliche Handling der schweren Dialysierflüssigkeitsbehälter, Verkeimungsgefahr, Verwechslungsgefahr bei der Zubereitung der Dialysierflüssigkeit, keine Wechselmöglichkeit für die Dialysierflüssigkeit während der Dialyse, keine Möglichkeit Profile zu fahren, Abkühlung der Spülflüssigkeit während der Behandlung usw.

Eine Weiterentwicklung dieses Rezirkulations-Systems bestand in den **Semi-single-pass-Systemen**. Hierbei wurde der Tankinhalt intermittierend gegen neu proportioniertes Dialysat ausgetauscht.

Im Gegensatz zum beschriebenen Rezirkulationssystem zeichnen sich Single-pass-Systeme dadurch aus, daß die Spüllösung nach dem Passieren des Dialysators verworfen wird.

Hier wären zuerst die Verfahren zum Flüssigkeitsentzug durch **gesteuerte Ultrafiltration** zu nennen.

Herzstück dieser Systeme ist eine **volumetrische Bilanzkammer**.

Das **Arbeitsprinzip** entsprechender Dialysegeräte besteht in der kontinuierlichen Proportionierung kleiner Volumina durch zwei miteinander gekoppelte und in umgekehrter Sequenz arbeitende Proportionierungseinheiten.

Es handelt sich hierbei um **volumenkonstante Bilanzkammern**, die durch eine flexible Membran in je eine Frischlösungsseite und in eine Altlösungsseite getrennt sind.

Vereinfachte Darstellung eines Bilanzkammersystems

Dialysegerät »Dialog« (mit freundlicher Genehmigung der Firma B. Braun Melsungen AG, Zeichnung modifiziert)

Arbeitstakt 1 (obere Zeichnung)

Frische Dialysierflüssigkeit →
- Aus „oberer" Bilanzkammer zum Dialysator → Füllung der Wasserseite des Dialysators mit frischer Dialysierflüssigkeit → „Verdrängung" verbrauchter Dialysierflüssigkeit + Ultrafiltrat → Beginn Arbeitstakt 2
- Füllung der unteren Bilanzkammer („linke Seite") → „Verdrängung" der verbrauchten Dialysierflüssigkeit aus der Bilanzkammer → Abfluß

Legende:
- Frische Dialysierflüssigkeit (grün)
- Dialysierflüssigkeit + Ultrafiltrat (rot)
- Ventil geschlossen
- Ventil offen
- Pumpe

Arbeitstakt 2 (untere Zeichnung)

Verbrauchte Dialysierflüssigkeit vom Dialysator + Ultrafiltrat →
- Füllung der unteren Bilanzkammer („rechte Seite") → „Verdrängung" der frischen Dialysierflüssigkeit aus der Bilanzkammer → Beginn Arbeitstakt 1
- Entfernung einer definierten Ultrafiltrationsmenge durch UF-Pumpe → Abfluß

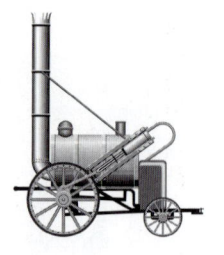

Durch eine Ventilsteuerung wird nun jeweils die eine Bilanzkammer mit dem Dialysator verbunden (Dialysataus- und -einlaß), die andere Bilanzkammer ist gleichzeitig mit dem Dialysatzufluß bzw. -abfluß verbunden.

Also: Bilanzkammer 1 (gerade mit Dialysatzufluß/Abfluß verbunden) füllt gerade mit „frischer" Dialysierflüssigkeit und verwirft gleichzeitig exakt die gleiche Menge „verbrauchten" Dialysats (aus dem letzten Arbeitstakt), während Bilanzkammer 2 (die gerade mit dem Dialysator verbunden ist) „frisches" Dialysat zum Dialysator abgibt und andererseits gleichzeitig die volumetrisch genau gleiche Menge „verbrauchter" Dialysierflüssigkeit (mit Ultrafiltrat) aufnimmt.

Bei einer so gewährleisteten Volumengleichheit der Flüsse vom und zum Dialysator wird dem Patient keine Flüssigkeit entzogen. Die Ultrafiltration wird erst durch gezielten Flüssigkeitsentzug aus dem Dialysatkreislauf mittels einer Ultrafiltrationspumpe erreicht. Weitere Einzelheiten können der Grafik auf Seite 193 entnommen werden.

Kontinuierlich geregelte Ultrafiltration: Bei diesem Verfahren wird die Ultrafiltration durch **Flußdifferenzmessung** zwischen Zuflußmenge der Spüllösung zum Dialysator und Abflußmenge vom Dialysator (Spüllösung + Ultrafiltrat) gemessen. Zur konti-

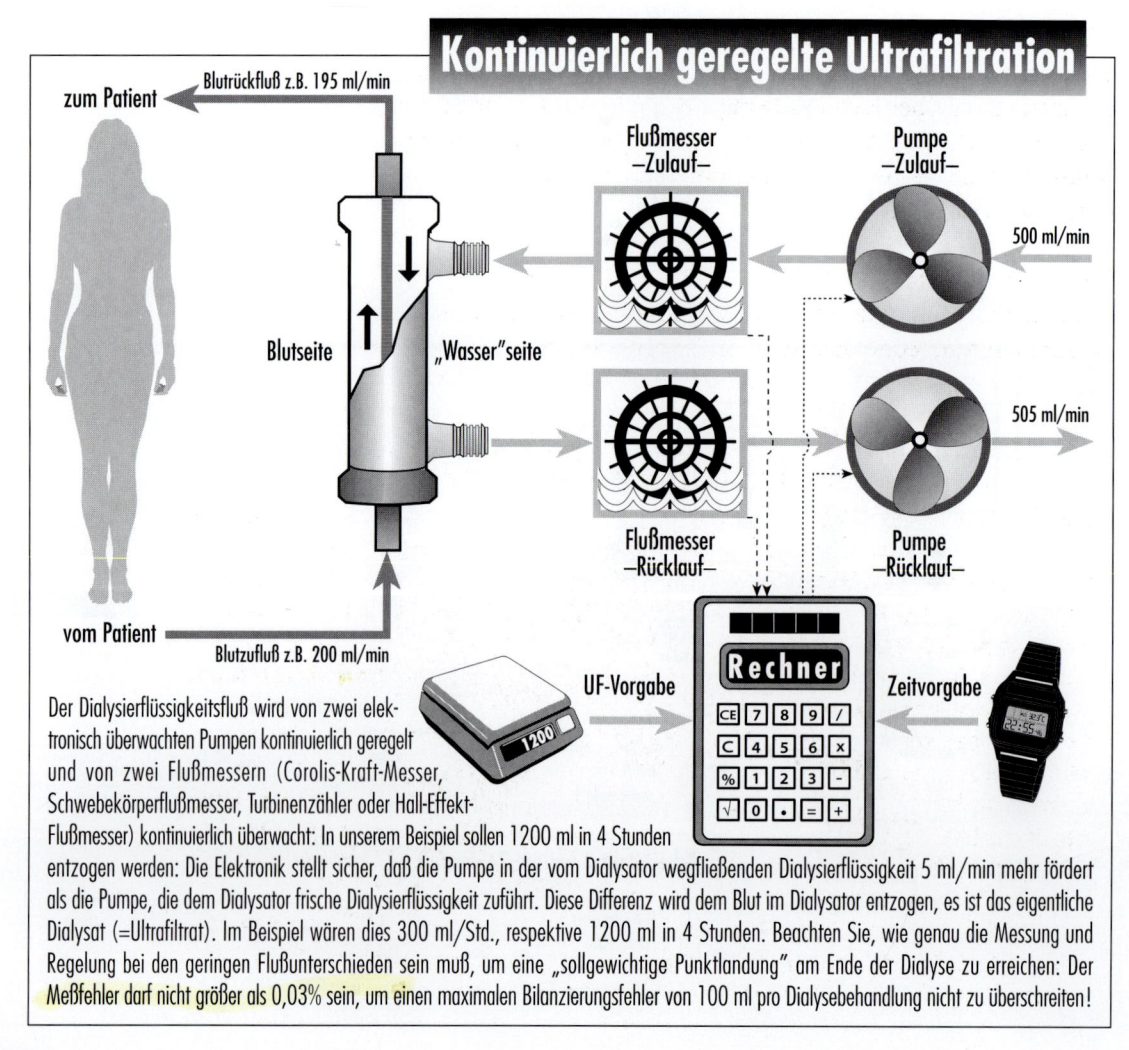

Kontinuierlich geregelte Ultrafiltration

Der Dialysierflüssigkeitsfluß wird von zwei elektronisch überwachten Pumpen kontinuierlich geregelt und von zwei Flußmessern (Corolis-Kraft-Messer, Schwebekörperflußmesser, Turbinenzähler oder Hall-Effekt-Flußmesser) kontinuierlich überwacht: In unserem Beispiel sollen 1200 ml in 4 Stunden entzogen werden: Die Elektronik stellt sicher, daß die Pumpe in der vom Dialysator wegfließenden Dialysierflüssigkeit 5 ml/min mehr fördert als die Pumpe, die dem Dialysator frische Dialysierflüssigkeit zuführt. Diese Differenz wird dem Blut im Dialysator entzogen, es ist das eigentliche Dialysat (=Ultrafiltrat). Im Beispiel wären dies 300 ml/Std., respektive 1200 ml in 4 Stunden. Beachten Sie, wie genau die Messung und Regelung bei den geringen Flußunterschieden sein muß, um eine „sollgewichtige Punktlandung" am Ende der Dialyse zu erreichen: Der Meßfehler darf nicht größer als 0,03% sein, um einen maximalen Bilanzierungsfehler von 100 ml pro Dialysebehandlung nicht zu überschreiten!

nuierlichen Flußmessung könnten Flügelräder genutzt werden (Wasserradprinzip, Turbinenzähler), so kann man sich das am besten vorstellen. Technisch ist dies jedoch anders gelöst, was aber nicht näher erörtert werden soll. Die Differenzflußmessung liefert den Istwert der Ultrafiltrationsrate, den der Rechner mit dem Sollwert vergleicht und den TMP entsprechend über die Rücklaufpumpe regelt. Weitere Einzelheiten können der Grafik entnommen werden (Seite 194).

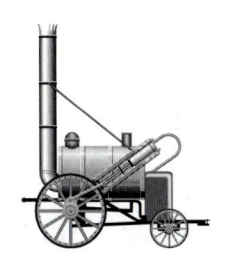

Blutleckerkennung

Eine Trübung des abfließenden Dialysats wird vom Blutleckdetektor erkannt. Die Trübungsmessung kann z.B. photometrisch erfolgen: Hämoglobinspuren im Dialysat absorbieren einen Teil der von einer Lampe erzeugten Lichtenergie. Die Energieschwächung wird von einer Photozelle registriert, ein entsprechender Alarm wird ausgelöst. Die unten stehende Grafik zeigt das Reflexionsprinzip, andere Systeme arbeiten nach dem Durchlichtverfahren, wo an der Stelle des Spiegels die Fotozelle sitzt.

Stärkere Blutlecks sind auch durch Farbvergleich des zu- und wegfließenden Dialysats mit bloßem Auge erkennbar, die Entscheidung ist dann einfach: Dialysator wechseln, oder bei geringer Behandlungsrestzeit Dialyse beenden.

Manchmal tritt jedoch die Situation der Blutleckmeldung ein und mit dem unbewaffneten Auge ist nicht die Spur einer Trübung zu sehen. Hier lautet die Frage: **Fehlalarm oder wirklich Mikroblutleck?** Falschalarme können durch Verschmutzung des optischen Systems sowie durch Luftblasen bei mangelhafter Entgasung ausgelöst werden.

Bevor man sich dem Streß des Dialysatorwechsels unter der Dialyse aussetzt, sollte folgender einfache und schnelle Test durchgeführt werden: Jeder Dialyse ist üblicherweise eine nephro-

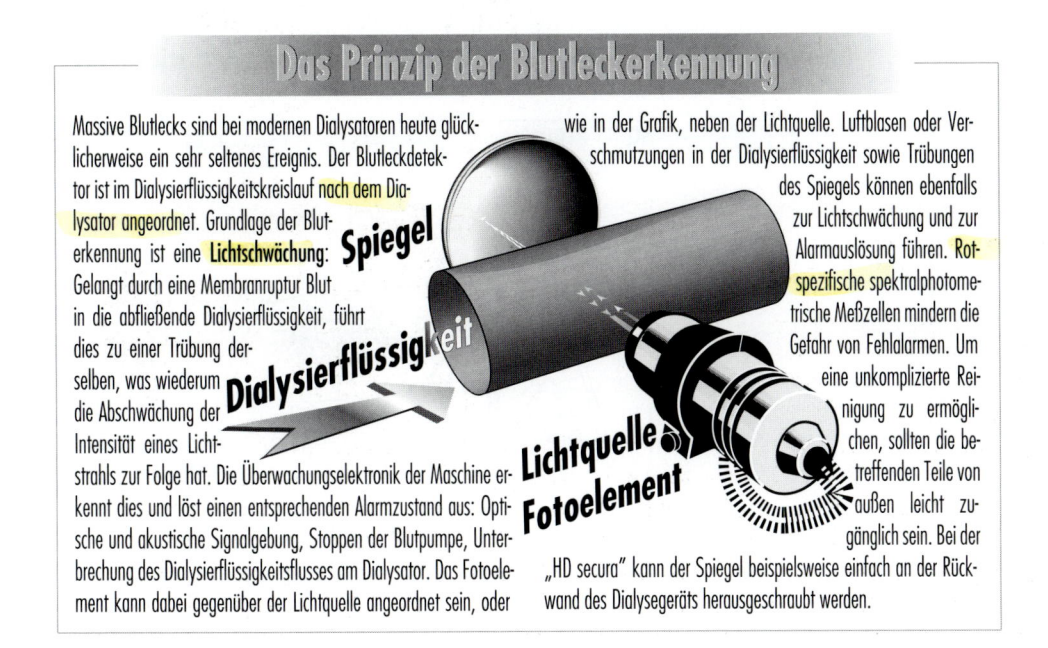

Das Prinzip der Blutleckerkennung

Massive Blutlecks sind bei modernen Dialysatoren heute glücklicherweise ein sehr seltenes Ereignis. Der Blutleckdetektor ist im Dialysierflüssigkeitskreislauf nach dem Dialysator angeordnet. Grundlage der Bluterkennung ist eine Lichtschwächung: Gelangt durch eine Membranruptur Blut in die abfließende Dialysierflüssigkeit, führt dies zu einer Trübung derselben, was wiederum die Abschwächung der Intensität eines Lichtstrahls zur Folge hat. Die Überwachungselektronik der Maschine erkennt dies und löst einen entsprechenden Alarmzustand aus: Optische und akustische Signalgebung, Stoppen der Blutpumpe, Unterbrechung des Dialysierflüssigkeitsflusses am Dialysator. Das Fotoelement kann dabei gegenüber der Lichtquelle angeordnet sein, oder wie in der Grafik, neben der Lichtquelle. Luftblasen oder Verschmutzungen in der Dialysierflüssigkeit sowie Trübungen des Spiegels können ebenfalls zur Lichtschwächung und zur Alarmauslösung führen. Rotspezifische spektralphotometrische Meßzellen mindern die Gefahr von Fehlalarmen. Um eine unkomplizierte Reinigung zu ermöglichen, sollten die betreffenden Teile von außen leicht zugänglich sein. Bei der „HD secura" kann der Spiegel beispielsweise einfach an der Rückwand des Dialysegeräts herausgeschraubt werden.

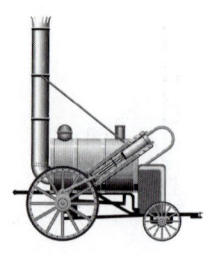

logische Ambulanz angeschlossen. Dort finden sich zur orientierenden Urinuntersuchung Teststreifen (z.B. Multistix®), mit denen u.a. der Hämoglobinnachweis im Urin gelingt. Man entnehme also im Zweifelsfall eine (abfließende) Dialysatprobe und tauche des Teststreifen kurz ein. Bei Verfärbung an entsprechender Stelle des Teststreifens kann man sich des Blutlecks sicher sein.

Routine: Selbstverständlich verlassen Sie sich nie allein auf die Technik, sondern prüfen stets, wenn Sie zur Maschine kommen „makroskopisch" das Dialysatschlauchsystem auf Verfärbungen.

Falls der **Dialysator bei Blutleck gewechselt** werden muß, kann man (bei Mikroblutleck) wie beim Abhängen vorgehen, jedoch nicht in „Beenden", sondern in die Betriebsart „Bypass" gehen (wenn sich das Dialysegerät nicht schon selbst dorthin gebracht hat): Dialysator freispülen mit Kochsalzlösung, Blut zum Patient zurückgeben, dann Dialysator unter Beachtung steriler Arbeitsweise wechseln, Wasserkupplungen auf den neuen Dialysator, 250er-Kochsalzbeutel arteriell und venös verbinden, Dialysator entlüften usw., Patient evtl. zwischenwiegen, Ultrafiltrationsrate und Dialysezeit neu festlegen.

Der neue Dialysator ist dann zwar nicht optimal vorgespült (wenn man will, kann man das natürlich mittels größerem Kochsalzbeutel auch noch tun), aber Ausnahmen bestätigen immer die Regel …

Selbstverständlich informieren Sie bei Verdacht auf größeren Blutverlust den Arzt und veranlassen ggf. Laborkontrollen, intensivierte Kreislaufüberwachung usw.

Die **Ansprechschwelle der Blutleckdetektoren liegt** bei etwa **0,05 ml Blut/Liter Dialysat**. **Massive Blutlecks** sind bei modernen Dialysatoren glücklicherweise ein **äußerst seltenes** Ereignis.

Auch den blutseitigen Aufbau eines Dialysegeräts kann man am einfachsten herleiten und verstehen, verfolgt man den Weg des Blutes und studiert dabei die passierten Stationen. Wir beginnen im nächsten Abschnitt mit dem Blutschlauchsystem selbst.

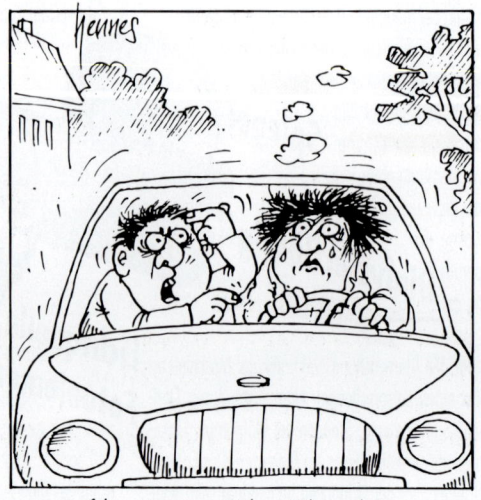

Auf dem Weg zum Dialyse-Führerschein …

Die Blutseite (Extrakorporaler Blutkreislauf)

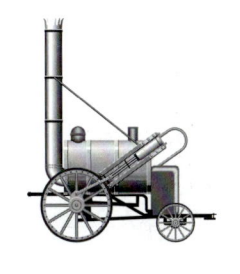

Blutschlauchsysteme

Blutschlauchsysteme zur Hämodialyse bestehen aus einem **arteriellen und einem venösen Teil**, es sind **Einmalartikel**.

Das arterielle Blutschlauchsystem verbindet die arterielle Punktionsstelle (Blutentnahme) mit dem Dialysator, das venöse Blutschlauchsystem verbindet den Dialysator mit der venösen Punktionsstelle (Blutrückgabe) am Shunt des Patienten.

Bei Single-Needle-Dialyse beginnen/enden die Blutschlauchsysteme an den beiden Y-förmigen Schenkeln der SN-Kanüle.

Zum besseren Verständnis zeigt die nachfolgende Grafik noch einmal ein Flußschema von Blut- und Wasserseite.

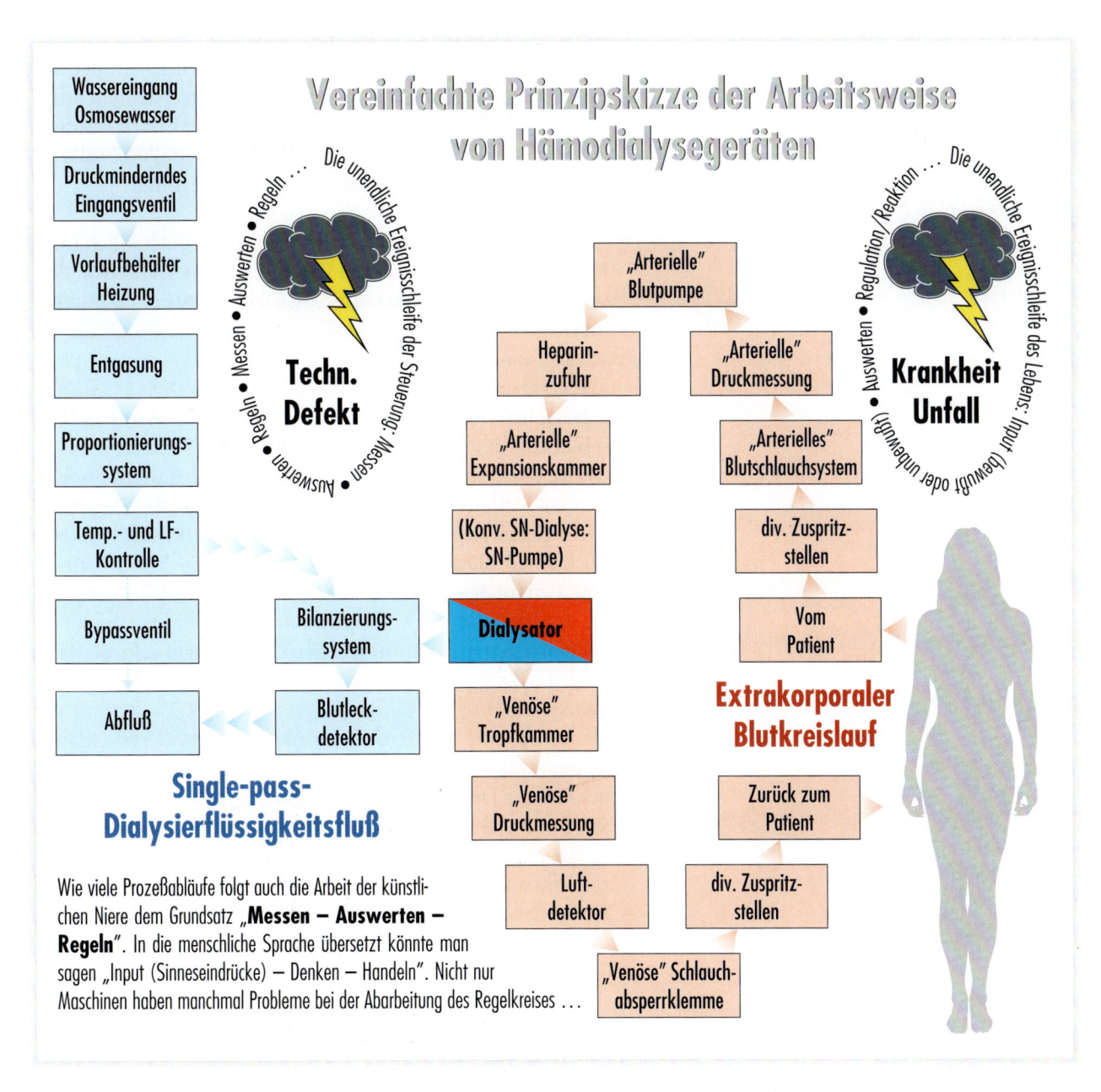

Vereinfachte Prinzipskizze der Arbeitsweise von Hämodialysegeräten

Single-pass-Dialysierflüssigkeitsfluß:
- Wassereingang Osmosewasser
- Druckminderndes Eingangsventil
- Vorlaufbehälter Heizung
- Entgasung
- Proportionierungssystem
- Temp.- und LF-Kontrolle
- Bypassventil
- Bilanzierungssystem
- Blutleckdetektor
- Abfluß

Techn. Defekt – Die unendliche Ereignisschleife der Steuerung: Messen • Auswerten • Regeln...

Blutkreislauf (Mitte):
- „Arterielle" Blutpumpe
- Heparinzufuhr
- „Arterielle" Expansionskammer
- „Arterielle" Druckmessung
- (Konv. SN-Dialyse: SN-Pumpe)
- Dialysator
- „Venöse" Tropfkammer
- „Venöse" Druckmessung
- Luftdetektor
- „Venöse" Schlauchabsperrklemme

Extrakorporaler Blutkreislauf:
- „Arterielles" Blutschlauchsystem
- div. Zuspritzstellen
- Vom Patient
- Zurück zum Patient
- div. Zuspritzstellen

Krankheit Unfall – Die unendliche Ereignisschleife des Lebens: Input (bewußt oder unbewußt) • Regulation/Reaktion • Auswerten...

Wie viele Prozeßabläufe folgt auch die Arbeit der künstlichen Niere dem Grundsatz **„Messen – Auswerten – Regeln"**. In die menschliche Sprache übersetzt könnte man sagen „Input (Sinneseindrücke) – Denken – Handeln". Nicht nur Maschinen haben manchmal Probleme bei der Abarbeitung des Regelkreises ...

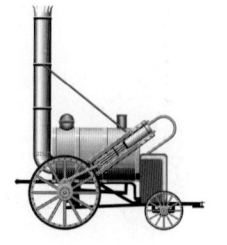

Blutschlauchsysteme: Arterielles Schlauchsystem

Das arterielle Blutschlauchsystem wird mit der arteriellen Punktionskanüle mittels einer LUER-Lock-Sicherheitsverbindung konnektiert (LUER-Lock bezeichnet ein normiertes Ansatzstück mit Bajonettverschluß. Herr LUER war ein Instrumentenmacher). Die **Farbkodierung des arteriellen Systems** (wie auch der arteriellen Punktionskanüle) ist **rot**.

Selbstverständlich sollte bei der Konnektierung steril gearbeitet werden (offene, später blutführende Teile nicht berühren, Benetzung [„Tröpfcheninfektion"] vermeiden, d.h. nicht sprechen, niesen, husten usw.).

Das arterielle Blutschlauchsystem zeigt meist folgende Besonderheiten:

- Ein **Ansatzstück als Zulaufmöglichkeit für Infusionslösungen**. Das kurze Ansatzstück besitzt ebenfalls einen LUER-Anschluß, ist mit einer Verschlußkappe verschlossen und weist eine Quetschklemme aus Plastik auf.
- In den arteriellen Systemen mancher Hersteller befinden sich **Zuspritzstellen**. Dies sind sich selbst wiederverschließende Membranen, durch welche mittels Injektionskanülen Substanzen in das Lumen und damit in den arteriellen Blutkreislauf eingebracht werden können, so z.B. die initiale Heparingabe.
- Zur arteriellen Druckmessung befindet sich schließlich im arteriellen Schlauchsystem ein **Druckaufnehmerschlauch**, der vom eigentlichen Ansatzstück am Dialysegerät noch durch einen sog. Transducerprotektor getrennt ist. Der Protektor schützt den Druckaufnehmer im Dialysegerät vor dem Eindringen von Flüssigkeit.
- Der nächste Teil des arteriellen Systems ist das **Pumpenschlauchsegment**, welches in die Blutpumpe eingelegt wird.
- Als weiteres Anschlußsegment im arteriellen System findet sich ein **Schlauchanschluß für die Heparinspritze**.
- Die meisten Hersteller bauen im arteriellen Schlauchsystem noch einen **Blasenfänger** ein, der zum Abfangen von Luftbläschen im arteriellen System vor dem Dialysator dient.
- Zu erwähnen ist noch, daß für manche Maschinen auch Schlauchsysteme mit integrierten **Druckkissen** erforderlich sind, die dann in den vorgesehenen Meßfühler eingelegt werden.
- **Druckmessung vor dem Dialysatoreingang**: Als erste Maschine am Markt bietet die „Dialog" der Firma Braun die Möglichkeit der Druckmessung zwischen Blutpumpe und Dialysator und erfüllt so eine mancherorts erhobene Forderung (DAUL et al. 1994) nach noch höherem Sicherheitsstandard zur Erkennung von Verengungen/Verwindungen im Schlauchsystem.
- Das arterielle Schlauchsystem endet mit dem **Anschlußteil für den Dialysator** (verriegelbare Kegelverbindung).

Wir bleiben beim Thema Schlauchsystem und besprechen gleich noch das venöse System.

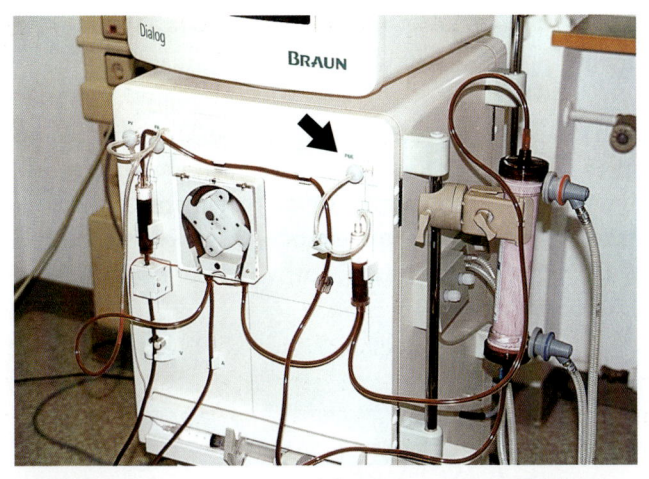

PBE-Druckmessung am Dialysegerät Braun Dialog®: Die Druckmessung erfolgt über den arteriellen Blasenfänger zwischen Blutpumpe und Dialysator.

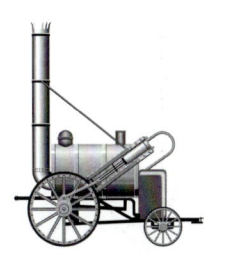

Blutschlauchsysteme: Venöses Schlauchsystem

Das venöse Schlauchsystem **beginnt am Blutausgang des Dialysators**, es ist **blau** gekennzeichnet und weist am Anfang ebenfalls eine verriegelbare Kegelverbindung auf. Im Gegensatz zum arteriellen Schlauchsystem ist im venösen Schlauchsystem ein **Blasenfänger obligat** integriert. Der Blasenfänger wird bei manchen Maschinen in das Luftüberwachungssystem eingelegt, bei anderen Dialysegeräten durchläuft der venöse Schlauch unmittelbar nach dem venösen Blasenfänger die Luftüberwachung.

Oft ist an dieser Stelle geräteseitig ein **optischer Sensor zur Bluterkennung** integriert, der das Signal für den einmaligen Stopp der Blutpumpe beim Anhängen des Patienten gibt (Verhinderung des Befüllens des Vorspülbeutels mit Blut für den Fall, daß die venöse Blutleitung noch nicht mit der venösen Nadel verbunden ist).

Im Kopfteil des Blasenfängers münden meist mehrere **Schlauchanschlüsse**, einerseits zur Regulierung der Höhe des Blutspiegels, weiter zur Möglichkeit der Medikamentengabe.

Schließlich geht vom venösen Blasenfänger ein **Druckaufnehmerschlauch zur venösen Druckmessung** zum Dialysegerät, wobei (wie auf der arteriellen Seite) ein Transducerprotektor zwischengeschaltet ist.

Auf dem Weg zum Patient: Nach dem Luftüberwachungssystem durchläuft der venöse Blutschlauch eine **Schlauchklemme**, in welche der venöse Blutschlauch eingelegt wird. Die Schlauchklemme schließt bei primär lebensbedrohlichem Alarmzustand des Systems, wobei natürlich auch die Blutpumpe automatisch angehalten wird (Beispiele: Lufterkennung im System, Blutleck).

Wie im arteriellen Blutschlauchsystem können auch im venösen Schlauchsystem **Zuspritzstellen** integriert sein. Das Ende des venösen Blutschlauchsystems bildet schließlich wieder ein LUER-

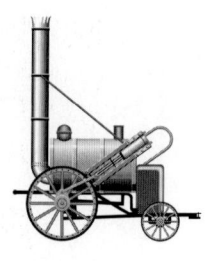

Lock-**Konnektierungsmechanismus** zur Verbindung zwischen Schlauchsystem und venöser Punktionskanüle.

Blutschlauchsysteme für die Single-needle-Dialyse sind ähnlich den oben beschriebenen aufgebaut. Je nach Funktionsprinzip der Single-needle-Dialyse sind in das Schlauchsystem noch ein zweites Pumpensegment und ein oder zwei Volumenausgleichsgefäß/e (Expansionskammern) sowie weitere Druckaufnehmerschläuche integriert.

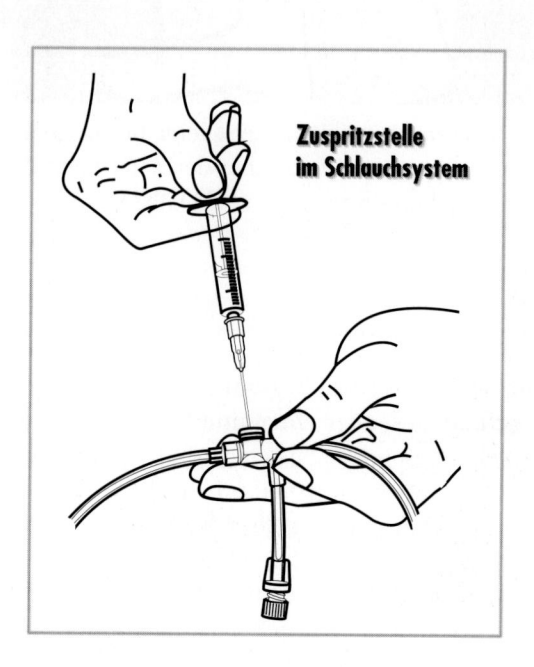

Zuspritzstelle im Schlauchsystem

Das Prinzip des Luftdetektors

Luftdetektoren haben die Aufgabe, den Patient vor Luftinfusion mit resultierender Luftembolie zu schützen. Dabei muß der Luftdetektor sowohl auf Luft als auch auf Schaum ansprechen. In modernen Dialysegeräten ist nach der Ultraschall-Überwachungseinheit zusätzlich ein optischer Sensor angebracht, der bei „Weiß-Erkennung" („kein Blut mehr") auch allein den Luftfallenalarm auslösen kann (vgl. unten). Das vom Ultraschallsender abgestrahlte Signal durchdringt den venösen Blasenfänger samt enthaltener Blutsäule. Dabei ist es wichtig, daß der „bubble catcher" den Schallsonden dicht anliegt, da Luft die Ausbreitung des Signals behindert. Dies kennzeichnet auch das Arbeitsprinzip des Luftdetektors: Registriert der Ultraschallempfänger eine Abschwächung des Sonarsignals, geht die Überwachungselektronik von Luft im Blasenfänger aus und gibt sofort Lufterkennungsalarm, „äußerlich" am Schließen der Quetschklemme, Stopp der Blutpumpe, sowie optischem und akustischem Signal erkennbar. Blutgerinnsel im Blasenfänger können die Lufterkennung verhindern, weswegen heute zusätzliche optische Sensoren eingesetzt werden. Aufgepaßt: Die beste Luftüberwachung nutzt nichts, wenn der Blutschlauch nicht richtig in der Klemme sitzt!

Blutstrom · **Ultraschall-Empfänger** · **Venöser Blasenfänger** · **Ultraschall-Sender** · **Quetschklemme**

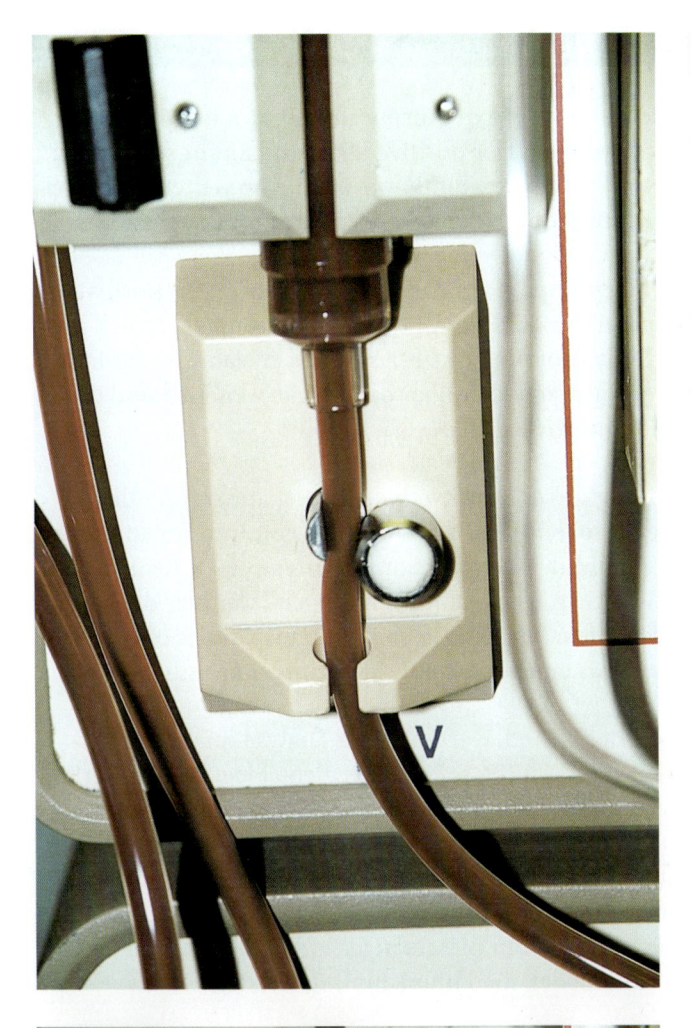

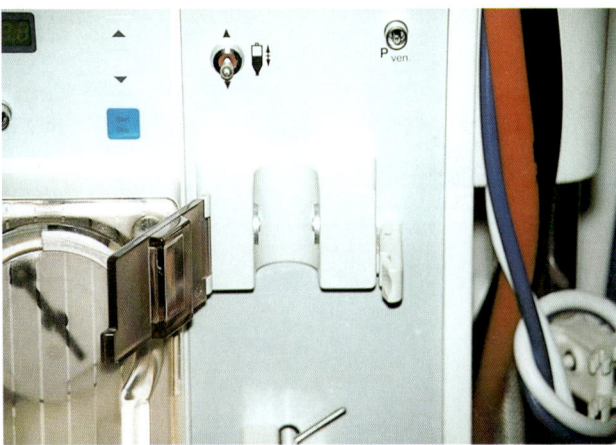

„Luftüberwachung" in der Praxis

Links oben: Quetschklemme offen (normaler Betriebszustand während der Dialyse)

Links unten: Quetschklemme geschlossen (z.B. bei Lufterkennung u.a. Alarmen)

Rechts oben: Geöffnete Luftfalle ohne eingelegten Blasenfänger

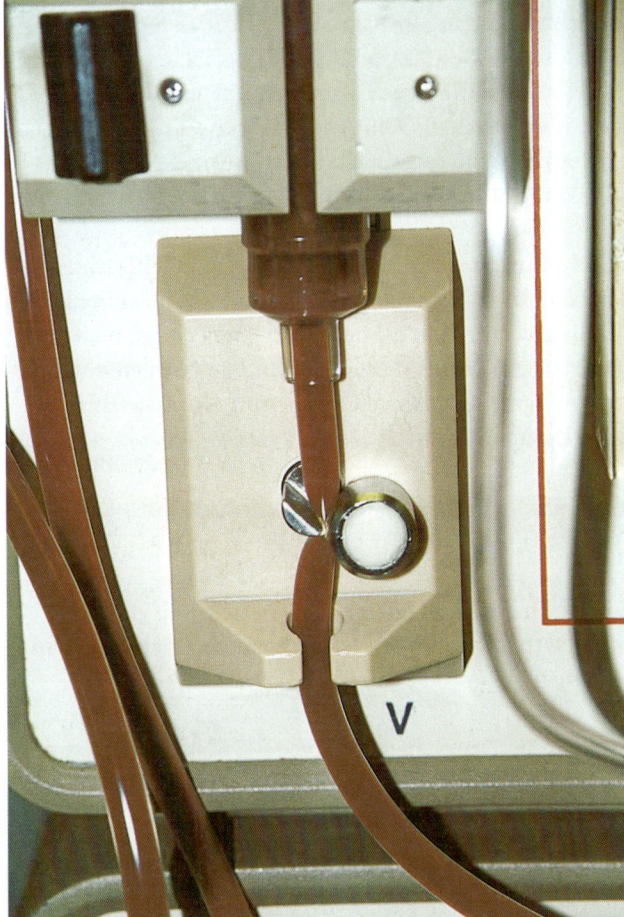

Wichtige Details des arteriellen und venösen Schlauchsystems am Beispiel des Dialysegeräts Braun Dialog®
(Bild unten rechts)

1: Venöser Blasenfänger
2: Luftüberwachungseinrichtung mit eingelegtem venösem Blutschlauch
3: Optischer Sensor zur Bluterkennung
4: Blutpumpe (Pumpenkopf)
5: arterielle Druckaufnehmerleitung
6: Heparinleitung

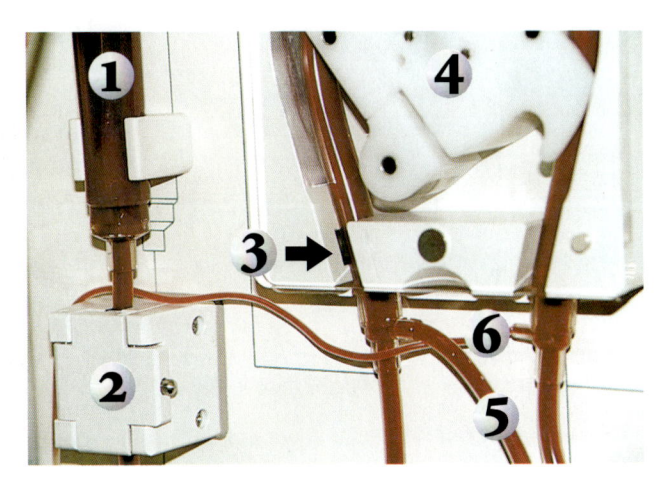

201

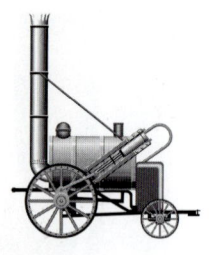

Druckmessung und Druckverlauf

Zum **Druckverlauf im extrakorporalen Blutkreislauf** wird auf die Grafik verwiesen. Der **positive Druck im Shunt** selbst wird in der dünnen arteriellen Punktionskanüle **im weiteren arteriellen Schlauch und durch den Sog der Blutpumpe negativ**.

Nach der Blutpumpe steigt der **Druck** wieder in den **positiven** Bereich. **Im Dialysator** kommt es zum **Druckabfall** (Druck positiv), vom Dialysatorausgang bis zur venösen Nadel ist der Druck weiterhin positiv, fällt aber über die Strecke weiter ab und erreicht am Shunt wieder die Ausgangshöhe.

Die Beachtung dieser Druckverhältnisse ist außerordentlich wichtig denkt man nur an den Anschluß von Infusionen/Transfusionen. Anschluß einer Infusion am arteriellen Schlauchsystem bewirkt ein regelrechtes „Einsaugen", wer hier die Rollerklemme des Infusions-/Transfusionssystems zu weit offen läßt, wird lernen, was eine sogenannte „Kurzinfusion" ist!

Die ist auch der Grund, warum in der **Dialyse nur Infusionsbeutel verwendet** werden sollen – der Beutel legt sich im Verlauf der Infusion zusammen. Ist das Infusat eingelaufen, kann wenig passieren. Anders, würde man eine Infusion über das arterielle System aus einer belüfteten Glasflasche geben: Ist das Infusat hier infundiert zieht die Maschine so lange Luft, bis das gesamte System bis zum venösen Blasenfänger luftgefüllt ist, man kann dann nur hoffen, daß die Lufterkennung funktioniert ...

Anders die Verhältnisse bei Infusion ins venöse Schlauchsystem, z.B. in den venösen Blasenfänger. Der hier herrschende positive (Gegen-) Druck muß mit einer Infusionspumpe (z.B. Perfusor®) überwunden werden. Dem Anfänger wird an dieser Stelle Gelegenheit gegeben, die retrograde Blutfüllung des Infusionsbeutels ggf. bis zu dessen Perforation zu studieren ...

Jeder Patient hat unter definierten Bedingungen (Blutfluß, Nadelstärke, Nadellage, Schlauchsystem, Dialysator) **seine individuellen Druckwerte**. Man blättere dazu stets einige Dialyseprotokolle durch, um diese zu erfahren und zu bewerten. **Der Dialyseprofi bemerkt jede Abweichung vom Normspielraum und sucht die Ursache!**

Die arterielle Druckmessung erfolgt vor der Blutpumpe. Der arterielle Druck ist (meist) negativ.

Physikalisch ist Druck als Kraft pro Flächeneinheit definiert und wird in **Newton/Quadratmeter** gemessen, abgekürzt N/m^2. $1\ N/m^2 = 1$ **Pascal**.

Der atmosphärische Druck beträgt etwa 105 Pascal. Eine weitere mögliche Maßeinheit ist das „bar": 1 bar = 100 kPa. In der Medizin ist zusätzlich noch die Maßeinheit **mmHg = Torr** gebräuchlich. Um die Verwirrung zu vervollständigen, wird auch noch in cm oder m Wassersäule gemessen (mWS). Es gelten folgende Beziehungen:

Druckeinheiten

Bezeichnung	Maßeinheit	entspricht Pascal
Pond/cm^2	1 p/cm^2	98,0665 Pa
Technische Atmosphäre	1 at	98.066,5 Pa
Physikalische Atmosphäre	1 atm	101.325 Pa
Torr	1 Torr	133,322 Pa
Meter Wassersäule	1 mH$_2$O	9.806,65 Pa
Millimeter Quecksilbersäule	1 mmHg	133,322 Pa
Bar	1 bar	100.000 Pa
dyn/cm^2	1 dyn/cm^2	0,1 Pa

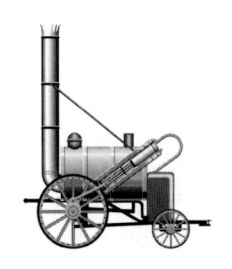

Der negative (arterielle) Druck ist abhängig vom „Blutangebot" der arteriovenösen Fistel, von der Lage und dem Innendurchmesser der Punktionskanülen, von Länge und Durchmesser des Schlauchsystems im Verhältnis zur Blutpumpengeschwindigkeit.

Wie erwähnt, erfolgt die eigentliche Druckmessung im Dialysegerät durch ein elektronisches Meßinstrument, welches über die Druckmeßleitung des Schlauchsystems unter Zwischenschaltung eines Membranfilters (Transducerprotektor) angeschlossen wird.

Auf den korrekten Anschluß der Druckmeßleitungen an die Druckaufnehmer des Geräts sollte bei der Vorbereitung der Maschine im Interesse streßarmer Dialysen geachtet werden.

Der arterielle Unterdruck wird an der Maschine analog oder digital angezeigt und soll nicht zu niedrig sein (Grenze etwa max. -150 mmHg), um einerseits ein Ansaugen der arteriellen Punktionskanüle an die Innenwand des Shuntgefäßes (und damit dessen Schädigung) zu vermeiden, andererseits das Risiko einer Luftaspiration in das Schlauchsystem zu minimieren. Aus den genannten Gründen sollen auch die arteriellen Druckalarmgrenzen eng eingestellt werden.

Der venöse Druck wird üblicherweise über den venösen Blasenfänger gemessen. Im Gegensatz zum arteriellen Druck handelt es

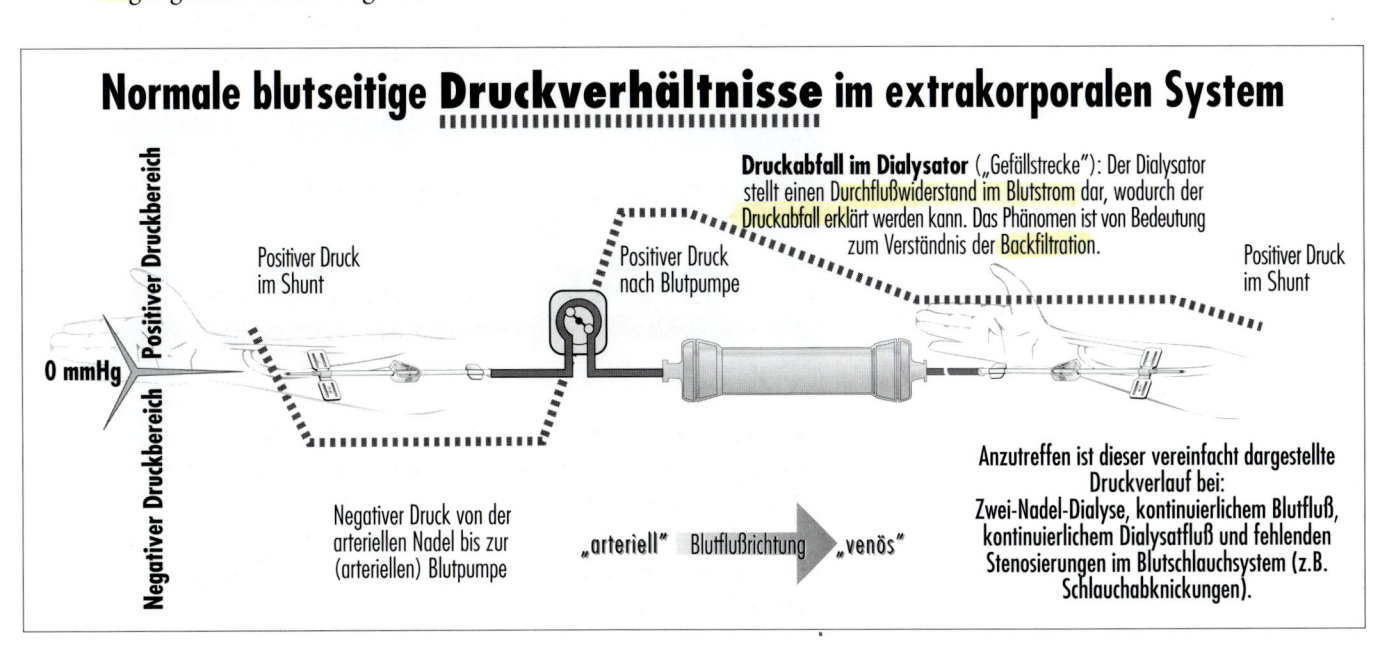

Normale blutseitige Druckverhältnisse im extrakorporalen System

Druckabfall im Dialysator („Gefällstrecke"): Der Dialysator stellt einen Durchflußwiderstand im Blutstrom dar, wodurch der Druckabfall erklärt werden kann. Das Phänomen ist von Bedeutung zum Verständnis der Backfiltration.

Positiver Druck im Shunt

Positiver Druck nach Blutpumpe

Positiver Druck im Shunt

Positiver Druckbereich

0 mmHg

Negativer Druckbereich

Negativer Druck von der arteriellen Nadel bis zur (arteriellen) Blutpumpe

„arteriell" Blutflußrichtung „venös"

Anzutreffen ist dieser vereinfacht dargestellte Druckverlauf bei:
Zwei-Nadel-Dialyse, kontinuierlichem Blutfluß, kontinuierlichem Dialysatfluß und fehlenden Stenosierungen im Blutschlauchsystem (z.B. Schlauchabknickungen).

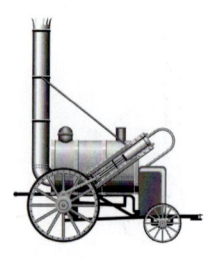

sich um einen **positiv**en Druck, dessen Höhe abhängt von der Blutpumpengeschwindigkeit sowie dem Widerstand, den Shuntgefäß und Punktionskanüle dem zum Patienten zurückfließenden Blut entgegensetzen.

Wie auf der arteriellen Seite ist der eigentliche Druckaufnehmer vom extrakorporalen Kreislauf durch eine hydrophobe Membran (kontaminationsgeschützt) getrennt. **Alarmgrenzen** des Monitors auch hier **eng einstellen**, um jeden venösen Druckabfall (z.B. großes Blutleck, venöse Punktionsnadel gezogen) oder venösen Druckanstieg (z.B. paravenöser Blutrücklauf, Abknickung des venösen Schlauchsystems) durch Alarmauslösung zu erkennen.

Wie bei jeder Alarmbeseitigung gilt auch hier, daß die Maschine erst wieder in Betrieb gesetzt wird, wenn die Ursache des Alarms erkannt und beseitigt ist. Einen „Alarm wegdrücken" kann jeder, Sie dürfen etwas mehr von sich verlangen!

Blutpumpe

Zur Förderung des Blutes werden für die Hämodialyse peristaltisch arbeitende Schlauchpumpen mit Förderrollen eingesetzt, die das Pumpenschlauchsegment periodisch auswalken. In der Praxis haben sich **Zweirollenpumpen** durchgesetzt. Der Blutfluß soll etwa 200 bis 300 ml/min betragen und die Blutpumpe soll stufenlos einstellbar sein. Mancherorts werden zur Erzielung guter kt/V-Werte auch wesentlich höhere Blutflüsse gefahren (vgl. Kapitel 7, Seite 169 ff.). Persönlich hält das der Autor für frommen Selbstbetrug, **Dialysezeit ist durch nichts zu ersetzen**.

Mechanische Hämolyse muß durch **korrekte Okklusion** verhindert werden. Der **Anpreßdruck** der Rollen im zylindrischen Stator soll so sein, daß bei Pumpenstillstand die Blutsäule in dem nach der Pumpe hochgehaltenen Schlauch gerade nicht absinkt.

Die federnd gelagerten Förderrollen passen sich in Grenzen der Stärke des Pumpenschlauchsegments an und verhindern Turbulenzen, die bei zu geringem Anpreßdruck entstehen können.

Pumpenkopf einer HD secura
1: Förderrolle; **2**: elastische Lagerung der Förderrolle; **3**: Führungsfinger für das Pumpenschlauchsegment

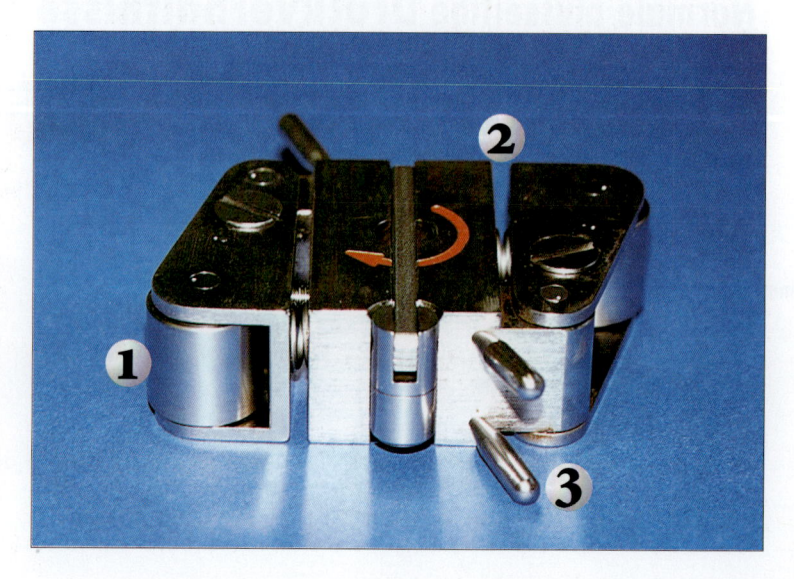

Bei **blutseitigem Alarm** (arterieller oder venöser Druckalarm, Luftdetektoralarm), Blutleckalarm und bei Fehlbedienung (geöffneter Pumpengehäusedeckel) stoppt die Blutpumpe und wirkt damit gleichzeitig als „Klemme" im arteriellen Schlauchsystem. Eine mechanische Rücklaufsperre verhindert eine Drehrichtungsumkehr bei der Blutpumpe.

Blutpumpen besitzen die Möglichkeit zur **Handbedienung** bei Stromausfall. Beim Einlegen des Schlauchsystems ist auf Exakt-

Kleine Physik strömender Flüssigkeiten

Nehmen wir einmal an, die Flasche würde liegen, hätte keinen Boden und in ihr befände sich eine inkompressible Flüssigkeit, die also dann durch eine Röhre mit variablem Querschnitt fließt: Die markierten Flüssigkeitssäulen stellen jeweils ein Volumen dar, welches definiert ist durch die Strömungsgeschwindigkeit v, das Zeitintervall Δt und die Fläche A, welche sich aus dem Durchmesser der Röhre ergibt. Das Volumen berechnet sich dann:
$V = A_1 * v_1 * \Delta t$. Da die Flüssigkeit inkompressibel ist, muß das gleiche Volumen an der engeren Stelle der Röhre fließen (Bereich A_2). Die Geschwindigkeit in dieser Region sei v_2, dann ist das dortige Volumen $V = A_2 * v_2 * \Delta t$. Die Gleichheit der Volumina wird durch die Beziehung $A_1 * v_1 * \Delta t = A_2 * v_2 * \Delta t$ dokumentiert. Demzufolge gilt bei Gleichheit von Δt: $A_1 * v_1 = A_2 * v_2$. Die Größe Av heißt **Volumenstrom**, die Dimension des Volumenstroms ist „Volumen pro Zeit". Bei inkompressiblen Flüssigkeiten ist der Volumenstrom durch jede Ebene der Flüssigkeit gleich groß: **Volumenstrom = Av = konstant**. Diese Beziehung wird **Kontinuitätsgleichung** genannt ... kennen wir ja alles aus dem richtigen Leben: Das Glas mit der kleineren Grundfläche füllt sich (glücklicherweise) schneller, als sich die Flasche mit der größeren Grundfläche leert.

Laminare & turbulente Strömung: Im arteriellen Blutgefäßsystem liegt meist eine laminare Strömung vor: Die Flüssigkeitsteilchen bewegen sich koaxial, das Geschwindigkeitsmaximum liegt im Zentrum der Röhre. Turbulenz hingegen bedeutet Wirbelbildung. Turbulenz findet sich im arteriellen System im Bereich des Aortenbogens oder bei krankhaften Gefäßveränderungen, eine turbulente Strömung kann Geräusche verursachen. Das Strömungsprofil der laminaren Strömung ist parabelförmig (siehe rechts nebenstehend), das der turbulenten Strömung ist unregelmäßig profiliert, man denke an aufsteigenden Rauch bei Windstille: Unmittelbar oberhalb des Schornsteins herrscht noch laminare Strömung, dann verwirbelt der Rauch.

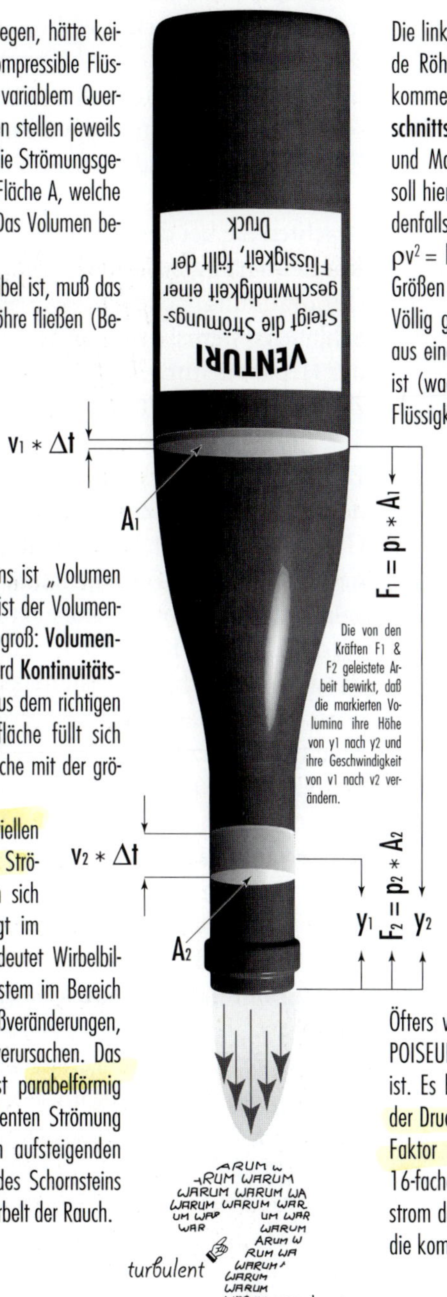

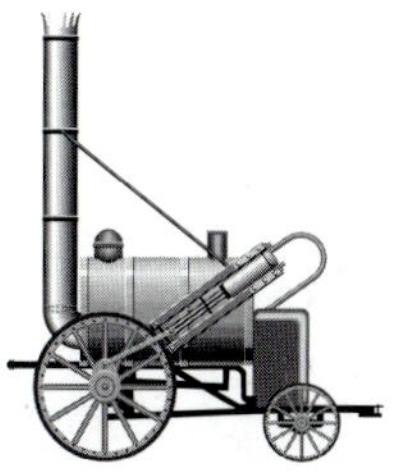

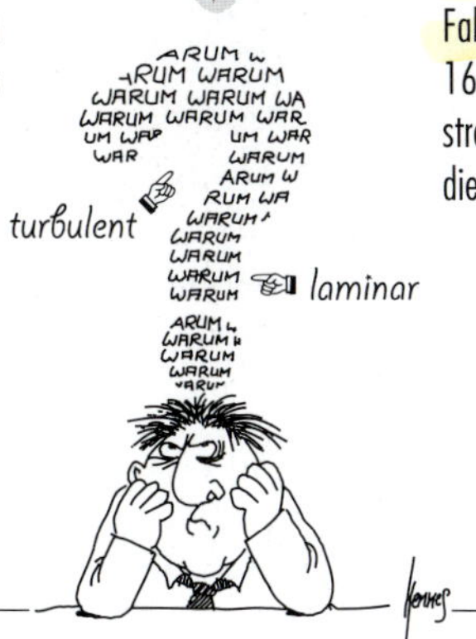

Die linksseitigen Ausführungen beziehen sich auf die liegende Röhre. Die Verhältnisse stellen sich komplizierter dar, kommen **Höhenunterschiede und Änderung des Querschnitts** (wie im Bild) ins Spiel. Jetzt gewinnen auch Kräfte und Massen, Druck und Geschwindigkeit eine Rolle. Dies soll hier nicht weiter hergeleitet werden, das Resultat ist jedenfalls die **BERNOULLI-Gleichung** (vereinfacht: $p + 1/2 \rho v^2$ = konstant), die besagt, daß Kombinationen der o.g. Größen für jeden Punkt der Röhre den gleichen Wert haben. Völlig gegensätzlich zu unserer Erwartung ergibt sich hieraus eine Konsequenz, die auch als VENTURI-Effekt bekannt ist (waagerechter Fluß, kein Höhenunterschied): Fließt die Flüssigkeit in die Verengung, wird die Querschnittsfläche A kleiner, also muß die Geschwindigkeit zunehmen, da A * v konstant ist. Nimmt jedoch die Geschwindigkeit zu, muß der Druck nach der BERNOULLI-Gleichung abnehmen. Nun idealisiert die BERNOULLI-Gleichung jedoch die tatsächlichen Verhältnisse, da wir es in der Dialyse selten mit geraden, eben verlaufenden Röhren konstanten Querschnitts zu tun haben. In der Praxis beobachten wir einen Druckabfall in Strömungsrichtung, dessen Ursache der Strömungswiderstand ist, der einerseits aus einer „Bremswirkung" der Wand, andererseits aus der Reibung unterschiedlich schnell fließender Flüssigkeitsschichten resultiert. Der Strömungswiderstand ist also durch die Zähigkeit (Viskosität) der Flüssigkeit zu erklären, d.h. den Reibungskräften, die zwischen den Flüssigkeitsteilchen wirken.

Öfters werden Sie in der Dialyse-Literatur auf das HAGEN-POISEUILLE'sche Gesetz stoßen, welches unten aufgeführt ist. Es besagt, daß bei Halbierung des Radius einer Röhre der Druckabfall für einen gegebenen Volumenstrom um den Faktor 16 zunimmt, anders formuliert: Man benötigt den 16-fachen Druck, um Flüssigkeit mit dem gleichen Volumenstrom durch diese Röhre zu pumpen. Das Gesetz stimmt für die komplexe Flüssigkeit Blut nur näherungsweise.

VENTURI: Steigt die Strömungsgeschwindigkeit einer Flüssigkeit, fällt der Druck

$v_1 * \Delta t$ — A_1
$F_1 = p_1 * A_1$
$v_2 * \Delta t$ — A_2
$F_2 = p_2 * A_2$
y_1 y_2

Die von den Kräften F1 & F2 geleistete Arbeit bewirkt, daß die markierten Volumina ihre Höhe von y1 nach y2 und ihre Geschwindigkeit von v1 nach v2 verändern.

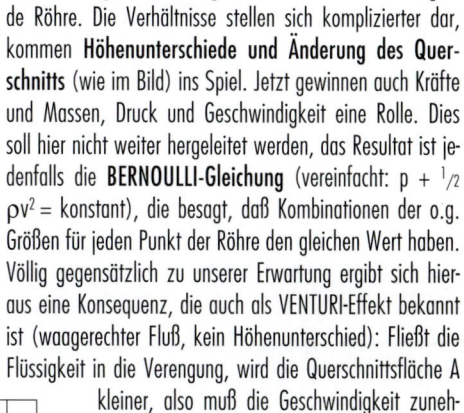

turbulent / laminar

Gesetz von HAGEN-POISEUILLE

$$\Delta p = \frac{Q_B * l}{r^4} k$$

Δp: Druckabfall, Q_B: Blutfluß, r: Radius, l: Länge, k: Konstante

heit, Richtung und Auswahl des richtigen (für die Maschine zugelassenen) Schlauchsystems zu achten, da die Fördermenge vom Durchmesser des Pumpenschlauchsegments mit abhängig ist. Die Abweichung der Angabe der Blutpumpenfördermenge (Toleranzbereich) liegt bei ± 10 %. Weiteres siehe Gerätebeschreibungen.

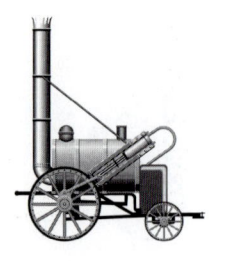

Heparinpumpe und Antikoagulation

Verfolgen wir den Weg des Blutes im Schlauchsystem weiter, stoßen wir im Verlauf auf die „Einmündung" der Heparinzufuhr. Der Heparinschlauch besitzt einen LUER-Lock-Anschluß, der mit der Heparinspritze verbunden wird.

Es sind verschiedene Bauarten der Heparinpumpen bei den verschiedenen Maschinentypen im Einsatz. Die Empfehlungen der Hersteller sollten stets Berücksichtigung finden.

Beachten Sie bei der Vorbereitung der Maschine die richtige **Konnektierung zwischen Heparinspritze und Schlauchsystem** (Einmündungsstelle im positiven Druckbereich des arteriellen Schlauchsystems!). Achten Sie auf die korrekte Einlegerichtung der Heparinleitung, vermeiden Sie Knickbildungen und Verletzungen des (dünnen) Heparinschlauches.

Die gängigen Dialysegeräte arbeiten mit Spritzenpumpen nach dem Perfusor-Prinzip (Braun Dialog®, Fresenius 4008® und Gambro AK 100®). Hierbei wird die gefüllte Heparinspritze (genauer die „Ohren" des Spritzenzylinders) in eine Halterung eingelegt, eine Schubstange drückt den Spritzenkolben in die Spritze, das Heparin-Kochsalz-Gemisch wird in definierter Menge in das arterielle Schlauchsystem gedrückt. **Bolusmenge** (= Initialdosis) und Erhaltungsdosis werden dem Dialysegerät im Rahmen der Vorbereitung „mitgeteilt". Der Anwender kann dann beim Anhängen des Patienten die initiale Heparindosis zum gewünschten Zeitpunkt auf Knopfdruck injizieren, ohne die Blutpumpe anzuhalten oder die Heparinspritze noch einmal zur Hand nehmen zu müssen.

Wichtig ist, daß bei volumetrisch-peristaltisch gesteuerten Pumpen (z.B. Braun HD secura®, Gambro AK 10®) die Stärke des Heparinschlauches die Fördermenge mitbestimmt! Also stets nur Originalschläuche verwenden! Die Angabe der **Heparinfördermenge** erfolgt in ml/Std. Die Art und Weise der **Heparinverdünnung**, die Gabe der Initialdosis usw. ist von Zentrum zu Zentrum verschieden.

Uns hat sich folgendes Verfahren bewährt – natürlich geht es auch ganz anders: Das „normale" (hochmolekulare) Heparin enthält üblicherweise (in der Hämodialyse gebräuchlichen Konfektionierungsform) in **1 ml 5.000 Internationale Einheiten Heparin**. Die Ampullenflaschen enthalten 5 ml Heparin, also 25.000 I.E. Da der **Heparinbedarf** pro Dialyse meist 10.000 I.E. nicht übersteigt, verdünnen wir 10.000 I.E. (2 ml) mit 18 ml physiologischer Kochsalzlösung und erhalten so 10.000 I.E.

Heparin in 20 ml Gesamtvolumen in der Perfusorspritze. In dieser Verdünnung **entspricht 1 ml 500 I.E.**, 1,5 ml 750 I.E., 2 ml 1.000 I.E., 2,5 ml 1.250 I.E., 3 ml 1.500 I.E. usw.

Natürlich ist bei der Zubereitung der Verdünnung mit höchster Exaktheit zu arbeiten und die Grundsätze steriler Arbeitsweise sind immer beachtenswert.

Bei dem jetzt in vermehrtem Umfang eingesetzten niedermolekularen Heparin (Fragmin®) enthält Fragmin®-D eine Ampulle = 4 ml = 10.000 Einheiten, 1 ml Fragmin®-D enthält also 2500 Einheiten. (Achtung! Es sind auch Fragmin®-D-Ampullen mit 1 ml Inhalt und 10.000 I.E. im Handel!).

Wir verdünnen 6 ml Fragmin®-D mit 24 ml physiologischer Kochsalzlösung, damit sind in der zu 30 ml gefüllten Perfusorspritze 15.000 I.E. Fragmin® enthalten, d.h. 1 ml des so verdünnten Fragmin® enthält ebenfalls 500 I.E. Fragmin®, 2 ml 1000 I.E. usw.

Die **Heparinzufuhr** wird von den meisten Dialysegeräten nach Vorgabe des Bedieners eine gewisse Zeit **vor dem Ende der Dialyse gestoppt**, um Nachblutungsgefahr und Shuntabdrückzeit zu minimieren. Üblich sind 20 bis 30 Minuten, wir variieren die **Heparinabstellzeit** individuell entsprechend der Gerinnungsmessung (ACT-Zeit, s.u.) nach der halben Dialysezeit.

Die **Dosierung von Heparin** unterliegt, wie auch die Dosierung des Medikaments Dialyse ärztlicher Verordnungspflicht. Da die Heparinisierung eine Grundvoraussetzung für die Dialysedurchführung ist, sollen an dieser Stelle einige Ausführungen über diese Form der Antikoagulation folgen.

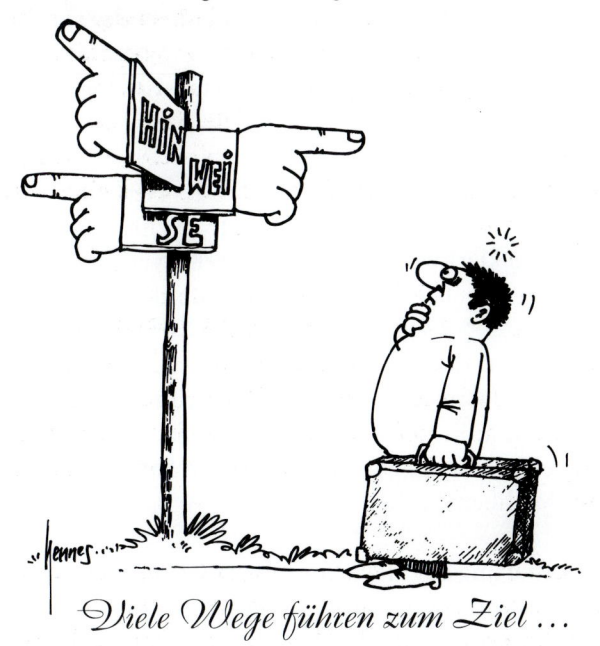

Viele Wege führen zum Ziel …

DialyseFibel kann nicht alle aufzeigen. Ganz sicher gibt es an mancher Stelle andere, vielleicht auch bessere Lösungsmöglichkeiten. Schreiben Sie an den Autor – Ihre Anregung wird bei der nächsten Auflage berücksichtigt!

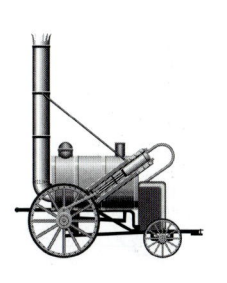

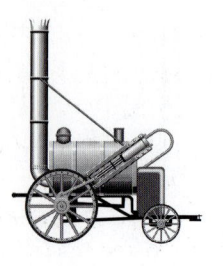

Um die Gerinnung des Blutes im extrakorporalen Kreislauf zu verhindern, wird Heparin zugegeben. Da bei Urämikern eine komplexe Gerinnungsstörung vorliegt, ist die für eine Dialyse **erforderliche Heparinmenge individuell sehr verschieden**. Man geht deshalb bei der Dosierung zunächst von allgemeinen Erfahrungen aus, die dann für den einzelnen Patienten individualisiert werden. Für das **niedermolekulare Heparin** (Fragmin®) gibt es Tabellen des Herstellers, aus denen die Heparindosierung in Abhängigkeit vom Körpergewicht entnommen werden kann. Die Regeldosierung für Fragmin® liegt bei 30-35 I.E. anti-FXa pro kgKG, Erhaltungsdosis 10-15 anti-FXa/kgKG/h; bei Patienten mit hohem Blutungsrisiko 1/3 der o.g. Initialdosis und die Hälfte der o.g. Erhaltungsdosis geben.

Praktisch gibt man zur Sofortantikoagulation eine „**Initialdosis**", dann erfolgt die kontinuierlich Gabe einer „**Erhaltungsdosis**". Manche Zentren arbeiten mit dem „**single shot**", d.h. es erfolgt nur eine (hochdosierte, z.B. 10.000 I.E.) Heparingabe zu Beginn der Dialyse. Diese Vorgehensweise spart zwar die (teure) Perfusorspritze, hat aber den Nachteil der relativen Heparin-Überdosierung in der ersten Phase der Dialyse und der möglicherweise zu geringen Heparinisierung gegen Dialyseende. Das Ganze ist schlecht steuerbar und kein Signum individueller Dialyse.

Die Dosierung der Initialdosis erfolgt in I.E., die der Erhaltungsdosis in I.E./Std. Die Herstellerangabe betreff der Fördermenge der Heparinpumpe ist zu berücksichtigen, meist angegeben in ml/Std. Das vom Hersteller empfohlene Einwegmaterial sollte verwendet werden.

Die Initialdosis kann beim Anschließen des Patienten entweder in einer separat aufgezogenen Spritze über eine Zuspritzstelle ins arterielle Schlauchsystem gegeben werden oder aber (was ökonomischer ist) aus der Perfusorspritze, in der das Heparin zur kontinuierlichen Zufuhr (Erhaltungsdosis) aufgezogen ist, vorgespritzt werden.

Daß vor Gabe des Medikaments die Art des Heparins, die Dosis, das Verfallsdatum und eine evtl. Unverträglichkeit bestimmter Heparine abgeklärt werden, ist ebenso selbstverständlich wie die genaue Dosierung bei der Gabe und die sterile Arbeitsweise.

Ergeben sich aus dem Gepräch mit dem Patienten (insbesondere bei neuen Patienten, die erstmals im Zentrum behandelt werden) Hinweise auf eine Fehldosierung wie lange Nachblutungsdauer oder „unsaubere Niere", informieren Sie natürlich vor Gabe des Medikaments den zuständigen Arzt.

Bei der **Dosierung des Heparins** gilt der Grundsatz: „So wenig wie möglich, aber so viel wie erforderlich". Zur Gerinnungskontrolle bei konventionellen, hochmolekularen Heparinen ermittelt man die Gerinnungszeit, sie soll bei 15 bis 20 min liegen (Uhrglasmethode).

Eleganter, sicherer und schneller ist die Verwendung von Gerinnungszeitmeßgeräten, z.B. Hemochron®Fresenius. Diese Geräte bestimmen die „aktivierte Gerinnungszeit". Hierbei werden 0,25 bis 0,5 ml Blut in das Hemochron Teströhrchen injiziert und der Sekundenzähler des Hemochron-Meßgerätes gedrückt. Das Hemochron-Teströhrchen wird dann noch 1 bis 2 Sekunden in aufrechter Stellung in der Hand gedreht, in das Testgerät eingesetzt und dann nochmals um 360 Grad im Uhrzeigersinn gedreht. Das Testende wird bei Auffinden eines fibrinösen Endproduktes akustisch signalisiert, die Gerinnungszeit kann in einem Anzeigefeld des Gerätes abgelesen werden. Sie soll bei etwa 220 bis 240 s liegen.

Ein anderes Gerät der Spezies ist der ACTester®, die hier während der Dialyse anzustrebende „**a**ctivated **c**lotting **t**ime" liegt um 130 Sekunden.

Praxistips zur Heparinanwendung in der Dialyse:

- Haemophankapillaren sind „Heparinfresser", besonders beim Wechsel der Kapillare auf Haemophan ist ein Mehrbedarf an Heparin einzuplanen, bei diesen Kapillaren ist auch ein Vorspülen mit heparinisierter physiologischer Kochsalzlösung zu empfehlen (z.B. 5.000 I.E. Heparin/Liter NaCl-Lösung). Der Effekt beruht darauf, daß Haemophan eine elektrische Positivität besitzt und das negativ geladene Heparin adsorbiert. Man kann diesen Effekt für die „heparinfreie" Dialyse nutzen,

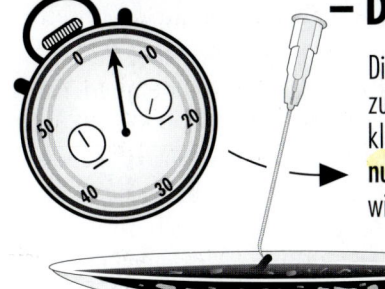

Gerinnungskontrolle
– Die klassische Methode –

Die in der Dialysepraxis verwendeten Methoden zur Gerinnungskontrolle leiten sich ab von der klassischen Bestimmung der **Vollblutgerinnungszeit nach LEE-WHITE**. Bei dieser Methode wird das Blut sofort nach Entnahme in einem Glasröhrchen im Wasserbad bei 37°C inkubiert und im Abstand von 30 Sekunden durch Kippen des Röhrchens die Zeit bis zum Eintritt der Gerinnung ermittelt. Die Vollblutgerinnungszeit erfaßt alle Vorgänge der Gerinnungskaskade. Normalwert: 6-12 Minuten, bei effektiver Heparinisierung unter Dialyse werden Werte von 20-30 Minuten ermittelt. Eine Modifikation stellt die **Uhrglas- oder Häkchenmethode** dar: Hierbei wird die Blutprobe in eine Uhrglas- oder Petrischale gegeben und durch regelmäßiges Hindurchziehen einer (an der Spitze umgebogenen Kanüle [„Widerhaken"]) die Zeit bis zum „Auffischen" des ersten Fibrinfadens bestimmt. Unter Normalheparinisierung soll die so ermittelte Gerinnungszeit nach der halben Dialysedauer etwa zwischen 15-20 Minuten liegen. Die beiden erstgenannten Methoden haben in der Praxis gravierende Nachteile durch den erheblichen subjektiven Faktor, die lange Dauer bis zum Vorliegen eines Ergebnisses, methodische Schwächen bei der Überwachung von Minimalheparinisierungen und hinsichtlich der hygienischen Sicherheit. Trotzdem muß man sie kennen, daß man sich helfen kann, wenn die apparative Weiterentwicklung der Methoden einmal versagt. Solche Geräte (z.B. der „ACTester", Vertrieb in Deutschland: Fa. Medic-Eschmann Hamburg) messen die „aktivierte Gerinnungszeit" in einem Teströhrchen, dem eine gerinnungsaktivierende Substanz zugesetzt ist, hierzu an anderer Stelle mehr ...

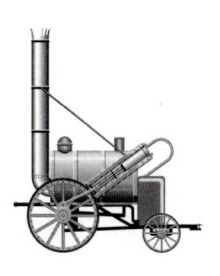

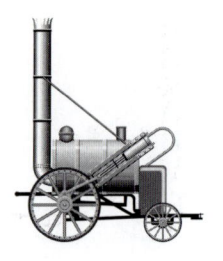

indem man den Dialysator mit etwa 20.000 I.E. Heparin in 2 Liter physiologischer Kochsalzlösung vorspült, für die Dialyse ist dann meist kein weiteres Heparin nötig ...

- Nach jeder Dialyse sollte die **Sauberkeit des Dialysators** beurteilt werden, dabei bitte kein Selbstbetrug: Bei Polysulfon-Kapillaren und Platten-Dialysatoren muß man etwas genauer hinsehen!
- Wir bestimmen die **aktivierte Gerinnungszeit nach der halben Dialysezeit**. Bei Clotting-Problemen sind mehrfache Kontrollen auch noch kurz vor Dialyse-Ende anzuraten.
- Die **Dosierung des niedermolekularen Heparins** Fragmin® richtet sich wie erwähnt nach Tabellen des Herstellers, die nach unseren Erfahrungen bei tausenden Dialysen sicher und zuverlässig sind (vgl. auch unten).
- **Ansteigender Venendruck während der Dialyse kann erstes Zeichen der beginnenden Thrombosierung des Systems sein** – also die Werte nicht nur ins Protokoll schreiben, sondern bewußt vergleichen!
- Während der Dialyse (z.B. beim Blutdruckmessen) soll die **ordnungsgemäße Funktion der Heparinpumpe kontrolliert** werden (Fördermenge pro Std.).
- Heparin hat eine **Wirkungsdauer von einigen Stunden**. Meist wird die Heparinzufuhr eine gewisse Zeit vor Dialyseende abgestellt (vgl. oben).
- Selbstverständlich dürfen wegen der Antikoagulation **während und nach der Dialyse keine intramuskulären Injektionen oder Eingriffe mit Blutungsfolge** (Punktionen, Zahnextraktionen usw.) vorgenommen werden; Patienten ggf. ausdrücklich darauf hinweisen!
- Praktischer **Tip zum Arbeitsschutz**: Nach der Blutentnahme zur Gerinnungskontrolle ist es zur Vermeidung von Nadelstichverletzungen empfehlenswert, sich das (ACT-, Hemochron-)Röhrchen mit zur Maschine zu nehmen. Nach Entnahme der erforderlichen Blutmenge (0,4-0,5 ml) Kanüle (mit aufsitzender Spritze) direkt in das Teströhrchen einstechen und nicht in die Kanülenschutzhülle zurückstecken. Zum Gerät begeben (wenn kein mobiler Betrieb direkt an der Maschine möglich ist), Blut ins Röhrchen spritzen, Testzeit starten, Röhrchen kurz hin- und herschwenken, Teströhrchen in den Heizschacht einführen.
- **Faustregel für die Erst-Heparinisierung** (erste Dialyse eines Patienten): **3000-5000 I.E. als Initialdosis, 15-20 I.E./kgKG/h**. Berücksichtigung der Dialysedauer, der Begleitkrankheiten und der Begleitmedikation, individuelle Dosisfindungsstudien mit mehrfachen Gerinnungskontrollen während der ersten Dialysen durchführen!
- **Heparinplombe in zentrale Katheter**: Nach Dialyseende wird der zentrale Katheter zunächst mit 50 ml physiologischer Kochsalzlösung durchspült, dann geben wir unter Berücksichtigung der klinischen Gesamtsituation **1.000 bis 3.000 I.E. Heparin (pur)** in den Katheter (bei Doppellumenkathetern in beide Schenkel). Anschließend steriler Verschluß. Verband.

Die Gerinnungsüberwachung bzw. individuelle Dosisfindung kann bei Anwendung von Fragmin® mittels Anti-FXa-Test erfolgen, der aber für die Praxis zu aufwendig und zu langsam ist.

Praxistips zur Fragminanwendung:

- Fragmin® wirkt doppelt so lange wie normales Heparin, Abstellzeit hier bei kontinuierlicher „Fragminisierung" 60 Minuten vor Dialyseende anzuraten.
- Faustregel bei Umstellung auf Fragmin®: Etwa zwei Drittel Fragmin® der bisherigen Heparindosis geben.
- Fragminwirkung wird durch die konventionellen Gerinnungskontrollen in der Dialyse (Hemochron®, ACTester®) nicht erfaßt – Sie erhalten Ergebnisse, die Dialyse ohne Heparin vortäuschen! Lassen Sie sich hieraus nicht versehentlich zur Nachinjektion von Fragmin verleiten!

Mögliche **Heparinnebenwirkungen** sind (vgl. auch Rote Liste, Anhang „H 15"):

Blutungen, Anstieg der Leberenzyme, Haarausfall, Thrombozytopenie, (Verstärkung der) Azidose, Osteoporose, Hautnekrosen, Priapismus, Hypotonie, Bradykardie sowie lokale oder generalisierte allergische Reaktionen.

An **Wechselwirkungen zwischen Heparin und anderen Medikamenten** sind zu nennen:

- **Wirkungverstärkung von Heparin** bspw. durch: Nichtsteroidale Antirheumatika, ASS, Etacrynsäure, Zytostatika, Probenecid
- **Wirkungsabschwächung** durch Antihistaminika, Digitalispräparate, Tetrazyklin, Vitamin C
- Heparin verdrängt folgende Stoffe aus der Plasma-Eiweißbindung: Phenytoin, Chinidin, Propranolol, Benzodiazepine

Die **Wirkung von Heparin kann mit Protamin aufgehoben werden**, wobei niedermolekulares Heparin weniger stark antagonisiert wird als „Standardheparin".

Beispiel: **Protaminsulfat Novo Nordisk®**: Injektionsflasche mit 10 ml enthält 100 mg Protaminsulfat, 1 ml Protaminsulfat inaktiviert 1.000 IE Heparin. (Überdosierung vermeiden, langsame Gabe als Kurzinfusion, Heparin-HWZ beachten).

Weiteres zum Thema „Heparin" (Heparin als Arzneisubstanz) finden Sie **ab Seite 531** („Medikamente bei Niereninsuffizienz").

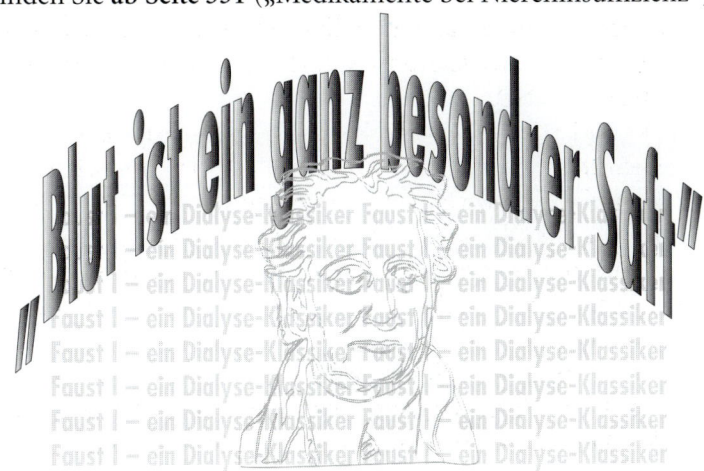

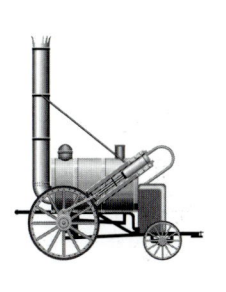

„Blut ist ein ganz besondrer Saft"

Faust I – ein Dialyse-Klassiker

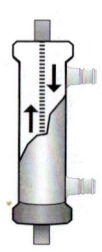

Dialysatoren und Dialysemembranen

Der Dialysator ist die eigentliche künstliche Niere, die Schnittstelle zwischen Blut- und Wasserseite, zwischen Mensch und Maschine, der Ort der Dialyse. Grund genug, sich das „Herzstück" etwas genauer anzusehen.

In der Hämodialyse kommen fast ausschließlich Porenmembranen zum Einsatz, die einem Filter im herkömmlichen Sinn entsprechen. Die Membran ist ein schwammartiges Gebilde mit Poren unterschiedlicher Größe.

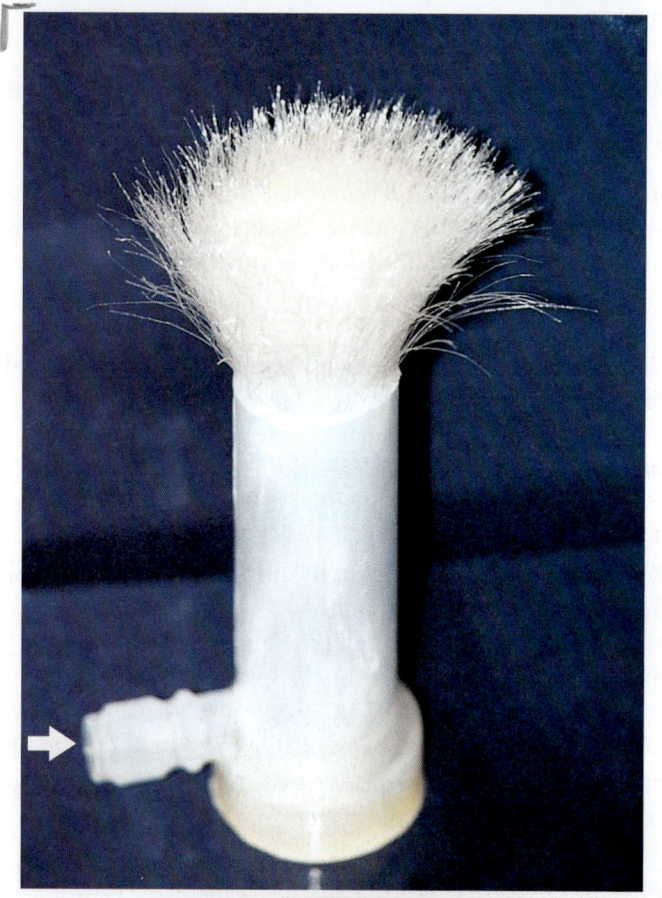

Aufgesägter Hohlfaserdialysator

Kaum zu glauben: Durch die „Borsten" dieses „Gamsbartes" (Hohlfasern) fließt das zu reinigende Blut! Die Hohlfasern (Kapillaren) sind im Dialysatorgehäuse locker gebündelt angeordnet und werden von der Dialysierflüssigkeit umspült. Pfeil: Ansatzstück für einen Dialysatorschlauch („Wasserkupplung").

Der **untere Bildausschnitt** zeigt eine Detailvergrößerung der oberen Aufnahme. Die vielen Tausend Hohlfasern sind nicht nur einfache Blutleiter, vielmehr sind die Membranwände porös und ermöglichen den Stoffaustausch von der Blut- auf die Wasserseite und umgekehrt.

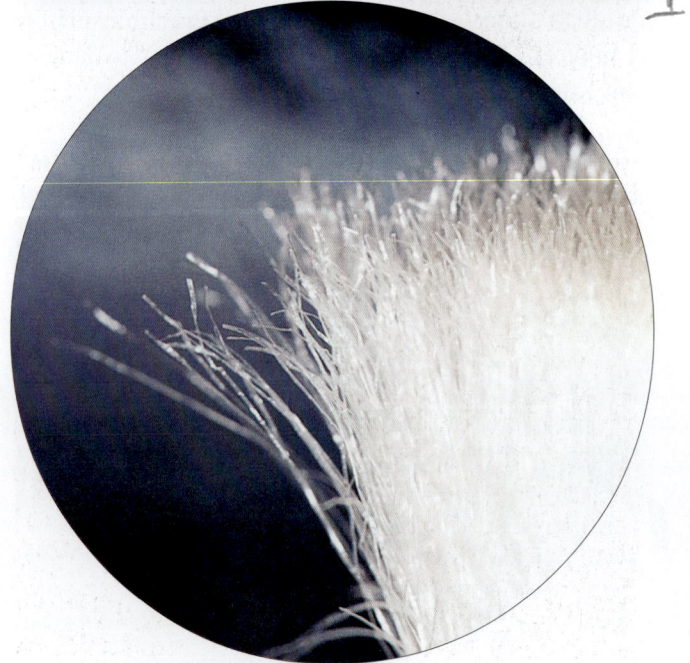

Die Durchlässigkeit der Membran ist abhängig von
- der Molekülgröße und Molekülform der durchtretenden Substanz,
- der Porengröße und Porengestalt,
- der Porenzahl,
- der Membrandicke (umgekehrte Proportionalität) und
- mechanischen Deformierungen.

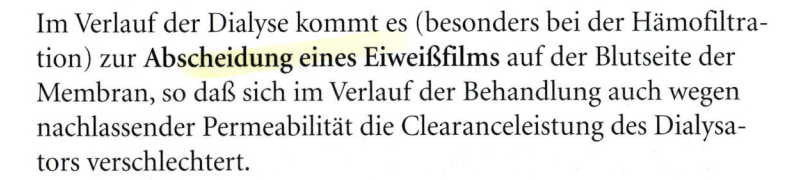

Im Verlauf der Dialyse kommt es (besonders bei der Hämofiltration) zur **Abscheidung eines Eiweißfilms** auf der Blutseite der Membran, so daß sich im Verlauf der Behandlung auch wegen nachlassender Permeabilität die Clearanceleistung des Dialysators verschlechtert.

Membranmaterialien sind z.B.:
- **Standardmembran auf Zellulosebasis:** Cuprophan
- **Membranen aus modifizierter Zellulose:** Zelluloseazetat (Haemophan)
- **Synthetische Membranen:**
- Polyamid
- Polyacrylnitril (PAN)
- Polymethylmetacrylat (PMMA)
- Polysulfon (PS) u.a.

Membranen können symmetrisch oder asymmetrisch aufgebaut sein. Asymmetrisch strukturierte Membranen bestehen aus einer sehr dünnen Haut (welche die Leistungsdaten des Dialysators wesentlich bestimmt) und einer groben Unterstruktur mit hoher Festigkeit als tragendes Gerüst.

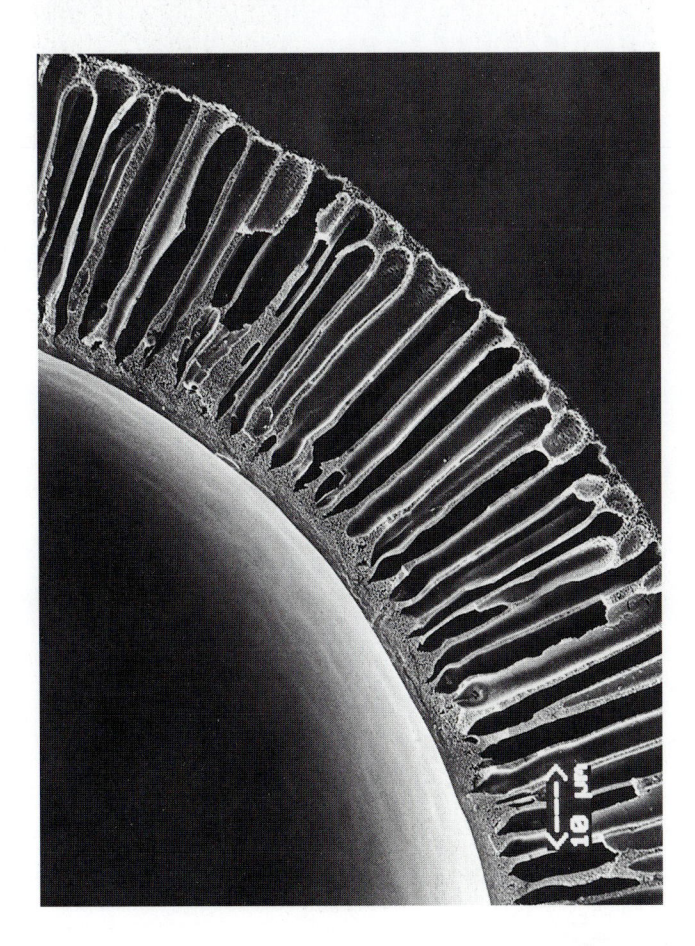

Asymmetrische Dreischichtmembran

In Fortsetzung der Bildergeschichte der gegenüberliegenden Seite und zur Erläuterung des Textes gehen wir weiter ins Detail: Das Bild zeigt die elektronenoptische Sicht einer **synthetischen Polyamidmembran** der Firma Gambro.

Innen: Glatte, dünne porentragende Schicht; **mittlerer Bereich:** Schaumartige Übergangsschicht; **Außenseite:** Fingerartige Stützstruktur

Aufnahme und Copyright: Gambro-Forschung Hechingen

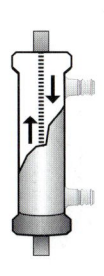

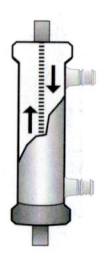

Bau und Betrieb von Dialysatoren

Heute kommen praktisch nur noch Plattendialysatoren und (in Deutschland am häufigsten) **Kapillar- oder Hohlfaserdialysatoren** zum Einsatz. Grundbauelemente des Dialysators sind Membran und die **Stützelemente**.

Dialysatoren sind Kunststoff-Einwegartikel, leider zwingen ökonomische Gründe hier und da zur Wiederverwendung. Als Baumaterial für das **Stützgerüst** des Hohlfaserdialysators (Gehäuse, Deckel, Dichtungsringe, Sterilkappen) kommen verschiedene Kunststoffe und Silikon zum Einsatz. Die Gießmasse besteht aus Polyurethan.

Hohlfaserdialysatoren (= Kapillardialysatoren) zeichnen sich im Vergleich zu Plattendialysatoren durch bessere Leistungsdaten und besseres Handling aus, das Blutfüllvolumen ist geringer.

Plattendialysatoren bestehen ebenfalls aus verschiedenen Kunststoffen, hier bilden gerillte Platten Strömungskanäle für das Dialysat, die gleichzeitig als Stützelemente für die Membranfolien dienen, zwischen denen das Blut fließt. In der täglichen Dialysepraxis werden Plattendialysatoren bevorzugt bei Patienten mit hohen Hb-/Hkt-Werten eingesetzt, weil die Thrombosierungsneigung geringer ist als bei Hohlfaserdialysatoren.

Beispiele für asymmetrische synthetische Membranen

Im Nachgang zu den Ausführungen auf den vorangegangenen Seiten hier im Vergleich die **Polyamidmembran** (links) mit typischer Dreischichtstruktur, rechts die **Polysulfonmembran** mit schaumartiger Struktur.

Aufnahme und Copyright: Gambro-Forschung Hechingen

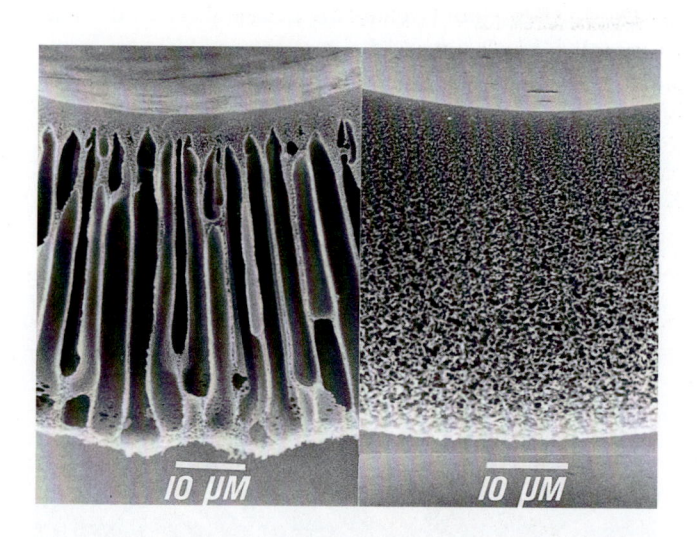

Dialyse verstehen …

In jeder Vorbereitungsphase des Dialysegeräts kommt der Moment der wasserseitigen Befüllung des Dialysators: Dialysierflüssigkeit füllt das Dialysatorgehäuse und umspült die Kapillaren. Kaum ein Moment ist besser geeignet, das Prinzip der Dialyse zu begreifen …

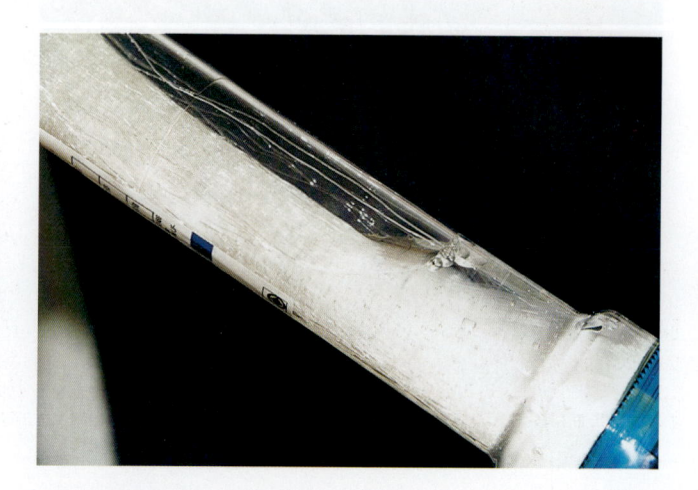

Forderungen an den optimalen Dialysator:

- Große Austauschoberfläche, kleines Gehäuse
- Membran mit guten Clearance-Daten
- Optimale Flußgeometrie für Blut und Dialysat: volle Nutzung der Austauschfläche, geringes Blutfüllvolumen, geringes Restblutvolumen, geringe Compliance (Dehnung bei Unterdruck)
- Volle Biokompatibilität der Materialien und des Desinfektionsmittels
- Geringe Herstellungskosten
- Gutes Handling

In Hohlfaserdialysatoren sind die Hohlfasermembranbündel (10.000 bis 15.000 Einzelkapillaren) in einem Gehäuse parallel angeordnet und an der Bluteinflußseite und am Blutauslaß in Polyurethan eingebettet. Die Kapillaren werden vom Blut durchströmt, das Dialysat umfließt die Kapillaren. Die **effektive Oberfläche von Hohlfaserdialysatoren** liegt meist zwischen **1 und 2 Quadratmeter**. Der **Innendurchmesser der Hohlfasern** liegt bei **100 bis 300 Mikrometer**, die **Wandstärke** zwischen **5 und 40 Mikrometer**, das **Blutfüllvolumen** zwischen etwa **50 und 120 ml**, das **Restblutvolumen** unter 1 ml.

Aufbau eines Kapillardialysators

Eine definierte Anzahl von Kapillaren wird zu einem Bündel zusammengefaßt, in das Dialysatorgehäuse gebracht und vergossen. Die Kapillaren sollen zur raschen Abförderung der abdialysierten harnpflichtigen Substanzen möglichst gleichmäßig von der Dialysierflüssigkeit im Gegenstrom umspült werden. Um diese optimale Dialysierflüssigkeitsführung zu erreichen wird die Dialysierflüssigkeit beim Einlaß verwirbelt, die Kapillaren werden verkettet oder gegeneinander versetzt angeordnet. Ein Hersteller stattet die äußere Oberfläche der Kapillaren mit kleinen Membranrippen aus – gewissermaßen als „Abstandshalter" zwischen den einzelnen Fasern.

Die meistverwendete Dialysatorbauform ist der Kapillardialysator.

Man unterscheidet zwei Hauptgruppen von Membranmaterial: Einerseits ist das **Ausgangsmaterial Zellulose**, die Membranen bestehen aus regenerierter Zellulose (Cuprophan, Fa. ENKA; Cuprammonium, Fa. ASAHI), Zelluloseacetat (z.B. von CD-Medical, NIPRO) oder modifizierter Zellulose (Hemophan, Fa. ENKA).
Andererseits die **synthetischen Membranen**, auch hier einige Beispiele: EVAL (Ethylvinylalkohol, Fa. KAWASUMI), PAN (Polyacrylnitril, Fa. ASAHI), PMMA (Polymethylmethacrylat, Fa. Toray), Polyamid (Fa. GAMBRO) und Polysulfon (Fa. Fresenius).
Membran, Oberfläche und Sterilisationsverfahren bestimmen entscheidend Leistungsfähigkeit und Biokompatibilität des Dialysators.

Dialysatorgehäuse und Endkappen bestehen meist aus Polycarbonat (PC), seltener aus dem weniger stabilen Styrolacrylnitril (SAN). Bei aufgeschraubten Endkappen enthalten die Dialysatoren außerdem Dichtungsringe aus Silikon. An beiden Polen des Dialysators sind die enthaltenen 4.000 bis 20.000 Kapillaren in Polyurethan eingegossen (Vergußmasse).

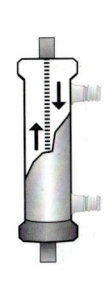

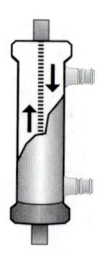

Die Sterilisation erfolgt heute meist noch mit Äthylenoxid, mehr und mehr setzen sich **dampfsterilisierte** (autoklavierte) **Dialysatoren** durch. Auch gammasterile Dialysatoren scheinen sich in der Gunst der Anwender auf dem Rückmarsch zu befinden.

Von „**High-flux-Dialysatoren**" spricht man, wenn der UF-Faktor über 10 ml/mmHg/Std. liegt. Der Begriff „**Großflächige Dialysatoren**" bezeichnet solche mit einer Oberfläche ab 1,6 m².

Mit **Hämofiltern** (Verfahren = Hämofiltration, Hämodiafiltration, Plasmapherese) können dem Blut Ultrafiltrate unterschiedlicher Zusammensetzung entzogen werden. Die entzogenen Flüssigkeitsraten liegen bei der Hämofiltration und Membranplasmapherese zwischen 10 und 50 ml/min.

Aufgrund der Membranstruktur wird bei der Hämofiltration/Hämodiafiltration ein nahezu eiweißfreies Ultrafiltrat gewonnen. Die Trenngrenze (=„cut off") liegt bei einer Molmasse von etwa 50.000 Dalton.

Dalton (Abkürzung „D") ist Maßeinheit für das Molekulargewicht, die Summe der Atomgewichte aller ein Molekül bildenden Atome. Ein Molekül ist definiert als ein chemisches Gebilde aus zwei oder mehr Atomen in elektrisch neutralem Zustand.

Bei der Membranplasmapherese passieren eiweißhaltige Ultrafiltrate die Membran. Die Trenngrenze liegt etwa bei 2 bis 3 x 10⁶ Dalton.

Blut- und Dialysierflüssigkeitsfluß

Der Stoffaustausch im Dialysator ist entscheidend abhängig vom Konzentrationsgefälle der auszutauschenden Substanzen auf beiden Seiten der Membran. Die Wegstrecken für den Stoffaustausch sollen gering sein, weiter ist der Stoffaustausch abhängig

Schema des Siebkoeffizientenverlaufs bei unterschiedlichen Dialyseverfahren bzw. Membrantypen

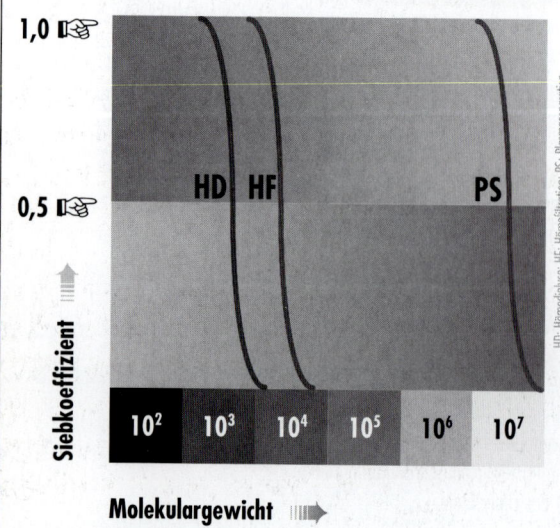

HD: Hämodialyse; HF: Hämofiltration; PS: Plasmaseparation

Bei Hämofiltern/Plasmafiltern wird zur Quantifizierung des Reinigungsprozesses weniger die Clearance sondern der Siebkoeffizient genutzt, das Konzentrationsverhältnis einer Substanz im Filtrat zur mittleren Konzentration im Blut. Siebkoeffizient 1,0 zeigt ungehinderte Membranpassage für die betrachtete Substanz an, hingegen ist bei einem Siebkoeffizient von 0 die Membran für diese Substanz völlig undurchlässig. Der Siebkoeffizient der Membran ist abhängig von der Molekülgröße, der elektrischen Ladung, der Form und dem Aggregationsverhalten der Substanz. Kleinmolekulare Substanzen wie Harnstoff (MG 60), Kreatinin (MG 113) oder Harnsäure (MG 168) haben einen Siebkoeffizient von 1. Bei Vitamin-B12 (MG 1355) wird ebenfalls noch von allen Membranen ein Siebkoeffizient von 1 erreicht, bei der Testsubstanz Inulin (ein stärkeähnliches Polysaccharid, MG ≈ 5000) wird es für manche low-flux-Membran schon „eng" einen Siebkoeffizient von 1 zu erreichen, spätestens beim Beta-2-Mikroglobulin (MG 11900) liegt der Siebkoeffizient für herkömmliche low-flux-Membranen unter 1. Wie aus der Abbildung zu entnehmen ist, stellt sich die Situation bei Plasmafiltern ganz anders dar: Diese Membranen werden auch von hochmolekularen Substanzen mit einem MG von 10⁶ passiert (z.B. Beta-Lipoprotein, MG 2,5 Mio. Dalton).

von der Blutviskosität (Hb! Hkt!), von der Dicke der strömenden Blutschicht, von der Lauflänge und von der Strömungsrichtung im Dialysator. Die heute am häufigsten angewendete Betriebsweise der Dialysatführung ist das „Single-pass-System" in Gegenstromführung zum Blutstrom, da hiermit die Forderung nach höchstmöglichem Konzentrationsgefälle zwischen Blut- und Wasserseite an jeder Stelle des Dialysators am besten erfüllbar ist.

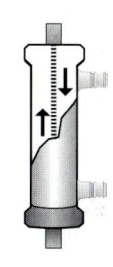

Die **Blutflußgeschwindigkeit** liegt üblicherweise bei **200 bis 300 ml/min**, der **Dialysatfluß soll** etwa **das zwei- bis dreifache betragen**, meist sind geräteseitig 500 ml/min eingestellt. Modernste Dialysegeräte erlauben eine individuelle Einstellung des Dialysierflüssigkeitsflusses, ja sogar Variationen („Profile") im Verlauf der Dialyse sind möglich (z.B. Braun Dialog®).

Bei einer fünfstündigen Dialyse passieren etwa 75 Liter Blut rund 150 Liter Dialysat. Hieraus läßt sich ausrechnen, daß das Blutvolumen des Patienten während einer Behandlung etwa 15 mal den Dialysator durchströmt. Pro Jahr fließen etwa 23.000 Liter Dialysat am Blut des Patienten vorbei. Aus diesen Zahlen

Stoffaustausch an der Dialysemembran im Gleichstrom und im Gegenstrom

Gleichstromprinzip

Blutflußrichtung ▶
Membran ●●●●●●●●●●●●●●●●●●●●●●●●●
Dialysatflußrichtung ▶

Konzentrationsdifferenz wird geringer

Gegenstromprinzip

Blutflußrichtung ▶
Membran ●●●●●●●●●●●●●●●●●●●●●●●●●
Dialysatflußrichtung ◀

Max. Konzentrationsdifferenz an jedem Ort

Im obigen Schema kennzeichnen die Grauverläufe den Grad der Schadstoffbeladung beim Strom des Blutes bzw. der Dialysierflüssigkeit entlang der Dialysemembran. Durch Diffusion kommt es entsprechend dem Konzentrationsgefälle an der Dialysemembran zum Stoffaustausch vom Blut ins Dialysat und umgekehrt. **Gleichstromprinzip:** Strömen Blut und Dialysat entlang der Dialysemembran in der gleichen Richtung (Bild oben), so besteht an der Eintrittsstelle von Blut und Dialysat in den Dialysator ein hoher Konzentrationsunterschied für die dialysablen harnpflichtigen Substanzen, der sich zum Dialysatorausgang hin langsam vermindert und im Idealfall am Dialysatorausgang auf Blut- und Dialysatseite gleich groß ist. Sind beide Flüsse gleich groß, so sind die Konzentrationen halb so groß wie die Ausgangskonzentration. Wird der Dialysierflüssigkeitsfluß verdoppelt, läßt sich die Konzentration im Blut auf 1/3 vermindern. **Gegenstromprinzip:** Am Blutausgang des Dialysators ist die Konzentration der harnpflichtigen Substanzen sehr klein, das Blut ist nach der Dialysatorpassage schon weitgehend gereinigt. In der Dialysierflüssigkeit ist die Konzentration eben dieser Substanzen an dieser Stelle aber Null, d.h. es findet dennoch eine Diffusion von Giftstoffen vom Blut ins Dialysat statt. So wie am Dialysatorausgang ist die Situation beim Gegenstromprinzip an jedem Ort des Dialysators (unteres Bild): Die Konzentrationsdifferenz der harnpflichtigen Substanzen zu beiden Seiten der Membran ist immer größer als beim Gleichstromprinzip, die Dialyse ist wesentlich effektiver!

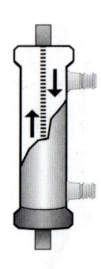

wird der hohe Stellenwert der an anderer Stelle dieses Buches besprochenen Qualitätsanforderungen an die Wasseraufbereitung in Dialyseeinrichtungen deutlich (siehe Seite 174 ff.).

Beurteilung der Leistungsdaten von Dialysatoren

Vorsicht! Hier bewegen wir uns in vermintem Gelände, denn zum Zweck der Verkaufsförderung wird hier so manches windige Argument fahrengelassen. Man muß sich immer vergegenwärtigen, daß Naturgesetze auch mit den tollsten Membranen nicht zu durchbrechen sind. Schaut man sich die Geschichte mancher Faser an, so kommt man leicht darauf: »Erst war das Produkt, dann wurden die Indikationen dazu erfunden« – eine geniale Marketing-Leistung!

Die Wirklichkeit sieht so aus, daß in dem Dialysezentrum mit den besten Patienten-Überlebensraten in Europa (Tassin) ganz überwiegend Cuprophan-Dialysatoren mit etwa 1,2 Quadratmeter Oberfläche eingesetzt werden (25 % Wiederverwendung!), Erythropoietin brauchen lediglich 15 % der Patienten, Kt/V liegt bei knapp 1,8 (Laurent & Charra 1994).

Leider stießen unsere Forderungen nach Zeitzuschlägen für die anzustrebenden Langzeitdialysen von mehr als 3 x 5 Stunden pro Woche bei den Kostenträgern bislang auf taube Ohren!

Zurück zu den **Leistungsdaten der Dialysatoren:** Klären Sie zunächst, ob sich die **Clearance-Angaben** auf „in-vitro"- (im „Reagensglas", also Labor) Untersuchungen beziehen, oder ob es

---

Dialysance und Clearance der Dialysatoren

Der Stofftransport im Dialysator erfolgt überwiegend durch Diffusion, dazu kommt ein Teil durch konvektiven Transport. Die **Größe des Stofftransports durch Diffusion** wird durch die **Dialysance** beschrieben:

$$\text{Dialysance} = \frac{\text{Blutfluß (ml/min)} \times (\text{Dialysatoreingangskonzentration} - \text{Dialysatorausgangskonzentration})}{\text{Dialysatoreingangskonzentration} - \text{Konzentration der Substanz in der zufließenden Dialysierflüssigkeit}}$$

Für Stoffe, die in der Dialysierflüssigkeit nicht enthalten sind (z.B. Kreatinin, Phosphat, Harnstoff ...), ergibt sich aus o.g. Formel die Berechnungsmöglichkeit für die **Clearance**, wobei die durch konvektiven Transport entfernte Stoffmenge unberücksichtigt bleibt. Die Darstellung ist vereinfacht, für Verständnis und orientierende Bewertungen jedoch brauchbar.

$$\text{Clearance} = \frac{\text{Blutfluß (ml/min)} \times (\text{Dialysatoreingangskonzentration} - \text{Dialysatorausgangskonzentration})}{\text{Dialysatoreingangskonzentration}}$$

Um zu einer ehrlichen Bewertung und Vergleichbarkeit unterschiedlicher Dialysatoren zu kommen, ist die exakte Kenntnis des Blutflusses wichtig. Was Ihnen die Maschine anzeigt, können Sie dabei getrost als „Schätzung" verbuchen. Genaue Blutflußmessungen sind recht aufwendig (Luftblasenmethode, Dopplersonographie), die **Clearance** kann deshalb auch **aus den Konzentrationen in der Dialysierflüssigkeit** ermittelt werden:

$$\text{Clearance} = \frac{\text{Dialysierflüssigkeitsabfluß (ml/min)} \times \text{Substanzkonzentration in der abfließenden Dialysierflüssigkeit}}{\text{Blutseitige Konzentration der Substanz am Dialysatoreingang}}$$

sich um „in-vivo"- (im „Leben", also tatsächlich während Patientenbehandlungen erhaltene) Daten handelt. Verwertbar sind eigentlich nur in-vivo-Werte, da in Wirklichkeit Sekundärmembranen und unterschiedliche Hkt-Werte die gesuchten Meßergebnisse signifikant beeinflussen. Vergleichbarkeit der Herstellerangaben schafft die DIN 58 352, Teil 3 (Standardisierung der Meßbedingungen in vitro). Aus den vorgenannten Gründen setzen wir bei Betrachtungen zur Harnstoffkinetik (vgl. Kapitel 7, Seite 169 ff.) prinzipiell nur 70 % der Herstellerangabe für die in-vitro Harnstoff-Clearance des Dialysators ein!

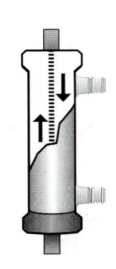

Ultrafiltrationsleistung

Bei gleichen physikalischen Ausgangsbedingungen wird die Ultrafiltrationsleistung des Dialysators durch den **Ultrafiltrationskoeffizient** bestimmt. Der **Ultrafiltrationskoeffizient** (auch Ultrafiltrationsfaktor oder einfach Faktor genannt) **gibt an, wieviel Milliliter Flüssigkeit bei einem Transmembrandruck von einem mmHg Druckdifferenz pro Stunde entzogen werden.**

Abhängigkeit der Clearance vom Blutfluß

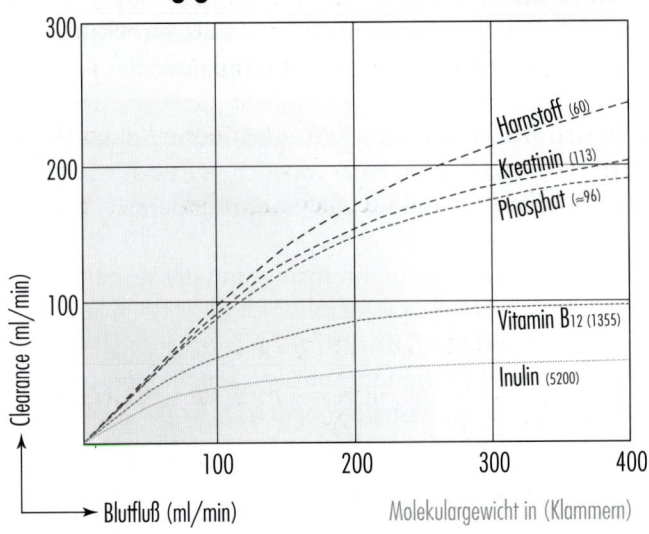

Clearance (ml/min) vs. Blutfluß (ml/min)
- Harnstoff (60)
- Kreatinin (113)
- Phosphat (=96)
- Vitamin B_{12} (1355)
- Inulin (5200)

Molekulargewicht in (Klammern)

Neben Membraneigenschaften (Material, Stärke, Oberfläche) bestimmen Blutfluß und Molekülgröße der betrachteten Substanz die Clearancedaten eines Dialysators. Wie aus der Grafik abzulesen ist, gelten folgende Grundregeln: •1. Insbesondere die Clearance niedermolekularer dialysabler Substanzen ist blutflußabhängig, •2. Oberhalb eines Blutflusses von 300 ml/min wird der Clearancezugewinn durch Blutflußsteigerung auch für kleinmolekulare Substanzen spürbar geringer, •3. Schlußfolgerung für die Praxis: Blutfluß „200plus" anstreben, Blutflüsse über 300 ml/min nicht erzwingen, •4. Ein Dialysator mit guter Phosphat-Clearance ist auch sonst ein leistungsfähiger Dialysator, Faustregel: Besitzt ein Dialysator eine („echte", s.u.) Phosphat-Clearance von 125 ml/min ist er gut, sind es 150 ml/min ist er sehr gut, ein Traumwert sind 175 ml/min. Aber immer daran denken: **Dialysezeit ist durch nichts zu ersetzen!**, •5. Nur Clearance-Angaben, die durch DIN-gerechte in-vitro-Messungen (DIN 58 352, Teil 3) erzielt wurden, sind verwertbar: Single-pass-Verfahren bei 37°C, Fluß der Prüfflüssigkeit 200 ml/min, Fluß der Dialysierflüssigkeit 500 ml/min, Ultrafiltrationsrate 0 ml/min!

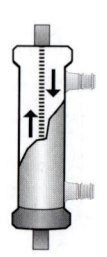

Der **Transmembrandruck** (=TMP) bezeichnet vereinfacht die Druckdifferenz zwischen beiden Seiten der Dialysemembran, also die Druckdifferenz zwischen Blut- und Dialysatseite. Der Eingangsdruck und Ausgangsdruck am Dialysator ist sowohl auf der Blut- wie auch auf der Wasserseite (bedingt durch den Strömungswiderstand) nicht gleich hoch (Formel zur exakten TMP-Berechnung siehe Grafik Seite 221 oben). In der Praxis wird von einem **mittleren** Transmembrandruck ausgegangen. Der Ultrafiltrationsfaktor der Dialysatoren wird vom Hersteller angegeben. Bei bekanntem Ultrafiltrationsfaktor kann bei Vorgabe des Transmembrandruckes die Gewichtsabnahme berechnet werden:

UF-Faktor x mittlerer TMP = Gewichtsabnahme pro Stunde

Aus der Formel folgt, daß die Gewichtsabnahme umso höher ist, je höher der TMP und/oder der Ultrafiltrationsfaktor des Dialysators ist.

Zur **Berechnung der TMP** gilt (Umstellung der o.g. Formel):

TMP = Gewichtsabnahme : (Dialysezeit x Faktor)

Um eine **Rückfiltration** (back filtration) von der Wasserseite auf die Blutseite zu verhindern, sollte stets ein **Mindest-TMP** anliegen, bei geringer erforderlicher Gewichtsabnahme des Patienten ist es empfehlenswert, einen Dialysator mit niedrigem Ultrafiltrationsfaktor zu wählen oder Flüssigkeit während der Dialyse zu substituieren. Die Risiken einer möglichen Rückfiltration lassen sich auch durch **ultrareines Dialysat** minimieren.

In der praktischen Dialysedurchführung sind die Verhältnisse wesentlich komplizierter, da weder auf der Blut- noch auf der Wasserseite ein konstanter Druck vorliegt (pulsierender Fluß!). Eine stoßweise Rückfiltration in Abhängigkeit vom momentanen Druckgradienten ist deshalb möglich.

Im Zusammenhang mit der Hämofiltration wird der Begriff des **Siebkoeffizient**en gebraucht, der das Verhältnis von Konzentration im Filtrat zur Konzentration im Blut beschreibt. Ein Siebkoeffizient von Null besagt, daß eine Substanz die Membran nicht durchdringen kann, ein Siebkoeffizient von 1 bedeutet, daß eine Substanz zu 100 % filtriert wird. Der Siebkoeffizient ist u.a. abhängig von der Eiweißbindung der betrachteten Substanz, von der Molekülgröße und von der Membranstruktur (siehe auch Grafik Seite 216 unten).

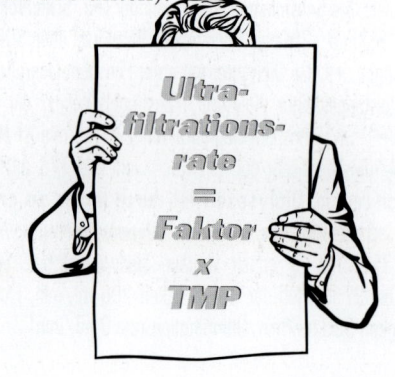

Ultrafiltrationsrate = Faktor x TMP

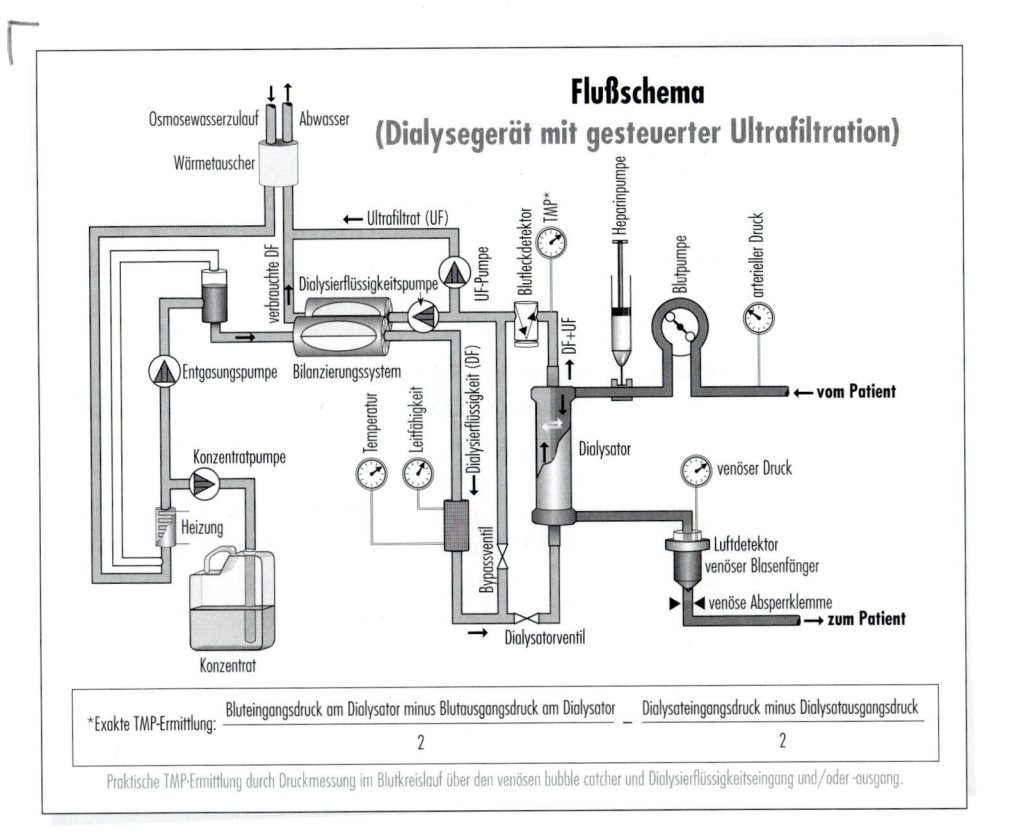

Flußschema
(Dialysegerät mit gesteuerter Ultrafiltration)

*Exakte TMP-Ermittlung: $\dfrac{\text{Bluteingangsdruck am Dialysator minus Blutausgangsdruck am Dialysator}}{2} - \dfrac{\text{Dialysateingangsdruck minus Dialysatausgangsdruck}}{2}$

Praktische TMP-Ermittlung durch Druckmessung im Blutkreislauf über den venösen bubble catcher und Dialysierflüssigkeitseingang und/oder -ausgang.

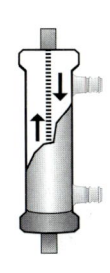

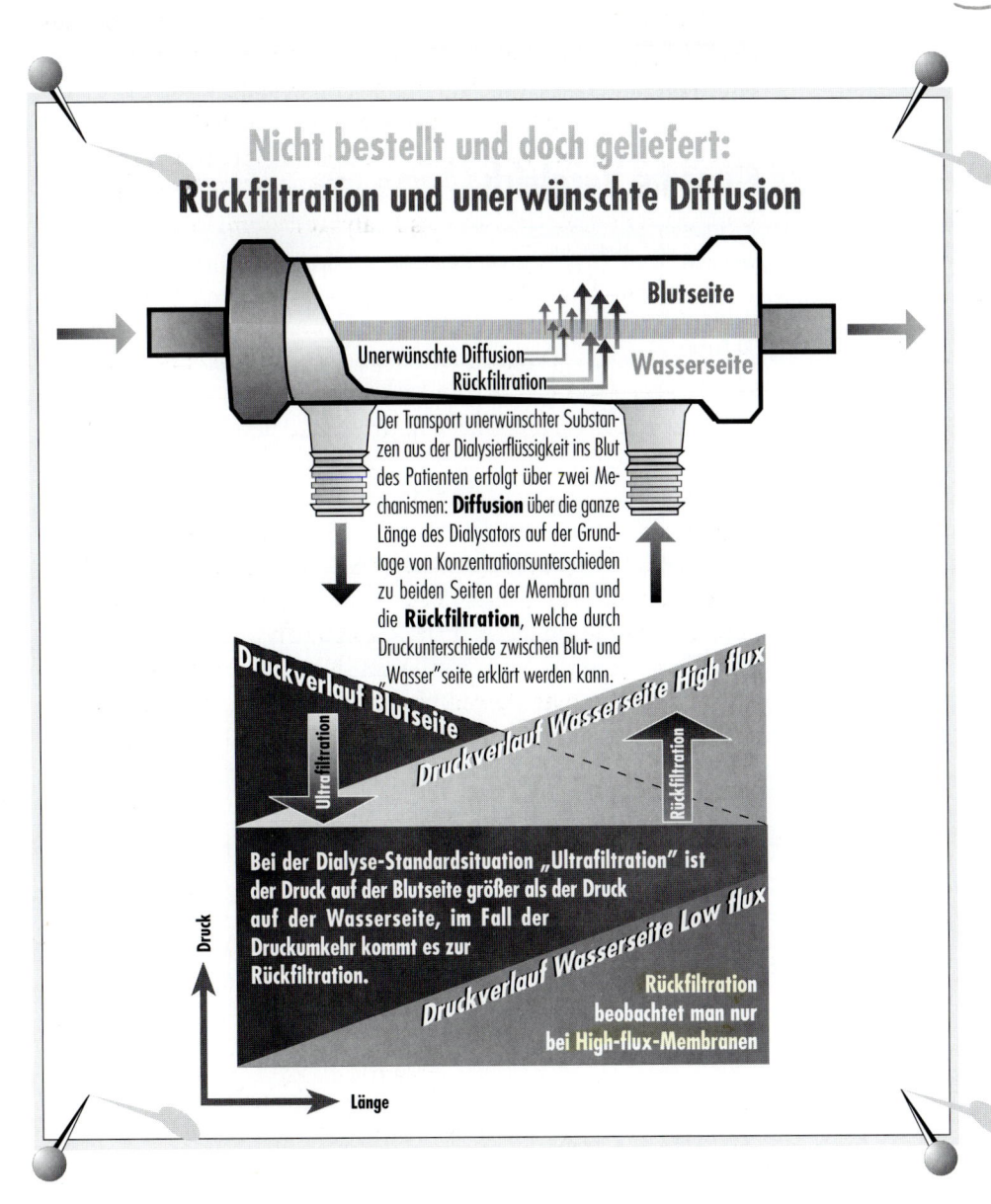

Nicht bestellt und doch geliefert:
Rückfiltration und unerwünschte Diffusion

Der Transport unerwünschter Substanzen aus der Dialysierflüssigkeit ins Blut des Patienten erfolgt über zwei Mechanismen: **Diffusion** über die ganze Länge des Dialysators auf der Grundlage von Konzentrationsunterschieden zu beiden Seiten der Membran und die **Rückfiltration**, welche durch Druckunterschiede zwischen Blut- und „Wasser"seite erklärt werden kann.

Bei der Dialyse-Standardsituation „Ultrafiltration" ist der Druck auf der Blutseite größer als der Druck auf der Wasserseite, im Fall der Druckumkehr kommt es zur Rückfiltration.

Rückfiltration beobachtet man nur bei High-flux-Membranen

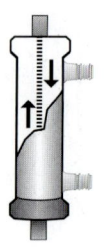

Der Begriff der Clearance

Clearance (englisch = Klärung bzw. Reinigung) bezeichnet die vollständige Entfernung einer bestimmten Substanz aus dem Blut, in diesem Zusammenhang durch den Dialysator, zur näheren Erklärung wird auch auf die Grafik auf Seite 218 verwiesen. Es ist also ein Ausdruck für den „Klärwert", Maßeinheit ist Milliliter pro Minute (ml/min).

Zur Bestimmung der **Dialysatorclearance** wird auf die Ausführungen in der Grafik Seite 218 verwiesen, die DIN-gerechte Bestimmung von Dialysatorclearances entnehmen Sie der Abbildung auf Seite 219.

Clearancewerte sind Hilfsgrößen, keine heiligen Größen. Als einfache Faustregel zum Erreichen einer effektiven Dialyse gilt noch immer: Dialysezeit ist durch nichts zu ersetzen; orientierende **Berechnung der wünschenswerten Dauer der Einzeldialyse in Minuten = KG [kg] x 4**, siehe auch Seite 169 ff.

Füllvolumen und Restblutvolumen in Dialysatoren

Das **Füllvolumen** der Dialysatoren liegt bei etwa 40 bis 120 ml blutseitig und etwa 150 bis 250 ml dialysatseitig. Das **Restblutvolumen** des Dialysators soll unter 1 ml liegen.

Dialysatoren und Filter im Vergleich (Auswahl)

Dialysator/Anbieter	UF-Faktor ml/mmHg•h	Clearances in ml/min				Sterilisation	Blutfüll-volumen ml	Membranmaterial	Wandstärke μm	Lumen μm	Oberfläche m²
		Harnstoff	Kreatinin	Phosphat	B12						
Alpha 700 Gambro	11,2	186	167	152	83	ETO	83	Cuprophan	6,5	Platte	1,6
Altrex-140 Althin	22	182	153	154	103	ETO, Gamma	76	Cellulose-Diacetat	30	210	1,4
AM-160 Nova Asahi	4,8	176	153	137	56	Dampf	79	Cupramonium-Rayon	8	200	1,2
B3-1,6A Toray	8,7	188	167	128	88	Gamma	95	Polymethylmethacrylat (PMMA)	20	200	1,6
BK-1,6 P Toray	86	189	171	164	115	Gamma	102	PMMA	30	200	1,6
CE 1600 Braun	7,4	190	172	147	55	ETO	83	Cuprophan	7,5	200	1,64
CT 150 G Baxter	35	192	175	170	118	Gamma	91	Cellulosetriacetat	15	200	1,5
DB 1351 Saxonia	40	184	171	165	90	ETO	57	Bioflux RC-HP 400 A (Akzo)	18,5	200	1,3
E3 (S) Fresenius	5,8	182	162	146	56	ETO, S=„heat"	77	Cuprophan	8	200	1,3
F6 Fresenius	5,5	180	164	123	60	ETO	82	Polysulfon	40	200	1,3
F60 (S) Fresenius	40	185	172	170	118	ETO, S=„steam"	82	Polysulfon	40	200	1,3
F7 Fresenius	6,4	184	169	132	68	ETO	98	Polysulfon	40	200	1,6
F8 HPS Fresenius	11,1	188	175	156	102	Dampf	110	Polysulfon	40	200	1,8
FB-110A Nipro	7,9	181	154	126	64	ETO	75	Celluloseacetat	15	200	1,1
Filtral 16 (G) Hospal	48	188	174	151	101	ETO, G=Gamma	122	AN 69 HF	50	240	1,7
GFE 12 Gambro	6	177	151	140	51	ETO	65	Cuprophan	8	200	1,3
GFS 16 Gambro	8,2	189	171	157	59	Dampf	90	Cuprophan	8	200	1,6
HE 1700 Braun	8,6	192	175	150	55	ETO	96	Hemophan	7,5	200	1,72
KF 201 16 C5 Kawasumi	11,3	177	162	144	92	Gamma	128	EVAL C5	25	175	1,6
MCA-160 (S) Althin	4,3	180	161	133	50	ETO, S=„steam"	98	Modifiziertes Cellulose Acetat	27	210	1,6
NT 1665 H Bellco/Sorin	4,6	190	170	160	50	Gamma	88	Hemophan	6,5	200	1,6
Polyflux 11 Gambro	42	174	170	150	102	ETO	85	Polyamid	50	200	1,1

Die Daten wurden nach Herstellerangaben zusammengestellt. Es handelt sich nur um eine kleine Auswahl der am Markt befindlichen Modelle. Es sei auf die unterschiedlichen Membranmaterialien, Sterilisationsmethoden und UF-Faktoren verwiesen. Die Clearanceangaben der Hersteller bzw. Wiederverkäufer sind nur bedingt vergleichbar, da nicht alle Clearances gemäß DIN 58 352 Teil 3 bestimmt sind. Umfangreiche Vergleichstabellen der Dialysatoren/Filter sind von den Außendienstmitarbeitern vieler Hersteller bzw. Vertreiber erhältlich.

Das blutseitige Füllvolumen der Dialysatoren

Moderne **Kapillardialysatoren** besitzen ein relativ konstantes Blutfüllvolumen zwischen 40 ml (z.B. Kinderdialysatoren mit etwa 0,7 m² effektiver Oberfläche) und 120 ml (z.B. großflächige Dialysatoren mit ≈ 2 m² effektiver Oberfläche). Das durchschnittliche blutseitige Füllvolumen der Kapillardialysatoren liegt bei etwa **70 ml**. Im Gegensatz zu Kapillardialysatoren besitzen **Plattendialysatoren** eine sehr viel größere **druckabhängige Volumenänderung** (**Compliance**), was bedeutet, daß das Blutfüllvolumen mit steigendem Transmembrandruck zunimmt. Dies hat einerseits Bedeutung für das tatsächliche blutseitige Füllvolumen unter Therapiebedingungen, andererseits kann gerade diese druckabhängige Volumenänderungen der Plattendialysatoren „sensibel" bilanzierende Dialysegeräte völlig aus dem Tritt bringen (wer jemals Plattendialysatoren an der HD secura gefahren hat, weiß, wovon die Rede ist ...).

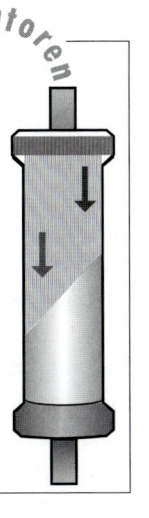

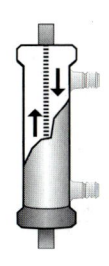

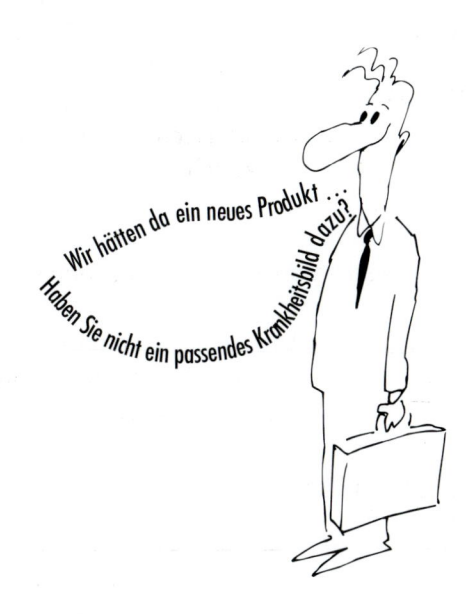

Wir hätten da ein neues Produkt ...
Haben Sie nicht ein passendes Krankheitsbild dazu?

Größenverhältnisse an der Dialysemembran

kaum zu glauben

Wie die Dimensionen des Weltalls, so übersteigen auch die Maße des Mikrokosmos jede Vorstellungskraft. Um die Vorgänge an der Dialysemembran ein wenig plastischer zu machen, haben wir einige Umrechnungen angestellt, die die Situation anschaulicher werden lassen: Versetzen Sie sich unter Beibehaltung Ihrer eigenen Körpergröße in eine grandiose science-fiction-Landschaft, in der ein kleines, etwa 1Å großes Molekül (z.B. Harnstoff oder Kreatinin), einen Durchmesser von **1 mm** hätte. Die Hohlfaser wäre dann eine gigantische transparente Kunststoffröhre von **2 km** Innendurchmesser und **100 m** Wandstärke (Membrandicke), eine Pore hätte den Durchmesser eines Kratersees von **30 m**. Das Haar erreichte mit 700 m Durchmesser Mittelgebirgshöhe, der Leukozyt wäre eine 100-m-Kugel und das rote Blutkörperchen käme im handlichen Format von 85x20 m daher ... Es gibt **symmetrische Membranen**, die über die gesamte Stärke homogen sind und innen und außen vergleichbare Porengrößen haben (z.B. Cuprophan). **Asymmetrische Membranen** bestehen aus einer sehr dünnen inneren Porenschicht (Trennschicht), welche für die Stofftrennung entscheidend ist und die nach außen in eine großporigere Struktur übergeht, wie beispielsweise Polyamid, Polyacrylnitril oder Polysulfon.

- Leukozyt 10 bis 15 μm
- Erythrozyt 8,5 x 2 μm
- Porendurchmesser 0,003 μm
- Membrandicke 10 (5 bis 40) μm
- Innendurchmesser (100) bis 200 μm
- Haar 70 μm

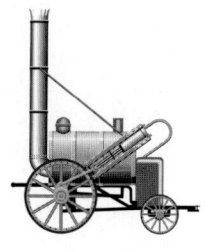

Luftdetektor und venöse Schlauchklemme

Üblicherweise ist der venöse Blasenfänger (als „erweitertes Teil" des venösen Schlauchsystems) in die Überwachungseinheit Luftdetektor (Grafik Seite 200) eingelegt. Neuere Maschinen realisieren die Luftüberwachung über den venösen Blutschlauch unmittelbar nach der venösen Tropfkammer. Dies aus gutem Grund, da eine Gerinnselbildung im venösen bubble catcher die Lufterkennung mittels Ultraschall (siehe unten) in sehr seltenen Fällen lahmlegen kann. Bei manchen Dialysegeräten ist in unmittelbarer Nähe der Luftüberwachungseinheit ein optischer Sensor zur Bluterkennung integriert, der die Blutpumpe einmalig stoppt, wenn beim Füllen des Systems Blut erkannt wird. Dies macht Sinn zur Verhinderung der Blutbefüllung/Perforation des Kochsalzbeutels beim Anhängen des Patienten, wenn man etwa im Moment des Anhängens zu einem Notfall weg muß und vergißt, die Blutpumpe zu stoppen.

Aufgabe des Luftdetektors ist es, Blutschaum oder Luft, die in den extrakorporalen Kreislauf gelangte, zu erkennen und einen Alarm auszulösen: Stopp der Blutpumpe, Schluß der venösen Quetschklemme, optische und akustische Alarmmeldung.

Luftdetektoren arbeiten mit Ultraschall. Im Luftdetektor sind ein Ultraschallsender und -empfänger eingebaut. Stört Luft die problemlose Ausbreitung des Ultraschallsignals im Blut, welches durchschallt wird, führt die Erkennung der Signalabschwächung sofort zur Alarmauslösung wie oben beschrieben.

Selbstverständlich wird auch Alarm ausgelöst, wenn der Blutspiegel im Blasenfänger zu weit absinkt. Das „eingebaute Sicherheitskonzept" moderner Dialysegeräte gewährleistet, daß Ausfall wichtiger Überwachungssysteme von der Maschine intern erkannt und entsprechende Alarme ausgelöst werden. Beim automatischen Selbsttest (Gerätevorbereitung) sollen moderne Dialysegeräte Grenzwerte und Betriebsstörungen real anfahren und die entsprechenden Sensoren aktiv testen.

Venöse Schlauchklemme (Abbildungen Seite 201): Nach Durchlaufen der Luftüberwachungseinheit und vor der Rückkehr zum Patient durchläuft der venöse Blutschlauch noch eine außerordentlich wichtige Sicherheitseinrichtung, die venöse Schlauchklemme. Das ist eine elektromagnetisch gesteuerte Absperrvorrichtung, die bei allen potentiell lebensbedrohlichen Alarmzuständen des Systems schließt. Gleichzeitig wird die Blutpumpe gestoppt.

Achten Sie stets darauf, daß das venöse System exakt in die Klemmvorrichtung eingelegt ist! Dies müssen Sie überwachen, denn **die Maschine „bemerkt" nicht, wenn das venöse Schlauchsystem nach Abschluß der Vorbereitungsphase aus irgendeinem Grund wieder aus der Quetschklemme entfernt wurde!**

Zum Abschluß dieses Abschnittes zeigen wir eine Übersichtsgrafik der „Blutseite". So können Sie (visuell gestützt) gedanklich die ganze Sache noch einmal durchgehen …

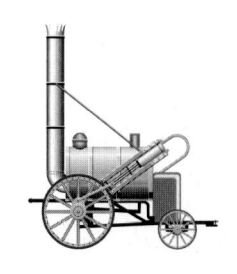

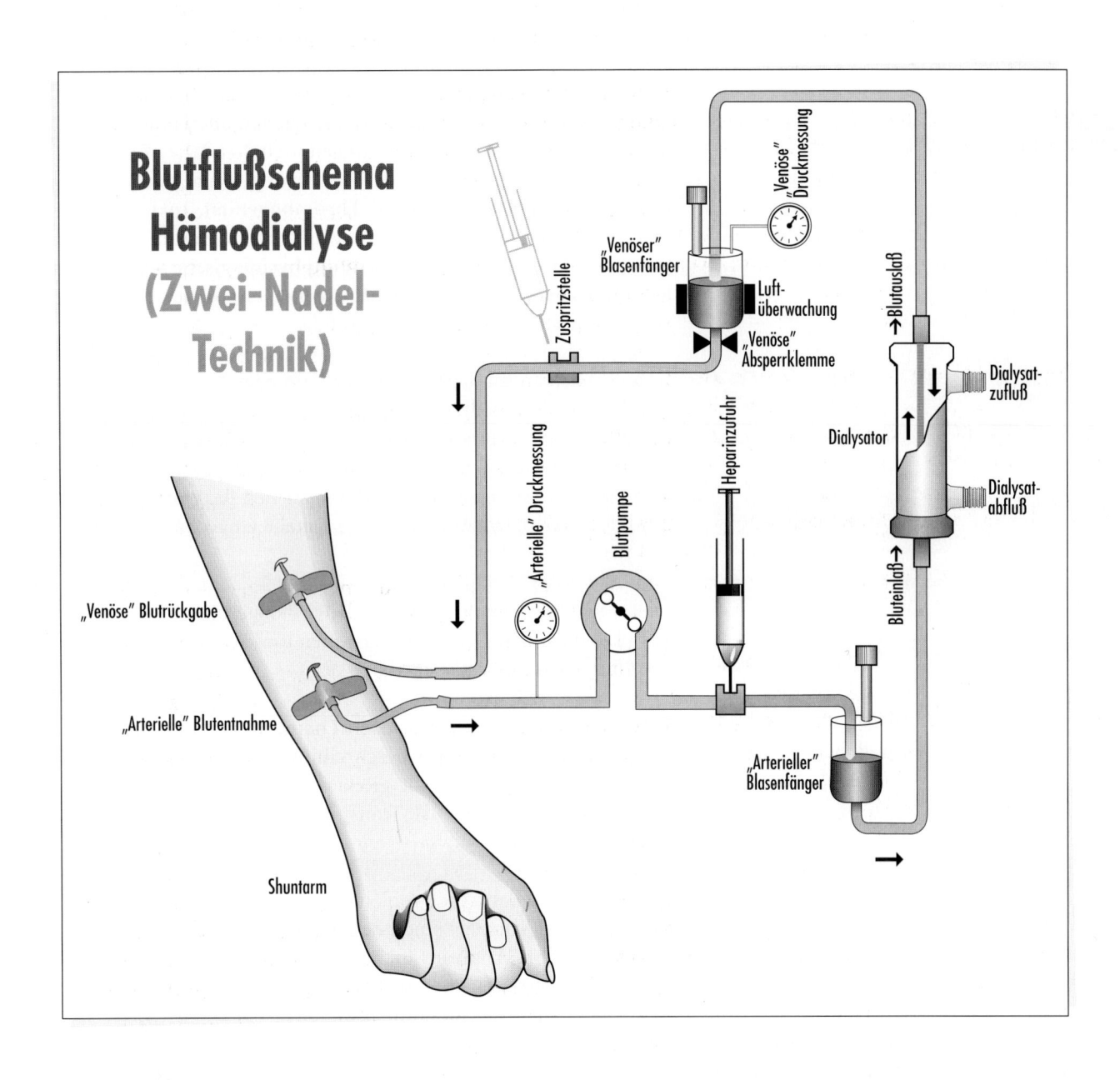

Blutflußschema Hämodialyse (Zwei-Nadel-Technik)

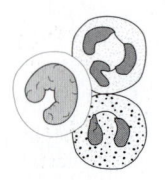

Biokompatibilität, Sterilisation

Es empfiehlt sich, in dem Kapitel, in dem über Blutschlauchsysteme und Dialysatoren berichtet wird, einen Exkurs zum oben bezeichneten Komplex zu unternehmen, ist es doch gerade der Blutkontakt zum von uns verwendeten Dialysematerial, der die Phänomene der Biokompatibilität bestimmt …

Mit dem Begriff „Biokompatibilität" wird die biologische Verträglichkeit des Dialysators und des anderen Materials umschrieben, welches mit Blut in Kontakt kommt.

Darüber hinaus sollen durch das Dialyseverfahren selbst auch keine immunologischen, keine kanzerogenen und keine pathologischen Stoffwechselveränderungen im behandelten Organismus auftreten. Schädigung oder Zerstörung von Blutzellen soll ebenso ausgeschlossen sein, wie Thrombogenität, Toxizität, Allergieauslösung oder die Initiierung von Entzündungen. Biokompatibilität bedeutet auch, daß unphysiologische Verluste körpereigener Substanzen ebenso ausbleiben sollen, wie die unphysiologische Zufuhr solcher Stoffe.

Es bietet sich an, an dieser Stelle auch ein paar **Anmerkungen zur Sterilisation medizinischen Einwegmaterials** zu machen, da die Sterilisationsmethode Einfluß auf die biologische Verträglichkeit medizinischen Einwegmaterials haben kann. Auf die Rolle der Dialysierflüssigkeit bei biologischen Reaktionen während der Dialyse wurde bereits im Kapitel 8 eingegangen (Seite 174 ff.).

Dieser Abschnitt der »DialyseF!bel« wird abgerundet durch einige kurze Ausführungen zu Kunststoffen und Weichmachern, sowie zum Thema „Partikelabrieb".

Eine **Übersicht zum** umfänglichen **Thema „Biokompatibilität"** mit Definition der Begriffe, Beschreibung einzelner Vorgänge und Erörterung der klinischen Relevanz der Phänomene ist veröffentlicht in **Nephrol. Dial. Transplant. Volume 9 (1994) [Suppl. 2], 1-186.**

In diesem Buch kann die Problematik nur kompakt abgehandelt werden. Um es vorweg zu nehmen: **Es gibt bis heute keine „biokompatible" Dialyse** (auch die PD ist alles andere als biokompatibel!), Verfahren und Materialien unterscheiden sich nur im Ausmaß ihrer Biokompatibilität.

Nicht meßbare **Symptome wie Kopfschmerzen, Übelkeit, Kurzatmigkeit, Beklemmungsgefühl, Juckreiz** usw. (auch als **Dialysediskomfort-Syndrom** bezeichnet) werden zur Beurteilung der Biokompatibilität ebenso herangezogen wie **meßbare Größen,** beispielsweise die **Änderung der Leukozytenzahl, Komplementaktivierung oder Granulozyten-Aktivierung.** Ein Beispiel für negativ beurteilte Biokompatibilität ist der „Leukozytensturz" bei Benutzung von (Cuprophan-) Membranen (vorübergehender Abfall der Leukozytenzahl im Blut). Einige Aspekte seien herausgegriffen:

Dialysemembranen und Gerinnungssystem

Das Gerinnungssystem wird in dem Moment aktiviert, in dem das Blut den Shunt verläßt und Kontakt zu körperfremden Oberflächen gewinnt (innere Oberflächen der Punktionskanüle, des Schlauchsystems, der Dialysemembran).

Die Initialzündung der Blutgerinnung ist die Aktivierung der Blutplättchen (Thrombozyten). Es bildet sich ein **Plättchen-Thrombus**. Der weitere Gerinnungsvorgang (Blutgerinnungskaskade) ist von Plasmafaktoren (intrinsischer Weg) und von Gewebefaktoren (extrinsischer Weg) begleitet. Alle Wege treffen sich beim Faktor X (STUART-PROWER-Faktor).

Thrombin- und Fibrinbildung (stabiles Gerinnsel) sind dann „nur noch" Ergebnis der Aktivierung des Faktors X. Es wird ersichtlich, daß für die Thrombusbildung die Membran schon fast eine nachrangige Bedeutung hat, Thrombozytenzahl, Thrombozytenfunktion und Plasmafaktoren sind die primären Akteure.

Die Sache hat auch ganz **praktische Bedeutung für die Shuntpunktion**. Wir alle haben es schon erlebt: Man punktiert den Shunt (oder versucht es), man findet ihn nicht, die Nadel wird gezogen und an der Spitze hängt ein Gerinnsel („Fisch"). Eine übliche Sprachregelung ist dann „Oh, da war ja ein Gerinnsel in Ihrem Shunt!" was natürlich frommer Selbstbetrug ist. Der Punktionsversuch war in Wirklichkeit ein Herumstochern im Gewebe in der Umgebung des Shuntgefäßes (vielleicht hatte man es auch kurz erwischt). Dabei wurde jede Menge gerinnungsaktiver Gewebefaktoren (Gewebsthromboplastin) aspiriert, etwas Blut mit eingesaugt und das Resultat war dann der „Fisch" in der Nadel. Wenn man aus solcher Vorarbeit heraus den Shunt doch noch trifft und dann anschließt, ist es völlig klar, daß das Problem ins Schlauchsystem transportiert wird und an den dünnen Kapillaren des Hohlfaserdialysators manifest wird. Das hat dann aber eher etwas mit „nicht biokompatibler Punktionstechnik" und weniger mit der Membran zu tun.

Komplementaktivierung

Hinsichtlich der Komplementaktivierung ist festzustellen, daß das **Komplementsystem ein System von Eiweißkörpern darstellt, die mit der körpereigenen Abwehr befaßt sind**. Dringen beispielsweise Bakterien in einen Organismus ein, wird u.a. das Komplementsystem aktiviert: Über Komplementanlagerung an Zellmembranen kommt es zu Membranschädigung und Zytolyse.

Auch **Dialysatormembranen** können eine Aktivierung und einen Angriff des Komplementsystems hervorrufen, Folge ist ein **Komplementverbrauch** mit meßbarem **Komplementabfall (C3a und C5a)**. **Die Membran imitiert damit eine Entzündungsreaktion.** Schließlich können Dialysemembranen auch Komplementfaktoren adsorbieren. Chronische Effekte der Komplementaktivierung durch Dialysemembranen sind bisher unbewiesen.

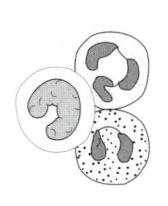

Verminderung der Leukozytenzahl

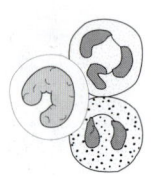

Cuprophanmembranen sind aus dem Ausgangsmaterial Zellulose hergestellt. Nach Blutkontakt mit Membranen auf Zellulosebasis kommt es rasch zur (reversiblen) Verminderung der Leukozytenzahl im Blut (Leukopenie).

Dies hat für die tägliche Arbeit im Dialysezentrum die praktische Konsequenz, daß **Blutentnahmen, speziell für Leukozytenzählungen nach Dialysebeginn wertlos** sind.

Der Leukozytenabfall rührt von einer Abwanderung der Zellen in die Lungenkapillaren, die Leukozyten kehren in die Blutzirkulation zurück, nachdem sie sich eine Weile in den Lungenkapillaren aufhielten. Ob ein Abfall des Sauerstoffpartialdrucks während der Dialyse in Zusammenhang mit dem vorbeschriebenen Phänomen zu bringen ist, bleibt umstritten.

Freisetzung von Substanzen aus Leukozyten

Leukozyten (Granulozyten) können den Inhalt ihrer Zellplasma-Granula nach einer Stimulation freisetzen (Degranulation). Dies betrifft insbesondere Proteasen. Neben dem Cuprophan können auch nicht-komplementaktivierende Membranen (PMMA, Polyamid, PAN) zur Granulozytenaktivierung führen.

Die (meßbare) **Konzentrationserhöhung der dabei abgegebenen Enzyme** kann als **Maß für die Verträglichkeit bzw. Unverträglichkeit eines Dialysators** herangezogen werden. Die Degranulation ist auch heparinabhängig.

Die **klinische Bedeutung** der Freisetzung von Proteasen ist **unklar**, gleiches gilt für die **Stimulation von Zytokinen** (Interleukin-1, Interleukin-6 und Tumor-Nekrose-Faktor).

Zytokine werden u.a. von Makrophagen und Granulozyten nach extrazellulärer Stimulation produziert und sind ein Biokompatibilitätsparameter für Dialysemembranen. Für die Bildung von Zytokinen unter der Dialyse scheinen Endotoxine in der Dialysierflüssigkeit neben dem direkten Kontakt von Blutzellen mit der Dialysemembran mitverantwortlich zu sein.

Beta-2-Mikroglobulin (ß-2-M)

Beta-2-Mikroglobulin ist ein kleines Eiweiß (MG 11.818), vgl. hierzu ebenso die Ausführungen im Abschnitt „Dialyse-assoziierte Amyloidose" im Kapitel 4 dieses Buches (Seite 88 ff.).

Auch in der umfänglichen Beta-2-Mikroglobulin-Diskussion ist es bis heute so, daß ein wirklicher Beweis für den Zusammenhang zwischen Membran-Biokompatibilität und ß-2-M-Amyloidose fehlt. High-flux-Membranen können zwar im Verlauf der Dialyse Beta-2-Mikroglobulin effektiv entfernen, der Gesamtserumspiegel von Beta-2-Mikroglobulin bleibt aber bei

Langzeitanwendung solcher Membranen unverändert. Die Verwendung ultrareiner Dialysierflüssigkeit scheint wichtiger zur Verzögerung der Amyloidose, als der Einsatz von High-flux-Filtern (Baz et al.). Nun könnte man meinen, daß CAPD-Patienten von der Problematik verschont wären … dem ist aber nicht so: Benz und Mitarbeiter, wie auch Tielemanns et al. fanden für CAPD- und Hämodialysepatienten die gleiche Häufigkeit von Amyloidoseerkrankungen.

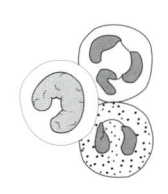

„Biokompatible Membranen" zeichnen sich dadurch aus, daß o.g. Vorgänge bei der Dialyse ausbleiben oder in nur sehr geringem Maße stattfinden. Als problematisch wird in dem Zusammenhang immer wieder das Cuprophan hingestellt, während synthetische Membranen im Trend eher positiv beurteilt werden. Es soll nicht unerwähnt bleiben, daß die o.g. Ergebnisse nicht unwidersprochen blieben und die „schlechte" Biokompatibilität des Cuprophans durchaus keinen absolut gesicherten Befund darstellt (Übersicht bei Vienken 1994).

Die exzellenten Langzeitdialyse-Ergebnisse von Tassin (Laurent und Charra), wo überwiegend Cuprophan eingesetzt wird, belegen den theoretischen Charakter der Diskussion. Auch die Untersuchungen von Skroeder und Mitarbeitern zeigen, daß kurze Dialysedauer und hohe Ultrafiltrationsmenge (2 Std. Dialyse mit Blutfluß 400 ml/min vs. 4 Std. Dialyse mit Blutfluß 200 ml/min) das Auftreten von Mißbefindlichkeit während oder nach der Dialyse begünstigen, während Membranoberfläche, Membranzusammensetzung und „Biokompatibilität" hierauf keinen Einfluß hatten.

Sterilisation

Sterilisation im hygienischen Sinne bedeutet die Beseitigung aller pathogenen und apathogenen Mikroorganismen und Ihrer Sporen (Dauerformen) mit physikalischen Mitteln. Folgende Verfahren werden angewendet:

Autoklavierung = Sterilisation mit gespanntem Dampf, das ist die kombinierte Anwendung von Überdruck, Hitze, Dampf (2 bar, 121°C). Ideales, atoxisches Verfahren, gewisse Veränderungen von PVC sind reversibel, entscheidender Nachteil für die Anwendung bei Blutschlauchsystemen ist die Lösung von Klebeverbindungen der Schlauchsysteme. Bei Dialysatoren wird das Verfahren bereits häufiger eingesetzt und gewinnt an Bedeutung (Gambro GFS-Serie, Asahi Nova-Serie).

Strahlensterilisation erfolgt mit Gammastrahlen, z.B. mit Kobalt 60. Nachteil der Bestrahlung mit energiereichen Gammastrahlen sind evtl. eintretende chemische Veränderungen der bestrahlten Moleküle.

Verfärbungen und Sprödigkeit des bestrahlten Kunststoffes sind (sichtbare) Zeichen der Strahlenwirkung bei manchen Kunststoffen. Unter Berücksichtigung dieser Tatsachen und Schwierigkeiten im Umgang mit radioaktiven Substanzen, Problemen beim Transport und bei der Entsorgung dürfte die Strahlensterilisation zukünftig wohl an Bedeutung verlieren. Weiteres soll deshalb hier nicht besprochen werden (Beispiel für strahlensterilisierte Produkte sind die Toray-Filtryzer).

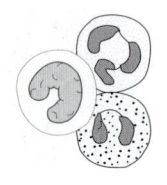

Chemische Sterilisation: Die chemische Sterilisation insbesondere mit **Äthylenoxidgas** (ÄO, **ETO**) besitzt zur Zeit noch eine große Bedeutung für medizinische Einwegartikel in der Dialyse (Punktionskanülen, Einwegspritzen, Schlauchsysteme, Dialysatoren). ETO reagiert mit allen Verbindungen, die in ihrer Struktur leicht abspaltbaren Wasserstoff enthalten. Das **Wirkprinzip**, welches den Zelltod von Bakterien usw. verursacht, beruht **wahrscheinlich** auf einer **Alkylierung**.

ETO ist eine **sehr toxische Substanz**, die Allergien auslösen kann. Über toxische Langzeitwirkungen (Kanzerogenität?) besteht noch keine endgültige Klarheit. In jedem Fall soll versucht werden, einen möglichst geringen Rest-ETO-Gehalt im Einmalprodukt vor Anwendung zu erreichen.

Unabhängig von den hierzu erforderlichen herstellerseitigen Maßnahmen (geringer ETO-Rest nach dem Sterilisationsvorgang, **ausreichende Lagerzeit** vor Auslieferung an den Endverbraucher, genügend **großer Papieranteil der Verpackung** des Einwegmaterials) ist vor Anwendung eine ausreichende Entfernung des ETO sicherzustellen (**Single-pass-Spülung des** blutführenden Systems mit **1 bis 2 l** Kochsalzlösung).

Hinzuweisen ist in dem Zusammenhang auf den äußerst geringen Rest-ETO-Gehalt von Plattendialysatoren, was darauf zurückzuführen ist, daß ETO in Kapillardialysatoren hauptsächlich in der Vergußmasse lokalisiert ist, die bauartbedingt in Plattendialysatoren fehlt.

NTP-Sterilisation: Als Alternative für die Sterilisation von Blutschlauchsystemen hat sich die **STERRAD®-Niedrigtemperatur Plasma-Sterilisation** („NTP") etabliert. Hierbei wird Wasserstoffperoxid durch Hochfrequenz in den Plasmazustand versetzt, bei hohem Vakuum entstehen aus den Wasserstoffperoxidmolekülen kurzlebige mikrobiozid wirksame Radikale:
$$H-O-O-H \rightarrow H-O\cdot + H-O\cdot$$
Nach Beendigung der Energiezufuhr vereinigen sich die Radikale zu Wasser- und Sauerstoffmolekülen. Bei Anwendung des Verfahrens gibt es keine bislang bekannten chemisch/physikalischen Veränderungen des sterilisierten Materials, keine bedenklichen Rückstände und keine toxische Umweltbelastung.

Kunststoffe und Weichmacher

Blutschlauchsysteme sind sterile Einwegprodukte, die aus hauptsächlich drei Werkstoffen bestehen:

- Polyvinylchlorid (PVC)
- Polyurethan (PUR)
- Silikongummi

PVC ist normalerweise ein harter Kunststoff: Beschichtung von Arbeitsplatten, Küchenmöbeln. Um PVC biegsam, weich und flexibel zu machen, werden dem PVC „Weichmacher" zugesetzt. Dies berührt das Problem der Biokompatibilität (Verträglichkeit mit dem lebenden Organismus).

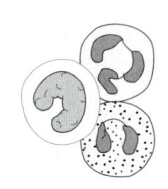

Der **Weichmacheranteil im Weich-PVC beträgt rund 50 %**, es gibt etwa 500 Weichmacher, die dem PVC zugesetzt werden können, um die gewünschten Eigenschaften zu erzielen. Für medizinisch verwendetes PVC-Material werden vor allem drei Weichmacher benutzt:

- DEHP (= Di-2-ethylhexylphthalsäureester)
- DOP (= Dioktylphtalsäureester)
- TOTM (= Tri-2-ethylhexyltrimellitsäureester)

PVC-Materialien, die TOTM als Weichmacher enthalten, werden auch als „no-DOP" (also: „kein DOP") Material bezeichnet, wobei nicht der falsche Eindruck entstehen darf, daß es sich um ein weichmacherfreies Material handelt.

Weichmacher können aus den Blutschläuchen wieder austreten (= Migration) und so bei der Dialyse in den Organismus des Patienten eingebracht werden.

TOTM hat wahrscheinlich eine geringere Migration als DEHP und DOP. Weichmacher sind gut fettlöslich und die Herauslösung aus den Schlauchsystemen wird durch Blut besonders begünstigt.

Beim Gesunden werden DEHP und seine Stoffwechselprodukte relativ schnell zu etwa 2/3 über die Niere ausgeschieden. Es ist klar, daß dieser Weg der Ausscheidung beim Dialysepatient entfällt. Über Langzeitwirkung und mögliche Schäden besteht noch keine endgültige Klarheit.

Bei der Beurteilung der Weichmachersubstanzen ist weiter zu berücksichtigen, daß herstellungsbedingt Schwermetalle vorhanden sind (Nickel, Kupfer). Diese Schwermetalle können wiederum bestimmte Reaktionen des häufig verwendeten Desinfektionsmittels Äthylenoxid katalysieren.

Silikongummi ist hochelastisch, flexibel und weichmacherfrei. Er zeigt einen äußerst geringen Abrieb (Pumpensegmente!). Nachteil ist der hohe Preis. Chemisch besteht Silikongummi aus Siliciumatomen, die über Sauerstoffatome verknüpft sind, in den Bau des Moleküls sind noch Methylgruppen eingefügt.

Polyurethan wurde bereits als Vergußmasse in den Dialysatoren erwähnt. Polyurethan kann ebenfalls hochelastisch hergestellt werden. Nachteil ist auch hier ein höherer Herstellungspreis im Vergleich zu PVC.

Eine Übersicht über Einsatzbereiche von (Kunst)stoffen im Dialysebereich gibt die nachstehende Aufzählung, die keinen Anspruch auf Vollzähligkeit erhebt:

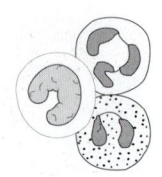

- Gummi: Teile von Blutschlauchsystemen, Verschlüsse an Flaschen und Beuteln
- Polyvinylchlorid (PVC): Beutel, Blutschlauchsysteme, Kanister
- Polyäthylen: Flaschen, Beutel, Kanister, Verpackungsfolien
- Polypropylen: Flaschen, Verschlußkappen, Folien
- Polyurethan (PUR): Dichtungsmasse in Dialysatoren, Teile von Blutschlauchsystemen
- Polycarbonat: Gehäusematerial von Dialysatoren, Folien, Dialysemembranen
- Styrol-Acrylnitril-Copolymer: Gehäusematerial von Dialysatoren
- Ethylen-Vinylalkohol (EVAL): Dialysemembranen
- Polyamid: Dialysemembranen, Verschlußkappen
- Polyacrylnitril (PAN): Dialysemembranen
- Polymethylmethacrylat (PMMA): Dialysemembranen
- Polysulfon (PS): Dialysemembranen
- Silikone: Pumpensegmente von Blutschlauchsystemen

Partikelabrieb

Übersicht bei BOMMER et al. 1985

Das Problem der **Freisetzung feinster Kunststoffteilchen** während der Dialyse **besonders aus dem Bereich des Pumpenschlauchsegments** ist seit vielen Jahren bekannt und wir müssen bis heute damit leben. Durch Filter sind die Partikel nicht zurückzuhalten, sie gelangen in den Körper des Patienten. Die klinische Bedeutung ist unklar.

Neben der **reichlichen single-pass-Vorspülung des blutführenden Systems** ziehen wir aus der Problematik die Konsequenz, nur ausnahmsweise Blutpumpengeschwindigkeiten über 250 ml/min zu fahren, da die Partikelfreisetzung logischerweise mit steigender Beanspruchung des Pumpenschlauchsegments steigt.

Die **Okklusion der Pumpen** muß bei jeder Gerätewartung sehr **exakt eingestellt** werden. Groß dimensionierte Blutpumpen müssen zur Erzielung der gleichen Fördermenge langsamer drehen und **sind von Vorteil**.

Das **Ausmaß des Abriebs** ist **beim PVC temperaturabhängig**: Steigend mit steigender Temperatur, also ein weiteres Argument für die „coole" Dialyse!

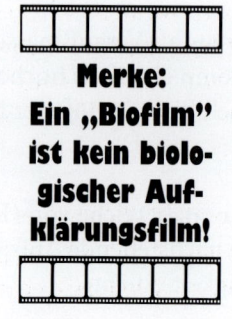

**Merke:
Ein „Biofilm" ist kein biologischer Aufklärungsfilm!**

10. Empfehlungen, Richtlinien, Gesetze

Bevor wir den Shunt punktieren und richtig mit der Dialyse anfangen, ist es umgänglich, sich mit einigen Empfehlungen, Richtlinien und Gesetzlichkeiten vertraut zu machen, um nicht in Unkenntnis bestimmter Dinge Patienten zu gefährden oder sonst irgendwie ins Messer zu laufen.

Natürlich können wir hier nicht alles in vollem Umfang wiedergeben, was für die praktische Dialysedurchführung von Belang ist, hier wird auf das Literaturverzeichnis verwiesen. Die dialyserelevanten Normen (DIN, VDE) sind im Literaturverzeichnis aufgeführt. Wer sich detailliert informieren möchte kann diese bestellen: BEUTH-Verlag, Burggrafenstr. 6, 10772 Berlin. Telefon 030/26 01-22 60, Telefax 030/26 01-12 60. (Bitte erschrecken Sie nicht, wenn Sie die Rechnung erhalten! Spätestens in diesem Augenblick werden Sie erkennen, daß die DialyseF!bel ein echtes Sonderangebot ist!).

Etwas verworren ist die Situation bei der **Anwendung der MedGV bzw. des MPG**, da zum Zeitpunkt der Erstellung des Manuskripts noch keinerlei Durchführungsbestimmungen zum MPG erlassen sind. Sicher ist, daß die Übergangsfrist der EG-Richtlinie zur elektromagnetischen Verträglichkeit am 1.1.96 ausläuft. Alle elektrisch betriebenen Medizinprodukte müssen ab diesem Datum eine CE-Kennzeichnung tragen, falls sie nicht nach dem Medizinproduktegesetz in Verkehr gebracht wurden. Wir wiederholen die Ausführungen zur MedGV aus der »DialyseF!bel 1« und geben einen orientierenden Überblick zum Medizinproduktegesetz (MPG).

Die „**Anforderungen der Hygiene**" an die funktionelle und bauliche Gestaltung von Dialyseeinheiten" und die „Anforderungen der Krankenhaushygiene bei der Dialyse" sind Empfehlungen des „Robert-Koch-Instituts" – Bundesinstitut für Infektionskrankheiten und nicht übertragbare Krankheiten; sie wurden im Bundesgesundheitsblatt 12/94, 510-512 bekanntgegeben.

Grundsätzliche Bedeutung für die Praxis der Nierenersatzbehandlung hat der gegenwärtig aktuelle „Dialysestandard 1993" der Deutschen Arbeitsgemeinschaft für Klinische Nephrologie/Arbeitsgemeinschaft Pädiatrische Nephrologie. Der Dialysestandard wird mit freundlicher Genehmigung der Arbeitsgemeinschaft im Wortlaut wiedergegeben.

Die Umsetzung der Medizingeräteverordnung im Dialysezentrum

Die Verordnung über die Sicherheit medizinisch-technischer Geräte (Medizingeräteverordnung - MedGV) wurde von der Bundesregierung aufgrund des § 24 d der Gewerbeordnung und aufgrund des § 8 a des Gerätesicherheitsgesetzes erlassen und trat am 01.01.1986 in Kraft. Angesichts der steigenden Zahl an technischen Geräten und Einrichtungen in Klinik und Arztpraxis soll die Sicherheit von Patienten, Anwendern und Dritten gewährleistet sein und Unfälle mit medizinisch-technischen Geräten verhütet werden. Um dies zu gewährleisten, verpflichtet die Verordnung neben den Herstellern medizinisch-technischer Geräte und Laborgeräte erstmalig umfassend alle Ärzte, Zahnärzte, Betreiber von Kliniken und sonstige Personen, die medizinisch-technische Geräte und Einrichtungen im Bereich der Gesundheitspflege betreiben, zur Einhaltung von festgelegten, sicherheitstechnischen Mindestvorschriften.

Der Gesetzgeber teilte die **medizinisch-technischen Geräte** unter Berücksichtigung des möglichen Gefährdungsgrades in **4 Gruppen** ein. Geräte, die im Dialysebereich zur Anwendung kommen, gehören dabei ganz überwiegend zur Gruppe 1.

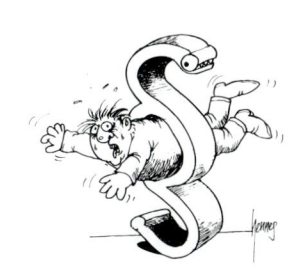

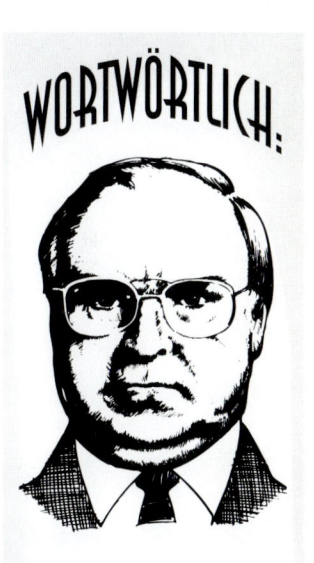

WORTWÖRTLICH:

„*Viele Bürger leiden unter einer Flut von Gesetzen und Vorschriften. Wir sind dabei, uns in einem immer dichter werdenden Gestrüpp von bürokratischen Regelungen zu verfangen*"

Helmut Kohl am 23.11.1994 vor dem Deutschen Bundestag

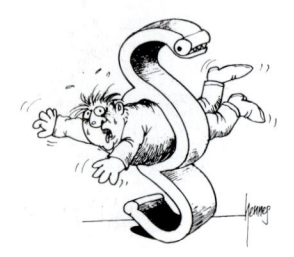

Gruppe 1: Dialysegeräte, Hämofiltrationsgeräte, Elektrokardiographen (intrakardial), Defibrillatoren, Infusionspumpen, Infusionsspritzen, externe Herzschrittmacher.

Gruppe 2: Implantierbare Herzschrittmacher und sonstige energetisch betriebene medizinisch-technische Implantate.

Gruppe 3: Nicht intrakardiale EKG-Geräte, energetisch betriebene Blutdruckmeßgeräte, Ultraschallgeräte, Röntgengeräte, Lungenfunktionsgeräte, Audiometer, Endoskope, jede Art von HF- und Infrarottherapiegeräte.

Gruppe 4: Alle sonstigen medizinisch-technischen Geräte.

Die MedGV auferlegt den Herstellern von Geräten der Gruppe 1 eine Zulassung von der zuständigen Behörde. Hierzu muß der Hersteller einen Antrag auf Bauartzulassung stellen und seinem Antrag das Gutachten einer anerkannten Prüfstelle beifügen. Der Prüfumfang ist einheitlich festgelegt und bezieht sich auf:

- die Geräte- und Handhabungssicherheit,
- die sicherheitsgerechte und ergonomische Gestaltung sowie
- die technische und medizinische Beurteilung, wobei auch die Gebrauchsanweisung und Begleitkarten beurteilt werden.

Hierbei ist von den Herstellern eine Vielzahl von Normen und Richtlinien einzuhalten, die teilweise am Ende dieses Kapitels, teilweise im Literaturverzeichnis am Ende dieses Buches aufgeführt sind.

Die Geräte der Gruppe 1 und 2, die am 1. 1. 1986 bereits hergestellt sind oder mit deren serienmäßiger Herstellung begonnen ist, werden im Gegensatz zu den eben beschriebenen „Neugeräten" als „Altgeräte" bezeichnet und unterliegen in den Übergangsvorschriften einer Sonderregelung (§ 22).

Diese Geräte benötigen keine Bauartprüfung, sondern lediglich die Bescheinigung einer anerkannten Prüfstelle oder eines anerkannten Sachverständigen, daß das Gerät einer vereinfachten sicherheitstechnischen Prüfung unterzogen worden ist. In jedem Falle, ob Neu- oder Altgeräte, werden Umfang und Fristen der wiederkehrenden sicherheitstechnischen Kontrollen durch die anerkannte Prüfstelle oder den anerkannten Sachverständigen festgelegt.

Konzentrieren wir uns nachfolgend auf die wichtigsten **Aufgaben des Betriebs von Geräten der Gruppe 1 nach der MedGV**. Folgende Einzelheiten sind zu berücksichtigen:

1. Bestimmungsmäßiger Betrieb des Gerätes § 6 Abs. 1 – Was steht im entsprechenden Gesetzestext? Medizinisch-technische Geräte der Gruppen 1, 3 und 4 dürfen nur bestimmungsgemäß, nach den Vorschriften dieser Verordnung, den allgemein anerkannten Regeln der Technik sowie den Arbeitsschutz- und Unfallverhütungsvorschriften errichtet und betrieben werden. Sie dürfen nicht betrieben werden, wenn sie Mängel aufweisen, durch die Patienten, Beschäftigte oder Dritte gefährdet werden können.

2. Einsatz von besonders ausgebildeten Bedienungspersonal (§ 6 Abs. 3 MedGV): Medizinisch-technische Geräte der Gruppen 1, 3 und 4 dürfen nur von Personen angewendet werden, die aufgrund ihrer Ausbildung oder ihrer Kenntnisse und praktischen Erfahrungen die Gewähr für eine sachgerechte und sichere Handhabung bieten.

3. fordert der Gesetzgeber: **Betrieb der Geräte nur mit Bauartzulassung § 6 Abs. 2 und Prüfbescheinigung** § 22 Abs. 1. Der zugehörige Gesetzestext: Medizinisch-technische Geräte der Gruppe 1 dürfen außer in den Fällen des § 5 Abs. 10 nur betrieben werden, wenn sie der Bauart nach zugelassen sind. Ist die Bauartzulassung zurückgenommen oder widerrufen worden, dürfen vor der Bekanntmachung der Rücknahme oder des Widerrufs im Bundesanzeiger in Betrieb genommene Geräte weiterbetrieben werden, wenn sie der zurückgenommenen oder widerrufenen Zulassung entsprechen und in der Bekanntmachung nach § 5 Abs. 9 nicht festgestellt wird, daß Gefahren für Patienten, Beschäftigte oder Dritte zu befürchten sind. Satz 2 gilt entsprechend, wenn eine Bauartzulassung nach § 5 Abs. 8 Nr. 2 erloschen ist.

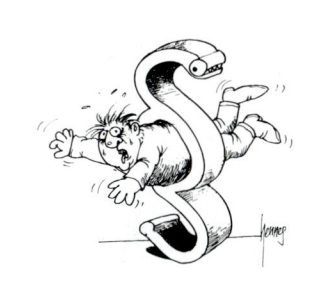

§ 22 Abs. 1 regelt die Übergangsbestimmung, also die beschränkte sicherheitstechnische Prüfung für Altgeräte: Geräte der Gruppe 1, die bereits vor dem 01.01.1986 in Betrieb waren (sog. Altgeräte), mußten bis spätestens 31.12.1987 einer sicherheitstechnischen Überprüfung unterzogen werden. Diese konnte wegfallen, wenn ein Nachweis erbracht wurde, daß das Gerät in der Vergangenheit entsprechend den Herstellerempfehlungen bereits gewartet wurde (§ 22 Abs. 2 MedGV).

4. muß der Betreiber gewährleisten: **Einweisung des Personals** (§ 10 MedGV). Der zugehörige Gesetzestext: Medizinisch-technische Geräte der Gruppen 1 und 3 dürfen nur von Personen nach § 6 Abs. 3 angewendet werden, die am Gerät unter Berücksichtigung der Gebrauchsanweisung in die sachgerechte Handhabung eingewiesen worden sind. Nur solche Personen dürfen einweisen, die aufgrund ihrer Kenntnisse und praktischen Erfahrungen für die Einweisung in die Handhabung dieser Geräte geeignet sind.

5. Wichtig auch: **Feststellen der Funktionssicherheit und des ordnungsgemäßen Zustandes vor Anwendung des Gerätes** (§ 6 Abs. 4 MedGV). Der Gesetzestext: Der Anwender hat sich vor der Anwendung eines Gerätes der Gruppe 1, 3 oder 4 von der Funktionssicherheit und dem ordnungsgemäßen Zustand des Gerätes zu überzeugen.

6. Schließlich wird der Betreiber vom Gesetzgeber zur **Führung eines Gerätebuches** (§ 13 MedGV) **und eines Bestandsverzeichnisses** (§ 12 MedGV) verpflichtet. Die Gesetzestexte:

§ 12 Bestandsverzeichnis:
(1) Der Betreiber hat für die von ihm betriebenen medizinisch-technischen Geräte der Gruppen 1 und 3 ein Bestandsverzeichnis zu führen.
(2) In das Bestandsverzeichnis sind für jedes einzelne Gerät folgende Angaben einzutragen: Name oder Firma des Herstellers; Typ, Fabrikationsnummer und Anschaffungsjahr; Gerätegruppe nach § 2; Standort oder betriebliche Zuordnung.
(3) Der zuständigen Behörde ist auf Verlangen beim Betreiber jederzeit Einsicht in das Bestandsverzeichnis zu gewähren.

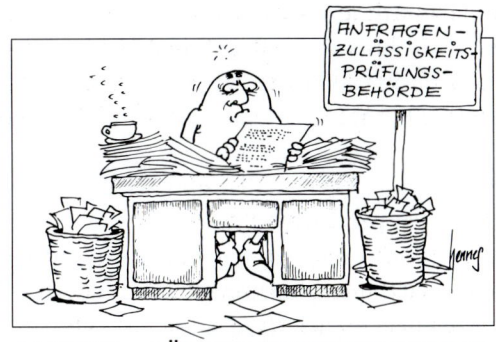

DIALYSE = BÜROKRATIEFREIE ZONE ?!

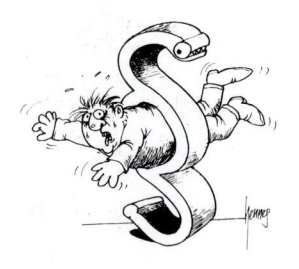

§ 13 Gerätebuch
(1) Für medizinisch-technische Geräte der Gruppe 1 hat der Betreiber ein Gerätebuch zu führen. Andere Dokumentationen sind dem Gerätebuch gleichgestellt, sofern sie die für das Gerätebuch geltenden Anforderungen in gleicher Weise erfüllen und dem Anwender jederzeit zugänglich sind.
(2) In das Gerätebuch sind einzutragen: Zeitpunkt der Funktionsprüfung vor der Erstinbetriebnahme des Gerätes; Einweisungszeitpunkt, sowie die Namen der eingewiesenen Personen; Zeitpunkt der Durchführung von vorgeschriebenen sicherheitstechnischen Kontrollen und von Instandhaltungsmaßnahmen sowie der Name der Person oder die Firma, die die Maßnahme durchgeführt hat; Zeitpunkt, Art und Folgen von Funktionsstörungen und wiederholter gleichartiger Bedienungsfehler.
(3) Ein Abdruck der Bauartzulassungsbescheinigung oder der Bescheinigung nach § 22 Abs. 1 Satz 4 oder Abs. 2 Satz 4 sind beim Gerätebuch aufzubewahren.

7. § 14 MedGV regelt die **jederzeit zugängliche Aufbewahrung der Gebrauchsanweisung und Gerätebücher:**
(1) Gebrauchsanweisung und Gerätebücher für medizinisch-technische Geräte der Gruppe 1 sind so aufzubewahren, daß sie den mit der Anwendung beauftragten Personen jederzeit zugänglich sind.
(2) Der zuständigen Behörde ist auf Verlangen am Betriebsort jederzeit Einsicht in die Gerätebücher zu gewähren.

8. **Gerätepflege und Wartung nach Gebrauchsanweisung** (§ 4 Abs. 1 MedGV):
Der Hersteller hat für jedes medizinisch-technische Gerät eine Gebrauchsanweisung in deutscher Sprache mitzuliefern, in der die notwendigen Angaben über Verwendungszweck, Funktionsweise, Kombinationsmöglichkeiten mit anderen Geräten, Reinigung, Desinfektion, Sterilisation, Zusammenbau, Funktionsprüfung sowie Wartung des Gerätes enthalten sind.

9. Der Anwender ist verpflichtet zur **Organisation und Durchführung der sicherheitstechnischen Kontrollen** durch geeignetes Personal, das weisungsfrei ist (§ 11):
(1) Der Betreiber eines medizinisch-technischen Gerätes der Gruppe 1 hat die bei der Bauartzulassung festgelegten sicherheitstechnischen Kontrollen im vorgeschriebenen Umfang fristgerecht durchführen zu lassen. Bei Dialysegeräten, die mit ortsfesten Versorgungs- und Aufbereitungseinrichtungen verbunden sind, ist die sicherheitstechnische Kontrolle auch auf diese Einrichtungen zu erstrecken. Der Umfang und die Fristen sicherheitstechnischer Kontrollen für die Geräte der Gruppe 1, für die nach den Übergangsvorschriften gemäß § 22 Abs. 1 und 2 Bauartzulassungen nicht erforderlich sind, richten sich grundsätzlich nach den Herstellerempfehlungen über Umfang und Fristen von Inspektionen im Rahmen der Wartung und werden im einzelnen in den Prüfbescheinigungen nach § 22 Abs. 1 oder 2 von der Prüfstelle oder vom Sachverständigen festgelegt.
(2) Die sicherheitstechnischen Kontrollen dürfen nur Personen übertragen werden, die aufgrund ihrer Ausbildung, ihrer Kenntnisse und ihrer durch praktische Tätigkeit gewonnenen Erfahrungen Kontrollen ordnungsgemäß durchführen können und bei ihrer Kontrolltätigkeit weisungsfrei sind.
(3) Werden bei sicherheitstechnischen Kontrollen Mängel festgestellt, durch die Patienten, Beschäftigte oder Dritte gefährdet werden, so hat der Betreiber die zuständige Behörde unverzüglich zu unterrichten.

10. Schließlich ist der Anwender zur **Unfalls- und Schadensmeldung** nach § 15 MedGV bei Personenschäden verpflichtet:
(1) Funktionsausfälle oder -störungen an medizinisch-technischen Geräten der Gruppen 1 und 3, die zu einem Personenschaden geführt haben, hat der Betreiber der zuständigen Behörde unverzüglich anzuzeigen.
(2) Die zuständige Behörde kann von dem Betreiber verlangen, daß dieser das an-

zuzeigende Ereignis auf seine Kosten durch einen Sachverständigen sicherheitstechnisch beurteilen läßt und ihr die Beurteilung schriftlich vorlegt. Der Sachverständige wird im Einvernehmen mit der zuständigen Behörde ausgewählt. Die sicherheitstechnische Beurteilung hat sich insbesondere auf die Feststellung zu erstrecken, worauf das Ereignis zurückzuführen ist; ob sich das medizinisch-technische Gerät nicht in ordnungsgemäßem Zustand befand und ob nach Behebung des Mangels eine Gefahr nicht mehr besteht; sowie ob neue Erkenntnisse gewonnen worden sind, die andere oder zusätzliche Vorkehrungen erfordern.

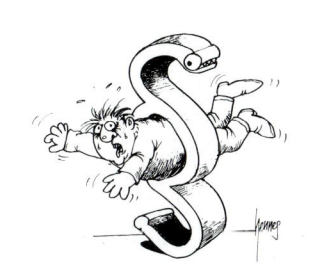

Zusammenfassung der betrieblichen und organisatorischen Maßnahmen zur Durchführung der MedGV:
- Bestimmung von einem oder mehreren Gerätebeauftragten
- Erstellung eines Bestandsverzeichnisses
- Anlegen von Gerätebüchern für Geräte der Gruppe 1 MedGV
- Überprüfung der Einweisungssituation bei den Anwendern
- Einweisung der Anwender
- Ermittlung der Gruppe-1-Geräte ohne Wartung
- Beauftragung einer Prüfinstitution zur Nachprüfung der Geräte ohne Wartung
- Schulung neu eingestellten Personals
- Organisation und Durchführung sicherheitstechnischer Kontrollen

Wie ist die rechtliche Situation bei „Probestellungen"?

Gerade hochtechnisierte Einrichtungen wie Dialysezentren werden häufig neue Geräte einsetzen, auch in der klinischen Erprobungsphase, also wenn noch keine Bauartzulassung der Behörde vorliegt. Sinn der klinischen Erprobung ist, den technischen Fortschritt auf dem Gebiet der Medizintechnik zu gewährleisten.

Bei dieser Aufgabe darf jedoch nicht das Ziel aus den Augen verloren gehen, besonders weitreichende Anforderung an medizinisch-technische Geräte zu stellen. Aus diesem Grund sieht die Medizingeräteverordnung in § 5 Abs. 10 vor, bei der klinischen Erprobung am Menschen unter fest umrissenen Voraussetzungen auf die Bauartzulassung für Geräte der Gruppe 1 oder 2 zu verzichten. Statt dessen kann eine Einzelausnahmegenehmigung eingeholt werden.

In § 5 Abs. 10 MedGV hat der Gesetzgeber festgelegt, unter welchen Bedingungen eine Ausnahme von der Bauartzulassungspflicht für die klinische Erprobung erteilt werden kann.

Hiernach soll die zuständige Behörde auf Antrag des Herstellers Ausnahmen von der Bauartzulassungspflicht für medizinisch-technische Geräte der Gruppen 1 oder 2 zulassen, die der klinischen Erprobung am Menschen dienen, wenn die technische Unbedenklichkeit des Gerätes nachgewiesen ist. Die technische Unbedenklichkeit wird von einer Prüfstelle oder einem Sachverständigen ausgesprochen.

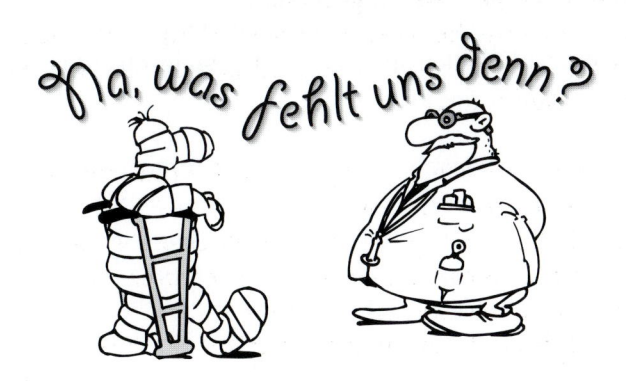

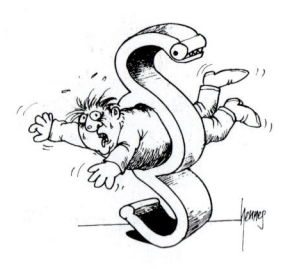

Unter dem Begriff „Erprobung" wird dabei nicht der probeweise Einsatz eines medizinisch-technischen Gerätes verstanden, wenn ein Hersteller die Aufnahmefähigkeit des Marktes testet. Ebensowenig liegt eine Erprobung vor, wenn ein Betreiber die Vorteile eines medizinisch-technischen Gerätes der Gruppen 1 oder 2 bei der Anwendung testen will, oder die Erprobung vom Betreiber gewünscht wird, um die Kaufentscheidung zu unterstützen.

Bei Probestellungen von medizinisch-technischen Geräten der Gruppen 1 und 2 gelten die gesamten Auflagen für Hersteller und Betreiber, wie sie aus der MedGV abzuleiten sind.

Zubehör, Verschleißteile und Einmalartikel

Abschließend sei darauf hingewiesen, daß auch Zubehör, Verschleißteile und Einmalartikel in die Bauartprüfung und Bauartzulassung mit einbezogen werden müssen.

Die Bauartprüfung und die Bauartzulassung erstrecken sich auf das gesamte verwendungsfähige Gerät: Dazu gehören Zubehör, Verschleißteile und Einmalartikel, bei Dialysegeräten also Blutschlauchsysteme, Dialysatoren, Konzentrate usw.
Die Hersteller sind verpflichtet, in die Gebrauchsanweisung den Hinweis für den Betreiber aufzunehmen, daß das Gerät nur mit Zubehör, Verschleißteilen und Einmalartikeln verwendet werden darf, deren sicherheitstechnisch unbedenkliche Verwendungsfähigkeit durch eine für die Prüfung des verwendungsfertigen Gerätes zugelassene Prüfstelle nachgewiesen ist.

Auch Regelungen aus dem **Eich- und Meßrecht** sollen im neuen Medizinproduktegesetz aufgehen. Wir geben an dieser Stelle einige allgemeine Hinweise zum Umgang mit eichpflichtigen Geräten.

Für den Dialysebereich dürften folgende Geräte im Zusammenhang mit der Eichpflichtigkeit erwähnenswert sein:

- Meßgeräte zur Bestimmung von Körpertemperaturen
- Nichtinvasive Blutdruckmeßgeräte
- Waagen zur Körpergewichtsbestimmung
- Präzisions- und Feinwaagen
- Meßgeräte zur Bestimmung der Dichte von Flüssigkeiten

Eine Auswahl von Geräten, die im Dialysebereich vom Konformitätsnachweis (CE-Kenzeichnung nach dem MPG) betroffen sein könnten: Meßkolben, Büretten, Pipetten, Kolbenbüretten, Kolbenhubpipetten, Dispenser, Dilutoren, Blutsenkungsrohre, Spritzen mit Ausnahme von Hochdruckinjektionsspitzen, Meßgeräte für quantitative Untersuchungen an Lösungen durch Messung des spektralen Absorptionsmaßes (Absorptionsphotometer) mit Ausnahme von Geräten für Trübungsmessung, Elektrokardiographen, sofern sie Frank- oder Standardableitungen automatisch auswerten, mit Ausnahme von intrakardial anwendbaren Geräten, Tretkurbelergometer.

Wer mit medizinischen Meßgeräten quantitative labormedizinische Untersuchungen durchführt, mußte schon bisher durch Kontrolluntersuchungen (laborinterne Qualitätskontrollen) und durch jährliche Teilnahme an zwei Vergleichsmessungen die Qualität seines Tuns überwachen. Dabei muß der Betreiber die Richtlinien der Bundesärztekammer, Teil 1, Abschnitt 2 (Deutsches Ärzteblatt 1988, S. A-699) beachten.

Die Unterlagen für all diese Messungen sind fünf Jahre aufzubewahren. Die Teilnahme an den Vergleichsmessungen ist seit 1. Juli 1988 Pflicht.

Vom Betreiber wird **Kooperation mit den Eichbehörden** verlangt: Er muß die Meßgeräte für die Eichung bereithalten, ggf. reinigen und – falls notwendig – auch zum Prüfungsort bringen. Auch Arbeitshilfen und Arbeitsräume muß er für die staatlichen Eichprüfer bereitstellen.

Der Betreiber von medizinischen Meßgeräten muß auch darauf achten, daß Wartungsdienste nur von solchen Unternehmen betrieben werden können, die von der zuständigen Behörde eine schriftliche Erlaubnis erhalten haben.

Geltungsdauer der Eichung für Geräte im Dialysebereich: Personenwaagen, sofern sie nicht in Krankenhäusern aufgestellt sind: Geltungsdauer nicht befristet. Medizinische Quecksilber-Glasthermometer mit Maximumeinrichtung: Geltungsdauer nicht befristet.

Medizinproduktegesetz (MPG)

Zum Zeitpunkt der Erstellung des Manuskripts der »DialyseF!bel 2« befinden wir uns in einem Übergangszeitraum zwischen noch gültiger (bis 14. Juni 1998) Medizingeräteverordnung (MedGV) und dem seit 1. Januar 1995 gültigen Medizinproduktegesetz (MPG).

Laut einer Meldung der Ärztezeitung vom 7.6.95 waren bis zu diesem Zeitpunkt in noch keinem Bundesland Ausführungsbestimmungen zum MPG erlassen. Insgesamt resultieren aus dieser Situation Unklarheiten und Unsicherheiten.

Man kann aber sicher nichts falsch machen, wenn man erst einmal weiterhin die Vorschriften der bekannten MedGV genau einhält, deren Inhalt wir deshalb im Überblick auch in dieser Auflage der Dialysefibel noch einmal im Überblick wiedergaben (siehe oben).

Zurück zum **Medizinproduktegesetz**: Ziel des Gesetzes ist eine hohe Produktsicherheit von Medizinprodukten, ein Medizinprodukt soll medizinisch und technisch unbedenklich sein. Durch den Hersteller eines Medizinprodukts sind Zweck, Nutzen und Qualität desselben nachzuweisen. Schutzregelungen beziehen den Patient, den Anwender und Dritte ein.

Mit dem MPG wurden die bislang in mehreren verschiedenen Gesetzen (u.a. Gerätesicherheitsgesetz mit MedGV und Maschinenverordnung, Arzneimittelgesetz, Chemikaliengesetz, Eichgesetz, Strahlenschutzverordnung, Röntgenverordnung …) enthaltenen Anforderungen an Medizinprodukte zusammenfassend vereinheitlicht und innerhalb des gemeinsamen europäischen Binnenmarktes harmonisiert.

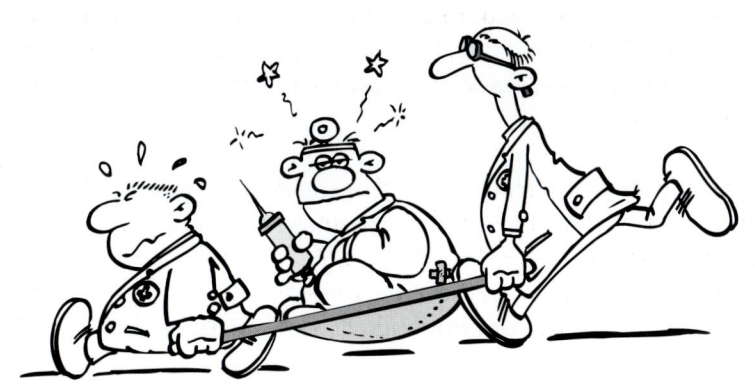

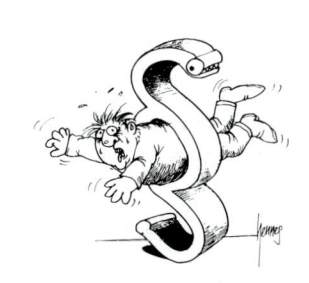

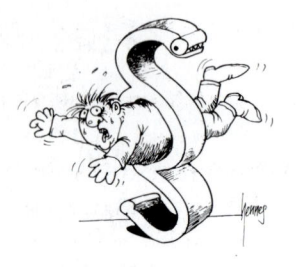

Das MPG ist in zehn Abschnitte eingeteilt:

1. Zweck, Anwendungsbereich des Gestzes, Begriffsbestimmungen: Natürlich ist das Gesetz im Dialysebereich auf eine Vielzahl von Produkten anzuwenden, von der Einmalspritze über Software bis zu den Dialysegeräten selbst …

2. Abschnitt 2 des MPG definiert die **Anforderungen an die Medizinprodukte**. In dem Zusammenhang seien einige Stichworte genannt: Schutz von Patienten, Anwendern, Dritten; Regelung der Verantwortlichkeit für das erstmalige Inverkehrbringen; Voraussetzungen für das Inverkehrbringen und die Inbetriebnahme; CE-Kennzeichnung; Medizinprodukte zur klinischen Prüfung; Konformitätsbewertungsverfahren; Betriebsverordnungen.

3. Dieser Abschnitt des MPG beschäftigt sich mit der **klinischen Prüfung von Medizinprodukten**: Voraussetzungen, Leitung, Prüfplan, Einwilligung, Beschränkungen, Ethikkommission.

4. Abschnitt des MPG: **Benannte Stellen, Sachverständige**: Dieser Abschnitt des MPG beinhaltet im wesentlichen die Aussage, daß das Bundesgesundheitsministerium Stellen und Personen benennt, die Konformitätsbewertungsverfahren durchführen dürfen.

5. Abschnitt des MPG: „**Vorschriften für das Errichten, Betreiben und Anwenden von Medizinprodukten**". An dieser Stelle soll § 22 (1) wiedergegeben werden: „Aktive Medizinprodukte dürfen nur ihrer Zweckbestimmung entsprechend, nach den Vorschriften dieses Gesetzes und hierzu erlassener Rechtsverordnungen, den allgemein anerkannten Regeln der Technik sowie den Arbeitsschutz- und Unfallverhütungsvorschriften errichtet, betrieben und angewendet werden. Sie dürfen nicht betrieben und angewendet werden, wenn sie Mängel aufweisen, durch die Patienten, Beschäftigte oder Dritte gefährdet werden können. Aktive Medizinprodukte dürfen nur von Personen angewendet werden, die auf Grund ihrer Ausbildung oder ihrer Kenntnisse und praktischen Erfahrungen die Gewähr für eine sachgerechte Handhabung bieten." – da steht ja nun wirklich fast alles drin! Die hier genannten „aktiven" Medizinprodukte sind nach § 3 (3) des Gesetzes so definiert: „Aktives Medizinprodukt ist ein Medizinprodukt, dessen Betrieb auf eine Stromquelle … angewiesen ist." Klarer Fall: Das Dialysegerät ist ein „aktives" Gerät! (Wer hätte das gedacht?)

6. Der sechste Abschnitt des MPG regelt „**Überwachung und Schutz vor Risiken**". Stichworte: Anzeigepflicht für Herstellung, klinische Prüfung und das erstmalige Inverkehrbringen von Medizinprodukten. Durchführung der Überwachung. Verfahrensweise bei unrechtmäßiger Anbringung der CE-Kennzeichnung. Medizinprodukte-Beobachtungs- und -Meldesystem. Sicherheitsplan für Medizinprodukte. Sicherheitsbeauftragte und Medizinprodukteberater.

7. Siebenter Abschnitt des MPG: „**Zuständige Behörden, Ausschüsse, sonstige Bestimmungen**" Das Bundesinstitut für Arzneimittel und Medizinprodukte ist zuständig für die Bewertung hinsichtlich der technischen und medizinischen Anforderungen und der Sicherheit von Medizinprodukten. Die Physikalisch-Technische Bundesanstalt ist zuständig für die gutachterliche Bewertung von Medizinprodukten mit Meßfunktion. Es wird ein Bund/Länder-Ausschuß für Medizinprodukte und ein datenbankgestütztes Informationssystem eingerichtet. Regelung der Ausfuhr. Erhebung von Gebühren (na klar!) und Angleichung von Gemeinschaftsrecht werden ebenfalls in diesem Abschnitt des MPG definiert.

8. Achter Abschnitt des Mediziproduktegesetzes: „**Sondervorschriften für den Bereich der Bundeswehr**"

9. Im neunten Abschnitt werden **Straf- und Bußgeldvorschriften** geregelt und der

10. Abschnitt des MPG regelt **Übergangsbestimmungen**.

Vom Anwender direkt erfaßbar ist die vom MPG geregelte „**CE-Kennzeichnung**" (Communanté Européen = Europäische Gemeinschaft). Voraussetzung für die CE-Kennzeichnung ist der Nachweis der Konformität mit allen Verpflichtungen, die in den für das betreffende Medizinprodukt zutreffenden Gemeinschaftsrichtlinien niedergelegt sind. Neben dem CE-Kennzeichen muß eine Identitätsnummer der Stelle („notified body", also TÜVs), die die Konformität geprüft hat, abgebildet sein. Weitere Kennzeichnungen sind neben der CE-Kennzeichnung nach dem Medizinproduktegesetz ausdrücklich zulässig.

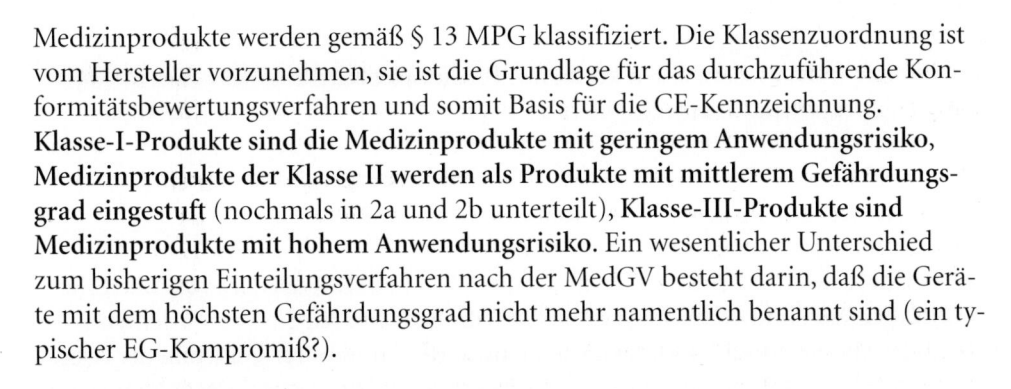

Medizinprodukte werden gemäß § 13 MPG klassifiziert. Die Klassenzuordnung ist vom Hersteller vorzunehmen, sie ist die Grundlage für das durchzuführende Konformitätsbewertungsverfahren und somit Basis für die CE-Kennzeichnung. **Klasse-I-Produkte sind die Medizinprodukte mit geringem Anwendungsrisiko, Medizinprodukte der Klasse II werden als Produkte mit mittlerem Gefährdungsgrad eingestuft** (nochmals in 2a und 2b unterteilt), **Klasse-III-Produkte sind Medizinprodukte mit hohem Anwendungsrisiko**. Ein wesentlicher Unterschied zum bisherigen Einteilungsverfahren nach der MedGV besteht darin, daß die Geräte mit dem höchsten Gefährdungsgrad nicht mehr namentlich benannt sind (ein typischer EG-Kompromiß?).

Zur Klassenzuordnung finden 18 Regeln Anwendung, die im Anhang IX der Richtlinie 93/42/EWG aufgeführt sind. Nachstehend einige Klassifizierungsbeispiele nach dem MPG unter besonderer Berücksichtigung des Dialysebereichs: **Klasse-I-Produkte**: Infusionsgeräte zur Schwerkraftinfusion, EKG-Elektroden, Pflaster mit Wundkissen, Tupfer, Betten, OP-Tische, Elektrorollstühle …

Produkte der Klasse IIa: Blutschlauchsysteme, Punktionskanülen, Absauggeräte, chirurgische Instrumente, Hörgeräte, Ultraschall-Diagnosegeräte, MRT- und PET-Geräte

Produkte der Klasse IIb: **Dialysegeräte, Dialysatoren**, Implantate, nicht resorbierbares chirurgisches Nahtmaterial, Katheter zur langzeitigen Anwendung, Infusionsspritzen, **Infusionspumpen**, Defibrillatoren, Narkose- und Beatmungsgeräte, Blutbeutel

Einige **Produkte der Klasse III** seien nur vollständigkeitshalber genannt: EKG-Elektroden zur intrakardialen Anwendung, Herzklappen, Knochenersatzstoffe, Produkte, die unter verwendung von tierischem Gewebe hergestellt wurden (wie beispielsweise Katgut) …

Weitere Einzelheiten zum Medizinproduktegesetz können bei BÖCKMANN/ FRANKENBERGER, SCHORN und KINDLER/MENKE nachgelesen werden.

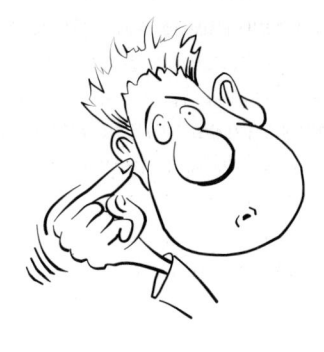

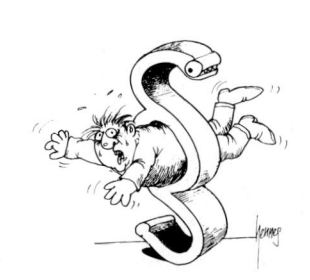

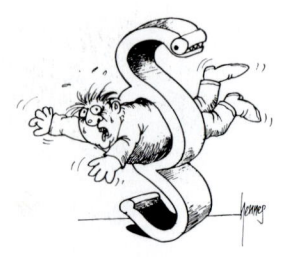

Anforderungen der Hygiene an die funktionelle und bauliche Gestaltung von Dialyseeinheiten

Anlage zu Ziffer 4.3.4 der „Richtlinie für Krankenhaushygiene und Infektionsprävention"

Einleitung

In Dialyseeinrichtungen besteht für Patienten und Personal eine besondere Infektionsgefährdung. Die behandelten Patienten können aufgrund ihrer Disposition besonders leicht Infektionen erwerben; zum anderen können durch die auf diesen Einheiten notwendigen Eingriffe Krankheitserreger übertragen werden.

Infektionen in Dialyseeinheiten können z. B. sein: Hepatitis B und C, Shunt- und Katheterinfektionen (Thrombophlebitis, Sepsis), Peritonitis bei Peritonealdialyse.

Raumbedarf

Unabhängig von der Größe der Dialyseeinheit ist ein Flächenbedarf von 10 - 12 m² pro Dialyseplatz im Behandlungsraum anzustreben. Um alle für den Patienten notwendigen therapeutischen Maßnahmen einwandfrei und unter Wahrung der Asepsis durchführen zu können, ist wegen des besonderen apparativen Bedarfs ein ausreichender Abstand von etwa 2 m (bei ambulanter Dialyse 1,3 m) zwischen den Betten/Dialyseplätzen erforderlich.

Für jede Dialyseeinheit ergibt sich folgender **Mindestraumbedarf:** Krankenzimmer/Behandlungszimmer; Krankenzimmer/Behandlungszimmer für Infektionspatienten; Raum für kleinere Eingriffe; Untersuchungsraum (falls nicht andere Untersuchungsräume in unmittelbarer Nähe mitgenutzt werden können); ausreichender Lagerraum in Abhängigkeit vom Beschaffungssystem; Technikraum; Geräteraum; reiner Arbeitsraum; Raum für die Wasseraufbereitung; unreiner Arbeitsraum mit Steckbeckendesinfektionsgerät; Entsorgungsraum; Pflegepersonaldienstraum; ggf. Laborraum; Arbeitsdienstraum; Personalaufenthaltsraum mit funktionell getrennter Teeküche; Patientenaufenthaltsraum/Warteraum; ggf. Umkleideräume für Patienten; Toiletten für Patienten; Garderobe, ggf. Umkleideräume für Personal; Toiletten für Personal; Putzraum.

In Dialyseeinheiten, die Heimdialysen z. B. APD (ambulante Peritonealdialye) durchführen, ist zusätzlich ein Trainings- und Behandlungsraum nötig. In Einheiten mit Kinderdialyse ist zusätzlicher Platzbedarf, z. B. Raum für Begleitpersonen, erforderlich.

Für Patienten mit Infektionen, hervorgerufen durch resistente Keime (z.B. methicillinresistente Staphylokokken (MRSA), penicillinresistente Pneumokokken und aminopenicillin- und glycopeptidresistente Enterokokken) ist eine sichere Isolierung zu schaffen. Sollte dies nicht möglich sein, ist die Dialyse außerhalb der Dialyseeinheit vorzunehmen. Dies gilt auch bei Besiedlung durch o.g. Keime.

Eine räumliche Trennung von HBV-, HCV- und HIV-Infizierten und nicht infizierten Patienten ist aus Gründen der Infektionsprävention zu empfehlen.

Bei zusätzlichen anderen Infektionskrankheiten können andere Maßnahmen erforderlich werden (s. Anlage zu Ziffer 5.1 der „Richtlinie für Krankenhaushygiene und Infektionsprävention"-Infektionsprävention bei übertragbaren Krankheiten).

Raumausstattung

Wandflächen und Fußböden müssen glatt, dicht, abwaschbar und mit Desinfektionsmitteln und -verfahren desinfizierbar sein, die vom Bundesgesundheitsamt anerkannt sind. Fußböden müssen außerdem flüssigkeitsdicht sein und mit einer Hohlkehle ohne Absatz in die Wand übergehen. Textile Bodenbeläge dürfen nicht verwendet werden.

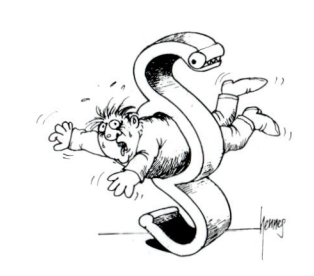

Leitungen sind unter Putz zu legen oder in geschlossenen Kanälen zu führen, deren Außenfläche desinfiziert werden kann. Heizkörper und Luftdurchlässe müssen leicht zu reinigen und zu desinfizieren sein.

Hohlräume über einer Unterdecke sind gegenüber dem zugehörigen Raum und gegenüber Nachbarräumen dicht auszuführen und möglichst unter leichtem Unterdruck zu halten. Hohlwände sind gegenüber den zugehörigen Räumen allseitig möglichst dicht auszubilden. Das gilt insbesondere für Installationsauslässe.

Einrichtungen zur Bereitstellung der Dialysierflüssigkeit

Um eine Infektionsgefahr oder Gefährdung durch Bakterienbestandteile oder Bakterienprodukte zu vermeiden, sind **regelmäßige mikrobiologische Untersuchungen des aufbereiteten, entmineralisierten Wassers und der Dialysierflüssigkeit** durchzuführen. Dazu sind geeignete Entnahmestellen vorzusehen. Bezüglich der mikrobiologischen Untersuchungen ist die Anlage zu Ziffer 5.1 - Anforderungen der Krankenhaushygiene bei der Dialyse - der „Richtlinie für Krankenhaushygiene und Infektionsprävention" zu beachten.

Damit einer Gefahr durch die Anlagen zur Aufbereitung der Dialysierflüssigkeit weitgehend ausgeschlossen werden kann, sollten folgende **Kritierien bei der Konstruktion** dieser Anlage Berücksichtigung finden: Keine Speicher für Wasser und aufbereitete Dialysierflüssigkeit; keine offenen Speicher für Konzentrate; keine Rückführung gebrauchter Dialysierflüssigkeit; kleine Wasser- und Dialysierflüssigkeit-Volumina in den Dialysemonitoren; kleine Leitungsquerschnitte in Versorgungsleitungen (Kriterium: Strömungsgeräusch); Leitungsführung als Ringleitung (Toträume vermeiden); Desinfizierbarkeit; Rohrtrennung bei der Entsorgung der Dialysierflüssigkeit zur Verhinderung einer retrograden Verkeimung.

Raumlufttechnische (RLT) Anlagen

Falls RLT-Anlagen als notwendig erachtet werden, müssen sie nach DIN 1946 Teil 4 entsprechend den Erfordernissen für Bettenzimmer (Raumklasse II) ausgelegt sein.

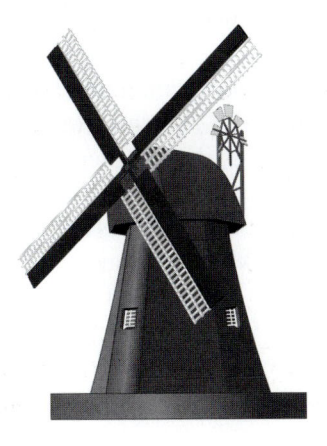

Anforderungen der Krankenhaushygiene bei der Dialyse

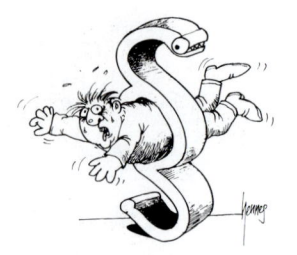

**Anlage zu Ziffer 5.1 der
„Richtlinie für Krankenhaushygiene und Infektionsprävention"**

Einleitung

In Dialyseeinheiten besteht für Patienten und Personal eine besondere Infektionsgefährdung. Die behandelten Patienten können aufgrund ihrer Disposition besonders leicht Infektionen erwerben. Zum anderen können durch die in diesen Einheiten notwendigen Eingriffe Krankheitserreger übertragen werden. Infektionen in Dialyseeinheiten können z. B. sein: **Hepatitis B und C**, Shunt- und Katheterinfektionen (Thrombophlebitis, Sepsis); Peritonitis bei Peritonealdialyse.

Maßnahmen zur Verhütung der Übertragung von Hepatitiserkrankungen und anderen Infektionen

Das Risiko einer Übertragung von Hepatitis B und C durch Blut und Sekrete ist sehr hoch. Auch mit einer Übertragung anderer Krankheitserreger muß gerechnet werden. Da eine **spezifische Immunprophylaxe bisher nur für die Hepatitis B möglich** ist und zudem der Infektionsstatus der Patienten erst Wochen bis Monate nach der Infektion bekannt ist (insbesondere bei Hepatitis C, HIV), sollte in jedem Fall größte Sorgfalt bei der Betreuung aller Patienten selbstverständlich sein.

Allgemeine Hygienemaßnahmen

Dialyseeinheiten sollten mit **eigener Garderobe** versehen sein. Die Benutzung von Berufskleidung bzw. Bereichsbekleidung ist erfoderlich. In Einheiten für die Dialyse sind **Einmalhandschuhe** und **Schutzkittel** oder Schürzen zusätzlich über der Berufsbekleidung bzw. Bereichsbekleidung zu tragen, **wenn direkter Kontakt mit Blut oder kontaminierten Gegenständen zu erwarten ist.** Einmalhandschuhe und Schutzkittel sind patientenbezogen einzusetzen. Nach dem Ablegen der Einmalhandschuhe sind die Hände sorgfältig zu desinfizieren.

Bei sichtbarer Kontamination des **Schutzkittels** ist dieser sofort zu **wechseln**. Bei allen Maßnahmen, bei denen mit Verspritzen von Blut zu rechnen ist, ist ein Mund- und Nasenschutz, evtl. auch eine Schutzbrille, zu tragen.

Bei **Patienten mit Infektionen** oder übertragbaren Erkrankungen, bei denen ein Risiko der Übertragung auf andere Patienten besteht (z. B. HBV, HCV, HIV), ist eine getrennte Behandlung mit gesondertem Dialysegerät erforderlich. Eine personell getrennte Behandlung ist empfehlenswert.

Für Patienten mit Infektionen, hervorgerufen durch **resistente** Keime (z. B. methicillinresistente Staphylokokken (MRSA), penicillinresistente Pneumokokken und aminopenicillin- und glycopeptidresistente Enterokokken) ist eine sichere Isolierung zu schaffen. Sollte dies nicht möglich sein, ist die Dialyse außerhalb der Dialyseeinheit vorzunehmen. Dies gilt auch bei Besiedlung durch o.g. Keime. Bei zusätzlichen anderen Infektionskrankheiten können andere Maßnahmen erforderlich werden (s. Anlage zu Ziffer 5.1 der „Richtlinie für Krankenhaushygiene und Infektionsprävention" - Infektionsprävention bei übertragbaren Krankheiten). **Blutdruckmanschetten und Stethoskope** werden nur patientbezogen eingesetzt. Sie sind **am Ende der jeweiligen Dialysebehandlung** zu **desinfizieren**, nach Kontamination mit

Blut oder Sekreten sofort. Durch geeignete **Desinfektions- und Reinigungsmaßnahmen für Geschirr, Bestecke und Gläser** innerhalb der Dialyseeinheit muß sichergestellt werden, daß von ihnen keine Infektionsgefahr mehr ausgeht. Eine zentrale Desinfektion ist bei entsprechendem Transport zulässig. **Thermometer** werden unmittelbar nach Benutzung desinfiziert und gereinigt. **Bücher, Zeitschriften und Kinderspielzeug** sind nach Kontamination mit infektiösem Material zu desinfizieren oder zu entsorgen.

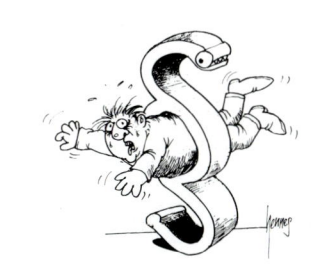

Besucher und Konsiliarärzte sind auf die möglichen Infektionsgefahren hinzuweisen. Schutzkittel und hygienische Händedesinfektion können notwendig sein.

Desinfektionsmaßnahmen

Bei Berücksichtigung des hohen Übertragungsrisikos infektiöser Erreger kommt der Vermeidung von jeglicher Kontamination durch Blut und Sektrete eine außerordentlich große Bedeutung zu. Kommt es trotz aller Sorgfalt dennoch zur Kontamination von Flächen, Apparaturen, Schreibgeräten usw., ist eine unverzügliche Desinfektion erforderlich. Nach Abschluß der Dialyse sind alle potentiell kontaminierten Flächen und Gegenstände zu desinfizieren. Die Oberflächen der Dialysegeräte werden nach jeder Dialyse desinfiziert.

Die Desinfektion hat entsprechend Anlage 7.2 der „Richtlinie für Krankenhaushygiene und Infektionsprävention" zu erfolgen. Eine Scheuer-Wisch-Desinfektion - mit gegen Hepatitis-B-Viren wirksamen Desinfektionsmitteln - ist hierfür geeignet. Es sind Mittel (Verfahren mit einer Einwirkungszeit von einer Stunde) der Liste der DGHM, die auch in der Liste des BGA verzeichnet sind, einzusetzen, sofern deren Viruzidie belegt ist.

Patienten und Personal

Es ist wünschenswert, von Patienten und Personal mit den jeweils verfügbaren Tests den Infektionsstatus bezüglich HBV, HCV und HIV zu erfassen. Zum gegenwärtigen Zeitpunkt ist eine **Immunprophylaxe** lediglich für die Hepatitis B verfügbar. Ein möglichst kompletter Impfschutz des Personals und der Patienten ist anzustreben und zu dokumentieren (s.u.a. UVV „Gesundheitsdienst", Empfehlungen der Ständigen Impfkommission des BGA).

Vermeidung von Shuntinfektionen

Der Shunt ist wegen häufig durchgeführter Punktionen besonders kontaminationsgefährdet. Bei der Shuntpunktion sind Schutzkittel, Mund- und Nasenschutz sowie Einmalhandschuhe zu tragen.

Ablaufplan der Shuntpunktion: Kontrolle des Shunts auf Funktionsfähigkeit; Kontrolle der Haut auf Reinigungszustand, auf Hautläsionen und -infektionen; Hautdesinfektion mit einem alkoholischen Desinfektionsmittel (Einwirkungsdauer mindestens 30 Sek. beachten); Punktion mit Einmalhandschuhen; Auffüllung und Konnektion der Punktionskanülen mit dem Dialysesystem unter Vermeidung von Kontamination und Blutaustritt; Abdeckung der Stichstelle mit sterilem Verbandmaterial; sichere Fixation der Punktionskanüle. Bei der **Punktion von Kunststoffimplantaten** sowie bei der **Konnektion und Diskonnektion von großlumigen intravasalen Kathetern** (Shaldon) sind zusätzlich erforderlich: Sterile Kittel, sterile Handschuhe, steriles Abdeckmaterial.

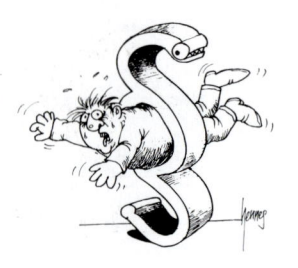

Bei Anzeichen einer Infektion sind umgehend alle notwendigen diagnostischen Maßnahmen zur gezielten Therapie einzuleiten.

Verhütung von Infektionen bzw. gesundheitlichen Beeinträchtigungen, hervorgerufen durch verkeimte Dialysierflüssigkeit

Dialysierflüssigkeit stellt aufgrund ihrer Zusammensetzung ein hervorragendes Nährmedium für viele Mikroorganismen dar. Deshalb muß der gesamten Aufbereitung – vom Reinigen des Trinkwassers bis zum Mischen der fertigen Dialysierflüssigkeit, einschließlich der verwendeten Anlagen – besondere Aufmerksamkeit geschenkt werden. Für die Wasseraufbereitung hat sich die Verwendung von Umkehrosmoseanlagen als besonders günstig erwiesen. **Anzustreben ist eine sterile pyrogenfreie Dialysierflüssigkeit.**

Die Gesamtkoloniezahl darf bei einer Bebrütungstemperatur von 36°C den Richtwert von 100/ml nicht überschreiten. Pseudomonas aeruginosa soll in 100 ml nicht enthalten sein. Mikrobiologische Untersuchungen des aufbereiteten, entmineralisierten Wassers (s. Anlage zu Ziffer 4.4.6 und 6.7 und Anlage zu Ziffer 5.6 der „Richtlinie für Krankenhaushygiene und Infektionsprävention") und der Dialysierflüssigkeit haben regelmäßig alle drei bis sechs Monate und nach Eingriffen am Leitungssystem zu erfolgen. Bei Überschreiten der Richtwerte müssen die Ursachen geklärt und die weiteren Maßnahmen mit dem Krankenhaushygieniker abgestimmt werden.

Wasserführende Systeme, Dialysegeräte und Versorgungseinrichtungen müssen vollständig zu reinigen und zu desinfizieren sein (chemisch oder thermisch). Nach jeder Dialyse ist der Dialysemonitor zu desinfizieren.

Eine **Wiederverwendung der Dialysatoren** nach Aufbereitung ist z.Z. problematisch. Sie muß den Anforderungen gemäß der Anlage zu Ziffer 7 der „Richtlinie für Krankenhaushygiene und Infektionsprävention" entsprechen.

Maßnahmen bei der Peritonealdialyse

Der Peritonealkatheter (z.B. Tenckhoff-Katheter) sowie der Anschlußkatheter sind unter aseptischen Bedingungen zu legen. Der Anschlußkatheter ist unter aseptischen Bedingungen zu wechseln. Dazu sind erforderlich: Hautdesinfektion (Einwirkungsdauer von mindestens 30 Sek. beachten); hygienische Händedesinfektion; sterile Handschuhe; Schutzkittel; Mund- und Nasenschutz; Desinfektion des Anschlußstücks; Einpacken des Peritonealkatheters und des unteren Anteils des Anschlußschlauches in sterile Einmallagen; Befestigung mit Pflaster; Notieren des Datums.

Bei APD (Ambulante Peritonealdialyse) ist der Peritonealdialyse-Flüssigkeitsbeutel ebenfalls unter aseptischen Bedingungen zu wechseln. Dazu ist erforderlich: Hygienische Händedesinfektion oder sterile Handschuhe; Mund- und Nasenschutz für Patienten und Personal; vor Anschluß des Katheters Desinfektion der Verbindungsstücke des Peritonealkatheters; ggf. Konnektionshilfen.

Der Patient ist gründlich im selbständigen Wechseln der Beutel auszubilden. Eine Händedesinfektion und eine Desinfektion der Arbeitsfläche ist erforderlich. Die Katheteraustrittsstelle ist sorgfältig zu überwachen. Sie ist steril zu verbinden.
Bei peritonealer Keimbesiedlung sind umgehend alle notwendigen diagnostischen Maßnahmen zur gezielten Therapie einzuleiten.

Entsorgung

Mit Blut kontaminierter Abfall (Verbände, Blutschlauchsysteme, Dialysatoren usw.) ist in reißfesten, flüssigkeitsdichten Behältnissen zu entsorgen.

Grundsätzlich sind Abfälle der Dialyse dem Abfall Gruppe B zuzuordnen. Abfälle, die von Patienten mit Virushepatitis stammen, sind nur dann Gruppe C zuzuordnen, wenn sichtbar Blut im System enthalten ist und eine Verbreitung der Krankheit zu befürchten ist.

Kanülen und Spritzen müssen in stich- und bruchfesten Einwegbehältern gesammelt werden. Diese müssen verschließbar und flüssigkeitsdicht sein.

Kreislaufwirtschaftsgesetz: Siehe Ausführungen auf Seite 642.

Mit freundlicher Genehmigung der Deutschen Arbeitsgemeinschaft für Klinische Nephrologie drucken wir anschließend den »Dialyse-Standard« ab, dem zahlreiche grundsätzliche Empfehlungen zur Praxis der Nierenersatzbehandlung entnommen werden können.

Standard der Nierenersatztherapie in der Bundesrepublik Deutschland 1993 (»Dialyse-Standard«)

Deutsche Arbeitsgemeinschaft für Klinische Nephrologie 1993
Arbeitsgemeinschaft Pädiatrische Nephrologie

Kommission der Deutschen Arbeitsgemeinschaft für Klinische Nephrologie

C.A. Baldamus, Köln
J. Bommer, Heidelberg
M. Euchenhofer, Esslingen
K.M. Koch, Hannover
H. Mann, Aachen
D. Osten, Halle
P. Piazolo, Friedrichshafen
E. Quellhorst, Hann. Münden (Vorsitz)
E. Streicher, Stuttgart

Kommission der Arbeitsgemeinschaft für Pädiatrische Nephrologie

M. Bulla, Münster
O. Mehls, Heidelberg
D.E. Müller-Wiefel, Hamburg (Vorsitz)
G. Offner, Hannover
H. Stolpe, Rostock

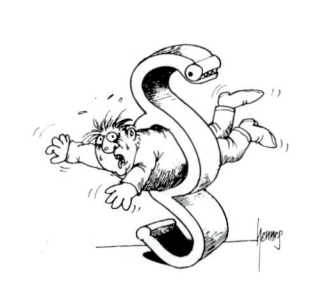

Inhalt

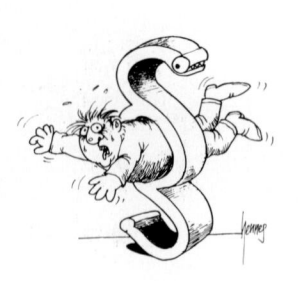

1. Vorbemerkungen
2. Vorbereitung des Patienten auf die Nierenersatztherapie
   2.1. Vorbereitende Maßnahmen zur chronischen Dialysebehandlung
   2.2. Wahl der Nierenersatzbehandlung
   2.3. Zeitpunkt und Indikation zur chronischen Dialysebehandlung
3. Risikoreiche Patienten
4. Blutreinigungsverfahren (Begriffsdefinitionen)
5. Dialyse- und Hämofiltrationsgeräte
   5.1. Hämodialysegeräte
   5.2. Hämofiltrationsgeräte
   5.3. Hämodiafiltrationsgeräte
   5.4. Geräte für die kontinuierliche Hämofiltration
   5.5. Peritonealdialysegeräte
6. Dialysatoren/Hämofilter
   6.1. Low Flux Dialysatoren
   6.2. High Flux Dialysatoren
   6.3. Hämofilter
7. Blutreinigungsverfahren (HD, HF, HDF) mit „biokompatiblen" High-Flux-Membranen
8. Desinfektion bzw. Sterilisation
   8.1. Sterilisation von Dialysatoren/Hämofiltern
   8.2. Desinfektion von Dialysegeräten
   8.3. Desinfektion von Reinwasserleitungssystemen
   8.4. Desinfektion von Dialyseräumen
9. Dialysierflüssigkeit/Hämofiltrationslösung
   9.1. Dialysierflüssigkeit
   9.2. Hämofiltrationslösung
10. Kontinuierliche Blutreinigungsverfahren
    10.1. CAVH
    10.2. CVVH
    10.3. CAVHD und CVVHD
11. Quantität und Qualität der Dialyse
12. Apherese-Verfahren
    12.1. Plasmaseparation
    12.2. Lipapherese (Immunadsorption), Liposorbersysteme (Dextransulfatadsorption), Kaskadenfiltration, Heparinpräzipitation (HELP)
13. Wiederverwendung von Dialysatoren
14. Qualifikation von Ärzten und Pflegepersonal
    14.1. Ärzte
    14.2. Pflegepersonal
    14.3. Tätigkeitsbeschreibung
15. Personalbedarf
16. Raumprogramm und Raumbedarf von Dialysestationen
17. Abfallentsorgung im Dialysebereich
18. Besonderheiten des Dialysestandards im Kindes- und Jungendalter

1. Vorbemerkungen

In dem Dialysestandard 1993 werden Empfehlungen für eine dem Stand des Wissens entsprechende, den Ansprüchen der modernen Medizin und der Wirtschaftlichkeit gerechtwerdende Behandlung von Patienten mit akutem Nierenversagen oder chronischer Niereninsuffizienz im weit fortgeschrittenen Stadium niedergelegt. Der Dialysestandard 1993 nimmt nicht Stellung zur Struktur nephrologischer Abteilungen sowie zu Fragen der Zusammenarbeit nephrologischer Abteilungen und niedergelassener Nephrologen.

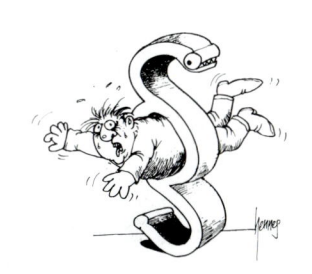

Der Dialysestandard sichert ein hohes Niveau der nephrologischen Versorgung unter Beachtung der Wirtschaftlichkeit. Dies kann aber nur erreicht, gehalten und dem Stand der Wissenschaft entsprechend realisiert werden, wenn von der Kostenträgerseite die hierfür entstehenden Kosten anerkannt, übernommen und der tatsächlichen Entwicklung kontinuierlich angepaßt werden. Die chronisch-intermittierende Dialysebehandlung kann als ambulante Behandlung durchgeführt werden.

Die Niere ist bisher das einzige natürliche Organ, das mit Erfolg und über lange Zeiträume weitgehend durch ein künstliches Gerät ersetzt werden kann. Trotz großer technischer Vervollkommnung, die im Laufe der letzten Jahre erreicht werden konnte, ist eine Gefährdung des Patienten durch die Behandlungsmethode nicht auszuschließen. Eine bedeutsame Gefährdungsmöglichkeit des in seiner Abwehrkraft reduzierten chronisch Nierenkranken besteht dabei in einer Kontamination mit Krankheitserregern oder Schadstoffen (Kunststoffe, Weichmacher, Spurenelemente, Desinfektionsmittel, etc.), die über die Dialyseflüssigkeit oder die Membran Zugang zum Patienten finden können. Es darf dabei nicht vergessen werden, daß das Blut eines Hämodialyse-Patienten pro Jahr zu etwa 200 m^2 Kunststoffmembran und etwa 25.000 Litern Dialysierflüssigkeit Kontakt erhält und daß den sich daraus ergebenden Gefährdungsmöglichkeiten ständig vorgebeugt werden muß.

Dank einer zunehmenden Anzahl von Organspenden und verbesserter Operationstechnik sowie einer optimierten Immunsuppression konnten in den letzten Jahren große Erfolge bei der Nierentransplantation erreicht werden. Diese Verfahren bieten sich bevorzugt für jüngere Patienten ohne Sekundärkomplikationen an. Somit kommt es zu einer Akkumulation von älteren Patienten oder Patienten mit Sekundärkomplikationen in den Dialysestationen. Dank verbesserter Dialyseverfahren in den letzten Jahren konnten auch Patienten in ein Dialyseprogramm aufgenommen werden, die früher wegen hoher Komplikationsraten ausgeschlossen waren, z. B. Patienten mit Systemerkrankungen oder diabetischer Nephropathie. In vielen Dialyse-Abteilungen sind bereits etwa 50 % der Patienten solche, die wegen einer diabetischen Nephropathie mit der künstlichen Niere behandelt werden müssen. Da bei diesen Patienten neben der Nierenerkrankung häufig zahlreiche diabetische Spätkomplikationen (z.B. Retinopathie, Neuropathie, Angiopathie) vorliegen, handelt es sich hierbei um eine Gruppe von Kranken mit einem sehr hohen Risikopotential. Hieraus ergibt sich zwangsläufig ein hoher Personalaufwand bei der Betreuung und Behandlung.

2. Vorbereitung des Patienten auf die Nierenersatztherapie

Nach Diagnose einer Nierenerkrankung sollte der Patient dem Nephrologen vorgestellt werden. Während in dem Stadium der frühen und fortschreitenden Niereninsuffizienz das nephrologische Bemühen sich auf die Unterscheidung zwischen akuter und chronischer Nephropathie, die Abklärung und Ausschaltung behandelbarer Ursachen der Niereninsuffizienz, die Vermeidung nephrotoxischer Noxen (passive Protektion), Abschwächung der Progression (aktive Protektion, z. B. Diät, Proteinurie-Behandlung, Hypertonie-Einstellung, Lipidstoffwechsel-Korrektur) und Behandlung der Komplikationen (Anämie, Calcium-Phosphat-Stoffwechselstörungen, usw.) konzentriert, ist in der präterminalen Phase die Hinführung des Patienten auf die Nierenersatzbehandlung vordringlich.

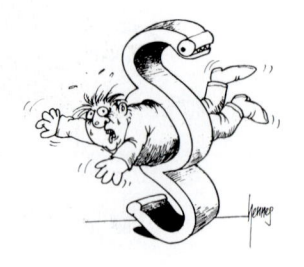

Die Diagnose einer fortschreitenden Niereninsuffizienz bedeutet für den Patienten einen so einschneidenden Eingriff in das Leben, daß er möglichst frühzeitig auf die Notwendigkeit und die Folgen einer Nierenersatztherapie hingewiesen werden muß. Insbesondere bei sekundären Nierenerkrankungen (z.B. diabetischer Nephropathie) sollten die Patienten dem Nephrologen frühzeitig vorgestellt werden, der die somatischen, psychischen und sozialen Aspekte einer Nierenersatztherapie mit ihm und seinen Angehörigen bespricht und auch auf die Gestaltung der beruflichen und familiären Zukunft sowie notwendige versorgungsbedingte Umstellungen aufmerksam macht. Der Nephrologe muß die Entscheidungen über den Beginn der Nierenersatzbehandlung und die Auswahl des Nierenersatzverfahrens im Einvernehmen mit dem Patienten und unter Berücksichtigung der Qualitätsnormen sowie der Wirtschaftlichkeit treffen. Er muß dabei frei sein von politischen und gesellschaftlichen Zwängen.

2.1. Vorbereitende Maßnahmen zur chronischen Dialysebehandlung

Spätestens wenn die Nierenfunktion auf 20-15 % der Norm abgefallen oder das Serum-Kreatinin auf 400-600 Mikromol/Liter (ca. 5-7 mg/dl) angestiegen ist, soll unter engmaschiger Betreuung durch den Nephrologen die Zeit bis zum Beginn der Nierenersatzbehandlung zur Vorbereitung des Patienten auf die Dialysebehandlung und die eventuelle Nierentransplantation genutzt werden:

- Kontrolle des Blutdruckes, des Körpergewichtes, der Urinmenge durch den Patient
- Überwachung der medikamentösen Behandlung
- Erfassung der Hepatitis-Serologie: Hepatitis B- und Hepatitis C-Status, Hepatitis- B-Impfung
- Blutgruppen-Bestimmung
- HIV-Serologie mit Einverständnis des Patienten
- Operative Anlage eines Gefäßzugangs für die extrakorporalen Dialyseverfahren
- Vorbereitung auf die Nierentransplantation, Abklärung einer Lebendspende
- Anpassung der Berufstätigkeit an die zu erwartende körperliche, psychische und zeitliche Einschränkung (evtl. Arbeitsplatzwechsel, Vermeidung von Schichtarbeiten usw.)
- Behindertengerechte Ausbildung oder Umschulung, Beantragung der Anerkennung einer Minderung der Erwerbsfähigkeit, vorzeitige Berentung unter Anerkennung nach dem Behinderten-Gesetz,
- Anpassung der sozialen und häuslichen Verhältnisse (falls notwendig Unterbringung in Versorgungseinrichtungen, bei Verwandten, im Seniorenheim usw.)

2.2. Wahl der Nierenersatzbehandlung

Im Krankheitsstadium vor Beginn der Dialysebehandlung werden dem Patienten und seinen Angehörigen die Möglichkeiten der Nierenersatzbehandlung offengelegt und es wird ihnen Gelegenheit geboten, sich über die verschiedenen Behandlungsverfahren zu orientieren. Die Differential-Indikation für das jeweils infrage kommende Behandlungsverfahren ergibt sich aus den medizinischen und persönlichen Notwendigkeiten des Patienten und den häuslichen Gegebenheiten. Die Entscheidung über das Verfahren obliegt dem Nephrologen im Einvernehmen mit dem Patienten. Die Nierentransplantation soll als Verfahren der Wahl allen dialysepflichtigen Patienten angeboten werden.

2.3. Zeitpunkt und Indikation zur chronischen Dialysebehandlung

Der Beginn der chronischen Dialysebehandlung ist nicht allein durch Laborparameter bestimmbar. Ein Patient sollte einer Nierenersatztherapie zugeführt werden, wenn seine Lebensqualität so eingeschränkt ist, daß er in zunehmendem Maße seine Rolle in Familie, Beruf und Gesellschaft nicht mehr erfüllen kann und wenn durch ein Nierenersatzverfahren eine wesentliche Besserung zu erwarten ist.

Mindestanforderung sollte die Reintegration in Familie und Häuslichkeit sein. Der Zeitpunkt des Beginns der Dialysetherapie sollte so gewählt werden, daß es nicht zu einer urämischen Dekompensation kommt und der Patient weiterhin ambulant geführt werden kann. Patienten mit schwer einstellbarer Hypertonie, Überwässerung, komplizierenden Zweitkrankheiten, hohem Lebensalter und/oder katabolen Stoffwechselsituationen verlangen einen früheren Beginn der Nierenersatzbehandlung. Dies gilt insbesondere für die diabetische Nephropathie, die in der Regel einen früheren Beginn der Nierenersatzbehandlung erforderlich macht als eine Niereninsuffizienz anderer Genese.

Indikationen zum Beginn einer Langzeit-Nierenersatzbehandlung (Richtungsweisende Laborparameter und Berücksichtigung ihrer Dynamik):

- Abfall der Kreatinin-Clearance auf 7 bis 10 ml/min/1,73 m^2
- Hyperkaliämie
- Schwere metabolische Azidose
- Medikamentös nicht zu beherrschende Überwässerung
- Mangelernährung, Katabolismus
- hämorrhagische Diathese
- therapieresistente Hypertonie
- Herzinsuffizienz, Überwässerung
- Perikarditis, Perikarderguß
- periphere oder zentrale Neuropathie, insbesondere motorische Ausfälle
- nicht beherrschbare Verschlechterung des Allgemeinzustandes und der Urämie-Symptomatik (z.B. Anämie, gastrointestinale Symptomatik)

Es muß hervorgehoben werden, daß besonders zu Beginn einer chronisch-intermittierenden Dialysebehandlung bei dem Patienten schwerwiegende Komplikationen auftreten können. Dies gilt in besonderem Maße, wenn bei Behandlungsbeginn bereits klinische Symptome der Urämie bestehen.

3. Risikoreiche Patienten

Bei den folgenden Patienten treten nach den bisherigen Erfahrungen häufig Probleme im medizinischen und/oder pflegerischen Bereich auf, weshalb sie als „risikoreiche Patienten" anzusehen sind:
❶ Patienten mit einem Lebensalter von über 65 Jahren; ❷ Patienten mit Komplikationen, beispielsweise diabetischer Nephropathie, Systemerkrankungen (z.B. Plasmozytom, Lupus erythematodes), koronarer Herzkrankheit, 2 Jahre nach Herzinfarkt oder zerebrovaskulärem Insult; ❸ Patienten mit häufigen Komplikationen während der Dialysetherapie; ❹ Patienten mit kompliziertem Gefäßzugang;
❺ Patienten mit psychosozialer Instabilität.

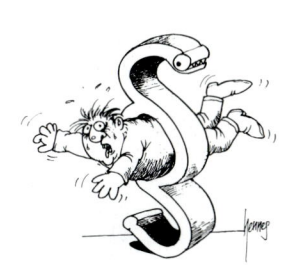

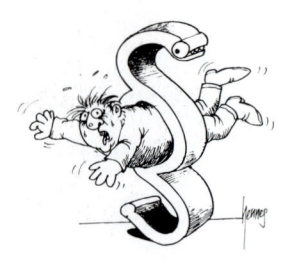

4. Blutreinigungsverfahren (Begriffsdefinitionen)

Hämodialyse (HD): Entfernung toxischer Substanzen verschiedener Molekülgröße („Urämietoxine") aus dem Blut und Ausgleich des Elektrolyt- und Säuren-Basen-Haushaltes überwiegend durch Diffusion über eine semipermeable Membran bei gleichzeitigem Entzug überschüssiger Körperflüssigkeit.

Hämofiltration (HF): Filtration von Plasmawasser und darin gelöster toxischer Substanzen verschiedener Molekülgrößen mit Hilfe eines konvektiven Transportes aus dem Blut über eine „großporige" Membran mit Hilfe eines hydrostatischen Druckgradienten. Das entzogene Flüssigkeitsvolumen wird bis zum Erreichen einer gewünschten Flüssigkeitsbilanz durch eine definierte physiologische Lösung substituiert. Der Flüssigkeitsentzug erfolgt schonender als beispielsweise bei der Dialyse.

Hämodiafiltration (HDF): Kombination von Hämodialyse und Hämofiltration, wobei sowohl höher- als auch niedermolekulare toxische Substanzen vermehrt entfernt werden.

Peritonealdialyse (PD): Entfernung toxischer Substanzen aus dem Blut durch Diffusion über das Peritoneum (Bauchfell) in eine über einen Kunststoff-Katheter in die Bauchhöhle instillierte, sterile und pyrogenfreie physiologische* Lösung. Der Flüssigkeitsentzug erfolgt auf osmotischem Wege.

Intermittierende Peritonealdialyse (IPD): Regelmäßig wiederkehrende Behandlung mit der Peritonealdialyse (z. B. dreimal wöchentlich über je 12 Stunden Dauer). Der Wechsel der Dialysierflüssigkeit erfolgt in kurzen zeitlichen Abständen mit Hilfe eines Gerätes.

Kontinuierliche ambulante Peritonealdialyse (CAPD): Kontinuierliche Peritonealdialyse, bei der sich fast ständig Dialysierflüssigkeit in der Bauchhöhle befindet, die mehrfach täglich (z. B. 4-5 mal) durch den Patienten selbst ausgewechselt wird. Ein Gerät ist nicht erforderlich.

Kontinuierliche zyklische Peritonealdialyse (CCPD): Kombination von IPD und CAPD, bei der nachts die Wechsel der Dialysierflüssigkeit relativ rasch maschinell erfolgen (wie bei der IPD) und am Tage eine bestimmte Menge Dialysierflüssigkeit in der Bauchhöhle verbleibt.

Heimdialyse: Durchführung der Dialyse unter häuslichen Bedingungen und nach entsprechender Ausbildung durch den Patienten selbst. Dies kann als Heim-Hämodialyse bzw. Heim-Hämofiltration oder als Heim-Peritonealdialyse (z. B. CAPD, CCPD, IPD) erfolgen. Bei der Heim-Hämodialyse bzw. Hämofiltration ist in der Regel ein Partner erforderlich.

Ambulante Zentrums- bzw. Praxisdialyse: Durchführung der Dialyse in einem ambulanten Dialysezentrum bzw. in einer Dialysepraxis.

„Limited care"-Dialyse (LCD): Dialysebehandlung bei Patienten, die aus medizinischen, nicht aber aus sozialen Gründen für eine Heimdialyse infrage kommen und die nach entsprechender Ausbildung die Dialyse weitgehend selbständig in einem Zentrum durchführen. In Anbetracht der Patienten-Struktur ist diese Therapieform derzeit deutlich rückläufig.

---

*) **Anmerkung des Autors:** *Die derzeitigen Standard-Peritonealdialyselösungen sind u.a. wegen ihres extremen Glukosegehaltes, des oft fehlenden Kaliums in der Lösung und der Anwesenheit des unphysiologischen Puffers Laktat alles andere als „physiologische" Lösungen!*

5. Dialyse- bzw. Hämofiltrationsgeräte

5.1. Hämodialysegeräte: Hämodialysegeräte dienen der Entfernung von harnpflichtigen Substanzen und Wasser durch Dialyse und Filtration mit einem Dialysator aus dem Blut. Verschiedene Patienten können nacheinander mit dem gleichen Gerät nach Erneuerung der Einmalartikel und Desinfektion des Dialysierflüssigkeitskreislaufs behandelt werden.

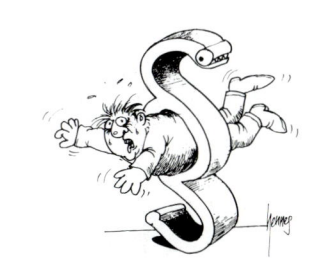

Das Hämodialysegerät stellt in der Regel die Dialysierflüssigkeit her und überwacht mit geeigneten Meßeinrichtungen die Zusammensetzung und Temperatur der Dialysierflüssigkeit und den extrakorporalen Kreislauf des Patienten.

Hämodialysegeräte sollten über die notwendigen Einrichtungen zur Durchführung einer **Bikarbonatdialyse** (Proportionierung von Dialysierflüssigkeit mit Bikarbonat als Puffer) und zur **Volumenbilanzierung der Ultrafiltration** (Kontrollierte Ultrafiltration) verfügen. Die kontrollierte Ultrafiltration ist eine notwendige Voraussetzung für den Einsatz von High-Flux-Dialysatoren. Hämodialysegeräte müssen über geeignete **Einrichtungen zur Verhinderung einer Luftembolie** und zur frühzeitigen Erkennung einer Membranruptur („Blutleck") verfügen. Vorrichtungen für eine **kontinuierliche Heparinisierung** sind vorzusehen. Der Dialysierflüssigkeitskreislauf des Hämodialysegerätes wird chemisch und/oder thermisch desinfiziert.

5.2. Hämofiltrationsgeräte: Hämofiltrationsgeräte dienen der Entfernung von harnpflichtigen Substanzen und Wasser durch Filtration aus dem Blut mit einem Hämofilter. Verschiedene Patienten können nacheinander nach Erneuerung der Einmalartikel mit dem gleichen Gerät behandelt werden.

Das Hämofiltrationsgerät verfügt über eine Einrichtung zur exakten Bilanzierung, mit deren Hilfe die filtrierte Flüssigkeit durch eine sterile und pyrogenfreie Substitutionslösung ersetzt wird. Der Blutförderung und der Überwachung des extrakorporalen Kreislaufs dienen die gleichen Meßeinrichtungen wie bei der Hämodialyse. Die Substitutionslösung wird in der Regel kommerziell hergestellt und in Kunststoffbeutel abgefüllt, sie kann sowohl Laktat als auch Bikarbonat-Puffer enthalten.

5.3. Hämodiafiltrationsgeräte: Hämodiafiltrationsgeräte sind Geräte, die gleichzeitig zur Hämodialyse die Ultrafiltration und Substitution von steriler und pyrogenfreier Lösung erlauben. Hierzu benötigen sie sowohl die Einrichtung zur kontinuierlichen Proportionierung von Dialysierflüssigkeiten als auch die zur Volumenbilanzierung wie bei der Hämofiltration. Der extrakorporale Kreislauf wird wie bei der Hämodialyse überwacht. Als Dialysatoren werden Hämofilter bzw. Dialysatoren mit hoher hydraulischer Permeabilität eingesetzt.

5.4. Geräte für die kontinuierliche Hämofiltration: Geräte für die Durchführung der kontinuierlichen Hämofiltration erlauben die Aufrechterhaltung und Überwachung des extrakorporalen Blutkreislaufs. Wegen der geringen Ultrafiltrationsrate muß die Filtration kontinuierlich über viele Stunden bis Tage erfolgen. Die Bilanzierung wird in der Regel durch das Personal vorgenommen, Bilanzierungsgeräte befinden sich jedoch auf dem Markt.

5.5. Peritonealdialysegeräte: Peritonealdialysegeräte dienen der Erwärmung, Portionierung und Bilanzierung der steril in Kunststoffbeuteln zu 2 bis 10 Litern Inhalt vorgefertigten Dialysierflüssigkeit.

Bei allen Geräten sind die geltenden Normen (z. B. DIN, CEN, ISO) zu erfüllen. (DIN = Deutsche Industrienorm, CEN = Europäische Norm, ISO = Internationale Norm).

6. Dialysatoren/Hämofilter

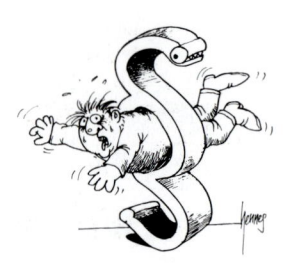

6.1. Low-Flux-Dialysatoren [Ultrafiltrationsrate <10 ml/(mmHg x h)]*
- Standard-Dialysatoren: Hohlfaser- und/oder Plattendialysatoren auf Zellulose-Basis (z. B. Cuprophan®) oder aus anderen Membranmaterialien, Oberfläche < 1,5 m².
- Großflächige Dialysatoren: Wie Standard-Dialysatoren, Oberfläche > 1,5 m².
- „Biokompatible" Dialysatoren mit Membran aus modifizierter Zellulose oder synthetischen Membranen, die nur gering oder gar nicht Komplement aktivieren.

6.2. High-Flux-Dialysatoren [Ultrafiltrationsrate >10 ml/(mmHg x h)]*
- Dialysatoren mit Membranen auf beispielsweise Zellulosebasis
- „Biokompatible" Dialysatoren; Definition: Cut off 60.000 Dalton, UF-Rate >10 ml/(mmHg x h), kaum oder nur geringe Komplementaktivierung, Siebkoeffizient für Beta-2-Mikroglobulin s ≥ 0,6 bzw. adaequate Adsorption von Beta-2-Mikroglobulin.

*): Die Begriffe „Low-Flux" oder „High-Flux" beziehen sich lediglich auf die hydraulische Permeabilität.

6.3. Hämofilter: Membranen wie bei High-Flux-Dialysatoren, UF-Rate ≥ 20 ml/(mmHg x h).

7. Blutreinigungsverfahren (HD, HF, HDF) mit „biokompatiblen" High-Flux-Membranen

Definition: cut off 60.000 Dalton, UF-Rate >10 ml/(mmHg x h), keine oder nur geringe Komplementaktivierung, Siebkoeffizient für Beta 2 Mikroglobulin (s ≥ 0,6) bzw. adaequate Adsorption von Beta 2 Mikroglobulin. In Anbetracht der großen Preisdifferenzen zwischen den zur Verfügung stehenden Dialysatoren sollte die Anwendung von Dialysatoren mit synthetischen High-Flux-Membranen besonders bei folgenden Patienten-Gruppen erwogen werden:

- Bei jüngeren Patienten, die (infolge ihren Grundleidens) keine Aussicht auf eine Nierentransplantation haben und/oder bei denen eine Lebenserwartung unter der Dialyse von mehr als 10 Jahren besteht,
- Patienten mit einem Lebensalter von über 50 Jahren, da bei diesen unter der Behandlung mit Dialysatoren auf Zellulose-Basis das häufigere und raschere Auftreten von Osteoarthropathien beschrieben worden ist.

Indikationen für eine Hämofiltrationsbehandlung ergeben sich zusätzlich bei Patienten, bei denen aufgrund einer kardio- bzw. zerebrovaskulären Problematik stärkere Blutdruckschwankungen vermieden werden müssen.

8. Desinfektion bzw. Sterilisation

Bei der Sterilisation bzw. Desinfektion von Dialysatoren, Schlauchsystemen und Dialysegeräten sowie Reinwasser- und gegebenenfalls Dialysierflüssigkeitsleitungen sind grundsätzlich drei Forderungen zu stellen:

- Die Sterilität (Dialysatoren, Schlauchsysteme) und Keimarmut (Dialysegeräte, Leitungen) muß sicher gewährleistet sein. Durch Reinigung und Sterilisation bzw. Desinfektion muß eine relevante Pyrogenbelastung d. Patienten ausgeschlossen werden.
- Nach Beendigung der Desinfektionsmaßnahme muß das Desinfektionsmittel sicher aus dem Gerät und den Leitungssystemen entfernt sein, was die Existenz entspre-

chend empfindlicher Nachweismethoden voraussetzt. Eine Schädigung des Patienten durch Rückstände von Sterilisationsmitteln in Dialysatoren oder Schlauchsystemen muß in jedem Falle ausgeschlossen werden.
- Bei der Desinfektion von Dialysegeräten und Leitungen von Reinwasser oder Dialysierflüssigkeiten müssen umwelthygienische Gesichtspunkte berücksichtigt werden. Bei jedem Desinfektionsverfahren ist der Frage nachzugehen, inwieweit hieraus eine vermeidbare Umweltbelastung resultieren kann.

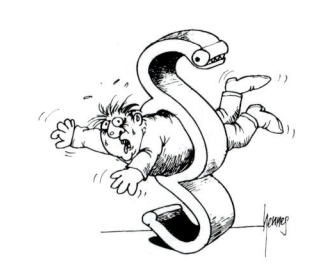

8.1. Sterilisation von Dialysatoren/Hämofiltern

- **Hitzesterilisation.** Hierbei sind thermische Einflüsse auf das Material nicht auszuschließen.
- **Sterilisation durch Anwendung ionisierender Strahlen.** Hierbei sind Farbänderungen beobachtet worden. Die Bildung von Radikalen (z. B. HCl aus PVC) ist nicht sicher auszuschließen.
- **Chemische Sterilisation** unter Verwendung von beispielsweise Formalin, H_2O_2 oder Ethylenoxid. Hierbei ist, sofern eine Restkontamination vorliegt, mit allergischen und/oder toxischen Reaktionen zu rechnen.

8.2. Desinfektion von Dialysegeräten

- **Chemisch**: Hierbei ist darauf zu achten, daß sich im Dialysierflüssigkeitskreislauf kein „Toträume" befinden.
- **Heißwasser** (bis 95°C): Auch hierbei dürfen kein „Toträume" vorhanden sein. Desinfektion vor jeder Anwendung.
- **„Gespannter" Dampf**: Technisch komplizierter als chemische und Heißwasser-Desinfektion, aus umwelthygienischer Sicht jedoch am günstigsten.
- **Oberflächendesinfektion der Dialysegeräte**: Nach Reinigung (Beseitigung von Blutresten etc.) Wischdesinfektion mit Mitteln, die in der Liste der Deutschen Gesellschaft für Hygiene und Mikrobiologie (DGHM) aufgeführt sind. Durchführung nach jeder Anwendung des Gerätes.

8.3. Desinfektion von Reinwasserleitungssystemen

Chemische Desinfektion. Es ist zu beachten, daß einige chemische Desinfektionsmittel die Oberfläche von Kunststoffleitungen aufrauhen können.

8.4. Desinfektion von Dialyseräumen

Fußböden sollten mindestens einmal täglich gereinigt werden. Eine großflächige Anwendung von Desinfektionsmitteln sollte in Dialyseräumen vermieden werden, da sonst der Entwicklung von Hospitalkeimen der Boden bereitet werden kann. Die Anwendung handelsüblicher Reinigungsmittel ist hinreichend und effektiv. Bei Kontamination mit infektiösem Material sowie in Behandlungsbereichen für infektiöse Patienten muß nach jeder Dialyse eine Wischdesinfektion durchgeführt werden.

9. Dialysierflüssigkeit/Hämofiltrationslösung

9.1. Dialysierflüssigkeit: Bei der Hämodialyse wird die Dialysierflüssigkeit durch Vermischen von Reinwasser mit einem keimarmen Dialysekonzentrat (1:34 bzw. 1:18) hergestellt. Die E'lytzusammensetzung der Dialysierflüssigkeit sollte nicht mehr als ± 3 %

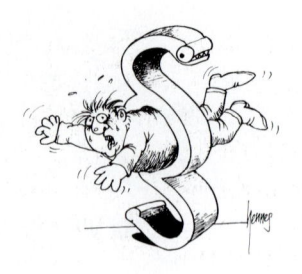

gegenüber den Herstellerangaben schwanken, **pH 7,2-7,5**. Insbesondere bei bikarbonathaltiger Dialysierflüssigkeit muß wegen potentieller Ausfällung von Kalziumkarbonat ein pH über 7,5 vermieden werden.

Bikarbonat und Glukose erhöhen das Verkeimungsrisiko, weshalb bikarbonathaltige Konzentrate aus offenen Behältern innerhalb von 6-12 Stunden verbraucht werden sollten. Großcontainer mit bikarbonathaltigen Flüssigkeiten sollen möglichst innerhalb von wenigen Tagen entleert werden, wobei die Lufzufuhr in die Container über Bakterienfilter erfolgen muß.

Konzentrate können auch in Ringleitungssystemen zu Maschinen geführt werden, wobei ein salzresistentes Leitungsmaterial bei ausreichender Fließgeschwindigkeit (kleines Leitungslumen) empfehlenswert ist. Auf die Gefahr der Verkeimung von Bikarbonat-Konzentratleitungen muß hingewiesen werden.

Die **Reinwasserherstellung** erfordert insbesondere die Beseitigung von organischen und anorganischen Substanzen, z.B. Kalzium und Magnesium. Dazu werden in der Regel Enthärter mit und ohne Umkehrosmose-Anlagen benutzt. Die Umkehrosmose bietet diesbezüglich die größte und umfassendste Effizienz. Organische Substanzen wie Benzole, Halogenwasserstoffe, evtl. Pestizide können die zusätzliche Verwendung von Aktivkohlefiltern ausreichender Größe erfordern, die allerdings eine erhebliche Verkeimungsgefahr in sich bergen. Auch bei Verwendung von Ionenaustauschanlagen ist eine Verkeimung zu berücksichtigen.

Das **Reinwasserleitungssystem** sollte eine Leakage von Fremdsubstanzen und unverhältnismäßige Verkeimungsrisiken ausschließen, andernfalls sind zusätzliche Maßnahmen vor oder in dem Dialysegerät erforderlich.

Die Keimzahl im Reinwassersystem darf entsprechend der geplanten ISO-Norm 200 CFU/ml vor dem Dialysegerät nicht überschreiten, was durch geeignete Kontrollen gewährleistet sein muß (CFU = **C**olony **f**orming **u**nits). **Sterile und pyrogenfreie Dialysierflüssigkeit wäre wünschenswert**. Entsprechend der ISO-Norm ist jedoch ein Keimgehalt in der Dialysierflüssigkeit von bis zu 2000 CFU/ml zulässig. Auf jeden Fall muß die Elektrolytkonzentration der Dialysierflüssigkeit kontinuierlich durch Leitfähigkeitsmessung kontrolliert werden.

9.2. Hämofiltrationslösung

Zur Hämofiltration werden in der Regel handelsübliche Hämofiltrationslösungen verwandt, deren sekundäre Verkeimung ausgeschlossen sein muß. Eine Online-Produktion von Hämofiltrationslösungen muß den qualitativen Anforderungen der Pharmakopoe hinsichtlich Infusionslösungen entsprechen. Partikelarmut sowie Keim- und Endotoxinfreiheit muß gewährleistet sein, gegebenenfalls durch eine geeignete Sterilfiltration und die Anwendung von Endotoxinfiltern am Ende des Produktionsprozesses.

Die Sterilität und Pyrogenfreiheit in den Hämofiltrationslösungen muß sorgfältig kontrolliert und dokumentiert werden. Die Konzentration von Elektrolyten, Puffern, Glukose etc. sollte auch in der Substitutionslösung gegenüber den Herstellerangaben nicht um mehr als 3 % abweichen.

Behälter (einschl. kommerzieller Plastikbeutel), Leitungssysteme sowie Filter, die zur Herstellung und zur Überleitung von Hämofiltrationslösungen benutzt werden, dürfen keine relevanten Mengen unerwünschter Substanzen freisetzen (z. B. Aluminium, Weichmacher, Radikale etc.).

10. Kontinuierliche Blutreinigungsverfahren (CAVH, CVVH, CAVHD, CVVHD, CAVHP)

Kontinuierliche extrakorporale Eliminationsverfahren in unterschiedlicher Form, als **kontinuierliche arteriovenöse Hämofiltration** (CAVH), als **kontinuierliche venovenöse Hämofiltration** (CVVH) und als **kontinuierliche venovenöse Hämodialyse** (CVVHD) haben sich in den letzten Jahren einen festen Platz in der Intensivmedizin bei Patienten mit akutem Nierenversagen, Multiorganversagen und/oder therapierefraktärer Überwässerung erworben und werden als adjuvante Therapie bei Sepsis, ARDS u. a. eingesetzt. Prinzipiell sind die hier beschriebenen kontinuierlichen Methoden nur für immobile, schwerkranke, katabole Patienten geeignet. Ansonsten sind akute Nierenversagen, akute lebensbedrohliche Elektrolyt-Entgleisungen sowie Intoxikationen wegen der erheblich größeren Effektivität weiterhin besser mit intermittierenden Detoxikationsverfahren zu behandeln.

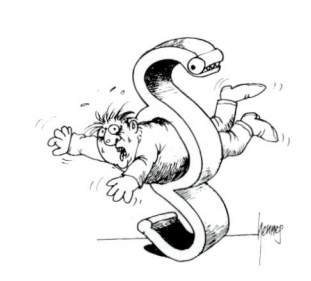

Die **wesentlichen Vorteile aller kontinuierlichen Eliminationsverfahren** bestehen darin, daß Schwankungen im Elektrolyt-, Säure-Basen- und Flüssigkeitshaushalt vermieden werden, die bei intermittierend durchgeführten Verfahren, auch bei täglicher Behandlung, unvermeidbar sind. Ein weiterer wesentlicher Vorteil der kontinuierlichen Behandlungsverfahren liegt in der Möglichkeit, die für die parenterale Ernährung nötige Flüssigkeitsmenge zu entziehen und somit auch anurische Patienten problemlos ausreichend kalorisch ernähren zu können.

Bei den kontinuierlichen Blutreinigungsverfahren ist mehr als bei der von dem Dialysepersonal weitgehend selbständig durchgeführten intermittierenden Hämofiltration eine enge Kooperation zwischen dem Personal der Intensivstation und dem Nephrologen erforderlich. Grundsätzlich ist es nicht ratsam, die vorgestellten Methoden, insbesondere die venovenösen Verfahren, ohne entsprechende Erfahrungen des Personals mit einer extrakorporalen Behandlung anzuwenden. Die **regelmäßige und gründliche Schulung des Personals** durch dialyseerfahrene Ärzte und Krankenschwestern/Pfleger ist unbedingt erforderlich.

Nicht in allen Fällen muß die Behandlung ununterbrochen durchgeführt werden. Insbesondere bei der kontinuierlichen arteriovenösen oder venovenösen Hämodialyse (CAVHD/CVVHD) ist die Behandlungseffektivität häufig so gut, daß dialysefreie Intervalle von 8-12 Stunden eingelegt werden können.

Da bei den venovenösen Verfahren pumpenbedingt mechanische Irritation der Schlauchsysteme eintreten können, ist ein **häufigerer System- und Filterwechsel** erforderlich als bei der CAVH. **CAVH und CAVHD erfordern einen großlumigen, meist femoralen arteriellen Zugang.** Blutungskomplikationen, arteriovenöse Aneurysmen und arterielle Embolien in der peripheren Strombahn können die Folge sein. Auch muß die Möglichkeit von Spätschäden im Sinne von Stenosen an der Punktionsstelle bedacht werden.

Besondere Aufmerksamkeit muß bei allen kontinuierlichen Blutreinigungsverfahren der Bilanzierung gewidmet werden. So können sich geringe Fehler beim Ablesen der Filtrat-/Dialysatmengen oder kleine, im Toleranzbereich von Infusionsgeräten liegende Fehlbeträge über mehrere Tage zu Bilanzfehlern im Literbereich summieren. Durch Erweiterung des apparativen Aufwandes um ein automatisches Bilanzierungssystem können diese Probleme vermieden werden.

Bei allen kontinuierlichen extrakorporalen Eliminationsverfahren muß die **veränderte Pharmakokinetik zahlreicher Medikamente** berücksichtigt werden. Eine Dosisanpassung ist erforderlich, gegebenenfalls müssen auch Blutspiegelbestimmungen erfolgen.

10.1. CAVH

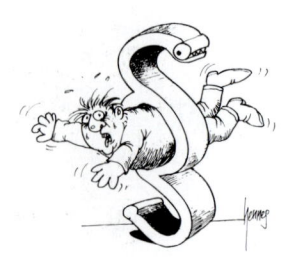

Die kontinuierliche arteriovenöse Hämofiltration (CAVH) ist das einfachste der kontinuierlichen Blutreinigungsverfahren. Für die CAVH werden lediglich zwei Gefäßzugänge (arteriell und venös), ein entsprechender Hämofilter (meist auf Hohlfaser-Basis) und Schlauchsysteme benötigt. Bei der CAVH erfolgen extrakorporale Entgiftung und Entwässerung konvektiv durch Filtration, die Effektivität hängt ausschließlich von der Filtrationsrate ab.

Die treibende Kraft der CAVH ist der Blutdruck des Patienten. Ausreichende Filtratvolumia werden durch spontanen Blutfluß und in Abhängigkeit vom Widerstand der Katheter und des extrakorporalen Systems sowie dem arteriovenösen Druckgefälle erreicht.

Bei Einsatz großlumiger Gefäßzugänge sowie Verwendung kurzer Schläuche und optimaler Filter läßt sich bei der Mehrzahl der Patienten mit einem normalen Blutdruck eine ausreichende Nierenersatztherapie erreichen, nur in Einzelfällen ist eine Kombination mit der intermittierenden Hämodialyse oder der intermittierenden Hämofiltration erforderlich.

Die **Grenzen des Verfahrens** werden bisweilen bei hyperkatabolem Nierenversagen und/oder akuter massiver Überwässerung (z.B. Lungenödem) erreicht.

10.2. CVVH

Im Vergleich zur CAVH erweist sich die CVVH als deutlich effektiver in der Behandlung des komplizierten akuten Nierenversagens mit Hypotonie und Hyperkatabolismus. Allerdings ist der **technische Aufwand einer CVVH deutlich höher** als derjenige einer CAVH. Die CVVH erfordert eine Blutpumpe, deren Verwendung Kontroll- und Sicherheitseinrichtungen (wie Luftfallen und Blutleckdetektoren) erforderlich macht. Zusätzlich ist eine Kontrolleinheit zur Überwässerung des Ein- und Auslaufdruckes wichtig. Von der Industrie werden entsprechende Behandlungssysteme angeboten.

Der regulierte **Blutfluß kann zwischen** 50 und 300 ml/min betragen, empfohlen wird die Behandlung jedoch mit Blutflüssen von 100-150 ml/min. Wegen der Gefahr einer Flüssigkeits-Fehlbilanzierung ist es ratsam, dieses Verfahren **bei Filtratmengen** von 700-1000 ml/h und mehr unter gleichzeitiger Verwendung eines Bilanzierungsgerätes durchzuführen. Bei der CVVH kommt es praktisch immer zu einem Abfall der Retentionsparameter, **zusätzliche** intermittierende **Hämodialysen** (wie bei der CAVH gelegentlich erforderlich) sind hier **nicht notwendig**.

10.3. CAVHD und CVVHD

Die **kontinuierliche arteriovenöse Hämodialyse** (CAVHD) ist ein Behandlungsverfahren zur Therapie des akuten Nierenversagens bei immobilisierten Intensivpatienten. Ihre Durchführung hat die CAVH bzw. CVVH als Grundlage, erfordert aber einen großen apparativen Aufwand.

Zur effektiveren Elimination von urämischen Toxinen wird neben der Filtration von Plasmawasser (CAVH und CVVH) der Stofftransport per diffusionem nutzbar gemacht. Über eine Infusionspumpe werden in der Regel 1000 ml Elektrolytlösung pro Stunde in das Flüssigkeitskompartiment des Dialysators gepumpt. Dialysierflüssigkeit und Filtrat fließen durch einen gemeinsamen Schlauch in einen Sammel-

und Meßbehälter, wodurch eine exakte Bilanzierung gewährleistet wird. Die CAVHD weist zwar eine geringere Harnstoff-Clearance (annähernd UFR + QD) als die intermittierende Hämodialyse auf, aufgrund des kontinuierlichen Einsatzes ist dieses Verfahren jedoch nicht nur schonender sondern auch effektiver in der Kompensation der Urämie.

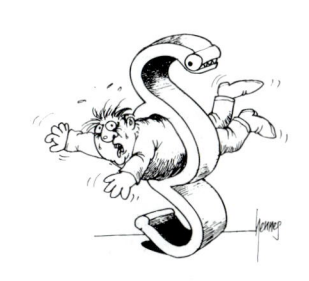

11. Quantität und Qualität der Dialyse

Effizienz und Dauer der Dialyse sind an den medizinischen Erfordernissen und dem Wohlbefinden des Patienten zu bemessen. Das Optimalgewicht sollte dabei ohne Auftreten von starken Blutdruckschwankungen oder gar Kollapserscheinungen erreicht werden.

Langfristig ist durch optimale Einstellung des Wasser- und Elektrolythaushaltes ein normaler Blutdruck ohne zusätzliche Medikation anzustreben. Als Beurteilungskriterien für eine adäquate Dialyse können Parameter des Harnstoff-Stoffwechsels (z.B. Kt/V, PCR) dienen, darüber hinaus müssen auch andere Merkmale (z.B. Phosphatstoffwechsel, Zeichen der Polyneuropathie, Serum-Albumin) herangezogen werden. Nach Einführung einer Anämie-Behandlung durch Erythropoietin ist der Hämoglobinwert zur Beurteilung der Dialysequalität nicht mehr geeignet.

Unter Zugrundelegung der technischen Möglichkeiten des Jahres 1993 sollte die Hämodialysedauer bei einem Patienten mit chronischer Niereninsuffizienz und vernachlässigbarer Urinausscheidung nicht weniger als vier Stunden betragen und es sollte die Anzahl von drei Dialysen/Woche nicht unterschritten werden. Besondere Situationen (beispielsweise Verschlechterung der Nervenleitungsgeschwindigkeit, Auftreten anderer urämischer Symptome oder relativ hohe Gewichtszunahme zwischen den Dialysen) können eine weitere Steigerung der Dialysefrequenz und/oder Dialysedauer erforderlich machen.

Bei der Peritonealdialyse sollte zur Vermeidung einer urämischen Stoffwechselsituation eine Kreatinin-Clearance von mindestens 45 l/Woche angestrebt werden. Zur Beurteilung einer ausreichenden Ultrafiltrationskapazität dient der peritoneale Equilibrationstest (PET). Zur Vermeidung einer schleichend und unerkannt auftretenden Verschlechterung der Effizienz sollten beide Tests zu Beginn der Behandlung sowie routinemäßig mindestens einmal jährlich und nach einer Peritonitis kurzfristiger durchgeführt werden.

12. Apherese-Verfahren

12.1. Plasmaseparation: Die Verfahren der Plasmaseparation oder Plasmapherese zielen auf die Abtrennung des Plasmas mit allen gelösten Bestandteilen, insbesondere den Plasmaproteinen, von den korpuskulären Blutbestandteilen.

Grundsätzlich können **zwei Trennverfahren** unterschieden werden: Beim **Plasmaaustausch mittels Blutzellzentrifuge**, wie sie in den Blutbanken eingesetzt wird, wird das Blut entweder durch eine diskontinuierlich arbeitende Zellzentrifuge über einen Blutzugang dem Spender entnommen und anschließend retransfundiert, wobei die Auftrennung des Blutes in Intervallen im Schwerefeld stattfindet.

Die kontinuierlich arbeitende Zellzentrifuge gewährleistet über einen extrakorporalen Kreislauf mit einem zu- und rückführenden Blutschlauch die kontinuierliche Abtrennung des Plasmas von den Blutzellen. Das dem Körper entnommene Blut wird in den rotierenden Zentifugenring, in dem das Blut im Schwerefeld bei etwa

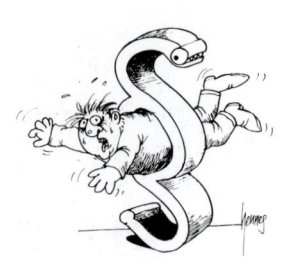

600 g und 1.800 Umdrehungen pro Minute in seine Einzelfraktionen aufgetrennt wird, geführt. Das Plasma kann über ein getrenntes Plasmaführungssystem entfernt werden. Das Erythrozytensediment wird zusammen mit den Lymphozyten und Thrombozyten nach Zumischung der Substitutionslösung dem Patienten zurückgegeben. Die Antikoagulation erfolgt bevorzugt mit Zitratzumischung nach einer initialen Heparin-Bolusinjektion.

Ein **zweites Trennverfahren**, das vorwiegend in der Nephrologie und Immunologie eingesetzt wird, stellt die **Membranplasmaseparation** dar. Hierbei wird das Plasma durch konvektiven Transport kontinuierlich über eine synthetische Hohlfasermembran von den zellulären Bestandteilen des Patientenblutes getrennt. Der Cut-off der Membran ist nach oben offen, so daß der Siebkoeffizient für Albumin bei 1,0 und für IgM über 0,75 liegt. Da niedrige Blutflüsse (ca. 50 ml/min) ausreichend sind, genügt meist ein peripherer Gefäßzugang zur Entnahme und Rückführung des Blutes. Zur Antikoagulation wird vorwiegend Heparin verabreicht.

Das Plasmaseparationsgerät entspricht im wesentlichen einem Hämofiltrationsgerät (siehe dort) und verfügt über eine Bilanzierungseinrichtung, mit deren Hilfe defiltrierte Plasmamenge (3-5 l pro Sitzung) gegen eine sterile und pyrogenfreie Substitutionslösung ausgetauscht wird. Die Substitutionslösung enthält neben Elektrolyten und Bikarbonatpuffer 2,5 - 5 % Humanalbumin oder Frischplasma, um die kolloidosmotischen Druckverhältnisse aufrechtzuerhalten. Zur Überwachung des extrakorporalen Kreislaufes, der Blut-, Plasma- und Substitutionsförderung dienen die gleichen Meß- und Funktionseinrichtungen wie bei der Hämofiltration. Das entfernte Plasma wird in einem Behälter aufgefangen und entsorgt.

Der Plasmaseparation kann eine Kaskadenfiltration oder ein Immunabsorber nachgeschaltet werden. Das aufbereitete, patienteneigene Plasma wird nach Entfernung von makromolekularen Substanzen (z.B. Immunkomplexe, abnormale Proteine, LDL-Cholesterin) im Kaskadenfilter oder nach selektiver Elimination bestimmter Substanzen (z.B. Bilirubin, Gallensäuren, Anti-Acetylcholin-Rezeptor-Antikörper) im Immunabsorber dem Blut des Patienten über einen Partikelfilter zurückgegeben. Bei diesen der Plasmapherese nachgeschalteten Verfahren ist keine Substitution von Fremdplasma oder Humanalbumin notwendig.

12.2. Lipapherese

Die **extrakorporale LDL-Cholesterin-Elimination** bei schwerer Hypercholesterinämie wird vom Nephrologen aufgrund seiner Erfahrung im technischen Ablauf der extrakorporalen Behandlungsverfahren und der Vorhaltung geschulten Personals (in Koordinierung mit Lipidologen und Kardiologen) durchgeführt.

Vier Verfahren stehen zur Zeit zur extrakorporalen LDL-Apherese zur Verfügung, **zwei spezifische Eliminationsverfahren** zur Entfernung von LDL-Cholesterin: die **Immunabsorption** und das **Liposorbersystem**, und **zwei selektive Verfahren** mit Entfernung von LDL-Cholesterin, Fibrinogen und teilweise Immunglobulinen: die **Heparinpräzipitation** (HELP) und die **Kaskadenfiltration**. Allen Verfahren ist als erster Schritt die Plasma-Zellseparation gemeinsam. Das Plasma kann durch Blutzellzentrifugation, wie sie in den Blutbanken geläufig ist, oder Flachbett- bzw. Hohlfaser-Membranfiltration (siehe Plasmaseparationsgeräte) gewonnen werden.

Immunabsorption: Das Plasma wird kontinuierlich mit einer Flußrate von 30-50 ml/min über eine mit Antikörpern beschichtete Säule zur selektiven Bindung der Apo-B-haltigen LDL- und VLDL-Partikel an die Antikörper-Säule geleitet. Nach Absättigung der Antikörper wird auf eine zweite Säule umgeschaltet und die erste

Säule durch Spülvorgänge mit Glycin, PBS und NaCl vom gebundenen LDL gereinigt, so daß nach Abschluß dieses Vorgangs die regenerierte Säule wieder für eine Absorption zur Verfügung steht. Die Blutzellen und das von LDL-Cholesterin gereinigte Plasma werden dem Patienten kontinuierlich zugeführt. Die Antikoagulation erfolgt mit Heparin und zusätzlich mit Zitratpuffer. Durch Immunabsorption wird auch das Lipoprotein Lp(a) gesenkt.

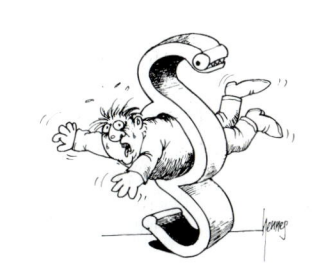

Liposorbersystem (Dextransulfatadsorption): Das getrennte Plasma wird kontinuierlich über eine einzelne Zellulose-Säule mit immobilisiertem Dextransulfat geführt und on-line den Blutzellen des Patienten beigegeben. Für eine Behandlung werden eine Säule (Einmalartikel) oder alternierend zwei Säulen benutzt, die nach Freispülen mit 0,4 %iger NaCl-Lösung von gebundenem Lipoprotein wiederverwendbar sind. Die Antikoagulation erfolgt mit Heparin.

Kaskadenfiltration: Wie bei der Plasmaseparation wird das gewonnene Plasma einem zweiten Filtersystem (Sekundärkreislauf) zugeführt, das unter Verwendung eines Hohlfaserfilters, der die Plasmabestandteile, die kleiner als die Membrantrenngrenze des Filters sind, durch die Membran fließen läßt und dem Patienten zurückgibt, während das aufgrund seiner Molekülgröße die Membran nicht passierende LDL-Cholesterin zurückgehalten und intermittierend aus der Hohlfaser in einen Verwerfbeutel abgelassen wird. Die Behandlung erfolgt kontinuierlich unter Heparinantikoagulation und Verwendung von Einmalartikeln. Als Geräte kommen Apparate zum Einsatz, wie sie zur Plasmapheresebehandlung benötigt werden. Diese erfordern die selbsttätige Überwachung der Gerätefunktionen und die transmembrandruckgesteuerte Plasmaförderung. Mit der Kaskadenfiltration werden neben LDL auch erhebliche Mengen an HDL, Globuline und Albumine entfernt. Die verworfene LDL-Konzentratmenge muß gegebenenfalls durch Humanalbuminlösung ersetzt werden.

Heparinpräzipitation (HELP): Die selektive kontinuierliche LDL-Elimination durch Heparin-induzierte LDL-Präzipitation bei erniedrigtem pH-Wert des Plasmas ist das am besten untersuchte und technisch standardisierte LDL-Apherese-Verfahren. Das kontinuierlich entnommene, heparinisierte Blut wird zur Plasmatrennung über einen Plasmafilter geführt. Die Blutzellen werden dem Körper direkt zugeführt.

Das Plasma wird im Verhältnis 1:1 mit einem Heparin-Azetat-Puffer vermischt, wodurch der Plasma-pH-Wert auf 5,1 gesenkt wird und ein Gemisch aus LDL, Fibrinogen, Lp(a) und Heparin durch Vernetzung entsteht und präzipitiert.

Dieses Präzipitat wird durch einen geeigneten Filter und das überschüssige Heparin durch Absorption an DEAE-Zellulose vollständig aus der Plasmastrombahn eliminiert, bevor das so behandelte Plasma selbst durch Bikarbonatdialyse in einen physiologischen pH-Bereich gebracht und dem Patienten zurückgeführt wird. Der gesamte LDL-Apherese-Vorgang wird mit einem Kommunikationsmonitor gesteuert und überwacht.

13. Wiederverwendung von Dialysatoren

Dialysatoren können nach Wiederaufbereitung wiederverwendet werden. Bei einer Wiederverwendung von Dialysatoren müssen die Richtlinien des Bundesgesundheitsamtes berücksichtigt werden („Anforderungen der Hygiene an die Aufbereitung von Medizinprodukten", Bundesgesundheitsblatt 12:642 [1992]). Rechtliche Voraussetzungen für die Wiederverwendung sind die Kennzeichnung des Dialysators für den Einsatz an demselben Patienten und die Aufklärung des Patienten über die Wiederverwendung. Der Betreiber der Wiederaufbereitung haftet für alle Schäden, die durch die Wiederaufbereitung entstehen. Bei Auftreten unerwünschter Nebenwirkungen liegt die Beweislast beim Betreiber. Arbeitsorganisatorische Voraussetzungen für die Wiederverwendung von Dialysatoren sind geeignete Räumlichkeiten, speziell ausgebildetes Personal, ein validiertes Aufbereitungsverfahren, regelmäßige Qualitätskontrollen und eine lückenlose Dokumentation.

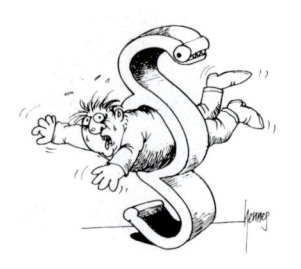

14. Qualifikation von Ärzten und Pflegepersonal

14.1. Ärzte (Entwurf des Dialysestandards der KBV): Der für die ambulante Praxisdialyse, die ambulante Institutsdialyse und Krankenhausdialyse verantwortliche Arzt muß die Weiterbildung als Arzt für Innere Medizin abgeschlossen haben. Darüber hinaus bedarf er der Berechtigung zur Führung der Teilgebietsbezeichnung „Nephrologie". Dies gilt auch für die Überwachung von Heimdialyse-Behandlungen und Behandlungen mit CAPD.

Um die kontinuierliche Versorgung der Dialysepatienten durch qualifizierte Ärzte sicherzustellen, ist in der Praxisdialyse die Zusammenarbeit von mindestens zwei Ärzten in Form einer Gemeinschaftspraxis oder Praxisgemeinschaft zu fordern, von denen der eine die Qualifikation zur Führung einer ambulanten Dialyseeinrichtung entsprechend dem vorangehenden Absatz besitzt, der zweite die Weiterbildung zum „Arzt für Innere Medizin" und eine sechsmonatige Tätigkeit als Arzt auf einer Dialysestation mit mindestens 3.000 Dialysen pro Jahr oder eine mindestens zweijährige stations- oder praxisbegleitende regelmäßige Tätigkeit in der Dialysebehandlung nachweisen kann. In gleicher Weise müssen Krankenhausärzte, die zur Erbringung ambulanter Hämodialyse-Leistungen zugelassen und zur Überwachung von LC- und Heimdialysen zugelassen oder beteiligt sind, einen entsprechend qualifizierten Vertreter nachweisen.

14.2. Qualifikation des Pflegepersonals: Grundsätzlich sollen verantwortliche Pflegepersonen examinierte Krankenschwestern oder Krankenpfleger sein. Die erworbenen Kenntnisse aus der allgemeinen Krankenpflege reichen jedoch allein nicht aus, um in einer gewissen Eigenverantwortlichkeit die Anwendung eines extrakorporalen Kreislaufs bei Patienten zu überwachen. Dieses eingesetzte Fachpersonal muß neben langjähriger Erfahrung in der Dialyse-Therapie im besonderen Maße in der Notfall-Behandlung ausgebildet sein.

14.3. Tätigkeitsbeschreibung: Die Tätigkeit des pflegerischen Personals einer Dialyseabteilung ist sehr vielseitig. Sie kann für den Einsatz in einer normalen (daher nicht mit Intensivdialyse befaßten) Abteilung in etwa folgendermaßen umschrieben werden: Abholen bzw. Empfang des Patienten; Hilfestellung beim Auskleiden - Vorbereiten des Gerätes einschließlich Desinfektion; Sicherheits- und Funktionskontrolle des Dialysegerätes; Vorbereitung des Dialysematerials; Bettaufbereitung; Kontrolle der Vitalfunktionen (Puls, Blutdruck, Temperatur usw.); Wiegen des Patienten; Anschließen des Patienten an die künstliche Niere; Blutentnahme; Gefäßpunktion; Kontrollen während der Dialysephase (Puls, Blutdruck, Gewicht, evtl. Temperatur, Blutgerinnung); Maßnahmen während der Dialysephase (Blutabnahmen, Infusionen, Injektionen, Neueinstellung des Gerätes, Umlagerung des Patienten bei Kreislaufreaktionen, Anfertigung eines EKG usw.); Beseitigung von Maschinenalarm; Hilfeleistungen nach Patientenruf; Eingreifen in Notfällen; Gespräch mit dem Patienten; Speisen- und Getränkeversorgung; Hilfestellung beim Essen; Teilnahme an der Arztvisite; Beendigung der Dialyse; Komprimieren der Punktionsstelle; Hilfestellung beim Ankleiden; Protokoll- und Kurvenführung; Entfernung des Schlauchsystems und Dialysators vom Gerät; Hygienische Maßnahmen und Reinigungsarbeiten; Müllentsorgung; Auffüllungsarbeiten; Organisatorische

Planung (Bestellung, Diensteinteilung, usw.); Dokumentation medizinischer Daten; Rezeptvorbereitung, Überweisungsformulare; Zeitliche Organisation der Dialyse; Mitorganisation der Transplantationsvorbereitung; Organisation der Urlaubsdialysen; Materialbestellung.

Die überwiegende Zahl dieser Tätigkeiten kann aus Gründen der fachlichen Kompetenz und aus forensischen Gründen nur von qualifiziertem Pflegepersonal durchgeführt werden. Bei einer Bedarfsberechnung für Pflegepersonen ist zu berücksichtigen, daß für bestimmte Arbeiten auch Hilfspersonal zusätzlich eingesetzt werden muß.

15. Personalbedarf

Das zeitliche Ausmaß der einzelnen Tätigkeiten wird sich je nach Dialyseart (Zentrumsdialyse oder Limited-Care-Dialyse) und je nach dem gesundheitlichen Zustand der Patienten unterschiedlich darstellen. **Zwei grundsätzliche Regeln müssen jedoch bei der Aufstellung eines jeden Pflegedienstplanes beachtet werden:**

- Während der Phase des Anschließens sowie der Beendigung kann eine Pflegekraft jeweils nur einen Patienten versorgen. Sie ist bedingt durch das technische Verfahren nicht in der Lage, sich von diesem Patienten abzuwenden, um einem anderen Kranken zu helfen.
- Während des gesamten Verlaufes der Dialyse muß eine Pflegekraft jederzeit zur Verfügung stehen, um bei Komplikationen unmittelbar Hilfe zu leisten. Diese Hilfe muß innerhalb von Sekunden erfolgen können; andere, gleichzeitig zu betreuende Patienten dürfen dadurch nicht gefährdet werden.

Aus diesen beiden Regeln ergibt sich beim Aufstellen eines Pflegedienstplanes für die Dialyse folgender Grundsatz: Jeweils eine Schwester muß sich während der Anschluß- und Abschließphase für eine bestimmte Zeit ausschließlich um einen Patienten kümmern. Sie ist während dieser Zeit nicht in der Lage, einen zweiten Patienten zu versorgen. Während dieser Zeit muß eine weitere Schwester jederzeit abrufbereit sein, um bei möglichen Zwischenfällen einzugreifen.

Ein weiterer Gesichtspunkt muß bedacht werden: In den meisten Regionen der Bundesrepublik Deutschland wird von Gewerbeaufsichtsämtern verfügt, daß eine Krankenschwester vom Bekanntwerden ihrer Schwangerschaft an wegen der erhöhten Infektionsgefährdung nicht mehr mit Pflegearbeiten in unmittelbarem Zusammenhang mit der Dialysebehandlung betraut werden darf. Es gelten hier folgende gesetzliche Vorschriften:

- § 4 Mutterschutzgesetz (Fassung der Bekanntmachung vom 18.04.1968, Bundesgesetzblatt 1, S. 315, zuletzt geändert am 30.06.1989, Bundesgesetzblatt 1, S. 1.297).
- § 26 f Gefahrenstoffverordnung (Neufassung der Verordnung über gefährliche Stoffe vom 15.06.1991, bekanntgegeben vom Bundesminister für Arbeit und Sozialordnung am 25.09.1991. Bundesgesetzblatt 1991, Teil 1, Nr. 55, Bonn, 02.10.1991).

Daß diese Vorschriften bei dem überwiegend jungen weiblichen Pflegepersonal zu einer weiteren Erhöhung des Personalbedarfs führen werden, ist unumgänglich. Eine Ausfallquote von 12 % durch Schwangerschaft wurde 1984 errechnet.

Aus organisatorischen Gründen ist es nicht möglich, in einer Dialysestation alle Patienten zum gleichen Zeitpunkt an das Dialysegerät an- bzw. abzuschließen: Es würde sich ein noch höherer Personalbedarf in diesen Zeiten ergeben. Ein zu geringer Bestand an Pflegepersonen hat jedoch die Folge, daß das Anschließen und Abschließen der Patienten zu stark gestaffelt wird und damit zu einer Verlängerung der täglichen Betriebszeit führt. Dies würde Überstunden ergeben, ein weiterer Personalbedarf würde entstehen.

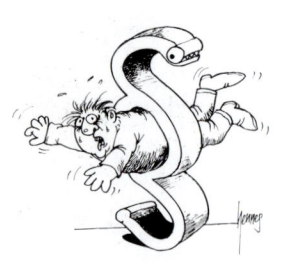

Die Fülle der eingangs aufgelisteten Tätigkeiten kann vom Pflegepersonal unter der Voraussetzung komplikationsfreier Dialysen zum Teil in der Zeit zwischen dem Anschließen und dem Abschließen der Patienten vom Gerät erledigt werden. Insbesondere bei der Behandlung von Problem-Patienten ergibt sich jedoch die Situation, daß die Mehrzahl der Pflegepersonen auch während des Dialysevorgangs am Patienten beschäftigt ist.

Im Einzelfall kann für sämtliche dargestellten Formen der Dialyse ein wesentlich höherer Personalbedarf notwendig sein. Dies tritt dann ein, wenn auch infektiöse Patienten behandelt werden. Bei Trägern von Hepatitis-B, -C, HIV-Virus sowie bei anderen Infektionskranken ist bezüglich der räumlichen Abtrennung nach dem jeweils geltenden Wissensstand zu verfahren. Dürfen Patienten nicht zusammen in gleichen räumlichen pflegerischen Einheiten mit anderen, nicht infizierten Dialysepatienten zusammen behandelt werden, so führt dies dazu, daß teilweise für zwei oder drei infektiöse Patienten eine besondere Dialyseschicht in getrennten Räumen eingerichtet werden muß, wobei das Pflegepersonal, das mit der Betreuung dieser Patienten befaßt ist, nicht gleichzeitig bei nicht-infizierten Patienten eingesetzt werden darf. Der Personalbedarf wird sich hierdurch wesentlich erhöhen.

Hinsichtlich des Personalbedarfs wird auf die Schlüsselzahlen der Deutschen Arbeitsgemeinschaft für Klinische Nephrologie in ihrer jeweils gültigen Form verwiesen.

16. Raumprogramm und Raumbedarf von Dialysestationen

Die Deutsche Arbeitsgemeinschaft für Klinische Nephrologie empfiehlt für Dialysestationen einen Flächenbedarf von 10-12 m² pro Dialyseplatz im Behandlungsraum und für Nebenräume das zweifache dieser Fläche. Auch in den Richtlinien für den Betrieb von Dialyse-Zentren im Erlaß des Ministers für Arbeit, Gesundheit und Soziales für Nordrhein-Westfalen wird ein Bedarf von mindestens 10 m² pro Dialyseplatz im Behandlungsraum festgelegt (Richtlinien für den Betrieb und die Errichtung von Dialyse-Zentren, Ministerialblatt für das Land Nordrhein-Westfalen, Nr. 67, 1981, S. 1455 ff.).

Bei diesen Angaben handelt es sich um Richtwerte. Insbesondere der Bedarf an Nebenräumen ist von mehreren Faktoren abhängig. Maßgeblich für die Relation von Nebenraumflächen zu den Behandlungsplätzen ist z.B. die Zahl der Behandlungsplätze. Bei steigender Anzahl von Behandlungsplätzen vermehrt sich nicht die Zahl der Nebenräume, sondern in einer bestimmten Relation nur deren Fläche. Es resultiert bei großen Stationen ein relativ geringer Bedarf an Nebenflächen.

Weder Kleinstationen, die in der Art von Heimdialyseplätzen eingerichtete Dialyseplätze betreiben, noch große Dialysestationen an Krankenanstalten, an denen strukturelle und technische Voraussetzungen einer Dialysestation mit Verfügbarkeit von Erschließungsflächen, Personalnebenräumen, Lagerflächen, elektrischer Versorgung einschließlich Notstromaggregat, hauseigener Versorgung mit Heizung und eigener Wäscherei vorhanden sind, können ein Maßstab für den Flächenbedarf sein. Bei der Beschreibung einer Modelleinheit ist davon auszugehen, daß flächenmäßig alle notwendigen Versorgungseinrichtungen berücksichtigt werden, auch wenn sie im Einzelfall in einem Krankenhaus oder in einer Praxis zur anteiligen Nutzung zur Verfügung stehen. Für Nebenfunktionsbereiche bestehen folgende Empfehlungen bzw. Vorschriften: **Lager**: Mindestens 5 m² pro Behandlungsplatz; **Umkleideräume** für Patienten nach Geschlechtern getrennt; **Toiletten** für Patienten nach Geschlechtern getrennt; **Umkleiden** für Personal nach Geschlechtern getrennt; **Personaltoiletten** nach Geschlechtern getrennt; **Mehrzweckraum** (für kleinere Eingriffe) bzw. Untersuchungszimmer.

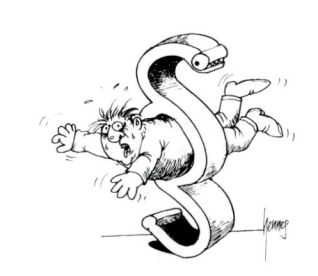

In diesem Raum sollte die Möglichkeit bestehen, ein Dialysegerät anzuschließen, um dort bei Auftreten eines besonderen Risikos eine Dialyse durchführen zu können. Außerdem können in diesem Raum auch Patienten bei Verdacht auf eine Infektion bis zu deren Sicherung oder Ausschluß isoliert behandelt werden.

In den Richtlinien für die Errichtung und den Betrieb von Dialysezentren wird ein **Dialysezentrum in folgende Funktionsbereiche gegliedert**: Erschließungsräume, Warteraum, Garderoben, WC, gegebenenfalls Verwaltungsräume und Anmeldung. **Betriebsräume**: Arztzimmer, Untersuchungs- und Blutentnahmeraum, Patientenumkleideraum bzw. Patientenschleuse, Personalschleuse, Dialyseräume, Schwesternaufsicht, Naßarbeitsraum, Serviceplatz. **Nebenfunktionsräume**: Wasseraufbereitung, Versorgung, Entsorgung, Lager, gegebenenfalls Technikerraum. **Sonstige Neben- und Personalräume**: Personalumkleide, Dusche, WC, Personalaufenthalt, Teeküche.

Ähnlich sind die Anforderungen an den Raum- und Funktionsbedarf einer Dialyse-Station in den Richtlinien für die Erkennung, Verhütung und Bekämpfung von Krankenhausinfektionen (Bundesgesundheitsblatt 23/1979, Nr. 24, Seite 448 ff.) niedergelegt. Es wird hier folgender **Mindestbedarf für Stationen, die keine Infektionspatienten** zusätzlich behandeln, gefordert: Behandlungszimmer ohne Vorraum; Raum für kleinere Eingriffe; Raum für die Vorbereitung der Dialysesysteme; reine Arbeitsräume einschließlich Vorratshaltung; unreiner Arbeitsraum; Fäkalienspülraum; unreiner Abstellraum; Personaldienstraum; Laborplatz; Arztdienstzimmer; Personalaufenthaltsraum; Teeküche; Umkleideraum für ambulante Patienten; Patiententoiletten.

Eine beliebige Vermehrung der Behandlungsplätze bei gleichbleibenden Funktionsflächen ist jedoch nicht möglich, da bei weiterer Zunahme der Behandlungsplätze zwar nicht die Zahl, aber der Flächenbedarf der einzelnen Funktionsbereiche zunimmt. Außerdem gehen die hier vorgestellten Berechnungsbeispiele von der günstigsten Voraussetzung einer für die Bedürfnisse einer Dialysestation speziell erstellten Planung aus. Bei Unterbringung von Dialysestationen in vorhandenen Räumen kann durch nicht veränderbare und ungünstige bauliche Vorgaben ein wesentlich größerer Flächenbedarf entstehen.

Unberücksichtigt ist in den vorliegenden Flächenangaben eine zusätzliche Behandlungseinheit für infektiöse Patienten. **Im Falle einer gleichzeitigen Behandlung von infektiösen Patienten (Hepatitis B, Hepatitis C, HIV) müssen aus hygienischen Gründen neben dem Behandlungsraum folgende Funktionsbereiche gesondert vorgehalten werden** (Verordnung über Arbeitsstätten 1975): Eigene Patiententoiletten, Raum für kleinere Eingriffe, unreiner Arbeitsraum, Umkleide für Patienten, Schleuse.

Weiter kann neben dem dargestellten Flächenbedarf der Dialysestationen für Behandlungs- und Funktionsflächen durch behördlich vorgegebene Auflagen (z.B. Parkflächen oder zweiter Ausgang als Fluchtweg) noch zuätzlicher Flächenbedarf entstehen. Auch wenn die im Bundesgesundheitsblatt veröffentlichten Richtlinien für die Einrichtung einer Dialysestation (Anforderungen für Hygiene und an die funktionelle bauliche Gestaltung von Dialyseeinheiten, Bundesgesundheitsblatt 22/ 1979, 24, Seite 448 ff.) **nicht die Norm einer gesetzlichen Vorschrift** erfüllen, ist davon auszugehen, daß die Genehmigung für die Betreibung einer Dialysestation durch das örtliche Gesundheitsamt von der Einhaltung dieser Richtlinien abhängig gemacht wird.

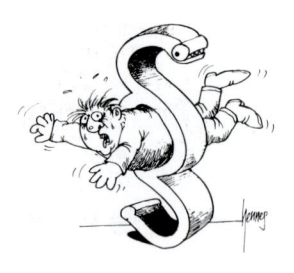

Ähnliches gilt auch für Erlasse von Länderministerien, die im betreffenden Gebiet berücksichtigt werden müssen. Diese behördlichen Vorschriften stimmen weitgehend mit den aus langjähriger Erfahrung gewonnenen Vorstellungen und Empfehlungen der Deutschen Arbeitsgemeinschaft für Klinische Nephrologie überein. Bezüglich der Einrichtung von Personalaufenthaltsräumen, Umkleideräumen sowie Toiletten wird auf die Verordnung über Arbeitsstätten aus dem Jahre 1975 (§ 29.1, § 34.1 und § 37.1) verwiesen.

Ausstattung von Dialyseräumen

In den Dialyseräumen ist dafür Sorge zu tragen, daß die **Fußböden aus einem wasserdichten Belag bündig und dicht an die Wände angeschlossen** sind. Werden Risikopatienten bzw. Patienten mit akutem Nierenversagen behandelt, so sollten die Fußböden zusätzlich elektrisch leitfähig sein.

In diesen Dialyseräumen muß aus sicherheitstechnischen und hygienischen Aspekten eine Ausstattung vorhanden sein, die den Standard der Intensivbehandlungseinheiten nicht unterschreitet. Die sanitären Versorgungsleitungen, die Abwasserleitungen und die elektrische Versorgung des Dialyseplatzes sollten in **verdeckten Montagegruppen** durchgeführt werden. Dadurch wird eine Beeinträchtigung dieser Leitungen bei der notwendigen Desinfektion vermieden. Elektrische Leitungen können am einzelnen Dialysegerät mit einem Sicherheitsschalter abgesichert werden.

17. Abfallentsorgung im Dialysebereich

Abfälle im Sinne des Abfallgesetzes vom September 1990 sind bewegliche Sachen, deren sich der Besitzer entledigen will oder deren geordnete Entsorgung zur Wahrung des Wohles der Allgemeinheit geboten ist.

Die **Abfallverwertung hat Vorrang** vor der sonstigen Entsorgung, wenn sie technisch möglich ist, die hierbei entstehenden Mehrkosten im Vergleich zu anderen Verfahren der Entsorgung nicht unzumutbar sind und für die gewonnenen Stoffe oder Energien ein Markt vorhanden ist oder insbesondere durch Beauftragung geschaffen werden kann.

Nach den Richtlinien der Länderarbeitsgemeinschaft für Abfall lassen sich alle **Abfälle** in privaten und öffentlichen Einrichtungen des Gesundheitsdienstes je nach Art, Beschaffenheit, Zusammensetzung und Menge folgendermaßen **zuordnen**:

A. Abfälle, an deren Entsorgung aus infektionspräventiver und umwelthygienischer Sicht keine besonderen Anforderungen zu stellen sind (Hausmüll, desinfizierte Abfälle der Gruppe C, Küchen- und Kantinenabfall etc).

B. Abfälle, an deren Entsorgung aus infektionspräventiver Sicht innerhalb der Einrichtung des Gesundheitsdienstes besondere Anforderungen zu stellen sind (mit Blut, Sekreten oder Exkreten behaftete Abfälle, wie Wundverbände, Einwegwäsche, Stuhlwindeln etc).

C. Abfälle, an deren Entsorgung aus infektionspräventiver Sicht innerhalb und außerhalb der Einrichtung des Gesundheitsdienstes besondere Anforderungen nach § 10a des Bundesseuchengesetzes zu stellen sind (Abfälle, die mit Erregern meldepflichtiger, übertragbarer Krankheiten behaftet sind etc). Abfälle dieser Art können z.B. in Infektionsstationen sowie Dialysestationen und Dialysezentren mit „gelber" Dialyse anfallen.

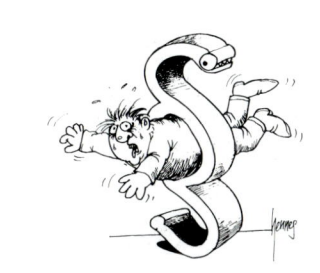

D. Abfälle, an deren Entsorgung aus umwelthygienischer Sicht innerhalb und außerhalb der Einrichtung des Gesundheitsdienstes besondere Anforderungen zu stellen sind (Glas- und Keramikabfälle, Laborabfälle, gebrauchte Filter etc).

E. Medizinische Abfälle, an deren Entsorgung nur aus ethischer Sicht besondere Anforderungen zu stellen sind (Körperteile, Organabfälle etc).

Im Grundsatz sind mit Blut, Erbrochenem, Exkreten oder Dialysat kontaminierte Abfälle aus „gelben" Dialysestationen sowie vom Patienten mit Hepatitis C den Abfällen der Kategorie C zuzuordnen.

§ 10a des Bundesseuchengesetzes setzt aber voraus, daß die Gegenstände, die mit Erregern meldepflichtiger übertragbarer Krankheiten behaftet sind, geeignet sind, die Krankheit weiter zu verbreiten. Nach Auffassung des Bundesgesundheitsamtes ist eine Weiterverbreitung der Krankheit nicht zu befürchten, wenn das Dialysesystem zum Zeitpunkt der Entsorgung nur noch ca. 0,2 ml Restblut im System enthält, das System auslaufsicher verschlossen und in reißfesten und flüssigkeitsdichten Säcken entsorgt wird. Unter den angeführten Bedingungen können nach Ansicht des Bundesgesundheitsamtes auch kontaminierte Materialien von Dialysepatienten mit übertragbaren Viruserkrankungen mit dem Müll der Kategorie B entsorgt werden.

18. Besonderheiten des Dialysestandards im Kindes- und Jugendalter

Grundsätzliche Vorbemerkungen: Die Frequenz der terminalen Niereninsuffizienz ist im Kindes- und Jugendalter wesentlich geringer als im Erwachsenenalter. Derzeit kommt auf 100 Dialysepatienten im Erwachsenenalter nur 1 Patient im Kindes- oder Jugendalter. Aufgrund der wesentlich geringeren Patientenzahl, des Lebensalters und der Besonderheiten der Entwicklung (2 Drittel leiden an angeborenen Nierenerkrankungen und über 50 % sind entwicklungsretardiert) von Kindern und Jugendlichen ergeben sich bedeutsame Unterschiede für den Dialysestandard im Vergleich zu Zentren für Erwachsene: **Ein Dialysezentrum für Kinder und Jugendliche muß**

1. über alle technischen Besonderheiten der akuten und chronischen Blutreinigung bei Säuglingen, Kleinkindern, älteren Kindern und Jugendlichen verfügen,

2. die psychomotorische Entwicklung von Säuglingen und Kleinkindern fördern, die Durchführung und den Abschluß einer Schulausbildung bei Schulkindern, sowie die Berufsfindung und Berufsausbildung von Jugendlichen unterstützen,

3. eine möglichst frühe, langzeiterfolgversprechende Nierentransplantation als wesentliches Behandlungsziel bei der Betreuung von Kindern und Jugendlichen mit terminaler Niereninsuffizienz anstreben.

Wegen der geringen Patientenzahlen und der relativ höheren Frequenz der Nierentransplantation im Kindes- und Jugendalter ist im Gegensatz zu Erwachsenenzentren eine überregionale Planung unbedingt erforderlich.

Patienten

In einem pädiatrischen Dialysezentrum sollten behandelt werden:

- Kinder und Jugendliche mit akuter und terminaler Niereninsuffizienz sowie terminal niereninsuffiziente Patienten mit nicht abgeschlossener Pubertätsentwicklung;
- chronisch niereninsuffiziente Kinder, die noch nicht in der konservativen Betreuung eines Kinderdialysezentrums stehen. Sie sollten spätestens ab Erreichen einer glomerulären Filtrationsrate von 20 ml/min/1,73 m² von den pädiatrischen Dialysezentren mitbetreut werden, damit die individuellen Behandlungsmodalitäten der Nierenersatztherapie adäquat vorbereitet werden können.

Behandlungsmodalitäten

In einem Dialysezentrum für Kinder und Jugendliche sollten sämtliche heute verfügbaren Methoden der Blutreinigung zur Behandlung des akuten und chronischen Nierenversagens zur Verfügung stehen (Hämodialyse, intermittierende und kontinuierliche Hämofiltration, Hämodiafiltration, Plasmapherese, CAPD, CCPD). Es sollte außerdem an dem gleichen Zentrum eine Nierentransplantation durchzuführen sein. Voraussetzungen sind weiter eine verfügbare Intensiveinheit, ein 24-Stunden-Bereitschaftsdienst mit speziell ausgebildeten Ärzten und Schwestern sowie die feste Einrichtung eines psychosozialen Rehabilitationsdienstes für alle Altersgruppen.

Personal

Hinsichtlich des Personalbedarfs wird auf die Schlüsselzahlen der Arbeitsgemeinschaft für Pädiatrische Nephrologie in ihrer jeweils gültigen Form verwiesen.

Ausstattung

Ein Dialysezentrum für Kinder und Jugendliche sollte aus wirtschaflichen und leistungsbezogenen Gründen (Intensiveinheit, psychosozialer Dienst, Nierentransplantation) stets in eine große Kinderklinik der Maximalversorgung (in der Regel Universitätsklinik) integriert sein. Es sollte mindestens umfassen:

- 3 extrakorporale Behandlungsplätze für terminal niereninsuffiziente, in der Regel teilstationär behandelte Kinder,
- 1 extrakorporalen Behandlungsplatz für ein akut niereninsuffizientes, stationär behandeltes Kind
- 1 extrakorporalen Behandlungsplatz für ein infektiös niereninsuffizientes, (teilstationär bzw. stationär behandeltes) Kind
- 2 CAPD-Trainingsplätze
- stationäre Behandlungsmöglichkeiten inklusive Intensiveinheit für kindernephrologische Problemfälle jeden Alters, inkl. frisch transplantierter Kinder.

Raumbedarf

Der Raumbedarf in einem Kinderdialysezentrum unterliegt individuellen Besonderheiten, die bedingen, daß dieser pro Behandlungsplatz höher liegt als in einem Erwachsenen-Zentrum. Es sollte gewährleistet sein, daß in einem Dialyseraum 1-2

Begleitpersonen pro Patient Platz finden können. Für ein infektiös niereninsuffizientes Kind muß ein separater Raum zur Verfügung stehen. Für die CAPD-Patienten sollten 2 Behandlungsräume (Trainingsplatz/Auffangplatz für Akutprobleme) verfügbar sein und für die Behandlung von präterminal niereninsuffizienten sowie nierentransplantierten Patienten mindestens 2 Ambulanzräume.

Anzahl und Größe der Nebenräume müssen so bemessen sein, daß neben den Minimalforderungen (Lager, Personal, Aufenthalt, Personaleinheit, Personal- sowie Patientenumkleidebereich, Toiletten) den Besonderheiten der Kinderdialyse Rechnung getragen wird. Hierzu zählen: Elternaufenthaltsraum, Besprechungsraum für Sozialarbeiter, Psychologen, Erzieher, Lehrer und Diätassistentin. Außerdem muß die Stationsküche so geräumig sein, daß die Eltern in der Lage sind, ihre Kinder mit Essen zu versorgen. Weiterhin sollte die Küche die Möglichkeit bieten, einen praktisch-diätetischen Unterricht durch die Diätassitentin zu gewährleisten.

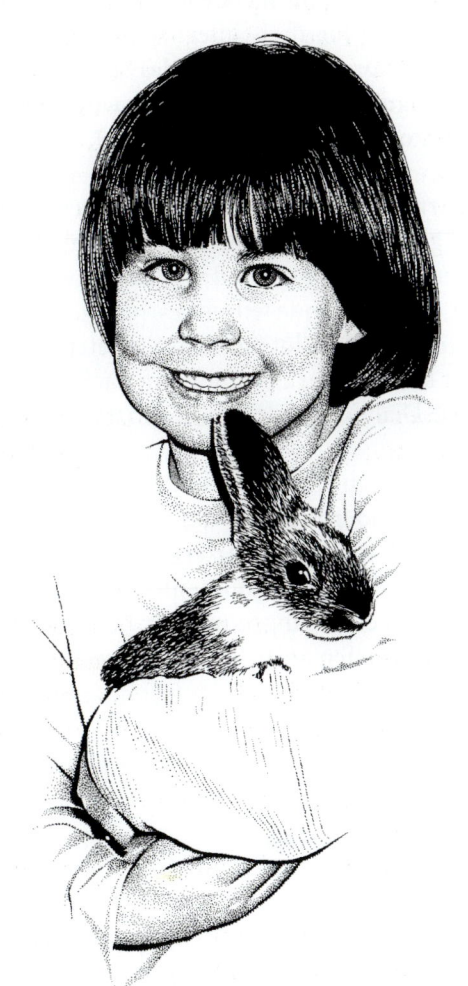

Kinder an der Dialyse …
(Darüber sollte mancher
erwachsene Dialysepatient
einmal nachdenken).

11. Gefäßzugänge für die Hämodialyse

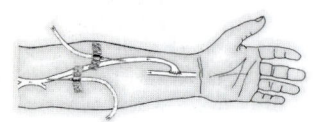

Allgemeines

Voraussetzung für die Durchführung von Blutreinigungsverfahren ist ein Gefäßzugang. Die Gefäßzugänge können dabei temporär (vorübergehend) sein (z.B. Jugularis interna-, Subclavia- oder Femoralvenenkatheter), oder es wird operativ ein permanenter (dauerhafter) Gefäßzugang für die Hämodialyse geschaffen.

Hinsichtlich der Gefäßzugänge für die akute Hämodialyse wird auf die Grafiken verwiesen. Welcher temporäre Gefäßzugang letztlich gewählt wird, ist situationsabhängig. Beim bettlägerigen Patient, bei dem nur eine (oder einige wenige) Dialyse(n) durchgeführt werden sollen wird man möglicherweise den Femoralvenenzugang bevorzugen, bei längerer Dauer den Subclavia- oder Jugularis-interna-Katheter (z.B. beim ANV). Wegen höherer Komplikationsrate des Subclavia-Katheters im Vergleich zum **Jugularis-interna-Katheter** wird letztere Variante **heute klar bevorzugt** (Übersicht bei Konner).

Zentrale Katheter sollten dann ausschließlich für die Hämodialyse genutzt werden und auch ausschließlich vom nephrologischen Team gepflegt und verbunden werden. (Man kennt das ja: Die wohlmeinende teilzeitbeschäftigte Nachtschwester will Gutes tun, nimmt Blut aus dem Katheter ab, spült nachher nicht, setzt keine Heparinplombe, am nächsten Tag kommt der Patient in die Dialyse und der Katheter ist „zu" …)

Eine Bedingung für die erfolgreiche Dialysedurchführung ist ein **ausreichender Blutfluß von wenigstens 200 ml/min**. Dies ist zu erreichen, indem eine Arterie mit einer Vene verbunden wird. Es soll in diesem Zusammenhang nur auf die wichtigsten Möglichkeiten eingegangen werden, beispielsweise wird der heute nur noch selten anzutreffende Scribner-Shunt hier nicht besprochen.

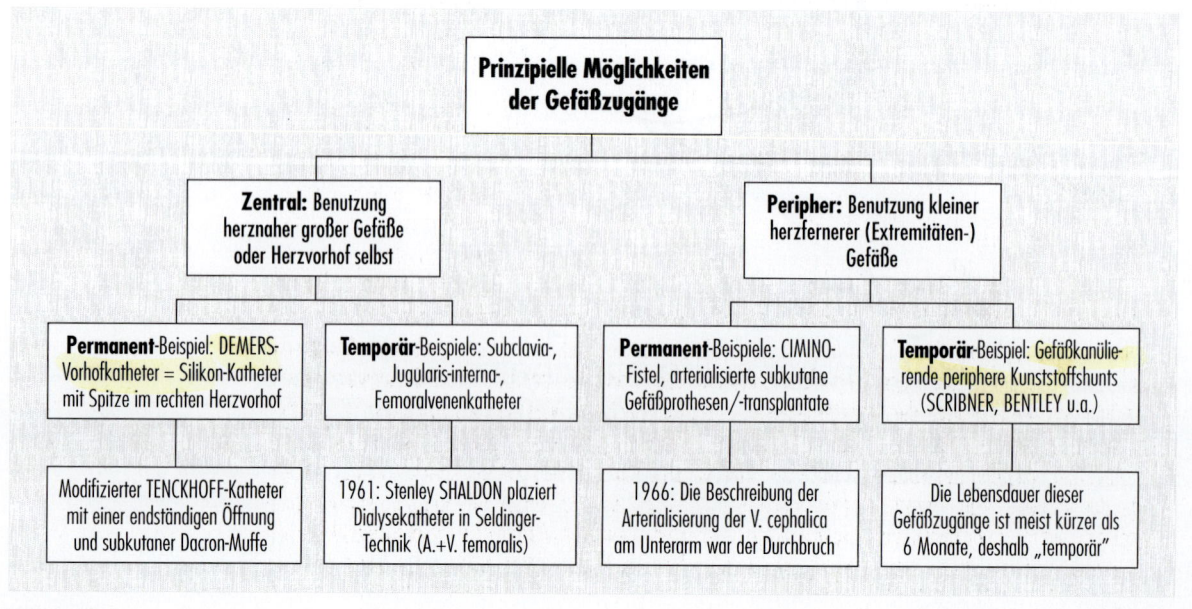

Prinzipielle Möglichkeiten der Gefäßzugänge

Zentral: Benutzung herznaher großer Gefäße oder Herzvorhof selbst		Peripher: Benutzung kleiner herzfernerer (Extremitäten-) Gefäße	
Permanent-Beispiel: DEMERS-Vorhofkatheter = Silikon-Katheter mit Spitze im rechten Herzvorhof	**Temporär**-Beispiele: Subclavia-, Jugularis-interna-, Femoralvenenkatheter	**Permanent**-Beispiele: CIMINO-Fistel, arterialisierte subkutane Gefäßprothesen/-transplantate	**Temporär**-Beispiel: Gefäßkanülierende periphere Kunststoffshunts (SCRIBNER, BENTLEY u.a.)
Modifizierter TENCKHOFF-Katheter mit einer endständigen Öffnung und subkutaner Dacron-Muffe	1961: Stenley SHALDON plaziert Dialysekatheter in Seldinger-Technik (A.+V. femoralis)	1966: Die Beschreibung der Arterialisierung der V. cephalica am Unterarm war der Durchbruch	Die Lebensdauer dieser Gefäßzugänge ist meist kürzer als 6 Monate, deshalb „temporär"

Jugularis-interna-Punktion

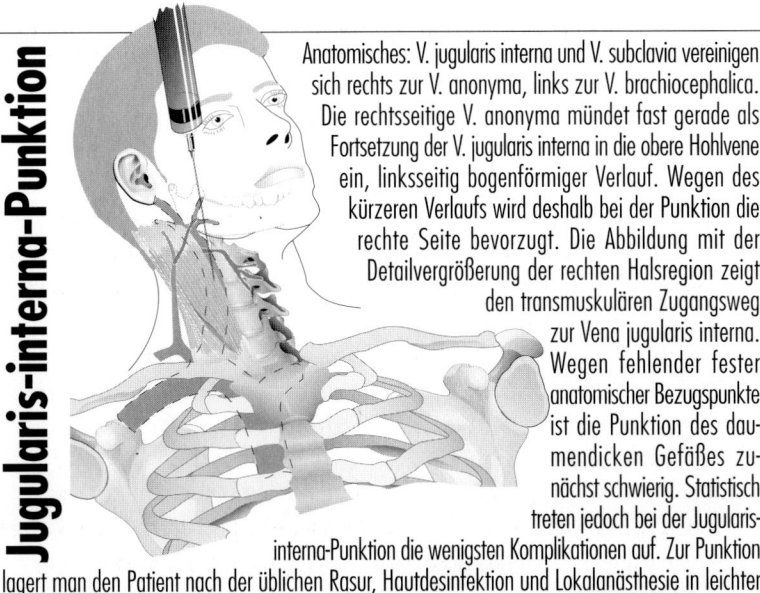

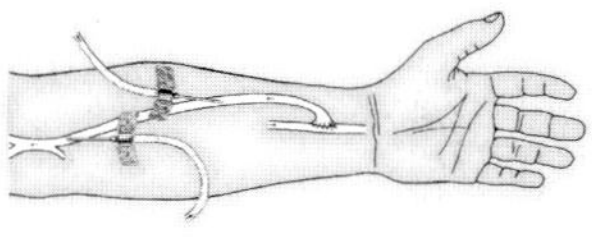

Anatomisches: V. jugularis interna und V. subclavia vereinigen sich rechts zur V. anonyma, links zur V. brachiocephalica. Die rechtsseitige V. anonyma mündet fast gerade als Fortsetzung der V. jugularis interna in die obere Hohlvene ein, linksseitig bogenförmiger Verlauf. Wegen des kürzeren Verlaufs wird deshalb bei der Punktion die rechte Seite bevorzugt. Die Abbildung mit der Detailvergrößerung der rechten Halsregion zeigt den transmuskulären Zugangsweg zur Vena jugularis interna. Wegen fehlender fester anatomischer Bezugpunkte ist die Punktion des daumendicken Gefäßes zunächst schwierig. Statistisch treten jedoch bei der Jugularis-interna-Punktion die wenigsten Komplikationen auf. Zur Punktion lagert man den Patient nach der üblichen Rasur, Hautdesinfektion und Lokalanästhesie in leichter Kopftieflage, leichter Überstreckung des Kopfes nach hinten (Polster zwischen die Schulterblätter) und leichter Drehung des Kopfes zur Gegenseite. Markierungspunkt für das Eingehen ist der Kreuzungswinkel zwischen Vena jugularis externa (bei Kopftieflage und leichter Überwässerung der Patienten und/oder Herzinsuffizienz ist das Gefäß meist gut direkt unter der Haut seitlich am Hals zu sehen) und dem M. sternocleidomastoideus. Punktiert wird in einem Winkel von etwa 35° zur Hautoberfläche in Richtung auf das mediale Ende des Schlüsselbeins (bzw. das Sternoklavikulargelenk). Steht man zur Punktion am Kopfende des Patienten kann man sich gut mit einer virtuellen Linie zwischen dem Vorderrand bzw. der Spitze des Ohres und dem Sternoklavikulargelenk behelfen. Nach Überwindung eines Widerstandes (Haut, Platysma, Muskelfascie, Muskel) wird beim Erwachsenen in etwa 4 cm Tiefe die V. jugularis interna erreicht, erkennbar an der mühelosen Aspiration dunkelroten Blutes. Vorschub des Katheters rechts etwa 15 cm, links etwa 20 cm. Weiters Vorgehen siehe Beschreibung der SELDINGER-Technik in der Grafik „Subclaviapunktion". **Die Jugularis-interna-Punktion ist heute des bevorzugte Verfahren.**

Subclaviapunktion

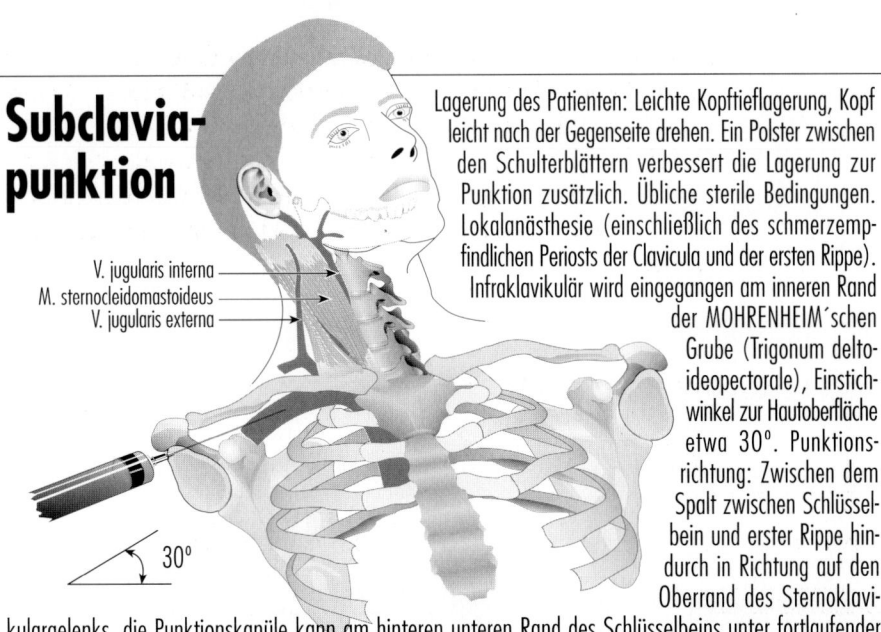

Lagerung des Patienten: Leichte Kopftieflagerung, Kopf leicht nach der Gegenseite drehen. Ein Polster zwischen den Schulterblättern verbessert die Lagerung zur Punktion zusätzlich. Übliche sterile Bedingungen. Lokalanästhesie (einschließlich des schmerzempfindlichen Periosts der Clavicula und der ersten Rippe). Infraklavikulär wird eingegangen am inneren Rand der MOHRENHEIM'schen Grube (Trigonum deltoideopectorale), Einstichwinkel zur Hautoberfläche etwa 30°. Punktionsrichtung: Zwischen dem Spalt zwischen Schlüsselbein und erster Rippe hindurch in Richtung auf den Oberrand des Sternoklavikulargelenks, die Punktionskanüle kann am hinteren unteren Rand des Schlüsselbeins unter fortlaufender Aspiration entlang gleiten. Nach 2 bis 6 cm wird die V. subclavia erreicht, erkennbar an der mühelosen Aspiration dunkelroten Blutes. Über die liegende Kanüle wird nun der Führungsdraht eingebracht, dann die Kanüle entfernt und über den Führungsdraht der Katheter plaziert (SELDINGER-Technik). Vorschub des Katheters: 12 bis 20 cm (beim Eingehen von links beachten, daß die linke V. subclavia gut doppelt so lang ist wie die rechte!). Verband und Fixierung des Katheters. Noch am Krankenbett kann man sich von der korrekten intravasalen Lage des Katheters durch Beurteilung der Tropfgeschwindigkeit einer laufenden Infusion bei tiefer In- und Exspiration des Patienten überzeugen. Die endgültige Lagekontrolle des Subclaviakatheters erfolgt röntgenologisch: Die Katheterspitze soll vor dem Eingang des rechten Vorhofs liegen (etwa Höhe dritte Vorderrippe).

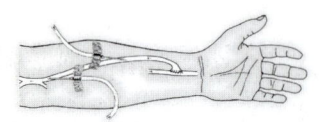

Was ist ein Shunt? In unserem Zusammenhang eine **Verbindung zwischen Arterie und Vene**, auch als Kurzschluß (engl. „shunt") oder arterio-venöse Fistel bezeichnet (AV-Fistel) bezeichnet.

Im Dialyse-Jargon ist es üblich, den venösen Schenkel der arterio-venösen Fistel als „Shunt" zu bezeichnen, die Punktion dieses Gefäßes ist die „Shuntpunktion", wenngleich das streng genommen natürlich nicht korrekt ist.

Bei der Erstanlage eines Shunts wird oft die nicht dominierende obere Extremität genutzt, also beim Rechtshänder der linke Arm und umgekehrt.

Die Operation kann normalerweise ambulant in Lokalanästhesie erfolgen. Die Originalmethode der Operation wurde von CIMINO und BRESCIA beschrieben und bestand in einer Seit-zu-Seit-Anastomose zwischen Arterie und Vene.

Oft wird heute vom Shunt auch als Cimino-Shunt oder Cimino-Fistel gesprochen, wenngleich das heute überwiegend angewandte **Operationsverfahren** die End-(Vene) zu-Seit-(Arterie) Anastomose ist (Arteria radialis, Vena cephalica).

Femoralvenenpunktion und Anatomie der Leistenregion

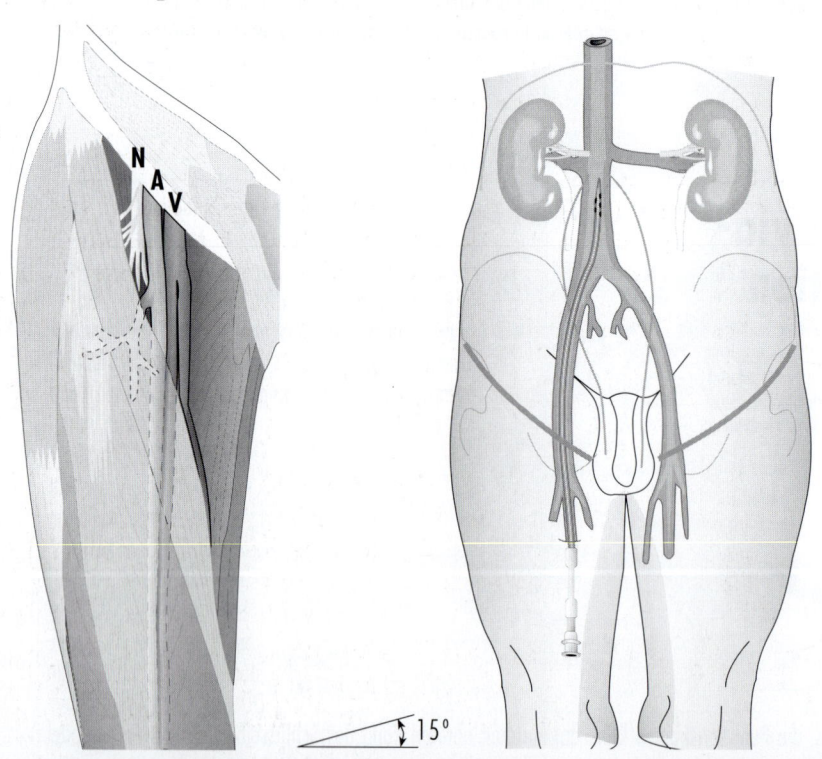

Ein Verweilkatheter in der Femoralvene birgt ein hohes Thrombophlebitis- und Infektionsrisiko. Auch ist die Gefahr der Abknickung des Katheters schon bei geringer Anbeugung des Beins sehr groß. Dennoch eignet sich die Femoralvene sehr gut zur Einbringung eines großlumigen Katheters in SELDINGER-Technik zur (einmaligen) Notfalldialyse. Bei Entfernung des Katheters nach der Dialysebehandlung sind die oben bezeichneten Risiken gering. Eine röntgenologische Lagekontrolle des Katheters ist nicht zwingend. Nach Rasur und ausgiebiger Desinfektion der Region orientiert man sich beim Eingehen an der (auch beim dicksten Patienten) meist (AVK!) gut tastbaren Femoralarterie. Die Femoralvene wird etwa 1 bis 1,5 cm medial relativ oberflächennah in Punktionsrichtung auf den Leistenkanal aufgefunden. Man geht in einem Winkel von etwa 15° zur Hautoberfläche ein und erreicht die Vene in geringer Tiefe. Lateral der Arterie liegt der Nerv.

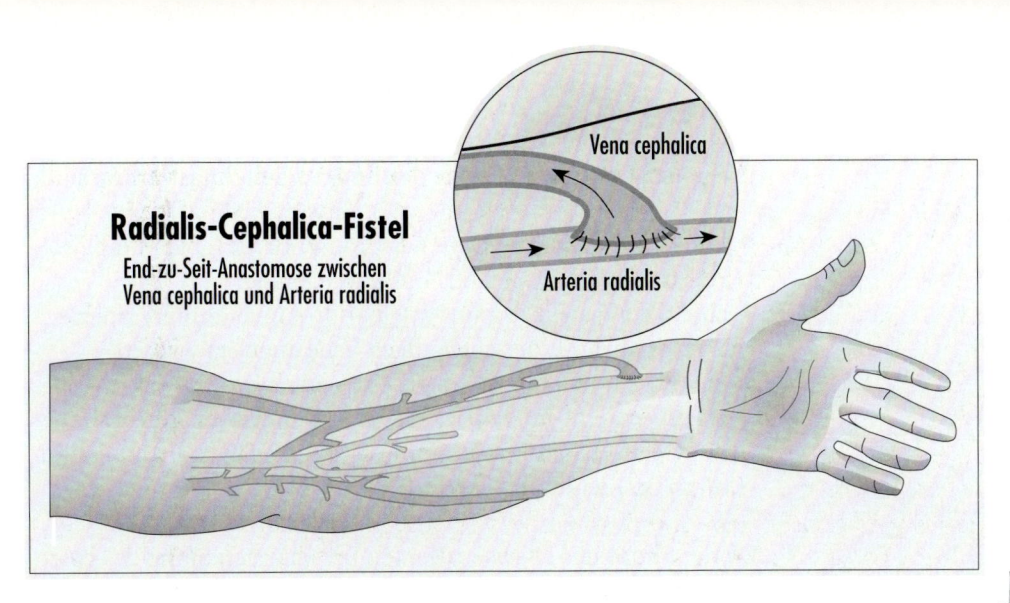

Radialis-Cephalica-Fistel
End-zu-Seit-Anastomose zwischen Vena cephalica und Arteria radialis

Vena cephalica
Arteria radialis

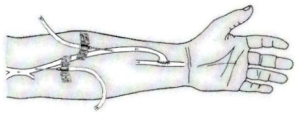

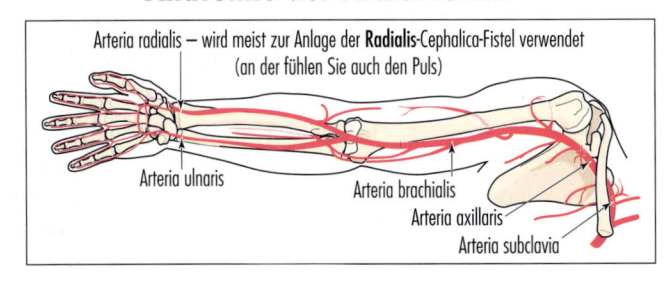

Kleine Shuntchirurgie

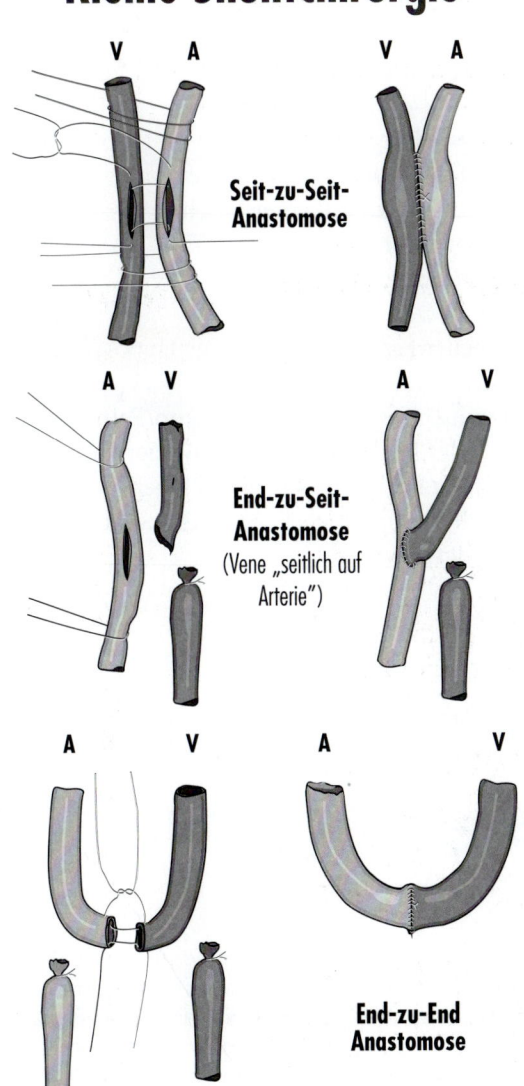

Seit-zu-Seit-Anastomose

End-zu-Seit-Anastomose
(Vene „seitlich auf Arterie")

End-zu-End Anastomose

Shuntchirurgie ist hohe Kunst der Gefäßchirurgie, nicht einfaches Zusammennähen zweier Gefäße. Es lohnt sich, hier mit erfahrenen Zentren und hoher Operationsfrequenz zusammenzuarbeiten. Prüfstein Shuntverschluß: Der perfekte Operateur wird sich hier nicht auf die Thrombektomie beschränken, sondern in der gleichen Sitzung die Ursache der Shuntthrombose mit beseitigen!

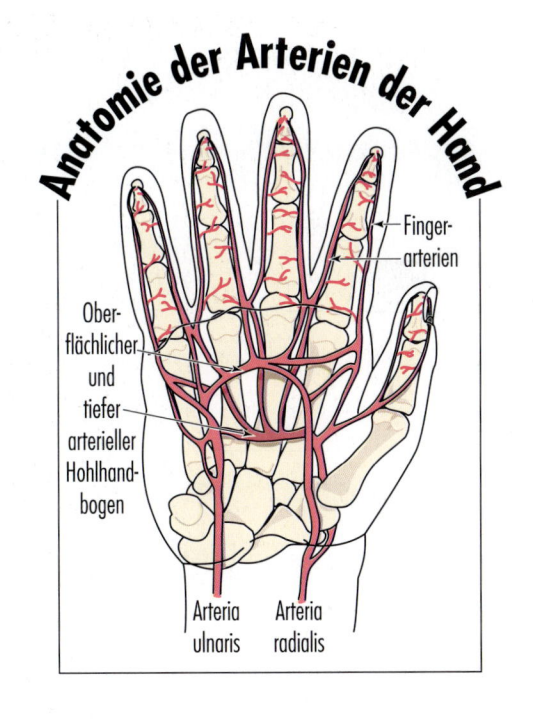

Anatomie der Armarterien

Arteria radialis – wird meist zur Anlage der **Radialis**-Cephalica-Fistel verwendet (an der fühlen Sie auch den Puls)
Arteria ulnaris
Arteria brachialis
Arteria axillaris
Arteria subclavia

Anatomie der Arterien der Hand

Fingerarterien
Oberflächlicher und tiefer arterieller Hohlhandbogen
Arteria ulnaris
Arteria radialis

Anatomie der Armvenen

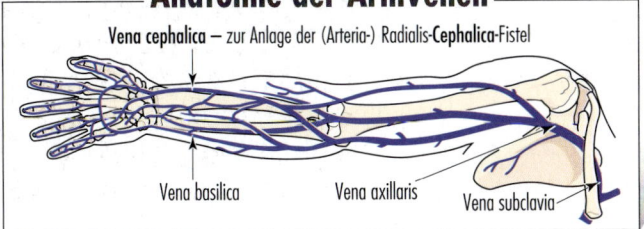

Vena cephalica – zur Anlage der (Arteria-) Radialis-**Cephalica**-Fistel
Vena basilica
Vena axillaris
Vena subclavia

Die entscheidenden Vorteile der End-zu-Seit-Anastomose sind:

- Bei Thrombosierung im Anastomosenbereich bleibt die Arterie zur Peripherie (Hand) hin durchgängig;
- eine neue Fistel kann unmittelbar proximal (zum Körperstamm hin) mit der ehemaligen Vene angelegt werden;
- die ulnare Armarterie des gleichen Arms ist für weitere Shuntversuche in gleicher Weise zu gebrauchen. Bei besonderen Gefäßverhältnissen kommen Kunstgefäße zur Implantation in Betracht (z.B. Gore Tex®).

Da der Shunt des Dialysepatienten im wahrsten Sinne des Wortes seine „Lebensader" darstellt, bedarf die Beobachtung, Pflege, Punktion höchster Aufmerksamkeit.

Dies beginnt bereits unmittelbar nach der Shuntanlage. Nach Anlage oder Revision eines Shunts ist auf die nachstehenden Dinge besonders zu achten:

- Keine komprimierenden Verbände
- Überwiegend Hochlagerung der Extremität
- Weitgehende Ruhigstellung der Extremität
- Gut schließender Deckverband
- Evtl. Antibiotikaschutz während einer Woche
- Evtl. Antikoagulation oder Thrombozytenaggregationshemmer
- Analgetika bei Schmerzen
- Vermeidung arterieller Hypotension infolge Hypovolämie (Vasokonstriktion)
- Kontrolle der Durchgängigkeit mit Stethoskop/Palpation
- Erster Stauversuch der Fistel nach frühestens vier Tagen
- Entfernung der Fäden nach zehn bis zwölf Tagen
- Erste Punktion der Fistel möglichst erst nach zwei bis vier Wochen (je später desto besser)

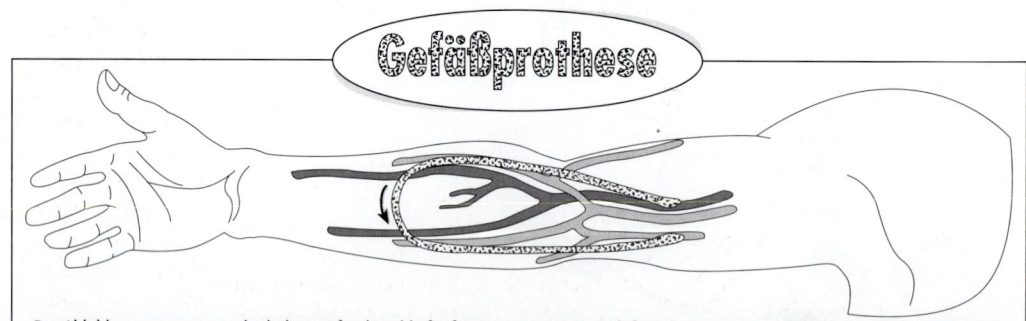

Gefäßprothese

Die Abbildung zeigt eine gelenkübergreifende schleifenförmige („Loop") Gefäßprothese wie sie beispielsweise zwischen Arteria brachialis und Vena basilica angelegt werden kann. Gefäßprothesen werden als Gefäßzugang zur Hämodialyse erforderlich, wenn die Gefäßverhältnisse des Patienten die Anlage einer CIMINO-BRESCIA-Fistel nicht zulassen (schwere Arteriosklerose im Bereich der distalen A. radialis/ulnaris, Fehlen anastomosierungsfähiger subkutaner Venen). Als Gefäßprothesen für Zwecke der Hämodialyse benutzt man heute fast ausschließlich alloplastische Transplantate aus aufgeschäumtem Teflon (E-PTFE, GoreTex®), die einen Durchmesser von 5-6 mm haben. Neben der gezeigten Variante kommt auch die Anlage am Oberarm, am Unterarm, axillär sowie am Oberschenkel in Betracht. Neben der „Loop"-Ausführung ist auch das gerade bzw. gestreckt („straight") verlaufende Gefäßprotheseninterponat möglich. Letzteres hat wegen gleichmäßigerer Strömungsverhältnisse und geringerer Fibrinablagerung im Inneren eine höhere Lebensdauer und soll deshalb — wenn möglich — bevorzugt angelegt werden. Die statistische „Lebensdauer" der PTFE-Prothesen ist etwa halb so groß wie die der orthotopen arteriovenösen radiozephalen Fisteln am nichtdominanten Arm. Die Kenntnis der Blutflußrichtung ist wichtig für die richtige Plazierung der Punktionskanülen und damit zur Gewährleistung einer effektiven Dialyse. Im Zweifelsfall sollte die Flußrichtung des Blutes im Gefäßtransplantat dopplersonographisch ermittelt werden.

Der Patient kann den Shuntarm bei täglichen Verrichtungen nahezu uneingeschränkt benutzen, lediglich Tätigkeiten mit erhöhter Verletzungsgefahr (Shuntblutung!) sollen unterbleiben.

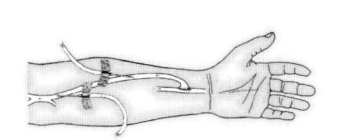

Der **Shunt** soll vom Patient **regelmäßig auf Funktion** („Schwirren" beim Abtasten, „Rauschen" beim Abhören) und **Besonderheiten** (Hautrötung, Verhärtung, Hämatome, Schmerzen) **untersucht** werden. Bei Besonderheiten soll der Patient Kontakt mit seinem Dialysezentrum aufnehmen.

Blutdruckmessungen am Shuntarm sowie Gefäßpunktionen zu diagnostischen oder therapeutischen Zwecken sollen unterbleiben (bzw. sind nur bei bestimmten Indikationen erlaubt).

Der Shuntarm soll vom Patient täglich und insbesondere vor der Dialyse mit Wasser und Seife gereinigt werden. Fehlen Besonderheiten, bestehen gegen Duschen, Baden, Schwimmen usw. keine Einwände. Im Zweifelsfall soll der Patient in seinem Dialysezentrum nachfragen. Besondere Shuntpflegemaßnahmen braucht es normalerweise nicht, mehr über den pfleglichen Umgang mit „dem Shunt" weiter hinten in diesem Kapitel …

Dialysekanüle

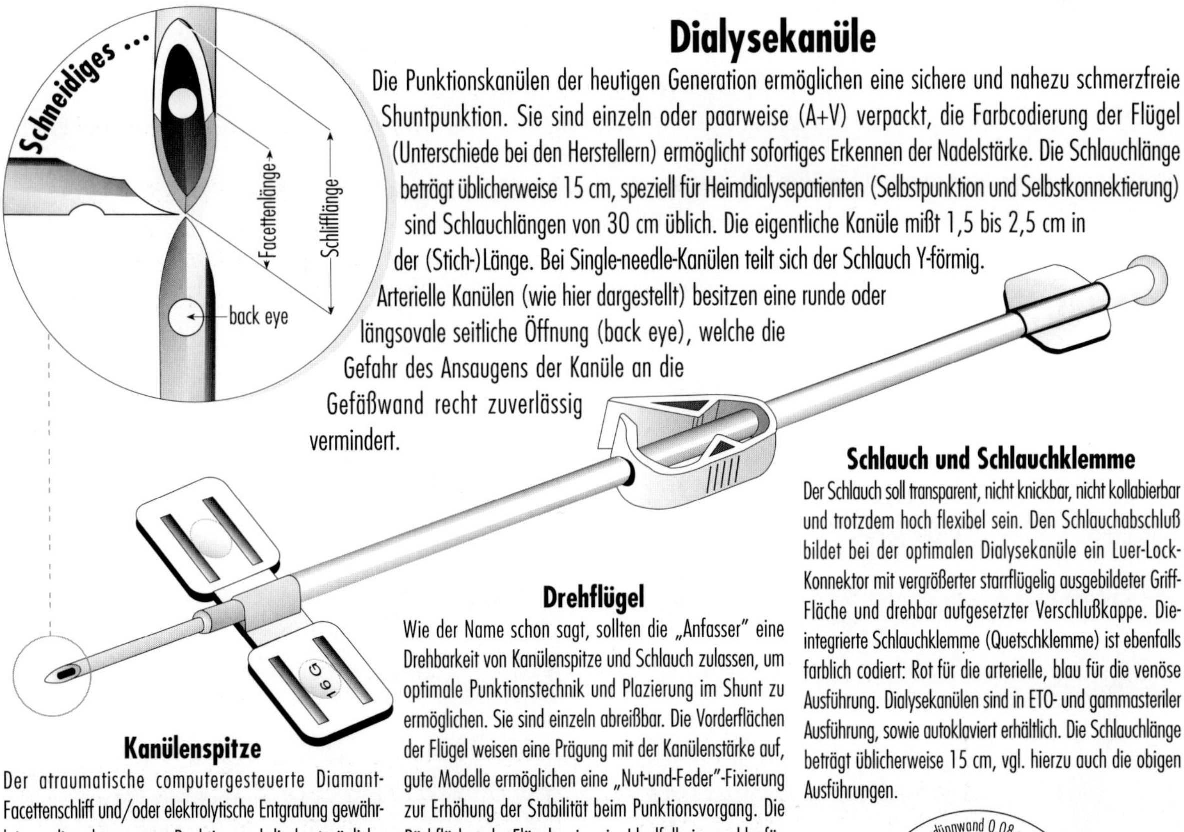

Die Punktionskanülen der heutigen Generation ermöglichen eine sichere und nahezu schmerzfreie Shuntpunktion. Sie sind einzeln oder paarweise (A+V) verpackt, die Farbcodierung der Flügel (Unterschiede bei den Herstellern) ermöglicht sofortiges Erkennen der Nadelstärke. Die Schlauchlänge beträgt üblicherweise 15 cm, speziell für Heimdialysepatienten (Selbstpunktion und Selbstkonnektierung) sind Schlauchlängen von 30 cm üblich. Die eigentliche Kanüle mißt 1,5 bis 2,5 cm in der (Stich-)Länge. Bei Single-needle-Kanülen teilt sich der Schlauch Y-förmig. Arterielle Kanülen (wie hier dargestellt) besitzen eine runde oder längsovale seitliche Öffnung (back eye), welche die Gefahr des Ansaugens der Kanüle an die Gefäßwand recht zuverlässig vermindert.

Kanülenspitze

Der atraumatische computergesteuerte Diamant-Facettenschliff und/oder elektrolytische Entgratung gewährleisten die schmerzarme Punktion und die bestmögliche Schonung des Blutgefäßes. Eine trockensilikonisierte Beschichtung reduziert das Auftreten von Stichkanalblutungen und ermöglicht eine optimale Wundheilung. Farbige Orientierungspunkte (Schwarz: Anschliffseite, Rot: Rückseite) ermöglichen auch nach der Punktion die Lagekontrolle der Kanülenspitze. Ultradünnwand-Dialysekanülen erlauben durch den größeren Innendurchmesser höhere Blutflüsse, da der Strömungswiderstand signifikant vermindert wird.

Drehflügel

Wie der Name schon sagt, sollten die „Anfasser" eine Drehbarkeit von Kanülenspitze und Schlauch zulassen, um optimale Punktionstechnik und Plazierung im Shunt zu ermöglichen. Sie sind einzeln abreißbar. Die Vorderflächen der Flügel weisen eine Prägung mit der Kanülenstärke auf, gute Modelle ermöglichen eine „Nut-und-Feder"-Fixierung zur Erhöhung der Stabilität beim Punktionsvorgang. Die Rückflächen der Flügel weisen im Idealfall eine muldenförmige Vertiefung mit granulierter oder geriffelter Oberflächenstruktur für verbesserte Griffigkeit auf. Die Farbcodierung der (Dreh-) Flügel gibt Auskunft über die Kanülenstärke: Drehflügel orange: 15G = 1,8 mm Ø, Drehflügel grün: 16G = 1,6mm Ø, Drehflügel rot: 17G = 1,5mm Ø. (= Farbcodierung der Firma bionic). „G" steht für „Gauge" (frz.), ein Eichmaß für Kanülen. In der Praxis der Nierenersatzbehandlung finden 16G-Kanülen die häufigste Verwendung.

Schlauch und Schlauchklemme

Der Schlauch soll transparent, nicht knickbar, nicht kollabierbar und trotzdem hoch flexibel sein. Den Schlauchabschluß bildet bei der optimalen Dialysekanüle ein Luer-Lock-Konnektor mit vergrößerter starrflügelig ausgebildeter Griff-Fläche und drehbar aufgesetzter Verschlußkappe. Die integrierte Schlauchklemme (Quetschklemme) ist ebenfalls farblich codiert: Rot für die arterielle, blau für die venöse Ausführung. Dialysekanülen sind in ETO- und gammasteriler Ausführung, sowie autoklaviert erhältlich. Die Schlauchlänge beträgt üblicherweise 15 cm, vgl. hierzu auch die obigen Ausführungen.

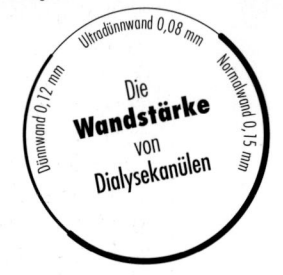

Die **Wandstärke** von Dialysekanülen: Ultradünnwand 0,08 mm, Dünnwand 0,12 mm, Normalwand 0,15 mm

Außendurchmesser von Dialysekanülen

Größe, Gauge [G]	Außendurchmesser, [mm]
14	2
15	1,8
16	1,6
17	1,5
18	1,3

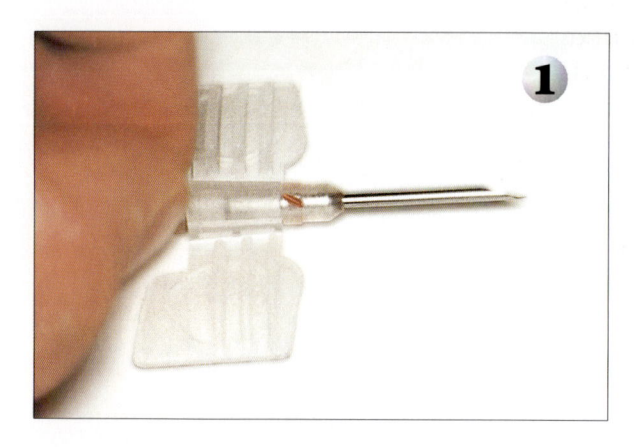

Außendurchmesser von Kathetern
French - Charriere - Millimeter - Inches

French [Fr.]=Charriere [Ch.]	Millimeter [mm]	Inches [Inch]
3	1	0,039
4	1,35	0,053
5	1,67	0,066
6	2	0,079
7	2,3	0,092
8	2,7	0,105
9	3	0,118
10	3,3	0,131
11	3,7	0,144
12	4	0,158
13	4,3	0,17
14	4,7	0,184
15	5	0,197
16	5,3	0,21
17	5,7	0,223
18	6	0,236
19	6,3	0,249
20	6,7	0,263
22	7,3	0,288
24	8	0,315
26	8,7	0,341
28	9,3	0,367
30	10	0,393
32	10,7	0,419
34	11,3	0,445

1 French [Fr.] = 1 Charriere [Ch.] ≈ 0,33 mm
1 Inch = 25,4 mm

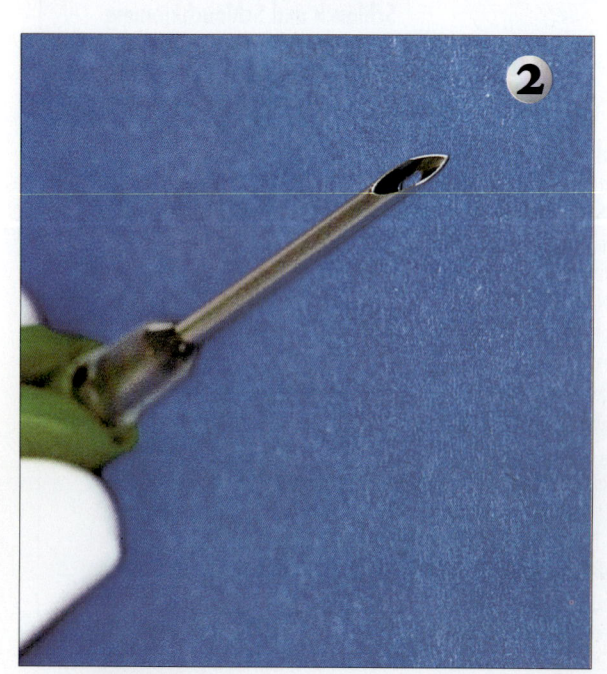

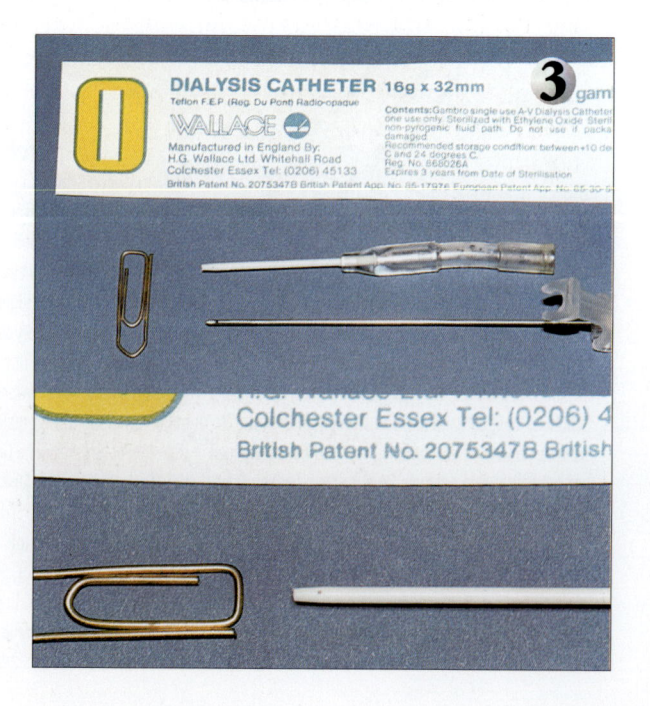

Abbildungen

1: Schonkanüle (Fa. Schiwa). Die schnabelförmig gebogene Spitze gewährleistet ein äußerst geringes Punktionstrauma; gutes Handling, keine Stichkanalblutungen!

2: Kanülenspitze. Nur der im Blitzlicht hell aufleuchtende Teil der Spitze ist scharf angeschliffen. Der links gelegene hintere Anteil der längsovalen Kanülenspitze ist abgerundet und stumpf. Dieses „anti-coring" verhindert das Ausstanzen von Gewebe während der Punktion.

3: WALLACE-Teflon®-Dialysekanülen. Kunststoff-Kanülen sind besonders geeignet für unruhige Patienten und Punktion in Gelenknähe.

Shuntpunktion

Vor der eigentlichen Shuntpunktion werden Sie prüfen, ob der Patient dialysefähig ist, ob irgendwelche Besonderheiten vorliegen, die die Durchführbarkeit der Dialyse fraglich erscheinen lassen. Auch sollten Sie **vor der Punktion einen Maschinencheck** durchführen: Richtige Maschine für den Patient? Richtiges Konzentrat? Richtige Schlauchsysteme eingelegt? Heparin o.k.? Genügend Schlauchklemmen vorhanden? System und Niere ordnungsgemäß vorbereitet? Kochsalzbeutel vorhanden? Mittel zur Hautdesinfektion vorhanden? Staubinde vorhanden? Protokoll vor Punktion prüfen! Besondere Anordnung? (Blutentnahmen, EKG, Sono usw.)

Insbesondere bei Erstpunktion unbekannter Shunts ist zunächst eine „**Punktionsanamnese**" zu erheben. Hierbei sollte ggf. vom Patient erfragt werden: Besonderheiten des Verlaufs, Komplikationen bei früheren Punktionen, Anzahl und Art der Nadeln, Flußrichtung des Blutes, Punktionsrichtung der Nadeln, aktuelle Besonderheiten im Shuntbereich. Der Patient wird hier seine Erfahrungen einbringen können.

Nach der Punktionsanamnese und vor Desinfektion erfolgt eine **genaue Untersuchung des Shunts**. Durch genaues Betrachten und Abtasten soll sich der Punktierende insbesondere überzeugen von:

- **ordnungsgemäßer Funktion** (einen Shuntverschluß diagnostiziert man nicht nach dem dritten Punktionsversuch, sondern vor dem ersten!);
- **genauem Verlauf** (Keine Frage: Sie müssen das Ding genau ansehen und richtig in die Hand nehmen, um vor dem „inneren Auge" ein 3D-Bild des Gefäßes entstehen zu lassen! Den Verlauf „begreifen" wird hier im doppelten Sinn des Wortes zur Notwendigkeit!);
- **Besonderheiten** (Flußrichtung, Aneurysmen, Stenosen, Nachblutungsdauer ...).
- Der Punktierende soll sich vor der Shuntpunktion und damit vor dem Anschließen des Patienten auch stets die Frage vorlegen, ob Besonderheiten auch im **Allgemeinzustand des Patienten** erforderlich machen, zunächst den Arzt zu rufen (vgl. oben).

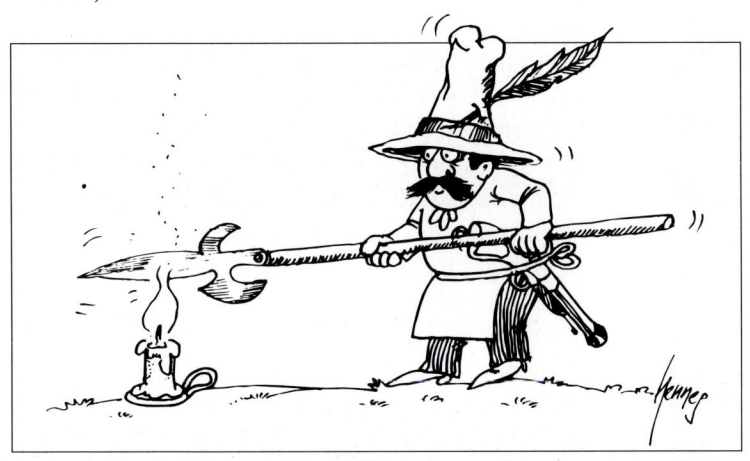

ALLE UNARTEN DER SHUNTPUNKTION KÖNNEN WIR LEIDER NICHT BESPRECHEN ...

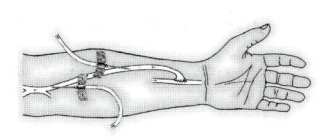

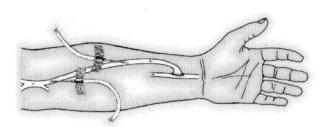

- Fragen Sie den Patient vor Punktion, ob er **gewogen** ist! Überzeugen Sie sich, daß alle **Hilfsmittel bereit** liegen (Pflaster, Heparin, Spritzen, Blutröhrchen ...). Prüfen Sie, ob die Maschine startklar ist! (Vorbereitungsphase abgeschlossen? Desinfektion der Maschine durchgeführt? Desinfektionsmittelfreiheit? ...). Prüfen Sie, ob Sie die **richtigen Punktionskanülen** haben! Ganz überwiegend werden heute Stahlkanülen benutzt, in Einzelfällen kann aber auch der Einsatz von Plastikkanülen indiziert sein.
- **Hautdesinfektion**: Erkundigen Sie sich zunächst nach Allergien und Besonderheiten in der Vergangenheit. Führen Sie die Hautdesinfektion mit den im Zentrum üblichen Mitteln großflächig durch, nicht nur ein Sprühstoß auf die geplante Punktionsstelle! Sichern Sie unbedingt eine ausreichend lange **Einwirkzeit** des Desinfektionsmittels: **Wenigstens 30 Sekunden**, man kann nichts falsch machen, wenn man den Shunt nach reichlichem Einsprühen abtrocknen läßt. Da hat man erstens die Gewißheit der ausreichend langen Einwirkzeit und vermeidet sicher ein „brennendes" Gefühl beim Patient, was entsteht, wenn alkoholische Desinfektionsmittelreste durch den Einstich mit unter die Haut verbracht werden. Zur Sicherung einer ausreichend langen Einwirkzeit des Desinfektionsmittels ist es sinnvoll, nach der Erstdesinfektion z.B. den Blutdruck zu messen und zu dokumentieren, dann die Maschine zu prüfen, dann die **Zweitdesinfektion** anzuschließen. Stets an **steriles Arbeiten** denken! Beim Abwischen des Shunts (eigentlich nicht erforderlich!) mit sterilen Tupfern stets nur in eine Richtung abwischen! Sollten Sie feststellen, daß der Arm wirklich grob verschmutzt ist, hilft nichts: Der Patient wird höflich aber bestimmt aufgefordert, seinen **Shuntarm mit Wasser und Seife** zu **waschen**, dann beginnt die Prozedur von vorn. Bei den meisten Patienten klappt das dann in der Zukunft ...
- Denken Sie während der ganzen Zeit an die **psychische Betreuung** des Patienten! Sprechen Sie mit ihm/ihr, aber nur bis zum Abziehen der Kanülenschutzhülle. Zur Vermeidung einer Tröpfchenkontamination sollte dann für einen Moment Sprechen, Lachen, Husten, Niesen usw. unterbleiben. Versuchen Sie Angst und Spannung zu nehmen. Treten Sie sicher, freundlich und bestimmt auf! Vergessen Sie nicht: Sie haben einen Schwerkranken vor sich, er darf mehr „schlechte Tage" als Sie haben!
- **Handschuhe**: Sterile Handschuhe sind bei der üblichen **Shuntpunktion nicht erforderlich**, natürlich braucht man sie beim Legen zentraler Katheter, wenn auch die gesamte Punktionsumgebung steril abgedeckt ist. **Die Handschuhe dienen dem persönlichen Schutz des Punktierenden**. Sterile Handschuhe wären für die Routineshuntpunktion eine unnötige Kostentreiberei. Wenn Sie den ersten unsterilen Gegenstand im Zusammenhang mit der Punktionsdurchführung berührt haben, sind die Handschuhe unsteril! Mit dem unsterilen Handschuh darf die eigentliche Punktionsstelle nicht mehr abgetastet werden.
- **Lagern** Sie den Arm des Patienten vor Punktion bequem, überlegen Sie sich genau, wie Sie die Punktion am besten durchführen (Richtung, Winkel). Evtl. Stauung durchführen

(Staubinde, evtl. RR-Meßgerät), verzichtbar bei sehr gut ausgeprägten Shunts und Kunstgefäßen.
- Und nun frisch ans Werk! Bei bekanntem Shunt, Sicherheit und Erfahrung in der **Punktionstechnik** sollte schnell und „mit einem Hieb" punktiert werden, da nur so eine **nahezu schmerzfreie Punktion möglich** ist. Die **venöse Nadel liegt blutstromabwärts (herzwärts) der arteriellen Nadel**, bei SN-Dialyse (single needle) immer in Richtung des Blutflusses punktieren. Anfänger sollten eher „langsam und mit Gefühl" punktieren, auch bei schwierigen Shunts ist dieses Vorgehen empfehlenswert. Shuntvenen sind arterialisierte Gefäße mit guter Pulsation. Trifft man nicht gleich, erhält man evtl. durch die Auslenkung der Kanüle wichtige Informationen zur Nadellage (vgl. Abbildung). Jeder entwickelt mit der Zeit „seine beste Methode", lassen Sie sich also bei der Punktion nicht irre machen – gehen Sie Ihren erfolgreichen Weg!
- Eine **absolut schmerzfreie Punktion** ist durch Aufbringen einer anästhesierenden Creme (z.B. Emla®Creme) oder Lösung auf den Shunt möglich. Diese Oberflächenanästhesie muß jedoch schon etwa 30 bis 45 Minuten vor der geplanten Punktion erfolgen, so daß es sinnvoll sein kann, daß der Patient diese Maßnahme bereits zu Hause vor Abfahrt zum Dialysezentrum durchführt. Die Durchführung der schmerzfreien Shuntpunktion ist insbesondere für Kinder von außerordentlicher Wichtigkeit.

Die Punktionskanüle besitzt einen speziellen Schliff: Nur die Spitze der Nadel ist scharf geschliffen, die Oberseite der Nadelöffnung ist stumpf (siehe Abbildung 2 Seite 276). Hierdurch soll erreicht werden, daß kein Gewebe „ausgestochen" wird, sondern die in das Gefäß eindringende Nadel das umgebende Gewebe nur auseinanderdrückt. Durch diese Nadelbeschaffenheit wird es möglich, sie nach der Beendigung der Dialyse wieder zu ziehen und das Gewebe wieder zusammenzudrücken, damit kein offener Stichkanal verbleibt.

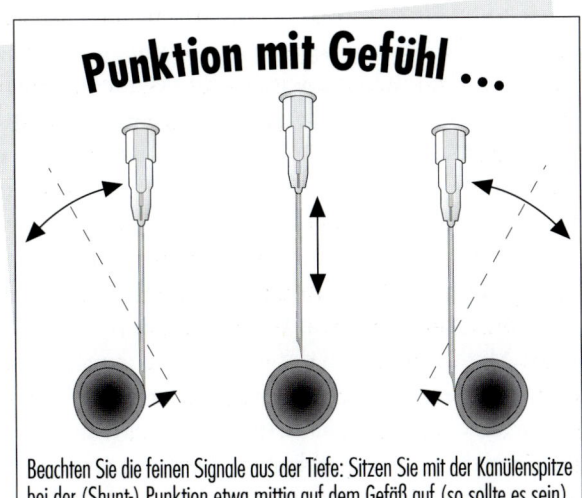

Punktion mit Gefühl ...

Beachten Sie die feinen Signale aus der Tiefe: Sitzen Sie mit der Kanülenspitze bei der (Shunt-) Punktion etwa mittig auf dem Gefäß auf (so sollte es sein), bemerken Sie einen pulssynchronen „Rückschlag" in Punktionsrichtung. Liegt die Spitze rechts oder links neben dem Gefäß bemerken Sie eine Auslenkung der Kanüle: Bei Links-Para-Lage nach rechts und bei Rechts-Para-Lage nach links. Sie können mit dieser Information eine entsprechende Lagekorrektur vornehmen.

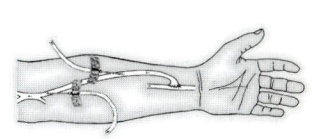

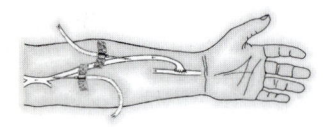

Es ist **empfehlenswert**, bei der Punktion die **Spitze der Nadel nach oben** zu drehen, da die Gewebetraumatisierung hierbei geringer ist, Blutungen aus der Punktionsstelle seltener sind, die Gefahr, die Gegenwand des Gefäßes zu verletzen sinkt und auch die Möglichkeit des Festsaugens geringer wird, wobei letzteres allerdings auch vom Punktionswinkel abhängig ist.

Wird die Nadel zu flach angesetzt, kann die Oberseite des Gefäßes aufgeschlitzt werden. Die Punktionsrichtung der Kanülen erfahren Sie meist vom Patient. Die Punktionsrichtung hat keine Auswirkung auf die Lebensdauer des Shunts. Wichtig ist in jedem Fall, daß die **Blutrückgabe (venöse Nadel) im Blutstrom proximal (körpernäher) der Blutentnahme (arterielle Nadel)** erfolgt.

Hervorragende Punktionseigenschaften weisen die **Schonkanülen** der Fa. Schiwa auf (Abbildung 1 auf Seite 276). Wäre nicht der hohe Preis, könnte man den generellen Einsatz dieser Nadel bedenkenlos empfehlen.

Gebräuchlich sind drei **Methoden der Shuntpunktion**:

- Arealpunktion
- **Strickleiterpunktion**
- Knopflochpunktion

Bei der **Arealpunktion** wählt man sich für die arterielle und die venöse Punktionskanüle jeweils einen bestimmten Bereich des Shunts, innerhalb dessen immer wieder punktiert wird. Folge sind meist aneurysmatische Erweiterungen des Gewebes in diesen Bereichen. Aus diesem Aneurysmen heraus kann sich später ein Shuntverschluß oder eine Shuntinfektion leichter entwickeln (vgl. unten).

Bei der sogenannten **Strickleiterpunktion** wird die **gesamte Länge des Shunts gleichmäßig für die Punktionen genutzt**, wobei man bei jeder Dialyse einige Millimeter weiterrückt und zum Schluß wieder von vorn beginnt. Traumatisierung und Narbenbildung verteilen sich auf den gesamten Shuntbereich, eine Aneurysma- oder Stenosebildung wird meist vermieden. **Für Kunstgefäße ist die Strickleiterpunktion die einzig akzeptable Punktionsmethode. Ich empfehle, wenn dies anatomisch irgendwie möglich ist, die Strickleitermethode anzuwenden!**

Bei der **Knopflochpunktion** wählt man zwei oder drei konstante Punktionsstellen, sowohl für die arterielle als auch für die venöse Nadel, die dann ständig im Wechsel benutzt werden. Wichtig bei dieser Methode ist, daß der gleiche Stichkanal immer wieder getroffen wird. Vorher muß stets der von der letzten Punktion vorhandene Wundschorf entfernt werden, daß er bei der Punktion nicht in den Stichkanal geschoben wird. Da dies nie mit letzter Sicherheit möglich ist und der Wundschorf einen idealen Nährboden für Keime darstellt, lehnen wir die routinemäßige Knopflochpunktion aus prinzipiellen Erwägungen ab. Natürlich haben viele Zentren und Patienten auch mit dieser Methode positive Erfahrungen gemacht.

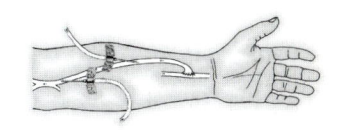

Punktionsmöglichkeiten des Gefäßzugangs

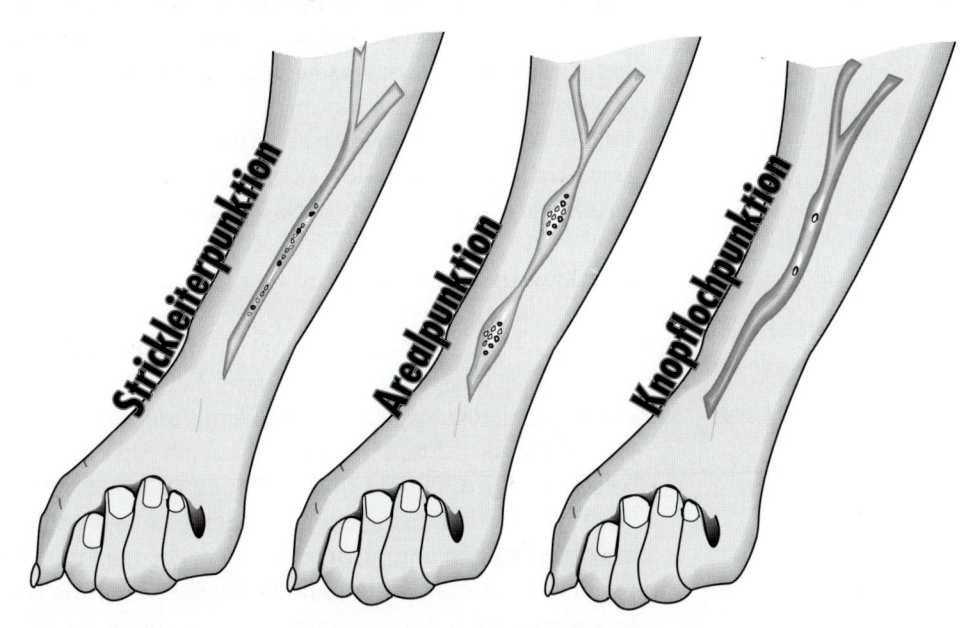

Strickleiterpunktion — **Arealpunktion** — **Knopflochpunktion**

Die Arterialisierung einer oberflächlichen Vene ist der Anfang einer bewegten Geschichte, die oft zu spät beginnt, weil der Patient zu spät zum Nephrologen überwiesen wird. Ohne vorheriges Venentraining und „total zerstochen" muß dann überstürzt ein Shunt angelegt und viel zu früh punktiert werden, manchmal der Anfang einer verhängnisvollen Affäre ... Akzente: Vielfachpunktion, Druck- und Strömungsverhältnisse, Punktionstrauma, Systemblutdruck(schwankungen), Größe der Anastomose, Flußgeschwindigkeit, Turbulenzen, anatomische Situation der Vene vor der Anastomosierung, Art und Ort der Anastomose(n), Wucherungen der Veneninnenwand und Kompression von außen machen jeden „Shunt" zu einem höchst individuellen Ereignis, der demgemäß unserer höchst individuellen Zuwendung und Behandlung bedarf. Hier ist viel Erfahrung und Fingerspitzengefühl gefragt. Wir geben folgende **Grundsatz-Empfehlungen zur Shunt-Punktion**: Genaue Inspektion und Palpation des Shunts „bevor es losgeht", individuelle Kanülenstärke und Kanülenlänge für jede geplante Punktion bestimmen, wenn immer möglich Strickleiterpunktion (Grundsatz: „Mut zur Lücke") anwenden, nie in die „Bergkuppe" eines Aneurysmas punktieren, stenotische Shuntbezirke durch gezielte Punktion erweitern, ausgiebige Desinfektion und sauberes Arbeiten, schnelle (und damit nahezu schmerzlose) Punktion (Stichwort „Schuß"), individuelle Heparinisierung, sichere Fixierung der Kanülen und ausreichend lange dosierte Kompression nach dem Entfernen der Kanülen am Schluß der Dialyse. So sichern Sie ein langes und weitgehend komplikationsloses Leben für die „Lebensader" und damit für den Patient. Hier wird Dialysequalität von der Phrase zur Aktion!

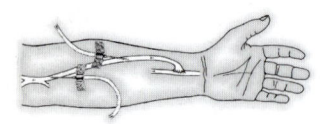

Haben Sie erfolgreich punktiert? Ja! Jetzt eventuell Stauung lösen! Spülen Sie die Nadel mit physiologischer (evtl. heparinisierter) 0,9-%iger Kochsalzlösung kurz an und fixieren Sie die Punktionskanüle so, daß eine Dislokation während der mehrstündigen Behandlung möglichst ausgeschlossen ist.

Bedenken Sie bei der Fixierung, daß **die Spitze der Kanüle in der Mitte der Shuntvene liegen** soll! Jedes Scheuern an der Gefäßinnenwand mit resultierender Verletzung derselben kann Ausgangspunkt eines Shuntverschlusses sein. Beim **Fixieren der Kanüle** deshalb streng darauf achten, daß die oben beschriebene Komplikation verhindert wird. Man erreicht dies ggf. durch Unterlegen eines Tupfers, dessen Dicke man sich „zurechtziehen" muß, um den richtigen Eintauchwinkel der Kanüle zu erhalten. Bei der Auswahl der Art der Fixierung evtl. Unverträglichkeiten beachten – ggf. mit Binde fixieren. Die Einstichstelle kann mit einem sterilen Tupfer abgedeckt werden.

Punktion frischer PTFE-Prothesen: Es dauert bei frischen PTFE-Prothesen zwei bis vier Wochen, bis sich eine ausreichende Verwachsung mit der Umgebung eingestellt hat. Diese Verwachsung erst ermöglicht eine ausreichend schnelle „Selbstabdichtung" des Kunstgefäßes nach dem Punktionstrauma. Muß der Prothesenshunt in noch recht jungem Alter bereits punktiert werden, sollte die Punktionsumgebung in den ersten vier Wochen unmittelbar nach dem Legen der Kanüle breitflächig für etwa 20 Minuten komprimiert werden, ehe man mit der Dialyse beginnt. Hämatombildung um die „innere Öffnung" herum ist so vermeidbar.

Fehlpunktion? Es läßt sich kein Blut aspirieren ... (Läuft der Shunt wirklich und ist die Quetschklemme am Kanülenschlauch offen?) **Erste Maßnahme: Absolute Ruhe bewahren** – lassen Sie sich nicht beirren! Das kann passieren!

Korrigieren Sie die Lage der Kanüle nach nochmaliger **Prüfung von Punktionsrichtung und Punktionswinkel**. Besprechen Sie Ihr Problem ruhig mit dem Patienten. Ziehen Sie die Nadel nach mehrfachen erfolglosen Korrekturversuchen (bei bekannter Blutungproblematik oder nach bereits erfolgter Heparingabe sollte die Kanüle evtl. bis zum Dialyseende liegen bleiben). Prüfen Sie, ob erneute Punktion möglich oder sinnvoll ist, oder ob man diese Behandlung besser als Single-needle-Dialyse durchführen sollte. Ausreichende Kompressionszeit nach dem Ziehen der Kanüle beachten.

Haben Sie einen schlechten Tag beim Punktieren? Dann sollten Sie die Finger für heute vom Punktieren lassen! Bitten Sie einen Mitarbeiter um Hilfe. Die Nachpunktion erfolgt mit einer neuen Kanüle.

Erklären Sie dem Patient Ihr Mißgeschick und bitten Sie um Verständnis. Bei größerer Hämatombildung Nachsorge am dialysefreien Tag bzw. nach Dialyseende beachten (Kühlen, Heparinsalbe, Kontrolle der Shuntfunktion). Dokumentieren Sie die Fehlpunktion auf dem Protokoll, ggf. Arzt informieren.

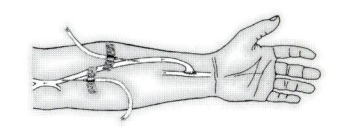

Shuntpunktion

Hygieneplan

- Shuntarm mit Wasser und Seife waschen (kann verläßlicher Patient auch vor Dialyse zu Hause durchführen)

- Punktionsareal großflächig, gleichmäßig und reichlich mit hausüblichem Desinfektionsmittel einsprühen (z.B. Softasept®)

- Einwirkzeit des Desinfektionsmittels abwarten (≥ 30 Sekunden), Punktionsareal nicht mehr berühren, ggf. Mundschutz aufziehen

- Zum persönlichen Schutz Einmalhandschuhe tragen (müssen bei korrekter Punktionstechnik nicht steril sein!)

- Nach dem Abziehen der Kanülenschutzhülle Tröpfcheninfektion vermeiden (nicht sprechen, lachen, husten usw.!)

- Dialyseende: Nach dem Ziehen der Kanülen Punktionsstellen mit sterilem Tupfer ausreichend lange punktgenau dosiert „abdrücken"

Anamnese

- Alter des Shunts? Art der Anastomose(n)? Vene oder Gefäßprothese? Punktionsprobleme?

- Blutflußrichtung? Blutungsneigung? Gerinnungsprobleme? Gerinnungsbeeinflussende Medikamente (Aggregationshemmer, NSAR, Marcumar … ?)

- Allergien/Unverträglichkeiten (Desinfektionsmittel, Pflaster, Latex, Heparin, ETO, Cuprophan, Medikamente usw.)

- Art der Punktionskanülen (eine oder zwei?, Stahl oder Plastik?, Stärke?, Nadel-/Schlauchlänge?, Drehflügel?, Fixierung?)

- Punktionsrichtung? Blutflußgeschwindigkeit? Blutflußprobleme während der Dialyse? Blutdruckverhalten?

- Und auch das abfragen: Patient gewogen und Gewicht sicher? Muß der Patient vielleicht vorher noch einmal auf die Toilette?

Shuntuntersuchung

- Inspektion: Rötung (Infektion?), Schwellung (Infektion?, Aneurysma?, Hämatom?), Füllung und Verlauf des Shuntgefäßes

- Palpation: Schmerz? (Infektion!), Gewinnen eines dreidimensionalen Eindrucks vom Shuntgefäß durch Sehen und Tasten, Funktion!?

- Auskultation: Ggf. Shunt zusätzlich abhören um Funktion zu sichern, hochfrequente Geräusche sind auf Stenose verdächtig

- Bei unklarer Blutflußrichtung dopplersonographische Abklärung erwägen (einfacher: Vermerk in der Krankenakte nach der Op.!)

- Bewertung der vorangegangenen Punktionen: Könnte man es vielleicht heute besser machen? („Mut zur Lücke"!)

- Gesamturteil bilden! Die optimale Shuntpunktion ist ein Eckpfeiler der individuellen und effektiven (Cave Rezirkulation!) Dialyse!

Punktionsvorbereitung

- Peripheriecheck: Maschine, Schlauchsystem, Dialysator, Konzentrat/Substituat, Heparin, Schlauchklemmen, Protokoll

- „Handwerkszeug" zur Punktion: Handschuhe, Tupfer, Spritzen, Desinfektionsmittel, Pflaster/Binde, Staubinde, Punktionskanülen OK?

- Optimale Lagerung der shunttragenden Extremität, ggf. Umlagern nach der eigentlichen Punktion!

- Schaffung ausreichender Licht- und Platzverhältnisse zur Punktionsdurchführung, ggf. Hilfsperson hinzuziehen!

- Blutentnahmen vorgesehen? Röhrchen und Beschriftung OK? Medikamentengabe geplant? Medikament OK?

- Absolute Konzentration! Hier scheiden sich Spreu und Weizen! Sie haben den Shunt vor Augen und dessen 3D-Bild im Kopf!

- Punktionsorte wählen! Wenn anatomisch irgend möglich: Strickleiterpunktion, nie in der Ellenbeuge, nie in ein Aneurysma!

- Punktion! Von korrekter Nadellage überzeugen (Aspiration), sichere Fixierung der Kanüle(n), Schlauchabsperrklemme schließen

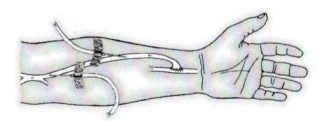

Shuntkompressionen nach Dialyseende

Nach Entfernung der Punktionskanüle werden Einstichstelle und Punktionskanal mit sterilem Tupfer komprimiert. Der auszuübende Druck soll dabei so gewählt werden, daß das Gefäß nicht abgedrückt wird. Bedenken Sie: Es sind eigentlich pro Einstich zwei Öffnungen zu komprimieren: Die äußere von beiden – bedingt durch die Inzision der Haut – sehen Sie. Den „inneren Einstich" im eigentlichen Shuntgefäß sehen Sie nicht, dort ist aber richtig Druck drauf und dort sollte punktgenau dosiert abgedrückt werden.

Je nach Shuntbeschaffenheit und Steilheit des Einstichwinkels liegt diese „innere Öffnung" (im Shuntgefäß) mehr oder weniger weit **in Stichrichtung** von der „äußeren Öffnung" (Haut) entfernt. Für die Abdrücktechnik bedeutet dies ganz konkret, daß man ggf. zwei Finger zum Abdrücken einsetzen muß oder, daß das drückende Fingerendglied längs aufgesetzt wird …

Ob der Patient selbst abdrücken kann oder Hilfe braucht, muß von Fall zu Fall entschieden werden. **Der Einsatz von Shuntklemmen sollte vermieden** werden, da so in keinem Fall eine dosierte und punktgenaue Kompression möglich ist. Es soll stets ausreichend lange komprimiert werden, um subkutane Hämatombildung durch Blutung aus nicht ausreichend lange abgedrückter Gefäßöffnungen zu vermeiden.

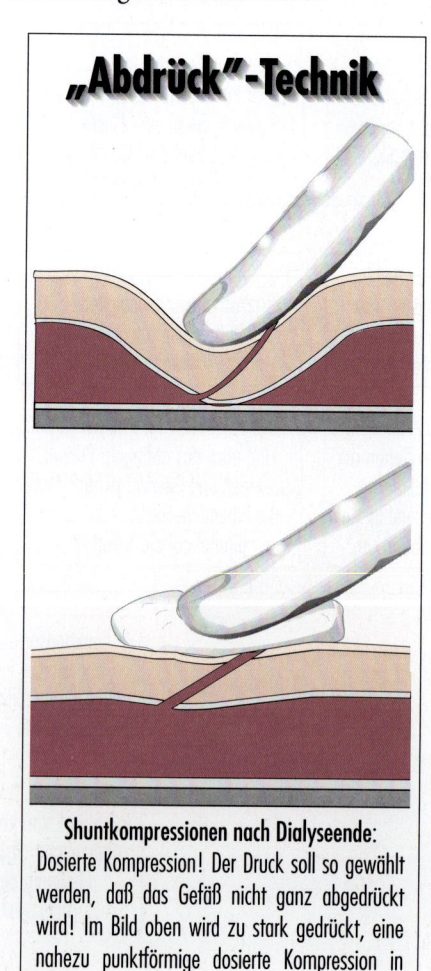

„Abdrück"-Technik

Shuntkompressionen nach Dialyseende:
Dosierte Kompression! Der Druck soll so gewählt werden, daß das Gefäß nicht ganz abgedrückt wird! Im Bild oben wird zu stark gedrückt, eine nahezu punktförmige dosierte Kompression in Stichkanalrichtung (Bild unten) soll angestrebt werden!

Wir empfehlen beim Fehlen von Besonderheiten folgende **Abdrückzeiten**:

- Unkomplizierte **Unterarmshunts: etwa 15 Minuten** (gewöhnen Sie dem Patient ab der ersten Dialyse eine ausreichend lange Kompressionsdauer seines Shunts an!)
- **Oberarmshunts:** etwa 20 Minuten
- **PTFE-Prothesen:** rund 35-45 Minuten
- **Oberschenkelshunts:** ca. 45-60 Minuten

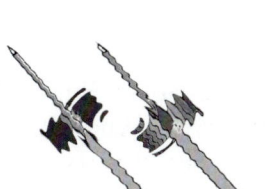

Ganz ruhig!

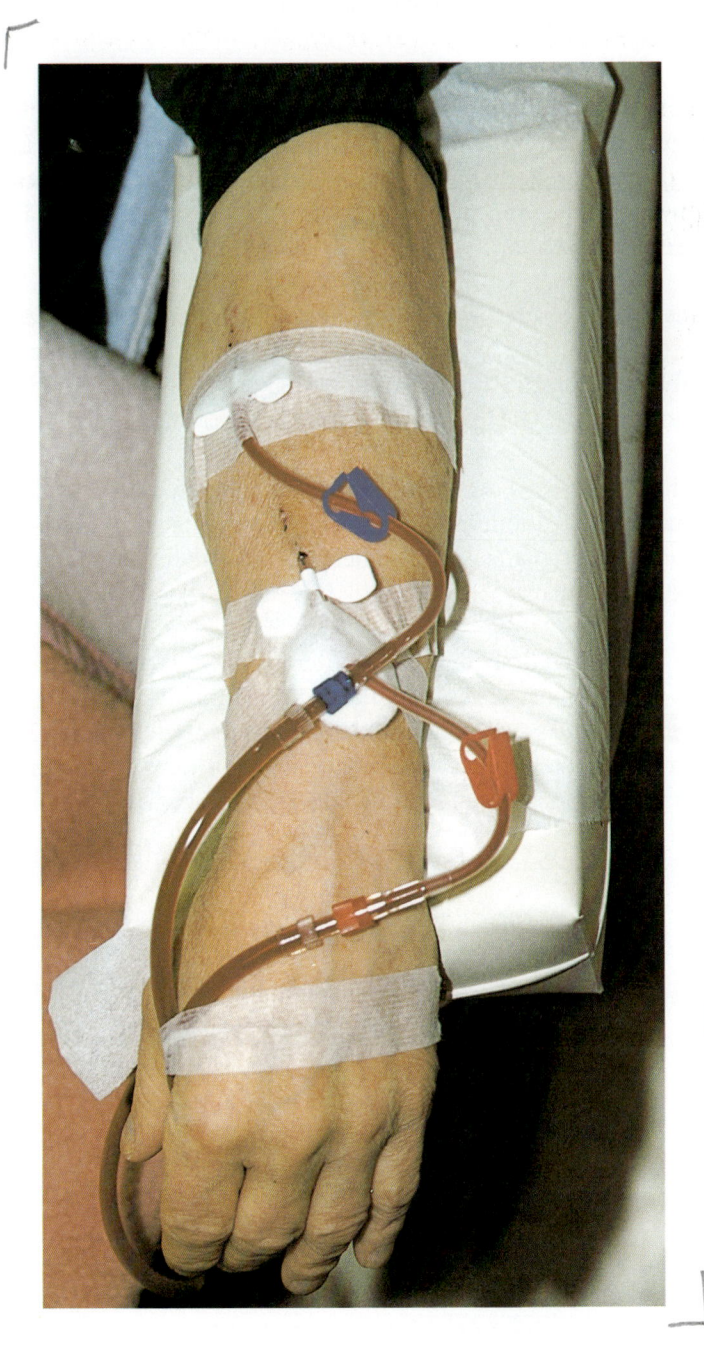

Zugentlastung & Fixierung

Die sichere Fixierung der Kanülen erfolgt regelhaft mit zwei Pflastern, wobei wenigstens eines der beiden die Flügel der Kanüle hintergreifen soll, um ein Zurückrutschen der Nadel zu verhindern.

Entlastung gegen Zug an den Nadeln durch **Schlaufenbildung** und Befestigung der Blutschläuche in der Hand. (Denken Sie an den Nervus opticus: Auch der zeigt einen S-förmigen Verlauf. Warum? Klar doch: Damit das Auge nicht bei jeder Blickwendung so am Gehirn zieht!)

Wenn anatomisch möglich: **Arterie mit wenigstens 3 cm Abstand** zur Anastomose punktieren; maximal möglichen Abstand zwischen Arterie und Vene wählen, **gelenknahe Shuntpunktion meiden**. Aneurysmatische Shuntregionen wenn's gar nicht anders geht nur vom „**Fußpunkt des Berges**" aus punktieren, nie in den „Gipfel" stechen.

Shuntarm entspannt und so bequem wie möglich lagern.

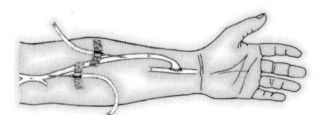

Shuntpflege

Shuntpflege ist kein kosmetisches Handeln, vielmehr verstehen wir hierunter die Gesamtheit der Maßnahmen zur Pflege des Gefäßzugangs. Natürlich ist die einwandfreie und vor allem individuelle Punktionstechnik der Fistel der wichtigste Eckpfeiler der Shuntpflege, siehe hierzu Abschnitt „Shuntpunktion".

Zum pfleglichen Umgang mit dem Shunt gehören jedoch weitere erwähnenswerte Gesichtspunkte, deren Summe das Erfolgsrezept für die Shuntpunktion und darüber hinaus für die individualisierte Dialyse erst ausmacht. Die Bedeutung der Shuntpflege ergibt sich auch daraus, daß der Shunt im Gegensatz zum sonstigen Dialyseablauf („Hopp und weg") einer extremen „Wiederverwendung" ausgesetzt ist: Die ständig drucküberlastete Vene wird bei der meist durchgeführten 2-Nadel-Dialyse rund 300x/Jahr mit großlumigen Kanülen mehr oder weniger gekonnt punktiert, aufgeschlitzt, komprimiert, verbunden, ggf. auch von Hämatomen geplagt oder gar von Infektionen nicht verschont ...

Die nachfolgenden Ausführungen beziehen sich in der Hauptsache auf den häufigsten und „typischsten" Gefäßzugang zur Hämodialyse, die Radialis-Cephalica-Fistel. Die Angaben können teilweise auch sinngemäß auf anders positionierte Gefäßzugänge angewandt werden.

Es ist paradox, aber Shuntpflege beginnt bereits in der Phase der präterminalen Niereninsuffizienz. Wird für den absehbar dialysepflichtigen Patient ein Hämodialyseverfahren in Aussicht genommen, ist Gefäßschonung und Gefäßtraining indiziert.

Mehrheitlich wird der erste Gefäßzugang üblicherweise an der distalen nicht-dominierenden oberen Extremität als Radialis-Cephalica-Fistel angelegt, also beim Rechtshänder am distalen linken Unterarm.

Wir empfehlen deshalb den Patienten frühzeitig (so wir sie frühzeitig sehen!), keine Venenpunktion zu diagnostischen oder therapeutischen Zwecken an der nicht-dominierenden oberen Extremität zuzulassen. Darüberhinaus sollten – wenn irgend möglich – auch am anderen Arm nur die Handrückenvenen punktiert werden.

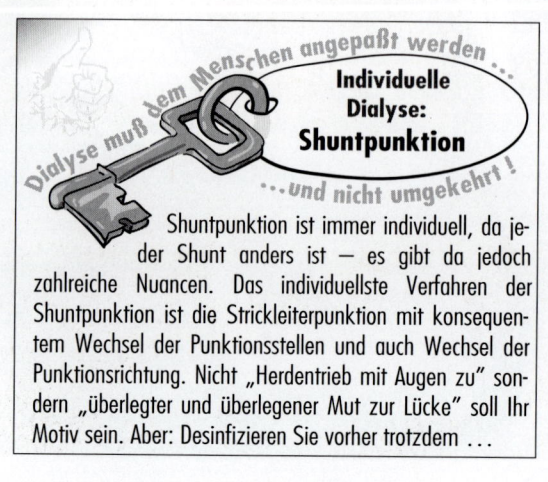

Dialyse muß dem Menschen angepaßt werden... und nicht umgekehrt!

Individuelle Dialyse: Shuntpunktion

Shuntpunktion ist immer individuell, da jeder Shunt anders ist – es gibt da jedoch zahlreiche Nuancen. Das individuellste Verfahren der Shuntpunktion ist die Strickleiterpunktion mit konsequentem Wechsel der Punktionsstellen und auch Wechsel der Punktionsrichtung. Nicht „Herdentrieb mit Augen zu" sondern „überlegter und überlegener Mut zur Lücke" soll Ihr Motiv sein. Aber: Desinfizieren Sie vorher trotzdem ...

Besonders **verhängnisvoll** wirken sich **Verweilkanülen in den Armvenen** aus, deren Killereffekt sich durch höherosmolare Infusionslösungen noch potenziert. Die oft unvermeidbaren Folgen sind Phlebitis und Obliteration der dauerkanülierten Armvenen – ein vermeidbares Risiko für Patienten, deren potentielle Dialysepflichtigkeit absehbar ist!

Pfleglicher Umgang mit den Shunt impliziert auch dessen **rechtzeitige Anlage**, denn sonst entwickelt sich evtl. nicht viel, was gepflegt werden kann. Die Kenntnis der Progredienz der Niereninsuffizienz läßt den wünschenswerten Zeitpunkt der Shunt-Erstanlage meist hinreichend genau bestimmen.

Als wünschenswertes Minimum sehen wir vier Wochen vor Dialysebeginn. Kunstgefäße können unmittelbar postoperativ punktiert werden, die nachfolgenden Ausführungen zum Shunt-Training treffen auf Kunstgefäße nicht zu.

Venentraining: Schon sechs bis zwölf Wochen vor der geplanten Shunt-Erstanlage sollten die Patienten in einem dilatierenden Venentraining unterwiesen werden. Dieses besteht im pumpenden „Auspressen" eines festen Übungsschwammes oder in der Kompression einer elastischen Binde, die der Patient in der Hand hält, während gleichzeitig am Oberarm die auf 60-80 mmHg aufgepumpte Blutdruckmanschette angelegt ist.

Der Stauungsdruck, welcher durch das „Auspressen" des Blutes aus der Muskulatur beim Faustschluß noch verstärkt wird, leitet gewissermaßen bereits präoperativ eine gewisse „Varikosierung" und Erweiterung der Venen ein. Die Übung sollen die Patienten täglich mehrfach wiederholen (z.B. 10x10 Minuten, Blutdruckmanschette zwischenzeitlich immer wieder einmal ablassen).

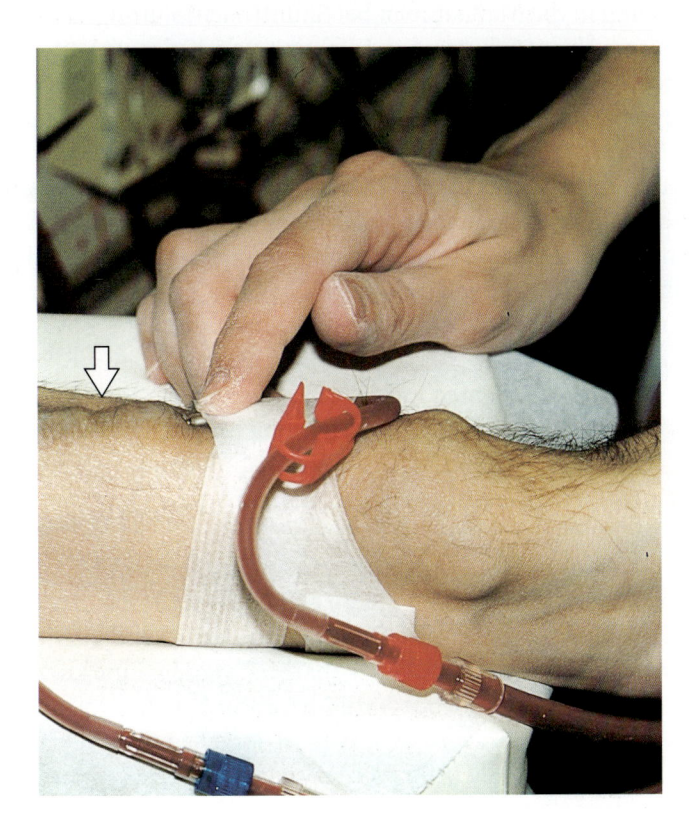

Diese „Arterie" liegt nicht korrekt!

Bei geringem Abwärtsdruck auf die Nadel ist eine diskrete Einziehung der Haut im Bereich über der Kanülenspitze zu erkennen. Die Nadelspitze steckt an dieser Stelle in der Gefäßinnenwand (Pfeil).

Ursache war der zu flach gewählte Punktionswinkel.

Korrektur: Die Kanüle minimal zurückziehen und Spitze frei im Zentrum des Gefäßlumens plazieren. Eine Unterlage (z.B. Tupfer) unter den Flügeln der Kanüle ist in diesem Fall empfehlenswert.

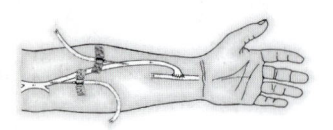

Dieses Gefäßtraining hat auch einen außerordentlich wertvollen und wichtigen **psychologischen Effekt** für die Patienten: Sie entwickeln „Shuntbewußtsein", will heißen: Sie erlangen Verständnis für die Gesamtproblematik, die auf sie zukommt. Bereits hier werden die Weichen gestellt, ob ein Patient Teil eines Problems oder Teil der Lösung wird!

Viele spätere Dialyse„probleme" resultieren aus chaotischen Abläufen in der Prädialysephase und in der ersten Zeit der Dialyse. Dies mag noch einmal unterstreichen, wie wichtig die kontinuierliche und rechtzeitige spezialisierte Betreuung niereninsuffizienter Patienten ist!

Zurück zum Gefäßtraining: Nach der Shuntanlage sollen die Patienten mit dem Abschluß der Wundheilung das oben beschriebene dilatierende Venentraining wieder aufnehmen und bis zum Beginn der Dialysebehandlung fortführen. Bei den zwischenzeitlichen ambulanten Vorstellungen kann dann im nephrologischen Team schon die Punktionsstrategie für die sich nun (meist) gut dilatierenden arterialisierten Venen festgelegt werden. Falls eine **Selbstpunktion** durch den Patient in Betracht kommt, kann er/sie in dieser Zeit schon theoretisch hierin ausgebildet werden.

In dieser Zeit lernt der Patient auch schon die Theorie der **Shuntselbstkontrolle** (Inspektion, Palpation, Auskultation) und wird in die Problematik der ausreichend langen Abdrückzeiten nach Shuntpunktion und in das Verhalten bei Besonderheiten eingewiesen. Auch das **tägliche Waschen** des Shuntarms mit Wasser und Seife wird dem Patient empfohlen. Der Patient lernt, daß der **Shuntarm ein „Objekt der Sauberkeit und Pflege"** ist. In der Dialysephase soll der Shuntarm vor jeder Behandlung so vorgereinigt werden. Schließlich können Patienten auch schon frühzeitig in die Maßnahmen bei Shunt(nach)blutung und die Problematik des Schutzes vor Infektion und Verletzung eingewiesen werden … pfleglicher Umgang mit der „Lebensader" des Dialysepatienten will gelernt sein – von Patient und Personal!

Postoperative Shuntpflege: Hier gibt es von Haus zu Haus unterschiedliche Praktiken und Empfehlungen. Unter dem zunehmenden Kostendruck im Gesundheitswesen wird der Eingriff immer häufiger ambulant durchgeführt, die Nachsorge liegt dann beim ambulant betreuenden Nephrologen.

Wir geben den Patienten folgende Empfehlungen: **Drei Tage eingeschränkte Bettruhe mit Hochlagerung und weitgehender Ruhigstellung der Extremität**. Diese Maßnahmen mindern das Ödemrisiko im Bereich der Anastomose. Von der Operation her hat der Patient noch einen gepolsterten Verband, den wir ohne Not nicht vor dem siebenten postoperativen Tag wechseln. Die Funktionskontrolle ist auskultatorisch auch gut durch den Verband hindurch möglich, die Entwicklung der Venendilatation kann proximal des Verbandes beobachtet werden. Eine kurzzeitige (meist für eine Woche) **Antibiotikaprophylaxe** erfolgt ebenso wie die Thromboseprophylaxe in Absprache mit dem Chirurg. Häufiger geben wir für vier Wochen nach der Shuntanlage

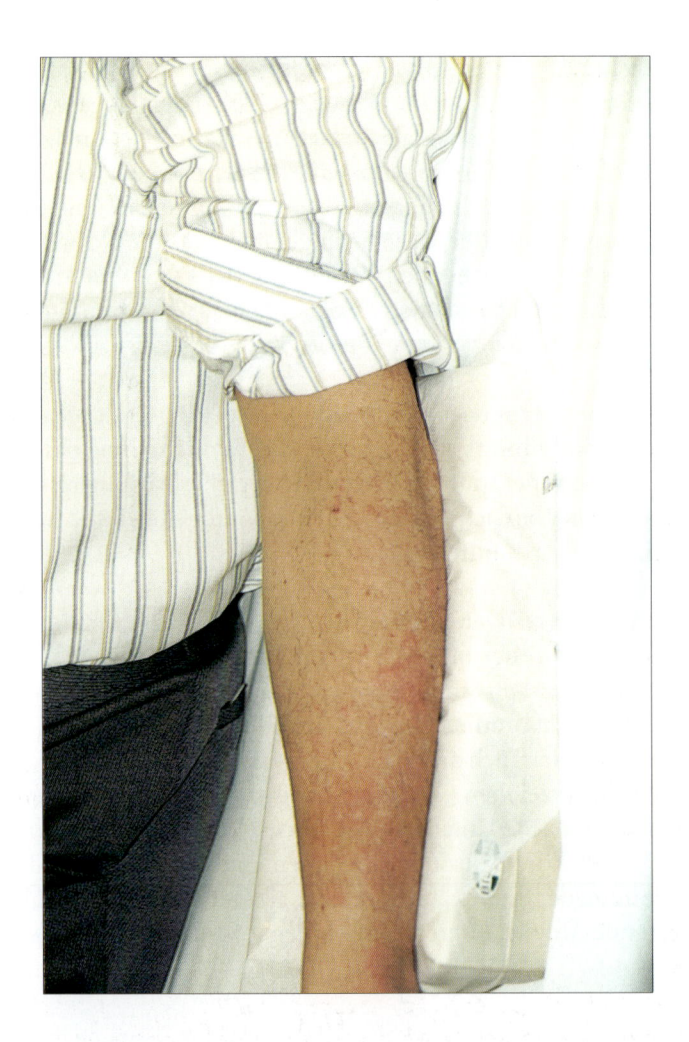

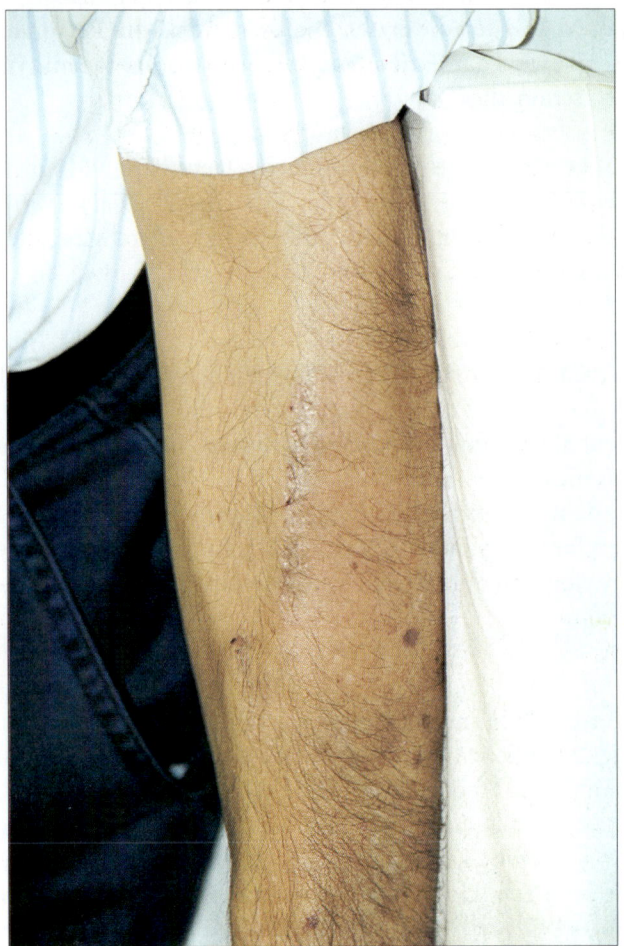

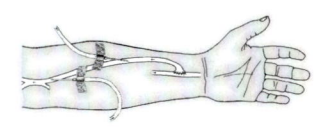

**Gut' Shunt
will Weile haben …**

Zwischen den beiden Aufnahmen liegt ein zeitlicher Abstand von etwa einem Jahr.

Die obere Abbildung zeigt den Shuntarm rund acht Wochen nach Anlage der Fistel: Weit und breit nichts zu sehen – punktierbar war dieses Gefäß zunächst nur durch die Profis nach Tasteindruck.

Durch konsequente Strickleiterpunktion und Shunttraining am dialysefreien Tag entwickelte sich ein langstreckig ideal punktables Gefäß, an das heute auch die „Frischlinge" ran dürfen …

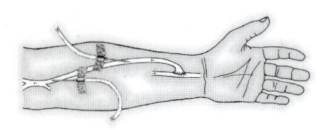

tgl. **100 mg ASS** (alternativ: Ticlopidin), gelegentlich ist die Heparinisierung (Selbstinjektion niedermolekularen Heparins) indiziert. Der Patient erhält als **Bedarfsmedikation** ein **Analgetikum**. Teilfäden entfernen wir nach etwa zehn Tagen, Restfäden nach zwölf bis vierzehn Tagen. Geänderte Hämodynamik und die postoperative Ruhephase bedingen teilweise die Notwendigkeit einer (vorübergehenden) Reduktion der Dosis von Antihypertensiva, um **hypotensive** Zustände nach der Shuntanlage sicher zu **vermeiden**.

Der Patient erlernt nach der Shuntanlage die Praxis der Shuntkontrolle und nimmt nach Abschluß der Wundheilung das dilatierende Venentraining wieder auf, welches wir nun als Shunttraining bezeichnen. Die Theorie wurde ihm/ihr ja hoffentlich schon vermittelt (s.o.).

Zur **patientenseitigen Shuntkontrolle**: Jeder Patient mit entwickeltem Shuntbewußtsein wird alle Ereignisse rings um seine Lebensader wachen Sinnes beurteilen, ggf. muß das Dialysepersonal im Zusammenhang mit der Shuntpunktion diese Dinge erfassen oder auch abfragen. Hier wären zunächst die **Entzündungszeichen** (Rötung, Schwellung, Schmerz) zu nennen. Eine einfache Untersuchung ist das Heben des Shuntarmes in liegender Körperposition des Patienten: Betrachtet man dabei die Füllung der Shuntvene können evtl. prall bleibende und kollabierende Anteile differenziert werden – **Stenosen** sind so leicht zu **orten**.

Irgendwann ist es dann soweit und der Tag der ersten Dialyse kommt … Werden die ersten Dialysen nicht vom Personal „vergeigt", wird der Patient anschließend immer sagen: „Was, das war schon alles?".

Es gibt bei den heute perfektionierten technischen Möglichkeiten der Hämodialyse keine generell „schlechte Dialyseverträglichkeit", ganz sicher gibt es jedoch schlecht durchgeführte Dialysen mit der Folge „schlechter Dialyseverträglichkeit".

Werden solche allgemeinen Beschwerden vorgebracht, ist nicht primär das Dialyseverfahren anzuschuldigen, vielmehr sollte zunächst die Qualität der Dialysedurchführung hinterfragt werden! Shuntpunktion und Shuntpflege sind hierbei wegen des unmittelbaren und sich ständig wiederholenden Eingriffes am Patient ganz zentrale Themen! Shuntpflege im oben definierten Sinn ist nahezu ausschließlich Kopf- und Handarbeit unmittelbar am Patient. Hier paaren sich (hoffentlich)Wissen und Können.

Die praktizierte und theoretisch wünschenswerte **Abdrückdauer und Abdrücktechnik** geben Hinweise auf die Qualität eines tatsächlich pfleglichen Umgangs mit dem Shunt. „**Dosierte Kompression**" beim Abdrücken des Shunts nach Entfernung der Punktionskanülen ist praktizierte Shuntpflege. Dosierte Kompression soll möglichst **punktgenau in Stichkanalrichtung** und nur so stark erfolgen, daß der Blutstrom in der Shuntvene nicht unterbrochen wird; **Shuntklemmen sind obsolet**.

Kunstgefäße (vgl. auch Grafik Seite 274)

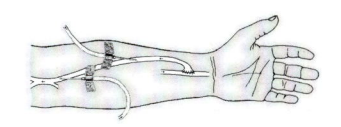

Die Abbildungen oben und rechts zeigen Gefäßprothesen, wie sie u.a. in der Shunt-Chirurgie eingesetzt werden (unterschiedliche Stärken).

Das untere Foto zeigt eine „gebrauchsfertige" GoreTex®-Loop.

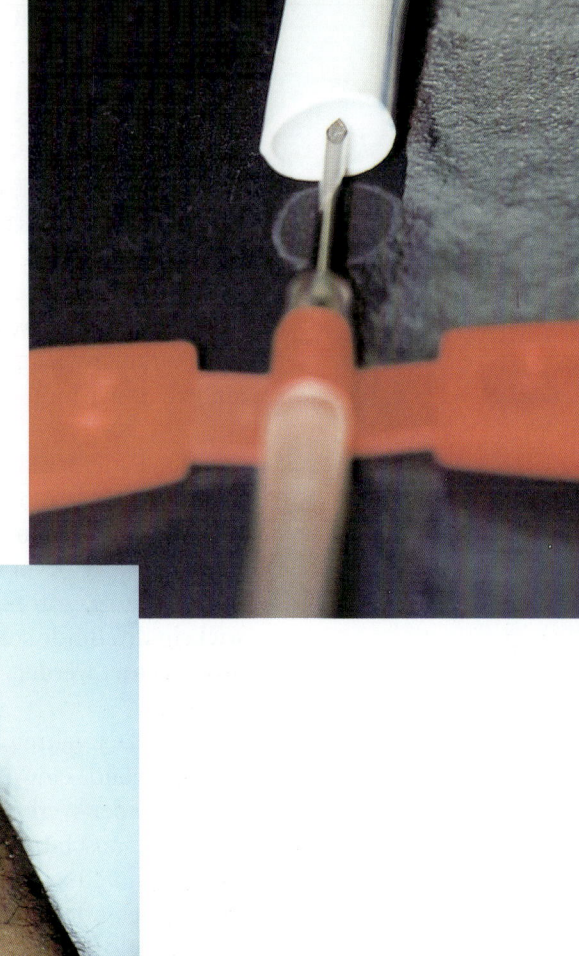

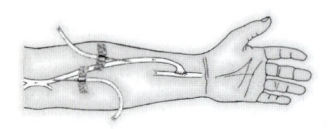

Verband: Zirkuläre oder abschnürende Verbände jeglicher Art sind kontraindiziert. Die Nachblutungsgefahr läßt sich am sichersten durch eine ausreichend lange Abdrückdauer vermindern. Über einen längeren Zeitraum wird bei jedem Patient durch Gerinnungskontrollen während der Dialyse **der optimale Zeitpunkt zur Beendigung der kontinuierlichen** Heparinzufuhr (Heparinabstellzeit vor Dialyseende) **ermittelt**, der meist zwischen 20 und 40 Minuten liegt.

Nach Entfernung der Punktionskanülen können kooperative Patienten die Punktionsstellen selbst abdrücken. Liegen die Punktionsstellen so weit auseinander, daß sie nicht sicher und bequem erreicht werden können, sollen die Nadeln getrennt gezogen werden und die Punktionsstellen werden einzeln abgedrückt. Hierbei soll die körpernah liegende Nadel (das ist meist die Vene) zuerst gezogen werden, da bei umgekehrter Reihenfolge der auch bei dosierter Kompression unvermeidbar auftretende Rückstaudruck in der Shuntvene die anastomosennahe Punktionsstelle evtl. wieder „aufgehen" läßt. Das Abdrücken führen wir mit sterilen maximal pflaumengroßen Mulltupfern durch.

Die reguläre **Abdrückzeit** beträgt im Mittel 15 bis 20 Minuten und wird individuell festgelegt. Nach Entfernung der Nadel(n) aus PTFE-Prothesen wird/werden die Punktionsstelle(n) im „ersten Dialysemonat" (erste 12 Dialysen) 45 Minuten abgedrückt (Oberschenkel 60 Minuten), später 30 Minuten (Oberschenkel 45 Minuten). Selbstverständlich gibt es auch hier eine individuelle Schwankungsbreite (eher nach oben).

Nach Ende der Abdrückzeit werden die Tupfer entfernt und man überzeugt sich durch einiges Zuwarten, daß die Punktionsstellen tatsächlich verschlossen sind. Auf den Punktionsstellen wird dann noch jeweils ein frischer steriler Tupfer mit einem nicht zirkulär verlaufendem Pflasterstreifen fixiert. Spätestens am nächsten Morgen kann der Patient die Tupfer entfernen.

Manche Patienten drängen auf das Anlegen eines zusätzlichen Verbandes. Dies ist eigentlich verzichtbar, im Rahmen einer De-Eskalation jedoch manchmal unvermeidlich. Mullbinden sollte dabei der Vorzug vor elastischen Binden gegeben werden, da elastische Binden automatisch straffer gewickelt werden. **Beim Anwickeln der Binde soll in jedem Fall streng auf sehr lockeren Sitz geachtet werden.**

In den letzten Jahren hat die Verwendung von **Shuntpflastern** (Preßverband) eine gewisse Bedeutung erlangt. Die Anbieter preisen in der Werbung einen Vorteil vollmundig, dem wir uns keinesfalls anschließen: „ … der Patient kann die Station sofort nach Beendigung der Dialyse verlassen … ". Solche Werbebotschaften offenbaren wenig Verständnis für die Gesamtproblematik der Shuntkompression speziell und der Dialyse allgemein.

Die sterilen Spezialpflaster werden mit dem integrierten Druckkissen (gefriergetrocknetes Kollagen oder Zellulose) unmittelbar vor dem Entfernen der Nadel auf die Einstichstelle gelegt, die Nadel wird dann gezogen (ohne das Druckkissen zu verschieben), das Pflaster festgeklebt und wie üblich die dosierte Kompression des Shunts ausgeführt.

Das auf den klebenden Gewebestreifen aufgebrachte in unterschiedlichen Größen und Formen erhältliche Druckkissen „bläst" sich nach Kontakt mit Flüssigkeit (hier: Blut) gewissermaßen selbst auf. Da es ringsherum auf der Haut festgeklebt ist **komprimiert das expandierende Druckkissen punktgenau die Einstichstelle** – vorausgesetzt, es befindet sich auch genau darüber.

Ein großer Vorteil ist dabei sicher die Tatsache, daß der entstehende Druck keinesfalls zu stark ist. Der wesentliche Nachteil des an sich überzeugenden Konzepts ist, daß die Patienten verleitet werden, die Abdrückzeiten drastisch zu verkürzen oder ganz darauf zu verzichten. Eine gewisse Verkürzung der Abdrückzeit erscheint akzeptabel, ein völliger Verzicht auf das Abdrücken ist nach unserer Erfahrung nicht zu rechtfertigen, kann ja auch wegen der **notwendigen Kompression der „inneren Punktionsstelle"** nicht funktionieren (vgl. Seite 284). Werden die Pflaster exakt geklebt, ist das Verfahren mit den bezeichneten „Auflagen" praktikabel. Für die Patienten ist die unauffällige und wenig auftragende Art des Verbandes angenehm.

Zum Verschluß der Punktionsstellen bei PTFE-Prothesen lehnen wir die Anwendung von selbstwirkenden Druckpflastern jedoch aus prinzipiellen Erwägungen ab.

Bei jeder neuen Shuntpunktion sollte der Punkteur die vorangegangenen Punktionen kritisch bewerten und seine eigene Erfahrung in der Shuntpunktion selbstkritisch einbringen. Schwierig zu punktierende Shunts sollten erfahrenen Mitarbeitern vorbehalten bleiben! Auch **neue Shunts sollten nur von Mitarbeitern mit großer Erfahrung punktiert werden**. Nichts ist für die körperliche und seelische Befindlichkeit des neuen Dialysepatienten schädlicher als schlechte Dialysen. Die Shuntpunktion als wirklich „einschneidendes" Ereignis zu Beginn jeder Behandlung hat in dem Zusammenhang eine ganz besondere Bedeutung.

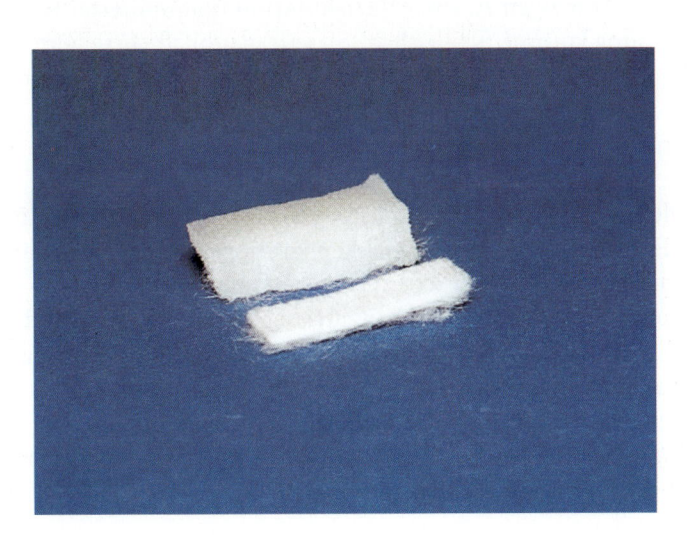

Isoliertes Druckkissen eines Shuntpflasters

Das hintere Druckkissen wurde mit Wasser angefeuchtet und vergrößerte sein Volumen dadurch um das Mehrfache.

Im Vergleich dazu vorn ein trockenes Druckkissen.

Nähere Erläuterung im Text.

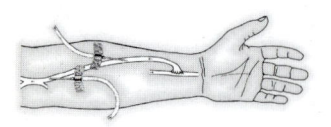

Durch Palpation und gegebenenfalls auch durch zusätzliche Auskultation sollte sich der Punkteur **gedanklich einen dreidimensionalen Eindruck vom Shuntverlauf verschaffen und danach sein Handeln ausrichten**. „Mut zur Lücke!" ist ein Motiv bei der Punktion. Auch in der Hektik des „Anschließens" nicht zum „wilden Hauen und Stechen" verleiten lassen! Der Kopf muß frei für kreatives Handeln sein!

Neben Variation der Punktionsrichtung und des Punktionsortes darf man auch immer wieder überlegen, ob die zur Punktion in Aussicht genommene Kanüle für diesen Shunt optimal ist (Stärke, Stichlänge).

Die **zug- und spannungsfreie Fixierung** der Punktionskanüle gehört genauso zur Shuntpflege, wie die Wahl eines individuell verträglichen Desinfektionsmittels und Pflasters.

Jede noch so geringe **Hautreizung im Shuntbereich** sollte durch konsequente „Auslaßversuche" ursächlich eingegrenzt werden: Wechsel von Desinfektionsmittel und Pflaster, ggf. Fixierung der Kanülen mit einer Binde, Wechsel der Punktionskanüle (Anschliff, Silikonisierung, Desinfektionsverfahren), Fahndung nach vom Patient angewandten unverträglichen Externa sollte erfolgen. Eine seltene Möglichkeit ist auch die Latexallergie am Shuntarm des Patienten, resultierend aus dem Kontakt mit der behandschuhten Hand des Personals!

Indirekte Signale verstehen: Jeder Shunt hat seine **individuellen mittleren Druckwerte** beim An- und Abhängen und während der Dialyse. Die **Plausibilitätskontrolle** dieser Werte und die Erfassung auch längerfristiger Veränderungen gehört zur professionellen Handlungsweise in der Dialysepraxis. Nachschauen in älteren Dialyseprotokollen gibt wertvolle Hinweise. Eine zunehmend lustlose arterielle Bluthergabe des Shunts bei korrekter Nadellage ist stets verdächtig auf eine sich entwickelnde dem Punktionsort vorgeschaltete Stenose. Erhöhte venöse Druckwerte, erschwerte Blutrückgabe nach Ende der Dialyse und zunehmende Abdrückzeiten können auf eine Stenosierung proximal der Punktionsstelle hinweisen.

Professionell handelndes Dialysepersonal bemerkt sofort, wenn es beim Anhängen zu einer **Rezirkulation** reinfundierter Kochsalzlösung kommt. Schließlich soll jede glaubhaft versicherte, diätetisch nicht erklärbare Hyperkaliämie und eine progrediente Verschlechterung der Retentionswerte an eine Rezirkulation, mithin an eine ineffektive Dialyse denken lassen.

Begleitkrankheiten – „**Durchschlagen von Risikofaktoren**" in die Fistelregion: Die Gefährlichkeit kardiovaskulärer Risikofaktoren steht heute außer jedem Zweifel. Gerade beim Dialysepatient ist oft deren Vollbild anzutreffen. Shuntpflege heißt deshalb auch: **Nikotinverbot, gute Blutdruckeinstellung, optimale Behandlung der Calcium-Phosphat-Stoffwechselstörung, dosisangepaßte Behandlung der Hyperlipoproteinämie und der Hyperurikämie** bei deutlicher Überschreitung der Normwerte und ggf. normnahe Blutzuckereinstellung.

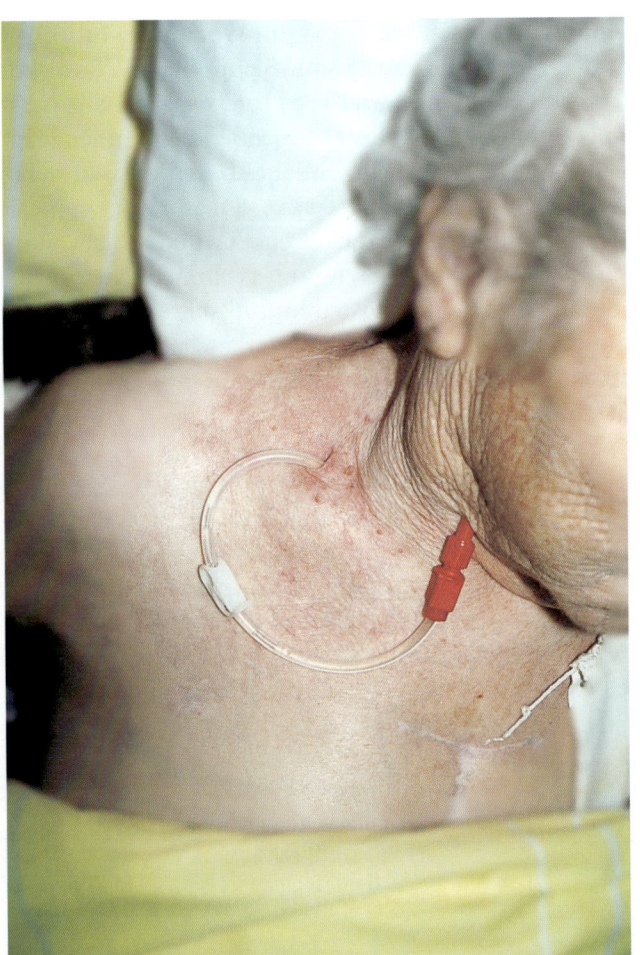

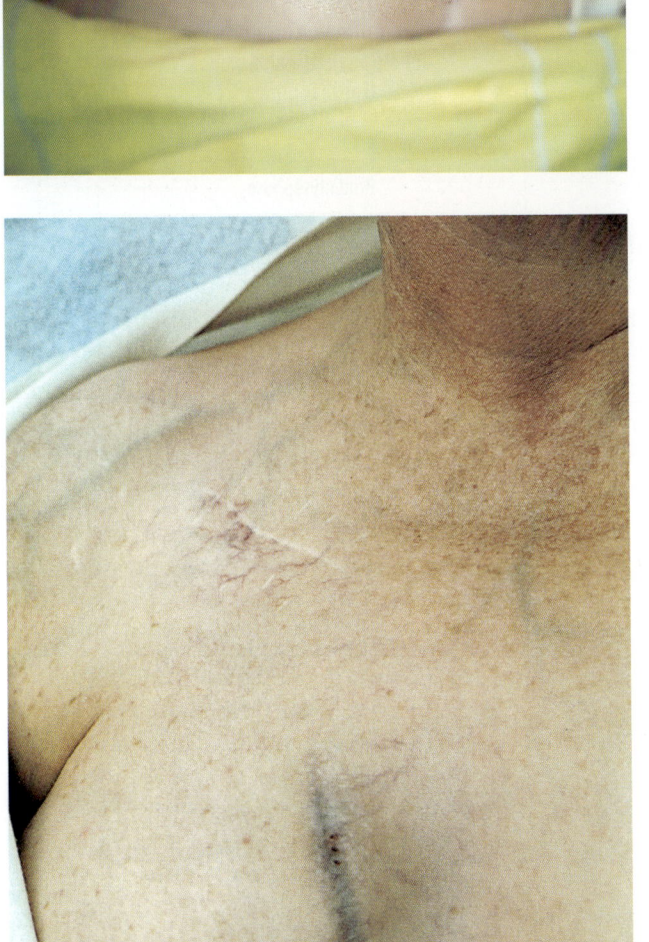

"Dialyse ohne Shunt"
titelte eine Arbeit von DEMERS und Mitarbeitern, in der ein Silikon-Vorhofkatheter vorgestellt wurde.

Der Katheter wird über die Vena jugularis externa in Lokalanästhesie eingeführt, die endständige Öffnung kommt im rechten Vorhof zu liegen. Eine subkutane Dacron®-Muffe wird wie beim TENCKHOFF-Peritonealdialyse-Katheter vom umgebenden Bindegewebe durchwachsen und stellt eine mechanische Fixierung und einen Infektionsschutz dar.

Ursprünglich für überbrückende Dialysen vorgesehen, ist der DEMERS-Katheter im Ausnahmefall auch einmal eine Dauerlösung (mit allen Nachteilen des Peritonealdialyse-Katheters, s. dort).

Gefäßzugänge „unlimited"

Hier sehen Sie einen nicht alltäglichen Gefäßzugang die sogenannte Subclavia-Loop, eine präpectorale GoreTex®-Schleife.

Manchmal ist zu lesen, ein „fehlender Gefäßzugang" wäre ein Grund, einen Patient in die Peritonealdialyse zu drängen ... der Autor hat seit 1979 eine derartige Situation nie erlebt!

„Wo ein Wille ist, ist auch ein Weg" – egal in welche Richtung man geht ...

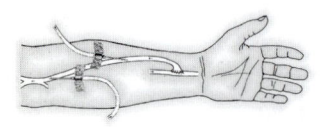

Systemische Wechselwirkung Shunt-Gesamtorganismus:
Shuntpflege heißt auch **hohe Shuntvolumina** und **Steal-Phänomene** zu entdecken! Der arterielle Druck versorgt den peripheren Kreislauf und die AV-Fistel. Je größer die Blutmenge ist, die durch den Shunt abgezweigt wird, desto weniger Blut steht für die Peripherie zur Verfügung. Gegenregulatorisch erhöht sich das Herzminutenvolumen: Herzfrequenz und Schlagvolumen steigen. Der Anstieg des Herzminutenvolumens entspricht etwa dem Shunt-Blutfluß. **Der Fistelblutfluß sollte 500 ml/min möglichst nicht überschreiten**, da das (vorgeschädigte) Herz des Urämikers sonst an die Grenzen seiner Kompensationsmöglichkeiten stößt.

Auch das Thema „**Rezirkulation**" gehört zu den systemischen Wechselwirkung Shunt-Gesamtorganismus, da ein hoher Rezirkulationsanteil dialysierten Blutes mit resultierender ineffektiver Dialyse die urämische Situation des Gesamtorganismus verschlechtert. Das Problem der Prophylaxe der Rezirkulation wurde schon im Abschnitt „Shuntpunktion" besprochen, weitere Einzelheiten sind der Grafik auf Seite 297 zu entnehmen, Erkennung der Rezirkulation im Dialysealltag siehe Seite 294.

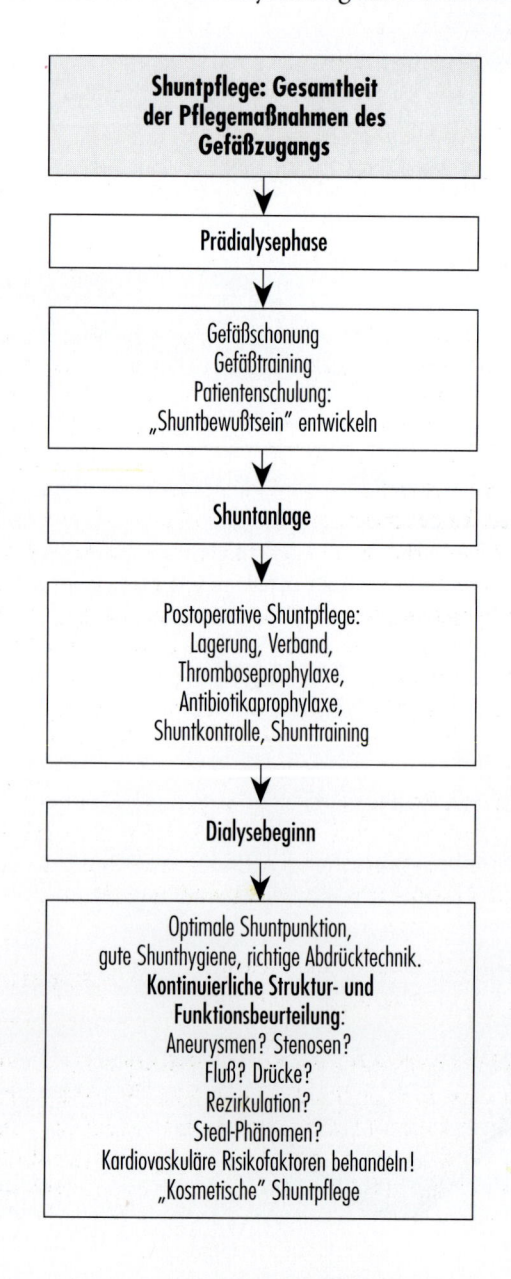

```
┌─────────────────────────────┐
│ Shuntpflege: Gesamtheit     │
│ der Pflegemaßnahmen des     │
│ Gefäßzugangs                │
└─────────────────────────────┘
              ↓
┌─────────────────────────────┐
│      Prädialysephase        │
└─────────────────────────────┘
              ↓
┌─────────────────────────────┐
│       Gefäßschonung         │
│       Gefäßtraining         │
│      Patientenschulung:     │
│  „Shuntbewußtsein" entwickeln│
└─────────────────────────────┘
              ↓
┌─────────────────────────────┐
│        Shuntanlage          │
└─────────────────────────────┘
              ↓
┌─────────────────────────────┐
│   Postoperative Shuntpflege:│
│      Lagerung, Verband,     │
│      Thromboseprophylaxe,   │
│     Antibiotikaprophylaxe,  │
│  Shuntkontrolle, Shunttraining│
└─────────────────────────────┘
              ↓
┌─────────────────────────────┐
│       Dialysebeginn         │
└─────────────────────────────┘
              ↓
┌─────────────────────────────┐
│   Optimale Shuntpunktion,   │
│ gute Shunthygiene, richtige Abdrücktechnik. │
│   Kontinuierliche Struktur- und │
│       Funktionsbeurteilung: │
│      Aneurysmen? Stenosen?  │
│         Fluß? Drücke?       │
│         Rezirkulation?      │
│       Steal-Phänomen?       │
│ Kardiovaskuläre Risikofaktoren behandeln! │
│     „Kosmetische" Shuntpflege│
└─────────────────────────────┘
```

Überschreitet das Shuntvolumen 25 bis 40 % des normalen Herzminutenvolumens, wird der systemischen Zirkulation Blut entzogen und es kommt zum „steal-Effekt". Beim Vorhandensein von mehreren Shunts, bei Oberarm- und Oberschenkelshunts sollte bei kardialer Dekompensation stets an (zu) große Shuntvolumina gedacht werden. Shuntpflege würde in diesem Fall eine Verkleinerung der Fistel oder gar deren Verschluß und Neuanlage bedeuten.

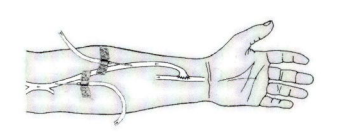

„Kosmetische" Aspekte der Shuntpflege: Medizinisch gesehen ist eine Shuntpflege mit Salben eigentlich nicht indiziert, wird jedoch von vielen Patienten als absolut notwendig erachtet. Eine relative Indikation kann aus der Hautreizung durch Pflaster, Austrocknung der Haut durch alkoholhaltige Desinfektionsmittel und auch aus Hämatomen resultieren.

Die Bandbreite der Möglichkeiten reicht von dexpanthenol-, linolsäure- oder heparinhaltigen Fertigarzneimitteln bis zur Möglichkeit des einfachen Auftragens von Ungt. emulsific. aquos. Die prophylaktische Anwendung von antibiotikahaltigen Externa am Shunt ist kontraindiziert. Kortikoid-Dermatika sollen nur bei strenger dermatologisch bestätigter Indikation unter Aussparung der Punktionsstellen zum Einsatz gelangen. Bei Juckreiz, der ausschließlich im Shuntbereich lokalisiert ist, sollte dessen Ursache beseitigt werden (s.o.).

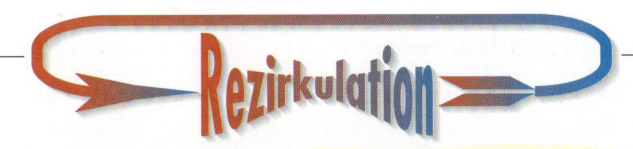

Rezirkulation

Die Rezirkulation des dialysierten Blutes senkt die Effektivität der Dialyse: Ansteigen der Retentionswerte, „unerklärliche" Hyperkaliämien und Verschlechterung des Allgemeinzustandes des Patienten können Hinweise sein. Einige **Ursachen** (gleichzeitig Hinweis auf die Vermeidung) **der Rezirkulation**: • zu geringer Abstand von arterieller und venöser Punktionsstelle, • schlechte venöse Abflußverhältnisse (z.B. Stenose im Bereich der V. subclavia), • schlechte arterielle Blutzufuhr, • zu hoher Blutfluß (Dialysegerät), • Blutflußrichtung in der Fistel nicht beachtet, • Schläuche falsch konnektiert …

Erkennung der Rezirkulation: Nach initialem Aderlaß und Konnektierung der Punktionskanülen mit arteriellem und venösem Schlauchsystem ist das arterielle System mit Blut gefüllt, während sich im venösen Anschlußstück noch Kochsalzlösung befindet. Wird nun nach dem Öffnen der Klemmen die Blutpumpe gestartet und rasch hochgefahren, erkennt der Profi sofort die unverhältnismäßig hellrote Färbung des Blutes im arteriellen Schlauch – bedingt durch die Blutverdünnung der gleichzeitigen Kochsalz-Reinfusion über das venöse System. Muß während der Dialyse einmal eine größere Menge Kochsalzlösung infundiert werden, sollte man ebenfalls die arterielle Seite beobachten wenn die Kochsalzlösung den Shunt erreicht. Bei stärkerer Rezirkulation ist dann desgleichen die beschriebene Hellverfärbung des Blutes im arteriellen Schlauchsystem zu sehen.

Die **Berechnung der Rezirkulation** erfordert drei gleichzeitige Blutentnahmen aus dem arteriellen und venösen Schlauchsystem sowie aus einer peripheren Vene (üblicherweise nicht-shunttragender Arm). Bestimmt wird Harnstoff oder Kreatinin, in der Formel als „Retentionswert" bezeichnet. **Bei effektiver Dialyse darf der Anteil rezirkulierten Blutes maximal 5 bis 10% betragen.**

$$\frac{(Retentionswert_{peripher} - Retentionswert_{arteriell})}{(Retentionswert_{peripher} - Retentionswert_{venös})} \times 100 = \% \text{ Rezirkulation}$$

Eine **automatische Bestimmung der Fistelrezirkulation** erlaubt der Bluttemperaturmonitor BTM 4008 (Fresenius). Das Gerät setzt einen kurzen „Kälteimpuls" (Temperatursprung) im Dialysierflüssigkeitskreislauf, der sich im Dialysator dem venösen Blutstrom mitteilt. Im venösen Temperaturfühler wird der kurzzeitige Temperaturabfall registriert und anschließend mit der Temperatur des arteriell zulaufenden Blutes verglichen: Aus dem Verhalten der Temperaturkurven kann auf die Fistelrezirkulation rückgeschlossen werden.

13 Tips und Tricks zur Punktion des schwierigen Shunts

● Shunt vor Punktion sorgfältig untersuchen (Sehen, Tasten, Hören): Vor dem „geistigen Auge" des Punkteurs muß ein dreidimensionales Bild des Shuntverlaufs als Resultat dieser Voruntersuchung entstehen.

● Fragen Sie den Patient nach Besonderheiten, sehen Sie in die letzten Dialyseprotokolle (besonders Druckverläufe), ermitteln Sie, mit welchem Kanülentyp der schwierige Shunt erfolgreich punktiert wurde!

● „Maß nehmen": Nehmen Sie ggf. vor der Desinfektion Maß, indem Sie die Punktionskanüle an der vorgesehenen Punktionsstelle noch mit der Schutzhülle auf den Shunt legen. So gewinnen Sie beispielsweise einen exakten Eindruck wo die Kanülenspitze zu liegen kommt und können Punktionsrichtung und Stichlänge (Auswahl der geeigneten Nadel) genau ermitteln!

● Blutdruckmanschette statt Staubinde benutzen (50 - 100 mmHg)!

● Konzentrative Selbstentspannung unmittelbar vor der Punktion versuchen, ggf. zur Punktion setzen!

● Arm optimal lagern, evtl. zusätzliches Staukissen, evtl. Hilfsperson!

● Gute Lichtverhältnisse schaffen! Das Spiel von Licht und Schatten auf der Haut verrät weit mehr, als Sie denken!

● Patient die Faust schließen lassen (feste „Muskelunterlage")!

● Haut evtl. durch Umgreifen des Shuntarms von dessen Rückseite bzw. der dem Shunt gegenüberliegenden Seite spannen!

● Jedes die Punktion irgendwie behindernde Kleidungsstück des Patienten ausziehen!

● Auch einmal den Mut haben zu sagen: „Das ist mir zu schwierig!" und eine(n) Kolleg(in/en) bitten, die Aufgabe zu übernehmen!

● Dem Patient vor der Punktion ein warmes Armbad des Shuntarms verabreichen! Hierdurch wird die Haut weicher und geschmeidiger und es kommt zur allgemeinen Gefäßerweiterung. Der Effekt läßt sich evtl. durch Aufsprühen von Nitro-Spray noch verstärken!

● Zur Erzielung eines besseren Tastgefühls auch einmal ohne Handschuhe punktieren! Ja, ja – ich weiß was jetzt kommt ... Wenn Infektionssicherheit beim Patient gegeben ist, Sie keine Verletzung an den Händen haben, Sie Ihre Hände genauso desinfizieren wie den Shunt des Patienten und nach der Punktion erneut Ihre Hände waschen und desinfizieren kann eigentlich nichts passieren. Natürlich tun Sie es auf eigenens Risiko und ich dürfte das nicht schreiben, aber die Wirklichkeit ist eben oft ganz anders als die Theorie und „Dialysefibel" ist sowieso ein etwas ganz anderes Buch!

Shuntprobleme

Shuntinfektion

Symptome: Lokales Spannungsgefühl, Schwellung, Rötung, Druckempfindlichkeit, Austritt von Blut und Wundsekret. Die Shuntinfektion kann sich zur lebensgefährlichen Shuntsepsis entwickeln, sie bedarf genauester Beachtung und intensiver **Therapie**: Antibiotika, chirurgische Maßnahmen, ggf. chirurgische Shuntentfernung. **Prophylaxe**: Peinlich sauberes Punktieren, Einhaltung der Reinigungs- und Desinfektionsvorschriften, Abdeckung der Punktionsstellen. Beim geringsten Anfangsverdacht auf beginnende Shuntinfektion unbedingt Arzt informieren.

Shuntthrombose

Die Shuntthrombose ist die häufigste Ursache für den Ausfall einer Fistel. Die **Frühthrombose** (nach Shuntanlage) geht oft auf operationstechnische Probleme zurück: Torsion der Vene, Nahtprobleme, unausreichende Heparinisierung, Blutung oder Ödem mit Selbsttamponade des Shunts.

Später ist die häufigste Ursache von Shuntthrombosen bei vorher funktionierendem Shunt die **punktionsbedingte Thrombose**. **Zeichen des Shuntverschlusses** sind fehlende Pulsation und fehlendes Strömungsgeräusch. Der Patient soll angehalten werden, den Shunt regelmäßig zu kontrollieren und sich bei Besonderheiten sofort zu melden, weil dann als Minimaleingriff der Shuntrevision evtl. eine **Thrombektomie** in Betracht kommt. Die Thrombektomie soll aber so früh wie möglich nach dem Erkennen (max. 24 Std.) durchgeführt werden, da es sonst zur Organisation des Thrombus kommt und sich dieses Vorgehen verbietet.

Gefäßchirurgisch kommt häufig eine **Neuanastomose** proximal nach Resektion des veränderten Abschnittes mit erneuter End-zu-Seit-Anastomose oder auch Seit-zu-Seit-Verbindung in Betracht. Das konkrete Vorgehen wird sich in jedem Falle aus der aktuellen Situation ableiten lassen (Operationssitus, Angiographieergebnis ...). Bei langstreckigem Verschluß werden ggf. Kunstgefäße interponiert, aber all' das entscheidet der Gefäßchirurg ...

Der Internist/Nephrologe muß bei häufig **rezidivierenden Shuntverschlüssen** – insbesondere auch bei gleichzeitigem Auftreten weiterer thrombotischer Komplikationen wie oberflächliche Thrombophlebitiden, Sinusthrombose usw. – immer auch an seltene Gerinnungsstörungen wie **Defekte der Gerinnungsinhibitoren Protein C und Protein S** denken. Sowohl hereditäre als auch erworbene Veränderungen des Protein-S-Protein-C-Systems können zum Ungleichgewicht zwischen den pro- und antikoagulatorisch aktiven Gerinnungsfaktoren beitragen. Der **Mangel an Protein S bzw. Protein C** kann zu Thrombosen (hier:

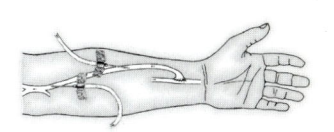

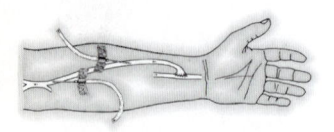

rezidivierenden Shuntverschlüssen) führen. Noch häufiger kommt es durch eine genetisch bedingte Veränderung der Protein-C-Bindungsstelle des Faktor Va-Moleküls zu einem Defekt der antikoagulatorischen Wirkung, der sogenannten APC-Resistenz.

Immerhin sind 2 % der Bevölkerung von diesem genetischen Defekt betroffen (Übersichten zu diesem Thema: ZÖLLER, KEMKES-MATTHES).

Protein S und Protein C kann in spezialisierten Labors bestimmt werden, der Referenzbereich für Protein C ist 500-5000 µg/l, für freies Protein S 1-8 mg/l. Einzusenden sind jeweils 1 ml Zitratblut. Protein S ist im Normalfall zu 60 % an das Komplementfragment C4bp gebunden und biologisch inaktiv. Die Bindung ist bei verschiedenen Krankheitszuständen verändert, deshalb sollte das freie Protein S bestimmt werden. Die APC-Resistenz kann heute ebenfalls in spezialisierten Labors nachgewiesen werden (APC-Genotypisierung). Mittels DNS-Analyse ist die Identifizierung homo- und heterozygoter Merkmalsträger möglich. Als Material benötigt das Labor 4 ml EDTA- oder Zitratblut.

Die **therapeutische Konsequenz** bei Nachweis der o.g. Veränderungen des Protein-S-Protein-C-Systems für Dialysepatienten heißt **Marcumarisierung**.

Steal-Syndrom (engl. to steal = stehlen), „Anzapfsyndrom"

Die arterielle Blutversorgung der dem Shunt nachfolgenden Extremität kann soweit vermindert sein, daß während der Dialyse oder auch im dialysefreien Intervall Schmerzen im betreffenden Bereich auftreten. Eine Besserung ist nur durch chirurgische Shuntrevision, z.B. Drosselung der abführenden Fistelvene („banding"), möglich.

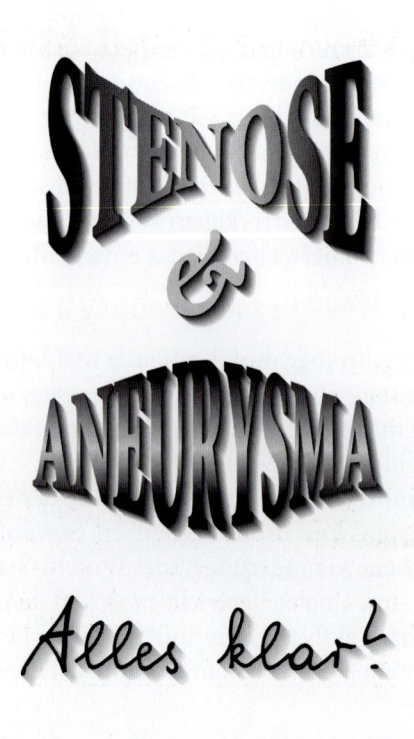

STENOSE & ANEURYSMA

Alles klar?

Shuntaneurysmen

„Aneurysma" bezeichnet eine umschriebene, meist ungleichförmige krankhafte Wandausbuchtung eines arteriellen oder arterialisierten Blutgefäßes (oder der Herzwand). Bei den Shuntaneurysmen sind „echte" und „falsche" zu unterscheiden.

Echte Aneurysmen pulsieren in allen Richtungen und lassen sich wegdrücken, ein **falsches Aneurysma** ist beispielsweise ein thrombosiertes Extravasat nach Fehlpunktion, es hat jedoch eine pulssynchrone Anhebung durch das in der Umgebung verlaufende arterielle oder arterialisierte Gefäß. Die Behandlung muß von Fall zu Fall entschieden werden, ggf. kommt eine chirurgische Abtragung in Betracht. Die **punktionsseitige Prophylaxe der Aneurysma-Bildung** besteht im häufigen Wechsel der Punktionsstelle! („Strickleiterverfahren"). Wenn anatomisch irgend möglich sollte die Punktion in der Nähe von Aneurysmen vermieden werden.

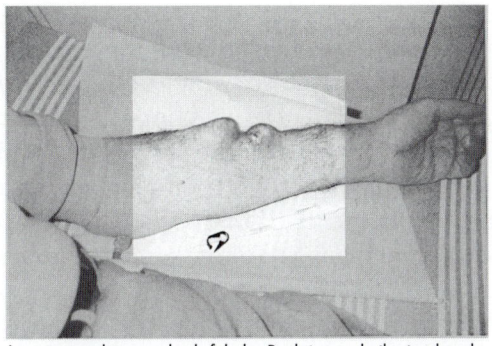

Aneurysmen können durch falsche Punktionstechnik eine beachtliche Größe erreichen. Bei diesem Shunt wäre problemlos die Strickleiterpunktion möglich gewesen.

Aneurysma und Stenose

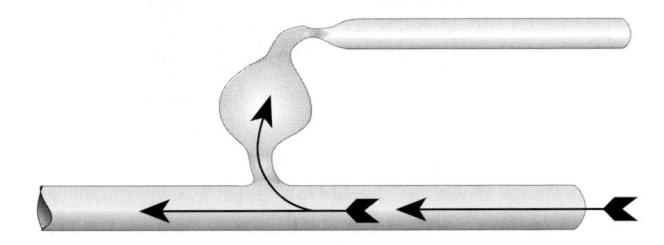

Aneurysma: Umschriebene, krankhafte, meist asymmetrische dauerhafte Wandausbuchtung eines arteriellen oder arterialisierten Gefäßes, welches nach außen an der expansiven lokalen Pulsation erkannt wird. **Echte Aneurysmen** sind gekennzeichnet durch eine erhaltene Wandstruktur, sie finden sich meist im Bereich des venösen Schenkels. Ursache sind Turbulenzen des Blutstromes beim Übergang vom (arteriellen) Hochdruck- ins (venöse) Niederdrucksystem, wodurch es zu einer Aufweitung der Vene mit verdünnter aber erhaltener Wandstruktur kommt. Ein **falsches Aneurysma** (Aneurysma spurium) ist ein gefäßwandnaher Bluterguß (also ein pulsierendes periarterielles Hämatom), welches sich typischerweise an den Punktionsstellen oder über einer Gefäßnaht befindet. Der Bluterguß organisiert sich und die Wand des Hämatoms umgibt sich mit einer Fibrinmembran. „Stenose" bezeichnet hier die dauerhafte Einengung einer Strombahn. Bei geeigneter Lokalisation einer Stenose im Shuntverlauf (nicht nahe der Anastomose!) kann man mit einigem Geschick und etwas Glück die Stenose durch gezielte Punktion „beseitigen"!

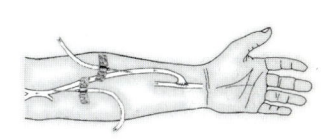

301

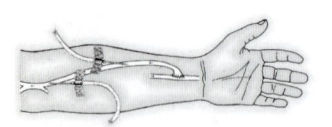

Zusammenfassung „Shunt"

Der Shunt ist ein **arteriovenöser Kurzschluß**, bei dem eine Vene (typischerweise) ohne Zwischenschaltung von Fremdmaterial mit einer Arterie verbunden (anastomosiert) wird. Das sich entwickelnde arterialisierte Gefäß ist großlumig, hat einen **Blutfluß von wenigstens 200 ml/min** und ist mehrfach wöchentlich punktierbar.

Die Punktion erfolgt typischerweise mit zwei speziellen Punktionskanülen, wobei es gleichgültig ist, ob **arteriell** in Richtung oder gegen die Richtung des Blutstromes eingestochen wird, bei SN-Dialyse aber immer in Blutflußrichtung stechen. Die **venöse Nadel** sollte in Richtung des Blutstromes im Vergleich zur arteriellen Nadel **körpernäher** liegen. Die konkreten anatomischen Shuntverhältnisse sollen die Art und Weise der Punktion bestimmen. Wichtig ist ein ausreichender Blutfluß von wenigstens 200 ml/min.

Der Shunt ist im wahrsten Sinne des Wortes die „**Lebensader**" des Dialysepatienten. Punktion und Pflege bedürfen großer Sorgfalt. Zwar bietet die Haut eine Schutzbarriere gegen Infektionen des Shunts, diese Barriere wird jedoch bei jeder Punktion durchbrochen. **Sorgfältigste Desinfektion** (Grundsatz: Erst reinigen, dann desinfizieren!), **steriles Einwegmaterial**, **sichere Punktion**, Vermeidung von Hämatombildungen, **optimale Antikoagulation** und **richtige Kompression** bilden wichtige Eckpfeiler der Vermeidung von Shuntkomplikationen.

Häufiger Wechsel der Punktionsstellen ist empfehlenswert, wir empfehlen die Durchführung der **Strickleiterpunktion, wenn dies die anatomischen Verhältnisse zulassen.** Nach erfolgreicher Punktion ist die optimale **mittige Lage der Kanülen im Gefäß** durch Drehen, Schrägstellen, Unterlegen von Tupfern usw. zu ermitteln. In der gefundenen optimalen Position werden die **Kanülen sicher fixiert,** so daß unvermeidliche leichte Zug- und Drehbewegungen nicht zu einer Dislokation führen können, dies ist auch eine prophylaktische Maßnahme gegen Blutverluste und Lufteintritt. Die eigentliche Eintrittsstelle der Kanüle in den Körper kann mit einem sterilen Tupfer abgedeckt werden.

Nach Dialyseende und Entfernung der Punktionskanülen werden die Punktionsstellen ausreichend lange mit dosierter Kompression abgedrückt, wobei ein möglichst punktförmiger Druck mit der Fingerspitze in Stichkanalrichtung ausgeübt werden soll, der eine Totalkompression des Shunts vermeidet („Fingerspitzengefühl").

Empfehlenswerte Nadelhaltung bei Punktion: **Spitze nach unten!**

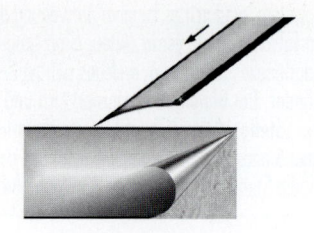

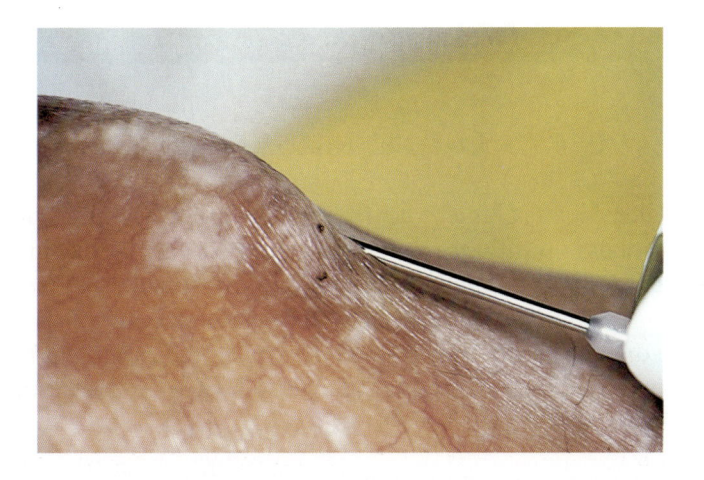

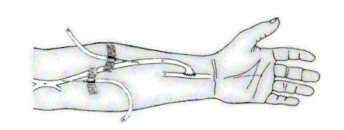

Noch zwei Bilder zum besseren Verständnis der Shuntpunktion. Die obige Abbildung zeigt nochmals die empfehlenswerte Haltung der Kanüle vor Punktion. Für die übliche Punktionshaltung (Anschliff nach oben) spricht nur die bessere Sichtkontrolle bei der Punktion, mit der gezeigten Punktionshaltung (Seite 302 unten und Abbildung oben) ist die Traumatisierung geringer, Stichkanalblutungen seltener und die Nachblutungszeiten kürzer. Außerdem ist die Gefahr der Verletzung der rückwärtigen Gefäßwand herabgesetzt. Insgesamt erweist sich die im Bild gezeigte Punktionstechnik „Anschliff nach unten" als das bessere Verfahren, wenngleich bei sicherer Beherrschung der Punktionstechnik auch das konventionelle Verfahren möglich ist und von der Mehrzahl des Dialysepersonals lieber angewendet wird. Zur Verhinderung der Gefahr des Ansaugens sind in die Kanüle zwei vorbeugende Maßnahmen eingebaut: **Drehflügelkanülen** ermöglichen ein Wegdrehen des Anschliffs von der Gefäßwand, als weitere Vorbeugung sind speziell die arteriellen Nadeln mit einem **zusätzlichen seitlichen Durchbruch** („back eye") versehen, der dem Blutstrom bei Verlegung der Anschliffregion eine zusätzliche alternative Eintrittsöffnung bietet.

Zur Verbesserung der Gleitfähigkeit der Kanüle und zur Herabsetzung der Gefahr der Gerinnungsaktivierung unmittelbar nach Blutkontakt sind gute Punktionskanülen silikonisiert. Dieser hauchdünne Silikonfilm kann entweder als öliger Überzug oder aushärtend aufgebracht werden, im letzteren Fall spricht man auch von **Trockensilikonisierung**.

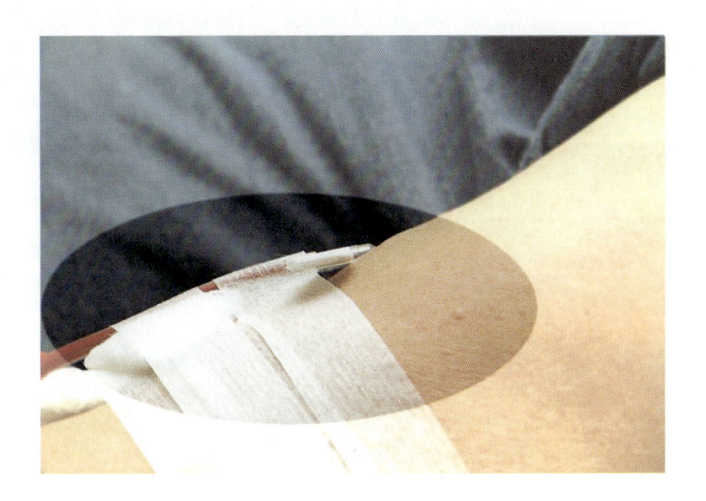

Eintauchwinkel

Dialysekanülen werden nicht einfach auf der Haut festgeklebt, vielmehr in optimaler Lage hautfreundlich fixiert. Die Kanülenspitze soll frei und mittig im Gefäß liegen, wenigstens ein Pflaster soll die Flügel hintergreifen, um ein Herausrutschen der Nadel zu verhindern.

12. Durchführung der Hämodialysebehandlung

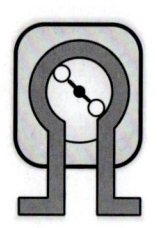

Jetzt geht's richtig los …

Die Überschrift soll nicht zur falschen Meinung verleiten, daß der Patient kommt und die Dialyse sofort beginnt. Bereits im vorangegangenen Kapitel wurde im Zusammenhang mit der Shuntpunktion auf vorbereitende Aspekte eingegangen. Hier sei noch die **Vorbereitung der Maschine** erwähnt, dies verläuft bei jedem Gerät etwas anders. Richten Sie sich nach den Angaben des Herstellers.

Wir gehen einmal davon aus, daß die **Osmose läuft**, die **Maschine ans Permeat angeschlossen** ist und das für den Patienten vorgeschriebene **Konzentrat an der Maschine** steht (bzw. die Schlauchverbindung zur Zentralversorgung hergestellt ist). Die Maschine ist mit dem **richtigen Schlauchsystem und Dialysator** bestückt, die **Spritze mit dem richtigen Heparin ist eingelegt**, **Kochsalz-Vorspülbeutel und Leerbeutel** sind **angeschlossen**, die **Maschine** ist **desinfiziert** und **desinfektionsmittelfrei**. Das „Handwerkszeug" zur Shuntpunktion liegt bereit (vgl. voriges Kapitel), Sie haben alles anhand des Dialyseprotokolls auf Richtigkeit überprüft. Werfen Sie einen **Blick auf die letzten Dialyseprotokolle** und machen Sie sich mit evtl. Besonderheiten vertraut.

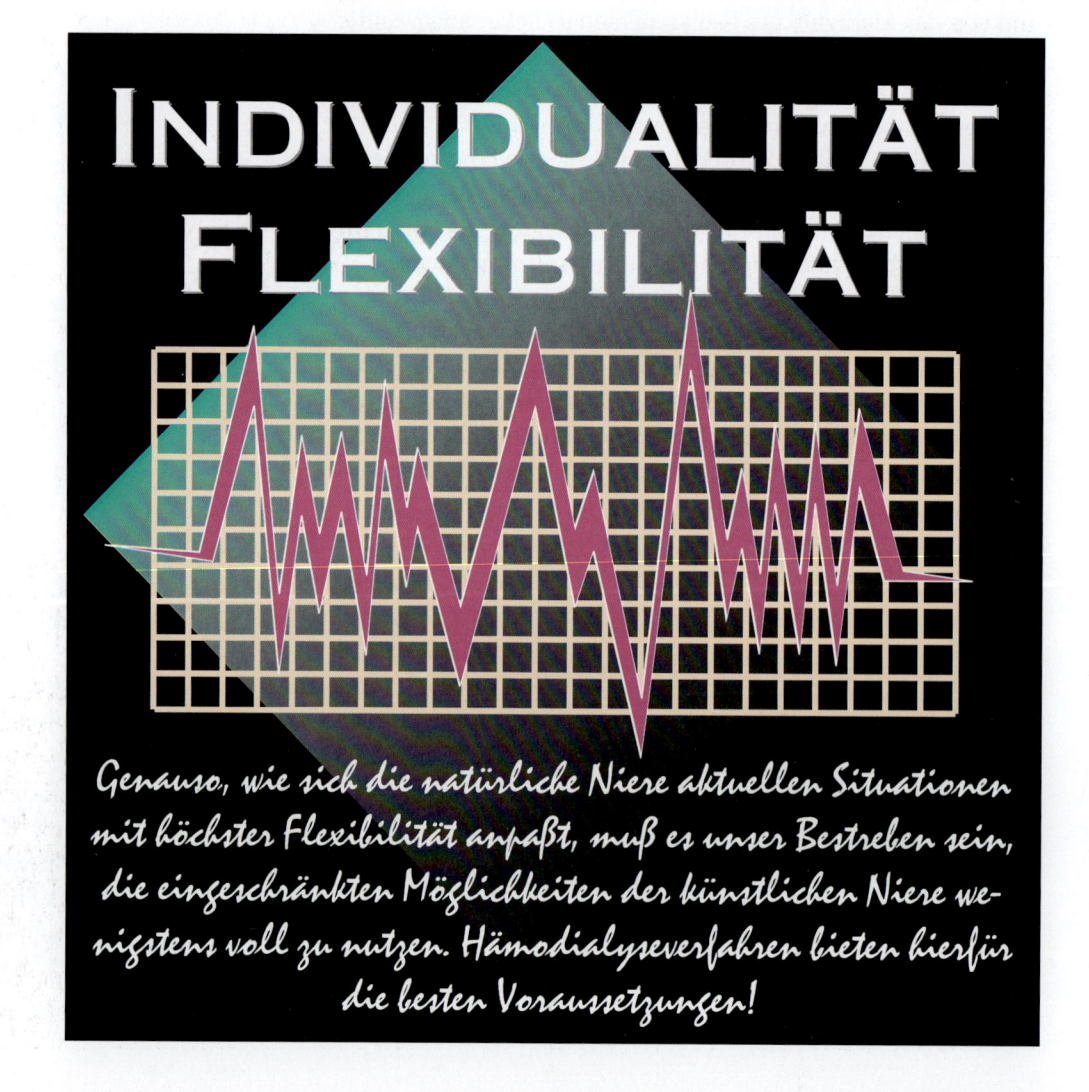

INDIVIDUALITÄT
FLEXIBILITÄT

Genauso, wie sich die natürliche Niere aktuellen Situationen mit höchster Flexibilität anpaßt, muß es unser Bestreben sein, die eingeschränkten Möglichkeiten der künstlichen Niere wenigstens voll zu nutzen. Hämodialyseverfahren bieten hierfür die besten Voraussetzungen!

Nach dem Einschalten der Maschine knicken Sie den Brechkonus im Vorspülbeutel und **befüllen Schlauchsystem und Dialysator** (evtl. arterielle Seite noch nach unten drehen) luftblasenfrei mit physiologischer Kochsalzlösung (nach Art des Hauses evtl. mit Heparinzusatz) und setzen die Spiegel in den Kammern.

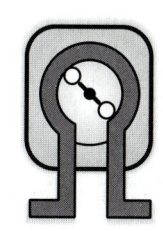

Nach einer **Vorspülmenge** (single-pass) von **wenigstens einem Liter** stoppen Sie die Blutpumpe und entfernen den Vorspülbeutel, das venöse Schlauchsystem wird mit dem Kochsalzbeutel verbunden, der Brechkonus angeknickt und die Blutpumpe wieder gestartet. Jetzt beginnt die **Phase der Rezirkulation**. Evtl. muß der **Dialysator** noch vorsichtig geklopft werden (leicht gegen den Handballen), um ihn vollständig zu **entlüften**. Hilfreich kann hierzu (wie später beim Abhängen) auch ein intermittierendes Abklemmen (bei laufender Blutpumpe) des Schlauchsystems sein.

Je nach Maschinentyp und je nach Ihrer persönlichen Geschwindigkeit haben Sie zwischenzeitlich evtl. bereits das Konzentrat angeschlossen und die Betriebswerte (außer UF-Menge) für die bevorstehende Dialyse eingegeben. In der Vorbereitungsphase werden Sie die **Dialysierflüssigkeitsschläuche im Gegenstromprinzip auf den Dialysator aufkuppeln**.

Die Maschine durchläuft dann mehr oder weniger schnell und mehr oder weniger störungsfrei ihr Vorbereitungsprogramm, Einzelheiten sind den Bedienungsanleitungen der Geräte zu entnehmen. Irgendwann ist dann der ersehnte Punkt erreicht, zu dem die Maschine Dialysebereitschaft signalisiert.

Man kann dann mit der Maschine schon kurz in „Dialyse" gehen, um die letzten Porenfüllstoffe aus der Dialysatormembran auszuwaschen, aber die Vorgehensweise unterscheidet sich hier von Dialysezentrum zu Dialysezentrum.

In jedem Fall sollten Sie in der Rezirkulationsphase das gesamte Schlauchsystem auf Dichtigkeit und Verwindungsfreiheit prüfen.

Der gesamten Tätigkeit sei der Leitgedanke der aseptischen und antiseptischen Arbeitsweise vorangestellt!

Die Indikation zum Dialysebeginn wird primär nach dem klinischen Bild des Patienten gestellt. Die nachfolgend aufgeführten Kriterien sind deshalb nur als Hilfsgrößen zu bewerten. Begleitumstände (Diabetes mellitus, Herzinsuffizienz, hohes Alter, schlechte Therapietreue in der konservativen Behandlungsphase usw.) erfordern einen früheren Dialysebeginn. Sinkt die Kreatininclearance < 10 ml/min muß an den Dialysebeginn gedacht werden, besonders wenn weitere Symptome vorliegen. Solche Zeichen können sein: **1.** Konservativ nicht mehr beherrschbare Hypertonie, Überwässerung, Hyperkaliämie und/oder Azidose, (Anämie heute weniger bedeutend unter EPO-Therapie), **2.** Übelkeit und/oder rezidivierendes Erbrechen mit resultierender Mangelernährung, Gewichtsverlust und Katabolismus, **3.** urämische Perikarditis oder Pleuritis mit oder ohne Ergußbildung, **4.** Zeichen der peripheren Neuropathie insbesondere motorische Ausfälle, **5.** ausgeprägte urämische Blutungsneigung, **6.** weitere urämische Symptome wie Juckreiz oder Geschmacksstörungen.

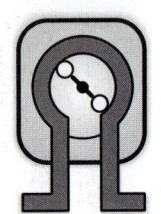

Vorbereitung und Anschließen des Patienten

Vor dem eigentlichen Dialysebeginn stehen Aufgaben wie **Abholen** bzw. Empfang des Patienten, **Hilfestellung beim Umkleiden**, **Wiegen** des Patienten usw. In der Zentrumsdialyse soll eine Schwester bzw. ein Pfleger maximal vier bis fünf Patienten in einer Schicht versorgen. Die Rahmenbedingungen in der Dialyseabteilung sollen gekennzeichnet sein von Exaktheit, Ruhe, Freundlichkeit und Konzentration.

Dialysebeginn

Nach Begrüßung und Kontaktaufnahme mit dem Patienten werden Sie sich zunächst nach Befinden und Besonderheiten erkundigen. Das Befinden nach der vorangegangenen Dialyse und Besonderheiten im dialysefreien Intervall können wichtige Hinweise auf die anstehende Dialysedurchführung geben. Falls sich für Sie ein Zweifel ergibt, ob der Patient überhaupt dialysefähig ist, werden Sie ihn natürlich nicht anschließen, sondern den Arzt informieren!

Insbesondere bei neuen Patienten ist die **Kurzanamnese** bereits durch Schwester/Pfleger vor dem Anschließen von großer Bedeutung. Besonders wichtig sind zu erfragen bzw. festzustellen:

- Patientenzustand hinsichtlich Infektionen und anderen Erkrankungen?
- Frühere Besonderheiten während Dialysebehandlung: Herzrhythmusstörungen? KHK-Beschwerden? (EKG-Monitor erforderlich?), Blutdruckverhalten? Muskelkrämpfe? Neigung zur Hyper-/Hypokaliämie?
- Mittlere Gewichtszunahme im kurzen/langen Dialyseintervall?
- Dauermedikation?
- Allergien? (Desinfektionsmittel, ETO, Cuprophan, Heparin, andere Medikamente ...)
- Kenntnis des Heparinbedarfs, Blutungen, Clotting-Probleme?
- Neigung zur Hyperkaliämie? Azidose?
- Aktuelles Gewicht? In der gleichen Bekleidung wie immer gewogen? Muß der Patient vor Dialyse noch einmal auf die Toilette? (Eines der schrecklichsten Ereignisse in der Dialyse ist deren Unterbrechung 10 Minuten nach Beginn, weil der Patient „Gassi" muß und auf der „Pfanne" geht's natürlich nicht!)
- Aktueller Blutdruck? Evtl. Puls und Temperatur messen!
- Diabetiker: BZ-Verhalten? Eßgewohnheiten? PNP-Zeichen?

Wenn feststeht, daß der Patient an seinem vorgesehenen Dialyseplatz ist, folgt nach dem Patienten-„Check-up" die **Prüfung der Betriebsbereitschaft und der Betriebssicherheit des Dialysegeräts**:

- Maschinenanschlüsse o.k.? (Wasser, Elektro, Abfluß)
- Maschine entsprechend der Bedienungsanleitung richtig vorbereitet, insbesondere Alarmfunktionen o.k.? Desinfektion durchgeführt? Desinfektionsmittelfreiheit festgestellt?

AN DER WAAGE WIRD MIT ALLEN TRICKS GEARBEITET!

- Richtiges Schlauchsystem?
- Schlauchsystem richtig eingelegt? Verwindungsfreiheit gegeben? Abknickungen ausgeschlossen? Blutpumpenschlauch richtig eingelegt?
- Blutseite/Wasserseite richtig entlüftet?
- Richtiger Dialysator?
- Heparin o.k.?
- Konzentrat o.k.? (Richtiges Konzentrat? Richtiges Zusatzkonzentrat? Ausreichende Konzentratmenge?)
- Leitfähigkeitssollwert erreicht? Grenzwerte o.k.?
- Richtiges Konzentrat am richtigen Anschluß?
- Temperatur-Sollwert erreicht?
- Dialysator blut- und wasserseitig luftfrei?
- Richtige Dialysatflußrichtung? (Gegenstrom!)
- Arterielle Drucküberwachung o.k.? Druckaufnehmer richtig konnektiert?
- Heparinfördervorrichtung o.k.? Heparinpumpenschlauch frei durchgängig? Heparinpumpenschlauch richtig eingelegt?
- Dialysator fest in der entsprechenden Vorrichtung angebracht? Fester Sitz von arteriellem und venösen Schlauchanschluß am Dialysator? Richtige Flußrichtung?
- Venöser Blasenfänger bzw. venöser Schlauch korrekt in die Luftüberwachungseinheit eingelegt? Venöser Druckaufnehmer o.k.? Richtige Konnektierung? Druckaufnehmerschlauch knick- und verwindungsfrei? Zuspritzstellen geschlossen?
- Korrekter Sitz des venösen Blutschlauches in der Schlauchabsperrklemme?
- Nochmalige Prüfung auf Luftfreiheit des Dialysators und des Schlauchsystems
- (Kochsalz-) Vorspülmenge o.k.? Art der Vorspülung o.k.? (Heparinzusatz? Vorspülmenge? Single pass?...)

Vor Beginn des Anschließens stellen Sie sich nochmals die Frage: „Ist der Patient dialysefähig?", dann noch kurzer **„Peripherie-Check"**:

- „Handwerkszeug" o.k.? (Punktionskanülen, Tupfer, Desinfektionsmittel, Handschuhe, Schürze, Pflaster, Klemmen, Shuntunterlage, Staubinde, Staukissen ...)
- Sind Blutentnahmen vorgesehen? Sind sie evtl. dafür vorgesehenen Behältnisse o.k.? Richtige Beschriftung?
- Brauche ich eine Hilfsperson beim Anschließen? (Unruhiger Patient? Schwierige Shuntlokalisation?...)
- Werden Medikamente gegeben? Wenn „ja": Korrekt vorbereitet?
- Bluttransfusion oder Infusion vorgesehen? (Kreuzblut, Dialysedauer, UF-Menge ...)
- Blutdruck gemessen?
- Gewicht korrekt festgestellt?
- Blick auf das letzte bzw. die letzten Dialyseprotokolle: Finden sich hier Hinweise auf Besonderheiten, die bei der bevorstehenden Dialyse zu berücksichtigen sind?

Die eigentliche Dialysebehandlung beginnt mit der Shuntpunktion, die im vorangegangen Kapitel bereits beschrieben wurde.

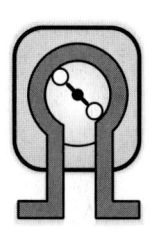

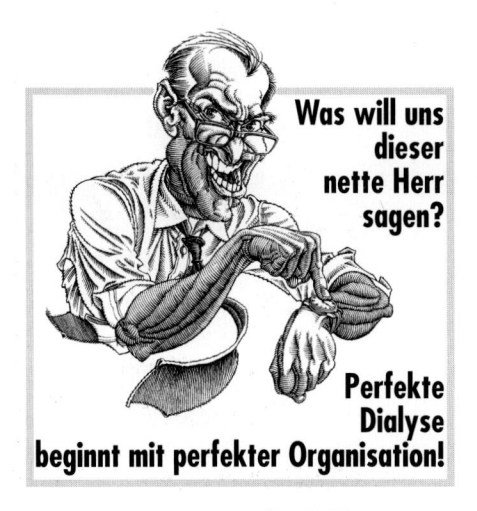

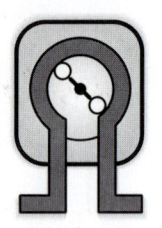

Die vorgegebene Dialysezeit zählt ab dem Zeitpunkt, wenn alle Parameter eingegeben sind und die Dialyse „läuft".

So, Sie haben nun den Shunt erfolgreich punktiert, es besteht nach Prüfung mit der Spritze korrekte Nadellage, die Kanülen sind gut fixiert und die venöse Nadel liegt blutstromabwärts (herzwärts) der arteriellen Nadel. Ggf. erfolgt bereits jetzt die Gabe der initialen Heparindosis („Nach Art des Hauses ...").

Konnektieren Sie nun die arterielle Nadel (Quetschklemme geschlossen!) mit dem arteriellen Schlauchsystem, dessen Ende Sie vor dem Konnektieren einer Sprühdesinfektion unterziehen (dieses Ende wurde im Rahmen der Vorbereitung der Maschine von unsterilen Händen „kontaminiert"). Meistens halten die Patienten den arteriellen Blutschlauch dann bis zur endgültigen Fixierung in der Hand fest. Auf jeden Fall Zugentlastung zwischen Kanülen und Maschine herstellen.

Sie starten die Blutpumpe mit 50 bis 100 ml/min. Geben Sie die korrekte Heparin-Initialdosis spätestens wenn die Blutsäule die Einmündung des Heparinschlauches erreicht (moderne Dialysegeräte erledigen das automatisch, wenn ein optischer Rot-Sensor Blut erkennt; siehe Abbildung Seite 201 rechts unten). In der Phase des Anhängens ist der Dialysator so gedreht, daß das Blut von unten nach oben steigt. Evtl. noch auf der Blutseite vorhandene Restluft kann so besser aus dem Dialysator verdrängt werden.

Die im Schlauchsystem befindliche Flüssigkeit kann entweder im System belassen werden und wird nach Konnektierung der Vene dem Patienten initial zurückgegeben oder teilweise oder komplett in den doppelläufigen Zirkulationsbeutel gegeben und dann verworfen.

Das Vorgehen hängt von der Praxis im Zentrum ab, aber auch von der aktuellen Situation, z.B. wird man bei kreislaufinsuffizienten Patienten keinen großen initialen Aderlaß durchführen.

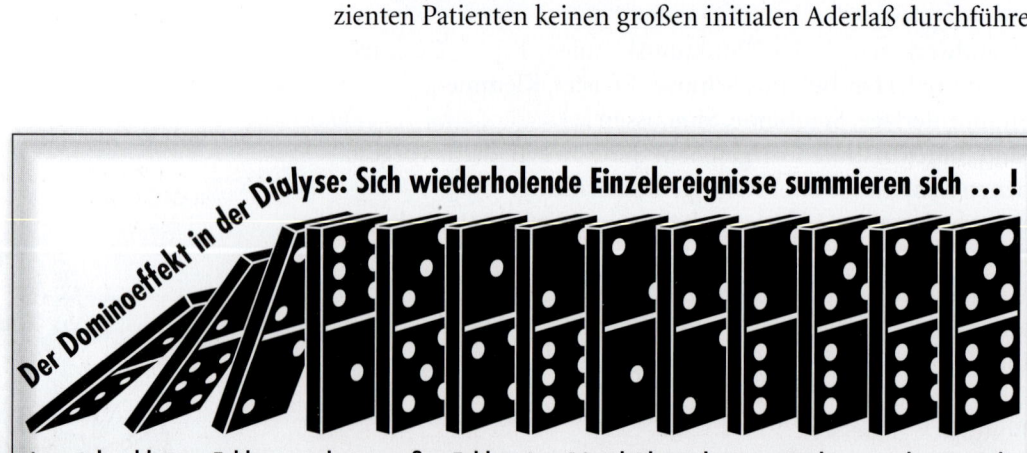

Der Dominoeffekt in der Dialyse: Sich wiederholende Einzelereignisse summieren sich ... !

Aus vielen kleinen Fehlern wird ein großer Fehler. Aus 10 ml Blutverlust pro Dialyse werden im Jahr rund 1,5 Liter. Aus kleiner Unwirtschaftlichkeit wird große Unwirtschaftlichkeit und aus 5 Minuten verkürzter Dialysezeit pro Behandlung wird ein jährliches Dialysezeitdefizit von rund 780 Minuten, oder: Dem Patient fehlen im Jahr mehr als drei Dialysen! Und: Was gerade Letzteres für die Lebensqualität und die Überlebenszeit bedeutet ist gar nicht auszurechnen. Deshalb: Daran denken!

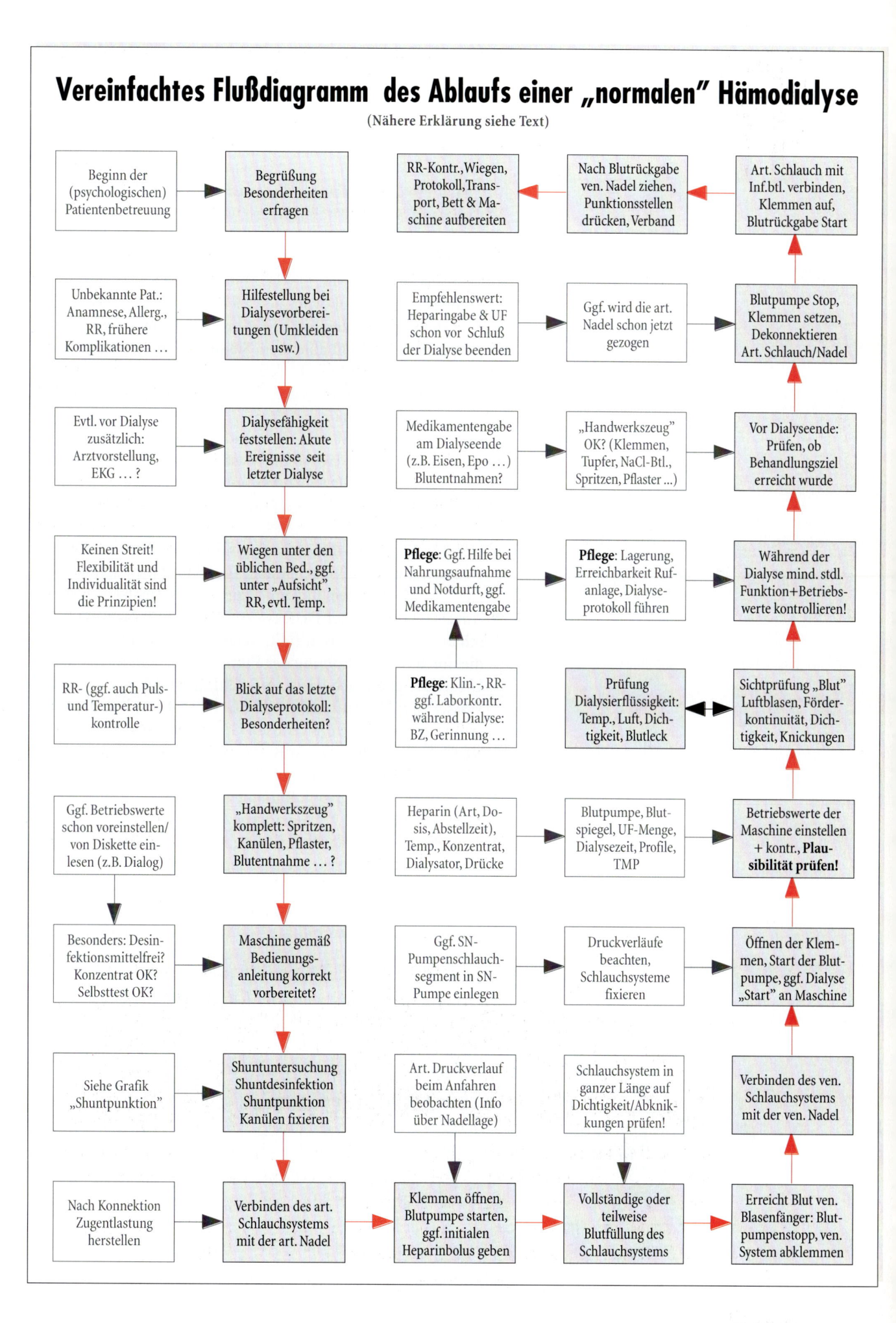

Vereinfachtes Flußdiagramm des Ablaufs einer „normalen" Hämodialyse

(Nähere Erklärung siehe Text)

Hinweise / Nebenschritte	Hauptablauf	Hinweise / Nebenschritte	Hauptablauf (Fortsetzung)
Beginn der (psychologischen) Patientenbetreuung	Begrüßung Besonderheiten erfragen	RR-Kontr., Wiegen, Protokoll, Transport, Bett & Maschine aufbereiten	← Nach Blutrückgabe ven. Nadel ziehen, Punktionsstellen drücken, Verband ← Art. Schlauch mit Inf.btl. verbinden, Klemmen auf, Blutrückgabe Start
Unbekannte Pat.: Anamnese, Allerg., RR, frühere Komplikationen …	Hilfestellung bei Dialysevorbereitungen (Umkleiden usw.)	Empfehlenswert: Heparingabe & UF schon vor Schluß der Dialyse beenden → Ggf. wird die art. Nadel schon jetzt gezogen	Blutpumpe Stop, Klemmen setzen, Dekonnektieren Art. Schlauch/Nadel
Evtl. vor Dialyse zusätzlich: Arztvorstellung, EKG … ?	Dialysefähigkeit feststellen: Akute Ereignisse seit letzter Dialyse	Medikamentengabe am Dialyseende (z.B. Eisen, Epo …) Blutentnahmen? → „Handwerkszeug" OK? (Klemmen, Tupfer, NaCl-Btl., Spritzen, Pflaster …)	Vor Dialyseende: Prüfen, ob Behandlungsziel erreicht wurde
Keinen Streit! Flexibilität und Individualität sind die Prinzipien!	Wiegen unter den üblichen Bed., ggf. unter „Aufsicht", RR, evtl. Temp.	**Pflege**: Ggf. Hilfe bei Nahrungsaufnahme und Notdurft, ggf. Medikamentengabe → **Pflege**: Lagerung, Erreichbarkeit Rufanlage, Dialyseprotokoll führen	Während der Dialyse mind. stdl. Funktion+Betriebswerte kontrollieren!
RR- (ggf. auch Puls- und Temperatur-) kontrolle	Blick auf das letzte Dialyseprotokoll: Besonderheiten?	**Pflege**: Klin.-, RR- ggf. Laborkontr. während Dialyse: BZ, Gerinnung … → Prüfung Dialysierflüssigkeit: Temp., Luft, Dichtigkeit, Blutleck ↔	Sichtprüfung „Blut" Luftblasen, Förderkontinuität, Dichtigkeit, Knickungen
Ggf. Betriebswerte schon voreinstellen/ von Diskette einlesen (z.B. Dialog)	„Handwerkszeug" komplett: Spritzen, Kanülen, Pflaster, Blutentnahme … ?	Heparin (Art, Dosis, Abstellzeit), Temp., Konzentrat, Dialysator, Drücke → Blutpumpe, Blutspiegel, UF-Menge, Dialysezeit, Profile, TMP	Betriebswerte der Maschine einstellen + kontr., **Plausibilität prüfen!**
Besonders: Desinfektionsmittelfrei? Konzentrat OK? Selbsttest OK?	Maschine gemäß Bedienungsanleitung korrekt vorbereitet?	Ggf. SN-Pumpenschlauchsegment in SN-Pumpe einlegen → Druckverläufe beachten, Schlauchsysteme fixieren	Öffnen der Klemmen, Start der Blutpumpe, ggf. Dialyse „Start" an Maschine
Siehe Grafik „Shuntpunktion"	Shuntuntersuchung Shuntdesinfektion Shuntpunktion Kanülen fixieren	Art. Druckverlauf beim Anfahren beobachten (Info über Nadellage)	Schlauchsystem in ganzer Länge auf Dichtigkeit/Abknikkungen prüfen!	Verbinden des ven. Schlauchsystems mit der ven. Nadel
Nach Konnektion Zugentlastung herstellen	Verbinden des art. Schlauchsystems mit der art. Nadel	Klemmen öffnen, Blutpumpe starten, ggf. initialen Heparinbolus geben → Vollständige oder teilweise Blutfüllung des Schlauchsystems	Erreicht Blut ven. Blasenfänger: Blutpumpenstopp, ven. System abklemmen

309

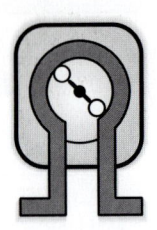

Üblicherweise füllen wir das Schlauchsystem etwa bis zum venösen Blasenfänger mit Blut und konnektieren dann venöses (desinfiziertes) Schlauchsystem zugfrei mit der venösen Kanüle. In Absprache mit dem Patienten erfolgt dann gewöhnlich noch eine Pflasterfixierung beider Blutschläuche.

Um Zugfreiheit zur Maschine herzustellen, sollten die Blutschläuche zusätzlich am Bett fixiert werden, wobei natürlich darauf zu achten ist, daß die Schläuche nicht gequetscht oder abgeknickt werden.

Nach Beginn der extrakorporalen Zirkulation erfolgt die definitive Einstellung der Maschine. Dies erfordert einige Konzentration, lassen Sie sich nicht ablenken, Sie sind in dieser Situation unabkömmlich! Nicht alle Falscheingaben werden von der Maschine als solche erkannt!

Folgende Maßnahmen sind (ggf. modifiziert je nach Dialysegerät) durchzuführen (wenn die Maschinen-Betriebswerte für den Patient schon in der Vorbereitungsphase eingegeben wurden, muß jetzt nur noch die UF-Menge eingestellt werden):

- Gewünschte **Blutpumpengeschwindigkeit** einstellen, dabei Druckmonitore, Schlauchsystem und Shunt beobachten: Gefäßkollaps? Schwellung am Shunt? Schlauchabknickungen?
- **Anzeigeverhalten der Druckwerte?** Wenn sich das Blutschlauchsystem mit Blut füllt, steigt langsam der Venendruck, dies auch ohne Erhöhung der Pumpengeschwindigkeit. Die Ursache liegt einfach darin, daß „Blut nun einmal dicker als Wasser" ist. Also laufen Sie nicht zu schnell weg von der Maschine, justieren Sie die venösen Grenzwerte ggf. noch einmal, wenn das System ganz mit Blut (und nicht mehr mit einem Blut-„Wasser"-Gemisch) gefüllt ist.
- Blutspiegel korrekt? Evtl. **Blutspiegel** setzen!
- Druckaufnehmer o.k.? **Alarmgrenzen** setzen!
- Einstellen der erforderlichen/möglichen **Ultrafiltrationsrate** bzw. Ultrafiltrationsmenge, Alarmgrenzen TMP setzen!
- Evtl. **Profile** einstellen: Natrium, Bikarbonat, Ultrafiltration, Temperatur, Dialysierflüssigkeitsfluß …
- Immer wieder: **Plausibilität aller Anzeigen am Gerät prüfen!**
- Dialysatfluß o.k.? **Dialysator drehen (Wasserabfluß oben)**, Dichtigkeit der Wasseranschlüsse prüfen!
- **Heparin**pumpe einstellen, Heparinvorrat o.k.?

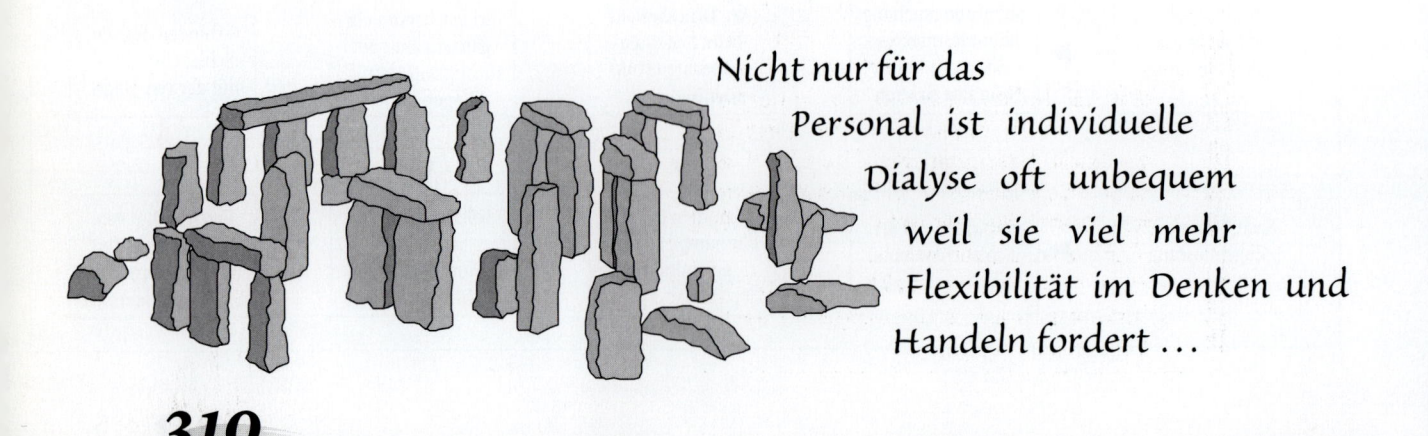

Nicht nur für das Personal ist individuelle Dialyse oft unbequem weil sie viel mehr Flexibilität im Denken und Handeln fordert …

- **Sichtprüfung Blutfluß**: Luftblasen? Förderkontinuität o.k.? Blutschlauchsystem knick- und verwindungsfrei? Blutschlauchsystem auf Dichtigkeit, Zugfreiheit und Fixierung prüfen!
- **Sichtprüfung Dialysat**: Entgasung o.k.? Hinweise für Blutleck? Dialysator nach dem Anhängen so drehen, daß Wasserzulauf unten ist. Evtl. dialysatseitige Luftansammlung mit Verkleinerung der Austauschfläche wird so vermieden.
- **Temperatur** o.k.?
- **Konzentrat** o.k.? Konzentratvorrat o.k.?
- Dialyseprotokoll ausfüllen und dabei Funktionszustände und Vorgaben prüfen. **Plausibilität aller Eintragungen prüfen**!
- **Fragen** Sie bei Unklarheiten eine Kollegin/einen Kollegen!
- Prüfen Sie die **Lagerung** des Patienten und des Shuntarmes, bei Schwerkranken besonders wichtig!
- Erreicht der Patient bequem die **Rufanlage**?
- Besprechen Sie mit Ihrem Patienten die aktuelle Behandlungsdurchführung, benachrichtigen Sie den Arzt, wenn Sie mit dem Patienten keine Einigung erzielen können!
- Lächeln Sie, auch wenn's schwer fällt! (Der Kranke darf mehr „schlechte Tage" haben als Sie)! Der Optimismus, den Sie ausstrahlen ist schon die halbe **psychologische Betreuung**!
- Betreuen Sie den Patienten nach Möglichkeit während der gesamten Dialyse, falls ein Wechsel der Zuständigkeit erfolgt, **Übergabe** nach Möglichkeit **am Bett des Patienten**!

Temperaturbereiche der Dialysierflüssigkeit

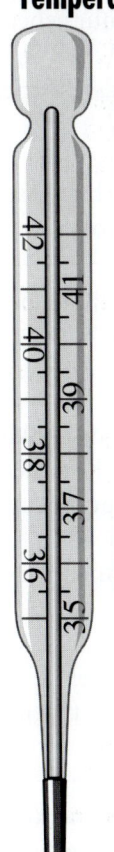

Die individuelle Ermittlung der optimalen Dialysierflüssigkeitstemperatur ist Teil der individualisierten Dialyse. Durch unerwünschte Bluterwärmung/-abkühlung im extrakorporalen Kreislauf kann der Patient leicht in eine kritische Situation gebracht werden. Die Sicherheitssysteme zur Temperaturüberwachung des Dialysegeräts sind deshalb redundant ausgeführt: Ein zweiter Temperatursensor erkennt Normüberschreitungen sicher und bringt die Maschine in einen für den Patient ungefährlichen Zustand (schaltet die Dialysierflüssigkeit auf „Bypass").

◄ Grenze Hyperthermie

Optimum der Dialysierflüssigkeitstemperatur 35,5–37°C

◄ Grenze Unterkühlung

Es ist keine neue Beobachtung, daß „die kalte Dialyse" besser vertragen wird, insbesondere Blutdruckabfälle treten hierunter signifikant seltener auf. Wir empfehlen deshalb, die Dialysierflüssigkeitstemperatur so einzustellen, daß der Patient gerade nicht friert. Erfahrungsgemäß kann man bei der Mehrzahl der Patienten eine Dialysierflüssigkeitstemperatur zwischen 35,5 und 36,5°C einstellen, was aber in jedem Fall individuell ermittelt werden muß. Moderne Dialysegeräte bieten inzwischen auch die Möglichkeit von Temperaturprofilen an.

Frühere Berichte, wonach es bei niedriger Dialysierflüssigkeitstemperatur vermehrt zu Muskelkrämpfen kommen soll, können wir nicht bestätigen.

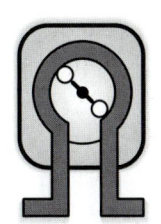

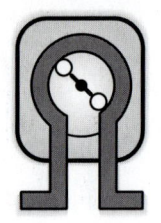

Überwachung der Behandlung

Die menschliche Betreuung des Patienten während der mehrstündigen Dialysebehandlung ist Eckpfeiler einer qualifizierten, guten und individuellen Pflege!

In höchstens einstündigen Abständen werden Sie Ihren Patienten aufsuchen, Kontakt aufnehmen und verschiedene Kontrollen durchführen. Natürlich wollen manche Patienten auch „Ruhe" haben oder reagieren sogar feindlich auf jeden „Annäherungsversuch". Bedenken Sie aber auch in solchen Fällen, daß sich hinter solch einer Abwehrhaltung schwere Probleme und Konflikte verbergen können! In solchen Situationen ist wieder Ihr Fingerspitzengefühl gefordert!

Die Einzelmaßnahmen Ihrer Betreuung und Überwachung während der (komplikationslos) laufenden Dialysebehandlung seien in Form folgender Checkliste zusammengefaßt:

- Kontrolle des **Allgemeinbefindens des Einzelpatienten**: Bewußtseinslage, Schmerzen, Körperlage im Bett – besonders bei hilflosen Patienten, Lagerung des Shuntarmes, Rufanlage für den Patienten erreichbar, individuelle Wünsche des Patienten?
- **Kontrolle der Patientengruppe im Behandlungsraum**: Lichtverhältnisse, Raumtemperatur, Lüftung. Sorgen Sie dafür, daß auch zwischen den Patienten ein harmonisches Verhältnis herrscht. Radio, Fernsehen und Video soll es nur geben, wenn alle Patienten im Zimmer einverstanden sind!
- **Puls- und Blutdruckkontrolle**, ggf. Messung der Körpertemperatur. Arzt informieren bei Besonderheiten!
- Ggf. Gewichtskontrolle unter Berücksichtigung von Flüssigkeits- und Nahrungszufuhr sowie Kreislaufverhältnissen!
- **Kontrolle der Punktionsstellen**: Blutung? Dislokation der Punktionskanülen?
- **Sichtprüfung** des Blutflusses und des **Blutspiegels** in den Blasenfängern, Prüfung auf **Luftansammlung** im extrakorporalen Kreislauf. Blutfluß o.k.?
- **Sichtprüfung** auf **Dichtigkeit des extrakorporalen Systems**, Prüfung auf korrekten Verlauf der Blutschläuche (Abknickungen? Zugentlastung? Richtige Fixierung?). Korrekt eingelegtes Schlauchsystem? Sichtprüfung der Blutpumpe und des Pumpenschlauchsegments
- Kontrolle der Druckaufnehmer und Druckaufnehmerschläuche
- **Kontrolle der Drücke im extrakorporalen Kreislauf**: Veränderungen zur vorherigen Messung? Ursachensuche!
- Kontrolle des **Transmembrandruck**es. Veränderungen zur vorherigen Messung? Auch bei elektronisch gesteuerten Maschinen hat bei jeder Registrierung des TMP eine **Plausibilitätskontrolle** zu erfolgen! Berechnen Sie stets aus angezeigtem TMP und UF-Faktor des Dialysators die gewünschte UF-Rate! Entspricht die „theoretische" UF-Rate der Einstellung bzw. Anzeige der Maschine?
- Kontrolle der korrekten **Heparinzufuhr** (Stand der Perfusorspritze), ggf. **Gerinnungskontrolle**!

- **Leitfähigkeits**kontrolle: Entspricht die eingestellte LF der Vorgabe, muß die LF ggf. verändert werden?
- **Temperatur**kontrolle
- Flußkontrolle der Dialysierflüssigkeit
- Sichtprüfung auf **Dichtigkeit der Wasserseite** (Gefahr der Fehlbilanzierung!)
- Sichtprüfung der Dialysierflüssigkeit auf Luftblasen (Entgasung o.k.?)
- Sichtprüfung der Dialysierflüssigkeit auf **Anzeichen eines Blutlecks**?
- Kontrolle des **Konzentrat**s und des Konzentratvorrates (bei dezentraler Versorgung)
- Kochsalzbeutel, Infusionssystem und genügend Klemmen für den **Notfall** vorhanden?
- Erhält der Patient **Medikamente während der Behandlung**? Prüfung des Dialyseprotokolls auf (kurzfristige, besondere) Anordnungen (z.B. besondere Blutentnahmen, EKG- bzw. Monitorverordnung, Variation der Leitfähigkeit, Heparinzufuhr, Konzentrat usw.)
- **Diabetiker**: BZ-Kontrollen, evtl. Zwischenmahlzeit?
- **Besondere Maßnahmen** erforderlich bzw. angeordnet? (z.B. Rezirkulations- oder Clearancemessungen)
- Wenn Sie „**unerklärliche**" **Abläufe am Dialysegerät** erkennen, denken Sie daran, daß manche Patienten selbst während der Behandlung am Dialysegerät manipulieren!
- **Dokumentation führen**: Auf dem Dialyseprotokoll sind zusätzlich zu Angaben zur Person des Patienten und zu medizinisch erforderlichen Daten und Vorgaben zur Behandlungsdurchführung zum technischen Behandlungsverlauf zu dokumentieren: Durchführungsverantwortliche Schwester oder Pfleger, Beginn, Ende und Dauer der Dialyse, Behandlungsverfahren (Ac., Bic., SN usw.), Dialysator, Konzentrat(e), Ultrafiltrationsrate, Blutfluß, Leitwert, Temperatur, Druckwerte (arteriell, venös, TMP), Heparindosis (Initialdosis, Erhaltungsdosis), ggf. Abstellzeit vor Dialyseende!

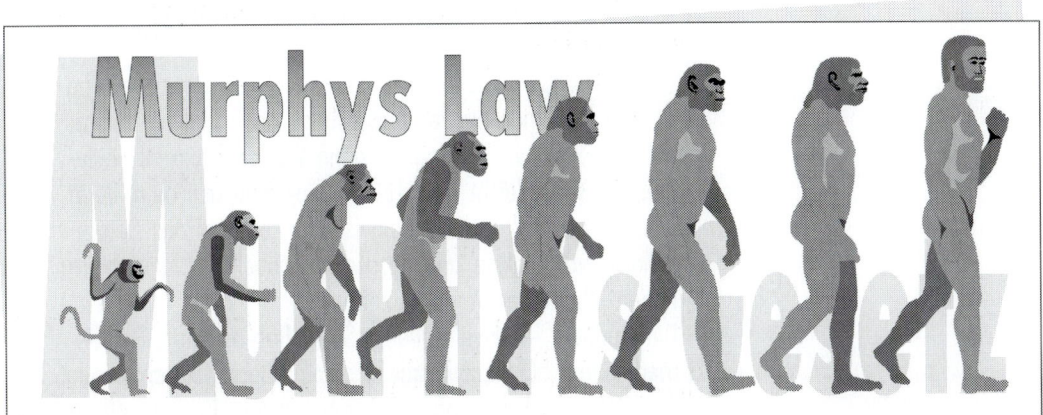

Murphys Law

Merke: Dieses Gesetz hat auch in der Dialyse Gültigkeit. Es lautet: „Alles, was schiefgehen kann, geht irgendwann schief!" Jedoch: Zeitpunkt, Art und Ausmaß der Katastrophe bestimmen weitgehend Sie!

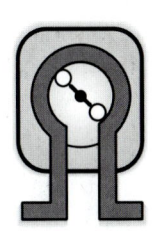

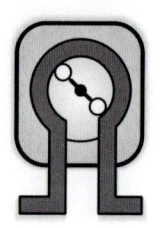

Besonderheiten des Behandlungsverlaufes (wiederkehrende Alarme, technische Störungen, offensichtliche Defekte) notieren. Sonstige Besonderheiten (Fehlpunktion, Zwischenfälle, Komplikationen ...) dokumentieren.

Übrigens: **Dialyseprotokolle** sind medizinische Behandlungsunterlagen, sie sind sorgfältig zu führen und wie Arztbriefe, EKG´s und Laborbefunde **10 Jahre aufzubewahren**.

Beendigung der Dialyse

Bevor Sie darangehen, Maßnahmen zur Beendigung der Dialyse einzuleiten, stellen Sie sich zunächst die Frage, ob das Behandlungsziel erreicht wurde, also insbesondere:

- Angestrebter **Flüssigkeitsentzug** erreicht?
- Gewünschte **Normalisierung des Elektrolyt- und Säure-Basen-Haushaltes** erreicht?
- Besondere Verordnung für die aktuelle Dialyse beachtet?

Checken Sie vor dem Beginn des Abhängens die „Peripherie":

- Tupfer, Spritzen, Pflaster, Klemmen usw. vorhanden?
- Korrekter Abbaubeutel vorhanden? (0,9-%ige Kochsalz-, oder Glukoselösung-5%ig?)
- Sind am Dialyseende Blutentnahmen erforderlich?
- Erhält der Patient am Dialyseende Medikamente?
- Wird eine Hilfsperson benötigt?

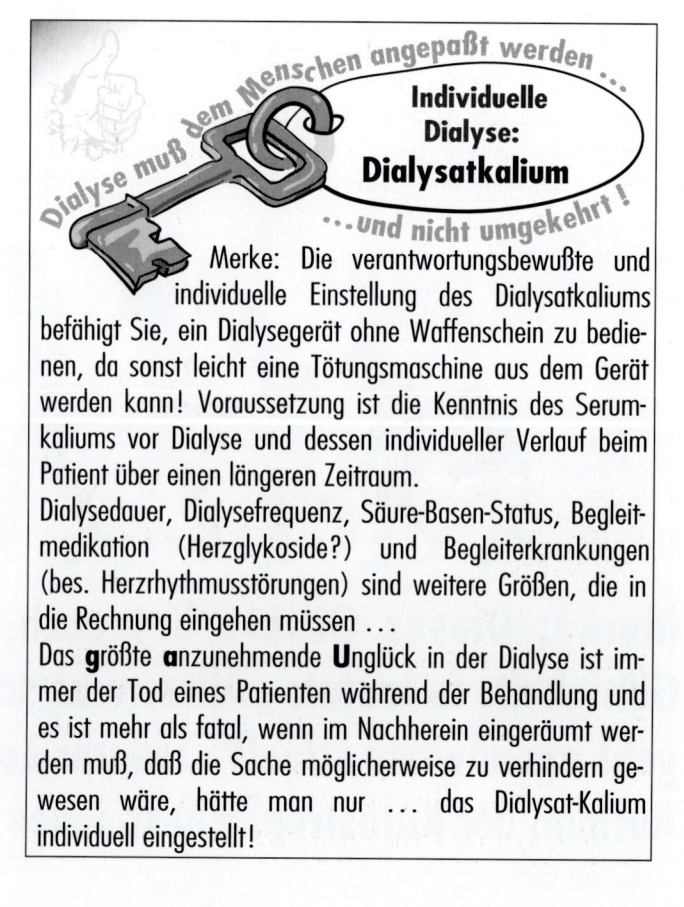

Dialyse muß dem Menschen angepaßt werden ...

Individuelle Dialyse: Dialysatkalium

... und nicht umgekehrt!

Merke: Die verantwortungsbewußte und individuelle Einstellung des Dialysatkaliums befähigt Sie, ein Dialysegerät ohne Waffenschein zu bedienen, da sonst leicht eine Tötungsmaschine aus dem Gerät werden kann! Voraussetzung ist die Kenntnis des Serumkaliums vor Dialyse und dessen individueller Verlauf beim Patient über einen längeren Zeitraum.
Dialysedauer, Dialysefrequenz, Säure-Basen-Status, Begleitmedikation (Herzglykoside?) und Begleiterkrankungen (bes. Herzrhythmusstörungen) sind weitere Größen, die in die Rechnung eingehen müssen ...
Das **g**rößte **a**nzunehmende **U**nglück in der Dialyse ist immer der Tod eines Patienten während der Behandlung und es ist mehr als fatal, wenn im Nachherein eingeräumt werden muß, daß die Sache möglicherweise zu verhindern gewesen wäre, hätte man nur ... das Dialysat-Kalium individuell eingestellt!

Wie die gesamte Dialysebehandlung erfordert auch der Vorgang des „Abhängens" Ihre größte Aufmerksamkeit und Konzentration. Lassen Sie sich nicht treiben und ablenken! Am Dialyseende ist es das Ziel, das extrakorporale Blutvolumen schonend, möglichst vollständig und risikoarm dem Patienten zurückzugeben. Folgende Maßnahmen werden durchgeführt (beachten Sie die Bedienungsanleitung der von Ihnen eingesetzten Geräte, manche Bedienschritte geschehen automatisch, wenn Sie in „Beenden" gehen bzw. wurden durch den Programmablauf der Maschine schon erledigt):

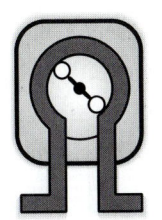

- Heparinzufuhr beenden
- Ultrafiltration beenden
- Blutpumpe abstellen
- Diskonnektieren des arteriellen Blutschlauchsystems (bei manchen Patienten, die selbst abdrücken können, wird auch jetzt bereits die arterielle Punktionskanüle gezogen)
- Anschluß der Infusionslösung (Desinfektion der Anschlußstücke!)
- Blutweg freigeben, Blutpumpe anstellen, **Beginn der Rückspülung** (etwa 50 bis 100 ml/min)

Beim Rückspülen hat sich uns eine **kombinierte Benutzung von Flüssigkeit und Luft** bewährt, was ganz bestimmt keine ungeteilte Zustimmung findet. Wir beschreiben die Methode trotzdem, ganz sicher kann man genauso gut nur mit „Kochsalz" o.ä. abhängen.

Zunächst wird mit **150 bis 200 ml Flüssigkeit** gespült, wobei **intermittierend** ein **Überdruck** im blutführenden System durch kurzes Abklemmen des venösen Schlauchsystems erzeugt wird.

Beim Rückspülen wird der Dialysator im Bereich beider Deckel mit dem Griffteil einer Schlauchklemme „geklopft", um durch die Erschütterung eine zusätzliche mechanische Mobilisierung der Erythrozyten zu erreichen. Selbstverständlich erfolgt die **Rückgabe bei aktivem Lufterkennungssystem**, der **venöse Blutschlauch ist in der Absperrklemme eingelegt**. Beim Abhängen beobachten Sie den Dialysator und beurteilen den Erfolg der Blutrückgabe.

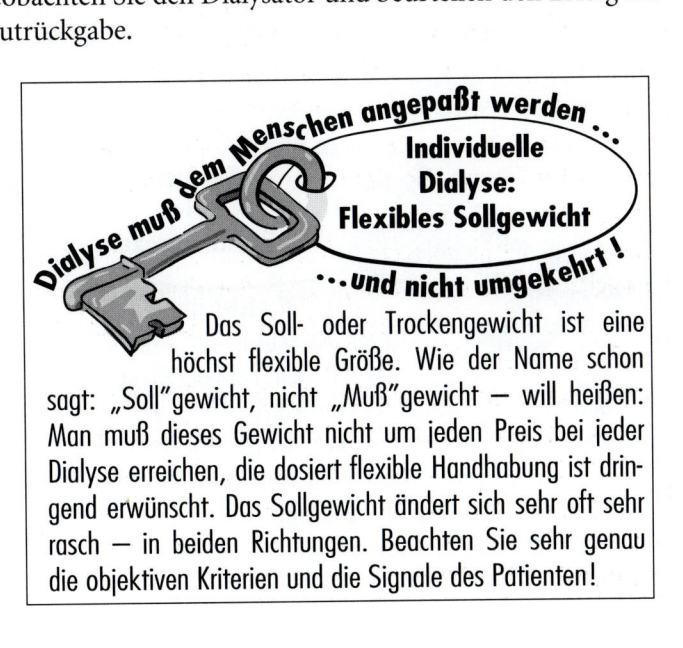

Dialyse muß dem Menschen angepaßt werden...
Individuelle Dialyse: Flexibles Sollgewicht
...und nicht umgekehrt!

Das Soll- oder Trockengewicht ist eine höchst flexible Größe. Wie der Name schon sagt: „Soll"gewicht, nicht „Muß"gewicht – will heißen: Man muß dieses Gewicht nicht um jeden Preis bei jeder Dialyse erreichen, die dosiert flexible Handhabung ist dringend erwünscht. Das Sollgewicht ändert sich sehr oft sehr rasch – in beiden Richtungen. Beachten Sie sehr genau die objektiven Kriterien und die Signale des Patienten!

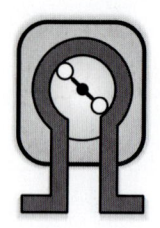

Idealerweise soll der Dialysator völlig blutfrei werden und die Faserbündel so sauber wie vor Dialysebeginn sein. Wie erwähnt kann man den Dialysator während der Blutrückgabe zur besseren Reinigung mehrfach von außen mit einer Klemme auf der Bluteinlaß- und Blutauslaßseite klopfen.

Wenn 150 bis 200 ml Flüssigkeit (z.B. 0,9%-ige Kochsalzlösung ggf. 5%-ige Glukoselösung) zum Rückspülen eingelaufen sind, wird die Blutpumpe kurz gestoppt, arterielles Schlauchsystem und Infusionsbeutel diskonnektiert, dann die Blutpumpe wieder angestellt und zur weiteren Retransfusion Luft benutzt, auch hierbei bauen wir wieder einen intermittierenden Überdruck auf: „Abpusten".

- Sinkt der Flüssigkeitsspiegel im venösen Blasenfänger, wird die Lufterkennung automatisch zum Blutpumpenstopp und zum Schließen der venösen Absperrklemme führen. Natürlich beobachten Sie diesen Vorgang genauestens und sind bereit, ggf. selbst jederzeit die Blutpumpe abzustellen und mit der Klemme das venöse System zu blockieren!
- Nach Auslösung des Luftalarms blockieren Sie den venösen Blutschlauch patientenwärts (nach der geschlossenen venösen Schlauchabsperrklemme der Maschine) mit **zwei** (!) zusätzlichen Klemmen!
- **Jetzt öffnen Sie die Zuspritzstellen** am venösen Blasenfänger, entfernen den venösen Druckaufnehmer von der Maschine und stellen damit **Druckentlastung** her!
- Nun entnehmen Sie den venösen Blasenfänger der Luftfalle und entfernen den venösen Schlauch aus der Quetschklemme, nachdem Sie sich überzeugt haben, daß Ihre Schlauchklemmen am venösen Blutschlauch exakt sitzen!
- **Sie überzeugen sich jetzt bewußt durch Betrachten des venösen Blasenfängers, daß die Zuspritzstellen offen sind, durch Kompression des Blasenfängers mit der Hand überzeugen Sie sich zusätzlich, daß kein Druck mehr anliegt!**
- Die **letzte Phase des Rückspülvorganges** erfolgt mittels **Schwerkraft**: Sie entfernen zunächst die eine Klemme vom Schlauchsystem, dann stellen Sie ein Gefälle durch Hochhalten des Schlauchsystems her, fassen die zweite Klemme und öffnen diese. Sie bleiben in Bereitschaft, diese sofort wieder zu schließen!

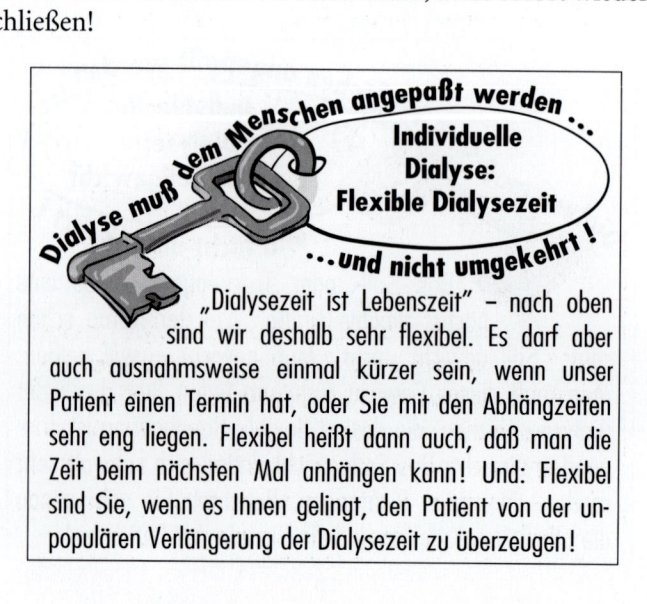

> **Individuelle Dialyse: Flexible Dialysezeit**
> *Dialyse muß dem Menschen angepaßt werden... ...und nicht umgekehrt!*
>
> „Dialysezeit ist Lebenszeit" – nach oben sind wir deshalb sehr flexibel. Es darf aber auch ausnahmsweise einmal kürzer sein, wenn unser Patient einen Termin hat, oder Sie mit den Abhängzeiten sehr eng liegen. Flexibel heißt dann auch, daß man die Zeit beim nächsten Mal anhängen kann! Und: Flexibel sind Sie, wenn es Ihnen gelingt, den Patient von der unpopulären Verlängerung der Dialysezeit zu überzeugen!

Üblicherweise läßt sich so die gesamte „Blutsäule" problemlos zurückgeben. Ist das Verfahren ausnahmsweise wegen hohem Rückflußwiderstand nicht durchführbar (z.B. Prothesenshunts), werden Sie entweder das verbliebene Blut-Flüssigkeits-Gemisch unter Wahrung der Regeln der Sterilität mit einer 50-ml-Spritze und einem entsprechenden Zwischenstück absaugen und dem Patienten aus der Spritze injizieren. Beim Hinzutreten einer zweiten Hilfsperson (und nur zu zweit!) ist es auch möglich **„mit der Pumpe einzufahren"**, wobei die zweite Hilfsperson sich mit zwei Klemmen nahe der venösen Nadel postiert und verfügbar ist, jederzeit die Klemme zu schließen.

Natürlich sind auch Sie bereit, die Blutpumpe zum richtigen Zeitpunkt abzustellen und den venösen Schlauch abzuklemmen. Die Gefahr der Luftembolie ist bei der geschilderten Vorgehensweise praktisch nicht gegeben.

Falls Ihnen das Ungeheuerliche aber doch passieren sollte, müssen Sie gerüstet sein: Wiederholen Sie deshalb sicherheitshalber gleich noch einmal die **Notfallmaßnahmen bei Luftembolie** ab Seite 334 f.

Es ist noch darauf hinzuweisen, daß **bei manueller Blutrückgabe** (Stromausfall, Defekt der Blutpumpe ...) **ausschließlich** die **Flüssigkeitsrückspülung** durchgeführt wird.

Schließlich kann man kooperativen Patienten beim „Abhängen" eine eigene Klemme in die Hand geben und sie bitten, selbst im richtigen Moment **zusätzlich** abzuklemmen.

In einer Überraschungs- oder Notfallsituation mit der Gefahr der Luftembolie werden Sie natürlich nicht lange nach einer Klemme suchen, sondern lieber ein Blutbad in Kauf nehmen und die venöse Nadel mit venösem Schlauch aus dem Shunt herausreißen!

Nach Rückgabe des Blutvolumens mittels Schwerkraft, Abklemmen des venösen Schlauchs und Abklemmen des Schlauchansatzstücks an der venösen Punktionskanüle **entfernen Sie die venöse Punktionskanüle** und komprimieren die Punktionsstelle. Zuverlässige Patienten können dies auch selbst tun.

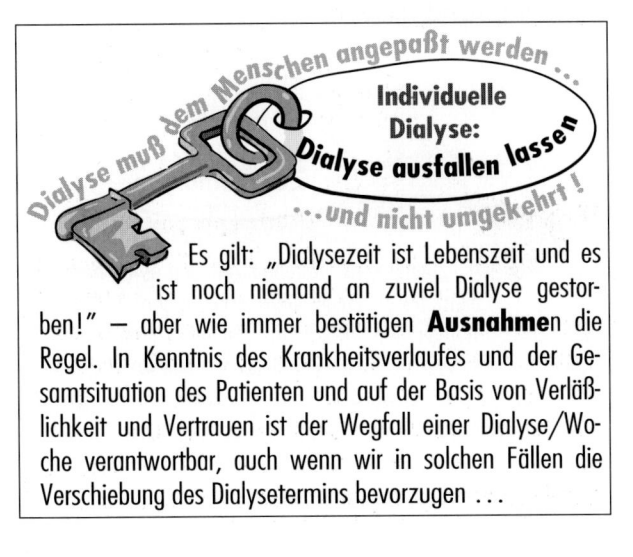

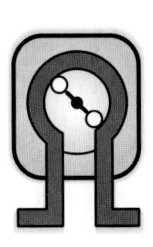

> **Individuelle Dialyse:**
> *Dialyse muß dem Menschen angepaßt werden...*
> **Dialyse ausfallen lassen**
> *...und nicht umgekehrt!*
>
> Es gilt: „Dialysezeit ist Lebenszeit und es ist noch niemand an zuviel Dialyse gestorben!" – aber wie immer bestätigen **Ausnahme**n die Regel. In Kenntnis des Krankheitsverlaufes und der Gesamtsituation des Patienten und auf der Basis von Verläßlichkeit und Vertrauen ist der Wegfall einer Dialyse/Woche verantwortbar, auch wenn wir in solchen Fällen die Verschiebung des Dialysetermins bevorzugen ...

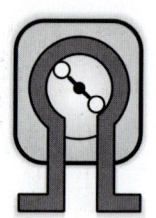

- Wenn die Blutung aus den Punktionsstellen sicher steht, wird der Shunt steril verbunden, wobei darauf zu achten ist, daß der Verband nicht zu straff angelegt wird.
- **Bevor der Patient aufsteht** und zum Wiegen geht, **messen Sie nochmals den Blutdruck.** Kreislauflabile, sehschwache und unzuverlässige Patienten begleiten Sie natürlich zur Waage.
- Vervollständigen Sie das Dialyseprotokoll, notieren Sie evtl. Besonderheiten, die bei der nächsten Dialyse zu beachten sind und verabschieden Sie sich vom Patient.
- Evtl. werden Sie seinen **Abtransport organisieren**, ihm ggf. beim Ankleiden helfen oder ihm noch etwas zum Essen, Trinken reichen.
- Falls Sie Zweifel am angegebenen guten Befinden des Patienten haben, werden Sie natürlich den Arzt informieren!
- **Abrüsten der Maschine**: Entfernung und Verschließen (wir verbinden die Enden des arteriellen und venösen Schlauches mit den Druckaufnehmerschläuchen, Blutaustritte sind so vermeidbar) von Schlauchsystem und Dialysator; Entsorgung der Punktionskanülen (die stecken wir keinesfalls in die Hüllen zurück, sondern werfen sie in leere Konzentratkanister). Beseitigung von Tupfern, Pflastern, Abdecktüchern ..., Müllsäcke verschließen.
- **Reinigung und Desinfektion** (vgl. auch Seite 244 ff. und ab Seite 266): Außenreinigung der Maschine mit einem vom Geräteherstellter empfohlenen Desinfektionsmittel, Wischdesinfektion der Klemmen, des Staukissens und des Patiententisches nicht vergessen. Start des geräteseitigen Desinfektionsprogramms: Nach einer Freispülphase, während der Konzentrat- und Dialysierflüssigkeitsreste aus der Maschine gespült werden, startet das gewählte Desinfektionsprogramm.

Da heute fast nur noch Bikarbonatdialysen durchgeführt werden, hat sich wegen der guten Entkalkung mit gleichzeitiger Desinfektion allgemein die zitrothermische Desinfektion durchgesetzt. Hierbei saugt die Maschine (50%-ige) Zitronensäure ein, läßt diese im Gerät rezirkulieren und erhitzt die kreisende Flüssigkeit für 20 Minuten auf etwa 85-90°C. Nach einer Abkühl- und einer erneuten Freispülphase kann das Gerät wieder in Dialysebetrieb genommen werden. Aus Gründen des Umweltschutzes ist die ausschließliche chemische Desinfektionen der Geräte weitgehend verlassen.

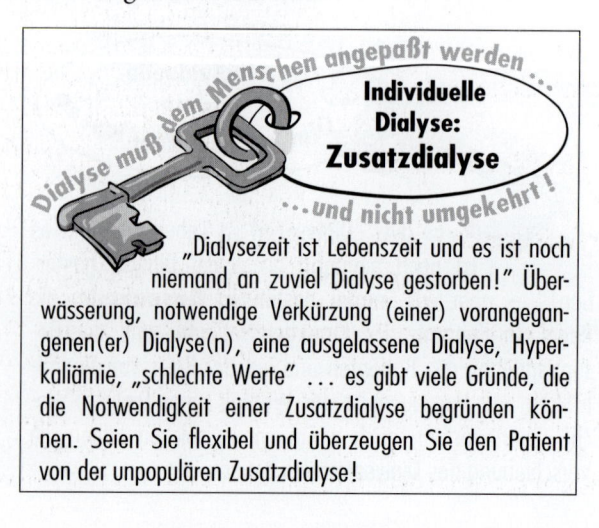

> **Individuelle Dialyse: Zusatzdialyse**
> *Dialyse muß dem Menschen angepaßt werden ... und nicht umgekehrt!*
>
> „Dialysezeit ist Lebenszeit und es ist noch niemand an zuviel Dialyse gestorben!" Überwässerung, notwendige Verkürzung (einer) vorangegangenen(er) Dialyse(n), eine ausgelassene Dialyse, Hyperkaliämie, „schlechte Werte" ... es gibt viele Gründe, die die Notwendigkeit einer Zusatzdialyse begründen können. Seien Sie flexibel und überzeugen Sie den Patient von der unpopulären Zusatzdialyse!

Wir **desinfizieren** (in einem weißen Zentrum) noch einmal wöchentlich mit Peressigsäure, da bei der thermischen Desinfektion nie ganz gesichert ist, daß „im letzten Winkel" der Maschine tatsächlich die erforderliche Temperatur erreicht wird. Nach der Freispülphase der chemischen Desinfektion mit Peressigsäure ist die Desinfektionsmittelfreiheit des Geräts mit Kaliumjodidstärkepapier zu prüfen (Lilaverfärbung bei Desinfektionsmittelresten), ggf. erneute Spülphase anschließen.

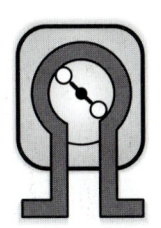

Ein Dialysegerät am Markt ist autoklavierbar, hierbei wird die „Wasserseite" über 20 Minuten von 120°C heißem Wasserdampf durchströmt.

Am Schluß der Dialysedurchführung sind noch zu nennen: Bettenaufbereitung, Ordnung und Sauberkeit im Dialyseraum herstellen, Verbrauchsmaterial auffüllen, ggf. nächste Dialyse vorbereiten, Protokolle abheften usw.

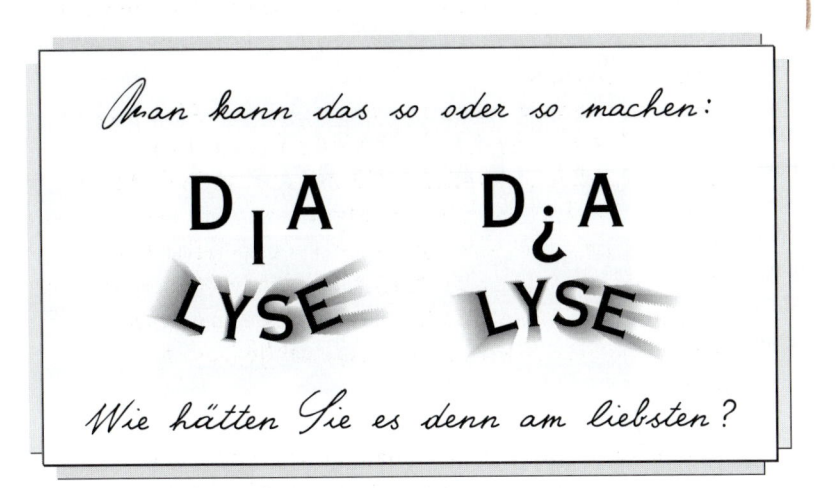

Man kann das so oder so machen:

D₁A LYSE   D¿A LYSE

Wie hätten Sie es denn am liebsten?

Die Entscheidung über das Schicksal des Patienten fällt während der ersten Dialysen:

**Wird er
Teil der Lösung
oder
Teil des Problems
oder
Störfaktor im System?**

Gerade in den ersten Monaten der Dialyse tragen Sie eine riesige Verantwortung für die Zukunft eines Menschen! Vertrauen schaffen Sie nur durch Kompetenz, Verantwortlichkeit und Professionalität. Eingraben bringt nichts, denn die Zukunft wird sicher unsicherer! Auch im Tief: Jede Dialyse ist ein neuer Beginn und eine neue Chance!

Individuell: Welche Art der Dialyse?

Die Wahl des geeigneten Dialyseverfahrens steht am Anfang der Patientenkarriere. Es ist eine Entscheidung, die der Patient letztlich selbst trifft, dem nephrologischen Team ist hierbei jedoch ein extrem hohes Maß an Verantwortung für die Entscheidungshilfe übertragen. Objektiv und umfassend sollen alle Verfahren besprochen werden. Im Zweifelsfall: Wie würden Sie entscheiden, wären Sie selbst betroffen?!

Individuelle Dialyse: Ultrafiltration

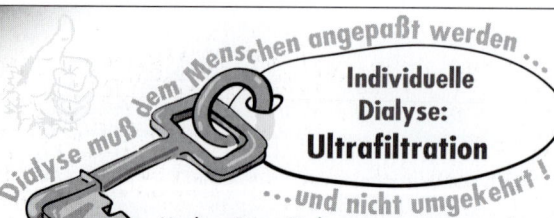

Merke: Dem Dialysegerät ist es egal, wieviel Flüssigkeit Sie dem Patient pro Zeiteinheit entziehen, der limitierende Faktor ist der Mensch. Spielen Sie nie den Scharfrichter und bestrafen Sie den Patient, wenn er einmal „etwas viel mitgebracht hat". Individuelle Dialyse heißt hier: Zeit verlängern und/oder Zusatzdialyse. Solche Ereignisse zum Anlaß nehmen, Trockengewicht und bisher gefahrenen Leitwert zu überprüfen! Wir halten einen Entzug von maximal 1000 ml/Std. für eben vertretbar. Fahren Sie **UF-Profile** und ermitteln Sie das optimale Entzugsprofil für jeden Patient. Bewährt hat sich uns insbesondere ein linear verlaufendes UF-Profil mit hohem Entzug zu Beginn der Dialyse und schonenderer Flüssigkeitsentfernung zum Schluß der Behandlung. Der Effekt ist steigerungsfähig durch Kombination mit Natriumprofil: Hohes Dialysat-Na zu Beginn, niedriges Dialysat-Na am Ende der Dialyse!

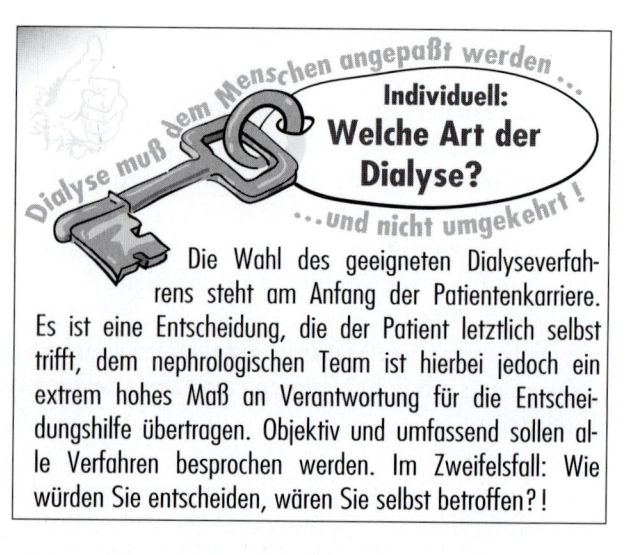

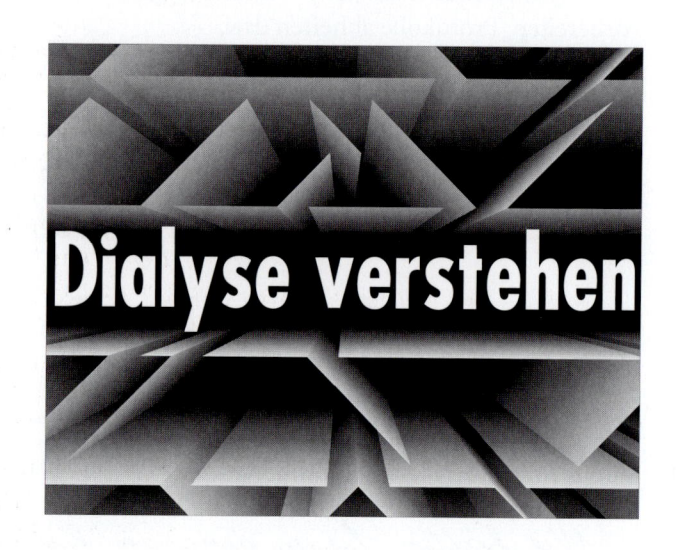

Dialyse verstehen

Individuelle Dialyse: Dialysator

Vielfalt statt Einfalt und Einheitsdialyse: Cuprophan, Haemophan, Polyamid, Polysulfon, PMMA, Vorgefülltes, nicht-Vorgefülltes, ETO-steriles, γ-steriles, NTP-steriles, Autoklaviertes, high-flux, low-flux und jede Menge nachzuprüfender Clearance-Angaben erwarten Sie im bunten Land der Dialysatoren.
Geben Sie Ihrem Patient den für seine Verhältnisse optimalen Dialysator, 1,6 m² Oberfläche solltens aber sein!

Individuelle Dialyse: PsychoLogisches

Merke: Chronisch Kranke wollen nicht behandelt, sondern betreut werden — da steckt das Wort „Treue" drin. Schließen Sie also ein „Arbeitsbündnis" mit dem Patient und vergessen Sie nie, daß es das Schönste an einer Versuchung sein kann, ihr nachzugeben. Der häufige und intensive Kontakt zum Patient befähigt Sie, Krisen zu vermeiden, Symptome zu erkennen und Verhaltensweisen gemeinsam mit dem Patient zu erarbeiten. Das Ganze beginnt mit der sicheren Beherrschung der Dialyse und wenn die erst läuft ist viel Zeit für „BeTREU-ung"! Zu Hause ist der Patient oft vereinsamt, niedergeschlagen und besorgt, setzen Sie dies im Dialysezentrum keinesfalls fort! Drängen Sie die Patienten dazu, den Lebensstil soweit als möglich zu normalisieren und geben Sie ihm hierzu Anregungen und kleine Hilfestellungen. Kurzum: Sorgen Sie dafür, daß er/sie gern zu Ihnen kommt. Ein Lächeln kostet nichts, es bringt Sympathie!

Individuelles Dialysedesign

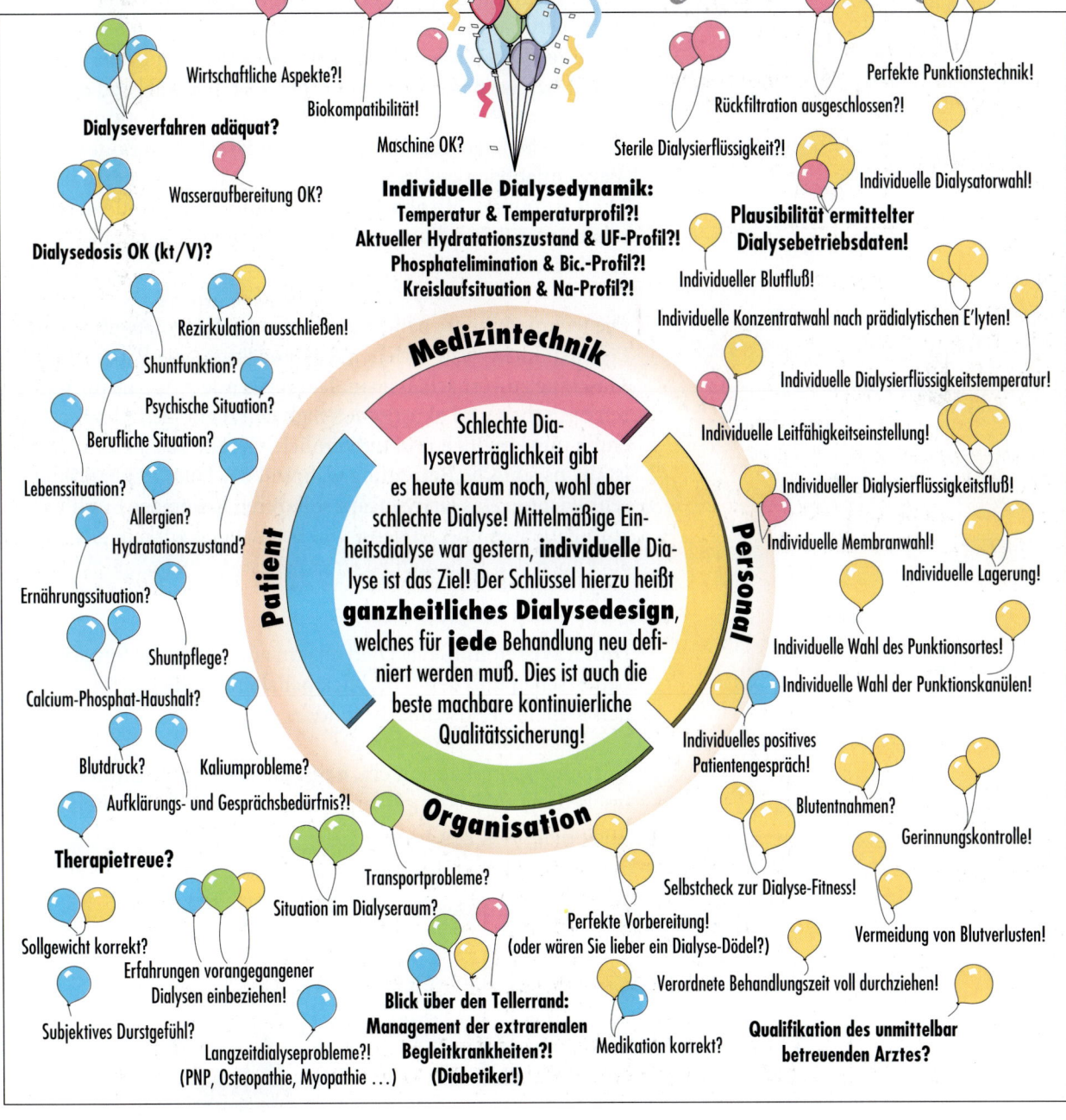

Patient
- Wirtschaftliche Aspekte?!
- **Dialyseverfahren adäquat?**
- Wasseraufbereitung OK?
- **Dialysedosis OK (kt/V)?**
- Rezirkulation ausschließen!
- Shuntfunktion?
- Psychische Situation?
- Berufliche Situation?
- Lebenssituation?
- Allergien?
- Hydratationszustand?
- Ernährungssituation?
- Shuntpflege?
- Calcium-Phosphat-Haushalt?
- Blutdruck?
- Kaliumprobleme?
- Aufklärungs- und Gesprächsbedürfnis?!
- **Therapietreue?**
- Sollgewicht korrekt?
- Erfahrungen vorangegangener Dialysen einbeziehen!
- Subjektives Durstgefühl?
- Langzeitdialyseprobleme?! (PNP, Osteopathie, Myopathie …)

Medizintechnik
- Biokompatibilität!
- Maschine OK?
- **Individuelle Dialysedynamik:**
  Temperatur & Temperaturprofil?!
  Aktueller Hydratationszustand & UF-Profil?!
  Phosphatelimination & Bic.-Profil?!
  Kreislaufsituation & Na-Profil?!
- Perfekte Punktionstechnik!
- Rückfiltration ausgeschlossen?!
- Sterile Dialysierflüssigkeit?!
- Individuelle Dialysatorwahl!
- **Plausibilität ermittelter Dialysebetriebsdaten!**
- Individueller Blutfluß!
- Individuelle Konzentratwahl nach prädialytischen E'lyten!
- Individuelle Dialysierflüssigkeitstemperatur!
- Individuelle Leitfähigkeitseinstellung!
- Individueller Dialysierflüssigkeitsfluß!
- Individuelle Membranwahl!
- Individuelle Lagerung!

Personal
- Individuelle Wahl des Punktionsortes!
- Individuelle Wahl der Punktionskanülen!
- Individuelles positives Patientengespräch!
- Blutentnahmen?
- Gerinnungskontrolle!
- Selbstcheck zur Dialyse-Fitness!
- Perfekte Vorbereitung! (oder wären Sie lieber ein Dialyse-Dödel?)
- Vermeidung von Blutverlusten!
- Verordnete Behandlungszeit voll durchziehen!
- Medikation korrekt?
- **Qualifikation des unmittelbar betreuenden Arztes?**

Organisation
- Transportprobleme?
- Situation im Dialyseraum?
- **Blick über den Tellerrand: Management der extrarenalen Begleitkrankheiten?! (Diabetiker!)**

> Schlechte Dialyseverträglichkeit gibt es heute kaum noch, wohl aber schlechte Dialyse! Mittelmäßige Einheitsdialyse war gestern, **individuelle** Dialyse ist das Ziel! Der Schlüssel hierzu heißt **ganzheitliches Dialysedesign**, welches für **jede** Behandlung neu definiert werden muß. Dies ist auch die beste machbare kontinuierliche Qualitätssicherung!

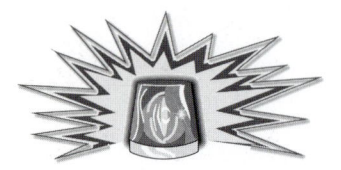

13. Probleme während der Hämodialyse

Es sollen in diesem Abschnitt wichtige patientenseitige Dialysekomplikationen und geräteseitige Störungen besprochen werden.

Medizinische Komplikationen während der Dialyse

Idealziel ist die komplikationsfreie Dialysebehandlung. Sie lesen dieses Buch, um sich weiterzubilden und auch um das Schlimmste zu verhindern: Den Tod eines Patienten während der Dialyse. Natürlich liegt das letztlich nicht in unserer Hand, aber niemand macht sich gern Vorwürfe hinterher. Der Tod während der Dialyse ist ein seltenes Ereignis. Wie bei den Komplikationen gibt es **dialyseabhängige** (z.B. Blutung, Hämolyse, Luftembolie) und **dialyseunabhängige Ursachen** (z.B. Herzrhythmusstörungen, Myokardinfarkt, Hirnblutung). Mit umsichtiger und vorausschauender Behandlungsweise kann man viele Komplikationen verhindern, tun Sie es!

Die technisch heute nahezu perfekten Dialysegeräte dürfen das Personal nicht dazu verleiten, Überwachung von Patient und Maschine zu vernachlässigen. Die verwendete Apparatur mit ihren optischen und akustischen Signalen bleibt den meisten Patienten unbegreiflich und unheimlich. Gerade aus diesem Grund ist die **psychische Betreuung** während der Dialysebehandlung sehr wichtig. Das Dialyseteam soll durch Kompetenz und Nähe zum Patienten überzeugend und beruhigend wirken, gleichzeitig aber auch den Patienten zu einer gewissen Unabhängigkeit anleiten.

Durch Wissen muß das Dialyseteam auch kritische Situationen beherrschen und den Überblick behalten. Studieren Sie deshalb den folgenden Abschnitt besonders genau.

Tritt eine Komplikation ein, heißt die erste Frage immer: Dialysebedingt oder Komplikation einer von der Dialysebehandlung unabhängigen Krankheit?

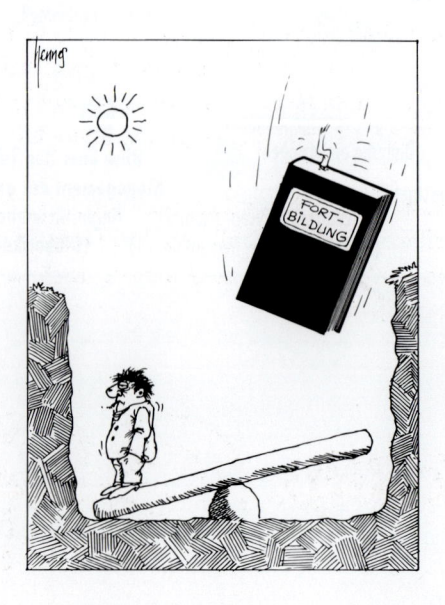

Vorbeugende Maßnahmen zur Verhinderung von Komplikationen

Der beste Notfall ist der, der nicht eintritt! Tatsächlich können Sie viel tun, um eine komplikationsfreie Dialyse zu erreichen. Wenn „es" aber passiert, muß man vorbereitet sein und jede(r) soll wissen, was zu tun ist. Als allgemeine Maßnahmen gehören dazu:

- Wiederkehrende **Schulung und Motivation der Patienten** („Hausaufgaben")
- **Notfallinstrumentarium** auf der Dialyse **regelmäßig überprüfen** (Sauerstoff, Batterien, Medikamente im Notfallkoffer), regelmäßige Weiterbildung des Personals
- **Exakte Vorbereitung der Behandlung** (vgl. auch vorangegangenes Kapitel), hierzu zählen bspw. auch die Kontrolle des prädialytischen Kaliums außer der Reihe und die exakte Fixierung der Punktionskanülen (Pflasterauswahl) …
- **Individuelle und flexible Durchführung der Dialyse** (bitte keine Einheitsdialysen!)
- **Patientennahe und vorausschauende Betreuung** während der Behandlung (viele Ereignisse kommen nicht überraschend, man muß die Vorboten erkennen!).

Der **Kampf gegen das Wasser** oder allgemeiner der **Kampf um die Therapietreue** der Patienten ist unser täglich Brot (nicht nur bei Dialysepatienten!), da müssen wir immer wieder geduldig durch … es ist so leicht gesagt! Wenn wir aber aufgeben, geben wir den Patient auf – und wer will das wirklich?

Stichwort „Einheitsdialyse": Die Einstellmöglichkeiten moderner Dialysegeräte, eine Vielzahl verfügbarer Dialysatoren und eine Fülle von Konzentraten und Substitutionslösungen bieten unglaubliche Möglichkeiten der Individualisierung der Behandlung. Ich gehe soweit zu behaupten, daß es „schlechte Dialyseverträglichkeit" heute nicht mehr geben sollte. **Geht es einem Patient an der Dialyse schlecht, so ist meist nicht das Dialyseverfahren schuld, sondern die schlechte Durchführung der Behandlung.**

Selten kann eine Dialyse wie die andere durchgeführt werden, das beginnt bei flexibler Dialysedauer, geht über Variation der Konzentrate/Substituate bis hin zur Nutzung aller Einstellmöglichkeiten, die moderne Dialysegeräte heute bieten.

So wird auch unsere Tätigkeit selbst nie langweilig, ja, man kann Dialyse mit Leidenschaft durchführen. Am Ende eines solchen Tages geht man dann zufrieden nach Hause, auch wenn Tiefschläge dazwischenkamen!

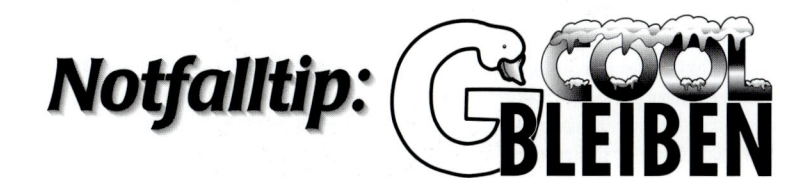

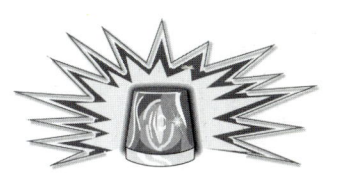

Notfalltip: COOL BLEIBEN

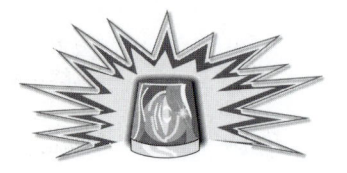

„Patientennah" heißt, daß Sie oft dort sein müssen. Wie oft? Das müssen Sie schon selbst herausfinden!

Was heißt vorausschauend? Wenn Sie beispielsweise stündliche Blutdruckwerte von zuerst 160/100, dann 140/80 und schließlich 120/70 mmHg messen, so würde ich eine Aktion anraten, nicht nach einer weiteren Stunde eine Reaktion. Ähnlich verhält sich das, wenn Sie einen kontinuierlichen Anstieg von Venendruck und TMP feststellen, oder: Hören Sie beim Blutdruckmessen das Herz des Patienten »bum … bumm.bumm …… bumm …… bumm.bumm.bumm.bumm« schlagen und es liegt bekanntermaßen keine absolute Arrhythmie vor, so sollte Ihnen das einen Monitoranschluß und eine Arztinformation wert sein! Bewußtlosigkeit kündigt sich beim Patient an der Dialyse oft durch „Gähnen" an, das Gesicht wirkt besonders fahl und „spitz" – wenn Sie das bemerken, sollten Sie schnell aktiv werden!

Dieses ganze Buch beschäftigt sich mit individueller Dialyse. Es wird Ihnen wohl nicht erspart bleiben, es ganz zu lesen, um auch die Botschaften zwischen den Zeilen zu verstehen!

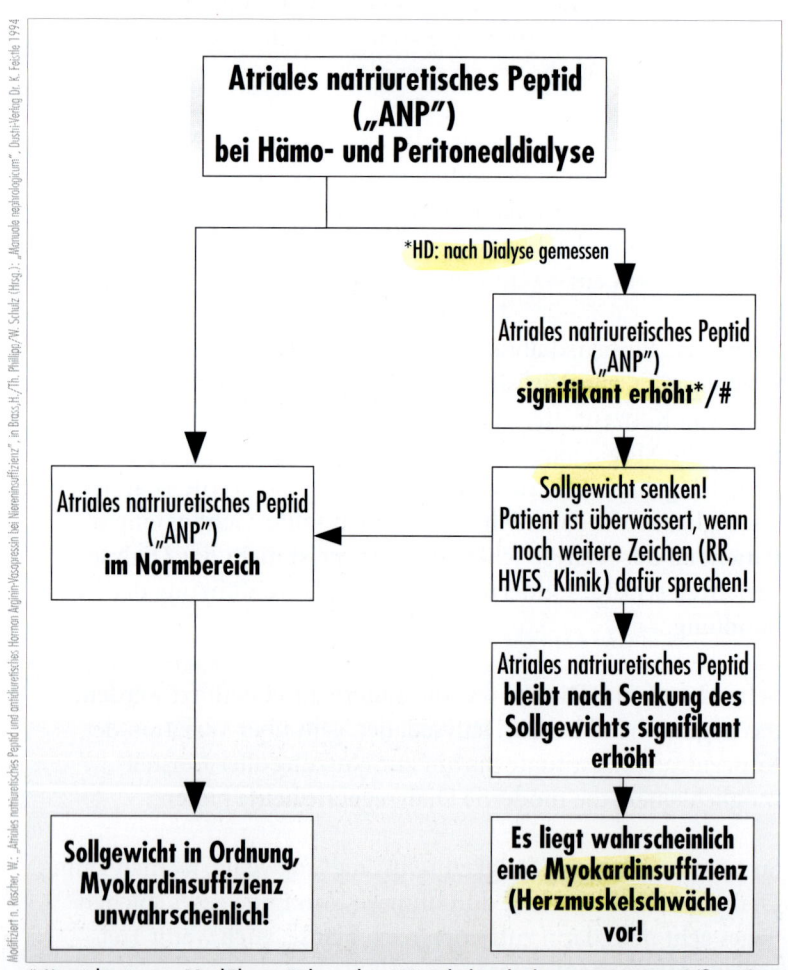

Atriales natriuretisches Peptid („ANP") bei Hämo- und Peritonealdialyse

*HD: nach Dialyse gemessen

- Atriales natriuretisches Peptid („ANP") **signifikant erhöht***/#
  - **Sollgewicht senken!** Patient ist überwässert, wenn noch weitere Zeichen (RR, HVES, Klinik) dafür sprechen!
    - Atriales natriuretisches Peptid **bleibt nach Senkung des Sollgewichts signifikant erhöht**
      - **Es liegt wahrscheinlich eine Myokardinsuffizienz (Herzmuskelschwäche) vor!**
- Atriales natriuretisches Peptid („ANP") **im Normbereich**
  - **Sollgewicht in Ordnung, Myokardinsuffizienz unwahrscheinlich!**

#: Materialgewinnung: 10 ml Blut am Dialyseende in EDTA-Röhrchen abnehmen, 5000 KIE Trasylol® zugeben, durchmischen, gekühlt zentrifugieren, Plasma abheben, tieffrieren und auf Trockeneis einsenden, das Mindestprobenvolumen ist 0,5 ml. Normbereich (Labor Dr. Limbach/Prof. Dr. Schmidt-Gayk und Kollegen, Heidelberg): 25-111 ng/l, Medianwert 61 ng/l. Die Grafik gibt eine grobe Navigationshilfe zur Interpretation der ANP-Werte. Die Verläßlichkeit der Referenzwerte ist zum Zeitpunkt der Drucklegung noch unsicher. Wir sahen in vergleichenden Untersuchungen bei Herz- und Nierengesunden häufig leicht „erhöhte" Werte. Nach unserer vorläufigen Einschätzung ist bei Hämodialysepatienten der drei- bis fünffache gegenwärtige Normalwert als Kriterium für eine optimale Dehydrierung nutzbar. Insgesamt stellt das ANP eine wichtige und verläßliche Dimension zur Bestimmung des richtigen Sollgewichts dar, ist jedoch auch nur eine Hilfsgröße.

Blutdruckabfall

Der Blutdruckabfall ist das wohl häufigste aber auch **das am leichtesten zu verhindernde Problem während der Dialysedurchführung.** Die möglichen Ursachen sind vielfältig, meist liegen mehrere vor. Solche Ursachen können sein:

- **Übermäßige Ultrafiltration**? (Trinkverhalten des Patienten? Wiegefehler? Sollgewicht [Trockengewicht] zu tief? Korrekte Einstellung der Maschine?) Jeder Patient hat seine individuelle UF-Toleranz, die leicht herauszufinden ist. Entsprechend sollte die Dialysedauer gestaltet werden. Flüssigkeitsentzug bis 1000 ml/Stunde wird von der Mehrzahl der Patienten gut vertragen, wünschenswert ist eine Ultrafiltration von maximal 500 ml/h (soviel zum Thema „Traum und Wirklichkeit").

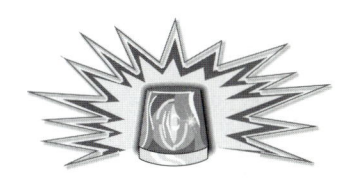

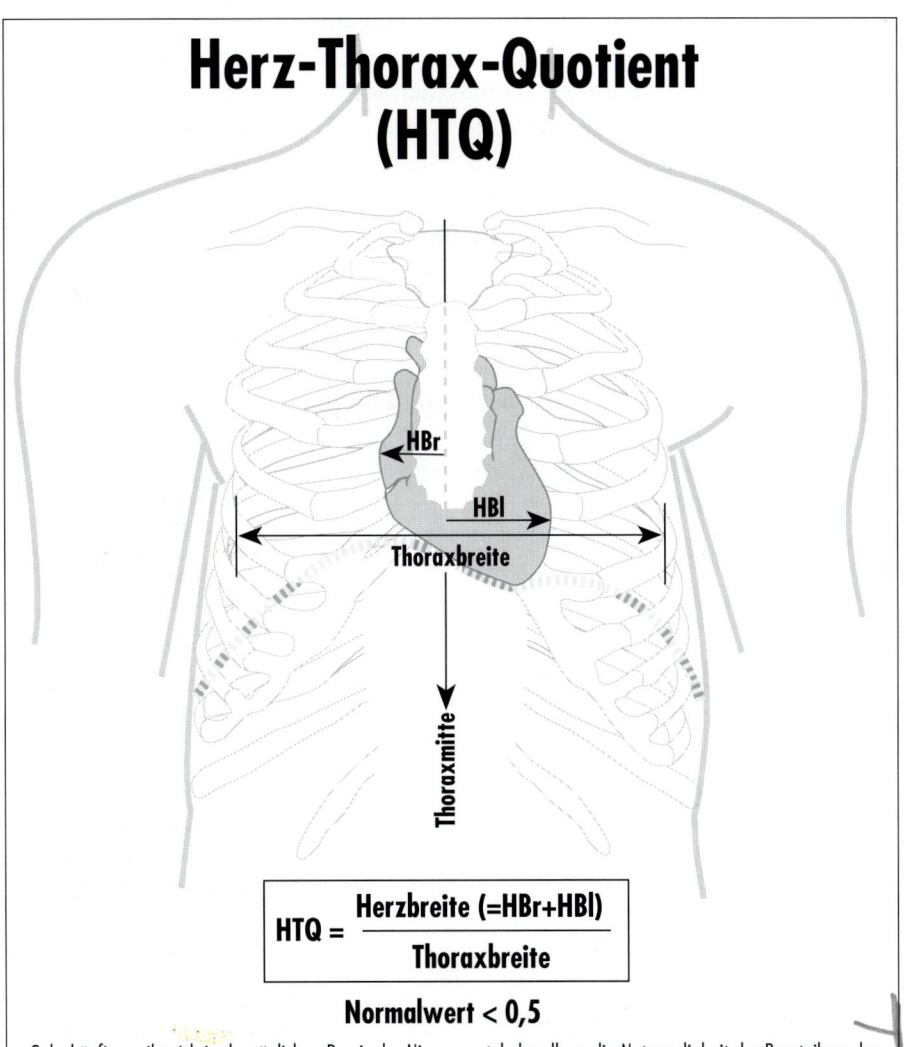

Herz-Thorax-Quotient (HTQ)

$$HTQ = \frac{Herzbreite\ (=HBr+HBl)}{Thoraxbreite}$$

Normalwert < 0,5

Sehr häufig ergibt sich in der täglichen Praxis der Nierenersatzbehandlung die Notwendigkeit der Beurteilung der Herzgröße als ein Kriterium zur Bewertung des Hydratationszustandes der Patienten. Zur Beurteilung hat sich der Herz-Thorax-Quotient (HTQ) bewährt. Die einfache Berechnung geschieht wie folgt: Durch den Dornfortsatz eines oberen und eines unteren Brustwirbelkörpers wird eine Senkrechte errichtet (Thoraxmitte). Von dieser Senkrechten aus wird der größte Abstand zum rechten Herzrand (HBr) und auf der Gegenseite zum linken Herzrand (HBl) gemessen. Die Summe (HBr+HBl) ergibt die Herzbreite. Zur Bestimmung der Thoraxbreite wird auf dem Scheitelpunkt der rechten Zwerchfellkuppel eine Waagerechte durch den Thoraxraum beidseits bis zur inneren Rippenbegrenzung errichtet. Nun kann leicht der Quotient aus Herzbreite und Thoraxbreite gebildet werden. Der Transversaldurchmesser des Herzens beträgt bei gesunden Frauen etwa 11,5 cm, der Thoraxdurchmesser etwa 23,5 cm. Der HTQ liegt für Frauen also bei 0,489. Bei Männern mißt der Transversaldurchmesser etwa 13 cm, der Thoraxdurchmesser 29 cm, so resultiert hier ein HTQ von 0,448. Eine Vergrößerung des HTQ auf über 0,5 bzw. ein Transversaldurchmesser des Herzens von über 15 cm ist meist als pathologisch anzusehen.

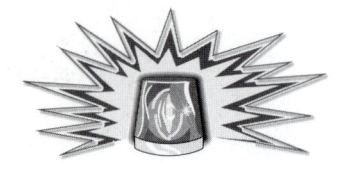

Bekannte „Kampftrinker" legen wir in eine „open-end-Dialyseschicht". So kann man auch 7 Liter in 7 Stunden problemlos entfernen ... Kleinere Variationen der Dialysezeit sollten immer möglich sein, ggf. Zusatzdialyse erwägen, manchmal wird initiale oder intermittierende sequentielle Ultrafiltration im Wechsel mit Dialyse ohne Ultrafiltration besser vertragen, manchmal bringt's die Hämofiltration. Das bestverträgliche Verfahren findet man leicht heraus!

- **Änderung der Osmolarität**? Konzentratrezeptur richtig? Leitfähigkeit o.k.?
- **Kardiogene Ursache** wie akute Herzinsuffizienz oder schwere Rhythmusstörungen? (Herzrhythmusstörungen: Vgl. auch Abhandlung zum gleichen Thema weiter unten in diesem Kapitel). Erste Hinweiszeichen auf kardiogene Ursache des Blutdruckabfalls können sein: Unregelmäßiger schneller (über 140/min) oder sehr langsamer (unter 50/min) Puls. Monitor anlegen, Kaliumspiegel blut- und dialysatseitig prüfen, definitive Maßnahmen nach Festlegung des Arztes; Herzbeuteltamponade, Perikarderguß? Weitere Angaben zu diesem Thema finden Sie ab Seite 50.
- **Blutung**, innere oder „äußere"? (Anamnestische Hinweise wie Ulcusanamnese, Oesophagusvarizen usw.); Blutverlust nach außen: Kontrolle des gesamten Blutschlauchsystems! Dialysemembranruptur: Verfärbung des Dialysats?
- Dialysattemperatur zu hoch? „Kalte" Dialysen werden fast immer besser vertragen!
- Blutdruckabfall nach **Gabe eines Medikaments** oder nach **Bluttransfusion? Unverträglichkeit? Anaphylaktischer Schock?** (Vor der Dialyse sollen die Patienten keine Antihypertensiva einnehmen, ggf. während der Dialyse [dosisreduziert] verabreichen).

Merke: Aus vielerlei Gründen besteht bei Patienten während der Dialyse eine ausgesprochene Kreislauflabilität, insbesondere dann, wenn der Patient unter einer kontinuierlichen blutdrucksenkenden Therapie steht.

Auch Medikamente wie Abführmittel, Psychopharmaka, Analgetika u.a. begünstigen eine Kreislauflabilisierung. Die zusätzliche (parenterale) Gabe von Medikamenten wirkt deshalb häufig überschießend und ungewohnt stark. Die parenterale Medikamentengabe (Injektion, Infusion) nach ärztlicher Anweisung soll stets langsam (i.v.-Eisenpräparate!) und evtl. dosisreduziert erfolgen. **Nach Gabe eines Medikaments während der Dialyse ist der Patient besonders intensiv zu beobachten.**

- **Toxinschock**: Ein Blutdruckabfall kann durch das Eindringen von Toxinen in die Blutbahn des Patienten hervorgerufen werden.

Folgende **Ursachen für einen Toxinschock** sind denkbar: Verabreichung verunreinigter Medikamente oder Infusionslösungen, bzw. verunreinigtes Substituat bei Hämofiltration, Toxineinbringung in den Körper durch Verunreinigungen im blutführenden System oder Dialysator, Auslösung ist auch möglich durch Eindringen von Toxinen von der Wasserseite bei Blutleck oder Rückfiltration.

- **Infektion**? (Septischer Schock?): Prüfen Sie, ob bei dem Patienten Fieber besteht, wie das Allgemeinbefinden ist, ob organbezogene Symptome bestehen und ob sich Infektionszeichen am Shunt finden (solche Infektionszeichen wären z.B. Schmerzen, lokale Überwärmung, ggf. Schwellung).
- **Blutdruckabfall ohne erkennbare Ursache** Azetatintoleranz? (auch an Azetatanteil in der sauren Bikarbonatkomponente denken); langjährige Urämie mit Polyneuropathie (= sekundäre Positionshypotonie)? Mangelnde Biokompatibilität der verwendeten Dialysematerialien? (sicher extrem selten!)

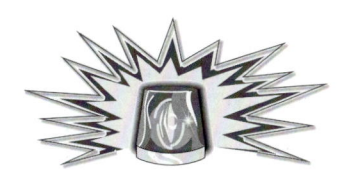

Wichtige Kriterien zur Beurteilung des Hydratationszustandes

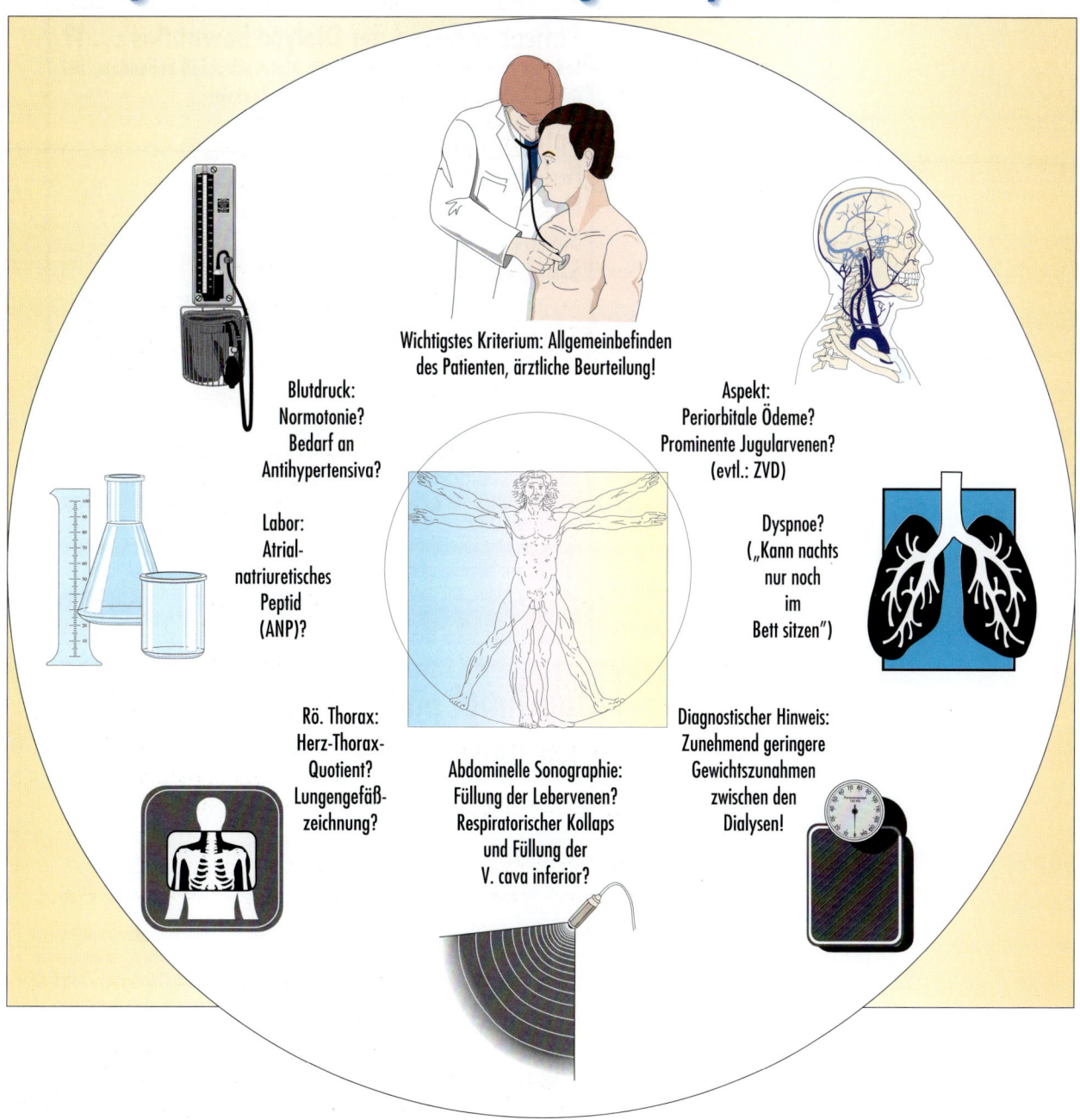

Wichtigstes Kriterium: Allgemeinbefinden des Patienten, ärztliche Beurteilung!

Blutdruck: Normotonie? Bedarf an Antihypertensiva?

Aspekt: Periorbitale Ödeme? Prominente Jugularvenen? (evtl.: ZVD)

Labor: Atrial-natriuretisches Peptid (ANP)?

Dyspnoe? („Kann nachts nur noch im Bett sitzen")

Rö. Thorax: Herz-Thorax-Quotient? Lungengefäßzeichnung?

Abdominelle Sonographie: Füllung der Lebervenen? Respiratorischer Kollaps und Füllung der V. cava inferior?

Diagnostischer Hinweis: Zunehmend geringere Gewichtszunahmen zwischen den Dialysen!

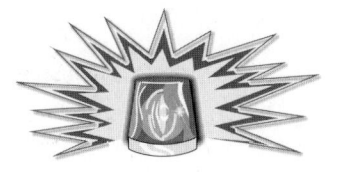

Maßnahmen bei Blutdruckabfall

- **Merkwort »K.U.S.S.«**, vgl. Grafik
- **Ursache suchen**, ggf. dort therapeutisch ansetzen
- Bei Hypotonie mit Bewußtseinstrübung **Atemwege freimachen**
- **Kopftieflage**
- Langsame **Injektion von** 10 bis 30 ml 10- bis 40-%iger **Glukoselösung** (nicht bei Diabetikern) oder langsame Injektion von 10 bis 30 ml 10- bis 20-%iger **Kochsalzlösung** oder rasche **Infusion** von 100 bis 250 ml 0,9-%iger Kochsalzlösung. Man kann auch Natriumchlorid 20-%ig und Glukose 40-%ig als „Cocktail" (je 10 ml) simultan geben (osmotisch-onkotische Wirkung). Eine solche Injektion führt zu einer Zunahme des Plasmavolumens um 150 bis 200 ml (SCHMIDT, R. et al.). **Humanalbumin**gabe ist möglich, ausnahmsweise: Vasopressorische Medikamente (unsichere Datenlage) oder Plasmaexpander (Ablagerung von Abbauprodukten in der Leber).

Patient während der Dialyse bewußtlos ... !?

Jede Bewußtlosigkeit zunächst als Blutdruckabfall behandeln, bei Diabetikern zusätzlich an Hypoglykämie denken!

Sofortmaßnahmen:

Kopftieflage (Schocklagerung)

Ultrafiltration beenden (minimalen TMP einstellen)

Substitution von Volumen (Infusion)

Spezielle Maßnahmen (s.u.)

Die Ursache des akuten medizinischen Dialysenotfalls ist nicht immer sofort erkennbar, jedes Mitglied des Dialyseteams muß sich seiner Rolle und Verantwortung beim Management einer solchen Situation bewußt sein. Viele der aufgezählten Maßnahmen laufen parallel und müssen der konkreten Situation angepaßt sein. Spezielle Maßnahmen können sein: Diabetikern Glukose geben, erst dann Blutzucker bestimmen; RR messen, dabei erste Informationen über die Herztätigkeit gewinnen und nach weiteren Symptomen beim Patient fahnden; blutführendes System und maschinenseitige Funktionen und Parameter prüfen; ggf. EKG-Monitor anlegen; ggf. zweite(n) Helfer(in) hinzuziehen; Arzt informieren; ggf. Reanimation vorbereiten (weiter nach ABC-Regel vorgehen ...)

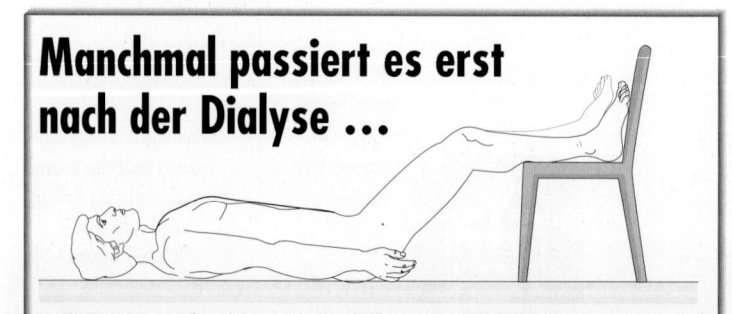

Manchmal passiert es erst nach der Dialyse ...

Im Wartezimmer wird es dann mit der Kopftieflage etwas schwieriger. Patient in jedem Fall flach auf den Boden legen, Beine hochlagern. Jede Komplikation sollte zum Anlaß genommen werden, sämtliche Behandlungsdaten kritisch zu analysieren um den Wiederholungsfall zu vermeiden. Besonders bei Diabetikern sollte der Blutdruck nach Ende der Dialyse nicht nur im Liegen, sondern auch noch einmal in stehender Körperposition gemessen werden – da erlebt man manche Überraschung. Prinzipiell gilt: Wiederholte Blutdruckabfälle während (oder nach) der Dialyse sind absolut vermeidbare Ereignisse. In diesen Fällen ist die selbstkritische Frage nach der Behandlungsqualität im Zentrum nicht nur erlaubt, sondern sogar dringlich indiziert.

Blutdruckanstieg, Bluthochdruck und hypertensive Krise

Vorbemerkungen: Hochdruckbehandlung und Dialyse

Beim niereninsuffizienten Patienten hat die **Retention von Wasser und Salz** die größte Bedeutung für die Entstehung der Hypertonie.

Als weitere Ursache kann eine **Aktivierung des Renin-Angiotensin-Aldosteron-Systems** für die Entstehung der Hypertonie mit verantwortlich sein.

Schließlich trägt das **zentrale und autonome Nervensystem** zur Entwicklung des Bluthochdrucks bei, ohne daß sein Einfluß jedoch exakt zu definieren oder zu messen ist.

Bei der Mehrzahl der Patienten, die dialysiert werden, läßt sich der Bluthochdruck durch Dialyse mit resultierender Normalisierung des gestörten Salz- und Wasserhaushaltes normalisieren oder zumindest bessern. Der Zweck der Dialysebehandlungen besteht also in diesem Zusammenhang im **ausreichenden Entzug von Wasser und Natrium** durch die Dialyse unter gleichzeitiger diätetischer Einschränkung der Salz- und Wasserzufuhr. Ziel ist es, das sog. Trockengewicht des Patienten zu erreichen, auch bezeichnet als Sollgewicht, Abschlußgewicht oder Idealgewicht. Gemeint ist in jedem Fall das Körpergewicht, welches der Patient nach Abschluß der Dialyse erreichen soll.

Die Bestimmung des richtigen Sollgewichts ist eines der schwierigsten Kapitel der Dialysepraxis, insbesondere weil „das Gewicht" im Gesamtzusammenhang mit der praktischen Dialysedurchführung eine der wenigen einfach meßbaren Größen ist und viele Patienten sehr darauf fixiert sind.

„Das Gewicht" beinhaltet deshalb ein gewisses Konfliktpotential für Patienten und Personal, was aber absolut vermeidbar ist: Eine **„dosiert flexible Handhabung" des Sollgewichts** erscheint nach unseren Erfahrungen als denkbarer Mittelweg. Voraussetzungen sind: Kooperativer Patient und individuelle Dialysedurchführung durch das medizinische Personal. In die Bestimmung des Sollgewichts müssen folgende Überlegungen einfließen (vgl. auch Grafiken auf den Seiten 324, 325 und **327**):

- **Körpergröße und Konstitution**
- **Blutdruck**: Der Blutdruck soll durch die Dialyse möglichst normalisiert werden, es gelingt jedoch nur bei etwa 2/3 der Patienten, dies durch Flüssigkeitsentzug zu erreichen (große Streubreite der Erfolgsangaben in der Literatur). Hypotonien während oder nach der Dialyse sollen vermieden werden.
- **Der klinische Hydratationszustand**: Der Patient soll keine Atemnot haben (besonders keine nächtliche Atemnot) und frei von peripheren Ödemen sein. Es muß in diesem Zusammenhang jedoch darauf hingewiesen werden, daß periphere Ödeme bei Dialysepatienten nicht zwangsläufig auf eine Überwässerung hinweisen.

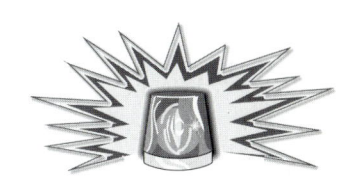

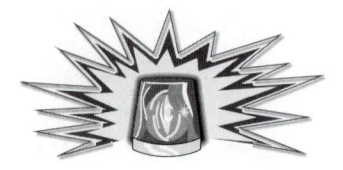

- Das **subjektive Befinden des Patienten**: Nach unseren Erfahrungen stellt dieser Punkt bei Patienten, die die Signale ihres Körpers richtig zu deuten wissen (und nur unter dieser Voraussetzung!), ein wesentliches Kriterium bei der Definition des Sollgewichtes dar. Der **kooperative** Patient ist in jedem Fall der Superspezialist seiner eigenen Krankheit und das medizinische Personal soll sich in solchen Fällen durchaus auch einmal von den Erfahrungen des Patienten leiten lassen.

Keinesfalls kann es so sein, daß der Patient zwar ein vermeintliches Sollgewicht zur Freude aller Beteiligten erreicht hat, aber bis zum Beginn der nächsten Dialyse braucht, um wieder einigermaßen „fit" zu werden und dann wird er mittels Dialyse wieder „k.o." gemacht! Auch läßt sich das subjektive Durstgefühl häufig deutlich mindern, wenn geringerer Flüssigkeitsentzug durchgeführt wird. **An diesem Punkt müssen wir von der Peritonealdialyse lernen: PD-Patienten sind gemessen mit den Maßstäben klassischer Hämodialyse nahezu durchweg überwässert.** Das ist der ganze Grund für das teilweise als „besser" bezeichnete Befinden von PD-Patienten. Schließlich ist der Zustand relativer Überwässerung auch bestens geeignet, die Nierenrestfunktion länger zu erhalten.

Das **Auftreten von Muskelkrämpfen ist absolut untypisch** für die Hämodialyse, wenn das passiert, muß schnellstens an der Dialyse selbst oder am Sollgewicht des Patienten etwas geändert werden!

- Schließlich werden zur Bestimmung des Sollgewichtes auch die **Ergebnisse von Röntgen- und Ultraschalluntersuchungen** herangezogen, die laborchemische Bestimmung des **atrialen natriuretischen Faktors (ANP)** ist ein weiterer Baustein zur Ermittlung des Sollgewichts.

Da die Flüssigkeits- und Substanzveränderungen des Patienten von Dialyse zu Dialyse kaum je exakt bestimmt werden können (Flüssigkeitsverlust durch Schwitzen, Abatmung, Stuhlgang ...), die Kleidung des Patienten normalerweise nicht vor jeder Dialyse ausgewogen wird und üblicherweise auch die Zufuhr des Patienten während der Dialyse nur geschätzt wird, hat sich uns das Verfahren bewährt, das **Sollgewicht in einer „Von-bis-Spanne" festzulegen**, z.B. 59,5 bis 60 kg.

Diese Verfahrensweise führt meist zu einer wesentlichen Entkrampfung gelegentlich zu beobachtender, nahezu neurotischer Fixierung auf „das" Sollgewicht. Machen Sie den Patienten unter Berücksichtigung dieser Darlegungen und der aktuellen Situation immer wieder klar, daß das Sollgewicht in gewissen Grenzen eine flexible Größe ist.

So kann es auch am Wochenanfang bei hoher Gewichtszunahme nach dem langen Intervall sinnvoll sein, das **Sollgewicht nicht mit Gewalt anzustreben**, sondern sich vorzunehmen, das Sollgewicht erst bei den Folgedialysen in der gleichen Woche zu erreichen. Daß Sie Ihr Vorgehen mit Arzt und Patient absprechen, ist selbstverständlich.

Besonders schwierig gestaltet sich die **Ermittlung des Sollgewichtes bei Einleitung einer Dialysebehandlung.** Hier muß häufig zunächst zeitverkürzt dialysiert werden, um das Sollgewicht langsam, unter Berücksichtigung der o.g. Fakten zu erreichen. Keinesfalls gilt die Regel: Sollgewicht = („Krampfgewicht" + 0,5 kg). Die Dialysebehandlung soll individuell und verträglich sein!

Bedenken Sie stets: Wir behandeln Menschen, keine Röntgenbilder, keine Laborwerte und keine sonstigen Daten, dies sind nur Bausteine des Gesamtkonzepts! Individuelle und in Grenzen flexible Behandlungsdurchführung ist das Ziel. Nur so ist eine angst- und spannungsfreie Behandlung für den Patient möglich.

Viel mehr zum Thema Hypertonie bei Niereninsuffizienz lesen Sie auf Seite 58 ff. und im Kapitel 17 („Medikamente bei Niereninsuffizienz"), Seiten 574 (8, 9), 578 f. (24), 579 (28), 580 (32).

Blutdruckanstieg

Der **Blutdruckanstieg** während der Dialyse kann bedingt sein durch:

- **Hartwassersyndrom:** Bei Ausfall der Wasserenthärtung kommt es zur Hyperkalzämie mit Blutdruckanstieg, leichter Bradykardie, Wärmegefühl im Körper, Kopfschmerzen, Übelkeit, Erbrechen. Treten solche Symptome nahezu gleichzeitig bei mehreren Patienten auf, ist stets an eine Störung der Wasseraufbereitungsanlage zu denken und entsprechende Maßnahmen sind einzuleiten. Ggf. kann die Dialyse mit einem calciumarmen Dialysat fortgesetzt werden. Üblicher Calciumgehalt des Dialysats: 1,75 mmol/l, entsprechend 3,5 mval/l, ein calciumarmes Dialysat hat einen Calciumgehalt von 1 bis 1,25 mmol/l, entsprechend 2 bis 2,5 mval/l. Zu den Themen Wasserhärte, Wasserenthärtung und Wasseraufbereitung siehe auch Seite 174 ff.

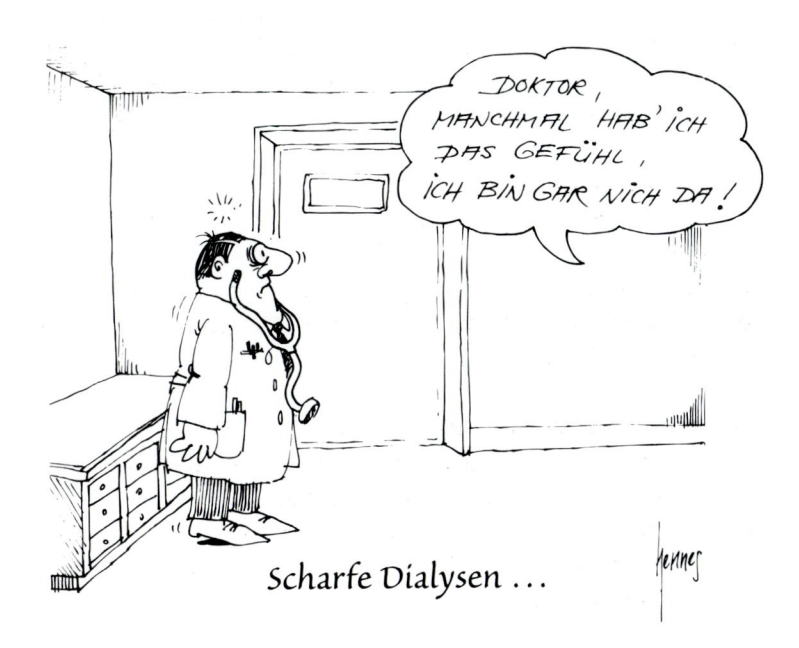

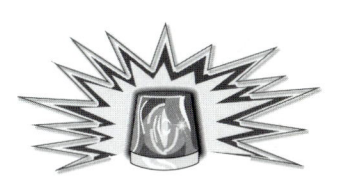

Scharfe Dialysen …

(Sprechblase: „DOKTOR, MANCHMAL HAB' ICH DAS GEFÜHL, ICH BIN GAR NICH DA!")

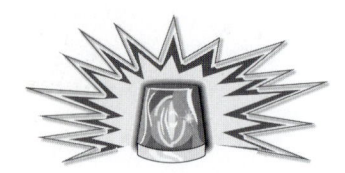

- **Hyper- bzw. Hyponatriämie:** Bei der Hypernatriämie besteht als Leitsymptom ein extremes Durstgefühl, bei der Hyponatriämie sind schmerzhafte Muskelkrämpfe, besonders der Wadenmuskulatur, hinweisend. Während der Dialyse kommt es zum RR-Anstieg, Übelkeit, Erbrechen, Kopfschmerzen, Bewußtseinsstörung, Krämpfen. Konzentrat und Leitfähigkeit prüfen, gegebenenfalls Elektrolytbestimmung des Dialysats durchführen! **Therapie bei Hyponatriämie:** Gabe von konzentrierter NaCl-Lösung, z.B. 10 bis 30 ml NaCl 10-/20-%ig, langsam injizieren. **Bei Hypernatriämie Dialysatnatrium absenken** (Konzentrat und Leitfähigkeit ändern) in Extremfällen 5-%ige Glukoselösung (bis zu einem Liter) unter Beachtung möglicher Stoffwechselnebenwirkungen und unter Beachtung der Flüssigkeitsbilanz infundieren.
- **Dysäquilibrium-Syndrom:** Blutdruckanstieg kann zusammen mit Übelkeit, Erbrechen, Kopfschmerzen, Verwirrtheit, Unruhe, Sehstörungen bis hin zum generalisierten Krampfanfall Ausdruck des Dysäquilibrium-Syndroms sein. Das Syndrom tritt meist bei andialysierten Patienten mit sehr hohen Harnstoffwerten zu Dialysebeginn auf (langes Intervall!): über 300 mg/dl bzw. 50 mmol/l. Wird nun während der Dialyse in relativ kurzer Zeit viel Harnstoff abdialysiert, baut sich ein osmotischer Gradient zwischen Blut und Liquor auf, es kommt zum Flüssigkeitseinstrom in den Liquorraum mit resultierendem Hirndruck oder sogar Hirnödem. Die Behandlung besteht in symptomatischen Maßnahmen und im Abbruch der Dialyse: Entweder wird die Dialyse in zwei Sitzungen (mit mehrstündiger Pause) durchgeführt oder es muß über eine Erhöhung der Dialysefrequenz mit Zeitverkürzung der Einzelbehandlung nachgedacht werden.
- Unbefriedigende Blutdruckeinstellung auch außerhalb der Dialyse?
- Schließlich kann ein Blutdruckanstieg ausgelöst sein, durch eine **Pyrogenreaktion** (gleichzeitig Fieber und Schüttelfrost) oder **anaphylaktische** Reaktion (Unverträglichkeit nach vorheriger Gabe von Medikamenten, Bluttransfusionen usw.).
- Auch möglich: Blutdruckanstieg bei Zunahme der extrazellulären Flüssigkeit, d.h. Gewichtszunahme des Patienten, z.B. im Fall extremer Rückfiltration, Bilanzierungsfehler bei der Hämo(dia)filtration, großer oraler oder parenteraler Flüssigkeitszufuhr. In solchen Fällen **soll der Patient in jedem Zweifelsfall zwischengewogen werden**!

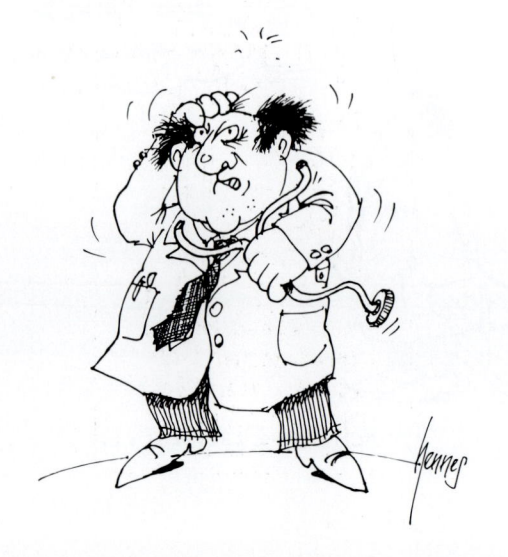

- Blutdruckanstieg **nach Hustenanfall, bei psychischer Erregung**, nach Erbrechen?
- **Blutdruckanstieg** ohne ersichtliche Ursache, möglicherweise durch Abdialysieren vasodilatatorischer Substanzen, peripheres Dysäquilibrium, vermehrte Bildung von blutdruckerhöhenden Substanzen, Aktivierung des RAA-Systems …
- **Meßfehler beim Blutdruckmessen?** Bei großer Blutdruckamplitude an Mediasklerose denken, evtl. vor Therapie RR im Stehen nachmessen!

Die **Behandlung des Blutdruckanstieges während der Dialyse** richtet sich nach der Ursache, weiterhin:

- **Oberkörper hoch-, Beine tieflagern**
- **Nitrendipin** – eine Phiole „Bayotensin akut" oder **Nifedipin** – eine Kapsel „Adalat® 5" zerbeißen und mit Inhalt herunterschlucken oder eine „Adalat® retard" bukkal/sublingual geben; bei unausreichendem Effekt nach etwa 15 Min. 0,075 mg **Clonidin** (1 Amp. „Catapresan® Injektionslösung" enthält 0,15 mg Clonidin) langsam i.v. geben, Wirkungseintritt nach etwa 10 Minuten zu erwarten. Alternativ für Clonidin kann **Urapidil** mit einer Initialdosis von 25 mg i.v. („Ebrantil® 25 i.v.") verabreicht werden; vorgenannte Maßnahmen nach einer Wartezeit von etwa 10 Minuten wiederholen. Nicht zu forsch vorgehen!
- Bei **Hypertonie mit schwerer Linksherzinsuffizienz** (Lungenödem) ist **Nitroglycerin**, z.B. Nitrolingual®-Kaps. (1 Kaps. = 0,8 mg), Nitrolingual®- Spray (1 Hub entspricht 0,4 mg), in einer Gesamtdosierung von 1 bis 3 mg sublingual indiziert. Bei unausreichendem Effekt ist eine Kombination zwischen Nifedipin und Nitroglycerin möglich. Weitere Maßnahmen sind möglich, diese werden Sie dann mit dem Dialysearzt absprechen.
- Bei allen Bluthochdruckproblemen: **Indikation zur Herabsetzung des Trockengewichts prüfen**, antihypertensive Medikation und Einnahmetreue des Patienten kritisch bewerten, Dialysedurchführung durchleuchten!

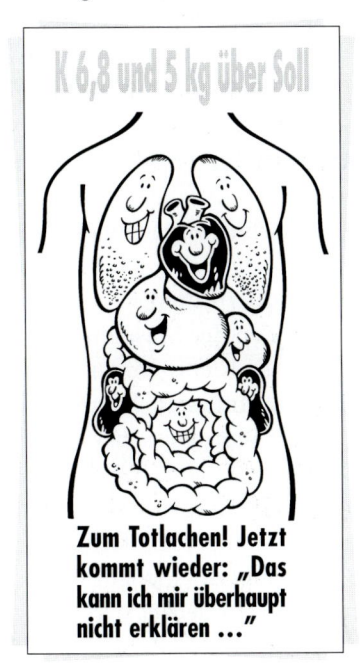

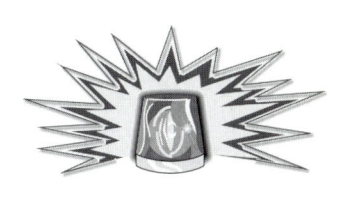

Zum Totlachen! Jetzt kommt wieder: „Das kann ich mir überhaupt nicht erklären …"

Luftembolie

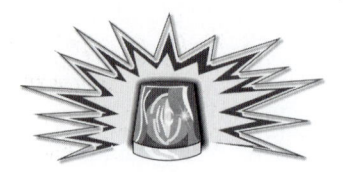

Definition

Luftembolie = durch Eindringen von Luft oder anderen Gasen hervorgerufene Embolie („Verstopfung", „Verlegung"), vor allem im Kapillarbereich.

Sofortige Kontrolle des venösen Systems, befinden sich Luftblasen im System? Wenn ja: Sofort (blitzartig!) mit Schlauchklemme möglichst nahe der venösen Punktionsstelle venöses Schlauchsystem blockieren, Blutpumpe abstellen (sofern dann noch erforderlich). Erst handeln! Dann untersuchen!

Symptomatik

Beim sitzenden Dialysepatient kommt es initial zu heftigem Kopfschmerz, Schwindel, Ohrgeräuschen, Sehstörungen dann zu Krämpfen und zur Bewußtlosigkeit, beim liegenden Patient tritt nach einem initialen Hustenanfall Atemnot gefolgt von Angina pectoris-Symptomatik Zyanose und Atemstillstand auf.

Auskultation: Evtl. „Mühlengeräusch" über dem Herzen (nur bei massiver Luftembolie).

Erste Behandlungsmaßnahmen bei Luftembolie

Kopftief- und Linksseitenlage (Entweichen der Luft aus dem rechten Herzen soll erreicht werden, Blutfüllung soll verbessert werden). Rasche Infusion physiologischer Kochsalzlösung, Sauerstoffzufuhr, Reanimationsmaßnahmen bei Herz-Kreislauf-Stillstand, bei Krampfanfall 10 mg Valium® Roche i.v.

Reanimationsmaßnahmen siehe Grafik Seite 349.

Prophylaxe der Luftembolie

- **Sorgfältigstes Arbeiten**: Vor Dialysebeginn alle Schlauchverbindungen überprüfen, Luftfallenalarmfunktion o.k.? Venöser Schlauch in die Quetschklemme eingelegt? Korrekten Sitz des venösen Schlauches in der Schlauchabsperrklemme auch während der Dialyse überprüfen!
- **Stets genug Klemmen an der Maschine bereithalten**, nicht mehr sicher schließende Klemmen aussondern!
- **Keine** Verwendung von **Infusionslösungen in Glasflaschen**, alle Zuspritzstellen im Blutschlauchsystem sicher schließen!
- Während der Dialyse (z.B. beim Blutdruckmessen) Schlauchsysteme auf Dichtigkeit überprüfen, Schaumbildungen? Blick auf den venösen Blasenfänger! Blutschaum erkennt man am besten in den Blasenfängern („Schaumkrone"), beim Blick auf den venösen Dialysatordeckel (Ursprung des venösen Schlauches) und beim leichten Zusammendrücken der Blut-

schläuche zwischen zwei Fingern – besonders zur Ortung des Lecks, d.h. der Eintrittsstelle der Luft ins Blutschlauchsystem. Dabei Klebestellen im negativen Druckbereich (siehe Grafik Seite 203) besonders überprüfen!
- Bei Entdeckung von Mikroschaum während der Dialyse (asymptomatischer Patient) sofort Blutpumpe herunterstellen (etwa 50 ml/min) und Lufteintrittsstelle lokalisieren, danach Entscheidung, was zu tun ist. Ggf. muß das extrakorporale blutführende System teilweise oder ganz gewechselt werden.
- **Merke**: **Thrombenbildung im venösen Blasenfänger können die maschinenseitige Lufterkennung lahmlegen**. Wenn Sie einen Thrombus im venösen Blasenfänger während der Dialyse feststellen, muß das venöse Schlauchsystem gewechselt werden. (Moderne Dialysegeräte überwachen deshalb das der venösen Tropfkammer **nachgeschaltete** Schlauchsegment mittels Ultraschall + optisch).
- **Höchste Konzentration beim Abschließen** des Patienten, ggf. Hilfsperson hinzuziehen!

Selbstverständlich informieren Sie bei solchen gravierenden Zwischenfällen sofort den Arzt und ziehen zum Management des lebensbedrohlichen Notfalls eine weitere Hilfsperson zur Patientenbetreuung hinzu!

Abbildung

Prophylaxe der Luftembolie: Die Schaumkrone in einem Blasenfänger sollte stets Auslöser einer Suchaktion sein (vgl. Text).

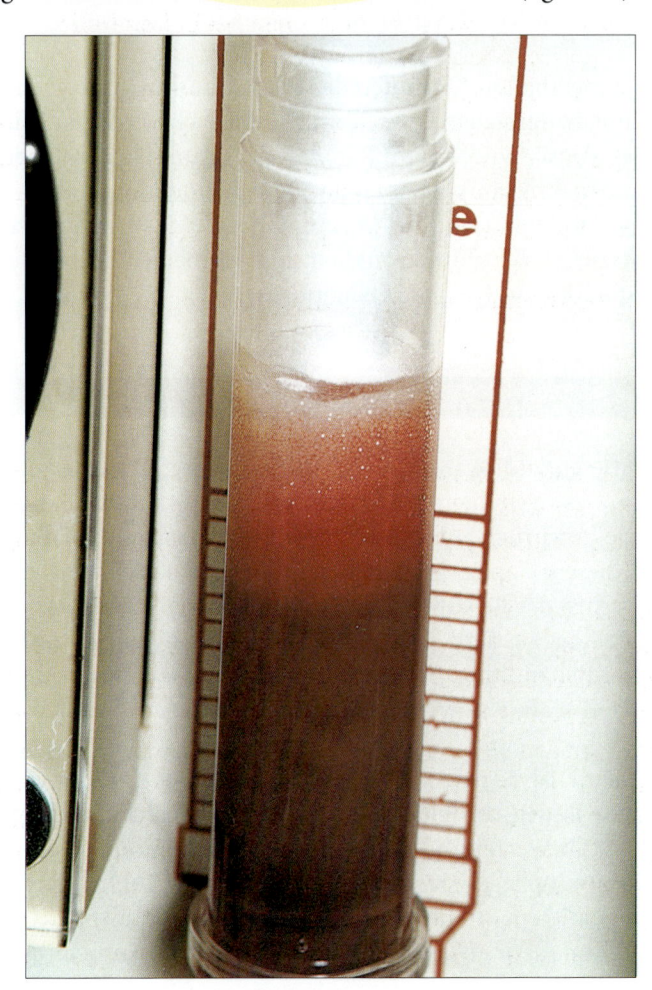

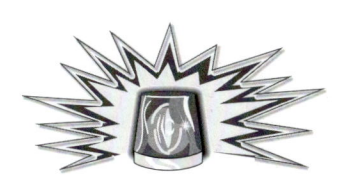

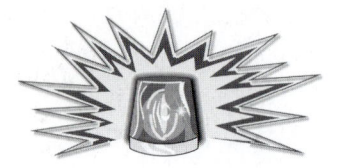

Muskel- (Waden-) Krämpfe

Bei **hoher** erforderlicher **Ultrafiltration** (häufige Ursache) und/oder bei zu **niedrigem Dialysatnatrium** (häufigste Ursache!) sind Muskelkrämpfe möglich. Durch Kombination anfänglich hoher Ultrafiltration mit initial hohem Dialysatnatrium (etwa 145 bis 150 mmol/l) sind Muskelkrämpfe aber recht sicher vermeidbar (Natrium- und UF-Profil). Bringen Sie im Fall von Muskelkrämpfen bei hoher Ultrafiltration dem Patient schonend bei, daß er durch seine Flüssigkeitsaufnahme die Qualität seiner Dialyse mitbestimmt.

Ggf. ist die Ultrafiltration vorübergehend zu unterbrechen, wenn es die Kreislaufverhältnisse des Patienten zulassen, kann er auch kurz aufstehen, um sich die Beine etwas zu vertreten. Weiter kommt eine Massage oder Kühlung (Chloräthylspray, Alkohol) der Wadenmuskulatur in Betracht. Schließlich wird man Kochsalz oral (Fleischbrühe) oder parenteral (10 bis 30 ml 10- bis 20-%ige Kochsalzlösung langsam injizieren!) zuführen können.

Da Muskelkrämpfe für die „normale" Dialyse ein absolut untypisches Ereignis sind, sollte deren Auftreten auch Anlaß zur Überprüfung des Trockengewichts und der Dialysedurchführung sein: Dialysatelektrolyte, bes. Natrium, Calcium, Magnesium, Natriumprofil erwägen, UF-Menge pro Zeiteinheit? Individuelle Toleranz des Patienten ermitteln, Verlängerung der Dialysezeit oder Zusatzdialyse erwägen sowie Anwendung eines UF-/Temperaturprofils prüfen!

Von schmerzhaften Krämpfen der Wadenmuskulatur o.g. Ursache **sind abzugrenzen**: Unwillkürliche Muskelzuckungen beim „**restless-legs**"-Syndrom im Rahmen der urämischen Polyneuropathie, **Muskelkrämpfe bei Hypocalcämie** und **Magnesiummangel**, Wadenkrämpfe bei „**Krampfadern**", Muskelschmerzen bei **arterieller Verschlußkrankheit** und Schmerzen bei **renaler Osteopathie** bzw. (seniler) **Osteoporose**.

Bewußtlosigkeit

Die Differentialdiagnose der Bewußtlosigkeit füllt ganze Lehrbücher, weswegen hier nur ein kurzer Überblick möglich ist, der keinerlei Anspruch auf Vollständigkeit erheben kann. Manche der in diesem Kapitel beschriebenen Komplikationen führen zum Verlust des Bewußtseins, insofern finden Sie einige Antworten. Die Klärung der Ursache des Bewußtseinsverlustes führt zu gezielter Behandlung. Für die Pflegekraft ist die richtige Abfolge der ersten Maßnahmen wichtig.

Unter der Dialyse macht man aber nicht allzu viel falsch, wenn man **jede Bewußtlosigkeit zunächst als Blutdruckabfall (vgl. Seite 328) bewertet und behandelt**. Also: Blutpumpenstopp. Bett in Kopftieflage. Arterielles Schlauchsystem abklemmen, diskonnektieren, mit dem bereithängenden Kochsalzbeutel verbinden und rasch etwa 100 bis 250 ml Kochsalzlösung infundieren. Ultrafiltration auf Minimalwert stellen. Hilfsperson rufen. Arzt informieren. Blutdruckmessung, dabei erste Information über Herzaktion einholen, bei Verdacht auf vitale Bedrohung wie Asystolie/Kammerflimmern bzw. Kammerflattern Faustschlag auf das Brustbein. Monitor anlegen. Atmung prüfen, bei Atemstillstand Atemwege freimachen, ggf. mit Reanimation beginnen (ABC-Regel, s.u.)

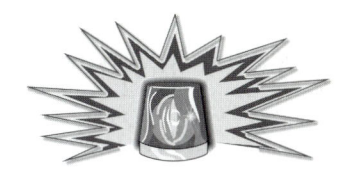

- Notfallinstrumentarium bereitstellen (Defibrillator, Intubationsbesteck usw.)
- Anamnese prüfen: Früher ähnliche Ereignisse? Epilepsie mit Bewußlosigkeit? Grand mal bei Aluminiumencephalopathie?
- Diabetiker? Sofort hochprozentige Glucoselösung injizieren, erst dann Blutzuckerkontrolle!
- Definitive Maßnahmen nach ärztlicher Anweisung!
- In kritischer Lage Ruhe bewahren! Arzt und zwei Hilfspersonen sind für den Notfall üblicherweise ausreichend. Die anderen Patienten dürfen in solchen Situationen nicht vernachlässigt werden!

Übelkeit und Erbrechen

Auch Übelkeit und Erbrechen sind absolut untypisch für die normale Hämodialyse, am häufigsten sehen wir das heute noch beim Vorliegen einer diabetischen Gastropathie (s.a. Seite 131). Für die Hartgesottenen unter uns ist es immer aufschlußreich einmal zu studieren, was unsere Diabetiker im dialysefreien Intervall alles so zu sich nehmen … („Diät rückwärts").

Die Ursachen von Übelkeit und Erbrechen während der Dialyse können äußerst mannigfaltig sein, zunächst sollte festgestellt werden, ob der Zustand schon vor Dialysebeginn bestand und ob eine dialyse- bzw. urämieunabhängige Erkrankung vorliegt.

Prüfen Sie dann alle Parameter der Dialysedurchführung, die Einstellung des Dialysegeräts, fragen Sie nach der Anamnese.

Übelkeit und Erbrechen können Begleitsymptome eines Dysäquilibrium-Syndroms, einer Hypertonie, eines Blutdruckabfalls, einer Medikamentenunverträglichkeit (an Überdigitalisierung denken) oder einer zu forschen Dehydrierung sein.

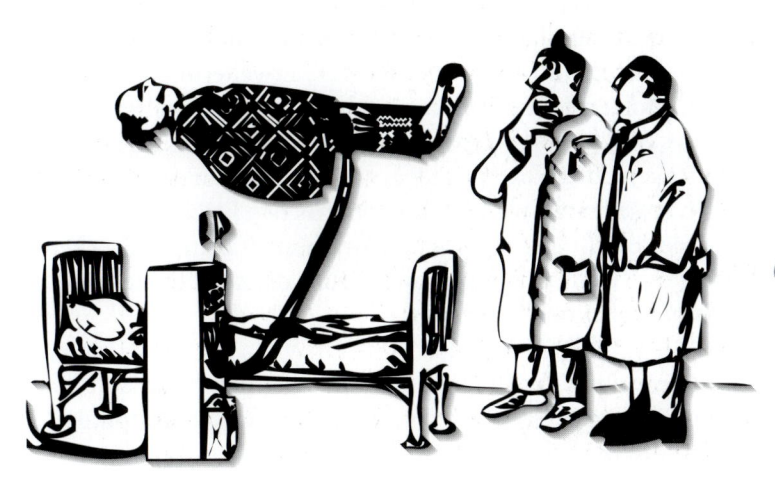

Könnte es sein, daß das Trockengewicht etwas niedrig ist, verehrter Herr Kollege?

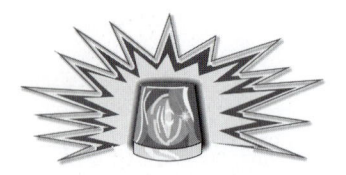

Psychische Ursachen sind ebenfalls denkbar. Bei gleichzeitigen Bauchschmerzen an die **chirurgischen Differentialdiagnosen** insbesondere an die Pankreatitis denken (s.a. Seite 96).

Auch ganz einfache Dinge, wie eine **Nahrungsmittelunverträglichkeit**, kommen in Betracht.

Die Frage einer Acetatintoleranz stellt sich heute kaum noch.

Die Behandlung soll an der Ursache ansetzen, manchmal bleiben aber nur symptomatische Maßnahmen, wie z.B. die Gabe von Antiemetika oder von **Prokinetika**. Letztere wirken aber bei Diabetikern – regelmäßige Einnahme vorausgesetzt – recht gut.

Blutungskomplikationen

Bei großer Blutung nach außen rasche Ursachenermittlung und sofort handeln – schon aus diesem Grund ist es wichtig, daß stets genügend Klemmen an der Maschine vorhanden sind!

Bei Blutungen infolge Lösen von Konnektierungen oder Ruptur des blutführenden Schlauchsystems wird man zunächst sofort beidseits möglichst nahe der Undichtigkeit mittels Abklemmen des Systems einen weiteren Blutverlust verhindern. Benachrichtigen Sie dann eine Hilfsperson und überlegen Sie, wie der Schaden am besten zu beheben ist. Die zu treffenden Maßnahmen werden sich nach der Ursache zu richten haben. Bedenken Sie aber stets, daß **potentielle Infektionsgefahr** besteht, sowohl für den Patient als auch für Sie! Eine sterile und umsichtige Arbeitsweise ist unbedingt zu beachten. Dies alles trifft natürlich auch auf kleinere Blutungen zu.

Bei **Sickerblutungen aus dem Shuntstichkanal** sollte zunächst die Punktionstechnik (zur Prophylaxe für die nächste Dialyse) kritisch überprüft werden. Anschließend wird man sich über die korrekte Heparinisierung vergewissern. Schließlich kommen Methoden der lokalen Blutstillung z.B. mit Clauden®-Watte, Clauden®-Gaze, Fibrospum®-Fibrinschaum, Topostasin®- Streifen, Thrombinum purum®, Tabotamp® oder Lyostypt® in Betracht.

Nach Möglichkeit soll während der Dialyse **unter Heparinisierung jede Manipulation an den Punktionskanülen vermieden werden**, da hierdurch eine mechanische Erweiterung des Stichkanals erfolgt und die Blutungsgefahr steigt. Auch sollten Dialysekanülen unter Heparinisierung während der Dialyse möglichst nicht gezogen werden, einerseits wegen der Blutungsgefahr, andererseits wird beim erforderlichen langen Abdrücken meist der Blutfluß gestört. Schließlich besteht beim Abdrücken immer die Gefahr, daß durch den Druck die noch liegende(n) Nadel(n) den Shunt verletzen.

Zur Vermeidung des Herausrutschens einer Punktionskanüle als äußere Blutungsursache wird auf den Abschnitt „Shuntpunktion" (Seite 285) verwiesen.

Eine weitere Möglichkeit eines massiven Blutverlustes ist ein großes Blutleck im Dialysator. Ich habe das in den letzten Jahren nie mehr erlebt (das gab es bei selbstgewickelten Spulendialysatoren), mit letzter Sicherheit ist das aber nicht auszuschließen.

Massive akute Blutungen – gleichgültig ob „nach innen" oder „nach außen" (s.o.) **bedingen stets einen Blutdruckabfall.** Glücklicherweise sind Dialysepatienten meist sehr gut durchuntersuchte Patienten, so daß Erosionen oder Ulzera des Magens oder Zwölffingerdarms, Oesophagusvarizen, Polypen usw. rechtzeitig bekannt sind.

Weil wir aber Überraschungen lieben, gibt es solches auch einmal ohne Vorwarnung. Immer kann es beim Urämiker auch im Dialysestadium in den Herzbeutel bluten, vgl. hierzu die Ausführungen zum Thema Perikarditis (Seite 50 ff.).

Bei **intrazerebralen Blutungen** ist insbesondere an das **chronisch-subdurale Hämatom** (Abb. rechts oben) zu denken, welches sich – wie der Name schon sagt – langsam entwickelt. Neben Kopfschmerzen und Übelkeit treten neurologische Symptome wie Lähmungen und Krampfanfälle hinzu. Die Computertomographie des Schädels schafft diagnostische Klarheit.

Beim Verdacht einer massiven inneren Blutung unter der Dialyse muß diese abgebrochen werden. **Protamingabe** erwägen (Dosierung siehe Seite 211). Verlegung des Patienten zur weiteren staionären Überwachung, Diagnostik und Behandlung.

Hämolyse

Auf die Problematik der akuten Hämolyse unter der Dialyse wird auf die Grafiken hingewiesen. Ursache ist entweder eine Dialyse gegen „Wasser" oder eine Überhitzung der Dialysierflüssigkeit (s.a. Leitfähigkeits- und Temperaturalarm).

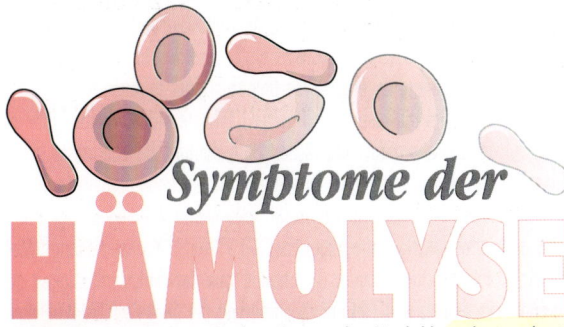

Symptome der HÄMOLYSE

Patientensymptome: Denken Sie an die Möglichkeit der mechanischen Hämolyse, wenn ein Patient während der Dialyse plötzlich über solche Symptome klagt: Übelkeit, Bauchschmerzen, Unruhe, Schwitzen, Tachypnoe, Zyanose, Erbrechen. **Makroskopische Zeichen**: Zuerst Dunkelfärbung des Blutes, später lackartig-glasige burgunderrote Verfärbung des Blutes (zum Kennenlernen mischen Sie einmal in vitro einen Blutrest mit Aqua ad inject.). Blut schäumt nicht mehr. Wird dieses „Blut" zentrifugiert, bleibt das Serum rot, etwa 6-24 Stunden nach dem Ereignis ist das Serum kaffeebraun (Methämalbumin). **Labor**: LDH-Anstieg, Plasmahämoglobinanstieg, Haptoglobinabfall, etwa 6-12 Stunden nach dem Ereignis Bilirubinanstieg.

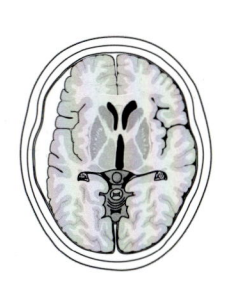

HÄMOLYSE

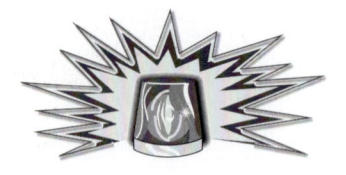

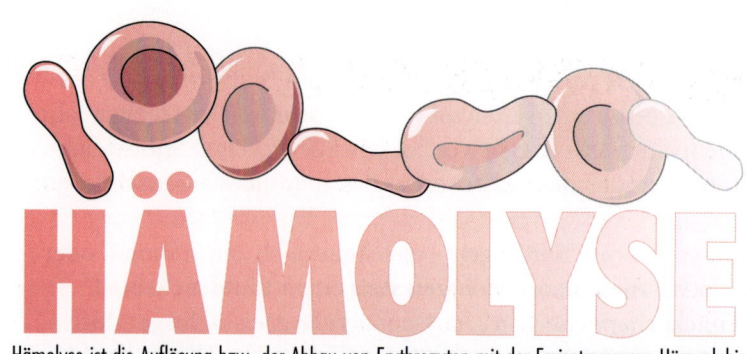

Hämolyse ist die Auflösung bzw. der Abbau von Erythrozyten mit der Freisetzung von Hämoglobin und Zellinhaltsstoffen aus den zerstörten Zellen. Akut lebensbedrohlich kann sich die Freisetzung von intrazellulärem Kalium auswirken. Allgemeine **Ursachen der Hämolyse**: Arzneimittelassoziiert, durch Wärme-/Kälteantikörper, bei Lipidstoffwechselstörungen und als hämolytischer Transfusionszwischenfall. Hämolysen thermischer, toxischer (Desinfektionsmittelreste) oder osmotischer Ursache (hypotone Dialysierflüssigkeit [= Dialyse gegen Wasser]) werden wohl als theoretische Möglichkeit immer mit genannt, der Autor hat dies in vieljähriger Dialysetätigkeit jedoch noch nie erlebt. Die größte Bedeutung in der Praxis der Nierenersatzbehandlung hat die **mechanisch induzierte Hämolyse**. Hier droht jederzeit Gefahr durch **abgeknickte Schlauchsysteme**. Kein Dialysegerät hat überall Sensoren zur Erkennung dieses Zustandes. Es gehört deshalb zu den Dienstpflichten des Dialysepersonals beim Vorbereiten, beim Anhängen und bei den laufenden Kontrollen während der Behandlung stets nach Abknickungen im Schauchsystem zu suchen. Man muß jedoch wissen, daß auch „innere Öffnungen" im blutführenden System (meist im Bereich von Klebestellen) teilweise verschlossen sein können, auch innerhalb zentraler Katheter! Diese sind von außen direkt kaum erkennbar – ein Fall für Profis. Man beobachte beim Vorfüllen des Schlauchsystems genau die Ausbreitung der Flüssigkeitssäule, jede Diskontinuität sollte aufmerken lassen, jedes auch nur angedeutete „Schmatzen" der Blutpumpe ist ein Alarmsignal. Und immer wieder: **Plausibilitätsprüfung**! Jeder Patient hat während seiner Behandlung individuelle **arterielle und venöse Druckwerte**, Zurückblättern in ältere Dialyseprotokolle schafft hier schnell Klarheit. Und wenn der Venendruck (nach Ausschluß aller anderen Ursachen) eben merklich tiefer ist „als sonst", sollte man die nicht drucküberwachte Strecke (einzige Ausnahme bei Drucklegung: Dialysegerät Braun „Dialog") zwischen arterieller Blutpumpe und Dialysator schon einer ganz genauen Prüfung unterziehen. Suchen Sie nach Schlauchdeformierungen unter integrierten Quetschklemmen und unter den Nahtstellen zentraler Katheter (evtl. Verband entfernen). Objektivieren läßt sich das Ausmaß einer Hämolyse durch **Bestimmung der Laktatdehydrogenase (LDH)** im Serum vor und nach Dialyse. Die Konzentration des Enzyms ist in Erys etwa 360-fach höher als im Plasma. Zellzerstörung setzt deshalb LDH frei. Der Normalwert im Serum Erwachsener liegt bei 120-240 U/L. Dividiert man den LDH-Wert nach Dialyse durch den LDH-Wert vor Dialyse erhält man den **Hämolyse-Index**. Ist das Ergebnis „1" bedeutet dies, daß keine Hämolyse stattfand, 2 bis 5 sprechen für geringe Hämolyse, Werte über 5 sprechen für schwere Hämolyse.

Erste Maßnahmen bei Hämolyse

Blutpumpe stoppen, **Blutschläuche abklemmen**, **Arzt** und Hilfsperson **rufen**, erste orientierende Ursachensuche: Abtasten des Blutschlauchsystems ergibt sofortige Information über den darin herrschenden Druck und die Temperatur, ebenso die Dialysatschläuche durch Berühren auf Temperatur prüfen! Druckwerte (A+V) im Dialyseprotokoll prüfen! Erfolgte Medikamentengabe oder Bluttransfusion? Ca. 20 ml des extrakorporal befindlichen Blutvolumens für Labortests sicherstellen, Rest komplett verwerfen! (Schlauchsystem ggf. für spätere Untersuchung aufbewahren).

Patient: **Puls-**, **Blutdruck-**, **Temperaturkontrolle**, **EKG-Monitor** anlegen. Ggf.: Schocklagerung, Sauerstoffgabe und/oder Infusion physiologischer (0,9%-iger) Kochsalzlösung (Menge registrieren), weitere Maßnahmen nach aktueller Situation. Probe der Dialysierflüssigkeit gewinnen. Dialysegerät: Temperaturmessung und Elektrolytbestimmung der Dialysierflüssigkeit durchführen (danach Entscheid, ob mit der Maschine weiterbehandelt werden kann). Blutschlauchsystem und Dialysator komplett erneuern (ggf. auch Heparinspritze), entlüften und vorspülen. Punktionskanülen und ggf. zentrale Katheter auf mögliche Ursache der Hämolyse untersuchen. Bei vitaler Bedrohung Patient auf eine Intensivtherapiestation mit Dialysemöglichkeit verlegen, Dialyse in jedem Fall zeitverlängert (Hyperkaliämie!) fortführen. **Patient** wenigstens noch zwei Tage nach dem Ereignis **stationär beobachten**.

Besonderheiten beim hämolytischen Transfusionszwischenfall: Transfusion stoppen, 40 mg Methylprednisolon (Urbason®) i.v.; COOMBS- Test veranlassen, Blutspendeinstitut benachrichtigen und Vorgehen absprechen, Sicherstellung der prä- und einer posttransfusionellen Blutprobe des Empfängers, Sicherstellung der Spenderblutprobe im Begleitröhrchen der Konserve, Zurückhaltung weiterer Blutkonserven. Wenn möglich: Posttransfusionelle Urinprobe des Empfängers.

Psychische Auffälligkeiten

Prüfen Sie bei allen psychischen Auffälligkeiten zunächst die Parameter Ihrer Dialysedurchführung (Leitwert, Konzentrat, Temperatur, UF-Ziel, Funktionsfähigkeit der Umkehrosmose ...).

Prüfen Sie dann, ob meßbare Daten für die Patientenbefindlichkeit verändert sind, besonders Blutdruck, Puls, Temperatur, ggf. Blutzucker.

Versuchen Sie zu ermitteln, ob Medikamente oder Alkohol für die Symptomatik verantwortlich sein können. Nicht ganz selten sieht man **Akkumulation von Schlafmitteln** entweder als Selbstmedikationsfolge oder auch durch ärztliche Verordnung ohne Berücksichtigung der Niereninsuffizienz. Bei stationär behandelten Patienten teilen ruhebedürftige Nachtschwestern manchmal recht unkritisch Hypnotika aus! Nachfragen!

Ermitteln Sie durch Gespräch mit dem Patienten, ob psychische Probleme (akut oder dauernd) bestehen, die die Verhaltensauffälligkeit erklären könnten. Benachrichtigen Sie den Dialysearzt!

Herzrhythmusstörungen

Reizbildung und Reizleitung im Herzen werden durch die Elektrolytverschiebung während der Dialyse beeinträchtigt. Begünstigt wird dies durch evtl. gleichzeitige Einnahme von Digitalispräparaten.

Lebensbedrohliche Herzrhythmusstörungen entwickeln sich nicht schlagartig, Vorboten sind oft einzelne Extraschläge.

Wenn Sie bei einem Patient ohne bekannte absolute Arrhythmie beim Blutdruckmessen eine unregelmäßige Schlagfolge bemerken, sollten Sie dies unbedingt ernst nehmen und durch Tasten des Pulses über 1 bis 2 Minuten zunächst die Häufigkeit feststellen. Falls Sie gehäufte Extraschläge feststellen, können Sie getrost sofort den EKG-Monitor anlegen, einerseits zur weiteren Differenzierung, andererseits zur Überwachung. Daß Sie den diensthabenden Dialysearzt informieren, muß wohl nicht besonders betont werden.

Die von uns vertretene individuelle Dialyse beinhaltet die **häufige Kontrolle des prädialytischen Kaliumwertes** und die danach ausgerichtete individuelle Einstellung des Dialysatkaliums für die jeweilige Dialyse. Oft können Rhythmusstörungen allein durch Erhöhung des Kaliumgehaltes der Spüllösung beseitigt werden. Wenn dies erfolglos bleibt, kommt natürlich auch eine medikamentöse antiarrhythmische Therapie nach Entscheidung des Arztes in Betracht.

Natürlich ist bei jeder Rhythmusstörung neben den Elektrolytverschiebungen auch an andere kardiale (z.B. Herzinfarkt, koronare Herzkrankheit) oder extrakardiale (z.B. Hypoxie, Intoxikation) Ursachen der Rhythmusstörungen zu denken.

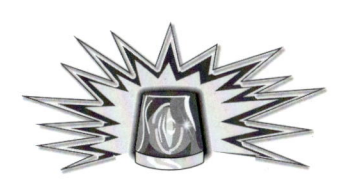

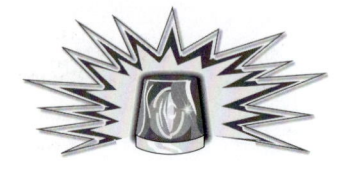

Für die individuelle Einstellung des Dialysatkaliums hat sich uns folgende Vorgehensweise bestens bewährt: Das extrazellulär gelegene Kalium wird unter der Hämodialyse sehr schnell abdialysiert, woraus bei hohem prädialytischem Kalium ggf. ein **hoher Gradient zwischen extra- und intrazellulärer Kaliumkonzentration** resultiert.

Die Entwicklung von Rhythmusstörungen wird hierdurch sehr begünstigt. **Die Differenz zwischen dem extrazelluären (als Serumwert meßbar) und dem Dialysatkalium sollte nie größer als 3 mmol**/l sein. Hieraus ergibt sich für die praktische Dialysedurchführung die Konsequenz, daß das Dialysatkalium während der Dialyse mehrfach variiert werden muß, sprich: Kanister wechseln!

Beispiel: Prädialytisches Kalium 7 mmol/l: Beginn der Dialyse gegen Kalium 4 mmol/l, während der Dialyse z.B. nach 1 1/2 und 3 Stunden Dialysatkalium um je 1 mmol/l absenken. Sorry! Das ist reine Handarbeit, dafür gibt es kein Profil, aber Ihre Mühe ist segensreich!

Die o.g. Vorgehensweise ist eine Empfehlung für eine Vorgehensweise, wie sie sich uns bestens bewährt hat. Auch das muß aber flexibel gehandhabt werden, in die Beurteilung muß auch die Bewertung der Dauer des dialysefreien Intervalls, individuelle „Kaliumempfindlichkeit" und insbesondere die Kenntnis des Langzeitverlaufs des Patienten einbezogen werden.

Seit dieser differenzierten Vorgehensweise sehen wir seit mehreren Jahren kaum noch schwere lebensbedrohliche Herzrhythmusstörungen unter der Dialyse.

Abschließend noch zwei Beispiele für antiarrhythmisch wirksame Medikamente. Doch Vorsicht! Falsch eingesetzt, sind diese selbst arrhythmogen (vgl. auch Fußnote 21 im Kapitel 17 auf Seite 577 f.).

Propafenon = Rytmonorm®, Dosierung i.v. 1 mg/kgKG, Dosierung oral 3 x 150 bis 3 x 300 mg, Hauptindikation: Symptomatische höhergradige ventrikuläre Extrasystolie.

Verapamil = Isoptin®, Dosierung i.v. 5 bis 10 mg, Dosierung oral 3 x 40 bis 3 x 120 mg, Hauptindikation: Tachykarde supraventrikuläre Herzrhythmusstörungen.

Reanimationsmaßnahmen siehe Grafik Seite 349.

Sinustachykardie

Kammerflimmern

Generalisierter Krampfanfall

Da der generalisierte Krampfanfall Zeichen einer Luftembolie sein kann, gilt Ihr erster Blick dem venösen System: Luft? Ggf. sofort handeln: Venöse Blutleitung abklemmen, wenn keine Klemme zur Hand ist, reißen Sie die venöse Punktionskanüle heraus. Erst dann weitere Maßnahmen: Kopftief- und Linksseitenlage, rasche Infusion von Kochsalzlösung 0,9%ig, 5-10 mg Diazepam i.v., Sauerstoffzufuhr, Reanimationsvorbereitung.

Wie bei jeder anderen Störung der Befindlichkeit des Patienten überprüfen Sie natürlich auch beim Krampfanfall Betriebszustände der Maschine und die sofort meßbaren Patientenparameter (Blutdruck, Puls, Temperatur). Falls sich eine Ursache findet, wird die Behandlung hier ansetzen (RR-Anstieg, RR-Abfall, Hartwasser- oder Dysäquilibrium-Syndrom, Hyperthermie).

Handelt es sich um einen **Patient mit bekanntem Anfallsleiden** (Epilepsie) unter antikonvulsiver Therapie muß an ein Abdialysieren der antikonvulsiv wirksamen Substanz gedacht werden, Spiegelbestimmungen sollten hier Klarheit schaffen.

Weitere Ursachen für einen Krampfanfall können sein: Hyponatriämie, Hirnembolie, Hirnmassenblutung. Schließlich kann es bei jeder länger dauernden Bewußtlosigkeit zu Krämpfen kommen.

Allgemeine Maßnahmen beim generalisierten Krampfanfall sind: Sicherung des Patienten und des Shuntarmes, Gummikeil zwischen die Zähne, evtl. Gabe von Diazepam (Valium®Roche) oder Clomethiazol (Distraneurin®) intravenös.

Zur **Rezidivprophylaxe** kommt nach Abschluß der Diagnostik (Al-Intoxikation?, Neurologe, Augenarzt, EEG, CT ...) eine antikonvulsive Therapie in Betracht.

Ein Dysäquilibrium-Syndrom läßt sich durch hohes Dialysatnatrium, glucosehaltiges Konzentrat oder verkürzte Dialysedauer bei erhöhter Dialysefrequenz vermeiden. Ggf. muß auch eine Umstellung des Dialyseverfahrens erwogen werden.

Akute Schmerzzustände

Kopfschmerzen

Zunächst wie bei allen Komplikationen Dialyseparameter (Leitfähigkeit, Temperatur, Drücke ...) und die leicht meßbaren Patientendaten (RR, Puls, Temperatur) überprüfen. Feststellen, ob die Kopfschmerzen auch außerhalb der Dialyse bestehen, bzw. bereits vor der aktuellen Dialyse bestanden.

Dialyseassoziierte Kopfschmerzen finden sich bei Dysäquilibrium-Syndrom, Hypotonie, Hypertonie, Luftembolie, intrazerebraler Blutung ... siehe dort. Auch ungünstige Lagerung des Patienten und seines Shuntarms kann ursächlich sein.

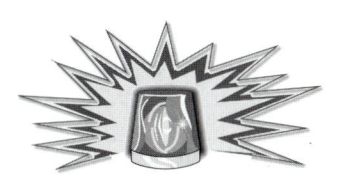

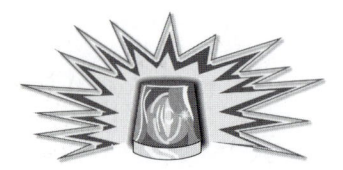

Natürlich muß auch an **dialyseunabhängige Kopfschmerzursachen** gedacht werden, als Beispiele seien nur genannt: Glaukom, chronisch subdurales Hämatom, Genußmittelmißbrauch, Migräne, Neuralgien, raumfordernde intrakranielle Prozesse, Meningitis usw.

Thoraxschmerzen

- **Herzinfarkt**? Gleichzeitiger Blutdruckabfall, Schweißausbruch, Herzrhythmusstörungen? Ausstrahlung der Schmerzen, typischerweise in die linke Schulter und den linken Arm. EKG anlegen, „Herzfermente" (CK-MB, GOT, LDH, alpha-HBDH) abnehmen. **Sofortdiagnostik**: Herzspezifischer immunologischer Schnelltest (bed side-Diagnostik) zum Nachweis von kardialem Troponin T (TROPT®)
- **Angina pectoris**? Thoraxschmerzen bei koronarer Herzkrankheit, Abgrenzung bzw. Ausschluß eines Myokardinfarktes stets erforderlich. Während der Dialyse oft Besserung auf Sauerstoffgabe, Calciumantagonisten, Nitro-Präparate
- **Lungenembolie**? Zusätzliche Symptome: Atemnot, Tachykardie, Tachypnoe, Schwindel, Schweißausbruch, Todesangst, Einflußstauung. EKG: Neu aufgetretene Zeichen (Vergleichs-EKG's bereitlegen!) wie Veränderungen der T-Welle und der ST-Strecke in V_1 bis V_3, inkompletter RSB, S_I-Q_{III}-Typ
- **Thorakale Aortendissektion**? Plötzlicher Schmerz mit wanderndem Charakter im Verlauf der Dissektion, häufig vagale Begleitreaktionen wie Übelkeit, Schwitzen, Erbrechen. Selten: Plötzliche Aorteninsuffizienz, Paraplegie (Dissektion in ein Rückenmark-versorgendes Gefäß), Synkope (Ursache meist rasch entstandener Perikarderguß)
- **Pleuritis**? Atemabhängiger Pleuraschmerz, Reibegeräusch bei der Auskultation
- **Rippenfraktur**? Trauma? Relativ punktförmiger, mit Fingerpalpation einzugrenzender Schmerz
- **Perikarditis**? Auskultatorisch Perikardreiben (vgl. Seite 50)
- **Sodbrennen**? Besserung nach Nahrungsaufnahme? Verbunden mit saurem Aufstoßen?
- **Herzrhythmusstörungen** (s.o.)
- **Lagerungsbedingte** harmlose **Thoraxschmerzen** während der Dialyse?

Zahlreiche weitere Möglichkeiten als Ursache von Thoraxschmerzen sind möglich, beispielhaft seien nur genannt: Spontanpneumothorax, raumfordernde Prozesse im Thoraxraum, Interkostalneuralgie … Diagnostik! Arzt informieren!

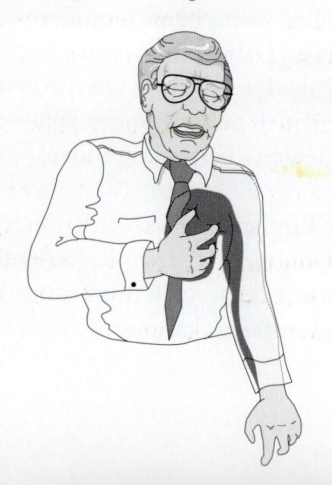

Bauchschmerzen

Wie bei den Thoraxschmerzen könnte man mit der Differentialdiagnose der Schmerzen im Abdominalbereich ein ganzes Lehrbuch füllen. Informieren Sie in jedem Fall den Arzt, erfragen Sie vorab, wo die Schmerzen lokalisiert sind, wie der Schmerzcharakter ist, seit wann die Schmerzen bestehen.

Sicher wird es im Zusammenhang mit der Dialyse darauf ankommen, ein **akutes Abdomen auszuschließen**, insbesondere eine Blutung, eine Perforation eines Hohlorgans, eine Nieren- oder Gallenkolik, eine Appendizitis, eine Pankreatitis. Bei Frauen stets auch an akute gynäkologische Erkrankung denken!

Weitere Informationen zum Thema finden Sie im Abschnitt „Magen-Darm-Erkrankungen bei Urämie" ab Seite 93.

Fieber, Hyperthermie, Unverträglichkeitsreaktionen

In den Anfangszeiten der Dialyse war Fieber während der Behandlung kein seltenes Ereignis. Ursächlich kamen Pyrogen-/Unverträglichkeitsreaktionen („Infektion" durch die Dialyse) in Betracht. Heute ist viel weniger Fieber an der Dialyse aus den vorgenannten Gründen das Thema, sondern Fieber im Dialyseintervall (vgl. auch „Störung der Immunkompetenz beim Urämiker", Seite 112).

Die **häufigsten Ursachen beim Dialysepatient** sind Atemwegsinfekte, Infektionen am Gefäßzugang (Shunt, Katheter) und Harnwegsinfekte. Alle weiteren möglichen Fieberursachen aufzuzählen würde den Rahmen dieses Buches sprengen. Einige wichtige Ursachen seien dennoch genannt: Endokarditis, Divertikulitis, Osteomyelitis, infizierte (feuchte) **Gangrän bei Diabetikern**, Fieberschub im Rahmen einer Grunderkrankung (z.B. Wegener'sche Granulomatose) …

Gezielte diagnostische Maßnahmen für den konkreten Fall. Grundsätzlich: Großzügige Abnahme von Blutkulturen, vergleichsweise weit gezogene Indikation zum Antibiotikaeinsatz.

Falls eine Infektionskrankheit für die Temperaturerhöhung ausscheidet, eine anaphylaktische oder Pyrogenreaktion ebenfalls nicht in Betracht kommt, **überprüfen Sie die Temperatur des Dialysats**, vgl. auch Grafik Seite 311. Überzeugen Sie sich in jedem Fall durch **Griff zum Dialysator** bzw. zum Dialysatschlauchsystem von der korrekten Temperatur: „zu warm" oder „zu kalt". Das Dialysegerät kann Ihnen viel anzeigen!

Die **Erhitzung des Blutes** auf über 51°C führt zur Hyperthermie und zur akuten Hämolyse mit resultierender akuter Hyperkaliämie! Das Blut verfärbt sich braun, der Patient empfindet Hitzegefühl und Schmerzen in der shunttragenden Extremität (vgl. oben). **Therapie**: Langsame Abkühlung, Beurteilung und Behandlung der Hyperkaliämie (tägliche Dialysen), ggf. Transfusion, stationäre Intensivüberwachung.

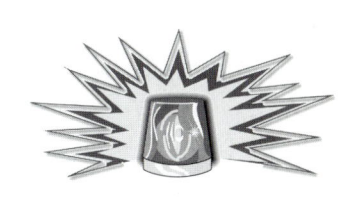

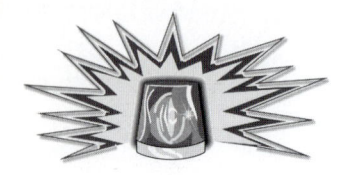

Unverträglichkeitsreaktionen treten kurz nach Beginn der extrakorporalen Zirkulation auf, Heparin, ETO (ETO-AK-Nachweis möglich), Schlauch- und Membranmaterial kommen als auslösende Ursache in Betracht. Die Symptomatik besteht in Atemnot, plötzlichen Rückenschmerzen, Juckreiz, Hitzegefühl und Blutdruckabfall. Diese Symptome werden auch als „first-use-Syndrom" zusammengefaßt.

Weitere Infos zu diesem Themenkomplex können dem Abschnitt „Biokompatibilität" ab Seite 226 entnommen werden.

Bekannte Unverträglichkeitsreaktionen sollten deutlich (groß und rot) auf der Dialysedokumentation vermerkt sein, bei jeder Verlegung des Patienten gehört es zu den Sorgfaltspflichten, diese Dinge dem weiterbehandelnden Zentrum rechtzeitig mitzuteilen!

Erste Maßnahmen bei Verdacht auf Unverträglichkeitsreaktionen: Extrakorporale Zirkulation unterbrechen, Nadeln belassen, 250 mg Prednisolon i.v., 1 mg Suprarenin in 10 ml physiologischer Kochsalzlösung i.v., ggf. Schocklagerung, ggf. Volumenersatz, ggf. Sauerstoffgabe, Reanimation vorbereiten.

Kurze Darstellung der Maßnahmen der Ersten Hilfe

Grundsatz:
Leben ist wie Feuer: Solange noch Glut da ist,
kann man es zurück gewinnen!

Was ist zu tun, wenn das Ungeheuerliche passiert: Patient nicht ansprechbar, Herz-Kreislauf-Stillstand (kein Nachweis einer Atem- oder Herztätigkeit)!

- **Schnell, überlegt und kühl handeln!**
- **Arzt informieren, Hilfsperson hinzuziehen!**
- **ABC-Regel**: **A**temwege freimachen bzw. freihalten, **B**eatmen, **C**irculation, **D**efinitive Maßnahmen nach Arztanordnung, vgl. Grafik am Schluß dieses Kapitels.

Atmung

- Verlegte **Atemwege frei machen** durch Überstrecken des Kopfes, ggf. Kunstgebiß entfernen, Erbrochenes und Blut notfalls von Hand ausräumen. Absaugen. Öffnung beengender Kleidungsstücke beim Patient
- Beatmung (Tubus, Maske), Frühintubation anstreben
- Sauerstoffgabe

Herz-Kreislauf (externe Herzmassage)

- Patient mit dem Rücken auf eine harte Unterlage lagern, Dialysepatient ggf. vom Bett oder von der Liege auf den Fußboden lagern!

- Die eigenen Handflächen übereinander auf das untere Drittel des Sternums bzw. 3 Querfinger oberhalb des Schwertfortsatzes legen und mit gestreckten Armen in Richtung Wirbelsäule drücken (siehe nebenstehende Abbildung).

Druck und Entlastung sollen etwa gleich lang dauern. Frequenz: 60 bis 70 Kompressionen pro Minute, Verhältnis Herzmassage zu Atemspende 5:1 bzw. 10-15:2, abhängig davon, ob ein oder zwei Helfer die Wiederbelebungsmaßnahmen durchführen.

Medikamentöse Reanimation über venösen Zugang

- **Blindpufferung** mit 1 mmol Natriumbicarbonat/kg Körpergewicht.
- Bei Asystolie: **Suprarenin®** 1 mg i.v., bei Kammerflimmern: **Defibrillation** bzw. zusätzlich (nach Defibrillation) medikamentös Xylocain® 50 bis 100 mg intravenös applizieren.
- Rasche und dosierte **Flüssigkeitsrückfuhr**, zunächst 250 ml Kochsalzlösung 0,9%ig, ggf. weitere Infusionslösungen (Plasmaexpander) nach Anweisung des Arztes.

Bedenken Sie, daß das menschliche Gehirn nur eine maximale Hypoxie von 5 Minuten toleriert!

Die kardialen Reanimationsmaßnahmen müssen stets mit der künstlichen Beatmung beginnen, da der Ausfall der Herztätigkeit oft hypoxisch bedingt ist! Immer frühzeitige Intubation anstreben.

Blutungen (auch aus dem Shunt)

Auch bei arteriell blutenden Wunden genügt fast immer ein Druckverband, evtl. Direktkompression der Wunde. Abbinden nur im äußersten Notfall, dabei Abbindungszeit notieren und sichtbar am Verletzten anbringen.

Lagerung

Bewußtlose mit erhaltener Spontanatmung und erhaltenen Reflexen müssen in eine stabile Seitenlagerung gebracht werden, wenn irgend möglich Oberkörper so lagern, daß Shuntarm nicht abgedrückt wird.

Aufzeichnungen

Die stichpunktartige Schilderung des Ereignishergangs sowie die Dokumentation des Zustandes des Patienten und durchgeführte Maßnahmen erleichtern dem weiterbehandelnden Arzt die Arbeit sehr und geben ihm wichtige diagnostische Hinweise. Kopien vorhandener Befunde und Daten sollten bei Verlegung des Patienten dem Notarzt wenn immer möglich mitgegeben werden.

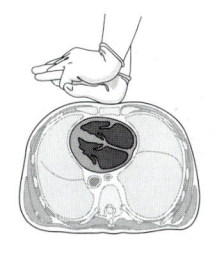

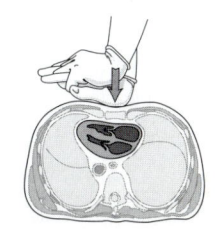

Wichtige Notfallmedikamente zur parenteralen Anwendung im Dialysezentrum

Präparat	Dosierung • Zubereitung	Indikation	Bemerkungen
Adrenalin, z.B. Suprarenin®	1 Amp. = 1 ml = 1 mg; i.v.-Anwendung: 1 ml mit 9 ml 0,9%iger NaCl-Lsg. verdünnen, Perfusor-Verdünnung: 4 Amp. auf 46 ml 0,9%ige NaCl-Lsg.; Perfusor: 5-10 ml/h	Schock, Asystolie, länger dauerndes Kammerflimmern	Auch endotracheal anwendbar. Auch zur lokalen Blutstillung: Tupfer mit ≈ 10 Trpf. der vorn bezeichneten verdünnten Lösung aufbringen
Alt-Insulin, z.B. Actrapid®	Insulin Actrapid® HM 40 I.E./ml; 1 ml auf 40 ml NaCl = 1 IE/ml; initial 6-10 IE i.v.; Perfusor: 1-6 ml/h = 1-6 IE/h	Hyperglykämische Stw.-Entgleisung bei (insulinpfl.) Diabetes mellitus	Häufige BZ-Kontrollen, Azidosebeseitigung und Transmineralisation: Kalium beachten!
Atropin, z.B. Atropinsulfat Braun® 0,5 mg	1 Amp. = 1 ml = 0,5 mg, bei Bradykardie initial 0,5-1 mg i.v. (nicht bei AV-Block III°), Alkylphosphatvergiftung: 50-100 mg initial, dann nach Unterdrückung d. Vagus-Symptomatik	Kolikartige Schmerzen, Bradyarrhythmie, Antidot bei Organophosphatvergiftungen	Auch zur Parasympathikolyse vor diagnostischen und therapeutischen Eingriffen (Gastroskopie, Pleurapunktion, Narkoseeinleitung ...)
Clonidin, z.B. Catapresan®	1 Amp. = 1 ml = 0,15 mg, Perfusor-Verdünnung: 3 Amp. auf 47 ml 0,9%ige NaCl-Lsg., initial 1 Amp. langsam i.v., Perfusor: 1-5 ml/h	schwere Hypertonie, hypertensive Krise	Hypertonieursache ermitteln, vgl. hierzu Ausführungen in den Kapiteln 4 und 13 dieses Buches, lfd. RR-Kontrollen unter Therapie!
Diazepam, z.B. Valium®	1 Amp. = 2 ml = 10 mg; 5-10 mg i.v. kann b. Bed. nach 10-15 Min. wiederholt werden	Schwere Angst- und Unruhezustände, zerebraler Krampfanfall	Vgl auch Fußnote 7 im Kapitel 17 („Medikamente bei Niereninsuffizienz")
Dihydralazin, z.B. Nepresol®Inject	1 Amp. = 25 mg Trockensubstanz mit 2 ml Wasser für Injektionszwecke auflösen, Einzeldosis 1/2 bis 1 Amp. i.v.; Perfusor: 3 Amp. auf 50 ml NaCl = 1,5 mg/ml, 1-5 ml/h	schwere Hypertonie, hypertensive Krise	Hypertonieursache ermitteln, vgl. hierzu Ausführungen in den Kapiteln 4 und 13 dieses Buches, lfd. RR-Kontrollen unter Therapie!
Dobutamin, z.B. Dobutrex®	1 Amp. Trockensubstanz = 250 mg Dobutamin mit 10 ml Aqua dest. lösen, weitere Verdünnung auf 50 ml NaCl 0,9%ige-Lsg. oder mit 5%iger Glukoselösung: Verdünnung entspricht dann 5 mg/ml; 2-8 ml/h (2,5-10 μg/kgKG/min)	akute Herzinsuffizienz mit Vor- und/oder Rückwärtsversagen welches einer positiv inotropen Behandlung bedarf	Nicht bei Hypovolämie! Vorsichtig beim Einsatz am ischämischen Herzen! Herzrhythmus und -frequenz, RR und Infusionsgeschw. genau überwachen, nicht mit Bica. mischen!
Dopamin, z.B. Dopamin®Giulini 250 Inf.lsg.konz.	Dopamin Giulini®250-Infusionslösungskonzentrat 50 ml = 250 mg Dopamin (unverdünnt anwendbar), Mitteldosis 4-10 μg/kgKG/min; Perfusor: ≈ 3,4-8,4 ml/h	Schockzustand, drohender Schock, schwere Hypotension	Siehe Bemerkungen unter „Dobutamin"; Hochdosisbereich: 10,5-21,5 μg/kgKG/min.: Perfusor: ≈ 8,8-18 ml/h
Glukose Injektions-Lsg.	Injektionslösungen 20-40%ig; 10-20 ml/Ampulle; verschiedene Anbieter	Hypoglykämie, hypovolämische Hypotonie (osmotisches Wirkprinzip)	Plastikampullen (z.B. Glukose 40% Braun ®Miniplasco) im Dialysealltag schnell & sicher
Lidocain, z.B. Xylocain®2% Xylocain®20%	1 Amp. Xylo 2% = 5 ml = 100 mg; initial 50 (-100) mg als Bolus i.v.; Erhaltungsdosis n. Wirkung: 2 (-4) mg/kgKG/h, d.h. für Perfusoranwendung: 1 Amp. Xylocain® 20% = 1000 mg in 50 ml physiol. Kochsalzlösung = 6 (-12) ml/h	Ventrikuläre Tachykardien und Kammerarrhythmien, ventr. Rhythmusstör. bei Glykosidintox., Torsade-de-pointes-Tachykardie	Kein Lidocain bei AV-Block mit ventr. Ersatzrhythmen, bei Rhythmusstörungen unter Dialyse stets auf ausgeglichenes Kalium achten, Lidocain als Lokalanästhetikum bei schwierigen Shunts!
Morphin, z.B. MSI®10/20	1 Amp. = 10 bzw. 20 mg, Dosierung 5-10 mg i.v., Applikation auch s.c. möglich	Schwere und schwerste Schmerzen, z.B. Myokardinfarkt, Tumorpatienten	Lagerung, Verordnung, Applikation, Dokumentation gem. Btm.-Gesetz
Natriumbikarbonat	8,4%ige Lsg., 1 ml = 1 mmol Na-Bikarbonat, versch. Anbieter, 1 ml/kgKG mögl. unter Kontrolle des S-B-Status	Azidosetherapie, notfalls auch „blind" nach vorgenannter Faustregel puffern	Vorsicht Verstärkung einer vorbestehenden Hypokaliämie, Erniedrigung des freien Calciums!
Orciprenalin, z.B. Alupent®	Injektionslösung: 1 Amp. = 1 ml = 0,5 mg; 1/2 bis 1 Amp. i.v. am besten unter Monitorkontrolle	Bradykarde Erregungsbildungs-/leitungsstörungen	Auch als Antidot bei Überdosierung von Betarezeptorenblockern
Phenytoin, z.B. Phenhydan®	Phenhydan®Injektionslösung: 1 Amp. = 5 ml = 250 mg; Dos. n. Wirkung initial 125 mg (25 mg/min = 0,5 ml/min)	Zerebrale Krampfanfälle, beh.pfl. tachykarde ventr. Herzrhythmusstör.	Phenhydan® Infusionskonzentrat: Eine Infusionskonzentrat-Amp. = 50 ml = 750 mg
Prednisolon, z.B. Solu-Decortin®H	Solu-Decortin® H 10/25/50/250/1000: Zahlen = mg Trockensubst./Amp. (+Lösungsmittel); i.v.-Dosis n. Schwere	Anaphylaktischer Schock (nach primärer Adrenalingabe)	Bei allen Indikationen einer Glukokortikoidtherapie die rasche Wirksamkeit erfordern
Propafenon, z.B. Rytmonorm®	1 Amp. = 20 ml = 70 mg; initial 1/2 Amp. in 3-5 Min. i.v.; Perfusor: 2 1/2 Amp. = 175 mg auf 50 ml Glukose 5%, 12-30 mg/h = 3,4-8,5 ml/h	Symptomatische tachykarde supraventrikuläre und lebensbedrohliche ventrikuläre Herzrhythmusstörungen	Vgl. auch Anmerkungen zu Lidocain! NW: VES, Kammerflattern, RR-Abfall, Bradykardie, AV-Block; mögl. keine Dauertherapie (Interaktionen!)
Theophyllin, z.B. Euphyllin®	Euphyllin®200: 1 Amp. = 10 ml = 200 mg Theophyllin; Euphyllin®500: 1 Amp. = 20 ml = 500 mg Theophyllin	Schwere Atemnotzustände aufgrund von Atemwegsobstruktionen	Initial: 5 mg/kgKG/30 Min.; Perfusor: 2 Amp. zu 200 mg (20 ml): ≈ 35 ml/h einstellen
Urapidil, z.B. Ebrantil®i.v.	1 Amp. = 5 ml/10 ml = 25 mg/50 mg Urapidil; initial 10-50 mg i.v., ggf. Injektion nach ≈ 10-15 Min. wiederholen	Hypertensive Notfälle, kontrollierte RR-Senkung während der Dialyse	Perfusor: 3 Amp. a 50 mg auf 50 ml=3 mg/ml; n. Wirk.: (RR-Kontr.!) 9-30 mg/h = 3-10 ml/h
Verapamil, z.B. Isoptin®	Injektionslösung: 1 Amp. = 2 ml = 5 mg, Infusionslösungskonzentrat: 1 Amp. = 20 ml = 50 mg; Initialdosis: 5 mg i.v. über 3 Minuten; Perfusor s. Bem.	Tachykarde Rhythmusstörungen (bes. paroxysm. supraventr. Tachykardie), hypertone Krise, ak. Koronarinsuff.	Perfusor: 2 Amp. zu 50 mg auf 50 ml NaCl = 2 mg/ml; nach Initialdosis 4-8 mg/h = 2-5 ml/h, Monitorisierung des Patienten!

Verdünnungen werden in jedem Dialysezentrum anders gehandhabt! Im Zweifel nachprüfen! Auf **jede** Perfusorspritze gehört ein Aufkleber mit genauer Inhaltsangabe! Perfusorzulauf während der Dialyse über die venöse Tropfkammer! Die Dosisberechnungen beziehen sich auf den „70-kg-Standardmensch". Die Formel „NaCl" in der obigen Übersicht meint physiologische (0,9-%ige) Kochsalz-Lösung. **Behandlung der hypertensiven Krise**: Siehe Fußnote 12 im Kapitel „Medikamente bei Niereninsuffizienz" (Seite 575). Medikamentöse Notfallbehandlung der **Hyperkaliämie** siehe Seite 39/40.

Lebensrettende Sofortmaßnahmen

Ansprechbar? → **Nein** → Atmung? → **Nein** → Puls? → **Nein** → **Atemwege freimachen** Esmarch-Handgriff! → **Beatmen**

Beatmen: Mund-zu-Mund, Mund-zu-Maske, Mund-zu-Tubus **Frühe Intubation!**

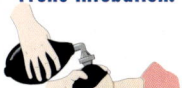

Herzstillstand: **Präkordialer Faustschlag**, dann mit Herzdruckmassage beginnen!

Beatmen : Herzmassage
1 Helfer = 2:15
2 Helfer = 1:5
Beatmungsfrequenz: 20/Min.

QRS+Pulslosigkeit
(=Elektromech. Entkopplung)

Elektrolyte?
↓
Überprüfen, bei Indikation gezielte Therapie:

- **Hypovolämie**
- Spannungspneumothorax
- Herzbeuteltamponade
- Lungenembolie
- Medikamentenintoxikation
- Hypothermie

Falls noch nicht erfolgt:
Intubation+Beatmung mit 100% O$_2$
i.v.-Zugang, notfalls über Shunt
↓
Adrenalin 1 mg i.v.
↓
Zehn Sequenzen Basismaßnahmen mit je fünf Herzdruckmassagen und einer Beatmung

Anmerkungen:
Die Prognose der elektromechanischen Entkopplung ist (außer bei Hypovolämie unter Dialyse) schlecht, die Wirkung von Medikamenten ist unsicher. Die häufigste Ursache während der Dialyse ist die **Hypovolämie**, also rasch isotone Kochsalzlösung geben:
Maximale Infusionsmenge = UF-Volumen zum Ereigniszeitpunkt!

Behandlung der symptomatischen Bradykardie:
Atropin 0,5-1 mg i.v., Wiederholung nach 5 Minuten möglich, bei Atropinresistenz: **Orciprenalin** (Alupent®, 1 Amp. = 1 ml enthält 0,5 mg) 1 Amp. 1:10 mit 0,9% NaCl verdünnt sehr langsam i.v., dann Perfusor: 1 Amp. zu 5 mg auf 50 ml NaCl 0,9%, 10-30 µg/min = 6-18 ml/Std. – temp. **Schrittmacher!**

Kammerflimmern

Elektrolyte?
↓
Präkordialer Faustschlag
↓
Defibrillation 200 J
↓
Defibrillation 300 J
↓
Defibrillation 360 J
↓
Falls noch nicht erfolgt:
Intubation+Beatmung mit 100% O$_2$
i.v.-Zugang, notfalls über Shunt
↓
Adrenalin 1 mg i.v.
(alle 2-3 Minuten)
↓
Zehn Sequenzen Basismaßnahmen mit je fünf Herzdruckmassagen und einer Beatmung
↓
Defibrillation 360 J
↓
Defibrillation 360 J
↓
Defibrillation 360 J

Anmerkungen:
Nach drei erfolglosen Zyklen zusätzlich erwägen:
1 mg/kgKG **Lidocain** i.v., alle 15 Minuten wiederholen;
bei allen Herzrhythmusstörungen unter der Dialyse kann eine **Hypokaliämie** ursächlich sein. Wenn irgend möglich sollte deshalb akut eine **Kaliumbestimmung** durchgeführt werden. Bestätigt sich eine schwere (extrazelluläre) Hypokaliämie kann die i.v.-Gabe von **Kaliumchlorid** indiziert sein:
5 ml = 5 mmol KCl geben, z.B. Kaliumchloridlösung Braun®7,45%ig.

Asystolie

Elektrolyte?
↓
Präkordialer Faustschlag
↓
Kammerflimmern ausgeschlossen? → Ja →
↓
Nein oder unklar
↓
Defibrillation 200 J
↓
Defibrillation 300 J
↓
Defibrillation 360 J
↓
Falls noch nicht erfolgt:
Intubation+Beatmung mit 100% O$_2$
i.v.-Zugang, notfalls über Shunt
↓
Adrenalin 1 mg i.v.
↓
Zehn Sequenzen Basismaßnahmen mit je fünf Herzdruckmassagen und einer Beatmung
↓
Atropin 1 mg i.v.
Wiederholung nach 5 Minuten
↓
Elektrische Aktivität nachweisbar? ← Nein ←
↓
Ja:
Schrittmacher

Anmerkungen:
Bei unklarem Rhythmus immer wie bei Kammerflimmern vorgehen!
Bei jeder längeren Reanimation
Azidoseausgleich:
Faustregel zur Blindpufferung:
1mmol/kgKG = 1 ml/kgKG
Natriumbikarbonatlösung 8,4%, maximal 75 ml.
Vorsicht bei Überwässerung!

Herzmassage
Massagefrequenz: ≈ 80/Min.

Defibrillation
Elektrodenpaste! Elektroden unter re. Clavicula und seitl. unterhalb der li. Brustwarze! Keine Berührung mit Bett oder Patient!
Bei Nullinie Schalter, Verbindungen und Verstärkung prüfen!

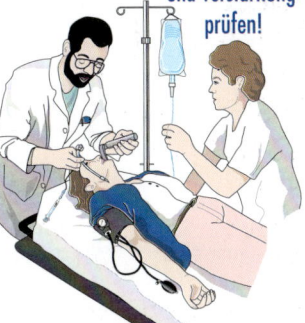

Gefäßzugang
Intravenösen Zugang legen, im Notfall Shuntgefäß benutzen. Ohne Gefäßzugang kann Adrenalin oder Atropin in zwei- oder dreifacher Dosierung auch über den Endotrachealtubus gegeben werden!

Prognose
Bei Fortdauern des Kreislaufstillstandes > 4 Minuten sind die Erfolgsaussichten der Reanimation gering! Reanimation beenden beim Eintritt einer suffizienten Atmung und Zirkulation, abbrechen bei Asystolie über 15 Minuten oder Zeichen des zerebralen Kreislaufstillstandes > 30 Minuten.

Modifiziert nach European Resuscitation Council – ERC

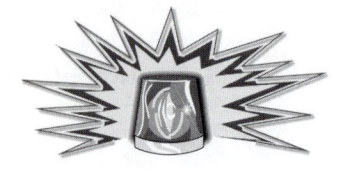

Maschinenseitige Alarme und Funktionsstörungen

Die nachfolgenden Ausführungen sind auf die konkrete Situation und auf das verwendete Dialysegerät zu präzisieren. Zwar ist der prinzipielle Aufbau aller Dialyseapparate gleich, die Vorgehensweise bei einer Störung kann sich aber von Maschine zu Maschine unterscheiden. Bitte studieren Sie in jedem Fall die Gebrauchsanweisung des Dialysegeräts und beachten Sie spezielle Hinweise des Herstellers (Vorsicht! Es gibt auch Bedienungshandbücher, in denen bei Luftdetektoralarm kurz und knapp empfohlen wird »Blutspiegel im venösen Blasenfänger anheben – Dialyse Start drücken« … Na ja!). Nachfolgend lesen Sie allgemein gehaltene Empfehlungen.

Vorbeugende Maßnahmen zur Verhinderung und schnellen Beseitigung von Gerätealarmen

Sicherheitshalber wollen wir auch einige Selbstverständlichkeiten noch einmal benennen:

- Natürlich werden Sie die **Maschine entsprechend der Bedienungsanleitung des Herstellers vorbereiten**, was genauso auf die Vorbereitung des Einwegmaterials zutrifft (blut- und wasserseitige Befüllung des Dialysators, Setzen der Spiegel, Luftfreiheit …)
- Natürlich werden Sie sich **nicht selbst betrügen**: Nicht exakt liegende Nadeln bedingen eben während der ganzen Dialyse die entsprechenden Druckalarme und die vergessene Heparin-Initialdosis kann zur Total-Thrombosierung des extrakorporalen Blutkreislaufs mit der Auslösung des TMP-Alarms oder „Venöser Druck oberer Grenzwert" führen …
- Natürlich sorgen Sie für **feste Verbindungen** an allen Stellen, an denen es etwas zu konnektieren gibt!
- Natürlich legen Sie alle **Schlauchsysteme verwindungsfrei und ungeknickt** ein (besonders wichtig: exakter Sitz in der Schlauchklemme nach dem „scharfen" Luftdetektor!); selbstverständlich sitzt die richtig vorbereitete Heparinspritze ordentlich in den Halterungen!
- Natürlich stellen Sie einen **ausreichenden Vorrat vom richtigen Konzentrat** am richtigen Anschluß bereit!
- Natürlich prüfen Sie alle vom Dialysegerät angezeigten Werte auf **Plausibilität** und zentrieren die Grenzwerte ordentlich!
- Natürlich haben Sie die **Rufnummern** Ihrer zuständigen **Wasser- und Stromversorgungsunternehmen** schnell zur Hand, um bei externen Versorgungsstörungen schnell deren voraussichtliche Dauer klären zu können!
- Klar: Verwendung von **kompatiblem Verbrauchsmaterial**!
- Selbstverständlich: **Pfleglicher Umgang, „keine Gewalt"**!
- Immer: Regelmäßige **Desinfektion und Entkalkung**!
- Sowieso: **Regelmäßige Wartung der Dialysegeräte**, der Umkehrosmose, des Notstromaggregats (Probelauf einmal pro Monat, Tankfüllung prüfen) ggf. der zentralen Konzentratversorgungsanlage!
- Logisch: Genügender **Wassereingangsdruck**, freier unbehinderter **Wasserablauf**!

Was die Maschine nicht „bemerkt" – der schwere Weg ins Nach-Dialyse-Zeitalter

Dialysegeräte sind saudumm: Sie kennen weder den Allgemeinzustand des Patienten, der zur Dialyse kommt, noch seinen Säure-Basen-Status, noch sein prädialytisches Kalium, auch nicht seinen Hydratationszustand und sein Gewicht, vom Heparinbedarf haben sie keinerlei Ahnung und »Blutdruck« sagt denen gar nichts ... kurzum, die sind völlig ahnungslos (um das einmal vorsichtig zu formulieren)!

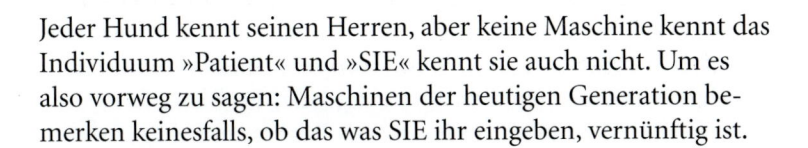

Jeder Hund kennt seinen Herren, aber keine Maschine kennt das Individuum »Patient« und »SIE« kennt sie auch nicht. Um es also vorweg zu sagen: Maschinen der heutigen Generation bemerken keinesfalls, ob das was SIE ihr eingeben, vernünftig ist.

Die „eingebaute Intelligenz" der Geräte bewegt sich durchweg auf unterem Reflexniveau. Eingeschränkte „wenn ... dann"-Logik, mehr ist nicht, mehr kann im Moment auch noch nicht sein. Diese einfachsten Entscheidungs-Algorithmen sind aber irgendwie dialysetypisch und bestens bekannt: „Wenn Durst ... dann trinken". Und damit wären wir im weiteren Sinne wieder einmal beim aktuellen Zeitgeist-Problem, der Entkopplung von Wahrnehmung und Denken ...

Die Zukunft der Dialysegeräte wird sicher ganz anders aussehen. Komprimierte EPROM-Logik (s.o.) wird wirklich intelligenter Software weichen, die erste Voll-PC-Maschine (Braun „Dialog") ist 1995 auf dem Markt erschienen. Es ist nur konsequent, Medizintechnik zu bauen, die auf echter Computertechnik basiert, wobei völlig klar ist, daß heutige Software Lichtjahre von „**Intelligenz**" entfernt ist („**Intel outside**"). Die Perspektiven sind deutlich auszumachen und man soll die Dynamik einer Entwicklung nie unterschätzen.

Merke: **Wer Computerviren programmieren kann, kann auch „Computergene" programmieren** und wer die hat, kann virtuelles Leben „züchten". Es geht um digitale Populationen, die in der Natur ohne Vorbild sind. Hinter dem Ganzen steht ein neues Denken: Man kann Leben auch als Information und Weitergabe von Information betrachten. Die Information sucht sich passende „Wirte" für Existenz und Fortpflanzung. Das kann unser heutiges „biologisches" Leben sein, aber das könnte natürlich auch ganz anders aussehen ...

Wenn man es durchdenkt, bietet die digitale Zukunft unglaubliche Chancen und Risiken. Hoffen wir, daß digitale Nützlinge dereinst unsere Arbeit in der Dialyse erleichtern werden und uns zur tieferen Erkenntnis der Dinge verhelfen. Dann brauchen wir keine Dialyse mehr. Ob das aber der Software-Mutante, die für die Nierenersatzbehandlung zuständig ist, gefallen wird, ist wieder eine ganz andere Frage ...

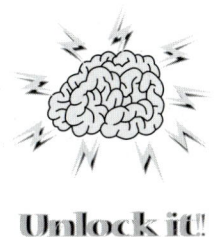

Das oben skizzierte Szenario ist erst übermorgen. Näherliegend ist Software, die hohe Individualität und Flexibilität bei größtmöglicher Sicherheit für den Patient und Benutzerfreundlichkeit für den Anwender vereint. Das Dialysegerät „Dialog" ist vielleicht der erste Schritt in diese Richtung.

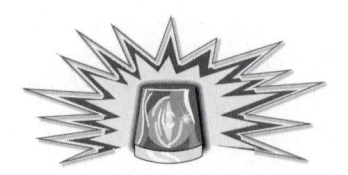

Heutige Grenzen: Eines werden die Apparate in der Medizin wohl nie richtig lernen: Sie können nicht mit dem Kopf der Patienten denken und mit dem Herz der Patienten fühlen. Genau das wird aber vom „Power-User" heutiger Medizin-High-Tech verlangt! Computer sind nur Bindeglieder zwischen Kopf und praktischer Arbeit. **Wer individuelle Dialyse kreativ gestalten will, muß in seinem eigenen Kopf Konzepte und Ideen entwickeln.** Der Computer kann unsere Ideen nur berechnend variieren, er kennt die groben Regeln und ist dadurch in der Lage, uns vor groben Fehlern zu bewahren. **Computer und Software der heutigen Generation haben aber ein großes Problem:** Es ist die **Unverrückbarkeit ihres vorgegebenen Programms** und „fuzzy logic" ist nur ein zu klein geratenes Feigenblatt …

Wichtiger Hinweis für jeden Zweifelsfall: Netzstecker ziehen! Nach dem digitalen Kollaps wird Dialyse wieder mit Kopf und Hand, mit Herz und Verstand gemacht. Und wehe, wer dann nicht Bescheid weiß …

Zurück in die Gegenwart. **Dialysegeräte merken nicht:**

- wenn es zu **Blutverluste**n **nach außen** kommt … (sie stellt noch nicht einmal einen Eimer drunter)
- wenn es **im Schlauchsystem „schäumt"** … (erst wenn der Luftalarm kommt wachen sie auf)
- wenn **Dialysierflüssigkeit** am Dialysator (oder anderswo) **wegtropft** … (sie wird gnadenlos den TMP bis an den Grenzwert hochschrauben, um das Ultrafiltrationsziel zu erreichen!)
- Bei Ruptur des Manometerschutzfilters am Schlauchsystem kann infektiöses Blut in die Druckmeßeinrichtung eindringen. Wenn die das überlebt, kann es bei einer nächsten Verwendung der Maschine ggf. zu Kreuzinfektionen zwischen Patienten kommen, dies gilt sinngemäß auch für das Eindringen von Blut in andere Teile des Dialysegeräts, die einer äußerlichen Wischdesinfektion nicht zugänglich sind. Will heißen: **Potentielle Infektionsgefährdung bemerkt die Dialysemaschine keineswegs!**
- **Falsche hardwareseitige Vorbereitung** (Schlauchsystem, Konzentrat, Dialysator, Heparin) checkt die Maschine nicht!
- Hardware die Zweite: Ein lautes, für den Patient **lästiges Laufgeräusch** überhört die Maschine (nicht nur dumm, auch noch schwerhörig!) ebenso, wie sie auch die **falsche Okklusion** des Blutpumpenrotors nicht bemerkt …
- **Rezirkulation** und **Hämolyse** sind Fremdworte für unsere technischen Helfer. Das Befinden unserer Patienten kümmert sie einen Dreck … Sie sehen: Dialysegeräte brauchen IHREN wachen Geist und IHRE geschickte und strenge Hand!
- Und nochmal: **Falsche Eingaben** schluckt das nette Gerät in weiten Grenzen vertrauensvoll und klaglos!

Grundsatz jeder Alarmbeseitigung am Dialysegerät: Zuerst Alarmursache herausfinden!

Bei mehreren Alarmanzeigen stets zwischen dem primären Ereignis und Folgealarmen unterscheiden!

Bedenken Sie, daß Alarmbeseitigung mit verhängnisvoller Neujustierung der Grenzwerte ohne Ursachensuche für den Patienten tödliche Folgen haben kann; Beispiel: Verwindung/Abknickung im Schlauchsystem im nicht drucküberwachten Bereich (bisherige Ausnahme: Braun „Dialog") zwischen Blutpumpe und Dialysator! Natürlich kommt bei jedem Alarm auch eine **interne Fehlsteuerung der Maschine** in Betracht, davon dürfen Sie aber erst ausgehen, wenn andere Möglichkeiten ausgeschlossen sind.

Ist ein Störungs- oder Alarmzustand nicht zu beseitigen oder gibt es **Anhaltspunkte für Fehlfunktion des Geräts** (auch wenn sich u.U. die Dialyse wieder starten läßt), ist die Dialyse mit der betreffenden Maschine zu beenden, die Störung ist im Gerätebuch zu dokumentieren und der Servicetechniker ist zu verständigen. Auch bei länger dauerndem Strom- oder Wasserausfall wird die Dialyse beendet.

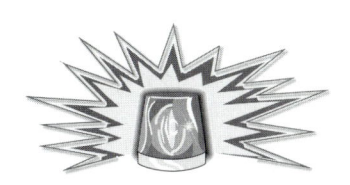

Sie sind gefordert! Ihr Einsatz bitte ...

Vorbereitungs-, Anschluß- und Bedienfehler

- **Eine schlecht oder falsch vorbereitete Maschine** kann ihr Mißfallen nicht artikulieren, ein paar Beispiele: Falsches Konzentrat, falscher Dialysator, falsches Heparin, falsche Heparinzufuhr, falsche Temperatureinstellung. Die falsche Zeiteinstellung oder Ultrafiltrationsvorgabe sollte man nicht erst beim RR-Abfall oder nachher auf der Waage bemerken, der Profi prüft seine Einstellungen an der Maschine vor dem Kaffeetrinken noch einmal! Der strapazierte Begriff der **Dialysequalität** wird hier von der Phrase in die Wirklichkeit umgesetzt!
- **Schlauchabknickungen** vermeidet man am besten beim Einlegen des Systems, beim Vorfüllen checkt man das noch einmal! Bei den beiden letztgenannten Arbeitsgängen prüft man auch den • **Okklusionsdruck*** der Blutpumpe. Überhaupt das Vorbereiten: Die exakte **Entlüftung des Dialysators** beugt Teilthrombosierung* desselben während der Dialyse vor (vgl. nebenstehende Ausführungen zum TMP!). • Sie wissen, daß das Wiederherausnehmen des Blutschlauches aus der venösen Absperrklemme nach Abschluß maschinenseitiger Drucktests tödlich für den Patient sein kann, o.k.! Im Dialysebetrieb: • **Blutfluß*** und **Dialysatfluß*** korrekt eingestellt? **Kein Mikroschaum*** (alle Konnektierungen dicht?) und **ordentlich entgaste Dialysierflüssigkeit***?
Wer das Ziel nicht kennt, muß sich um den Weg nicht sorgen!

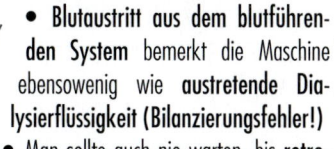

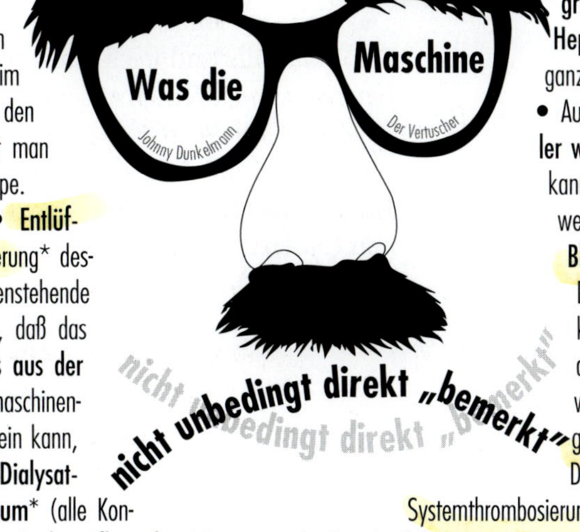

Einmal ist immer das erste Mal – hoffen wir, daß es gut geht! Die Maschine ist dumm, Sie müssen´s machen! Nun tun Sie bloß nicht so, als hätten Sie´s noch nicht erlebt!

Was die Maschine – Johnny Dunkelmann / Der Vertuscher – *nicht unbedingt direkt „bemerkt"*

Überwachungsfehler

- **Schlechtes Befinden des Patienten**: Herzrhythmusstörungen, Blutdruckschwankungen, Fieber, Hyper- oder Hypoglykämie, Elektrolytstörungen, Übelkeit, Harndrang, Stuhldrang, Juckreiz, Schmerzen, schlechte Lagerung, seelisches Tief, Hunger und Durst soll man möglichst vor einer „Katastrophe" erkennen und behandeln!
- **Blutaustritt aus dem blutführenden System** bemerkt die Maschine ebensowenig wie **austretende Dialysierflüssigkeit** (Bilanzierungsfehler!)
- Man sollte auch nie warten, bis retrograde Füllung der Heparinleitung bzw. Heparinspritze den Stempel derselben ganz herausdrückt!
- Auf die **Prüfung der Plausibilität** aller während der Dialyse erhobenen Daten kann nicht eindringlich genug hingewiesen werden. Beispiel: Die **Abknickung des Blutschlauches** zwischen Blutpumpe und Dialysator (nicht direkt überwacht!) erkennt der Profi vor Eintritt der Hämolyse am Venendruck, der niedriger als gewöhnlich ist! Oder: Der langsam ansteigende Venendruck/TMP im Verlauf der Dialyse kann Hinweis auf die beginnende Systemthrombosierung sein! Auffallend „dunkles Blut" kann hierfür ebenfalls hinweisend sein, oder aber auf **Rezirkulation** hindeuten.
Es gibt viel zu übersehen – fangt nicht damit an!

*): Gleichzeitig Ursachen für die „ineffektive Dialyse"!

Netzausfallalarm

Betrifft es nur eine Maschine, oder die ganze Abteilung: Alle Geräte geben „Netzausfallalarm", die Osmose geht auf „Gesamtstörung". Brennt auch das Licht (Deckenbeleuchtung) in der Dialyse nicht mehr? Dann dürfte die Störungsursache extern zu suchen sein ...

Ist nur ein Dialysegerät betroffen, so ist mit Wahrscheinlichkeit eine Netzsicherung am Gerät „rausgeflogen" oder es liegt eine Störung am Netzteil/Netzplatine vor. Brennt eine neue Netzsicherung sofort nach dem Neustart des Geräts wieder durch, Gerät wechseln und Servicetechniker verständigen.

Bei vorschriftsmäßiger Elektroinstallation hat jedes Dialysegerät einen eigenen Stromkreis. Ist die Netzsicherung am Gerät intakt, ist im nächsten Schritt die dem Stromkreis zughörige Netzsicherung zu prüfen.

Ist die ganze Dialyse „tot" Hauptsicherungen prüfen, Information zur Stromversorgung im restlichen Gebäude erlangen, in dem sich die Dialyseeinrichtung befindet, E-Werk rückfragen.

Verfügt die Abteilung nicht über ein Notstromaggregat und der Stromausfall dauert länger, muß das **Blut von Hand zurückgegeben** werden. Das geschieht **immer mit zwei Helfern** (keine Luftüberwachung!): Einer kurbelt die Blutpumpe, ein zweiter steht mit der Klemme am Shunt bereit. Sehr zuverlässige Patienten können auch selbst kurbeln.

Muß eine ganze Abteilung überraschend abgehängt werden, beruhigen Sie die Patienten, stellen Sie zur Beendigung des „Hupkonzerts" die Maschinen ab und geben Sie der Reihe nach das Blut zurück. Wenn es länger stand, kann man noch 500 IE Heparin zudosieren. Dekonnektieren Sie dann die Schlauchsysteme, ziehen Sie die Nadeln aber erst, wenn alle Patienten „ihr Blut wiederhaben".

Das weitere konkrete Vorgehen wird sich nach der Dauer des Stromausfalls und nach nach der abgelaufenen Dialysezeit in der betroffenen Patientenschicht zu richten haben.

Notfall-Patienten (Lungenödem, Hyperkaliämie) mit liegenden Nadeln nach Vorankündigung ins nächste Dialysezentrum verlegen (Notarztbegleitung!).

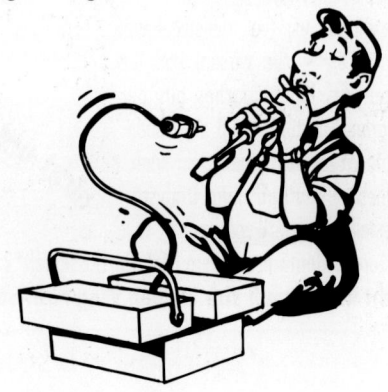

Das beschriebene Szenario ist ein reines Sandkastenspiel: Ich habe die beschriebenen Situationen noch kein einziges Mal erlebt, aber gedanklich sollte man schon auf eine solche Situation vorbereitet sein.

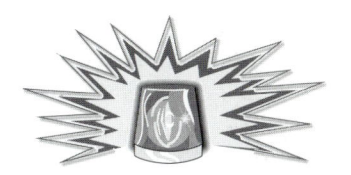

Ausfall der Umkehrosmoseanlage

Geht die Osmose auf Störung zunächst differenzieren, ob die Ursache bei der Osmose selbst, bei der Stadtwasserzufuhr (Wassereingangsdruck prüfen, Wasserhahn am nächsten Waschbecken öffnen) oder in einem Netzausfall (vgl. oben) zu suchen ist.

Manche Dialysegeräte erlauben eine „Behandlung" ohne Dialysierflüssigkeitsfluß in dem Sinn, daß nur ultrafiltriert wird. Im Ernstfall wird man zu entscheiden haben, bei welchen Patienten so verfahren wird. Hierbei ist zu bedenken, daß die eintretende Abkühlung des Blutes im extrakorporalen Kreislauf die Dauer dieser Notbehandlungsmaßnahme begrenzt (Patienten frieren). Telefonische Rückfrage beim Wasserwerk über Art und voraussichtliche Dauer der Störung.

Bei Ausfall der Umkehrosmoseanlage selbst (z.B. Defekt der Hochdruckpumpe) müssen an den Anlagen meist nur ein bis zwei Mehrweghähne umgelegt werden, um die Dialyse im Notbetrieb nur mit enthärtetem Wasser zu Ende führen zu können.

Dialysatseitige Alarme • Leitfähigkeitsalarm

Die häufigste Ursache während der Bikarbonatdialyse ist eine Verkalkung der Leitfähigkeitsmeßsonden in der Maschine, das kann auch bei ordentlich durchgeführter Entkalkung und korrekter Einstellung des Bikarbonatmischungsverhältnisses auftreten. Der Trick zur komplikationslosen Beseitigung während der Dialyse: Stellt man für 10 bis 15 Minuten auf Azetatdialyse um (Maschine umstellen, Konzentratansaugschlauch Bikarbonat umkuppeln, geeignetes Azetatkonzentrat an die Maschine), so wird dies vom Patient eigentlich immer komplikationslos toleriert, die Verkalkung wird beseitigt und nach Wiederumstellung auf Bikarbonatdialyse funktioniert's (meist) wieder!

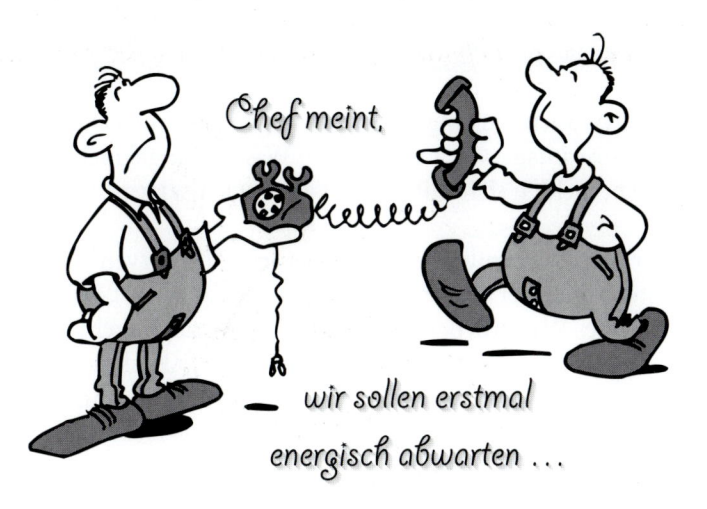

Chef meint, wir sollen erstmal energisch abwarten ...

355

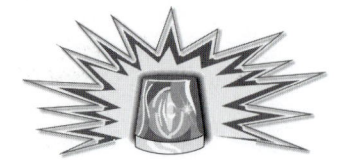

Weiterhin sollte bei jeder Leitfähigkeitsstörung geprüft werden:

- **Falsches Konzentrat?** → Konzentrat prüfen, ggf. E'lyte in der Dialysierflüssigkeit messen
- **Konzentratbehälter leer?** Problem an der zentralen Konzentratversorgung? (LF-Alarm tritt dann kurzfristig an mehreren Geräten auf) → Neuen Konzentratkanister an die Maschine, bei Defekt in der Zentralversorgung Dialyse mit Konzentratkanistern fortsetzen. Vorsicht! Die Hektik einer solchen Situation birgt die Gefahr, daß falsche Konzentrate eingesetzt werden!
- **Konzentratansaugschläuche geknickt?** → Zufuhrstopp beseitigen
- Drehzahlabweichung oder sonstiger **Defekt der Konzentratpumpe?** → Maschine tauschen, evtl. Servicetechniker, defekter Konzentratpumpenschlauch kann ggf. selbst gewechselt werden
- Störung der Leitfähigkeitsmeßeinrichtung selbst? → Maschine tauschen, evtl. Servicetechniker
- **Falsche Plazierung des Kanisters?** → Korrektur
- **Ansaugvorgang des Konzentrats gestört?** (Schlauchkupplung falsch aufgekuppelt? Ansaugschlauch zu kurz?) → Korrektur
- **Störung im Wasserzulauf?** Störung in der Osmose oder Ringleitung? (LF-Alarm tritt dann kurzfristig an mehreren Geräten auf, ggf. vorher Wassermangelalarm) Absperrventile an der Zapfstelle oder der Maschine defekt? Störung des Wasserdrucks? Abgeknickter Wasserzulauf- oder Dialysierflüssigkeitsablaufschlauch? → Korrektur

In jedem Zweifelsfall in „Bypass" gehen, Elektrolyte im Dialysat messen, denn: Kalium- und Calciumstörungen im Dialysat werden von der LF-Messung kaum erfaßt!

Temperaturalarm

Dialysattemperatur zu hoch oder zu tief? → Auch „von Hand" prüfen, ob die Temperatur korrekt ist! → Maschine tauschen, evtl. Servicetechniker, bei extremer Temperaturerhöhung Hämolysegefahr, weiteres siehe Seite 339 (Hämolyse) und Seite 311 (Temperaturbereiche der Dialysierflüssigkeit).

Wasserausfallalarm

Vgl. hierzu auch die obigen Ausführungen zum Ausfall der Umkehrosmoseanlage. Geräte, die einen Wassermangel nicht direkt anzeigen, melden sich mit einem Leitfähigkeitsalarm.

An der Maschine sollte überprüft werden: Absperrventile an der Zapfstelle oder der Maschine (Wassereingangsventil) defekt?, Störung des Wasserdrucks?, Wasserzulaufschlauch nicht richtig auf dem Ringleitungsanschluß aufgekoppelt?, Abgeknickter Wasserzulauf- oder Dialysierflüssigkeitsablaufschlauch? → Korrektur oder bei maschineninterner Störung Techniker verständigen.

Noch mehr zum Thema

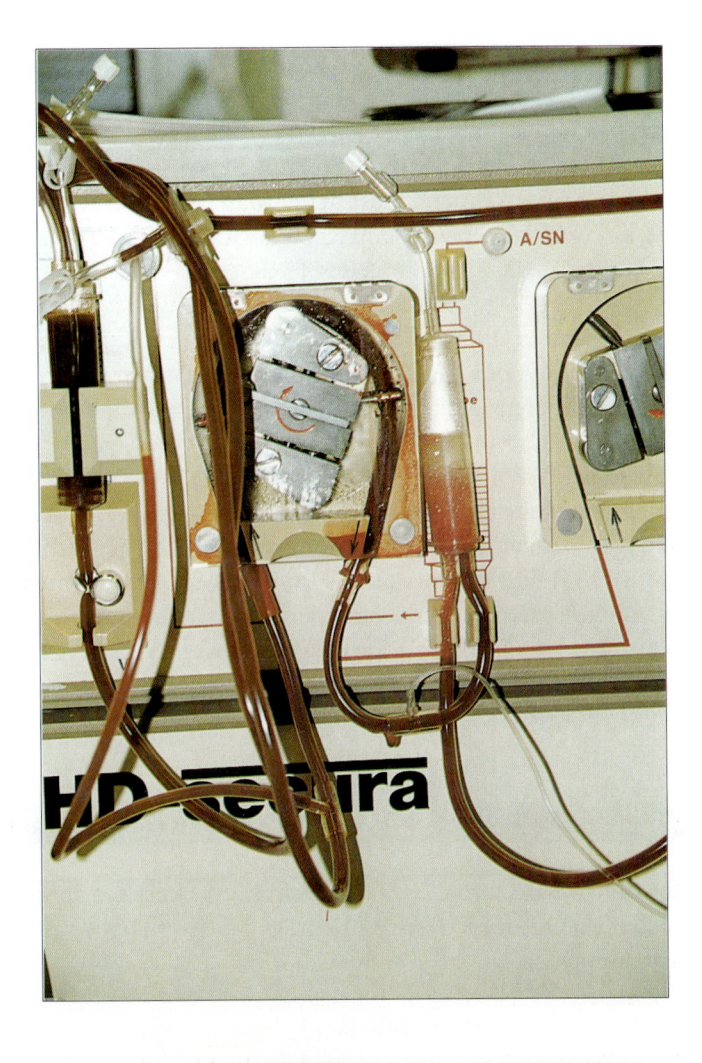

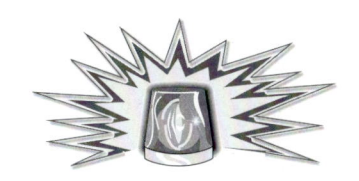

„Was die Maschine nicht bemerkt"

Dieses Pumpenschlauchsegment wurde von der Industrie freundlicherweise mit in die Verpackung eingeschweißt. Die mechanische Belastung (Auswalken durch die Förderrollen) in der Blutpumpe führte dann zum endgültigen Defekt während der Dialyse ...

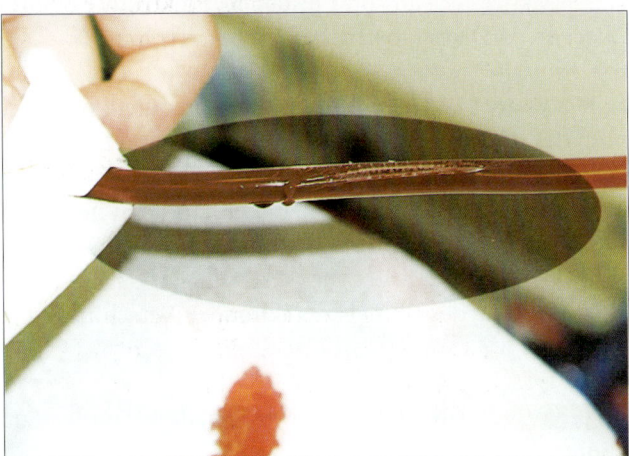

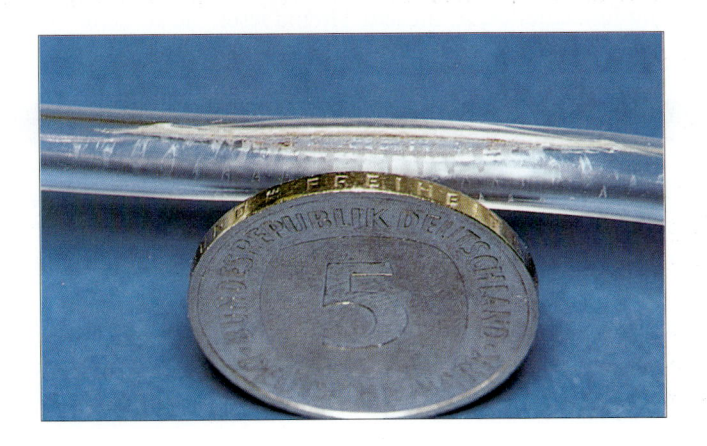

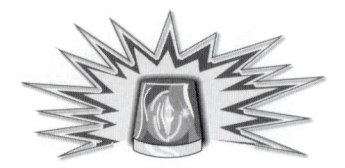

Störung der Ultrafiltrationsmessung

Je nach Gerätetyp und Art der Ultrafiltrationserzeugung gibt es verschiedene Ursachen für diese Störung, lesen Sie hier bitte im Handbuch der von Ihnen eingesetzten Maschinen nach. **Patient in jedem Zweifelsfall zwischenwiegen.** Fortführung der Dialyse evtl. über manuelle Einstellung des TMP.

Prüfen Sie immer die Plausibilität der Anzeigen und die Korrektheit der Vorgaben für die Maschine („UF nicht erreichbar" – denken Sie differentialdiagnostisch an Gerinnungsphänomene).

Störung der Ultrafiltrationsmessung (oder Meldung über Gefahr der umgekehrten Filtration) wird von manchen Geräten auch angegeben, wenn die Ultrafiltrationsmenge pro Zeit zu gering ist (UF-Menge erhöhen, Infusion mitlaufen lassen, Dialysator mit kleinerem Faktor verwenden) oder wenn die Ultrafiltrationsmenge pro Zeit zu hoch ist (UF-Menge vermindern, UF-Zeit verlängern oder Dialysator mit höherem Faktor verwenden).

Blutleckalarm

- Ruptur im Dialysator? (bei massivem Blutleck ist das abfließende Dialysat rötlich) → Blut zurückgeben → Dialysator austauschen.

- Bei fraglichem Blutleck abfließende Dialysierflüssigkeit mittels Uriteststreifen auf Blut testen, wenn positiv → Blut zurückgeben → Dialysator austauschen.

Neuen Dialysator korrekt entlüften und vorspülen, vor Wiederanschluß des Patienten das Gemisch aus Blut und physiologischer Kochsalzlösung in bspw. halbentleertem 250er Beutel rezirkulieren lassen (ggf. Heparinzugabe), um den neuen Dialysator wirklich sicher zu entlüften!

- Verschmutzung des Blutleckdetektors? → Verschmutzung beseitigen!

- Luftblasen im Dialysatschlauch? → Fehlalarm infolge Luftblase, Entgasung überprüfen!

Weitere Einzelheiten zu diesem Thema lesen Sie ab Seite 195.

Blutseitige Alarme

Bei unerklärlich stehender Blutpumpe gibt es blutseitige Folgealarme. Prüfen Sie zuerst stets des Pumpenschlauchsegment auf korrekte Schlauchführung und stellen Sie sicher, daß der Blutpumpendeckel geschlossen ist, das ist eine tückische Falle! Ein eigenes Kapitel ist die gestörte single-needle-Funktion, hier heißt es „Handbuch des Dialysegeräts studieren", denn die gängigen Maschinen arbeiten nach unterschiedlichen Prinzipien.

Noch mehr zum Thema

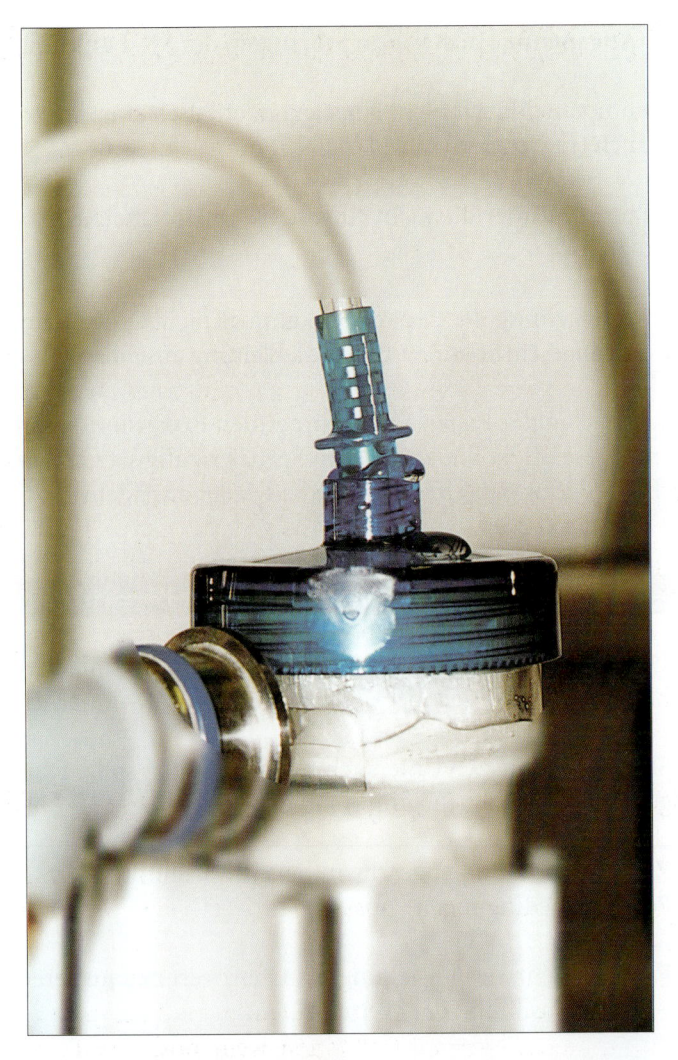

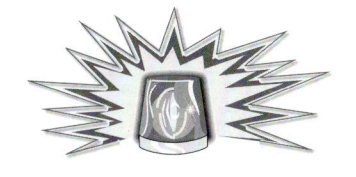

"Was die Maschine nicht bemerkt"

Oben: Ein Defekt im Innengewinde der Abdeckkappe des Dialysators führte zunächst zum unkorrekten Sitz des dialysatorseitigen Endes des venösen Schlauchsystems, was sich dann beim Vorfüllen auch als Undichtigkeit erwies …

Mitte: So sieht das dann während der Behandlung aus, wenn man es im Vorbereiten übersieht …

Chancenlos: Die untere Abbildung zeigt einen Dialysatordefekt der sich im Nachherein als Rißbildung in der Vergußmasse und gleichzeitiger Undichtigkeit der Abdeckkappe des Dialysators erwies. (Transportschaden?). Nach außen tropfte ein Blut-Wasser-Gemisch weg, kein Blutleckalarm! Bemerkt wurde ein unlogisch hoher TMP …

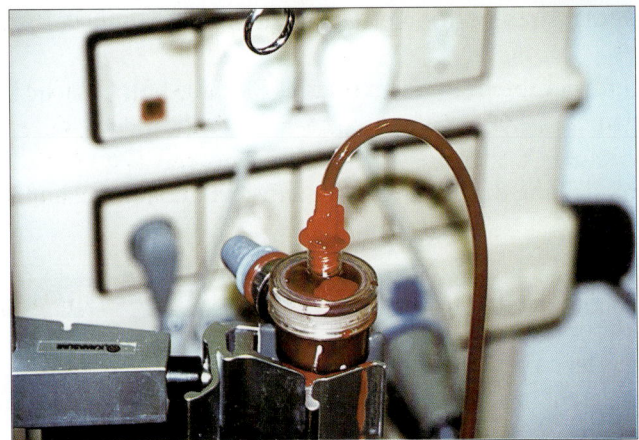

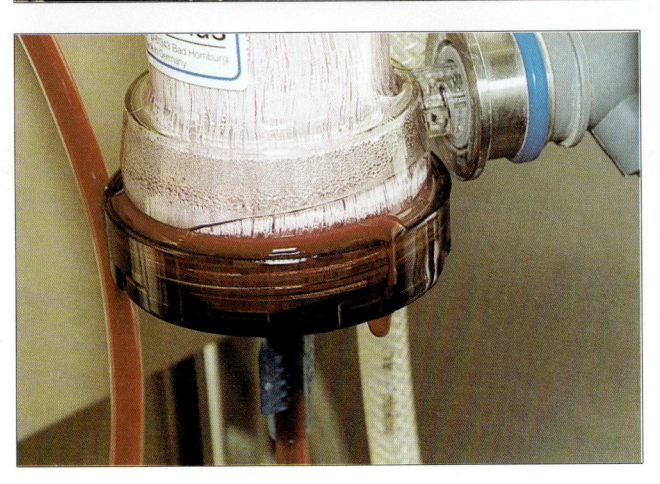

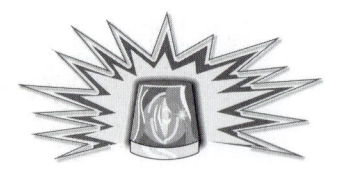

Allgemeine Hinweise zu Störungen der SN-Funktion

SN-Pumpenschlauch nicht eingelegt oder falsch eingelegt? → Schlauch (in richtiger Weise) in SN- Pumpe einlegen!

SN-Pumpenförderrate nicht eingestellt? → Geeignete Förderrate einstellen!

Druckmeßleitung der Expansionskammer nicht an Druckaufnehmer angeschlossen? → Druckmeßleitung anschließen!

Blutspiegel in der Expansionskammer/den Expansionskammern korrekt gesetzt? → Blutspiegel mit Spritze richtig setzen (ggf. vorher SN-Pumpenschlauchsegment wieder ausfädeln)

Arterieller Druckalarm (negativer Bereich)

- Quetschklemme an der Nadel geschlossen oder Schlauchklemme nicht entfernt? → Klemme öffnen bzw. entfernen

- Shuntverschluß? → Untersuchung des Shunts (sollte man eigentlich vor Dialysebeginn getan haben!)

- Zu hohe Blutpumpengeschwindigkeit? → Blutfluß den Patientenbedingungen anpassen

- Falsche Grenzwerteinstellung? → Grenzwert neu justieren, vorher Plausibilität der Werte prüfen!

- Kanüle falsch positioniert? → Position der Kanüle korrigieren

- Blutdruckabfall? → Vermindertes Blutangebot: Ursache beseitigen

- Abknickung des arteriellen Systems? → Verlauf neu anordnen

Arterieller Druckalarm (positiver Bereich)

- Arterielle Kanüle entfernt? → Kontrollieren, Nadel ggf. neu plazieren; Vorsorge zur Vermeidung des Wiederholungsfalls treffen

- Leck im Schlauchsystem? → Druckaufnehmer kontrollieren!

- Falsche Grenzwerteinstellung? → Grenzwert neu justieren; auch wenn es Ihnen schon zu den Ohren herauskommt: Vor jeder Neueinstellung Plausibilität der (Druck)werte prüfen!

Störung Heparinfluß

Folgende Überlegungen bzw. Überprüfungen sollten bei einer entsprechenden Störungsmeldung durch das Dialysegerät angestellt werden:

- Ausreichender Heparinvorrat in der Spritze? → Ggf. neue Heparinspritze einlegen

- Abfragevoraussetzungen in Ordnung? → Spritze richtig eingelegt?, Schläuche o.k.?, Spritzenhalterung in Ordnung?, Richtige Spritze eingelegt? Fördermenge korrekt eingestellt?

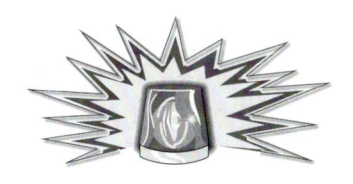

Abbildungen unten: Massives, mit bloßem Auge erkennbares **Blutleck:** Man beachte die unterschiedliche Färbung der Dialysierflüssigkeit am Dialysatoreingang (unten) und Dialysatorausgang (oben, Pfeil)

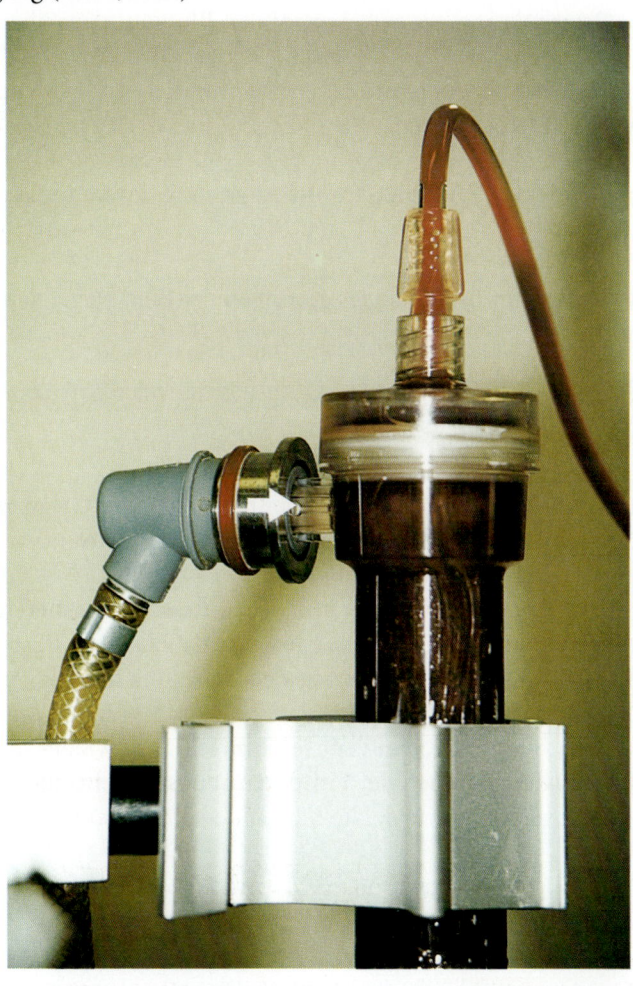

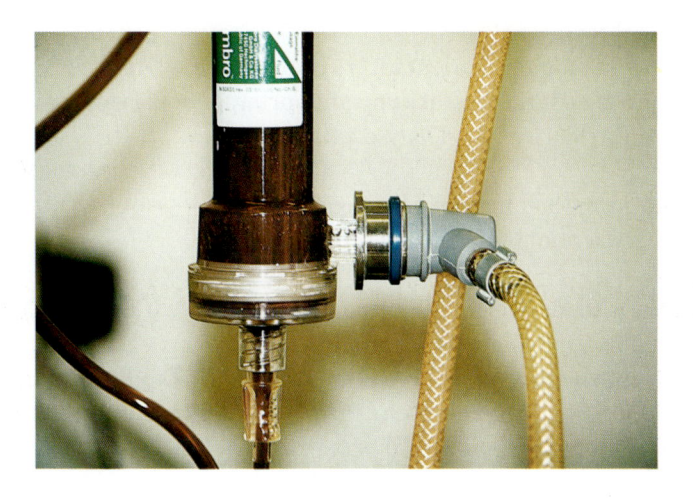

Luftfallenalarm

Ein Luftdetektoralarm ist ein **besonders ernst zu nehmend**er Alarm.

Suchen Sie stets nach der Ursache und beseitigen Sie diese!

Ist auf den ersten Blick nichts zu finden, fahren Sie die Blutpumpe mit geringer Geschwindigkeit wieder an und seien Sie bereit, den Blutfluß im venösen Schlauch jederzeit mit der Klemme zu stoppen und die Blutpumpe anzuhalten. Evtl. Ursachen von Schaumbildung beseitigen, Blutschaum aus dem Schlauchsystem entfernen: Mit Perfusorspritze absaugen, evtl. kurze Rezirkulation des extrakorporalen Blutvolumens über einen halb entleerten 250er „Kochsalz"beutel; Blut-„Kochsalz"-Gemisch anschließend dem Patient reinfundieren, UF-Menge entsprechend korrigieren.

Weitere mögliche Ursachen für die Auslösung des Luftdetektoralarms:

- Blutspiegel im Blasenfänger gesunken? → Blutspiegel neu einstellen

- Zu hoher Blutfluß (Blasenbildung)? → Blutfluß Patientenbedingungen anpassen

- Schlauchsystem bzw. Blasenfänger paßt nicht? → Originalschlauchsystem bzw. geeigneten Blasenfänger verwenden

- Luftbläschen an der Innenwand des Lufterkennungsbereichs (venöser Blasenfänger oder venöses Schlauchsystem)? → Schlauch bzw. Blasenfänger aus der Halterung nehmen, mit Klemme klopfen, bis die Luftblase „zurück im bubble catcher" ist. **Nicht vergessen, den venösen Blutschlauch wieder in die Quetschklemme nach der Lufterkennungseinrichtung einzulegen!!!** Auch dies würde die Maschine nicht erkennen!

Bei Lufterkennungssystemen, die den venösen Blasenfänger nutzen, sollte man an folgende Störungsursachen denken:

- Blasenfänger zu hoch eingelegt? → Blasenfänger tiefer einspannen (Anschlag!)

- Verformung des Blasenfängers durch längere Druckeinwirkung (durch Bestückung am Vortag)? → Blasenfänger erst unmittelbar vor der Dialyse einspannen

- Luftüberwachungseinrichtung nicht geschlossen? → Luftüberwachungseinrichtung schließen

Und nochmal: Bei jedem Luftnachweis im System Dichtigkeit des gesamten Schlauchsystems einschließlich evtl. Zuleitungen (Infusionen) prüfen, weitere Einzelheiten vgl. Kapitel Luftembolie, Seite 334 f. Das technische Prinzip der Lufterkennung ist auf Seite 224 beschrieben, Grafik dazu auf Seite 200.

Venöser Druck oberer Grenzwert

- Quetschklemme an der venösen Nadel geschlossen oder Schlauchklemme nicht entfernt? → Klemme öffnen bzw. entfernen

- Thrombosierung des venösen Schlauchsystems ab venöser Tropfkammer? → Da können Sie das Schlauchsystem (vermutlich auch das arterielle mit Dialysator) nur noch wegschmeißen, die Ursache sollte man dann aber schon ermitteln!

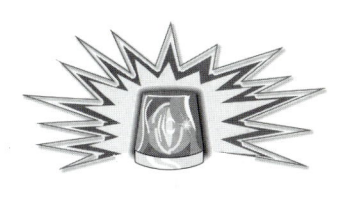

- Zu hohe Blutpumpengeschwindigkeit? → Blutfluß den Patientenbedingungen anpassen

- Kanüle falsch positioniert? → Position der Kanüle korrigieren

- Venöses Schlauchsystem nach der Tropfkammer abgeknickt? → Verlauf Schlauchsystem korrigieren

- Stauung am Shuntarm? → Stauung beseitigen (z.B. beengendes Kleidungsstück oder Patient befindet sich in Seitenlage auf seinem eigenen Shuntarm)

- Paravenöse Rückgabe? → Shunt kontrollieren, Korrektur der Nadellage

- Druckaufnehmer in Ordnung? → „Sensibilität" des Druckaufnehmers testen (luftgefüllte Spritze mit Druckaufnehmeransatzstück)

- Veränderung der Körperlage? → Einfluß auf Venendruck ausprobieren

- Intrathorakale Druckerhöhung? → evtl. „Spontanheilung" z.B. nach einem Hustenanfall abwarten, aber klären, warum der Patient hustet und nicht versehentlich eine Luftembolie übersehen!

- Falsche Grenzwerteinstellung? → Grenzwert neu justieren; und noch einmal: Plausibilität vorher prüfen!

Venöser Druck unterer Grenzwert

- Abgeknicktes/verwundenes Schlauchsystem **vor** dem Dialysator? → Beseitigen

- Signifikante Rezirkulation? Das Blut wird von der nahe des venösen Rücklaufs liegenden Arterie „weggesaugt" → Korrektur der Nadelpositionen; vgl. zum Thema Rezirkulation auch Grafik auf Seite 297.

- Dialysator thrombosiert? → Dialysator wechseln (vgl. oben), Ursache ermitteln! Üblicherweise steigt vorher der TMP an – auf dieses „Frühzeichen" achten!

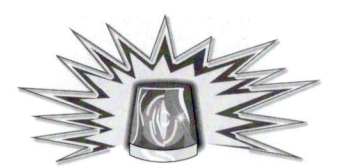

- Zu niedrige Pumpengeschwindigkeit? → Blutfluß Patientenbedingungen anpassen

- Druckmeßanschluß undicht? → Dichte Verbindung herstellen, ggf. Flüssigkeitssäule mittels Spritze zurückdrücken

- Venöse Kanüle aus dem Shunt gezogen? → Verbindung wieder herstellen

- Veränderung der Körperlage? → In Erfahrung bringen, mit dem Patient besprechen

- Akuter Blutverlust? (Membranruptur oder Ruptur des Schlauchsystems?) → Ursache beseitigen

- Ungenügende arterielle Zufuhr? → Flußverhältnisse überprüfen, Ursache beseitigen

- Laufende Infusion? (Strömungswiderstand durch Blutverdünnung verringert!) → Ggf. Infusionsgeschwindigkeit drosseln

- Falsche Grenzwerteinstellung? → Nach erfolgter Plausibilitätsprüfung Grenzwert neu justieren

In Ergänzung zu den hier allgemein gehaltenen Ausführungen betreffs technischer Störungen sind selbstverständlich die Angaben der Hersteller der jeweiligen Dialysegeräte für den Alarm- bzw. Störungsfall zu berücksichtigen!

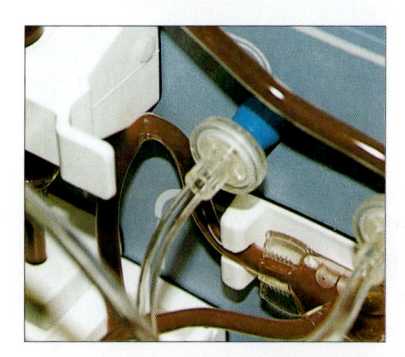

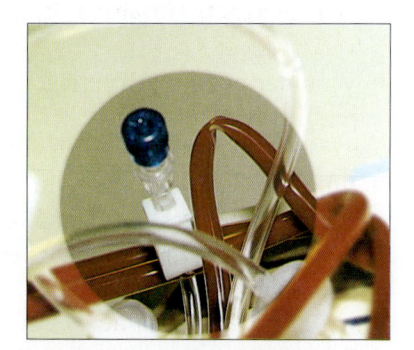

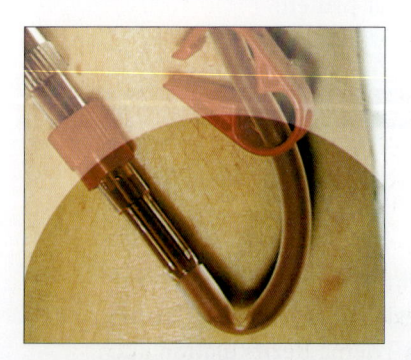

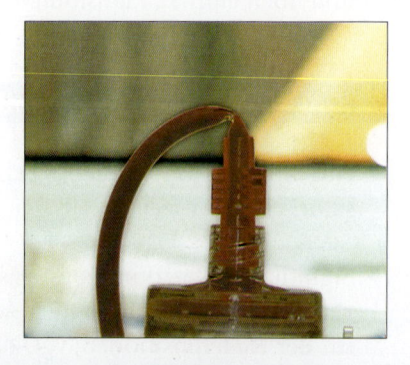

Schlauchabknickungen aller Art: Den Möglichkeiten sind kaum Grenzen gesetzt. Wenn immer Sie zu einer Maschine kommen, sollte Ihr Blick den Weg des Blutes im extrakorporalen System verfolgen und auf diese Weise das Schlauchsystem auf Knick- und Verwindungsfreiheit kontrollieren!

14. Weitere Blutreinigungsverfahren • Peritonealdialyse (PD)

Dialyse ist keine Monokultur, es gibt viele Möglichkeiten. Als alternative Behandlungsmethode wurde in den vergangenen Jahren mit einigem Erfolg das Verfahren der Bauchfelldialyse verstärkt propagiert. Exzellente Übersicht bei COLOMBI, 1996.

Dem Leser wird auf den folgenden Seiten klar werden, daß der Autor zu diesem Verfahren eine kritische Haltung einnimmt – und er steht damit keineswegs allein, wie eine Umfrage in Deutschlands nephrologischen Zentren ergab, deren Ergebnisse später in diesem Kapitel präsentiert werden.

Die Skepsis zu dem Verfahren wuchs in den letzten Jahren nicht nur beim Autor im Quadrat zu den Bemühungen eines Anbieters, das Verfahren mit aller Macht und fragwürdigen Mitteln in den Markt zu drücken. Diese Formulierung ist bewußt gewählt, denn die Argumente, die hier teilweise vorgebracht wurden und werden, sind oft wenig seriös – um es mit aller akademischen Artigkeit zu formulieren und keinem das Beinchen zu benässen.

So möge mir der Leser auch einige „spitze Formulierungen" nachsehen, aber es war an der Zeit, auf den groben Klotz einmal einen groben Keil zu setzen und die Thesen der Industrie kritisch zu hinterfragen.

Kommen der betroffene Patient und sein betreuender Nephrologe in gemeinsamer, ausführlicher und ehrlicher Diskussion zu dem Schluß, daß die Peritonealdialyse für das Individuum Patient das geeignete Verfahren ist, so ist das absolut in Ordnung und die PD eine wirkliche Alternative.

Leider ist es aber so, daß man in der Praxis feststellen muß, daß mancher Peritonealdialysepatient lediglich so über die Behandlungsmöglichkeiten „aufgeklärt" wurde: „Also Sie müssen an die Dialyse. Es gibt da bis zur Transplantation zwei Möglichkeiten: Bei dem einen Verfahren müssen Sie dreimal pro Woche in die Klinik, das ist sehr belastend. Das andere Verfahren ist sehr schonend und das können Sie zu Hause durchführen ... welches würden Sie denn gerne machen?"

Der Patient bekommt dann noch eine hochglänzende „Aufklärungsbroschüre" der PD-Firma mit, in der geschrieben steht, daß Hämodialyse etwas für „Menschen mit der Tendenz zu unselbständiger Lebensweise" und „bei mangelhaften hygienischen Verhältnissen" ist und überhaupt ist die PD ganz Nebensache und ganz easy und von der großen Freiheit und wir sind ja alle eine große Familie ... (Entschuldigung, mir wird übel!)

Der selbständige, aktive, freie, intelligente und saubere Patient wählt natürlich die Peritonealdialyse ... da die Wirklichkeit etwas bunter ist, erlaube ich mir manche kritische Frage und Anmerkung. Das ist keine Abwertung der brauchbaren Alternative „PD" als Heimbehandlungsverfahren neben der Heim**hämo**dialyse. Diese Vorbemerkungen will ich sicherheitshalber gemacht haben, daß das Folgende richtig verstanden wird!

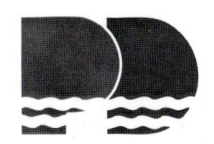

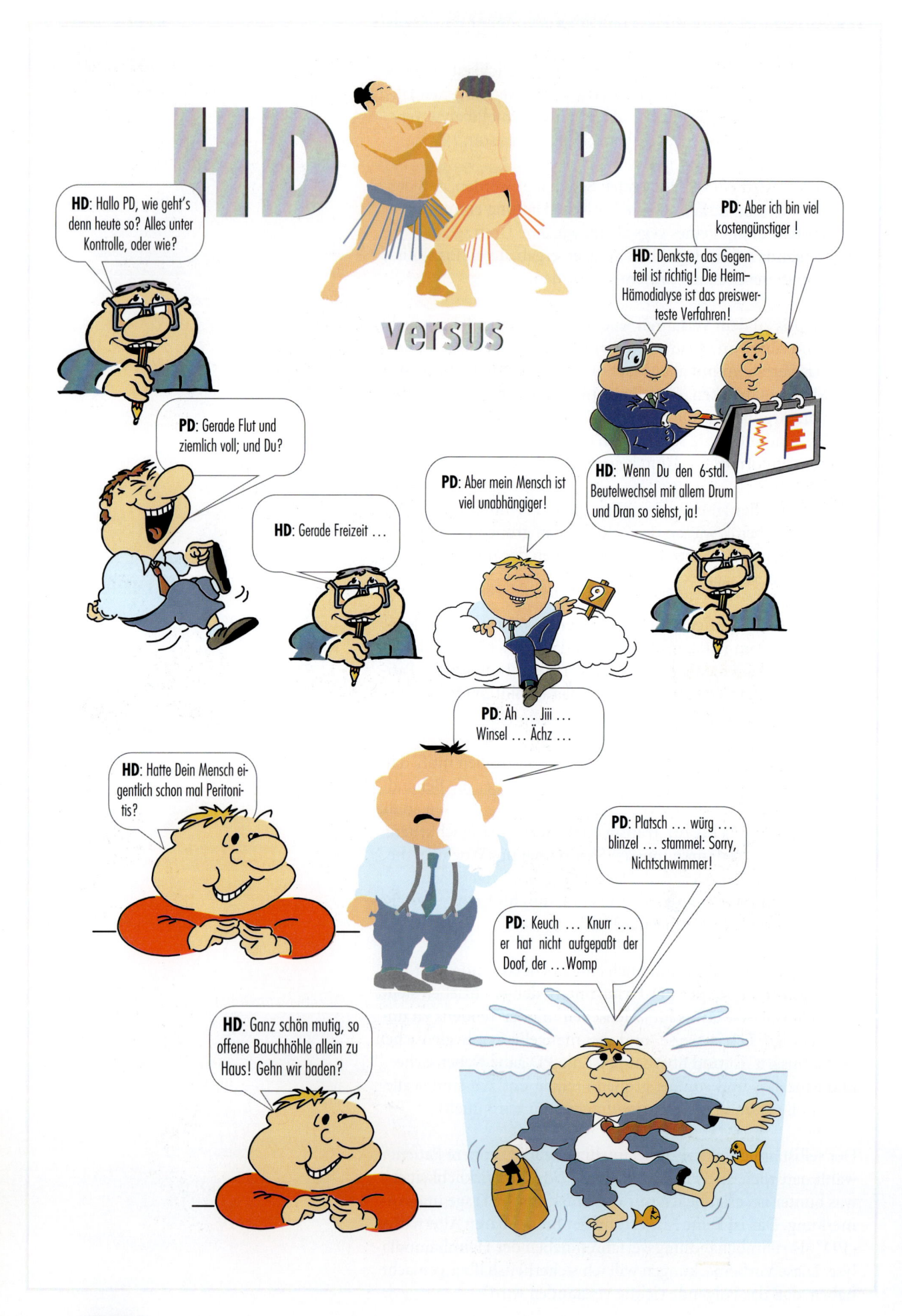

367

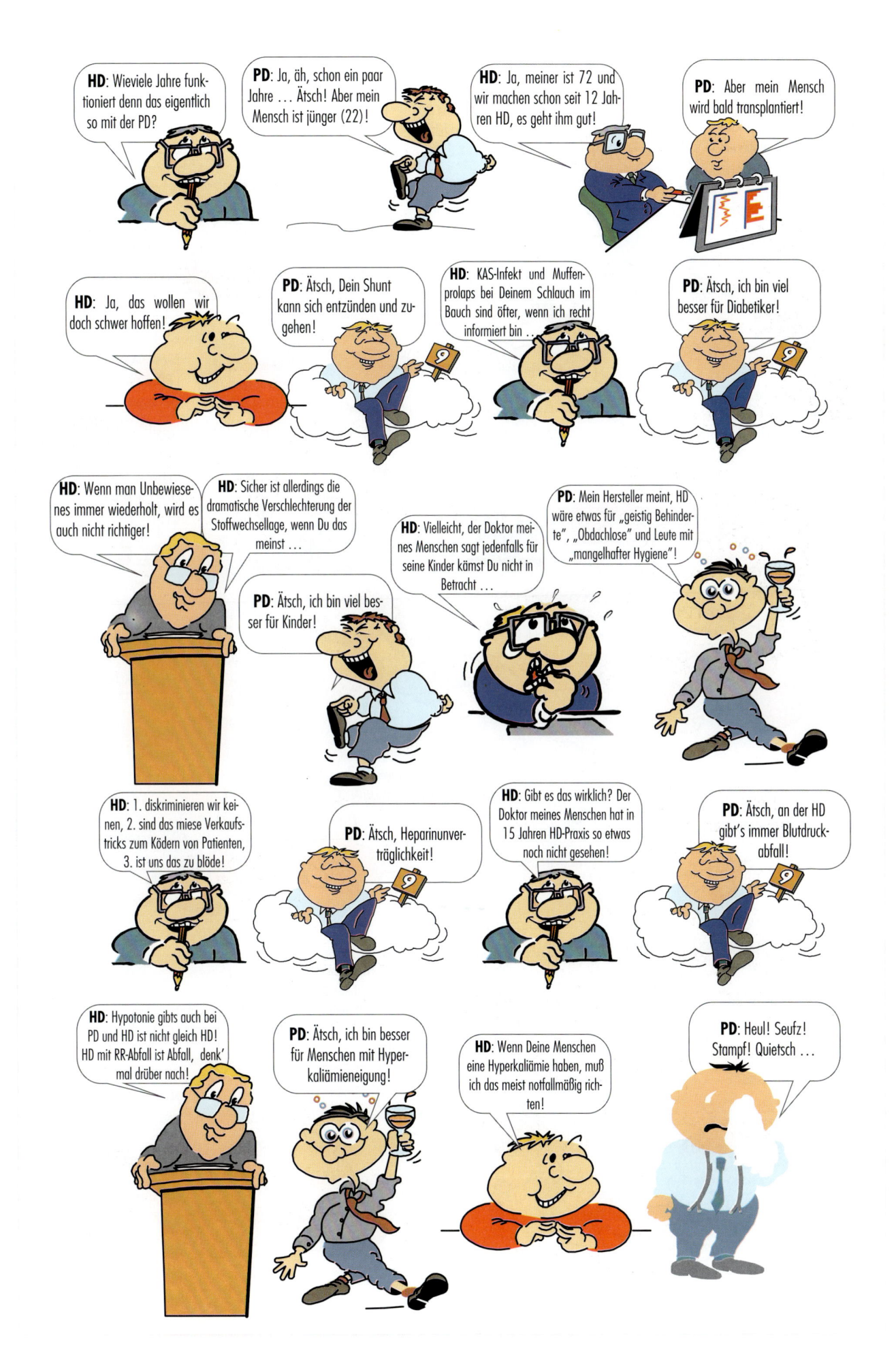

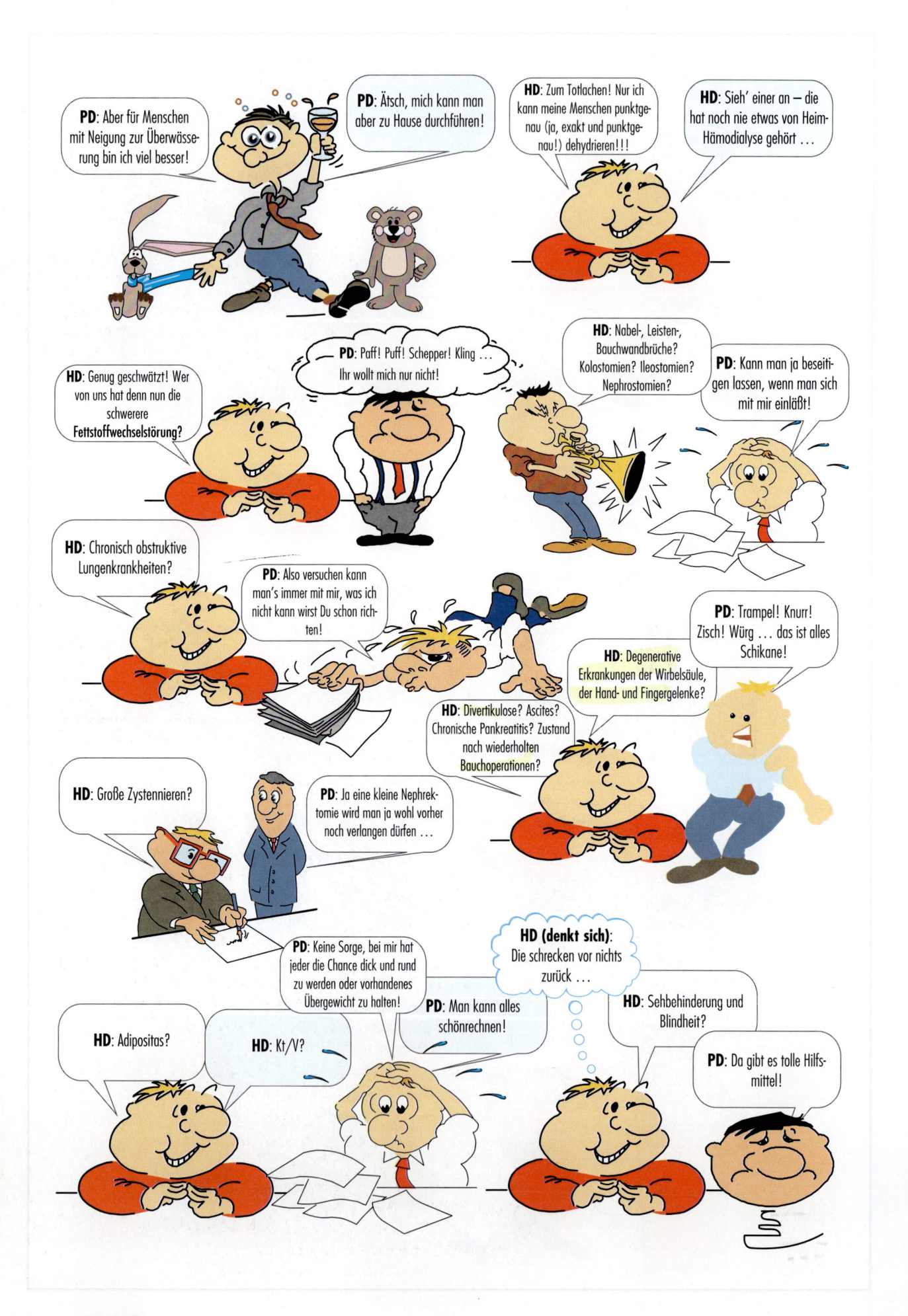

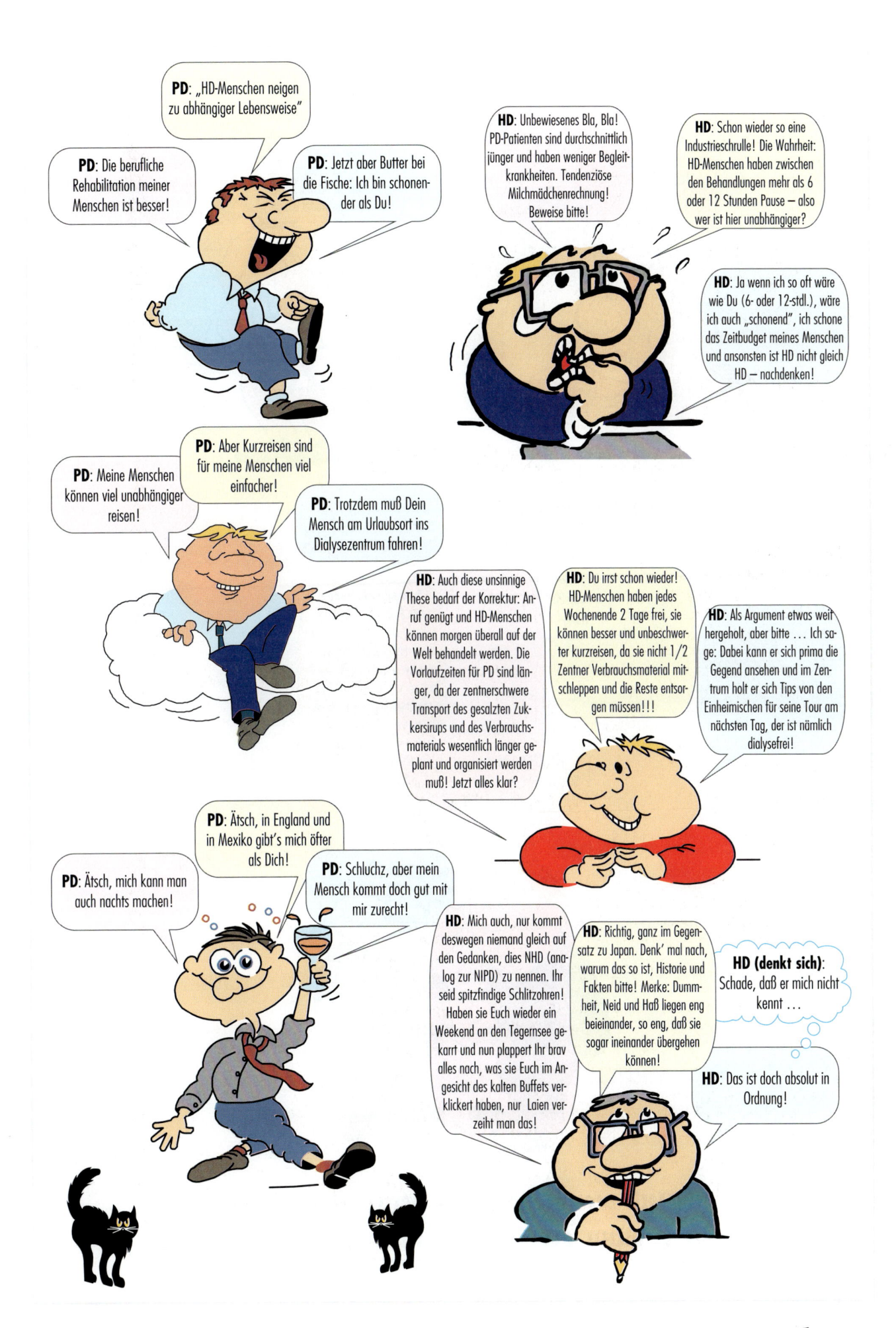

HD: Eiweißverlust?

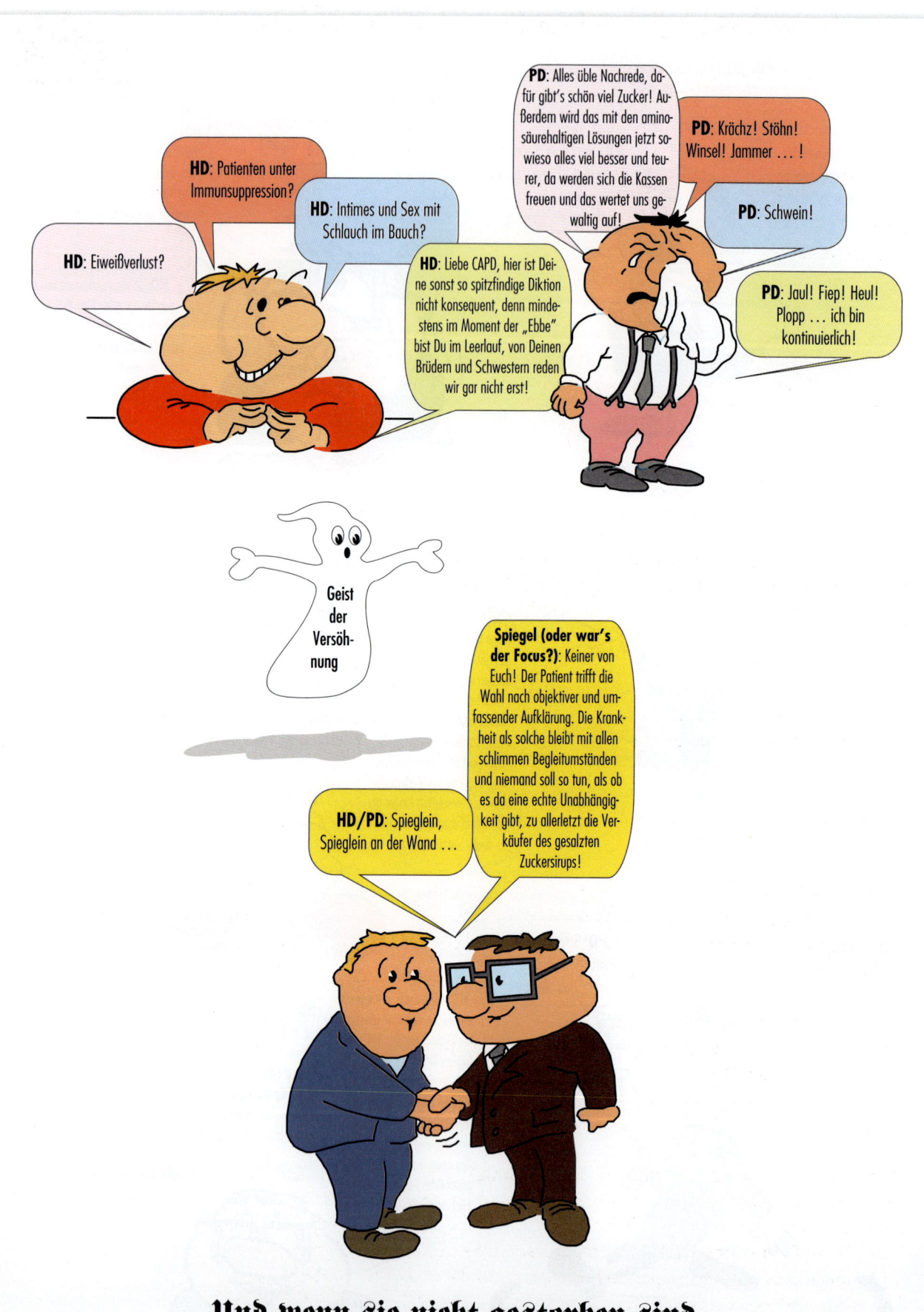

HD: Patienten unter Immunsuppression?

HD: Intimes und Sex mit Schlauch im Bauch?

HD: Liebe CAPD, hier ist Deine sonst so spitzfindige Diktion nicht konsequent, denn mindestens im Moment der „Ebbe" bist Du im Leerlauf, von Deinen Brüdern und Schwestern reden wir gar nicht erst!

PD: Alles üble Nachrede, dafür gibt's schön viel Zucker! Außerdem wird das mit den aminosäurehaltigen Lösungen jetzt sowieso alles viel besser und teurer, da werden sich die Kassen freuen und das wertet uns gewaltig auf!

PD: Krächz! Stöhn! Winsel! Jammer ... !

PD: Schwein!

PD: Jaul! Fiep! Heul! Plopp ... ich bin kontinuierlich!

Geist der Versöhnung

HD/PD: Spieglein, Spieglein an der Wand ...

Spiegel (oder war's der Focus?): Keiner von Euch! Der Patient trifft die Wahl nach objektiver und umfassender Aufklärung. Die Krankheit als solche bleibt mit allen schlimmen Begleitumständen und niemand soll so tun, als ob es da eine echte Unabhängigkeit gibt, zu allerletzt die Verkäufer des gesalzten Zuckersirups!

Und wenn sie nicht gestorben sind, dann streiten sie noch heute ...

Was an der PD-Diskussion nervt ...

Peritonealdialyse ist eine brauchbare Selbstbehandlungsmethode der Nierenersatztherapie, die alternativ zur Heim-Hämodialyse (verfahrensbedingt zeitlich begrenzt) angewendet werden kann. **Das zentrale Problem ist die Motivation der Patienten zur Selbstbehandlung** – kein Problem der Ärzte oder der Medizin, vielmehr ein Problem der Gesellschaft! Selbstverwirklichung sucht man heute seltener bei der Arbeit oder in einer guten Selbstbehandlung (nicht nur an Dialyse denken!), seine Grenzen findet man lieber in der Freizeit beim „house running", Drachenfliegen oder im freien Fall am Gummiseil ...

Also Heimdialyse ist eine sehr gute Sache, auch die Peritonealdialyse, aber:

Ein Gespenst geht um in der Peritonealdialyse, es heißt „Peritonealdialyse ist die beste, größte, schönste, billigste, ultimative Methode der Nierenersatzbehandlung". In ihrem Namen treiben gespenstische Scharen ihr Unwesen, welches eigene (Un-) Art hat.

Das schauerliche Treiben ist geeignet, das an sich brauchbare Verfahren der Peritonealdialyse zum Nachteil des Patienten rücksichtslos in den Markt zu drücken. Womit wir auch beim Thema wären: Es geht wie so oft nur um Marktanteile, also um Geld. Dem PD-Gespenst innerhalb der PD geht es nicht so sehr um die Sache des Patienten, sondern um Absatz seines gesalzten Zuckerwassers und diverser Zubehörteile, also billigen Plastik-Einwegmaterials. Satte Gewinne sind angesagt.

Bei der Werbung für die Methode geht es alles in allem weniger um Inhalte, sondern mehr um Oberflächlichkeiten, um die äußere Erscheinungsform, um „Tarnanstrich" nach dem Motto: „Augen zu – Schießen – Zielen – Ziel auswählen – Nachdenken", vielleicht sollte seitens bestimmter Anbieter doch einmal die umgekehrte Reihenfolge versucht werden?

Eine oberflächliche Erscheinungsform sind die verkürzten „Listenpreise", während es mit den tatsächlichen Kosten nicht so genau genommen wird. (Was kostet die Behandlung einer Peritonitis tatsächlich?). Dem Autor ist bislang keine seriöse, **betriebswirtschaftlich korrekte** und ehrliche Studie bekannt, welche die tatsächlichen Kosten vergleichbarer Patientengruppen in vergleichbaren Zeiträumen gegenüberstellt. Solange diese nicht vorliegt, kann man nicht in der Welt herumposaunen, daß die PD das „sozioökonomisch günstigere Verfahren" ist.

Bleiben wir aber ruhig einmal bei den Listenpreisen. Hier gilt es zunächst einen Grundfehler zu korrigieren: **Heimverfahren müssen mit Heimverfahren verglichen werden** und nicht wie es gerne geschieht, die Krankenhausdialyse mit der CAPD und dann Einzelbehandlung mit Einzelbehandlung – HD findet 3x/Woche statt, PD 7x/Woche.

Wer ein Heimverfahren durchführen kann, ist sowohl HD- als auch PD-geeignet, viele CAPD-Patienten führen die Behandlung ebenfalls mit einem Partner durch, damit auch das einmal klargestellt ist. Werden Zentrumsverfahren verglichen, dann bitte IPD mit Zentrums-HD! Die astronomischen Kosten der ambulanten Dialyse im Krankenhaus (knapp doppelt so hoch wie exakt die gleiche Behandlung in der Praxis des niedergelassenen Arztes) wollen wir an dieser Stelle gleich außen vor lassen.

Ohne lange Rechnungen zu präsentieren (können beim Autor angefordert werden) steht eines fest: **Heim-Hämodialyse ist kostengünstiger als die billigste Form der Peritonealdialyse, die CAPD!** Bei den Cycler-gestützten Verfahren werden die Unterschiede bedeutsam (Bayern: Heimhämodialyse als Bikarbonatdialyse bringt einen jährlichen Kostenvorteil gegenüber der CCPD von etwa 26.000 DM, Stand 1994).

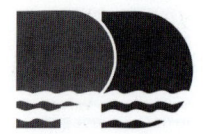

Noch eines wird bei diesen Zahlen deutlich: PD-Verfahren (besonders die CAPD) sind im technischen Vergleich mit Hämodialyseverfahren als primitiv zu bezeichnen. Die dafür erhobenen vergleichsweise hohen Kosten sollten die Kostenträger eigentlich einigermaßen verwundern ...

CAPD ist „kontinuierlich" – richtig, das wird aber mit dem hohen Preis der kontinuierlichen Beschäftigung des Patienten mit seiner Krankheit erkauft. Man kann das natürlich auch anders herum betrachten und ganz frech die Behauptung in den Raum stellen, daß das Verfahren intermittierend (z.B. 3x5 Std./Woche angewandt) überhaupt nicht funktioniert, weil es einfach nicht die Leistungsfähigkeit pro Zeiteinheit hat, wie die Hämo-Verfahren. So einfach ist es, Nachteile vorteilhaft herauszustellen ... die Kunst des Verkaufens!

Ein weiteres Argument der Oberflächlichkeit: „**Geringerer Zeitaufwand bei der CAPD**". Wenn es richtig sauber gemacht wird und man auch die Vorbereitungszeit (die beginnt dann, wenn der CAPD-Patient 6-stündlich ggf. eine andere Tätigkeit unterbrechen muß, um sich zu behandeln) dauert es in aller Regel etwa 45 (bis 60) Minuten – auch um Mitternacht, wenn der HD-Patient schläft ... eines ist ganz eindeutig: Die persönliche und zeitliche Belastung für den CAPD-Patient ist eindeutig höher, als beim Heim-HD-Patient (Wohlgemerkt: Nur diese Gruppen sind vergleichbar!).

Hinzu kommt, daß der HD-Patient während der Behandlung Essen, Schlafen, Lesen, Schreiben, Fernsehen, Schach spielen oder am Computer arbeiten kann (usw. usw.), während der CAPD-Patient in der Zeit seines Beutelwechsels wirklich beschäftigt ist! Und von wegen CAPD-Behandlung „während" der Arbeit! Erstens muß ein geeigneter Raum vorhanden sein, zweitens muß der Arbeitgeber einverstanden sein und drittens geht es nicht „während" der Arbeit, sondern bestenfalls nach Unterbrechung der Arbeit – auch hier dürften die PD-Evangelisten etwas objektiver sein! Für einen „Büro-Arbeiter" mag es noch ganz einfach sein, aber wie schaut es denn bei Tätigkeiten aus, wo man sich während der Arbeit auch einmal ein wenig schmutzig macht?

Ein weiteres Schein-Argument: „**PD-Patienten sind mobiler, insbesondere bei Kurzreisen**". Auch hier muß einiges gerade gerückt werden: Gerade am Wochenende haben HD-Patienten zwei „freie Tage" in Folge. Sie können verreisen ohne einen halben Zentner Verbrauchsmaterial für die CAPD mitzuschleppen. Im Übrigen ist Europa flächendeckend mit Hämodialysezentren versorgt, so daß der Patient von heute auf morgen in einem anderen Zentrum dialysieren kann – Anruf vorher genügt. Ganz im Gegensatz dazu muß der Antransport des umfänglichen Verbrauchsmaterials bei PD (etwa 8 kg/Tag) bei längerem Urlaubsaufenthalt früher geplant werden ... soviel auch hier zur Wahrheit.

Häufiger Fehler in der Bewertung: Übertragung mexikanischer/englischer Verhältnisse/Zahlen auf Deutschland. Deutschland ist traditionell ein „Hämodialyse-Land". Dank der hervorragenden Gesundheitsversorgung war Deutschland Ende der Siebziger Jahre als es mit der Peritonealdialyse erst langsam „losging" bereits bestens mit Hämodialyse versorgt – eine gewachsene Struktur. Im damaligen „Deutschland West" mußte bereits kein Patient mehr wegen Niereninsuffizienz sterben.

In anderen Ländern war das umgekehrt, da war lange nichts und dann kam aus ökonomischen Gründen nur die Peritonealdialyse. **Auch ganz einfache Dinge wie eine stabile Wasser- und Stromversorgung spielen in „PD-Ländern" eine Rolle.**

Schließlich können **geographische Faktoren** nicht außer acht gelassen werden: In wirklichen Flächen-Staaten kann es leicht sein, daß der Patient 200 Meilen vom nächsten nephrologischen Zentrum entfernt ist – dieser Patient hat keine Wahl zwischen HD und PD, er muß PD durchführen. CAPD ist ein sehr einfaches Verfahren, es bedarf weder einer „Spezialklinik" noch besteht ein größerer dialyse-technischer Handlungs- oder Reparaturbedarf.

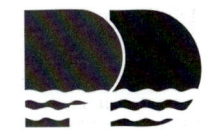

Es nervt, wenn mit Gewalt versucht wird, ein Verfahren zu etablieren, für das in einem modernen Industriestaat wie Deutschland mit guter medizinischer und sozialer Versorgung kein überdurchschnittlicher Bedarf besteht. Deutschland kann nicht mit medizinischen Schwellenländern verglichen werden! Es liegt nicht im Interesse unserer Patienten, sich „nach unten anzugleichen".

Oft wird behauptet: „**Ehemalige Hämodialysepatienten fühlen sich mit der PD besser versorgt**". Das kann möglicherweise vereinzelt zutreffend sein, aber wie immer im Leben soll man nie von Einzelfällen auf die Allgemeinheit schließen, die Statistik des Einzelfalls ist immer 100%ig!

Es gibt mit Sicherheit genausoviele ehemalige PD-Patienten, die einem nach der dritten Hämodialyse sagen: „Herr Doktor, was haben Sie bloß früher mit mir gemacht …".

Ansonsten ist Hämodialyse nicht gleich Hämodialyse. Geht es einem Patient an der Hämodialyse immer schlecht, so ist nach der Qualität der Durchführung dieses Verfahrens in dem Fall zu fragen. **Tatsache ist, daß die HD-Verfahren heute so perfektioniert sind, daß in aller Regel eine absolut beschwerdefreie Behandlung möglich ist!** Persönlich kann ich zur oben zitierten Bemerkung nur sagen: „Dann hatten die nie eine gescheite Hämodialyse!"

! Die **Verharmlosung der Peritonitis**: Ein Therapieverfahren, welches eine so schwere Komplikationsmöglichkeit von vornherein beinhaltet, muß mit einem „!" davor und danach versehen werden! Es ist unerträglich, wenn die Peritonitis als seltenes und kleines Randproblemchen abgehandelt wird, denn es handelt sich immer um eine potentiell lebensbedrohliche Komplikation – auch wenn man das in der Mehrzahl der Fälle ambulant behandeln kann und auch jedem Menschen klar ist, daß die „PD-Peritonitis" nicht mit der „chirurgischen Peritonitis" vergleichbar ist!

Zweifelsohne ist die Peritonitis-Frequenz in den letzten Jahren rückläufig. Ganz eindeutig läßt sich aber in der Literatur zwischen ehrlichen und geschönten Statistiken zu diesem Thema unterscheiden. ==Auch wenn die Peritonitis durch Peritonealdialyse „nur" noch alle vier Jahre auftreten sollte,== muß man doch einmal in aller Offenheit feststellen, daß ein Hämodialysepatient auch nach 8-jähriger Behandlungsdauer kaum jemals eine hämodialysebedingte Bauchfellentzündung bekommen dürfte!

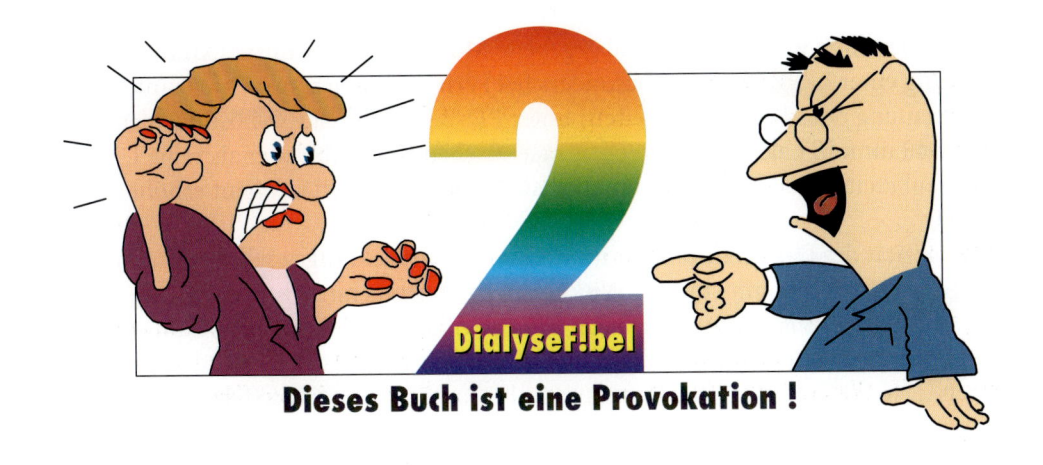

Dieses Buch ist eine Provokation !

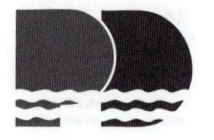

Übrigens „Behandlungsdauer": Dem Autor ist nicht bekannt, daß Peritonealdialyse über Zeiträume wie Hämodialyse durchgeführt werden könnte. Wenn es einen Patient geben sollte, der schon länger als zwanzig Jahre PD kontinuierlich durchführt, so möge man mir dies bitte mitteilen.

Tatsache ist doch viel mehr, daß viele Patienten die nicht transplantiert werden, über lang oder kurz hämodialysiert werden müssen, weil die PD schlicht nicht mehr funktioniert (neudeutsch: „drop out-Rate").

!! Noch etwas mit Ausrufezeichen vor und nach dem Satz: Kommt es beim PD-Patient zum **akuten Abdomen**, so wird dies häufig als Peritonitis verkannt und die Laparotomie signifikant verzögert !!

Die **Verharmlosung der schweren Stoffwechsel-Nebenwirkungen**: Peritonealdialyse ist mit einer extrem unphysiologischen Glukosebelastung des Organismus verbunden. Jedes Kind lernt, daß es mit Süßigkeiten zurückhaltend sein soll, jeder Diabetiker wird intensiv darauf getrimmt, schnelle Kohlenhydrate zu meiden bzw. zu bilanzieren. Bei der Peritonealdialyse ist dies alles plötzlich außer Kraft gesetzt. Hier wird billigend in Kauf genommen, daß sich die diabetische Stoffwechselsituation verschlechtert, oder sich eine solche entwickelt (!). Zum Thema „Peritonealdialyse bei Diabetikern" siehe Seite 120 f. und Seite 137.

Gleiches gilt für die Entwicklung/Verschlimmerung des kardiovaskulären Risikofaktors „Fettstoffwechselstörung". Die **permanenten Eiweißverluste** über die Spüllösung werden oft ebenso „übersehen" wie der daraus entstehende **Zwang zu hoher Eiweiß- und damit Phosphatzufuhr** mit allen hieraus wieder resultierenden Problemen …

Wer sich näher mit der **Rolle des Insulins bei der Arteriosklerose** beschäftigt, wird auch nicht mehr leicht dahin sagen „ja, da geben wir den Diabetikern unter der PD etwas mehr Insulin um die Glukosebelastung auszugleichen" (am Ende noch intraperitoneal, dann steigern wir gleich die Peritonitis-Frequenz noch ein wenig …). Stöbert man in Datenbanken, findet häufig den Begriff „Insulin" unter dem key word „groth factor" (Wachstumsfaktor für glatte Gefäßmuskelzellen in der Genese der Arteriosklerose).

Es ist heute sicher, daß Hyperglykämie und Hyperinsulinämie in der Entstehung der Arteriosklerose wichtige Teilaspekte sind – wichtiger vielleicht als die Hypertonie. **Und damit sind wir bei einer zentralen Frage: Es will mir nicht einleuchten, daß ärztlich verordnete Langzeit-Hyperglykämie (und deren Folgen) im Rahmen der Peritonealdialyse ein harmloses Therapieprinzip sein soll …**

(Sind es Hyperglykämie und Hyperinsulinämie, die die Zellen des Bauchfells unter PD so verändern, daß nach ein paar Jahren die PD nicht mehr funktioniert?)

Gerne übersehen wird auch die real gegebene **Möglichkeit der Entwicklung/Verstärkung einer Laktatazidose** (besonders bei Peritonitis, Herzinsuffizienz mit Leberstauung oder Leberkrankheiten) unter PD-Behandlung. PD-Lösungen enthalten 35-40 mmol/l Laktat in Form eines racemischen Gemischs oder als reine L-Laktatzubereitung. Tatsache ist, daß die Laktatspiegel beim PD-Patient erhöht sind.

Die Toxizität des D-Laktats besteht im Risiko der Entwicklung zerebraler Funktionsstörungen. Insgesamt sind die Wirkungen des Laktats hinsichtlich Vasodilatation und Minderung der myokardialen Kontraktilität durchaus den Wirkungen des Azetats vergleichbar – und wir alle glaubten, die Ära der Azetatdialyse überholt zu haben … (Laktat wird im Zitronensäurezyklus in Azetat umgewandelt).

Die **Verharmlosung von Nachteilen einfacher, alltäglicher Dinge** in der medizinischen Betreuung **wie die umständliche parenterale Eisensubstitution** oder auch die intravenöse Gabe anderer Medikamente bei PD-Verfahren. Nun wird man sofort das Argument der „ach so schmerzhaften" Shuntpunktion ins Feld führen. Da sage ich nur: Profis punktieren Shunts nahezu schmerzfrei!

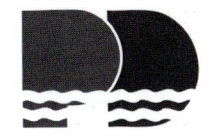

Nach der hoffentlich frühzeitigen erfolgreichen **Nierentransplantation** ist beim Peritonealdialysepatient eine **zweite Operation zur Entfernung des Katheters erforderlich**, hingegen kann der Shunt des Hämodialysepatienten belassen werden … jede Operation birgt Risiken – nicht nur für das Transplantat!

Die **Verharmlosung der Probleme bei der wünschenswerten Stoffwechselführung des peritonealdialysepflichtigen Diabetikers** gleicht dem Versuch der Quadratur des Kreises. Noch am leichtesten zu bewältigen ist unter HD und PD das Problem der Zwischenmahlzeiten, wo der nicht-dialysepflichtige Diabetiker gern ein Stück Obst oder Joghurt zu sich nimmt. Hier kann alternativ Kompott (ohne Saft) oder ein Stück Brot mit Belag empfohlen werden.

Problematisch wird es bei PD-Patienten bereits mit der Eiweißzufuhr, die eng mit der Phosphatzufuhr gekoppelt ist. Der hohe Eiweißverlust von 10 bis 12 Gramm pro Tag (bei Peritonitis bis 40 Gramm) macht bei PD-Patienten eine hohe Eiweißzufuhr mit der Nahrung wünschenswert, was zwangsläufig zu hoher Phosphatzufuhr führt. Geradezu paradox ist die **extreme Glukosebelastung** des peritonealdialysepflichtigen Diabetikers. Es stimmt nachdenklich, wenn Diabetikern nach gängiger diabetologischer Lehrmeinung die kontrollierte Zufuhr von „Zucker" (in all seinen Erscheinungsformen) nahegelegt wird, dies aber im Zusammenhang mit der medizinischen Handlung „PD" alles plötzlich nicht mehr gilt.

Tatsächlich ist die Glukosebelatung beim PD-Patient so hoch, daß es jedem Diabetologen den kalten Schweiß auf die Stirn treibt: Ein 2000-ml-Beutel mit 4,25%igem Glukosegehalt enthält 85 Gramm reinen Traubenzucker, was ganz nebenbei 340 kcal entspricht. Die Glukoseresorption über das Peritoneum beträgt etwa 75 %. Bei einem CAPD-Regime mit **zwei „4,25er" und zwei „1,5er" Beuteln resorbiert der PD-Patient etwa 173 Gramm reinen Traubenzucker, was wiederum eine unvermeidliche Zufuhr von rund 700 kcal (zusätzlich) bewirkt.** Glukose hat eine Blutzuckerwirksamkeit von 100 %. Der Kalorienbedarf beim älteren, normalgewichtigen Patient mit leichter körperlicher Tätigkeit liegt bei etwa 1700 bis 1900 kcal. Mithin müßte der PD-Patient seine tägliche Energiezufuhr auf „natürlichem Weg" auf 1000 bis 1200 kcal beschränken, letzteres sind für den Diabetiker rund 10 BE. Hiervon soll ein großer Teil Eiweiß sein (vgl. oben).

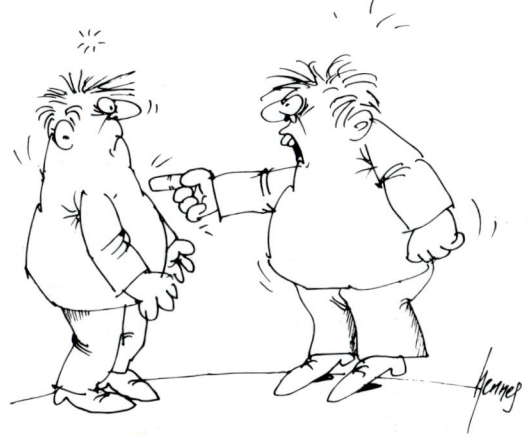

WENN SIE GANZ ЯЗЯЗGИА MEINUNG SIND ODER EINEN VEHLER VINDEN – SO TEILEN SIE ES UNS RUHIG MIT!

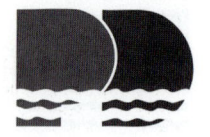

Nun ist es aber so, daß sich die ständige Zwangsaufnahme nicht eiweißhaltiger Energie und der volle Leib (Dialysat) nicht gerade förderlich auf den Appetit auswirken. **Wer mag bei dieser hausgemachten Problematik noch vor die Patienten treten und guten Gewissens etwas über Diät erzählen?**

Ein weiteres kommt dazu: Die **permanente Glukosemast** gepaart mit dem **Verlust des Aktivatorproteins der Lipoproteidlipase (Apo-CII)** über das Dialysat führt zu einer **Verschärfung der ohnehin bestehenden urämischen Fettstoffwechselstörung**: Hauptsächlich kommt es zu einer Erhöhung der Triglyceride, aber auch des Cholesterins. Richtig lustig wird es, wenn in dieser Situation die Einschränkung der Fett- und Kohlenhydratzufuhr empfohlen wird. Alkohol und soweit eben möglich (tierisches) Fett meiden, mehr ist wohl kaum möglich!

Die erhebliche Fettvermehrung im Serum hat eine weitere selten bedachte Folge vorrangig für PD-Patienten: Der Volumenanteil der wäßrigen Phase wird geringer, was zu **falsch-niedrigen Laborwerten für alle wasserlöslichen Substanzen** führen kann – zu letzteren zählt auch das beliebte Kalium. Also tut man gut daran, „normale" Serum-Kaliumwerte bei Patienten mit schweren Hypertriglyceridämien nicht zu euphorisch zu beurteilen (SCHWANDT, 1990).

Die geschilderte **Stoffwechselproblematik zwingt zur diätetischen Behandlung**. Der oft zitierte Satz „PD-Patienten müssen keine Diät einhalten" widerlegt sich selbst. Auch PD-Patienten können durch Diätfehler lebensbedrohliche Hyperkaliämien entwickeln: Nicht erst einmal habe ich PD-Patienten notfallmäßig wegen schwerer Hyperkaliämien hämodialysiert!

Bei der Flüssigkeitszufuhr ist es ganz genauso – **nur die Hämodialyse ermöglicht die punktgenaue Dehydrierung eines Patienten! Eindeutig ist die Mehrzahl der Peritonealdialysepatienten chronisch überwässert**, was nicht immer ein Nachteil sein muß. Der Vorteil der Hämodialyse ist jedoch eindeutig, daß man des Ausmaß der Überwässerung punktgenau bewußt steuern kann, etwa um die Restfunktion der Nieren möglichst lange zu erhalten!

Neben der realen Möglichkeit der Hyperkaliämie sind **manche PD-Patienten auch hypokaliämisch**, manchmal muß sogar Kalium substituiert werden. Auch das ist aber kein Vorteil des PD-Verfahrens, es zeigt vielmehr, daß **manche Patienten so wenig Appetit unter der PD haben, daß es zu solchen Entgleisungen kommen kann**. Ohne Not kann man bei Elektrolyt-instabilen Hämodialysepatienten hingegen Natrium, Kalium und Calcium vor jeder Behandlung bestimmen und **jede einzelne Hämodialyse individuell gestalten**!

Daneben liegt auch das Argument, daß es wegen der (vergleichsweise minimalen) Heparinisierung unter der Hämodialyse zu einer Verschlechterung der diabetischen Retinopathie kommen würde. Das ist nicht der Fall, entscheidend ist vielmehr die Einstellung der Hypertonie!

Als Beobachter mit kleiner Fallzahl hatte man schon immer den Eindruck, daß die PD-Evangelisten mit ihrer praktizierten Super-Selektion von Patienten eine Mogelpackung schnüren. Wer wirklich vergleichbare Patientengruppen miteinander vergleicht, findet recht eindeutige **Hinweise darauf, daß die chronisch ambulante Peritonealdialyse in der Mortalitätsstatistik der Hämodialyse bei Diabetikern unterlegen ist**: Nachzulesen bei HELD et al. in Kidney Int. 45 (1994) 1163 - 1169. Die Ergebnisse dieser aussagekräftigen Arbeit (310 Diabetiker unter CAPD, 1379 diabetische Hämodialysepatienten) lassen **aus europäischer Sicht zumindest den gedanklichen Schluß zu, daß in Kenntnis der höheren Mortalität amerikanischer Hämodialysepatienten im Vergleich zu Europa und Japan die Ergebnisse in Deutschland** noch eindeutiger wären und auch auf Nicht-Diabetiker übertragbar sein dürften. Hier fanden HELD und Mitarbeiter nämlich in Amerika keine Unterschiede zwischen HD- und PD-Patienten. Schade, daß in Deutschland anscheinend nur in der Richtung geforscht wird, wo das Geld ist. So sehen dann auch die Ergebnisse aus …

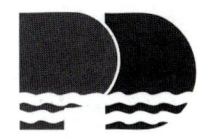

Die **Verharmlosung des PD-Katheters**: Tatsache ist, daß die Existenz des PD-Katheters einen wesentlich schlimmeren Eingriff in die körperliche Gesamtheit des Menschen darstellt, als der Gefäßzugang zur Hämodialyse (CIMINO-Fistel am Unterarm). Mit diesem „Schlauch im Bauch", dessen Eingang und Tunnel sich zusätzlich entzünden können, kann der Patient nicht baden (oder nur nach umständlichstem Abkleben mit Folien), der Katheter drängelt sich im wahrsten Sinn des Wortes in die Intimsphäre. Die für jeden Menschen so wichtige zärtliche Umarmung ist durch das Ding eklatant beeinträchtigt.

CCPD: Für die nächtliche CCPD-Behandlungsphase wird in aller Regel eine Dauer von 8 Stunden angesetzt, eine Zeit, die der Patient in einem Bettchen bestimmter Mindesthöhe verbringen muß. Es wird hierbei **unterstellt**, daß eine **achtstündige Nachtruhe die Norm** ist. Jeder, der täglich ältere Patienten behandelt (und der Durchschnitts-Dialysepatient ist nun mal deutlich über 60 Jahre alt) weiß, daß eine kontinuierliche Nachtruhe dieser Dauer in dieser Altersgruppe die absolute Ausnahme und nicht etwa die Norm ist! Klartext: Keineswegs findet das Ganze so nebenbei im Schlaf statt …

Lagerprobleme: Mehr noch als bei der Heim-Hämodialyse besteht für die Durchführung der PD zu Hause ein erheblicher Bedarf an Lagerplatz, der in modernen Großstadtwohnungen selten vorhanden ist. Das Problem ist für Hausbesitzer (auf dem Land) geringer …

Dialysebeginn: Nach der stationär erforderlichen Implantation des Peritonealdialysekatheters muß sofort mit der Behandlung begonnen werden. Nach der ambulant möglichen Anlage einer AV-Fistel für die Hämodialyse kann in aller Ruhe mit dem Dialysebeginn zugewartet werden. Die unmittelbar präterminale Phase der Niereninsuffizienz ist sehr variabel. Oft kann man den Dialysebeginn beim Patient mit angelegter Fistel nach Variation der diätetischen und/oder medikamentösen Behandlung noch einmal hinausschieben, weil sich die Gesamtsituation stabilisieren läßt. Auch die bereits begonnene Hämodialyse kann im Ausnahmefall „auseinandergezogen" oder temporär ganz wieder ausgesetzt werden. Diese Möglichkeiten sind dem potentiellen PD-Patient weitgehend verwehrt. Es ist deshalb mein Eindruck, daß mit der Peritonealdialyse generell früher begonnen wird, als mit der Hämodialyse. Die Eingangskriterien (z.B. Kreatininclearance bei Beginn der Dialyse) sind in manchen Studien recht „verwaschen" dargestellt.

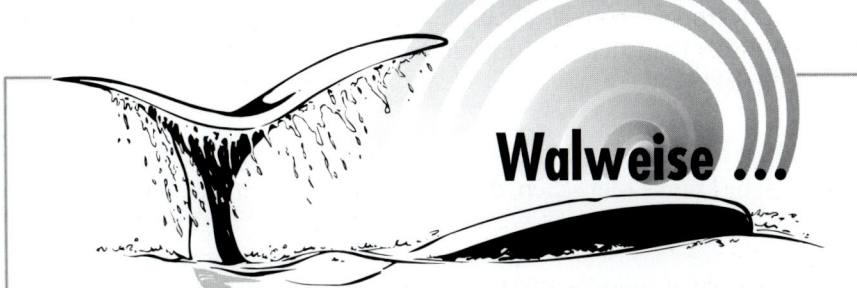

Walweise …

Hämodialyse (HD) und Peritonealdialyse (PD) sind gleichberechtigte Verfahren der Nierenersatzbehandlung. Die Entscheidung, welches der Verfahren anzuwenden ist, trifft der Patient nach **objektiver** und **detaillierter (!)** Aufklärung. Wenn immer möglich, betrachten wir HD und PD nur als Brücke zur Nierentransplantation. Beim Vergleich der Anwendungshäufigkeit von HD und PD spielen historische und geographische Gegebenheiten der beurteilten Regionen eine entscheidende Rolle. Die bislang vorgelegten „(Kosten-) Analysen" sind teilweise wenig objektive deutsche „Milchmädchenrechnungen".
Tatsache: **Die Heim-Hämodialyse ist das kostengünstigste Verfahren!**

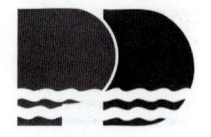

Schlechtes Gewissen? Irgendwie scheint den PD-Verkäufern auch nicht so ganz wohl zu sein bei ihrem Tun: Wie sonst wäre es erklärbar, daß zentrale und essentielle Bestandteile beim Verkauf der Methode die permanente massive psychologische Einflußnahme auf die Patienten (und ihre Angehörigen) in der Weise sind, daß ihnen immer wieder eingehämmert wird, daß Peritonealdialyse das Größte und Schönste, eben die große Freiheit schlechthin ist …

In der Hämodialyse steht niemand unter einen permanenten Rechtfertigungs-Druck! Mit Hämodialyse kann jeder Patient individuell versorgt werden. Hämodialysepatienten führen ein lebenswertes Leben. Es gibt da weder zeitliche noch altersmäßige Grenzen, auch „Methoden-Versager" (vgl. unten) gibt es nicht!

Die Hämodialyse ist in nahezu jeder Hinsicht das überlegene Verfahren. So sieht das wohl die große Mehrheit von Deutschlands Nephrologen (und die wissen wohl, wovon sie reden!), denn die würden sich im Fall der eigenen Dialysepflichtigkeit mehrheitlich mit einem Hämo-Verfahren behandeln (vgl. unten).

Wie ordnen wir die Peritonealdialyse objektiv ein?

Die PD (als CAPD/CCPD & Spielarten) ist ein verfahrensbedingt zeitlich begrenzt einsetzbares Heimdialyseverfahren neben der Heim-Hämodialyse.

Einige wenige mögliche Vorteile der PD werden von gravierenden Nachteilen und Risiken der Methode aufgewogen. Im Gegensatz zur Heimhämodialyse ist bei der Peritonealdialyse zu Hause nicht zwingend ein Partner erforderlich, wobei man fairerweise anerkennen sollte, daß auch mancher PD-Patient zum Beutelwechsel einen Partner benötigt.

Desgleichen muß man wissen, daß sich mancher Heim-Hämodialysepatient insgeheim einmal allein behandelt. Technisch kein Problem, medizinisch natürlich strikt abzulehnen!

Die Entscheidung, welches Verfahren der Nierenersatzbehandlung bis zur anzustrebenden Transplantation angewendet wird, trifft der Patient nach objektiver (!) und umfassender (!) Aufklärung. Die hier aufgezählten Fakten sollte der Patient schon kennen, jede Aufklärung darunter und jedes Verschweigen von Nebenwirkungen gegenüber dem zukünftigen Patient wäre wohl in gewisser Weise fahrlässig.

Die Zahl der für Heimdialyse (gleichgültig ob Heim-Hämodialyse oder Peritonealdialyse) geeigneten Patienten ist klein und die Zahl der für Heimdialyse geeigneten und motivierbaren Patienten ist noch viel kleiner. Wahrscheinlich sind nicht mehr als etwa 15 % aller Patienten für ein Heimbehandlungsverfahren geeignet und noch weniger motivierbar.

Unsere Welt ist bunt und so wollen wir sie auch sehen. Ungefiltert, pur und ehrlich. Es geht um sehr kranke Menschen, denen optimal geholfen werden muß, nicht um Drittmittelbeschaffung.

Wenn immer möglich streben wir die erfolgreiche Nierentransplantation an und betrachten Dialyse nur als Brücke zur Transplantation.

Wir müssen weg von einer politisch durchsetzten Ideologie der Äußerlichkeit, weg von einer Ideologie, die genau darauf setzt, daß vor dem Denken die Wahrnehmung steht, weg von der Trennung des Wesens der Dinge vom ersten Eindruck ihrer Erscheinung.

Was wäre wenn ...

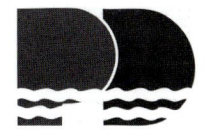

Die verschiedenen Möglichkeiten der Nierenersatzbehandlung im Meinungsbild der nephrologisch tätigen Ärzte Deutschlands

Um die Präferenz der nephrologisch tätigen Ärzte Deutschlands kennenzulernen, verschickten wir an die Ärzteschaft der uns postalisch bekannten nephrologischen Zentren einen Fragebogen, in dem wir darum baten, das Verfahren der eigenen Wahl anzugeben, wenn man morgen selbst terminal niereninsuffizient würde. Alle nachfolgenden Prozentangaben sind gerundet.

Deutschlands Nephrologen und Dialyseärzte waren in überraschend großer Zahl zum „Outing" bereit: Wir erhielten bis Redaktionsschluß 424 Rückantworten aus 335 Zentren, ein überdurchschnittliches Ergebnis.

Zwar hatten wir die Absenderangabe freigestellt, über 90 % der Antworten waren aber mit dem Absender versehen, so daß wir eine noch weitaus differenziertere Auswertung vornehmen konnten, als ursprünglich geplant. Der dabei auftretende geringe systematische Fehler ist für die Signifikanz der Aussage ohne Belang.

Rund 32 % der Antworten kamen aus nephrologischen Abteilungen von Kliniken, 26 % aus Zentren des KfH, der PHV oder des DTZ und 42 % aus Praxen niedergelassener Ärzte.

Die Berufserfahrung der befragten Ärzte (wir fragten nach ausschließlicher Tätigkeit in der Nephrologie/Dialyse) teilt sich wie folgt auf:

20 % < 5 Jahre; 24 % 5-15 Jahre; 56 % > 15 Jahre

Eines steht fest: Hinter den Antworten steht die geballte Kraft nephrologischen Wissens und einige Jahrhunderte Berufserfahrung. Die Antwortenden wissen zweifelsohne, wovon Sie reden und schreiben.

1 % der Antworten konnte nicht ausgewertet werden, da die Kollegen Spaßvögel sind und sich im Fall der Dialysepflichtigkeit mit Hämo- und Peritonealdialyse gleichzeitig behandeln würden. Natürlich wird man die letzte Entscheidung erst in der konkreten Situation treffen können, die Frage war aber: „Wie würden Sie sich entscheiden, wenn es **morgen** soweit wäre?"

Die Industrie beglückt uns ja immer wieder einmal mit gewissen Trendmeldungen, die sich bei genauerem Hinsehen oft als reine Fiktion entpuppen. So kann unsere Umfrage dazu beitragen, einige dieser Märchen zu beerdigen.

Irrtum: „Die Heim-Hämodialyse ist tot" – das ist eindeutig falsch, das Gegenteil ist richtig! **Die Heim-Hämodialyse ist der eigentliche Superstar, der Gewinner der Umfrage**, wenn man das so bezeichnen will. 32 % der Kollegen würden sich im Fall der eigenen Dialysepflichtigkeit für dieses Verfahren entscheiden, die Peritonealdialyse in ihren verschiedenen Varianten würden 21 % wählen. Die mehrheitlich verbleibenden 47 % würden sich mit den verschiedenen Hämo-Verfahren in einem Dialysezentrum behandeln lassen.

Geht man einmal davon aus, daß das letztlich dem Patient empfohlene Verfahren („Was würden Sie denn machen, Frau/Herr Doktor?") mit dem Verfahren der eigenen Wahl identisch ist, kann man aus der Untersuchung einige weitere interessante Schlüsse ziehen:

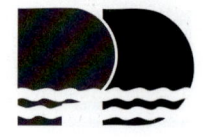

Gerne wird das Märchen verbreitet, daß Niedergelassene **keine** Peritonealdialyse anbieten, weil sie da nicht genug Geld verdienen: 28 % der Kolleginnen und Kollegen, die sich selbst mit Peritonealdialyse behandeln würden, kommen aus dem niedergelassenen Bereich. Betrachtet man die Gesamt-Akzeptanz der PD- gegenüber den HD-Verfahren ist diese in den Praxen niedergelassener Ärzte noch um 5 % höher als in Einrichtungen des KfH, der PHV und des DTZ. Der Unterschied ist nicht signifikant, aber immerhin …

Wir wissen aus zahlreichen Rückfragen, daß geeigneten Patienten das PD-Verfahren stets auch zuerst angeboten wird. Das Problem der geringen Akzeptanz der Peritonealdialyse scheint aber nicht das fehlende Angebot durch die Ärzte zu sein, vielmehr sind die geeigneten Patienten auch von den persönlichen Anhängern des Verfahrens nicht zu motivieren!

Keine Probleme haben Deutschlands nephrologisch tätige Ärztinnen und Ärzte mit der Nierentransplantation: 86 % würden sich anmelden, hiervon würden 15 % auf eine Lebendspende setzen. Bemerkenswert ist immerhin, daß sich 14 % der Ärzte nicht zur Transplantation anmelden würden und offenbar in der Dialyse allein eine gute Lebensperspektive sehen.

Mit steigender Berufserfahrung sinkt die Akzeptanz der Peritonealdialyse. 37 % der „Frischlinge" in der Dialyse (Berufserfahrung < 5 Jahre) würden sich selbst mit Peritonealdialyse behandeln, 29 % der Kolleginnen und Kollegen mit 5-15 Jahren Berufserfahrung und nur 12 % der „alten Hasen" (> 15 Jahre Berufserfahrung) würden selbst PD machen! Aus den Details der Analyse wissen wir, daß die eingangs verkündete Schlußfolgerung richtig ist! Keinesfalls ist es so, daß die erfahrenen Kolleginnen und Kollegen mit ihrem Wissen um die Peritonealdialyse in der Vergangenheit stehengeblieben sind!

HD oder PD? Glaubensfrage oder Wissensfrage?

Das Resultat ist recht eindeutig: **Die ganz große Mehrheit (79 %) der nephrologisch tätigen Ärztinnen und Ärzte Deutschlands würde im Fall der eigenen Dialysepflichtigkeit für sich persönlich ein Hämo-Verfahren wählen** (47 % die Zentrumshämodialyse, 32 % die Heimhämodialyse).

Wir möchten das nicht weiter kommentieren, denn es geht hier nicht um Entfachung eines Glaubenskrieges. Letztlich muß das jeder Patient für sich selbst entscheiden, auch wenn der Patient selbst Arzt ist.

Die nachfolgenden Abbildungen visualisieren die Ergebnisse unserer Umfrage.

Woher die Antworten kamen …

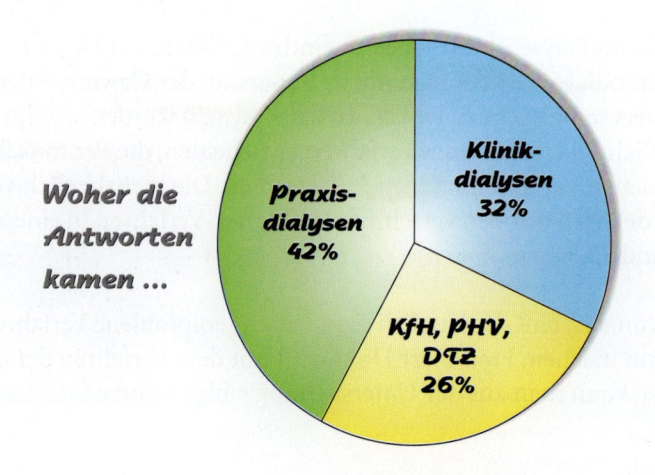

- Klinikdialysen 32%
- Praxisdialysen 42%
- KfH, PHV, DTZ 26%

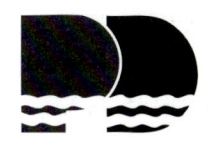

Berufserfahrung der befragten Nephrologen und nephrologisch tätigen Ärzte

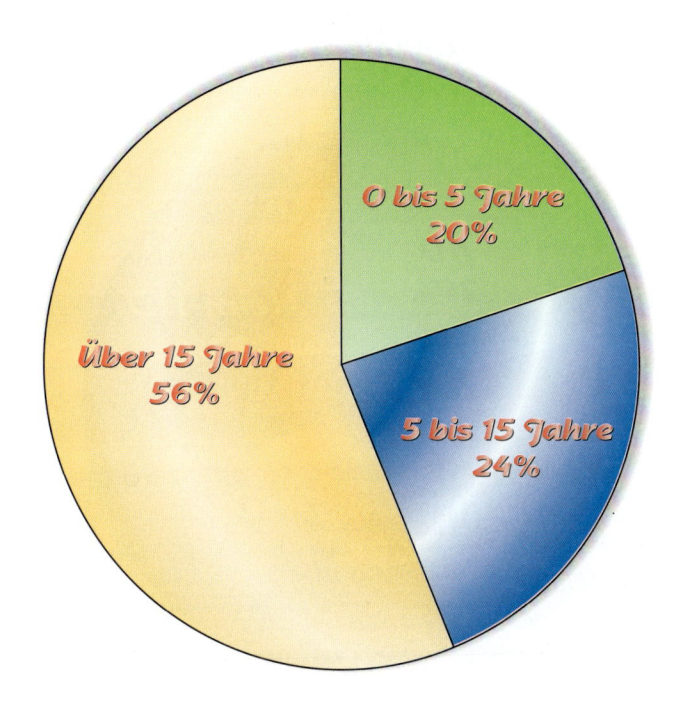

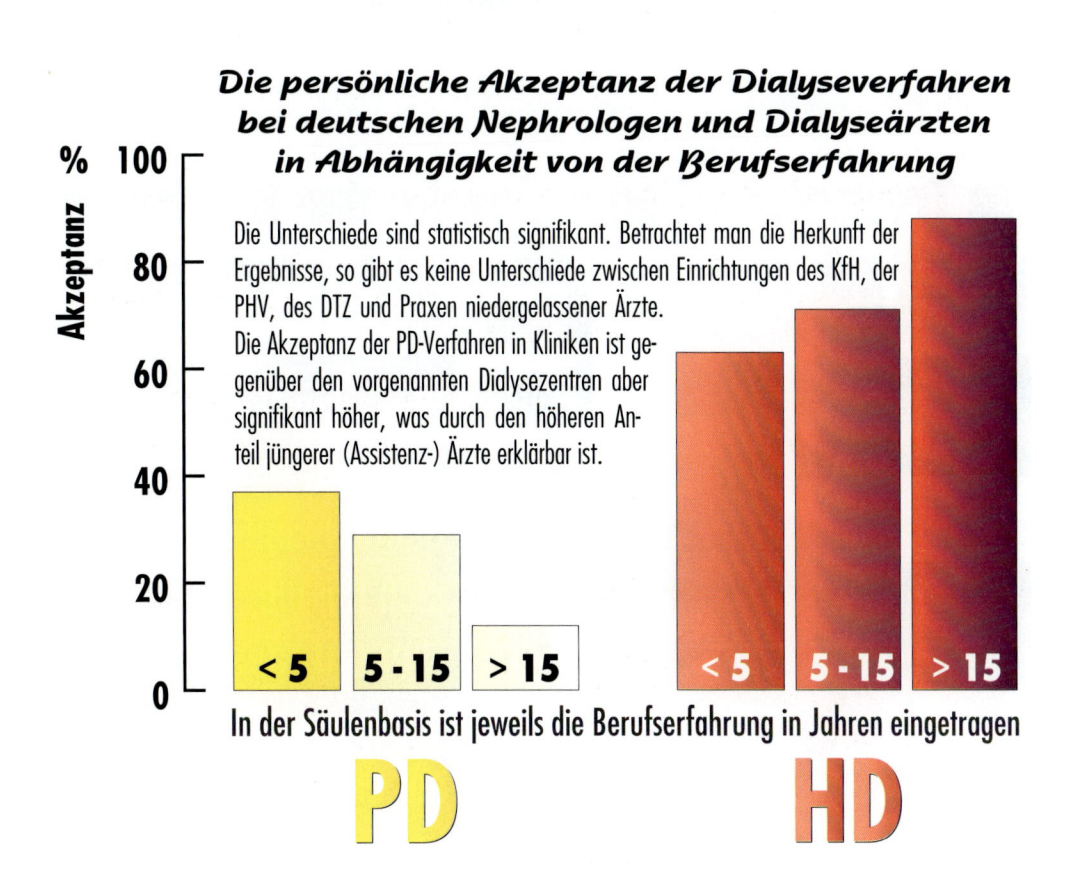

- 0 bis 5 Jahre: 20%
- 5 bis 15 Jahre: 24%
- Über 15 Jahre: 56%

Die persönliche Akzeptanz der Dialyseverfahren bei deutschen Nephrologen und Dialyseärzten in Abhängigkeit von der Berufserfahrung

Die Unterschiede sind statistisch signifikant. Betrachtet man die Herkunft der Ergebnisse, so gibt es keine Unterschiede zwischen Einrichtungen des KfH, der PHV, des DTZ und Praxen niedergelassener Ärzte.
Die Akzeptanz der PD-Verfahren in Kliniken ist gegenüber den vorgenannten Dialysezentren aber signifikant höher, was durch den höheren Anteil jüngerer (Assistenz-) Ärzte erklärbar ist.

In der Säulenbasis ist jeweils die Berufserfahrung in Jahren eingetragen

PD — <5, 5-15, >15

HD — <5, 5-15, >15

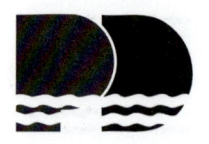

Für welches Dialyseverfahren würden sich die nephrologisch tätigen Ärzte in Deutschland im Fall der eigenen Dialysepflichtigkeit entscheiden?

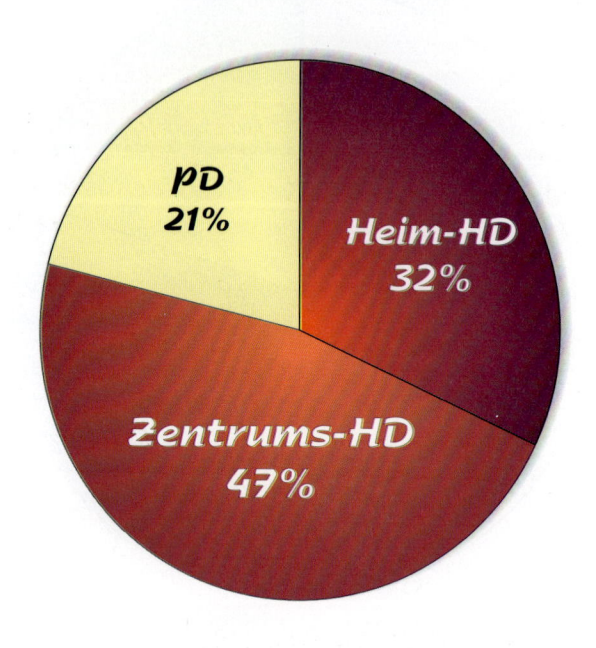

- PD 21%
- Heim-HD 32%
- Zentrums-HD 47%

79% würden ein Hämodialyseverfahren wählen, 21% eine Spielart der Peritonealdialyse!

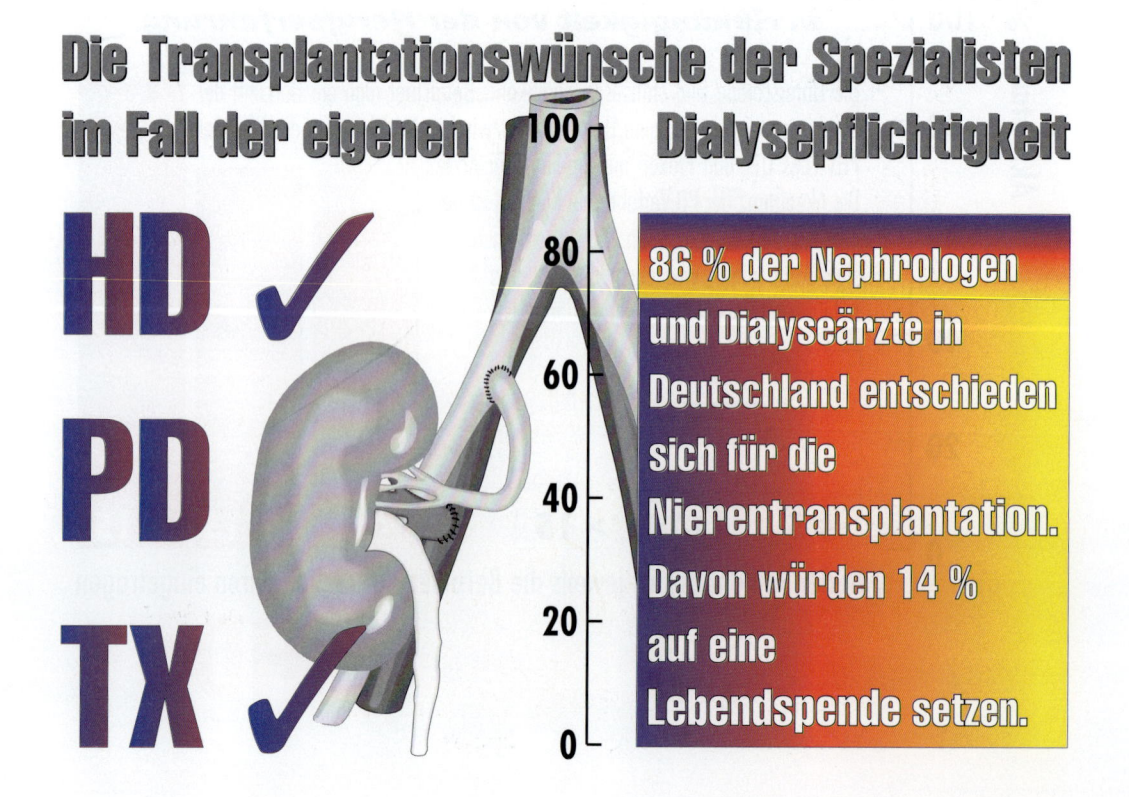

Die Transplantationswünsche der Spezialisten im Fall der eigenen Dialysepflichtigkeit

HD ✓
PD
TX ✓

86 % der Nephrologen und Dialyseärzte in Deutschland entschieden sich für die Nierentransplantation. Davon würden 14 % auf eine Lebendspende setzen.

Prinzip der Peritonealdialyse

Die Grundtechnik der Peritonealdialyse besteht darin, daß eine definierte Menge (bei der CAPD meist zwei Liter) einer Spüllösung (eine Art „gesalztes Zuckerwasser") unter (möglichst) sterilen Bedingungen über einen zuvor permanent im Bauchraum zu plazierenden Katheter (Kunststoffsonde) in die Bauchhöhle eingebracht wird, dort einige Zeit (bei der CAPD etwa 6 Stunden) verweilt und dann wieder aus der Bauchhöhle entfernt wird.

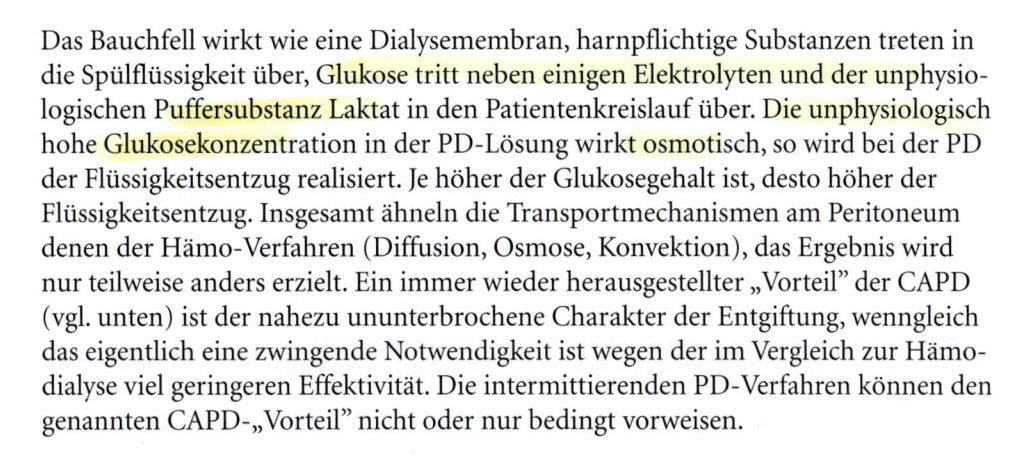

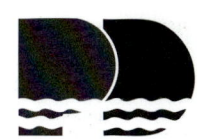

Das Bauchfell wirkt wie eine Dialysemembran, harnpflichtige Substanzen treten in die Spülflüssigkeit über, Glukose tritt neben einigen Elektrolyten und der unphysiologischen Puffersubstanz Laktat in den Patientenkreislauf über. Die unphysiologisch hohe Glukosekonzentration in der PD-Lösung wirkt osmotisch, so wird bei der PD der Flüssigkeitsentzug realisiert. Je höher der Glukosegehalt ist, desto höher der Flüssigkeitsentzug. Insgesamt ähneln die Transportmechanismen am Peritoneum denen der Hämo-Verfahren (Diffusion, Osmose, Konvektion), das Ergebnis wird nur teilweise anders erzielt. Ein immer wieder herausgestellter „Vorteil" der CAPD (vgl. unten) ist der nahezu ununterbrochene Charakter der Entgiftung, wenngleich das eigentlich eine zwingende Notwendigkeit ist wegen der im Vergleich zur Hämodialyse viel geringeren Effektivität. Die intermittierenden PD-Verfahren können den genannten CAPD-„Vorteil" nicht oder nur bedingt vorweisen.

Stoff- und Flüssigkeitstransport bei der Peritonealdialyse (Schema)

Das Bauchfell dient als natürliche Dialysemembran (Extremfall der Wiederverwendung!), als Austauschareal steht etwa 1 m² zur Verfügung. Austauschweg: Blutgefäßkapillare ↔ Interstitium (Zwischenzellraum) ↔ Mesothel (Oberflächenepithel des Bauchfells) ↔ Dialysierflüssigkeit. Das Peritoneum bildet beim Stoffaustausch eine semipermeable Membran, durch die gelöste Stoffe hindurch diffundieren, wobei die Einzelheiten des Stofftransports noch nicht endgültig aufgeklärt sind.

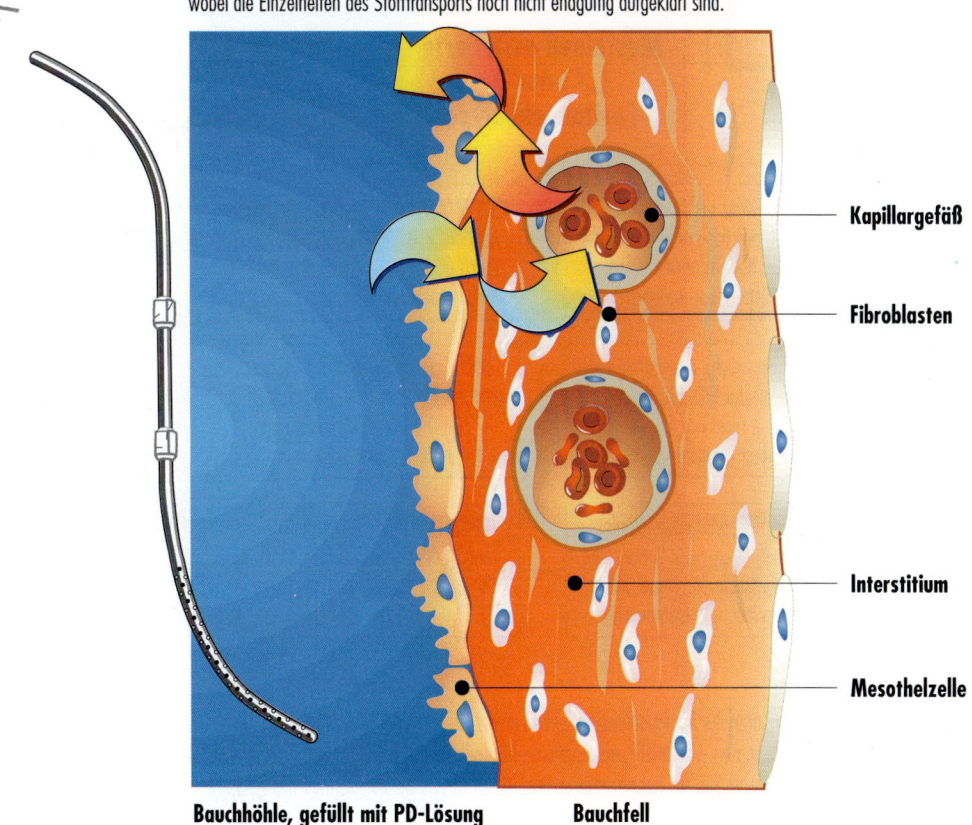

- Kapillargefäß
- Fibroblasten
- Interstitium
- Mesothelzelle

Bauchhöhle, gefüllt mit PD-Lösung   Bauchfell

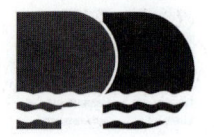

Nach der Grundidee und den äußeren Zwängen in klassischen PD-Ländern ist die Peritonealdialyse ein Heimbehandlungsverfahren. Vergleiche hinsichtlich Kosten, Patientenüberleben, Komplikationen usw. sind also bei objektiver Vorgehensweise nur mit der Heim-Hämodialyse statthaft. Was jedoch an „vergleichenden" Betrachtungen hier zum Teil angeboten wird, ist alles andere als objektiv (vgl. oben).

Die Sache ist recht einfach: Mit Hämodialyseverfahren können praktisch alle Patienten behandelt werden – auch die „Methodenversager" (Welch' netter und bezeichnender Begriff! Korrekter wäre für diese Fälle ja wohl: „Versager-Methode", denn nicht der Patient hat versagt, sondern die Methode!) der Peritonealdialyse. Peritonealdialyse kommt nur in Betracht, wenn eine Liste von Kontraindikationen ausgeschlossen ist (die viel viel länger ist als bei der Hämodialyse) und eine ganze Reihe von Selektionskriterien erfüllt sind, die für die Hämodialyse schlicht nicht existieren!

Zum anatomischen Aufbau des Bauchfells wird auf die umseitige Grafik verwiesen.

Varianten der Peritonealdialyse

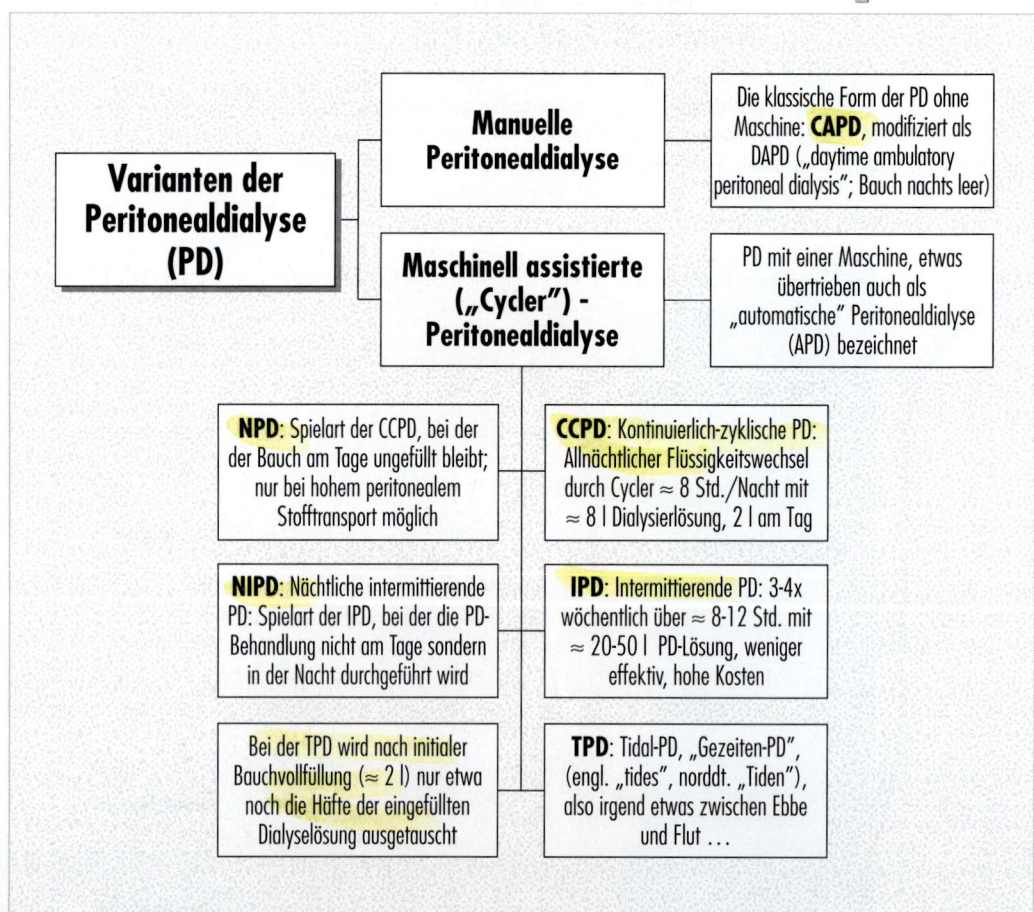

Nach Art und Häufigkeit der Durchführung des Flüssigkeitsaustausches wird unterschieden zwischen:

Formen der Peritonealdialyse

Varianten der Peritonealdialyse (PD)

- **Manuelle Peritonealdialyse**: Die klassische Form der PD ohne Maschine: **CAPD**, modifiziert als DAPD („daytime ambulatory peritoneal dialysis"; Bauch nachts leer)

- **Maschinell assistierte („Cycler")-Peritonealdialyse**: PD mit einer Maschine, etwas übertrieben auch als „automatische" Peritonealdialyse (APD) bezeichnet

  - **NPD**: Spielart der CCPD, bei der der Bauch am Tage ungefüllt bleibt; nur bei hohem peritonealem Stofftransport möglich
  - **CCPD**: Kontinuierlich-zyklische PD: Allnächtlicher Flüssigkeitswechsel durch Cycler ≈ 8 Std./Nacht mit ≈ 8 l Dialysierlösung, 2 l am Tag
  - **NIPD**: Nächtliche intermittierende PD: Spielart der IPD, bei der die PD-Behandlung nicht am Tage sondern in der Nacht durchgeführt wird
  - **IPD**: Intermittierende PD: 3-4x wöchentlich über ≈ 8-12 Std. mit ≈ 20-50 l PD-Lösung, weniger effektiv, hohe Kosten
  - Bei der **TPD** wird nach initialer Bauchvollfüllung (≈ 2 l) nur etwa noch die Häfte der eingefüllten Dialyselösung ausgetauscht
  - **TPD**: Tidal-PD, „Gezeiten-PD", (engl. „tides", norddt. „Tiden"), also irgend etwas zwischen Ebbe und Flut ...

Die Bezeichnungen für die einzelnen Varianten der Peritonealdialyse wirken etwas aufgesetzt – wie selbst angeheftete Orden und Ehrenzeichen. Kein Mensch würde auf den Gedanken kommen, von AHD („automatische Hämodialyse"), NIHD („Nächtliche intermittierende Hämodialyse") usw. zu sprechen. Lassen Sie sich nicht verwirren, es geht immer um das Gleiche: Wie bekommen wir das Zuckerwasser rein in den Bauch und wieder raus ...

CAPD = continuous ambulatory peritoneal dialysis

Hierunter versteht man die kontinuierliche, also ständige ambulante Peritonealdialyse. Der Patient oder ein ständig verfügbarer Partner führen mehrfach täglich (meist 6-stündlich) den Wechsel der Spüllösung durch. Der Begriff „**hochvolumige CAPD**" kennzeichnet CAPD-Durchführung mit mehr als 9 Liter Dialysierflüssigkeit pro 24 Stunden. Bei der „**Daytime ambulatory peritoneal dialysis**" (DAPD) werden nur tagsüber 3 oder 4 Beutelwechsel mit 6 bis 9 Liter Dialysierflüssigkeit eingesetzt, nachts bleibt der Bauchraum leer. Die DAPD ist nur für Patienten mit hohem Stofftransport geeignet.

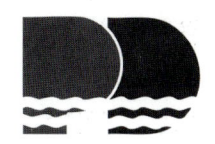

IPD = „intermittierende Peritonealdialyse"

Bei der IPD erfolgt die Dialysedurchführung intermittierend, also mit Unterbrechungen, in einem Dialysezentrum 3 (-4) mal wöchentlich. Mittels einer Peritonealdialysemaschine („Cycler") erfolgt der Flüssigkeitsaustausch automatisch meist über Nacht (10 bis 12 Std., 10 bis 40 Liter Dialyselösung werden ausgetauscht). Die IPD-Patienten sind von Alter, Allgemeinzustand und Begleitkrankheiten her am ehesten mit Zentrumshämodialysepatienten vergleichbar. Das Verfahren ist wenig effektiv und teurer als jede Zentrumshämodialyse (sieht man einmal von unrealistischen ambulanten Hämodialysepreisen in Krankenhäusern ab).

CCPD = „kontinuierliche zyklische Peritonealdialyse"

Diese Peritonealdialyseform wird vom Patient zu Hause über Nacht durchgeführt, Austauschvolumen und Verweilzeit werden vom betreuenden Zentrum festgelegt. Der Patient koppelt sich abends an die PD-Maschine an (nächtlicher Durchlauf von etwa acht Litern Spüllösung in acht Stunden), beim Abschluß am nächsten Morgen verbleiben zwei Liter PD-Lösung tagsüber im Bauch.

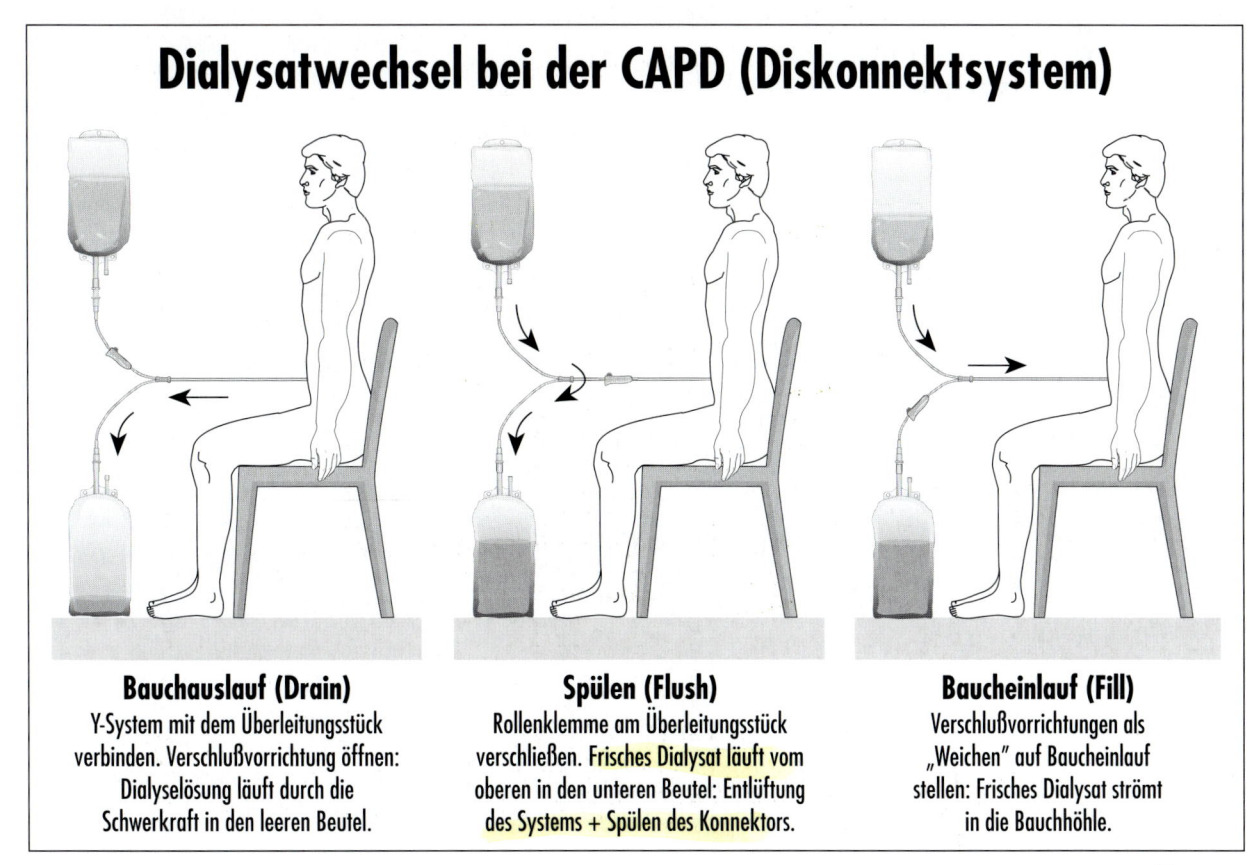

Dialysatwechsel bei der CAPD (Diskonnektsystem)

Bauchauslauf (Drain)
Y-System mit dem Überleitungsstück verbinden. Verschlußvorrichtung öffnen: Dialyselösung läuft durch die Schwerkraft in den leeren Beutel.

Spülen (Flush)
Rollenklemme am Überleitungsstück verschließen. Frisches Dialysat läuft vom oberen in den unteren Beutel: Entlüftung des Systems + Spülen des Konnektors.

Baucheinlauf (Fill)
Verschlußvorrichtungen als „Weichen" auf Baucheinlauf stellen: Frisches Dialysat strömt in die Bauchhöhle.

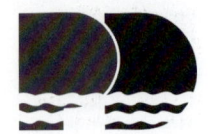

Der Patient verschließt den Katheter steril und kann am Tage ohne Belastung durch ständige Beutelwechsel z.B. seiner Arbeit nachgehen. Werden mehr als 8 Liter Dialysierflüssigkeit über Nacht und/oder mehr als 2 Liter am Tag durch den Bauch „gejagt", spricht man von „**hochvolumiger CCPD**". Wird nachts CCPD durchgeführt und bleibt der Bauch am Tag leer, spricht man von „**nächtlicher Peritonealdialyse**" (NPD).

CCPD hat eine etwas geringere Peritonitisrate als die CAPD (weniger Beutel-Konnektionen), die **Effektivität** ist aber **noch geringer als bei der CAPD**. Der Vorteil des Wegfalls der Beutelwechsel am Tag wird durch die Störungen der Nachtruhe infolge von Cycler-Alarmen ausgeglichen (Schlauchabknickung etc.).

Bei unvollständigem Auslauf kann sich im Verlauf der Nacht ein zunehmendes Druck- bis Schmerzgefühl im Bauch entwickeln. Hinzuweisen wäre auch auf die Störung der Nachtruhe durch notwendige Blutzuckerkontrollen während der Behandlung bei Diabetikern!

Weitere Spielarten der PD-Durchführung sind der Grafik zu entnehmen. Als Entscheidungshilfe zur Auswahl der Methode und zur Beurteilung der Effektivität des Stofftransports durch das Bauchfell kann der „**Peritoneale Äquilibrationstest**" (PÄT, PET) durchgeführt werden. Zur Durchführung und Bewertung sei ebenfalls auf die Grafik hingewiesen.

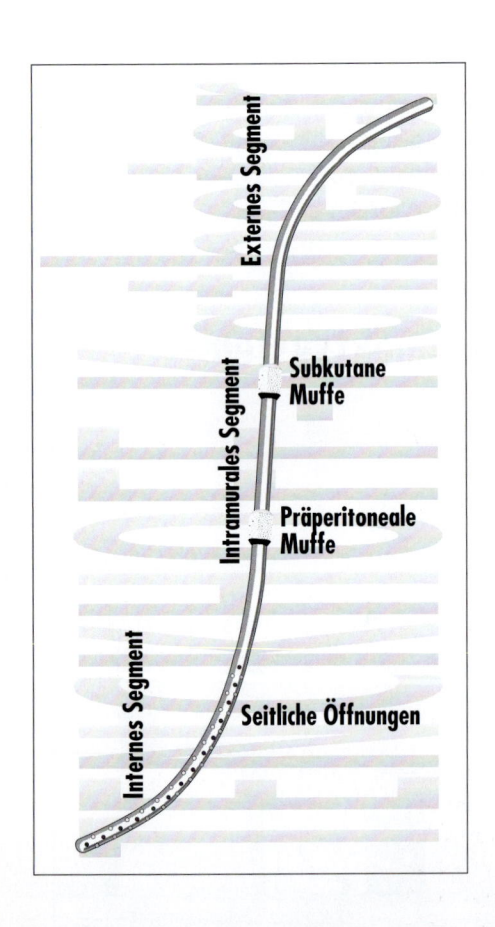

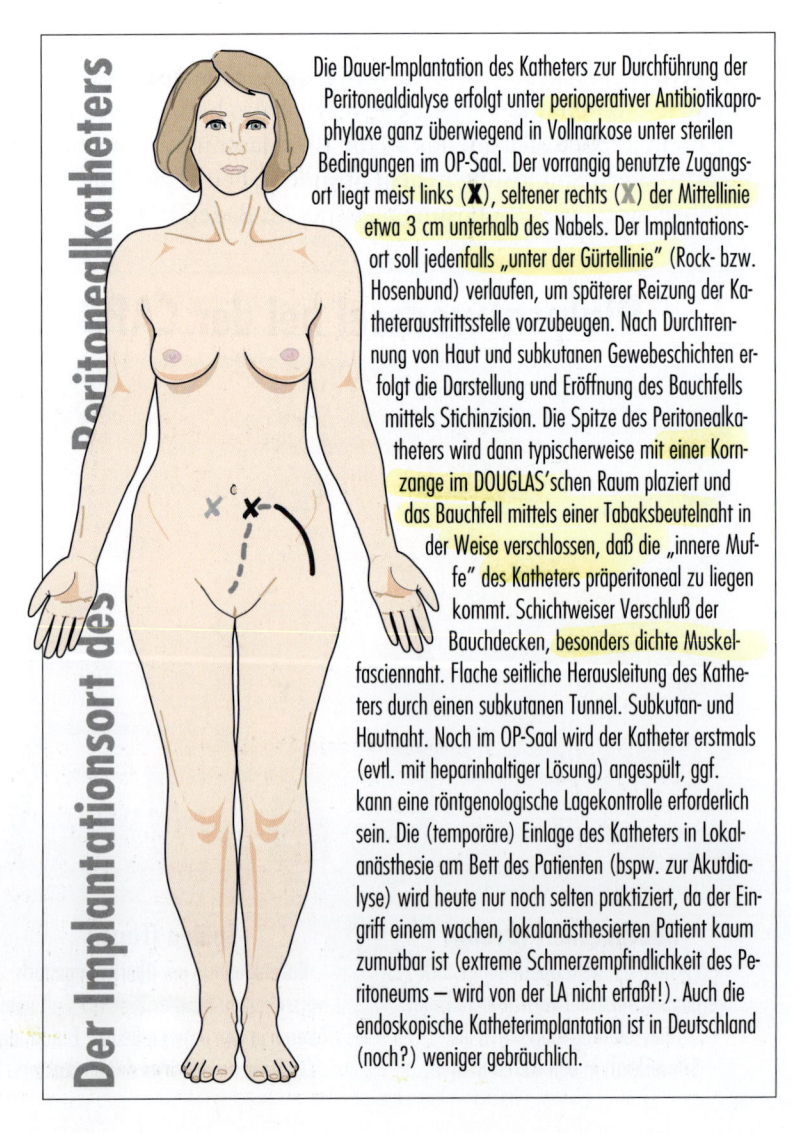

Der Implantationsort des Peritonealkatheters

Externes Segment
- Subkutane Muffe

Intramurales Segment
- Präperitoneale Muffe

Internes Segment
- Seitliche Öffnungen

Die Dauer-Implantation des Katheters zur Durchführung der Peritonealdialyse erfolgt unter **perioperativer Antibiotikaprophylaxe** ganz überwiegend in Vollnarkose unter sterilen Bedingungen im OP-Saal. Der vorrangig benutzte Zugangsort liegt meist **links (X)**, seltener rechts (X) der **Mittellinie etwa 3 cm unterhalb des Nabels**. Der Implantationsort soll jedenfalls **„unter der Gürtellinie"** (Rock- bzw. Hosenbund) verlaufen, um späterer Reizung der Katheteraustrittsstelle vorzubeugen. Nach Durchtrennung von Haut und subkutanen Gewebeschichten erfolgt die Darstellung und Eröffnung des Bauchfells mittels Stichinzision. Die Spitze des Peritonealkatheters wird dann typischerweise mit **einer Kornzange im DOUGLAS'schen Raum** plaziert und **das Bauchfell mittels einer Tabaksbeutelnaht in der Weise verschlossen, daß die „innere Muffe" des Katheters** präperitoneal zu liegen kommt. Schichtweiser Verschluß der Bauchdecken, **besonders dichte Muskel**fasciennaht. Flache seitliche Herausleitung des Katheters durch einen subkutanen Tunnel. Subkutan- und Hautnaht. Noch im OP-Saal wird der Katheter erstmals (evtl. mit heparinhaltiger Lösung) angespült, ggf. kann eine röntgenologische Lagekontrolle erforderlich sein. Die (temporäre) Einlage des Katheters in Lokalanästhesie am Bett des Patienten (bspw. zur Akutdialyse) wird heute nur noch selten praktiziert, da der Eingriff einem wachen, lokalanästhesierten Patient kaum zumutbar ist (extreme Schmerzempfindlichkeit des Peritoneums – wird von der LA nicht erfaßt!). Auch die endoskopische Katheterimplantation ist in Deutschland (noch?) weniger gebräuchlich.

Peritonealkatheter und PD-Lösungen

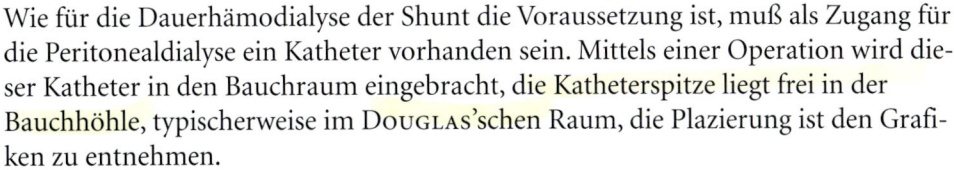

Wie für die Dauerhämodialyse der Shunt die Voraussetzung ist, muß als Zugang für die Peritonealdialyse ein Katheter vorhanden sein. Mittels einer Operation wird dieser Katheter in den Bauchraum eingebracht, die Katheterspitze liegt frei in der Bauchhöhle, typischerweise im Douglas'schen Raum, die Plazierung ist den Grafiken zu entnehmen.

Baden ist für die Patienten mit einigen Umständen möglich, jedoch muß der Katheter vorher zwingend mit einer wasserdichten Folie abgeklebt werden. Operationsfolien haben sich hier bewährt (z.B. Tegaderm®). Das Duschen ist für PD-Patienten ohne besondere Vorkehrungen möglich.

Die **Kathetereinpflanzung** erfolgt meist unter Vollnarkose seitlich der Mittellinie im Unterbauch außerhalb und unterhalb der Hosen- bzw. Rockbundregion (vgl. Grafik). Mancherorts wird der Eingriff mit einer Teilresektion des großen Netzes ver-

CAPD-Standardsystem
Lage des TENCKHOFF-Katheters

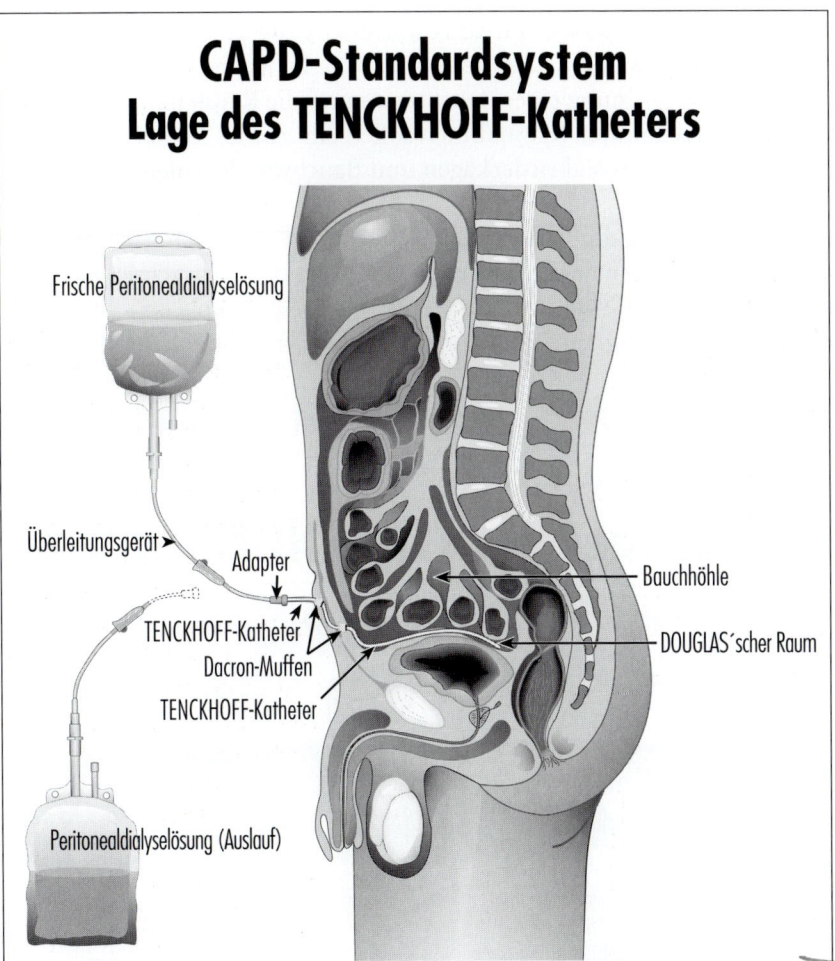

- Frische Peritonealdialyselösung
- Überleitungsgerät
- Adapter
- TENCKHOFF-Katheter
- Dacron-Muffen
- TENCKHOFF-Katheter
- Peritonealdialyselösung (Auslauf)
- Bauchhöhle
- DOUGLAS'scher Raum

Die Abbildung zeigt die CAPD-Durchführung mit einem **Standardsystem**. Hierbei werden (Leer-)Beutel und Überleitungssystem zusammengerollt am Bauch getragen und 6-stündlich der Beutelwechsel in der Weise durchgeführt, daß nach Öffnen der Rollenklemme und Tieferlegen des Beutels das „verbrauchte" Dialysat zunächst innerhalb von etwa 15 bis 20 Minuten ausfließt. Danach wird der neue Beutel mit dem Überleitungsstück verbunden und es erfolgt der Einlauf der „frischen" PD-Lösung. Das **Überleitungsgerät** ist bis 150 cm lang und wird etwa im 4-Wochen-Abstand im Zentrum gewechselt. Die heutigen Safe-Lock-**Konnektor**en zeichnen sich durch eine versenkte Konusverbindung aus, so daß eine Berührungskontamination nicht möglich ist. Der gerade **TENCKHOFF-Katheter** (42 cm lang, Durchmesser: Innen 2,6 mm, außen 5 mm) ist weltweit das meist verwendete Kathetermodell, die Spitze liegt idealerweise im DOUGLAS'schen Raum. **Dacron-Muffen** (cuffs) sind locker-filzige Kunststoffmanschetten, die den Katheter umgeben. In die Muffen wächst Bindegewebe ein, es resultiert (meist) ein wasserdichter Verschluß und ein fester Sitz des Katheters. Die **Dialysatbeutel** schließlich bestehen aus glasklarem PVC, so daß Trübungen des Auslaufs sofort erkannt werden können.

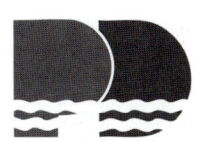

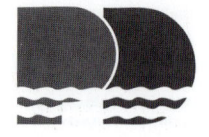

bunden, teilweise erfolgt eine Antibiotika-Prophylaxe. Es sind verschiedene Katheter-Ausführungen (gerade Form, Schwanenhalsform, Schweineschwanz-Ende =„coil-cath" usw.) bekannt, sehr häufig kommt der TENCKHOFF-Katheter mit zwei Muffen zum Einsatz (vgl. Abbildung Seite 385).

Meist erfolgt noch im Op.-Saal ein **Anspülen des Katheters zur Prüfung des freien Ein- und Auslaufs.** Postoperativ wird die Bauchhöhle mehrfach mit ca. 500 ml Dialysierflüssigkeit (niedriger Glukosegehalt) angespült, bis der Auslauf makroskopisch nicht mehr blutig ist. Ein halber Liter Dialysierflüssigkeit verbleibt in der Bauchhöhle. Am Tag nach der Katheterimplantation wird mit 3 bis 4 Beutelwechseln und jeweils 500 ml Dialysierflüssigkeit die PD schonend begonnen, etwa 3-tägig wird die Einlaufmenge um 1/4 bis 1/2 Liter gesteigert, bis das Endvolumen von meist 2 Litern/Einlauf erreicht ist.

Wird ausnahmsweise nicht sofort mit der PD begonnen, wird in den Katheter (analog zum zentralen Venenkatheter) eine Heparinplombe (z.B. 1000 IE Heparin) gegeben.

Es erfolgen die typische postoperative Wundversorgung und Verbandwechsel. Zu berücksichtigende Besonderheiten sind die sichere Fixierung des Katheters an der Bauchwand, die Verordnung einer Bauchbinde und die Empfehlung zu längerer Bettruhe. Die vorgenannten Maßnahmen sollen ein rasches Einheilen des Katheters fördern und Dialysierflüssigkeitsleckagen und Bauchwandhernien verhindern.

Die **Zusammensetzung der Peritonealdialyselösung** richtet sich nach dem Gesamtkrankheitsbild des Patienten. Üblicherweise erfolgen beim erwachsenen CAPD-Patienten **täglich vier Beutelwechsel (6-stündlich) zu je 2 (1,5 bis 2,5)** Liter. Je nach Notwendigkeit des Kaliumentzugs kann man kaliumfreie oder kaliumhaltige Lösung verwenden.

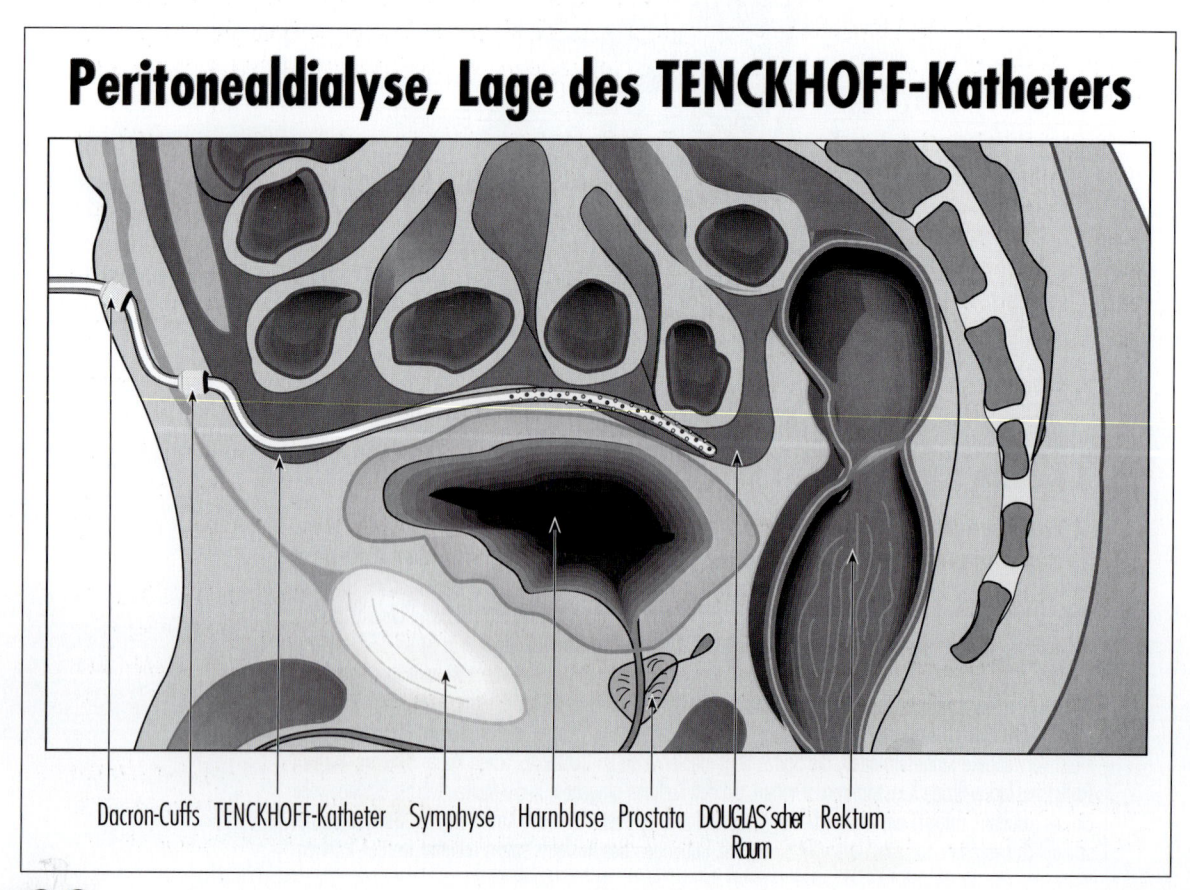

Peritonealdialyse, Lage des TENCKHOFF-Katheters

Dacron-Cuffs | TENCKHOFF-Katheter | Symphyse | Harnblase | Prostata | DOUGLAS'scher Raum | Rektum

Nach Erfordernis des Flüssigkeitsentzugs werden Lösungen mit unterschiedlichem Glukosegehalt verwendet: CAPD-Beutel z.B. mit **1,5 %, 2,3 % bis 4,25 % Glukose**gehalt. In der Reihenfolge der angegebenen Glukosekonzentration sind Ultrafiltrationsvolumina von etwa 200/400/700 ml bei 6-stündiger Verweilzeit erzielbar. **Bei Gewichtszu- oder -abnahme von mehr als 2 kg in zwei Tagen soll der Patient Kontakt mit seinem Zentrum aufnehmen.**

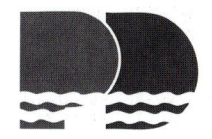

Hinsichtlich der genauen Zusammensetzung der PD-Lösungen wird auf die Grafiken verwiesen.

„Traditionelle" Zusammensetzung von PD-Lösungen (Auswahl)

Glukosemono-hydrat/Glukose	Natrium mmol/l	Kalium mmol/l	Calcium mmol/l	Magnesium mmol/l	Chlorid mmol/l	Laktat mmol/l	Osmolarität mosmol/l
1,5%/1,36%	134	0	1,75	0,5	103,5	35	358
2,3%/2,27%	134	0	1,75	0,5	103,5	35	401
4,25%/3,86%	134	0	1,75	0,5	103,5	35	511
1,5%/1,36%	134	2	1,75	0,5	105,5	35	362
2,3%/2,27%	134	2	1,75	0,5	105,5	35	405
4,25%/3,86%	134	2	1,75	0,5	105,5	35	515
1,5%/1,36%	130	0	1,75	0,5	99,5	35	350
4,25%/3,86%	130	0	1,75	0,5	99,5	35	503
2,3/2,27%	140	0	1,75	0,5	104,5	40	413

Die oben dargestellten Beispiele der Zusammensetzung von PD-Lösungen zeigen teilweise Anlehnung an die Komposition der Dialysierflüssigkeit bei der Hämodialyse – sieht man einmal von der unphysiologischen Glukosekonzentration ($\approx$ 25-fache Glukosekonzentration im Vergleich zu einer glukosehaltigen Dialysierflüssigkeit bei der HD!) der PD-Lösung ab. Auch wäre eine Hämodialyse gegen Kalium „Null" als gefährlich einzustufen. Die immer wieder herbeigeredete „Sanftheit" der PD-Verfahren widerlegt sich erneut selbst ...

Die **unterschiedlichen Prozentangaben Glukosemonohydrat/Glukose** resultieren aus der Angabe als „wasserfreie" Glukose. Beim Einlaufen der höherprozentigen Lösungen kann es zu **Einlaufschmerz** kommen, die Einlaufgeschwindigkeit muß dann reduziert werden. Bei Anwendung der hochkonzentrierten PD-Lösungen werden Ultrafiltrationsmengen bis zu 800 ml zwischen den Beutelwechseln (4-6 Std.) erzielt.

Die breite Anwendung kalziumhaltiger Phosphatbinder ggf. mit gleichzeitigem Einsatz von Vitamin-D-Derivaten ergab auch bei der PD-Durchführung die Notwendigkeit des Einsatzes von **Spüllösungen mit erniedrigtem Kalziumgehalt** von beispielsweise 1,0 bis 1,25 mmol/l („Niedrig-Kalzium-Dialysat"). Signifikante Veränderungen der PTH-Spiegel wurden bei der Anwendung der low-Calcium-Lösungen bislang nicht beobachtet.

Laktat wird als Puffer den PD-Lösungen zugesetzt, da die Verwendung des physiologischen Puffers Bikarbonat die Gefahr der Präzipitation von Kalziumkarbonat mit konsekutiv niedrigen Kalziumspiegeln in der PD-Lösung bedingt. Auch die intraperitoneale Gabe von Azetat verbietet sich: Patienten, die Azetat intraperitoneal erhielten, entwickelten eine irreversible peritoneale Fibrose. Die unphysiologische Laktatzufuhr bei der PD (Laktat wird im Zitronensäurezyklus in Azetat umgebaut, Azetat wird in Azetyl-CoA eingebaut und wandelt CO_2 in Bikarbonat um) kann bei langsamer Verstoffwechselung durchaus zum Problem werden: Probleme wie bei der Azetatdialyse können die Folge sein (Vasodilatation, Verminderung der myokardialen Kontraktilität, zerebrale Funktionsstörungen). Diese gravierenden Nachteile führten zu nachhaltigen Bemühungen der Herstellung von bikarbonathaltigem Peritonealdialysat, also dem **Ersatz von Laktat durch Bikarbonat**. Möglicherweise wird der Einsatz von **Doppelkammerbeuteln**, bei denen die beiden Komponenten erst unmittelbar vor dem Einlauf vermischt werden, hier einen Durchbruch bringen.

Aminosäurehaltige Lösungen: Eiweißverlust, Eiweißmangel und Malnutrition sind hinlänglich bekannte Probleme – insbesondere bei Peritonealdialysepatienten. Ein therapeutischer Ansatz ist die Verwendung aminosäurehaltiger PD-Lösungen, z.B. ein Beutel pro Tag über einen Zeitraum von 3 Wochen bis 6 Monaten. Zum Zeitpunkt der Abfassung des Manuskripts steht die Firma BAXTER vor der Einführung von „Nutrineal® 1,1%". Man darf gespannt sein, ob sich die hohen Erwartungen nach der euphorischen Ankündigung erfüllen.

Insgesamt sind die Bemühungen hinsichtlich der Modifikation der Lösungszusammensetzung bei der PD als Beitrag zur **Individualisierung der Peritonealdialysebehandlung** zu werten, wenn man auch feststellen muß, daß es wesentlich mehr Rezepturen für die individuelle Anpassung der Dialysierflüssigkeit/Substitutionslösung bei der Hämodialyse/Hämodiafiltration/Hämofiltration gibt!

Durchführung der Peritonealdialyse

Hat sich ein Patient für die Durchführung der Peritonealdialyse entschieden, hat er hoffentlich bereits im Prozeß der Entscheidungsfindung für dieses Verfahren ausführliche theoretische Informationen zu Organisation und permanenter Selbstdurchführung erhalten.

In jedem Fall sollte der Patient vorher Gelegenheit haben, mit Betroffenen ausführlich zu sprechen. Am besten sollten es mehrere (!) Patienten sein, die HD **u n d** (!) PD (beides!) aus eigener Erfahrung kennen. Natürlich soll der Patient mit Heim-Hämodialysepatienten sprechen! Nach Beurteilung der häuslichen Situation wird aus ärztlicher Sicht die Heimbehandlungsfähigkeit festgestellt. Ist die Entscheidung für das PD-Verfahren gefallen, wird das Wissen des Patienten schon **Monate vor dem Beginn der PD** durch **theoretische Schulung** vertieft.

Diese Schulung beinhaltet neben der Durchführung der PD auch das Erkennen und Verhalten bei Komplikationen (Was tun, wenn während des Beutelwechsels ein steriler Gegenstand auf die Erde fällt?; Haltbarkeitsdatum und Beschaffenheit der Beutel; Trübung des Dialysats; Bluthochdruck; Bauchschmerzen; Gewichtszunahme; Verstopfung; Durchfall; Verdacht auf defekten Beutel/Defekt am Katheter/Defekt am Überleitungsstück/Undichtigkeit am Konnektor …) und behandelt organisatorische Fragen (Materialbestellung, Bevorratung, Entsorgung, Urlaubsplanung usw.). Außerdem führt der Patient in dieser Zeit bereits **Trockenübungen** durch. Je sicherer der Patient die Durchführung beherrscht, desto problemloser ist später der Verlauf. Das „A" und „O" des Trainings ist das Erlernen der sterilen Arbeitsweise, die Berücksichtigung der Grundsätze der Aseptik und Antiseptik.

Grundsätzlich soll der Patient eher einmal zuviel im Zentrum rückfragen, als einmal zu wenig, insbesondere, wenn ein für ihn/sie neues, unbekanntes Problem auftritt oder nicht letzte Sicherheit über die Lösung eines Problems besteht. Glücklicherweise lernen die meisten Patienten durch die Einfachheit des Verfahrens sehr schnell mit den Dingen umzugehen. Training für die Heim-Hämodialyse erfordert sehr viel mehr Intelligenz und auch mehr Zeit von beiden Seiten!

Nach der chirurgischen Katheterimplantation verbleibt der PD-Patient bei komplikationsfreiem Verlauf noch zwei bis drei Wochen in der Klinik, wird hier weiter im Beutelwechsel trainiert und lernt den Umgang mit der Katheteraustrittstelle, besonders den Verbandwechsel. Das anzuwendende PD-Verfahren wird festgelegt.

Nach Entlassung des Patienten ist es empfehlenswert, daß beim ersten Beutelwechsel zu Hause eine Pflegekraft mit anwesend ist (genau wie bei der ersten Hämodialyse, die der Patient zu Hause durchführt).

Wenn zu Hause alles gut läuft, ist es wie beim Heim-Hämodialysepatient ausreichend, wenn sich der PD-Patient in 4-wöchentlichen Abständen in der nephrologischen Sprechstunde vorstellt, wobei abwechselnd auch Hausbesuche von Arzt/PD-Pflegekraft sinnvoll sind.

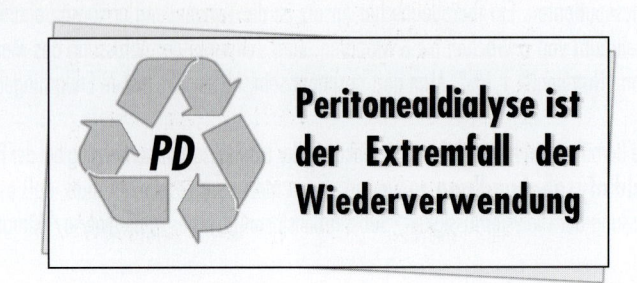

Peritonealdialyse ist der Extremfall der Wiederverwendung

Jeder Kontakt wird wie auch beim Heim-Hämodialysepatient zu einer kleinen Nachschulung genutzt, medizinische und soziale Fragen werden besprochen, evtl. transplantationsvorbereitende Untersuchungen werden organisiert oder durchgeführt.

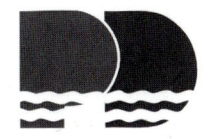

Bei der ambulanten Vorstellung erfolgen die Blutentnahmen (Heim-Hämodialysepatienten bringen ihr Blut meist mit), die Befunde und evtl. resultierende Therapiekorrekturen können dann telefonisch besprochen werden. Bei den ambulanten Konsultationen werden Kleinigkeiten wie Bescheinigungen, Kostenübernahmeanträge, Rezepte, statistische Auswertungen, Materialbestellungen usw. nebenher erledigt. Es versteht sich von selbst, daß der Hausarzt und weitere evtl. mitbetreuende Ärzte des Patienten regelmäßig einen Bericht erhalten.

Prophylaktische Maßnahmen zur Verhütung der Peritonitis
1. Sterile Arbeitsweise; 2. Sterile Arbeitsweise und 3. Sterile Arbeitsweise!

- **Genaueste Einhaltung der Hygienevorschriften beim Beutelwechsel, bzw. An-/Abschluß an den Cycler!** Dies muß immer wieder überprüft werden, da sich bei vermeintlicher Routine Leichtsinnsfehler einschleichen oder notwendige Handgriffe/Zwischenschritte weggelassen werden!
- Wenn beim Wechsel oder bei einem Hilfsmittel, welches zum Wechsel benötigt wird, die Möglichkeit einer bakteriellen Verunreinigung besteht, soll jedes weitere Vorgehen so lange unterbrochen werden, bis wieder „sterile" **Rahmenbedingungen** herrschen.
- Die Wechsel müssen in einem **hygienisch geeigneten Raum** geschehen, Türen und **Fenster sollen** beim Wechsel geschlossen sein. Ausreichende Lichtverhältnisse **sicherstellen!** Zutrittsverbot für Haustiere!

Es mag zwar romantisch sein, den Beutelwechsel im Wald oder auf einem Dreitausender durchzuführen, medizinisch ist dies nicht zu begrüßen.

Erforderliche **Hilfsmittel zum Beutelwechsel**: (Dreh-)Stuhl, Dialysatbeutel, Schlauchsystem, Verschlußkappe, Beutelwärmer (Wärmeplatte), Beutelklemmen, Arbeitstisch, Ablagetisch (abwasch- und desinfizierbar), Desinfektionsmittel, Mundschutz, Handschuhe, Abdecktücher, Verbandmaterial, Pflaster, Infusionsständer mit wenigstens zwei Aufhängungen, Waagen (Federwaage für die Beutel, Personenstandwaage), Seifenspender, Einmalhandtücher, Waschgelegenheit, Abwurfeimer, Kurzzeitwecker o.a. Uhr, Protokollbuch, Schreibmaterial ...

Hinsichtlich der Technik des Beutelwechsels bei der CAPD wird auf die Grafik hingewiesen, Variationen in Abhängigkeit vom verwendeten System sind möglich. Sinngemäß erfolgt auch der Anschluß an den Cycler, die Bedienungsanweisung des Herstellers ist anzuwenden.

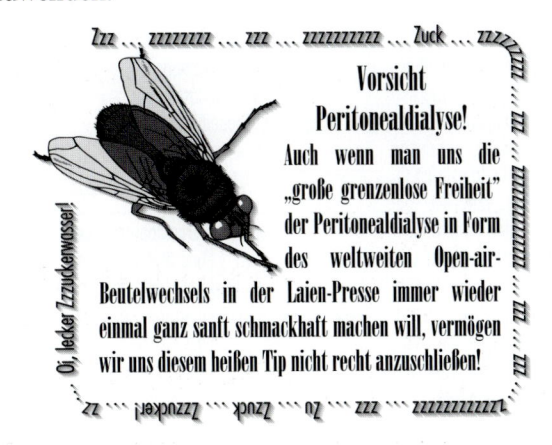

Vorsicht Peritonealdialyse!
Auch wenn man uns die „große grenzenlose Freiheit" der Peritonealdialyse in Form des weltweiten Open-air-Beutelwechsels in der Laien-Presse immer wieder einmal ganz sanft schmackhaft machen will, vermögen wir uns diesem heißen Tip nicht recht anzuschließen!

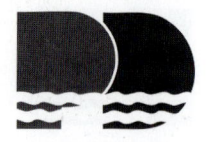

Beutelwechsel bei der CAPD

Vorbereitung | Durchführung

"Steril Arbeiten" heißt die wichtigste Zutat im Rezept der erfolgreichen Peritonealdialyse!

Vorbereitung:

- **Hygiene:** Seifenspender, Handbürste, Einmalhandtücher, Mundschutz, Desinfektionsmittel

- **Verbrauchsmaterial:** Beutel, Schlauchsystem, Tupfer, Pflaster, Verbandmaterial, Abdecktücher

- **Techn. Hilfsmittel:** Federwaage, Standwaage, Tisch, Infusionsständer, Wärmeplatte, RR-Meßgerät, Stuhl, evtl. Liege

- **Sonst. Hilfsmittel:** Beutelklemmen, Abwurfeimer, Kurzzeitwecker, Protokollbuch, Schreibmaterial

- **Tgl. Wiegen:** Vereinfachte Vorgehensweise: Tgl. früh nach dem Aufstehen im Schlafanzug wiegen, Gewicht protokollieren

- **Tgl. RR-Messungen:** Zu unterschiedlichen Tageszeiten RR messen, aus praktischen Gründen nicht beim Beutelwechsel!

- Beutel in der Umverpackung prüfen (Richtigkeit, Klarheit, Dichtheit, Verfall) und temperieren (Wärmeplatte, Wasserbad, Mikrowelle)

- Bei Fragen, Problemen (Beutelauswahl, gesundheitliche Probleme usw.) auch außer der Reihe das Zentrum konsultieren!

Zügiges, konzentriertes, sorgfältiges und steriles Arbeiten beim Beutelwechsel sind Grundvoraussetzungen zur Vermeidung von Komplikationen, von denen die Peritonitis die gefürchtetste ist. In jedem Zentrum sollte „eine Linie" gefahren werden, um den Patient nicht zu verunsichern. Empfehlenswert sind Nachschulungen des Patienten: Obligat nach jeder Peritonitis und jeder entzündlichen Komplikation an der Katheteraustrittstelle, jedoch auch bei fehlenden Komplikationen einmal jährlich!

Durchführung:

- Türen und Fenster im CAPD-Raum schließen, ausreichende Beleuchtung schaffen, Störungs- und Ablenkungsmöglichkeiten eliminieren!

- 3 Minuten Händewaschen mit Wasser, Seife, Bürste. Trocknen mit Einmalhandtuch, erneute Verunreinigung der Hände vermeiden!

- Arbeitstisch reinigen und desinfizieren, Verbrauchsmaterial richten, erste Händedesinfektion (Einwirkzeit beachten!)

- Mundschutz anziehen, Dialysatbeutel aus Umverpackung nehmen und prüfen: Richtigkeit, Klarheit, Dichtheit, Verfall

Diskonnektsystem:

- Überleitungsgerät auspacken, ggf. Sprühdesinfektion, zweite Händedesinfektion

- Verschlußkappe entfernen, Desinfektion, mit Schlauchsystem verbinden, Klemme öffnen, Bauchauslauf (15-45 Minuten)

- Klemmen so einstellen, daß „Flush" durchgeführt werden kann: Entlüftung & Spülung von Konnektor und System

- Klemmen umstellen auf Baucheinlauf, Befüllung des Bauchraumes mit frischer PD-Lösung (10-15 Min.), Händedesinfektion

- Abkoppeln des Systems, Verschließen. Mundschutz abnehmen, Überleitungsgerät fixieren

Konnektsystem:

- Beutel des vorangegangenen Zyklus entfalten, Klemme öffnen, Bauchauslauf durchführen (15-45 Min.)

- Alten & neuen Beutel nebeneinander mit Anschlußstutzen über Tischkante auflegen und desinfizieren, zweite Händedesinfektion durchführen!

- Verschlußkappe vom neuen Beutel entfernen, Überleitungssystem vom alten Beutel trennen, mit Konnektor des neuen Beutels verbinden

- Neuen Beutel am Infusionsständer aufhängen, Brechkonus brechen, Rollerklemme öffnen, Einlauf beginnen, Mundschutz abnehmen

- Nach vollständigem Einlauf Rollerklemme schließen, Beutel zusammenrollen und am Bauch verstauen

- Auslaufbeutel gegen das Licht halten und prüfen (Trübung, Flockung, Farbe), Auslaufbeutel wiegen, Gewicht dokumentieren. Abfallentsorgung, ggf. schon erste Vorbereitungen für nächsten Beutelwechsel treffen, bei Besonderheiten Zentrum informieren!

Peritonealer Äquilibrationstest (PÄT)
„peritoneal equilibration test" (PET)

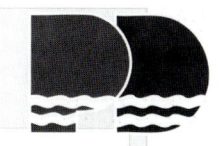

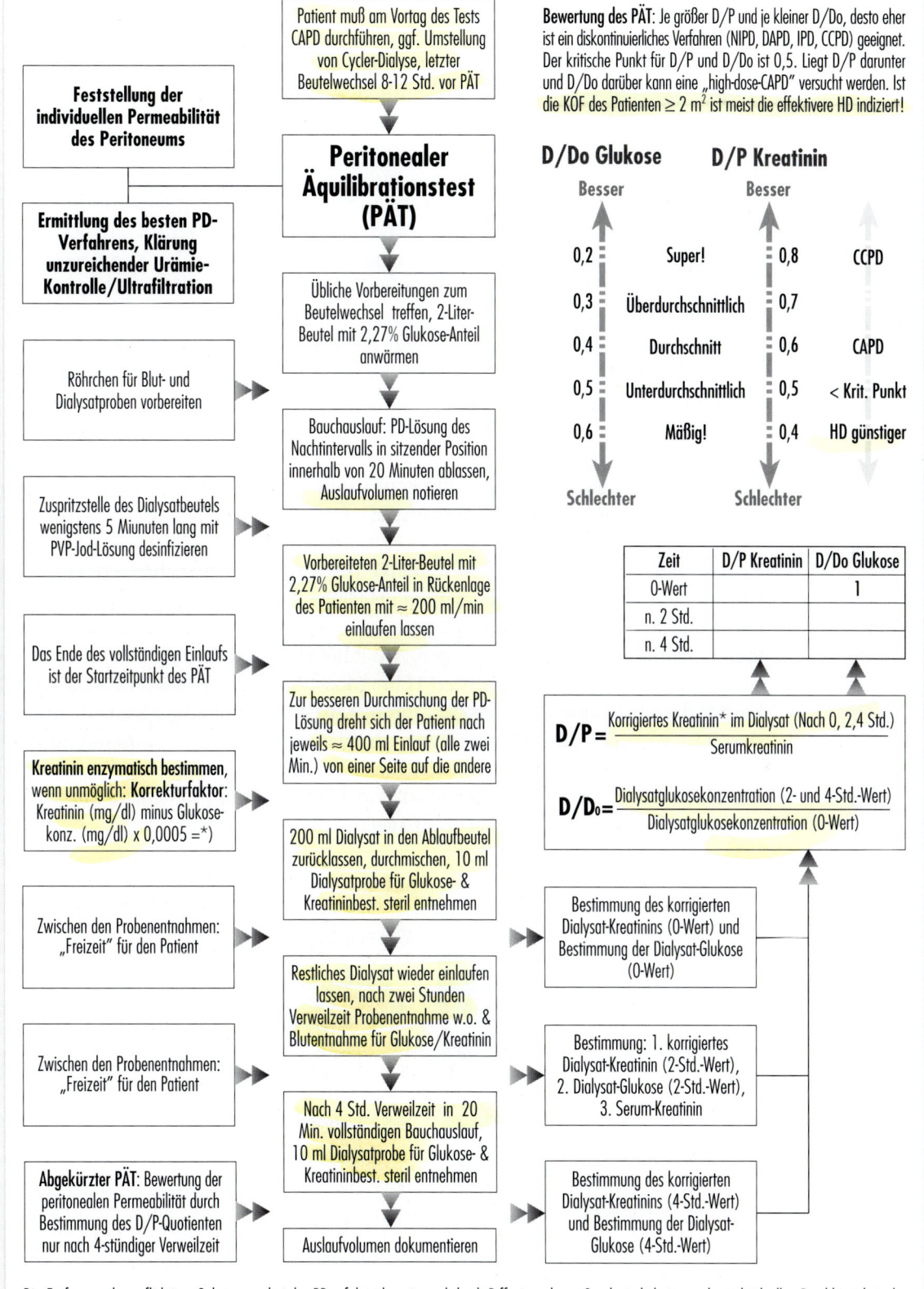

Bewertung des PÄT: Je größer D/P und je kleiner D/Do, desto eher ist ein diskontinuierliches Verfahren (NIPD, DAPD, IPD, CCPD) geeignet. Der kritische Punkt für D/P und D/Do ist 0,5. Liegt D/P darunter und D/Do darüber kann eine „high-dose-CAPD" versucht werden. Ist die KOF des Patienten $\geq 2\ m^2$ ist meist die effektivere HD indiziert!

Ablaufschema

Feststellung der individuellen Permeabilität des Peritoneums

Ermittlung des besten PD-Verfahrens, Klärung unzureichender Urämie-Kontrolle/Ultrafiltration

- Röhrchen für Blut- und Dialysatproben vorbereiten
- Zuspritzstelle des Dialysatbeutels wenigstens 5 Miunuten lang mit PVP-Jod-Lösung desinfizieren
- Das Ende des vollständigen Einlaufs ist der Startzeitpunkt des PÄT
- Kreatinin enzymatisch bestimmen, wenn unmöglich: Korrekturfaktor: Kreatinin (mg/dl) minus Glukosekonz. (mg/dl) x 0,0005 =*
- Zwischen den Probenentnahmen: „Freizeit" für den Patient
- Zwischen den Probenentnahmen: „Freizeit" für den Patient
- **Abgekürzter PÄT**: Bewertung der peritonealen Permeabilität durch Bestimmung des D/P-Quotienten nur nach 4-stündiger Verweilzeit

Durchführung

1. Patient muß am Vortag des Tests CAPD durchführen, ggf. Umstellung von Cycler-Dialyse, letzter Beutelwechsel 8-12 Std. vor PÄT
2. **Peritonealer Äquilibrationstest (PÄT)**
3. Übliche Vorbereitungen zum Beutelwechsel treffen, 2-Liter-Beutel mit 2,27% Glukose-Anteil anwärmen
4. Bauchauslauf: PD-Lösung des Nachtintervalls in sitzender Position innerhalb von 20 Minuten ablassen, Auslaufvolumen notieren
5. Vorbereiteten 2-Liter-Beutel mit 2,27% Glukose-Anteil in Rückenlage des Patienten mit $\approx 200\ ml/min$ einlaufen lassen
6. Zur besseren Durchmischung der PD-Lösung dreht sich der Patient nach jeweils $\approx 400\ ml$ Einlauf (alle zwei Min.) von einer Seite auf die andere
7. 200 ml Dialysat in den Ablaufbeutel zurücklassen, durchmischen, 10 ml Dialysatprobe für Glukose- & Kreatininbest. steril entnehmen
8. Restliches Dialysat wieder einlaufen lassen, nach zwei Stunden Verweilzeit Probenentnahme w.o. & Blutentnahme für Glukose/Kreatinin
9. Nach 4 Std. Verweilzeit in 20 Min. vollständigen Bauchauslauf, 10 ml Dialysatprobe für Glukose- & Kreatininbest. steril entnehmen
10. Auslaufvolumen dokumentieren

Bestimmungen
- Bestimmung des korrigierten Dialysat-Kreatinins (0-Wert) und Bestimmung der Dialysat-Glukose (0-Wert)
- Bestimmung: 1. korrigiertes Dialysat-Kreatinin (2-Std.-Wert), 2. Dialysat-Glukose (2-Std.-Wert), 3. Serum-Kreatinin
- Bestimmung des korrigierten Dialysat-Kreatinins (4-Std.-Wert) und Bestimmung der Dialysat-Glukose (4-Std.-Wert)

Auswertung

D/Do Glukose		D/P Kreatinin	
Besser ↑		Besser ↑	
0,2	Super!	0,8	CCPD
0,3	Überdurchschnittlich	0,7	
0,4	Durchschnitt	0,6	CAPD
0,5	Unterdurchschnittlich	0,5	< Krit. Punkt
0,6	Mäßig!	0,4	HD günstiger
Schlechter ↓		Schlechter ↓	

Zeit	D/P Kreatinin	D/Do Glukose
0-Wert		1
n. 2 Std.		
n. 4 Std.		

$$D/P = \frac{\text{Korrigiertes Kreatinin* im Dialysat (Nach 0, 2, 4 Std.)}}{\text{Serumkreatinin}}$$

$$D/D_0 = \frac{\text{Dialysatglukosekonzentration (2- und 4-Std.-Wert)}}{\text{Dialysatglukosekonzentration (0-Wert)}}$$

Die Entfernung harnpflichtiger Substanzen bei der PD erfolgt überwiegend durch Diffusion, deren Geschwindigkeit von der individuellen Durchlässigkeit des Bauchfells und vom Molekulargewicht der zu entfernenden Substanz abhängt. Der Diffusionsverlauf kann dabei in sog. „Äquilibrationskurven" dargestellt werden. Der Quotient aus Dialysat- (D) und Plasma-(P) Konzentration wird dabei auf der Ordinate gegen die Verweilzeit (Abszisse) aufgetragen. Der D/P-Quotient gibt die prozentuale Konzentration der gemessenen Substanz in der PD-Lösung im Vergleich zum Blutwert an, ein D/P-Quotient von 0,7 bedeutet also eine 70%-ige Sättigung der PD-Lösung im Vergleich zum Plasma. Bei guter Permeabilität des Peritoneums gilt eine inverse Beziehung zwischen Diffusion („Entgiftung") und Ultrafiltration: Hohe Permeabilität bedingt gute Diffusion und schlechtere Ultrafiltration, geringere Permeabilität ist meist vergesellschaftet mit schlechterer Diffusion und besserer Ultrafiltration.

Pflege der Katheteraustrittsstelle

Der Patient soll die Kathetereintrittsstelle **täglich auf Entzündungszeichen kontrollieren**: Nach Händedesinfektion und Anlegen des Mundschutzes Inspektion und Palpation: Rötung, Schwellung, Absonderung, Schmerzen?

Bei jeder Auffälligkeit an der Katheteraustrittsstelle sollte der Patient das Zentrum konsultieren. Ein kleiner geröteter Randwall von bis zu 2 mm ist normal. „Schmutziger" Verband, Absonderungen und Auflagen sind verdächtig auf eine Infektion und bedürfen näherer Klärung.

Die Eintrittsstelle (man kan sie natürlich auch „Austrittsstelle" nennen) soll **täglich mit** einem **Desinfektionsmittel** (z.B. PVP-Lösung) **gereinigt werden**, am besten nach dem täglichen Duschen. Das **Abtrocknen** erfolgt **mit sterilen Kompressen**. Die Wischrichtung ist dabei stets „weg von der Eintrittsstelle des Katheters". Für jede Wischbewegung wird eine frische Kompresse oder ein frischer Tupfer verwendet. Ist die Umgebung der Katheteraustrittsstelle reizlos, bringt man einen trockenen, sterilen Verband an. Das Überleitungsgerät (**nie der Katheter selbst!**) wird so mit einem Pflaster fixiert, daß kein Zug auf den Katheter ausgeübt wird. Es werden auch „Immobilizer" zu diesem Zweck angeboten.

Persönliche Hygiene: Tägliches Duschen! Täglicher Wechsel der Unterwäsche! Tragen von kochbarer Baumwollunterwäsche!

Zugabe von Medikamenten in den Beutel: Insbesondere bei Diabetikern (Insulin) kommt die Zugabe von Medikamenten ins Dialysat in Betracht. Hierbei soll der Patient zunächst die benötigten Medikamente und Hilfsmittel, wie Einmalspitze, Desinfektionsmittel, Kanülen, bereitlegen. Anschließend wird die Zuspritzstelle des Beutels und die Ampulle desinfiziert (Einwirkzeit beachten!), dann mit der ersten Kanüle das Medikament aufgezogen, mit der zweiten Kanüle das Medikament injiziert. Danach ist der Beutel zu schütteln, um das Medikament gleichmäßig zu verteilen und Medikamentenreste aus der Zuspritzstelle herauszuspülen. Die **intraperitoneale Insulingabe bei Diabetikern wird nicht generell empfohlen, da mit jeder Manipulation am Beutel die Peritonitisgefahr steigt.**

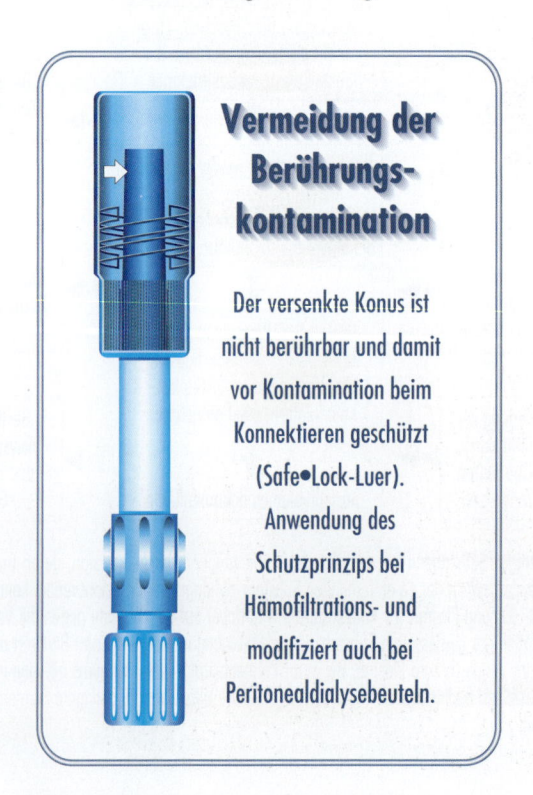

Vermeidung der Berührungskontamination

Der versenkte Konus ist nicht berührbar und damit vor Kontamination beim Konnektieren geschützt (Safe•Lock-Luer). Anwendung des Schutzprinzips bei Hämofiltrations- und modifiziert auch bei Peritonealdialysebeuteln.

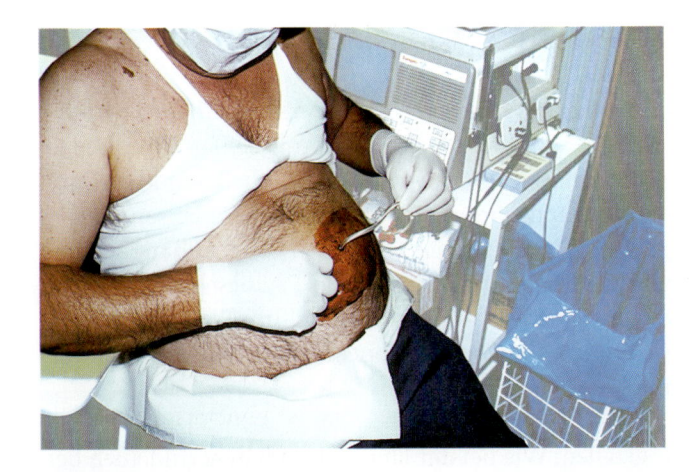

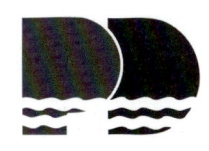

PD im Bild:
Desinfektion Katheteraustritt

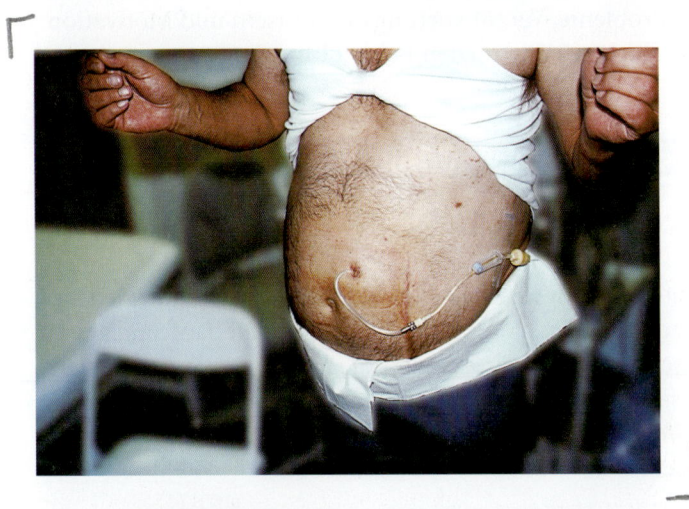

PD im Bild:
Abdomenübersicht

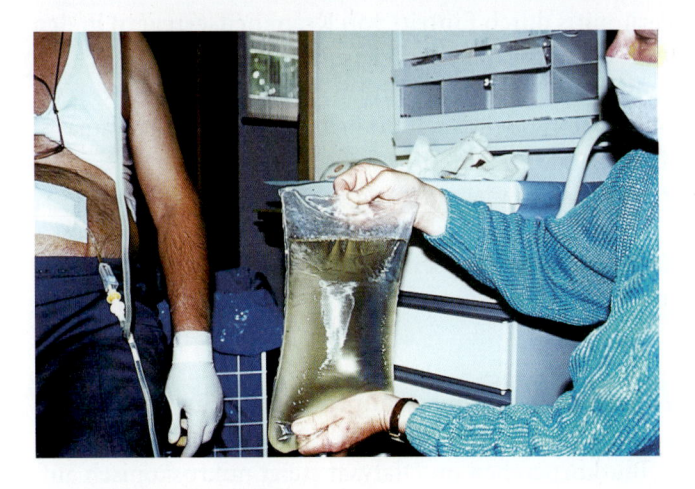

PD im Bild:
Sichtprüfung des Auslaufs

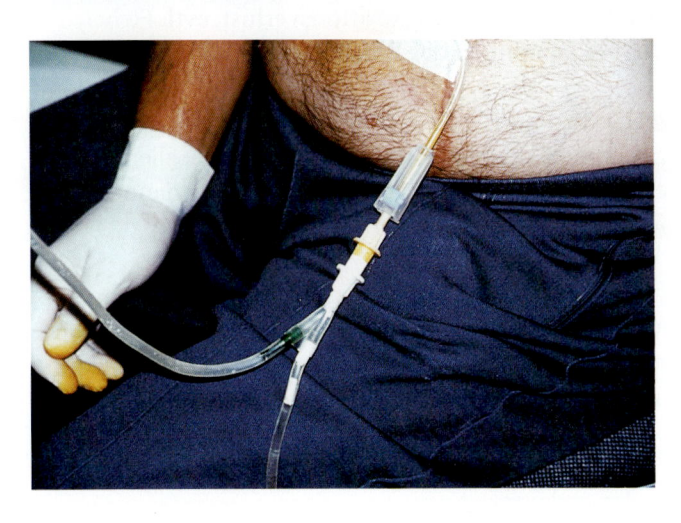

PD im Bild:
Y-Stück (Diskonnektsystem)

Diät bei Peritonealdialyse

Wie erwähnt, verliert der Patient über das Dialysat bei der Peritonealdialyse nicht unerhebliche Mengen an Eiweiß. Die empfohlene Eiweißzufuhr bei Peritonealdialyse liegt bei etwa 1,5 g Eiweiß pro Kilogramm Körpergewicht. Wie Hämodialysepatienten sollten auch PD-Patienten die Zufuhr extrem kaliumreicher Speisen meiden, die Flüssigkeitszufuhr ist ebenfalls wie bei der Hämodialyse in Abhängigkeit von der Restdiurese und der erzielbaren Ultrafiltration (s.o.) zu beschränken. Die individuelle Hämodialyse bietet hier mehr Gestaltungsräume! Im Gegensatz zur Hämodialyse ist wegen der Glukosemast bei der Peritonealdialyse eine Einschränkung der Kalorienzufuhr empfehlenswert.

Zusammenfassend läßt sich feststellen: Wie bei der Heimhämodialyse sind auch bei der (CA)PD Wissen um die Probleme, Verantwortungsbewußtsein und Motivation zur Mitarbeit wichtige Grundlagen zur optimalen Behandlung.

Komplikationen bei der PD-Durchführung

Peritonitis

Die Bauchfellentzündung ist die häufigste und gefürchtetste (weil potentiell lebensbedrohliche) Komplikation der Bauchdialyse. Symptomatik und Verlauf sind aber milder als bei der „chirurgischen" Peritonitis. Zwar ist die Häufigkeit in den letzten Jahren durch stetige Verbesserung der Patientenausbildung und der Technik deutlich rückläufig (etwa alle 18 bis 24 Monate), sie wird sich aber wohl mit letzter Sicherheit nie verhindern lassen.

Ausgelöst werden kann die Peritonitis durch Eintritt von Krankheitserregern in den Bauchraum (meist Keime der Haut wie Staphylococcus epidermidis und Staph. aureus oder Streptokokken) entweder durch den Katheter, entlang des Kathetertunnels, auf dem Blutweg (hämatogen) oder durch Eindringen von Erregern aus Organen der Bauchhöhle, z.B. beim Nachweis von Enterokokken als „Durchwanderungsperitonitis" oder bei Entzündungen der weiblichen Genitalorgane.

Bauchfellentzündungen können auch ausgelöst sein durch Hefen bzw. Pilze. Diese Infektionen sind selten, sie treten manchmal nach langer Antibiotikabehandlung auf.

Die Diagnose der Peritonitis ist einfach, folgende Symptome sind hinweisend: Bauchschmerzen, Dialysattrübung (mit dem bloßen Auge erkennbar ab 200 Leukozyten/µl), Zahl der weißen Blutkörperchen im Dialysat steigt mikroskopisch auf > 100/µl, vermehrt Fibrinfäden im Auslauf, Ultrafiltrationsverlust, evtl. Fieber, evtl. Blut-Leukozytose, evtl. Abwehrspannung der Bauchdecken.

Abzugrenzen von dieser „echten" Peritonitis ist die Trübung des Dialysats durch Eiweißflocken oder durch Eosinophilie des Dialysats, meist durch eine allergische Reaktion auf Katheter, Beutel oder Desinfektionsmittelreste. Im letztgenannten Fall wird auch von „steriler Eosinophilenperitonitis" gesprochen.

Bei Frauen kann es während der Menstruation zur Trübung des Dialysats kommen, bei Ovulation kann das Dialysat sogar etwas blutig sein. Auch bei Pankreatitis oder anderen Gründen eines akuten Abdomens kann es zur Trübung des Auslaufes kommen. Die Differentialdiagnose ist dann außerordentlich schwer und die notwendige Laparotomie wird evtl. verzögert, weil natürlich zunächst an die Peritonitis gedacht wird.

Management der Peritonitis

Peritonitis - Verdacht: Trübung der Dialysierflüssigkeit, Bauchschmerzen, „wolkiges" Dialysat (**Fibrinfäden**)

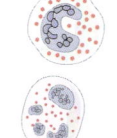

Differentialdiagnostik! Wirklich „CAPD-Peritonitis" oder akutes Abdomen? Bes. Perforation, Pankreatitis usw. ausschließen!

Allgemein gilt bei Peritonitis: **Ursachen**analyse versuchen, 2000 IE **Heparin**/Btl. zusetzen, **Ultrafiltrationsverlust** beachten!

Drei Proben vom noch warmen morgendlichen Auslauf entnehmen: Zellzahl bestimmen, Kultur anlegen, Grampräp. anfertigen

Drei Dialysatwechsel (1,5%-Btl.) in Folge (ohne Verweilzeit und ohne Antibiotika-/Insulinzusatz), Überleitungsstück wechseln

Zellzahl: Trübung sichtbar ab 200 Leukozyten/µl, als **pathologisch** gelten Werte von **über 100 Leukozyten/µl**

Kultur anlegen, Ablesen nach 24 bis 48 Stunden, nach dem Ergebnis des Antibiogramms ggf. Therapie modifizieren (weiter: ■■)

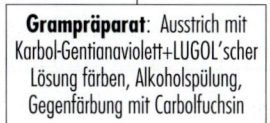

Grampräparat: Ausstrich mit Karbol-Gentianaviolett+LUGOL'scher Lösung färben, Alkoholspülung, Gegenfärbung mit Carbolfuchsin

Grampositive Keime → 2x2 g (2x1 g bei KG unter 40 kg) Vancomycin im Abstand von 7 Tagen intraperitoneal

Gramnegative Keime/kein Keimnachweis/nicht durchgeführt: Ceftazidim (Fortum®): 250 mg/ 2-l-Btl. + einmalig 2 g Vancomycin

(Hefe-) Pilze: Katheter entfernen → Hämodialyse Wenn Pat. noch will: Nach etwa 1/2 Jahr erneut PD möglich

■■: AB weiter nach Ergebnis von Kultur/Sensibilität, Therapiedauer: 3 Tage über die Senkung der Zellzahl unter 100/µl hinaus

■■: AB weiter nach Ergebnis von Kultur/Sensibilität, Therapiedauer: 3 Tage über die Senkung der Zellzahl unter 100/µl hinaus

Evtl. 2 - 3 Wochen 200 - 400 mg Diflucan® (Fluconazol) nach jeder HD, oder (Reserve) Amphotericin B (schlecht verträglich)

Dosierung verschiedener Antibiotika bei CAPD-Peritonitis
(Intraperitoneale Applikation, Durchschnittsdosis Erwachsene, 70 kg KG)

Substanzklasse	Substanz	Präparat (Bsp.)	loading dose (mg/2-l-Btl.)	Kont. Erhaltungsdosis (mg/2-l-Btl.)
Aminoglykoside	Gentamycin	Refobacin	≈100	≈12
	Netilmicin	Certomycin	≈100	≈12
Cephalosporine	Cefazolin	Gramaxin	500-1000	≈250
	Cefamandol	Mandokef	1000	≈500
	Cefoxitin	Mefoxitin	1000	≈200
	Cefoperazon	Cefobis	2000	≈500-1000
	Cefotaxim	Claforan	2000	≈500
	Ceftazidim	Fortum	1000	≈250
	Ceftizoxim	Ceftix	1000	≈250
	Ceftriaxon	Rocephin	1000	≈250-500
Penicilline	Azlocillin	Securopen	500	≈500
	Mezlocillin	Baypen	3000 i.v.	≈500
	Ticarcillin	Betabactyl	2000	≈250
Andere	Clindamycin	Sobelin Solubile	300	≈300
	Miconazol	Daktar	200	≈200

Infektion des Katheterausgangs (Exit-site-Infektion)

Die Anzeichen wurden oben bereits beschrieben. Im Zentrum wird nach Abstrich zum Keimnachweis und zur Testung der Antibiotikasensibilität etwa 2-tägige Vorstellung erforderlich sein. Der Katheterausgang wird sorgfältig gereinigt (PVP, H_2O_2-Lsg.), evtl. wird auch der Tunneleingang durch Sondierung mit einer Knopfsonde in diese Maßnahmen einbezogen, da der Übergang zum Tunnelinfekt fließend ist.

Es wird eine Antibiotika-Behandlung eingeleitet, z.B. mit wöchentlicher Gabe von einem Gramm Vancomycin unter Spiegelkontrolle oder mit 200 mg Ofloxazin/Tag. Die Antibiose wird eine Woche über die Symptomfreiheit hinaus fortgeführt. Ist der Infekt nach 1/2 Jahr nicht beherrscht, muß der Katheter entfernt werden, was ein- oder zweizeitig erfolgen kann (Neuimplantation eines PD-Katheters auf der Gegenseite in der gleichen Operation oder später).

Tunnelinfektion

Die Ausbreitung der Infektion des Katheterausgangs in die Tiefe führt zum Tunnelinfekt. Der Katheterverlauf unter der Haut ist meist sehr schmerzhaft, die Haut über dem Katheter ist gerötet, überwärmt und gespannt. Es besteht die Gefahr, daß sich ein Bauchdeckenabszeß (sonographischer Nachweis) oder eine Peritonitis entwickelt. Die Vorgehensweise entspricht der bei Infektion des Katheterausgangs (s.o.).

Muffenprolaps (Cuff-Extrusion)

Im Zusammenhang mit der Infektion des Katheterausgangs kommt es nicht selten zum Hervortreten der Subkutan-Muffe (bei Kathetern mit zwei Muffen). Die Vorgehensweise entspricht der bei Infektion des Katheterausgangs (s.o.), ist keine Infektion im Spiel wird abgewartet. Es muß dringend vor dem Versuch gewarnt werden, die Muffe etwa mit einem Skalpell o.a. scharfen Gegenständen zu entfernen. Die Gefahr der Verletzung des Katheters ist bei derlei Manipulationen außerordentlich groß und zwingt dann in jedem Fall zum sofortigen Katheterwechsel (wenn sich nicht vorher noch durch Keimeintritt eine Peritonitis entwickelt).

Katheterinsuffizienz

Übersteigen reine Auslauf- + Einlaufzeit (keine Vor- und Nachbereitungszeiten mitgerechnet) 1/2 Stunde, liegt eine Katheterinsuffizienz vor. Nach dem Ausschluß einer äußeren Flußbehinderung und Positionswechsel der Körperlage beim Ein-/Auslauf wird man zunächst eine Röntgenaufnahme anfertigen, um die Lage der Katheterspitze zu klären. Liegt eine intraabdominelle Abknickung oder Verlagerung des Katheters vor, wird ein Versuch der Lagekorrektur des Katheters mittels eines Führungsdrahtes unter Bildwandlerkontrolle durchgeführt, in der gleichen Sitzung kann der Katheter steril angespült werden, um evtl. Fibrinablagerungen im Katheter oder an dessen Spitze auszuspülen.

Einlauf-/Auslaufschmerz

Einlaufschmerz ist in der Anfangszeit der PD-Durchführung nicht ungewöhnlich, das gibt sich meist nach ein paar Wochen. Ausschließen sollte man: Zu warme oder zu kalte PD-Lösung bzw. zu schnellen Einlauf.

Verfahrensbedingte Komplikationen durch die Peritonealdialyse

Hydrothorax
(pleuroperitoneale Leckage)

Reflux
(gastroösophagealer Reflux)

Katheterdislokation, Muffenprolaps, Tunnel-/KAS-Infekt, Leck

Ödeme
(Frauen: Labien, Männer: Scrotum, Penis)

Hernien
Narben-, Leisten-, Zwerchfell-, Nabelhernien durch erhöhten intraabd. Druck

Ventilationsstörung

Rückenschmerzen
(Sehr häufig!)

Katheterprobleme
Abknickung, Fibrinablagerung, Fibrinverstopfung, Kompression von außen

**Peritonitis
Ultrafiltrationsverlust**

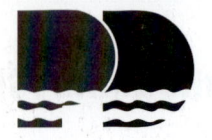

Auslaufschmerz (typischerweise gegen Ende des Auslaufs) ist bedingt durch ein Festsaugen des Katheters am Bauchfell. Drosselung der Auslaufgeschwindigkeit schafft Abhilfe.

Weitere Komplikationsmöglichkeiten der Peritonealdialyse sind der umseitigen Grafik zu entnehmen.

Operative Eingriffe unter Peritonealdialyse

Präoperativ soll die Dialysierflüssigkeit abgelassen werden, postoperativ muß die PD-Durchführung gewährleistet sein. Bei intraabdominellen Eingriffen soll postoperativ die PD für ein bis zwei Tage ausgesetzt werden (notfalls HD!), ab dem dritten postoperativen Tag wird die PD mit einem Spüllösungsvolumen von jeweils etwa 100 ml wieder aufgenommen und (unter Absprache mit den Chirurgen) jeden Tag um 100-200 ml gesteigert bis das ursprüngliche Volumen wieder erreicht ist.

Nach einer Nierentransplantation wird der Katheter noch für etwa 1/2 Jahr unter Fortführung der oben beschriebenen Pflegemaßnahmen (Katheteraustrittsstelle + Heparinplombe) belassen und dann bei stabiler Transplantatfunktion entfernt (Zweiteingriff = Nachteil zur HD!). Manche Transplantationszentren entfernen den Katheter auch schon kurz nach der Transplantation, wenn sich eine stabile Transplantatfunktion rasch einstellt.

Kommt es nach Transplantation zu einer Infektion im Katheterbereich muß der Katheter sofort entfernt werden. Muß nach der Transplantation noch dialysiert werden, kann die PD fortgesetzt werden, wobei das Peritonitisrisiko wegen der Immunsuppression hoch ist.

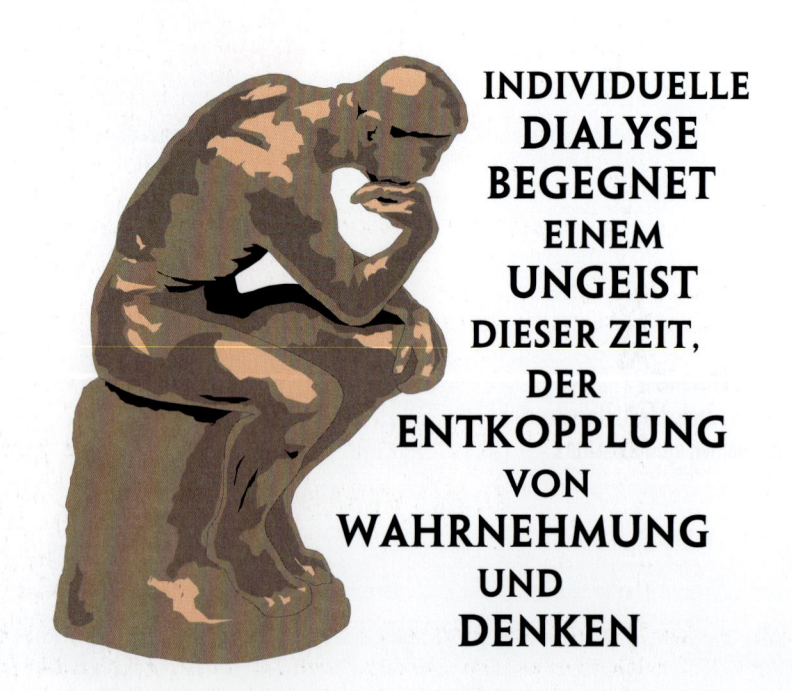

INDIVIDUELLE DIALYSE BEGEGNET EINEM UNGEIST DIESER ZEIT, DER ENTKOPPLUNG VON WAHRNEHMUNG UND DENKEN

Hämofiltration (HF)

Bei der Hämofiltration wird dem Blut ein Ultrafiltrat entzogen, wobei dieser Filtratstrom hauptsächlich durch konvektiven Transport bedingt ist. Die größte Menge des Ultrafiltrats wird durch eine Substitutionslösung bekannter Zusammensetzung ersetzt (abzüglich der gewünschten Dehydratation).

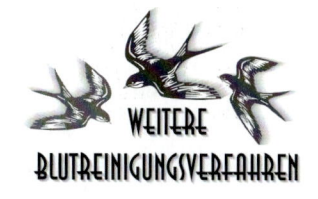

Wird die Flüssigkeitssubstitution hinter dem Filter vorgenommen, spricht man von **Post-Dilution**, erfolgt die Zudosierung des Substituats vor dem Filter, nennt man dies **Prä-Dilution**. Bei der Prä-Dilution ist die Entfernung kleinmolekularer Substanzen wesentlich besser, als bei der Post-Dilution.

Analog der Hämodialyse wird das Blut aus dem Shunt des Patienten in einem Blutschlauchsystem über den Hämofilter gepumpt und kehrt zum Patienten zurück. Im Hämofilter wird die Ultrafiltration durch Aufbau eines Druckgradienten über die Membran erreicht, wobei Plasmawasser und lösliche Bestandteile bis zu einer bestimmten Größe (rund 20.000 Dalton) in das Filtratkompartiment gelangen. Aus ökonomischen Gründen mußte in der Vergangenheit meist die Postdilution durchgeführt werden, weil bei der Prädilution sehr viel größere Substituatmengen benötigt werden.

Bei der Hämofiltration mit Post-Dilution ist die **Elimination kleinmolekularer Substanzen** wie Harnstoff und Kreatinin im Vergleich zur Hämodialyse schlechter. Für höhermolekulare Substanzen wie Vitamin B_{12} (als Äquivalent für die „Mittelmoleküle") ist die Elimination bei Hämodialyse und Hämofiltration praktisch gleich.

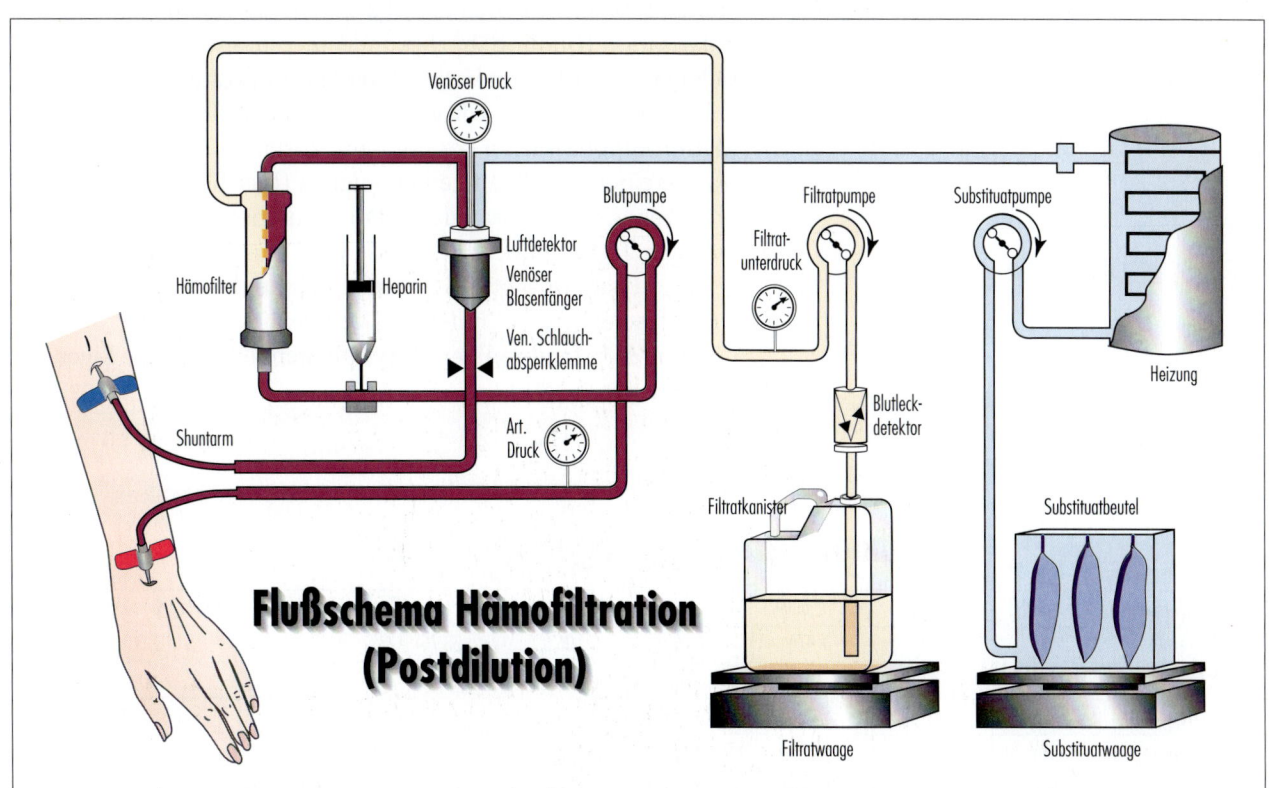

Flußschema Hämofiltration (Postdilution)

Prinzip der Hämofiltration (Plasmawasserfiltration): Entzug des Filtrats, Messung durch Präzisionswiegesystem (Filtratkanister). Ersatz durch eine der Extrazellulärflüssigkeit angepaßte Substitutionslösung (Substituatbeutel). Messung des „Substituatverbrauchs" durch zweites Wiegesystem. Vorgabe des gewünschten Flüssigkeitsentzugs. Der Geräterechner vergleicht die Differenz zwischen Filtratmenge und Substituatmenge und steuert so die gewünschte Volumen- bzw. Gewichtsabnahme in der vorgewählten Zeit. Das Flußschema zeigt die Postdilution mit Zugabe der Substitutionslösung nach dem Hämofilter. Bei der Prädilution (heute typischerweise „on line") erfolgt die Zugabe (des wesentlich höheren) Substituatvolumens vor dem Filter.

WEITERE BLUTREINIGUNGSVERFAHREN

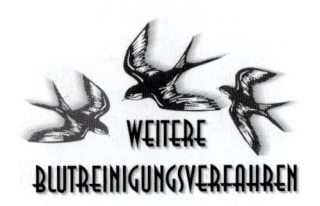

Die **Austauschmenge pro Hämofiltrationsbehandlung soll bei etwa 1/3 des Körpergewichtes des Patienten liegen**. Diese Regel ist relativiert, seit die Möglichkeit der on-line-Bereitung großer Substituatvolumina gegeben ist. Hierdurch wird die Prä-Dilution mit vertretbarem Kostenaufwand möglich (vgl. oben).

Der ganz **große Vorteil** der Hämofiltration ist die **ausschließliche Verwendung steriler, pyrogenfreier** Flüssigkeiten, ein Zustand, der bei der Hämodialyse derzeit noch nicht erreicht ist. Auch gibt es keinen Zweifel an der **guten Kreislaufverträglichkeit** und der **günstigen Beeinflussung der Hypertonie**, wobei allerdings bislang stets Vergleiche mit der Kurzzeit- und/oder Standarddialyse angestellt wurden.

So betrachtet relativiert sich auch die für die HF immer wieder zu lesende **Hauptindikation**: „Behandlung von Patienten, bei denen regelmäßig große Flüssigkeitsmengen entzogen werden und bei denen möglicherweise gleichzeitig eine Hypotonie vorliegt (**Hypotonie trotz Hyperhydratation**) und Patienten mit schwerer Hypertonie". Mit individueller Dialysegestaltung und Verlängerung der Dialysezeit sind solche Patienten ebenfalls gut mit der konventionellen Bikarbonatdialyse zu behandeln. Die zunehmenden Bemühungen um die Herstellung steriler und pyrogenfreier Dialysierflüssigkeit für die Hämodialyse wird den Biokompatibilitätsvorteil der HF sicher auch weiter verkleinern.

Die Hämofiltration hat neben den **höheren Kosten** auch noch andere Probleme: Durch das Phänomen der Membranpolarisation (**Bildung sog. Sekundärmembranen**) vermindert sich der Filtratfluß im Verlaufe der Hämofiltrationsbehandlung bei gleichbleibender hydrostatischer Druckdifferenz. Die **Membranpolarisation** kommt dann zustande, wenn bei der Filtration einer eiweißhaltigen Flüssigkeit (hier Blut) Moleküle mit größerem Durchmesser als die Porendurchmesser der Membran anliegen. Durch höhere Blutflüsse wird versucht, dieses Problem gering zu halten (**Blutfluß 300 ml/min oder** höher anstreben). Andererseits wird vermutet, daß gerade dieser dünne Proteinfilm auf der Membran deren komplementaktivierende Eigenschaften abschwächt.

Hämofiltrationslösungen (Auswahl)

Bezeichnung/Anbieter	Na$^+$ mmol/l	K$^+$ mmol/l	Ca^{++} mmol/l	Mg^{++} mmol/l	Cl$^-$ mmol/l	Laktat$^-$ mmol/l	Azetat mmol/l	Glukose g/l	Osmol. mosmol/l
HF 01/Fresenius	135	0	1,875	0,75	106,5	33,75	0	1,5	286
HF 02/Fresenius	140	0	2	1	111	0	35	0	289
HF 03/Fresenius	142	0	2	0,75	103	44,5	0	0	292
HF 11/Fresenius	140	1	1,625	0,75	100,75	45	0	1,96	300
HF 13/Fresenius	150	1	1,625	0,75	100,75	55	0	1,96	320
HF 21/Fresenius	135	2	1,875	0,75	108,5	33,75	0	1,5	290
HF 22/Fresenius	138	2	2	0,75	111,5	34	0	0	288
HF 23/Fresenius	140	2	2,12	0,75	112	35,75	0	1,5	301
HF 24/Fresenius	142	2	2	0,75	105	44,5	0	0	296

Die HF-Substitutionslösungen kommen meist in Beuteln zu 4,5 Liter zur Anwendung. 4 bis 5 Beutel werden mittels Mehrfach-Verbindern zur eigentlichen Substituatleitung zusammengefaßt.

Ein Schritt zur Verbesserung und Individualisierung der Hämofiltration ist die **Verwendung bikarbonatgepufferter Substitutionslösung**. Zum Zeitpunkt der Drucklegung war diese noch nicht kommerziell verfügbar, eine Rezeptur zur Selbstherstellung ist der umseitigen Grafik (Seite 404) zu entnehmen.

Im Zusammenhang mit der Besprechung der Hämofiltration ist ein Hinweis auf die sogenannten **kontinuierlichen Filtrationsverfahren** erforderlich, die hauptsächlich in der Intensivmedizin zur Behandlung des akuten Nierenversagens und bei Multiorganversagen zum Einsatz gelangen.

Kontinuierliche Verfahren sind es deshalb, weil die Filtrationsbehandlung praktisch „rund um die Uhr" läuft. Vorteil ist der problemlose bed-side-Einsatz beim immobilisierten Intensivpatienten. Es ist eine sehr genaue Bilanzierung von Wasser- und Elektrolythaushalt erforderlich. Zur Behandlung der akuten lebensbedrohlichen Hyperkaliämie sind die Verfahren weniger geeignet.

Die kontinuierliche arteriovenöse Hämofiltration (CAVH), (Prinzip siehe auch Grafik), kontinuierliche arteriovenöse Hämodialyse (CAVHD), kontinuierliche venovenöse Hämodialyse (CVVHD) und die kontinuierliche venovenöse Hämofiltration (CVVH) sind im „Dialysestandard" genauer beschrieben. Zur Vermeidung von Redundanzen wird auf Kapitel 10, Seite 257 ff. hingewiesen.

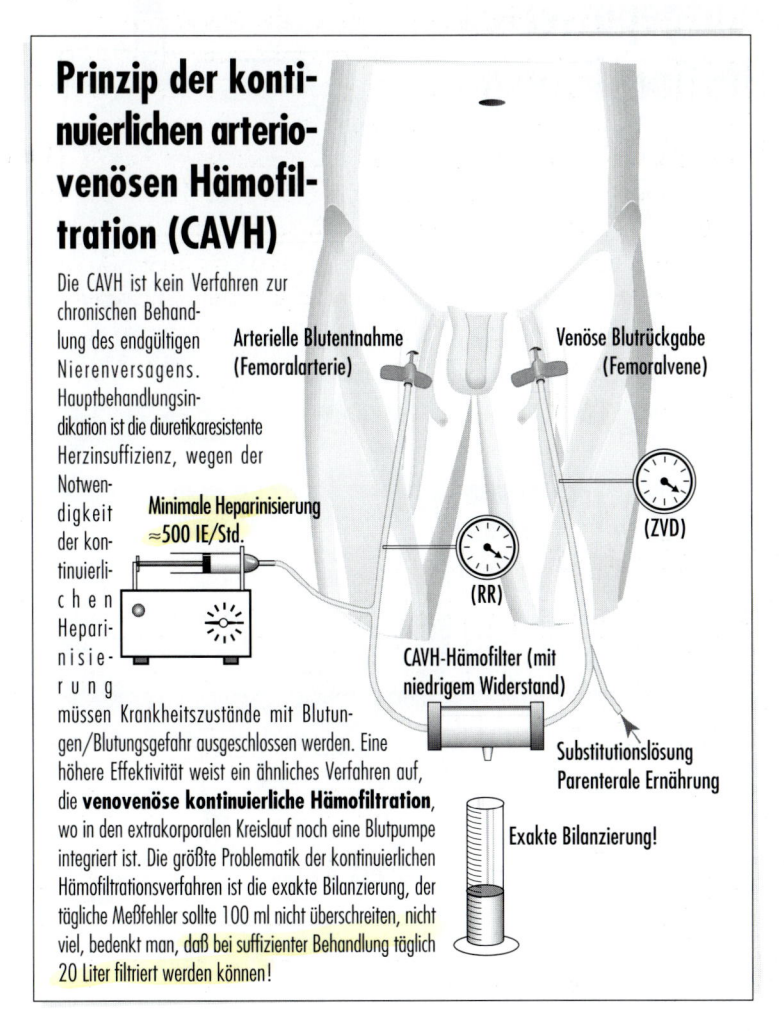

Prinzip der kontinuierlichen arteriovenösen Hämofiltration (CAVH)

Die CAVH ist kein Verfahren zur chronischen Behandlung des endgültigen Nierenversagens. Hauptbehandlungsindikation ist die diuretikaresistente Herzinsuffizienz, wegen der Notwendigkeit der kontinuierlichen Heparinisierung müssen Krankheitszustände mit Blutungen/Blutungsgefahr ausgeschlossen werden. Eine höhere Effektivität weist ein ähnliches Verfahren auf, die **venovenöse kontinuierliche Hämofiltration**, wo in den extrakorporalen Kreislauf noch eine Blutpumpe integriert ist. Die größte Problematik der kontinuierlichen Hämofiltrationsverfahren ist die exakte Bilanzierung, der tägliche Meßfehler sollte 100 ml nicht überschreiten, nicht viel, bedenkt man, daß bei suffizienter Behandlung täglich 20 Liter filtriert werden können!

Arterielle Blutentnahme (Femoralarterie)
Venöse Blutrückgabe (Femoralvene)
Minimale Heparinisierung ≈500 IE/Std.
(ZVD)
(RR)
CAVH-Hämofilter (mit niedrigem Widerstand)
Substitutionslösung
Parenterale Ernährung
Exakte Bilanzierung!

WEITERE BLUTREINIGUNGSVERFAHREN

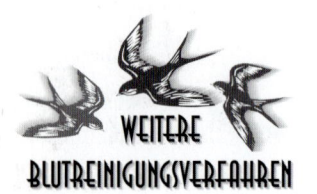

Hämodiafiltration (HDF)

Die Hämodiafiltration (HDF) ist ein Verfahren, welches die Hämodialyse (HD) und Hämofiltration (HF) kombiniert. Der theoretische Ansatzpunkt für die Kombination beider Verfahren war die Tatsache, daß niedermolekulare Substanzen wie Harnstoff und Kreatinin vorwiegend durch diffusiven Transport wie bei der Hämodialyse entfernt werden, während die Mittelmoleküle („Urämietoxine") überwiegend durch konvektiven Stofftransport wie bei der Hämofiltration entfernt werden sollen.

Es konnte gezeigt werden, daß die Gesamteliminationsrate bei der HDF höher ist, als bei den Einzelverfahren, jedoch ist sie nicht gleich der Summe der Einzelverfahren, da sich Konvektion und Diffusion nicht addieren, sondern parallel ablaufen und sich gegenseitig beeinflussen.

Andererseits stellte man auch fest, daß die Entfernung kleinmolekularer Substanzen mit der HF nahezu ebenso gut möglich ist, wenn nach dem Prinzip der Prä-Dilution gearbeitet wird (vgl. vorangegangenen Abschnitt).

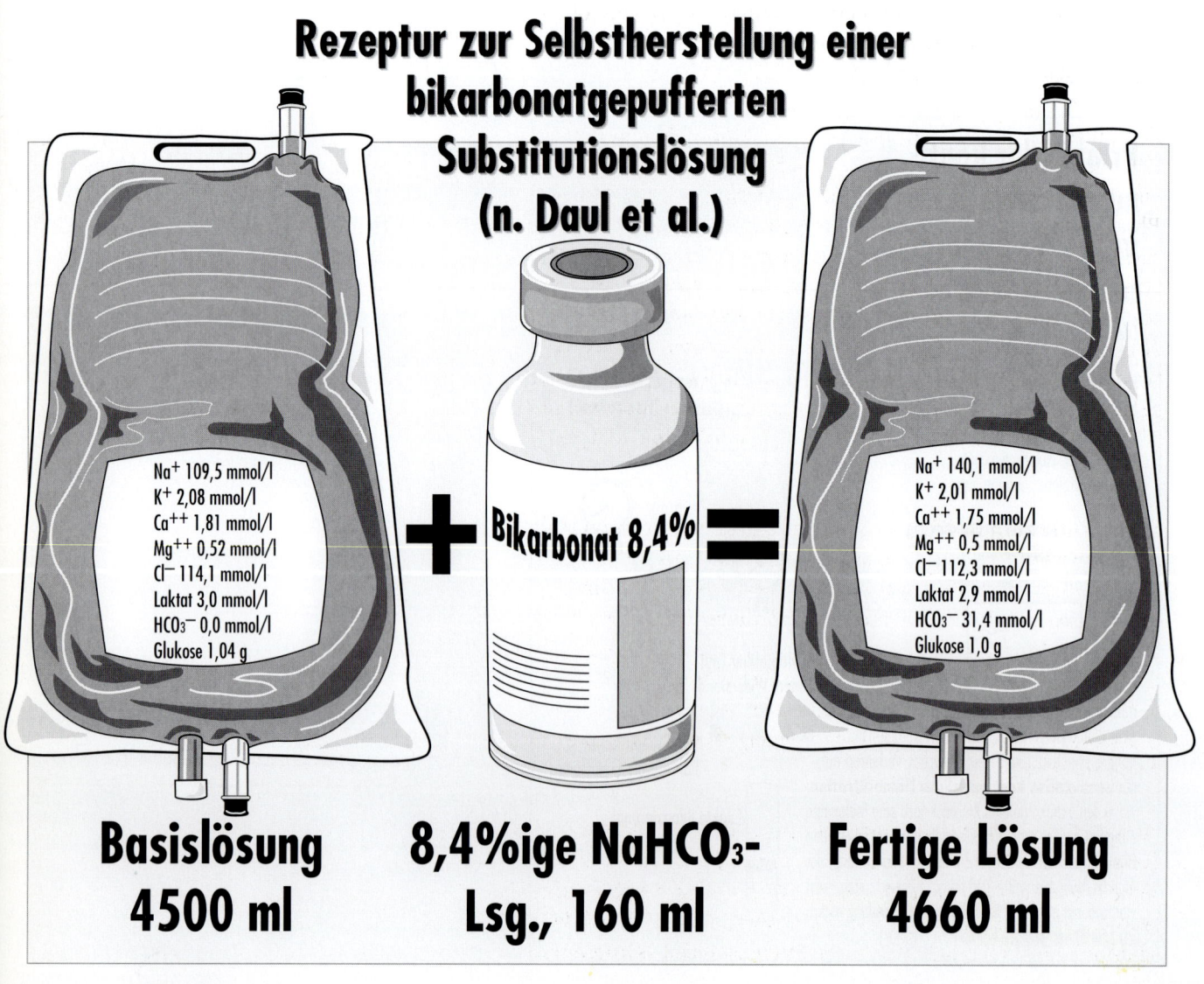

Rezeptur zur Selbstherstellung einer bikarbonatgepufferten Substitutionslösung (n. Daul et al.)

Basislösung 4500 ml
- Na^+ 109,5 mmol/l
- K^+ 2,08 mmol/l
- Ca^{++} 1,81 mmol/l
- Mg^{++} 0,52 mmol/l
- Cl^- 114,1 mmol/l
- Laktat 3,0 mmol/l
- HCO_3^- 0,0 mmol/l
- Glukose 1,04 g

+ 8,4%ige $NaHCO_3$-Lsg., 160 ml (Bikarbonat 8,4%)

= Fertige Lösung 4660 ml
- Na^+ 140,1 mmol/l
- K^+ 2,01 mmol/l
- Ca^{++} 1,75 mmol/l
- Mg^{++} 0,5 mmol/l
- Cl^- 112,3 mmol/l
- Laktat 2,9 mmol/l
- HCO_3^- 31,4 mmol/l
- Glukose 1,0 g

Die **diffusive Komponente** wird bestimmt von der Membranpermeabilität und von der Membranoberfläche sowie der Strömungsgeometrie des Dialysators. Der **konvektive Transport** („Mitführung") wird von der Filtrationsrate und dem Siebkoeffizienten bestimmt.

Zum **Begriff der Filtrationsrate**: Es wurde bereits an anderer Stelle ausgeführt, daß die Filtrationsrate („Abtrennmenge pro Zeiteinheit") von verschiedenen Faktoren beeinflußt wird. Die Triebkraft für die Elimination ist die anliegende Druckdifferenz.

Dem Unterdruck auf der Filtratseite wirkt der onkotische „Sog" des Plasmaeiweißes entgegen. Das Abtrenn- bzw. Rückhaltevermögen wird nun nicht nur durch die Membraneigenschaften selbst bestimmt, sondern auch von der zu filtrierenden Flüssigkeit. Bei der Filtration von Blut bilden sich auf der Membran Eiweißniederschläge, zusätzlich lagern sich Blutzellen, bevorzugt Thrombozyten, auf der Membran ab: „**Sekundärmembran**". Die Filtrationsrate wird hierdurch gesenkt, eine Erhöhung des Filtrationsdruckes verbessert die Filtrationsrate nicht, vielmehr kann es hierdurch infolge „Zusammenpressen" von Eiweiß und Zellen auf der Membranoberfläche zu einem weiteren Absinken der Filtrationsrate kommen.

Außerdem kann sich die Trenngrenze der Filtration von der eigentlichen Membran in die Sekundärmembran verlagern, der Siebkoeffizient verschlechtert sich.

Der **Filtratstrom** kann nur durch Erhöhung des Wandschergefälles verbessert werden, welches wiederum durch Blutfluß sowie Anzahl und Radius der Hohlfasern bestimmt wird. Der Blutfluß kann jedoch einerseits aus Gründen der Shuntkapazität nicht beliebig gesteigert werden, andererseits tritt bei Vergrößerung des Blutflusses das Phänomen der „Kernentmischung" auf: Im Zentrum der Hohlfaser kommt es bei bestimmter Flußrate zur „Verarmung" an Blutzellen, d.h. die Blutzellen strömen vorwiegend in der Peripherie der Faser (wandnah), die Bildung von Sekundärmembranen wird hierdurch noch stärker. Bei der Entwicklung von Membranen wird versucht, das Problem zu unterdrücken.

Erläuterung zum **Begriff des Siebkoeffizienten** (vgl. auch Grafik Seite 216): Sind gelöste Teilchen kleiner als der größte Porendurchmesser einer Membran, so besitzt die Membran keine Siebungseigenschaften. Die Konzentration der Substanz auf der Blutseite ist gleich groß der auf der Wasser- bzw. Filtratseite. Der Quotient Substanzkonzentration Filtrat durch Substanzkonzentration Blut ist der Siebkoeffizient: Ist er 1, passiert die Substanz die Membran ohne Behinderung, ist er 0, ist keine Membranpassage möglich.

Aus all diesen Darlegungen wird bereits deutlich, daß dem Dialysator bei der HDF eine wichtige Bedeutung zukommt, d.h. übliche Dialysatoren, wie sie in der „normalen" Dialyse verwendet werden, können für die HDF nicht verwendet werden. Bei den Hämodiafiltern handelt es sich um High-flux-Dialysatoren mit guten Diffusions- und Konvektionseigenschaften. Solche **Hämodiafilter** sind z.B. die BK-Filtryzer™-Serie von Toray (PMMA-Membran), die Hemoflow™-Serie von Fresenius (z.B. F60®) und die Polyflux™-Serie von Gambro.

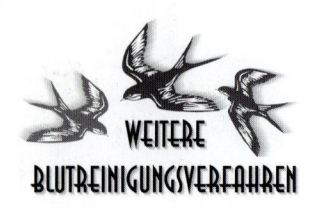

Schließlich ist für die HDF-Durchführung eine **modifizierte Dialyseapparatur** mit vergleichsweise hohem technischen Aufwand erforderlich: Die HDF-Geräte bestehen aus einem Dialysegerät mit volumenkontrollierter Ultrafiltration und einem Präzisionswiegesystem (analog zu den HF-Geräten). Die Zudosierung des Substituats kann bei entsprechenden Dialysegeräten auch über die Single-needle-Pumpe erfolgen. Ein Rechner steuert die Ultrafiltrationsmenge, Substituatdosierung, Behandlungszeit usw.

Die **Menge der Substitutionslösung** ist bei der konventionellen HDF meist 4,5 Liter, bei on-line-Bereitung des Substituats um ein Vielfaches höher.

Der **Ausgleich der Azidose** bei den HDF-Patienten erfolgt wie bei der HD/HF mit Azetat oder Bikarbonat und Laktat.

Die **Indikationen zur HDF-Behandlung** ähneln der Hämofiltration: Patienten mit hohen Gewichtszunahmen, Patienten mit häufigen RR-Abfällen, Patienten mit therapieresistentem Hochdruck, Patienten mit schwerer urämischer Polyneuropathie können mit dem Verfahren behandelt werden. Den bestechenden theoretischen Vorteilen des Verfahrens stehen die hohen Kosten als gravierender Nachteil gegenüber.

Insgesamt ist die HDF vom theoretischen Ansatz her ein bestechendes Verfahren. Bei nüchterner Betrachtung muß man aber feststellen, daß mit der „altmodischen" Bikarbonatdialyse auch exzellente Behandlungsergebnisse erzielbar sind, vorausgesetzt, sie wird individuell, flexibel und vor allem in ausreichender „Dosierung" verabfolgt!

Hämoperfusion

Die Hämoperfusion ist kein Verfahren zur Behandlung des endgültigen Nierenversagens, vielmehr dient es der Adsorption bestimmter Substanzen an die Oberfläche beschichteter Aktivkohle oder von Kunstharzen mit adsorptiven Eigenschaften.

So wie bei der Hämodialyse der Dialysator in den Blutkreislauf integriert ist, wird bei der Hämoperfusion die Hämoperfusionskartusche (z.B. Haemoresin®-Kapsel) in den extrakorporalen Blutkreislauf eingebunden. Das Verfahren ist in Single-needle-Technik oder mit zwei Nadeln durchführbar. Eine **Kombination mit Hämodialyse ist möglich**. Die Hämoperfusion kommt hauptsächlich in der Notfallmedizin bei der Behandlung schwerer Vergiftungen zum Einsatz (z.B. Digoxin, Phenytoin, Tetrachlorkohlenstoff, E 605). Die in der Hämoperfusionskapsel enthaltenen adsorbierenden Substanzen binden die zu eliminierende Substanz bei der Passage des Blutes durch die Kartusche.

Natürlich werden (unerwünscht) auch körpereigene Substanzen und Zellen adsorbiert. Die Thrombozytopenie ist die gefürchtetste Nebenwirkung. Bei der Hämoperfusion wird keine Flüssigkeit entzogen. Die Überwachung des Patienten erfolgt wie bei der Hämodialyse. Die Thrombozytenzahl wird kontrolliert. Je nach der Art der Vergiftung sind neben der primären Giftelimination meist noch weitere Maßnahmen der Intensivbehandlung indiziert.

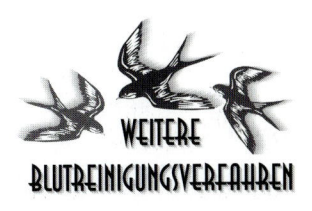

Plasmapherese

Der Vollständigkeit halber sei auch die Plasmapherese (Plasmaseparation, Plasmaaustauschbehandlung) erwähnt. Das Verfahren ist wie auch die o.a. Hämoperfusion kein eigentliches Blutreinigungsverfahren im unmittelbaren Zusammenhang mit der Behandlung der terminale Niereninsuffizienz. Es handelt sich um die **Abtrennung des Blutplasmas von den korpuskulären Blutbestandteilen** (Blutzellen). Blutplasma ist der flüssige Teil des Blutes (ohne Blutzellen), der im Gegensatz zum Blutserum noch die Gerinnungsfaktoren enthält.

Bei der **therapeutischen Plasmapherese wird nun das Plasma teilweise gegen eine osmotisch aktive Substitutionslösung ausgetauscht.** Das Verfahren besitzt **Parallelen** zu anderen Blutreinigungsverfahren, vor allem **zur Hämofiltration**, im Gegensatz zur HF werden bei der Plasmapherese jedoch auch Plasmaproteine, wie z.B. Antikörper, Immunkomplexe o.ä., aus der Blutbahn entfernt.

Die Realisierung der Plasmaseparation ist z.B. durch Zentrifugieren der Blutzellen oder durch Membranplasmaseparation möglich. Die Voraussetzung für die Membranplasmaseparation war die Entwicklung großporiger Membranen (Membranporen der Plasmafilter größer als die der Hämofilter), die die Abtrennung des plasmatischen Blutanteils von den zellulären Elementen gestatten.

Nach Entnahme des Blutes und Heparinisierung wird das Blut durch den Plasmaseparator geleitet, der wie ein Kapillar- oder Plattendialysator aufgebaut ist, wo über großporiges Membranmaterial Plasma abfiltriert wird (Plasmaeiweiße mit Molekulargewicht von über 1 Mio. Dalton), während die Blutzellen zurückgehalten werden, **Austauschvolumen** etwa 50 ml/kgKG.

Das nach Plasmafilterpassage eingeengte Blut wird anschließend mit einer **Substitutionslösung** wieder aufgefüllt und strömt mit dem gleichen Hämatokrit, jedoch mit veränderter Plasmazusammensetzung zum Patienten zurück. Die Dosierung des Substituats kann gravimetrisch mittels Präzisionswiegesystem analog der Hämofiltration erfolgen, andererseits kann die Dosierung durch eine bidirektional arbeitende Pumpe realisiert werden. Als Substituat (= Plasmaaustauschlösung) kommen u.a. in Betracht: Frisches Spenderplasma, Humanalbuminlösung, Plasmaersatzstoffe wie Dextrane oder Hydroxyäthylstärke. Optimal ist der Einsatz von Humanalbumin.

Weitere Blutreinigungsverfahren

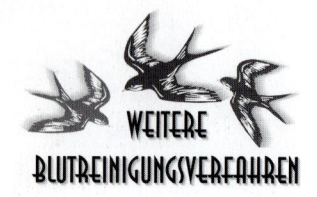

Einige **Indikationen** zur Anwendung der therapeutischen **Plasmapherese** sind:

Goodpasture-Syndrom, Wegener-Granulomatose, vaskuläre Abstoßungsreaktion nach NTX, Thyreotoxikose, Myasthenia gravis, Guillain-Barré-Syndrom, immunhämolytische Anämie, Hyperviskositätssyndrom bei Paraproteinämien und rasch progressiver Lupus erythematodes.

Pathologische Eiweißkörper werden hierbei durch die Membranplasmapherese abgetrennt und immunologische Prozesse unterbrochen.

Bei der **selektiven Plasmapherese** entfällt der Nachteil der eben beschriebenen Methode, daß das gesamte separierte Plasma verworfen wird. Bei der selektiven Plasmapherese wird das separierte Plasma einem weiteren Behandlungsschritt unterworfen. Hier sind folgende Verfahren zu nennen:

Kaskadenfiltration: Das wie oben beschrieben separierte Plasma wird über einen Plasmafilter mit definierter niedrigerer Ausschlußgrenze geleitet und es erfolgt eine Auftrennung in niedrig- und hochmolekulare Fraktionen.

Die hochmolekulare Fraktion reichert sich im Filter an, die niedermolekulare (bes. Albumin und IgG) passiert die Plasmafiltermembran und wird zum Patient zurückgeführt. Nachteil: Unscharfe Tennung infolge Streubreite der Porendurchmesser der Plasmafiltermembran.

Kryofiltration: Kältelabile Plasmaproteine werden durch Herunterkühlen des separierten Plasmas ausgefällt und dann durch Membranfiltration abgetrennt.

HELP-Verfahren = Heparin-induzierte extrakorporale LDL-Fibrinogen-Präzipitation: Für die Entstehung der Arteriosklerose sind insbesondere die cholesterinreichen Low-density-Lipoproteine (LDL) von Bedeutung.

Die LDL-Entfernung ist mit dem HELP-Verfahren hocheffektiv und selektiv möglich. Bei dem Verfahren wird durch Absenken des Plasma-pH-Wertes auf 5,1 und Heparinzugabe eine Ausfällung von LDL induziert, welches abfiltriert wird.

Nach Wiederanhebung des pH-Wertes und Adsorption des überschüssigen Heparins wird das derartig behandelte Plasma dem Patient zurückgegeben.

Plasmaperfusion bezeichnet das Überströmen separierten Plasmas über Adsorbersäulen. In Abhängigkeit von den Affinitätseigenschaften des Adsorbers können aus dem Plasma mehr oder weniger selektiv pathogene Proteine oder auch Toxine entfernt werden.

Weitere Hinweise zu den Aphereseverfahren sind dem „Dialysestandard" zu entnehmen (Kapitel 10, Seite 259 ff.).

Modifikationen der Hämodialyse • Single-needle-Dialyse

Grundlage für die SN-Dialyse ist die Zusammenfassung des arteriellen und venösen Endes des extrakorporalen Blutschlauchsystems über ein Y-Stück.

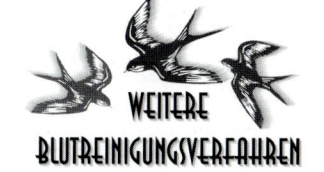

Jedes Dialysegerät beherrscht als „Notverfahren" die **SN-Ventil-Technik** („klick-klack"), bei der mit einer Blutpumpe intermittierender Überdruck gegen die geschlossene venöse Klemme aufgebaut wird. Nach dem Stopp der Blutpumpe öffnet die venöse Absperrklemme und das Blut strömt – getrieben vom Überdruck – zum Patient zurück.

Nachteil: Kleine Blutvolumina werden mit hohen Drücken unter hoher stoßweiser Zwangsultrafiltration diskontinuierlich und mit hoher Rezirkulation bewegt. Einzelheiten über das Verfahren, welches nur bei „verschossenen" Punktionen ausnahmsweise durchgeführt werden sollte (kein SN-Schlauchsystem in der Maschine eingelegt), sind in den Gerätehandbüchern nachlesbar.

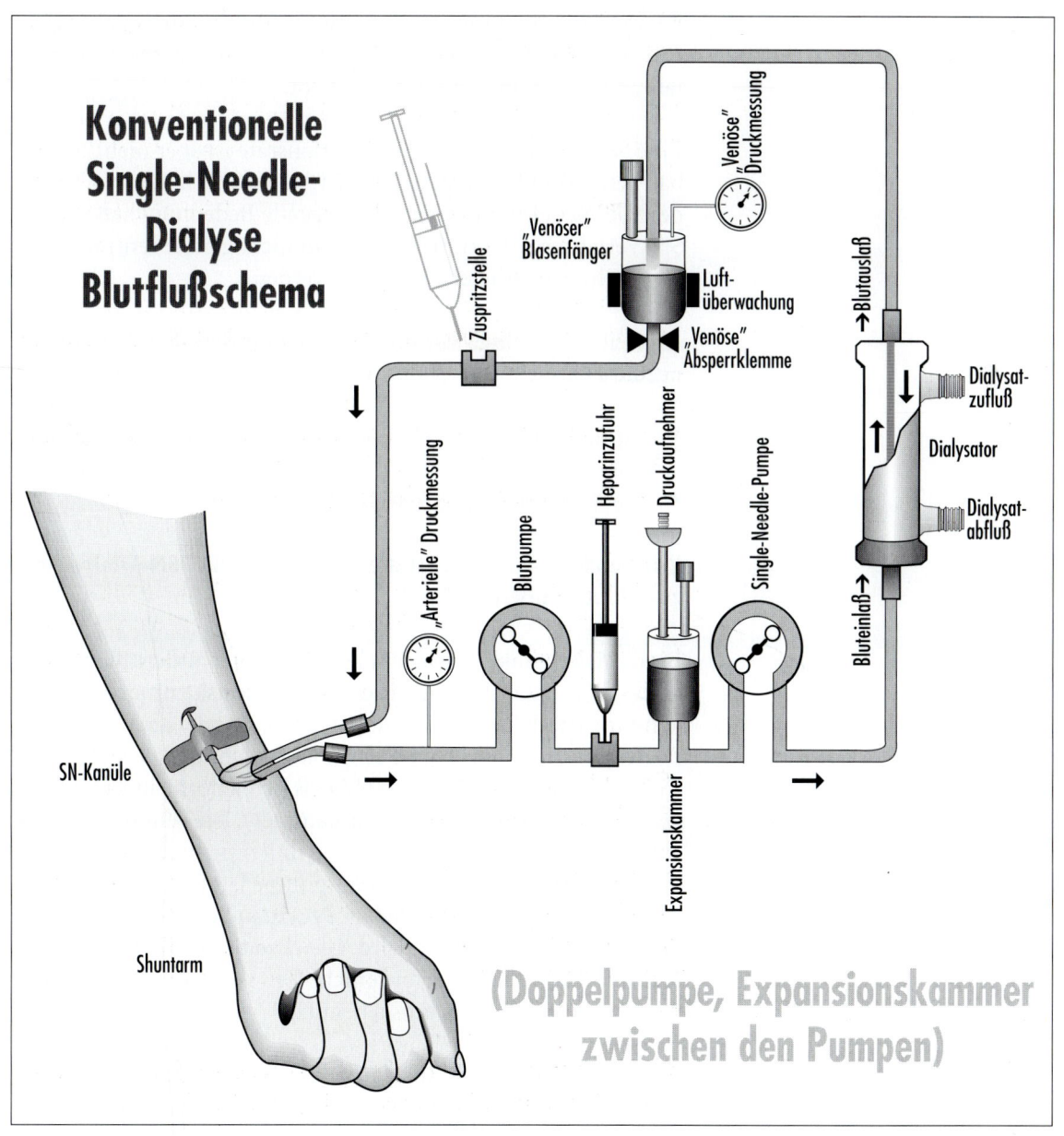

Konventionelle Single-Needle-Dialyse Blutflußschema

(Doppelpumpe, Expansionskammer zwischen den Pumpen)

Weitere Blutreinigungsverfahren

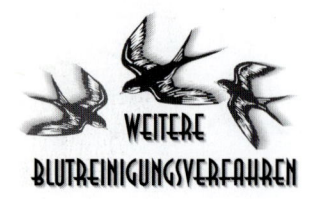

Die Dialyse mit einer Punktionskanüle hat in den letzten Jahren einige interessante technische Neuerungen erfahren, die **frühere Nachteile** des Verfahrens weitgehend aufheben:

- Verminderte Effektivität wegen des geringeren mittleren Blutflusses und Rezirkulation
- Diskontinuierlicher Blutfluß
- Teilweise schwer kalkulierbare Rezirkulations- und Pendelblutvolumina
- Hohe Zwangsultrafiltration (in Abhängigkeit vom Bilanzierungssystem der Maschine und der SN-Technik)
- Hohe Ansaug- und Rücklaufdrücke (in Abhängigkeit von der Realisierung des SN-Prinzips)

Als wirklicher Nachteil des Verfahrens bleiben gegenwärtig die höheren Kosten (höherer Einstandspreis für die Maschine, höhere Kosten des Schlauchsystems, höhere Kosten der SN-Punktionskanüle) bestehen, die von den Kassen nicht erstattet werden.

In wenigen Dialysezentren wird die SN-Dialyse mit folgender Begründung bevorzugt: Schonung des Shunts durch Verringerung der Punktionszahl um die Hälfte, geringere Infektionsgefahr, höherer Komfort für den Patient.

Eine Senkung der Shuntkomplikationsrate ist aber nicht beweisbar, als allgemeines Therapieprinzip konnte sich die SN-Dialyse deshalb nicht durchsetzen. Überragende Bedeutung haben die SN-Verfahren im Akutbereich, wenn nicht gerade zentrale Doppellumenkatheter verwendet werden.

Als weiterhin gültige **Voraussetzungen für die** effektive single-needle-Dialyse mit zwei Blutpumpen sind zu nennen:

- Gut funktionierende AV-Fistel mit Ermöglichung hoher Blutflüsse
- „Starke" (15G) Punktionskanüle

Wir beschreiben zunächst die „konventionelle" SN-Dialyse mit zwei Blutpumpen:

Erster Arbeitstakt: Die arterielle Blutpumpe fördert Blut in eine in das Schlauchsystem integrierte Expansionskammer (diese kann im arteriellen Teil vor dem Dialysator oder auch nach dem Dialysator liegen). Die SN-Pumpe läuft nicht und wirkt als „Schlauchabsperrklemme", ohne daß sich jedoch ein wesentlicher Druck aufbaut (Expansionskammer). Die venöse Schlauchabsperrklemme ist geschlossen. Die Blutentnahme erfolgt sicher aus dem Shunt. Die arterielle Blutpumpe läuft, bis in der Expansionskammer ein „oberer" Pegelstand erreicht ist, der vom Druckaufnehmer erkannt wird. Gleichzeitig wird von manchen Maschinen die hierfür erforderliche Zeit gemessen und für die Steuerung der Phasenwechsel benutzt.

Zweiter Arbeitstakt = Rücklaufphase: Aktive Rückförderung des in der Expansionskammer befindlichen Blutvolumens durch

Betrieb der SN-Pumpe, arterielle Blutpumpe steht und bewirkt arterielle Blutsperre. Venöse Schlauchabsperrklemme geöffnet. Der Druck in der Expansionskammer fällt auf ein unteres Niveau, welches vom Druckaufnehmer erkannt wird und den Neubeginn des Zyklus auslöst. Häufig dient auch hier eine Zeitkontrolle der zusätzlichen Überwachung.

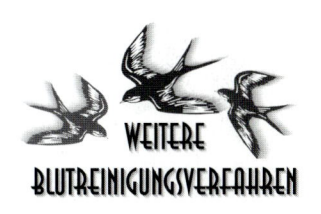

Der Entgiftungseffekt der SN-Dialyseverfahren wurde früher wesentlich beeinflußt von der Compliance des Dialysators (Volumenänderung pro Druckänderung, besonders bedeutsam beim Verfahren ohne Doppelpumpe), vom Rezirkulationsvolumen und vom Hubvolumen.

Das Hubvolumen bezeichnet das Volumen, welches in der arteriellen Phase in das Schlauchsystem und in den Dialysator einströmt. Es ist (bei Einpumpen-SN-Dialyse) umso höher, je größer die Compliance des Dialysators ist. Da die Compliance von Plattendialysatoren wesentlich höher ist als die von Kapillardialysatoren, ist bei SN-Dialyse mit einer Blutpumpe der Einsatz eines Plattendialysators vorzuziehen.

Die Rezirkulation schon gereinigten Blutes entsteht durch nochmalige Förderung des im Raum vor der Verzweigung des Y-Stückes befindlichen Volumens und eines Anteils des Blutvolumens im venösen Schlauchsystem zwischen venöser Klemme und Y-Stück, welcher durch die Compliance (Volumenänderung pro Druckänderung) dieses Schlauchstückes bedingt wird.

Bei der Doppelpumpen-SN-Dialyse ist die Rezirkulation u.a. wegen der längeren Schaltzyklen wesentlich geringer. Steht bei Shuntinsuffizienz ein ungenügendes Blutvolumen pro Zeiteinheit zur Verfügung, gibt es die Möglichkeit, die arterielle Blutpumpe langsamer als die venöse (SN-Blutpumpe) einzustellen. Die venöse Pumpe kann dabei (maximal) die doppelte Geschwindigkeit der arteriellen Pumpe erreichen.

Ursachen der Rezirkulation: Rezirkulation bezeichnet in diesem Zusammenhang das Wiedereinströmen bereits dialysierten Blutes in den extrakorporalen Kreislauf (vgl. Grafik Seite 412).

Rezirkulation über den Shunt: Verhältnisse analog zur 2-Nadel-Dialyse: Fistelfluß > arterieller Fluß → keine Rezirkulation, Fistelfluß < arterieller Fluß → Rezirkulation. Abflußbehinderung in der venösen Pumpphase → Rezirkulation, keine Abflußbehinderung in der venösen Pumpphase → keine Rezirkulation.

Rezirkulation über die Kanüle: Am Ende der venösen Pumpphase ist die Kanüle vollständig mit gereinigtem Blut gefüllt, welches bei der nachfolgenden arteriellen Pumpphase wieder in der extrakorporalen Kreislauf gesaugt und damit rezirkuliert wird.

Rezirkulation über das Schlauchsystem: Aufblähung des Schlauchsystems und Rückfluß in die arterielle Druckmeßleitung (Luftpolster!) in der venösen Pumpphase → Rezirkulation; zur gleichen Thematik siehe auch Grafik auf Seite 297!

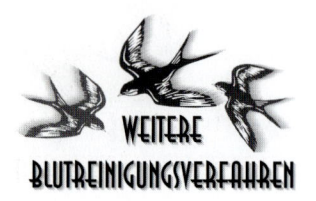

Konventionelle Single-Needle-Dialyse: Compliance • Pendelblut • Rezirkulation

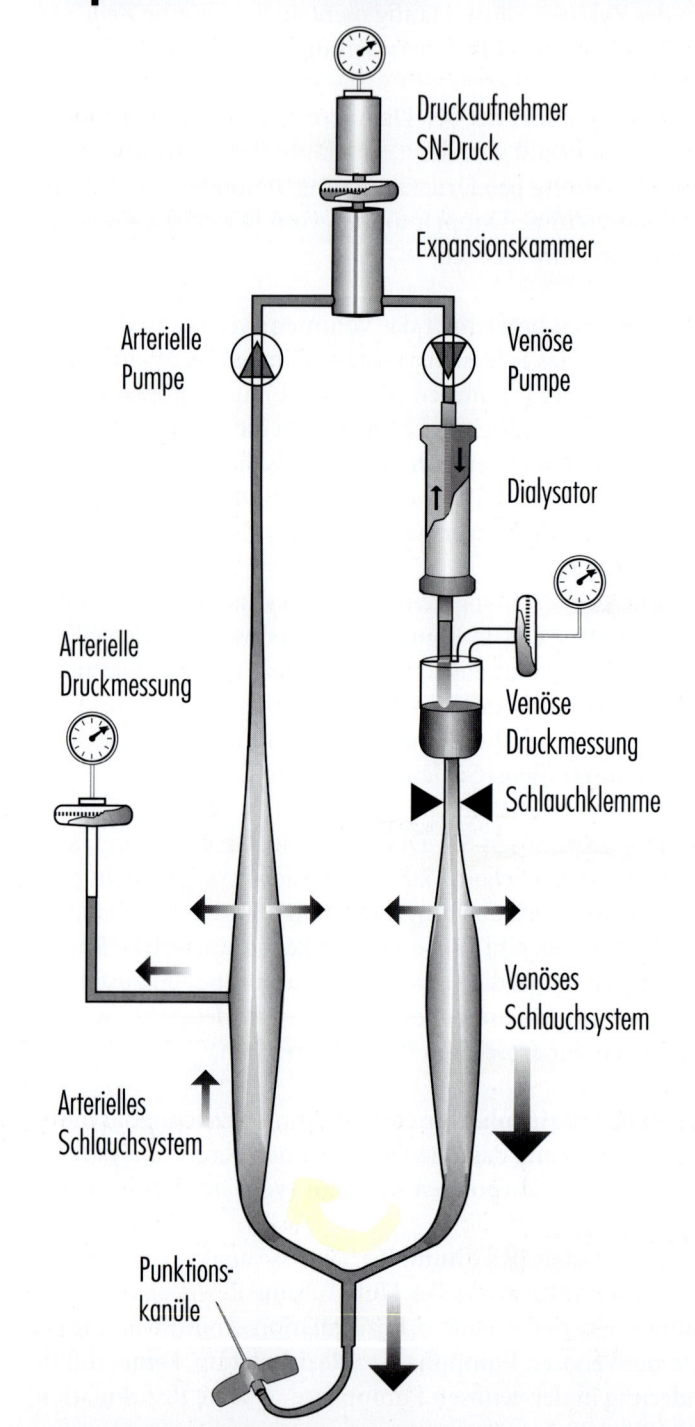

Druckaufnehmer SN-Druck

Expansionskammer

Arterielle Pumpe

Venöse Pumpe

Dialysator

Arterielle Druckmessung

Venöse Druckmessung

Schlauchklemme

Venöses Schlauchsystem

Arterielles Schlauchsystem

Punktionskanüle

Konventionelle SN-Dialyse, venöse Pumpphase: Begriffe wie Rezirkulation, Pendelblut und Compliance werden Ihnen sofort klar, betrachten Sie die (hier übertrieben) geblähten Schlauchsysteme in der venösen Pumpphase: Ein Teil des Blutes verbleibt im geblähten Schlauchsystem (Compliance), ein Teil wird in den arteriellen Schenkel der Schlauchsystems gepumpt (Pendelblut), etwas Blut wird auf der arteriellen Seite zurück in die arterielle Druckaufnehmerleitung gedrückt. In der arteriellen Phase wird dieses (bereits dialysierte) Blut erneut in den extrakorporalen Kreislauf geschickt (= Rezirkulation).

Das bei der **Gambro „AK-100"** verwirklichte **SN-Behandlungsprinzip** arbeitet mit **zwei großvolumigen Expansionskammern** von denen **eine vor, die andere nach dem Dialysator** angeordnet ist.

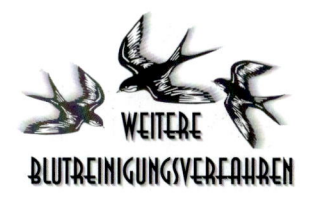

Im **ersten Arbeitstakt** fördert die arterielle Blutpumpe Blut in die Kammer vor dem Dialysator (Blut ist noch nicht dialysiert), gleichzeitig fließt in der arteriellen Pumpphase Blut aus dieser ersten Expansionskammer über den Dialysator in die zweite Expansionskammer (Blut in dieser Kammer wird also schon in der arteriellen Phase dialysiert). Die stehende venöse Pumpe wirkt wie eine Schlauchklemme.

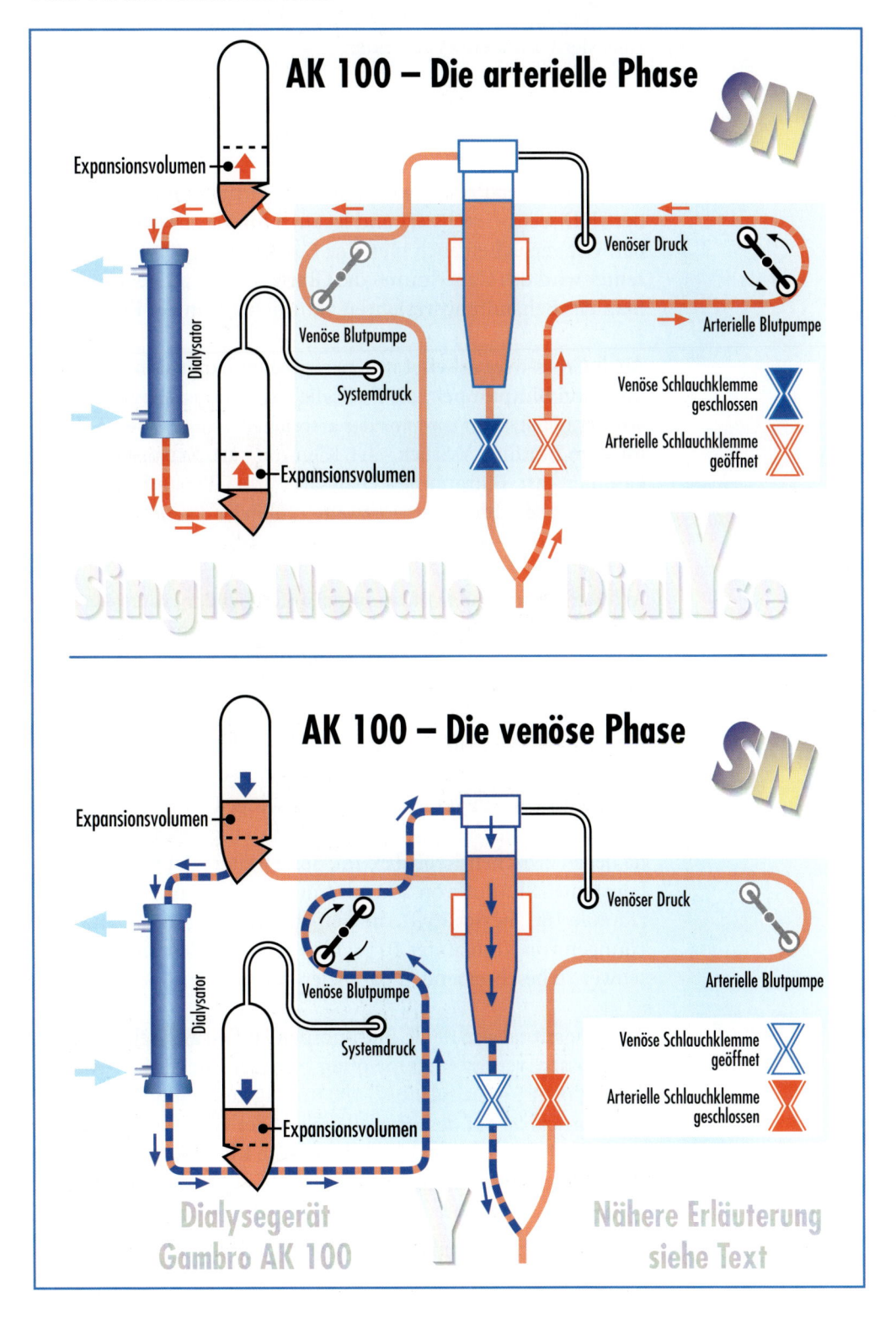

WEITERE BLUTREINIGUNGSVERFAHREN

AK 100 – Die arterielle Phase

- Expansionsvolumen
- Dialysator
- Venöse Blutpumpe
- Systemdruck
- Expansionsvolumen
- Venöser Druck
- Arterielle Blutpumpe
- Venöse Schlauchklemme geschlossen
- Arterielle Schlauchklemme geöffnet

Single Needle Dialyse

AK 100 – Die venöse Phase

- Expansionsvolumen
- Dialysator
- Venöse Blutpumpe
- Systemdruck
- Expansionsvolumen
- Venöser Druck
- Arterielle Blutpumpe
- Venöse Schlauchklemme geöffnet
- Arterielle Schlauchklemme geschlossen

Dialysegerät Gambro AK 100 — Nähere Erläuterung siehe Text

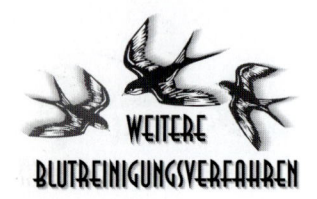

Im **zweiten Arbeitstakt** schließt die arterielle Klemme, die venöse Klemme (die nach dem venösen Blasenfänger) öffnet und die venöse Blutpumpe (SN-Pumpe) beginnt zu arbeiten: Jetzt wird im gleichen Arbeitsgang das bereits gereinigte Blut aus der dem Dialysator nachgeschalteten Expansionskammer aktiv zurück zum Patient gepumpt, gleichzeitig fließt Blut aus der vor dem Dialysator gelegenen Expansionskammer über den Dialysator in die Expansionskammer nach dem Dialysator. Dann beginnt das Spiel von vorn ... Zyklusvolumen und mittlerer Blutfluß werden ständig kontrolliert, **am Dialysator selbst herrscht ein nahezu kontinuierlicher Blutfluß, die Rezirkulation ist minimal, die auftretenden Drücke sind gering.** Eine exzellente Lösung! Die hier etwas kompliziert klingende Schilderung wird bei Betrachtung der Grafik einleuchtender.

Cross-over-System

Das Cross-over-Prinzip wurde von der Firma Braun erstmals an der „HD secura" realisiert und ist auch für die „Dialog" verfügbar. Wir versuchen auch hier eine Beschreibung, etwas transparenter wird das Ganze durch die Grafik, richtig verstehen lernt man das Behandlungsverfahren natürlich nur in der Praxis.

Auch Cross-over arbeitet mit zwei großen Expansionskammern und zwei Blutpumpen, die arterielle Expansionskammer liegt **vor dem Dialysator** und vor der arteriellen **Blutpumpe** (Reihenfolge im Blutfluß: Y-Stück - art. Klemme - art. Expansionskammer - art. Blutpumpe - Dialysator - ven. Expansionskammer - ven. Blutpumpe - zweite [„übliche"] venöse Kammer – Luftdetektor - ven. Schlauchklemme - Y-Stück).

Arterielle und venöse Blutpumpe laufen bei der cross-over-Dialyse kontinuierlich und fast synchron, Drücke spielen bei der Steuerung eine entscheidende Rolle, hieraus erklärt sich auch die Bezeichnung „cross-over":

Arterieller Unterdruck (Saugdruck) von -180 mmHg schließt venöse Klemme, venöser Überdruck von 350 mmHg schließt arterielle Schlauchklemme. Das wechselseitige Öffnen und Schließen der Schlauchklemmen erfolgt gleichzeitig. Die Hubvolumina liegen zwischen 12 und 30 ml, ohne weiteres ist ein mittlerer konstanter Blutfluß von 200 ml/min im Dialysator erreichbar (Kanüle 16G, besser 15G), die Rezirkulation liegt nach Untersuchungen von Kopp unter 10 %. Eine genauere Beschreibung der schwer zu beschreibenden parallelen Abläufe:

Ausgangssituation: Beide Blutpumpen laufen, arterielle Klemme geschlossen, venöse Klemme offen (venöser Rückfluß). Arterielle Pumpe baut Unterdruck bis –180 mmHg auf, venös läuft das Blut zurück. Ist auf der arteriellen Seite der Grenzdruck von –180 mmHg erreicht, schließt die venöse Klemme, gleichzeitig öffnet die arterielle Klemme.

In der nun beginnenden zweiten Zyklusphase strömt einerseits gemäß dem arteriell bestehenden Unterdruck (Saugdruck, Sog)

Blut in die arterielle Expansionskammer, simultan wird venös (gegen die geschlossene venöse Klemme) ein Überdruck bis 350 mmHg aufgebaut. Ist dieser erreicht, schließt die arterielle Klemme, die venöse Klemme öffnet, der venöse Rückfluß und damit der neue Zyklus beginnt. Die Konstanz von Druck und Fluß im Dialysator wird durch die Steuerung der venösen Blutpumpe über den am Dialysatorausgang gemessenen Druck erreicht.

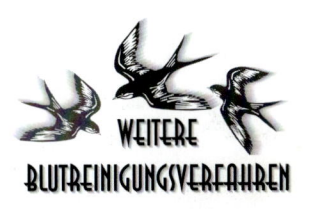

Ergänzend zu erwähnen ist im Zusammenhang mit der SN-Dialyse auch die **Ein-Nadel-Dialyse** mit **Doppellumenkanülen** und **Doppellumenkathetern**. Hierbei sind in einer Kanüle bzw. einem Katheter arterielle und venöse Strombahn integriert. Verschiedene Ausführungsvarianten sind im Handel. Wesentlich ist insbesondere, daß arterielle Entnahmestelle und venöse Rückgabeöffnung weit genug auseinanderliegen und das System in Richtung des Blutflusses im Gefäßzugang plaziert wird. Nachteile sind höhere Rezirkulation und höheres Punktionstrauma infolge des erhöhten Außendurchmessers. Die Doppellumensysteme haben keine allgemeine Verbreitung gefunden.

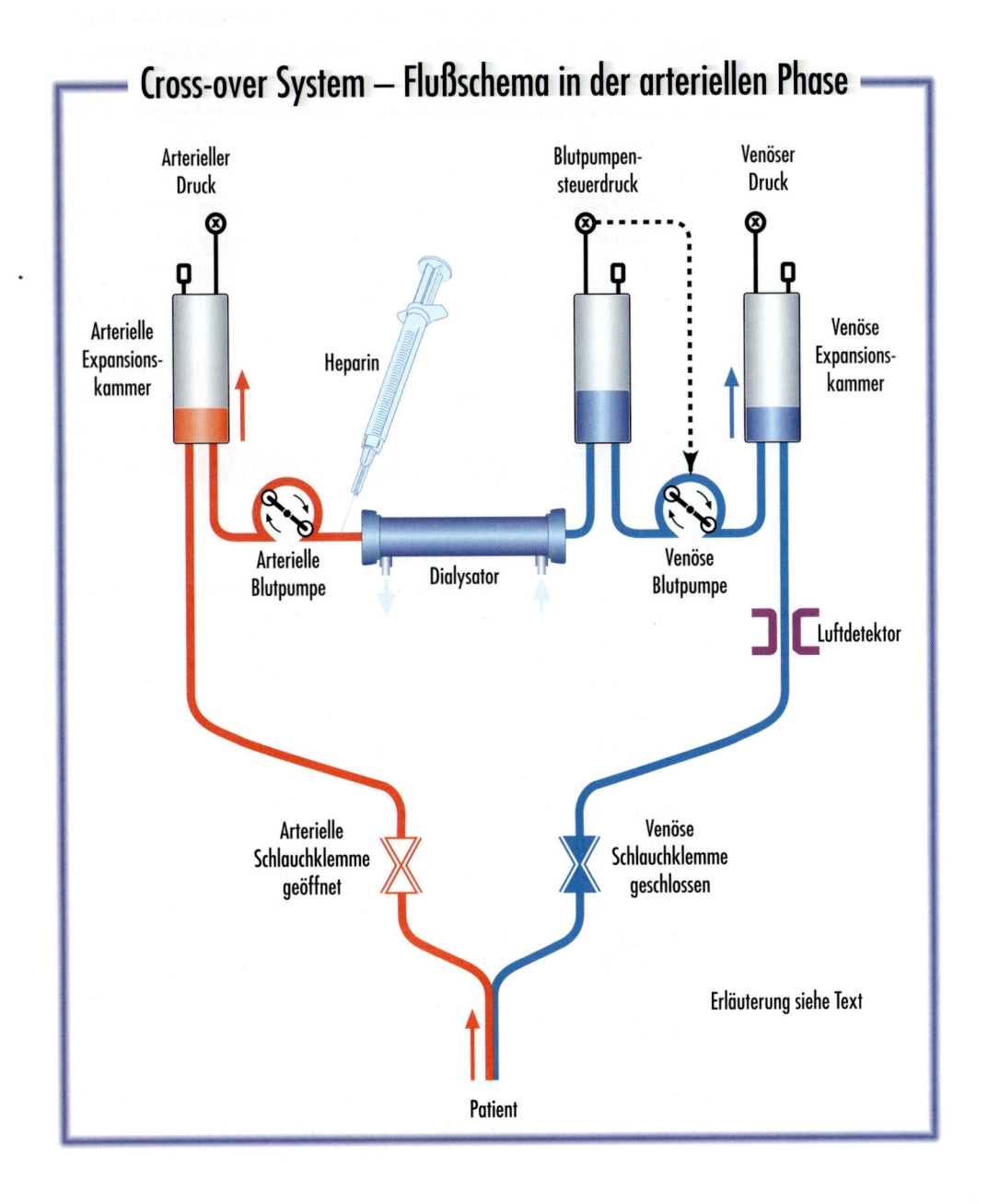

WEITERE BLUTREINIGUNGSVERFAHREN

Cross-over System – Flußschema in der arteriellen Phase

Arterieller Druck · Blutpumpensteuerdruck · Venöser Druck

Arterielle Expansionskammer · Heparin · Venöse Expansionskammer

Arterielle Blutpumpe · Dialysator · Venöse Blutpumpe

Luftdetektor

Arterielle Schlauchklemme geöffnet · Venöse Schlauchklemme geschlossen

Patient

Erläuterung siehe Text

415

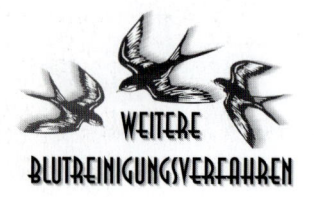

High-flux-Dialyse

Die Begriffe „Low Flux" oder „High Flux" beziehen sich ausschließlich auf die hydraulische Permeabilität der Dialysatoren.

High-Flux-Dialysatoren sind gekennzeichnet durch eine Ultrafiltrationsrate, die größer als 10 ml/(mmHg x h) ist.

Die **Indikation zur Anwendung von high-flux-Dialysatoren** ergibt sich vor allem bei Patienten mit einem Lebensalter von über 50 Jahren, da bei diesen unter der Behandlung mit Dialysatoren auf Zellulose-Basis das häufigere und raschere Auftreten von Osteoarthropathien beschrieben worden ist (bessere Elimination von Beta-2-Mikroglobulin, vgl. auch Kapitel 9: „Biokompatibilität", Seite 228).

Die generell etwas bessere Phosphatclearance der high-Flux-Dialysatoren ergibt eine weitere relative Indikation.

Je höher der Ultrafiltrationskoeffizient (UF-Faktor) des high-flux-Dialysators ist, desto höher ist seine Zwangsultrafiltration. Bei geringem Flüssigkeitsentzug kann es zur Rückfiltration (vgl. Kapitel 9, Seite 221) kommen. Es ist dann günstiger, die Behandlung als HDF zu fahren, um einen ausreichenden Entzug sicherzustellen.

High-flux-Dialysatoren dürfen aus den vorgenannten Gründen nur an Dialysegeräten mit gesteuerter Ultrafiltration eingesetzt werden.

Bei der high-flux-Dialyse sind höchste Anforderungen an die Dialysewasserqualität zu stellen (vgl. Kapitel 8, Seite 174 ff.).

Biofiltration

Unter Biofiltration versteht man eine Kombination von Hämodialyse mit azetathaltigem Dialysat, Dialysedurchführung mit High-flux-Membranen und Infusion einer bikarbonathaltigen Lösung. Insgesamt handelt es sich um eine Modifikation der Hämodiafiltration.

Eine später entwickelte Variation des Verfahrens ist die „**azetatfreie Biofiltration**" (AFB, Fa. Hospal): Die AFB ist ein Hämodiafiltrationsverfahren, welches gekennzeichnet ist durch die Anwendung eines völlig azetatfreien (pufferfreien) Hämodialysekonzentrats (d.h. auch die Dialysierflüssigkeit ist pufferfrei) mit gleichzeitiger Infusion von 6 Litern 1,2 bzw. 1,4%-iger Natriumbikarbonatlösung im Postdilutionsverfahren.

Das Verfahren hat trotz einiger bestechender theoretischer Vorteile gegenüber der „Standardbikarbonatdialyse" – zumindest in Deutschland – keine allgemeine Verbreitung gefunden.

15. Die tägliche Arbeit im Dialysezentrum

**Empfehlungen zu Organisation und Aufbau
eines Dialysezentrums**

Dialyse ist eine risikoreiche Behandlung, entsprechend aufwendig und teuer sind die Rahmenbedingungen für deren Durchführung. Jede falsch betriebene Kostendämpfung wird sich letztlich negativ auf die Patienten auswirken.

Den verständlichen Wünschen von Verwaltungen und Krankenkassen nach Einsparungen muß eine kritische Prüfung des medizinisch Machbaren entgegengesetzt werden. Keinesfalls geht es an, Kostendämpfung auf Kosten der Patienten zu betreiben. Moderne Medizin ist nicht zum Null-Tarif zu haben, gute Medizin muß teuer sein, es gibt keine Kostenexplosion, es gibt glücklicherweise eine Wissensexplosion (nicht nur in der Medizin) und daraus resultierend eine Leistungszunahme.

Genauso, wie man heute von „high tech" spricht, könnte man in aller Bescheidenheit von „high med" sprechen, deren Ergebnisse unmittelbar den Patienten nutzen.

Die Gesundheit ist zweifelsohne das wichtigste Gut des Menschen und nur der, der sie nicht mehr hat, wird dies richtig zu schätzen wissen. Jeder engagierte Kostendämpfer möchte sich bitte überlegen, ob er morgen als Patient selbst mit Mittelmaß zufrieden wäre!

Das Herbeireden einer Kostenexplosion ist kein Beitrag zur Gesundung kranker Strukturen! Wenn das Gesundheitswesen in traditioneller Weise nicht mehr finanzierbar ist, kann die Lösung des Problems sicher nicht in der Verordnung von Einsparungen auf Kosten der Gesundheit selbst liegen! Was in der Vergangenheit hier angeboten und durchgepeitscht wurde, war gekennzeichnet durch Dummheit, Ideenlosigkeit, diktatorischen Bürokratismus, Kurzsichtigkeit, mangelnde Fachkompetenz, Klassenkampfjargon („Besserverdienende"), politische Karrieregeilheit … kurz: **Gesundheitsdämpfung statt Kostendämpfung.**

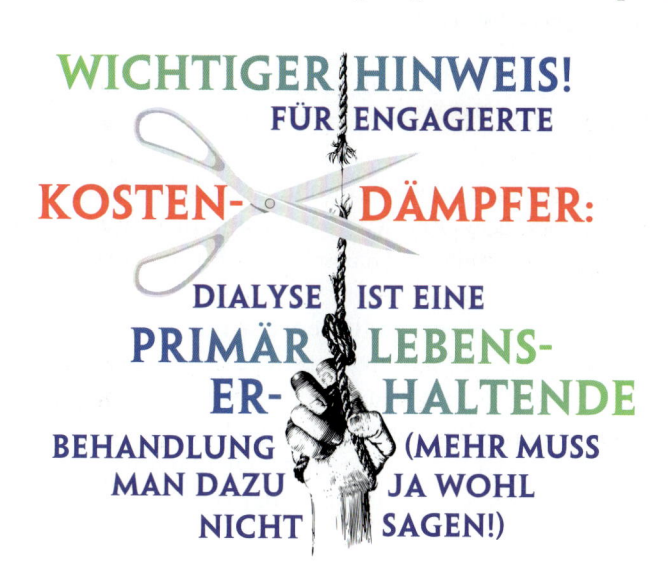

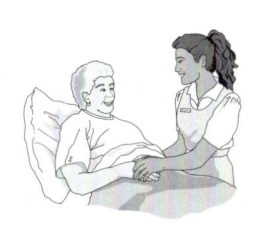

**WICHTIGER HINWEIS!
FÜR ENGAGIERTE
KOSTEN- DÄMPFER:
DIALYSE IST EINE
PRIMÄR LEBENS-
ER- HALTENDE
BEHANDLUNG (MEHR MUSS
MAN DAZU JA WOHL
NICHT SAGEN!)**

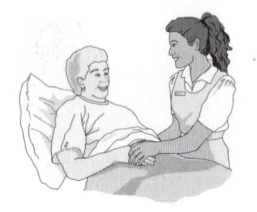

Der Oberverwalter der deutschen Gesundheit ließ dann auch schon mal die Katze aus dem Sack und sprach vom „Ärztepack" (Der Spiegel 37/1993, Seite 63). Auch diesem Mann kann geholfen werden – spätestens bei der nächsten Wahl. Dazu muß aber erst einmal die deutsche Gartenzwergmentalität (Schleimtrost et al.: „Deformatio nanus horti") überwunden werden – da ist es wieder unser Problem: Die Entkopplung von Wahrnehmung und Denken! Ja, wir sind noch mitten in der Dialyse, wir machen **Wahlkampf für unsere Patienten**.

Die Dialyse ist als „teure Behandlungsmethode" in der Vergangenheit besonders von „Kostendämpfungsmaßnahmen" betroffen gewesen, es ist aber an der Zeit für die Kassen die realen Kostensteigerungen anzuerkennen! (Vgl. Einleitung des „Dialysestandards", Kapitel 10, Seite 249).

Als Beispiele seien nur die immer älter werdenden Patienten genannt, deren Betreuung einen sehr hohen Aufwand erfordert, neue Medikamente, neue Technik, immer neue gesetzliche Bestimmungen. Schließlich werden die Personalkosten weiter steigen.

Diese einleitenden streitbaren Sätze muß ich leider auch in der „DialyseF!bel 2" so stehen lassen, wer sich angesprochen fühlt, möge sich kräftig daran reiben!

Wie hoch ist der Bedarf an Behandlungskapazität?

In der Bundesrepublik muß mit einem **jährlichen Neuzugang** von etwa **40 bis 60 terminal Niereninsuffizienten pro 1 Millionen Menschen gerechnet werden**. In Deutschland kommen etwas über **400 Dialysepflichtige auf 1 Million Einwohner**, im Europadurchschnitt sind es rund 230, in den USA 614 (1987). Das zunehmende Alter, die Ausweitung der Indikationsstellung, Rücklauf aus der Transplantation, Stagnation der Transplantationszahlen in den letzten Jahren und Zunahme der diabetischen Nephropathie (siehe Grafik Seite 29) führen immer noch zu einem Anstieg der Patientenzahlen. Insbesondere sind hierunter solche Patienten, die neben der Urämie weitere schwere Erkrankungen aufweisen.

In unserer Praxis liegt das **Durchschnittsalter** der Patienten derzeit (Ende 1995) bei **63 Jahren**, nach der EDTA-Statistik 1993 ist das Durchschnittsalter **bei Dialysebeginn** in Österreich und Spanien 61 Jahre, Frankreich und Italien 63 Jahre, Deutschland 62 Jahre, in den Niederlanden 60 Jahre und in Schweden liegt das Durchschnittsalter bei Dialysebeginn bei 66 Jahren.

Diese Patienten sind verständlicherweise nur mit erhöhtem ärztlichen und pflegerischen Aufwand sowie mittels apparativ aufwendigeren Sonderverfahren zu behandeln. Der zunehmende (multimorbide) Diabetikeranteil kompliziert die Situation zusätzlich. **Bei den Diabetikern stellt die Dialysepflichtigkeit oft ein geradezu nachrangiges Problem dar** (vgl. auch Kapitel 5 in diesem Buch, Seite 114 ff.).

Dialyse ist ein ambulantes Behandlungsverfahren, d.h. diese Behandlungsform gehört in aller Regel in die Praxis niedergelassener Nephrologen. Hier liegt neben der **Förderung der Transplantation und der Heimdialyse** ein aussichtsreicher Weg zur Kosteneinsparung im Dialysebereich! **Das kostengünstigste Verfahren der Nierenersatzbehandlung ist neben der erfolgreichen Nierentransplantation die Heim-Hämodialyse** (und nicht wie oft fälschlich dargestellt die CAPD).

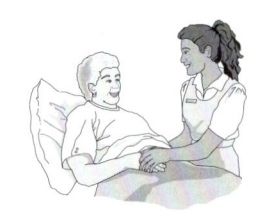

Die Förderung der Heim-Hämodialyse ist auch aus diesem Grund eine hervorragende gesundheitspolitische Aufgabe.

Wenn wir gerade beim Geld sind: Die Kosten der Praxisdialyse sind weitaus günstiger als die einer Klinikdialyse. Der in diesem Zusammenhang häufig strapazierte Kunstbegriff „halbstationär" ist ähnlich unsinnig wie etwa der Begriff „halb- oder teilschwanger"!

Die **regionale Bedarfsplanung von Dialysezentren** soll sich am Bedarf (Einzugsbereich, Bevölkerungsdichte) sowie auch nach den örtlichen Verkehrsverbindungen (Transportkosten) richten, was aber nicht bedeuten kann, daß nun überall neue Dialysen errichtet werden sollen. Dialysezentren arbeiten erst ab einer Mindestgröße effektiv. Dieser Tatsache trägt auch die neue Dialyserichtlinie der KBV Rechnung (Inkrafttreten 1996).

Da die Langzeitbehandlung des Urämikers immer auch Belange betrifft, die über die rein nephrologische Betreuung hinausgehen, sollen bei der regionalen Bedarfsplanung auch Dinge wie die Erreichbarkeit von Behörden, caritativen und sozialen Einrichtungen sowie Erreichbarkeit von Fachärzten anderer Disziplinen (Augenarzt, Neurologe, Radiologe ...) bedacht werden.

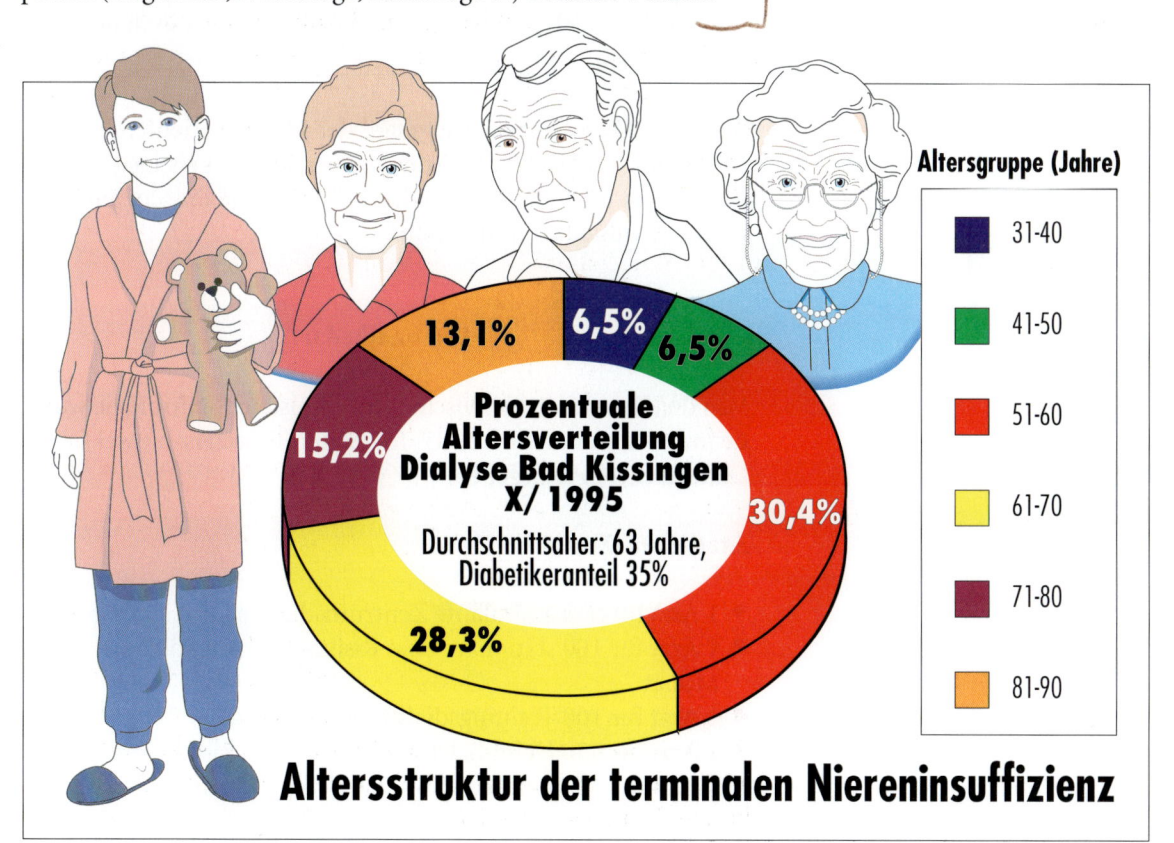

Prozentuale Altersverteilung Dialyse Bad Kissingen X/1995
Durchschnittsalter: 63 Jahre, Diabetikeranteil 35%

- 31-40: 6,5%
- 41-50: 6,5%
- 51-60: 30,4%
- 61-70: 28,3%
- 71-80: 15,2%
- 81-90: 13,1%

Altersstruktur der terminalen Niereninsuffizienz

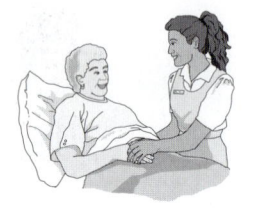

Raumbedarf

Für die Hämodialysestation werden etwa 10 bis 12 m² pro Dialyseplatz ohne Nebenräume als zweckmäßig angesehen, ein PD-Raum ist meist in gleicher Größenordnung angegliedert. Im PD-Raum sollte eine separate Standwaage, Trainingsmaterial für das PD-Trockentraining, evtl. ein Cycler, Liege, Infusionsständer sowie weitere Geräte (Wärmeplatte, Federwaage) und das übliche Verbrauchsmaterial für die PD-Durchführung bevorratet sein (vgl. Kapitel 14, Seite 390 ff.). Aus hygienischen Gründen soll der PD-Raum ausschließlich für die PD genutzt werden. Für Nebenräume wird der zweifache Flächenbedarf aller Dialyseplätze in Ansatz gebracht. Für etwa 1/3 dieser Nebenfläche reichen trockene und hygienisch einwandfreie Lagerräume. Räume für eine nephrologische Ambulanz sind ggf. zusätzlich erforderlich, ebenso Funktionsräume für Sonographie, Nierenpunktion und evtl. ein steriler Operationssaal für Shuntoperationen.

Einzelheiten zur Raumausstattung eines Dialysezentrums siehe Kapitel 10, Seite 242 („Anforderungen der Hygiene an die funktionelle und bauliche Gestaltung von Dialyseeinheiten") und Seite 264 ff. (aktueller „Dialysestandard 1993 der Bundesrepublik Deutschland").

Nach der **Bettenzahl pro Dialyseraum** kann man zwischen Saalsystem und Zimmersystem unterscheiden. Das System von Krankensälen entstammt eigentlich der Krankenhausbauweise vergangener Jahrhunderte. Nicht zu unrecht bezeichnen Patienten solche Dialysezentren als „Dialysefabriken". Medizinisch und psychologisch wünschenswert sind Behandlungsräume mit zwei bis vier Behandlungsplätzen. Die Tiefen während der Dialysen müssen sich nicht zwangsläufig allen Patienten in einem Saal mitteilen!

Bett oder Liege? Für die Mehrzahl der älteren Patienten sind Betten zur Dialysedurchführung besser geeignet als Liegen. Dialysezentren müssen heute beides vorhalten, die Entscheidung wird individuell zu treffen sein …

Personalbedarf

Von der Deutschen Gesellschaft für klinische Nephrologie wurde im „Dialysestandard 1985" folgender Personalschlüssel für Dialysezentren angegeben:

Ärztlicher Dienst

- 1 Arzt für 250 ambulante Zentrumsdialysen pro Monat
- 1 Arzt für 100 stationäre bzw. Risiko-Zentrumsdialysen pro Monat
- 1 Arzt für 100 Trainingsdialysen pro Monat
- 1 Arzt für 350 Heimdialysen pro Monat
- 1 Arzt für 300 Limited-care-Dialysen pro Monat
- 1 Arzt für 30 Dialysen bei Intensivpflegepatienten pro Monat

Pflegepersonal und andere Dienste

- 1 Pflegekraft für 40 ambulante Zentrumsdialysen pro Monat
- 1 Pflegekraft für 20 stationäre bzw. Risikozentrumsdialysen pro Monat
- 1 Hilfskraft für 100 Zentrumsdialysen pro Monat
- 1 Techniker für 500 Zentrumsdialysen pro Monat
- 1 Pflegekraft für 70 Limited-care-Dialysen pro Monat
- 1 Hilfskraft für 300 Limited-care-Dialysen pro Monat
- 1 Pflegekraft für 25 Trainingsdialysen pro Monat
- 1 Pflegekraft für die Überwachung von 600 Heimdialysen pro Monat
- 1 Techniker für 300 Heimdialysen pro Monat
- 1 Pflegekraft für 20 Dialysen bei Intensivpflegepatienten pro Monat

Solche Richtzahlen können natürlich nur ein äußerst grobes Raster sein und aus gutem Grund ist ein derartiger Personalschlüssel im aktuellen „Dialysestandard" nicht mehr enthalten (vgl. Seite 263). Wenn wir es trotzdem bringen, dann aus dem Grund, um dem Einsteiger eine erste Orientierung zu geben. Im wirklichen Leben wird man die persönliche Formel für jedes Zentrum sehr leicht selbst finden, hier braucht es weder Richtlinien noch Vorschriften. **Nicht die Zahl des Personals macht die Qualität der Dialyse aus, vielmehr sind es Wissen und Engagement um den Patient und um die Sache. Drei Macher(innnen) können allemal mehr bewegen als zehn Mitmacher(innen), die ins Trudeln geraten, sobald sie die Kaffeetasse loslassen.**

Qualifikation/Weiterbildung des Personals

Die verantwortlichen Leiter selbständiger Abteilungen für Nieren- und Hochdruckkranke oder von Kliniken mit entsprechendem Schwerpunkt sowie niedergelassene Ärzte, die Dialysebehandlung durchführen, sollen **Internisten mit Berechtigung zur Führung der Teilgebietsbezeichnung „Nephrologie"** entsprechend der Weiterbildungsordnung sein.

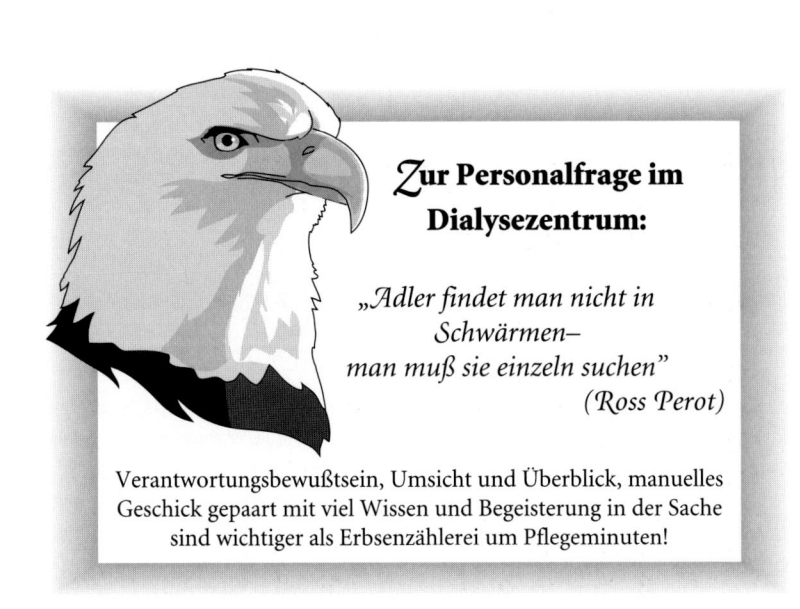

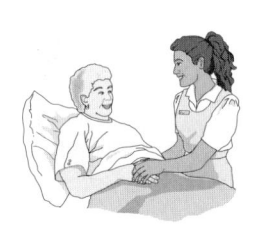

Zur Personalfrage im Dialysezentrum:

„Adler findet man nicht in Schwärmen– man muß sie einzeln suchen"
(Ross Perot)

Verantwortungsbewußtsein, Umsicht und Überblick, manuelles Geschick gepaart mit viel Wissen und Begeisterung in der Sache sind wichtiger als Erbsenzählerei um Pflegeminuten!

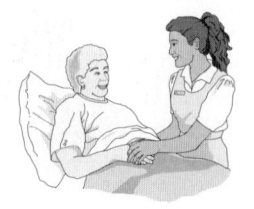

Auch die anderen im Dialysezentrum tätigen Ärzte sollen über ausreichende Dialyseerfahrung verfügen. Keinesfalls dürfen Assistenzärzte ohne ausreichende Dialyseerfahrung und ohne Einarbeitungszeit selbständig in Dialysezentren eingesetzt werden, wie dies in Klinikdialysen hin und wieder zu beobachten ist. Ein klarer Rechtsbruch liegt vor, wenn ärztliche Aufgaben (ärztliche Anordnungsverantwortung!) an Pflegepersonal übergeben werden. Das Pflegepersonal hat die Durchführungsverantwortung! Dialysen im Kindesalter gehören in den Zuständigkeitsbereich der pädiatrischen Nephrologie.

Pflegepersonen: Pflegepersonen sollten in der Dialyse weitergebildete Krankenschwestern/Krankenpfleger oder Arzthelferinnen/Arzthelfer sein. Regelmäßig sollte das Pflegepersonal im Rahmen betriebsinterner Weiterbildungsveranstaltungen mit den speziellen pflegerischen und technischen Belangen der Dialysebehandlung vertraut gemacht werden.

Arbeitseinteilung

Bei den hohen Investitionskosten für Dialysezentren ist die Nutzung im **Schichtbetrieb** erforderlich. In vielen Dialysezentren werden Montag, Mittwoch und Freitag mehrere Patientenschichten gefahren, während dienstags, donnerstags und samstags nur in der Frühschicht dialysiert wird.

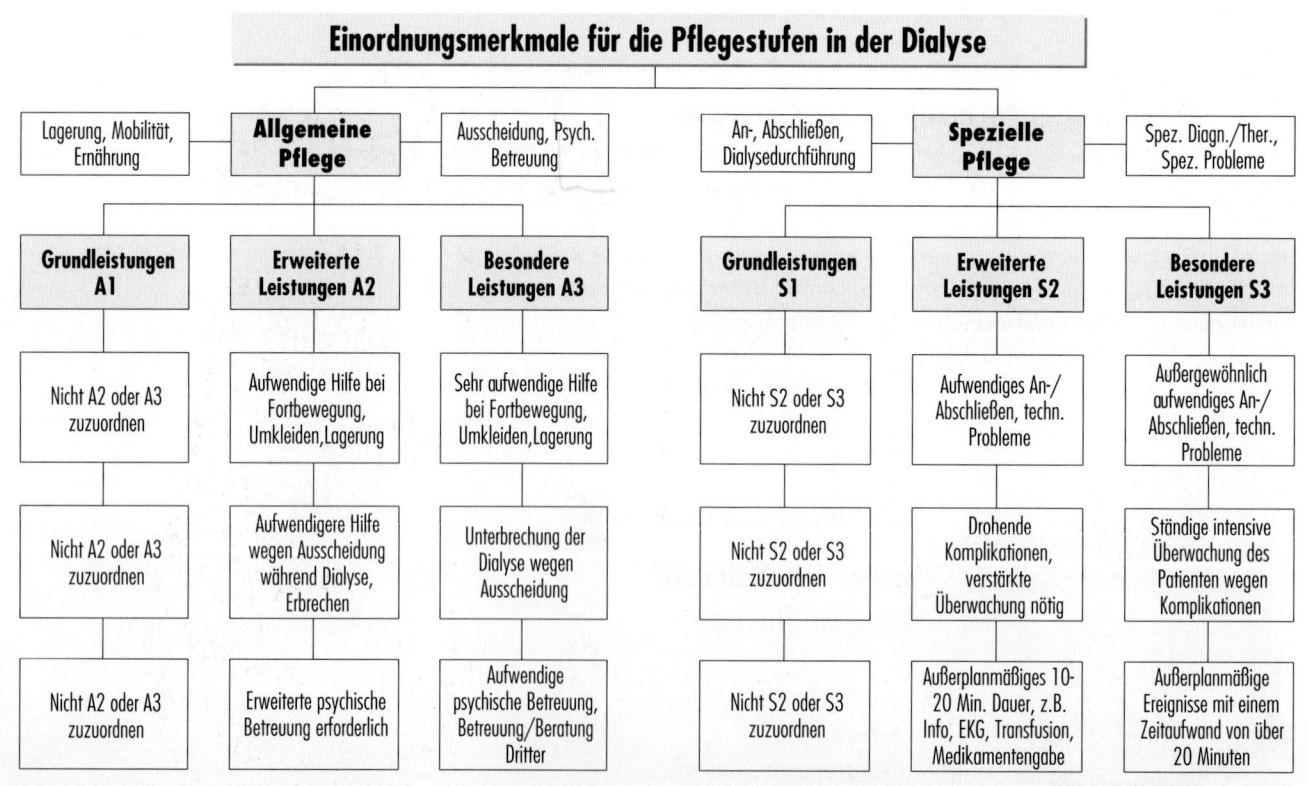

Einordnungsmerkmale für die Pflegestufen in der Dialyse

Allgemeine Pflege			Spezielle Pflege		
Lagerung, Mobilität, Ernährung		Ausscheidung, Psych. Betreuung	An-, Abschließen, Dialysedurchführung		Spez. Diagn./Ther., Spez. Probleme
Grundleistungen A1	**Erweiterte Leistungen A2**	**Besondere Leistungen A3**	**Grundleistungen S1**	**Erweiterte Leistungen S2**	**Besondere Leistungen S3**
Nicht A2 oder A3 zuzuordnen	Aufwendige Hilfe bei Fortbewegung, Umkleiden, Lagerung	Sehr aufwendige Hilfe bei Fortbewegung, Umkleiden, Lagerung	Nicht S2 oder S3 zuzuordnen	Aufwendiges An-/Abschließen, techn. Probleme	Außergewöhnlich aufwendiges An-/Abschließen, techn. Probleme
Nicht A2 oder A3 zuzuordnen	Aufwendigere Hilfe wegen Ausscheidung während Dialyse, Erbrechen	Unterbrechung der Dialyse wegen Ausscheidung	Nicht S2 oder S3 zuzuordnen	Drohende Komplikationen, verstärkte Überwachung nötig	Ständige intensive Überwachung des Patienten wegen Komplikationen
Nicht A2 oder A3 zuzuordnen	Erweiterte psychische Betreuung erforderlich	Aufwendige psychische Betreuung, Betreuung/Beratung Dritter	Nicht S2 oder S3 zuzuordnen	Außerplanmäßiges 10-20 Min. Dauer, z.B. Info, EKG, Transfusion, Medikamentengabe	Außerplanmäßige Ereignisse mit einem Zeitaufwand von über 20 Minuten

Die ehrliche Ermittlung von Einordnungsmerkmalen für die Krankenpflege im allgemeinen und für die Pflege in der Dialyse im besonderen ist eine Sache, bei der Dichtung und Wahrheit manchmal ineinander übergehen. Da auf der Grundlage solchermaßen ermittelter Zahlen der Personalbedarf ermittelt wird (Pflege-Personalverordnung), ist die Versuchung groß, mit einer Oh-das-ist-ja-heute-wieder-ein-schwerer-Tag-Einstellung an die Sache heranzugehen. Die Zuordnung zu den einzelnen Pflegestufen nimmt das Pflegepersonal vor. Jeder Patient ist während der Dialyse einer der Pflegestufen zuzuordnen. Die Kriterien sind wachsweich – entsprechend fallen die Ergebnisse solcher „Untersuchungen" aus. Wir bringen das Ganze der Vollständigkeit wegen, der Autor verkneift sich an dieser Stelle mit letzter Kraft seine Meinung um diese Art der Erbsenzählerei um Pflegeminuten darzulegen. Das wirkliche Leben ist wesentlich interessanter ... !

Das hat den Vorteil, daß an den freien Nachmittagen Wartungs-, Reparatur- (z.B. Osmose!) und Intensivreinigungsarbeiten (z.B. Bettendesinfektion!) durchgeführt werden können, ohne den Routinebetrieb zu beeinträchtigen.

Eine wünschenswerte **Personalreserve** soll krankheits-, weiterbildungs- und schwangerschaftsbedingte Ausfälle kompensieren.

Von außerordentlicher Wichtigkeit für den reibungslosen Ablauf in einem Dialysezentrum ist eine **flexible Logistik**, eine Forderung, der schwerfällige kaufmännische Verwaltungsapparate von Kliniken nur selten gerecht werden können, hier offenbart sich ein Nachteil der Klinikdialyse.

EDV-Einsatz

Der hohe Verwaltungs- und Organisationsaufwand in einem Dialysezentrum, erforderliche statistische Auswertungen und Verwaltung großer Datenmengen macht den EDV-Einsatz unumgänglich; ich beziehe mich auf die Anmerkungen auf den Seiten 351 und 352.

Bei der Auswahl von System und Programm soll man kompromißlos darauf achten, daß sich **Hard- und Software dem Bedürfnis des Anwenders anpassen und nicht umgekehrt**! Sonst

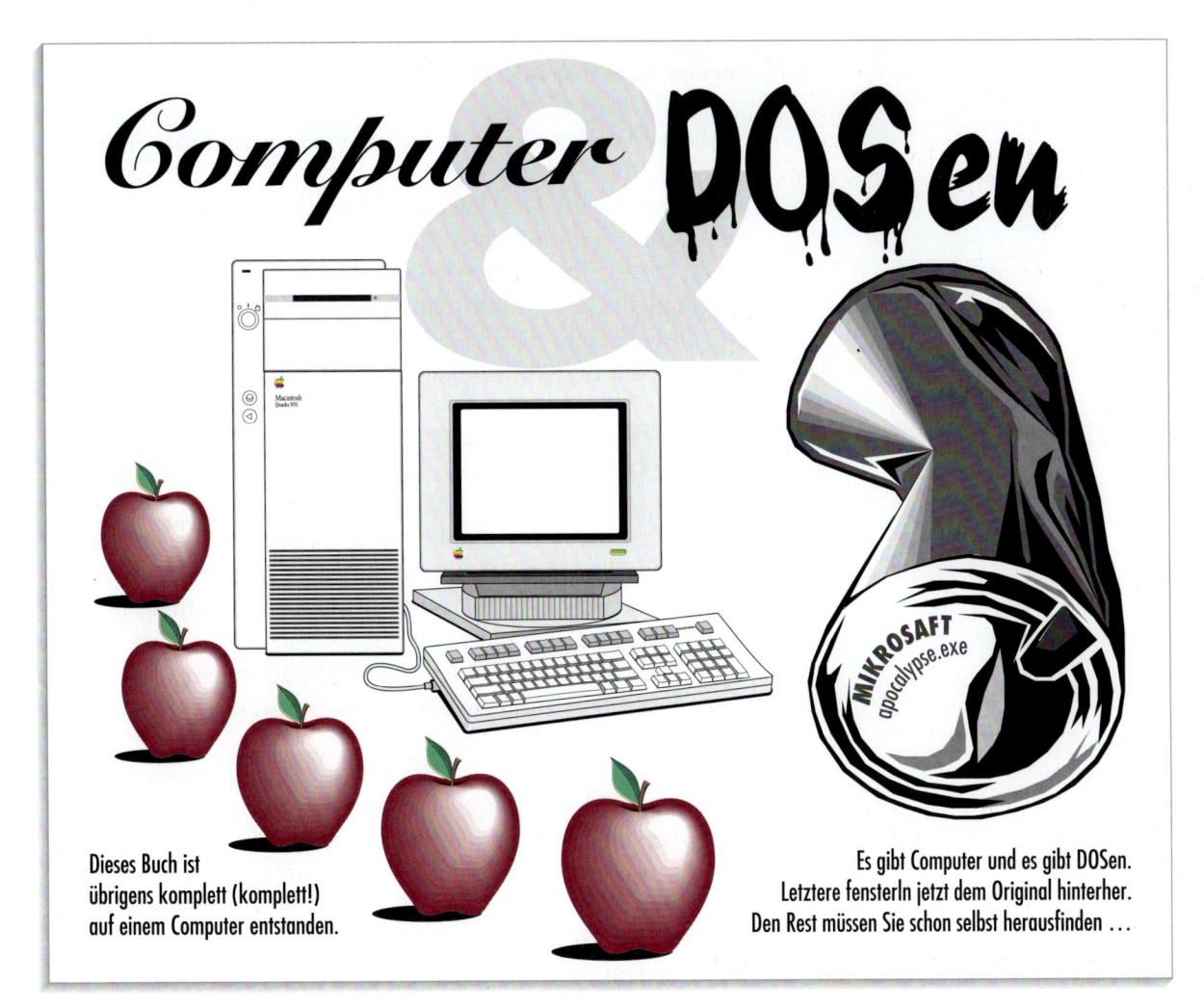

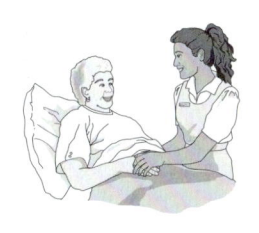

Computer & DOSen

Dieses Buch ist übrigens komplett (komplett!) auf einem Computer entstanden.

Es gibt Computer und es gibt DOSen. Letztere fensterln jetzt dem Original hinterher. Den Rest müssen Sie schon selbst herausfinden ...

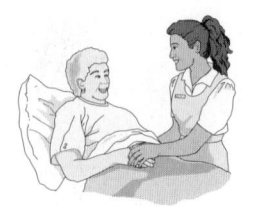

bringt EDV Verdruß und Mehrarbeit, graphische Benutzeroberflächen sind vorzuziehen und haben sich in der kurzen Geschichte der elektronischen Datenverarbeitung inzwischen auch durchgesetzt (siehe unten). Es sind mehrere Programme für Dialysezentren verfügbar. In diesen „Fertig-Programmen für die Dialyse" sind wichtige Funktionen wie Terminplanung, Stammdatenverwaltung, Arztbriefschreibung, Laborwertverwaltung, Lagerverwaltung, Statistik, Abrechnungshilfe ... integriert.

Wenn man sich für EDV entscheidet, sollte man sich das alles in Ruhe ansehen und testen. Dabei ist zu berücksichtigen, daß jedes Spezialprogramm für eine bestimmte Branche nur eine bestimmte Philosophie vertreten kann – ob sich da alles mit den Denk- und Handlungsweisen des Anwenders deckt, ist zumindest fraglich. Natürlich kann man sich den Vorgaben des Programms anpassen und getröstet von den warmherzigen Versprechungen des Softwareverkäufers, „daß dieser (und jener) spezielle Wunsch des potentiellen Käufers ohnehin zur Realisierung vorgesehen sei", läßt man sich denn breitschlagen ... Letztlich muß man aber dann als Anwender immer irgendwelche (faulen) Kompromisse für seine eigene Arbeit machen.

Es kann deshalb durchaus sinnvoll sein, sich mit einer einfach bedienbaren relationalen Datenbank (z.B. FileMaker Pro® 3.0) selbst zu helfen. Hier sind keine Programmierkenntnisse erforderlich, mit ein paar Mausklicks kann man seinen ganz persönlichen elektronischen Helfer erstellen. Wir haben inzwischen alle Fertiglösungen wieder verlassen und kommen in der beschriebenen Weise gut zurecht.

Bei der EDV-Entscheidung kommt ein weiteres hinzu: Moderne Dialysegeräte bieten bereits heute die Möglichkeit, Patientendaten zu speichern. Die Datenverwaltung im „peripheren" PC dürfte also zukünftig mehr und mehr im PC-basierten Dialysegerät (bzw. in den vernetzten Geräten) stattfinden. Diese Entwicklung ist folgerichtig, denn dann sind die Daten gleich dort, wo sie gebraucht werden, beim Patient! **PC-basierten Dialysegeräten mit Bildschirm dürfte deshalb die Zukunft gehören.**

EDV: Der Sieg der graphische Benutzeroberfläche

1984 führte die Firma Apple Computer den „Macintosh" ein. Die graphische Benutzeroberfläche dieses Rechners war und ist eine Revolution. EDV-Anwendung wurde hier erstmals menschenfreundlich definiert während sich die graue Masse in einer Art Herdentrieb-Psychologie noch DOS als die einzig wahre Arbeitsumgebung zumutete.

Heute gilt im Vorbeten des Betriebssystem-Monopolisten das Gegenteil und mit Windows ist man beim Macintosh-Standard gelandet. Interessanterweise scheint sich das ganze Spiel nun hardwareseitig zu wiederholen (vgl. Grafik).

Mit Hunderten von Dollarmillionen versucht heute der Betriebssystem-Monopolist Microsoft den Leuten „Windows" (im

Dezember 1995 noch immer im weltweiten Betatest) schmackhaft zu machen. Man darf fragen: „Warum habt Ihr es denn nicht gleich anwenderfreundlich gemacht?". Dinge wie „plug-and-play" oder der „Papierkorb" gehören beim „Mac" seit 1984 zur Standardausrüstung – die Jungs von der Gates-Company haben das Rad gerade neu erfunden, d.h. etwas modifiziert wurde schon: „plug-and-pray". Nun ja, ein jeder muß sehen, wie er mit EDV glücklich wird.

Wenn „Windows" einstmals richtig funktioniert und das Apple-Betriebssystem vollständig abgekupfert ist, mag man ja auch damit vernünftig arbeiten können (C:\ONGRTLNS.W95).

Allerdings: Ein allzu langes Leben dürfte W95 gar nicht beschieden sein, eher hat man den Eindruck, daß der Anwender erstmal auf Richtung gebracht werden soll mit richtig Arbeitsspeicher und so. Das Ziel heißt vermutlich »Windows NT« oder so ähnlich ...

In der Zusammenschau ist es eindeutig so, daß ein Monopolist machen kann was er will und dies ganz besonders dann, wenn er

Wenn der Chip aber nun 'nen Bug hat ...
(Computern nach der Pentium-Pleite)

$$4195835 - \left(\frac{4195835 * 3145727}{3145727}\right) = 192 \, (?)$$

Wissen Sie, warum die ihn nicht „586er" genannt haben? – Nun, die ließen ihn »486 + 100« rechnen und das Ergebnis war »585,99376« und das wollte man den Kunden dann doch nicht zumuten!

Noch einen?

Wissen Sie, wie der ›Pentium‹ jetzt noch heißt? ... ›Beinahium‹, auch ›Ungefährium‹!

Ja, eine gewisse Schadenfreude ist unverkennbar, besonders die User mit den Apfel-Maschinen amüsierten sich köstlich über die Rechenschwäche des Quasi-Monopolisten („Windel inside"). Aber die Dialysefibel läßt niemanden im Regen stehen, so erkennen Sie die fehlerfreien Chips: SX957, SX958, SX959, SX948 sollten fehlerfrei rechnen. Bei der obenstehenden Gleichung sollte „Null" herauskommen und nicht „192".

Prinzipiell ist festzustellen, daß sich hardwareseitig nun das Gleiche wiederholt, wie es auf der Softwareseite auch schon ablief: Jahrelang wurde den Anwendern das menschenfeindliche „DOS" zugemutet, plötzlich hieß es, mit „Fenstern" würde nun alles viel besser und einfacher ... man darf denen die Frage stellen „Warum habt ihr es denn erst so umständlich und kompliziert gemacht?". Der Chip-Gigant will als nächstes den „P6" oder „PentiumPro" (egal wie das Kind heißt!) in den Markt drücken, wieder ein CISC-Chip. Der wird wohl richtig rechnen (in der Benamung ist man ja auch auf das kleine Einmaleins zurückgegangen) aber zu Fieberanfällen neigen („Windel mit Wadenwickel inside"). Erst der „P7" wird wohl ein RISC-Chip sein und dieser Sprung will softwareverträglich erstmal ohne Verrenkung gesprungen sein!

Was bin ich froh, daß ich mich schon vor Jahren für das Original entschieden habe ... (die Power-PC's mit dem Apfel-Logo haben nämlich schon seit 1984 eine graphische Benutzeroberfläche und seit 1994 RISC = „future inside").

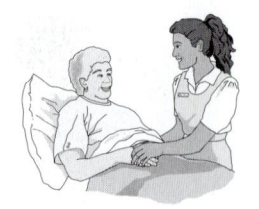

nicht durch staatliche oder finanzielle Begünstigung (das kennen wir ja aus dem Dialysebereich), sondern durch den Verbraucher selbst in den Monopol-Status erhoben wurde, kann eine EDV-Empfehlung nicht zu Gunsten des Monopolisten ausfallen.

Ein Monopolist wird durch konstante oder steigende Umsätze in seiner Position gehalten oder gar gestärkt, er wird immer weniger auf die Wünsche und Bedürfnisse der Anwender eingehen, wenn die einmal in die Update-Spirale gezwungen sind. Wie bei einer politischen Wahl liegen Wohl und Wehe der EDV-Zukunft letztlich in der Hand der Anwender selbst.

Wenn die Mehrheit dem Herdentrieb folgt, soll später niemand jammern, wie beschissen alles ist. (Entschuldigung, aber in manchen Fällen scheint es wirklich nur mit der Brechstange zu gehen!). Vielleicht kommt es aber auch alles ganz anders und wir alle werden alles ganz toll finden, weil Microsoft gerade daran geht die Vorherrschaft über die Online-Dienste zu erlangen, NBC („Now Bill Compatible") hat man schon. Warten wir's ab, vielleicht ist Microsoft ja auch bald in unseren Wohnzimmern.

Nachdem der Autor seit zehn Jahren jeden Tag mit „Mac" und (gezwungenermaßen) dann und wann auch mit DOSen und unter „Windows" arbeitet, empfehle ich ganz klar den Rechner mit dem Apfel oder seinen Nachfolger, egal ob's eine Sonnen-Workstation oder ein großer Blauer wird: Apple Computer ist auch nur eine Company wie alle anderen und unterliegt demgemäß allen üblichen Gesetzen des Marktes, will heißen: Apple ist ein Objekt der Begierde. Im Moment bleibt's ein Orakel …

Hygiene in der Dialyseabteilung

Nach der oben bereits beschriebenen Datenverarbeitungshygiene wollen wir uns wieder wichtigeren Dingen unserer Arbeit zuwenden. Prinzipielle Ausführungen zum Thema „Hygiene" finden Sie auch anderer Stelle dieses Buches:

1. Veröffentlichung des Robert-Koch-Instituts (Bundesinstitut für Infektionskrankheiten und nicht übertragbare Krankheiten) „Anforderungen der Hygiene an die funktionelle und bauliche Gestaltung von Dialyseeinheiten" aus dem Bundesgesundhbl. 12/94. Der Wortlaut kann in Kapitel 10 (ab Seite 242) nachgelesen werden; **2.** Im Zusammenhang mit der Abhandlung über „Hepatitis", Kapitel 4, ab Seite 97; **3.** Im Kapitel 11 (Seite 283) „Gefäßzugänge für die Hämodialyse"; **4.** Schließlich ist auch im „Dialysestandard" an mehreren Stellen Bezug auf Themen der Hygiene genommen, so zur Abfallentsorgung (siehe Seite 266) und zur Desinfektion und Sterilisation (siehe Seite 254). Es folgen deshalb an dieser Stelle nur wenige, knapp gehaltene Anmerkungen.

Allgemeines: Die Erkennung von Infektionsgefahren sowie Maßnahmen zu deren Verhütung und Bekämpfung sind wichtige Aufgaben für jeden Teilbereich des Gesundheitswesens. Gerade in Dialyseabteilungen ist hierbei eine Reihe von Besonderhei-

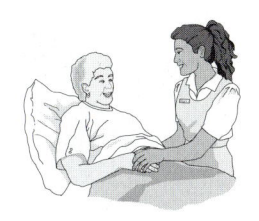

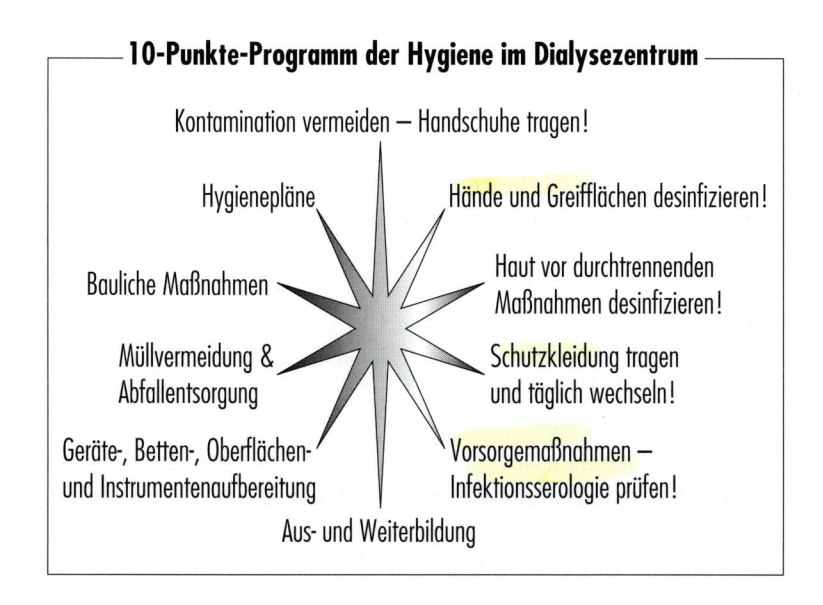

10-Punkte-Programm der Hygiene im Dialysezentrum

- Kontamination vermeiden – Handschuhe tragen!
- Hygienepläne
- Bauliche Maßnahmen
- Müllvermeidung & Abfallentsorgung
- Geräte-, Betten-, Oberflächen- und Instrumentenaufbereitung
- Aus- und Weiterbildung
- Hände und Greifflächen desinfizieren!
- Haut vor durchtrennenden Maßnahmen desinfizieren!
- Schutzkleidung tragen und täglich wechseln!
- Vorsorgemaßnahmen – Infektionsserologie prüfen!

ten zu beachten. Voraussetzung für ein „sauberes" Arbeiten seitens des Pflegepersonals ist das **regelmäßige Händewaschen** und die **Händedesinfektion**. Vor Beginn der Shuntpunktion ist eine Händedesinfektion erforderlich. **Tragen Sie stets Gummihandschuhe.** Ist dies (ausnahmsweise) nicht möglich, ist vor jeder Shuntpunktion ein erneutes Händewaschen und eine erneute Händedesinfektion erforderlich. Selbstverständlich ist auch nach jedem Blutkontakt eine Waschreinigung und eine Desinfektion erforderlich.

Die **Schutzkleidung** soll verhindern, daß die Kleidung des Personals kontaminiert wird und hierdurch Krankheitserreger weiter verbreitet werden. Der **Schutzkittel** soll deshalb stets **geschlossen getragen** werden. Man muß aber auch wissen, daß Schutzkittel zur Dreckschleuder werden, wenn man sie nicht täglich wechselt (dann höhere Keimzahl, als auf Straßenbekleidung!). Bei der Behandlung infektiöser Patienten ist es sinnvoll, vor jeder Shuntpunktion eine frische Einmalschürze anzuziehen, die die Kleidung möglichst vollständig bedeckt.

Erinnern Sie den Patient zu gegebener Zeit daran, den **Shuntarm vor Beginn der Desinfektionsmaßnahmen zu waschen!** Das kann der Patient auch schon zu Hause tun, Hauptsache es wird gemacht! Bei Shuntlokalisation an der unteren Extremität soll der Patient vor der Dialyse ebenfalls eine großflächige Waschreinigung der Shuntregion vornehmen, bei sehr proximaler Shuntlokalisation an der unteren Extremität soll hierbei unbedingt die Genital- und Analregion mit einbezogen werden.

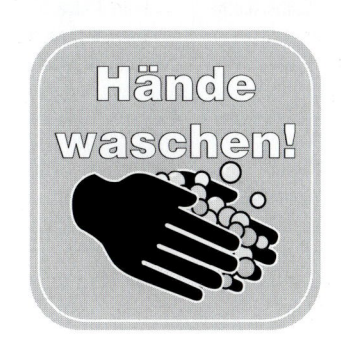

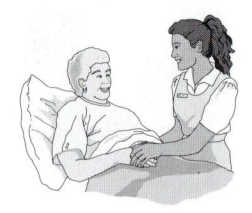

Die Hautdesinfektion wird mit einem zugelassenen Desinfektionsmittel (vornehmlich auf Alkohol- oder Jodbasis) durchgeführt.

Selbstverständlich ist die Desinfektion zu wiederholen, wenn der Punktionsbereich, z.B. durch den (unsauberen) Zeigefinger des Patienten („Hier müssen Sie punktieren!"), wieder kontaminiert wurde.

Für Injektionslösungen sind **möglichst Einzeldosisampullen** zu verwenden. Sie dürfen erst kurz vor der Injektion geöffnet werden. Zugelassene Mehrdosisbehältnisse ohne Konservierungsmittel (z.B. Heparin, Kochsalzlösung, Aqua destillata usw.) sind nur für den kurzfristigen Gebrauch zulässig. Kürzere Zeiträume, wie sie beispielsweise für Lokalanästhetika gelten, sind einzuhalten. Daß bei der Entnahme der Medikamente stets steril zu arbeiten ist und daß die Entnahmekanüle nicht mit der Injektionskanüle identisch sein darf, ist selbstverständlich.

Die **Desinfektion der Dialysegeräte (Wasserseite)** erfolgt nach jeder Dialyse entsprechend den Herstellerangaben.

Die **Desinfektion der Außenflächen des Dialysegerätes** erfolgt ebenfalls nach jeder Dialyse feucht mit Lappen und Eimer unter Benutzung eines zugelassenen Desinfektionsmittels in der richtigen Konzentration!

Merke: Breitbandantibiotika können Wasser, Seife, Desinfektionsmittel, Bürste und Putzlappen nicht ersetzen!

Die Patientenbetten bzw. -liegen werden zweimal wöchentlich ganz desinfiziert, die Oberteile täglich. Daß die Bettwäsche nach jeder Behandlung gewechselt wird, ist selbstverständlich. Die Desinfektion der Fußböden der Behandlungsräume sowie das feuchte Staubwischen erfolgen wenigstens täglich, möglichst nach jeder Behandlungsschicht.

Hygieneplan – Betten, Liegen, Maschinen*

Was?	Wann?	Wie?	Womit?	Wer?
Wäschewechsel: Bettwäsche, Liegenauflage, Kissenbezüge	Nach jeder Behandlung, nach Bedarf auch während der Dialyse	Schmutzige Bettwäsche direkt in die vorgesehenen Wäschesäcke geben	Frische Wäsche staubsicher lagern, auf genügende Bevorratung achten (Feiertage!)	Pflegekräfte
Staukissen, Lagerungskissen für Shuntarm, Oberfläche des Dialysegeräts, des Beistelltisches und der Dialyseliege	Nach jeder Behandlung, nach Bedarf auch während der Dialyse	Oberfläche allseitig mit hausüblichem Flächendesinfektionsmittel feucht abwischen	z.B. mit Incidin-Extra-Lösung in 1- bis 3%iger Konzentration	Pflegekräfte
Bettgestell, Liegengestell, Stühle, Versorgungsleitungen Dialysegerät	Täglich und bei Bedarf, Wasserzulauf-, Abwasser- und Konzentratschläuche einmal wöchentlich	Oberfläche allseitig mit hausüblichem Flächendesinfektionsmittel feucht abwischen	z.B. mit Incidin-Extra-Lösung in 1- bis 3%iger Konzentration	Pflegekräfte

*): Die Angaben hinsichtlich der Dialysegeräte in dieser Tabelle beziehen sich ausschließlich auf die „äußerliche" Reinigung der Maschinen und beschreiben nicht die interne Desinfektion (des „Wasserteils") der Dialysegeräte!

Hygieneplan – Personal

Was ist zu tun?	Wann machen wir das?	Wie machen wir's?	Womit wird's gemacht?	Wer erledigt es?
Dienstkleidung	Wechseln bei sichtbarer Verschmutzung, sonst aller zwei Tage	Dienstkleidung & Privatkleidung getrennt aufbewahren, keine Privatkleidung über der Dienstkleidung tragen	Wäschesack nach Bedarf in die Wäscherei geben, spätestens am Ende der letzten Dialyseschicht wechseln	Alle Mitarbeiter
Schutzkleidung (Textil)	Bei der Versorgung infektiöser oder infektionsgefährdeter Patienten	Ein Kittel pro Person, Kittel im Zimmer lassen, Wechsel 2-tägig oder bei sichtbarer Verschmutzung	Wäschesack für infektiöse Wäsche regelmäßig entsorgen, an Umweltverträglichkeit bei Waschverfahren denken	Mitarbeiter die Kontakt zu infektiösen Patienten haben (Dialyse: Hepatitis B/-C, HIV)
Einmalschürzen	Einsatz bei besonders hohem Infektionsrisiko, um Dienstkleidung vor Kontamination zu schützen	Nach Beendigung des Arbeitsvorganges in den vorgesehenen Abwurfbehälter geben	Bei der Verwendung von Einwegmaterial Nutzen und Risiko auch unter Aspekten des Umweltschutzes stets kritisch abwägen!	Mitarbeiter, die Kontakt zu infektiösen Patienten haben (Dialyse: Hepatitis B/-C, HIV)
Schuhe	1 x wchtl., ggf. zusätzlich bei sichtbarer Verschmutzung	Feucht, ggf. mit Desinfektionsmittel reinigen, nach Dienstschluß in der Abt. lassen	Flächendesinfektionsmittel 0,25% oder 0,5%-ig	Alle Mitarbeiter
Handschuhe, steril Achtung: Auch fabrikneue Handschuhe sind bis zu 80% (!) durchlöchert!	Beim Legen zentraler Gefäßzugänge, Punktionen, best. Verbandswechsel, bei der PD-Durchführung	Handschuhe über die trockenen desinfizierten Hände streifen, dabei Sterilität der Handschuhe wahren, nach Arbeitsvorgang Handschuhe verwerfen, Händedesinfektion durchführen	Sterile Einmalhandschuhe, bei Latexallergie auf alternative Modelle ausweichen. Ggf. zusätzlich Haube (muß das ganze Kopfhaar abdecken) und Mundschutz (muß Mund und Nase bedecken) aufziehen!	Alle Mitarbeiter bei entsprechenden pflegerischen, therapeutischen oder diagnostischen Maßnahmen
Handschuhe, unsteril – Achtung: Auch fabrikneue Handschuhe sind bis zu 80% (!) durchlöchert!	Bei jeder potentiellen Infektionsgefährdung, besonders bei jedem möglichen Blutkontakt	Vor dem Arbeitsvorgang Handschuhe aus der Spenderbox entnehmen und über die trockenen Hände streifen, weiter wie oben	Unsterile Einmalhandschuhe, bei Latexallergie auf alternative Modelle ausweichen	Alle Mitarbeiter bei entsprechenden pflegerischen, therapeutischen oder diagnostischen Maßnahmen
Allgemeine vorbeugende Maßnahmen der Hygiene	Immer an die Antiseptik und an den Infektions-Schutz der Patienten und der eigenen Person denken!	Handschmuck und größeren Ohrschmuck vor Dienstbeginn ablegen, lange Haare während der Dienstzeit zusammenstecken	Das wird mit dem Kopf gemacht, man muß einfach daran denken.	Alle Mitarbeiter, die Patientenkontakt haben
Handwaschung	Bei jeder Verschmutzung, vor und nach Patientenkontakt	(Desinfizierende) Flüssigseife aus Spender in die angefeuchteten Hände geben, gründlich mechanisch reinigen, gut abspülen, mit Einmalhandtuch abtrocknen	Seifenlotion, Seifenspender	Alle Mitarbeiter, die Patientenkontakt haben
Desinfektion der Hände	Vor und nach Patientenkontakt	≈ 3 ml alkoholisches Händedesinfektionsmittel auf trockenen Händen bis zum Handgelenk verreiben, 30 s (bis zum Trocknen) einwirken lassen, ggf. Handwaschung (s.o.)	Händedesinfektionsmittel, Desinfektionsmittelspender	Alle Mitarbeiter, die Patientenkontakt haben
Handpflege	Nach Bedarf wiederholen	Hautcreme oder Lotion gleichmäßig auftragen und einmassieren	Geeignete Mittel	Alle Mitarbeiter, die Patientenkontakt haben

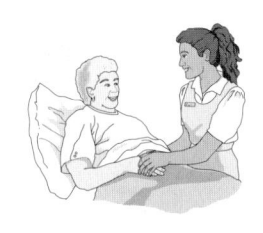

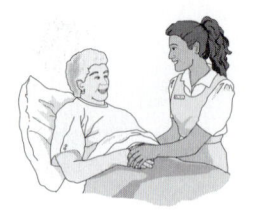

Auf die Notwendigkeit einer strikten **Trennung zwischen infektiösen** (Hepatitis- und HIV-Infektion) **und nichtinfektiösen Patienten** wurde bereits hingewiesen. Dies beinhaltet auch die Forderung, daß der entsprechende Immunstatus eines neu ins Dialyseprogramm aufgenommenen Patienten bzw. eines Gastpatienten im Dialysezentrum bekannt ist.

Behandlungsräume, Dialysegeräte, Umkleideräume, Toiletten, Wartungs- und Entsorgungsräume, Zugänge zu den betreffenden Abteilungen sollten zwischen infektiöser („gelber") und nicht infektiöser („weißer") Seite völlig getrennt sein.

Durch die **Hepatitis-Impfung** ist das Problem der Hepatitis B zwar weitgehend entschärft, weitere Gefahr geht jedoch insbesondere von der Hepatitis C aus, so daß jede Verwässerung der o.g. strengen seuchenhygienischen Maßnahmen abzulehnen ist.

Tragen Sie, **wenn Sie selbst einen Infekt der oberen Atemwege haben**, zum Schutz der Patienten stets einen Mundschutz zur Prophylaxe einer Tröpfcheninfektion.

Der Zugang von Besuchern in Dialyseabteilungen soll möglichst gering gehalten werden, wenngleich es natürlich insbesondere aus psychologischen Gründen für den Patienten wichtig sein kann, auch während der Behandlung Kontakt zu einer Bezugsperson zu haben. Diese schwierige Entscheidung wird im Einzelfall zu treffen sein.

Impfungen bei Dialysepatienten

Das Problem bei Patienten mit chronischer Niereninsuffizienz: Sie brauchen einen ausreichenden Impfschutz, bilden aber oft nicht genügend Antikörper. Es gibt hier keine signifikanten Unterschiede zwischen Hämo- und Peritonealdialysepatienten. Bei Nierentransplantierten ist die Immunantwort jedoch manchmal noch schlechter als bei präterminal oder terminal Niereninsuffizienten (immunsuppressive Therapie). Wenn immer möglich sollte also bereits in frühen Stadien der Niereninsuffizienz geimpft werden. Folgende Impfungen sind dabei von besonderer Wichtigkeit: **Hepatitis-B-Impfung**. Nach dreimaliger Impfung, z.B. Engerix®-B (1 ml= 20µg Hepatitis-B-Oberflächen-Antigen) oder Gen H-B-Vax®D (1 ml=40µg Hepatitis-B-Oberflächen-Antigen) weisen nur etwa 60% der seronegativen erwachsenen Dialysepatienten protektive Antikörper-Titer auf. Es empfiehlt sich folgende Vorgehensweise: Jeweils einmalige Gabe von 40µg i.m. nach 0, 1 und 6 Monaten – bei Non-Respondern einmal 40µg i.m. nach 9 bis 12 Monaten, evtl. fünfte Impfung mit 250.000 U Interleukin 2 i.m. (zum Zeitpunkt der Abfassung des Manuskripts für diese Indikation noch nicht zugelassen). Kontrollen: Jährliche Bestimmung der Anti-HBs-Titer, Boostern (Auffrischungsimpfung) bei Anti-HBs ≤ 10 U/ml. Die **Grippe-Schutzimpfung** ist ebenfalls bei Patienten mit chronischer Niereninsuffizienz, Dialysepatienten und Nierentransplantierten indiziert und zwar gemäß der jährlichen WHO-Vorgaben mit doppelter Impfstoffdosis. Kontrollen sind nicht erforderlich. Die **Pneumokokken-Impfung** ist indiziert bei Dialysepatienten und Nierentransplantierten mit häufigen pulmonalen Infekten. Impfschema: Einmalige Impfung mit polyvalenter Vakzine in Standarddosierung, eventuell Nachimpfung nach zwei Jahren. Kontrollen sind nicht erforderlich. **Tetanus-Impfung**: Angezeigt bei allen Patienten ohne ausreichenden Impfschutz. Dies ist zehn Jahre nach der letzten Tetanusimpfung gegeben, sowie bei sauberen/geringgradigen Wunden bei fehlender oder mangelnder Grundimmunisierung (Grundimmunisierung beginnen und fortsetzen!). Bei allen anderen Verletzungen Simultanimpfung (aktiv/passiv), wenn der Verletzte weniger als zwei Injektionen erhalten hat, eine unklare Impfsituation besteht oder bei bereits zwei durchgeführten Injektionen wenn die Verletzung älter als 24 Stunden ist. Bei ausreichender Grundimmunisierung ist eine Auffrischungsimpfung erforderlich, wenn die letzte Tetanusimpfung mehr als fünf Jahre zurückliegt. Erfahrungsgemäß haben viele (ältere) Dialysepatienten keinen ausreichenden Tetanus-Impfschutz – starten Sie gleich einmal eine Umfrage in Ihrem Zentrum!

Das Hygienethema ist ungeliebt, teilweise wird es vernachlässigt. Zur Verdeutlichung der Wichtigkeit der Problematik vergegenwärtige man sich jedoch, daß **15 bis 20 % der Dialysepatienten an den Folgen von Infektionen versterben**! Bedenken Sie in dem Zusammenhang weiter die abwehrmindernde Multimorbidität (Anämie, Diabetes mellitus, Dysproteinämie, einseitige Ernährung, mangelndes körperliches Training usw.) der meisten Dialysepatienten und die Hospitalsituation (Stichwort „Hospitalismus") der Dialysezentren.

Bedenken Sie weiter, **daß** besonders bei Virusinfektion die therapeutischen Möglichkeiten bis heute sehr gering sind. Prophylaktische hygienische Maßnahmen sind deshalb im Dialysebereich von außerordentlicher Bedeutung.

Zu möglichen **Impfungen bei Dialysepatienten** wird auf die Grafik verwiesen.

AIDS

Übersicht zum Thema: L'age, M./J. L'age-Stehr; Internist 34 (1993) 575-587

Glücklicherweise hat die AIDS-Pandemie die Dialysezentren weitgehend verschont und nach den schlimmen Befürchtungen der „ersten Jahre" hat man sich auch hier daran gewöhnt, „mit der Bombe zu leben".

Die antiepidemischen Maßnahmen bei AIDS-infizierten Dialysepatienten unterscheiden sich kaum von denen anderer ansteckender Infektionen wie Hepatitis B, insofern wird auf die dortigen Ausführungen verwiesen (siehe Seite 98 ff.). Details zum chronischen Immunmangelsyndroms (**a**cquired **i**mmune **d**eficiency **s**yndrome) können in der eingangs zitierten Übersichtsarbeit nachgelesen werden.

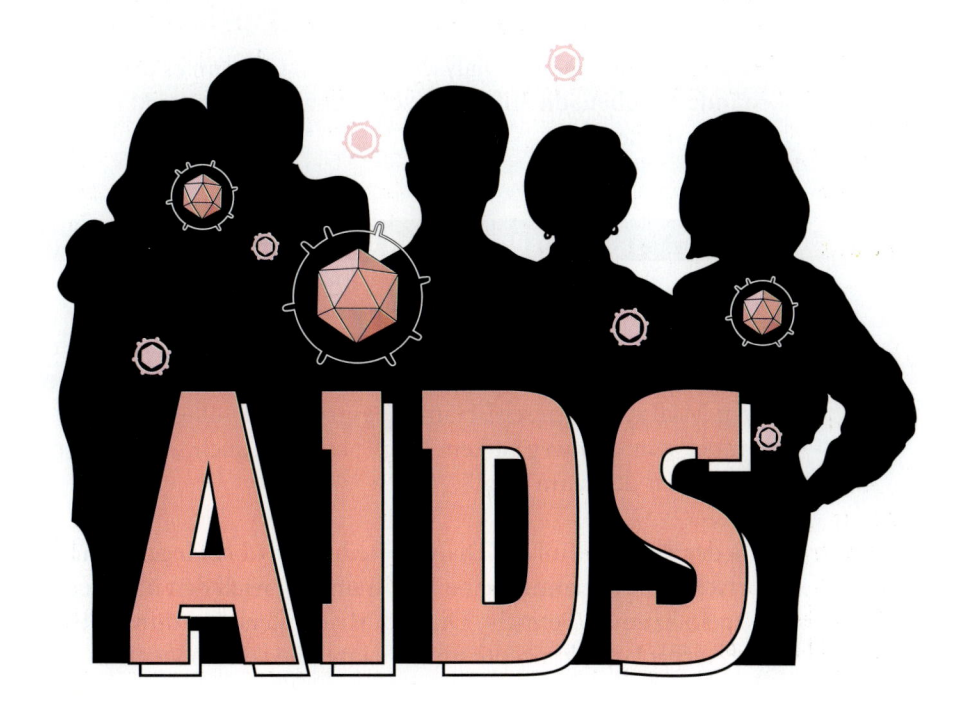

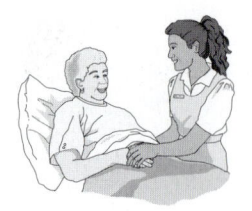

Für die Durchführung der Desinfektionsmaßnahmen und die zu verwendenden Mittel, Verfahren und Einwirkzeiten sind die amtlichen Desinfektionsmittellisten verbindlich. Mittel und Verfahren müssen den Wirkungsbereich B (Inaktivierung von Viren) abdecken.

Besondere Beachtung ist dem Umgang mit spitzen und scharfen Instrumenten wie Kanülen, Dialysenadeln, Skalpellen usw. zu schenken. Es ist dringlichst davon abzuraten, Kanülen, Skalpelle usw. nach Gebrauch in die Originalverpackung zurückzustekken, da hierbei die meisten vermeidbaren Verletzungen auftreten. Die Entsorgung dieses Materials sollte in perforationssicheren Behältnissen erfolgen. Keinesfalls dürfen Kanülen usw. in Plastikbeuteln der Entsorgung zugeführt werden.

In die Einweisung der Aufklärungs- und Schutzmaßnahmen ist auch das Putzpersonal einzubeziehen.

Das Dialysepersonal soll die allgemeinen Hygieneregeln, wie **Verbot der Einnahme von Nahrungsmitteln und Rauchverbot im Dialysebereich**, strikt einhalten. Persönliche Schutzmittel, wie Gummihandschuhe, Schutzkittel usw. sind konsequent einzusetzen. **Während der Arbeit keinen Schmuck** (Ringe, Armbänder usw.) **tragen**.

Da Gummi- und auch PVC-Handschuhe in recht hohem Prozentsatz unsichtbare Mikrolecks aufweisen, ist die zusätzliche regelmäßige Händedesinfektion empfehlenswert!

Bei Behandlung bekannt infektiöser Patienten sind ggf. auch Schutzbrillen und Mundschutz zu tragen. Die regelmäßige Händedesinfektion muß bewußt durchgeführt werden (vgl. oben).

Bei Reparaturen an Dialysegeräten ist so zu verfahren, als ob die Maschinen auf einer Hepatitis-B-Dialysestation eingesetzt worden wären.

Auch bei Notfällen im Dialysebereich sollen, wenn es die Umstände erlauben, die Infektionsschutzmaßnahmen strikt eingehalten werden.

Entsorgung und Umweltschutz

Natürlich hat auch im Dialysezentrum **Müllvermeidung** Vorrang, allerdings bringt es der Charakter der Behandlungsdurchführung mit sich, daß wir unvermeidbar viel medizinischen Einweg-Müll „produzieren". Handlungsgrundsatz sollte dennoch immer sein: „Einweg ist kein Weg!"; bedenke auch: „Einweg ist (fast) stets der teure Weg!"

Da der Plastik-Müll der Dialyseabteilungen überwiegend blutverschmiert ist, kommt eine Mülltrennung nach den üblichen Regeln kaum in Betracht. Die Industrie unterstützt durch Mehrwegverpackungskonzepte und Rücknahme von Konzentratkanistern Bemühungen zur Müllvermeidung. **Trotzdem kann auch in Dialysezentren noch viel mehr zur Müllvermeidung und für den Umweltschutz getan werden:**

- So kann **intelligenter EDV-Einsatz** (energiesparende Geräte) viel Papier sparen helfen, sinnlose Ausdrucke und einseitige Ausdrucke (unnötige Leerseiten) bewirken aber leicht das Gegenteil!
- **Arzneiverordnung**: Stets in Abhängigkeit von der voraussichtlichen Therapiedauer die optimale Packungsgröße verschreiben!
- **Überlegt handeln**! Bevor die Verpackung eines Schlauchsystems, einer Spritze, eines Dialysators oder einer Kanüle aufgerissen wird, überzeugen Sie sich, daß es sich um das richtige Produkt für den richtigen Patient handelt!
- Beim **Papiereinkauf** (vom Schreibpapier, über Kaffeefiltertüten bis hin zum Toilettenpapier) **konsequent auf chlorfrei gebleichte Papierqualität bzw. auf Recyclingpapier achten**. Nur einseitig beschriebenes/bedrucktes Papier kann unter Beachtung des Datenschutzes getrost noch als Schmier- oder Notizzettel verwendet werden. Zum Papiersparen gehört auch die **konsequente unfreie Rücksendung unerwünschter Werbung** an den Absender!
- Vom **Einweg-Geschirr** und von Einweg-Nierenschalen kann man sich auf „weißen" Abteilungen getrost **verabschieden**!
- **Überschuhe sind für Dialyseabteilungen überflüssig**!
- **Chemische Sprühdesinfektion** ist genauso **obsolet** wie die Verwendung von **Einweg-Fieberthermometer**n und **Einweg-Schlauchklemmen**!
- **Glas statt Kunststoff**, wo immer wir die Wahl haben!
- Von Fall zu Fall kann zu Reinigungszwecken auch einmal ein **umweltfreundlicher Haushaltreiniger** eingesetzt werden, keineswegs muß immer und in jedem Fall die chemische Keule ran! Für die Reinigungsarbeiten kann das „Bodenpersonal" durchaus wiederverwendbare Mehrweg-Haushalthandschuhe tragen!
- Wir **desinfizieren die Wasserseite der Dialysegeräte** nur noch einmal wöchentlich chemisch, sonst **zitrothermisch** – für eine „weiße" Dialyseabteilung absolut ausreichend!
- Händedesinfektionsmittel, Seifenspenderflaschen und Sprühflaschen für die Hautdesinfektionsmittel werden **aus größeren Vorratsbehältern nachgefüllt**!
- Handwaschbecken können zur Wassereinsparung mit **Durchflußbegrenzer**n ausgerüstet werden, Toilettenspülungen sollten mit **Wasserstoppeinrichtungen** versehen sein. Die Umstellung auf umweltfreundliche WC-Reiniger bedeutet in der „weißen" Dialyseabteilung keine Einbuße an Hygiene!
- Bei der **Anschaffung neuer Umkehrosmoseanlagen** soll man konsequent auf den Wasserverbrauch (Permeatausbeute über 90 % heute möglich, die alten „Wasserschleudern" haben etwa 50 %!) achten, bei Anschaffung neuer Dialysegeräte auf das Vorhandensein eines **Wärmetauscher**s!
- **Zentrale Konzentratversorgung** wenigstens für Bikarbonat erwägen!
- Spezielle **Kanülenentsorgungsbehälter** sind in der Dialyse absolut **entbehrlich**, gebrauchte Shunt-Punktionskanülen wie

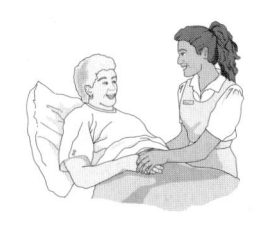

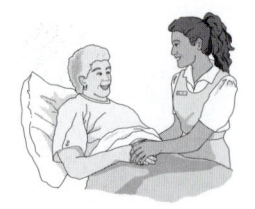

auch gebrauchte Spritzen und Injektionskanülen werden in leeren Konzentratkanistern entsorgt!
- **Wäsche aus der „weißen" Dialyse muß nicht desinfizierend gewaschen werden**, normale Haushaltwäsche bei 60°C ist völlig ausreichend!

Viele weitere Beispiele angewandten Umweltschutzes in Praxis und Klinik können der empfehlenswerten „Abfallfibel für Kliniken" von SCHERRER, STEIN und DASCHNER und dem Buch „Umweltschutz in Klinik und Praxis" von F. DASCHNER entnommen werden.

Reinigung der Dialysegeräte

Nach jeder Dialyse erfolgt neben einer Außenreinigung des Dialysegerätes mit einem Desinfektionsmittel eine Reinigung, Entkalkung und Desinfektion des Spüllösungskreislaufes.

Bakterien können normalerweise die intakte Dialysemembran nicht durchdringen, wohl aber deren Stoffwechselprodukte, die Pyrogenreaktionen hervorrufen können. Die Frage, ob Viren die Dialysatormembran durchdringen können, ist nicht eindeutig geklärt. Eine besondere infektiöse Gefährdung des Patienten von der Wasserseite ergibt sich natürlich bei Membranrupturen. Da kleinste Rupturen vom Dialysegerät nicht erkannt werden, ist potentielle Infektionsgefahr immer gegeben. Weil das erwärmte, evtl. glukosehaltige Dialysat gute Vermehrungsbedingungen für Mikroorganismen ergibt, entsteht die Notwendigkeit besonderer Desinfektionsmaßnahmen der Wasserseite.

Zur **Reinigung und Desinfektion** bieten die meisten **Dialysegeräte** die Möglichkeit der chemischen Desinfektion und die Möglichkeit der thermischen Desinfektion. Bei der Heißreinigung erfolgt die Desinfektion mit auf 85 bis 95°C aufgeheiztem Reinwasser ggf. unter Zusatz von Zitronensäure zur gleichzeitigen Entkalkung (vgl. auch Seiten 244 ff., 255 und 318f.).

Geräteseitig ist sichergestellt, daß die Reinigungsphase nur bei abgekoppeltem Dialysator möglich ist, außerdem ist nach chemischer Desinfektion eine vom Bediener unabhängige Freispülzeit „eingebaut", bei thermischer Desinfektion eine entsprechende Abkühlphase.

Die chemische Desinfektion wurde früher meist mit Formalin durchgeführt, heute kommt überwiegend Peressigsäure zum Einsatz. In jedem Fall sind die Vorschriften des Herstellers und hauseigene Normen zu beachten. Wir benutzen (in einer weißen Abteilung) zur **chemischen Desinfektion** (einmal wöchentlich) Peressigsäure (Puristeril 340), welche im Desinfektionsprogramm von der Maschine angesaugt und wie Konzentrat 1:34 zur Gebrauchslösung verdünnt wird mit einem Wirkstoffgehalt von 0,1 % Peressigsäure. Nach der Ansaugphase folgt im Dialysierflüssigkeitskreislauf der Maschine eine Einwirk- und Rezirkulationsphase von 20 Minuten, gefolgt von einer Freispülphase von etwa 25 bis 30 Minuten.

Nach Beenden des Freispülens und vor jeder Dialyse überzeugen Sie sich von der Desinfektionsmittelfreiheit der Maschine durch die Nachweisreaktion mit **Kaliumjodidstärkepapier**, welches bei **Desinfektionsmittelfreiheit keine lila Verfärbung** mehr zeigt und blütenweiß bleibt.

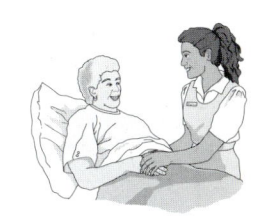

Peressigsäure-Zubereitungen sind nicht ganz ungefährliche Flüssigkeiten, folgende **Arbeitsschutzhinweise** sollten beim Umgang beachtet werden:

- **Beschmutzte und getränkte Kleidung sofort auszuziehen!**
- **Bei Berührung mit der Haut mit viel Wasser abwaschen!**
- Bei der Arbeit geeignete **Schutzkleidung, Schutzhandschuhe und Schutzbrille** tragen!
- **Verschüttete Peressigsäure** grundsätzlich mit Wasser verdünnen. Dann mit Putzlappen aufwischen und unter fließendem Wasser auswaschen. Auf keinem Fall Peressigsäurereste mit Papier oder Zellstoff aufnehmen, da Selbstentzündungsgefahr besteht!
- Spritzt **Peressigsäure in die Augen**, ist sofort ausgiebig (10 bis 20 Minuten) unter fließendem Wasser das Auge zu spülen. Ggf. muß das Auge von einer zweiten Person aufgehalten werden. Nach ausgiebigem Spülen Augenarzt in jedem Fall aufsuchen!

Sterilisation, Desinfektion und Hygiene betreffen nicht nur die Dialysegeräte, sondern auch die **Dialyseräume**: Sie sollen ausreichend groß, trocken, sauber und gut belüftbar sein. Der Fußboden muß flüssigkeitsdicht, leicht zu reinigen und desinfizierbar sein.

Die Sockelleisten müssen fugenlos mit dem Boden verbunden sein. Handwaschbecken sind vorzusehen. Nähere Einzelheiten siehe Hygiene-Richtlinien, DIN-Vorschriften und „Standard der Nierenersatztherapie in der Bundesrepublik Deutschland" der Arbeitsgemeinschaft für klinische Nephrologie (vgl. Seiten 242 f., 255 und 264 ff.).

Der **Hygieneplan der Dialysestation** schreibt die Art der erforderlichen Desinfektions- und Schutzmaßnahmen vor, zwei Beispiele wurden bereits auf den Seiten 428 und 429 vorgestellt.

Es sei an dieser Stelle auch nochmals auf die strikte Einhaltung der **Grundsätze der Aseptik und Antiseptik** bei der **Gabe von Medikamenten**, beim **Einlegen des Schlauchsystems** in die Maschine (Enden nicht auf dem Boden schleifen lassen, Verschlußkappen stets erst unmittelbar vor dem Konnektieren entfernen, Konnektieren mit dem Dialysator, **Anbringen der Heparinspritze, Verbinden der Blutschläuche** mit dem Kochsalz- bzw. Leerbeutel usw.), beim Füllen des blutführenden Systems usw. hingewiesen.

Schwangere Mitarbeiterinnen dürfen nicht in „gelben Abteilungen" arbeiten, bei bestehendem Impfschutz gegen Hepatitis B und Infektionssicherheit jedoch in der „weißen Dialyse".

Entsorgung

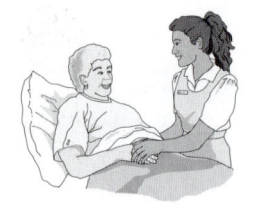

Übersicht: DRAUSCHKE et al.

Ist die Vermeidung oder die Verwertung von Abfällen nicht möglich, muß der Abfall entsorgt werden. Oberster Grundsatz ist dabei die Vermeidung von Gesundheits- und Umweltschäden.

Dialyse ist eine Schlacht mit Einwegmaterial, entsprechend ist der Umfang anfallender entsorgungspflichtiger Abfälle. Unter Ausnutzung der Sensibilisierung der Öffentlichkeit haben findige „Profi-Entsorger" eine Marktlücke erkannt und das große Geschäft boomt. Die Abfallentsorgungswirtschaft (vielerorts nennt sich die Branche inzwischen „Umweltdienst" o.ä.) ist der am **schnellsten wachsende Wirtschaftszweig Deutschlands!**

Schon im Deutschen Ärzteblatt 85, Heft 16 vom 21.04.1988 hatte Prof. F. Daschner, Klinikhygieniker des Universitätsklinikums Freiburg, grundsätzliche Ausführungen zum Geschäft mit dem Müll aus Praxis und Klinik gemacht. An der Aktualität des Beitrages hat sich nichts geändert.

Im Mai 1992 erschien ein Sonderheft des Bundesgesundheitsblatts über Perspektiven der Abfallbehandlung. Ein Merkblatt dieses Hefts befaßte sich mit der Vermeidung und Entsorgung von Abfällen aus Gesundheitseinrichtungen. Das Merkblatt wurde in einigen Ländern in den Gesetzblättern veröffentlicht und erlangt damit bindenden Charakter, man informiere sich vor Ort.

Diese einleitenden Bemerkungen sollen keineswegs so verstanden werden, leichtsinnig mit der Entsorgung von Krankenhaus-, Praxis- bzw. Dialysemüll umzugehen. Es gilt, die rechtlichen Bestimmungen einzuhalten und Angst- und Geschäftemacherei entgegenzuwirken.

Wie kann die Abfallentsorgung organisiert werden?

Zunächst muß man Erkundigungen einziehen, wie die Abfallbeseitigung in der Region geregelt ist. Abfälle sind grundsätzlich von den nach Landesrecht zuständigen Körperschaften des öffentlichen Rechts (in der Regel Gemeinde, Kreise oder Verbände) zu beseitigen.

Der Besitzer hat diesen Körperschaften seine Abfälle zu überlassen. Der Arzt/Betreiber sollte sich auch erkundigen, welche Vorschriften für spezielle Abfälle gelten. Aufschluß hierüber gibt die Satzung der jeweiligen Körperschaft. Diese kann nämlich bestimmte Abfälle von der Beseitigung (z.B. Deponie) ausschließen.

Die Praxis hat gezeigt, daß von Abfällen aus dem medizinischen Bereich keine größeren Gefahren ausgehen als von ordnungsgemäß beseitigtem Hausmüll.

Wie werden die Abfälle eingeteilt?

Gruppe A: Abfälle, die keine besonderen Maßnahmen zur Infektionsverhütung bedürfen, hausmüllähnliche Abfälle. Bei der Gruppe A handelt es sich also um Abfälle, die „jeder" Beseitigungsmethode (legal sollte sie natürlich schon sein, bitte nicht nach dem Motto »grünen Punkt drauf geklebt und ab in den Wald«) zugänglich sind:

- Abfälle, die nach Art und mengenmäßiger Zusammensetzung dem Hausmüll entsprechen
- Wundverbände, Gipsverbände, Einwegwäsche, Einwegartikel einschließlich Einwegspritzen, wenn diese unbenutzbar gemacht wurden
- Desinfizierte Abfälle aus Infektionskliniken, Infektionsstationen, mikrobiologischen Instituten und anderen medizinischen Einrichtungen, in denen mikrobiologisch gearbeitet wird (= desinfizierte Abfälle der Gruppe C)
- Küchen- und Kantinenabfälle
- Verpackungsmaterial und Kartonagen
- Streu und Exkremente aus Tierversuchsanstalten, durch die eine Übertragung von Krankheiten nicht zu befürchten ist, Abfälle aus Arzt- und Tierarztpraxen

Zur Vermeidung von Stichverletzungen bei der Müllentsorgung müssen spitze Gegenstände wie Kanülen, Klingen, Nadeln, Lanzetten und ähnliches in stichfesten Behältern gesammelt und entsorgt werden. Wenn die Behälter voll sind, gibt man sie einfach in den Hausmüll. Als Behälter eignen sich ausgediente Kunststoff- oder Metallbehältnisse, weniger geeignet wegen der Bruchgefahr sind Glasflaschen. Bei den Abfällen nach der Gruppe B wird es für Dialysezentren interessant, hierzu gehören:

Gruppe B: Abfälle, an deren Entsorgung aus infektionspräventiver Sicht innerhalb von Gesundheitseinrichtungen besondere Anforderungen zu stellen sind, hierzu zählen besonders Abfälle, die mit Blut, Sekreten oder Exkrementen behaftet sind. **Hierzu zählen die Abfälle der Dialysezentren, die keine infektiösen Patienten behandeln!** Diese Abfälle können mit dem normalen Hausmüll entsorgt werden!

Gruppe C: Abfälle, an deren Entsorgung innerhalb und außerhalb von Gesundheitseinrichtungen besondere Anforderungen zu stellen sind. Dies sind **Abfälle mit Erregern meldepflichtiger Krankheiten** und mikrobiologische Kulturen mit Erregern meldepflichtiger Krankheiten.

Gruppe D: Abfälle, an deren Entsorgung aus umwelthygienischer Sicht innerhalb und außerhalb von Gesundheitseinrichtungen besondere Anforderungen zu stellen sind. Dies sind z.B. **pharmazeutische Abfälle, Desinfektionsmittel**, bestimmte **Laborabfälle** (z.B. anorganische Säuren und Laugen, halogenierte organische Lösungsmittel, Benzol, Toluol, Xylol), **Abfälle aus Röntgenlabors** (z.B. Entwickler, Fixierer), Nicht-Eisen-metallhaltige Abfälle (z.B. Quecksilber, **Batterien**; Amalgamabscheider) und **Altmedikamente**.

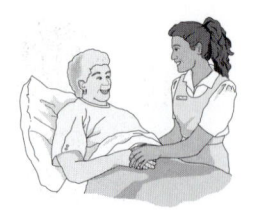

Gruppe E: Abfälle, an deren Entsorgung aus ethischer Sicht besondere Anforderungen zu stellen sind. Dies sind Körperteile, Organteile, gefüllte Blutbeutel und Blutkonserven.

Wichtig für „weiße" Dialysezentren: B-Abfälle können in den Hausmüll gegeben werden, eine Entsorgung über kommerzielle Unternehmen ist nicht erforderlich!

Dialysemüll aus der Versorgung „gelber", also infektiöser Patienten (wichtigste Patientengruppen: Hepatitis B und C) gehört zur **Gruppe C**! Entsorgung der C-Abfälle siehe oben, vgl. jedoch auch Ausführungen im „Dialysestandard" auf Seite 267 in diesem Buch.

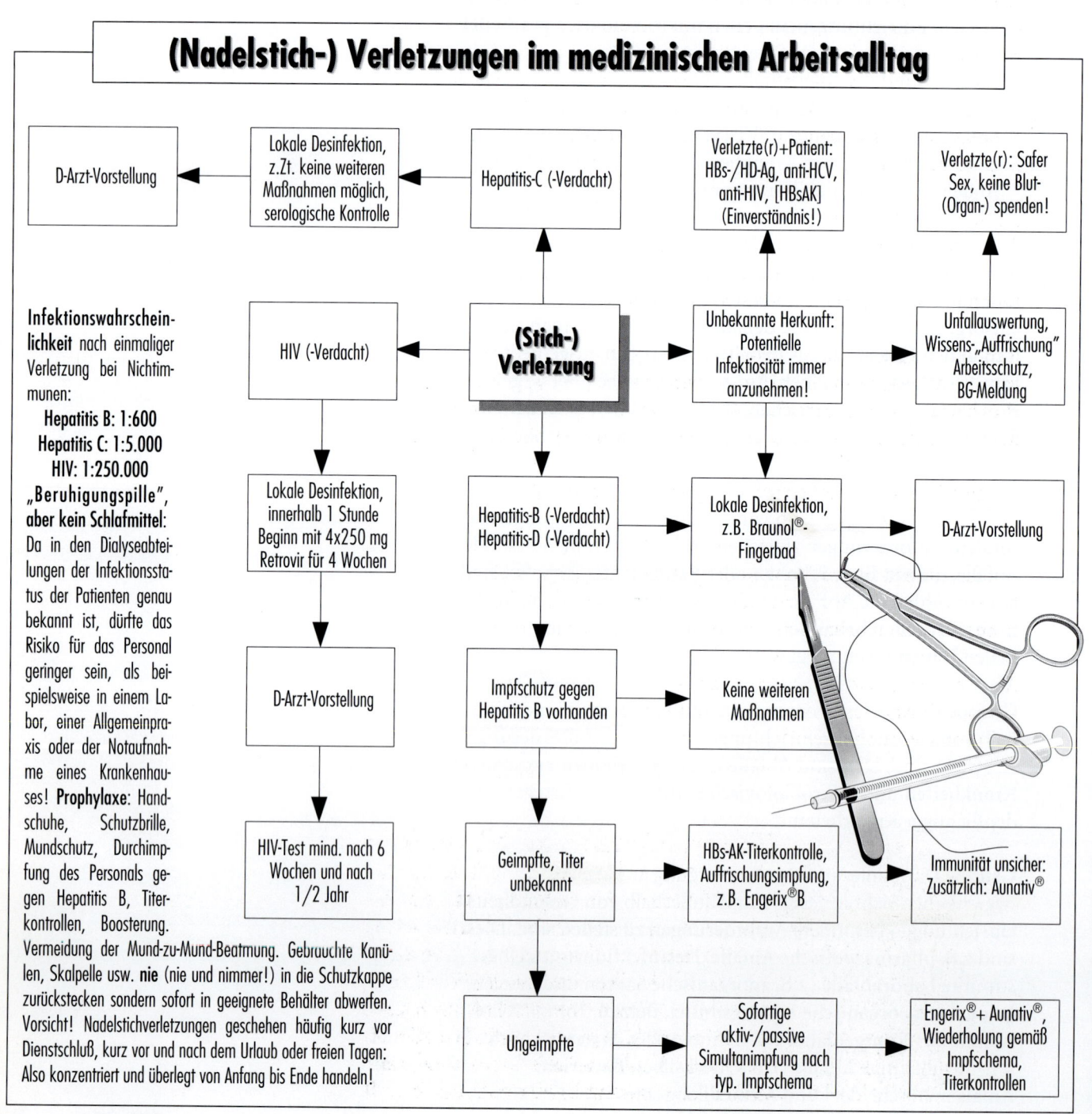

(Nadelstich-) Verletzungen im medizinischen Arbeitsalltag

Infektionswahrscheinlichkeit nach einmaliger Verletzung bei Nichtimmunen:
- Hepatitis B: 1:600
- Hepatitis C: 1:5.000
- HIV: 1:250.000

„Beruhigungspille", aber kein Schlafmittel: Da in den Dialyseabteilungen der Infektionsstatus der Patienten genau bekannt ist, dürfte das Risiko für das Personal geringer sein, als beispielsweise in einem Labor, einer Allgemeinpraxis oder der Notaufnahme eines Krankenhauses! **Prophylaxe:** Handschuhe, Schutzbrille, Mundschutz, Durchimpfung des Personals gegen Hepatitis B, Titerkontrollen, Boosterung. Vermeidung der Mund-zu-Mund-Beatmung. Gebrauchte Kanülen, Skalpelle usw. **nie** (nie und nimmer!) in die Schutzkappe zurückstecken sondern sofort in geeignete Behälter abwerfen. Vorsicht! Nadelstichverletzungen geschehen häufig kurz vor Dienstschluß, kurz vor und nach dem Urlaub oder freien Tagen: Also konzentriert und überlegt von Anfang bis Ende handeln!

Flowchart ausgehend von **(Stich-)Verletzung**:

- → **Hepatitis-C (-Verdacht)** → Lokale Desinfektion, z.Zt. keine weiteren Maßnahmen möglich, serologische Kontrolle → D-Arzt-Vorstellung
- → **HIV (-Verdacht)** → Lokale Desinfektion, innerhalb 1 Stunde Beginn mit 4x250 mg Retrovir für 4 Wochen → D-Arzt-Vorstellung → HIV-Test mind. nach 6 Wochen und nach 1/2 Jahr
- → **Hepatitis-B (-Verdacht) / Hepatitis-D (-Verdacht)** → Lokale Desinfektion, z.B. Braunol®-Fingerbad → D-Arzt-Vorstellung
  - Impfschutz gegen Hepatitis B vorhanden → Keine weiteren Maßnahmen
  - Geimpfte, Titer unbekannt → HBs-AK-Titerkontrolle, Auffrischungsimpfung, z.B. Engerix®B → Immunität unsicher: Zusätzlich: Aunativ®
  - Ungeimpfte → Sofortige aktiv-/passive Simultanimpfung nach typ. Impfschema → Engerix® + Aunativ®, Wiederholung gemäß Impfschema, Titerkontrollen
- → **Unbekannte Herkunft: Potentielle Infektiosität immer anzunehmen!** → Verletzte(r)+Patient: HBs-/HD-Ag, anti-HCV, anti-HIV, [HBsAK] (Einverständnis!)
- → **Unfallauswertung, Wissens-„Auffrischung" Arbeitsschutz, BG-Meldung** → Verletzte(r): Safer Sex, keine Blut-(Organ-) spenden!

Aspekte des Arbeitsschutzes

Arbeitsschutz im Gesundheitsdienst heißt vor allem **Verhinderung nosokomialer Infektionen**, also Infektionen, die man in Gesundheitseinrichtungen erwirbt. Ein Schwerpunkt ist dabei der Umgang mit spitzen und scharfen Gegenständen, zentral ist die dringende Aufforderung, Kanülen nicht in die Schutzkappen zurückzustecken!

Gesunder Menschenverstand, die Beachtung der Hygienepläne, der gesetzlichen- und der BG-Vorschriften ist praktizierter Arbeitsschutz.

Die wichtigsten gesetzlichen Regelungen sind im Gesetz zur Verhütung und Bekämpfung übertragbarer Krankheiten beim Menschen (**Bundesseuchengesetz**, BSeuchG) in der Fassung der Bekanntmachung vom 18.12. 1989 (BGBl. I, S. 2262, berichtigt in BGBl. I, 1990, S. 151) niedergelegt und können bei Bedarf dort nachgelesen werden. Unter den normativen, also gesetzlich nicht verbindlichen Regelwerken ist an erster Stelle die „**Richtlinie für Krankenhaushygiene und Infektionsprävention**" des (früheren) BGA zu nennen.

Schließlich soll die **Unfallverhütungsvorschrift Gesundheitsdienst** vom 1.10.1982 mit Durchführungsanweisungen vom April 1986 (Berufsgenossenschaft für Gesundheitsdienst und Wohlfahrtspflege, Hamburg 1986) nicht unerwähnt bleiben.

Einige Teilaspekte des Arbeitsschutzes wurden in den vorangegangenen Ausführungen und an geeigneten Stellen dieses Buches bereits näher besprochen. Allgemeine Grundregeln können der Grafik „**Hygienestern**" auf Seite 427 entnommen werden.

Hinsichtlich des Verhaltens bei Stichverletzungen wird auf die Grafik Seite 438 verwiesen.

Auf ein zunehmendes Problem des praktizierten Arbeitsschutzes, die Latexallergie und verwandte Zustände wird auf der nächsten Seite eingegangen, vorher eine kleine Pause?

Aber Vorsicht! Wie Sie der nachstehenden Grafik entnehmen können, dürfen auch hier Aspekte des Arbeitsschutzes nicht außer acht gelassen werden!

Wichtiger Hinweis zum Arbeitsschutz!
Eine Tasse Kaffee enthält 50 bis 150 mg Koffein, eine Tasse Tee 25 bis 50 mg. Etwa ab 500 mg können erste Vergiftungserscheinungen wie Unruhe, Tachykardie, Tremor, flache Atmung, Blutdruckanstieg und Reflexverstärkung auftreten. Nach Genuß von ungefähr 50 Tassen Kaffee ($\approx$ 2 Gramm Koffein) muß mit dem Auftreten von Krampfanfällen gerechnet werden (hier sollten Sie aufhören), die tödlich wirkende Dosis wird nach oraler Aufnahme von $\approx$ 10 Gramm Koffein erreicht. (Schluck … !)

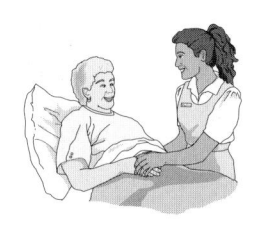

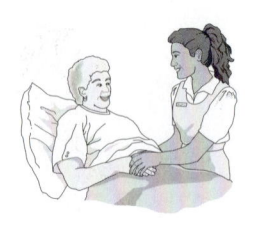

Latexhandschuh-Allergie und verwandte Zustände

Übersichten bei FROSCH und HEESE et al.

In der Dialyse werden Latexhandschuhe besonders häufig und besonders lange getragen. Unverträglichkeitsreaktionen sind dadurch nicht gerade selten, etwa 10 % aller Beschäftigten im medizinischen Bereich leiden unter Unverträglichkeitsreaktionen nach dem Tragen von Latexhandschuhen.

Bedenken Sie auch, daß unklare „Ausschläge" am Shuntarm des Patienten einmal von Latex oder sonstigen Bestandteilen (s.u.) der Handschuhe herrühren können.

Die Reaktionen reichen dabei von **Juckreiz bis zum Schock**, nach Kontakt mit Latex tritt meist innerhalb von Minuten eine **Kontakturtikaria** mit Rötung, Juckreiz und ggf. Quaddelbildung auf. Das Hauptallergen im Latex ist der Dehnbarkeitsfaktor REF („rubber elongation factor").

Es ist für Latex-Allergiker wichtig zu wissen, daß Latex nicht nur im medizinischen Bereich (neben Handschuhen auch in Pflaster, Beatmungsmasken, elastische Binden, Urinbeuteln, Gummiringe, Blasenkathetern) sondern auch in Gegenständen des täglichen Lebens wie beispielsweise in Luftballons, Turnschuhen, Wärmflaschen, Tauchartikeln, Fenstergummis am Auto, Dispersionsfarben, künstlichen Schwämmen, Kondomen und Dichtungen weit verbreitet sind.

REF-freies Latex ist bislang noch nicht verfügbar, **b.a.w. müssen Latex-Allergiker jeglichen Kontakt mit Latex vermeiden.**

Die Abbildung zeigt eine **Überempfindlichkeitsreaktion auf Puderbestandteile** von Latexhandschuhen.

Abgrenzung von der echten Latex-Allergie: Keine Urtikaria, langsame Entwicklung

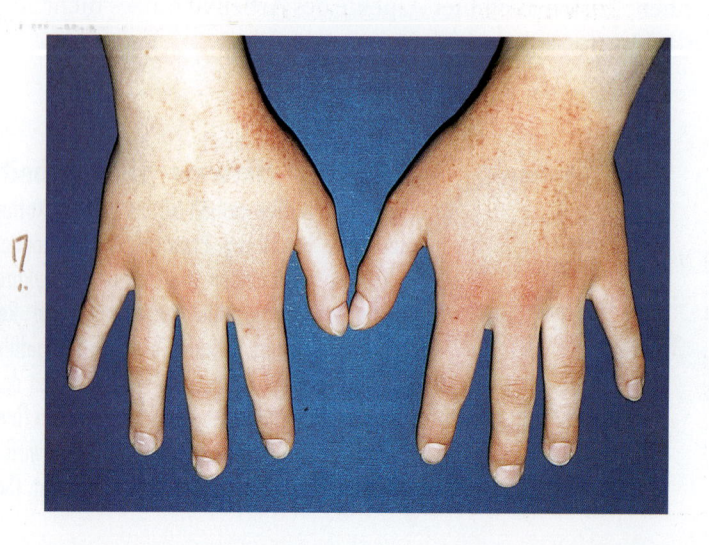

Alternativen im Dialysebereich sind das **Unterziehen von Zwirn- oder PVC-Handschuhen** oder das **Tragen latexfreier Handschuhe**. Die erste Alternative bedingt aber gerade bei der Shuntpunktion ein verschlechtertes Tastgefühl, die zweite Alternative ist teuer.

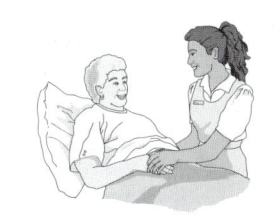

Solche **Handschuh-Alternativen** sind: Elastyren (Thermokunststoff, steril und unsteril erhältlich), Neolon (Neopren, ohne Latex und Talcum – gepudert mit Laktose), Manex neoderm (latexfreier Kunststoff), Regent Biogel und Neutralon (Latexhandschuhe mit Innenbeschichtung) und schließlich Vinylhandschuhe (z.B. Tru-Touch oder Glovex Vinyl).

Abzugrenzen von der echten Latex-Allergie sind **Überempfindlichkeitsreaktionen der Haut** auf Puder, Sorbinsäure in Handschuhpudern, Farbstoffe oder Desinfektionsmittelreste in den Handschuhen und das kumulativ-toxische Ekzem durch Zusammentreffen von Okklusionseffekt der Handschuhe und Hautbelastung durch ganz verschiedene Substanzen sowie die einfache Druck- oder Schwitzurtikaria.

Zur täglichen Arbeit im Dialysezentrum gehört auch die Kenntnis der

Lagerdauer sterilen Einwegmaterials

Meist kann das Verfallsdatum zwar dem Aufkleber der Umverpackung entnommen werden, wir präsentieren Ihnen für „Notfälle" (Aufkleber fehlt) trotzdem die nachstehende Übersicht. Nutzen Sie gleich einmal die Gelegenheit, die hintern Winkel aller Schränke in Ihrer Dialyse zu durchstöbern …

Richtwerte für die Lagerdauer von sterilen Einmalartikeln
(Aseptische Bedingungen gemäß DIN 58953/Teil 8, „Sterilgutversorgung", Lagertemperatur 15°C - 25°C, rel. Luftfeuchte 50 - 60%)

Sterilgutverpackung	Verpackungsart	Ungeschützte Lagerdauer, z.B. in offenen Regalen	Lagerdauer geschützt, z.B. in Schränken, Schubladen oder angebrochenen Lager-Umverpackungen
Papierbeutel gemäß DIN 58953/Teil 3 und Klarsicht-Sterilisier-Verpackung gemäß DIN 58953/Teil 4 oder gleichwertige Verpackung	Sterilgut-Einfach-Verpackung	1 Tag	6 Wochen
	Sterilgut-Zweifach-Verpackung	6 Wochen	6 Monate
Sterilgut-Lager-Verpackung (Verschlossene Umverpackung, ab Sterilisationsdatum, vor Öffnen sorgfältig von evtl. Staub befreien)		5 Jahre	5 Jahre

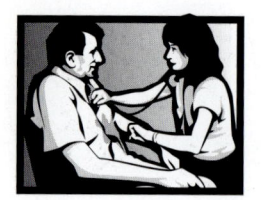

16. Leben (!) mit der Dialyse

Die lebenserhaltende segensreiche Nierenersatztherapie erfährt zuweilen in der Laienpresse eine Darstellung, die mit der Wirklichkeit nicht annähernd kompatibel ist.

Die publizistische Bandbreite der Darstellungen reicht vom lustlosen Muffeln über nörgelnde Mäkelei und aggressives Dauermotzen bis hin zur zweckdienlichen Vielschmerzigkeit mit selektiv-zielsicherem Durchblicksverlust. Medien, die so berichten, haben nichts, aber auch gar nichts verstanden …

Nochmal: Dialyse rettet Leben! Täglich. Und über viele Jahrzehnte. Das dialyseabhängige Leben ist lebenswert und von guter Qualität! Und die Retter dürfen den Patient auch einmal wissen lassen, daß ständiges Gejammere nicht gerade eine schöne Form der Anerkennung für die verantwortungsvolle und aufopfernde lebenserhaltende Dauerbehandlung ist!

Der Dialysepatient in seiner Krankheit

Die Hämodialysebehandlung ist eine intermittierende Therapieform, bei der sich der Patient in der Regel dreimal wöchentlich einer apparativ-technischen Behandlungsform unterzieht. Bei Peritonealdialysedurchführung ist der Patient je nach Verfahren alle sechs Stunden oder jede Nacht mit seiner Selbstbehandlung befaßt.

Zwischen den Dialysebehandlungen gehen die Patienten häufig noch ihren beruflichen oder gesellschaftlichen Aktivitäten nach, jedoch ist die körperliche Belastbarkeit und die Beweglichkeit der Patienten durch jede Form der Nierenersatzbehandlung eingeschränkt.

Dazu kommen weitere Einschränkungen durch den Diätzwang, die regelmäßige Einnahme von Medikamenten und regelmäßige Fahrten zum Dialysezentrum (bei Zentrumsdialyse) sowie die damit verbundenen medizinischen Kontrollen … soweit die offizielle Sicht der Dinge. Tatsächlich ist für viele Patienten die Dialyse eine wirkliche Nebensache, sie leben ganz normal, auch was die Diät betrifft!

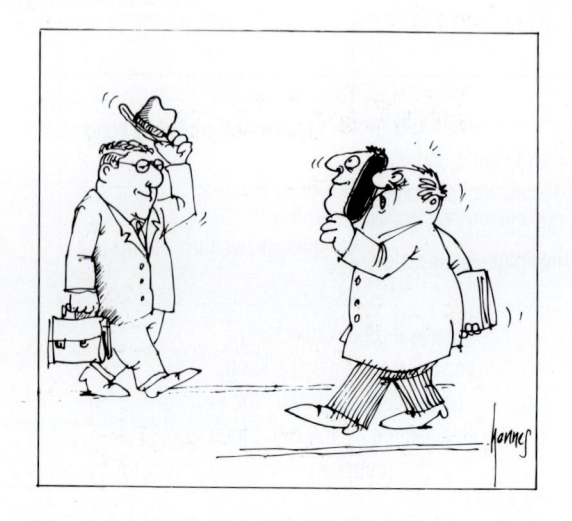

Manche Patienten (besonders ältere und alleinstehende) kommen regelrecht gern zur Dialyse, die Behandlung ist für sie eine Abwechslung mit Erlebnis- und Kommunikationsmöglichkeit. Keine Spur von Trübsal oder Niedergeschlagenheit. Viele Patienten schätzen ein: „Herr Doktor, ich freue mich direkt, wenn ich zu Ihnen kommen kann …". Ja, auch das ist glücklicherweise Dialyse-Wirklichkeit!

Die Situation der Dialysepatienten ist aufgrund des Charakters der Erkrankung in mehrfacher Hinsicht durch Besonderheiten gekennzeichnet: In der Regel wissen die Patienten, daß sie sich im Grunde zwischen Leben und Tod befinden und daß ihr Leben nur durch die moderne Medizin und die moderne Medizintechnik erhalten bleibt. Aus diesem Spannungskreis kann sie zunächst nur eine Nierentransplantation oder der Tod herausführen.

Die Hämodialyse ist durch ihren intermittierenden Behandlungscharakter gekennzeichnet durch den Wechsel der Konfrontation mit der schweren Krankheit, die einer aufwendigen Behandlung bedarf, und Phasen relativ guten Befindens, in denen die Umgebung des Patienten von ihm gesellschaftliches, berufliches und familiäres Engagement erwartet.

Der Patient befindet sich deshalb in einer Zwangssituation, da er weder der Rolle des „Gesunden", noch der Rolle des „Kranken" ganz gerecht werden kann.

Die psychische Entwicklung des Urämikers und des Dialysepatienten erfolgt in mehreren Phasen.

Bei Patienten, bei denen das terminale Nierenversagen relativ spät erkannt wird, findet sich zunächst ein schweres Krankheitsbild mit Symptomen, die von der Urämie herrühren, wie Mattigkeit, Apathie, Konzentrationsstörung, Depressionen und psychische Unbeständigkeit. Dazu gesellen sich visuelle und motorische Koordinationsstörungen. Bei solchen Patienten muß relativ häufig schlagartig und für den Patient unvorbereitet mit der Dialyse begonnen werden. Die psychische Situation der betroffenen Patienten verändert sich meist in den ersten Wochen der Dialysebehandlung, in denen die Patienten durch eine Verbesserung ihres Allgemeinbefindens so etwas wie „die Rückkehr von den Toten" empfinden.

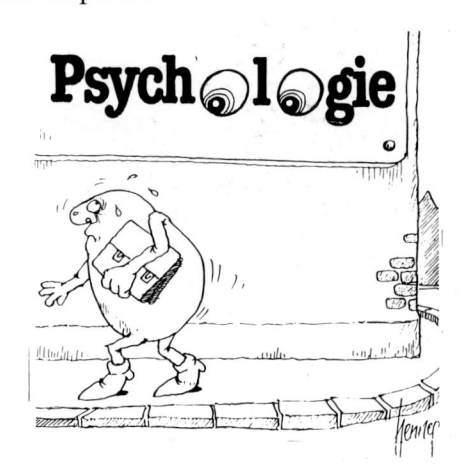

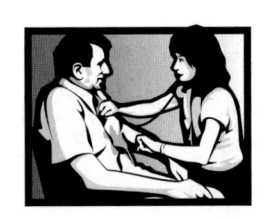

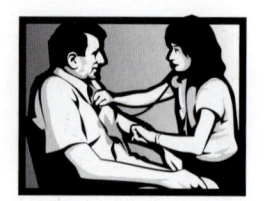

Die psychische Situation bessert und stabilisiert sich, die Patienten passen sich mehr oder weniger rasch an die neue Situation an. Die Besserung der urämischen Beschwerden führt häufig sogar zu leicht euphorischen Reaktionen. Die meisten Patienten akzeptieren die neue Situation, interessieren sich teilweise für die Medizintechnik und arbeiten von Anfang an aktiv und kooperativ an der Gestaltung der neuen Situation mit: Langsam „**heilt die künstliche Niere in die Seele ein**".

Gleichzeitig beobachtet man jedoch eine sich entwickelnde Abhängigkeit gegenüber dem Dialyseteam.

In den nächsten Wochen bis Monaten nach Dialysebeginn lernt der Dialysepatient jedoch auch die Grenzen der neuen Behandlung kennen und muß sich unangenehmen Realitäten seiner Lage stellen. Er erkennt, daß er durch die Dialyse nicht „gesund" wird, er lernt die ersten Dialysekomplikationen kennen und er muß – wie jeder Kranke oder Behinderte – lernen, mit dem Druck, der auf ihn ausgeübt wird und mit den neuen Zwängen zu leben.

Die eingeschränkte Bewegungsfreiheit, familiäre Probleme und möglicherweise der Verlust oder die Notwendigkeit der Aufgabe des Arbeitsplatzes modifizieren die Situation. Gerade in diesem Stadium kommt es für das Dialyseteam darauf an, den Patienten in der neuen Situation zu unterstützen, sein Streben nach Unabhängigkeit zu fördern, durch praktische Hinweise die Gesamtsituation zu erleichtern.

Nach dieser Stabilisierungsphase folgt die **Phase der chronischen Behandlung**, in der sich jeder Patient mehr oder weniger häufig und mehr oder weniger intensiv mit der Frage auseinandersetzt, ob es besser ist zu leben oder ob es besser ist zu sterben.

In dieser **chronischen Phase** findet man ganz unterschiedliche Anpassungsmuster der Patienten an die ständigen Konflikte: Manche Patienten reagieren mit **Trotz und Abwehr**, sie widersetzen sich der Therapie, halten keine Diätvorschriften mehr ein und widersetzen sich der Regelmäßigkeit und der empfohlenen Häufigkeit der Dialysedurchführung. Im Extremfall wird die Dialysebehandlung ganz verweigert.

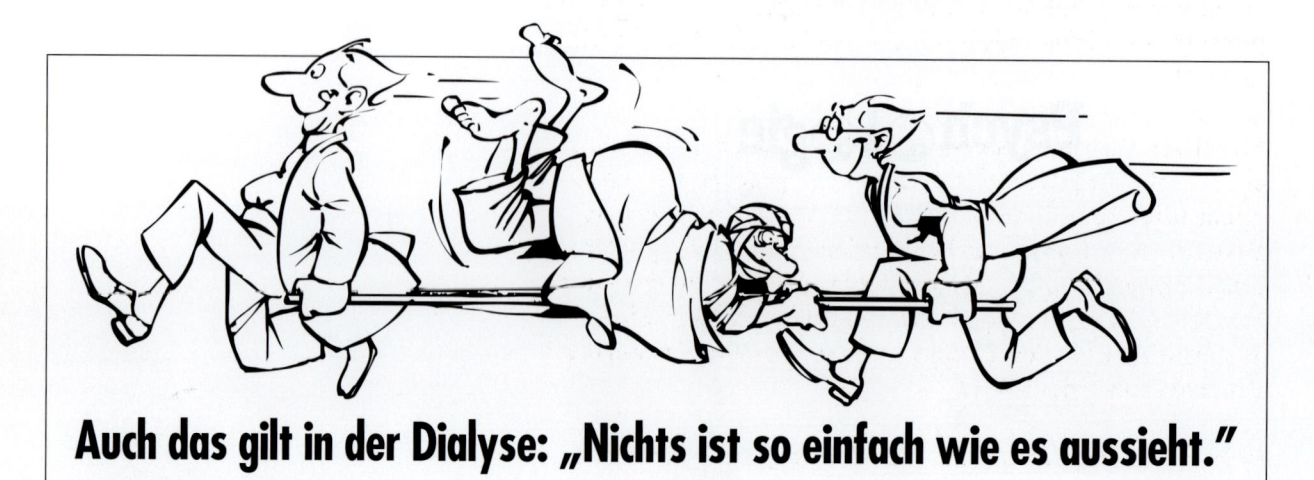

Auch das gilt in der Dialyse: „Nichts ist so einfach wie es aussieht."

Andere Patienten wiederum passen sich in der Weise an, daß sie die Rolle des Kranken voll ausleben und vom Dialyseteam und von der Umwelt verlangen, sich all ihrer Probleme übertrieben anzunehmen. Häufig wird ein solches Abhängigkeitsverhältnis vom Pflegepersonal oder von den Angehörigen noch unterstützt, da diese Handlungsweise Befriedigung für die Partner des Dialysepatienten bringt.

Bedenken Sie stets, daß Patienten, die ihre Krankenrolle übertreiben, sich ggf. bemerkbar machen wollen! Versuchen Sie im sorgfältigen Gespräch mögliche Ursachen herauszufinden, nehmen Sie den Patienten an, wahren Sie jedoch gleichzeitig Abstand!

Mit zunehmender Dialysedauer (nach Jahren) finden sich bei Dialysepatienten auch **depressive Züge:** Die Begleit- und Folgekrankheiten der terminalen Niereninsuffizienz wie Osteopathie, Polyneuropathie, Myopathie mit Muskelschwäche, Mattigkeit usw. führen dem Patienten täglich seine Krankheit vor Augen. Dazu kommen ggf. häufig die Arbeitsunfähigkeit, das vermehrte Ruhebedürfnis, sowie evtl. resultierende finanzielle Schwierigkeiten. Nicht zu vergessen sind die nahezu stets vorhandenen sexuellen Probleme der terminal niereninsuffizienten Patienten. Der Gesunde kann Streß- oder Belastungssituationen durch körperliche Betätigung, Essen, sexuelle Aktivität, Alkohol- oder Tabakkonsum kompensieren. Beim Dialysepatient sind diese Dinge aufgrund der Krankheit und der damit verbundenen Rahmenbedingungen nur teilweise möglich.

Weitere Variante der psychischen Reaktion bei Dialysepatienten der chronischen Phase ist die Verbreitung eines grenzenlosen Optimismus, mit dem sich die Patienten gegen die Fülle der medizinischen, sozialen und sonstigen Probleme abschirmen. Dieses Verhaltensmuster wird übrigens auch häufig vom Pflegepersonal übernommen.

Innerhalb von Monaten oder Jahren erreichen die allermeisten Dialysepatienten ein Stadium, indem sie sich ihrem Zustand angepaßt haben, ihre Situation realistisch einschätzen und psychisch **nach innen und außen relativ stabil sind** (oft weit stabiler, als das gestreßte Dialysepersonal). Es ist dann eine **Phase emotionaler Stabilität** erreicht, wenn Symptome wie Angst, Depression, Suizidabsichten und/oder psychotische Komplikationen fehlen.

Mit diesen Patienten kann dann auch ehrlich über alle Schwächen, Fehler, Ängste, Bedürfnisse usw. gesprochen werden. Die offene psychische Auseinandersetzung ist ein entscheidender Faktor in der erfolgreichen Bewältigung von Schwierigkeiten. Das Dialyseteam soll versuchen, durch eine konstruktive Atmosphäre im Zentrum Ängste, Unverständnis und Aggressionen abzubauen, den Patienten objektiv zu beraten und Freund des Patienten zu werden.

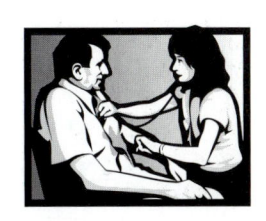

Wissen, Kompetenz und Nähe zum Patienten sind hierfür wesentliche Voraussetzungen. Die gute Betreuung des Patienten während der Dialyse hängt deshalb ganz wesentlich von der häufigen Kontaktaufnahme während der mehrstündigen Behandlung ab. Wunder gibt es nicht, Hoffnung muß vermittelt werden!

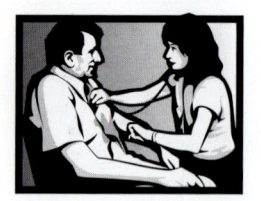

Die wahre menschliche Betreuung des Patienten während der Dialyse beginnt jenseits von Blutdruckmessen und Kontrolle der Funktionszustände des Dialysegeräts!

Mehrere Untersuchungen konnten zeigen, daß die Krankheitsbewältigung beim Dialysepatienten nur dann erfolgreich sein kann, wenn sich die Patienten offen und frei über Probleme äußern können.

Fehlende Offenheit und Objektivität zwischen den Patienten und ihrer Umgebung (Familie und Dialyseteam) können Ursache bedeutender Fehlleistungen und Fehlinterpretationen in der Pflege sein.

Sprechen Sie mit dem Patienten ojektiv über seine Probleme, es müssen dabei keine hochwissenschaftlichen Begründungen gegeben werden.

Gesunder Menschenverstand und Lebenserfahrung sind die wichtigsten Zutaten in solchen Gesprächen. Vergessen Sie nicht, daß viele Patienten auch Gespräche über Komplikationen ihrer Krankheit oder sogar über den Tod erwarten, da dies Problembereiche sind, über die sie mit ihrer Familie kaum sprechen können.

Versuchen Sie in solchen Gesprächen aber immer eine begründete **Hoffnung aufzubauen.** Dies kann z.B. die Hoffnung auf eine erfolgreiche Nierentransplantation sein oder die **objektive Darstellung heute realistisch zu erwartender Ergebnisse der Langzeitdialyse.**

Bleiben sie aber immer objektiv: Auch die Nierentransplantation bedeutet keine Heilung, sie schafft neue Abhängigkeiten und neue Probleme, wenngleich diese auch meist geringer als bei der chronischen Dialysebehandlung sind.

Gerade Patienten, die nicht transplantationsfähig sind, darf man auch einmal ganz schonungslos die Schattenseiten und Risiken der Transplantation nennen. Es ist für diese Patientengruppe eine wirkliche Tragik, wenn in der Berichterstattung mancher Medien so getan wird, als sei die Transplantation ein unfehlbares Allheilmittel. Das ist ein klarer Fall von Fehlanzeige!

Bedenken Sie aber bei aller Objektivität Ihrer Schilderung, daß Sie Hoffnung auf Besserung durch eine Therapie niemals ganz zunichte machen dürfen! Wir wollen Freunde und Helfer der Patienten sein, keine „Scharfrichter".

Begegnen Ihnen Feindseligkeit, Abwehr, überhöhte Anspruchshaltung o.ä. sind dies oft versteckte Signale der Patienten, die Ihre besondere Aufmerksamkeit erfordern.

Routinekontrollen

Leben mit der Dialyse bedeutet für die Patienten regelmäßige Kontrolluntersuchungen. Entscheidend sind die regelmäßigen ärztlichen Kontrollen, die bei Zentrumspatienten bei jeder Behandlung stattfinden. Die nephrologische Erfahrung des **unmittelbar** betreuenden Arztes bestimmt wesentlich die Qualität der Patientenführung. Genauso wichtig sind Erfahrung und Zuwendung der Pflege – Signale des Patienten rechtzeitig und richtig erkennen heißt das Gebot!

Regelmäßige **Prüfung der Behandlungseffektivität** (besonders bei PD), **Individualisierung der Dialyse** für jede einzelne Behandlung und ständige **kritische Prüfung der flankierenden Pharmakotherapie** sind wesentliche Teile des ganzheitlichen Behandlungskonzepts.

Diagnostische und therapeutische Erfordernisse, die sich aus dem aktuellen Krankheitsverlauf beim Patient ergeben, werden während der ärztlichen und pflegerischen Visiten festgelegt. Bei den stabileren **Heimdialysepatienten** (HD/PD) ist es meist ausreichend, wenn sie etwa 4-wöchentlich in der nephrologischen Ambulanz oder beim Hausbesuch gesehen werden.

Darüberhinaus unterliegen Dialysepatienten allgemein und die Transplantationskandidaten unter ihnen speziell routinemäßigen Kontrollen, die von Zentrum zu Zentrum etwas unterschiedlich gehandhabt werden. Eine Reihe notwendiger regelmäßig durchzuführender **Routinelaboruntersuchungen** haben wir in der **Grafik auf Seite 448** zusammengefaßt.

Zusätzlich ist an **regelmäßige „technische" Untersuchungen** wie Röntgenuntersuchungen des Thorax (Herz-Thorax-Quotient?), Übersichtsaufnahme des Abdomens und Röntgenuntersuchung der Hände in Mammographietechnik (wenigstens einmal jährlich), Sonographie des Abdomens und Echokardiographie (wenigstens einmal jährlich), EKG (etwa vierteljährlich), zu denken. Bei Symptomen der koronaren Herzkrankheit kann das EKG bei Bedarf mit der Ergometrie kombiniert werden.

Bei **Diabetiker**n auf vierteljährliche augenärztliche Untersuchungen achten und regelmäßige Fußvisiten durchführen, ggf. mit zusätzlicher dopplersonographischer Kontrolle. **Dialysepatientinnen** wenigstens einmal jährlich zur gynäkologischen Vorsorgeuntersuchung überweisen. Auch Dialysepatienten sollten regelmäßig zum Zahnarzt gehen (ganz besonders wichtig für Transplantationskandidaten).

Die Transplantationsvorbereitung unterliegt eigenen Gesetzen, Merkblätter der TX-Zentren beachten!

In Abhängigkeit vom konkreten Krankheitsbild sind bei den meisten Patienten weitere regelmäßige Zusatzuntersuchungen erforderlich, auf die in einzelnen Abschnitten dieses Buches hingewiesen wird. (Beispiel: Neurologische Verlaufskontrolle bei Zeichen einer Polyneuropathie, inkl. NLG-Messung).

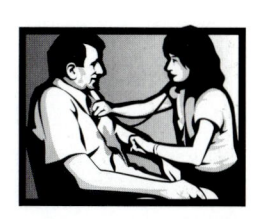

Routinelabordiagnostik bei unkomplizierten Dauerdialysepatienten

Laborwerte zur Urämiekontrolle bei Dialysepatienten werden prinzipiell nach dem langen dialysefreien Intervall vor Dialyse abgenommen („worst case")!

Untersuchung, Normbereich	Wie oft?	Bemerkungen
Alkalische Phosphatase („AP"), 60-170 U/l	vierteljährl.	> 170 U/l: V.a. „high turnover-Osteopathie", DD: Malazie
Aluminium, unter 5 µg/l, „Grauzone" bis 60 µg/l	jährl.	Weiteres siehe Grafik „Diagnostik und Therapie der Aluminiumintoxikation"
ANP, 25-111 ng/l; 1ml EDTA-Plasma mit Trasylol einfrieren	vierteljährl.	Vorläufige (!) Bewertung: 3 (-5)-facher Normwert für HD-Pat. akzeptabel, (Hilfsgröße zur SG-Best.)
Anti-HCV, negativ	halbjährl.	Nach Bluttransfusionen und mögl. Kontakt zu infektiösen Patienten auch außer der Reihe prüfen
Beta-2-Mikroglobulin, bis 3 mg/l (Serum, Plasma)	fakultativ	Bei NI immer erhöht, Bedeutung letztlich unklar, ggf. zur Clearance-Best. von Dialysatoren
Blutgasanalyse (BGA, „Astrup"), Normwerte s. Grafik	individuell	Früher routinemäßig bei Bikarbonatdialysepat. durchgeführt, heute nach „Art des Hauses"
Blutkörperchensenkungsgeschwindigkeit (BSG), $\approx$ 10 mm/h	verzichtbar	BSG bei Dialysepat. nahezu immer unspezifisch erhöht
Blutzucker (Blutglukose), 70-100 mg/dl	s. Bem.	Bei Diabetikern wenigstens zu Dialysebeginn und vor Dialyseende best., sonstige Pat. vierteljährl.
Calcium (Serum), 2,25-2,6 mmol/l	mtl.	Bei Pat. unt. Vit.-D-Ther./Beh. m. Ca-haltigen Phosphatbindern häufiger
Cholesterin, bis 200 mg/dl	halbjährl.	Wird im Körper ubiquitär synthetisiert, im Plasma als Komplex mit Apolipoproteinen transportiert
CMV-IgG/-IgM-AK (Zytomegalie-Virus-AK), s. Bem.	halbjährl.	Transplantationskandidaten, IgM-AK=Früh-AK (Akutphase); IgG-AK=Spät-AK: 1:$\geq$5000 hochpositiv
cross match	vierteljährl.	Transplantationskandidaten
Differentialblutbild (großes BB)	halbjährl.	Besonders auf Eosinophilie achten
1,25-Dihydroxycholecalciferol, 30-70 ng/l (75-175 pmol/l)	1-2x jährl.	< 30 ng/l: Verminderte Suppression der Parathyreoidea
Eisen im Serum, 115 ($\pm$50) µg/dl	Zus. m. Transferrin best.	Fe allein zur Beurteilung des Fe-Status wenig aussagekräftig, Rechengröße f. Transferrinsättigung
Eisenbindungskapazität, totale (TEBK), 330 ($\pm$30) µg/dl	Rechengröße	TEBK (µg/dl) = Transferrin (mg/dl) x 1,41, >400: Fe-defizitäre Erythropoese/Fe-Mangelanämie
Eisenbindungskapazität, totale (TEBK), 65 ($\pm$20) µmol/l	Rechengröße	TEBK (µmol/l) = Transferrin (g/l) x 25,2
Erythrozytenform, Beurteilung mit kleinem Blutbild	mtl.	Mikrozytose als Hinweis auf Eisenmangel (DD: Aluminiumintoxikation)
Erythrozytenzahl, $\approx$4,5 (Frauen), $\approx$5,1 (Männer) Mio./µl	mtl.	Bei renaler Anämie vermindert
Ferritin, 100 ($\pm$80) µg/l; (Ferritin = Eisenspeicherprotein)	vierteljährl.	Dir. quant. Korrelation zum Speichereisengehalt, wenn <$\approx$300 unter EPO-Ther. Fe substituieren
Fruktosamin (glykosiliertes Albumin), 205-285 µmol/l	Neueingestellte Diabetiker	Hinweis auf längerfristige (letzte 2-3 Wochen) Qualität der BZ-Einstellung, bes. bei Neueinstellung
GOT (ASAT), bis 15 U/l	vierteljährl.	Basisdiagnostik Leber-/Muskelerkr. (Herzmuskel!), routinemäßig 2-4 Wo. n. Bluttransfusionen
GPT (ALAT), bis 19 U/l	vierteljährl.	Basisdiagnostik Leber-/Muskelerkr. (Herzmuskel!), routinemäßig 2-4 Wo. n. Bluttransfusionen
Hämatokrit (Hkt.), um 0,40, (Männer bis 0,52)	mtl., EPO-Pat. 2-wchtl.	Dialysepat. unter EPO-Ther. um 0,30 einstellen
Hämoglobin (Hb), um 14 g/dl (Männer bis 17 g/dl)	mtl., EPO-Pat. 2-wchtl.	Dialysepat. unter EPO-Ther. um 10 g/dl einstellen
Harnsäure, 3,4-7 mg/dl	fakultativ	Bei NI immer erhöht. Behandeln, wenn > 10 oder bei Gichtanfällen
Harnstoff, $\approx$10-40 mg/dl (2,2-6,7 mmol/l)	mtl.	Höhe ernährungsabh.: Abbau v. 2,9 g Protein → 1 g Harnstoff, s.a. „Harnstoffmodell"; (kt/V)
HbA1c (Glukose-glykosiliertes Hämoglobin), 4,4-5,7 % (HPLC)	Diabetiker vierteljährl.	Hinweis auf längerfristige (letzte 6-8 Wochen) Qualität der BZ-Einstellung, idealerweise < 8,5%
HBs-Ag, negativ	halbjährl.	Nach Bluttransfusionen und mögl. Kontakt zu infektiösen Patienten auch außer der Reihe prüfen
HBs-AK-Titer, Titer $\geq$ 10 IU/l werden als protektiv gewertet	halbjährl.	Patienten mögl. schon vor Beginn der Dialysepflichtigkeit impfen (bessere Immunantwort)
HCV-RNA (HCV-PCR), negativ; 3 ml Vollblut separat einsenden	Ergänz. b. pos. Anti-HCV	Bei pos. Anti-HCV und neg. HCV-RNA ist der Pat. wahrscheinlich (!) nicht infektiös
HDL-Cholesterin, > 40 mg/dl	halbjährl.	Inverse Beziehung zwischen HDL-Konz. und Prävalenz der KHK, Gegenspieler des LDL
25-Hydroxycalciferol, 50-300 (Som.); 25-125 (Wi.) nmol/l	1-2x jährl.	100-300 nmol/l erwünscht, <25 nmol/l Vit.-D-Mangel, Substratmangel f. ren. 1-Hydroxylase
Kalium (K), 3,6-4,8 mmol/l	s. Bem.	Neue/unbekannte Patienten: Vor jeder Dialyse, sonst nach dem langen Intervall
Kreatinin (Krea), 0,5-0,9 (Männer bis 1,1) mg/dl	mtl.	Höhe abh. v. Muskelmasse & Muskelaktivität! Grob orientiert: Werte < 10 (-12) anstreben
LDL-Cholesterin, <150 mg/dl	halbjährl.	LDL wird eine besonders hohe Atherogenität angelastet, einheitliches Apolipoprotein: Apo B-100
Leukozyten (Leuko), 4300-10.000/µl	mtl.	Abnahme nach Dialysebeginn ergibt falsche (zu niedrige) Werte!
MCH, 27-34 pg	Rechengröße	MCH = Hämoglobin:Erythrozytenzahl, bei Fe-Mangelanämie < 27
MCHC, 315-360 g/l (31,5-36 g/dl)	Rechengröße	MCHC = Hämoglobin:Hämatokrit, bei Fe-Mangelanämie < 310 (< 31 g/dl)
MCV, $\approx$85-100 µm^3	Rechengröße	MCV = Hämatokrit:Erythrozytenzahl, bei Fe-Mangelanämie < 85
Natrium (Na), 135-144 mmol/l	mtl.	Hyponatriämie: Inadäquate Zufuhr freien Wassers, Hypernatriämie: Rezirkulation?
Osteokalzin, 2-7 µg/l, tolerabel bis 30 µg/l	jährl.	> 30 µg/l: V.a. „high turnover-Osteopathie"
Phosphat (Serum), 0,8-1,5 mmol/l	mtl.	Bis $\approx$ 2 mmol/l tolerabel, darüber gefährlich
PTH (intakt), 6-9 (-15 abdl. Abnahme) pmol/l	halbjährl.	Bis 40 pmol/l leichter HPT, darüber schwerer HPT mit wahrscheinlicher Knochenbeteiligung
Retikulozyten (Reti), um 1,7%, absolut $\approx$ 88.000/µl	s. Bem.	Zur Wirksamkeitsbeurteilung der EPO-Beh. b. Bed. prüfen
Thrombozyten (Thrombo), 140.000-440.000/µl	halbjährl.	Öfter bei Plasmapherese/Hämoperfusion/Antibiotika-/NSAR-Ther./Infekten best.!
Transferrin, 260 ($\pm$60) mg/dl, (= Eisentransportprotein)	alternativ für Ferritin	Bei Fe-Mangel komp. Steigerung der Transferrinsynthese, d.h. Transferrinanstieg
Transferrinsättigung, 16-45%, Formel 1	Rechengröße	Transferrinsättigung = [Serumeisen (µg/dl):TEBK (µg/dl)] x 100; soll unter EPO > 20% sein
Transferrinsättigung, 16-45%, Formel 2	Rechengröße	Transferrinsättigung = [Serumeisen (µg/dl):Transferrin (mg/dl)] x 70,9; >20% anstreben
Transferrinsättigung, 16-45%, Formel 3	Rechengröße	Transferrinsättigung = [Serumeisen (µmol/l):TEBK (µmol/l)] x 100; >20% anstreben
Transferrinsättigung, 16-45%, Formel 4	Rechengröße	Transferrinsättigung = [Serumeisen (µmol/l):Transferrin (mg/dl)] x 795; >20% anstreben
Triglyceride, bis 150 mg/dl	halbjährl.	Kardiovaskuläre Risikoabschätzung, gute Senkung durch körperliche Aktivität!

Das nephrologische Team in seiner Arbeit

Dieses Buch redet Klartext. Erschrecken Sie also auch in diesem Abschnitt nicht! Der Umgang mit Dialysepatienten ist für Pflegepersonal und Ärzte außerordentlich belastend, da sie nie mit der Genesung des Kranken belohnt werden.

Jedes Mitglied des Dialyseteams soll seine persönliche Strategie für die Bewältigung dieser Probleme entwickeln. Bereiten Sie sich selbst und den Dialysepatienten immer wieder kleine Erfolgserlebnisse. Seien Sie dem Patienten ein ehrlicher Freund und führen Sie ihn in eine größtmögliche Unabhängigkeit! Besprechen Sie auch im Dialyseteam Ihre eigenen Probleme. Informieren Sie sich über die Probleme des Patienten, **nehmen Sie ihn an, aber lassen Sie ihn nie abhängig werden**! Konsultieren Sie andere Mitglieder des Pflegeteams, wenn Sie sich vor unlösbare Aufgaben gestellt sehen.

Bauen Sie Angst ab! Bedienen Sie das Dialysegerät optimal! Bedenken Sie, daß insbesondere Frauen durch ständige Alarmsignale optischer und akustischer Art durch die Dialysegeräte sich erheblich geängstigt fühlen.

Vor allem der zuständigen Dialyseschwester oder dem zuständigen Dialysepfleger obliegt es, in kritischen Situationen den Patienten durch Wissen und kompetentes Handeln zu pflegen!

Dialysepersonal hat wie das Personal auf Intensivstationen einen gewissen „Elitestatus" unter den Pflegenden. Dagegen ist nichts einzuwenden und das findet vielerorts ja auch die entsprechende materielle Würdigung. Urlaubstage und soziale Abfederungen sind in Deutschland sowieso kaum noch steigerungsfähig.

Krach am Krankenbett, Diskussion um „Pflegenotstand" und „burn-out-Syndrome", Mobbing und ähnliche Nettigkeiten resultieren bei genauerem Hinsehen und ehrlicher Bewertung öfter einmal auch aus einer Unterforderung, aus schlechter Arbeitsorganisation, fehlendem Informationsfluß und aus Führungsdefiziten (Übersicht bei MAIER, 1994). Nicht nur in der Medizin müssen wir in Deutschland heraus aus der Todesspirale »immer mehr Geld« und »immer mehr Freizeit« für »immer weniger Leistung«.

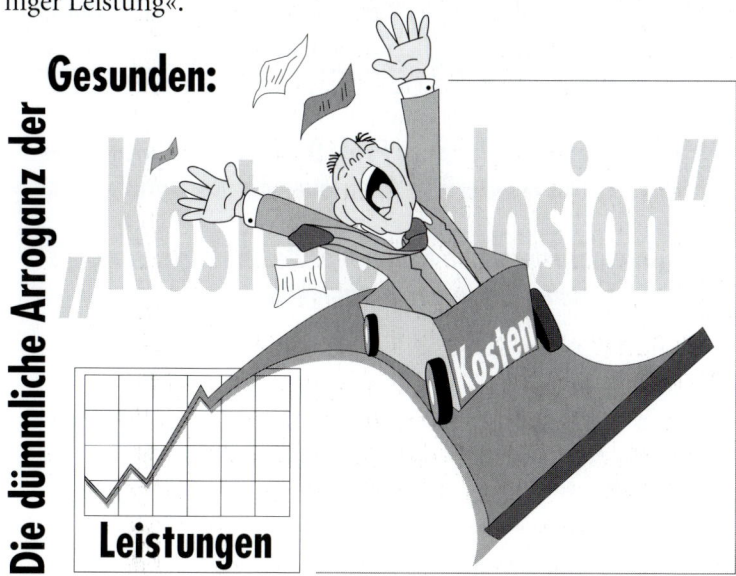

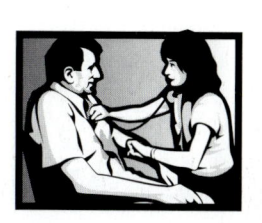

Die dümmliche Arroganz der Gesunden: „Kostenexplosion"

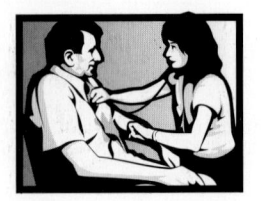

Die bedenkliche Industrieflucht aus Deutschland kann irgendwann sehr gefährlich in den Medizinbereich zurückschlagen und das kann nun wirklich niemand wollen. Ein Ausweg heißt »mehr Leistung«. Das erschreckt, es tut aber nicht weh, denn **der sogenannte Streß setzt eindeutig Leistung frei**. Glauben Sie mir, nach mehr als sechs Jahren ohne einen Tag Urlaub, Sechs-Tage-Arbeits-Woche mit deutlich mehr als 35 Stunden und mit 365 Karenztagen im Jahr, weiß ich, wovon ich rede. Das ist kein Klagelied (ich wußte das vorher), es dient lediglich dem Beweis, daß hier mehr als Worthülsen produziert wird!

Manche Diskussion kann ich deshalb mit einigem Abstand, einiger Abgeklärtheit und einem Lächeln verfolgen. Die Dinge müssen aber einmal wahrheitsgemäß benannt werden. Ich weiß, daß nach diesen Zeilen manche Leute vor Wut dem Schreikrampf nahe sein werden, **dies ist Absicht**! Je mehr Geschrei es geben wird, desto schneller werden wir die Dinge abarbeiten können, nicht nur in der Medizin! (Leider ist aber das Gegenteil zu vermuten, betrachtet man sich die Ergebnisse freier Wahlen in diesem unserem Land nach Serien vorausgegangener Polit-Skandale!).

Ich denke wir haben heute – nicht nur im Medizinbetrieb – drei Kernprobleme:

Das erste ist die **Entkopplung von Wahrnehmung und Denken**. Wir alle unterliegen tagtäglich dem Diktat der allgegenwärtigen Werbung, die genau auf diesen Effekt setzt, ihn hegt und pflegt und an jeder Stelle fördert. Das bleibt auf Dauer nicht ohne Folgen für unser (Unter-)Bewußtsein. Und da wir die Werbung gewissermaßen bereits mit der Muttermilch aufsaugen, neigen wir heute alle zur vorschnellen Bewertung der Dinge. Wesen und Erscheinungen werden nicht mehr sauber getrennt.

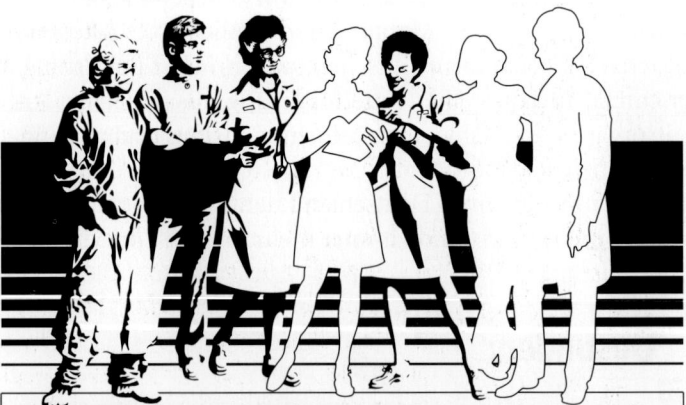

Das PETER-Prinzip (nach Prof. Dr. Laurence Peter) oder „Das mysteriöse Abenteuer der Karriere"

„In einer Hierarchie neigt jeder Beschäftigte dazu, bis zu seiner Stufe der Unfähigkeit aufzusteigen"

Schönes Beispiel aus dem Gesundheitswesen für die Richtigkeit der Theorie ist die tüchtige Krankenschwester, die nach Wiederkehr vom mehrmonatigen Kurs zur Stationsleitung nur noch am Schreibtisch sitzt – ihre Gedanken kreisen fortan um das eine Thema: „Wie sind möglichst schnell möglichst viele Betten wegen Mangel an Pflegepersonal dauerhaft zu schließen … ?"

Auch Problem „Nummer 2" ist keineswegs ein hausgemachtes Problem der Pflegenden. Ich denke, vielerorts gibt es heute ein Problem der **organisierten Verantwortungslosigkeit**. Bei guten Leistungen kann sich die ärztliche Leitung genauso wie Pflegedienstleitung und die Verwaltungsleitung selbst beloben. Klappt es aber einmal nicht so, kann jeder die Verantwortung von sich weisen. Prof. Demling [Fortschr. Med. 112 (1994) 17-20] beschreibt den Zustand recht eindrucksvoll: „… Früher entschied der Klinikchef über die wesentlichen Dinge seines Hauses. Zunächst fast unbemerkt, machten sich Personalräte breit, welche, ihre Kompetenzen zielstrebig ausbauend, bei Einstellungen »mitwirkten«, die Kündigung Ungeeigneter behinderten, in Dienstpläne hineinredeten, das Personal bei Betriebsversammlungen in ihrem Sinne beeinflußten und die Parkplätze verteilten … Der Oberinspektor oder Regierungsrat, der früher den wirtschaftlichen Teil erledigte, war plötzlich der Herr Verwaltungsdirektor und die Oberschwester die Pflegedienstdirektorin geworden, beide gleichberechtigt dem Chefarzt … Die Ärzte sind … nicht von allen guten Geistern verlassen, wohl aber den bösen nicht gewachsen".

Der letzte Satz weist in die ursächliche Richtung, das ist die **mangelnde Fachkompetenz vieler Entscheider** namentlich in der Politik. Welche Qualifikation braucht es, um beispielsweise Gesundheitsminister zu werden? Wofür sind beamtete Politiker und politische Beamte persönlich verantwortlich? Ja, genau hier liegt die Wurzel des Übels … es ist sozusagen amtlich!

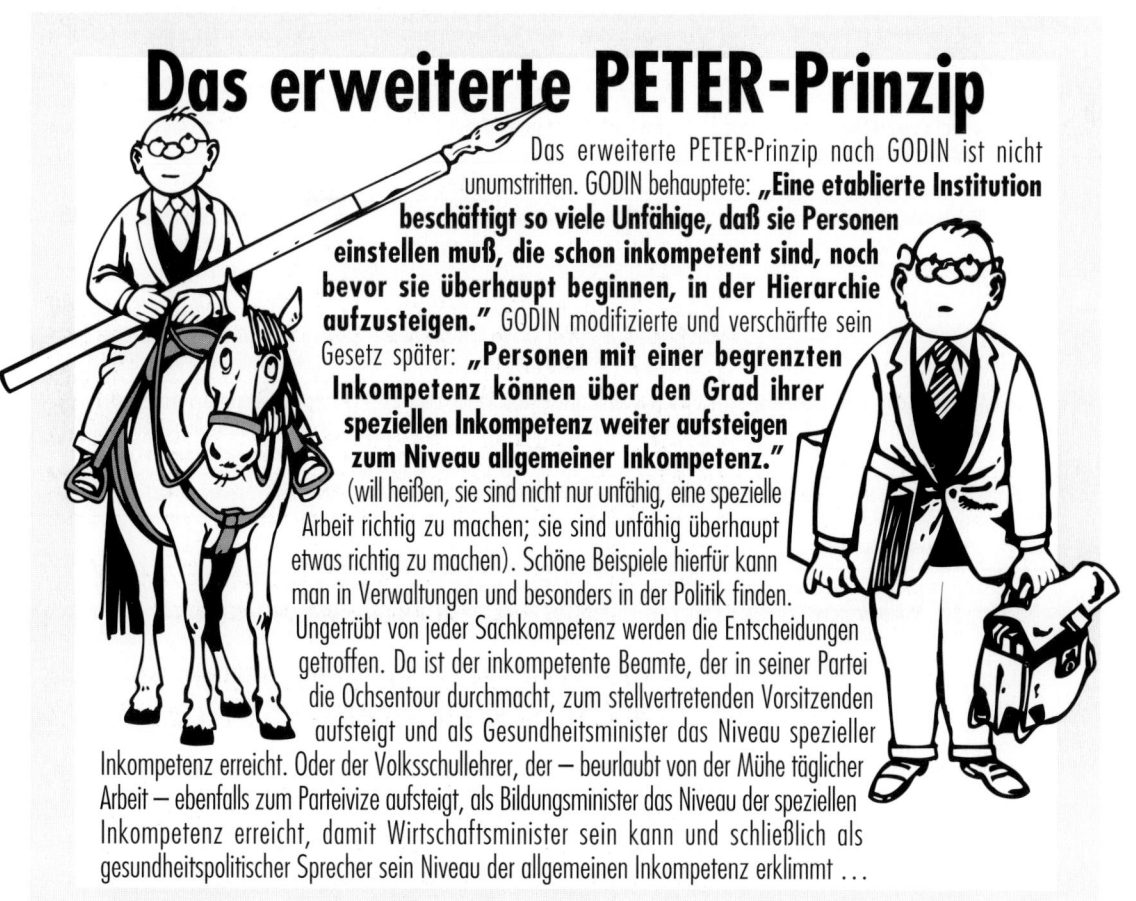

Das erweiterte PETER-Prinzip

Das erweiterte PETER-Prinzip nach GODIN ist nicht unumstritten. GODIN behauptete: **„Eine etablierte Institution beschäftigt so viele Unfähige, daß sie Personen einstellen muß, die schon inkompetent sind, noch bevor sie überhaupt beginnen, in der Hierarchie aufzusteigen."** GODIN modifizierte und verschärfte sein Gesetz später: **„Personen mit einer begrenzten Inkompetenz können über den Grad ihrer speziellen Inkompetenz weiter aufsteigen zum Niveau allgemeiner Inkompetenz."** (will heißen, sie sind nicht nur unfähig, eine spezielle Arbeit richtig zu machen; sie sind unfähig überhaupt etwas richtig zu machen). Schöne Beispiele hierfür kann man in Verwaltungen und besonders in der Politik finden. Ungetrübt von jeder Sachkompetenz werden die Entscheidungen getroffen. Da ist der inkompetente Beamte, der in seiner Partei die Ochsentour durchmacht, zum stellvertretenden Vorsitzenden aufsteigt und als Gesundheitsminister das Niveau spezieller Inkompetenz erreicht. Oder der Volksschullehrer, der – beurlaubt von der Mühe täglicher Arbeit – ebenfalls zum Parteivize aufsteigt, als Bildungsminister das Niveau der speziellen Inkompetenz erreicht, damit Wirtschaftsminister sein kann und schließlich als gesundheitspolitischer Sprecher sein Niveau der allgemeinen Inkompetenz erklimmt …

Modifiziert nach BDI-RS 11/92, 462-464

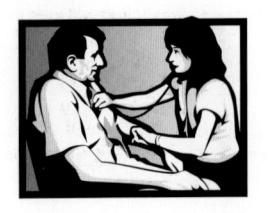

Übrigens: Im Top-Management vieler Großunternehmen sieht es nicht besser aus, was in dem empfehlenswerten Buch „Nieten in Nadelstreifen" von Günter Ogger (erschienen bei Droemer Knaur) an vielen Beispielen erkennbar ist.

Power-Pflege und Pflege-Power: Renner und Penner in der Dialyse ...

Vom Stolz des Dialyseteams: „Wir haben es und wir wollen es ständig verbessern: Wissen, Herz, Kompetenz und Stil".
Der kranke Mensch steht im Mittelpunkt allen Handelns, er braucht liebenswürdige Zuwendung. Power-Pflege wird begründet mit guten Worten und guten Taten, aber auch verletzt und zerstört mit Unworten und Untaten. Rhetorische Zauberformulierungen in Übereinstimmung mit dem tatsächlich praktizierten Verhalten gehören zur Power-Pflege. High-Tech-Atmosphäre, gescheite Worthülsen, modisches Outfit und der ständige Gedanke an den Feierabend bedingen nicht die Qualität des Dialyseteams, vielmehr sind es Wissen und menschliche Qualitäten, der Überblick über das Ganze und die Aufmerksamkeit in kleinen Dingen, die Liebe zum Detail und die Fähigkeit, sich in den Patient hineinzuversetzen! Es ist mit der Dialyse wie mit vielen Dingen im Leben: Das ist kein „Job", man betrachte es eher als eine Berufung, die man mit Leidenschaft betreiben muß, sonst wird das nie etwas. Und es ist eine schöne Leidenschaft, jeden Tag Leben zu retten – gerade diese Tatsache gerät in der Hektik des Alltages zu oft in Vergessenheit! Dialysepraxis braucht Fingerspitzengefühl, Erfahrung und tägliche Arbeit unmittelbar am Patient. Niemand darf glauben Dialyse zu verstehen, wenn die Tätigkeit dort vielleicht in einjähriger Anwesenheit mit täglicher Visite bestand ... ja liebe Kolleginnen und Kollegen, so ist das! Dialysepatienten sind immer Problempatienten. Einige alltägliche Situationen mit möglichen Lösungsbeispielen sind nachstehend aufgezeichnet ... (Fortsetzung »Stolz des Dialyseteams«: „Wir sind alle im Streß, aber wir sind unheimlich stark!")

Patientenproblem ...	Antwort und Verhalten einer Lusche	Antwort und Verhalten der Asse
Können Sie mir dies oder das einmal erklären?	Achseln zucken, Streß mimen, evtl.: „weiß ich auch nicht" oder „kann ich auch nicht"	„Im Moment habe ich gerade viel zu tun. Ich mache mich schlau und komme später noch einmal zu Ihnen, dann klären wir das ..."
Mir geht es heute gar nicht richtig gut ...	Überhaupt keine Reaktion, evtl. kommt noch die Killerphrase: „Mir auch nicht!"	„Beschreiben Sie das doch einmal genauer, wir wollen Ihnen gerne helfen"
Patient versteht eine diagnostische oder therapeutische Anordnung nicht ...	Überhaupt keine Reaktion, evtl. kommen noch Killerphrasen wie: „Keine Ahnung" oder „Da müssen Sie mal den Doktor fragen"	„Also das ist so und so ..., gerne werde ich auch den Arzt noch einmal bitten, es Ihnen zu erklären. Wir wollen Ihnen helfen."
„Könnten Sie das Fenster öffnen/schließen?"	Widerwilliges „Später" oder „Hier ist noch niemand erstickt/erfroren"	„Das ist kein Problem. Wir besprechen das mit den anderen Patienten im Zimmer und dann werden wir eine Lösung finden"
„Könnten Sie mich einmal abhängen, ich muß ganz dringend auf die Toilette"	„Das fehlt uns jetzt gerade noch ..."	„Klar doch, aber schon aus hygienischen Gründen sollten Sie versuchen das Geschäft vor Dialyse zu erledigen"
Viel Gewicht, viel Kalium ...	Killerphrase: „Sie müssen ..."	Individuelle Dialyse, Ursachen ohne Vorwurf erörtern, praktikable Lösungsmöglichkeiten aufzeigen
Hoffnungslosigkeit	Gleichgültigkeit, Ignoranz, gerade die nötigsten Handgriffe tun, ansonsten wird der Patient in seiner Not allein gelassen	Realistische Hoffnung vermitteln, Gespräch über Kinder, Enkel, Haustier ... Akzeptanz der unabänderlichen Situation fördern
Der kluge Patient, der fast alles über seine Krankheit weiß ...	Als Schulmeister auftreten, Versuch dem Patient die eigene Überlegenheit zu beweisen, Schweigen, Streit lostreten ...	Patient als Partner akzeptieren und seine Erfahrungen nutzen, Behandlungsbündnis schließen, in Therapiekonzept einbinden
Suizidale Absichten, Bemerkungen über Sinnlosigkeit, Perspektivlosigkeit, Todeswunschäußerung	Die Pflege-Null nimmt so etwas nicht wahr, ignoriert es oder vergißt es schnell wieder ...	Patient nicht allein lassen, Arzt informieren, Pflegeteam informieren, Psychologe, ggf. Gespräch mit Angehörigen
Verständigungsprobleme, verminderte Auffassungsgabe, Artikulationsschwierigkeiten, Orientierungsstörungen	Die Pflege-Null nimmt das als gegeben hin und mault vielleicht noch kurz herum, weil der Patient „nix kapiert"	Klare deutliche Sprache, dem Patient Zeit geben, Skizze anfertigen, Aufschreiben, Vormachen, Zeigen, Mitgehen, Angehörige einbinden ...
Wehleidigkeit, Niffen, Nörgeln, Unzufriedenheit, Vorwürfe, Ungeduld, verbale Aggression	Auge um Auge, Zahn um Zahn! Mit gleicher Münze zurückzahlen heißt ins Messer laufen. Ja, es ist manchmal verdammt schwer!!!	Selbstkritik, Vorwürfe objektiv und genau prüfen, nicht provozieren lassen, Unsicherheit abbauen, „wir werden/wollen/können Ihnen helfen ..."
Ausspielen des Personals gegeneinander	Die Lusche spielt mit und versucht natürlich „everybodies darling" zu sein	Übergabe am Bett, konsequenter Informationsfluß, gemeinsame Strategie des Pflegepersonals, Verläßlichkeit und Teamgeist
Der ständig klingelnde Patient ...	Versager brauchen Ruhe und Wärme, bei denen setzt Streß keine Leistung frei, die Lusche wird die Klingel herausziehen!	Power-Pflege beginnt mit Selbstkritik: Hat der Patient wirklich die nötige Zuwendung? Ggf.: Grenzen der eigenen Belastbarkeit aufzeigen

Schließlich gibt es – und das ist unser Kernproblem Nummer drei – in dem ganzen Dilemma auch einen **subjektiven Faktor**, den sich jede(r) nach der (Pflicht-) Lektüre des Buches „Das Mittelmäßigkeitskartell – die Verschwörung der Kleinkarierten" von Prof. Dr. R. Földy und Dr. Othmar Hill (erschienen im Wirtschaftsverlag Langen Müller Herbig, München) erschließen kann …

Doch, doch – wir sind mitten bei der Pflege! Zuerst kommt der Patient und dann kommt lange lange nichts … ! Das muß man aber leben und nicht zerreden.

Soziale Hilfen für Dialysepatienten

Terminal niereninsuffiziente Patienten sind Körperbehinderte, der Grad der Behinderung beträgt stets 100 %, was nicht heißt, daß der Dialysepatient nicht berufstätig sein kann.

Für berufstätige Dialysepatienten mit anerkanntem Grad der Behinderung von 100 % gilt ein **erweiterter Kündigungsschutz**: Kündigung ist nur nach vorheriger Zustimmung der Hauptfürsorgestelle möglich.

Für berufstätige Dialysepatienten mit anerkanntem Grad der Behinderung von 100 % besteht außerdem ein **Anspruch auf Zusatzurlaub von fünf Arbeitstagen**. Die Anträge auf Schwerbehinderung werden beim zuständigen Versorgungsamt gestellt. Vom Antragsteller werden entsprechende Vordrucke ausgefüllt, die durch ärztliche Angaben ergänzt werden.

Weitere Krankheiten des Patienten sowie Begleit- und Folgeleiden der terminalen Niereninsuffizienz kann die Feststellung sogenannter **Merkzeichen im Behindertenausweis** begründen, in dem Zusammenhang wird auf die Grafik „Schwerbehindertengesetz" hingewiesen.

Über die „Befreiung von der Zuzahlung" und über die Regelungen der „Pflegeversicherung" informieren ebenfalls die gleichnamigen Grafiken.

Ist einem Patient die Ausübung seines Berufes wegen Krankheit nicht mehr möglich wird ein **Rentenantrag** gestellt werden müssen. **Der Grundsatz „Rehabilitation vor Rente" ist bei der (prä-) terminalen Niereninsuffizienz nicht anwendbar**, da sich die (drohende) Dialysepflichtigkeit durch eine teure stationäre Reha-Maßnahme weder verzögern noch beseitigen läßt. In einer Zeit knapper Mittel muß dies einmal ehrlich ausgesprochen werden. Auskünfte zum Rentenverfahren sind bei den Gemeinden, beim VdK, bei der BfA, LVA oder bei der Bundesknappschaft zu erlangen.

Nachfolgend berichten wir auf der Grundlage eines Merkblattes des Bundesministeriums für Arbeit und Sozialordnung über die **Härtefallregelungen der gesetzlichen Krankenkassen**:

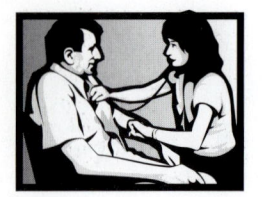

1. Vollständige Befreiung (Sozialklausel)

Die Krankenkasse hat Versicherte von der Zuzahlung zu Arznei-, Verband- und Heilmitteln, Fahrkosten und Zahnersatz (Regelleistungen) sowie zu stationären Vorsorge- und Rehabilitationskuren zu befreien, wenn die Versicherten unzumutbar belastet würden. Eine **Befreiung von der Zuzahlung bei Krankenhausbehandlung ist nicht vorgesehen**.

Eine unzumutbare Belastung liegt bei Versicherten vor, deren monatliche Bruttoeinnahmen zum Lebensunterhalt 40 v.H. der monatlichen Bezugsgröße (1995 = 1.624 DM alte Länder; 1.316 DM neue Länder) nicht überschreiten. Die Einkommensgrenze erhöht sich für den ersten im gemeinsamen Haushalt lebenden Angehörigen um 15 v.H. (1995 = 609 DM alte Bundesländer; neue Bundesländer 493.50 DM) und für jeden weiteren Angehörigen um 10 v.H. (1995 = 406 DM alte Bundesländer; 329 DM neue Bundesländer) der monatlichen Bezugsgröße.

Die Einkommensgrenze ist dynamisiert, d.h. sie steigt jedes Jahr mit der allgemeinen Einkommensentwicklung. Zugrundezulegen ist das Familienbruttoeinkommen.

Bei Versicherten, die
laufende Hilfe zum Lebensunterhalt nach dem Bundessozialhilfegesetz (§§ 11, 21, 22 BSHG),
ergänzende Hilfe zum Lebensunterhalt im Rahmen der Kriegsopferfürsorge (nach dem Bundesversorgungsgesetz),
Arbeitslosenhilfe nach dem Arbeitsförderungsgesetz (§§ 134 ff AFG),
Ausbildungsförderung nach dem Bundesausbildungsförderungsgesetz (BAfÖG),
Ausbildungsförderung im Rahmen des § 40 Arbeitsförderung nach den Regelungen für die Arbeits- und Berufsförderung Behinderter (Bundesanstalt für Arbeit)
erhalten, oder
in einem (Senioren-, Pflege-) Heim oder einer ähnlichen Einrichtung zu Lasten der Sozialhilfe oder der Kriegsopferfürsorge versorgt werden, wird von Gesetzes wegen unterstellt, daß sie unzumutbar belastet sind. Sie sind unabhängig von ihren individuellen Einkommensverhältnissen von der Zuzahlungspflicht befreit und haben Anspruch auf volle Kostenübernahme.

Für die Zuzahlung zu Arznei- und Verbandmitteln gelten auch für die neuen Bundesländer die Einkommensgrenzen, die für die alten Bundesländer gelten.

2. Teilweise Befreiung (Überforderungsklausel)

Um die Zuzahlungen auf einen zumutbaren Eigenanteil zu begrenzen, ist eine Überforderungsklausel eingeführt worden.

Sie erstreckt sich auf Zuzahlungen zu Arznei-, Verband- und Heilmittel, Fahrkosten sowie Zahnersatz.

a) **Für Zuzahlung zu Arznei-, Verband- und Heilmittel sowie Fahrkosten gilt:** Wer die Einkommensgrenzen für die vollständige Befreiung überschreitet, dem werden bei einem jährlichen Familienbruttoeinkommen von bis zu 70.200 DM in den alten Ländern und von bis zu 57.600 DM in den neuen Ländern Eigenbeteiligungen in Höhe von höchstens 2 v.H. des zu berücksichtigenden Bruttoeinkommens zugemutet.

Diese Grenzen gelten für 1995. Sie werden jährlich entsprechend der allgemeinen Einkommensentwicklung erhöht. Bei höheren Einkommen liegt die Belastungsgrenze für Eigenanteile (also für die Zuzahlungen) bei 4 v.H. des Einkommens. Der Gesetzgeber geht dabei von einem **Familien**bruttoeinkommen aus. Deshalb kommt es auch darauf an, wieviele Personen dem gemeinsamen Haushalt angehören und von dem Familienbruttoeinkommen leben müssen - denn für jeden Familienangehörigen wird ein Freibetrag berücksichtigt.

Er beträgt 1995 in den alten Ländern für den ersten Angehörigen 7.308 DM und in den neuen Ländern 5.922 DM. Für jeden weiteren Angehörigen werden 4.872 DM in den alten und 3.948 DM in den neuen Ländern berücksichtigt. Diese Freibeträge werden vom Familienbruttoeinkommen abgezogen. So macht der zumutbare Eigenanteil je nach Familiengröße einen anderen Betrag aus.

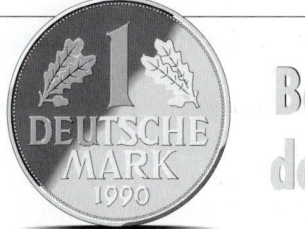

Befreiung von der Zuzahlung

Unter bestimmten Voraussetzungen können Patienten von einer Zuzahlungspflicht (z.B. Rezeptgebühr) befreit werden. Generell von der Zuzahlung befreit sind:

- **Kinder und Jugendliche bis zum 18. Lebensjahr**, gleichgültig ob sie über ein eigenes Einkommen verfügen oder nicht. Jugendliche in Ausbildung (z.B. Studium oder Lehre), die nur über ein sehr niedriges Einkommen verfügen, können einen Befreiungsantrag bei ihrer Krankenkasse stellen.

- **Patienten, deren Bruttoeinkommen bestimmte Grenzen nicht überschreitet,** können ebenfalls von der Zuzahlungspflicht befreit werden. Das Einkommen des mitverdienenden Ehepartners fließt ebenfalls in diese Berechnung ein. Andererseits erhöht die Anzahl der Familienangehörigen die Einkommensgrenze, bis zu der eine vollständige Befreiung möglich ist (siehe untenstehende Tabelle).

- Bei **anderen Zuzahlungen** (z.B. Zahnersatz) liegen die Einkommensgrenzen in den alten Bundesländern wie in der Tabelle angegeben, in den neuen Ländern gelten folgende Sätze: Bruttoeinkommen Mitglied: 15.792,- DM, Zuschlag für den ersten Angehörigen: 5.922,- DM, der Zuschlag für jeden weiteren Angehörigen beträgt 3.948,- DM.

- **Teilweise Zuzahlung**: Bis zu einem Familien-Jahresbruttoeinkommen von 72.000,- DM (West) und 57.600,- DM (Ost) gelten 2 % Eigenanteil, darüber hinaus müssen 4 % des Bruttoeinkommens an Eigenleistung zugezahlt werden.

Zuzahlung zu Arznei- und Verbandmitteln	Bruttoeinkommen/Jahr in DM
Mitglied	19488,-
Zuschlag für 1. Angehörigen	7308,-
Zuschlag für jeden weiteren Angehörigen	4872,-

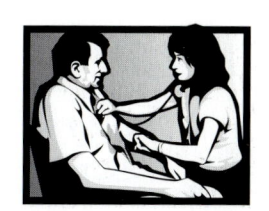

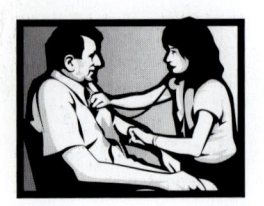

b) Für den **Eigenanteil beim Zahnersatz** gilt eine gleitende Härtefallregelung. Danach muß der Versicherte Zuzahlungen für Zahnersatz nur bis zum dreifachen Unterschiedsbetrag zwischen der Härtefallgrenze für die vollständige Befreiung von Zuzahlungen und seinem Bruttoeinkommen leisten.

3. Abrechnungen der Zuzahlungen im Rahmen der Überforderungsklausel

Für die Abrechnung der Zuzahlungen mit den Krankenkassen gilt grundsätzlich das Kalenderjahr. Wenn Versicherte im Laufe eines Jahres mehr zugezahlt haben, als ihnen nach der Überforderungsklausel zugemutet wird, erstattet die Krankenkasse den überschießenden Betrag am Jahresende. Die Versicherten müssen also die **Zuzahlungsbelege während eines Kalenderjahres aufbewahren** und der Kasse anschließend zur Erstattung des überschießenden Beitrages vorlegen.

Wenn regelmäßig Zuzahlungen anfallen, beispielsweise bei ständigen Fahrten zur Dialyse oder bei ständiger Einnahme von Medikamenten, können die Kassen auch in kürzeren Zeitabständen erstatten, z. B. pro Monat oder pro Vierteljahr. Die Entscheidung hierüber liegt bei der einzelnen Krankenkasse.

4. Heranziehen des Familienbruttoeinkommens

Die Einbeziehung des Familienbruttoeinkommens bei den Härtefallregelungen ist Ausdruck des Solidarprinzipes in der gesetzlichen Krankenversicherung, da es im Regelfall die wachsende finanzielle Belastbarkeit des Versicherten und seiner im gemeinsamen Haushalt lebenden Familenangehörigen widerspiegelt und darüber hinaus zu finanziellen Entlastungen der gesetzlichen Krankenversicherung beiträgt.

Zu den Familienangehörigen zählt neben den Kindern der Ehegatte des Versicherten, nicht jedoch Verlobte, der nichteheliche Lebensgefährte oder der geschiedene Ehegatte.

Die Berücksichtigung eines Einkommens des mit dem Versicherten in einem eheähnlichen Verhältnis lebenden Partners ist nicht vorgesehen, da dies zu nicht praktikablen Ergebnissen geführt und viele rechtliche Fragen im Hinblick auf den fehlenden Unterhaltsanspruch des nichtehelichen Lebensgefährten gegen seinen Partner aufgeworfen hätte.

Ehegatten sind einander gemäß § 1360 Bürgerliches Gesetzbuch (BGB) zur Unterhaltsleistung verpflichtet. Auf den Unterhaltsanspruch kann gemäß § 1614 Abs. 1 BGB für die Zukunft nicht verzichtet werden. Gleiches gilt für die Unterhaltsansprüche von Verwandten in gerader Linie (§ 1601 BGB).

Daher gilt die Vermutung, daß diese Unterhaltspflicht unter Ehegatten und zwischen Verwandten in gerader Linie auch tatsächlich erfüllt wird. Für die Partner einer rechtlich nicht geregelten Lebensgemeinschaft bestehen keine Unterhaltspflichten. Angesichts dieses Unterschiedes zwischen Ehegatten und Partnern eheähnlicher Lebensgemeinschaften ist es nach Auffassung des Bundesverfassungsgerichts aus Verfassungsgründen nicht geboten, eine generelle Gleichstellung von eheähnlichen Gemeinschaften und Ehen vorzunehmen.

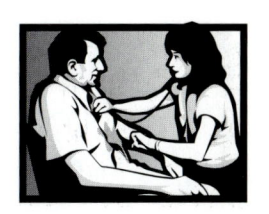

Pflegeversicherung

Pflegestufe I („erhebliche Pflegebedürftigkeit")

Personen, die bei der Körperpflege, der Ernährung und der Mobilität für wenigstens zwei Verrichtungen aus einem oder mehreren Bereichen mindestens einmal täglich der Hilfe bedürfen und zusätzlich mehrfach in der Woche Hilfen bei der hauswirtschaftlichen Versorgung benötigen.

Pflegestufe II („Schwerpflegebedürftigkeit")

Personen, die bei der Körperpflege, der Ernährung und der Mobilität mindestens dreimal täglich zu verschiedenen Tageszeiten der Hilfe bedürfen und zusätzlich mehrfach in der Woche Hilfen bei der hauswirtschaftlichen Versorgung benötigen.

Pflegestufe III („Schwerstpflegebedürftigkeit")

Personen, die bei der Körperpflege, der Ernährung und der Mobilität rund um die Uhr (auch nachts) der Hilfe bedürfen und zusätzlich mehrfach in der Woche Hilfen bei der hauswirtschaftlichen Versorgung benötigen.

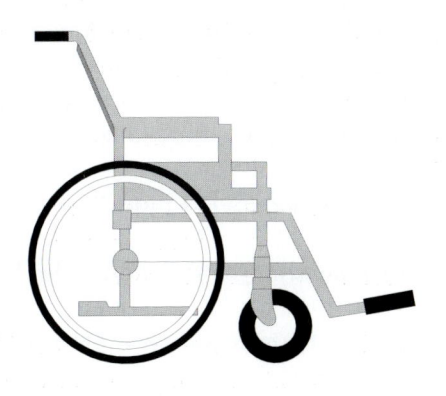

Definition des Grundpflegebedarfs

Grundpflegebedarf ist gegeben bei der Notwendigkeit fremder Hilfe beim •Aufstehen oder Zubettgehen, •Gehen, •Stehen, •Treppensteigen, •Waschen, Duschen, Baden, •Mundpflege, •Haarpflege, •An- und Auskleiden, •Essen und Trinken, •Nahrungszubereitung, •Benutzung der Toilette, •Sprechen, •Hören, •Sehen. Als zusätzlicher hauswirtschaftlicher Versorgungsbedarf sind zu sehen: •Einkaufen, •Reinigung der Wohnung, •Reinigung und Pflege der Wäsche, • sonstige hauswirtschaftliche Verrichtungen wie Einräumen von Wäsche und Geschirr, Bedienung der Heizung, Aufräumen und Reinigung hauswirtschaftlicher Gegenstände. Sind 14 bis 18 der vorangenannten Kriterien erfüllt, besteht Schwerpflegebedürftigkeit, besteht für weniger als die Hälfte der genannten Verrichtungen Hilfsbedürftigkeit, liegt keine Schwerpflegebedürftigkeit vor. In den übrigen Fällen kommt es – bei 9 bis 13 der Verrichtungen des täglichen Lebens – für den Anspruch auf Pflegegeld der Krankenkasse darauf an, ob der Fremde-Hilfe-Bedarf so erheblich ist, daß er im Ergebnis der Hilfe bei 14 bis 18 der Verrichtungen gleichkommt. Dabei muß auch der altersbedingte Abbau seelischer, geistiger und körperlicher Kräfte bei den pflegebedürftigen Personen angemessen berücksichtigt werden. Ferner kommt es darauf an, ob täglich mehr als drei Stunden umfassende Grundpflege erforderlich ist. Schließlich müssen bei der Bewertung auch besondere Eigenarten des Hilfsbedarfs, wie körperliche oder seelische Erschwernisse berücksichtigt werden. Schlußendlich ist bei der Entscheidung über die Gewährung von Pflegegeld auch die Konsequenz bei Nichtgewährung (Heimunterbringung auf Kosten der Krankenkasse?) mit in den Entscheidungsprozeß einzubinden.

Die Pflegeversicherung ist Sache der Krankenkassen, sie ist eine Pflichtversicherung für alle. Jedes Kassenmitglied ist dort pflegeversichert, wo es auch krankenversichert ist. Die Pflegeversicherung trat am 1.4.95 in Kraft, die Leistungen richten sich nach der Pflegebedürftigkeit.

Pflegestufe	Max. mtl. Kostenübernahme (DM) für ambulante Pflegedienste	Max. mtl. Kostenzuschuß (DM) für Pflege durch Angehörige, Nachbarn, Freunde usw.
I	750	400
II	1800	800
III	2800	1300

In besonderen Härtefällen ist eine Kostenübernahme für ambulante Pflegedienste bis zu 3750 DM mtl. möglich, auch können beide Pflegearten kombiniert werden.

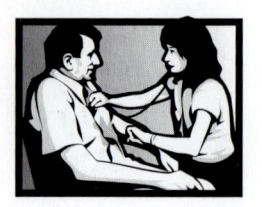

Zuzahlungen auf einen Blick
Stand: 1. Januar 1995

Krankenkassenleistungen, Zuzahlungen, Befreiungsmöglichkeiten

Arznei- und Verbandmittel: West & Ost: DM 3,-, DM 5,-, DM 7,- je Medikament; gestaffelt nach Packungsgrößen; Sozialklausel • Überforderungsklausel • Kinder

Fahrkosten zu und von stationären Behandlungen: West & Ost: DM 20,- pro Fahrt; Sozialklausel • Überforderungsklausel

Fahrkosten zu ambulanten Behandlungen, wenn dadurch eine Krankenhausbehandlung vermieden wird: West & Ost: DM 20,- pro Fahrt; Sozialklausel • Überforderungsklausel

Bei einem Transport in Rettungsfahrzeugen oder Krankenwagen: West & Ost: DM 20,- pro Fahrt; Sozialklausel • Überforderungsklausel

Heilmittel (z. B. Massagen): West & Ost: 10 % der Kosten, auch bei Abgabe in der Arztpraxis; Sozialklausel • Überforderungsklausel • Kinder

Krankenhausbehandlung für Versicherte ab 18 Jahren: West: 12,-DM pro Kalendertag für höchstens 14 Tage, Ost: 9,- DM pro Kalendertag für höchstens 14 Tage; keine Befreiungsmöglichkeit • Kinder befreit

Stationäre Vorsorge und Rehabilitationsmaßnahmen: West: 12,- DM täglich, Ost: 9,- DM täglich; Sozialklausel • Kinder

Zahnersatz und damit verbundene zahnärztliche Behandlung: 50% der Kosten, 40% bei regelmäßiger Vorsorgeuntersuchung Sozialklausel • Überforderungsklausel • Kinder

Kieferorthopädische Behandlung vor Vollendung des 18. Lebensjahres: Ost und West: 20 % der Kosten, ist mehr als ein Kind zur gleichen Zeit in kieferorthopädischer Behandlung: 10 % der Kosten bei jedem weiteren Kind; keine Befreiungsmöglichkeit, der Eigenanteil wird am Ende einer Behandlung erstattet.

Zuzahlungen

Sozialklausel: Wer mit seinem monatlichen Bruttoeinkommen die nachfolgenden Einkommensgrenzen nicht überschreitet, ist in den alten Bundesländern vollständig von der Zuzahlung zu Arznei-, Verband- und Heilmitteln, stationären Kuren, Zahnersatz und Fahrkosten befreit.

So sehen die Einkommensgrenzen 1995 nach monatlichen Durchschnittswerten aus:

Sozialklausel alte Länder/Neue* Länder

Ledige ... 1.824,00 DM/1.318,00 DM
Verheiratete ... 2.233,00 DM/1.809,50 DM
Verheiratete mit 1 Kind ... 2.639,00 DM/2.138,50 DM
Verheiratete mit 2 Kindern ... 3.045,00 DM/2.467,50 DM
Verheiratete mit 3 Kindern ... 3.451,00 DM/2.796,50 DM

*Für die Arznei- und Verbandmittelzuzahlung gelten die Härtefallgrenzen West.

Für jedes weitere Kind erhöht sich die Einkommensgrenze um 406,00 DM für die alten Länder; 329,00 DM für die neuen Länder.

Vollständig befreit ist darüber hinaus ein bestimmter Personenkreis (z.B. Sozialhilfe-, Kriegsopferfürsorge-, Arbeitslosenhilfe- und Ausbildungsförderungsempfänger).

Überforderungsklausel: Die Zuzahlung zu Arznei-, Verband- und Heilmitteln sowie Fahrkosten ist in jedem Fall begrenzt (Überforderungsklausel). Bis zu einem Jahresbruttoeinkommen von 70.200 DM in den alten und 57.600 DM in den neuen Ländern (Ledige) muß niemand mehr als 2 % für Zuzahlungen ausgeben. Bei einem Einkommen darüber beträgt die Gesamtzuzahlung maximal 4 %. Für Ehepaare und Familien liegen die Einkommensgrenzen entsprechend höher. In der nachfolgenden Aufstellung sind die Jahreswerte auf Monatswerte umgerechnet:

Überforderungsklausel Alte Länder/Neue Länder

Ledige ... 5.850,00 DM/4.800,00 DM
Verheiratete ... 6.459,00 DM/5.293.50 DM
Verheiratete mit 1 Kind ... 6.865,00 DM/5.622,50 DM
Verheiratete mit 2 Kindern ... 7.271,00 DM/5.951,50 DM
Verheiratete mit 3 Kindern ... 7.677,00 DM/6.280,50 DM

Einkommen darunter: Zuzahlung bis 2 %
Einkommen darüber: Zuzahlung bis 4 %

Für jedes weitere Kind erhöht sich die Einkommensgrenze um 406,00 DM für die alten Länder; 329,00 DM für die neuen Länder.

Die Abrechnung der Zuzahlungen erfolgt grundsätzlich jährlich. Die Kassen sehen z.T. aber Regelungen vor, nach denen der Versicherte bei Erreichen der Zuzahlungsobergrenze schon während des laufenden Jahres von weiteren Zuzahlungen befreit werden kann.

Deshalb gilt: **Quittungen sammeln und bei der Krankenkasse einreichen.**

Pflegestufen und Pflegeversicherung: Siehe Grafik Seite 457, nähere Informationen zum **Schwerbehindertengesetz** sind der Darstellung auf Seite 460 zu entnehmen.

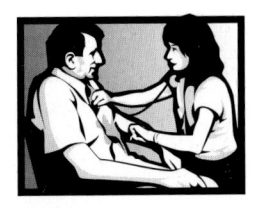

Schwerbehindertengesetz

Den Ausweis für Schwerbehinderte erhalten Personen mit einem Grad der Behinderung (GdB) von ≥ 50%, deren gewöhnlicher Aufenthaltsort die Bundesrepublik Deutschland ist. Die Auswirkung der Funktionsbeeinträchtigung wird als „Grad der Behinderung" in Zehnerschritten abgestuft von 20 bis 100 festgestellt. Bei multimorbiden Dialysepatienten besteht durch das urämische Syndrom und die lebenserhaltende (aber entscheidend lebensverändernde) Dauerbehandlung regelmäßig ein GdB von 100%. Für den Inhaber des Ausweises für Schwerbeschädigte ergeben sich Rechte und Nachteilsausgleiche. Die möglichen Merkzeichen im Schwerbehindertenausweis sind nachstehend aufgeführt.

Erhebliche Beeinträchtigung der Bewegungsfähigkeit im Straßenverkehr: Liegt vor bei Einschränkung des Gehvermögens (auch durch innere Leiden), oder infolge von Anfällen oder Störungen der Orientierungsfähigkeit, die es nicht zulassen Strecken im Ortsverkehr gefahrlos zurückzulegen, die normalerweise noch zu Fuß zurückgelegt werden können. Anspruch auf unentgeltliche Beförderung im Personennahverkehr oder Inanspruchnahme von Kraftfahrzeugsteuer-Ermäßigung.

Befreiung von der Rundfunkgebührenpflicht/Gebührenermäßigung beim Telefon (Grundgebühr und Telefoneinheiten): Blinde, dauernd Sehbehinderte mit GdB ≥ 60%, Gehörlose und hochgradig Hörgeschädigte, bei denen eine ausreichende Verständigung über das Gehör auch mit Hörhilfen nicht möglich ist, schließlich kann das Kennzeichen RF allgemein bei Behinderten eingetragen werden, bei denen der GdB auf Dauer ≥ 80% ist und die wegen ihres Leidens an öffentlichen Veranstaltungen ständig nicht teilnehmen können.

Außergewöhnliche Gehbehinderung: Behinderte, die sich wegen der Schwere des Leidens dauernd nur mit fremder Hilfe oder nur mit großer Anstrengung außerhalb ihres Kraftfahrzeuges bewegen können (Querschnittgelähmte, Doppeloberschenkelamputierte, Hüftexartikulierte, sowie einseitig Oberschenkelamputierte, die dauernd außerstande sind, ein Kunstbein zu tragen oder nur eine Beckenkorbprothese tragen können oder zugleich unterschenkel- oder armamputiert sind, sowie andere Schwerbehinderte, die nach versorgungsärztlicher Feststellung auf Grund anderer Erkrankungen dem vorgenannten Personenkreis gleichzustellen sind.

Blindheit: Blind sind lt. SchwbG Personen, die von Geburt an blind sind, das Augenlicht vollständig verloren haben oder die Sehschärfe auf dem besseren Auge ≤ 1/50 beträgt oder aber andere Sehstörungen von solch einem Ausmaß vorliegen, daß sie der o.g. Beeinträchtigung gleichzusetzen sind. Mit dem Merkzeichen „Bl" sind stets auch die Merkzeichen „G", „B", „H" und „RF", bei Kriegsblinden auch das Merkzeichen „1.Kl." verbunden. Parkerleichterungen werden wie in „aG"-Fällen gewährt.

Hilflosigkeit: Hilflos sind Personen, die infolge der Behinderung dauernd für alltägliche Verrichtungen, die die Person unmittelbar selbst betreffen (An- und Auskleiden, Nahrungszubereitung und -aufnahme, Stuhlgang, Wasserlassen usw.), fremder Hife bedürfen. Notwendige Hilfe bei Hausarbeit stellt hier kein Kriterium dar. Das Merkzeichen „H" kann zu Steuervergünstigungen (Berücksichtigung eines Pauschbetrages bei der Festsetzung von Steuern und Abgaben, Kfz-Steuer-Befreiung) berechtigen.

Notwendigkeit ständiger Begleitung: Behinderte, die wegen der Schwere des Leidens dauernd nur mit fremder Hilfe öffentliche Verkehrsmittel benutzen können. Dies ist bei Blinden, Ohnhändern und Querschnittgelähmten stets anzunehmen.

Notwendigkeit der Benutzung der 1. Wagenklasse: Dieses Merkzeichen berechtigt zur Benutzung der 1. Wagenklasse mit Fahrausweisen der 2. Klasse. Es kann nur Schwerkriegsbeschädigten mit einem GdB ≥ 70% zuerkannt werden, wenn der auf den anerkannten Schädigungsfolgen beruhende körperliche Zustand des Schwerkriegsbeschädigten bei Eisenbahnfahrten dessen Unterbringung in der 1. Klasse erfordert.

Für berufstätige Dialysepatienten ergeben sich Rechte zur bevorzugten Einstellung als Arbeitnehmer, besondere Hilfen im Arbeitsleben, Anspruch auf fünf Tage Zusatzurlaub und einen besonderen Kündigungsschutz. Nähere Auskünfte hierzu erteilen Hauptfürsorgestellen und Arbeitsämter. In steuerrechtlichen Angelegenheiten geben die Finanzämter Auskunft, bei der Wohnungsbauförderung und beim Wohngeld Stadt- und Gemeindeverwaltungen, sowie Landratsämter. Fragen im Zusammenhang mit der Zuerkennung des Merkzeichens „RF" beantworten Stadt- und Gemeindeverwaltungen, sowie Post- und Fernmeldeämter. Bei Bahnreisen sollten die Fahrkartenausgabestellen informiert sein. Weitere Rechte und Nachteilsausgleiche sind z. B.: Eintrittspreisermäßigungen (ggf. auch für die Begleitperson), Benutzung von Abteilen und Sitzen, die Schwerbehinderten in öffentlichen Verkehrsmitteln vorbehalten sind, Beitragsermäßigungen für Mitglieder in Vereinen usw., bevorzugte Abfertigung in Amtsstellen u.a.m.

Die bewußte Ernährung des Dialysepatienten

Bereits in der Prädialysephase ist der Nierenpatient diätetischen Ratschlägen in großer Zahl recht hilflos ausgeliefert, weil mancherorts angeblich nicht genügend Zeit vorhanden ist, dem Patient die Dinge richtig zu erklären.

Natürlich übersehen wir nicht, daß es auch Patienten gibt, die das Ganze schlicht nicht verstehen oder die es nicht interessiert.

Mit dem Eintritt der Dialysepflichtigkeit weht der diätetische Wind plötzlich aus einer ganz anderen Richtung: Plötzlich heißt es „viel Eiweiß" und „weniger Trinken", was bleibt ist die Empfehlung „wenig Salz".

Um es vorweg zu nehmen: **Es gibt keine einheitliche Diät für Dialysepatienten, man muß das in jedem Einzelfall individuell erarbeiten**, ein weites Feld für das nephrologische Team. Um die Aus- und Weiterbildung der Patienten zu erleichtern, ist dieses Kapitel recht umfangreich und unsere Grafiken schaffen Vergleichbarkeit und Durchblick. **Neben der Lebensmitteltabelle braucht der Dialysepatient eine Personen- und eine Diätwaage.**

Der Begriff „Diät" ist negativ besetzt

Bewußte Ernährung ist heute nicht nur für Dialysepatienten ein „Muß", davon leben heute ganze Industriezweige, wobei bislang die einzig erstrebenswerten Diäten die unserer Volksvertreter sind. Gerade (Herbst 1995) haben sie sich wieder einen satten Schluck aus der Steuer-Pulle genehmigt. Wie soll der kleine Mann bei solchem Vorbild Maß halten?

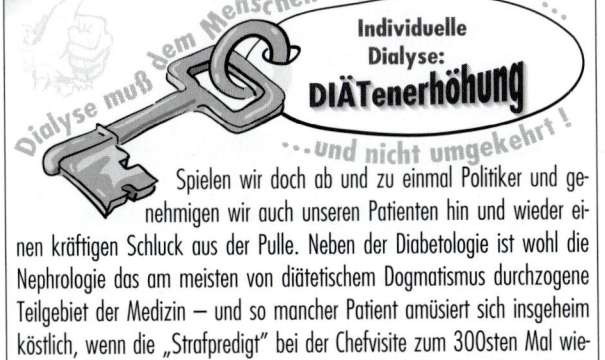

Dialyse muß dem Menschen angepaßt werden... Individuelle Dialyse: DIÄTenerhöhung ...und nicht umgekehrt!

Spielen wir doch ab und zu einmal Politiker und genehmigen wir auch unseren Patienten hin und wieder einen kräftigen Schluck aus der Pulle. Neben der Diabetologie ist wohl die Nephrologie das am meisten von diätetischem Dogmatismus durchzogene Teilgebiet der Medizin – und so mancher Patient amüsiert sich insgeheim köstlich, wenn die „Strafpredigt" bei der Chefvisite zum 300sten Mal wiederholt wird. Spätestens nach dem ersten wirklich ehrlichen Gespräch mit dem Patient sollte jedem Mitglied des nephrologischen Teams klar sein, daß sich die meisten Patienten ohnehin eine äußerst freie „Diät" genehmigen, unsere „Aufklärungsgespräche" haben hypothetischen Charakter. Bei einer Minderzahl der Patienten, die es niemals „checken" (können), ist die straffe diätetische Führung sicher notwendig. Den wirklichen Durchblickern unter den Patienten kann man aber sehr freie Hand lassen, denn sie handeln oft rein intuitiv richtig und wissen jedes Signal ihres Körpers richtig zu deuten. Gute Ernährung schafft Lebensqualität und Wohlbefinden – wird die Dialysedosis entsprechend individuell angepaßt, ist der Patient meist in einem besseren Zustand als umgekehrt. Merke: Diät macht niffig, mehr Diät noch niffiger... also: Diätenerhöhung!

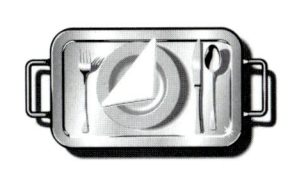

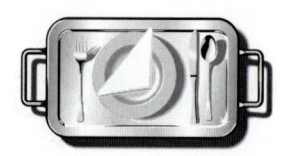

Bewußte Ernährung schafft Lebensqualität für den Dialysepatient, wie jeder Mensch kann auch der Dialysepatient alles essen und trinken, aber eben bewußt. Bewußt heißt kontrolliert, alles in Maßen, keine Massen.

Die sogenannte „Dialyse-Diät" kann sehr locker gehandhabt werden, wenn **zwei entscheidende Voraussetzung** erfüllt sind: Erstens die **individuelle Dialyse** und deren **flexible Handhabung** und zweitens der **„durchblickende" Patient**, der fähig ist, die Signale seines Körpers objektiv zu interpretieren.

Die Dialyse muß der aktuellen Situation beim Patient angepaßt werden und nicht der Patient der aktuellen Situation im Dialysezentrum. Individuelle Dialyse braucht exzellente Organisation, Wille, Verständnis bei allen Beteiligten und manchmal auch etwas Durchsetzungskraft!

Tatsache ist, daß sich Claudia Schiffer, Elle MacPherson, Cindy Crawford und Kolleginnen tagtäglich einer härteren Diät unterwerfen müssen, als sich das ein Dialysepatient je vorstellen kann. Also bitte kein Gejammer, wir wollen ja aus unseren Patienten keine Super-Models machen!

Kost für Dialysepatienten ist schmackhafter und abwechslungsreicher als jede andere Diät! Diese ketzerische These ist leicht bewiesen: **Gewürze sind der Schlüssel zur Lösung des Geheimnisses. Dialysepatienten können alles essen, aber wie jeder Mensch alles in Maßen. Das Regulativ auf der Dialyseseite heißt Individualität und Flexibilität. Gut ausgebildete Dialysepatienten können ein fast normales Leben führen!**

Gewürze gekonnt eingesetzt, sind für den Dialysepatient das „Salz an der Suppe". Unser Wissen um die Macht der Gewürze, welches unsere Großmutter noch besaß und meisterlich anzuwenden verstand, ist durch die Beschäftigung mit Kalorien, Cholesterin und Vitaminen etwas verkümmert.

Sie werden in diesem Druckwerk keine unübersichtlichen Tabellen mit Nährstoffangaben finden, vielmehr haben wir die Daten graphisch umgesetzt: Aus Säulendiagrammen können Sie auf einen Blick den Gehalt an Natrium, Kalium und Phosphat in zahlreichen Nahrungsmitteln entnehmen. Eine hohe Säule ist so wie ein erhobener Zeigefinger, der zur Vorsicht mahnt.

Natürlich muß man sich bei der Bewertung der Grafiken stets vor Augen halten, daß sich alle Angaben auf 100 Gramm eßbare/trinkbare Substanz beziehen, das betrifft auch die Gewürze: So dürfte kaum jemand auf den Gedanken kommen, 100 Gramm Gartenkresse oder 100 Gramm Gelatine auf einmal zu sich zu nehmen, während 100 Gramm Grapefruit schnell verspeist sind.

Überhaupt die Angaben in Gramm: In der täglichen Küchenpraxis fällt es der Hausfrau oder dem Hausmann schwer, ständig alles abzuwiegen. Im nächsten Abschnitt geben wir Ihnen deshalb einmal ein paar Beispiele, was wieviel eigentlich wiegt. Natürlich ist das kein Ersatz für den Einsatz der Küchenwaage …

Was wiegt wieviel?

Alle Angaben stellen nur Orientierungswerte dar und sind immer von der genauen Größe abhängig!

Eine mittelgroße Apfelsine wiegt rund 220 Gramm, ein mittelgroßer Apfel 150 Gramm, ein großer Apfel 200 Gramm, eine Banane wiegt ca. 200 Gramm. Die Birne wiegt ca. 140 Gramm, ein Brötchen 60 Gramm, eine Scheibe Brot 40 Gramm, ein Ei 60 Gramm, Grapefruit 350 Gramm, Mandarine 70 Gramm, Nektarine 150 Gramm, ein Radieschen 10 Gramm, eine Scheibe Toastbrot 30 Gramm und eine Zitrone wiegt etwa 100 Gramm.

In vielen Kochbüchern finden Sie Angaben wie „1 gestrichener Teelöffel", „1 Tasse" usw. Um sich hier zu orientieren, hilft Ihnen unsere Tabelle.

	1 gestrichener Teelöffel	1 gestrichener Eßlöffel	1 Tasse
Flüssigkeit	4 Eßlöffel=1/16l	8 Eßlöffel=1/8l	1/8l
Gries	4g	12g	140g
Haferflocken	2g	8g	80g
Mehl	2g	10g	125g
Semmelbrösel	-	10g	-
Reis	5g	15g	180g
Zucker	4g	13g	180g
Salz	5g	20g	-
Backpulver	3g	-	-
Fett	-	12g	-

Es kann heute trotz aller Erfolge der Dialysetechnik keine Zweifel geben, daß der Langzeiterfolg der chronischen Dialysebehandlung ganz wesentlich von einer adäquaten Ernährung abhängt.

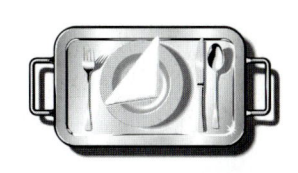

Fehlernährung (Malnutrition) ist ein Hauptfaktor der Erkrankungshäufigkeit und Überlebenszeit der chronischen Hämo- und Peritonealdialysepatienten, wobei letztere Gruppe wesentlich mehr von Fehlernährung bedroht ist, als die HD-Patienten: Man beobachtete, daß mit zunehmender Dauer der Peritonealdialysebehandlung die Protein- und Kalorienzufuhr fortlaufend abnimmt (Bergström et al. 1993). Druck- und Völlegefühl (flüssigkeitsgefüllter Bauchraum), sowie Appetitlosigkeit durch ständige Glukoseaufnahme aus der Dialysierflüssigkeit mit resultierender hyperglykämischer, hyperinsulinämischer und hyperlipidämischer Stoffwechsellage sind hierfür ursächlich. Hinzu kommt, daß **Peritonealdialysepatienten mit dem Rückgang der Restnierenfunktion** auch zunehmend **unterdialysiert** sind (Young et al. 1991).

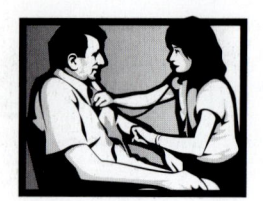

Wie erkennen wir beim HD-Patient die Mangelernährung?

Das **Körpergewicht** liegt **unter** dem **Idealgewicht** (Idealgewicht [kg] = Körpergröße [cm] minus 100 minus 20 %), die Gewichtszunahmen zwischen den Dialysen sind meist gering, das Trockengewicht muß ständig nach unten korrigiert werden.

Die Patienten wirken matt und teilnahmslos, manchmal spielt Alkohol eine wesentliche Rolle in der „Ernährung". Die Retentionswerte (Harnstoff und Kreatinin) sind auffallend niedrig, der Serumalbuminspiegel liegt unter 35 g/l, das Transferrin (= empfindlichster Parameter) unter 2 g/l.

Wichtige Ursachen der Fehlernährung beim Dialysepatient

- Unzureichende Energiezufuhr
- Unzureichende Eiweißzufuhr bei ungenügender Berücksichtigung der biologischen Wertigkeit der Proteine
- Aminosäureverlust durch die Hämodialyse bzw. Eiweißverlust bei Peritonealdialyse
- Unzureichende Zufuhr von Mineralien, Eisen, Spurenelementen (z.B. Eisenverluste durch Mikroblutungen bei urämischer Gerinnungsstörung und technisch unvermeidbare Blutverluste im Zusammenhang mit der Hämodialyse)
- Vitaminverlust durch den Dialysevorgang – unausreichende Substitution
- Katabolismus durch mangelnde Biokompatibilität
- Urämische Intoxikation besonders bei Unterdialyse
- Katabole Situation bei interkurrenten Erkrankungen
- Endokrine Störungen bei Urämie

Folgen der Fehlernährung

- Negativer Einfluß auf die Rehabilitation durch Einschränkung der allgemeinen Leistungsfähigkeit und verminderte Muskelkraft
- Überwässerung und RR-Probleme bei hoher NaCl-Zufuhr
- Gestörte Infektabwehr durch Verminderung der Komplementfaktoren, des Serumtransferrins und des Eiweißbestandes
- Verzögerung der Wundheilung
- Begünstigung der renalen Anämie (Eiweißmangel beeinträchtigt die Hämoglobinbildung)
- Verstärkung der metabolischen Azidose
- Begünstigung gastrointestinaler Komplikationen
- Verstärkung der urämischen Osteopathie

Flüssigkeits-, Energie- und Eiweißzufuhr

Flüssigkeitszufuhr

Da die Urinmenge im Verlauf der Nierenerkrankung kontinuierlich abnimmt und insbesondere nach Einleitung der Dialysetherapie nochmals deutlich nachläßt (Minderung der osmotischen Diurese), sind die Patienten gehalten, eine genaue Wasserbilanz durchzuführen (vgl. auch Seite 34 f. und Seite 157).

Individuelle Dialyse kann sehr viel dazu beitragen, die Restfunktion der Nieren lange zu erhalten. In der Hämodialyse muß hier von der Peritonealdialyse gelernt werden. Kein PD-Patient ist nach den Kriterien der Hämodialyse richtig dehydriert – die Leine kann hier oft länger gelassen werden. So gelingt es leicht, die Nierenrestfunktion auch bei HD-Patienten lange zu erhalten.

Also: Wenn es die sonstigen Umstände erlauben, sollten auch HD-Patienten ruhig in einem leichten (einem leichten!) Überwässerungszustand gehalten werden. Möglicherweise waren wir da in der Vergangenheit oft zu eifrig!

Die Motivation der Patienten zur dosierten Flüssigkeitszufuhr („Kampf gegen das Wasser") gehört zu den Dauerbrennern und schwierigsten Problemen des Dialysealltags. Da die Wasserverluste über die Haut, die Atmung und den Stuhlgang nur schwer kalkulierbar sind, in ihrer Größe von vielen Faktoren abhängen und auch die Resturinausscheidung wechselt, kann man keine absolut verbindliche Regel hinsichtlich der Flüssigkeitszufuhr aufstellen. Als grobe Orientierungshilfe gilt: **Trinkmenge in ml/24h = Urinmenge in ml/24h + 800 ml.**

Da praktisch niemand auf Dauer täglich seine Urinmenge messen wird und bei der Flüssigkeitszufuhr auch die in den Nahrungsmitteln enthaltene Flüssigkeit nur schwer kalkulierbar ist, soll der Patient durch tägliches Wiegen seine Gewichtszunahme selbst feststellen und seine Flüssigkeitszufuhr eigenverantwortlich darauf einstellen. Die **tägliche Gewichtszunahme** (hervorgerufen durch Wassereinlagerung) sollte **idealerweise 500 bis 1000 Gramm** möglichst **nicht überschreiten**.

Es gilt: Weniger Flüssigkeit ist mehr! Wassereinlagerungen der o.g. Größenordnung können üblicherweise problemlos bei der Dialyse entfernt werden und führen auch im dialysefreien Intervall selten zu klinischen Problemen. Auf die individuelle Gestaltung jeder einzelnen Dialyse sei nochmals ausdrücklich hingewiesen!

Ein wichtiger praktischer Hinweis für die Patienten ist, stets auf den **Flüssigkeitsgehalt der Nahrungsmittel** zu achten! Suppen, Soßen, Pudding, Joghurt, Obst und Gemüse müssen z.B. mit fast 100 % in die Flüssigkeitsberechnung einbezogen werden. Allgemein kann man feststellen, daß etwa 60 % unserer verzehrten Durchschnittskost Wasser sind!

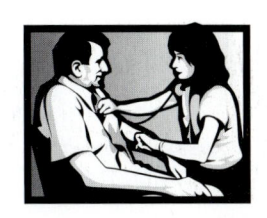

Ratschläge gegen den Durst

Es ist natürlich bequem für uns, wenn wir den Patient mit der Killerphrase „Sie müssen …" (eben weniger trinken) auf seine Eigenverantwortlichkeit hinweisen. Da sind wir erst einmal „aus dem Schneider" und wenn dann auch noch die Dialyse „vor den Baum gesetzt wird", steht der Schuldige auch schon fest. Ganz so einfach sollten wir es uns aber nicht machen. Natürlich muß der Patient versuchen, seine „Hausaufgaben" zu erledigen, aber (Hand auf's Herz): Würden wir es wohl fertigbringen, jedes Mal zwischen zwei Dialysen nur zwei Liter mitzubringen? Ich jedenfalls nicht! Wasser ist Leben, da führt kein Weg dran vorbei!

Die Antwort auf „zuviel Wasser" beim Hämodialysepatient heißt individuelle Dialyse: 1000 ml/Stunde lassen sich meist problemlos entfernen, also Dialysezeit verlängern und/oder zusätzliche Dialyse, Natrium-, Ultrafiltrations- und Temperaturprofile fahren! Zur Prophylaxe von Kreislaufproblemen an der Hämodialyse hochprozentige NaCl-Lösungen sehr sparsam einsetzen, bei Bedarf besser 20- oder 40%-ige Glukose geben.

Übrigens: Auch Peritonealdialysepatienten müssen die Flüssigkeitseinfuhr beschränken. Es ist ein liebevoll gepflegtes Vorurteil, daß mit der PD alles viel einfacher wäre. Gerade Diabetiker mit hoher Flüssigkeitszufuhr können mit PD überhaupt nicht behandelt werden. Peritonealdialysepatienten sind oft chronisch überwässert, denn nur mit der Hämodialyse gelingt eine punktgenaue individuelle Dehydrierung!

Neben individueller und flexibler Gestaltung der Hämodialyse-Behandlung müssen wir den Patient immer wieder auf's Neue motivieren und beraten. Ein paar Tips gegen den Durst haben wir nachfolgend zusammengestellt. Natürlich muß sich jeder Patient seine eigene Bewältigungsstrategie erarbeiten …

Auswendig lernen: Trinkmenge = Urinmenge + 800

Diese vereinfachte Formel bedarf einiger Präzisierung: Zunächst einmal sind die Angaben in Milliliter und beziehen sich auf einen Zeitraum von 24 Stunden. In enger Auslegung beinhaltet die „Trinkmenge" auch die Zufuhr des Flüssigkeitsanteils in Nahrungsmitteln und evtl. parenteraler Flüssigkeitszufuhr (z.B. Infusionen). Die „800"ml kennzeichnen im weiteren Sinne die Perspiratio insensibilis („Hautatmung") und weitere Wasserverluste, die rund um die Uhr stattfinden. Gemeint sind damit all jene Flüssigkeitsmengen, die der Mensch auch ohne Nierentätigkeit ausscheiden kann: Schweiß, Flüssigkeitsanteil der Ausatemluft (atmen Sie einmal gegen einen Spiegel!), Ausscheidung über den Darm und zur Vollständigkeit könnte man pikanterweise u.a. auch Tränen, Nasen- und Keimdrüsensekrete mit aufzählen. Letztere stellen aber volumenmäßig zugegebenermaßen wenig effektive Möglichkeiten der Flüssigkeitsausscheidung dar, so daß man sie vielleicht unter „sonstige Sekrete" zusammenfassen sollte. Nun wird man von Dialysepatienten oft den Einwand hören: „Ich kann nicht mehr schwitzen". Das Gegenteil kann leicht nachgewiesen werden, zieht man dem Patient für eine Weile einen Gummihandschuh über oder steckt den Arm (den Arm bitte!) in einen Plastikbeutel. Andererseits kann an dieser Stelle nicht unerwähnt bleiben, daß manche Patienten sehr schnell den „Trick mit dem Stuhlgang" herausfinden und sich mittels Abführmittelmißbrauch übertrunkener Flüssigkeit entledigen … Noch etwas: Viele Patienten überschätzen die tatsächlich noch ausgeschiedene Urinmenge gewaltig. Es ist deshalb durchaus sinnvoll, die genaue 24-Stunden-Urinmenge immer wieder einmal von den Patienten ermitteln zu lassen. Fazit: „Es" liegt (fast) immer am Trinken!

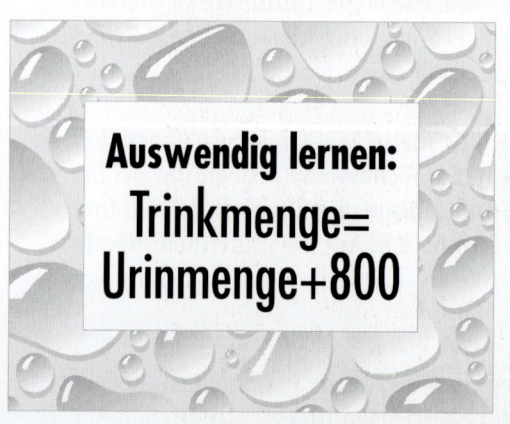

- **Sich nicht selbst betrügen** – da gibt es viele Varianten!
- **Kontrolliert trinken!** Nie aus der Flasche, immer aus einem kleinen graduierten Gefäß trinken, am Anfang der Dialysekarriere nach jedem (!) Trinken die Menge aufschreiben!
- **Nicht immer neben dem Kühlschrank oder vor dem Fernseher sitzen** und nur an das eine denken! Etwas unternehmen, Situationen und Plätze suchen, die nicht zum Trinken verleiten!
- **Langsam trinken**, nach jedem Schluck absetzen und langsam bis „10" zählen oder das Trinkgefäß auf den Tisch stellen und das Zimmer verlassen!
- **Kaugummi (ohne Zucker) kauen!**
- **Bonbons** (ohne Zucker) lutschen! Manche Patienten helfen sich auch mit dem Lutschen von Maiskörnern …
- **Nicht ständig Eiswürfel lutschen**, das ist Selbstbetrug und entspricht ständigem Trinken!
- Ständiges Essen von Joghurt, Kompott, Pudding u.ä. zwischendurch ist ebenfalls Selbstbetrug und entspricht praktisch reiner Flüssigkeitszufuhr!
- **Süßes und Salziges meiden, Saures in jeder Form bevorzugen**: Das können ein paar Spritzer Zitronensaft pur auf die Zunge sein, das kann etwas (essig-)saures Gemüse (z.B. Gurke) sein, das kann ein kleines Glas Mineralwasser mit einer Zitronenscheibe sein.
- **Gewürze statt Salz** benutzen!
- Mit diesem Tip habe ich ein paar Probleme als Arzt, da es aber Patienten gibt, die darauf schwören, teile ich es mit: Ein (ein!) **Cognac** nach Dialyse soll in der Lage sein, das Durstgefühl sicher zu beseitigen!
- Diabetiker sollten sehr genau auf die **normnahe Blutzuckereinstellung** achten!
- Und auch das sollte der Patient versuchen: Bei starkem Durstgefühl **besser etwas essen** (z.B. ein Butterbrot) als gleich zu trinken. Kauen regt in jedem Fall den Speichelfluß an!
- **Medikamente während des Essens** einnehmen!

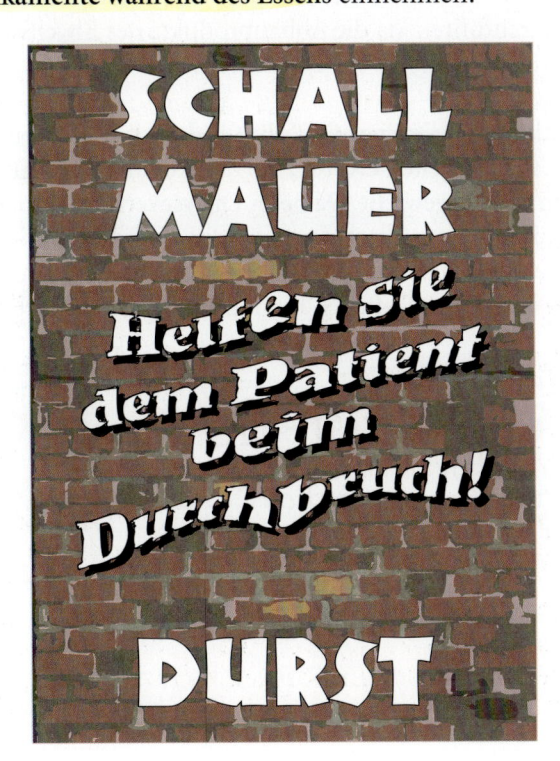

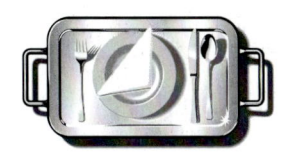

SCHALLMAUER

Helfen sie dem Patient beim Durchbruch!

DURST

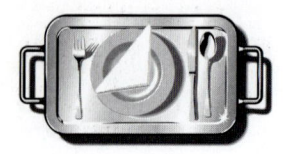

Energiezufuhr

Neben einer ausreichenden Eiweißzufuhr (s.u.) ist auch eine ausreichende Energiezufuhr notwendig, um zu vermeiden, daß körpereigenes Eiweiß zur Energiegewinnung abgebaut wird.

Für den Dialysepatient wird gefordert, daß die Energiezufuhr von etwa **30 bis 35** kcal/kg Körpergewicht/Tag nicht unterschritten werden sollte, d.h., ein 70 kg schwerer Patient soll etwa 2100 bis 2500 kcal pro Tag zu sich nehmen!

Bei Untersuchungen im Zusammenhang mit der NCD-Studie konnte gezeigt werden, daß viele Patienten durchschnittlich eine rund ein Drittel zu niedrige Energiezufuhr aufwiesen!

Die Aufrechterhaltung der o.g. Energiezufuhr ist insbesondere in „**katabolen** Streßsituationen" notwendig, wie sie z.B. Infekte oder andere interkurrente Erkrankungen, operative Eingriffe und ähnliche Ereignisse darstellen!

Gegebenenfalls muß in solchen Situationen eine intravenöse Energiesubstitution (Infusionen), Benutzung glukosehaltiger Dialysierlösungen und ähnliches erwogen werden.

Nach KLUTHE & QUIRIN sollte der **Anteil der Fette als Energiequelle etwa 35 %, der Kohlenhydrate 50 % und der Eiweiße etwa 10 bis 15 %** betragen.

Eiweißzufuhr

In der Phase vor Einleitung der Dialysebehandlung haben viele Patienten eine eiweißarme Diät eingehalten und viel Flüssigkeit zugeführt, hier treten mit Einleitung der Dialyse grundlegende Änderungen ein: Der Patient soll jetzt eine **ausreichende Eiweißzufuhr** durchführen, da die Abbauprodukte des Eiweißstoffwechsels ja während der Dialyse entfernt werden.

Als Richtlinie für die Eiweißzufuhr für den erwachsenen Hämodialysepatienten gelten etwa **1,2 (bis 1,5) Gramm Eiweiß pro Kilogramm Körpergewicht**. Da beim Dialyseverfahren auch hochwertige Eiweißbaustoffe entfernt werden, sollte der Patient wenigstens einmal täglich hochwertiges Eiweiß in Form von Fleisch, Fisch, Wild, Geflügel, Eiern oder Quark zuführen.

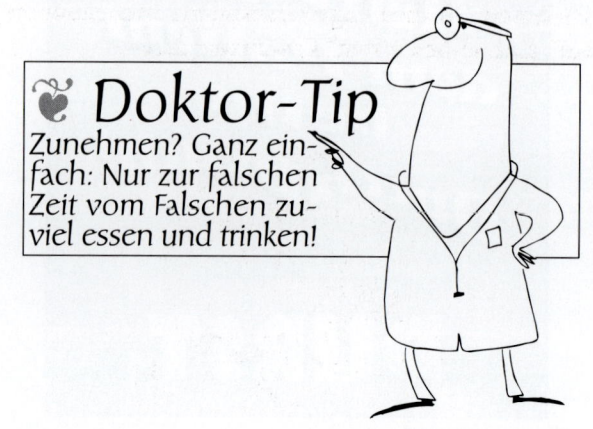

Doktor-Tip
Zunehmen? Ganz einfach: Nur zur falschen Zeit vom Falschen zuviel essen und trinken!

Zur Begründung einer ausreichenden Zufuhr hochwertiger Eiweiße vergegenwärtige man sich, daß pro Dialysestunde bei der Hämodialyse mit einem Aminosäureverlust (Aminosäuren sind die Bausteine der Eiweiße) von etwa 2 Gramm gerechnet werden muß.

Während Hämodialysatoren für Eiweiße undurchlässig sind, erfolgt durch die Peritonealdialyse stets ein erheblicher Verlust von „fertiggebauten" Eiweißen, der über 10 Gramm pro Tag beträgt und bei Peritonitis (Bauchfellentzündung) noch erheblich zunimmt (bis 40 Gramm pro Tag).

Aufgrund der Verluste von Aminosäuren und Eiweißen und der gestörten Stoffwechsellage bei Urämie, muß der Eiweißzufuhr in Verbindung mit einer ausreichend hohen Energiezufuhr besondere Beachtung geschenkt werden. Hauptgründe der zu geringen Protein- und insgesamt der zu geringen Nahrungszufuhr sind eine unausreichende Dialysebehandlung, Depressionen und die Einnahme großer Mengen von Medikamenten. Dadurch wird der Appetit manchmal eingeschränkt. Eine zu geringe Protein- **und** Energiezufuhr ist häufige Ursache der Fehlernährung bei Dialysepatienten.

Es ist von außerordentlicher Wichtigkeit, den Patienten in der Einschleusungsphase in das chronische Dialyseprogramm intensive Beratung auch in diätetischen Fragen zukommen zu lassen, da in dieser Phase (etwa im ersten Halbjahr der Dialysetherapie) wichtige Weichenstellungen für das gesamte zukünftige Schicksal des Patienten stattfinden.

In dieser für den Patienten sehr schwierigen Lebenssituation mit der neuen und ständigen Abhängigkeit vom Dialyseverfahren, mit der drastischen Kostumstellung von eiweißarm nach eiweißreich und von dem einschneidenden „flüssigkeitsreich" nach „flüssigkeitsarm" sind Dialysepersonal und Diätassistentinnen intensiv gefordert.

Wenn die neuen Prinzipien der Ernährung nicht ausreichend berücksichtigt werden, können sich in dieser Umstellungsphase Prädialyse/Dialyse schwerwiegende Folgen für die Patienten entwickeln.

Grundsätzlich sollte man mit dem Patient erst nach intensiver Beratung und Ausbildung in diätetischen Fragen Freiräume ausloten. **Patienten, die die Dinge verstanden haben, können prima mit einer „dialyse-bewußten" Ernährung leben.**

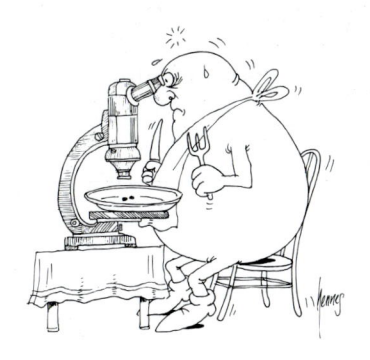

Natrium-, Kalium-, Phosphataufnahme

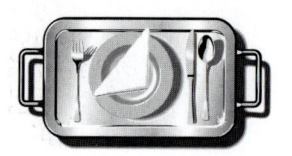

Natrium- bzw. Kochsalzzufuhr
(Vgl. auch Seite 33 f. und Seite 159 f.)

Die Anhäufung von Natrium im dialysefreien Intervall kann zu vermehrtem Durst führen, was eine vermehrte Flüssigkeitsaufnahme nach sich ziehen kann. Erhöhter Natrium- und Wasserbestand des Organismus infolge unzureichender Ausscheidung und/oder vermehrter Zufuhr geben Anlaß zu erhöhtem Blutdruck und Anhäufung überschüssiger Flüssigkeit in den Körperorganen, z.B. der Lunge.

Es kann deshalb beim Dialysepatient (wie auch bei der Mehrzahl der nierengesunden Bundesbürger) eine verminderte **Zufuhr von Kochsalz mit der Nahrung** erforderlich sein. Dieses ist jedoch keinesfalls eine pauschale Regel („nierenkrank = salzlos bzw. salzarm", das ist Medizin von gestern), vielmehr muß **bei der Verordnung einer salzarmen Kost auch der Natriumverlust im Dialysat** berücksichtigt werden!

Durch Ultrafiltration von 1 Liter Flüssigkeit während einer Dialyse wird bei einer Serum-Natriumkonzentration von 140 mmol/l bereits ein Natriumentzug von 140 mmol erreicht. (Es gilt: Anzahl mmol Natrium : 17 = Gramm Kochsalz bzw. Gramm Kochsalz x 17 = mmol Natrium).

Es läßt sich leicht ausrechnen, daß sich bei streng natriumarmer Diät sehr leicht ein Natriummangel allein durch Natriumverlust im Ultrafiltrat entwickeln kann.

Berücksichtigt man noch den Natriumentzug durch ein Dialysat mit niedriger Natriumkonzentration, so kann man dem Dialysepatient kaum zu einer streng natriumarmen Kost raten. Meine Empfehlung: **Zusalzen vermeiden**, Gewürze statt Salz benutzen! **Wegen der besseren Verträglichkeit der Dialyse sollte der Volumenentzug isoton erfolgen**, d.h. die Konzentrationen von Dialysatnatrium und Serumnatrium sollten etwa gleich groß sein.

Die obigen Darlegungen sollen natürlich nicht zum falschen Schluß führen, daß Kochsalz freizügig verwendet werden soll: **Allgemein kann man sagen, daß die Zufuhr von etwa 6 Gramm Kochsalz pro Tag keinesfalls überschritten werden sollte.** Es sollte **Jodsalz** verwendet werden!

Kaliumzufuhr
(Vgl. auch Seite 35 ff. und 160 f.)

Die Einhaltung einer kaliumarmen Diät muß der Mehrzahl der Dialysepatienten empfohlen werden, die individuelle Kaliumtoleranz ist leicht zu ermitteln. Es gelingt durch **häufige Bestimmung des prädialytischen Kaliums gepaart mit einer guten Diätschulung** bei der Mehrzahl der Patienten, eine gute Sensibilität für den Umgang mit diesen Dingen zu erzeugen. Kleine Abweichungen vom normalen Spielraum lassen sich durch individuelle Gestaltung der Dialyse sehr leicht korrigieren.

Trotzdem muß man es aussprechen: **Hyperkaliämie ist lebensbedrohlich**! Wir haben in den letzten 10 Jahren keinen Patient mehr durch eine diätetisch bedingte Hyperkaliämie verloren, allerdings wär's uns einmal um Haaresbreite nach Infusion von Kaliumchlorid-Lösung bei einer Dialysepatientin in einem Krankenhaus passiert!

Auf **Lebensmittel mit besonders hohem Kaliumgehalt** wie Trockenfrüchte, Nüsse, Obst- und Gemüsesäfte sowie bestimmte Obst- und Gemüsesorten sollten Dialysepatienten sicherheitshalber ganz verzichten.

Ausdrücklich sei an dieser Stelle auch auf die **Vermeidung sogenannter Diätsalze** hingewiesen, da diese oft extreme Kaliummengen enthalten!

Gemüse und Kartoffeln sollen vor der Zubereitung kleingeschnitten und dann **gewässert** werden, das (warme) Wasser soll mehrfach erneuert werden: „**Kartoffeln und Gemüse vor dem Verzehr dialysieren!**"

Zu erwähnen wäre noch, daß die Kaliumzufuhr bei Peritonealdialyse etwas höher sein darf (kontinuierliche Entfernung bei der CAPD!). Das ist aber eine rein theoretische Sache. Wir haben auch schon Peritonealdialysepatienten notfallmäßig wegen schwerer Hyperkaliämie hämodialysieren müssen.

Die maximale Kaliumzufuhr für den Dialysepatient sollte etwa **2 Gramm** pro Tag nicht überschreiten.

Phosphatzufuhr
(Vgl. auch Seite 42 f. und Seite 164)

Das „Phosphatproblem" macht uns in der täglichen Arbeit weit mehr Kummer als Wasser und Kalium zusammen. Phosphat tut nicht weh (sieht man einmal von gelegentlichem Auftreten/Verstärkung von Juckreiz ab) und die Patienten wissen, daß die übermäßige Aufnahme nicht unmittelbar lebensbedrohlich ist.

Die für den Dialysepatient empfohlene Eiweißzufuhr von etwa 1,2 bis 1,5 g pro kg Körpergewicht pro Tag geht automatisch mit einer größeren Phosphatzufuhr einher. **Eine phosphatarme Diät ist für Dialysepatienten bei normaler Eiweißzufuhr deshalb nicht möglich.** Die von der Deutschen Gesellschaft für Ernährung empfohlene tägliche Phosphatzufuhr liegt bei nierengesunden Patienten bei **800 mg** pro Tag.

Tatsächlich nehmen die meisten Bundesbürger mit ihrer heutigen Ernährungsweise (Viel zu viel Fleisch und Fleischprodukte!) schon rund die doppelte Menge an Phosphat täglich auf – eine Tatsache, die es auch für den nierenkranken Patienten zu berücksichtigen gilt, denn mit der oben erwähnten wünschenswerten Eiweißzufuhr für Dialysepatienten nimmt man „nur" etwa 1 bis 1,2 Gramm Phosphor auf! Wir sehen auch bei Nierengesunden heute immer wieder erhöhte Phosphatspiegel! (Zwischeninformation: 1 mg Phosphor entspricht 3 mg „Phosphat").

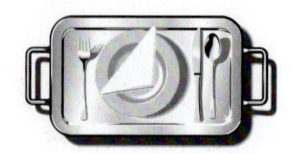

Vermeiden sollten die Patienten in jedem Fall **Produkte mit technologisch bedingtem Phosphatzusatz** wie Schmelzkäse und manche Wurstsorten (beim Metzgereinkauf fragen!). Auch in Nahrungsmitteln, die von Haus aus gar nicht so viel Phosphat enthalten, wird von professionellen Lebensmittelverderbern („man schmeckt nicht mehr, daß das Zeug eigentlich schon schlecht ist") Phosphat zugesetzt. **Vorsicht also, wenn auf der Packung „E-Stoffe" ausgewiesen sind (E 322, E 338 - E 341, E 343, E 450 a-c, E 540, E 543, E 544).**

Zwar sind gesetzlich Höchstmengen dieser Zusätze vorgeschrieben, jedoch fällt es mir schwer zu glauben, daß deren Einhaltung irgend jemand in dieser EG durchgängig und verläßlich prüfen kann. (Und im Zweifelsfall gibt's aus Brüssel sowieso eine Ausnahmegenehmigung – so einfach geht das!).

PHOSPHATZUSÄTZE ZU LEBENSMITTELN
AUS DER HORRORLISTE DER "E"-STOFFE

Beschäftigt man sich mit Lebensmittelzusätzen, steht einem schon nach kurzer Zeit der Angstschweiß auf der Stirn: Als Beispiel mag die Geschichte des Dimethylaminoazobenzols („Buttergelb") dienen: 1939 fand man heraus, daß diese Lebensmittelazofarbe krebserregend ist, was zum Verbot einiger Vertreter dieser Gruppe führte. Dennoch ist es bis heute so, daß umstrittene Azofarbstoffe wie z.B. Amaranth (E 123) in den USA verboten sind, hierzulande

Phosphatzusätze zu Lebensmitteln E 338 bis 341 und E 450a-c

aber weiter zugesetzt werden dürfen. Beobachtet man als Verbraucher die Normen-Aufweichung in der „EG", hat man kein gutes Gefühl. Bei vielen E-Stoffen sind nicht einmal für Gesunde alle Nebenwirkungen und akzeptable Aufnahmemengen bekannt und kein Mensch weiß, wie sich die Situation bei Niereninsuffizienz darstellt. Es ist unsere Erfahrung, daß mancher „unklare" Juckreiz durch strikte Vermeidung manipulierter Lebensmittel verschwindet!

Orthophosphorsäure E 338	Säuerungsmittel in koffeinhaltigen Limonaden („Cola"). Die Gesamtzusatzmenge darf 7,5 mmol/kg betragen.	**Die Phosphataufnahme wird durch den Verzehr von Nahrungsmitteln mit künstlichen Phosphatzusätzen erhöht!**
Natrium-, Kalium- und Calciumphosphate E 339 bis E 341	„Stabilisator" für Kondensmilch, maximal 0,3% sind zulässig, was 3 mmol/100 g Kondensmilch entspricht.	Mono- und Diphosphate dürfen außer zu Frischfleisch **allen** (!) Lebensmitteln zugesetzt werden. Guten Appetit!
Natrium-, Kalium- und Calciumdiphosphate E 450a	„Säuerungsmittel" im Backpulver, in 0,5 kg Mehl können 6,6 g $Na_2H_2P_2O_7$ sein, P-Gehalt von Gebäck erhöht sich um ≈7,5 mmol/100 g.	Als „Kutterhilfsmittel"* Zusatz zu Fleisch-, Bier-, Jagd-, Bock-, Weiß- und Bratwurst, „Frankfurter" und Fleischkäse. Max. 0,3% zulässig.
Triphosphate E 450b	Neben den o.g. Mono- und Diphosphaten dürfen Triphosphate und langkettige Polyphosphate bei der Herstellung von Schmelzkäse verwendet werden. Sie haben die Aufgabe, die Käsemasse beim Schmelzprozeß zu homogenisieren. 2% Gesamtzusatzmenge sind zulässig. Ja, auf dem Papier ist das jedenfalls so! Beim vollständigen Aufschluß im Magen-Darm-Trakt entspricht dies einer zusätzlich aufgenommenen Menge von 21 mmol/100 Gramm Schmelzkäse. Schmelzkäse, eingeschweißte Käsescheiben u.ä. sollten niereninsuffiziente Patienten und Dialysepatienten ganz vom Speiseplan streichen!	
Langkettige Polyphosphate E 450c		

*): Phosphat bewirkt eine Homogenisierung der „gekutterten" Fleischmasse bei Verwendung von nicht schlachtwarmem Fleisch.

Weitere Lebensmittelbeispiele mit Zusatz verschiedener Phosphate: Gekochtes Fleisch, Käsekuchenmischungen, Schinken, Zitronenkuchenfüllung, Nahrungsmittel mit Butter- und Margarinezusatz (!), eingeschweißte Käsescheiben, Schnelldessert, Dessertaufguß, Geleeanteil in Fertiggebäck, milchfreie Kaffeeweißer, Backpulver, Feingebäckmischungen, Kirschkuchenfüllung, Kuchenmischungen …

Die Phosphatentfernung mit der künstlichen Niere ist begrenzt, am besten noch durch großflächige Dialysatoren mit guter Phosphatclearance zu erreichen, sowie durch eine ausreichend lange Dialysedauer!

Unter Beachtung einer möglichen Aluminiumakkumulation ist es deshalb für die allermeisten Dialysepatienten erforderlich, daß sie Medikamente einnehmen, die das Phosphat im Darm binden, sog. „Phosphatbinder". Am wirksamsten sind hier bislang Aluminiumverbindungen, die mit der Einnahme verbundene Problematik wurde bereits auf Seite 86 besprochen.

Als Alternative kommt eine höhere medikamentöse Calciumzufuhr in Betracht, dies ist besonders bei gleichzeitiger Hypocalcämie nach Normalisierung des Phophatspiegels mit aluminiumhaltigen Phospatbindern empfehlenswert. Die kombinierte Anwendung von aluminiumhaltigen Phosphatbindern und Calciumcarbonat, Calciumazetat oder Calciumketoglutarat ist möglich und hilft, die Dosis der aluminiumhaltigen Medikamente zu reduzieren.

Einige besonders **phosphatreiche Nahrungsmittel** seien abschließend aufgezählt: Milch und Milchprodukte, besonders Schmelz- und Kochkäse, Innereien, Eigelb, Hülsenfrüchte, Vollkornbrot (Dialysepatienten sollten Weißbrot bevorzugen), Haferflocken, Müsli, Kleie, Nüsse (die letzten vier sind auch wegen des extrem hohen Kaliumgehalts nicht zu empfehlen), Hefe. Milch, Milchprodukte und Fleisch weisen auch eine besonders hohe Verfügbarkeit des enthaltenen Phosphats auf, d.h. es kann vom Organismus besonders leicht (zu gut zwei Drittel) aufgenommen werden.

Sonstige Nahrungsbestandteile, Alkohol

Fett

Fette sind Verbindungen von Glycerin und gesättigten, einfach oder mehrfach ungesättigten Fettsäuren. Zur Ernährung sind pflanzliche und tierische Fette gleichermaßen geeignet. **In Abhängigkeit vom persönlichen Lipidprofil des Patienten wird eine individuelle Empfehlung zur Fettzufuhr zu geben sein.**

Folgendes sollte man über Fette wissen: **Fette sind die wichtigsten Energielieferanten, Fett hat doppelt so viele Kalorien (ein Gramm Fett entspricht etwa neun Kilokalorien) wie Kohlenhydrate und Eiweiß.** Ein Fettbegleitstoff, der in tierischen Fetten vorkommt, ist das Cholesterin.

Vom Cholesterin wird allerdings weniger als die Hälfte mit der Nahrung aufgenommen, das meiste Cholesterin bildet der Organismus selbst.

Mit dem Gebrauch von Sonnenblumenöl und Sonnenblumenmargarine kann der Dialysepatient kaum etwas falsch machen.

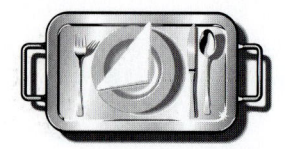

Vitamine

Wasserlösliche Vitamine werden beim Dialysevorgang (ungewollt) entfernt.

Um einen Vitaminmangel zu vermeiden, erhalten die meisten Dialysepatienten regelmäßig wasserlösliche Vitamine (B, C) verordnet, die Industrie bietet fixe Vitamin-Kombinationen als Fertigarzneimittel an (z.B. Dreisavit®).

Die **Dosierungsempfehlung für die substitutionswürdigen Vitamine bei Dialysepatienten** können den Tabellen „Medikamente: Dosierung bei Niereninsuffizienz" ab **Seite 556** entnommen werden. Die Vitamine sind hierin unter dem Freinamen aufgeführt (z.B. „Ascorbinsäure" für Vitamin C und „Thiamin" für Vitamin B_1).

Die Substitution der Vitamine B_{12} und E ist nicht erforderlich, die fettlöslichen Vitamine A und K sind kontraindiziert.

Zur „Vitamin"-D-Behandlung (ist eigentlich kein Vitamin, sondern ein Hormon) sei auf die Grafik „Empfehlungen zur Vitamin-D-Behandlung bei Dialysepatienten", Seite 84 hingewiesen.

Es soll noch erwähnt werden, daß **Vitamin C nicht** intravenös gegeben werden soll, da hierdurch eine Erhöhung des Oxalsäurespiegels im Blut mit resultierenden Oxalatablagerungen provoziert werden kann.

Eisen

Eisen wird im Dünndarm als zweiwertiges Eisen resorbiert. In der Nahrung liegt Eisen aber vorwiegend als dreiwertiges Eisen vor, so daß es zunächst reduziert werden muß (bspw. durch Vitamin C). Deshalb wird nur ein kleiner Teil des Nahrungseisens (etwa 10 %) resorbiert (vgl. auch Seite 167 f.).

Es ist eine alte klinische Erfahrung in der Nierenersatztherapie, daß oral zugeführtes Eisen beim dialysepflichtigen Patient einen Eisenmangel meist nicht beseitigen kann. Die parenterale Eisengabe ist bei der Mehrzahl der Dialysepatienten (insbesondere unter Erythropoietin-Therapie) unerläßlich. Bei Hämodialysepatienten ist die langsame intravenöse Gabe zum Dialyseende kein Problem. Peritonealdialyse-Patienten müssen die entsprechenden Injektionsserien ebenfalls intravenös erhalten – für diese Patientengruppe natürlich etwas umständlicher, als für die Hämodialyse-Patienten.

Ballaststoffe

Ballaststoffe sind meist pflanzliche, durch Verdauungsenzyme nicht oder kaum aufschließbare Nahrungsbestandteile. Als Nebenwirkung der Behandlung mit Phosphatbindern und kaliumsenkenden Medikamenten sowie durch die Allgemeinstörungen im Wasser- und Elektrolythaushalt besteht bei der Mehrzahl der Dialysepatienten eine Obstipation (Stuhlverstopfung), die häufig die Einnahme von Abführmitteln erfordert.

Die eigentlich wünschenswerte reichliche Zufuhr von verdauungsfördernden Ballaststoffen scheitert für den Dialysepatient in der Praxis an der erforderlichen Einhaltung einer kaliumarmen Kost, da **Hauptballaststofflieferanten der Nahrung Gemüse, Obst, Getreide und Getreideprodukte** sind. Diese **beinhalten aber sehr viel Kalium:** So enthalten z.B. 100 g Weizenkleie etwa 1,4 g Kalium, im Vergleich dazu ist der Kaliumanteil von 100 g Eierteigwaren knapp 0,2 g und 100 g Brötchen etwa 0,1 g!

Alkohol

Unter Berücksichtigung der Flüssigkeitsbilanz und evtl. weiterer Erkrankungen (Fettleber, Pankreatitis usw.) ist gegen den gelegentlichen Genuß von Alkohol bei Dialysepatienten sicher nichts einzuwenden.

Gewürze als „Salz an der Suppe"

Kräuter und Gewürze sind für den Dialysepatient „das Salz an der Suppe"! Der Geschmacksverlust der Speisen durch das Wässern und die evtl. notwendigen Kochsalzbeschränkungen läßt sich durch Gewürze mehr als ausgleichen. Da Kräuter und Gewürze nur in geringen Mengen verwendet werden, bestehen auch keine Bedenken hinsichtlich einer zu hohen Kaliumzufuhr.

Entsprechend der überragenden Bedeutung, die Gewürze in der schmackhaften Dialyseküche haben, stellen wir Ihnen nachfolgend eine winzige Auswahl zur Verfügung. Wenn Sie das Thema einmal mit ihren Patienten besprechen, werden diese möglicherweise erkennen, daß sie bisher ziemlich langweilig gewürzt haben ... nach dieser Lektüre wird sich wahrscheinlich auch bei Ihnen die Erkenntnis durchsetzen, daß Dialysekost durchaus schmackhaft, abwechslungsreich und lecker sein kann!

Mit unserer kleinen Aufzählung von Gewürzen wollen wir Patienten (und dem Dialysepersonal) helfen, mit Spaß und Genuß bewußt zu essen. Unsere Tips bringen mehr Lebensqualität und nachdem Sie Ihren Gewürzschatz und dessen Einsatz in der Küche überprüft haben, werden Sie bemerken, daß von Einöde in der Ernährung des Dialysepatienten keine Spur zu sehen ist!

Wenn wir nachfolgend Speisen aufzählen, von denen Sie bisher glaubten, sie seien für Patienten verboten, so ist dies nur relativ richtig. Natürlich müssen die Patienten eine kaliumarme und flüssigkeitsbilanzierte Kost einhalten.

Hier das richtige Maß zu finden ist aber die **Kunst der individuellen Dialysebetreuung!** Grundsatz für die Patienten: Werden Sie zum Gourmet! Gönnen Sie sich alles (in kleinen Mengen)!

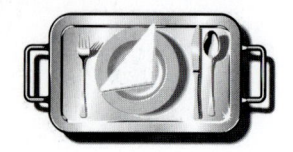

Vorab noch ein paar Tips zur Kunst des Würzens: **Frische Kräuter** möglichst bald verbrauchen und erst kurz vor der Anwendung kleinhacken. Zum **Aufbewahren** die Kräuter eiskalt abwaschen, die Stiele anfrischen, dann die Kräuter in ein fest verschließbares Schraubglas geben, auf dessen Boden ein angefeuchtetes Löschpapier gelegt wird. So kann man Kräuter im Kühlschrank ungefähr eine Woche aufheben.

Die zweite Möglichkeit der Aufbewahrung von Kräutern ist das **Einlegen in ein neutral schmeckendes Öl**, z.B. kaltgepreßtes Olivenöl.

Methode drei ist das **Tieffrieren** der gewaschenen, abgetrockneten und fertig gehackten Kräuter in kleinen Fertigportionen.

Getrocknete Kräuter und Samengewürze in kleinen Mengen kaufen, dunkel in gut abgedichteten Gefäßen aufbewahren.

Die Gewürzmenge hängt immer vom persönlichen Geschmack ab, Gewürze sollen den Eigengeschmack der Speise unterstreichen – oder in unserem Fall für Dialysepatienten – wiederherstellen und heben! Lieber nachwürzen, als primär überwürzen! Wie viele und welche Gewürze letztlich für eine Speise verwendet werden, bleibt ganz dem persönlichen Geschmack überlassen. Hier ergibt sich ein weites Feld zum Experimentieren für den Dialysepatient und seinen Partner.

Das ist eine Botschaft dieser Fibel: Lassen Sie die Patienten das Leben und das Essen neu entdecken, bringen Sie Würze hinein. Stellen Sie sich nur vor, welche unbeschreiblichen Wohlgerüche von geöffneten Gewürzdosen ausgehen ... von Anis bis Zimt ... Erinnerungen an Tausendundeinenacht!

Schauen wir uns die Gewürzschätze einmal etwas näher an. Nachfolgend finden Sie eine winzige Auswahl gebräuchlicher Gewürze in alphabetischer Reihe aufgeführt. Wetten, daß Sie nach der Lektüre eine neue Vorliebe haben werden? Wetten, daß Sie hier viel Gesprächsstoff für viele Dialysestunden mit den Patienten finden werden? Wetten, daß Sie den „Geschmack" von gewässerten Kartoffeln ganz schnell vergessen lassen können? Lassen Sie sich überraschen!

Gewürze von A bis Z – eine winzige Auswahl

Anis: Verwendet werden die Samen, ganz oder gemahlen. Geeignet zum Verfeinern von Obstsalaten, Karotten, Kürbis, roten Rüben und Rotkraut. Außerdem für Gebäck, Mixgetränke und Punsch.

Basilikum: Für Blatt-, Gurken-, Tomaten-, Fleisch-, Wurst- und Fischsalate, zur Verfeinerung von Kräuter-, Salat- und Tomatensaucen und natürlich für die gute Vinaigrette. Vom Basilikum verwendet man das Kraut, frisch oder getrocknet. Basilikum kann man auch für viele Suppen benutzen, hier sollten Sie aber wegen der Flüssigkeitsbelastung zurückhaltend sein! Im übrigen eignet sich Basilikum zur Verfeinerung vieler Fleisch- und Fischarten. Es gehört in die Kräuterbutter genauso wie an ein Käsesouffle, Kenner bereiten sich Basilikumessig und benutzen das Gewürz zum Einlegen von Gurken.

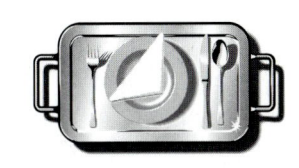

Beifuß: Hier verwendet man die aufblühenden Triebe ohne Blätter, frisch oder getrocknet. Beifuß verfeinert Fleischsalat und Kräutersaucen, bringt Abwechslung an den bisher gewohnten Karpfen und ist das ideale Gewürz für fettes Fleisch, namentlich Ente und Gans gewinnen mit Beifuß! Schon mal Mayonaise mit Beifuß probiert? Wer selbst Schmalz ausläßt, kann auf Beifuß kaum verzichten!

Brunnenkresse: Man verwendet die frischen Blätter, die nicht gekocht werden dürfen! Brunnenkresse verfeinert alle Salate, sowie Kräuter- und Salatsaucen. Man kann Brunnenkresse über die fertigen Kartoffeln oder Bratkartoffeln streuen, unter Quark oder Eierspeisen mischen oder gegrilltes Fleisch bzw. gegrillten Fisch damit garnieren. Ein Hochgenuß kann ein einfaches Butterbrot bestreut mit Brunnnenkresse sein! Übrigens: Die Blätter haben einen hohen Gehalt an Vitamin A und Jod, Brunnenkresse gilt als das jodreichste Würzkraut. **Gartenkresse** kann man ganz ähnlich der Brunnenkresse verwenden. Hier haben wir noch einen ganz heißen Tip, der sich auch in der **Großstadtwohnung** umsetzen läßt, nämlich der **Selbstanbau**. Gerade in der grünzeugarmen Zeit liefert Kresse eine vitaminreiche Zusatzkost. Anbauen kann man in jeder flachen Schale auf feuchter Watte oder Löschpapier. Schon zwei Wochen nach der Aussaat können die dann handhohen Pflanzen mit der Schere abgeerntet werden!

Chilliesgewürz, Cayennepfeffer, Chilipfeffer: Streugewürz zur Selbstbedienung bei Tisch. Vorsicht, sehr scharf!

Curry: Curry ist keine Pflanze und wächst nirgendwo, vielmehr handelt es sich um eine indische Erfindung, eine Würzmischung aus einer Vielzahl von Gewürzen, die alle Düfte eines exotischen Gewürzgartens in sich vereint. **Von besonderer Bedeutung ist für Dialysepatienten, daß Curry nicht durstig macht.** Currygewürz paßt zu Fleisch, Fisch, Gemüse, Reis, Soßen und Käse ... probieren Sie es einmal aus! Wenden Sie Curry wie jedes Gewürz maßvoll an, keine Speise darf ihren Eigengeschmack verlieren.

Dill: Man verwendet die jungen feingehackten Triebe, die nicht mit gekocht werden dürfen, Blüten und Samen auch getrocknet. Dill würzt Blatt-, Gurken-, Tomaten-, Kartoffel- und Fischsalat. Dillsauce paßt auch gut zu See- und Süßwasserfisch, Krabben und Räucherlachs. Geschmacksache zu gekochtem Rind- oder Kalbfleisch, sowie Huhn. Dillbutter. Kräutermayonaise und Kräuterquark. Unentbehrlich zum Einlegen von Gurken.

Estragon: Man verwendet Blätter oder Kraut, frisch oder getrocknet, letzteres aber weniger wertvoll. Estragon ist mit seinem dezenten Aroma ein **excellentes aber vernachlässigtes Küchengewürz**, welches gerade **in der Dialyseküche als „Salzersatz"** nicht fehlen sollte. Haben Sie schon einmal eine Fleischfüllung mit feingeschnittenen Estragonblättern probiert? Zum Estragonessig muß man nichts weiter sagen. Sauce Béarnaise und Vinaigrette sind ohne Estragon undenkbar, auch alle Fleischarten einschließlich Wild und Geflügel gewinnen durch Estragon. Rührei und Omelette werden mit Estragon meisterhaft. An Kräutermayonaise, Kräuterbutter und Kräuterquark gehört Estragon sowieso.

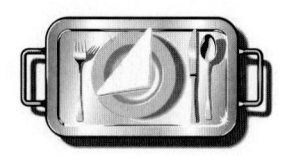

Fenchel: „Fenchel wächst wild, wird aber auch angesät, und nicht bloß als Gewürz, sondern auch als Speise benutzt, zu welchem Zwecke man die Pflanze fürs ganze Jahr in Essig legt" schrieb einst der Arzt Galenos. Zum Würzen benutzt man das frische Kraut und den Samen, Fenchelknollen kann man als Gemüse anrichten. Wegen seines anisähnlichen Geschmacks nimmt man Fenchel mit Vorliebe zu Kompott, aber auch zu Kraut, roten Rüben und zum Einlegen von Gurken und Mohrrüben. Eine interessante geschmackliche Komposition ergibt Fisch mit Fenchel. Erinnern Sie sich? Fencheltee ist oft der erste Tee, mit dem der Mensch Bekanntschaft macht („My first tea"). Am Anfang sind eben auch die Beruhigungsmittel noch harmlos ...

Kardamom ist nach seiner Heimat, dem Kardamomgebirge an der indischen Westküste benannt. Geerntet werden seine Fruchtsamen, die würzig duften und einen pikanten und feurigen Geschmack haben. Bei uns wird Kardamom nur für die Weihnachtsbäckerei und als Wurstgewürz verwendet. Ein Geheimtip ist jedoch die Prise Kardamom an der Soße, an Frikadellen und am Hühnerfrikassee.

Kerbel wird manchmal mit Petersilie verwechselt, die Blätter sind jedoch zarter und duften leicht nach Anis. Man verwendet das frische Kraut, das eine gute Würze an an Kartoffelsuppe, Spinat, gebratenem Hammelfleisch, Fisch und Geflügel gibt. Feingewiegt kann man Kerbel auch unter Quark und Mayonaise mischen. Kerbel wird erst kurz vor dem Anrichten zur Speise gegeben und soll nach Möglichkeit nicht mehr mit aufkochen.

Knoblauch ist zwar nicht jedermanns Geschmack („The day after ...!"), hat aber viele Freunde auch in Mitteleuropa gefunden. In „hauchzarter" Dosierung kann man Knoblauch vielen Speisen zufügen. So reicht es beispielsweise für das Anrichten von Salat, die Schüssel mit einer Knoblauchzehe auszureiben. Vor allem Hammel- und Schweinebraten wird durch Knoblauch echt schmackhaft. Tip: Knoblauch verliert durch Andünsten in Fett etwas von seiner „Durchschlagskraft". Es soll hier auch nicht unerwähnt bleiben, daß Knoblauch als eine Art Geheimnis für Gesundheit und ein langes Leben gilt, er soll den Blutdruck senken, Arteriosklerose verhüten, Durchblutung fördern und und und ... zwar sind viele der heilsbringenden Angaben mit den Methoden der exakten Wissenschaft nicht beweisbar, trotzdem: Probieren wir's!

Koriander: In der Küche der Mittelmeerländer wird das Kraut der Korianderpflanze wie bei uns die Petersilie verwendet, wir verwenden meist den Samen, ganz oder gemahlen. Koriander ist ein äußerst vielseitig verwendbares Gewürz, gerade in der Zubereitung von Soßen und Marinaden ist es oft das Tüpfelchen auf dem „i". Weitere Einsatzmöglichkeiten reichen von der Senfherstellung über Wurstgewürz bis zum Lebkuchengewürz. Schweinefleisch (insbesondere Kurzgebratenes) gewinnt sehr durch Koriander, es wird jedoch auch zum Würzen von Rindfleisch und Wild verwendet.

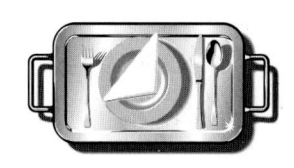

Kümmel ist sicher eines der ältesten Gewürze, wobei in Mitteleuropa hauptsächlich die kleinen sichelförmigen Samen ganz oder gemahlen Verwendung finden. Kümmel bringt einen herben, kräftigen Geschmack, der den Appetit anregt und die Verdauung fördert. Kümmel würzt Wurstwaren, Käse und Brot, er gehört zu Weißkohl und roten Rüben, manche bevorzugen auch die Salzkartoffeln mit Kümmel, was für die gewässerten „Dialysekartoffeln" ein heißer Tip sein kann. Kümmel eignet sich zum Würzen aller Fleischarten, insbesondere Gulasch und Hackbraten. Es ist empfehlenswert, Kümmel **nur mit den „Nebengewürzen" Salz und Zwiebel zu verwenden.** Kümmel kann man übrigens auch trinken, flüssiger Kümmel heißt dann z.B. Aquavit ... aber das ist dann wieder etwas ganz anderes.

Kurkuma: Verwendet wird die gemahlene getrocknete Wurzel, das Pulver schmeckt brennend scharf. Verwendbar zur Verfeinerung von Rührei, als Zusatz zu Salatdressings und als Bestandteil von scharfen Soßen und Curry. Reis erhält durch Kurkuma-Zusatz einen „fernöstlichen Touch".

Lavendel blüht in manchem Garten. Zum Würzen kann man Blätter und Triebspitzen frisch oder getrocknet verwenden. Geeignet als Würze zu Fischsuppen, Kräutersoßen, Eintopfgerichten und vor allem zu Hammelfleisch. Gourmets loben Lavendel als den Clou eines in Speck und Rotwein geschmorten Hasenbratens.

Lorbeer: Als Gewürz verwendet man die trockenen grünen Blätter des in der Mittelmeergegend vorkommenden Baumes. Lorbeerblätter verwendet man zu herzhaften, kräftigen Speisen, vor allem aber zu säuerlichen Speisen, typische Beispiele wären Sauerbraten, Heringssalat, Fischsud und Heringsfischzubereitungen, sowie die Verwendung als Einlegegewürz und zum Aromatisieren von Essig. Tip: Damit man das Lorbeerblatt gut wieder aus dem Sud herausnehmen kann heftet man es mit ein oder zwei Nelken („Reißzwecken") an einer Zwiebel fest!

Macis: Das Gewürz wird aus den Schalen reifer Muskatnüsse gewonnen. Macis ist ein edles Gewürz, sparsam eingesetzt kann es vielen Speisen einen erlesenen Wohlgeschmack verleihen, vorbei ist's mit der Einöde der Dialysekost ... Obstsalate schmecken mit einer Prise Macis einfach besser, man nimmt es weiter zu Weihnachtsgebäck, zu Fleischbrühe (Nie war die

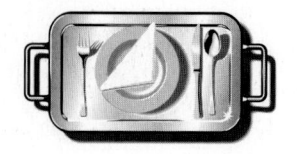

Vorbeugung von Muskelkrämpfen so schmackhaft), hellen Saucen, Rührei und Omelette. Kalbsfrikassee, Pasteten, Geflügelragout, alle Kohlarten (auch Helmut) gewinnen sehr durch Macis. Aber auch gekochtem Fisch und Gemüse kann man es zusetzen. Tip: Macis gemahlen verliert rasch an Aroma, deshalb besser ganze Macis kaufen!

Majoran ist von jeher eine klassische Wurstwürze. Verwendet werden die frischen oder getrockneten Blätter. Frische Blutwurst, die nach Majoran und Thymian duftet, ist für manchen Besucher eines Schlachtfestes der Höhepunkt. Keine Küche kommt ohne Majoran aus: Was wäre eine Kartoffelsuppe ohne Majoran? Er paßt zu jedem fetteren Fisch und Fleisch und zum Wurstsalat genauso wie zum Käseomelette. Huhn, Ente, Gans, Füllungen und Ragouts gewinnen durch Majoran, vorausgesetzt natürlich man mag den Geschmack, denn Majoran schmeckt nun einmal „vor". Auch Pizza kann mit Majoran gewürzt werden, aber bitte nie zusammen mit Oregano!

Meerrettich: Da muß man nicht viel sagen: Rindfleisch oder Rippchen mit Meerrettichsoße und Klößen gehören nun einmal zu den klassischen Gerichten der deutschen Küche. Meerrettich reicht man, feingerieben mit Apfel oder Sahne vermischt zu Karpfen, Lachs, kaltem Braten, Schinken und Würstchen ... Tip: Reiben soll den Meerrettich die Person in der Familie, die gerade Schnupfen hat, das hat sich anschließend erledigt!

Oregano heißt auch Dost oder wilder Majoran, schmeckt auch majoran-ähnlich, etwas schärfer und ganz leicht bitter. Man verwendet die frischen oder getrockneten Blätter, Oregano ist das typische Pizzagewürz. Aber auch Wildgeflügel, Geflügelfüllungen und Schmorfleischgerichte aus Schweine-, Rind-, Kalb- und Lammfleisch, sowie Hackfleischteige und -füllungen lassen sich mit Oregano verfeinern. Im Rahmen der erlaubten Gemüsezufuhr kann der Bohnen- und Tomatensalat des Dialysepatienten mit Oregano gewürzt werden. Ebenso kann man damit etwas Abwechslung in die Rühreier bringen.

Paprika: Der Schiffsarzt von Kolumbus soll die ersten Paprikasamen von großer Fahrt mit nach Europa gebracht haben ... erst viel später nahmen sich Ungarns Bauern der fremden Pflanze an und machten daraus Ungarns Nationalgewürz. In den 30er Jahren entdeckte übrigens der ungarische Arzt Dr. Szentgyörgyi das Vitamin C im Paprika und erhielt dafür den Nobelpreis! So enthält ein Gramm Paprikapulver mehr Vitamin C als der Saft von vier Zitronen! **Paprika ist Gewürz und Gemüse zugleich.** Als Gewürz kommt Paprikapulver zur Verwendung, es gibt fünf verschiedene Schärfegrade von scharf bis edelsüß. **Der Kaliumgehalt von frischem Paprika ist vergleichsweise niedrig. Paprika ist universell einsetzbar und paßt – außer zu Süßspeisen zu fast allem.**

Petersilie ist eines der beliebtesten und meistgebrauchten Geürzkräuter, dabei ist sie nicht nur Gewürz, sondern auch Dekor. Auch in der Großstadtwohnung ist Petersilie leicht im

Blumenkasten zu ziehen und auf Vorrat zu halten. Man verwendet die frischen Blätter und Stiele (frisch anwenden, nicht mitkochen), die Wurzel kann man mitkochen. Petersilie gibt nicht nur vielen Gerichten in Geschmack und Optik den letzten Schliff, sondern ist ebenso ein excellenter Vitaminspender: Zwei Eßlöffel gehackte Petersilie pro Tag genügen, um den täglichen Vitamin-C-Bedarf eines Menschen zu decken. Petersilie ist universell einsetzbar und paßt – außer zu Süßspeisen zu fast allem.

Peperoni: Siehe auch Cayennepfeffer. Entfernter Verwandter des Paprika, aber zwanzigmal schärfer. Würzt Hülsenfrüchte, gebratenes Fleisch, Hackfleischgerichte, Käse und Eier. Ein bekanntes Fertigprodukt ist die **Tobascosauce**. Tip: Der Teufelspfeffer macht sich auch als Zimmerpflanze sehr dekorativ!

Pfeffer ist auch heute noch für manchen Zeitgenossen zusammen mit Salz gleichbedeutend mit Gewürz überhaupt, dies ist jedoch phantasielose Einseitigkeit. Natürlich ist Pfeffer ein Universalgewürz und paßt – außer zu Süßspeisen zu fast allem, man muß aber behutsam mit Pfeffer umgehen, sonst wird er eben zur „Vulgärwürze". Eingelegte grüne Pfefferkörner verfeinern gegrillten Fisch, Steaks, Pasteten, Fleischfüllungen und Hackfleisch und können gebratenem Wild den letzten Schliff geben. Pfefferbutter und Frischkäse mit grünem Pfeffer sind weitere Anregungen. Für **schwarzen Pfeffer** werden unreife grüne Beeren so lange getrocknet, bis sie zu schwarzen runzligen Körnchen geworden sind. Das getrocknete Fruchtfleisch macht schwarzen Pfeffer schärfer als weißen Pfeffer. Schwarzen Pfeffer verwenden Sie für dunkle Soßen und Suppen und dunkles Fleisch, hier vor allem für Steaks und Rouladen. Für **weißen Pfeffer** wird das Fruchtfleisch von den reifen roten Beeren entfernt und es trocknen nur die Kerne. Weißer Pfeffer ist etwas milder und feiner im Geschmack als schwarzer Pfeffer. Weißen Pfeffer verwenden Sie für helle Soßen und Suppen, helles Fleisch und Fleischgerichte mit hellen Soßen, sowie für Geflügel, Rührei, Spiegelei und Omelette.

Rosmarin schmeckt frisch oder getrocknet herb-aromatisch bis würzig-bitter, ein Geschmack, der besonders gut mit Fleisch jeder Art harmoniert. Minestrone, Tomatensuppe und Pizza verlangen nach Rosmarin.

Safran ist wohl eines der teuersten Gewürze der Welt, wenn auch heute etwas aus der Mode gekommen. Das Gewürz wird aus den Narben eines Krokusgewächses gewonnen. Safran gibt hellen Soßen, Bouillons, Geflügel- und Fischgerichten die besondere Note. Durch Safran bekommen Reisgerichte die appetitlich gelbe Farbe und den Wohlgeruch. Auch in der Kuchenbäckerei verwendbar.

Salbei: Frisch und getrocknet sparsam verwenden, würzig-bitterer Geschmack. Bestens geeignet insbesondere zum Verfeinern von fetterem Fleisch (Schwein) und fetteren Fischsorten (Aal). Geflügelleber mit Salbei zubereitet ist eine besondere

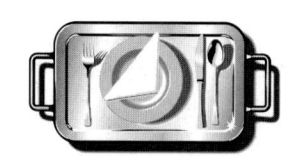

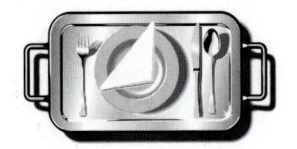

Delikatesse, einige Salbeiblätter zwischen der Zwiebel und den Fleischscheiben eines Fleischspießes erhöhen den Genuß.

Salz: An dieser Stelle nochmals ein paar Bemerkungen zur Würze aller Würzen. Wahr ist, daß man auf alle Gewürze verzichten kann, auf Salz niemals. Wer heute zum Salzstreuer greift, ist sich kaum bewußt, welche Bedeutung die unscheinbaren weißen Körnchen in der Geschichte der Menschheit hatten. Um diesen Stoff wurden Kriege geführt ... vielleicht würzt man ja in ein paar hundert Jahren mit Erdöl und Kuweit ist dann so etwas wie Karthago. Sol, Sold, Soldaten ... Patienten immer wieder anhalten nicht zuzusalzen!

Schnittlauch: Das bekannte und weitverbreitete Zwiebelgewächs zeichnet sich auch durch einen hohen Gehalt an Vitamin C aus. Schnittlauch gibt man immer roh und klein geschnitten an die fertige Speise. Schmeckt auf Butterbrot genauso, wie am Quark oder an Salaten. Gut als „Zwiebelersatz" geeignet. Schnittlauch paßt zu Eiern, Mayonaise, Käse, gedünstetem Seefisch und gekochtem Rindfleisch. Tip: Schnittlauch ist bestens geeignet zum **Heimanbau im Blumentopf**, im Blumenkasten, auf dem Fensterbrett oder dem Balkon, auch für die Großstadtwohnung und auch im Winter!

Sellerie: Wie Paprika Gemüse und Gewürz. Frisch gehackte Sellerieblätter kann man wie Petersilie verwenden, man kann Sellerie in der Bratensoße mitdünsten und seine Würzkraft in vielen Suppen ausnutzen!

Thymian ist der Bruder des Majoran und schmeckt herb-pikant. Thymian läßt man frisch oder getrocknet sparsam dosiert mitgaren. Bevorzugt wird Thymian zum Würzen von Hülsenfrüchten-Gerichten genommen. Auch zu Hackbraten, Nieren und Leberknödeln paßt er ausgezeichnet. Ansonsten ist Thymian durchaus ähnlich dem Majoran zu verwenden (siehe dort). Übrigens: Thymian+Bohnenkraut können Pfeffer ersetzen!

Vanille ist eine ideale Komponente zu allen Süßigkeiten, Süßspeisen (Cremes, Flammeris, Milchreis, Puddings, Aufläufe, Kaiserschmarrn ...), zu feinem Backwerk, Eis und Kompott. Vanillesoße erklärt sich selbst. Vanillinzucker wird heute im Haushalt häufiger verwendet, als echte Vanille. In Flüssigkeiten kocht man ein Stück Vanilleschote mit und entfernt es vor dem Anrichten der Speise. Für Kuchenteig oder Schlagsahne schlitzt man die Vanilleschote auf und schabt das Mark mit den winzigen Samenkörnchen heraus. Die leeren Schoten lassen sich noch zum Auskochen oder zum Einlegen in die Zukkerdose verwenden. Teekenner stellen sich den aromatisierten Vanilletee selbst her und legen einfach eine Vanilleschote in die Teedose.

Wachholderbeeren schmecken süßlich-bitter. Das Aroma verstärkt sich, wenn man sie leicht zerdrückt. Anwendungsmöglichkeiten: Braten- und Wildsoßen, Fischsud, Fischmarinaden, Gulasch, Rinderbraten, Sauerbraten, Schweinefleisch,

Wildmarinaden, Wildragouts, Wildgeflügel, Sauerkraut, Rotkraut. Auch Wachholder kann man trinken: Heißt dann zwar Genever oder Gin und ist hochprozentig, ein gelegentliches Gläschen schadet aber auch dem Dialysepatient nicht.

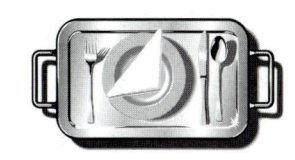

Zimt ist die aromatisch duftende innere Rinde eines tropischen Baumes, genauer der Bast, der zwischen dem Holz des Stammes und der Borke liegt. Man verwendet Zimtpulver oder Zimtrinde und würzt damit Milch- und Mehlspeisen, Soßen, Kuchen und Kompott. Zimt kann man auch zum Würzen von Fleischfüllungen, für Lamm- und Hackfleischgerichte, sowie für orientalische Fleischgerichte verwenden.

Zitrone ist Südfrucht und Würzmittel mit hohem Vitamingehalt. In manchem Fall ist Zitronensaft als **Alternative zum Essig** zu verwenden, beispielsweise beim Würzen von Salaten. Die geriebene oder getrocknete Schale der Zitrone (ungespritzte Früchte kaufen!) ist ein herrliches Gewürz für Backwaren aller Art. Griessspeisen, Obstsalate und Reis, Aufläufe, Tee und Punsch können mit Zitrone gewürzt werden. **Zitronen sind im Haushalt des Dialysepatienten unentbehrlich**: Einige Spritzer frischer Zitronensaft am Mineralwasser erhöhen den durstlöschenden Effekt signifikant. Ebenso kann man sich hin und wieder ein paar Tropfen Zitronensaft pur zur Durstlöschung auf die Zunge träufeln, ohne große Flüssigkeitsbelastung erreicht man so einen ausgeprägten **durststillenden Effekt**.

Zusammenfassung

Die idealen Diätziele beim chronischen Dialysepatienten sind:

- Vermeidung der Überwässerung
- Vermeidung des Katabolismus (Abbau körpereigenen Eiweißes)
- Vermeidung der Hyperkaliämie
- Vermeidung der Hyperphosphatämie
- Sicherung der ausreichenden Zufuhr bzw. des ausreichenden Ersatzes von Vitaminen und Mineralien

Als Richtlinie bzw. orientierende Eckdaten für die Ernährung des Dialysepatienten können folgende Angaben benutzt werden:

- Die **tägliche Flüssigkeitsaufnahme** des dialysepflichtigen Patienten orientiert sich an der verbliebenen Urinausscheidung und berechnet sich nach: Flüssigkeitszufuhr = Resturinausscheidung in Milliliter/Tag zuzüglich 500 bis 800 ml. Durch tägliches Wiegen gewinnt der Patient eine ausreichend gute Kontrolle über seinen „Bewässerungszustand".
- **Eiweißzufuhr**: etwa 1,2 Gramm/kg KG/Tag
- **Energiezufuhr**: etwa 35 kcal/kg KG/Tag
- **Natriumzufuhr**: etwa 3,5 bis 6 Gramm Kochsalz
- **Kaliumzufuhr**: etwa 1,5 bis maximal 2,3 Gramm
- **Phosphatzufuhr**: etwa 0,6 bis 1,2 Gramm
- **Calciumzufuhr**: etwa 1 bis 2 Gramm

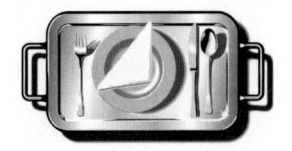

Die **individuelle Zusammenstellung des Diätplans** für den einzelnen Patienten unter Berücksichtigung der aktuellen und chronischen Krankheitssituation ist ein wichtiger Bestandteil einer individualisierten Therapie. Durch sinnvolle Diät ist die Lebensqualität und die Lebenserwartung der Dialysepatienten zu steigern, die Komplikationsrate läßt sich senken. **Fehlernährung ist ein Risikofaktor.**

Bei Komplikationen und Verschlechterung des Allgemeinzustandes sollte neben einer Prüfung des Dialyseregimes (Intensivierung der Dialysetherapie meist erforderlich!) stets eine Prüfung der Stoffwechsellage bzw. der Ernährungssituation erfolgen.

Entscheidend ist eine gute und verständnisvolle **Aufklärung und Beratung** der Patienten durch Dialysearzt, Dialysepersonal, Diätassistentin. **Ziel ist der machbare Kompromiß**, die für den einzelnen Patient akzeptable Kostvariante, **das schwierige richtige Maß zwischen Güte und Strenge!**

Grafiken zur Lebensmittelzusammensetzung

Natrium-, Kalium- und Phosphatgehalt

Auf den nächsten Seiten zeigen wir Ihnen den Gehalt an Natrium, Kalium und Phosphat in vielen Lebensmitteln. Wir sind hier nicht den traditionellen Weg der Darstellung in Tabellenform gegangen, vielmehr haben wir die Daten graphisch dargestellt, so daß Sie auf einen Blick zwischen „viel" und „wenig" unterscheiden können.

Der Informationsgehalt einer traditionellen Tabelle bleibt dennoch erhalten: An der Spitze einer jeden Säule finden Sie eine kleine Zahl, die Ihnen den Gehalt an Natrium, Kalium oder Phosphat in Milligramm pro 100 Gramm eßbare, bzw. trinkbare Substanz angibt.

Dabei müssen Sie beachten, daß 100 Gramm Brot oder 100 Gramm Joghurt schnell verspeist sind, es aber schon sehr viel schwerer ist, 100 Gramm Tomatenketchup oder 100 Gramm Petersilie auf einmal zu konsumieren.

Wenn Sie sich diese Tatsachen bei der Betrachtung der Grafiken immer vergegenwärtigen, werden Sie viele überraschende Entdeckungen machen ... viel Spaß auf dieser spannenden Reise!

Die Bezeichnung des Lebensmittels entnehmen Sie am Fuß der Säule, die **Reihenfolge** ist **alphabetisch**.

Der Übersichtlichkeit halber sind **Natrium, Kalium und Phosphat getrennt aufgeführt**, die **erste Grafik** im Reigen **zeigt Extremwerte**, ergänzend zum Thema wird in der **letzten Grafik** der **prozentuale Wasseranteil in einigen Lebensmittelgruppen** gezeigt.

Die bewußte Ernährung des Dialysepatienten

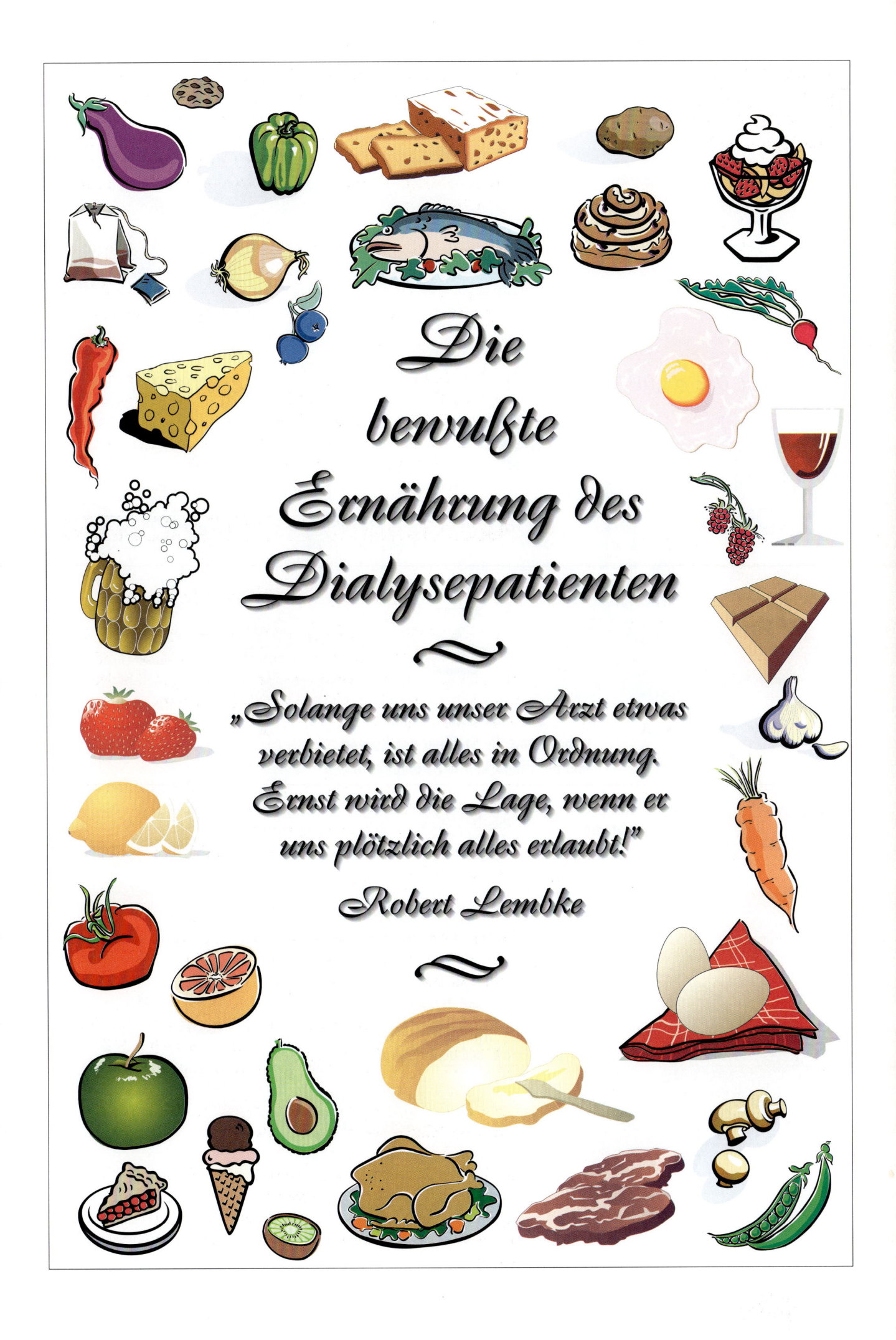

„Solange uns unser Arzt etwas verbietet, ist alles in Ordnung. Ernst wird die Lage, wenn er uns plötzlich alles erlaubt!"

— Robert Lembke

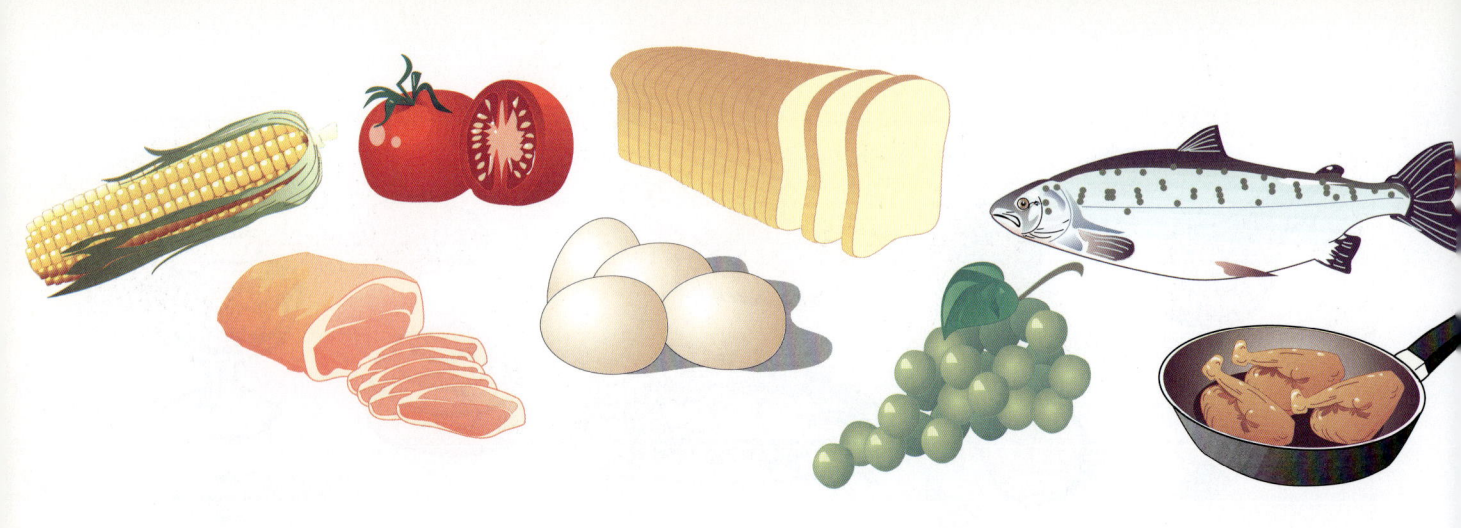

Über die Hausaufgaben des (Hämo-) Dialysepatienten …

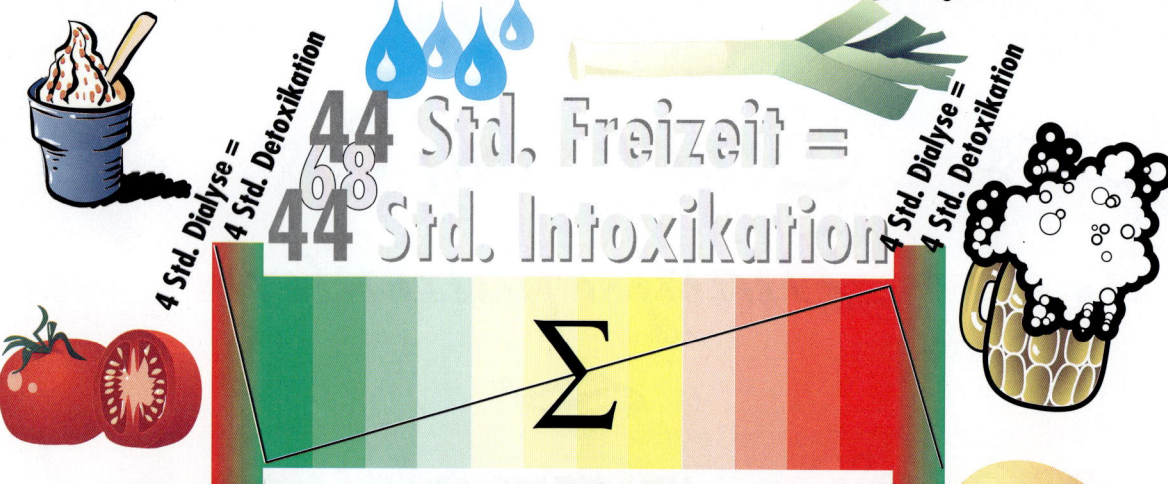

4 Std. Dialyse = 4 Std. Detoxikation

68 44 Std. Freizeit =
44 Std. Intoxikation

4 Std. Dialyse = 4 Std. Detoxikation

Σ

Die Summe der Ereignisse bestimmt die Steilheit der Kurven und die Häufigkeit der Komplikationen

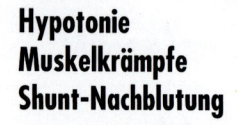

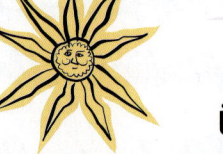

Hypotonie
Muskelkrämpfe
Shunt-Nachblutung

Hypertonie
Hyperkaliämie
Überwässerung

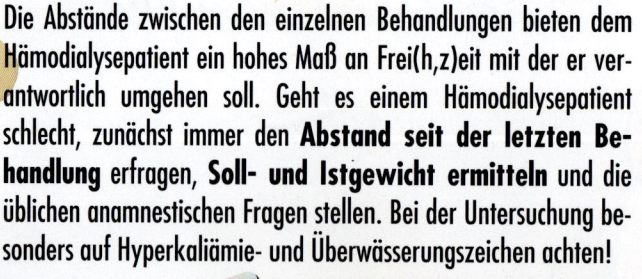

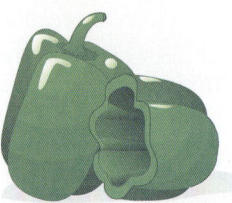

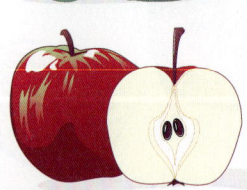

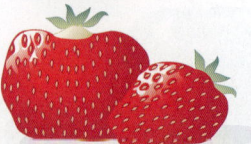

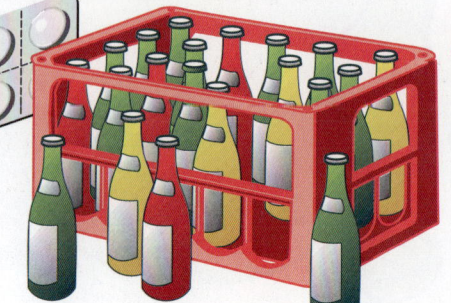

Die Abstände zwischen den einzelnen Behandlungen bieten dem Hämodialysepatient ein hohes Maß an Frei(h,z)eit mit der er verantwortlich umgehen soll. Geht es einem Hämodialysepatient schlecht, zunächst immer den **Abstand seit der letzten Behandlung** erfragen, **Soll- und Istgewicht ermitteln** und die üblichen anamnestischen Fragen stellen. Bei der Untersuchung besonders auf Hyperkaliämie- und Überwässerungszeichen achten!

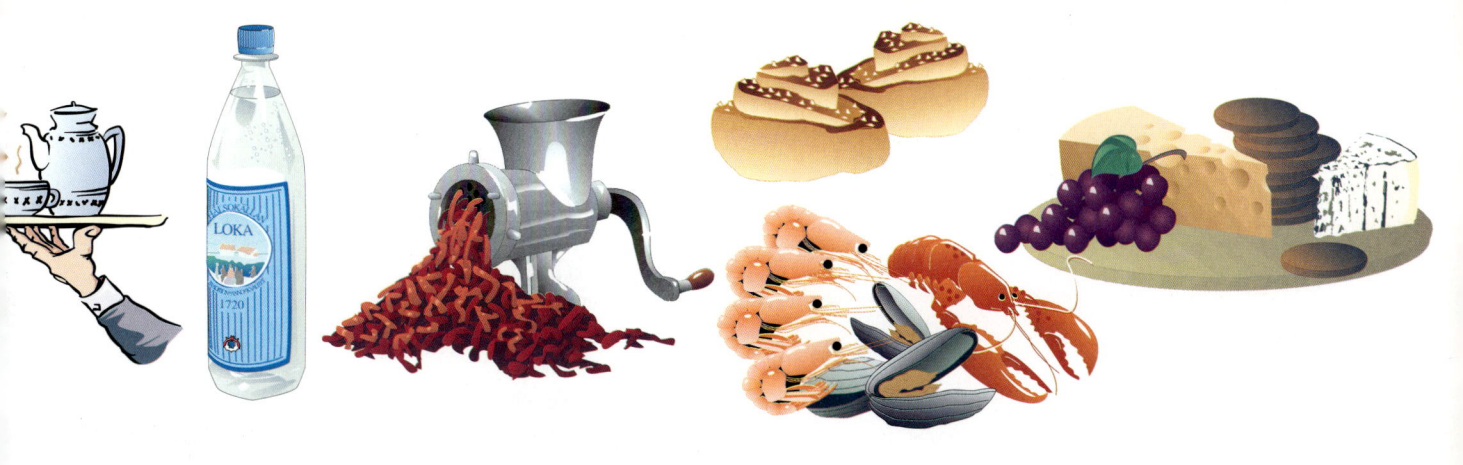

Extremwerte von Natrium-, Kalium- und Phosphoranteil in Lebensmitteln

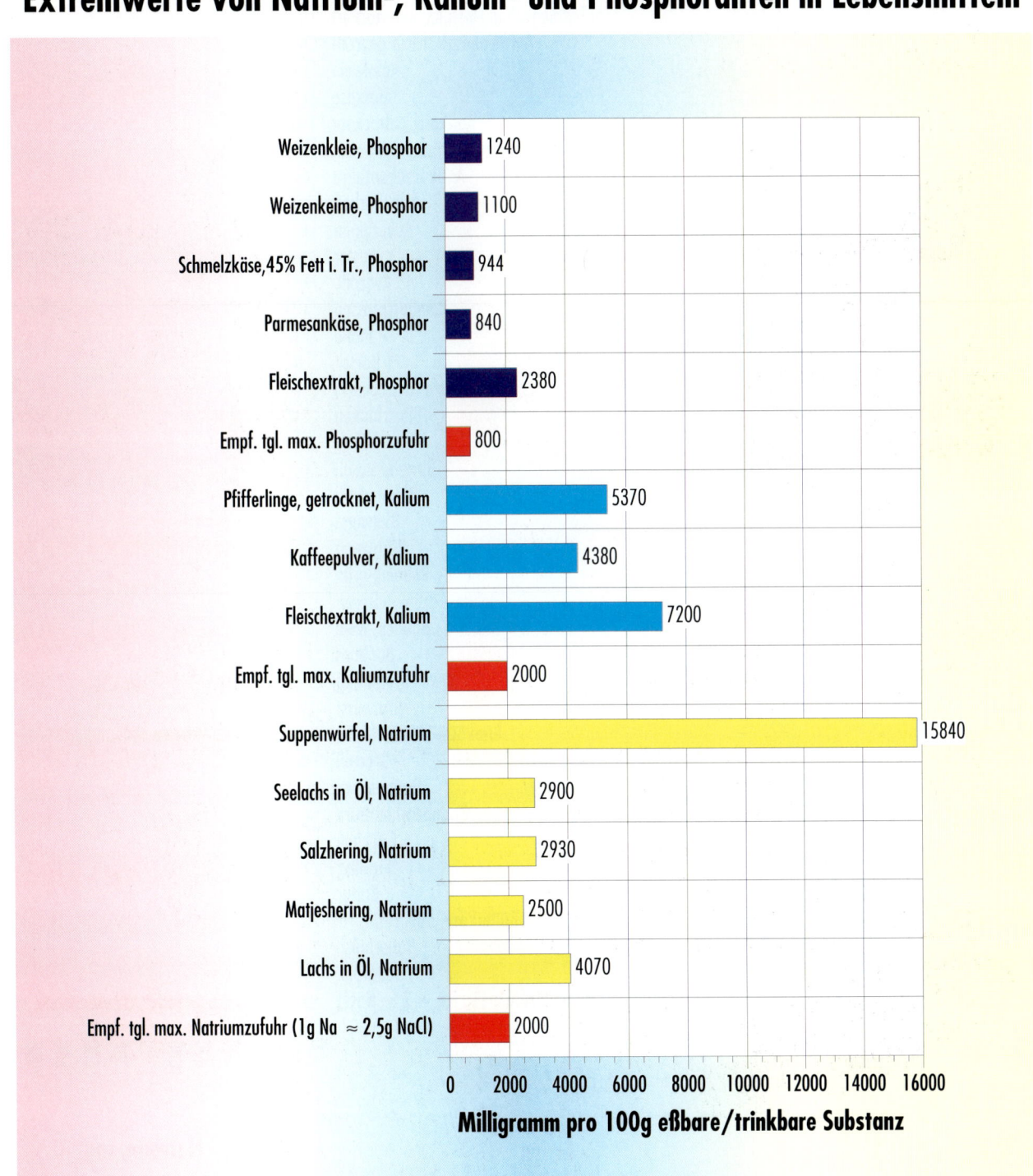

Lebensmittel	mg/100g
Weizenkleie, Phosphor	1240
Weizenkeime, Phosphor	1100
Schmelzkäse, 45% Fett i. Tr., Phosphor	944
Parmesankäse, Phosphor	840
Fleischextrakt, Phosphor	2380
Empf. tgl. max. Phosphorzufuhr	800
Pfifferlinge, getrocknet, Kalium	5370
Kaffeepulver, Kalium	4380
Fleischextrakt, Kalium	7200
Empf. tgl. max. Kaliumzufuhr	2000
Suppenwürfel, Natrium	15840
Seelachs in Öl, Natrium	2900
Salzhering, Natrium	2930
Matjeshering, Natrium	2500
Lachs in Öl, Natrium	4070
Empf. tgl. max. Natriumzufuhr (1g Na ≈ 2,5g NaCl)	2000

Milligramm pro 100g eßbare/trinkbare Substanz

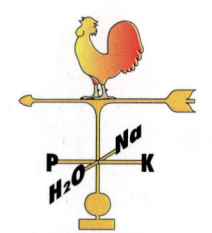

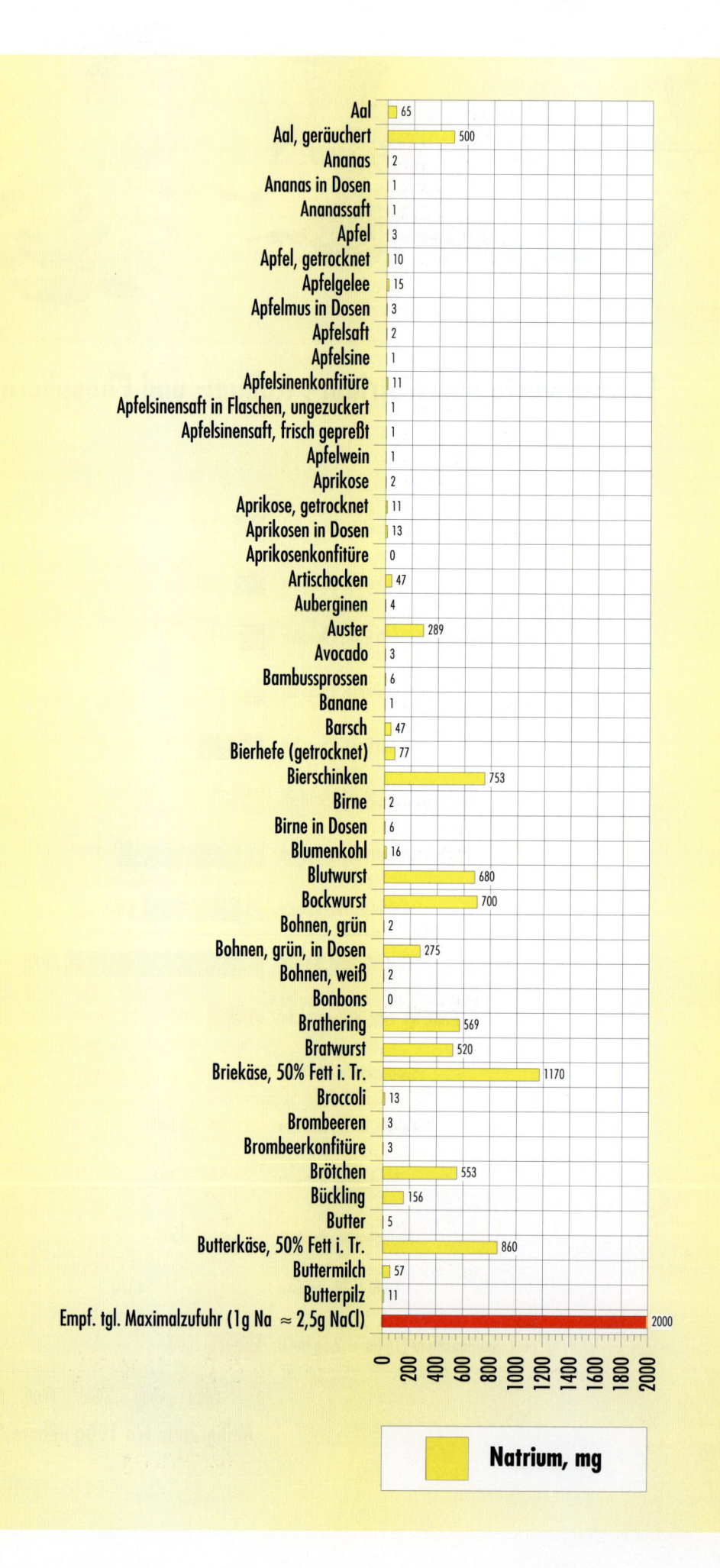

Nahrungsmittel A - Z
Milligramm/100 Gramm

Lebensmittel	Natrium, mg
Aal	65
Aal, geräuchert	500
Ananas	2
Ananas in Dosen	1
Ananassaft	1
Apfel	3
Apfel, getrocknet	10
Apfelgelee	15
Apfelmus in Dosen	3
Apfelsaft	2
Apfelsine	1
Apfelsinenkonfitüre	11
Apfelsinensaft in Flaschen, ungezuckert	1
Apfelsinensaft, frisch gepreßt	1
Apfelwein	1
Aprikose	2
Aprikose, getrocknet	11
Aprikosen in Dosen	13
Aprikosenkonfitüre	0
Artischocken	47
Auberginen	4
Auster	289
Avocado	3
Bambussprossen	6
Banane	1
Barsch	47
Bierhefe (getrocknet)	77
Bierschinken	753
Birne	2
Birne in Dosen	6
Blumenkohl	16
Blutwurst	680
Bockwurst	700
Bohnen, grün	2
Bohnen, grün, in Dosen	275
Bohnen, weiß	2
Bonbons	0
Brathering	569
Bratwurst	520
Briekäse, 50% Fett i. Tr.	1170
Broccoli	13
Brombeeren	3
Brombeerkonfitüre	3
Brötchen	553
Bückling	156
Butter	5
Butterkäse, 50% Fett i. Tr.	860
Buttermilch	57
Butterpilz	11
Empf. tgl. Maximalzufuhr (1g Na ≈ 2,5g NaCl)	2000

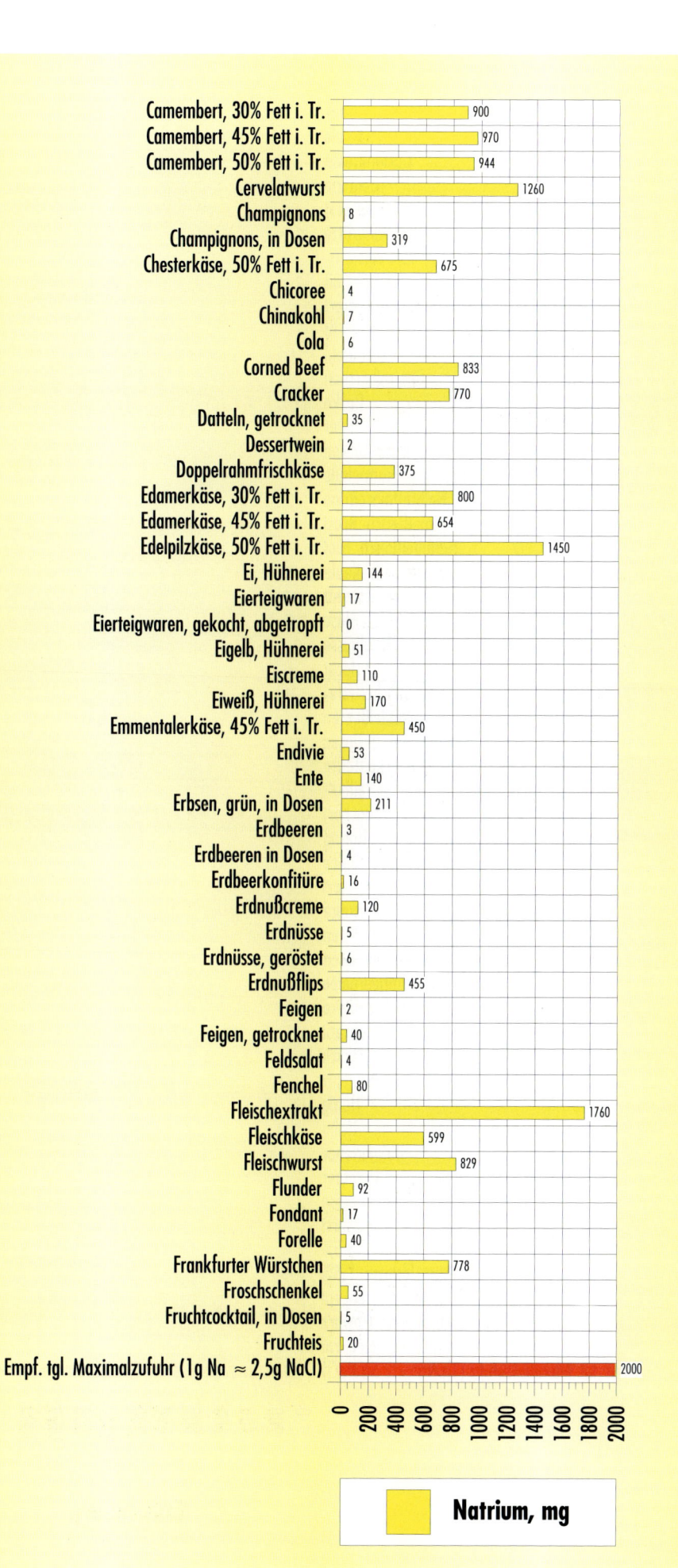

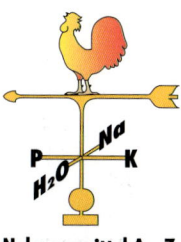

Nahrungsmittel A - Z
Milligramm/100 Gramm

Lebensmittel	Natrium, mg
Camembert, 30% Fett i. Tr.	900
Camembert, 45% Fett i. Tr.	970
Camembert, 50% Fett i. Tr.	944
Cervelatwurst	1260
Champignons	8
Champignons, in Dosen	319
Chesterkäse, 50% Fett i. Tr.	675
Chicoree	4
Chinakohl	7
Cola	6
Corned Beef	833
Cracker	770
Datteln, getrocknet	35
Dessertwein	2
Doppelrahmfrischkäse	375
Edamerkäse, 30% Fett i. Tr.	800
Edamerkäse, 45% Fett i. Tr.	654
Edelpilzkäse, 50% Fett i. Tr.	1450
Ei, Hühnerei	144
Eierteigwaren	17
Eierteigwaren, gekocht, abgetropft	0
Eigelb, Hühnerei	51
Eiscreme	110
Eiweiß, Hühnerei	170
Emmentalerkäse, 45% Fett i. Tr.	450
Endivie	53
Ente	140
Erbsen, grün, in Dosen	211
Erdbeeren	3
Erdbeeren in Dosen	4
Erdbeerkonfitüre	16
Erdnußcreme	120
Erdnüsse	5
Erdnüsse, geröstet	6
Erdnußflips	455
Feigen	2
Feigen, getrocknet	40
Feldsalat	4
Fenchel	80
Fleischextrakt	1760
Fleischkäse	599
Fleischwurst	829
Flunder	92
Fondant	17
Forelle	40
Frankfurter Würstchen	778
Froschschenkel	55
Fruchtcocktail, in Dosen	5
Fruchteis	20
Empf. tgl. Maximalzufuhr (1g Na ≈ 2,5g NaCl)	2000

Natrium, mg

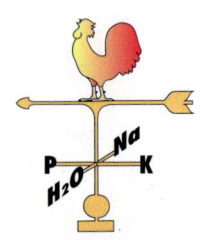

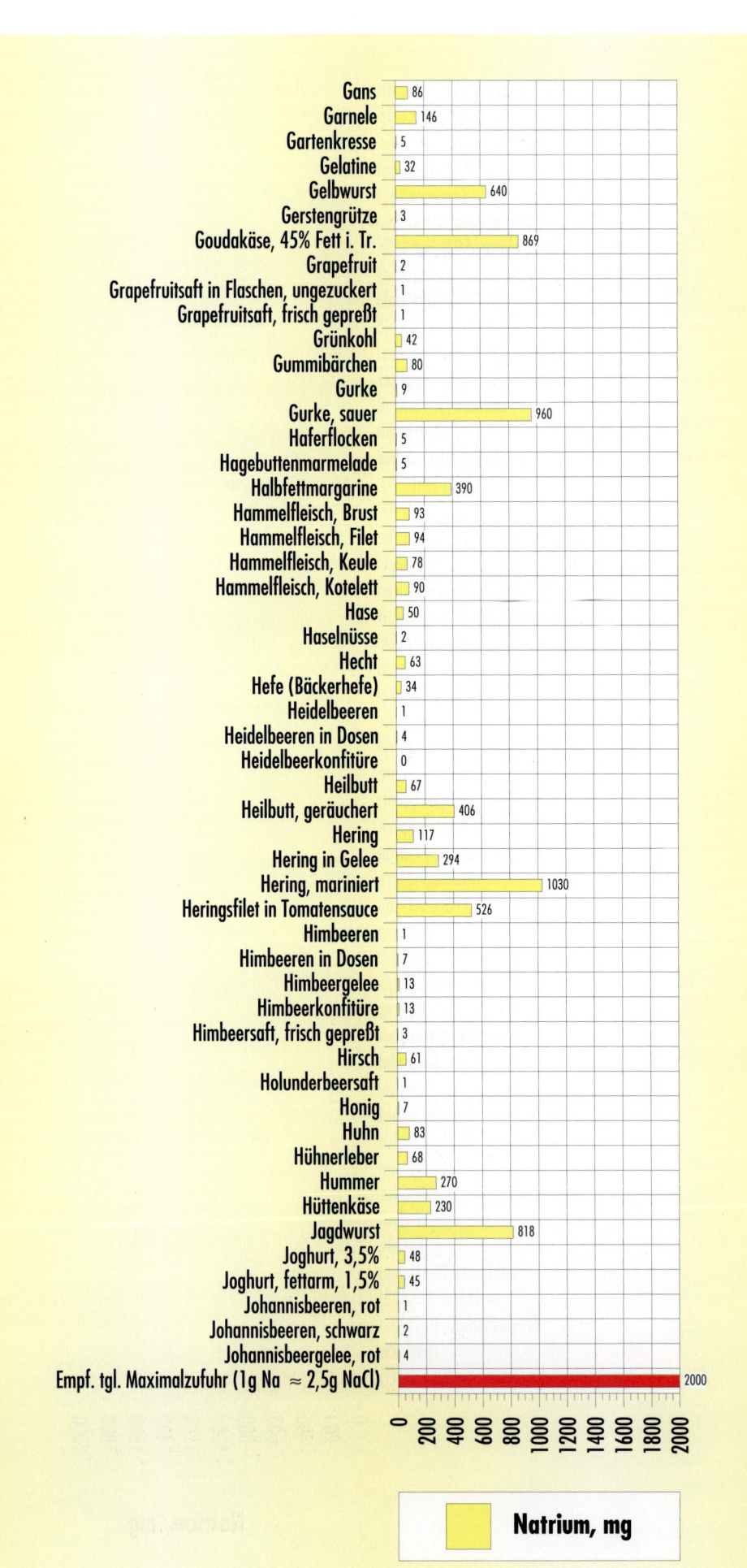

Nahrungsmittel A - Z
Milligramm/100 Gramm

Nahrungsmittel	Natrium, mg
Gans	86
Garnele	146
Gartenkresse	5
Gelatine	32
Gelbwurst	640
Gerstengrütze	3
Goudakäse, 45% Fett i. Tr.	869
Grapefruit	2
Grapefruitsaft in Flaschen, ungezuckert	1
Grapefruitsaft, frisch gepreßt	1
Grünkohl	42
Gummibärchen	80
Gurke	9
Gurke, sauer	960
Haferflocken	5
Hagebuttenmarmelade	5
Halbfettmargarine	390
Hammelfleisch, Brust	93
Hammelfleisch, Filet	94
Hammelfleisch, Keule	78
Hammelfleisch, Kotelett	90
Hase	50
Haselnüsse	2
Hecht	63
Hefe (Bäckerhefe)	34
Heidelbeeren	1
Heidelbeeren in Dosen	4
Heidelbeerkonfitüre	0
Heilbutt	67
Heilbutt, geräuchert	406
Hering	117
Hering in Gelee	294
Hering, mariniert	1030
Heringsfilet in Tomatensauce	526
Himbeeren	1
Himbeeren in Dosen	7
Himbeergelee	13
Himbeerkonfitüre	13
Himbeersaft, frisch gepreßt	3
Hirsch	61
Holunderbeersaft	1
Honig	7
Huhn	83
Hühnerleber	68
Hummer	270
Hüttenkäse	230
Jagdwurst	818
Joghurt, 3,5%	48
Joghurt, fettarm, 1,5%	45
Johannisbeeren, rot	1
Johannisbeeren, schwarz	2
Johannisbeergelee, rot	4
Empf. tgl. Maximalzufuhr (1g Na ≈ 2,5g NaCl)	2000

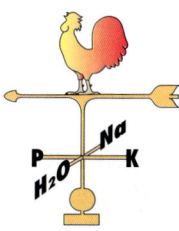

Nahrungsmittel A - Z
Milligramm/100 Gramm

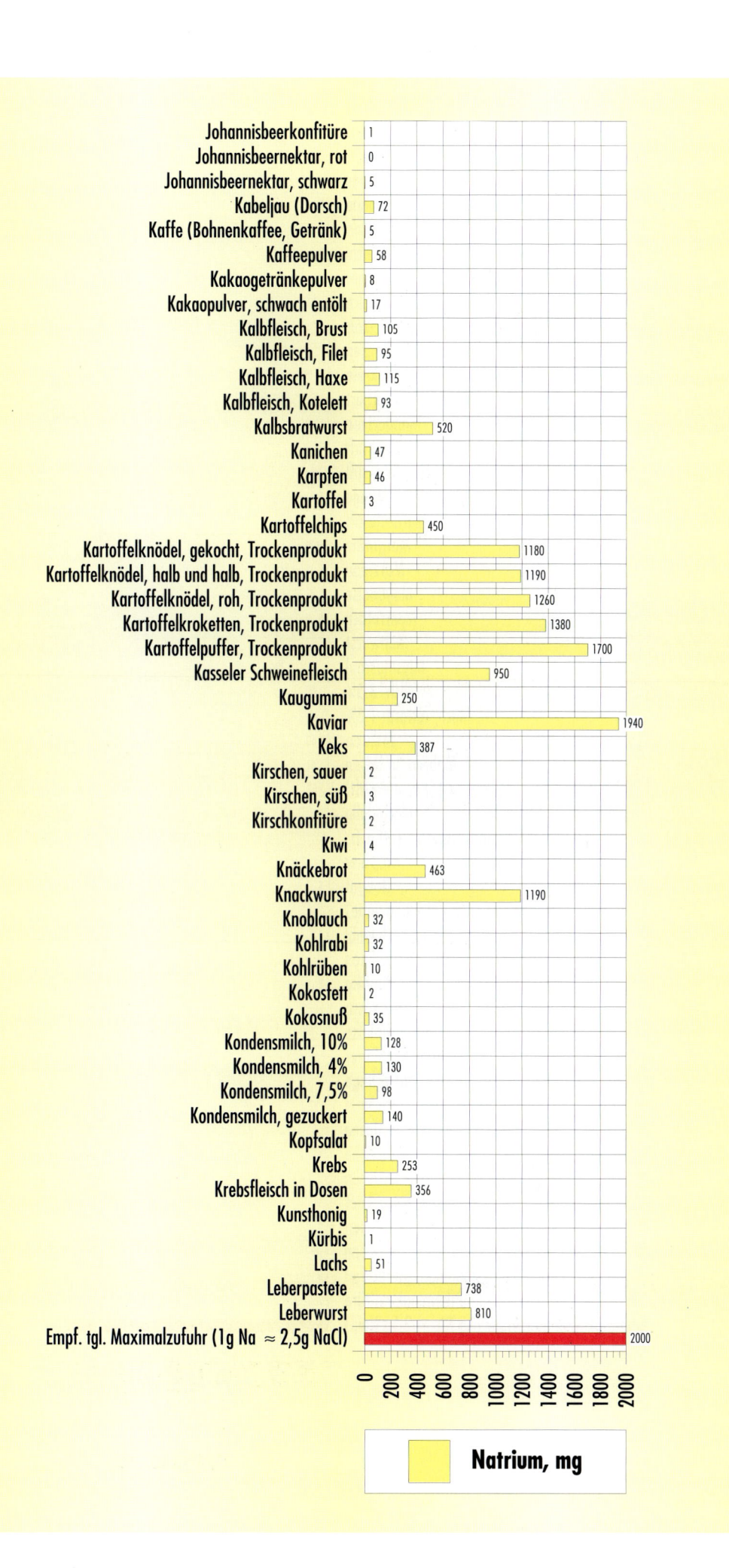

Nahrungsmittel	Natrium, mg
Johannisbeerkonfitüre	1
Johannisbeernektar, rot	0
Johannisbeernektar, schwarz	5
Kabeljau (Dorsch)	72
Kaffe (Bohnenkaffee, Getränk)	5
Kaffeepulver	58
Kakaogetränkepulver	8
Kakaopulver, schwach entölt	17
Kalbfleisch, Brust	105
Kalbfleisch, Filet	95
Kalbfleisch, Haxe	115
Kalbfleisch, Kotelett	93
Kalbsbratwurst	520
Kanichen	47
Karpfen	46
Kartoffel	3
Kartoffelchips	450
Kartoffelknödel, gekocht, Trockenprodukt	1180
Kartoffelknödel, halb und halb, Trockenprodukt	1190
Kartoffelknödel, roh, Trockenprodukt	1260
Kartoffelkroketten, Trockenprodukt	1380
Kartoffelpuffer, Trockenprodukt	1700
Kasseler Schweinefleisch	950
Kaugummi	250
Kaviar	1940
Keks	387
Kirschen, sauer	2
Kirschen, süß	3
Kirschkonfitüre	2
Kiwi	4
Knäckebrot	463
Knackwurst	1190
Knoblauch	32
Kohlrabi	32
Kohlrüben	10
Kokosfett	2
Kokosnuß	35
Kondensmilch, 10%	128
Kondensmilch, 4%	130
Kondensmilch, 7,5%	98
Kondensmilch, gezuckert	140
Kopfsalat	10
Krebs	253
Krebsfleisch in Dosen	356
Kunsthonig	19
Kürbis	1
Lachs	51
Leberpastete	738
Leberwurst	810
Empf. tgl. Maximalzufuhr (1g Na ≈ 2,5g NaCl)	2000

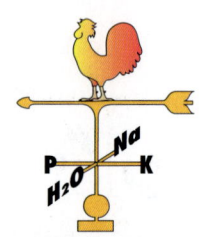

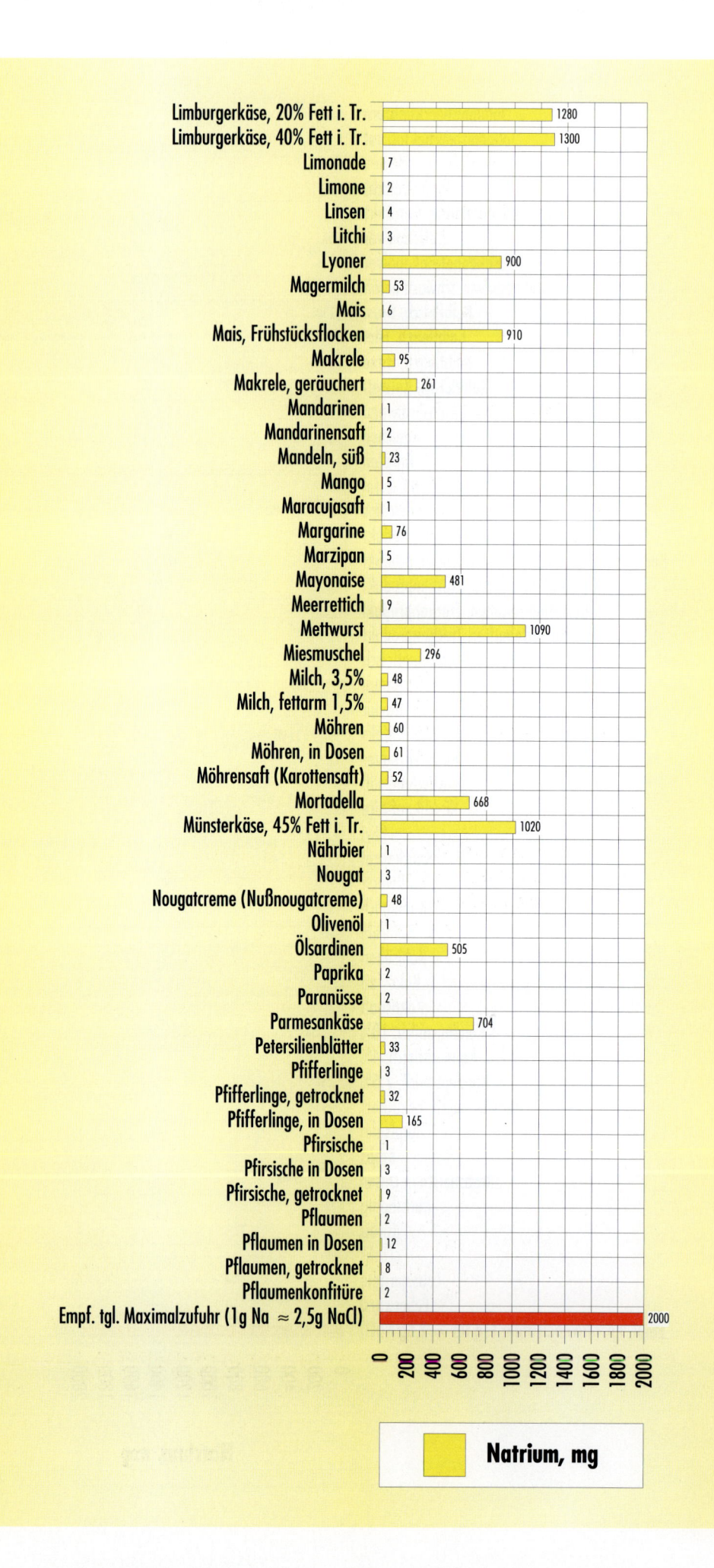

Nahrungsmittel A - Z
Milligramm/100 Gramm

Nahrungsmittel	Natrium, mg
Limburgerkäse, 20% Fett i. Tr.	1280
Limburgerkäse, 40% Fett i. Tr.	1300
Limonade	7
Limone	2
Linsen	4
Litchi	3
Lyoner	900
Magermilch	53
Mais	6
Mais, Frühstücksflocken	910
Makrele	95
Makrele, geräuchert	261
Mandarinen	1
Mandarinensaft	2
Mandeln, süß	23
Mango	5
Maracujasaft	1
Margarine	76
Marzipan	5
Mayonaise	481
Meerrettich	9
Mettwurst	1090
Miesmuschel	296
Milch, 3,5%	48
Milch, fettarm 1,5%	47
Möhren	60
Möhren, in Dosen	61
Möhrensaft (Karottensaft)	52
Mortadella	668
Münsterkäse, 45% Fett i. Tr.	1020
Nährbier	1
Nougat	3
Nougatcreme (Nußnougatcreme)	48
Olivenöl	1
Ölsardinen	505
Paprika	2
Paranüsse	2
Parmesankäse	704
Petersilienblätter	33
Pfifferlinge	3
Pfifferlinge, getrocknet	32
Pfifferlinge, in Dosen	165
Pfirsische	1
Pfirsische in Dosen	3
Pfirsische, getrocknet	9
Pflaumen	2
Pflaumen in Dosen	12
Pflaumen, getrocknet	8
Pflaumenkonfitüre	2
Empf. tgl. Maximalzufuhr (1g Na ≈ 2,5g NaCl)	2000

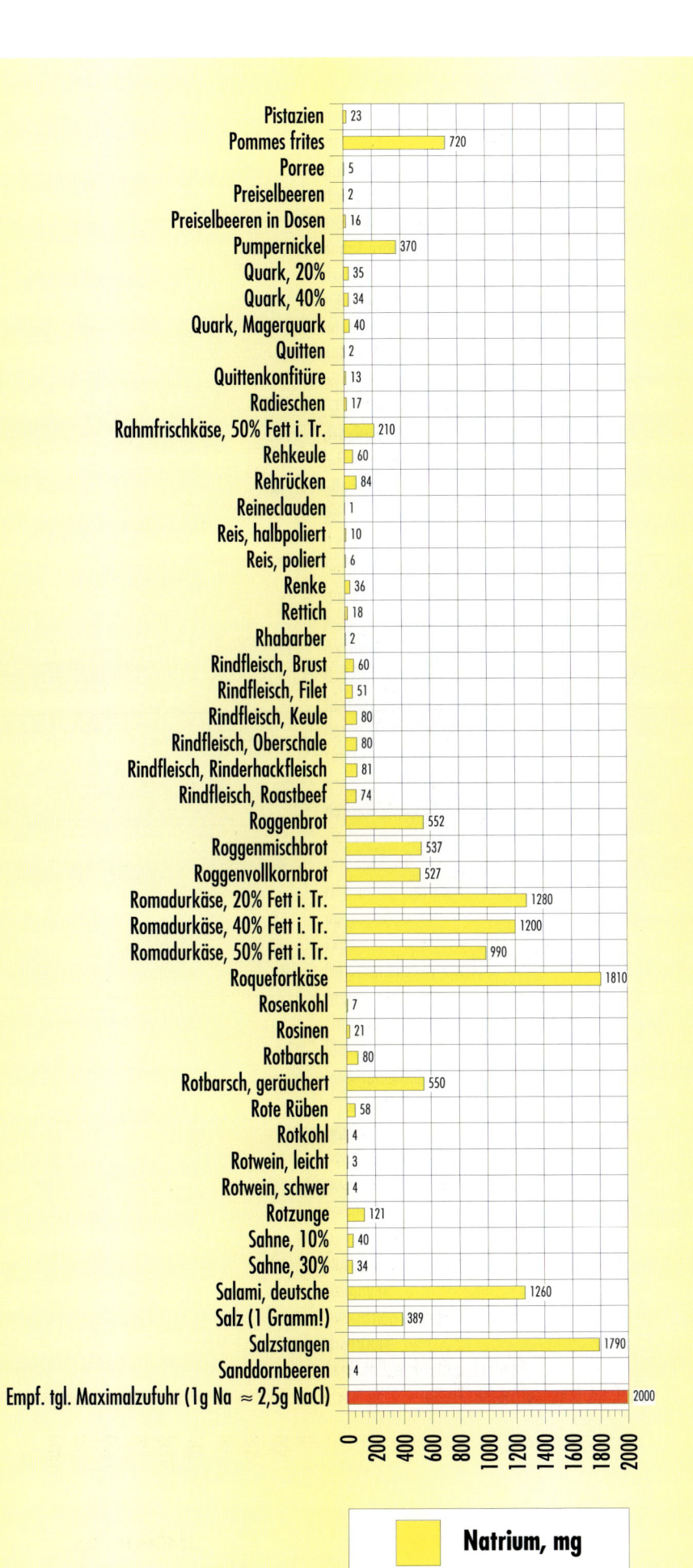

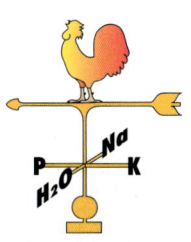

Nahrungsmittel A - Z
Milligramm/100 Gramm

Nahrungsmittel	Natrium, mg
Pistazien	23
Pommes frites	720
Porree	5
Preiselbeeren	2
Preiselbeeren in Dosen	16
Pumpernickel	370
Quark, 20%	35
Quark, 40%	34
Quark, Magerquark	40
Quitten	2
Quittenkonfitüre	13
Radieschen	17
Rahmfrischkäse, 50% Fett i. Tr.	210
Rehkeule	60
Rehrücken	84
Reineclauden	1
Reis, halbpoliert	10
Reis, poliert	6
Renke	36
Rettich	18
Rhabarber	2
Rindfleisch, Brust	60
Rindfleisch, Filet	51
Rindfleisch, Keule	80
Rindfleisch, Oberschale	80
Rindfleisch, Rinderhackfleisch	81
Rindfleisch, Roastbeef	74
Roggenbrot	552
Roggenmischbrot	537
Roggenvollkornbrot	527
Romadurkäse, 20% Fett i. Tr.	1280
Romadurkäse, 40% Fett i. Tr.	1200
Romadurkäse, 50% Fett i. Tr.	990
Roquefortkäse	1810
Rosenkohl	7
Rosinen	21
Rotbarsch	80
Rotbarsch, geräuchert	550
Rote Rüben	58
Rotkohl	4
Rotwein, leicht	3
Rotwein, schwer	4
Rotzunge	121
Sahne, 10%	40
Sahne, 30%	34
Salami, deutsche	1260
Salz (1 Gramm!)	389
Salzstangen	1790
Sanddornbeeren	4
Empf. tgl. Maximalzufuhr (1g Na ≈ 2,5g NaCl)	2000

Nahrungsmittel A - Z
Milligramm/100 Gramm

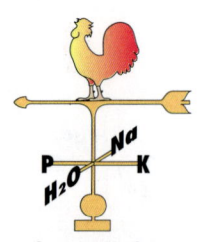

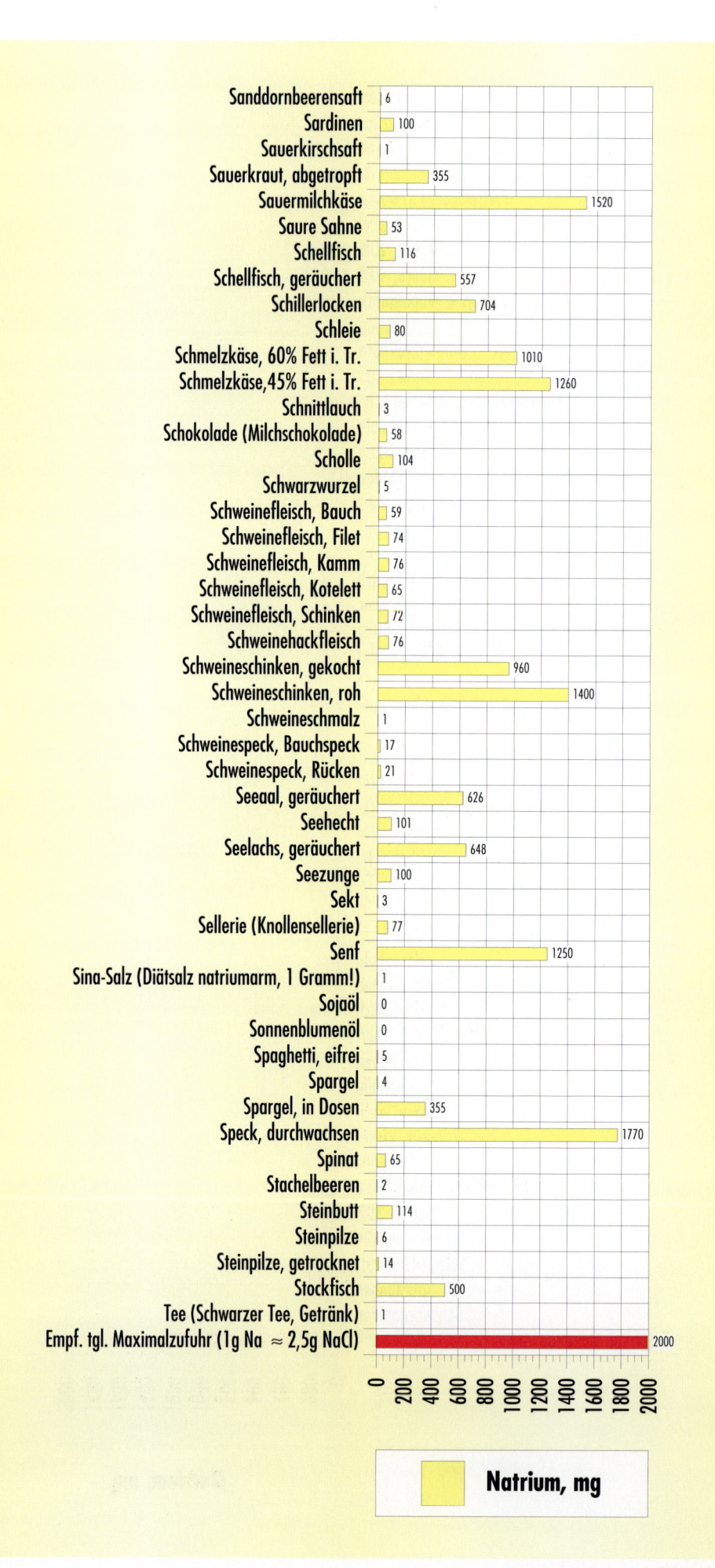

Nahrungsmittel	Natrium, mg
Sanddornbeerensaft	6
Sardinen	100
Sauerkirschsaft	1
Sauerkraut, abgetropft	355
Sauermilchkäse	1520
Saure Sahne	53
Schellfisch	116
Schellfisch, geräuchert	557
Schillerlocken	704
Schleie	80
Schmelzkäse, 60% Fett i. Tr.	1010
Schmelzkäse, 45% Fett i. Tr.	1260
Schnittlauch	3
Schokolade (Milchschokolade)	58
Scholle	104
Schwarzwurzel	5
Schweinefleisch, Bauch	59
Schweinefleisch, Filet	74
Schweinefleisch, Kamm	76
Schweinefleisch, Kotelett	65
Schweinefleisch, Schinken	72
Schweinehackfleisch	76
Schweineschinken, gekocht	960
Schweineschinken, roh	1400
Schweineschmalz	1
Schweinespeck, Bauchspeck	17
Schweinespeck, Rücken	21
Seeaal, geräuchert	626
Seehecht	101
Seelachs, geräuchert	648
Seezunge	100
Sekt	3
Sellerie (Knollensellerie)	77
Senf	1250
Sina-Salz (Diätsalz natriumarm, 1 Gramm!)	1
Sojaöl	0
Sonnenblumenöl	0
Spaghetti, eifrei	5
Spargel	4
Spargel, in Dosen	355
Speck, durchwachsen	1770
Spinat	65
Stachelbeeren	2
Steinbutt	114
Steinpilze	6
Steinpilze, getrocknet	14
Stockfisch	500
Tee (Schwarzer Tee, Getränk)	1
Empf. tgl. Maximalzufuhr (1g Na ≈ 2,5g NaCl)	2000

Nahrungsmittel A - Z
Milligramm/100 Gramm

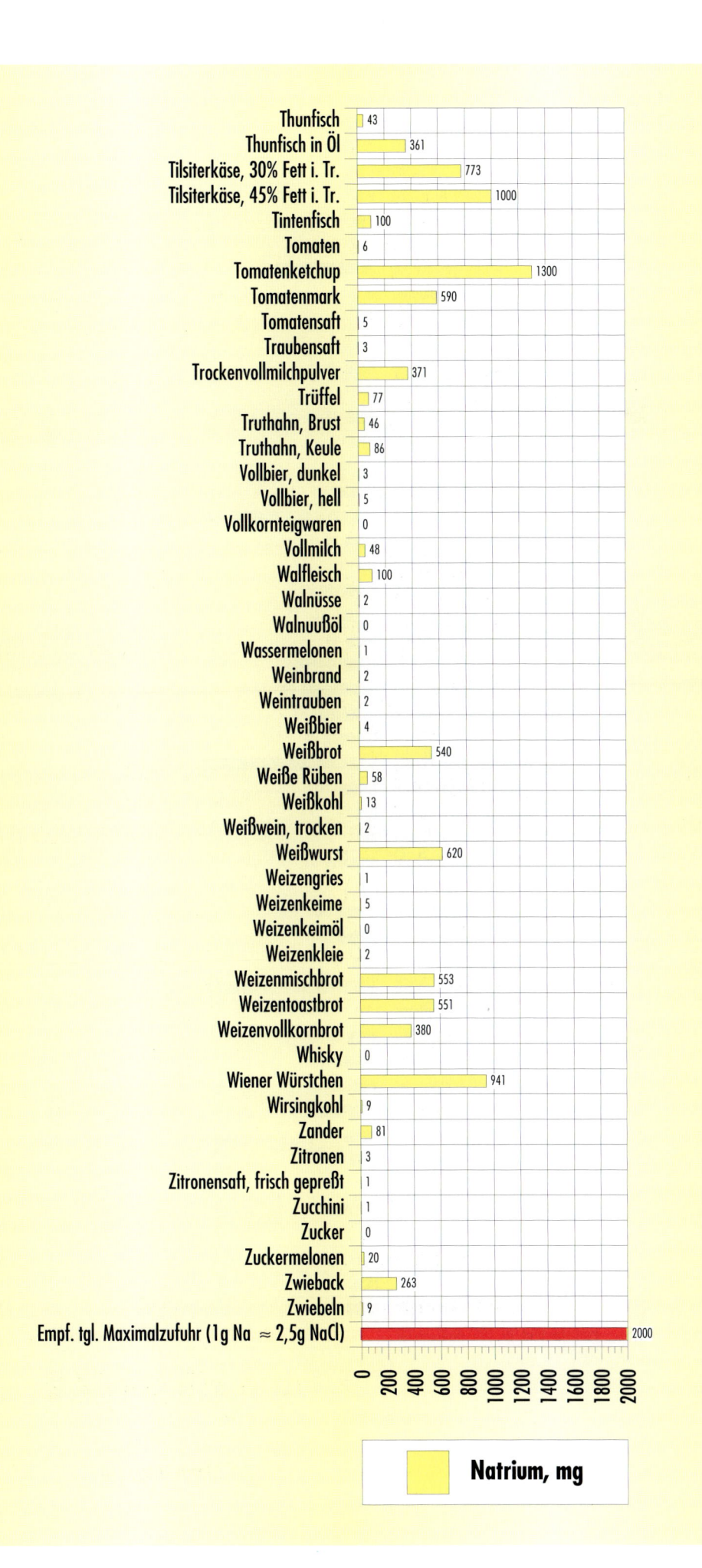

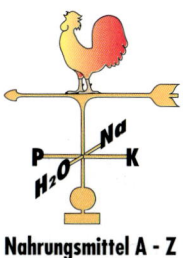

Lebensmittel	Natrium, mg
Thunfisch	43
Thunfisch in Öl	361
Tilsiterkäse, 30% Fett i. Tr.	773
Tilsiterkäse, 45% Fett i. Tr.	1000
Tintenfisch	100
Tomaten	6
Tomatenketchup	1300
Tomatenmark	590
Tomatensaft	5
Traubensaft	3
Trockenvollmilchpulver	371
Trüffel	77
Truthahn, Brust	46
Truthahn, Keule	86
Vollbier, dunkel	3
Vollbier, hell	5
Vollkornteigwaren	0
Vollmilch	48
Walfleisch	100
Walnüsse	2
Walnuußöl	0
Wassermelonen	1
Weinbrand	2
Weintrauben	2
Weißbier	4
Weißbrot	540
Weiße Rüben	58
Weißkohl	13
Weißwein, trocken	2
Weißwurst	620
Weizengries	1
Weizenkeime	5
Weizenkeimöl	0
Weizenkleie	2
Weizenmischbrot	553
Weizentoastbrot	551
Weizenvollkornbrot	380
Whisky	0
Wiener Würstchen	941
Wirsingkohl	9
Zander	81
Zitronen	3
Zitronensaft, frisch gepreßt	1
Zucchini	1
Zucker	0
Zuckermelonen	20
Zwieback	263
Zwiebeln	9
Empf. tgl. Maximalzufuhr (1g Na ≈ 2,5g NaCl)	2000

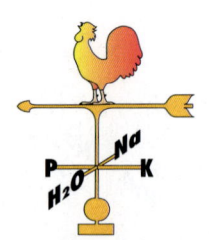

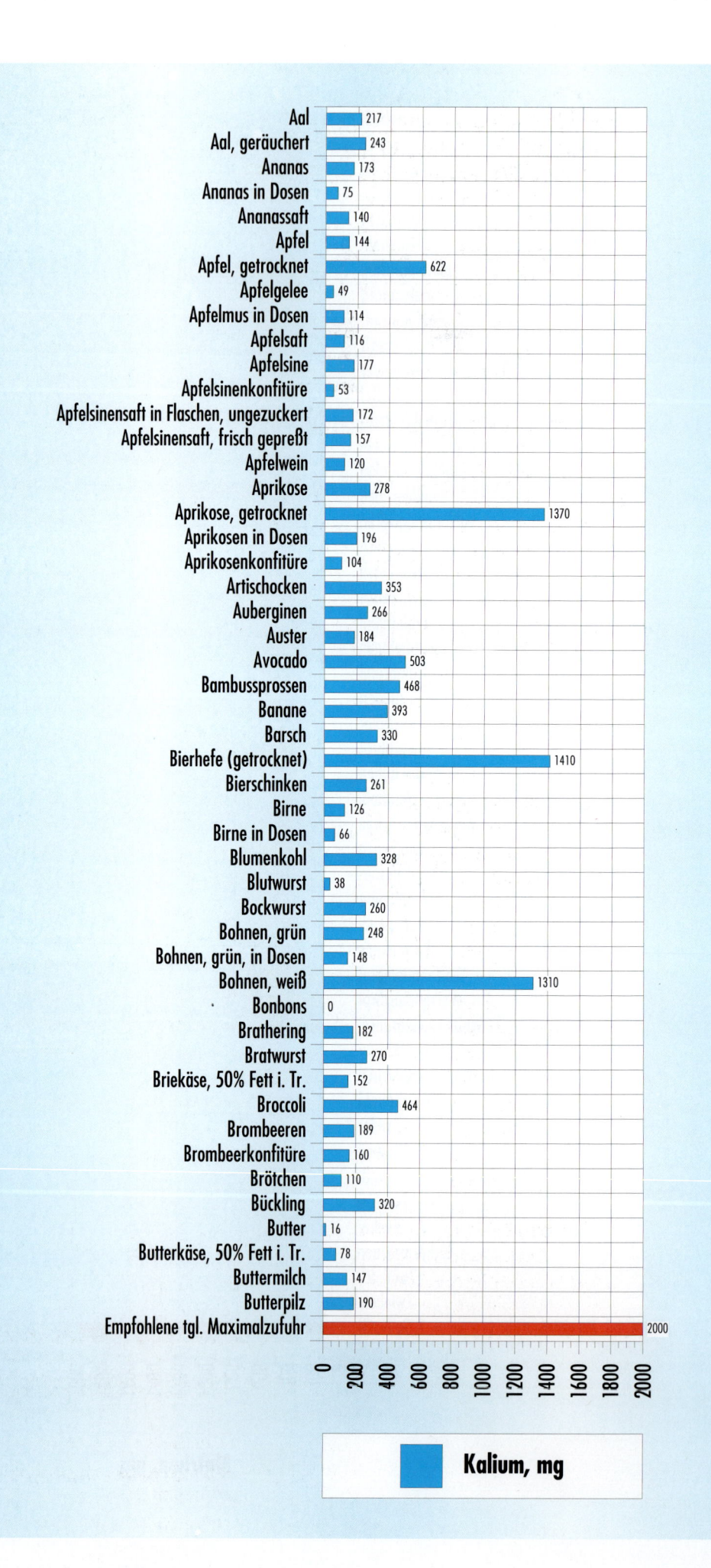

Nahrungsmittel A - Z
Milligramm/100 Gramm

Nahrungsmittel	Kalium, mg
Aal	217
Aal, geräuchert	243
Ananas	173
Ananas in Dosen	75
Ananassaft	140
Apfel	144
Apfel, getrocknet	622
Apfelgelee	49
Apfelmus in Dosen	114
Apfelsaft	116
Apfelsine	177
Apfelsinenkonfitüre	53
Apfelsinensaft in Flaschen, ungezuckert	172
Apfelsinensaft, frisch gepreßt	157
Apfelwein	120
Aprikose	278
Aprikose, getrocknet	1370
Aprikosen in Dosen	196
Aprikosenkonfitüre	104
Artischocken	353
Auberginen	266
Auster	184
Avocado	503
Bambussprossen	468
Banane	393
Barsch	330
Bierhefe (getrocknet)	1410
Bierschinken	261
Birne	126
Birne in Dosen	66
Blumenkohl	328
Blutwurst	38
Bockwurst	260
Bohnen, grün	248
Bohnen, grün, in Dosen	148
Bohnen, weiß	1310
Bonbons	0
Brathering	182
Bratwurst	270
Briekäse, 50% Fett i. Tr.	152
Broccoli	464
Brombeeren	189
Brombeerkonfitüre	160
Brötchen	110
Bückling	320
Butter	16
Butterkäse, 50% Fett i. Tr.	78
Buttermilch	147
Butterpilz	190
Empfohlene tgl. Maximalzufuhr	2000

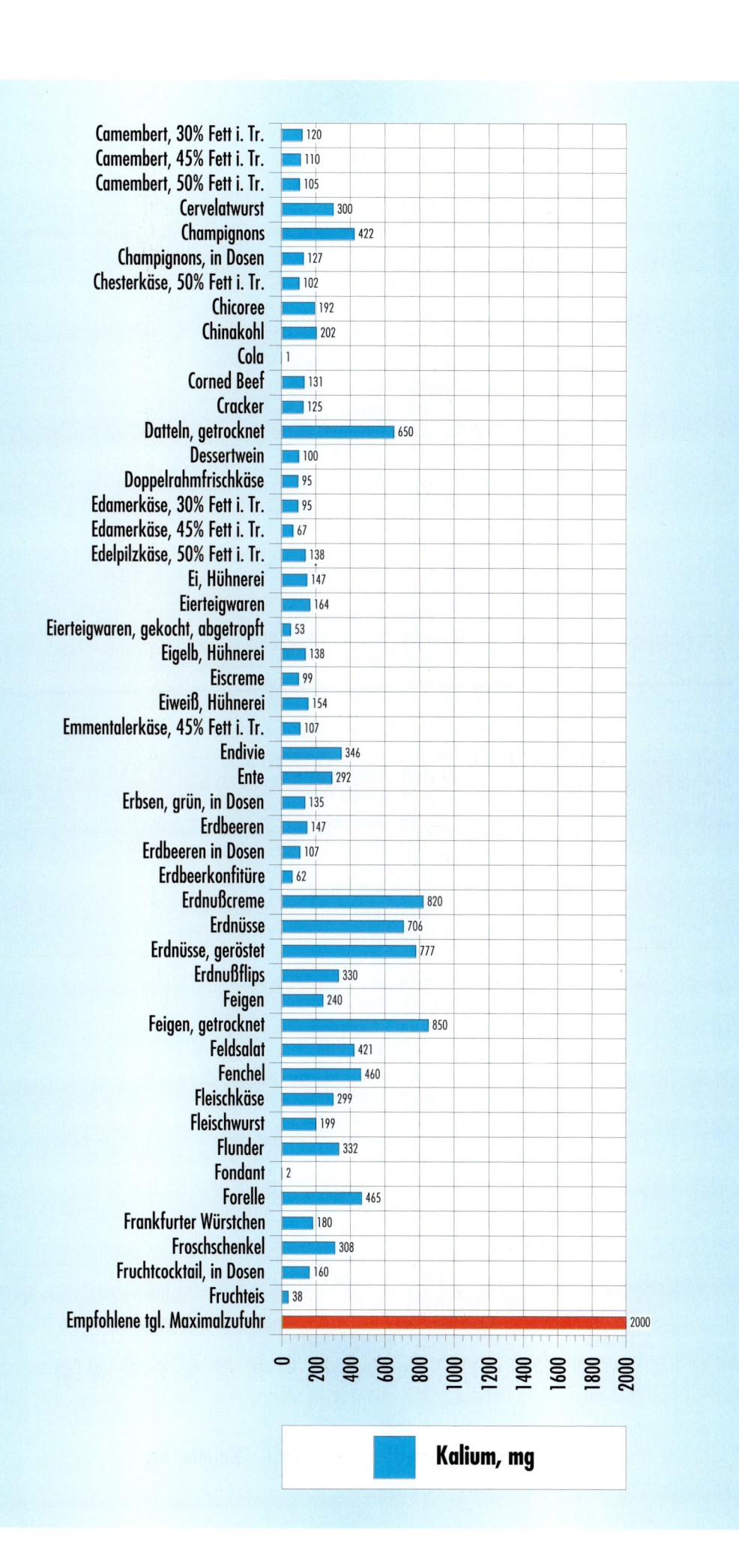

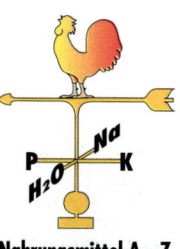

Nahrungsmittel A - Z
Milligramm/100 Gramm

Nahrungsmittel	Kalium, mg
Camembert, 30% Fett i. Tr.	120
Camembert, 45% Fett i. Tr.	110
Camembert, 50% Fett i. Tr.	105
Cervelatwurst	300
Champignons	422
Champignons, in Dosen	127
Chesterkäse, 50% Fett i. Tr.	102
Chicoree	192
Chinakohl	202
Cola	1
Corned Beef	131
Cracker	125
Datteln, getrocknet	650
Dessertwein	100
Doppelrahmfrischkäse	95
Edamerkäse, 30% Fett i. Tr.	95
Edamerkäse, 45% Fett i. Tr.	67
Edelpilzkäse, 50% Fett i. Tr.	138
Ei, Hühnerei	147
Eierteigwaren	164
Eierteigwaren, gekocht, abgetropft	53
Eigelb, Hühnerei	138
Eiscreme	99
Eiweiß, Hühnerei	154
Emmentalerkäse, 45% Fett i. Tr.	107
Endivie	346
Ente	292
Erbsen, grün, in Dosen	135
Erdbeeren	147
Erdbeeren in Dosen	107
Erdbeerkonfitüre	62
Erdnußcreme	820
Erdnüsse	706
Erdnüsse, geröstet	777
Erdnußflips	330
Feigen	240
Feigen, getrocknet	850
Feldsalat	421
Fenchel	460
Fleischkäse	299
Fleischwurst	199
Flunder	332
Fondant	2
Forelle	465
Frankfurter Würstchen	180
Froschschenkel	308
Fruchtcocktail, in Dosen	160
Fruchteis	38
Empfohlene tgl. Maximalzufuhr	2000

Nahrungsmittel A – Z
Milligramm/100 Gramm

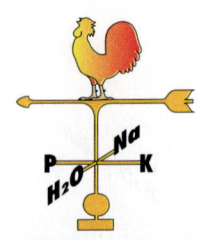

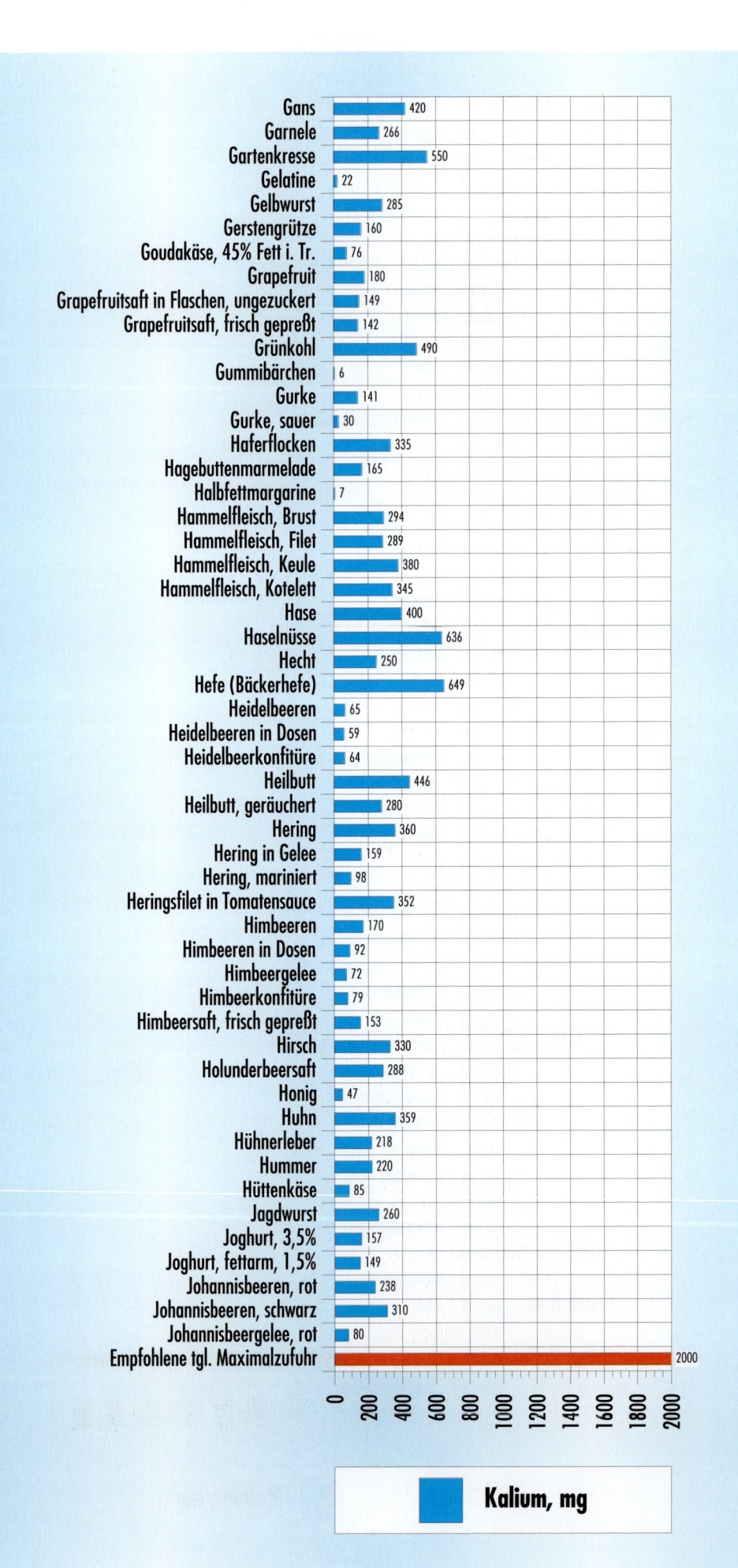

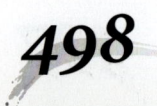

Nahrungsmittel	Kalium, mg
Gans	420
Garnele	266
Gartenkresse	550
Gelatine	22
Gelbwurst	285
Gerstengrütze	160
Goudakäse, 45% Fett i. Tr.	76
Grapefruit	180
Grapefruitsaft in Flaschen, ungezuckert	149
Grapefruitsaft, frisch gepreßt	142
Grünkohl	490
Gummibärchen	6
Gurke	141
Gurke, sauer	30
Haferflocken	335
Hagebuttenmarmelade	165
Halbfettmargarine	7
Hammelfleisch, Brust	294
Hammelfleisch, Filet	289
Hammelfleisch, Keule	380
Hammelfleisch, Kotelett	345
Hase	400
Haselnüsse	636
Hecht	250
Hefe (Bäckerhefe)	649
Heidelbeeren	65
Heidelbeeren in Dosen	59
Heidelbeerkonfitüre	64
Heilbutt	446
Heilbutt, geräuchert	280
Hering	360
Hering in Gelee	159
Hering, mariniert	98
Heringsfilet in Tomatensauce	352
Himbeeren	170
Himbeeren in Dosen	92
Himbeergelee	72
Himbeerkonfitüre	79
Himbeersaft, frisch gepreßt	153
Hirsch	330
Holunderbeersaft	288
Honig	47
Huhn	359
Hühnerleber	218
Hummer	220
Hüttenkäse	85
Jagdwurst	260
Joghurt, 3,5%	157
Joghurt, fettarm, 1,5%	149
Johannisbeeren, rot	238
Johannisbeeren, schwarz	310
Johannisbeergelee, rot	80
Empfohlene tgl. Maximalzufuhr	2000

Nahrungsmittel A - Z
Milligramm/100 Gramm

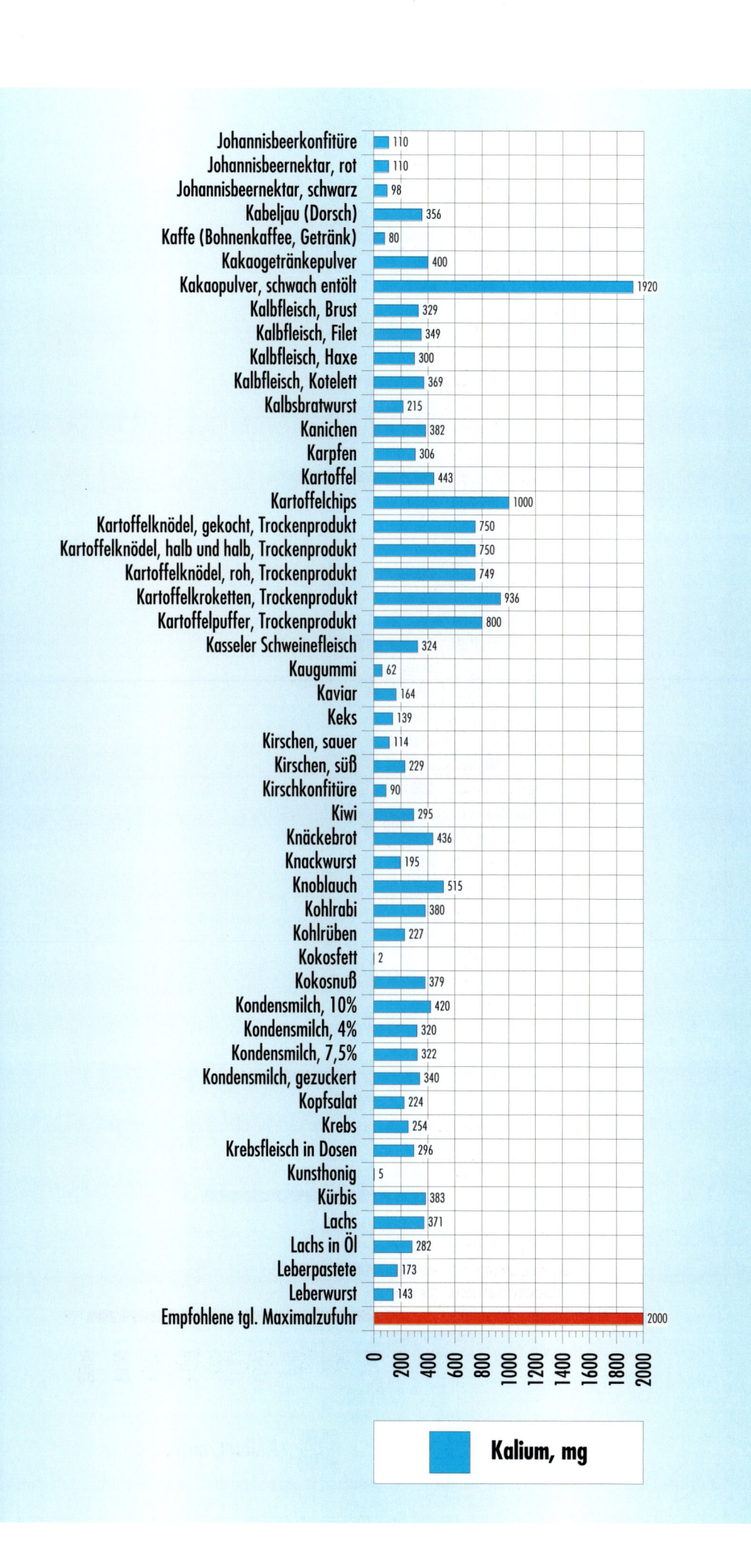

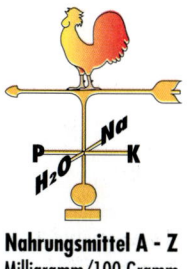

Nahrungsmittel	Kalium, mg
Johannisbeerkonfitüre	110
Johannisbeernektar, rot	110
Johannisbeernektar, schwarz	98
Kabeljau (Dorsch)	356
Kaffe (Bohnenkaffee, Getränk)	80
Kakaogetränkepulver	400
Kakaopulver, schwach entölt	1920
Kalbfleisch, Brust	329
Kalbfleisch, Filet	349
Kalbfleisch, Haxe	300
Kalbfleisch, Kotelett	369
Kalbsbratwurst	215
Kanichen	382
Karpfen	306
Kartoffel	443
Kartoffelchips	1000
Kartoffelknödel, gekocht, Trockenprodukt	750
Kartoffelknödel, halb und halb, Trockenprodukt	750
Kartoffelknödel, roh, Trockenprodukt	749
Kartoffelkroketten, Trockenprodukt	936
Kartoffelpuffer, Trockenprodukt	800
Kasseler Schweinefleisch	324
Kaugummi	62
Kaviar	164
Keks	139
Kirschen, sauer	114
Kirschen, süß	229
Kirschkonfitüre	90
Kiwi	295
Knäckebrot	436
Knackwurst	195
Knoblauch	515
Kohlrabi	380
Kohlrüben	227
Kokosfett	2
Kokosnuß	379
Kondensmilch, 10%	420
Kondensmilch, 4%	320
Kondensmilch, 7,5%	322
Kondensmilch, gezuckert	340
Kopfsalat	224
Krebs	254
Krebsfleisch in Dosen	296
Kunsthonig	5
Kürbis	383
Lachs	371
Lachs in Öl	282
Leberpastete	173
Leberwurst	143
Empfohlene tgl. Maximalzufuhr	2000

Nahrungsmittel A - Z
Milligramm/100 Gramm

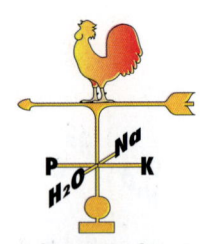

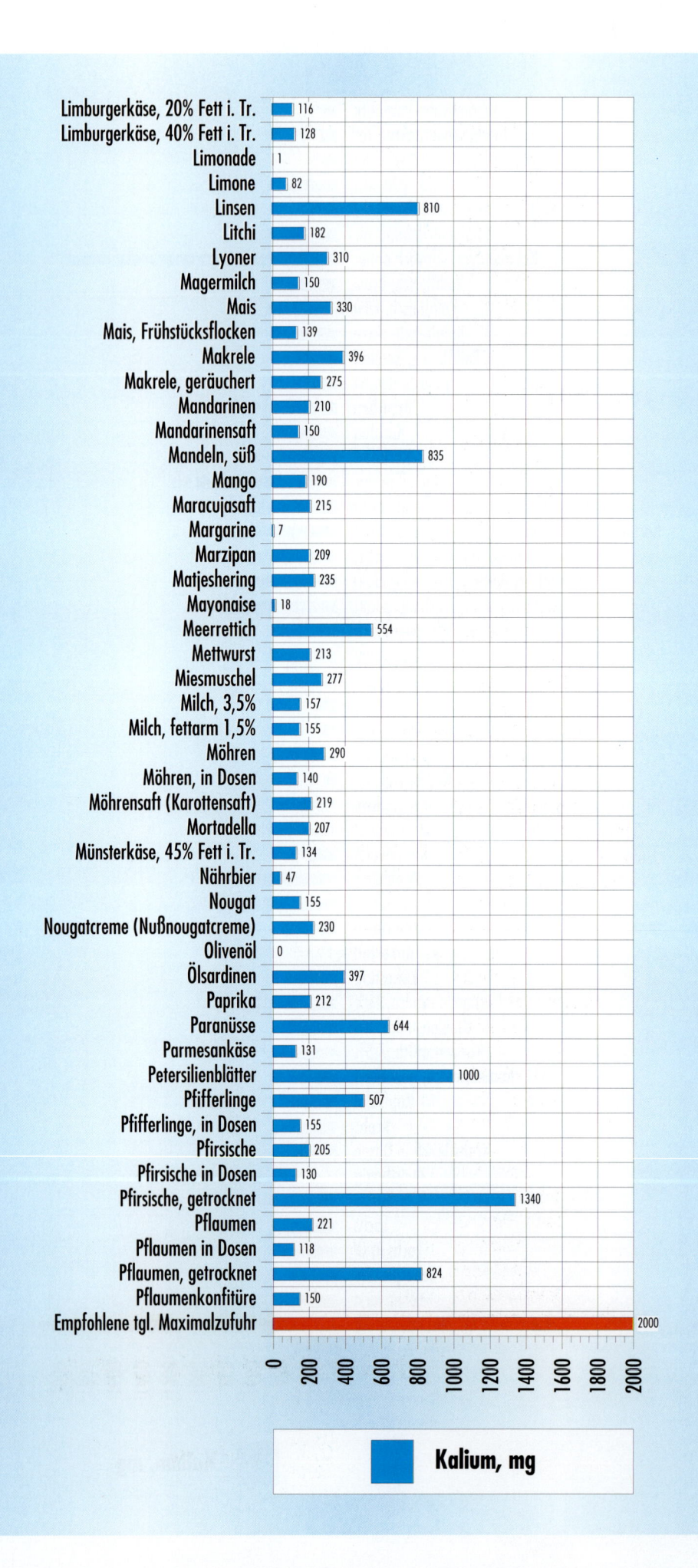

Nahrungsmittel	Kalium, mg
Limburgerkäse, 20% Fett i. Tr.	116
Limburgerkäse, 40% Fett i. Tr.	128
Limonade	1
Limone	82
Linsen	810
Litchi	182
Lyoner	310
Magermilch	150
Mais	330
Mais, Frühstücksflocken	139
Makrele	396
Makrele, geräuchert	275
Mandarinen	210
Mandarinensaft	150
Mandeln, süß	835
Mango	190
Maracujasaft	215
Margarine	7
Marzipan	209
Matjeshering	235
Mayonaise	18
Meerrettich	554
Mettwurst	213
Miesmuschel	277
Milch, 3,5%	157
Milch, fettarm 1,5%	155
Möhren	290
Möhren, in Dosen	140
Möhrensaft (Karottensaft)	219
Mortadella	207
Münsterkäse, 45% Fett i. Tr.	134
Nährbier	47
Nougat	155
Nougatcreme (Nußnougatcreme)	230
Olivenöl	0
Ölsardinen	397
Paprika	212
Paranüsse	644
Parmesankäse	131
Petersilienblätter	1000
Pfifferlinge	507
Pfifferlinge, in Dosen	155
Pfirsiche	205
Pfirsiche in Dosen	130
Pfirsische, getrocknet	1340
Pflaumen	221
Pflaumen in Dosen	118
Pflaumen, getrocknet	824
Pflaumenkonfitüre	150
Empfohlene tgl. Maximalzufuhr	2000

Nahrungsmittel A - Z
Milligramm/100 Gramm

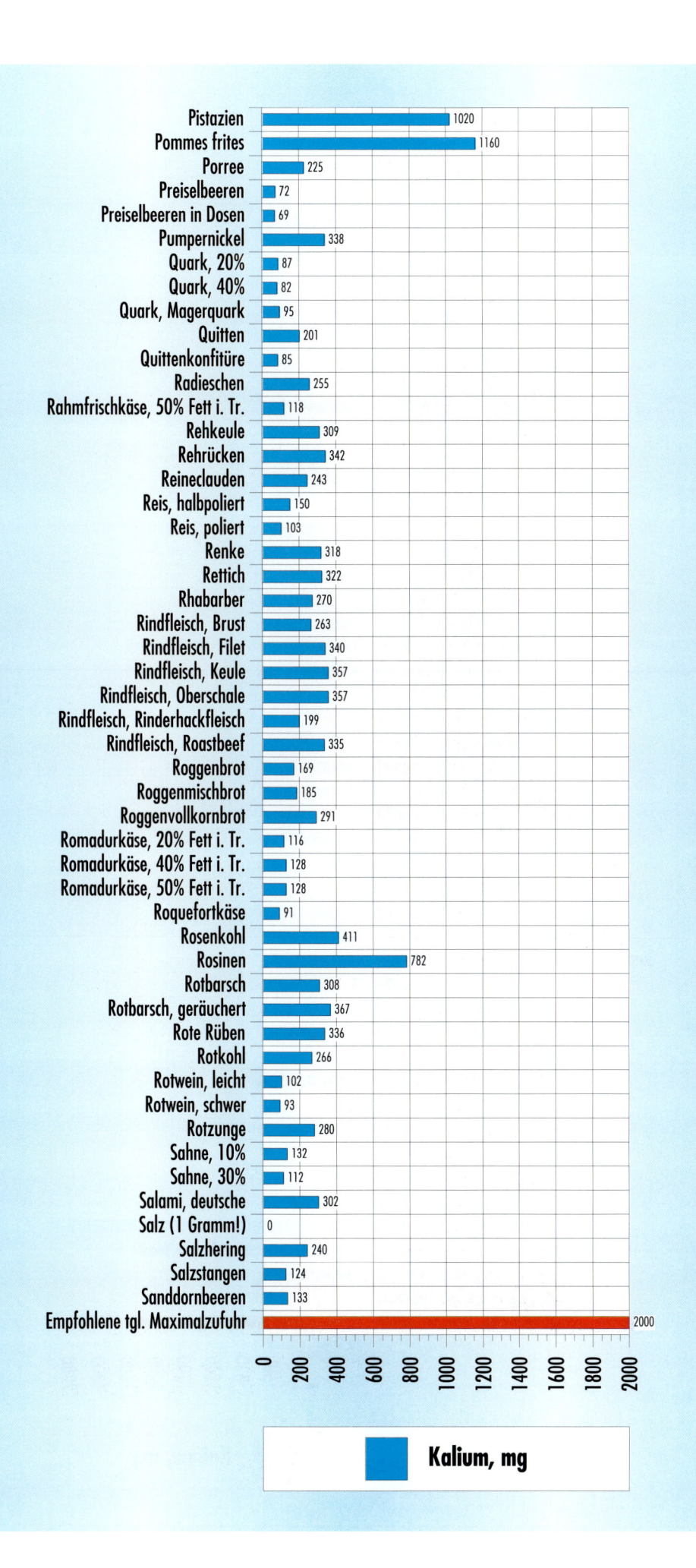

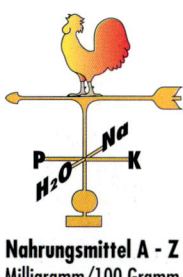

Nahrungsmittel	Kalium, mg
Pistazien	1020
Pommes frites	1160
Porree	225
Preiselbeeren	72
Preiselbeeren in Dosen	69
Pumpernickel	338
Quark, 20%	87
Quark, 40%	82
Quark, Magerquark	95
Quitten	201
Quittenkonfitüre	85
Radieschen	255
Rahmfrischkäse, 50% Fett i. Tr.	118
Rehkeule	309
Rehrücken	342
Reineclauden	243
Reis, halbpoliert	150
Reis, poliert	103
Renke	318
Rettich	322
Rhabarber	270
Rindfleisch, Brust	263
Rindfleisch, Filet	340
Rindfleisch, Keule	357
Rindfleisch, Oberschale	357
Rindfleisch, Rinderhackfleisch	199
Rindfleisch, Roastbeef	335
Roggenbrot	169
Roggenmischbrot	185
Roggenvollkornbrot	291
Romadurkäse, 20% Fett i. Tr.	116
Romadurkäse, 40% Fett i. Tr.	128
Romadurkäse, 50% Fett i. Tr.	128
Roquefortkäse	91
Rosenkohl	411
Rosinen	782
Rotbarsch	308
Rotbarsch, geräuchert	367
Rote Rüben	336
Rotkohl	266
Rotwein, leicht	102
Rotwein, schwer	93
Rotzunge	280
Sahne, 10%	132
Sahne, 30%	112
Salami, deutsche	302
Salz (1 Gramm!)	0
Salzhering	240
Salzstangen	124
Sanddornbeeren	133
Empfohlene tgl. Maximalzufuhr	2000

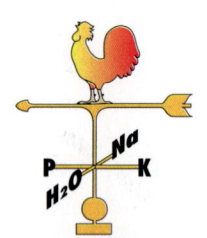

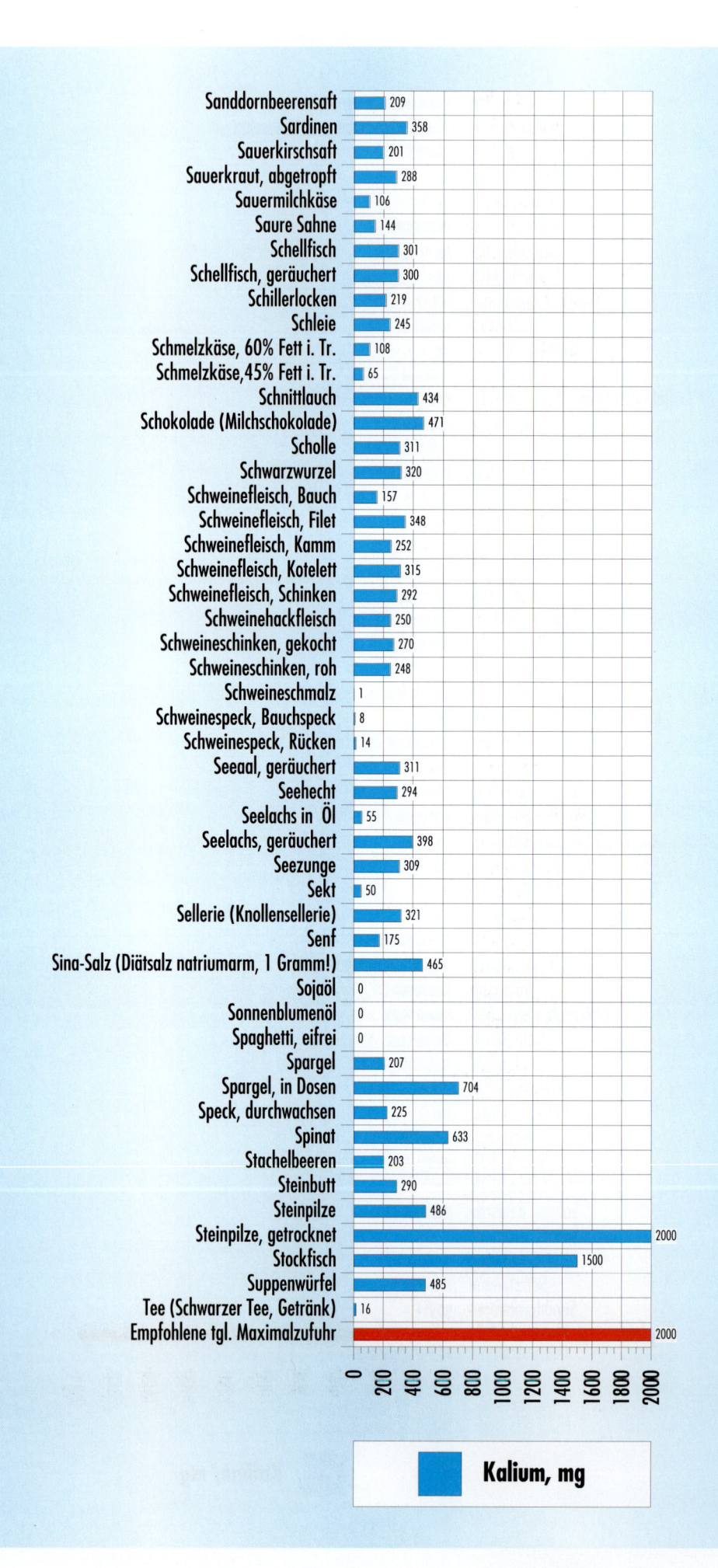

Nahrungsmittel A - Z
Milligramm/100 Gramm

Nahrungsmittel	Kalium, mg
Sanddornbeerensaft	209
Sardinen	358
Sauerkirschsaft	201
Sauerkraut, abgetropft	288
Sauermilchkäse	106
Saure Sahne	144
Schellfisch	301
Schellfisch, geräuchert	300
Schillerlocken	219
Schleie	245
Schmelzkäse, 60% Fett i. Tr.	108
Schmelzkäse, 45% Fett i. Tr.	65
Schnittlauch	434
Schokolade (Milchschokolade)	471
Scholle	311
Schwarzwurzel	320
Schweinefleisch, Bauch	157
Schweinefleisch, Filet	348
Schweinefleisch, Kamm	252
Schweinefleisch, Kotelett	315
Schweinefleisch, Schinken	292
Schweinehackfleisch	250
Schweineschinken, gekocht	270
Schweineschinken, roh	248
Schweineschmalz	1
Schweinespeck, Bauchspeck	8
Schweinespeck, Rücken	14
Seeaal, geräuchert	311
Seehecht	294
Seelachs in Öl	55
Seelachs, geräuchert	398
Seezunge	309
Sekt	50
Sellerie (Knollensellerie)	321
Senf	175
Sina-Salz (Diätsalz natriumarm, 1 Gramm!)	465
Sojaöl	0
Sonnenblumenöl	0
Spaghetti, eifrei	0
Spargel	207
Spargel, in Dosen	704
Speck, durchwachsen	225
Spinat	633
Stachelbeeren	203
Steinbutt	290
Steinpilze	486
Steinpilze, getrocknet	2000
Stockfisch	1500
Suppenwürfel	485
Tee (Schwarzer Tee, Getränk)	16
Empfohlene tgl. Maximalzufuhr	2000

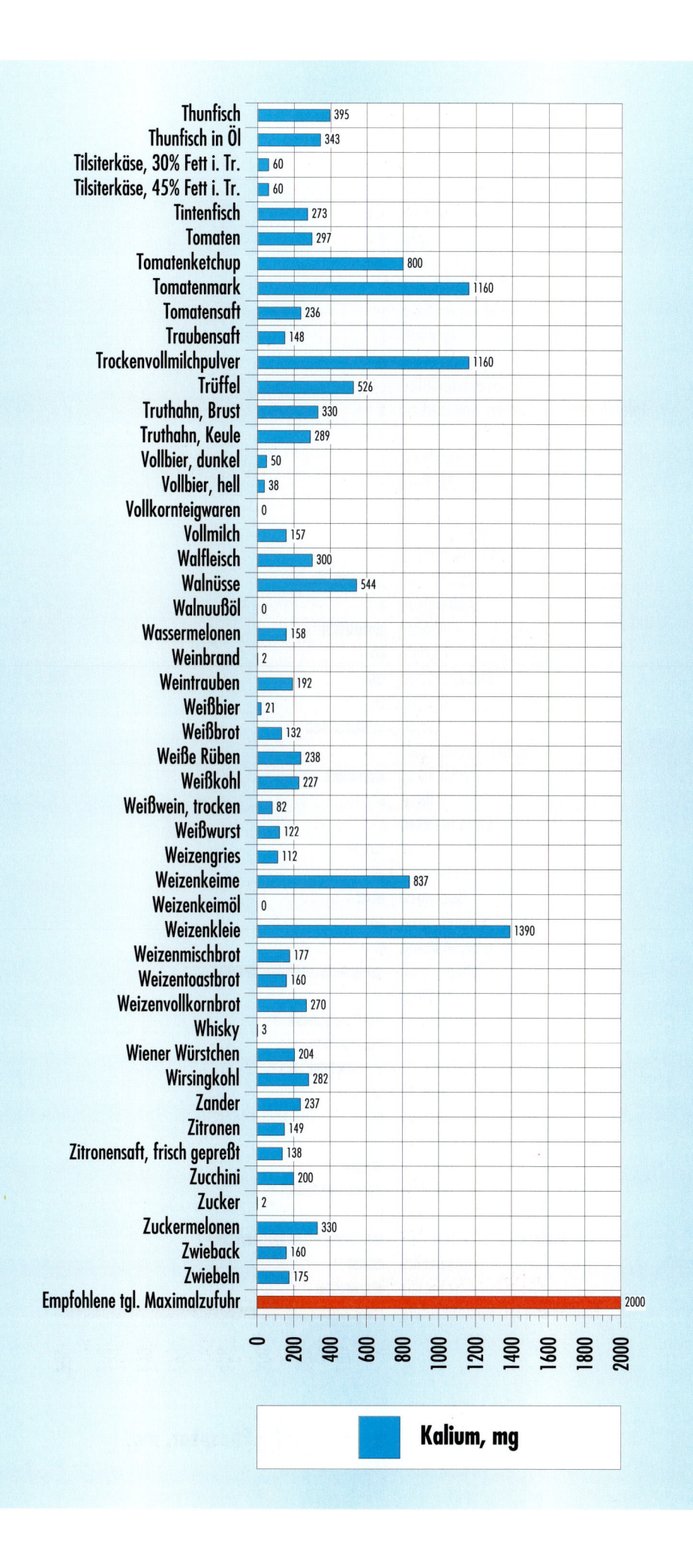

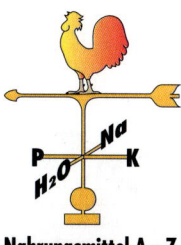

Nahrungsmittel A - Z
Milligramm/100 Gramm

Lebensmittel	Kalium, mg
Thunfisch	395
Thunfisch in Öl	343
Tilsiterkäse, 30% Fett i. Tr.	60
Tilsiterkäse, 45% Fett i. Tr.	60
Tintenfisch	273
Tomaten	297
Tomatenketchup	800
Tomatenmark	1160
Tomatensaft	236
Traubensaft	148
Trockenvollmilchpulver	1160
Trüffel	526
Truthahn, Brust	330
Truthahn, Keule	289
Vollbier, dunkel	50
Vollbier, hell	38
Vollkornteigwaren	0
Vollmilch	157
Walfleisch	300
Walnüsse	544
Walnuußöl	0
Wassermelonen	158
Weinbrand	2
Weintrauben	192
Weißbier	21
Weißbrot	132
Weiße Rüben	238
Weißkohl	227
Weißwein, trocken	82
Weißwurst	122
Weizengries	112
Weizenkeime	837
Weizenkeimöl	0
Weizenkleie	1390
Weizenmischbrot	177
Weizentoastbrot	160
Weizenvollkornbrot	270
Whisky	3
Wiener Würstchen	204
Wirsingkohl	282
Zander	237
Zitronen	149
Zitronensaft, frisch gepreßt	138
Zucchini	200
Zucker	2
Zuckermelonen	330
Zwieback	160
Zwiebeln	175
Empfohlene tgl. Maximalzufuhr	2000

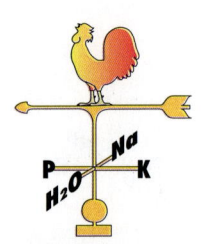

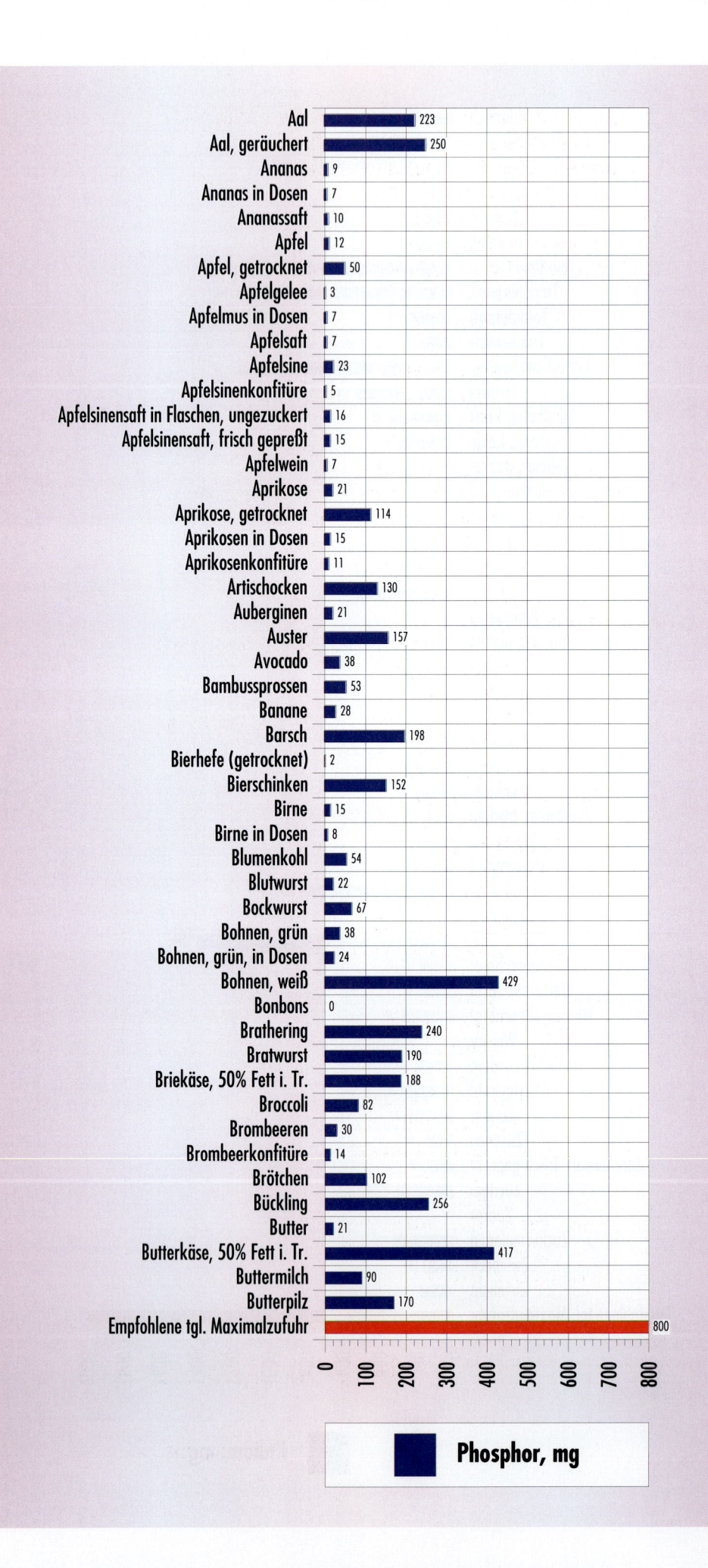

Nahrungsmittel A - Z
Milligramm/100 Gramm

Nahrungsmittel	Phosphor, mg
Aal	223
Aal, geräuchert	250
Ananas	9
Ananas in Dosen	7
Ananassaft	10
Apfel	12
Apfel, getrocknet	50
Apfelgelee	3
Apfelmus in Dosen	7
Apfelsaft	7
Apfelsine	23
Apfelsinenkonfitüre	5
Apfelsinensaft in Flaschen, ungezuckert	16
Apfelsinensaft, frisch gepreßt	15
Apfelwein	7
Aprikose	21
Aprikose, getrocknet	114
Aprikosen in Dosen	15
Aprikosenkonfitüre	11
Artischocken	130
Auberginen	21
Auster	157
Avocado	38
Bambussprossen	53
Banane	28
Barsch	198
Bierhefe (getrocknet)	2
Bierschinken	152
Birne	15
Birne in Dosen	8
Blumenkohl	54
Blutwurst	22
Bockwurst	67
Bohnen, grün	38
Bohnen, grün, in Dosen	24
Bohnen, weiß	429
Bonbons	0
Brathering	240
Bratwurst	190
Briekäse, 50% Fett i. Tr.	188
Broccoli	82
Brombeeren	30
Brombeerkonfitüre	14
Brötchen	102
Bückling	256
Butter	21
Butterkäse, 50% Fett i. Tr.	417
Buttermilch	90
Butterpilz	170
Empfohlene tgl. Maximalzufuhr	800

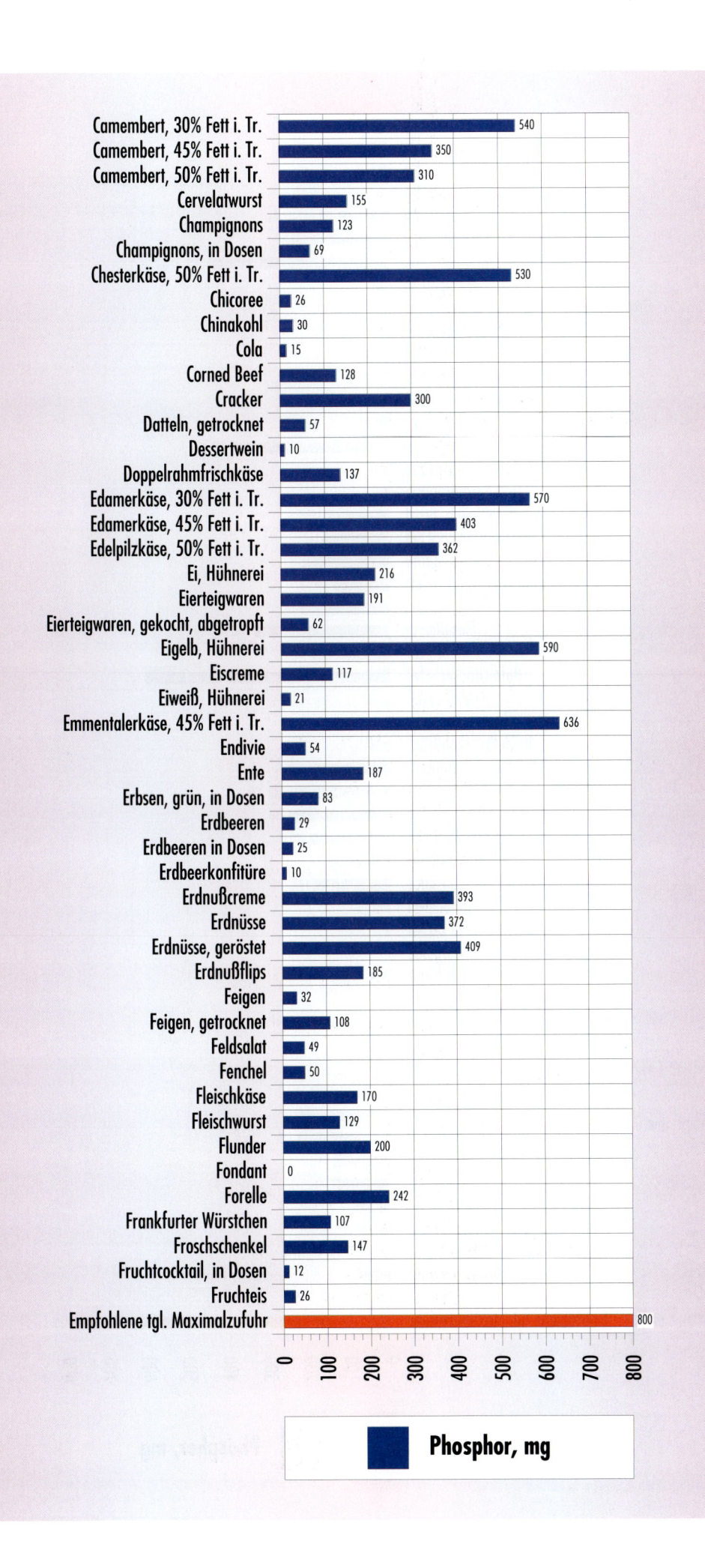

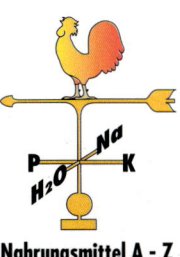

Nahrungsmittel A - Z
Milligramm/100 Gramm

Nahrungsmittel	Phosphor, mg
Camembert, 30% Fett i. Tr.	540
Camembert, 45% Fett i. Tr.	350
Camembert, 50% Fett i. Tr.	310
Cervelatwurst	155
Champignons	123
Champignons, in Dosen	69
Chesterkäse, 50% Fett i. Tr.	530
Chicoree	26
Chinakohl	30
Cola	15
Corned Beef	128
Cracker	300
Datteln, getrocknet	57
Dessertwein	10
Doppelrahmfrischkäse	137
Edamerkäse, 30% Fett i. Tr.	570
Edamerkäse, 45% Fett i. Tr.	403
Edelpilzkäse, 50% Fett i. Tr.	362
Ei, Hühnerei	216
Eierteigwaren	191
Eierteigwaren, gekocht, abgetropft	62
Eigelb, Hühnerei	590
Eiscreme	117
Eiweiß, Hühnerei	21
Emmentalerkäse, 45% Fett i. Tr.	636
Endivie	54
Ente	187
Erbsen, grün, in Dosen	83
Erdbeeren	29
Erdbeeren in Dosen	25
Erdbeerkonfitüre	10
Erdnußcreme	393
Erdnüsse	372
Erdnüsse, geröstet	409
Erdnußflips	185
Feigen	32
Feigen, getrocknet	108
Feldsalat	49
Fenchel	50
Fleischkäse	170
Fleischwurst	129
Flunder	200
Fondant	0
Forelle	242
Frankfurter Würstchen	107
Froschschenkel	147
Fruchtcocktail, in Dosen	12
Fruchteis	26
Empfohlene tgl. Maximalzufuhr	800

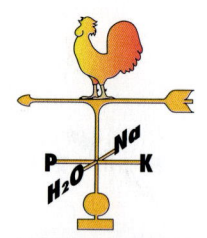

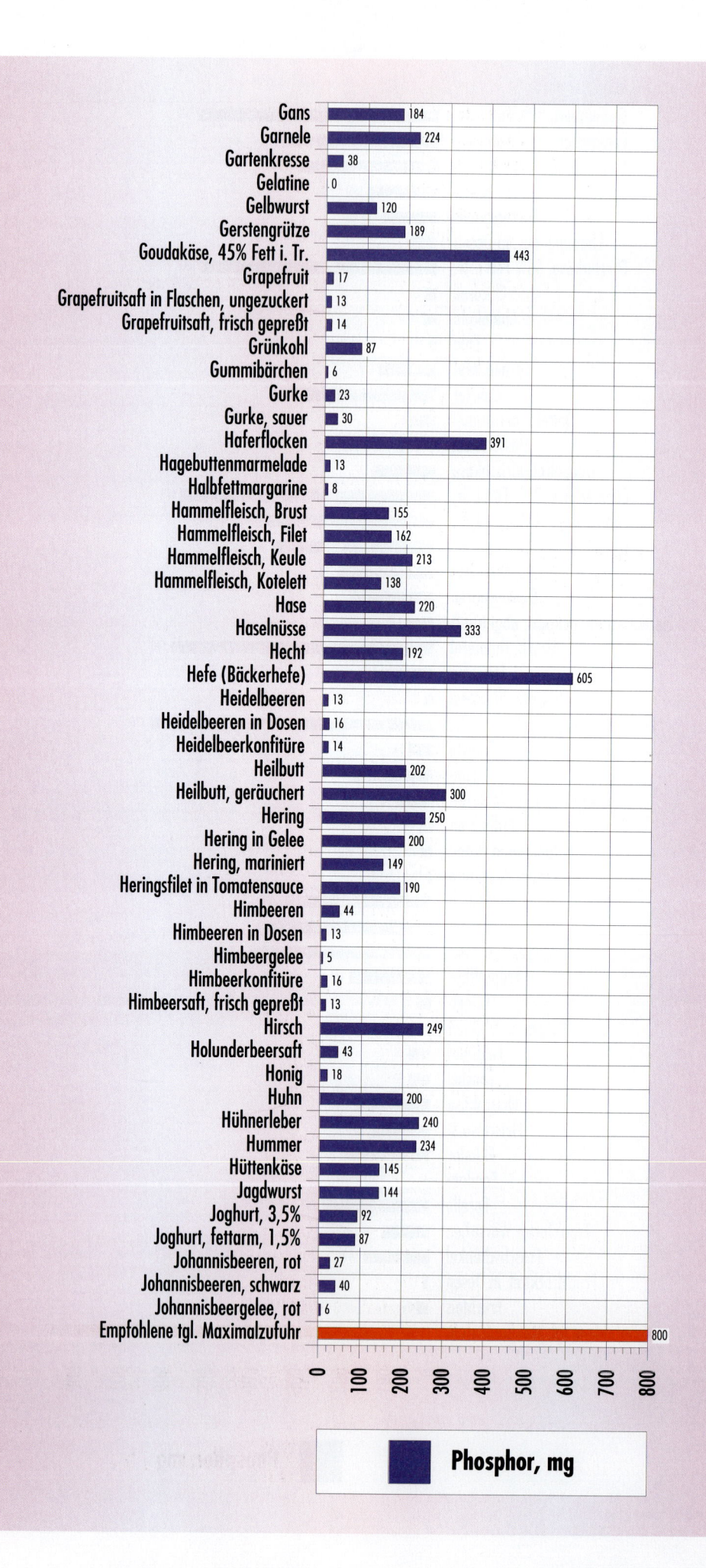

Nahrungsmittel A - Z
Milligramm/100 Gramm

Lebensmittel	Phosphor, mg
Gans	184
Garnele	224
Gartenkresse	38
Gelatine	0
Gelbwurst	120
Gerstengrütze	189
Goudakäse, 45% Fett i. Tr.	443
Grapefruit	17
Grapefruitsaft in Flaschen, ungezuckert	13
Grapefruitsaft, frisch gepreßt	14
Grünkohl	87
Gummibärchen	6
Gurke	23
Gurke, sauer	30
Haferflocken	391
Hagebuttenmarmelade	13
Halbfettmargarine	8
Hammelfleisch, Brust	155
Hammelfleisch, Filet	162
Hammelfleisch, Keule	213
Hammelfleisch, Kotelett	138
Hase	220
Haselnüsse	333
Hecht	192
Hefe (Bäckerhefe)	605
Heidelbeeren	13
Heidelbeeren in Dosen	16
Heidelbeerkonfitüre	14
Heilbutt	202
Heilbutt, geräuchert	300
Hering	250
Hering in Gelee	200
Hering, mariniert	149
Heringsfilet in Tomatensauce	190
Himbeeren	44
Himbeeren in Dosen	13
Himbeergelee	5
Himbeerkonfitüre	16
Himbeersaft, frisch gepreßt	13
Hirsch	249
Holunderbeersaft	43
Honig	18
Huhn	200
Hühnerleber	240
Hummer	234
Hüttenkäse	145
Jagdwurst	144
Joghurt, 3,5%	92
Joghurt, fettarm, 1,5%	87
Johannisbeeren, rot	27
Johannisbeeren, schwarz	40
Johannisbeergelee, rot	6
Empfohlene tgl. Maximalzufuhr	800

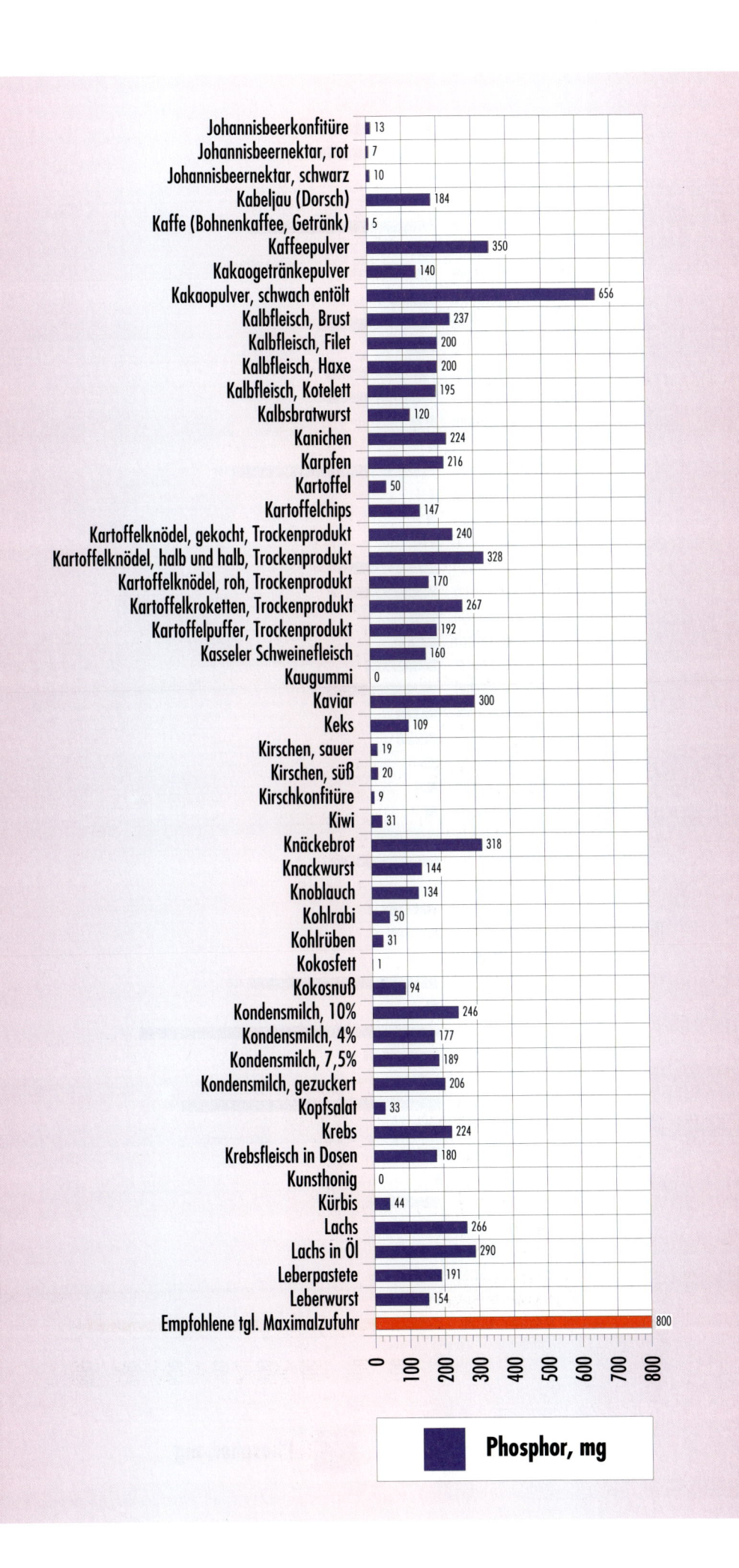

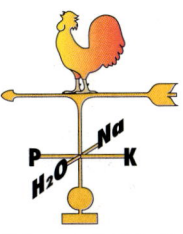

Nahrungsmittel A - Z
Milligramm/100 Gramm

Nahrungsmittel	Phosphor, mg
Johannisbeerkonfitüre	13
Johannisbeernektar, rot	7
Johannisbeernektar, schwarz	10
Kabeljau (Dorsch)	184
Kaffe (Bohnenkaffee, Getränk)	5
Kaffeepulver	350
Kakaogetränkepulver	140
Kakaopulver, schwach entölt	656
Kalbfleisch, Brust	237
Kalbfleisch, Filet	200
Kalbfleisch, Haxe	200
Kalbfleisch, Kotelett	195
Kalbsbratwurst	120
Kanichen	224
Karpfen	216
Kartoffel	50
Kartoffelchips	147
Kartoffelknödel, gekocht, Trockenprodukt	240
Kartoffelknödel, halb und halb, Trockenprodukt	328
Kartoffelknödel, roh, Trockenprodukt	170
Kartoffelkroketten, Trockenprodukt	267
Kartoffelpuffer, Trockenprodukt	192
Kasseler Schweinefleisch	160
Kaugummi	0
Kaviar	300
Keks	109
Kirschen, sauer	19
Kirschen, süß	20
Kirschkonfitüre	9
Kiwi	31
Knäckebrot	318
Knackwurst	144
Knoblauch	134
Kohlrabi	50
Kohlrüben	31
Kokosfett	1
Kokosnuß	94
Kondensmilch, 10%	246
Kondensmilch, 4%	177
Kondensmilch, 7,5%	189
Kondensmilch, gezuckert	206
Kopfsalat	33
Krebs	224
Krebsfleisch in Dosen	180
Kunsthonig	0
Kürbis	44
Lachs	266
Lachs in Öl	290
Leberpastete	191
Leberwurst	154
Empfohlene tgl. Maximalzufuhr	800

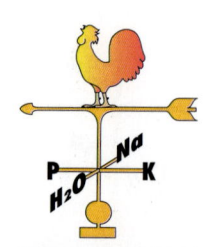

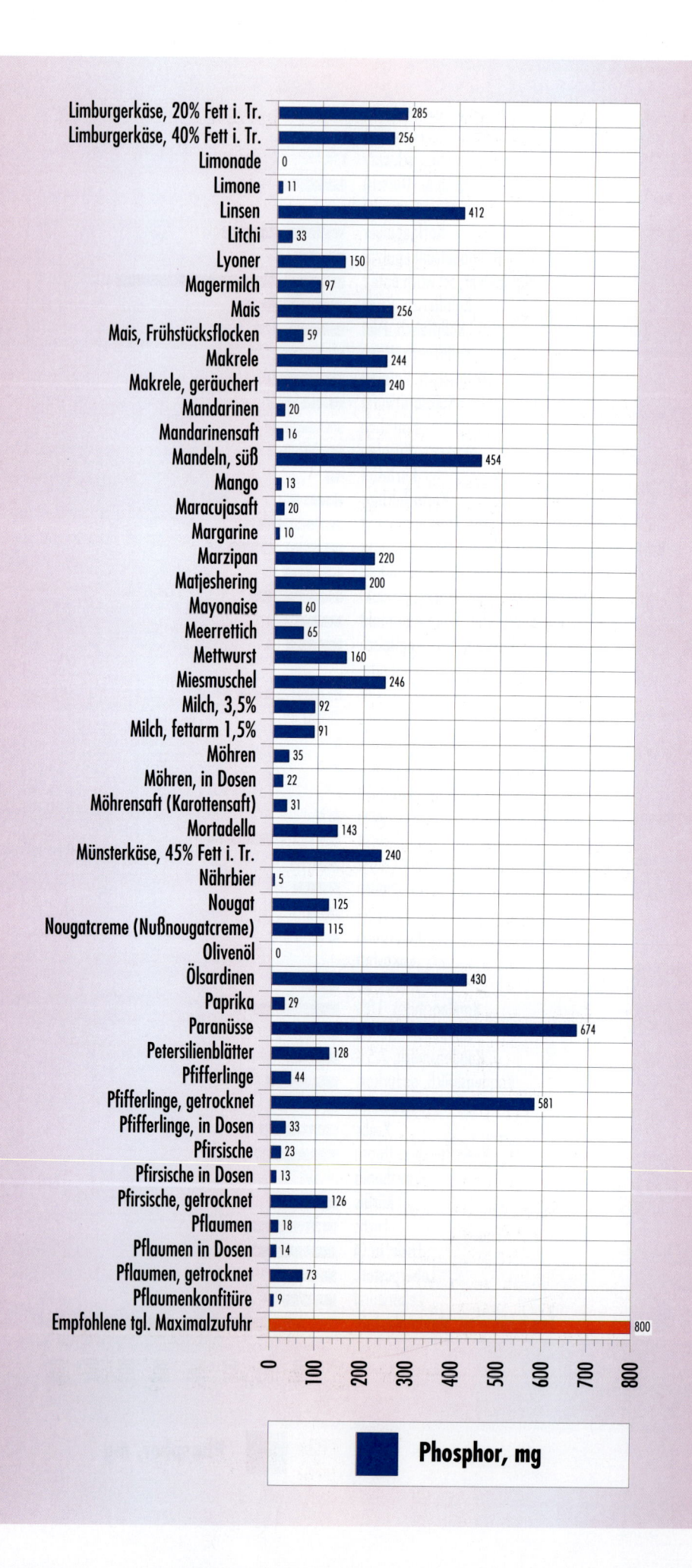

Nahrungsmittel A - Z
Milligramm/100 Gramm

Lebensmittel	Phosphor, mg
Limburgerkäse, 20% Fett i. Tr.	285
Limburgerkäse, 40% Fett i. Tr.	256
Limonade	0
Limone	11
Linsen	412
Litchi	33
Lyoner	150
Magermilch	97
Mais	256
Mais, Frühstücksflocken	59
Makrele	244
Makrele, geräuchert	240
Mandarinen	20
Mandarinensaft	16
Mandeln, süß	454
Mango	13
Maracujasaft	20
Margarine	10
Marzipan	220
Matjeshering	200
Mayonaise	60
Meerrettich	65
Mettwurst	160
Miesmuschel	246
Milch, 3,5%	92
Milch, fettarm 1,5%	91
Möhren	35
Möhren, in Dosen	22
Möhrensaft (Karottensaft)	31
Mortadella	143
Münsterkäse, 45% Fett i. Tr.	240
Nährbier	5
Nougat	125
Nougatcreme (Nußnougatcreme)	115
Olivenöl	0
Ölsardinen	430
Paprika	29
Paranüsse	674
Petersilienblätter	128
Pfifferlinge	44
Pfifferlinge, getrocknet	581
Pfifferlinge, in Dosen	33
Pfirsische	23
Pfirsische in Dosen	13
Pfirsische, getrocknet	126
Pflaumen	18
Pflaumen in Dosen	14
Pflaumen, getrocknet	73
Pflaumenkonfitüre	9
Empfohlene tgl. Maximalzufuhr	800

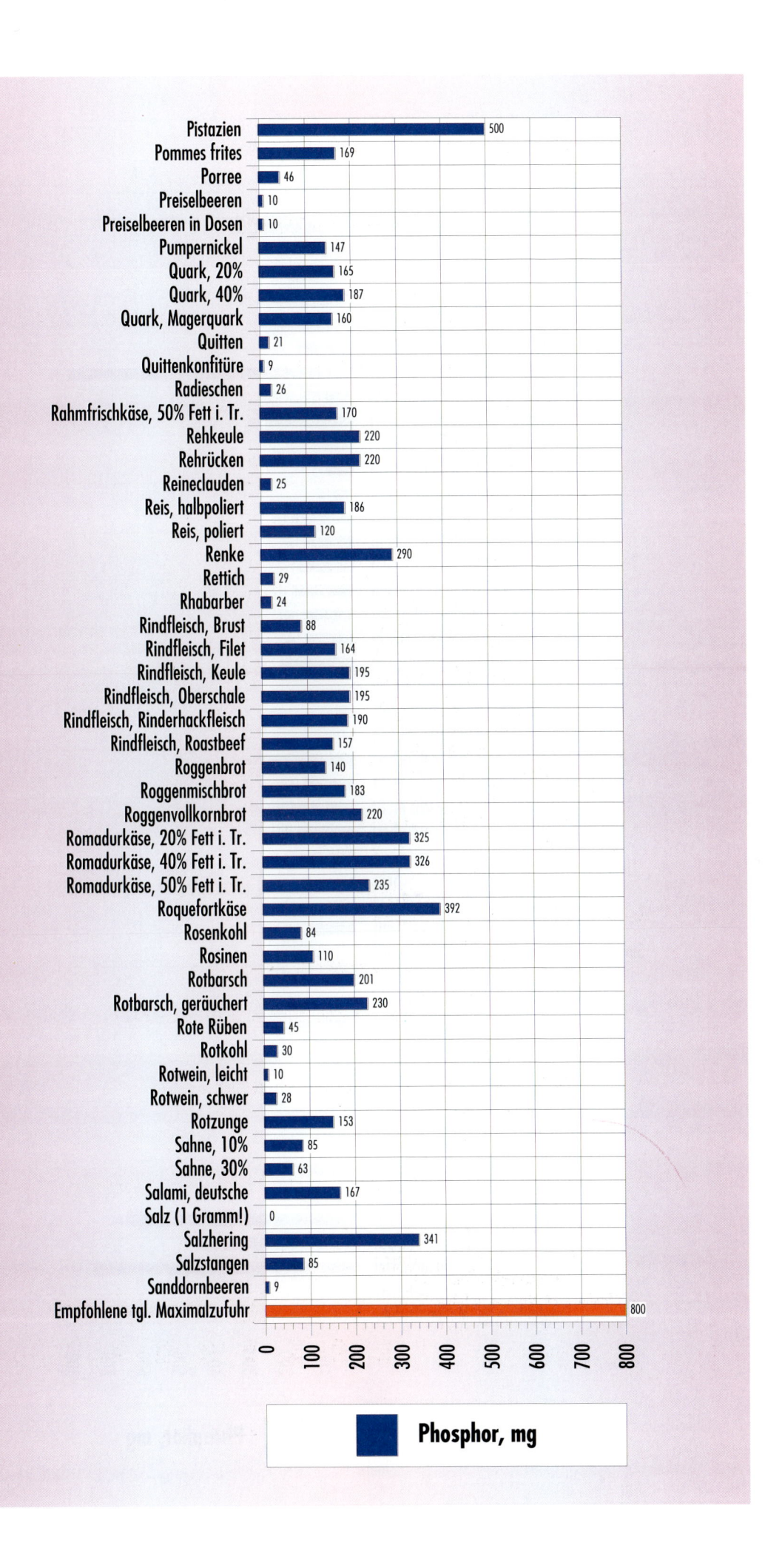

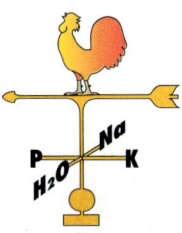

Nahrungsmittel A - Z
Milligramm/100 Gramm

Nahrungsmittel	Phosphor, mg
Pistazien	500
Pommes frites	169
Porree	46
Preiselbeeren	10
Preiselbeeren in Dosen	10
Pumpernickel	147
Quark, 20%	165
Quark, 40%	187
Quark, Magerquark	160
Quitten	21
Quittenkonfitüre	9
Radieschen	26
Rahmfrischkäse, 50% Fett i. Tr.	170
Rehkeule	220
Rehrücken	220
Reineclauden	25
Reis, halbpoliert	186
Reis, poliert	120
Renke	290
Rettich	29
Rhabarber	24
Rindfleisch, Brust	88
Rindfleisch, Filet	164
Rindfleisch, Keule	195
Rindfleisch, Oberschale	195
Rindfleisch, Rinderhackfleisch	190
Rindfleisch, Roastbeef	157
Roggenbrot	140
Roggenmischbrot	183
Roggenvollkornbrot	220
Romadurkäse, 20% Fett i. Tr.	325
Romadurkäse, 40% Fett i. Tr.	326
Romadurkäse, 50% Fett i. Tr.	235
Roquefortkäse	392
Rosenkohl	84
Rosinen	110
Rotbarsch	201
Rotbarsch, geräuchert	230
Rote Rüben	45
Rotkohl	30
Rotwein, leicht	10
Rotwein, schwer	28
Rotzunge	153
Sahne, 10%	85
Sahne, 30%	63
Salami, deutsche	167
Salz (1 Gramm!)	0
Salzhering	341
Salzstangen	85
Sanddornbeeren	9
Empfohlene tgl. Maximalzufuhr	800

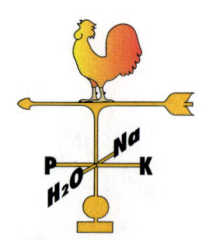

Nahrungsmittel A - Z
Milligramm/100 Gramm

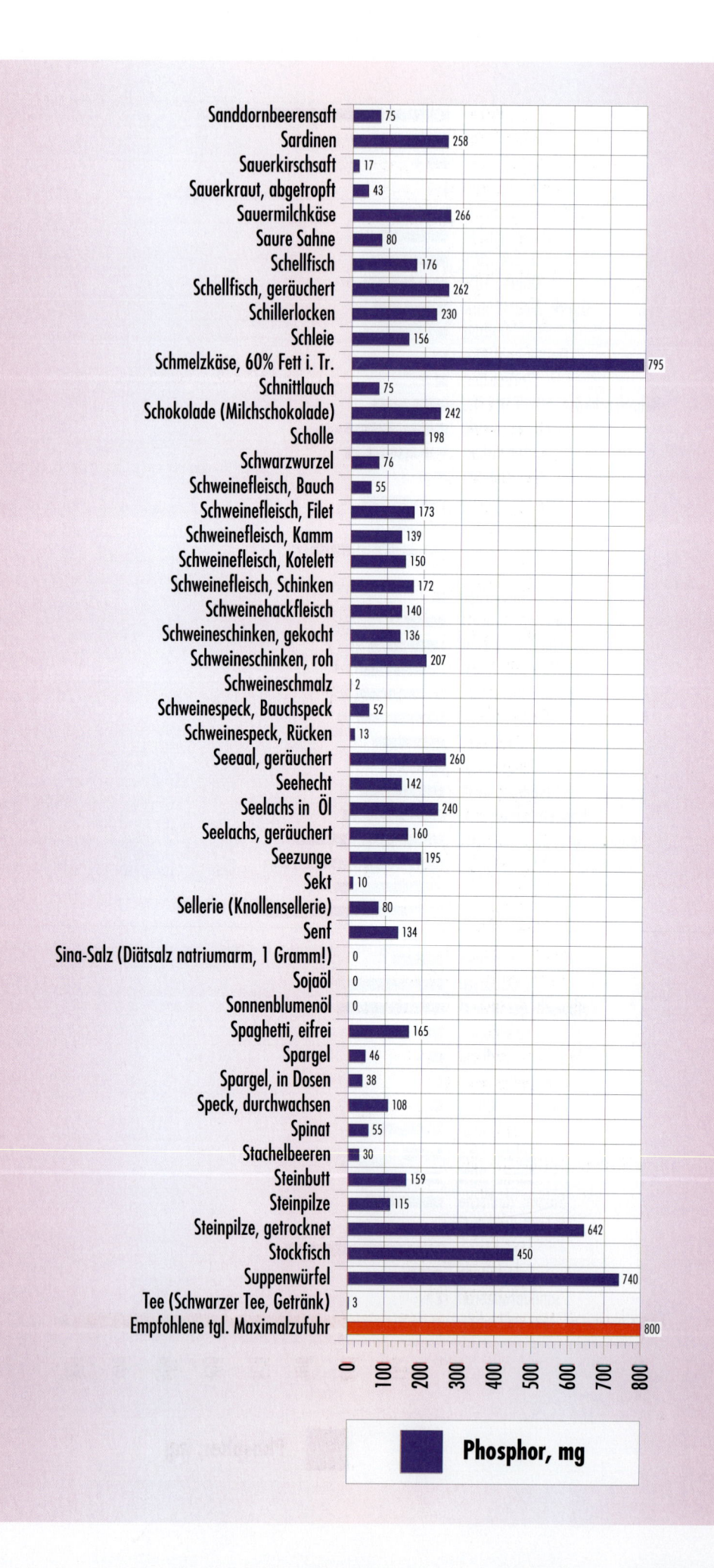

Lebensmittel	Phosphor, mg
Sanddornbeerensaft	75
Sardinen	258
Sauerkirschsaft	17
Sauerkraut, abgetropft	43
Sauermilchkäse	266
Saure Sahne	80
Schellfisch	176
Schellfisch, geräuchert	262
Schillerlocken	230
Schleie	156
Schmelzkäse, 60% Fett i. Tr.	795
Schnittlauch	75
Schokolade (Milchschokolade)	242
Scholle	198
Schwarzwurzel	76
Schweinefleisch, Bauch	55
Schweinefleisch, Filet	173
Schweinefleisch, Kamm	139
Schweinefleisch, Kotelett	150
Schweinefleisch, Schinken	172
Schweinehackfleisch	140
Schweineschinken, gekocht	136
Schweineschinken, roh	207
Schweineschmalz	2
Schweinespeck, Bauchspeck	52
Schweinespeck, Rücken	13
Seeaal, geräuchert	260
Seehecht	142
Seelachs in Öl	240
Seelachs, geräuchert	160
Seezunge	195
Sekt	10
Sellerie (Knollensellerie)	80
Senf	134
Sina-Salz (Diätsalz natriumarm, 1 Gramm!)	0
Sojaöl	0
Sonnenblumenöl	0
Spaghetti, eifrei	165
Spargel	46
Spargel, in Dosen	38
Speck, durchwachsen	108
Spinat	55
Stachelbeeren	30
Steinbutt	159
Steinpilze	115
Steinpilze, getrocknet	642
Stockfisch	450
Suppenwürfel	740
Tee (Schwarzer Tee, Getränk)	3
Empfohlene tgl. Maximalzufuhr	800

Nahrungsmittel A - Z
Milligramm/100 Gramm

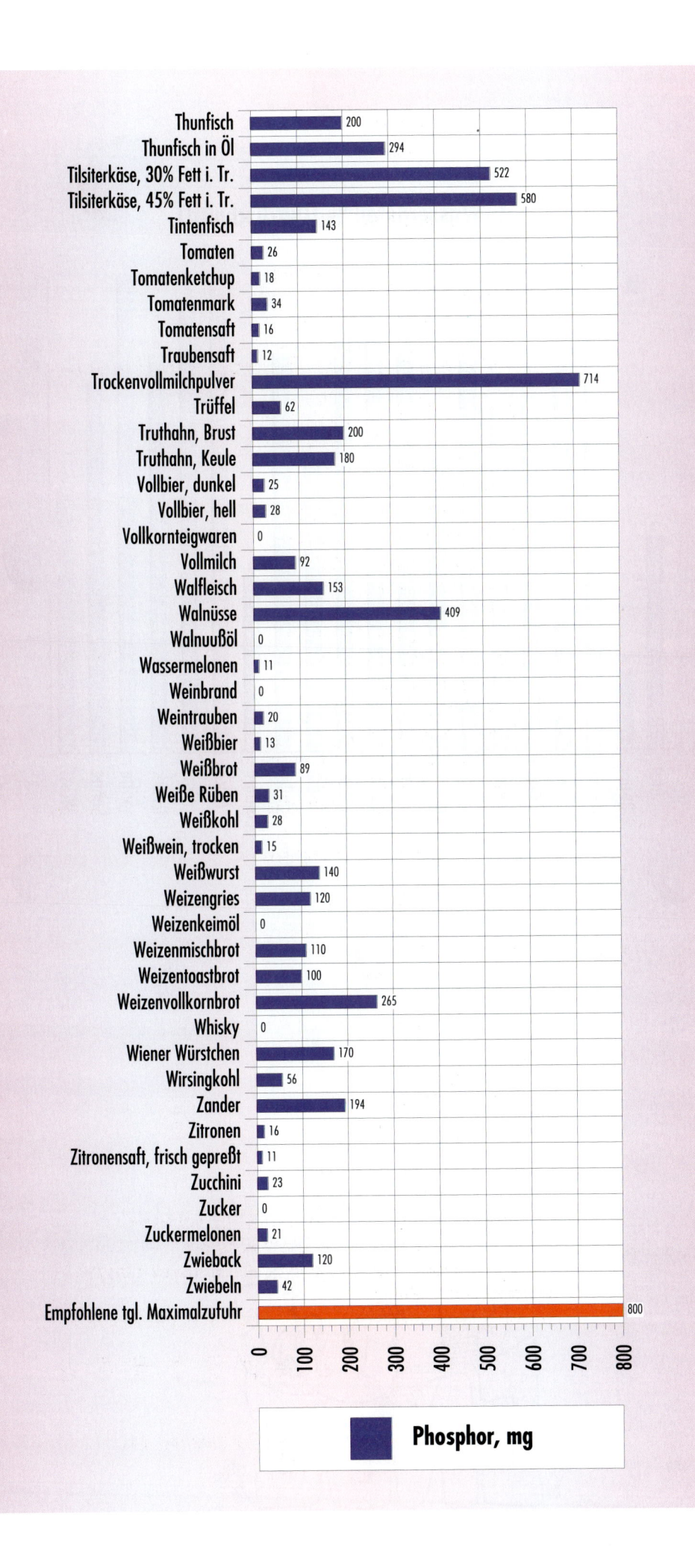

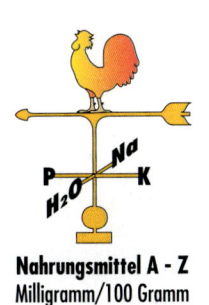

Nahrungsmittel	Phosphor, mg
Thunfisch	200
Thunfisch in Öl	294
Tilsiterkäse, 30% Fett i. Tr.	522
Tilsiterkäse, 45% Fett i. Tr.	580
Tintenfisch	143
Tomaten	26
Tomatenketchup	18
Tomatenmark	34
Tomatensaft	16
Traubensaft	12
Trockenvollmilchpulver	714
Trüffel	62
Truthahn, Brust	200
Truthahn, Keule	180
Vollbier, dunkel	25
Vollbier, hell	28
Vollkornteigwaren	0
Vollmilch	92
Walfleisch	153
Walnüsse	409
Walnuußöl	0
Wassermelonen	11
Weinbrand	0
Weintrauben	20
Weißbier	13
Weißbrot	89
Weiße Rüben	31
Weißkohl	28
Weißwein, trocken	15
Weißwurst	140
Weizengries	120
Weizenkeimöl	0
Weizenmischbrot	110
Weizentoastbrot	100
Weizenvollkornbrot	265
Whisky	0
Wiener Würstchen	170
Wirsingkohl	56
Zander	194
Zitronen	16
Zitronensaft, frisch gepreßt	11
Zucchini	23
Zucker	0
Zuckermelonen	21
Zwieback	120
Zwiebeln	42
Empfohlene tgl. Maximalzufuhr	800

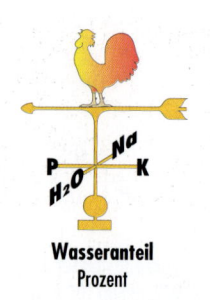

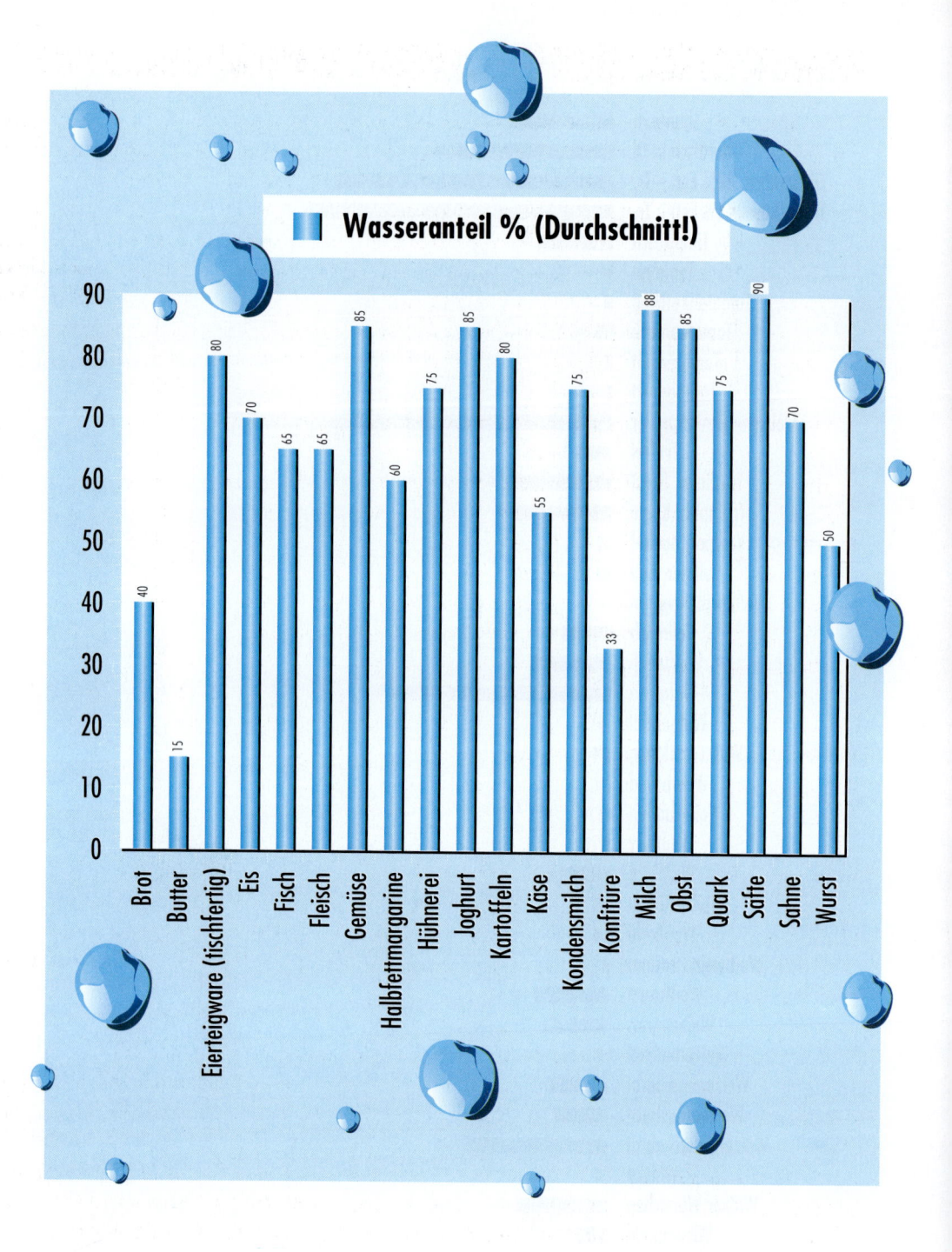

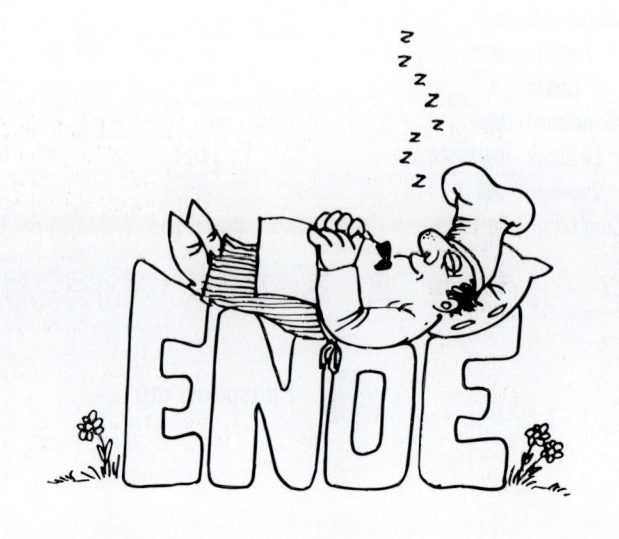

Wasseranteil Prozent

Wasseranteil % (Durchschnitt!)

Lebensmittel	Wasseranteil %
Brot	40
Butter	15
Eierteigware (tischfertig)	80
Eis	70
Fisch	65
Fleisch	65
Gemüse	85
Halbfettmargarine	60
Hühnerei	75
Joghurt	85
Kartoffeln	80
Käse	55
Kondensmilch	75
Konfitüre	33
Milch	88
Obst	85
Quark	75
Säfte	90
Sahne	70
Wurst	50

ENDE

Schlafstörungen bei Dialysepatienten

Leben mit Dialyse ist für viele Patienten mit einem Problem vergesellschaftet, welches nur ausnahmsweise ein Dialyseproblem ist. Schlafmittel gehören zu den meistverordneten Medikamenten überhaupt (1993 wurden in Deutschland Nacht für Nacht etwa 1 Million Schlaftabletten genommen!), Schlafstörungen sind also ein allgemeines Problem der (älteren) Bevölkerung.

Generell sollten zur Abklärung der Ursachen von Schlafstörungen die fünf „P-Fragen" gestellt werden:

- **Physische Ursachen?** (Kardiale, pulmonale, neurologische u.a. Krankheiten?)
- **Physiologische „Schlafstörung"?** (Schlafgewohnheiten, Schichtarbeit usw.)
- **Psychische Gründe?** (Streß, belastende Lebensereignisse …)
- **Psychiatrische Ursachen?** (Depression, Angst usw.)
- **Pharmakologische Wirkungen/Nebenwirkungen?** (Kaffee, Nikotin, Schilddrüsenpräparate, Antihypertensiva, Steroide, Theophyllin, MAO-Hemmer, Diuretika)

Hellhörig müssen wir werden, wenn uns ein Patient darüber berichtet, daß er nachts aufwacht, weil er keine Luft mehr bekommt, daß er nur noch im Sitzen schlafen kann: **Nächtliche Atemnot.**

In diesen Fällen kann eine **Überwässerung** die Ursache sein, dem Problem muß schnell nachgegangen werden. Über den **nächtlichen Juckreiz** des dialysepflichtigen Patienten und seine Behandlung wurde bereits im Kapitel 4 („Hautveränderungen") berichtet (Seite 73 ff.).

Schlafstörungen durch Cycler-Alarme beim „angeleinten" Peritonealdialysepatient während der nächtlichen PD-Durchführung sind verfahrensbedingt und verständlich.

Sind sonstige organische (z.B. Schmerzen) oder psychische Ursachen (z.B. Depression) für Schlafstörungen auszuschließen, die durch therapeutischen Ansatz an der Ursache zu beseitigen sind, reduziert sich das Problem oft zum Problemchen **falsch**er **Schlafgewohnheiten = physiologische „Schlafstörung".**

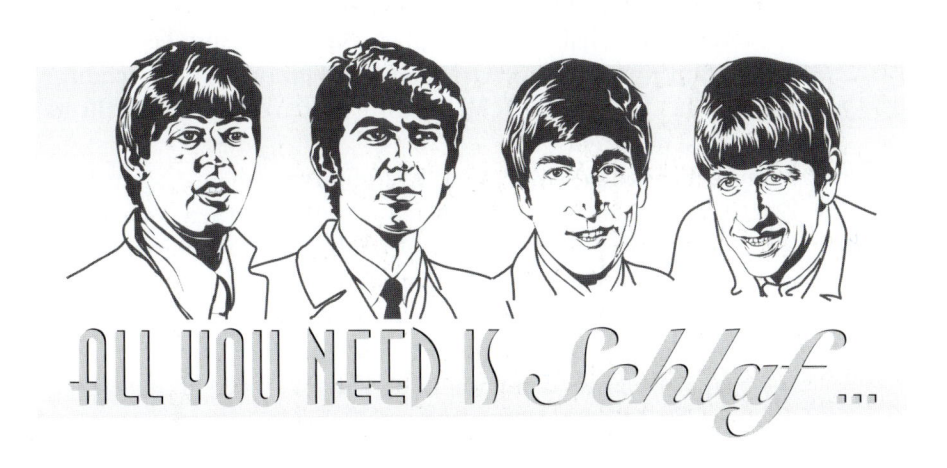

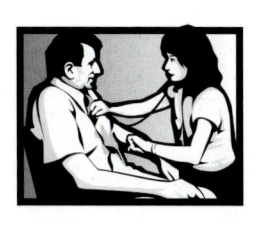

ALL YOU NEED IS *Schlaf* …

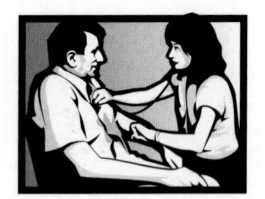

Wir können das ja in der Dialyse tagtäglich beobachten: Die Patienten sind kaum angeschlossen, schon schlafen sie – und das manchmal 3 oder 4 Stunden am Stück. Blutdruckmessen und Visite sind störend. Die Patienten berichten dann aber oft darüber, daß sie „überhaupt nicht" schlafen können, manchmal gleich kombiniert mit der Forderung nach Verordnung von Schlafmitteln.

Lassen sich eindeutig falsche Schlafgewohnheiten als Ursache für „Schlafstörungen" ausmachen, wäre es ein grober Fehler, Schlafmittel zu verordnen! Der Krebsschaden ist das stundenlange Schlafen am Tag!

Tatsache ist, daß der objektive Bedarf an Schlaf im Verlauf des Lebens abnimmt: Ein Säugling schläft noch 20 Stunden, beim über 60-jährigen wird eine tägliche Schlafdauer von 6 bis 7 Stunden als ausreichend angesehen.

Wenn nun jemand schon jeden Mittag 2 Stunden schläft (oder 4 Stunden während der Dialyse), so ist beim besten Willen nicht zu erwarten, daß in der darauf folgenden Nacht mit einem erholsamen Tiefschlaf von 21 Uhr abends bis 7.30 Uhr am nächsten Morgen zu rechnen ist. Genau dies erwarten aber viele ältere Menschen – völlig unabhängig ob dialysepflichtig oder nierengesund ...

Nicht der schnelle Griff zum Rezeptblock, sondern die mühsame und zeitaufwendige Ermittlung der Schlafgewohnheiten und die Erarbeitung einer Verhaltensänderung sind gefragt!

Das gesündeste Schlafmittel heißt Schlafentzug, es ist kostenneutral und auch beim niereninsuffizienten Patient uneingeschränkt anwendbar!

Schlaffördernde Verhaltensweisen:

- **Nicht länger im Bett bleiben als nötig**; falls nach 15 Minuten kein Schlaf eintritt: Aufstehen, in ein anderes Zimmer gehen, beschäftigen. Erst wieder ins Bett, wenn man wirklich müde ist! Liegt man zu lange wach, wird die Verbindung „Bett = Schlafen" verloren! Nicht der Schlaf vor Mitternacht ist übrigens der beste Schlaf, sondern die ersten Schlafstunden – und die können ruhig auch weit nach Mitternacht liegen!
- Die Patienten mögen den **Wecker vom Nachttisch verbannen**! Nichts hält besser wach wie Gedanken „nun liege ich schon eine Stunde wach" oder „drei Uhr und ich bin schon wach"! Überhaupt: Schlafgestörte sollten den **Schlaf nicht so ernst nehmen!**
- **Nicht am Tag schlafen**, die Kraft finden, sich am Tag auch einmal wach zu halten, am Tag Aktivität („Arbeit") suchen – wer müde ist schläft besser! Der Schlaf am Tag fehlt in der Nacht, logisch!
- **Regelmäßige Schlafzeiten** einhalten, **die innere Uhr im Gleichlauf lassen**, früh immer zur selben Zeit aufstehen – ganz besonders dann, wenn man meint, in der vorangegangenen Nacht schlecht geschlafen zu haben!

- **Kein Lärm, kein Licht, frische Luft, optimale Temperatur** (eher kalt)!
- Nicht zu spät zu Abend essen, **nicht mit vollem oder leerem Bauch ins Bett!**
- **Höchstens ein Glas Bier oder ein Glas Wein am Abend, kein Koffein, kein Nikotin!** Alkohol ist entgegen landläufiger Meinung kein gutes Schlafmittel!
- **Körperliches Training vier bis sechs Stunden vor dem Schlafengehen** (Spaziergang nach dem Abendessen, nicht vor den Fernseher hocken!), auch mal wieder ein Buch lesen oder gute Musik hören. Kurz: Den Abend angenehm gestalten!

Aus der Aufstellung ist leicht zu sehen, daß das Verhaltensweisen für (sonst gesunde) „Menschen mit Biß" sind, das schafft nicht jede(r)! In solchen Fällen muß dann auch einmal zur chemischen Keule gegriffen werden. Bei Nierenpatienten ist hier streng auf die Kumulationsgefahr der entsprechenden Mittel zu achten (vgl. Kapitel 17, Seite 539). Na dann: „Gute Nacht"!

Sport und Rehabilitation

Übersichten bei KRÄMER/RISLER, WIRTH

Nierenpatienten (im Präterminalstadium, Dialysepatienten und Transplantierte) **können nicht nur Sport treiben, sie sollten es unbedingt tun** – wie jeder andere Mensch übrigens auch.

Dieser einleitende Satz mutet bei Betrachtung der Realität in Deutschlands Dialysezentren wie Traumtänzerei an. Jedoch muß sich in den Köpfen des nephrologischen Teams auch einiges ändern: Die Erwartungshaltung, daß die Patienten krank sind und von ihnen keine große Aktivität erwartet werden darf, sollte geändert werden!

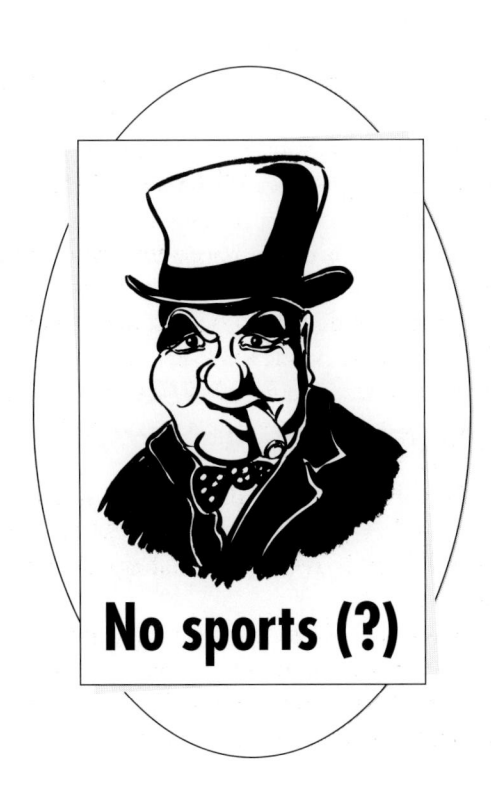

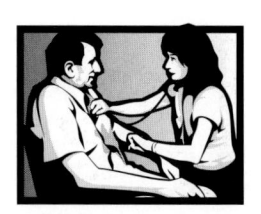

No sports (?)

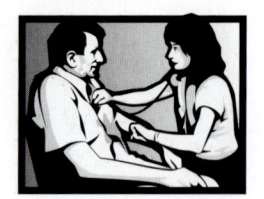

Wir müssen die Patienten, wenn immer möglich, aktiv dazu ermuntern, ihre physische Aktivität zu erhöhen, auch die 70-jährigen! Dazu braucht es keine Kur oder Reha-Maßnahme, das beginnt mit leichter Beingymnastik während der Dialyse und dem täglichen abendlichen Spaziergang, bei schlechtem Wetter isometrische Übungen zu Hause!

Nierenpatienten unterscheiden sich in der Variationsbreite der Gesundheitsstörung zwischen quasi gesund und schwer krank. Dies bedeutet, daß **nichts ohne Absprache mit dem betreuenden Arzt** geschehen sollte.

Körperliches Training führt bei den meisten Menschen zu erhöhter Funktionskapazität und Leistungsfähigkeit, zu erniedrigtem kardiovaskulären Risiko, zu mehr seelischer Stabilität und innerer Ausgeglichenheit.

Die **initiale Übungstoleranz bei Nierenpatienten ist gering**, jedoch führt die kontrollierte und dosierte Steigerung der energetischen Anforderungen zu überraschenden Erfolgserlebnissen und viele Patienten möchten nach einer gewissen Zeit ihre Sportstunde nicht mehr missen.

Die Möglichkeit überhaupt Sport zu treiben ist für viele Dialysepatienten erst durch **Erythropoietin** möglich geworden, da mit Besserung der Anämie eine deutlich Steigerung der Sauerstoffaufnahme erreicht wird.

Im Mittel erreichen **Dialysepatienten etwa 50 bis 75 % der Leistung der Gesunden**. Ziel der körperlichen Betätigung ist aber keinesfalls die Höchstleistung, vielmehr der Spaß an der Sache und die **Vermittlung des Hochgefühls "ich kann ja noch etwas leisten"**.

Nach einer Trainingsphase unter ärztlicher Supervision können und sollten Dialysepatienten den Sport durchaus selbst fortführen. Auch hier muß man keine übertriebene Angst haben, daß "etwas passiert".

Die meisten Patienten haben in der langen Krankengeschichte gelernt, die Signale des Körpers zu registrieren und zu interpretieren (somatischer Erfahrungsschatz). Dies betrifft die Zeichen der beginnenden Herzinsuffizienz genauso wie die der Hyperkaliämie.

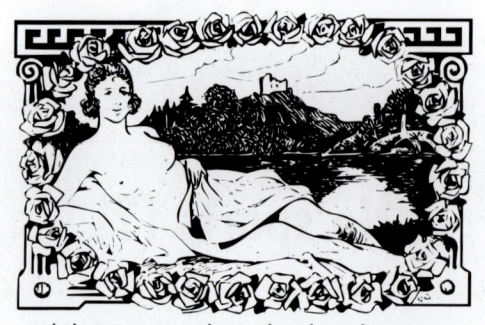

Auch die Kur ist inzwischen in die Jahre gekommen ...

Rehabilitation statt Kur

Die Rehabilitationsmedizin hat sich aus der Kurmedizin entwikkelt. Kur und Rehabilitation sollten inhaltlich und begrifflich sauber getrennt werden.

Die klassische Kur als spezielle, deutschlandspezifische Variante des Urlaubs auf Kassenkosten in wohlig-schläfriger Grundstimmung, unterbrochen von rituellem Wassertrinken und bedächtigem Schlammauflegen, dürfte wohl unter dem gegenwärtigen und zukünftigen Kostendruck über lang oder kurz sanft entschlummern.

Eine bessere Überlebenschance haben die Reha-Einrichtungen, wobei man auch einmal kritisch hinterfragen darf, ob man die Patienten hierzu unbedingt verschicken muß, oder ob Rehabilitation nicht viel besser im häuslichen Umfeld stattfinden kann.

Über die Wirkung „ortsgebundener Heilmittel" bestehen nämlich allenfalls empirische Ergebnisse, da ist kaum etwas beweisbar, wie es von der exakten Naturwissenschaft eigentlich zu fordern ist.

Machen wir uns nichts vor: In einer Vielzahl der Fälle (besonders im psychsomatischen Bereich) kommt nach einer solchen Maßnahme für die Patienten der Sturz ins therapeutische Loch. Real existierende Probleme am Heimatort des Patienten wie Arbeitslosigkeit oder trinkfeste Ehegatten kann man nicht in der Gruppentherapie am Kurort „wegsprechen", die sind ganz einfach wieder da, wenn der Patient nach Hause kommt …

Vergleicht man dann einmal die Ergebnisse für den Patient mit dem Ergebnis für den Betreiber, dann wird es ziemlich verZWICKt … aber das ist kein Thema dieses Buches.

Sinn macht das Ganze zweifellos bei den Anschlußheilbehandlungen, hier kann Rehabilitation im Sinn des Wortes sicher manches für den Patient bringen.

Was heißt Rehabilitation? „Habilitare" (lat.) bedeutet etwa „befähigen". Man kann sagen, daß die gelungene Rehabilitation einen Kranken zur Rückkehr zum aktiven Leben ohne Einschränkung befähigen soll. Dieses Idealziel ist natürlich nur bei einer vollständig heilbaren Krankheit zu erreichen (Beispiel: komplikationslose Heilung nach Oberschenkelfraktur).

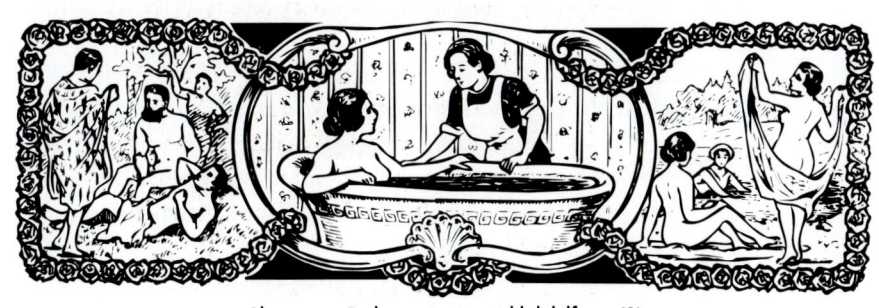

Ob so etwas Dialysepatienten wirklich hilft … (?)

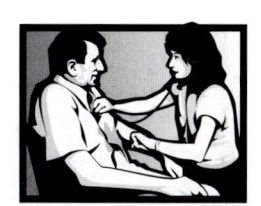

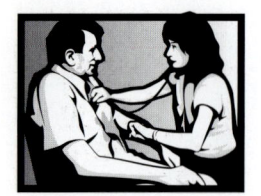

Häufiger und damit von größerer Bedeutung für die Rehabilitation sind chronische Krankheiten. Hier kann natürlich **nur eine relative Heilung** erzielt werden. Die **Stabilisierung oder Wiederherstellung der Restgesundheit kann als eine Aufgabe der Rehabilitationsmedizin** definiert werden.

Rehabilitation findet aber nicht nur während einer Reha-Maßnahme statt, vielmehr **ist** es eine **ständige Aufgabe ärztlicher Betreuung.**

Anpassung an die veränderte Lebenslage und das Leben mit der Krankheit lernen Niereninsuffiziente nicht während eines 4-wöchigen Reha-Aufenthalts sondern während der jahrelangen Betreuung durch ihren Nephrologen am Heimatort.

Reintegration findet zu Hause statt und nicht während einer Verschickung!

Ein weiterer Nachteil der Verschickung für chronisch kranke Nierenpatienten ist die Tatsache, daß der betreuende Arzt am Kurort die häusliche Situation, die kleinen Probleme des Patientenalltags und den klinischen Langzeitverlauf mit allen seinen Besonderheiten nicht annähernd so gut einschätzen kann, wie der betreuende Hausarzt und der mitbetreuende Nephrologe am Heimatort!

Und auch das ist die Wahrheit: **Es gibt kein „kurortgebundenes Heilmittel", welches den schicksalhaften Verlauf fortgeschrittener Nierenkrankheiten zur Dialysepflichtigkeit aufhalten könnte!**

Alle Möglichkeiten lernt der Nierenpatient bei qualifizierter Betreuung schon zu Hause kennen!

Aus der Summe dieser Tatsachen läßt sich keine allgemeingültige Indikation für eine „vorbeugende" Verschickung chronisch Nierenkranker ableiten.

Eine entsprechende Indikation dürfte nur im Sinne der AHB-Maßnahmen nach Akuterkrankungen gegeben sein.

Fahrtauglichkeit bei Dialysepatienten

Wie die meisten Dinge in der Nierenersatzbehandlung kann auch die Frage nach der Fahrtauglichkeit bzw. Fahruntauglichkeit von Dialysepatienten nicht pauschal beantwortet werden.

Auch hier ist eine **individuelle Einschätzung erforderlich**, die neben dem klinischen Allgemeinzustand insbesondere Begleitkrankheiten wie Bluthochdruck, Hör- und Sehstörungen, ggf. Stoffwechseleinstellung eines bestehenden Diabetes mellitus und evtl. Nebenwirkungen der medikamentösen Dauerbehandlung berücksichtigen muß.

Weitere Einzelheiten sind der Grafik zu entnehmen.

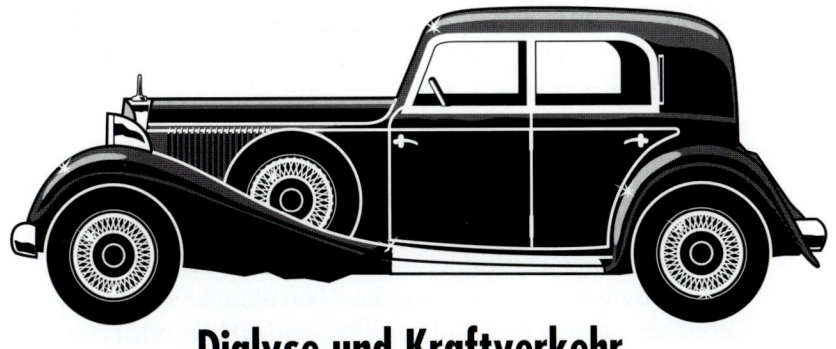

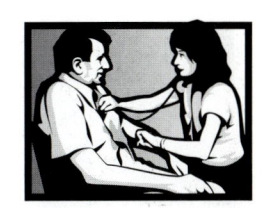

Dialyse und Kraftverkehr

Autofahren ist Lebensfreude und für viele Dialysepatienten ein nebenwirkungsfreier Quell der Lebensqualität. Dennoch müssen wir in seltenen Fällen unserem Patient die bittere Wahrheit vermitteln, daß es in seinem eigenen, aber auch im Interesse der anderen Teilnehmer am Straßenverkehr erforderlich ist, auf das Autofahren besser zu verzichten. Keine Frage, eine solche Mitteilung hinterläßt immer Blessuren, aber man ist nicht der Freund eines Menschen, wenn man ihm immer gerade das erzählt, was er am liebsten hört. In der Praxis der Nierenersatztherapie haben wir aber meist Übung in diesen Dingen …

Körperliche und geistige Leistungsfähigkeit des einzelnen dialysepflichtigen Patienten hängen von vielen Faktoren ab. So ist es nicht selten, daß eine Begleitkrankheit der terminalen Niereninsuffizienz (z.B. schwere Polyneuropathie) oder eine Zweitkrankheit (z.B. ein stoffwechsellabiler Diabetes mit schwerer Retinopathie) das gesamte Krankheitsgeschehen völlig bestimmen und die Dialysepflichtigkeit zur „Nebensache" wird. Entsprechend ist bei der nephrologischen Begutachtung („Begutachtung", nicht „Beschlechtachtung"!) zu verfahren.

Generell gilt, daß Dialysepflichtige zum Führen von Kraftfahrzeugen der Klassen 1, 3, 4 und 5 geeignet sind, wenn nicht besondere Umstände dagegen sprechen (s.o.). Dies begründet sich auch aus der engmaschigen ärztlichen Überwachung der Patienten.

Kraftfahrzeuge der Klasse 2 und Fahrgastbeförderung gemäß § 15 d StVZO können nur nach individuellem nephrologischen Gutachten geführt/durchgeführt werden. Patienten, die frisch andialysiert sind (etwa die ersten drei Monate nach HD-Beginn), sollten unmittelbar nach der Dialyse kein Kraftfahrzeug führen.

Besonderer Erwähnung bedarf das Thema „Arzneimittel und Straßenverkehr". Nahezu alle Dialysepatienten nehmen mehrere Medikamente ein. Oft sind hierunter Mittel, die die Fahrtauglichkeit erheblich beeinflussen können. Es ist nahezu selbstverständlich, daß dies bei Anästhetika der Fall ist, auch bei Ophtalmika ist das naheliegend. Auch blutzuckersenkende Substanzen (insbesondere nach Therapieumstellung) können die Fähigkeit zur aktiven Teilnahme am Straßenverkehr beeinträchtigen. Ein Schwerpunkt bei niereninsuffizienten Patienten sind natürlich die Antihypertensiva …

In jedem Zweifelsfall sollten die Beipackzettel auf „Hinweise für Verkehrsteilnehmer" nachgelesen oder in der „Rote Liste" nach dem Hinweis „Reaktionsvermögen!" gesucht werden.

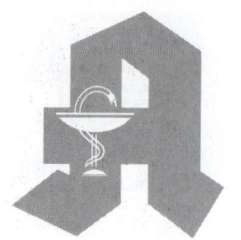

17. Medikamente bei Niereninsuffizienz

Allgemeine Hinweise

Nieren und Leber sind die wichtigsten Ausscheidungsorgane für eingenommene Medikamente und deren Stoffwechselprodukte. Jede unkontrollierte Einnahme von Medikamenten kann schwere Schäden hervorrufen. Nierenkranke sollten deshalb Medikamente nur in Absprache mit dem behandelnden Nephrologe einnehmen.

Es gilt hier nicht nur der Grundsatz „Soviel wie erforderlich, aber so wenig wie möglich", sondern zusätzlich „Nicht alles, was nötig ist, ist möglich".

Jedes Medikament, welches therapeutische Wirksamkeit entfaltet, kann auch Nebenwirkungen haben. Umgekehrt hat ein „Medikament" ohne potentielle Nebenwirkungen nur selten eine therapeutische Wirkung (außer für den Hersteller).

Aus den genannten Gründen ist strengste Indikationsstellung Grundsatz der Pharmakotherapie bei Nierenkranken. Mit fortschreitender Niereninsuffizienz steigt die Zahl der Begleit- und Folgekrankheiten und die Zahl pathologischer Laborwerte. Häufig muß die Zahl der verordneten Medikamente auch steigen, die Verhältnismäßigkeit soll aber gewahrt bleiben.

Man muß stets bedenken, daß **mit steigender Tablettenzahl die Compliance des Patienten sinkt, nicht jeder pathologisch veränderte Laborwert und nicht jede Befindlichkeitsstörung braucht ein Medikament!**

Bestandteil der individuellen medikamentösen Therapie ist deshalb die Aufklärung des Patienten, warum die Einnahme bestimmter Medikamente erforderlich ist – oder warum auch nicht!

Über Einzelheiten der Pharmakotherapie bei Niereninsuffizienz gibt es dicke Bücher, hier werden nur sehr allgemeine Hinweise zu ausgewählten Medikamentengruppen gegeben. **Jeder Anwender und Verordner einer Pharmakotherapie ist gehalten, sich genau über Indikation, Kontraindikation und mögliche Nebenwirkungen zu informieren.** Man muß sich aber auch darüber klar sein, daß es die absolute Sicherheit einer wissenschaftlich begründeten Pharmakotherapie nie geben kann!

Die nachfolgenden Aufstellungen erhebt keinerlei Anspruch auf Vollständigkeit, eine sehr gute Übersicht bietet das Buch „Drug Dosage in Renal Insufficiency" von Günter Seyffart.

Über die **individuelle Verträglichkeit** eines Medikaments können pharmakologische Daten keine Auskunft geben. Der Patient gibt dann oft von sich aus an, daß er das Medikament „nicht verträgt" und tut auch manchmal instinktiv das Richtige, indem er es selbst absetzt.

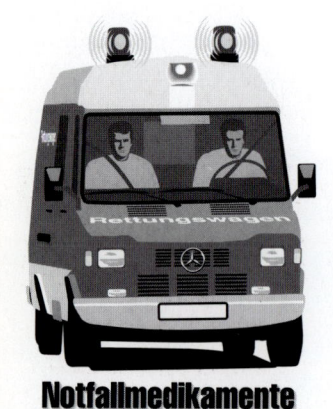

Bei jeder Pharmakotherapie muß an eine mögliche **Einschränkung zur Führung von Kraftfahrzeugen** gedacht werden, auch kann eine Änderung des Reaktionsvermögens die Durchführung bestimmter Tätigkeiten für den Patient ausschließen.

Daß schwangere Frauen möglichst überhaupt keine Medikamente einnehmen sollten, ist hinreichend bekannt, für terminal niereninsuffiziente Frauen jedoch kaum von Bedeutung (anovulatorische Zyklen).

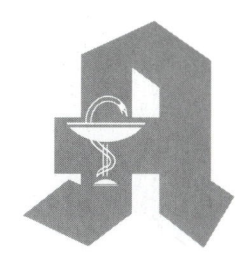

Verschiedene Substanzklassen

Anorektika
„Abmagerungsmittel"

Anwendung aus prinzipiellen Erwägungen bei Nierenkranken abzulehnen!

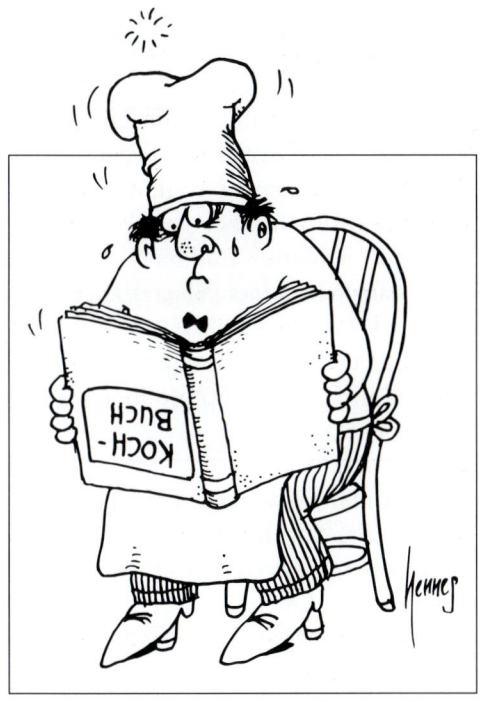

FÜR VERKEHRTE DIÄT IST ES NIEMALS ZU SPÄT!

Azidosetherapeutika
Mittel zur Behandlung einer Übersäuerung des Blutes

Falls durch die Dialyse selbst keine ausreichende Korrektur der Azidose (Übersäuerung) erzielbar ist, wird die Behandlung mit diesen Mitteln evtl. erforderlich sein. Solche Präparate sind z.B. Acetolyt® (Calciumgehalt berücksichtigen), Dosierung nach Wirkung, z.B. 2 x 1 bis 2 x 2 Meßlöffel (1 Meßl. entspricht 2,5 g) oder Nephrotrans® (1 Kapsel enthält 0,5 g Natriumhydrogenkarbonat), Dosierung ebenfalls von der Wirkung abhängig (Blutgasanalyse), liegt im allgemeinen zwischen 2 x 2 bis 3 x 3 Kapseln.

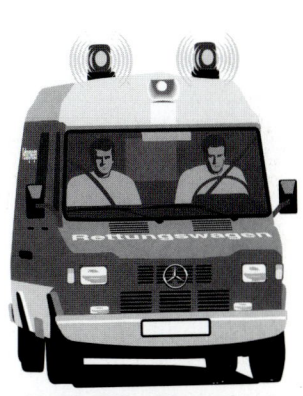

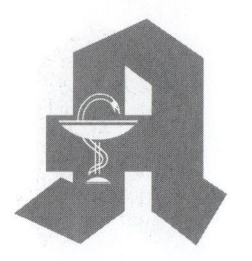

Analgetika, Antirheumatika, Antipyretika
Schmerzmittel, Rheumamittel, fiebersenkende Mittel

In der Roten Liste sind unter dieser Substanzgruppe über 500 Medikamente aufgeführt. Entsprechend des Umfangs der wirksamen Substanzen ist die Möglichkeit der Nebenwirkungen, die Beipackzettel sollten besonders genau beachtet werden. Die nichtsteroidalen Antirheumatika werden bei Nierenkranken wegen der Osteopathiebeschwerden nicht gerade selten eingesetzt. Besonders bei dieser Medikamentengruppe sei ausdrücklich auf die Gefahr der Magen-Darm-Blutung hingewiesen. Wenn der Patient Oberbauchbeschwerden oder „schwarzen Stuhlgang" bemerkt, soll sofort der Arzt informiert werden. Zu den NSAR siehe Fußnote 20 (Seite 577) nach dem Tabellenteil dieses Kapitels. Dosierungsempfehlungen zu einzelnen Medikamenten können den Tabellen am Ende dieses Kapitels entnommen werden.

Antiallergika, Antihistaminika
Mittel gegen allergische Reaktionen, hierunter zählen auch die bei Dialysepatienten häufig gegen Juckreiz verordneten Substanzen

Eine Auswahl von Handelspräparaten, die teilweise sowohl als Externum (Salbe, Gel ...), zur Einnahme (Tabletten, Dragees, Tropfen ...) oder als Injektionslösung zur Verfügung stehen: Avil®/Avil®-retard, Fenistil®, Inhibostamin®, Repeltin®, Soventol®, Systral®, Tavegil®, Teldane®, Zaditen®. **Als Externum wird von den Patienten ganz besonders Palacril-Lotio® bevorzugt.**

Liegt starker Juckreiz bei Dialysepatienten vor, soll zunächst die Ursache gesucht und nicht das Symptom Juckreiz behandelt werden (vgl. auch Seite 73 ff.).

Über die Pharmakokinetik der genannten Substanzen liegen bei Niereninsuffizienz wenig Angaben vor. Zunächst sollten die Externa zum Einsatz kommen, dann als Bedarfsmedikation die Interna. Bei gelegentlicher Einnahme ist eine Kumulation nicht zu befürchten.

Zu beachten sind die häufigen Nebenwirkungen Müdigkeit, (Fahrtauglichkeit!) und Mundtrockenheit (Verstärkung des Durstgefühls!).

Dosierungsempfehlungen zu einzelnen Medikamenten können den Tabellen am Ende dieses Kapitels entnommen werden.

Antianämika
Mittel zur Behandlung der Blutarmut

Für den Dialysepatient müssen hier hauptsächlich **Eisenpräparate und Erythropoietin** genannt werden (Eisen und Eisenstoffwechsel siehe auch Seite 167 f.). Vitamin B_{12} und Folsäure sind nur sehr selten angezeigt. Der Eisenverlust beim Dialysepatient resultiert aus den regelmäßigen Blutentnahmen und durch den – auch bei noch so sorgfältigem Arbeiten ("zurückwaschen") unvermeidbaren – Blutverlust im Dialysator und in den Schlauchsystemen. Hinzu kommen Blut- und damit Eisenverluste durch die urämisch gesteigerte Blutungsneigung: Okkulte Blutverluste über die Schleimhäute von Magen und Darm, Nasenbluten, Shuntnachblutung, bei dialysepflichtigen menstruierenden Frauen Eisenverluste während der Regelblutung usw.

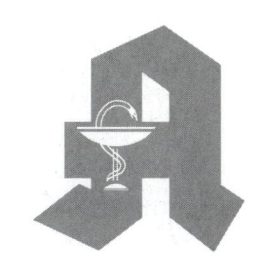

Okkulten Blutverlusten kann in vielen Fällen durch **Umstellung von Standardheparin auf niedermolekulares Heparin (Fragmin®)** entgegengewirkt werden. Eine derartige Vorgehensweise hat sich auch in Fällen häufiger Epistaxis, bei rezidivierender Makrohämaturie (Zystennieren!) und bei langen Abdrückzeiten bewährt.

Meist ist es nicht möglich, die Eisenverluste (etwa 2000 bis 3000 mg pro Jahr) mittels der Nahrungszufuhr auszugleichen. In der Eisenbilanz zu berücksichtigen (heute seltener) ist die evtl. Eisenzufuhr mit Blutkonserven (etwa 200 mg pro Konserve).

Eisenmangel wird durch die (regelmäßige) **Bestimmung des Ferritinspiegels und/oder der Transferrinsättigung** ermittelt. Normwerte und Umrechnungsformeln sind der Grafik „Routinelabordiagnostik bei unkomplizierten Dauerdialysepatienten" (Seite 448) entnehmen.

An dieser Stelle ein Hinweis auf die diagnostische Wertigkeit des **Zink-Protoporphyrin** (ZPP): Bei der Hämsynthese entsteht in den ausreifenden Erythroblasten in geringer Menge Zink-Protoporphyrin (ZPP). Es handelt sich um ein für den Sauerstofftransport funktionsloses Metalloporphyrin, bei dem als Zentralatom statt Fe(II) Zink eingelagert ist. Als stabile Chelatverbindung läßt es sich in den Erythrozyten nachweisen.

Der **Anteil an Zink-Protoporphyrin steht in reziproker Beziehung zum für die Biosynthese des Hämoglobins verfügbaren Eisen**. Eine negative Eisenbilanz führt zunächst zu einer Abnahme des Speichereisens, welche durch eine Verminderung des Ferritins gekennzeichnet ist. Solange das Eisenangebot an die Erythropoese ausreicht, ist die ZPP-Konzentration normal.

Das Stadium des latenten Fe-Mangels mit eisendefizitärer Erythropoese geht mit einer Akkumulation von Zink-Protoporphyrin in den Erythrozyten einher, wobei die Hb-Konzentration noch im Normbereich liegt.

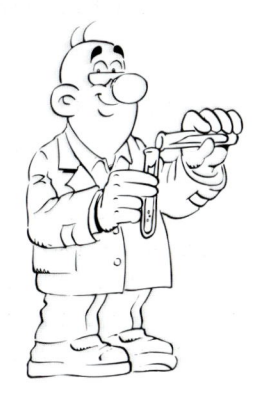

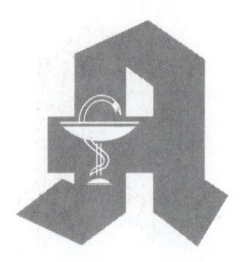

Die Eisenmangelanämie ist durch eine Verminderung von Ferritin und Hämoglobin, sowie eine deutliche Vermehrung (über 80 µMol/Mol Häm) von Zink-Protoporphyrin charakterisiert. Störungen des Eisenmetabolismus, wie sie auch bei chronischen Entzündungen, Malignomen, Myelodysplasien und chronischer Bleiintoxikation zu beobachten sind, führen ebenfalls zu einer Erhöhung der ZPP-Konzentration.

Im Gegensatz zu anderen Parametern des Eisenstoffwechsels ist Zink-Protoporphyrin nicht beeinflußt von Alter, Geschlecht und tageszeitlichen Schwankungen. ZPP ist als Überwachungsparameter zur Steuerung einer Erythropoietin-Therapie bei Dialysepatienten geeignet, aber weniger gebräuchlich. **Falsch hohe ZPP-Spiegel** werden lediglich aufgrund der Vermehrung freier Porphyrine in Erythrozyten bei der kongenitalen erythropoetischen Porphyrie und bei der Protoporphyrie gefunden.

Referenzbereich: < 40 µMol/Mol Häm, als Material benötigt das Labor 2 ml EDTA-Blut.

Die **Eisensubstitution** erfolgt am sichersten durch **langsame** (!) Injektionen (z.B. Ferrlecit®) am Schluß der Dialysen. Zur Vermeidung einer Eisenüberladung sollten die **Eisengaben stets zeitlich befristet** erfolgen, denn zu gerne wird die Streichung auf dem Verordnungsplan einmal vergessen (… und läuft und läuft und läuft …).

Erythropoietin (EPO)

Zur Behandlung der renalen Anämie steht heute das gentechnisch hergestellte Erythropoietin (Erythropoetin) zur Verfügung. Es handelt sich hierbei um ein Hormon, welches die Blutbildung des Knochenmarks stimuliert. Der Hauptbildungsort von Erythropoietin sind die (gesunden) Nieren.

Das gentechnisch hergestellte Erythropoietin ist mit dem menschlichen Erythropoietin identisch. Erste klinische Untersuchungen mit dem Hormon wurden 1986 durchgeführt, die Behandlung ist heute Routine, die Indikationen deutlich erweitert (z.B. auch bei präterminaler Niereninsuffizienz). Die Einführung des geradezu liebevoll „EPO" genannten Medikaments war zweifelsohne einer der größten Fortschritte in der Nephrologie in den letzten Jahren.

EPO (z.B. **Recormon®**) wird bei Therapiebeginn 3 x wöchentlich nach der Dialyse in einer **Dosierung** von etwa **50 (40-120) I.E./kg KG intravenös gegeben**, die subkutane Applikation ist möglich.

Nach dieser Initialphase, die bis zum Erreichen eines Hb-Wertes von etwa 10 g/dl bzw. eines Hämatokritwertes von 30 bis 35 % dauert, muß die Erhaltungsdosis individuell ermittelt werden. **In welche Höhe das Hb-/Hkt-Niveau angehoben und gehalten wird, muß letztlich individuell entschieden werden, relativ normnahe Einstellung ist bei manchen Patienten indiziert.**

Vor Therapiebeginn mit EPO und auch unter Therapie mit EPO muß ein Eisenmangel ausgeschlossen werden. An möglichen Nebenwirkungen sind zu nennen: Entwicklung einer Hypertonie oder Verschlechterung einer bestehenden Hypertonie (möglicherweise durch die Zunahme der Blutviskosität).

Sehr engmaschige Blutdruckkontrollen sind auch außerhalb der Dialyse unbedingt erforderlich (Erfassung hypertensiver Episoden). Weitere mögliche Nebenwirkungen: Passagere Knochenschmerzen und grippeähnliche Symptome, vorübergehender Temperaturanstieg, Hautreaktionen, epileptische Anfälle, Verschluß des Shunts. Alles sehr sehr selten!

Ein großer Teil der eben aufgeführten Nebenwirkungen wurde besonders in den ersten Jahren der EPO-Euphorie und bei Dosis-Findungsstudien beobachtet. Ursache dürfte oft eine zu rasche Korrektur der Anämie gewesen sein. **Ingesamt ist einzuschätzen: Erythropoietin hat eher riesige Belebenswirkungen als Risiken und Nebenwirkungen!**

Die deutliche Besserung des Allgemeinbefindens mit Besserung der Anämie steigert Unternehmungslust und Appetit der Patienten. Der Patient soll unbedingt weiter seine flüssigkeits- und ggf. kaliumarme Diät einhalten!

Das genannte Präparatebeispiel (Recormon®, Firma Boehringer Mannheim) ist von der Fertigspritze bis zum Pen in verschiedenen Dosierungen erhältlich.

Antiarrhythmika
Medikamente zur Behandlung von Herzrhythmusstörungen

Das Auftreten von Herzrhythmusstörungen ist bei Dialysepatienten kein seltenes Ereignis. Dieses ist auch nicht verwunderlich, bedenkt man das häufige Vorkommen der koronaren Herzkrankheit als häufigste Ursache.

Begünstigt wird das Auftreten von Herzrhythmusstörungen noch durch gleichzeitige Glykosidtherapie (Siehe Fußnote 15 nach dem Tabellenteil dieses Kapitels, Seite 575) sowie die erheblichen Elektrolytverschiebungen (Kalium, Calcium) während der Dialyse und auch im dialysefreien Intervall. Die Gefahr der Hypokaliämie wird bei Dialysepatienten oft unterschätzt. Individuell kann Dialyse auch gegen ein Kalium 1 mmol/l erfolgen, dies sollte aber mit großer Vorsicht geschehen.

Zeigt sich unter Rhythmuskontrolle während einiger solcher Dialysen, daß der Patient **nicht** mit einer erhöhten Rate von VES reagiert, kann man so behandeln, vorausgesetzt, Kalium wird stets prädialytisch bestimmt. **Dialyse gegen ein Kalium von 0 mmol/l halten wir für unvertretbar.** Eine zu drastische Senkung des Kaliumspiegels durch Dialyse gegen ein zu niedriges Kalium muß sicher als Kunstfehler betrachtet werden. Die häufige Bestimmung des prädialytischen Kaliumspiegels ist ionometrisch sehr schnell und einfach möglich.

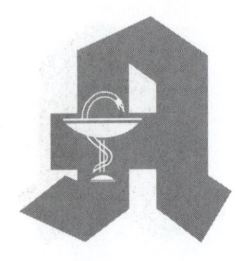

Viele Herzrhythmusstörungen, die im Zusammenhang mit der Dialyse auftreten, lassen sich durch etwas erhöhtes Dialysatkalium häufig vermeiden.

Erst wenn o.g. Faktoren ausreichend untersucht und berücksichtigt sind, soll der Einsatz von Antiarrhythmika geprüft werden. (Näheres zum Thema „Kalium in der Dialysierflüssigkeit" lesen Sie ab Seite 160 f.).

Es darf nicht unerwähnt bleiben, daß Antiarrhythmika selbst arrhythmogen sind. In der Vergangenheit wurde hier sicher häufig zu großzügig behandelt. Die Kardiologen fordern heute, antiarrhythmische Therapie nur erfolgskontrolliert vorzunehmen (programmierte Ventrikelstimulation).

Niemals sollen asymptomatische leichtgradige (bis Lown IIIa) Rhythmusstörungen medikamentös behandelt werden.

Auch bei höhergradigen Herzrhythmusstörungen können anscheinend einzig Betablocker (Propranolol oder noch besser das kardioselektive Metoprolol bei Niereninsuffizienz bevorzugen) die Häufigkeit des plötzlichen Herztodes senken.

Magnesium kann bei einer Sonderform ventrikulärer Tachykardien (Torsade de pointes) zur Anwendung kommen.

Amiodaron (Cordarex®) kommt in sehr niedriger Dosierung (50 mg/Tag) in Betracht, wenn die Beseitigung eines Vorhofflimmerns indiziert ist.

Weitere Anmerkungen zu antiarrhythmisch wirkenden Substanzen sind den Fußnoten 8 und 21 nach dem Tabellenteil dieses Kapitels zu entnehmen (Seiten 574 und 577).

Bei **bradykarden Rhythmusstörungen** (Verlangsamung der Herzschlagfolge) kann der Einsatz von Isoprenalin (z.B. Alupent®) oder Atropin erforderlich sein.

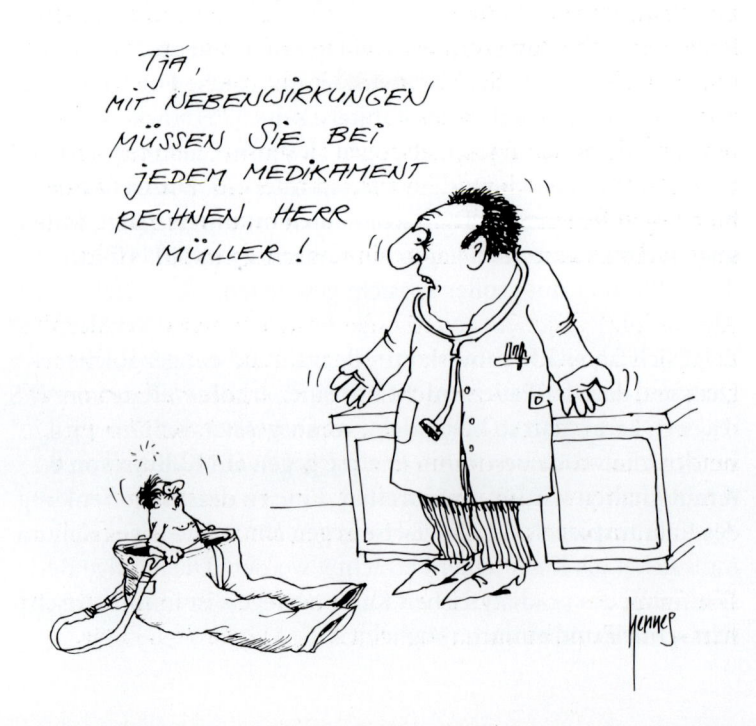

TJA, MIT NEBENWIRKUNGEN MÜSSEN SIE BEI JEDEM MEDIKAMENT RECHNEN, HERR MÜLLER!

Antibiotika, Chemotherapeutika, Tuberkulostatika, Antimykotika

Bei der Vielzahl der heute verfügbaren Antibiotika und anderen Substanzen der o.g. Gruppen ist es in diesem Rahmen unmöglich, auch nur einen annähernd vollständigen Überblick zu geben. Dazu kommt, daß über die gleichen Substanzen in der Literatur manchmal unterschiedliche Angaben über die Dosierung bzw. Kumulation bei Niereninsuffizienz gemacht werden.

Jedes Zentrum hat seine Favoriten, eben Substanzen, mit denen sichere eigene Erfahrungen vorliegen.

Einzelheiten zu verschiedenen Medikamenten können dem Tabellenteil dieses Kapitels entnommen werden.

Antidota

Vergleiche zum Thema Aluminiumakkumulation auch die Grafik „Diagnostik und Therapie der Aluminiumintoxikation" im Kapitel 4 auf Seite 86 und die Ausführungen zum Thema „Phosphatbinder" weiter unten in diesem Kapitel (Seite 547 ff.).

Antidota = „Gegengifte", gemeint sind Pharmaka, die gezielt zur Behandlung definierter Vergiftungen eingesetzt werden können. In dieser Gruppe ist für den Dialysepatienten das Deferoxaminmesilat (= Desferal®) von außerordentlicher Wichtigkeit.

Die ursprüngliche Indikation zum Einsatz von Desferal® war die Eisenvergiftung, Hämochromatose bzw. Hämosiderose. Später fand man, daß Desferal® auch in der Lage ist, im Körper abgelagertes Aluminium zu mobilisieren und zu eliminieren.

Wie kann es zur Aluminiumakkumulation beim Dialysepatient kommen?

Durch aluminiumhaltige Phosphatbinder: Aufgrund der fehlenden Ausscheidung reichern sich beim Dialysepatienten Phosphate im Körper an. Sie bilden mit Calcium Komplexe, d.h., sie können zu einer Hypocalcämie und einer Gefäßcalcinose führen. Um die hohen Phosphatspiegel zu senken, nehmen praktisch alle Dialysepatienten Phosphatbinder ein. Früher wurde hier wegen fehlender Alternativen Aluminiumhydroxid eingesetzt, welches auch heute nicht durchgängig verzichtbar ist.

Aluminiumhaltige Phosphatbinder bestehen meist aus Aluminiumhydroxid, welches im Magen-Darm-Trakt mit Phosphat reagiert und eine unlösliche Aluminium-Phosphat-Verbindung bildet. Bei der üblichen Dosierung aluminiumhaltiger Phosphatbinder muß mit einer signifikanten täglichen Aufnahme von Aluminium gerechnet werden. Im Vergleich dazu fällt die Aluminiumaufnahme mit der Nahrung kaum ins Gewicht.

Die Größe der individuellen Aluminiumresorption ist nicht vorhersagbar. Es ist bekannt, daß steigende Magensaftazidität,

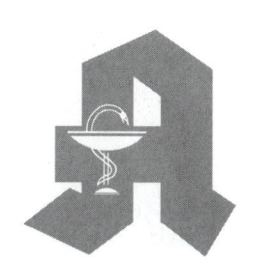

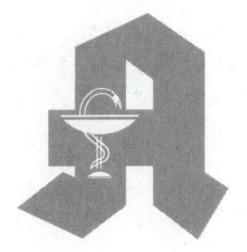

Zitrate, PTH und Vitamin D resorptionsfördernd für Aluminium wirken, hingegen hemmt gleichzeitige Gabe von Fluoriden die Aluminiumresorption.

Weiterhin ist die Aluminiumbelastung der Dialysepatienten bedingt durch:

- **Dialysataluminium**: Bei Dialysewasseraufbereitung ohne Umkehrosmose (heute in Deutschland wohl nicht mehr zu finden) liegt der Aluminiumspiegel im Dialysat meist über 10 µg/l, so daß bei der Dialyse Aluminium ins Blut diffundiert. Es ist aber zu erwähnen, daß auch RO-behandeltes Wasser noch immer Spuren von Aluminium enthält. Über Jahre ist so eine langsame Aluminiumakkumulation nicht mit letzter Sicherheit auszuschließen.
- **Fehlende Aluminiumausscheidung**: Aluminium wird beim Gesunden zu 95 % über die Niere ausgeschieden. Der Niereninsuffiziente akkumuliert Aluminium, wenn die Zufuhr nicht drastisch reduziert wird und/oder bereits akkumuliertes Aluminium durch Desferal® eliminiert wird.

Mögliche Symptome der Aluminiumvergiftung:

- **Aluminiuminduzierte Osteopathie**: Durch Aluminiumablagerungen an der Mineralisationsfront des Knochens wird die Mineralisation blockiert. Der Knochenumbau ist erniedrigt. Vitamin-D-Präparate sind unwirksam. Es resultieren Knochen- und Gelenkschmerzen sowie Neigung zu Spontanfrakturen.
- **Aluminiuminduzierte Encephalopathie**: Durch Aluminiumablagerungen in der grauen Hirnsubstanz können Sprachstörungen, epileptische Anfälle, Verwirrtheit und Demenz (= auf organischer Hirnschädigung beruhende, dauernde Geistesschwäche) ausgelöst werden. Im EEG finden sich typischerweise langsame Wellen (Theta und Delta) und „spikes-and-waves-Komplexe".
- **Aluminiuminduzierter Effekt auf die Blutbildung**: Mangelhafte Erythropoietin-Produktion, Hämolyse, intestinale Blutverluste und urämiebedingte Hemmung der Erythropoese führen zur meist normozytären Anämie des Dialysepatienten. Bereits eine relativ geringe Aluminiumakkumulation führt zu einer zusätzlichen Hemmung der Hämoglobinsynthese. Patienten mit Aluminiumüberladung zeigen in etwa 75 % der Fälle eine normochrome Anämie und in etwa 25 % der Fälle eine hyperchrome Anämie. Erst bei schweren Aluminiumintoxikationsformen scheint es zu hypochromen, mikrozytären Anämien zu kommen.

Sicherung der Diagnose einer Aluminiumakkumulation:

- **Bestimmung des Serum-Aluminiumspiegels**: Der Serum-Aluminiumspiegel (wünschenswert: unter 5 µg/l, „Grauzone" bis 60 µg/l) sollte als Basisdiagnostik von Zeit zu Zeit bestimmt werden (Verlaufskontrolle). Er ist ein Maß für die Aluminiumbelastung der letzten Wochen und Monate (Serum-Halbwertszeit 85 Tage!).

- **Knochenbiopsie**: Der größere Teil des Körperaluminiumbestandes liegt im Gewebe gespeichert vor. Der Aluminiumgehalt des Knochens kann als Anhalt für den Körperaluminiumbestand angesehen werden. Bei Verdacht auf Aluminiumakkumulation sollte deshalb eine Knochenbiopsie vorgenommen werden. Durch Färbung kann die Einlagerung von Aluminium in den Knochen sichtbar gemacht werden.
- **Desferal®-Test**: Zur Routinediagnostik gehört auch der Desferal®-Aluminium-Mobilisations-Test, nähere Einzelheiten zur Vorgehensweise können der Grafik „Diagnostik und Therapie der Aluminiumintoxikation" auf Seite 86 entnommen werden. Zur Behandlungsdurchführung mit Desferal® wird ebenfalls auf die Grafik verwiesen.

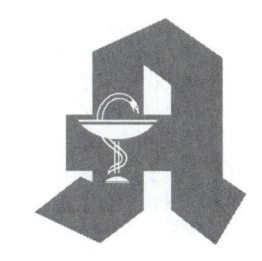

Antidiabetika
Medikamente zur Behandlung der Zuckerkrankheit

Zur Verminderung der Redundanzen an dieser Stelle nur der Verweis an andere Stellen des Buches: Kapitel 5 (Seite 118 ff.) und Fußnote 17 nach den Medikamententabellen in diesem Kapitel (Seite 575 ff.).

Antiemetika
Medikamente zur Behandlung von Übelkeit und Erbrechen

Die meisten dieser Medikamente werden nur vorübergehend eingesetzt und können dem Dialysepatient in normaler Dosierung gegeben werden. Natürlich sei auch hier wieder darauf hingewiesen, daß die Ursache des Erbrechens und nicht das Symptom behandelt werden soll! Beispiel für ein solches Medikament: Vomex A®.

Antikonvulsiva, Antidepressiva, Psychopharmaka

Antikonvulsiva sind Medikamente zur Hemmung oder Milderung zentral bedingter (z.B. epileptischer) Krämpfe. Phenytoin (z.B. Phenytoin AWD®, Zentropil®, Epanutin®, Phenhydan®) kann Dialysepatienten ohne Dosisreduktion gegeben werden, es wird auch als Antiarrhythmikum bei (glykosidbedingten) tachykarden ventrikulären Herzrhythmusstörungen eingesetzt.

Antidepressiva sind Medikamente zur Behandlung von Depressionen. Im weiteren Sinne handelt es sich um **Psychopharmaka**, also Medikamente, die ihren therapeutischen Angriffspunkt im Zentralnervensystem haben. Nähere Informationen zu den Antidepressiva entnehmen Sie Fußnote 13 nach den Medikamententabellen in diesem Kapitel (Seite 575).

Durch Müdigkeit, Benommenheit u.ä. zentralnervöse Symptome können Überdosierungen bei dieser Medikamentengruppe relativ leicht erkannt werden. Auf die Herabsetzung der Reaktionsfähigkeit (Fahrtauglichkeit!) sei in diesem Zusammenhang besonders hingewiesen!

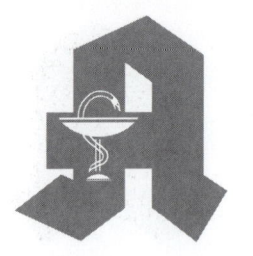

Antihypertensiva
Blutdrucksenkende Mittel

Die Grundzüge der antihypertensiven Behandlung sind im Kapitel 4 (ab Seite 64 ff.) dargelegt. Weitere Informationen zu einigen Gruppen von antihypertensiv wirkenden Pharmaka entnehmen Sie den Fußnoten nach den Medikamententabellen in diesem Kapitel:

- Betablocker: Fußnote 8 (Seite 574)
- Diuretika: Fußnoten 9, 24 und 32 (Seiten 574, 578 f. und 580)
- Reserpin: Fußnote 28 (Seite 579)
- Vorgehen bei hypertensiver Krise: Fußnote 12 (Seite 575)

Antihypotonika
Medikamente zur Anhebung eines zu niedrigen Blutdruckes

Die Stellung dieser Medikamente in der Nephrologie muß wohl so beschrieben werden: „Eigentlich nicht gerne gesehen und nicht indiziert, aber dennoch manchmal unvermeidbar". Einige Vertreter dieser Substanzgruppe:

Norfenefrin (z.B. Novadral®), Etilefrin (z.B. Effortil®), Midodrin (z.B. Gutron®), Oxilofrin (z.B. Carnigen®) und Dopamin sowie Angiotensin (z.B. Hypertensin®CIBA).

Die Mittel können vorübergehend eingesetzt werden. Auch auf die Gefahr der Redundanz hin sei nochmals auf die notwendige differentialdiagnostische Abklärung der Hypotonieursache hingewiesen. Als Stichworte seien genannt: Perikarderguß, Patient unter Sollgewicht, Infekte, Nebenwirkung anderer Medikamente (Psychopharmaka, Abführmittel ...), mangelnde Salzzufuhr bzw. zu hoher Kochsalzentzug während der Dialyse, urämische Polyneuropathie ...

In dem Zusammenhang kann man auch die **Plasmaexpander** als Antihypotonika bei Blutdruckabfall während der Dialyse mit abhandeln: Dextran (z.B. Rheomacrodex®), Gelatine (z.B. Haemaccel®) oder Hydroxyäthylstärke (z.B. Plasmasteril®, HAES-steril®) können kumulieren, Metaboliten können im Organismus abgelagert werden, die Gerinnung wird beeinflußt. Plasmaexpander sollten deshalb zur Behandlung des Blutdruckabfalls nicht angewendet werden. Bei Bedarf kann man das (teure) Humanalbumin geben.

Antikoagulantien
Gerinnungshemmende Mittel

Eine ausreichende Gerinnungshemmung ist Grundvoraussetzung für die Dialysedurchführung. **Heparin** zeigt bei Niereninsuffizienz keine verlängerte Halbwertszeit. **Cumarinderivate** (z.B. Marcumar®) haben bei Niereninsuffizienz keine verstärkte Wirkung, wegen der urämischen Blutungsneigung wird aber vorsichtig dosiert, der Quick wird bei Dialysepatienten meist zwischen 25 bis 30 % eingestellt. Azetylsalizylsäure (ASS) wird als Thrombozytenaggregationshemmer bei Dialysepatienten nicht selten nach Shuntoperationen oder Dilatation der Herzkranzgefäße vorübergehend gegeben. Die tägliche Dosis sollte 100 mg nicht überschreiten (z.B. Aspirin®100).

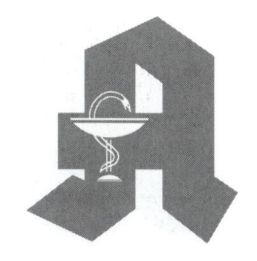

Heparin

Wegen der grundsätzlichen Bedeutung des Heparins für den Dialysepatient nachfolgend ausführlichere Informationen zu diesem Medikament (vgl. auch Seite 206 ff.):

1916 wurde in Lebergewebsextrakt eine gerinnungshemmende Substanz entdeckt und nach ihrem Entdeckungsort („hepar" = Leber) Heparin genannt.

Die **Effektivität der primären Blutstillung** (z.B. nach einer Verletzung) beruht auf der Fähigkeit der Thrombozyten (Blutplättchen), sich an die geschädigte Gefäßinnenhaut (Endothel) anzuhaften, zu aggregieren und so eine Läsion oder auch eine intraendotheliale Spalte zu verschließen. Störungen der Plättchenadhäsivität und Plättchenaggregation verlängern die Blutungszeit und führen zu Blutungsneigung, dieser Zustand liegt der **urämischen Gerinnungsstörung** zugrunde.

Die mechanische Blutstillung durch die Thrombozyten benötigt zum dauerhaften Verschluß die **Ausbildung eines Fibrinnetzes**. Die **Fibrinbildung ist das Endprodukt des eigentlichen Gerinnungsvorgangs**. Der Gerinnungsvorgang selbst besteht in einer schrittweisen Aktivierung eiweißspaltender Enzyme (Proteasen).

Die Aktivierung des Gerinnungssystems ist auf zwei Wegen möglich: „exogen" und „endogen". Das zentrale Schlüsselenzym ist dabei der Faktor X (= STUART-PROWER-Faktor). Gewebsthromboplastin und Calcium aktivieren den Faktor X zum Faktor Xa. Faktor Xa katalysiert mit Phospholipid, Calcium und Faktor V die Umwandlung von Prothrombin zu Thrombin. Thrombin bewirkt schließlich die Umwandlung von Fibrinogen zu Fibrin: Das oben bereits erwähnte Fibrinnetz zum dauerhaften Wundverschluß bzw. zur mechanischen Blutstillung ist gebildet.

Um unkontrollierte Gerinnungsabläufe im Gefäßsystem zu unterbinden, besteht eine **Balance zwischen gerinnungsfördernden Faktoren und gerinnungshemmenden Faktoren** (= Inhibitoren): Um den Gerinnungseintritt zu verhindern, sind die Inhibitoren stets etwas im „Übergewicht". Der wichtigste Inhibitor zur Kontrolle aktiver Gerinnungsfaktoren ist das sog. **Antithrombin III (AT III)**, ein Eiweiß, welches aktivierte Gerinnungsenzyme durch irreversible Bindung inaktivieren kann. Hauptsächlich **Thrombin und Faktor Xa werden von AT III inhibiert**.

Die **Hauptwirkung von Heparin** bei der Antikoagulation besteht in einer Steigerung der Reaktionsfähigkeit und der Reaktionsgeschwindigkeit von AT III: Es erfolgt eine dosisabhängige

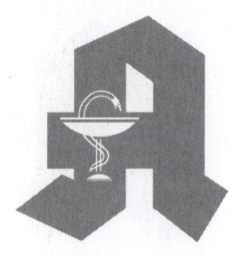

Blockierung der exogenen und endogenen Blutgerinnung. **Ohne eine ausreichende Menge von AT III ist Heparin wirkungslos**, so daß bei angeborenem oder erworbenem AT-III-Mangel dieses Protein zur Entfaltung der Heparinwirkung erst substituiert werden muß.

Heparin hat eine geringe fibrinolytische Aktivität und fördert die Lipiddispersion.

Peroral gegeben ist Heparin unwirksam, weil es im Magen-Darm-Trakt zerstört wird. Es wird relativ schnell durch Heparinasen abgebaut und (beim Nierengesunden) im Urin ausgeschieden. Die kurze **funktionelle Heparin-Halbwertszeit (60 Minuten)** erfordert entweder eine fortlaufende intravenöse Zufuhr des Antikoagulans durch Dauerinfusion oder eine intermittierende parenterale Verabreichung.

Heparin wird gleichwertig wirksam als Natrium- oder Calciumsalz angewandt. 1 I.E. oder auch 1 USP-E Heparin entsprechen 1/30 mg Heparin. 1 mg des standardisierten Heparins verhindert die Gerinnung von 0,1 bis 0,12 l Blut bei Anwesenheit einer ausreichenden Menge von AT III.

Die Ermittlung der erforderlichen Heparindosierung zur Erzielung einer ausreichenden Antikoagulation bei der Hämodialyse/Hämofiltration muß individuell erfolgen. Man kann die Thrombinzeit und/oder die partielle Thromboplastinzeit prüfen, die auf das 2- bis 3-fache der Norm verlängert sein soll (Referenzbereiche: Partielle Thromboplastinzeit um 40 Sekunden; Thrombinzeit 17 bis 24 Sekunden).

In der Dialysepraxis hat sich die Bestimmung der sog. aktivierten Gerinnungszeit bewährt, sie basiert auf der Feststellung des Auftretens der ersten Fibrinfäden. Flexibler Bedside-Einsatz, gute hygienische Sicherheit und geringer Arbeitsaufwand sprechen für das Verfahren.

Einzelheiten der praktischen Durchführung und Überwachung der Heparinisierung wurden bereits im Kapitel 9 besprochen (siehe Seite 208 f.).

Antidot: Standardheparin kann mit Protaminsulfat neutralisiert werden. Für das Handelspräparat Protamin 1000/-5000 „Roche"® (Amp. zu 5 ml) gilt: 1 ml inaktiviert 1000/5000 I.E. Heparin. Eine Überdosierung ist unbedingt zu vermeiden, da Protamin seinerseits bei Überdosierung die Blutungsneigung wieder verstärken kann.

Heparin-Nebenwirkungen

- **Haarausfall**: Diese Nebenwirkung ist nicht selten. Wechsel des Heparinpräparates in diesen Fällen empfehlenswert.
- **Anaphylaktische Reaktion** mit Kopfschmerzen, Übelkeit, Juckreiz, Urtikaria, auch abdominelle Koliken, Asthma bronchiale und Quincke-Ödem treten sehr selten auf.

Die Reaktionen finden sich meist innerhalb der ersten Stunde nach Heparingabe. Die Symptome verschwinden nach Absetzen des Heparins. Eine Therapie ist meist nicht erforderlich, in ausgeprägten, klinisch relevanten Fällen: Absetzen des Heparins, symptomatische Therapie. Bei erneuter Anwendung: Wechsel des Heparinpräparates.

- **Transaminasenanstieg**: Ebenfalls eine nicht ganz seltene Nebenwirkung der Heparintherapie. Meist findet sich nur ein geringfügiger Transaminasenanstieg, der sich dann trotz Fortsetzung der Heparintherapie wieder normalisiert.
- **Thombozytopenie:** Ein Abfall der Blutplättchen tritt gelegentlich auf. Man unterscheidet eine akute Form mit guter Rückbildungstendenz nach Absetzen der Heparingabe und eine chronische Form, die sich langsam entwickelt und sich nach Absetzen auch nur sehr langsam zurückbildet. Umsetzung der Therapie auf niedermolekulares Heparin empfehlenswert.
- **White-clot-Syndrom**: Dieses sehr seltene Syndrom bezeichnet die dramatische Entwicklung einer Thrombozytopenie mit Mikro- und Makrothrombosen in der Anfangsphase der Therapie (nekrotisierende Hautveränderungen oder fulminante Thrombose). Absetzen bzw. Umsetzen der Therapie, ggf. Peritonealdialyse! Der Autor hat seit 1979 dieses Syndrom in der Dialyse noch nie beobachtet.
- **Osteoporose**: Bei langer und höher dosierter Heparintherapie sollen sich Osteoporosen häufiger entwickeln. Als Konsequenz kommt ein Wechsel des Heparinpräparates in Betracht, Minimaldosierung, ggf. dringliche Nierentransplantation!

Als mögliche Alternative zur Heparintherapie ergibt sich vielleicht zukünftig auch der Einsatz von Prostazyklin und Prostazyklin-Analoga. Ob rekombinantes Hirudin Bedeutung erlangen wird, läßt sich heute noch nicht sicher sagen.

Niedermolekulares Heparin

Zur therapeutischen Antikoagulation in der Praxis der Nierenersatztherapie steht seit Ende der 80er Jahre niedermolekulares Heparin (z.B. **Fragmin®**) zur Verfügung, das weniger antikoagulatorische, aber vorwiegend antithrombotische Wirkung besitzt.

Durch Spaltung unfraktionierten Heparins (mittleres Molekulargewicht 15.000 Dalton) entsteht niedermolekulares Heparin mit einem mittleren Molekulargewicht von etwa 4.000 bis 6.000 Dalton. Es hemmt im Komplex mit AT III (daher wie bei unfraktioniertem Heparin normaler AT-III-Spiegel erforderlich) in erster Linie den Faktor Xa, weniger die Thrombinwirkung.

Damit reduziert sich das Blutungsrisiko, der thrombosehemmende Effekt bleibt erhalten. Niedermolekulares Heparin hat eine geringere lipolytische und thrombozytenaggregierende Wirkung als unfraktioniertes Heparin. Die antikoagulatorische Wirkung von niedermolekularem Heparin (z.B. Fragmin®) ist **mit Protaminchlorid neutralisierbar**, wobei 1 E Protaminchlorid 1 E Anti-Faktor Xa Fragmin® neutralisiert.

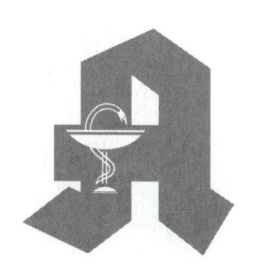

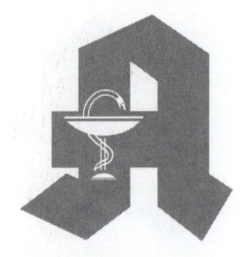

Zur Dosisfindung/Wirkungskontrolle ist bei Fragminverwendung die Anti-FXa-Bestimmung erforderlich (Coatest-Anti Xa KABI).

Dies ist eine für die Praxis zu aufwendige und umständliche Methode. Die vom Hersteller angegebene **körpergewichtsabhängige Dosierung** hat sich uns zwischenzeitlich in vielen Tausend Dialysen bestens bewährt und der o.g. Test scheint nur im Ausnahmefall notwendig.

Als praktisch sehr brauchbar hat sich uns die **Faustregel** bewährt, daß die Fragmin®-Dosis etwa 2/3 der des Standardheparins betragen soll.

Die Heparinnebenwirkungen (vgl. oben) sind bei Fragmin® geringer als bei Anwendung des Standardheparins. Langfristige Untersuchungen und Beobachtungen werden zeigen müssen, ob die unter Fragmin®-Anwendung zu beobachtende **Verminderung von Cholesterol- und Triglyceridspiegeln** auch eine wünschenswerte Senkung kardiovaskulärer Erkrankungen und Komplikationen bedingt.

Antitussiva
Hustenmittel

Chronischer Hustenreiz soll beim Dialysepatient stets zuerst an eine Überwässerung und/oder Herzinsuffizienz denken lassen. Also nicht vorschnell zu Hustenmitteln greifen! So manche „chronische Bronchitis" wurde schon durch Senkung des Sollgewichts „wegdialysiert"!

Es gilt das **Therapieprinzip**: Am Tage hustenlösend, zur Nacht hustendämpfend behandeln.

Zu beachten ist, daß in Kombinationspräparaten häufig Ephedrin enthalten ist, was blutdruckerhöhend wirken kann, Codein kann bei Dialysepatienten, die ohnehin meist unter Stuhlverstopfung leiden, diese noch verstärken. Eine Hustenbehandlung mit Inhalation oder Externa (Einreibung ...) ist einer forschen systemischen Behandlung beim Dialysepatienten allemal vorzuziehen!

Arteriosklerosemittel
Durchblutungsfördernde Mittel
Geriatrika

Diese „Medikamente" sollen die Arteriosklerose verhindern oder bessern. Oft handelt es sich um homöopathische Mittel. Die „Wirkstoffe" dieser Mittel sind vielfältig und reichen vom Arnikaextrakt über Siliziumdioxid, Knoblauch, Mistel- und Weißdornextrakten und, und, und ...

Ich habe in langen Jahren ärztlicher Tätigkeit viele Patienten begleitet, die unter Behandlung mit solchen Mitteln standen. Ein wirklich objektivierbares Ergebnis der Besserung habe ich nie gesehen. Das deckt sich auch mit der Beobachtung wissenschaftlich sauber angelegter Studien. Diese Mittel gehören zu den umsatzstärksten des Arzneimittelmarktes und werden nicht selten verordnet. Ich muß aber hier kritisch fragen, ob es sich nicht um Verlegenheitsverordnungen handelt.

In dem Zusammenhang denke ich an die Worte meines Pharmakologie-Lehrers: „Ein Mittel ohne Nebenwirkungen hat auch keine therapeutischen Wirkungen, umgekehrt gilt das gleiche".

Auf der anderen Seite heißt es: „In der ersten Hälfte seines Lebens hetzt der Mensch seine Gesundheit dran, um Geld zu machen, in der zweiten Hälfte schmeißt er sein Geld wieder raus, um die Gesundheit wieder zu bekommen …".

Gegen die Arteriosklerose ist man eben heute noch weitgehend machtlos, ich meine und empfehle, man soll sich hier auf die konsequente Behandlung bekannter Risikofaktoren (Bluthochdruck, Nikotin, Bewegungsmangel ...) konzentrieren. Sog. „Besserungen" unter Therapie mit den Anti-Arteriosklerosemitteln sind meist Besserungen subjektiver Befindlichkeitsstörungen, die auch ohne „Medikament" oder nach Gabe eines Plazebos, d.h. eines Mittels ohne Wirkstoffgehalt spontan verschwunden wären.

Diese Zeilen werden sicher Widerspruch hervorrufen, sollen sie auch! Dem Hersteller nutzen ja nur die Verkaufszahlen. **Ich denke, man kann keinem Dialysepatient guten Gewissens die Einnahme solcher Mittelchen empfehlen!**

Balneotherapeutika
Badezusätze

Zumindest teilweise sind die im vorangegangenen Abschnitt gemachten Aussagen auch für manche Balneotherapeutika zutreffend.

Die subjektiv als „wohltuend" oder „belebend" empfundene Wirkung mancher Bäder ist exakt naturwissenschaftlich meist nicht zu begründen.

Anders verhält es sich z.B. bei Kombinationen mit Elektrotherapie oder den speziell für Dialysepatienten wichtigen Bädern mit fettenden Zusätzen. Die oftmals extreme Hauttrockenheit bei Dialysepatienten als eine Ursache des urämischen Juckreizes läßt sich häufig durch Bäder mit ölhaltigem Zusatz recht günstig beeinflussen. Bei **Kombination mit Sprudelbädern** läßt sich die Wirkung durch eine gleichzeitige Mikromassage der Haut oft noch steigern. Einige Präparate: Balneum Hermal®, Ölbad Cordes®F, Heilit®Rheuma Ölbad, Olatum®Oel, Medizinisches Oel-Bad, Oleobal®, Sulfo-Ölbad Cordes® u.a.

Weitere Informationen zu Hautveränderungen beim niereninsuffizienten Patient finden Sie ab Seite 73 (Kapitel 4).

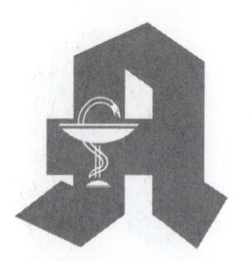

Broncholytika, Antiasthmatika
Asthmamittel

Eine große Zahl von Broncholytika überschwemmt den Markt. Hauptbestandteil bzw. Wirksubstanz ist **Theophyllin**. Theophyllin kann bei Niereninsuffzienz in Normdosis gegeben werden.

In Kombinationspräparaten liegt eine häufige Kombination mit Ephedrin vor. Mögliche blutdruckerhöhende Wirkung beachten!

Das als **Schleimlöser** häufig verordnete **Acetylcystein** kann bei Niereninsuffizienz ebenfalls normal dosiert werden, andererseits verbietet sich natürlich insbesondere für den anurischen Patienten die zur Schleimverflüssigung wünschenswerte Flüssigkeitszufuhr.

Bei den zahlreichen Kombinationspräparaten wird es oft schwierig sein, dem einen oder anderen Bestandteil eines Medikaments diese oder jene (Neben-) Wirkung zuzuordnen. Bei Verdacht auf Überdosierung oder Nebenwirkung Dosis zunächst halbieren oder Dosisintervall verdoppeln, Rückfrage beim behandelnden Arzt ist selbstverständlich.

Mögliche Hinweise auf Überdosierung bei Broncholytika können sein: Unruhe, Herzklopfen, Schlaflosigkeit, Muskelzittern, Übelkeit.

Hinsichtlich der hypokaliämischen Wirkung der Beta-2-Sympathomimetika wird auf Seite 40 und auf Fußnote 29 nach dem Tabellenteil dieses Kapitels verwiesen (Seite 580).

Corticoide
(Kortikoide, Nebennierenrindenhormone)

Nebennierenrindenhormone sind hochwirksame segensreiche Medikamente, die natürlich (da sie wirksam sind) auch mit einer Reihe möglicher Nebenwirkungen belastet sind. Völlig zu Unrecht hat „das Kortison" einen negativ bewerteten Ruf. Mit Kortikoiden sind zahlreiche schwere Krankheitsbilder zu bessern oder sogar zu heilen. Ohne Kortikoide ist eine erfolgreiche Transplantationschirurgie nicht denkbar!

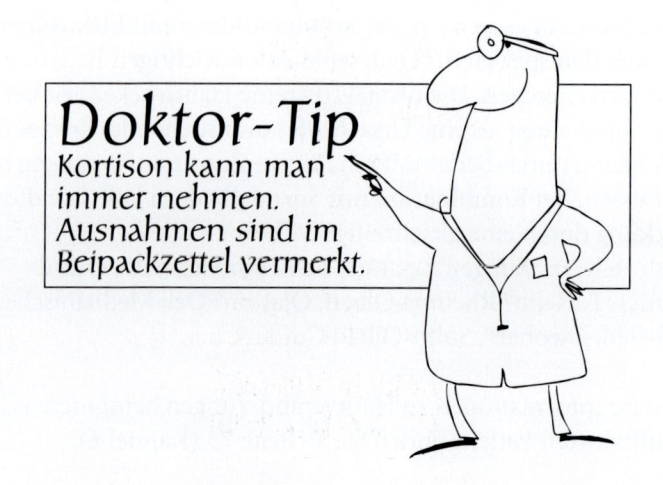

Doktor-Tip: Kortison kann man immer nehmen. Ausnahmen sind im Beipackzettel vermerkt.

Die Dosierungshöhe und die Dosierungsart werden unterschiedlich und variabel gehandhabt, allgemeine Richtlinien können hier nicht gegeben werden. **Glukokortikoide können beim Niereninsuffizienten in der gleichen Dosierung gegeben werden wie beim Nierengesunden.**

Da jeder Dialysepatient als Empfänger eines Nierentransplantats diese Medikamente erhalten kann, seien die weithin bekannten Nebenwirkungen hier nochmals kurz aufgeführt. Die regelmäßige Einnahme ist auf jeden Fall erforderlich. Lieber einige Nebenwirkungen akzeptieren als das Transplantat verlieren! Mögliche **Nebenwirkungen**: Vollmondgesicht, Übergewicht, Appetitsteigerung, Muskelschwäche, Blutdruckanstieg, Osteoporose, Entwicklung einer Zuckerkrankheit, Akne, Hautblutungen, Inaktivität bzw. Atrophie der körpereigenen Nebennierenrinde, Entwicklung von Magengeschwüren, verzögerte Wundheilung, Wachstumsverzögerung bei Kindern, aseptische Knochennekrosen, Linsentrübung, erhöhtes Thromboserisiko.

Diagnostika
Mittel, die zu diagnostischen Zwecken verabreicht werden

Hier ist besonders auf **Röntgenkontrastmittel** hinzuweisen. Bei der Niereninsuffizienz im Stadium der kompensierten Retention (Vordialysephase) kann die Gabe von Röntgenkontrastmitteln ein akutes Nierenversagen hervorrufen, besonders bei Dehydrierung, Diabetes mellitus und Plasmozytom. Anderen Diagnoseverfahren (z.B. Sonographie) ist in jedem Fall der Vorzug zu geben. Zu weiteren Ausführungen über Röntgenkontrastmittelanwendung bei Niereninsuffizienz siehe Fußnote 5 nach dem Tabellenteil dieses Kapitels (Seite 573).

Diuretika
Harntreibende Mittel

Der Einsatz von Diuretika bei Dialysepatienten ist nur sinnvoll, wenn hierdurch einen nennenswerte Steigerung der Urinausscheidung zu erzielen ist, welche wenigstens über 500 ml/24 h liegen sollte.

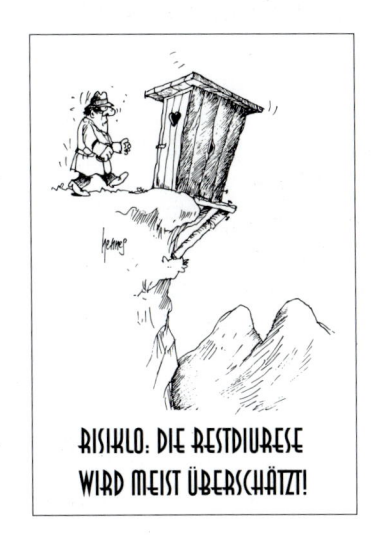

RISIKO: DIE RESTDIURESE WIRD MEIST ÜBERSCHÄTZT!

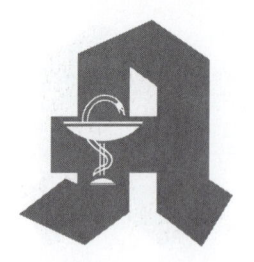

Die erfolgreiche Diuretikabehandlung hat beim Dialysepatient aber auch einen psychologischen Effekt: „Meine Nieren arbeiten ja noch etwas ..."

Es kommt der Einsatz von sehr hohen Dosen (0,5 bis 2 g) **Furosemid** (z.B. Lasix®) in Betracht. Furosemid soll bevorzugt oral gegeben (eingenommen) werden, da nach i.v.-Injektion Hörschäden bekannt wurden.

Torasemid (z.B. Unat®200) ist ein neueres Diuretikum, welches ebenfalls bei Dialysepatienten mit nennenswerter Restdiurese (über 300 ml/Tag) angewendet werden kann (Dosis 50-200 mg/Tag). Weitere Informationen zu den Schleifendiuretika entnehmen Sie Fußnote 24 (Seite 578) nach den Medikamententabellen in diesem Kapitel, Xipamid siehe Fußnote 32 (Seite 580).

Enzympräparate, Transportproteine

Der parenterale Einsatz von Enzympräparaten kommt bei Dialysepatienten sicher nur selten in Betracht.

Denkbar ist die örtliche Gabe von Hyaluronidase (z.B. Hylase®), ein Enzym, welches u.a. die Resorption großer Blutergüsse beschleunigt.

In der Roten Liste ist die Substanz L-Carnitin (z.B. Biocarn®, L-Carn®, Nefrocarnit®) unter dem Begriff „Transportproteine" aufgeführt. L-Carnitin ist eine wichtige Substanz für den Energiestoffwechsel aller Zellen, nämlich als Trägersubstanz CoA-aktivierter Fettsäuren.

Carnitin kommt in hohen Konzentrationen in Organen vor (z.B. im Herzmuskel), die einen Großteil ihres Energiebedarfs aus der Oxidation langkettiger Fettsäuren decken. Nicht selten besteht bei Dialysepatienten ein dialysebedingter (sekundärer) Carnitinmangel, typische klinische Symptome können Muskelschwäche und eine Lipidakkumulation sein. Bei der bei Dialysepatienten häufigen koronaren Herzkrankheit und Kardiomyopathie verbessert die Carnitinzufuhr die Energieversorgung des Herzmuskels und vergrößert die Ischämietoleranz. Die renale Anämie kann sich unter Carnitintherapie bessern. Die Regeldosis beträgt 2 bis 3 g/Tag, Carnitin kann auch nach der Dialyse intravenös gegeben werden (langsam über etwa 5 Minuten). Ganz selten kann als Nebenwirkung ein leichter Durchfall eintreten. Gegenanzeigen zur Anwendung der Substanz sind bislang nicht bekannt.

Fibrinolytika
Medikamente zur Auflösung von Blutgerinnseln

Ein Einsatz dieser Substanzen (Urokinase, Streptokinase) kommt praktisch nur unter den Bedingungen einer stationären Behandlung in Betracht. Es gibt Zentren, die bei Shuntverschluß vor evtl. chirurgischer Shuntrevision eine medikamentöse

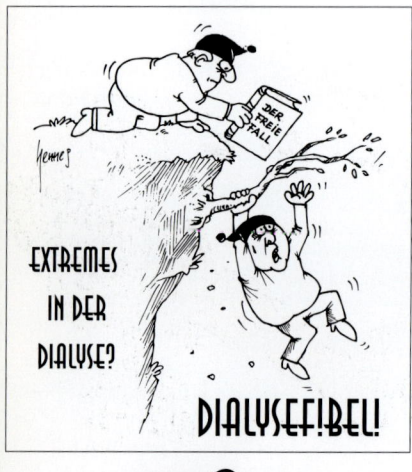

Rekanalisation versuchen. Andere Einsatzgebiete sind tiefe Venenthrombosen, Herzinfarkt, Verschluß der Zentralgefäße der Augen, Rethrombosierung nach Gefäßoperationen usw.

Gichtmittel

Bei fast allen Dialysepatienten läßt sich eine Erhöhung des Serumharnsäurespiegels nachweisen (Ausscheidungsstörung!).

Die Gichtmittel Probenecid (Benemid), Sulfinpyrazon (Anturano®) und Benzbromaron (Uricovac®) oder diese Substanzen in Mischpräparaten setzen eine intakte Nierenfunktion voraus und sind bei Dialysepatienten deshalb **kontraindiziert**.

Allgemein wird die Behandlung der Hyperurikämie bei Dialysepatienten nur empfohlen, wenn typische Gichtanfälle vorliegen, es kommt dann **Allopurinol** (z.B. Zyloric®) in Betracht. **Die alleinige Behandlung des Laborwertes Hyperurikämie ist nach heutigem Kenntnisstand nicht zu rechtfertigen.** Die Dosierungsempfehlung für Dialysepatienten liegt bei 100 mg/Tag.

Hämostyptika
Blutstillende Mittel

Diese Substanzen haben in der lokalen Anwendung für den Dialysepatient durchaus Bedeutung, denkt man nur an die Möglichkeit der Shuntnachblutung. Auf einige lokal anwendbare Hämostyptika sei hingewiesen, jedes Zentrum hat seine eigene Hitliste:

- Clauden®-Watte, -Tamponadestreifen
- Lyostypt®-Kompressen
- Marbagelan®-Gelatineschwamm
- Pangen-Kompressen
- Sorbacel®-Kompressen, -Tamponadestreifen
- Tabotamp®-Gazestreifen
- Tachotop®-getrockneter Schaum
- Topostasin®-Streifen

Es muß betont werden, daß die Anwendung der genannten **Hämostyptika die Ausnahme** sein muß. Gute Shuntpunktion, bedarfsgerechte Heparinisierung und ausreichend lange konventionelle Abdrückzeit sind hierfür die Voraussetzungen.

Sedativa, Hypnotika
Schlaf- und Beruhigungsmittel

Vgl. Ausführungen im Abschnitt „Antikonvulsiva, Antidepressiva, Psychopharmaka" weiter oben in diesem Kapitel.

Nähere Informationen zu den Sedativa/Tranquillizern entnehmen Sie Fußnote 7 nach den Medikamententabellen in diesem Kapitel (Seite 574).

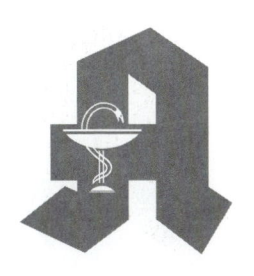

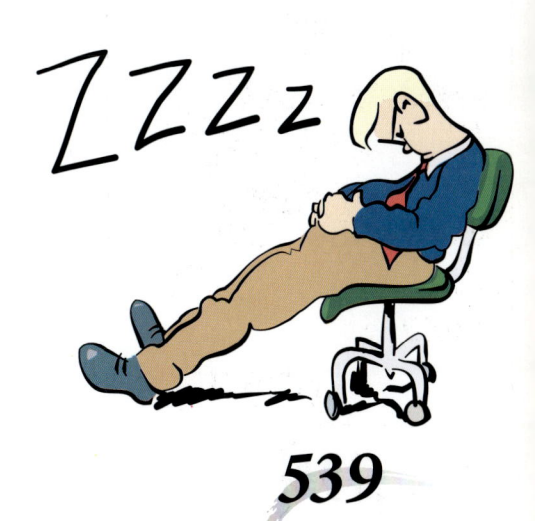

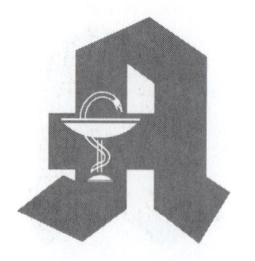

Immunsuppressiva

Vgl. hierzu die Ausführungen über die immunsuppressive Therapie im Kapitel 18 („Nierentransplantation") ab Seite 582. Über Corticoide (Kortikoide, Nebennierenrindenhormone) wurde wurde bereits weiter oben berichtet (Seite 536 f.).

Kardiaka
Herzmittel

Gemeint sind hier Medikamente, die die „Herzkraft" unterstützen. Eingegangen werden soll an dieser Stelle nur auf die Digitalisglykoside, ACE-Hemmer wurden schon im Kapitel 4 besprochen (Seite 66 ff.).

Digitalis bezeichnet die botanische Gattung „Fingerhut", wobei in West-Europa hauptsächlich Digitalis purpurea vorkommt (purpurroter Fingerhut). Digitalisglykoside sind die in den Fingerhutarten vorkommenden herzwirksamen Substanzen mit einer geringen therapeutischen Breite, d.h., Wirkspiegel und toxischer Spiegel liegen sehr eng beieinander.

Dialysepatienten können mit jedem Digitalispräparat behandelt werden, dies setzt jedoch Dosisanpassung, Kontrollen des EKGs, des klinischen Zustandes und Spiegelbestimmungen voraus. Am häufigsten werden Digoxin oder Digitoxin verordnet.

Eine **Kumulationsgefahr** ist besonders bei Digoxin gegeben. Zeichen einer **Digitalisintoxikation** sind: Inappetenz, Übelkeit, Erbrechen, Durchfälle, Herzrhythmusstörungen, Kopfschmerzen, Schwindel, Unruhe bis psychotische Verwirrtheitszustände, Farbsehstörungen: Grün-Gelb-Sehen.

Unter den Herzrhythmusstörungen müssen als besonders typisch das Auftreten eines **Bigeminus** (Schlag – Extrasystole – kompensatorische Pause), **ventrikuläre** Extrasystolie, Tachy- oder Bradykardie und Blockierungen genannt werden. **Herzrhythmusstörungen** können bei Dialysepatienten auch durch die Elektrolytverschiebungen unter der Dialyse ausgelöst werden, das Phänomen kann **durch Glykoside** (schon im therapeutischen Bereich) **verstärkt werden. Ein äußerst kritischer Einsatz dieser Substanzen bei Dialysepatienten** ist deshalb – im Gegensatz zur oft großzügigen Verordnungspraxis – empfehlenswert.

Koronarmittel
Medikamente, die auf die Herzkranzgefäße und damit auf die Durchblutung des Herzens selbst wirken

Die Wirkung geschieht entweder über eine **Erhöhung des Sauerstoffangebotes oder eine Senkung des Sauerstoffbedarfs** am Herzmuskel. **Zu dieser Substanzgruppe gehören:** Nitrate, Calciumantagonisten und Betarezeptorenblocker. Auf die beiden letztgenannten Gruppen soll hier nicht näher eingegangen werden, da sie bereits besprochen wurden: Kapitel 4, Seite 65 (Betablocker), Seiten 67 und 69 (Calciumantagonisten) sowie Fußnote 8 nach den Medikamententabellen in diesem Kapitel (Seite 574).

Der Markt der Nitrate ist fast unüberschaubar und es können hier nur wenige Beispiele gegeben werden.

- **Glyceroltrinitrat**, z.B. deponit®-5/10-Pflaster, Nitrolingual®-Kapseln, Corangin®Nitrokapseln, Nitro Rorer®Salbe ...
- **Isosorbiddinitrat** (ISDN), z.B. Corovliss®, duranitrat®, isoket®(5/10/20/40 mg), isoket®retard (20/40/60/80 mg), ISDN-ratiopharm®, Iso Mack® (5/20), Maycor®, Iso Mack® Retard 20/40/60/120 ...
- **Isosorbidmononitrat**, z.B. Ismo®20, Ismo®retard, Corangin®20/ Corangin®-40/-60 retard, Coleb®20/-40, Coleb-Duriles®, IS 5 mono-ratiopharm® ...

Im Angina-pectoris-Anfall müssen Glyceroltrinitrat und Isosorbiddinitrat **sublingual** („unter die Zunge") appliziert werden. **Mit einer Kumulation der Nitrate ist bei Niereninsuffizienz nicht zu rechnen, es kann normal dosiert werden.** Natürlich können aus lipophilen Pharmaka immer hydrophile Metaboliten entstehen, die kumulieren können. Auf Besonderheiten/ Überdosierungszeichen ist wie bei jeder Pharmakotherapie zu achten.

Laxantia
Abführmittel

Die Störung im Wasser- und Elektrolythaushalt, die diätetischen Einschränkungen betreffs der herabgesetzten Zufuhr von (kaliumreichen) Ballaststoffen und die Nebenwirkung von Medikamenten bedingen, daß bei der **Mehrzahl der Dialysepatienten eine Stuhlverstopfung vorliegt.**

Die meisten Dialysepatienten sind deshalb auf den regelmäßigen Gebrauch von Abführmitteln angewiesen. Bei der Besprechung der Abführmittelanwendung bei Dialysepatienten muß auf einige Besonderheiten hingewiesen werden: Das Trinken von Abführtees ist meist wegen der damit verbundenen Flüssigkeitsbelastung problematisch. Ballaststoffreiche („quellende") Speisen, Trockenfrüchte, Nüsse usw. verbieten sich meist wegen des hohen Kaliumgehaltes. Dies ist auch für Kleie und Kleieprodukte zutreffend. Zu bedenken ist hierbei auch, daß zum Erzielen einer Wirkung eine ausreichend große Flüssigkeitszufuhr erforderlich ist, was für die Mehrzahl der Dialysepatienten unakzeptabel ist.

Schließlich ist bei der Anwendung sog. salinischer Laxantien zu berücksichtigen, daß hierin große Mengen an Salzen (Natrium, Kalium, Magnesium) in verschiedenen Verbindungen enthalten sind und eine (teilweise) Resorption nicht auszuschließen ist.

Zu beachten ist weiter, daß es bei regelmäßigem Gebrauch von Abführmitteln zur Hypokaliämie kommen kann, die durch die

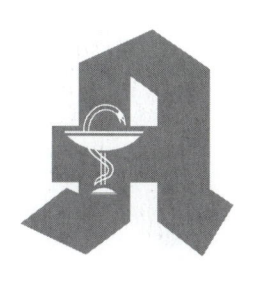

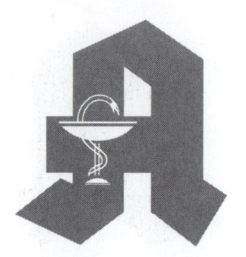

Dialyse ggf. noch verstärkt wird. Die Wirkungen und Nebenwirkungen von Herzglykosiden verstärken sich bei Hypokaliämie! Eine Stuhlentleerung alle 2 bis 3 Tage ist auch für den Dialysepatient ausreichend.

Manche Patienten benutzen Abführmittel in hohen Dosierungen, um mit dem provozierten Durchfall Flüssigkeit und Kalium zu verlieren.

Natürlich soll jede hartnäckige oder längere Stuhlverstopfung abgeklärt werden, da sich hinter dem Symptom immer auch eine ernste Erkrankung des Darmes verbergen kann. Gleiches gilt für das Auftreten von Blut oder Schleim im Stuhl. Dann soll sofort der Arzt benachrichtigt werden.

Hellrote Blutbeimengungen im Stuhl weisen auf Blutungsquelle in den unteren Darmabschnitten hin, schwarzer Stuhl („Teerstuhl") auf Blutungen in den oberen Anteilen des Magen-Darm-Traktes. Die Einnahme von Eisenpräparaten führt allerdings auch zu einer Schwarzverfärbung des Stuhls.

Eine kleine Auswahl von Laxantien (die Rote Liste enthält weit über 100), deren Anwendung sich bei Dialysepatienten unter Beachtung der o.g. Einschränkung bewährt hat ist:

- Bisacodyl (z.B. Dulcolax®, Stadalax®)
- Glycerinzäpfchen (z.B. Glycilax®)
- Natriumpicosulfat (z.B. Laxoberal®-Tropfen)
- **Lactulose** (z.B. Lactofalk®, Lactuflor®) = **für Dialysepatienten besonders empfehlenswert** wenn denn ein solches Mittel gegeben werden muß.

Lipidsenker
Medikamente zur Senkung erhöhter Blutfettwerte

Bei niereninsuffizienten Patienten findet sich sehr häufig eine Erhöhung des Blutfettspiegels (Hyperlipoproteinämie = HLP, siehe auch Seite 108 ff.), die bei Peritonealdialyse infolge der Glukosemast besonders ausgeprägt ist.

Es konnte gezeigt werden, daß ein Zusammenhang zwischen HLP und Herz-Kreislauf-Erkrankungen besteht. Die Ursachen der HLP sind komplex (überwiegend handelt es sich um eine Störung der Lipidklärung) und sollen nicht näher erörtert werden.

Die Mehrzahl der Urämiker weist eine Vermehrung der Very-low-density-Lipoproteine auf (VLDL) = isolierte Hypertriglyceridämie, während das Cholesterin normal ist. Diese Konstellation entspricht dem sog. Typ IV der Fettstoffwechselstörung in der Einteilung nach FREDERICKSON.

Gleichzeitig liegt häufig eine **Verminderung des HDL-Cholesterins** vor. Es ist schwierig, eine Empfehlung zur Behandlung der HLP bei Dialysepatienten zu geben: Einerseits ist nicht endgültig gesichert, ob und in welchem Ausmaß die Fettstoffwechselstörung beim Dialysepatienten die Prognose des Krankheitskomplexes beeinflußt, auch steht der Beweis aus, daß eine fettsenkende medikamentöse Therapie beim Urämiker bzw. Dialysepatient einen vorteilhaften Effekt hat.

Weiter ist zu berücksichtigen, daß diese medikamentöse Therapie beim Dialysepatient mit einem erheblich erhöhten Risiko verbunden ist: Nach Gabe fettsenkender Medikamente können sich Myolysen entwickeln (Auflösung von Muskelzellen), hierdurch kann es infolge Kaliumaustritt aus der Muskelzelle zu lebensbedrohlichen Hyperkaliämien kommen.

Klinisch finden sich Muskelschmerzen („Muskelkater"), laborchemisch ist das Enzym Creatin-Kinase (CK-NAC) erhöht (Frauen > 70 U/l, Männer > 80 U/l).

Nach mehrheitlicher Auffassung wird eine medikamentöse Behandlung der Fettstoffwechselstörung nur selten in Betracht kommen, ein bis zwei Gaben eines Fettsenkers pro Woche (!) sind dann ausreichend.

Da bekannt ist, daß eine sehr kohlenhydratreiche Ernährung (Glukosezufuhr bei Peritonealdialyse!) eine Hypertriglyceridämie verschlechtern kann, soll man also zunächst dem Dialysepatient bei schweren Fettstoffwechselstörungen eine kohlenhydratarme Diät empfehlen.

Fette sollen in der Ernährung nicht mehr als 30 % der Gesamtenergiezufuhr betragen (kcal), ungesättigte Fettsäuren sollen bevorzugt werden. Dies bedeutet eine relativ eiweißreiche Kost, auf eine ausreichende Dialyseeffektivität und Dauer muß in diesem Zusammenhang nochmals hingewiesen werden.

Andere Risikofaktoren müssen flankierend bekämpft werden: Übergewicht, Bewegungsmangel, Rauchen und ganz wichtig: die Hypertonie.

Chemisch handelt es sich bei den Fettsenkern meist um Clofibrinsäure, Clofibrinsäurederivate oder strukturanaloge Substanzen. Als Beispiele seien Bezafibrat (z.B. Cedur®) und Clofibrat (z.B. Clofibrat 500 Stada®) genannt. **Clofibrat und Bezafibrat kumulieren besonders stark bei Niereninsuffizienz.**

Zu nennen wären weiter das Fenofibrat (z.B. Lipanthyl®, Normalip®), das Etofibrat (z.B. Lipo-Merz®) und das Gemfibrozil (z.B. Gevilon®). **Gemfibrozil scheint von den vorgenannten Substanzen noch die unproblematischste zu sein.**

HMG-CoA-Reduktase-Inhibitoren (Cholesterinsynthese-Enzymhemmer) sind Substanzen wie Lovastatin (Mevinacor®), Simvastatin (Denan®, Zocor®), Pravastatin (Liprevil®) und Fluvastatin (Locol®). Nach den bisherigen Erfahrungen scheinen diese Pharmaka mit vorwiegender Senkung von Cholesterin, LDL- und VLDL-Cholesterin **bei Dialysepatienten effektiv und mit geringer Nebenwirkungsrate** einsetzbar zu sein.

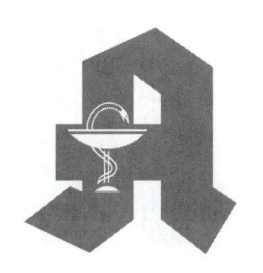

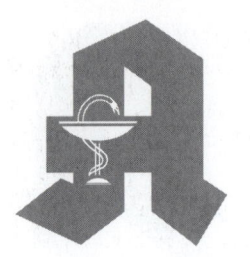

Beim Einsatz von **Nikotinsäurederivaten** wie Acipimox (z.B. Olbemox®) in der Behandlung der schweren Hypertriglyceridämie wird vom Hersteller ebenfalls eine Dosisreduktion bei Niereninsuffizienz empfohlen.

Falls ein Carnitinmangel vorliegt, kommt eine Behandlung mit L-Carnitin in Betracht (siehe Seite 538).

Es soll nicht unerwähnt bleiben, daß die Gabe von **Fischölpräparaten**, deren wesentliche Bestandteile Eicosapentaensäure und Decosahexaensäure sind (z.B. Eicosapen®), einen positiven Effekt auf die Dyslipoproteinämie des Dialysepatienten haben. Die Nebenwirkungen der Lipidsenker vom Fibrattyp entfallen.

Bei hohen Triglyceriden kann bei HD-Patienten die **Antikoagulation mit niedermolekularem Heparin** (z.B. Fragmin®) erfolgen.

Lokalanästhetika
Mittel zur örtlichen Betäubung

Zur **schmerzfreien Shuntpunktion** kann im Ausnahmefall der Einsatz von Lokalanästhetika erforderlich sein. Besonders bei Kindern lassen sich durch Ausschaltung des Mini-Schmerzereignisses „Shuntpunktion" Angst und Abneigung gegenüber der Behandlung oft bessern.

Für schnelle Wirksamkeit ist die „Vereisung" der Punktionsregion geeignet, z.B. mit Chloräthylspray (Chloraethyl „Dr. Henning"®), Gels und Salben mit lokalanästhesierenden Wirkstoffen haben eine längere Dauer bis zum Wirkungseintritt und müssen vom Patient ggf. schon zu Hause (vor Abfahrt ins Zentrum) auf die Punktionsregion aufgetragen werden, z.B. Xylocain®-Gel, Xylocain®-Salbe oder Xylocain®-Spray. **Das wirksamste Mittel zu diesem Zweck ist EMLA® Creme.**

Wie bei jedem Medikament gibt es auch bei der Verabreichung von Lokalanästhetika Allergien, bei sehr großflächiger und intensiver Anwendung ist durch Resorption sogar eine systemische Wirkung möglich.

Magen-Darm-Mittel

In der Roten Liste sind etwa 400 Handelspräparate aufgeführt. Es versteht sich von selbst, daß wir auch hier in diesem Rahmen nur einige wichtige Medikamente besprechen können.

Zunächst wäre hier die Gruppe der Antazida zu nennen, wobei es sich meist um aluminiumhaltige Substanzen handelt. Diese Substanzgruppe ist den meisten Dialysepatienten bestens bekannt, da Antazida nicht selten verordnet werden (Oberbauchbeschwerden bei urämischer Gastritis) und Parallelen zu den Phosphatbindern bestehen. Auf die Phosphatbinder wird im nächsten Abschnitt („Mineralstoffe") näher eingegangen.

Wie erwähnt ist der wirksame Bestandteil der meisten Antazida Aluminiumhydroxid, deshalb: **Vorsicht wegen der Gefahr der Aluminiumakkumulation**! Einige Handelspräparate seien genannt: Aludrox®-Suspension, Gelusil®, Kompensan®.

Kombinationen mit Magnesiumverbindungen, Lokalanästhetika, Wismutverbindungen (Wismutverbindungen bei Niereninsuffizienz kontraindiziert) u.a. sind ebenfalls gebräuchlich. Auch hierfür einige Beispiele: Andursil®, Andursil®Liquid, gastropulgit®, Gelusil®-Lac, Maaloxan® und Tepilta® …

Eine bedeutsame Substanzgruppe unter den Magen-Darm-Mitteln sind die **H_2-Rezeptoren-Blocker**. Was ist das?

Die Wissenschaft war sich lange sicher, daß die Magensäuresekretion bei der Pathogenese der „peptischen Ulkuserkrankung" eine bedeutsame Rolle spielt, also war deren möglichst weitgehende Reduktion wünschenswert. Antazida, Anticholinergika u.a. Ulkustherapeutika erreichen dies mit den bekannten Nachteilen. Heute top-aktuell: Eradikationstherapie, s.u.

Die Rolle von Histamin als Vermittler der Magensekretion wurde dann „zuverlässig" bewiesen. Traditionelle Antihistaminika wirken gewissen Effekten von Histamin entgegen, nicht aber der Magensäuresekretion.

Erst die deutliche Trennung in Histamin-H_1- und Histamin-H_2-Rezeptoren, also Rezeptoren, deren Aktivität durch traditionelle Antihistaminika blockiert und solche Rezeptoren, deren Aktivität durch die Antihistaminika nicht blockiert wird, führte zur Entwicklung der H_2-Rezeptor-Antagonisten, Substanzen, die die Magensäuresekretion direkt durch spezifischen und selektiven Histamin H_2-Rezeptor-Antagonismus hemmen.

Einige **Beispiele**: Cimetidin, z.B. Tagamet®; Famotidin, z.B. Pepdul®; Ranitidin, z.B. Sostril®, Zantic®.

Die hochwirksame Medikamentengruppe wird häufig auch zur „Magenschutztherapie" bei gleichzeitiger Behandlung mit Medikamenten verordnet, die die Magenschleimhaut schädigen oder sogar Ulcera hervorrufen können (z.B. Kortisontherapie nach Nierentransplantation).

Als **Dosierungsrichtlinie** bei Dialysepatienten für die H_2-Antagonisten gilt: **Halbe Normdosis**, meist erfolgt ohnehin nur eine einmalige (reduzierte) Gabe des Medikaments zur Nacht.

Eine weitere Gruppe von Magen-Darm-Mitteln soll noch erwähnt werden: Es handelt sich um die Substanzen, die die mechanischen Bewegungsabläufe des Magen-Darm-Traktes (Motilität) beeinflussen: „Prokinetika" (siehe auch Grafik Seite 131).

Die meist verordnete Substanz heißt **Metoclopramid**, auch hier gibt es zahlreiche Handelspräparate, z.B. Paspertin®, Gastrosil®, MCP-ratiopharm® usw. Für **Metoclopramid** ist **bei Dialysepatienten** die **D**osishalbierung anzuraten, **besser geeignet ist**

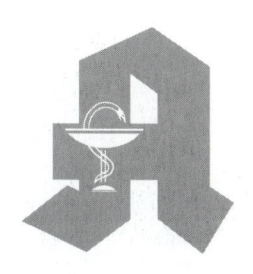

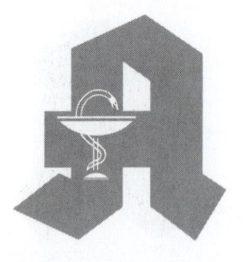

Domperidon (Motilium®), hiervon kann man dem dialysepflichtigen Patient 3 x 10 mg/d verordnen.

Eradikation des Helicobacter pylori: Die Eradikationsbehandlung („Ausrottung") des Helicobacter pylori erfolgte zunächst unter dem Einsatz von Wismutpräparaten, Amoxicillin und Metronidazol. Hierunter gelingt in recht hohem Prozentsatz die **dauerhafte** Eradikation und Heilung der Ulkuskrankheit.

Da Wismutpräparate (z.B. Bismofalk®, Telen®, Ulkowis®) bei fortgeschrittener Niereninsuffizienz durchweg kontraindiziert sind, kommt die Eradikationsbehandlung in der oben beschriebenen klassischen therapeutischen Kombination für Dialysepatienten nicht in Betracht.

Die aktuelle Triple-Therapie der Helicobacter-Infektion beim nierengesunden Patient besteht in der Gabe von Clarithromycin (Klacid®, 2 x 250 mg über 7 Tage) + Omeprazol (Antra®, 1-2 x 20 mg über 7 Tage) + Metronidazol (Clont®400, 2 x 400 mg über 7 Tage).

Das derzeitig empfohlene Reserveschema (für Nierengesunde!) zur Eradikation von Helicobacter pylori besteht in Omeprazol (Antra®, 2 x 20-40 mg über 7 Tage) + Amoxicillin (Clamoxyl®, 2 x 1 g über 7 Tage) + Clarithromycin (Klacid®, 2 x 500 mg über 7 Tage) = „OAC-Schema".

In diesen Kombinationen stellt das **Clarithromycin die problematische Substanz für Niereninsuffiziente** dar, weil der Hersteller von der Gabe bei „mittelgradigen bis schweren Nierenfunktionsstörungen" abrät.

Allenfalls käme **für den Patient mit Niereninsuffizienz** die sog. **Dualtherapie** mit Amoxicillin (Clamoxyl®, 2 x 1 g über 14 Tage) + Omeprazol (Antra®, 2 x 40 mg über 14 Tage) in Betracht, wobei aber nur eine Eradikationsrate von 60-80 % erreicht wird.

Die „**Prazole**": Die neueren Substanzen aus der Gruppe der substituierten Benzimidazole (**Protonenpumpenhemmer**) sind den H_2-Rezeptorenblockern bei der Behandlung der Ulkuskrankheit hinsichtlich der Schnelligkeit der Schmerzbefreiung und Beschleunigung der Ulkusabheilung überlegen. Ein großer Vorteil gegenüber anderen Substanzen ist auch die **fehlende Kumulationsgefahr für niereninsuffiziente** Patienten, was die Mittel zu **Therapeutika der ersten Wahl bei Dialysepatienten** macht. Präparatebeispiele:
- Omeprazol (z.B. Antra®), Regeldosis 1 x 1 Kps. (20 mg)
- Pantoprazol (z.B. Pantozol®), Regeldosis 1 x 1 Tbl. (40 mg)
- Lansoprazol (z.B. Agopton®), Regeldosis 1 x 1 Tbl. (30 mg)

Zur **Verdauungsunterstützung** werden schließlich manchmal **Enzympräparate** verordnet, die u.a. Enzyme der Bauchspeicheldrüse enthalten. Sie sind indiziert bei Verdauungsstörungen infolge Mangel an Verdauungsenzymen. Präparate sind z.B. Pankreon®forte, Panzynorm® u.a. Viele Mischpräparate. **Bei reinen Enzympräparationen ist keine Dosisreduzierung nötig.**

Mineralstoffpräparate

Unter diesem Namen sind in der Roten Liste eine Reihe von äußerst wichtigen Medikamenten für den Dialysepatienten aufgeführt. Es sind dies insbesondere die Calciumpräparate und die Phosphatbinder.

Phosphatbinder, vergleiche zu diesem Thema auch: „Allgemeine Hinweise", Seite 42 f.; „Aluminiumosteopathie", Seite 86; „Phosphatelimination", Seite 164; „Phosphatzufuhr", Seite 471 ff. und „Antidota", in diesem Kapitel ab Seite 527.

Der mit den Nahrungsmitteln aufgenommene Phosphor liegt fast ausschließlich als organischer Phosphor vor. Enzyme (Phosphatasen) setzen aus der Nahrung im oberen Dünndarm anorganisches Phosphat frei (PO_4^{3-}).

Anorganisches Phosphat liegt in den Nahrungsmitteln fast nur als Zusatz vor, wie z.B. in vielen Wurstsorten, Cola usw. Also soll der Dialysepatient beim Einkauf und bei der Auswahl seiner Nahrungsmittel besonders auf die Phosphatdeklaration achten. Die durchschnittliche tägliche Phosphatzufuhr liegt bei etwa drei bis vier Gramm.

Der **Phosphatbindung** an aluminiumhaltigen Phospatbindern liegen **zwei Mechanismen** zugrunde: Einerseits adsorbiert kolloidal gelöstes Aluminium Phosphat an seiner positiv geladenen Oberfläche, zweitens reagiert gelöstes Aluminium (Al^{3+}) mit anorganischem Phosphat (PO_4^{3-}) zu schwer löslichem Aluminiumphosphat ($AlPO_4$), welches wie die unlöslichen Aluminiumhydroxid-Phosphat-Komplexe nicht resorbiert werden kann und mit dem Stuhl ausgeschieden wird.

Nach der oralen Aufnahme reagieren die phosphatbindenden Aluminiumhydroxide mit der Salzsäure des Magens zunächst zu löslichen Aluminiumhydroxiden bei pH-Werten von 3 bis 5. Diese reagieren dann im neutralen Milieu des Darmes (pH-Wert 6 bis 8) mit dem Phosphat zu besagtem unlöslichen Aluminiumphosphat.

Dieser Vorgang hängt deshalb wesentlich von der vorherigen Reaktion mit der Salzsäure des Magens ab (= Aktivierung). Dies bedeutet, daß beim Vorhandensein von zu wenig Magensäure oder bei gealtertem (schlecht säurelöslichem) Aluminiumhydroxid eine entsprechend geringere Phosphatbindung stattfindet. Für die Praxis: Bei unausreichendem phosphatsenkendem Effekt trotz hoher Dosierung eines aluminiumhaltigen Phosphatbinders immer an eine Anazidität (Säuremangel) denken.

Resorption von Aluminium: Bei einem pH-Wert von unter 5 setzen die aluminiumhaltigen Phosphatbinder in unterschiedlicher Menge, abhängig von der Reaktionszeit mit saurem Magensaft, Aluminium frei. Durch die Resorption (Aufnahme) von Aluminium im Magen-Darm-Trakt kann es bei Nierenfunktionseinschränkung zur einer **Aluminiumakkumulation** oder sogar zu einer **Aluminiumvergiftung** kommen.

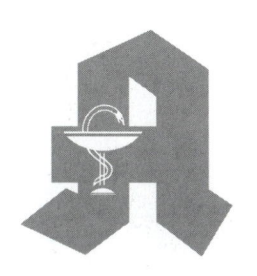

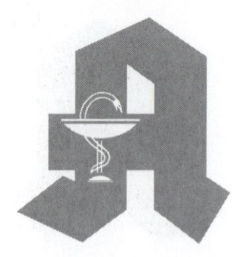

Aluminium wird übrigens nicht nur mit Medikamenten aufgenommen: Aluminium ist eines der am weitest verbreiteten Elemente der Erdkruste. Wegen dieses ubiquitären Vorkommens in allen Gewässern, Erde sowie in tierischen und pflanzlichen Geweben gelangt Aluminium auch auf dem Nahrungsweg in den Organismus, **so akkumulieren z.B. Teepflanzen Aluminium**.

Es wird Nahrungsmitteln wie Käse und Bier zugesetzt, Aluminiumsulfat wird zur Ausfällung von Trübungen in Trinkwasser benutzt, in Backpulver und marinierten Gemüsen ist es ebenfalls reichlich enthalten. Schließlich kann es bei der Speisenzubereitung auch aus aluminiumhaltigem Kochgeschirr herausgelöst werden. In Brunnenwässern können sehr hohe Aluminiumkonzentrationen vorliegen.

Für den nierengesunden Mensch stellt die geringe Aluminiumaufnahme normalerweise kein Problem dar. Lediglich bei extremer Aluminiumbelastung kann die Aluminiumausscheidungskapazität der Niere überschritten werden. Wie schon an anderer Stelle dieses Buches ausgeführt (vgl. „Diagnostik und Therapie der Aluminiumintoxikation" auf Seite 86), gibt es Hinweise darauf, daß die Aluminiumakkumulation auch am Zustandekommen der Dialyse-Encephalopathie, der Dialyse-Osteomalazie und der Verstärkung der renalen Anämie beteiligt ist.

Umstritten ist, ob Aluminium eine Bedeutung in der Pathogenese des Morbus ALZHEIMER hat (präsenile Demenz mit fortschreitender Hirnrindenatrophie und zunehmender Geistesschwäche).

Hinsichtlich der **Prophylaxe der Aluminiumakkumulation** wird auf die eingangs genannten Abschnitte dieses Buches hingewiesen, entscheidend ist in diesem Zusammenhang der bevorzugte **Einsatz aluminiumfreier Phosphatbinder** (s.u.).

Weitere Nebenwirkungen der Phosphatbinder: Neben der Gefahr der Aluminiumakkumulation sei hingewiesen auf die Gefahr der Obstipation (Stuhlverstopfung). Außerdem kann bei **gleichzeitiger Einnahme von Eisenpräparaten, Tetrazyklinen, Digitalis und Betablockern eine Beeinflussung der Resorption und Wirksamkeit** dieser Medikamente erfolgen. Wenn möglich sollte deshalb die Einnahme um etwa zwei Stunden zeitlich versetzt erfolgen.

Präparate (Beispiele): anti-Phosphat®, Aludrox®, Alu-Cap®, Phosphonorm®.

Die **Dosierung** ist **individuell** festzulegen und richtet sich nach der Höhe des Phosphatspiegels unter Berücksichtigung der Gesamtsituation.

Calciumpräparate: Calciumpräparate gewannen wegen der o.g. Nebenwirkungen des Aluminiums eine zunehmende Bedeutung als alternative Phosphatbinder. Die Calciumpräparate haben dabei nicht nur phosphatbindende Eigenschaften, sondern gleichzeitig den oft erwünschten Nebeneffekt einer Calciumsubstitution. Bei chronisch Nierenkranken findet sich nicht selten eine negative Calciumbilanz, dies kann Folge einer eiweißarmen Kost (Vordialysephase!) mit Restriktion von Milchprodukten sein und wird verstärkt durch eine verminderte intestinale Calciumresorption.

Andererseits kann eine unkontrollierte Calciumtherapie zu gefährlichen Hypercalcämien mit Übelkeit, Erbrechen, Verwirrtheit, Juckreiz und Bluthochdruck führen kann.

Bei gleichzeitiger Erhöhung von Calcium und Phosphat resultiert ein erhöhtes Calcium-Phosphat-Produkt mit möglicher Entwicklung metastatischer extraossärer Verkalkungen.

Weiter erhöht sich ein solches Risiko, wenn gleichzeitig noch eine Vitamin-D-Behandlung erfolgt, Vitamin-D-Präparate deshalb besser intermittierend hochdosiert geben (dann geringere Steigerung der intestinalen Calciumaufnahme).

Die konsequente und **engmaschige Kontrolle des Calcium- und Phosphatspiegels** ist unter den o.g. Therapieformen unbedingt zu fordern (Vitamin-D-Behandlung: Grafik Seite 84).

Vor Einleitung einer Calciumtherapie soll stets erst der Phosphatspiegel normalisiert werden, dann kann eine schrittweise Reduzierung der aluminiumhaltigen Phosphatbinder erfolgen bei gleichzeitigem Einstieg mit Calciumtherapeutika.

Als Medikamente kommen im wesentlichen **Calciumcarbonat** und vor allem **Calciumacetat** in Betracht.

Die Dosis richtet sich nach der Wirkung (und möglichen Nebenwirkungen, Calciumkontrollen!).

Es ist bezüglich der **Nebenwirkungen** noch zu erwähnen, daß bei höherer Dosierung ebenfalls eine Stuhlverstopfung eintreten kann. Eine angenehme Nebenwirkung für den Patienten ist der durststillende Effekt mancher dieser Medikamente, da die beigefügten Aromastoffe oft den erfrischenden Charakter des Verbotenen haben (Zitrone, Kiwi, Banane, Pfefferminz ...).

Mund- und Rachentherapeutika

Diese Mittel dienen der örtlichen Anwendung. Unter Berücksichtigung lokaler Unverträglichkeiten/Allergien bestehen beim Dialysepatient keine Anwendungseinschränkungen.

Bei längerer Anwendung sind Geschmacksirritationen möglich.

Diabetiker sollen einen möglichen Zuckergehalt berücksichtigen (Lutschtabletten).

Um jede mögliche Aluminiumbelastung zu vermeiden, sollen Dialysepatienten aluminiumhaltige Mund- und Rachentherapeutika nicht anwenden.

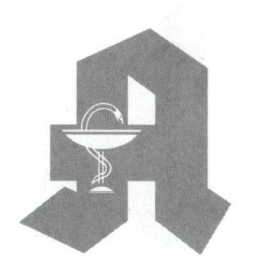

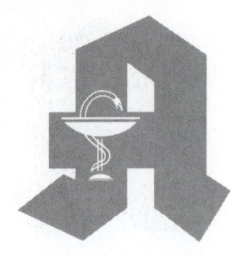

Muskelrelaxantien

Es handelt sich bei dieser Medikamentengruppe um Neuropharmaka, Mittel, die eine Muskelentspannung herbeiführen. **Curare**, das Pfeilgift südamerikanischer Indianer, gehört pharmakologisch in diese Gruppe.

Die Zusammensetzung der Medikamente dieser Gruppe ist heterogen, eine Beurteilung muß von der jeweiligen Einzelsubstanz abhängig gemacht werden, so sind z.B. auch Psychopharmaka enthalten. Fahruntauglichkeit und veränderte Reaktionszeit beachten! Die Dosierung wird sich häufig nach der Wirkung richten müssen, Einzelheiten siehe Tabellen ab Seite 556.

Bezüglich der Anwendung von Muskelrelaxantien in der Anästhesie wird auf die Grafik auf Seite 581 verwiesen.

Rhinologika
Schnupfenmittel

Hierunter sind hauptsächlich die zahlreichen Nasentropfen, Nasensalben und Nasensprays zu zählen. Die pharmakologisch wirksamen Bestandteile, die die Abschwellung der Nasenschleimhaut bewirken, sind die sog. Sympathikomimetika, wie z.B. Indanazolin, Naphazolin, Oxymetazolin, Tetryzolin, Tramazolin, Tyramin, Xylometazolin u.a.

Die schleimhautabschwellende Wirkung beruht auf einer Vasokonstriktion (Kontraktion der Blutgefäße). Zu den Sympathikomimetika gehören auch einige Antihypotonika, wie Norfenefrin (z.B. Novadral®). Entsprechend können theoretisch auch Nasentropfen bei hoher Dosierung eine systemische Wirkung (auf den Gesamtorganismus) entfalten.

Auf eine Austrocknung der Nasenschleimhaut und lokale Unverträglichkeit sei hingewiesen. Abschwellende Nasenmittel nie länger als 10 Tage kontinuierlich anwenden!

Roborantia
Stärkungsmittel/Aufbaumittel

Es handelt sich meist um pflanzliche Kombinationen, teilweise mit Alkohol (hochprozentig!), teils mit Eisen, manchmal mit Vitaminen usw. Die Einnahme ist **für Dialysepatienten nicht empfehlenswert**. Bei Mangel an Wirkstoffen, Vitaminen oder Mineralien wird der Dialysearzt die entsprechende Substanz verordnen. Man muß es deutlich sagen: Diese Mittel helfen dem Hersteller am meisten!

Schilddrüsenhormone

Die gesicherte Schilddrüsenerkrankung beim chronisch Nierenkranken bedarf in der Regel einer lebenslangen Überwachung und individuellen Therapie. Bei der „einfachen" endemischen Struma bedeutet dies z.B. die individuell dosierte Behandlung mit Levothyroxin (z.B. L-Thyroxin 25/50/75/100/125/150/200 Henning®), die jährliche palpatorische Untersuchung der Schilddrüse, ggf. sonographische und szintgraphische Kontrollen und Hormonbestimmung (basales TSH u.a.).

Immer muß berücksichtigt werden, daß terminal niereninsuffiziente Patienten erfahrungsgemäß besonders sensibel gegen die kardialen Nebenwirkungen (das Herz betreffende Nebenwirkungen) der Schilddrüsenhormone reagieren!

Impfstoffe

Dialysepatienten können und sollen den gleichen Impfschutz erhalten wie die „Normalbevölkerung". Die Indikationen, Kontraindikationen und Richtlinien für die spezielle Impfung sind zu berücksichtigen.

Am dialysefreien Tag können die Impfungen ohne Bedenken intramuskulär oder subkutan durchgeführt werden. Die Immunantwort (Impferfolg) ist bei Dialysepatienten oft schlechter als bei gesunden Vergleichspersonen.

Von besonderer Wichtigkeit – und dies unterscheidet Dialysepatienten von der „Normalbevölkerung" – ist die konsequente Impfung gegen Hepatitis B. Das Krankheitsbild der Hepatitis B wurde bereits ab Seite 101 besprochen, weitere Einzelheiten über Impfungen bei Dialysepatienten sind der Grafik auf Seite 430 zu entnehmen.

Daß die Hepatitis B heute in den Dialysestationen besiegt ist, ist neben den allgemeinen antiepidemischen Maßnahmen zweifelsohne der aktiven Immunisierung zu verdanken. Es gilt, diesen Stand zu halten. Die aktive Immunisierung des Patienten soll dabei nicht erst im Terminalstadium erfolgen, sondern nach Möglichkeit bereits früher!

Vitamine

Als letzte Medikamentengruppe, die hier besprochen werden soll, noch einige Bemerkungen zu den Vitaminen. Was sind eigentlich Vitamine? Nun, erklärt man es vom Wort her, könnte man sagen, es handelt sich um lebenswichtige („vita") stickstoffhaltige (-„amin") **Nahrungsbestandteile, deren Fehlen Mangelerscheinungen hervorruft**. Ebenso muß darauf hingewiesen werden, daß ein Überangebot schädliche Wirkungen haben kann, was gerade für den Dialysepatient Gültigkeit hat.

Um Wiederholungen zu vermeiden, wird auf die Ausführungen auf Seite 474 verwiesen, Einzelheiten zur „Vitamin"-D-Behandlung können der Grafik auf Seite 84 entnommen werden. Einzelvitamine sind mit Dosierungsempfehlungen in den nachfolgenden Tabellen unter dem Freiname gelistet.

Bombenstimmung

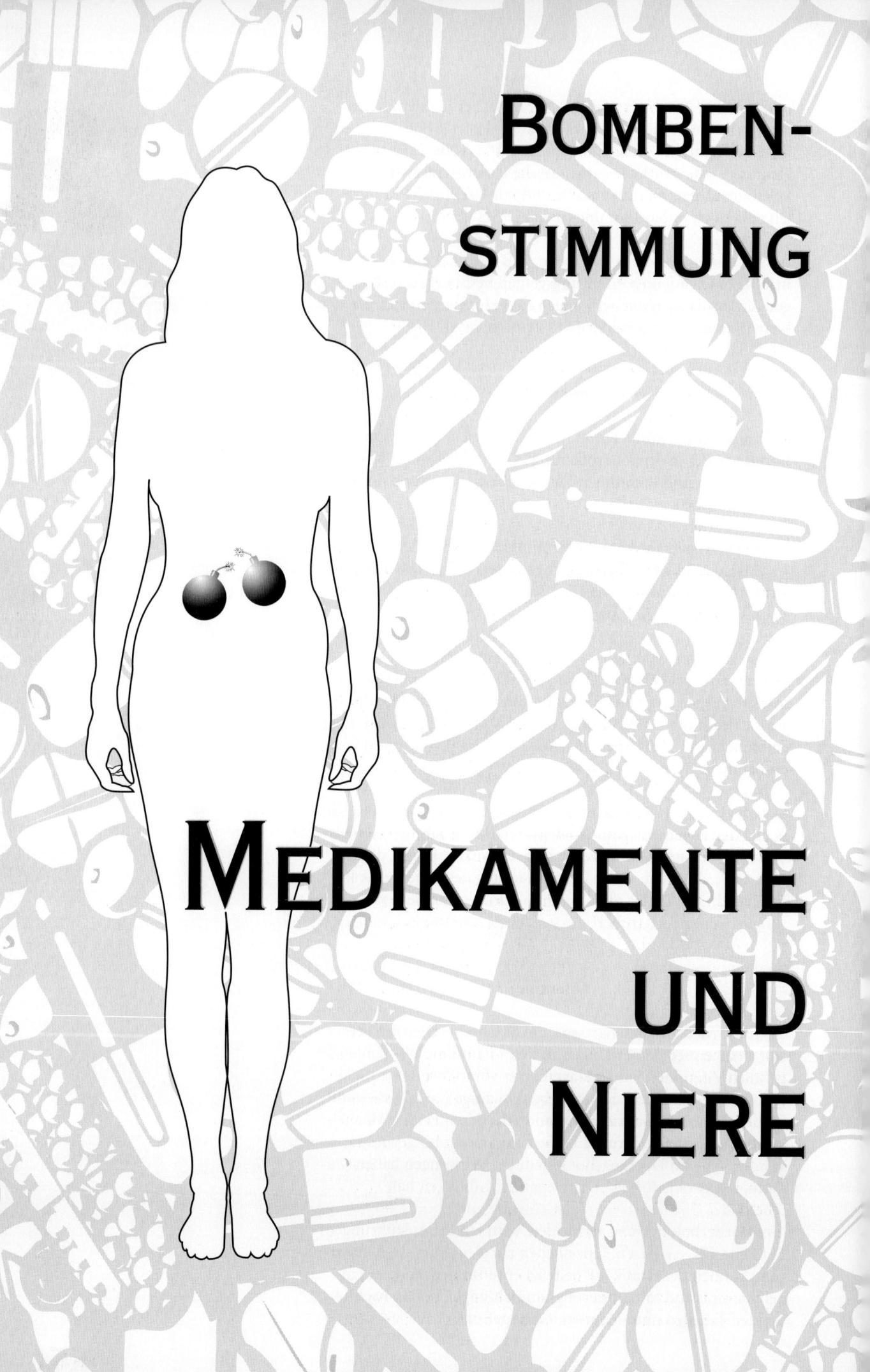

Medikamente und Niere

Soll man nun – oder soll man lieber nicht …

Die medikamentöse Behandlung niereninsuffizienter Patienten gleicht oft einem Spiel mit dem Feuer. Mancher (ältere) Patient wird behandelt, ohne daß die Nierenfunktion vorher überhaupt untersucht wird. Jedes Symptom erhält ein Medikament, Motto: „Viel hilft viel".

Bei der Durchsicht der Literatur muß man feststellen, daß für viele Pharmaka **verbindliche Untersuchungen zur Pharmakokinetik bei Niereninsuffizienz schlicht fehlen**, nur Tierversuchsergebnisse vorliegen, nicht alle Stadien der Niereninsuffizienz beim Menschen geprüft wurden, nur Durchschnittswerte mit riesiger Streubreite angegeben sind, die Untersuchungen viele Jahre zurückliegen oder nur eine sehr geringe Patientenzahl untersucht wurde …

Als typisches Beispiel seien die **Süßstoffe** genannt – nicht einmal Medikamente, aber als diätetische Lebensmittel in großem Stil wie Medikamente verwendet – auch und gerade von niereninsuffizienten Diabetikern. Es ist dem Autor nicht gelungen, Untersuchungen zur Metabolisierung von Süßstoffen bei Niereninsuffizienz zu finden, auch die Literaturdatenbank der Drugofa (größter Hersteller in Deutschland) konnte nicht helfen!

Man kann also nur raten, Medikamente zu verordnen, von denen die Pharmakokinetik bei Niereninsuffizienz genau bekannt ist. Zeigt ein niereninsuffizienter Patient eine „unklare Symptomatik" ist es immer empfehlenswert, „Nebenwirkungen medikamentöser Therapie" mit in die Liste der Differentialdiagnostik aufzunehmen. Der Patient ist dankbar und die Therapie ist d(a,e)nkbar einfach: Rigoros absetzen!

Manchmal helfen Spiegelbestimmungen, oft ist man gezwungen nach klinischen Kriterien die Dosis individuell anzupassen.

Die Tabellen in diesem Buch zur Dosisfindung in der Pharmakotherapie bei Niereninsuffizienz sind ein sehr bescheidenes Hilfsmittel. Die Methode „Prozent der Normdosis nierengesunder Erwachsener" anzugeben ist ganz sicher angreifbar und wird der exakten pharmakologischen Wissenschaft nicht gerecht.

Andererseits ist es aber die schnellste Orientierungsmethode für die tägliche Praxis, die schlicht keine Zeit läßt für breit angelegte Erörterungen oder Rechnereien. Die Entscheidungen müssen hier ganz schnell getroffen werden: „Geht", „geht nicht" oder „Dosisreduktion" (z.B. 50 %). Der Rest ist ärztliche Erfahrung, die Kenntnis der individuellen Situation des Patienten und das Einbringen weiterer Kriterien in die Therapieentscheidung wie Lebensalter, Begleiterkrankungen, Körpergewicht, Wechselwirkungen mit anderer Pharmakotherapie …

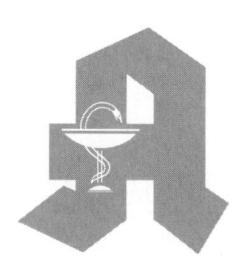

Nun hat man ja neben der **Reduktion der Einzeldosis** noch die Möglichkeit das **Dosisintervall** zu **vergrößern**, um eine Reduktion der Gesamtmenge eines Pharmakons zu erreichen oder beides zu kombinieren. **Aus der Praxis heraus muß man jedoch klar feststellen, daß es für die (älteren) Patienten schlicht einfacher ist, jeden Tag eine halbe Tablette zu nehmen, als 2-tägig eine ganze Tablette. Die Mehrzahl der Patienten weiß nach dem ersten Wochenende nicht mehr, wie der Rhythmus ist.**

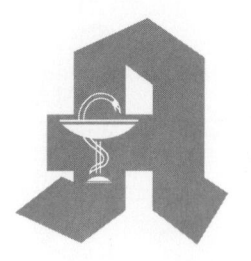

Ein weiteres kommt hinzu: Psychologisch ist es den meisten Patienten lieber, wenn sie „etwas weniger" (z.B. sichtbar nur die Hälfte) einnehmen sollen, eine Reihe von Patienten reduziert stets selbständig die ärztlich verordnete Dosis.

Man macht Complier, wenn man eine notwendige Dosisreduktion richtig „verkauft". Ein bißchen Magie muß auch in unserem Beruf sein!

Die vorgenannten Gründe haben mich bewogen, die nachfolgenden Tabellen so zu präsentieren, wie sie sind.

Noch eines: **Die angelegten Maßstäbe sind eher eng gefaßt** und wenn Sie an einer Stelle „ki" (kontraindiziert) lesen, so heißt das nicht, daß eine Kontraindikation zur Anwendung im strengen Sinn des Wortes besteht, vielmehr kann das auch bedeuten, daß Unsicherheiten bestehen.

Ich will es am Beispiel „Amlodipin" (Norvasc®) erläutern: Eine Untersuchung zur Pharmakokinetik der Substanz an 27 Patienten (ein bißchen wenig meine ich) mit Niereninsuffizienz (unterschiedlicher Stadien, auch Dialysepatienten) von Doyle et al. konnte keine nennenswerten Unterschiede der Pharmakokinetik im Vergleich zu nierengesunden Patienten finden.

Dennoch schreibt der Hersteller in seiner Produktdokumentation: „… bei dialysepflichtiger Niereninsuffizienz ist Vorsicht geboten …" – Ja, was nun?

Soll man, oder sollte man besser nicht … ? In der Tabelle haben wir die Substanz als „ki" eingestuft, obwohl man natürlich theoretisch „könnte".

Will heißen: „Rp.!?" – die letzte Entscheidung liegt meist beim verordnenden Arzt (s.u.).

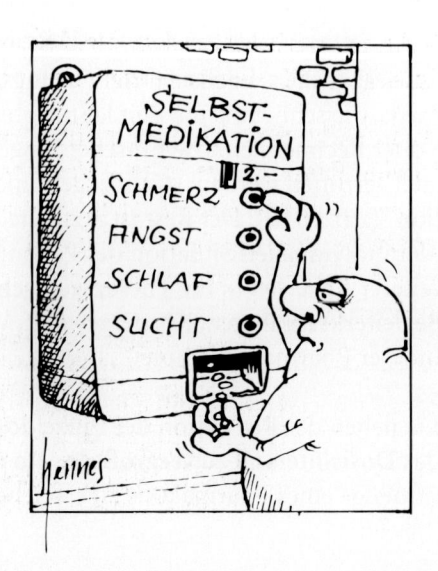

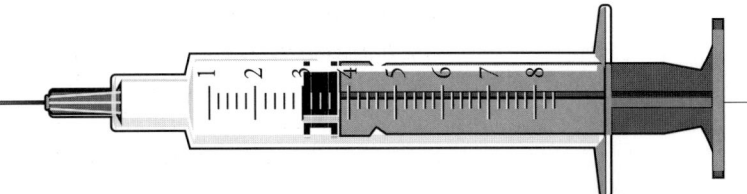

Goldene Regeln – kritische Fragen
Grundsätzliches zur Pharmakotherapie – nicht nur bei Niereninsuffizienz!

1. Habe ich eine wirklich harte Indikation zum Einsatz gerade dieses Medikaments? Immer: „Nicht schaden" ist die Richtschnur meines Handelns.

2. Wieviele Medikamente nimmt mein Patient schon? Ist die geplante zusätzliche Verordnung zumutbar und verträglich, können andere Medikamente abgesetzt werden, ist meine Verordnungsweise wirtschaftlich? So wenig wie möglich, aber so viel wie nötig! Merke: Die Einnahmetreue sinkt im Quadrat zur Anzahl der verordneten Mittel, jede neu verordnete Pille wird evtl. ohne Zwischenwirt direkt entsorgt!

3. Interaktionen? Sind die nichtmedikamentösen Möglichkeiten alle bedacht und ausgeschöpft? Habe ich meinem Patient die vorgesehene Behandlung verständlich erklärt?

4. Würde ich das Medikament, welches ich gerade verordnen will, eigentlich selbst einnehmen?

5. Ist eine Langzeit- oder Dauertherapie sinnvoll? Tut es nicht eine kurzzeitige oder gar einmalige Gabe? Gerade bei Niereninsuffizienz entstehen leicht Probleme bei längerer Behandlungsdauer und durch schleichende Akkumulation.

6. Wie steht es um die therapeutische Sicherheit? Wie lange ist das Medikament am Markt, welche Erfahrungen liegen vor? Wie ist die therapeutische Breite? Habe ich den 70-kg-Standardmensch vor mir, sind die individuellen Patientendaten (Alter, Geschlecht, Gewicht, Begleiterkrankungen, bei Frauen evtl. Schwangerschaft) in meine therapeutischen Überlegungen eingeflossen? Kann ich die therapeutische Sicherheit (wozu auch die Therapietreue des Patienten zählt) durch Spiegelbestimmungen des Medikaments erhöhen?

7. Was weiß man und was weiß ich über die Möglichkeiten, wie der Patient das Medikament bzw. was davon übrigbleibt, wieder loswird? Leberinsuffizienz? Niereninsuffizienz? Wie wird die Pharmakokinetik ggf. durch Dialyse beeinflußt?

8. Was weiß ich selbst über das Medikament, wie sind Erfahrung und Fingerspitzengefühl, Wissen und ahnendes Erfassen, Selbstbewußtsein und Selbstkritik heute gegeneinander ausgewogen?

9. Verstecke ich mich hinter dem Medikament oder habe ich auch einmal den Mut dem Patient zu sagen: „Ob Sie das nehmen oder peng – es geht auch ohne ..."

10. Ich kann nicht alles, ich weiß nicht alles und ich mach' nicht alles, schon gar nicht, wenn ich eine Wissenslücke habe – also werde ich den Mut haben, jede Entscheidung zu hinterfragen, auch erst einmal nachzulesen oder einen Kollegen um Rat bitten. Ich bin auch nur ein Mensch, die Tage der Halbgötter, der Übermenschen und Universalgelehrten sind vorbei (allerdings kommen mir da manchmal Zweifel, wenn ich gewisse Einnahmeverordnungspläne sehe ...).

Medikamente: Dosierung bei Niereninsuffizienz

Substanz	Präparat (Bsp.)	% der Normdosis nierengesunder Erwachsener (sonst andere Angabe)			Bemerkungen
		GFR > 50 ml/min	GFR 10-50 ml/min	GFR < 10 ml/min	
Acebutol	Prent	100	25	15	Nicht dialysabel
Acetylcystein	Fluimucil	100	100	100	Keine NW bei Kurzzeitbeh. Niereninsuffizienter beobachtet
Acetysalicylsäure	Aspirin	100	50	max. 100 mg/Tag	Bei Dial.pat. nur als Aggregationshemmer
Aciclovir	Zovirax	750 mg/8h	500 mg/12h	500 mg/24h	Dialysabel, 750 mg n. HD substituieren
Acipimox	Olbemox	250mg/24h	250mg/48h	ki	Lipidsenker, dialysabel
Acriflavinumchlorid	Panflavin	100	100	100	Mund- und Rachentherapeutikum
Ademetionin	Gumbaral	100	50	ki	Unsichere Datenlage
Aescin	Reparil	ki	ki	ki	Roßkastaniensaponine als Antiphlogistikum
Ajmaline	Gilurytmal	100	50	ki	Jedes Antiarrhythmikum unter enger klin. Kontr. nach Effekt dosieren
Alcuroniumchlorid	Alloferin	100	25-50	25-50	Dialysables Muskelrelaxans, Erhaltungsdosis: 15-25% der Normdosis
Alfacalcidol	Delakmin, EinsAlpha	100	100	100	Synth. Vit.-D-Derivat zur Behandlung der renalen Osteopathie
Alfentanil	Rapifen	100?	100?	100?	i.v.-Narkoanalgetikum, unsichere Datenlage
Alizaprid	Vergentan	75	25	ki	Dialysabler Dopamin-Antagonist, Antiemetikum
Allantoin	In Wund- & Heilsalben	100	100	100	Dermatologikum zur topischen Anwendung
Allopurinol	Zyloric	100	50	100 mg n. jeder HD	Nie zusammen mit Azathioprin! Gering dialysabel
Alprazolam	Tafil	100?	50?	50?	Unsichere Datenlage, nur Kurzzeittherapie nach Wirkung & NW
Alprenolol	Aptin	100?	ki	ki	Unsichere Datenlage
Alprostadil	Prostavasin	2xtgl. 20 µg/2h i.v.	2xtgl. 20 µg/2h i.v.	besser meiden	Unsichere Datenlage, Hypotonie während HD beschrieben
Altretamin	Hexamethylmelamin	100	70	40	Unsichere Datenlage, Zytostatikum
Aluminiumhydroxid	anti-Phosphat	100	100	100	Phosphatbinder, Gefahr der Al-Akkumulation beachten
Amantadin	PK-Merz	Fußnote 2	Fußnote 2	Fußnote 2	Fußnote 2
Ambroxol	Mucosolvan	100?	100?	ki	Unsichere Datenlage, Akkumulationsgefahr bei TNI
Ametazol	Betazol	s. Bem.	s. Bem.	s. Bem.	Histaminanalogon, Einmalgabe z. Magensäuresekretionsanalyse mögl.
Ameziniummetilsulfat	Regulton	100?	50?	ki?	Unsichere Datenlage
Amfepramon	Regenon	100?	50?	ki?	Datenlage unsicher, Fußnote 3
Amfetaminil	AN 1	100?	50?	ki	Datenlage unsicher, Fußnote 4
Amidotrizoesäure	Urografin	Fußnote 5	Fußnote 5	Fußnote 5	Röntgenkontrastmittel
Amikacin	Biklin	1 g/24h	500 mg/24h	125 mg/24h	Aminoglykosid, dialysabel: 500 mg n. HD, Spiegel!, PD: 125 mg/24h
Amilorid	Siehe Bemerkungen	100 (bis Krea 1,8)	ki, Fußnote 9	ki, Fußnote 9	Mit Hydrochlorothiazid in vielen Saluretika, vgl. Fußnote 9
Aminobenzoesäure	Potaba-Glenwood	100	100	100	Dermatikum
Aminoglutethimid	Orimeten	100?	50?	ki	Zytostatikum, Anti-Östrogen, unsichere Datenlage
Amiodaron	Cordarex	100	100	100	Kontrollen: Augenarzt, Schilddrüsenfunktion, Quick
Amitryptilin	Saroten	100	100	100	RR-Senkung von Clonidin & Guanethidin abgeschwächt
Amlodipin	Norvasc	100	100	ki	Calciumantagonist, ki im Stadium der Dialysepflichtigkeit
Amobarbital	z.B. in Metrotonin	100?	50?	ki	Unsichere Datenlage, nur Kurzzeittherapie nach Wirkung & NW
Amoxycillin	Clamoxyl	1-2 g/8h	1-2 g/12h	0,5-1 g/12h	Gering dialysabel, vgl. auch Fußnote 1, nach HD 1 g substituieren
Amphotericin B	Ampho-Moronal	100	100	75	Nicht dialysabel
Ampicillin	Binotal	1 g/8h	1 g/12h	0,5 g/12h	Gering dialysabel, nach HD 1 g substituieren
Anethol	z.B. in Wick MediNait	?	?	?	Keine Daten verfügbar, deshalb nicht empfehlenswert
Apomorphin	Apomorphin-Woelm	100?	50?	ki	Emetikum, unsichere Datenlage
Aprobarbital	Dormalon	100	50	25	Unsichere Datenlage, nur Kurzzeittherapie nach Wirkung & NW
Aprotinin	Trasylol	100?	100?	100?	Kaum Daten, strenge Indikation, Cave Hämostasestörungen!
Articain	Ultracain	100	100	100	Lokalanästhetikum
Ascorbinsäure	Vitamin C	100-200 mg tgl.	100-200 mg tgl.	100-200 mg tgl.	Dialysabel, TMD 500 mg, Ø i.v.-Gabe, (Cave Oxalsäureakkumulation!)
Asparaginase	Asparaginase 5000	100	100	100	Enzym, Zytostatikum, nicht dialysabel
Astemizol	Hismanal	100	100	100	Antihistaminikum, nicht dialysabel
Atenolol	Tenormin	100	50	25	Dialysabel
Atracuriumbesilat	Tracrium	100	100	100	Muskelrelaxans
Atropin	Atropinum sulfuricum	100	ki	ki	Normaldosis bei Lokal- und Notfallanwendung
Auranofin	Ridaura	ki	ki	50	Wg. pot. Nephrotoxizität bei leichterer NI kontraindiziert

Weitere (nicht aufgeführte) KI beachten! Wenn möglich: Spiegelbestimmungen durchführen! Oft gebrauchte und (wahrscheinlich) unbedenkliche Substanzen für niereninsuffiziente Patienten sind grau hinterlegt. Substanzen als Bestandteil von Kombinationspräparaten sind erkenntlich am Vorsatz „z.B. in" – die nachfolgenden Ausführungen beziehen sich dann nur auf die einzelne Substanz und sagen nichts über die Verwendbarkeit des Fertigarzneimittels bei Niereninsuffizienz aus. Bei Infusionen Volumenbelastung beachten!

Medikamente: Dosierung bei Niereninsuffizienz

Substanz	Präparat (Bsp.)	% der Normdosis nierengesunder Erwachsener (sonst andere Angabe)			Bemerkungen
		GFR > 50 ml/min	GFR 10-50 ml/min	GFR < 10 ml/min	
Aurothioglukose	Aureotan	ki	ki	ki	Nephrotox. goldhaltiges Antirheumatikum, renale Elimination
Azapropazon	Tolyprin	100	50?	ki	NSA, nicht dialysabel, unsichere Datenlage
Azathioprin	Imurek	100	100	HD-Pat. 100	GFR<10 ohne HD: Normdosis im 36h-Intervall
Azidamfenicol	Berlicetin-AT	100	100	100	Antibiotikum zur Lokal- oder Inhalationsanwendung
Azlocillin	Securopen	100	50	25	Nach HD geben, da 50% einer i.v.-Dosis abdialysiert werden
Azosemid	Luret	100	100	100	TNI und Restdiurese > 500 ml/24h Dosissteigerung möglich
Aztreonam	Azactam	100	50	25	Nach HD geben, da 40% einer i.v.-Dosis abdialysiert werden
Bacampicillin	Penglobe	100	50	25	Minimal dialysabel, Dialysepat. z.B. 1x1 Penglobe 400 oder 800 tgl.
Bacitracin	Nebacetin	100	100	100	Aminoglycosid-AB zur Oral-/Lokaltherapie, wird enteral nicht resorbiert
Baclofen	Lioresal	100	50	ki	Muskelrelaxans, Akkumulationsgefahr, kaum dialysabel
Bamethan	z.B. in Veno-Tablinen	100	ki	ki	ß-Sympathicomimetikum, Vasodilatator
Bamipin	Soventol	100	lokal 100, oral ki	lokal 100, oral ki	Bei großflächiger Lokalanwendung Resorptionsmöglichkeit!
Barbital	Nervo.OPT mono	100	ki	ki	Hypnotikum, gut dialysabel (auch bei PD)
Beclamid	Neuracen	75-100?	50?	ki	Antikonvulsivum, unsichere Datenlage
Beclometason	Sanasthmax	100	100	100	Halogeniertes Glukokortikoid, Inhalationstherapie (allerg. Rhinitis u.ä.)
Bemetizid	z.B. in Diucomb	100 bis Krea 1,8	ki, Fußnote 9	ki, Fußnote 9	Saluretikum, unwirksam bei höhergradiger NI (Monotherapie)
Bencyclan	Fludilat	100	ki	ki	Unsichere Datenlage bei fraglicher Wirksamkeit
Bendroflumethiazid	Sinesalin	100 bis Krea 1,8	ki, Fußnote 9	ki, Fußnote 9	Thiaziddiuretikum, unwirksam bei höhergradiger NI (Monotherapie)
Benfotiamin	Benfogamma	s. Bem.	s. Bem.	s. Bem.	Vit.-B1-Derivat, Substitution 5-15 mg/d bei HD/PD empfehlenswert
Benorilat	Benortan	s. Bem.	s. Bem.	s. Bem.	Wird zu Acetylsalizylsäure+Paracetamol metabolisiert, siehe dort
Benproperin	Tussafug	s. Bem.	s. Bem.	s. Bem.	Hustenmittel, fehlende Daten, also besser nicht geben!
Benserazid	Madopar	s. Bem.	s. Bem.	s. Bem.	Parkinsonmittel, fehlende Daten, also besser nicht geben!
Benzalkoniumchlorid	Sagrotan	s. Bem.	s. Bem.	s. Bem.	Desinfiziens zur lokalen (äußerlichen) Anwendung, keine Dosisänd.
Benzbromaron	Benzbromaron ratio	ki	ki	ki	Uricosurikum, sinnlos bei NI
Benzethoniumchlorid	Manusept forte	s. Bem.	s. Bem.	s. Bem.	Desinfiziens zur lokalen (äußerlichen) Anwendung, keine Dosisänd.
Benzocain	Anaesthesin	100	100	100	Lokalanästhetikum
Benzoesäure	E 210 - E 213	Fußnote 6	Fußnote 6	Fußnote 6	Fußnote 6
Benzoylperoxid	z.B. im Clearasil	100	100	100	Keratolytikum, Antiseptikum zur lokalen Anwendung auf der Haut
Benzylnicotinat	Rubriment Essenz	100	100	100	Nicotinsäurebenzylester, Rubefaziens zur externen Anwendung
Benzylpenizillin	Penicillin G (Na-Salz!)	8-stdl. 5 Mega*	12-stdl. 5 Mega*	12-stdl. 3 Mega*	Gering dialysabel, *): Maximaldosen in Mega IE
Betahistin	Aequamen	100?	50?	ki	Antemetikum, unklare Datenlage
Betaindihydrogencitrat	z.B. in Flacar	ki	ki	ki	Zitrate fördern Al-Resorption bei NI, auch BGA-Veränd. möglich
Betamethason	Celestan	100	100	100	Normdosierte Lokalanwendung, sonst niedrigst mögliche Dosis
Betanechol	Myocholine	100?	50?	ki	Dir. Parasympathomimetikum, unklare Datenlage, also besser meiden
Betaxolol	Betoptima AT	100	100	100	Betablocker zur Lokalanwendung am Auge, vgl. auch Fußnote 8
Bezafibrat	Cedur	50	25	2-3 x wchtl.(!)	Cholesterinsenker, CK-Kontrollen, da Gefahr der Rhabdomyolyse
Biguanide	Glukophage	abzuraten	abzuraten	abzuraten	Gefahr der Laktatazidose
Biotin	Bio-H-tin	s. Bem.	s. Bem.	s. Bem.	HD&PD: Prophylaktisch 30-100 µg/d, therapeutisch 100-300 µg/d
Biperiden	Akineton	100?	50?	ki	Parkinsonmittel, unklare Datenlage, also besser meiden
Bisacodyl	Dulcolax	100	100	100	Laxantien auch bei Dialysepatienten nie chronisch anwenden!
Bisoprolol	Concor	100	50	max. 10 mg/d	Betablocker, Interaktionen mit Ca.-Antagonisten, Antidiabetika etc.!
Bleomycin	Bleomycin	100	75	50	Zytostatisch wirksames Antibiotikum
Bornaprin	Sormodren	100?	50?	ki	Parkinsonmittel, unsichere Datenlage – also besser nicht geben!
Bromazepam	Lexotanil	?	?	?	Einmalige oder kurzzeitige Gabe möglich, Fußnote 7
Bromelaine	Traumanase	ki	ki	ki	Antiphlogistikum
Bromhexin	Bisolvon	100?	50?	ki	Unklare Datenlage, als Expektorans besser Acetylcystein geben
Bromisoval	Valocordin	100?	50?	ki	Unsichere Datenlage
Bromocriptin	Pravidel	100	100	100	Dopamin-Agonist, Parkinsonmittel, Prolaktinhemmer
Bromoprid	Cascapride	100?	50?	ki	Peristaltik-Anreger, unsichere Datenlage – besser meiden!
Brompheniramin	Dimegan	?	?	?	Keine Daten für Nierenpat., besser Astemizol als Antihistaminikum

Weitere (nicht aufgeführte) KI beachten! Wenn möglich: Spiegelbestimmungen durchführen! Oft gebrauchte und (wahrscheinlich) unbedenkliche Substanzen für niereninsuffiziente Patienten sind grau hinterlegt. Substanzen als Bestandteil von Kombinationspräparaten sind erkenntlich am Vorsatz „z.B. in" – die nachfolgenden Ausführungen beziehen sich dann nur auf die einzelne Substanz und sagen nichts über die Verwendbarkeit des Fertigarzneimittels bei Niereninsuffizienz aus. Bei Infusionen Volumenbelastung beachten!

Medikamente: Dosierung bei Niereninsuffizienz

Substanz	Präparat (Bsp.)	% der Normdosis nierengesunder Erwachsener (sonst andere Angabe)			Bemerkungen
		GFR > 50 ml/min	GFR 10-50 ml/min	GFR < 10 ml/min	
Brotizolam	Lendormin	100?	50?	ki	Einmalige oder kurzzeitige Gabe möglich, Fußnote 7 gilt sinngemäß
Buclizin	z.B. in Migralave	100?	ki	ki	Ungenügende Daten vorliegend — meiden!
Budesonid	Pulmicort	100	100	100	Kortikosteroid zur lokalen Anwendung
Bufexamac	Parfenac	100	100	100	Keine Dosiseinschränkung bei lokal-antiphlogistischer Anwendung
Buflomedil	Bufedil	100	50	ki	Einer der fragwürdigen „Vasodilatatoren" ...
Bumetanid	Fordiuran	100	100	100	Schleifendiuretikum, vgl. auch Fußnote 24
Bupranolol	Betadrenol	?	?	?	Unklare Datenlage, Fußnote 8
Buprenorphin	Temgesic	100	100	100	Nicht dialysabel
Buserelin	Suprefact	100?	100?	100?	LH-RH-Agonist, Anwendung als Zytostatikum bei Prostatakarzinom
Buspiron	Bespar	100	ki	ki	Anxiolytikum, nicht dialysabel
Busulfan	Myleran	100	100	100	Alkylierendes Zytostatikum (CML)
Butamirat	Sinecod	?	?	?	Unbedenkliche Antitussiva für Niereninsuffiziente: Acetylcystein, Codein
Butanilicain	Hostacain	100	100	100	Lokalanästhetikum
Butetamat	Aspectonetten	100?	50?	ki	Unbedenkliche Antitussiva für Niereninsuffiziente: Acetylcystein, Codein
Butizid	Saltucin	100 bis Krea 1,8	ki, Fußnote 9	ki, Fußnote 9	Thiaziddiuretika bei fortgeschrittener NI in Monotherapie unwirksam
Cafaminol	Rhinetten	100	100	100	Unbedenklich bei Kurzzeittherapie
Calcifediol	Dedrogyl	100	100	100	25-Hydroxycholcalciferol, nicht dialysabel, Calciumspiegelkontrollen!
Calcitriol	Rocaltrol	100	100	100	1,25-Dihydroxycholecalciferol, nicht dialysabel, Calciumkontrollen!
Calciumdobesilat	Dexium	50	25	10	PD: 30-50% der Normdosis
Calciumfolinat	Leucovorin	?	?	?	Antidot gegen Folsäureantagonisten, keine Daten verfügbar
Captopril	Lopirin	TMD 50 mg	TMD 25 mg	TMD 12,5 mg	ACE-Hemmer, dialysabel, am Dialysetag deshalb 25 mg möglich
Carazolol	Conducton	100?	50?	ki	Unsichere Datenlage, vgl. Fußnote 8
Carbamazepin	Tegretal	100	100	75	Antiepileptikum, als Analgetikum bei schwerer PNP
Carbazochrom	Adrenoxyl	100?	50?	ki	Unsichere Datenlage, Hämostyptikum
Carbenicillin	Microcillin	2g/6h	2g/12h	2g/24h	Relativ hohen Na-Gehalt des Medikaments beachten (bis 150 mg/g)
Carbenoxolon	Ulcus-Tablinen	100	100	100	
Carbimazol	Carbimazol	100?	50?	50?	Carbimazol = Prodrug —> metabolisiert zu Methimazol, s.a.d.
Carbinoxamin	Polistin	?	?	?	Keine Daten für Nierenpat., besser Astemizol als Antihistaminikum
Carbocromen	Intensain	100?	100?	100?	Unsichere Datenlage
Carbromal	Betadorm	100?	50?	ki	Unsichere Datenlage, begrenzte Therapiedauer eng ärztlich überwacht
Carmellose	Glandosane	100	100	100	„Künstlicher Speichel" für Dialysepatienten
Carmustin	Carmubris	100?	ki	ki	Alkylierendes Zytostatikum, unsichere Datenlage
Carvedilol	Dilatrend	100	100	100	Antihypertonikum (ß-Blocker [Ø ISA] & Vasodilatator [Alpha-1-Blocker])
Cefaclor	Panoral	1g/8h	1g/12h	1g/12h	Cefalosporin mittlerer therapeutischer Breite
Cefadroxil	Bidocef	1g/12h	1g/24h	500 mg/24h	Cefalosporin geringer therapeutischer Breite
Cefalexin	Oracef	1000 mg/8h	500 mg/12h	500 mg/24h	Cefalosporin, PD: 500 mg/12h, HD: 500 mg zusätzlich am Dialysetag
Cefalotin	Cepovenin	75	50	25	Cefalosporin geringerer therapeutischer Breite bei NI
Cefamandol	Mandokef	Max. 2g/8h	Max. 2g/12h	Max. 1g/12h	Cefalosporin mittlerer therapeutischer Breite
Cefazolin	Gramaxin	Max. 2g/12h	Max. 1g/12h	Max. 1g/24h	Cefalosporin mittlerer therapeutischer Breite
Cefixim	Cephoral	2x200 mg/d	1x200 mg/d	1x200 mg/d	Cefalosporin geringerer therapeutischer Breite bei NI
Cefmenoxim	Tacef	Max. 2g/8h	Max. 2g/12h	Max. 1g/24h	Quick-Kontrollen
Cefoperazon	Cefobis	2g/8h	2g/12h	2g/12h	Große therapeutische Breite, gut geeignet bei NI
Cefotaxim	Claforan	2g/8h	2g/12h	1g/12h	Mittlere therapeutische Breite, 2g nach Dialyse
Cefotetan	Apatef	2g/12h	2g/24h	1g/24h	Kleinere therapeutische Breite
Cefotiam	Spizef	2g/8h	2g/12h	1g/12h	Mittlere therapeutische Breite, 1,5g nach Dialyse
Cefoxitin	Mefoxitin	2g/8h	2g/12h	2g/24h	2g nach Dialyse
Cefpodoxim	Podomexef	2x100mg/d	1x100mg/d	1x100mg/48h	Dialysepatienten: 1x100 mg nach jeder Dialyse
Cefradin	Sefril	1g/8h	1g/8h	1g/12h	Orale & parenterale Applikation, dialysabel
Cefsulodin	Pseudocef	2g/12h	500 mg/8h	500 mg/12h	1g nach Dialyse
Ceftazidim	Fortum	2g/8h	2g/12h	1g/24h	2g nach Dialyse

Weitere (nicht aufgeführte) KI beachten! Wenn möglich: Spiegelbestimmungen durchführen! Oft gebrauchte und (wahrscheinlich) unbedenkliche Substanzen für niereninsuffiziente Patienten sind grau hinterlegt. Substanzen als Bestandteil von Kombinationspräparaten sind erkenntlich am Vorsatz „z.B. in" — die nachfolgenden Ausführungen beziehen sich dann nur auf die einzelne Substanz und sagen nichts über die Verwendbarkeit des Fertigarzneimittels bei Niereninsuffizienz aus. Bei Infusionen Volumenbelastung beachten!

Medikamente: Dosierung bei Niereninsuffizienz

Substanz	Präparat (Bsp.)	GFR > 50 ml/min	GFR 10-50 ml/min	GFR < 10 ml/min	Bemerkungen
Ceftizoxim	Ceftix	2g/8h	1g/12h	1g/24h	2g nach Dialyse
Ceftriaxon	Rocephin	2g/24h	2g/24h	2g/24h	2g nach Dialyse, große therapeutische Breite
Cefuroxim	Zinacef, Elobact	1,5g/8h	1,5g/12h	750 mg/24h	Geringe therapeutische Breite, bei NI weniger anzuraten
Celiprolol	Selectol	100	100	50	Vgl. Fußnote 8
Cetirizin	Zyrtec	?	?	?	Unklare Datenlage, als Antihistaminikum bei NI besser Astemizol
Cetylpyridiniumchlorid	Dobendan	100	100	100	Lokalanwendung als Mund-/Rachendesinfiziens
Chenodeoxycholsäure	Chenofalk	100	100	100	Zur Auflösung cholesterinreicher Gallensteine
Chinidin	z.B. im Cordichin	100	100	100	Antiarrhythmisch wirksame Substanz
Chlorambucil	Leukeran	100	100	100	Alkylierendes Zytostatikum
Chloramphenicol	Berlicetin	100	100	100	Wegen mögl. NW auf die Hämatopoese besser meiden
Chlordiazepoxid	Librium	100?	50?	50?	Unsichere Datenlage, Kurzzeitbeh. möglich, vgl. Fußnote 7
Chlorhexidin	Lemocin	100	100	100	Normdosis bei lokaler antiseptischer Anwendung
Chlormezanon	Muskel Trancopal	100?	50?	ki	Unsichere Datenlage
Chlormidazol	Myco-Jellin	100	100	100	Normdosis bei lokaler antimykotischer Anwendung
Chlorocresol	Helipur	100	100	100	Desinfiziens zur lokalen Anwendung
Chloroform	dto.	100	100	100	Anästhetikum, etwas aus der Zeit geraten
Chloroquine	Resochin	150 mg/d*	100 mg/d*	50 mg/d*	*Malariatherapie; Prophylaxe 300 mg/Woche (Kurz anwenden!)
Chlorotrianisen	Merbentul	?	?	?	Keine Daten, „Gefahr der Ödembildung" lt. Hersteller
Chloroxylenol	z.B. in Gehwohl	100	100	100	Antiseptikum zur lokalen Anwendung
Chlorphenamin	z.B. in Contac	100?	50?	ki	Astemizol als Antihistaminikum bei NI bevorzugen
Chlorphenesin	Soorphenesin	100	100	100	Normdosis bei lokaler antimykotischer Anwendung
Chlorphenoxamin	Systral	100	100	100	Normdosis bei lokaler Anwendung als Antihistaminikum
Chlorprothixen	Truxal	100?	50?	25?	Neuroleptikum, unsichere Datenlage, Fußnote 7 sinngemäß
Chlortalidon	Hygroton	100 bis Krea 1,8	ki, Fußnote 9	ki, Fußnote 9	Thiaziddiuretika bei fortgeschrittener NI in Monotherapie unwirksam
Chlortetracyclin	Aureomycin	100	100	100	Tetracyclin zur lokalen Anwendung
Cholestyramin	Quantalan	100	100	100	Lipidsenkender Ionenaustauscher, z.T. wirksam bei uräm. Pruritus
Cholinorotat	z.B. in Hepatofalk	ki	ki	ki	Lebertherapeutikum
Cholintheophyllinat	Euspirax	ki	ki	ki	Broncholytikum
Choriongonadotropin	Primogonyl	ki	ki	ki	HVL-Hormon
Chymotrypsin	Alpha-Chymotrase	?	?	?	Keine Daten, also besser nicht anwenden
Cicletanin	Justar	100 bis Krea 1,8	ki	ki	Antihypertonikum
Ciclopirox	Batrafen	100	100	100	Normdosis bei lokaler antimykotischer Anwendung
Ciclosporin	Sandimmun	100, Spiegel	100, Spiegel	(100, Spiegel)	Immunsuppressivum, cave gleichzeitig and. nephrotox. Subst.!
Cilastatin	Zienam	1g/12h	1g/12h	500 mg/12h	Strenge Indikationsstellung bei Dialysepat.! 1g nach Dialyse
Cilazapril	Dynorm	*	*	ki	*Initial 0,5 mg, Erhaltungsdosis 1mg, Nierenfunktionskontrollen!
Cimetidin	Tagamet	100	75	50	Gering dialysabel, zusätzliche Gabe nach HD oder bei PD nicht nötig
Cinnarizin	Stutgeron	100	100	100	Vasodilatator, Antihistaminikum, Antivertiginosum, empf. TMD 150 mg
Cinoxazin	Cinobactin 500	Max. 750 mg/d	Max. 500 mg/d	Max. 250 mg/d	Gyrasehemmer, anurischen Patienten nicht geben
Ciprofloxacin	Ciprobay 250	Max. 750 mg/d	Max. 500 mg/d	Max. 250 mg/d	Gyrasehemmer, gering dialysabel, an HD-Tagen Normaldosis geben
Cisaprid	Propulsin 5/-10	3x5 mg	2x10 mg	2x5 mg	Peristaltikanreger, ≈ 20 Min. v.d. Mahlzeiten einzunehmen
Cisplatin	Cisplatin	100	75	50	Zytostatikum, HF: gering dialysabel
Clavulansäure	z.B. in Augmentan	200 mg/8h	200 mg/12h	200 mg/24h	Dialysabel, 200 mg n. HD substituieren
Clemastin	Tavegil	100?	50?	ki	Unsichere Datenlage, Astemizol als Antihistaminikum bei NI vorziehen
Clenbuterol	Spiropent	75?	50?	33?	Unsichere Datenlage, ß-Sympathomimetikum/Broncholytikum
Clidiniumbromid	z.B. in Librax	?	?	?	Keine Daten, also besser meiden!
Clindamycin	Sobelin 300 Kaps.	100	100	100	z.B. 8-stdl. Sobelin 300, max. 1,8 g/d, nicht dialysabel
Clobazam	Frisium	100?	50?	25?	Tranquilizer (Benzodiazepin), unsichere Datenlage, Fußnote 7
Clobutinol	Silomat	100?	100?	100?	Unsichere Datenlage, als Antitussivum bei NI Acetylcystein sicherer
Clocortolon	Kaban Creme	100	100	100	Normdosis bei Lokalanwendung des halogenierten Glukocorticoids
Clofibrat	Regelan 500	100	50	1-2 Gaben/Woche	Nicht dialysabel, Gefahr der Rhabdomyolyse, CK-Kontrollen!

Weitere (nicht aufgeführte) KI beachten! Wenn möglich: Spiegelbestimmungen durchführen! Oft gebrauchte und (wahrscheinlich) unbedenkliche Substanzen für niereninsuffiziente Patienten sind grau hinterlegt. Substanzen als Bestandteil von Kombinationspräparaten sind erkenntlich am Vorsatz „z.B. in" — die nachfolgenden Ausführungen beziehen sich dann nur auf die einzelne Substanz und sagen nichts über die Verwendbarkeit des Fertigarzneimittels bei Niereninsuffizienz aus. Bei Infusionen Volumenbelastung beachten!

Medikamente: Dosierung bei Niereninsuffizienz

Substanz	Präparat (Bsp.)	% der Normdosis nierengesunder Erwachsener (sonst andere Angabe)			Bemerkungen
		GFR > 50 ml/min	GFR 10-50 ml/min	GFR < 10 ml/min	
Clofibrinsäure	Regadrin 400	100	50	1-2 Gaben/Woche	Nicht dialysabel, Gefahr der Rhabdomyolyse, CK-Kontrollen!
Clomethiazol	Distraneurin	100?	100?	100?	Unsichere Datenlage, Kurzzeittherapie erscheint möglich
Clomifen	Dyneric	100	100	100	Antiöstrogen, Ovulationsauslöser
Clomipramin	Anafranil	100?	100?	ki	Unsichere Datenlage
Clonazepam	Rivotril	100?	50?	25?	Antiepileptikum (Benzodiazepin), unsichere Datemnlage, Fußnote 7
Clonidin	Catapresan	100	100	50-75	Zentr. & peripher. Alpha-II-Sympathomimetikum, gute ther. Breite
Clopamid	Brinaldix	100 bis Krea 1,8	ki	ki	Fußnote 9
Clopenthixol	Ciatyl	100?	50?	ki	Neuroleptikum, unsichere Datenlage
Cloprednol	Syntestan	100	100	100	Strenge Indikationsstellung zur Kortikoidbehandl. bei Urämikern
Clostebol	Megagrisevit-N	?	?	?	Keine Daten zur Anwendung dieses Anabolikums verfügbar
Clotiazepam	Trecalmo	100?	50?	25?	Tranquilizer (Benzodiazepin), unsichere Datenlage, Fußnote 7
Clotrimazol	Canesten	100	100	100	Normdosis bei Lokalanwendung des Antimykotikums
Cloxacillin		100	100	100	Große therapeutische Breite
Co-trimoxazol-Sulf.	Sulfamethoxazol	800 mg/12h	800 mg/24h	400 mg/24h	400 mg nach HD, siehe Fußnote 10
Co-trimoxazol-Trim.	Trimethoprim	160 mg/12h	160 mg/24h	160 mg/24h	160 mg nach HD, siehe Fußnote 10
Codein	Codicaps u.v.a.	100	75	50	Antitussivum, Analgetikum
Colchicin	Colchysat	100	50	50	Nur kurzzeitig anwenden!
Colestipol	Colestid	100	100	100	Lipidsenker, Ionenaustauscher
Colecalciferol	Vigantol	100	100	100	s. Kap. 4 („Osteopathie") u. Kap. 17 („Vitamine")
Colestyramin	Quantalan	100	100	100	Lipidsenker, Ionenaustauscher, z.T. wirksam bei uräm. Pruritus
Colistin	Colistin	*100/12h	*50/24h	*≈30/24h	*): % der Normdosis/Zeitintervall. Orale Gabe: 100% der Normdosis.
Cortison	Cortison	100	100	100	Strenge Indikationsstellung zur Kortikoidbehandl. bei Urämikern
Cromoglicinsäure	Intal	100	100	100	Lokalanwendung, Antiallergikums, Nephrotoxizität (Einzelfälle)
Crotamiton	Euraxil-Lotio	100	100	100	Lokale externe Anwendung des Antipruriginosums
Cyanocobalamin	B12	Fußnote 11	Fußnote 11	Fußnote 11	Fußnote 11
Cyclandelat	Natil	?	?	?	Keine Daten verfügbar
Cyclizin	z.B. in Migräne-Kranit	?	?	?	Unsichere Datenlage, Astemizol als Antihistaminikum bei NI vorziehen
Cyclophosphamid	Endoxan	100	75	50	Alkylierendes Zytostatikum, dialysabel
Cyclosporin	Sandimmun	100, Spiegel	100, Spiegel	(100, Spiegel)	Immunsuppressivum, cave gleichzeitig and. nephrotox. Subst.!
Cytarabin	Alexan	100?	50?	25?	Unsichere Datenlage, Nierenfunktionsverschlechterung möglich
Dacarbazin	D.T.I.C.	100	75	50	Zytostatikum
Dactinomycin	Lyovac-Cosmegen	100?	50?	25?	Unsichere Datenlage
Danazol	Winobanin	100	ki	ki	Gonadotropinhemmer
Dantrolen	Dantrolen	100?	50?	ki	Unsichere Datenlage, Myotonolytikum
Dapson	Dapson-Fatol	100?	50?	ki	Unsichere Datenlage, Chemotherapeutikum
Daunorubicin	Daunoblastin	100	100	75	Zytostatisch wirksames Antibiotikum
Deanol	Risatarun	?	?	?	Keine Daten, also Ø! (ein Psychoenergetikum, was immer das ist ...)
Deferoxamin	Desferal	s. Bem.	s. Bem.	s. Bem.	s. Grafik „Diagnostik und Therapie der Aluminiumintoxikation"
Dehydrocholsäure	Biliton	100	100	100	Choleretikum, Laxans. Kontraindiziert bei Leberinsuffizienz.
Desipramin	Pertofran	100	100	100	Einschleichend nach Wirkung dosieren
Desonid	Topifug	100	100	100	Lokale externe Anwendung des nichthalogenierten Glukocorticoids
Desoxymethason	Topisolon	100	100	100	Lokale externe Anwendung des halogenierten Glukocorticoids
Dexamethason	Fortecortin	100	100	100	Strenge Indikationsstellung zur Kortikoidbehandl. bei Urämikern
Dexchlorpheniramin	Polaronil	100?	50?	ki	Unsichere Datenlage, Astemizol als Antihistaminikum bei NI vorziehen
Dexpanthenol	Bepanthen	100	100	100	B-Vitamin, keine Routinesubstitution bei HD-/PD-Pat. erforderlich
Dextran	Onkovertin	100	50	ki	Kontraindiziert bei Dialysepatienten!!!
Dextranomer	Debrisorb	100	100	100	Lokale externe Anwendung des Wundreinigungsmittels
Dextromethorphan	NeoTussan	100?	50?	ki	Kaum Daten, als Antitussivum bei NI Acetylcystein/Codein sicherer
Dextropropoxyphen	Develin retard	?	?	?	Ø Daten, als starke Analgetika bei NI z.B. Buprenorphin/Tilidin geben
Dextrothyroxin	Dynothel	ki	ki	ki	Lipidsenker

Weitere (nicht aufgeführte) KI beachten! Wenn möglich: Spiegelbestimmungen durchführen! Oft gebrauchte und (wahrscheinlich) unbedenkliche Substanzen für niereninsuffiziente Patienten sind grau hinterlegt. Substanzen als Bestandteil von Kombinationspräparaten sind erkenntlich am Vorsatz „z.B. in" – die nachfolgenden Ausführungen beziehen sich dann nur auf die einzelne Substanz und sagen nichts über die Verwendbarkeit des Fertigarzneimittels bei Niereninsuffizienz aus. Bei Infusionen Volumenbelastung beachten!

Medikamente: Dosierung bei Niereninsuffizienz

Substanz	Präparat (Bsp.)	% der Normdosis nierengesunder Erwachsener (sonst andere Angabe)			Bemerkungen
		GFR > 50 ml/min	GFR 10-50 ml/min	GFR < 10 ml/min	
Diatrizoate	Kontrastmittel	Fußnote 5	Fußnote 5	Fußnote 5	s. Amidotrizoesäure und Fußnote 5
Diazepam	Valium	100	100	100	Fußnote 7 sinngemäß
Diazoxid	Hypertonalum	100	100	100	RR-Senker der 2.Wahl bei hypertensiver Krise, Fußnote 12
Dibenzepin	Noveril	100?	50?	ki	Unsichere Datenlage, Fußnote 13
Diclofenac	Voltaren	100	100	100	Niedrigst wirksame Dosis! Fußnote 20!
Dicloxacillin	Dichlor-Stapenor Kaps.	1g/8h	1g/8h	1g/8h	Große therapeutische Breite, nicht dialysabel, penicillinasefest,)*14
Dicycloverin	Spasmo-Rhoival-N	?	?	?	Spasmolytikum, keine Daten
Diethylcarbamazin	Hetrazan	100?	50?	ki	Anthelmintikum, unsichere Datenlage
Diflunisal	Fluniget	100	50	ki	Analgetikum, Antiphlogistikum, NSAR
Digitoxin	Digimerck	100	100	75	Wenn überhaupt Glykosid, dann Digitoxin, Fußnote 15
Digoxin	Novodigal	ki	ki	ki	Wenn überhaupt Glykosid, dann Digitoxin, Fußnote 15
Dihydralazin	Nepresol	100	100	75	Bewährtes Antihypertensivum
Dihydrocodein	Paracodin	100	50	25*	*): Flüssige Arzneiform verordnen, kleinste wirksame Dosis ermitteln
Dihydroergotamin	DET MS	100	100	100	Alpha-Rezeptorenbl. m. ISA, Antihypotonikum, Durchblutungsförderer
Dihydroergotoxin	Orphol	100	100	100	Vasodilatator, Mutterkornalkaloid
Dihydrotachysterol	A.T. 10	0,1-1 mg/d	0,1-1 mg/d	0,1-1 mg/d	Vit.-D-Derivat, Calcium-/Phosphatspiegelkontrollen
Diltiazem	Dilzem	100	100	100	Calciumantagonist
Dimenhydrinat	Vomex A	50	50	50	Gelegentliche Einmalgabe auch in Normaldosis problemlos
Dimethylpolysiloxan	sab simplex	100	100	100	Karminativum, Hautschutzmittel
Dimeticon	Meteosan	100	100	100	Karminativum, Hautschutzmittel
Dimetinden	Fenistil	100?	100?	100?	Unsichere Datenlage, erfahrungsgemäß jedoch ohne NW zu geben
Dinoprost	Minprostin F2 alpha	?	?	?	Keine Daten, Wehenmittel, in der Nephrologie sehr selten benötigt
Dinoproston	Minprostin E2	?	?	?	Einmaldosis/Kurzzeitbehandlung möglich, vgl. auch Dinoprost
Diosmin	Tovene	100	100	100	Venotonikum
Diphenhydramin	Sedovegan	100	50	25	Antihistaminikum, Sedativum, Antiemetikum
Diphenoxylat	z.B. in Reasec	100	50	ki	Antidiarrhoikum, unsichere Datenlage
Diphenylpyralin	Arbid	?	?	?	Keine Daten, Astemizol als Antihistaminikum bei NI vorziehen
Dipyridamol	Curantyl	100	100	100	Vasodilatator, Thrombozytenaggregationshemmer
Disopyramid	Norpace	100 mg/6h	100 mg/12h	100 mg/24h	Antiarrhythmikum, dialysabel
Distigminbromid	Ubretid	?	?	?	Cholinergikum, keine Daten
Disulfiram	Antabus	100?	50?	ki	Alkoholentwöhnungsmittel, unsichere Datenlage
Dithranol	z.B. in Psoralon	100	100	100	Externe Lokalanwendung
Dobutamin	Dobutrex	100	100	100	Beta-1-Sympathomimetikum
Docusat-Natrium	z.B. in Tirgon	100?	100?	100?	Datenlage unsicher, negative Effekte bei NI jedoch nicht bekannt
Domperidon	Motilium	100	100	max. 3 x 10 mg/d	Antiemetikum, gering dialysabel, hauptsächlich fäkal ausgeschieden
Dopamin	Dopamin	100	100	100	Alpha-Sympathomimetikum
Doxapram	Dopram	100?	100?	100?	Datenlage unsicher, negative Effekte bei NI jedoch nicht bekannt
Doxazosin	Cardular	100	100	100	Antihypertensivum, peripherer Alpha-1-Rezeptorenblocker
Doxepin	Aponal	100	100	100	Antidepressivum
Doxorubicin	Adriblastin	100	100	75	Zytostatisch wirksames Antibiotikum
Doxycyclin	Vibramycin	100	100	100	Tetrazyklin, wirkt nur bakteriostatisch
Doxylamin	Gittalun	100?	50?	ki	Unsichere Datenlage, Sedativum, Fußnote 7 sinngemäß
Droperidol	Dehydrobenzperidol	100?	50?	ki	Unsichere Datenlage, Neuroleptikum & i.v.-Narkotikum, dialysabel
Dropropizin	Larylin	?	?	?	Keine Daten, als Antitussivum bei NI Acetylcystein/Codein sicherer
Dydrogestron	Duphaston	?	?	?	Keine Daten, Gestagen
Econazol	Epi-/Gyno-Pevaryl	100	100	100	Keine Dosiseinschränkung bei lokaler Anwendung des Antimykotikums
Emeproniumcarrageenat	Uro-Ripirin	100	ki	ki	Anticholinergikum
Enalapril	Xanef	100	75	50	ACE-Hemmer, Antihypertonikum
Enfluran	Ethrane	100	100	100	Inhalationsnarkotikum, potentiell nephrotoxisch, dialysabel
Enoxacin	Gyramid	100	50	ki	Chemotherapeutikum, Gyrasehemmer

Weitere (nicht aufgeführte) KI beachten! Wenn möglich: Spiegelbestimmungen durchführen! Oft gebrauchte und (wahrscheinlich) unbedenkliche Substanzen für niereninsuffiziente Patienten sind grau hinterlegt. Substanzen als Bestandteil von Kombinationspräparaten sind erkenntlich am Vorsatz „z.B. in" – die nachfolgenden Ausführungen beziehen sich dann nur auf die einzelne Substanz und sagen nichts über die Verwendbarkeit des Fertigarzneimittels bei Niereninsuffizienz aus. Bei Infusionen Volumenbelastung beachten!

Medikamente: Dosierung bei Niereninsuffizienz

Substanz	Präparat (Bsp.)	% der Normdosis nierengesunder Erwachsener (sonst andere Angabe)			Bemerkungen
		GFR > 50 ml/min	GFR 10-50 ml/min	GFR < 10 ml/min	
Ephedrin	Circuvit	100	ki	ki	Indirektes Sympathomimetikum
Epinephrin	Adrenalin	100	100	100	Alpha- und Beta- Sympathomimetikum
Epirubicin	Farmorubicin	100?	100?	100?	Zytostatisch wirksames Antibiotikum
Epoetin alpha	Erypo	–	100	100	Das Antianämikum bei renaler Anämie
Epoetin beta	Recormon	–	100	100	Das Antianämikum bei renaler Anämie
Eprazinon	Eftapan	100?	50?	ki	Kaum Daten, als Antitussivum bei NI Acetylcystein/Codein sicherer
Ergocalciferol	z.B. in Cal-C-Vita	nicht sinnvoll	nicht sinnvoll	nicht sinnvoll	Vit.-D2-Derivat, 1-Alpha-Hydroxylierung nötig!, Calcitriol u.ä. besser!
Ergometrin	Secalysat	100	100	100	Blutungsstillendes Uterusmittel, Mutterkornalkaloid
Ergotamin	Migrexa	100	100	100	Zentr. Alpha-Rezeptorenblocker, periph. Vasokonstriktor, Migränemittel
Erythromycin	Eryhexal 500 Filmtbl.	1g/8h	1g/12h	1g/12h	Makrolidantibiotikum
Erythropoietin	Recormon, Erypo	s.o.	s.o.	s.o.	Siehe oben unter „Epoetin"
Estradiol	Estradern TTS	?	?	?	Östrogen, keine sicheren Daten, Externa normaldosiert anwendbar
Estramustin	Estrazyt	?	?	?	Alkylierendes Zytostatikum, keine sicheren Daten
Etacrynsäure	Hydromedin	100	100	ki	Schleifendiuretikum (Gefahr irreversibler Ototoxizität), Fußnote 24
Ethacridin	Rivanol	100	100	100	Antiseptikum zur oralen und topischen Anwendung
Ethambutol	Myambutol	1,4g/24h	1g/24h	400 mg/24h	Dialysables Tuberkulostatikum, nach HD 800 mg substituieren
Ethaverin	z.B. in Migräne-Kranit	?	?	?	Muskulotropes Spasmolytikum, keine sicheren Daten
Ethenzamid	in Mischanalgetika	abzuraten	abzuraten	abzuraten	O-Ethylsalizylamid, Mischanalgetika bei Nierenkrh. nicht anzuraten!
Ethosuximid	Suxilep	50	max. 500 mg/d	max. 500 mg/d	Antiepileptikum, einschleichend beginnen, Dosis n. klin. Effekt steigern
Etilefrin	Effortil	100	100	Dauergabe ki	Alpha-/Beta-Sympathomimetikum, Antihypotonikum
Etofibrat	Lipo-Merz-retard	100	50	1-2 Gaben/Woche	Nicht dialysabel, Gefahr der Rhabdomyolyse, CK-Kontrollen!
Etofyllinclofibrat	Duolip	100	50	1-2 Gaben/Woche	Nicht dialysabel, Gefahr der Rhabdomyolyse, CK-Kontrollen!
Etomidat	Etomidat-Lipuro	100?	100?	100?	i.v.-Kurzhypnotikum
Etoposid	Vepesid	100	50?	ki	Zytostatikum
Etozolin	Elkapin	100	100	100	Schleifendiuretikum
Famotidin	Ganor	100	50	25	H2-Antagonist, Ulkustherapeutikum
Febuprol	Valbil	100?	50?	ki	Unsichere Datenlage, Dehydrocholsäure als Choleretikum bei NI geben
Felodipin	Modip	100	ki	ki	Calciumantagonist vom Nifedipin-Typ
Fenbufen	Lederfen	100	100	ki	NSAR
Fencamfamin	Reactivan	100	ki	ki	Psychoanaleptikum, unsichere Datenlage
Fendilin	Sensit	100	100	100	Calciumantagonist
Fenfluramin	Ponderax	100	50	ki	Sympathomimetikum, Appetitzügler, Serotoninantagonist
Fenofibrat	durafenat	100	ki	ki	Nicht dialysabel, Gefahr der Rhabdomyolyse, CK-Kontrollen!
Fenoterol	Berotec	100	100	100 (Cave!)	Broncholytikum, Tokolytikum, Beta-2-Sympathomimetikum, *29
Fenproporex	Fenproporex	100	ki	ki	Appetitzügler
Fentanyl	Fentanyl	100	100	100 (Cave!)	Narkoanalgetikum
Flecainid	Tambocor	100	50 (-75)	25 (-50)	Antiarrhythmikum
Flucloxacillin	Staphylex 250/500	1g/8h	1g/8h	1g/8h	Dialysables penicillinasefestes AB, nach HD: 1g substituieren
Flucortolon	Ultralan	100	100	100	Halogeniertes Glukokortikoid, normale externe Anwendung
Flucytosin	Ancotil	100	50	10	Antimykotikum, nach HD: 20-30 mg/kgKG, CAPD: 4 x 50 mg/kgKG
Fludrocortison	Astonin H	100	100	100*	Halogeniertes Glukokortikoid, strengste Indikation
Flufenaminsäure	Dignodolin Salbe	100	100	100	Normale lokale Anwendung, externes nichtsteroidales Antirheumatikum
Flumazenil	Anexate	100	100	100	Benzodiazepin-Antagonist, volle Einmaldosis möglich
Flumetason	Locacorten Creme	100	100	100	Halogeniertes Glukokortikoid, normale externe Anwendung
Flunarizin	Sibelium	100?	50?	ki	Antihistaminikum, Vasodilatator, Ca-Antagonist, unsichere Datenlage
Flunitrazepam	Rohypnol	100?	50?	ki	Hynotikum (Benzodiazepin), unsichere Datenlage, Fußnote 7
Fluocinolonacetonid	Jellin	100	100	100	Halogeniertes Glukokortikoid, normale externe Anwendung
Fluocinonid	Topsym	100	100	100	Halogeniertes Glukokortikoid, normale externe Anwendung
Fluocortinbutyl	Vaspit	100	100	100	Halogeniertes Glukokortikoid, normale externe Anwendung
Fluorescein	Fluorescein	ki	ki	ki	Diagnostikum

Weitere (nicht aufgeführte) KI beachten! Wenn möglich: Spiegelbestimmungen durchführen! Oft gebrauchte und (wahrscheinlich) unbedenkliche Substanzen für niereninsuffiziente Patienten sind grau hinterlegt. Substanzen als Bestandteil von Kombinationspräparaten sind erkenntlich am Vorsatz „z.B. in" – die nachfolgenden Ausführungen beziehen sich dann nur auf die einzelne Substanz und sagen nichts über die Verwendbarkeit des Fertigarzneimittels bei Niereninsuffizienz aus. Bei Infusionen Volumenbelastung beachten!

Medikamente: Dosierung bei Niereninsuffizienz

Substanz	Präparat (Bsp.)	% der Normdosis nierengesunder Erwachsener (sonst andere Angabe)			Bemerkungen
		GFR > 50 ml/min	GFR 10-50 ml/min	GFR < 10 ml/min	
Fluorouracil	Fluoro-uracil	100	100	100	Zytostatikum, Antimetabolit
Fluphenazin	Lyogen	100	ki	ki	Neuroleptikum, Phenozhiazin
Flurazepam	Dalmadorm	100	100	100	Hynotikum (Benzodiazepin), unsichere Datenlage, Fußnote 7
Flurbiprofen	Froben	100	50	ki	Nichtsteroidales Antirheumatikum
Fluspirilen	Imap	ki	ki	ki	Neuroleptikum
Flutamid	Fugeral	?	?	?	Nichtsteroidales Antiandrogen, Zytostatikum
Folsäure	Folsan	150-200µg/d	150-200µg/d	150-200µg/d	Dialysabel, Substitution bei HD/PD empfehlenswert
Foscarnet natrium	Foscavir	2g/48h	2g/48h	ki	Virustatikum (leb.bedrohl. CMV-Inf.), Nierenfunktionsverschlechterung!
Fosfestrol	Honvan	?	?	?	Synth. Follikelhormon
Fosfomycin	Fosfocin	5g/8h	5g/24h	2,5g/24h	Antibiotikum
Fosinopril	Fosinorm	100	100	100, Vorsichtig!	ACE-Hemmer mit dualer (hepatischer und renaler) Elimination
Furosemid	Lasix	100	100	100*	*KI bei GFR<5 ml/min/Restdiurese<500 ml/24h, max. 2 g/d, *24
Fusafungin	Locabiosol	100	100	100	Inhalations-Antibiotikum
Fusidinsäure	Fucidine	100	100	100	Antibiotikum als Internum & externe Zubereitungen
Gadopentetsäure	Magnevist	Fußnote 5	Fußnote 5	Fußnote 5	Paramagnetisches Kontrastmittel, nierengängig, dialysabel
Gallopamil	Procorum	100	100	100	Calciumantagonist vom Verapamil-Typ
Ganciclovir	Cymeven	300mg/12h	300mg/24h	100mg/24h	Virustatikum, dialysabel
Gemfibrozil	Gevilon	100	50	1-2 Gaben/Woche	Nicht dialysabel, Gefahr der Rhabdomyolyse, CK-Kontrollen!
Gentamicin	Refobacin	120 mg/24h	80 mg/24h	30 mg/24h	Aminoglykosid-AB, größte Vorsicht bei NI! Dialysabel, Fußnote 16
Gepefrin	Wintonin	100?	50?	ki	Indirektes Sympathomimetikum, unsichere Datenlage
Gestonoroncaproat	Depostat	ki?	ki?	ki?	Gestagen, „Anwendungsbeschränkung" bei NI
Glibenclamid	Euglucon	100	Fußnote 17	Fußnote 17	Orales Antidiabetikum, Sulfonylharnstoff
Glibornurid	Glutril	100	Fußnote 17	Fußnote 17	Orales Antidiabetikum, Sulfonylharnstoff
Gliclazid	Diamicron	100	Fußnote 17	Fußnote 17	Orales Antidiabetikum, Sulfonylharnstoff
Glipizid	Glibenese	100	Fußnote 17	Fußnote 17	Orales Antidiabetikum, Sulfonylharnstoff
Gliquidon	Glurenorm	100	100	100	Orales Antidiabetikum, Sulfonylharnstoff, Fußnote 17
Glisoxepid	Pro-Diaban	100	Fußnote 17	Fußnote 17	Orales Antidiabetikum, Sulfonylharnstoff
Glucagon	Glucagon	100	100	100	Hyperglykämikum
Glucosamin	Dona 200-S	100?	50?	ki	Antirheumatikum, unsichere Datenlage, besser vermeiden
Glucose	Glukose 5/10 …	100*	100*	100*	*Flüssigkeitsbilanz und Stoffwechsellage berücksichtigen
Glutaminsäure	Glutamin-Verla	100	100	100	Roborans
Glycerol	Glycilax	100	100	100	Laxans (als Suppositorien)
Glyceroltrinitrat	Nitrolingual	100	100	100	RR & Heparinwirkungsabschwächung nach „Nitro"-i.v.-Gabe beachten
Glycopyroniumbromid	Robinul	ki	ki	ki	Spasmolytikum
Gonadorelin	Relefact LHRH	?	?	?	Einmalige Gabe für LH-RH-Test erfahrungsgemäß unproblematisch
Goserelin	Zoladex	?	?	?	LH-RH-Agonist, Zytostatikum, unsichere Datenlage
Gramicidin	z.B. in Polyspektran	100	100	100	Polypeptid-Antibiotikum zur lokalen Anwendung
Griseofulvin	Gricin	100	ki, extern 100	ki, extern 100	Antimykotikum, extern in Normdosis, intern nur bei leichter NI
Guaifenesin	Gufen N Kaps.	100?	50?	ki	Unsichere Datenlage, als Sekretolytikum bei NI Acetylcystein sicherer
Guajacol	in: Dalet Med Balsam	100	100	100	Extern anzuwendendes Expectorans
Guajazulen	z.B. in Azulon	100	100	100	Extern anzuwendendes Antiphlogistikum
Guanabenz	Wytensin	100?	50?	ki	Antihypertensivum, zentr. Alpha-Sympathomimetikum, Daten unsicher
Guanethidin	z.B. in Esimil	100	ki	ki	Antihypertonikum, Esimil enthält auch Hydrochlorothiazid, deshalb „ki"
Guanfacin	Estulic	100	100	ki	Antihypertensivum, zentr. Alpha-Sympathomimetikum
Haematoporphyrin	z.B. in K.H.3	ki	ki	ki	In „Geriatrika"— Wirksamkeit mehr als fragwürdig …
Halofantrin	Halfan	?	?	?	Malariamittel
Haloperidol	Haldol	100	100	100	Neuroleptikum, nur kurzzeitige Beh. (Metaboliten akkumulieren)
Halothan	Halothan	100	100	100	Inhalationsnarkotikum
Heparin	Liquemin	100	100	100	Antikoagulans
Heparin niedermolek.	Fragmin	100	100	100	Antikoagulans

Weitere (nicht aufgeführte) KI beachten! Wenn möglich: Spiegelbestimmungen durchführen! Oft gebrauchte und (wahrscheinlich) unbedenkliche Substanzen für niereninsuffiziente Patienten sind grau hinterlegt. Substanzen als Bestandteil von Kombinationspräparaten sind erkennlich am Vorsatz „z.B. in" – die nachfolgenden Ausführungen beziehen sich dann nur auf die einzelne Substanz und sagen nichts über die Verwendbarkeit des Fertigarzneimittels bei Niereninsuffizienz aus. Bei Infusionen Volumenbelastung beachten!

Medikamente: Dosierung bei Niereninsuffizienz

Substanz	Präparat (Bsp.)	% der Normdosis nierengesunder Erwachsener (sonst andere Angabe)			Bemerkungen
		GFR > 50 ml/min	GFR 10-50 ml/min	GFR < 10 ml/min	
Heptaminol	z.B. in Perivar	ki	ki	ki	In „Herz-Kreislauf-Mitteln" mit fragwürdiger Wirksamkeit
Hexetidin	Hexoral	100	100	100	Antiseptikum zur lokalen Anwendung
Hexoprenalin	Etoscol	100*	100*	100*	*Normdosis (Inhalationsther.), i.v.: 50% bei NI, ki bei Dialysepat.
Humanalbumin	Humanalbumin	100	100	100	Beste & teuerste Ther. z. Beh. d. hypovol. Hypotonie während HD!
Hyaluronidase	Hylase	100	100	100	Resorptionsbeschleuniger, einmalige/kurzzeitige Gabe
Hydralazin	z.B. in TRI-Normin	100	ki	ki	Antihypertonikum, Akkumulation der Metaboliten
Hydrochlorothiazid	Disalunil	100 (bis Krea 1,8)	ki	ki	Saluretikum, Fußnote 9
Hydrocodon	Dicodid	100?	50?	ki	Kaum Daten, als Antitussiva bei NI Acetylcystein/Codein sicherer
Hydrocortison	Hydrocortison	100	100	100	Nichthalogeniertes Glucocorticoid, übliche KI der Substanzklasse!
Hydrocortisonaceponat	Retef	100	100	100	Nichthalogeniertes Glucocorticoid, als Externum
Hydrocortisonacetat	Ficortil	100	100	100	Nichthalog. Glucocorticoid, Externa (Augensalbe, Rektalschaum usw.)
Hydrocortisonbutebrat	Pandel	100	100	100	Nichthalogeniertes Glucocorticoid, als Externum (Salbe, Creme)
Hydrocortisonbutyrat	Alfason	100	100	100	Nichthalogeniertes Glucocorticoid, als Externum (Salbe, Creme, Lotio)
Hydromorphon	Dilaudid	?	?	?	BTM-Narkoanalgetikum, Ø Daten, bei NI Pethidin/Morphin vorziehen
Hydrotalcit	Talcid	100	100	100	Antacidum, Gefahr der Al-Akkumulation beachten!
Hydroxocobalamin	Vitamin B12	Fußnote 11	Fußnote 11	Fußnote 11	Fußnote 11
Hydroxycarbamid	Litalir	100	50	20	Zytostatikum, Syn.: Hydroxyurea, Hydroxyharnstoff
Hydroxychloroquin	Quensyl	150 mg/d*	100 mg/d*	50 mg/d*	*Malariatherapie; Proph. 300 mg/Woche (Kurz anwenden!),)*18
Hydroxyethylsalicylat	Zuk Rheumagel	100	100	100	Antirheumatikum, Antiphlogistikum als Externum
Hydroxyethylstärke	HAES-steril	100	100 (einmalig)	ki	Volumenersatzmittel, kontraindiziert bei Dialysepatienten!
Hydroxyprogest.caproat	Proluton Depot	?	?	?	Gestagen
Hydroxyzin	Atarax	100	100?	100?	Unsichere Datenlage, Tranquilizer & Antihistaminikum, Fußnote 19
Hymecromon	Cholspasmin	?	?	?	Als Choleretikum bei NI Dehydrocholsäure bevorzugen
Ibuprofen	Fibraflex	100	100	100	NSAR, Fußnote 20, nicht bei LE und Sharp-Syndrom (MCTD) geben
Idoxuridin	Virunguent	100	100	100	Virustatikum, Externum
Ifosfamid	Holoxan	ki	ki	ki	Zytostatikum
Imipenem	Zienam	1g/8h	1g/12h	500 mg/12h	Dialysables Antibiotikum,1g n. HD/500 mg n. IPD-Verfahren subst.
Imipramin	Tofranil	100	100	100	Antidepressivum, nicht dialysabel
Immunglobulin human	Beriglobin	100	100	100	Infektionsprophylaxe und Therapie, nicht dialysabel
Indapamid	Natrilix	100 (bis Krea 1,8)	ki	ki	Antihypertonikum, Saluretikum
Indometacin	Amuno	100	100	100	NSAR, Fußnote 20
Indoramin	Wydora	max. 100 mg/d	max. 50 mg/d	s. Bem.	HD: 100 mg/Dialysetag, 50 mg/dialysefreier Tag, Antihypertonikum
Inositol	Hepabionta	100	100	100	Lebertherapeutikum
Inositolnicotinat	Nicolip	100?	50?	ki	Vasodilatator, wird zu Nikotinsäure metabolisiert
Insulin	Insulin	100	100	100	Parenterales Antidiabetikum, Fußnote 17
Interferon	I. Alpha, I.Beta ...	ki	ki	ki	Kontraindiziert wg. mögl. Verschlechterung der Nierenfunktion
Iohexol	Omnipque	Fußnote 5	Fußnote 5	Fußnote 5	Jodhaltiges Röntgenkontrastmittel, dialysabel
Iopamidol	Solutrast	Fußnote 5	Fußnote 5	Fußnote 5	Jodhaltiges Röntgenkontrastmittel, dialysabel
Iopentol	Imagopaque	Fußnote 5	Fußnote 5	Fußnote 5	Jodhaltiges Röntgenkontrastmittel
Iopodate	Biloptin	Fußnote 5	Fußnote 5	Fußnote 5	Jodhaltiges Röntgenkontrastmittel, dialysabel
Iopromid	Ultravist	Fußnote 5	Fußnote 5	Fußnote 5	Jodhaltiges Röntgenkontrastmittel, dialysabel
Iopydol	Hytrast	Fußnote 5	Fußnote 5	Fußnote 5	Jodhaltiges Röntgenkontrastmittel zur Instillation
Iotrolan	Isovist	Fußnote 5	Fußnote 5	Fußnote 5	Jodhaltiges Röntgenkontrastmittel
Iotroxinsäure	Biliscopin	Fußnote 5	Fußnote 5	Fußnote 5	Jodhaltiges Röntgenkontrastmittel, dialysabel
Ioxaglinsäure	Hexabrix	Fußnote 5	Fußnote 5	Fußnote 5	Jodhaltiges Röntgenkontrastmittel, dialysabel
Ipratropiumbromid	Atrovent	100	100	100	Normdosis bei Inhalationsanwendung als Broncholytikum
Ipratropiumbromid	Itrop	100	50?	ki	Beschränkter Einsatz als Antiarrhythmikum, Fußnote 21
Isoaminil	Peracon Hustentrpf.	100?	50?	ki	Kaum Daten, als Antitussivum bei NI Acetylcystein/Codein sicherer
Isoconazol	Travogen	100	100	100	Normdosierte externe Anwendung als Antimykotikum
Isofluran	Forene	100	100	100	Inhalationsnarkotikum (zu 95% über die Ausatemluft eliminiert)

Weitere (nicht aufgeführte) KI beachten! Wenn möglich: Spiegelbestimmungen durchführen! Oft gebrauchte und (wahrscheinlich) unbedenkliche Substanzen für niereninsuffiziente Patienten sind grau hinterlegt. Substanzen als Bestandteil von Kombinationspräparaten sind erkenntlich am Vorsatz „z.B. in" – die nachfolgenden Ausführungen beziehen sich dann nur auf die einzelne Substanz und sagen nichts über die Verwendbarkeit des Fertigarzneimittels bei Niereninsuffizienz aus. Bei Infusionen Volumenbelastung beachten!

Medikamente: Dosierung bei Niereninsuffizienz

Substanz	Präparat (Bsp.)	% der Normdosis nierengesunder Erwachsener (sonst andere Angabe)			Bemerkungen
		GFR > 50 ml/min	GFR 10-50 ml/min	GFR < 10 ml/min	
Isoniazid (INH)	Isozid	300 mg/24h	300 mg/24h	200 mg/24h	Dialysables Tuberkulostatikum, nach HD 300 mg substituieren
Isoprenalin	Ingelan Gel	100	100	100	Beta-Sympathomimetikum, normaldosierte externe Anwendung
Isosorbiddinitrat	ISDN, isoket	100	100	100	Vasodilatator
Isosorbidmononitrat	Coleb, Mono Mack	100	100	100	Vasodilatator
Isotretinoin	Isotrex Gel	100	100	100	Normdosiert als Externum bei Akne, intern (Roaccutan) meiden
Isoxsuprin	Duvadilan	100?	50?	ki	Beta-Sympathomimetikum, unsichere Datenlage
Israpidin	Lomir, Vascal	100	100	ki	Calciumantagonist vom Nifedipintyp
Josamycin	Wilprafen Filmtbl.	100	75?	50?	Makrolid-Antibiotikum, unsichere Datenlage
Kallidinogenase	Padutin	100	100	100	Durchblutungsförderndes Mittel, Beh. v. Fertilitätsstörungen beim Mann
Kanamycin	Kanamytrex	ki	ki	ki	Aminoglycosid-AB, uneingeschränkte Lokaltherapie, sonst bei NI meiden
Ketamin	Ketanest	100?	100?	100?	i.v.-Narkotikum, schlecht eingestellter RR=KI, Daten unsicher
Ketoconazol	Nizoral	200 mg/12h	200 mg/12h	200 mg/12h	Antimykotikum, normale systemische und lokale Anwendung bei NI
Ketoprofen	Alrheumun	100?	50?	ki	Unsichere Datenlage, vgl. auch Fußnote 20
Ketotifen	Zaditen	100?	50?	ki	Unsichere Datenlage, Astemizol als Antihistaminikum bei NI vorziehen
Labetalol	Trandate	100	100	100	Betablocker
Lactitol	Importal	100	100	100	Laxans, nur kurzzeitig anwenden, Kaliumhaushalt beachten
Lactulose	Lactofalk	100	100	100	Laxans, nur kurzzeitig anwenden, Kaliumhaushalt beachten
Leuprorelin	Carcinil	?	?	?	Keine Daten, Zytostatikum
Levobunolol	Vistagan	100?	50?	ki	Betablocker, unsichere Datenlage, Fußnote 8
Levocarnitin	Biocarn	100	100	100	Transportprotein
Levodopa	Dopaflex	100*	100*	100*	Parkinsonmittel, *„titrieren"
Levomepromazin	Neurocil	100?	ki	ki	Neuroleptikum, Phenothiazin
Levomethadon	L-Polamidon	100	100?	100?	Daten?, als starke Analgetika bei NI sicherer: Buprenorphin/Tilidin
Levopropylhexedrin	Eventin	ki	ki	ki	Appetitzügler, Fußnote 3
Levothyroxin	L-Thyroxin	100	100	100	Schilddrüsenhormon
Lidocain	Xylocain	100	100	100	Lokalanästhetikum, Antiarrhytmikum
Lincomycin	Albiotic	100	50	25	Antibiotikum
Liothyronin	Thybon	100	100	100	Schilddrüsenhormon
Liponsäure	Thioctacid	100	100	100	Neuropathiemittel
Lisinopril	Acerbon 2,5/5/10/20	5-20 mg/d	5-10 mg/d	2,5-5 mg/d	ACE-Hemmer, gut dialysabel, ggf. Substitutionsdosis nach HD geben
Lisurid	Cuvalit	100	100	100	Prolaktinhemmer, Migränemittel, Dopamin-Agonist
Lithium	Lithium Duriles	100*	50*	25*	Psychopharmakon, *Spiegel!
Lofepramin	Gamonil 35/70	100?	100?	100?	Antidepressivum, unsichere Daten, Prodrug von Desipramin, s.d.
Lomustin	Lomeblastin	100?	ki	ki	Unsichere Datenlage
Lonazolac	Argun	100	100	100	NSAR, Fußnote 20
Loperamid	Imodium	100	100	100	Antidiarrhoikum
Loratadin	Lisino	100?	50?	ki	Unsichere Datenlage, Astemizol als Antihistaminikum bei NI vorziehen
Lorazepam	Tavor	100?	50?	ki	Unsichere Daten, Tranquilizer (Benzodiazepin), Fußnote 7 sinngemäß
Lormetazepam	Noctamid	100?	50?	ki	Unsichere Daten, Tranquilizer (Benzodiazepin), Fußnote 7 sinngemäß
Lovastatin	Mevinacor	100	100	100	Vorsichtig anwenden noch keine allzu großen Erfahrungen! CK-Kontr.!
Lypressin	Vasopressinspray	ki	ki	ki	Hypophysenhinterlappenhormon
Magaldrat	Riopan	100	100	100	Antacidum, Al-Gehalt beachten!
Mannitol	Osmofundin	100	ki	ki	Osmotherapeutikum, Dialysabel
Maprotilin	Ludiomil	100?	50?	ki	Daten unsicher, sichere Antidepressiva bei NI siehe Fußnote 13
Mebendazol	Vermox	100	100	100	Anthelminthikum
Mebeverin	Duspatal	100?	ki	ki	Muskulotropes Spasmolytikum, unsichere Datenlage
Mebhydrolin	Omeril	100?	ki	ki	Unsichere Datenlage, Astemizol als Antihistaminikum bei NI vorziehen
Meclofenoxat	Helfergin	ki	ki	ki	Neurotropikum
Meclozin	Bonamine	100?	ki	ki	Unsichere Datenlage, Astemizol als Antihistaminikum bei NI vorziehen
Medazepam	Medazepam AWD	100?	50?	ki	Tranquilizer (Benzodiazepin), unsichere Daten, Fußnote 7 sinngemäß

Weitere (nicht aufgeführte) KI beachten! Wenn möglich: Spiegelbestimmungen durchführen! Oft gebrauchte und (wahrscheinlich) unbedenkliche Substanzen für niereninsuffiziente Patienten sind grau hinterlegt. Substanzen als Bestandteil von Kombinationspräparaten sind erkenntlich am Vorsatz „z.B. in" — die nachfolgenden Ausführungen beziehen sich dann nur auf die einzelne Substanz und sagen nichts über die Verwendbarkeit des Fertigarzneimittels bei Niereninsuffizienz aus. Bei Infusionen Volumenbelastung beachten!

Medikamente: Dosierung bei Niereninsuffizienz

Substanz	Präparat (Bsp.)	GFR > 50 ml/min	GFR 10-50 ml/min	GFR < 10 ml/min	Bemerkungen
Medroxyprogesteron	Clinovir	?	?	?	Gestagen, keine Daten
Mefenaminsäure	Parkemed	100	ki	ki	NSAR, Fußnote 20
Mefenorex	Rondimen	100	ki	ki	Appetitzügler, Fußnote 3
Mefloquin	Lariam	100	100?	100?	Unsichere Datenlage, Antimalariamittel
Mefrusid	Baycaron	100 (bis Krea 1,8)	ki	ki	Saluretikum, vgl. auch Fußnote 9
Melphalan	Alkeran	100	75	50	Zytostatikum (Alkylans)
Memantin	Akatinol	100?	ki	ki	Myotonolytikum, unsichere Datenlage
Mephenesin	DoloVisano	100?	50?	ki	Myotonolytikum, unsichere Datenlage
Mephentermin	Mephentermin	?	?	?	Sympathomimetikum, Psychostimulans, keine Daten
Mepindolol	Corindolan	100	100	max. 2,5 mg/d	Betarezeptorenblocker
Mepivacain	Scandicain	100	100	100	Lokalanästhetikum, vorzugsweise 1%ige Injektionslösung anwenden
Meprobamat	Visano	100	50	25	Tranquilizer, dialysabel, Fußnote 7 sinngemäß
Meproscillarin	Clift	100	100	100	Herzglykosid, die Ausnahme zu Fußnote 15! Kurze HWZ!
Mequitazin	metaplexan	100?	ki	ki	Unsichere Datenlage, Astemizol als Antihistaminikum bei NI vorziehen
Merbromin	Mercuchrom Lsg.	ki	ki	ki	Lokales Desinfizienz, jedoch Resorption über die Haut möglich!
Mercaptopurin	Puri-Nethol	100	75	50	Zytostatikum (Antimetabolit)
Mesalazin	Salofalk	100	ki	ki	Antiphlogistikum, Darm-Mittel
Mestranol	Mestranol	?	?	?	Östrogen
Mesuximid	Petinutin	100?	ki	ki	Unsichere Datenlage, potentiell nephrotoxisches Antiepileptikum
Metaclazepam	Talis	ki	ki	ki	Anxiolytikum, Antikonvulsivum
Metamizol	Novalgin	100?	ki	ki	Analgetikum, Antipyretikum, unsichere Datenlage
Metenolon	Primobolan S	?	?	?	Anabolikum, keine Daten, Fußnote 22
Metergolin	Liserdol	100	100	100	Prolaktinhemmer
Metformin	Glucophage	ki	ki	ki	Antidiabetikum, Fußnote 17
Methadon	L-Polamidon	100	100?	100?	Siehe Levomethadon
Methimazol	Favistan	100	75	50	Siehe auch Thiamazol, Thyreostatikum
Methohexital	Brevimytal Natrium	100	100	100	i.v.-Narkosemittel
Methotrexat	Methotrexat	100	ki	ki	Nephrotoxisches Zytostatikum (Antimetabolit), Spiegelkontrollen
Methyldopa	Presinol	100	100	50	Antihypertonikum, zentrales Alpha-Sympathomimetikum
Methylenblau	Medicrucin-blau	ki	ki	ki	Diagnostikum
Methylphenidat	Ritalin	100	100	mögl. meiden	Psychoanaleptikum
Methylprednisolon	Urbason	100	100	100	Nichthalogeniertes Glukocorticoid
Methylthioniniumchlorid	Medicrucin-blau	ki	ki	ki	Diagnostikum
Methysergid	Deseril	100	100	100	Migränemittel, Serotoninantagonist
Metildigoxin	Lanitop	75	30-60	20-30	Herzglykosid, Fußnote 15
Metixen	Tremarit	100?	50?	?	Unsicher, sichere Anti-Parkinsonmittel bei NI: Bromocriptin, Levodopa
Metoclopramid	Paspertin	100	75	50	Dopamin-2-Antagonist, Peristaltikanreger, Antiemetikum, dialysabel
Metofenazat	Frenolon	ki	ki	ki	Neuroleptikum
Metolazon	Zaroxolyn	100 (bis Krea 1,8)	ki	ki	Saluretikum, Fußnote 9
Metoprolol	Beloc	100	100	100	Betarezeptorenblocker
Metronidazol	Clont	500 mg/12h	500 mg/12h	500 mg/24h	Chemotherapeutikum, dialysabel, n. HD 500 mg substituieren
Mexiletin	Mexitil	100	100	50-75	Antiarrhythmikum, bei Dialysepat. nach klin. Antwort dosieren
Mezlocillin	Baypen	4g/8h	4g/12h	2g/12h	Breitbandpenicillin, dialysabel, nach HD 3 g substituieren
Mianserin	Tolvin	100?	ki	ki	Unsichere Datenlage, Fußnote 13
Miconazol	Daktar	100	100	100	Normdosierte lokale & systemische Anwendung des Antimykotikums
Midazolam	Dormicum	100*	100*	100*	Kurzhypnotikum, Benzodiazepin, *bei Einmal-Anwendung
Midodrin	Gutron	100?	50?	ki	Alpha-Sympathomimetikum, unsichere Datenlage
Minocyclin	Klinomycin	100	100	100	Tetracyclin, pot. nephrotox., ggf. Doxycyclin vorziehen
Minoxidil	Lonolox	100	100	ki	Antihypertonikum, Vasodilatator
Mitomycin	Mitomycin	100	100	75	Zytostatikum

Weitere (nicht aufgeführte) KI beachten! Wenn möglich: Spiegelbestimmungen durchführen! Oft gebrauchte und (wahrscheinlich) unbedenkliche Substanzen für niereninsuffiziente Patienten sind grau hinterlegt. Substanzen als Bestandteil von Kombinationspräparaten sind erkenntlich am Vorsatz „z.B. in" — die nachfolgenden Ausführungen beziehen sich dann nur auf die einzelne Substanz und sagen nichts über die Verwendbarkeit des Fertigarzneimittels bei Niereninsuffizienz aus. Bei Infusionen Volumenbelastung beachten!

Medikamente: Dosierung bei Niereninsuffizienz

Substanz	Präparat (Bsp.)	% der Normdosis nierengesunder Erwachsener (sonst andere Angabe)			Bemerkungen
		GFR > 50 ml/min	GFR 10-50 ml/min	GFR < 10 ml/min	
Mitoxantron	Mitoxantron	100	100	100	Zytostatikum
Molsodimin	Corvaton	100	ki	ki	Koronartherapeutikum, im Tierversuch kanzerogen
Morphin	MST	100	75	50	BTM-Narkoanalgetikum, nach Effekt dosieren, dialysabel (HD)
Moxaverin	Certonal	?	?	?	Muskulotropes Spasmolytikum, keine Daten
Nadolol	Solgol	100	50	25	Betablocker, vgl. auch Fußnote 8
Naftidrofuryl	Dusodril	100	50?	ki	Durchblutungsförderndes Mittel, unklare Daten, fragliche Wirkung ...
Nalidixinsäure	Nogram	100	ki	ki	Chemotherapeutikum
Naloxon	Narcanti	100	100	ki	Narkotika-Antagonist, nur kurzzeitige Therapie in Einzelgaben
Naphazolin	Piniol	100	100	100	Alpha-Sympathomimetikum, Vasokonstriktor in Augen- und Nasentropf.
Naproxen	Proxen	100	100	100	NSAR, Fußnote 20
Natamycin	Pimafucin	100	100	100	Antimykotikum zur lokalen Anwendung
Natriumaurothiomalat	Tauredon	ki	ki	ki	Goldpräp. wg. Nephrotoxizität (Nephrot. Sdr!) bei NI nicht geben
Natriumpicosulfat	Laxoberal	100	100	100	Laxans, keine Daueranwendung
Nefopam	Ajan	100	100	100	Starkes Analgetikum, wiederholte Gabe bei Dial.pat. meiden
Neomycin	Neomycin	ki	ki	ki	Aminoglykosid-Antibiotikum
Neostigmin	Prostigmin	100	75	50	Cholinesterasehemmer, bei lokaler Anwendung Normdosis
Netilmicin	Certomycin	200 mg/24h	100 mg/24h	50 mg/24h	Aminoglykosid-Antibiotikum, dialysabel, nach HD 100 mg substituieren
Nicardipin	Antagonil	100	100	ki	Calciumantagonist vom Nifedipin-Typ
Nicergolin	Sermion	10-15 mg/d	ki	ki	Vasodilatator, Alpha-Sympatholytikum
Niclosamid	Yomesan	100	100	100	Anthelminthikum
Nicotinamid	Nicobion	s. Bem.	s. Bem.	s. Bem.	Substitution bei Niereninsuffizienten nicht erforderlich
Nicotinsäure (Niacin)	z.B. in Merz Spezial Drg.	s. Bem.	s. Bem.	s. Bem.	Substitution bei Niereninsuffizienten nicht erforderlich
Nifedipin	Adalat	100	100	100	Calciumantagonist, s.a. Fußnote 12 (Ther. der hypertensiven Krise)
Niflumisäure	Actol	100	100	100	NSAR, Fußnote 20, sehr vorsichtig bei Dialysepatienten!
Nimodipin	Nimotop	100	100*	ki	Calciumantagonist, *GFR > 20 ml/min., Nierenfunktionskontrollen
Nimorazol	Esclama	100	ki	ki	Chemotherapeutikum
Nisoldipin	Baymycard	100	100	50	Calciumantagonist
Nitrazepam	Mogadan	100?	100?	50?	Daten unsicher, Hypnotikum, Benzodiazepin, Fußnote 7 sinngemäß
Nitrendipin	Bayotensin	100	100	75	Antihypertonikum, Calciumantagonist, s.a. Fußnote 12
Nitrofurantoin	Furadantin	75-100	ki	ki	Chemotherapeutikum
Nitrofurazon	Nifucin	100	100	100	Chemotherapeutikum zur lokalen Anwendung
Nitroglycerin	Corangin	100	100	100	RR & Heparinwirkungsabschwächung nach „Nitro"-i.v.-Gabe beachten
Nitroprussid-Natrium	nipruss	100	100	100	Antihypertonikum, Vasodilatator, Thiozyanat gut dialysabel
Nitroxolin	Nitroxolin	?	?	?	Chemotherapeutikum, keine Daten
Nizatidin	Nizax	100	50	ki	Ulkusmittel, H2-Rezeptor-Antagonist, bei NI besser Omeprazol geben
Nordazepam	Tranxilium	100?	50?	ki	Tranquilizer, Benzodiazepin, unsichere Daten, Fußnote 7 sinngemäß
Norephedrin	z.B. in Contac 700	100?	ki	ki	Sympathomimetikum, unsichere Datenlage
Norepinephrin	Arterenol	100	100	100	Alpha-Sympathomimetikum
Norethisteron	Primolut-Nor	?	?	?	Gestagen, keine Daten
Norfenefrin	Novadral	100*	100*	100*	Antihypotonikum, *gelegentliche Einzelgaben unbedenklich
Norfloxacin	Barazan	400 mg/12h	400 mg/24h	ki	Chemotherapeutikum, Gyrasehemmer, nicht dialysabel
Norgestrel	z.B. in Cyclo-Progynova	?	?	?	Gestagen, keine Daten
Norpseudoephedrin	Exponcit	100	ki	ki	Appetitzügler, Sympathomimetikum, Fußnote 3
Nortriptilin	Nortrilen	100	100	100	Antidepressivum, niedrigst wirksame Dosis wählen, Fußnote 13
Noscapin	Capval	?	?	?	Keine Daten, als Antitussivum bei NI Acetylcystein/Codein sicherer
Nystatin	Moronal	100	100	100	Antimykotikum zur lokalen und systemischen Anwendung
Obidoximchlorid	Toxogonin	100?	50?	?	Antidot, Cholinesterasereaktivator (Organophosphorsäureesterintox.)
Ofloxazin	Tarivid	300 mg/12h	300 mg/24h	200 mg/24h	Chemotherapeutikum, Gyrasehemmer
Omeprazol	Antra	100	100	100	Ulkusmittel, Protonenpumpenhemmer
Opipramol	Insidon	100	100	ki	Antidepressivum, Fußnote 13

Weitere (nicht aufgeführte) KI beachten! Wenn möglich: Spiegelbestimmungen durchführen! Oft gebrauchte und (wahrscheinlich) unbedenkliche Substanzen für niereninsuffiziente Patienten sind grau hinterlegt. Substanzen als Bestandteil von Kombinationspräparaten sind erkenntlich am Vorsatz „z.B. in" – die nachfolgenden Ausführungen beziehen sich dann nur auf die einzelne Substanz und sagen nichts über die Verwendbarkeit des Fertigarzneimittels bei Niereninsuffizienz aus. Bei Infusionen Volumenbelastung beachten!

Medikamente: Dosierung bei Niereninsuffizienz

Substanz	Präparat (Bsp.)	GFR > 50 ml/min	GFR 10-50 ml/min	GFR < 10 ml/min	Bemerkungen
Orciprenalin	Alupent	?	?	?	Unsichere Datenlage, NI = KI lt. „Rote Liste", antagonisiert ß-Blocker
Ornipressin	Por 8	?	?	?	HHL-Hormon, Vasokonstriktor
Ornithin-Aspartat	Hepa Merz	100	100	100	Lebertherapeutikum
Orphenadrin	Norflex	100	ki	ki	Myotonolytikum, unsichere Datenlage
Oxaceprol	AHP 200	ki	ki	ki	Antirheumatikum
Oxacillin	Stapenor (-Kapseln)	3 g/d	3 g/d	2-3 g/d	Penicillinasefestes Penicillin
Oxatomid	Tinset	100?	100?	100?	Unsichere Datenlage, Antiallergikum, Mastzellenstabilisator
Oxazepam	Adumbran	100	50	50?	Tranquilizer, Benzodiazepin, unsichere Daten, Fußnote 7 sinngemäß
Oxeladin	Toramin	?	?	?	Keine Daten, als Antitussiva bei NI Acetylcystein/Codein sicherer
Oxetacain	z.B. in Tepilta	100	100	100	Oberflächenanästhetikum, Al-Gehalt in Tepilta beachten!
Oxiconazol	Myfungar	100	100	100	Antimykotikum zur lokalen Anwendung
Oxilofrin	Carnigen	100?	50?	ki	Sympathomimetikum, Antihypotonikum, unsichere Datenlage
Oxomemazin	Aplexil	100?	50?	ki	Unsichere Datenlage, Astemizol als Antihistaminikum bei NI vorziehen
Oxprenolol	Trasicor	100	100	50?	Betablocker, unsichere Datenlage, Fußnote 8
Oxybuprocain	Novesine	100	100	100	Lokalanästhetikum Augen-/HNO-Heilkunde
Oxybutynin	Dridase	100	ki	ki	Anticholinergikum, Spasmolytikum
Oxyfedrin	ildamen	100?	ki	ki	Unsichere Daten, Koronartherapeutikum, Metabolit=Norephedrin, s.d.
Oxypolygelatine	Gelifundol	100	100	ki	Plasmaexpander, bei Dialysepatienten kontraindiziert!
Oxytetracyclin	Oxytetracyclin	abzuraten	abzuraten	ki	Antibiotikum, antianabole Wirkung, potentiell nephrotoxisch
Pancuroniumbromid	Pancuronium	100	*	ki	*Initialdosis vermindern, Wiederholungsgabe meiden, Muskelrelaxans
Pankreatin	Kreon, Pankreon	100	100	100	Darmwirksames Enzymgemisch hauptsächlich lipolytischer Aktivität
Panthenol	z.B. in Hepabionta	100	100	100	B-Vitamin, Substitution bei Niereninsuffizienz kaum erforderlich
Pantoprazol	Pantozol	100*	100*	100*	Ulkustherapeutikum, *40 mg/Tag nicht überschreiten
Paracetamol	ben-u-ron	100	100	50	Analgetikum, Antipyretikum, nur kurzzeitige Behandlung
Paramomycin	Humatin	ki	ki	ki	Dialysables Aminoglykosid-Antibiotikum
Pefloxacin	Peflacin	100	100	100?	Datenlage unsicher, Gyrasehemmer
Pemolin	Tradon	100	50	ki	Psychoenergetikum, Sympathomimetikum, Datenlage unsicher
Penbutolol	Betapressin	100	100	100*	Betablocker, *Dosisanpassung nach Klinik (HF, RR …), s.a. Fußnote 8
Penicillamin	Trolovol	ki	ki	3xwö. 150 mg n. HD	Antirheumatikum (Rheumatoidarthritis)
Penicillin G	Penicillin G (Na-Salz!)	8-stdl. 5 Mega*	12-stdl. 5 Mega*	12-stdl. 3 Mega*	Gering dialysabel, *): Maximaldosen in Mega IE
Pentaerythrityltetranitrat	Pentalong	100?	50?	ki	Vasodilatator, unsichere Datenlage
Pentamidin	Pentacarinat	meiden	meiden	ki	Chemotherapeutikum, fakultative reversible Nierenfunktionsstörung!
Pentazocin	Fortral	100	75?	50?	Unsichere Datenlage, niedrigste Dosis nach klin. Wirkung
Pentoxifyllin	Trental	100	50	ki	Hämorheologikum, durchblutungsförderndes Mittel
Perazin	Taxilan	?	?	?	Neuroleptikum, Phenothiazin, ggf. Haloperidol-Indikation?
Perindopril	Coversum	2-4 mg n. GFR	2 mg/d	2 mg (evtl. 2-tägig)	ACE-Hemmer, dialysabel, 2 mg n. HD substituieren
Perphenazin	Decentan	?	?	?	Neuroleptikum (Phenothiazin), evtl. Haloperidol-Indikation prüfen
Pethidin	Dolantin	100	75?	50?	Unsichere Datenlage, niedrigste Dosis nach klin. Wirkung
Phenazon	Aequiton	?	?	?	Analgetikum, Antipyretikum, Paracetamol bei NI sicherer
Phenazopyridin	z.B. in Urospasmon	?	?	?	Analgetikum, Datenlage unsicher, bei NI besser meiden
Pheniramin	Avil	100?	75? (lokal 100)	ki (lokal 100)	Unsichere Datenlage, Astemizol als Antihistaminikum bei NI vorziehen
Phenobarbital	Luminal	100	100	50-75	Hypnotikum (Anw.: *7 sinngemäß), Antiepileptikum: bei NI Phenytoin
Phenolphtalein	z.B. in Agarol	100?	100?	100?	Unsichere Datenlage, als „Laxans" bei NI Lactulose bevorzugen
Phenoxybenzamin	Dibenzyran	Beginn mit 3x1 mg	wchtl. Dosis steig.	max. 3x10 mg/d	Alpha-Rezeptorenblocker, unsichere Datenlage
Phenoxymethylpenicillin	Penicillin V	100?	50?	25-50?	Orales Penicillin, unsicher: Kaliumgh. & Kumul., Alternative suchen!
Phenprocoumon	Marcumar, Falithrom	Quick	Quick	Quick	Antikoagulans (Vitamin-K-Antagonist), Fußnote 23
Phenylbutazon	Ambene	100	50	ki	NSAR, Fußnote 20
Phenylephrin	Visadron-AT	100	100	100	Sympathomimetikum, Vasokonstriktor. Normdosis als Augentropfen.
Phenylpropanolamin	z.B. in Rhinopront	100?	ki	ki	Sympathomimetikum, unsichere Datenlage
Phenytoin	Epanutin, Zentropil	100	100	100	Antiepileptikum, Antiarrhythmikum

Weitere (nicht aufgeführte) KI beachten! Wenn möglich: Spiegelbestimmungen durchführen! Oft gebrauchte und (wahrscheinlich) unbedenkliche Substanzen für niereninsuffiziente Patienten sind grau hinterlegt. Substanzen als Bestandteil von Kombinationspräparaten sind erkenntlich am Vorsatz „z.B. in" — die nachfolgenden Ausführungen beziehen sich dann nur auf die einzelne Substanz und sagen nichts über die Verwendbarkeit des Fertigarzneimittels bei Niereninsuffizienz aus. Bei Infusionen Volumenbelastung beachten!

Medikamente: Dosierung bei Niereninsuffizienz

Substanz	Präparat (Bsp.)	GFR > 50 ml/min	GFR 10-50 ml/min	GFR < 10 ml/min	Bemerkungen
Physostigmin	Anticholium	100?	100?	50?	Cholinesterasehemmer, Antidot, unsichere Datenlage
Phytomenadion	Konakion	s. Bem.	s. Bem.	s. Bem.	Antihämorrhagikum (Vit. K1) Substitution nicht erforderlich
Pilocarpin	Pilocarpol	100	100	100	Parasympathikomimetikum, Normdosis bei Lokalanwendung am Auge
Pimozid	Antalon, Orap	?	?	?	Tranquilizer, Neuroleptikum, Ø Daten, Alternative Haloperidol prüfen
Pindolol	Visken	100	100	100	Betarezeptorenblocker, s.a. Fußnote 8
Pipamperon	Dipiperon	?	?	?	Tranquilizer, Neuroleptikum, Ø Daten, Alternative Haloperidol prüfen
Pipazetat	Transpulmin Sirup	?	?	?	Kaum Daten, als Antitussivum bei NI Acetylcystein/Codein sicherer
Pipemidsäure	Deblaston	?	?	?	Chemotherapeutikum (Gyrasehemmer), Ø Daten, Alternative suchen!
Piperacillin	Pipril	4 g/8h	4 g/12h	4 g/12h	Breitbandpenicillin, n. HD 4 g subst., IPD: 1 g n. PD, CAPD: 2 g/12h
Pipoxolan	Rowapraxin	?	?	?	Spasmolytikum, Anticholinergikum, keine Daten – besser meiden!
Piracetam	Nootrop, Normabrain	50	25	ki	Noch ein solches „Neurotropikum" bzw. „Durchblutungsförderer"
Pirenzepin	Gastrozepin	100	75	25	Gastritis-, Ulkusmittel
Piretanid	Arelix	100	100	100*	*Nicht mehr bei GFR<5 ml/min/Restdiurese<500 ml/24h, s.a. *24
Piripedil	Trivastal	?	?	?	Vasodilatator, keine Daten, also besser meiden
Piritramid	Dipidolor	100	100	100	Narkoanalgetikum, Normdosis theoretisch mögl. aber nicht ganz sicher
Piroxicam	Felden	100	100	100	NSAR, Fußnote 20
Pizotifen	Mosegor, Sandomigran	100?	50?	ki	Appetitanreger, Migränemittel (Serotoninantagonist), unsichere Daten
Plicamycin	Mithramycin	100	75	50	Zytostatikum in niedriger Dosierung bei NI anwendbar
Polymyxin B	Polymyxin B	Fußnote 25	Fußnote 25	Fußnote 25	Peptid-Antibiotikum, Ther. unter Spiegelkontr., Nierenfunkt.kontr. pTNI
Polythiazid	z.B. in Polypress	100 (bis Krea 1,8)	ki	ki	Thiaziddiuretikum, s.a. Fußnote 9
Polyvidon-Iod	Braunovidon	100	100	100	Desinfiziens zur externen Anwendung
Prajmaliumbitartrat	Neo-Gilurytmal	100?	100?	ki	Antiarrhythmikum, unsichere Daten, Alternativen: Fußnote 21
Pramocain	z.B. in Proctofoam	100	100	100	Lokalanästhetikum
Pravastatin	Liprevil	100?	100?	100?	Vorsichtig anwenden noch keine allzu großen Erfahrungen! CK-Kontr.!
Prazepam	Demetrin	100?	50?	ki	Tranquilizer (Benzodiazepin), unsichere Datenlage, Fußnote 7
Prazosin	Minipress	100	100	100	Antihypertensivum, periph. Alpha-Rezeptorenblocker
Prednimustin	Sterecyt	?	?	?	Zytostatikum (Alkylans), keine Daten
Prednisolon	Decortin H	100	100	100	Nichthalogeniertes Glukocorticoid
Prednison	Decortin	100	100	100	Nichthalogeniertes Glukocorticoid, Prednison=„Prodrug"—>Prednisolon
Prednyliden	Decortilen	100	100	100	Nichthalogeniertes Glukocorticoid
Pridinol	Lyseen	100?	100?	?	Unsichere Datenlage, Myotonolytikum, Parkinsonmittel, Fußnote 26
Prilocain	Xylonest	100?	100?	ki	Daten?, Lokalanästhetikum m. vasokonstrikt. Komponente (Shunt!)
Primidon	Mylepsinum	100	75	ki	Antiepileptikum, dialysabel, alternativ: Phenytoin, Valproinsäure
Probenecid	Probenecid	100	50 (bis GFR>30)	ki	Urikosurikum, Allopurinol sicherer (s.d.)
Probucol	Lurselle	100?	100?	100?	Vorsichtig anwenden noch keine allzu großen Erfahrungen! CK-Kontr.!
Procain	Novocain	100	100	100	Lokalanästhetikum, nicht mit Vasokonstriktor kombinieren!
Procainamid	Procainamid Duriles	100	50	25	Antiarrhythmikum
Procarbazin	Natulan	100	50	25	Zytostatikum
Procyclidin	Osnervan	100?	ki	ki	Anti-Parkinson-Mittel, Fußnote 26
Proglumetacin	Protaxon	100?	100?	ki	NSAR, Subst. metabolisiert zu Indometazin+Proglumid, s.d., *20
Proglumid	Milid	100?	100?	ki	Gastrinrezeptor-Antagonist
Proguanil	Paludrine	100 Vorsicht!	100? Vorsicht!	ki	Malariamittel, pot. nephrotoxisch (Hämaturie)
Prolintan	Katovit	100	ki	ki	Antihypotonikum, Psychoanaleptikum, Fußnote 4
Promazin	Protactyl, Sinophenin	?	?	?	Neuroleptikum, als Alternative Haloperidol prüfen
Promethazin	Atosil, Prothazin	100	100	100	Neuroleptikum, als Alternative Haloperidol prüfen, vgl. auch Fußnote 7
Propafenon	Rytmonorm	100	100	100	Antiarrhythmikum, vgl. auch Fußnote 21
Propicillin	Baycillin	100?	50?	25-50?	Orales Penicillin, unsicher, Kumulationsgefahr, Alternative suchen!
Propranolol	Dociton, Obsidan	100	100	100	Betablocker, vgl. auch Fußnote 8
Propylthiouracil	Propycil	100	75	50	Thyreostatikum, keine Daten für Dialysepatienten
Proscillaridin	Talusin	100	100	100	Daten unvollständig, Herzglykoside s.a. Fußnote 15

Weitere (nicht aufgeführte) KI beachten! Wenn möglich: Spiegelbestimmungen durchführen! Oft gebrauchte und (wahrscheinlich) unbedenkliche Substanzen für niereninsuffiziente Patienten sind grau hinterlegt. Substanzen als Bestandteil von Kombinationspräparaten sind erkenntlich am Vorsatz „z.B. in" – die nachfolgenden Ausführungen beziehen sich dann nur auf die einzelne Substanz und sagen nichts über die Verwendbarkeit des Fertigarzneimittels bei Niereninsuffizienz aus. Bei Infusionen Volumenbelastung beachten!

Medikamente: Dosierung bei Niereninsuffizienz

Substanz	Präparat (Bsp.)	% der Normdosis nierengesunder Erwachsener (sonst andere Angabe)			Bemerkungen
		GFR > 50 ml/min	GFR 10-50 ml/min	GFR < 10 ml/min	
Protaminsulfat	Protaminsulfat Novo	100	100	100	Heparinantagonist, langsam injizieren, 1 ml inaktiviert 1000 IE Heparin
Prothipendyl	Dominal	?	?	?	Neuroleptikum, als Alternative Haloperidol prüfen
Protionamid	Ektebin, Peteha	750 mg/24h	750 mg/24h	500 mg/24h	Tuberkulosemittel
Protirelin	Antepan	100?	100?	?	TRH-Test zur DD von Schilddrüsenfunktionsstörungen
Proxibarbal	Axeen	?	?	?	Migränemittel, keine Daten — besser meiden
Proxyphyllin	z.B. in Neobiphyllin	?	?	?	Broncholytikum, evtl. unter Spiegelkontrolle, zahlreiche Interaktionen!
Pseudoephedrin	z.B. in Actifed	100	ki	ki	Sympathomimetikum, Vasokonstriktor
Pyrantel	Helmex	100	100	100	Anthelminthikum
Pyrazinamid	Pyrafat	2 g/24h	2 g/24h	1,5 g/24h	Tuberkulosemittel
Pyridostigminbromid	Mestinon, Kalymin	100	50	25	Cholinesterasehemmer
Pyridoxin	Vitamin B6	6-20 mg/d	6-20 mg/d	6-20 mg/d	Substitution empfehlenswert, Verluste über Dialysat bei HD & PD
Pyrimethamin	Daraprim	100	50?	ki	Datenlage unsicher, Chemotherapeutikum, Malariamittel
Pyritinol	Encephabol	ki	ki	ki	Neurotropikum
Quinapril	Accupro	max. 2x20 mg	max. 2x10 mg	max. 2x5 (10) mg	ACE-Hemmer, s.a. Fußnote 27
Quinisocain	Haenal Salbe	100	100	100	Lokales Oberflächenanästhetikum
Ramipril	Delix, Vesdil	s. Bem.	s. Bem.	s. Bem.	ACE-Hemmer, 1,25 mg initial, n. 3 Wo. 2,5 mg, max. 5 mg/d, *27
Ranitidin	Sostril, Zantic	100	75	50	Ulkusmittel, H2-Rezeptorenblocker, dialysabel
Reproterol	Bronchospasmin	75?	50?	33?	Unsichere Datenlage, ß-Sympathomimetikum/Broncholytikum
Reserpin	z.B. in Briserin	abzuraten	abzuraten	abzuraten	„Gealtertes" Hypertonikum, Antisympathikotonikum, Fußnote 28
Retinol	Vitamin A	ki	ki	ki	Prinzipiell Retinolämie bei NI, Vit.-A-Gabe kontraindiziert
Riboflavin	Vitamin B2	Proph. 1-5 mg/d	Proph. 1-5 mg/d	Ther. 5-20 mg/d	Routinesubstitution bei Niereninsuffizienten/Dialysepat. zu empfehlen
Rifampizin	Eremfat, Rifa	600 mg/d	600 mg/d	600 mg/d	Tuberkulosemittel, Normdos. i. allen Stad. d. NI, n. HD 600 mg subst.
Risperidon	Risperdal	?	?	?	Neuroleptikum, ki bei Hyperprolaktinämie, alternativ Haloperidol?!
Ritodrin	Pre-par	100	100?	ki	Beta-Sympathomimetikum, Wehenhemmer, nur Kurzzeit-Ther.!
Roxatidin	Roxit	100	75 mg abends*◊	75 mg abends*2-tägig#	Ulkustherap., *Akutbeh., Proph.: 25 mg abends 2-tägig◊/2xwö.#
Roxithromycin	Rulid	100	abzuraten	abzuraten	Makrolidantibiotikum
Salbutamol	Salbulair	100	50	ki (Fußnote 29)	Broncholytikum, Beta-Sympathomimetikum
Salicylsäure	Verrucid Lösung	100	100	100	Externe Anwendung als Keratolytikum, Antiseptikum
Salizylamid	in Mischanalgetika	ki	ki	ki	Analgetikum, Antipyretikum, Antiphlogistikum, Fußnote 30
Scopolamin	Scopolamin	100	100	kurzzeitig 100?	Mydriatikum (Normdosis), als Hypnotikum Daten unsicher
Selegilin	Deprenyl	?	?	?	Parkinsonmittel, s.a. Fußnote 26
Selendisulfid	Selsun, Selukos	100	100	100	Antiseborrhoikum zur Lokalanwendung, für NI wohl selten indiziert
Simethicon	Lefax	100	100	100	Karminativum
Simvastatin	Denan, Zocor	100	100	max. 10 mg/d	Lipidsenker, noch keine größeren Erfahrungen, CK-Kontrollen
Sitosterin	Harzol, Sito-Lande	100	100	100	Lipidsenker, Prostatamittel
Somatostatin	Stilamin	?	?	?	Hämostyptikum
Sorbitol	Sorbitol	100	ki	ki	Mildes Diuretikum, unterstützende Infusionstherapie forcierte Diurese
Sotalol	Darob, Sotalex	100	30	15	Betarezeptorenblocker, s.a. Fußnote 8
Spartein	z.B. in RR-plus	?	?	?	Antiarrhythmikum, s.a. Fußnote 21
Spectinomycin	Stanilo	100	2 g/48h i.m.	2 g/48h i.m.	Aminoglykosid-AB, dialysabel
Spiramycin	Selectomycin	?	?	?	Keine Daten, Alternative suchen!
Spironolacton	Aldactone, Osyrol	100	ki	ki	Aldosteron-Antagonist
Streptokinase	Kabikinase, Streptase	100	100	100	Fibrinolytikum
Streptomycin	Streptomycin	#, dann 0,5 g/24h	#, dann 0,3 g/24h	#, dann 0,2 g/24h, ‡	Aminoglykosid-AB, #:Initialdosis 1g, nephrotoxisch, ‡: oder 0,5 g/48h
Strophantin, g-, k-	Strodival, Kombetin	s. Bem.	s. Bem.	s. Bem.	Autor kennt keine rechte Indikation für diese Substanzen ...
Sucralfat	Ulcogant	100, s. Bem.	100, s. Bem.	100, s. Bem.	Aluminiumhaltiges Gastritis-/Ulkusmittel, möglichst meiden
Sulbactam	Combactam	100	50-75	25-50	Beta-Lactamase-Hemmer
Sulfadiazin	Sulfadiazin	ki	ki	ki	Sulfonamid
Sulfamerazin	z.B. im Berlocombin*	100	50	ki	Sulfonamid, *Berlocombin = Trimethoprim (s. d.) + Sulfamerazin
Sulfamethoxazol	im Co-trimoxazol	800 mg/12h	800 mg/24h	400 mg/24h	400 mg nach HD, siehe Fußnote 10

Weitere (nicht aufgeführte) KI beachten! Wenn möglich: Spiegelbestimmungen durchführen! Oft gebrauchte und (wahrscheinlich) unbedenkliche Substanzen für niereninsuffiziente Patienten sind grau hinterlegt. Substanzen als Bestandteil von Kombinationspräparaten sind erkenntlich am Vorsatz „z.B. in" — die nachfolgenden Ausführungen beziehen sich dann nur auf die einzelne Substanz und sagen nichts über die Verwendbarkeit des Fertigarzneimittels bei Niereninsuffizienz aus. Bei Infusionen Volumenbelastung beachten!

Medikamente: Dosierung bei Niereninsuffizienz

Substanz	Präparat (Bsp.)	GFR > 50 ml/min	GFR 10-50 ml/min	GFR < 10 ml/min	Bemerkungen
Sulfametrol	z.B. im Lidaprim	100?	50?	ki	Sulfonamid, unsichere Datenlage, bei NI besser Alternative suchen!
Sulfasalazin	Azulfidine	100	100	ki	Chemotherapeutikum, ≈10% der Substanz werden resorbiert
Sulpirid	Arminol	100	50	ki	Neuroleptikum, Alternative Haloperidol prüfen
Sulproston	Nalador	ki	ki	ki	Wehenförderndes Mittel
Sultamicillin	Unacid PD	s. Bem.	s. Bem.	s. Bem.	verbindung aus Sulbactam+Ampicillin, s.d.
Talinolol	Cordanum	100	100	100	Betarezeptorenblocker, s.a. Fußnote 8
Tamoxifen	Nolvadex, Kessar	100	100	100	Antiöstrogen, Zytostatikum
Teicoplanin	Targocid	#, dann 0,4g/48h	#, dann 0,4g/72h	#, dann 0,4 g/Wo.	Polypeptid-Antibiotikum, #: Initial 400 - 800 mg je nach Schwere
Temazepam	Remestan	100	50	meiden	Hypnotikum (Benzodiazepin), Fußnote 7 sinngemäß
Teniposid	VM 26-Bristol	meiden	meiden	meiden	Zytostatikum, unsichere Datenlage, nephrotoxisch
Tenoxicam	Liman, Tilcotil	100	100	100	NSAR, Fußnote 20
Terazosin	Heitrin	100	100	100	Antihypertonikum, periph. Alpha-1-Rezeptorenblocker
Terbutalin	Arubendol, Bricanyl	100	50	meiden	Broncholytikum, Beta-2-Sympathomimetikum, vgl. Fußnote 29
Terfenadin	Fomos, Hisfedin	100?	50?	50?	Unsichere Datenlage, Astemizol als Antihistaminikum bei NI vorziehen
Terizidon	Terizidon	100?	ki	ki	Tuberkulosemittel, unsichere Datenlage
Tertatolol	Prenalex	100	ki	ki	Betablocker
Testolacton	Fludestrin	?	?	?	Androgen
Testosteron	Andriol, Testoviron	?	?	?	Androgen
Tetracain	Oto-Flexiole N	100	100	100	Lokalanästhetikum
Tetracosactid	Synacthen	?	?	?	HVL-Hormon
Tetracyclin	Achromycin, Tefilin	meiden	meiden	ki	Tetrazykline wirken nur bakteriostatisch, wenn nötig Doxycyclin, s.d.
Tetrazepam	Musaril, Mobiforton	100	50?	meiden	Myotonolytikum, Benzodiazepin, Fußnote 7 sinngemäß, Ø Daten
Tetroxoprim	z.B. im Sterinor	100 (vgl. Bem.!)	ki	ki	Chemotherapeutikum, Sterinor = Tetroxoprim+Sulfadiazin (s.d.)
Tetryzolin	z.B. in Rhinopront	100	100	100	Vasokonstriktor (Alpha-Sympathomimetikum), lokale Anwendung
Theodrenalin	z.B. im Akrinor	100?	100?	100?	Antihypotonikum, Ø Daten, Einmalanwendung b. Bed. vertretbar
Theophyllin	Euphyllin, Solosin	100	100	100	Broncholytikum, Kardiakum
Thiamazol	Favistan, Thiamazol	100	75	50	Thyreostatikum
Thiamin	Vitamin B1, Aneurin	100 b. Bed.	100 b. Bed.	5-15 mg/d subst.	Die Vit.-B1-Substitution ist besonders bei PD-Pat. ein „Muß"
Thioctsäure	Thioctacid, Fenint	100	100	100	Neuropathiemittel
Thiopental	Trapanal	100	100	100 nach Effekt	Mittel der Wahl zur Narkoseeinleitung bei NI-Patienten
Thioridazin	Melleril	100	meiden	ki	Neuroleptikum (Phenothiazin), Ø Daten, Alternative Haloperidol ?!
Thiotepa	Thiotepa	?	ki	ki	Zytostatikum (Alkylans), unsichere Datenlage
Thymol	z.B. in Efisol	100	100	100	Antiseptikum, Rubefazien zur lokalen Anwendung
Tiaprid	Tiapridex	75	50	25	Antihyperkinetikum, Dialysepatienten nicht geben
Tiaprofensäure	Lindotab, Surgam	100	max. 400 mg/d	max. 200 mg/d	NSAR, Fußnote 20
Ticarcillin	Betabactyl	5 g/8h	5 g/12h	5 g/24h	Breitbandpenicillin, Subst.: n. HD 5g, n. IPD 3g; CAPD: 3 g/12h
Ticlopidin	Tiklyd	100	100	50	Thrombozytenaggregationshemmer, kürzest mögl. Beh.dauer wählen!
Tilidin	Valoron	100	100	100	Analgetikum, kürzest mögl. Beh.dauer!
Timolol	Timolol	100	100	100	Betablocker (lokale Anwendung)
Tinidazol	Simplotan, Sorquetan	100	100	100	Chemotherapeutikum (Trichomoniasis und Giardiasis)
Tioconazol	Fungibacid	100	100	100	Antimykotikum zur lokalen Anwendung
Tioguanin	Thioguanin Wellcome	100	50	25	Zytostatikum (Antimetabolit)
Tizanidin	Sirdalud	100	2 mg/d*	2 mg/d*	Myotonolytikum, *Tgl. Initialdosis bei NI, ggf. nach Effekt steigern
Tobramycin	Gernebcin	≈ 1,5-2 mg/kgKG	≈ 80 mg/24h	≈ 30 mg/24h	Aminoglykosid-AB, Spiegel max. 12μg/ml, GFR-Kontr. n.HD: 80 mg
Tocainid	Xylotocan	100	100	50	Antiarrhythmikum, HD: Dialyseset 100%, sonst 50%; CAPD: 75%
Tocopherol	Biopto-E, Optovit	s. Bem.	s. Bem.	s. Bem.	Routinesubstitution nach derzeitigem Wissensstand nicht indiziert
Tolazolin	Priscol	100	ki	ki	Vasodilatator (Alpha-Rezeptorenblocker)
Tolbutamid	Artosin, Orabet, Rastinon	Fußnote 17	Fußnote 17	Fußnote 17	orales Antidiabetikum
Tolciclat	Fungifos	100	100	100	Antimykotikum, lokale Anwendung
Tolnaftat	Chlorisept, Tonoftal	100	100	100	Antimykotikum, lokale Anwendung

Weitere (nicht aufgeführte) KI beachten! Wenn möglich: Spiegelbestimmungen durchführen! Oft gebrauchte und (wahrscheinlich) unbedenkliche Substanzen für niereninsuffiziente Patienten sind grau hinterlegt. Substanzen als Bestandteil von Kombinationspräparaten sind erkenntlich am Vorsatz „z.B. in" – die nachfolgenden Ausführungen beziehen sich dann nur auf die einzelne Substanz und sagen nichts über die Verwendbarkeit des Fertigarzneimittels bei Niereninsuffizienz aus. Bei Infusionen Volumenbelastung beachten!

Medikamente: Dosierung bei Niereninsuffizienz

Substanz	Präparat (Bsp.)	GFR > 50 ml/min	GFR 10-50 ml/min	GFR < 10 ml/min	Bemerkungen
Torasemid	Unat, Torem	100	100	100	Schleifendiuretikum, Fußnote 24
Tramadol	Tramal, Tramundin	100	100	100*	Analgetikum, *wiederholte Gaben vermeiden, Elimination unsicher
Trandolapril	Gopten, Udrik	0,5->max. 2 mg/d	0,5->max. 2 mg/d	ki ≈ab GFR 30 ml/min	ACE-Hemmer, pTNI/Dialysepat. unausreichende Erfahrung, s.a.*27
Tranexamsäure	Anvitoff, Ugurol	2x10 mg/kgKG/d	1x10 mg/kgKG/d	1x10 mg/kgKG/48h	Antifibrinolytikum
Transcalcifediol	Delakmin	100	100	100	Osteopathiemittel, Calcium-/Phosphat-/PTH-/AP-Kontrollen!
Tranylcypromin	Parnate	100?	50?	ki	Antidepressivum (MAO-Hemmer), Daten unsicher, s.a. Fußnote 13
Trazodon	Thombran	100	50	50?	Antidepressivum, Daten unsicher, s.a. Fußnote 13
Tretinoin	Epi-Aberel, Eudyna	100	100	100	Aknemittel, Vit.-A-Säure zur externen Anwendung
Triamcinolon	Delphicort, Volon	100	100	100	Halogeniertes Glukocorticoid
Triamteren	Jatropur	100 bis Krea 1,5	ki	ki	Kaliumsparendes Diuretikum
Triazolam	Halcion/ -mite	100	100	100	Hypnotikum (Benzodiazepin), beachte Fußnote 7
Trichlormethiazid	z.B. im Esmalorid	100 bis Krea 1,8	ki	ki	Saluretikum
Triclocarban	z.B. in Ansudor Emuls.	100	100	100	Desinfiziens zur lokalen Anwendung
Triclosan	z.B. in F99 Sulgan	100	100	100	Desinfiziens zur lokalen Anwendung
Trifluoperazin	Jatroneural ret.	?	?	?	Neuroleptikum (Phenothiazin), Ø Daten, alternativ Haloperidol?!
Trifluperidol	Trifluperidol	?	?	?	Neuroleptikum (Butyrophenon), Ø Daten, alternativ Haloperidol?!
Triflupromazin	Psyquil	?	?	?	Neuroleptikum (Phenothiazin), Ø Daten, alternativ Haloperidol?!
Trihexyphenidyl	Artane, Parkopan	?	?	?	Parkinsonmittel, Ø Daten, Alternativen siehe Fußnote 26
Trimethoprim	im Co-trimoxazol	160 mg/12h	160 mg/24h	160 mg/24h	160 mg nach HD, siehe Fußnote 10
Trimipramin	Herphonal, Stangyl	100	100	ki	Antidepressivum, Alternativen siehe Fußnote 13
Triprolidin	z.B. in Actifed	100?	50?	ki	Unsichere Datenlage, Astemizol als Antihistaminikum bei NI vorziehen
Tritoqualin	Inhibostamin	100	100	100	Antiallergikum (Histidindecarboxylasehemmer), nicht dialysabel
Trofosfamid	Ixoten	?	?	ki	Zytostatikum, Ø Daten, Metabolisierung ähnlich Cyclophosphamid
Tropicamid	Mydrum	100	100	100	Mydriatikum, lokale Anwendung am Auge
Trospiumchlorid	Spasmo-Urgenin	?	?	?	Spasmolytikum (Anticholinergikum), Ø Daten, alternativ evtl. Atropin
Troxerutin	Posorutin	?	?	?	„Antihämorrhagikum", Indikation und Wirksamkeit für den Autor =?
Trypsin	Phlogenzym	100?	100?	100?	Proteinase (Pankreasenzym), Ø Daten
Tuaminoheptan	z.B. in Rhinofluimucil	100	100	100	Sympathikomimetikum, Vasokonstriktor, lokale Anwendung
Tyrothricin	Tyrosur Puder	100	100	100	Polypeptid-Antibiotikum, externe Anwendung
Urapidil	Ebrantil	100	100	100	Antihypertonikum, peripherer Alpha-1-Rezeptorenblocker
Urokinase	Actosolv, Ukidan	100	100	100	Fibrinolytikum
Ursodeoxycholsäure	Cholofalk	100	100	100	Gallensteinauflöser
Valproinsäure	Convulex, Orfiril	100	100	75-100	Antiepileptikum, dialysabel, am HD-Tag nach HD geben
Vancomycin	Vancomycin	Fußnote 31	Fußnote 31	Fußnote 31	Peptid-AB, Fußnote 31
Verapamil	Isoptin, Falicard	100	100	100	Calciumantagonist
Vidarabin	Vidarabin Salbe	100	100	100	Virustatikum zur lokalen Anwendung
Vigabatrin	Sabril	100?	50?	ki	Antiepileptikum, Daten = ?, alternativ: Phenytoin, Valproinsäure?!
Viloxazin	Vivalan	?	?	?	Antidepressivum, Ø Daten, Alternativen: Fußnote 13
Vinblastin	Velbe	100	100	80	Zytostatikum (Spindelgift)
Vincamin	Cetal, Vincapront	?	?	?	Durchblutungsförderndes Mittel, Ø Daten, also besser meiden
Vincristin	Vincristin	100	100	80	Zytostatikum (Spindelgift)
Warfarin	Coumadin	Quick	Quick	Quick	Antikoagulans (Vitamin-K-Antagonist), Fußnote 23 sinngemäß
Xantinolnicotinat	Complamin	?	?	?	Durchblutungsförderndes Mittel, Lipidsenker, Ø Daten—besser meiden
Xipamid	Aquaphor	100	100	100	Diuretikum, Fußnote 32
Xylitol	Xylit 5% Braun	100	100	100*	Infus.lsg. z. Energiezufuhr, *Hydratationszustand/Restdiurese beachten
Zidovudin	Retrovir	200 mg/8h	100 mg/8h	100 mg/8h	Virustatikum, 200 mg nach HD substituieren
Zolpidem	Bikalm	100?	50?	ki	Hypnotikum (Imidazopyridin), unsichere Datenlage, s. Fußnote 7
Zopiclon	Ximovan	?	?	?	Hypnotikum, Ø Daten, Fußnote 7
Zotepin	Nipolept	100?	50?	ki	Neuroleptikum, unsichere Datenlage, alternativ Haloperidol?!
Zuclopenthixol	Ciatyl	100?	50?	ki	Neuroleptikum, unsichere Datenlage, alternativ Haloperidol?!

% der Normdosis nierengesunder Erwachsener (sonst andere Angabe)

Weitere (nicht aufgeführte) KI beachten! Wenn möglich: Spiegelbestimmungen durchführen! Oft gebrauchte und (wahrscheinlich) unbedenkliche Substanzen für niereninsuffiziente Patienten sind grau hinterlegt. Substanzen als Bestandteil von Kombinationspräparaten sind erkennlich am Vorsatz „z.B. in" – die nachfolgenden Ausführungen beziehen sich dann nur auf die einzelne Substanz und sagen nichts über die Verwendbarkeit des Fertigarzneimittels bei Niereninsuffizienz aus. Bei Infusionen Volumenbelastung beachten!

Fußnoten Medikamente

*1): **Amoxycillin+Clavulansäure** (z.B. Augmentan®): Kaliumgehalt der Clavulansäure berücksichtigen. Dosierung: Krea-Clearance 10-50 ml/min: Amoxycillin 1g/12h, Clavulansäure 250 mg/12h; Krea-Clearance 1-10 ml/min: Amoxycillin 0,5g/12h, Clavulansäure 250 mg/12h.

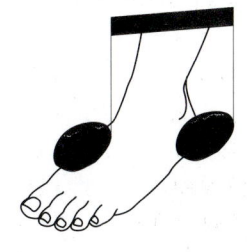

*2): **Amantadin**, Plasma-HWZ ist je nach Grad der NI von 12 Std. bis auf 33 Tage verlängert, deshalb strengste Indikationsstellung bei niereninsuffizienten Patienten! Bei den geringsten Überdosierungszeichen (Delirium, Halluzinationen, Bewußtseinstrübung, Gangunsicherheit, Sprachstörungen, Krampfanfälle) Amantadin sofort absetzen! Dosierung des Parkinsonmittels und Virustatikums Amantadin in Abhängigkeit von der GFR: 60-80 ml/min: 100 mg/12h; 50-60 ml/min: 100/200 mg umtägig i.W.; 40-50 ml/min: 100 mg/24h; 20-30 ml/min: 200 mg/2xwchtl.; 10-20 ml/min: 100 mg/3xwchtl.; <10 ml/min: 100 (-200) mg/wöchentlich (!) alternierend.

*3): **Appetitzügler** bei niereninsuffizienten Patienten aus prinzipiellen Gründen meiden

*4): **Psychoanaleptika** bei niereninsuffizienten Patienten aus prinzipiellen Gründen meiden

*5): Alle **Röntgenkontrastmittel** können ein ANV auslösen oder eine chronische Niereninsuffizienz in eine terminale Niereninsuffizienz „überführen". In 13 % der Fälle ist das Nierenversagen nach Kontrastmittel-Exposition nur partiell reversibel, in 21 % entwickelt sich eine irreversible terminale Niereninsuffizienz! **Inzidenz:** 12 % nach Angiographie, 0,8 % nach i.v.-Urographie. **Risikofaktoren** für die Auslösung eines ANV sind: Hohes Alter, diabetische Nephropathie, Proteinurie, Myelom mit Ausscheidung von Leichtketten im Harn, außerdem bei Cholangiographie die Leberinsuffizienz. Deshalb: Strengste Indikationsstellung für KM-Untersuchungen bei diesen Patientengruppen. **Prophylaxe:** Ausreichende Hydratation von Patienten mit gut erhaltener Restdiurese, vorübergehende Gabe von Calciumantagonisten, möglichst Einsatz niederosmolarer nichtionischer Kontrastmittel (Omnipaque®, Iopamiro®, Solutrast®) in der kleinstmöglichen Dosis, Einsatz alternativer diagnostischer Verfahren bei diesen Patientengruppen (Farbdopplersonographie, Kernspintomographie mit dem paramagnetischen nierengängigen Kontrastmittel Magnevist®). Kontrolle der Nierenfunktion vor KM-Gabe zur Risikoabschätzung und bei den Risikopatienten auch nach der KM-Exposition! **Dialysepatienten:** Eine 5-stündige High-flux-Dialyse mit Polyamidmembran innerhalb von Stunden nach KM-Gabe verkürzt die KM-HWZ signifikant. Die oben erwähnten niederosmolaren nichtionischen KM liegen im Molekulargewichtsbereich von etwa 800 Dalton. **Organisation der KM-Untersuchung beim Dialysepatient:** Früh KM-Untersuchung, nachmittags (Zusatz-)Dialyse, weitere Dialysen im gewohnten Rhythmus.

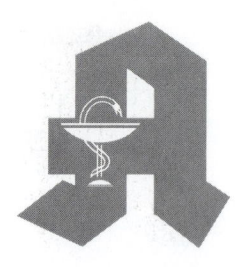

*6): **Benzoesäure** und **Benzoate** (E 210 - E 213) haben eine antibakterielle und fungizide Wirksamkeit, früher Anwendung als Harnantiseptikum. 97 % werden im Urin des Nierengesunden als Hippursäure ausgeschieden. Von Bedeutung für den Nierenkranken sind die Lebensmittelzusatzstoffe Benzoesäure und Benzoate, besonders in Gemüse-, Obst- und Fischkonserven, Marinaden, Mayonaise und Salaten. Benzoesäure kann allergische Reaktionen auslösen. **Bei jedem unklaren Juckreiz niereninsuffizienter Patienten an die manipulierten Lebensmittel denken!**

*7): Das viel verordnete Bromazepam („Lexo"), ein **Benzodiazepin** sollte (nicht nur) in der Nephrologie vermieden werden, da eine erhebliche **Suchtgefahr** besteht. Maximalbehandlungsdauer vier Wochen, dann beim Nierenpatient stark dosisreduziert und unter ständiger ärztlicher Kontrolle mit Beurteilung der „Wachheit" des Patienten. **Überdosierung/ Akkumulation leicht an „hangover" erkennbar.** Merke: Das beste Schlafmittel ist Schlafentzug (ggf. gepaart mit einer durchgreifenden Revision der Schlafgewohnheiten)! Für **gezielte Indikationen** hier eine Aufstellung von **Hypnotika/ Sedativa/Tranquilizern, die bei Niereninsuffizienz in normaler Dosierung gegeben werden können:** Clonazepam (Rivotril®), Diazepam (Valium®), Flurazepam (Dalmadorm®), Phenothiazin (Atosil®), Secobarbital (Vesparax®) und Triazolam (Halcion®). Auch Phenobarbital kann in reduzierter Dosis für einen eng begrenzten Zeitraum niereninsuffizienten Patienten verordnet werden (z.B. als Luminaletten® oder Lepinal®100).

*8): **Betablocker, die bei chronischer Niereninsuffizienz systemisch in üblicher** Dosierung gegeben werden können: Labetalol (Trandate®), Metoprolol (Beloc®), Pindolol (Visken®), Propranolol (Dociton®), Talinolol (Cordanum®) und Timolol (Temserin®).

*9): In Kombination mit **Schleifendiuretika** sind **Thiaziddiuretika** auch bei fortgeschrittener Niereninsuffizienz noch gering wirkungsverstärkend und zwar über die Hemmung der Rückresorption von Natrium und Wasser im distalen Tubulus, wo Schleifendiuretika nicht mehr wirksam sind. Weiterer Vorteil der Kombination soll eine thiazidbedingte vermehrte Calciumrückresorption im distalen Tubulus sein, die der Hypokalzämie bei Niereninsuffizienz entgegenwirken kann. Zur Kombinationstherapie von Schleifendiuretika mit Thiaziddiuretika siehe auch Fußnote 24, Xipamid siehe Fußnote 32.

*10): **Co-trimoxazol** ist die Kombination von Trimethoprim und Sulfamethoxazol im Verhältnis 1 : 5. Präparatebeispiel: 1 Tbl. Bactrim® forte enthält: Trimethoprim 160 mg, Sulfamethoxazol 800 mg. Vorsicht Wechselwirkung mit Ciclosporin: Verschlechterung der Nierenfunktion!

*11): Es besteht **kein genereller Vitamin-B_{12}-Mangel** bei Dialysepatienten. Gesicherter B_{12}-Mangel: Übliche B_{12}-Dosierung.

*12): Empfehlung zur **Vorgehensweise bei hypertensiver Krise**: **1. Nicht zu forsch vorgehen**; **2. Stufentherapie** nach Effekt: Beginn mit Nitrendipin – eine Phiole „Bayotensin®akut" oder Nifedipin – eine Kapsel „Adalat®5" zerbeißen und mit Inhalt herunterschlucken oder eine „Adalat®retard" bukkal bzw. sublingual geben; **3.**: Bei unausreichendem Effekt nach etwa 15 Minuten 0,075 mg **Clonidin** (1 Ampulle „Catapresan® Injektionslösung" enthält 0,15 mg Clonidin) langsam i.v. geben, Wirkungseintritt nach etwa 10 Minuten zu erwarten. Alternativ für Clonidin kann **Urapidil** mit einer Initialdosis von 25 mg i.v. („Ebrantil®25 i.v.") verabreicht werden. Die Maßnahmen gemäß Punkt 3 können nach erneuter Wartezeit von 10 Minuten wiederholt werden. Ist die unter 2.) genannte orale Therapie nicht möglich, beginne mit 3.); **4.**: **Ursache der hypertensiven Krise ermitteln**, um Wiederholung möglichst auszuschließen.

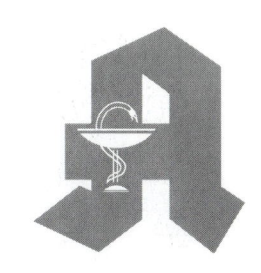

*13): **Antidepressiva, die bei chronischer Niereninsuffizienz in üblicher Dosierung gegeben werden können**: Amitryptilin (z.B. Saroten®), Desipramin (z.B. Pertofran®), Doxepin (z.B. Aponal®), Imipramin (z.B. Tofranil®) und Nortriptylin (z.B. Nortrilen®).

*14): **Dicloxacillin**, Natriumgehalt von 80 Milligramm pro Gramm beachten

*15): **Strengste Indikationsstellung zum Einsatz von Herzglykosiden bei Dialysepatienten**! Begünstigung der Auslösung von (lebensbedrohlichen) Herzrhythmusstörungen durch die Elektrolytverschiebungen außerhalb und während der Dialyse. Spiegelkontrollen! Wegen der geringen therapeutischen Breite und der geschilderten Gefahren ist die Anwendung der Substanzgruppe bei niereninsuffizienten Patienten vermutlich verzichtbar. Unvertretbar erscheint der Einsatz von Digoxin beim niereninsuffizienten Patient, da sich selbst bei momentan optimaler Einstellung durch Verschlechterung der Niereninsuffizienz eine schleichende Glykosidvergiftung entwickeln kann.

*16): **Gentamicin**: Bei der Hämodialyse beträgt die Gentamicin-Clearance etwa 50-60 % der Kreatinin-Clearance, d.h., daß etwa die Hälfte der verfügbaren Substanz abdialysiert wird. Deshalb: Substitution von 80 mg Gentamicin nach HD (etwa 1mg/kgKG). **Peritonealdialyse**: 20 mg nach einer IPD/CCPD/NDP/NIPD/TPD-Sitzung substituieren, die Gentamicin-Clearance bei CAPD ist etwa 3 ml/min, mithin kann ein Abdialysieren von etwa 30 % der verfügbaren Dosis/24h erwartet werden, was bedeutet, daß die Erhaltungsdosis bei CAPD 30-40 mg/24h betragen sollte.

*17): **Antidiabetika**: Die Niereninsuffizienz auf der Grundlage der diabetischen Nephropathie ist ein Problem mit rasch und stark zunehmender Bedeutung, was für das nephrologische Team genauere Kenntnisse des Diabetes mellitus, seiner Behandlung und seiner Komplikationen begründet. Mit zunehmender Niereninsuffizienz entwickelt sich eine urämiebedingte Glukose- (Kohlenhydrat-) Toleranzstörung, die ihre Ursache in einer Verminderung der Insulinrezeptoren und einer Hemmung des intrazellulären Glukoseabbaus hat. So kann beim vormals Stoffwechselgesunden eine diabetische Stoffwechsellage entstehen, ein latenter Diabetes kann manifest werden, ein bestehender Diabetes sich verschlechtern. **Gleichzeitige Diuretikagabe** kann die diabetische Stoffwechsellage weiter verschlechtern. Die **Pharmakokinetik von Antidiabetika** ist bei Niereninsuffizienz verändert. Akzentuiert wird die Situation noch durch die bei Urämie verminderten Glykogenreserven der Leber, was die Gefahr von Hypoglykämien erhöht.

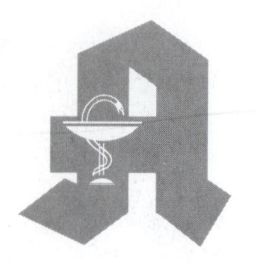

Insulin: Exogenes und endogenes Insulin wird beim insulinpflichtigen Diabetiker etwa zur Hälfte in der Niere abgebaut, mit zunehmender Niereninsuffizienz entfällt diese Eliminationsmöglichkeit. Auch wenn die o.g. Mechanismen bei fortschreitender NI blutzuckersteigernd wirken, ist es doch so, daß in den meisten Fällen der Insulinbedarf mit Fortschreiten der Niereninsuffizienz abnimmt, was im Extremfall dahin führen kann, daß der vormals insulinpflichtige Diabetiker beispielsweise bis zum Eintritt der Dialysepflicht seinen „Zucker" wieder diätetisch führen kann. Mit der Aufnahme der Nierenersatzbehandlung kann sich die urämische Glukosetoleranzstörung wieder bessern, Wiederbeginn der Insulintherapie kann erforderlich werden. Es ist von großer Wichtigkeit, diese Dynamik zu kennen, zu berücksichtigen und auch dem Patient zu erklären.

Sulfonylharnstoffe: Ältere Substanzen mit überwiegend renaler Elimination: [Carbutamid (Nadisan®)], Glycodiacin (Redul®), Tolbutamid (Artosin®, Rastinon®, Orabet®). „Modernere" Substanzen mit renaler und hepatischer Eliminierung: [Chlorpropamid (Chloronase®),] Glibenclamid (Euglucon® u.v.a.), Glibornurid (Glutril®), Gliclazid (Diamicron®), Glipizid (Glibenese®), Gliquidon (Glurenorm®), Glisoxepid (Pro-Diaban®), [Tolazamid (Norglycin®)]. Die Substanzen in „[eckigen Klammern]" sind in Deutschland nicht (mehr) am Markt. **Anwendung und Dosierung der Sulfonylharnstoffe** beim niereninsuffizienten Diabetiker werden in Fachkreisen kontrovers diskutiert, auch in der „Roten Liste" ist die Niereninsuffizienz eine prinzipielle Kontraindikation zur Gabe der Sulfonylharnstoffe als Antidiabetika. Aufgrund eigener langjähriger Erfahrungen und in Übereinstimmung mit vielen Autoren hat sich uns folgende Anwendungspraxis bewährt: Die Substanzen mit ausschließlich renaler Elimination (s.o.) setzen wir bei niereninsuffizienten Diabetikern nicht ein. Die Präparate mit renaler und hepatischer Elimination (s.o.) verwenden wir mit Ausnahme des Gliquidon nur bei leichter Niereninsuffizienz (GFR>50). **Bei höhergradiger Niereninsuffizienz verwenden wir ausschließlich Gliquidon (Glurenorm®)**, welches überwiegend biliär eliminiert wird oder stellen auf Insulin um. Kumulationsgefahr mit den Folgen der unerwünschten Wirkungsverstärkung und unkontrollierbaren Wirkungsverlängerung (Späthypoglykämie) läßt sich so recht sicher vermeiden.

Biguanide: Biguanide wirken über eine Verzögerung der Glukoseaufnahme im Darm blutzuckersenkend. Eine schwere Nebenwirkung ist die biguanidinduzierte Störung der Zellatmung mit Umschaltung auf anaerobe Glykolyse und Laktatbildung. Wegen dieser Gefahr der **Laktatazidose** (in 50 % der der Fälle tödlicher Ausgang!) sind **Biguanide bereits bei geringer Niereninsuffizienz kontraindiziert**. (Präparate: Buformin und Phenformin sind in Deutschland nicht zugelassen, Metforminpräparate sind in Deutschland Glucophage®S/mite, Mediabet® und Mescorit®retard/mite.)

Auf die selbstverständliche Notwendigkeit engmaschiger Stoffwechselkontrollen und die nichtmedikamentösen Maßnahmen der Diabetesbehandlung sei auch an dieser Stelle des Buches der Vollständigkeit halber nochmals hingewiesen.

*18): **Hydroxychlorochin** unterscheidet sich vom Chlorochin nur durch eine zusätzliche OH-Gruppe. Pharmakokinetik bis auf schnellere Anflutung identisch mit der des Chlorochins. Dosierung und NW wie Chlorochin. Als Malariamittel/Antirheumatikum hauptsächlich in den USA angewendet. Augenärztliche Kontrollen!

*19): **Hydroxyzin**: Rund 70 % werden über den Stuhl ausgeschieden, deshalb scheint unter den üblichen Vorsichtsmaßnahmen eine Anwendung auch bei höhergradiger NI möglich. Dennoch: Unbedenkliche Tranquilizer/Sedativa bei NI sind z.B. Diazepam, Phenobarbital, Promethazin. Astemizol als Antihistaminikum bei NI vorziehen.

*20): **Nichtsteroidale Antirheumatika (NSAR)**: NSAR können zu Natrium- und Wasserretention, sowie sehr selten zur Hyperkaliämie führen, eine NI im Stadium der kompensierten Retention kann sich verschlechtern. Bei gleichzeitiger Digoxintherapie kann sich der Digoxinspiegel erhöhen, die **Wirkung von Diuretika und Antihypertensiva wird abgeschwächt**, die **Wirkung von Antikoagulantien wird verstärkt** (verstärkte Blutungs- und Nachblutungsgefahr unter Heparin bei HD). Ebenso verstärken NSAR die Wirkung oraler Antidiabetika. Nicht so selten ist außerdem die Entwicklung okkulter gastrointestinaler Blutungen und von Magen-Darm-Ulzera. Die NSAR Diclofenac (Voltaren®), Fenoprofen (Feprona®), Ibuprofen (Tabalon®), Indometacin (Amuno®) und Naproxen (Proxen®) können bei NI unverändert dosiert gegeben werden und sind bei den vielfältigen „rheumatoiden" Beschwerden der älteren niereninsuffizienten Patienten auch gelegentlich indiziert. Dennoch sollte man unter Berücksichtigung der zahlreichen NW und Interaktionen die Indikation sehr streng und erst nach Ausschöpfung aller anderen Maßnahmen (an physikalische Therapie denken!) stellen und niereninsuffiziente Patienten unter NSAR-Behandlung sehr genau überwachen.

*21): **Antiarrhythmika, die bei Niereninsuffizienz normaldosiert gegeben werden können**: Amiodaron (Cordarex®), Chinidin (z.B. im Cordichin®), Lidocain (Xylocain®),

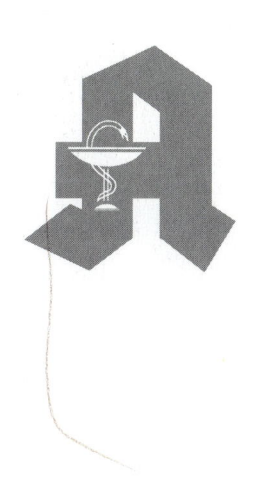

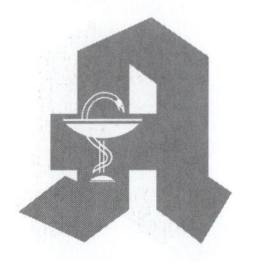

Propafenon (Rytmonorm®) und Verapamil (Isoptin®). Unbedenkliche Betablocker siehe Fußnote 8.

*22) **Anabolika:** Wir behandeln derzeit einen Dialysepatient wegen einer aplastischen Anämie mit 25 mg Primobolan S täglich (seit über 15 Monaten), ohne daß bislang Unverträglichkeiten oder andere negative Effekte (sieht man von einem leichten Kreatininanstieg einmal ab) zu beobachten waren, die Transfusionsbedürftigkeit wurde beseitigt.

*23): **Phenprocoumon** ist nach C 100 der „Roten Liste" bei Niereninsuffizienz kontaindiziert. Dies entspricht nicht der klinischen Realität (Dialysepatienten mit Herzklappenersatz, funktionelle Defekte der Gerinnungsinhibitoren Protein C und Protein S bei Patienten mit rezidivierenden Shuntproblemen u.a. Indikationen). Wie üblich hält man sich auch bei Niereninsuffizienten bei der Dosierung an die Prothrombinzeit (Syn.: PT, Thromboplastinzeit, Quick-Wert). Der therapeutische Bereich liegt bei 25 bis 30 %. Die Einstellung von Dialysepatienten gestaltet sich schwieriger, die erforderliche Dosis des Cumarinderivats ist oft geringer als bei anderen Patientengruppen. Man beachte die zahlreichen Interaktionen mit anderen Medikamenten.
Wirkungsverstärkung der Cumarin-Derivate durch: NSAR, Fibrate, Chloramphenicol, Tetracycline, Sulfonamide, Trimethoprim-Sulfamethoxazol, Imidazolderivate, Allopurinol, Disulfiram, Anabolika, Amiodaron, Schilddrüsenhormone, Chinidin, Propafenon, N-Methylthiotetrazol-Cephalosporine, Cimetidin, Dihydroergotoxin, Fenyramidol, Nalidixinsäure, Sulfinpyrazon, Valproinsäure, Erythromycin.
Wirkungsabschwächung durch: Äthanol, Barbiturate, Rifampizin, Carbamezepin, 6-Mercaptopurin, Thiouracil, Colestyramin, Glucokortikoide, Griseofulvin, Glutethimid, Haloperidol.

*24): **Schleifendiuretika** können die Lebensqualität von Dialysepatienten entscheidend verbessern, solange noch eine Diurese von etwa 500 ml/24h erzielbar ist, bzw. die GFR noch über etwa 5 ml/min liegt: „Meine Nieren tun ja noch was …" Furosemid (Lasix®), Piretanid (Arelix®), Etozolin (Elkapin®), Etacrynsäure (Hydromedin®) und Torasemid (Unat®) sind die wichtigsten Vertreter dieser Gruppe, wobei für Furosemid (Lasix®), Piretanid (Arelix®) und Torasemid (Unat®) auch im GFR-Bereich von 5 ml/min noch eine Diuresesteigerung nachgewiesen ist. Der Angriffspunkt der Schleifendiuretika ist die aufsteigende Henle'sche Schleife, wobei für die Wirkung die Hemmung der Chloridresorption entscheidend ist, worauf auch Natrium und Wasser im Tubulus verbleiben und ausgeschieden werden können. Zusätzlich bedingen Natrium- und Wasserverlust sowie die gefäßdilatierende Wirkung der Schleifendiuretika eine Verminderung des Extrazellulärvolumens. Dies wiederum aktiviert das Renin-Angiotensin-Aldosteron-System, führt zum sekundären Hyperaldosteronismus und verstärkt über zusätzliche Kaliumausscheidung die Tendenz zur Hypokaliämie. Die Serum-HWZ der Schleifendiuretika steigt mit zunehmender NI bis auf das Achtfache an, bei HD-Patienten sollten Schleifendiuretika zur Förderung der Restdiurese nur an den dialysefreien Tagen verabreicht werden.

Auf die **Gefahr der Hypokaliämie** unter Behandlung mit Schleifendiuretika sei ausdrücklich hingewiesen, was bei dialysepflichtigen Patienten die Notwendigkeit des Einsatzes von Dialysierflüssigkeiten mit höherem Kaliumgehalt (z.B. 3 bis 4 mmol/l) bedingen kann. E'lyt-Kontrollen vor jeder Dialyse und **regelmäßige Bestimmung** (keine Schätzung durch den Patient!) **der tatsächlichen Resturinausscheidung** sind indiziert. Zur Vermeidung einer Hypo-/Dehydratation ist die regelmäßige Beurteilung des Hydratationszustandes derartig behandelter Patienten erforderlich, Dialysepatienten können ggf. „gewichtsneutral" dialysiert werden.

Bei **präterminal niereninsuffizienten Patienten** kann die **zu rasche und zu intensive Dehydrierung zu einer starken Hämokonzentration und kritischer Verminderung des Extrazellulärvolumens mit konsekutiver Abnahme der GFR führen.** In solch' einer Situation braucht es nur noch die zusätzliche Verordnung von Antihypertensiva, NSAR, potentiell nephrotoxischer Antibiotika (Aminoglycoside, Cephalosporine, Sulfonamide, Polymyxin u.a.m.) oder gar eine Kontrastmitteluntersuchung der Nieren und schon ist das **ANV** da! Dieser „**renale Super-GAU**" ist nicht so selten und wird deshalb ausdrücklich erwähnt!

Extrarenale NW der Schleifendiuretika: Verstärkung (einer evtl. bereits vorbestehenden) Hyperurikämie, Verschlechterung einer prädiabetischen/diabetischen Stoffwechsellage und die Ototoxizität. Die Ototoxizität ist bei Etacrynsäure besonders ausgeprägt und irreversibel, weswegen die Substanz ganz gemieden werden sollte.

Zur Kombinationstherapie von Schleifendiuretika mit Thiaziddiuretika siehe Fußnote 9, Xipamid siehe Fußnote 32.

*25) **Polymyxin**: Bei Niereninsuffizienz nur als Reserveantibiotikum wenn keine andere Alternative gegeben ist. Therapie ausschließlich unter Spiegelkontrollen, bei präterminaler Niereninsuffizienz ist außerdem die Nierenfunktion genau zu überwachen. Dosierung: 2,5 mg/kgKG am ersten Tag, anschließend 1 mg/kgKG.

*26): **Anti-Parkinson-Mittel**, die bei NI in unveränderter Dosis gegeben werden können: Bromocriptin (Pravidel®) und Levodopa (Dopaflex®).

*27): Vorsicht bei Dialyse mit Polyacrylnitrilmethallylsulfonat-Membranen – anaphylaktische Reaktionen wurden beschrieben!

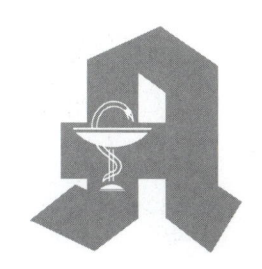

*28) **Reserpin**: Die Reinsubstanz könnte von der Pharmakokinetik her bei NI gegeben werden (Elimination vorwiegend über die Leber). Reserpin ist in den Fertigarzneimitteln jedoch **oft mit Thiaziddiuretika kombiniert**, der Einsatz bei NI ist schon aus diesem Grund von vornherein limitiert und auch bei scheinbar nierengesunden älteren Menschen nicht unbedenklich. Darüberhinaus senkt Reserpin die Herzfrequenz, das Herzminutenvolumen, den renalen Blutfluß und die GFR mit resultierender Nierenfunktionsverschlechterung und Zunahme der Natrium-Wasser-Retention (→ Überwässerung → Blutdrucksteigerung). In der Zusammenschau des heutigen Wissens um die Substanz **kann Reserpin bei Niereninsuffizienz nicht mehr guten Gewissens verordnet werden.**

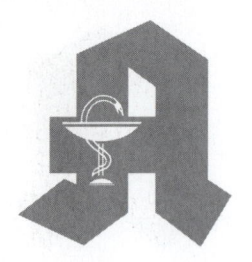

*29) **Beta-2-Sympathomimetika**: Vertreter dieser Substanzklasse gehören heute in die Notfallausrüstung eines jeden Dialysezentrums. In zahlreichen Studien konnte gezeigt werden, daß Beta-2-Sympathomimetika eine **rasche und wirksame Senkung des Serumkaliumspiegels herbeiführen** können: Praktisch injiziert man beispielsweise langsam 0,5 mg Salbutamol (Salbulair® 0,5 Injektionslösung) oder infundiert (unter Beachtung des Hydratationszustandes des Notfall-Patienten) 5 mg Salbutamol (Salbulair® 5 Infusionskonzentrat in 100 bis 250 ml physiologischer Kochsalzlösung oder fünfprozentiger Glukoselösung) innerhalb von etwa 15 Minuten. Dem Mechanismus der Kaliumabsenkung liegt wahrscheinlich eine direkte Stimulation des aktiven transzellulären Transportes von Natrium und Kalium zugrunde. Selbstverständlich wird dieser Notfallmaßnahme kurzfristig eine Dialyse angeschlossen und mit dem Patient die Ursachen der Hyperkaliämie erörtert („Rezidivprophylaxe").

*30): **Mischanalgetika** sind aus nephrologischer Sicht generell abzulehnen!

*31): Alle Angaben beziehen sich auf parenterale Gabe! Vancomycin-Normdosis (Nierengesunde): Etwa 2 x 1 Gramm. **Dosierungs-Faustregel für Vancomycin bei niereninsuffizienten Patienten** (nur wenn die Krea-Clearance exakt bestimmbar ist!): Krea-Clearance x 15 = mg Vancomycin/24h, sonst: Bei Serum-Krea 2 bis 4 mg/dl: 500 mg Vancomycin aller 3 Tage, bei Serum-Kreatinin von 4 - 6 mg/dl: 500 mg Vancomycin aller 4 Tage. Die Kontrolle der Nierenfunktion bei niereninsuffizienten Patienten unter Vanco-Therapie ist unerläßlich, ebenso Vancomycin-**Spiegelbestimmungen. Bei präterminaler und terminaler Niereninsuffizienz bewährt sich als Dosierungsfaustregel:** Wöchentlich ein Gramm Vancomycin (etwa aller 7 - 10 Tage).

*32): **Xipamid** nimmt eine Mittelstellung zwischen den Thiazid- und Schleifendiuretika ein, der Wirkmechanismus ist nicht exakt bekannt. Xipamid ist auch bei fortgeschrittener Niereninsuffizienz noch wirksam, wegen seiner überwiegend metabolischen Elimination **kumuliert** es **nicht bei Niereninsuffizienz**. Weiteres siehe Fußnoten 9 und 24.

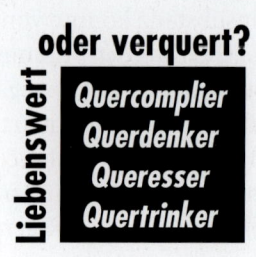

Liebenswert oder verquert?

Quercomplier
Querdenker
Queresser
Quertrinker

Zum Schluß des Kapitels über „Medikamente und Niere" zeigen wir noch eine Grafik, der weitere Informationen zum Themenkomplex „Anästhesie und Operation" unter besonderer Berücksichtigung der dabei zur Anwendung gelangenden Medikamente beim Dialysepatient zu entnehmen sind.

Allgemeinanästhesie bei Dialysepatienten

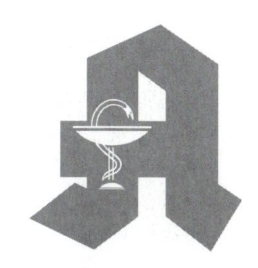

Intravenöse Anästhetika:
Die Datenlage ist teilweise unsicher. Unter Berücksichtigung der intensivmedizinischen Überwachung und der Einmal- bzw. Kurzzeitgabe sind (dosisreduziert) empfehlenswert: **Alfentanil** (Rapifen®), **Etomidat** (Hypnomidate®), **Fentanyl** (Fentanyl-Janssen®), **Midazolam** (Dormicum®), **Propofol** (Disoprivan®). Ketamin möglichst meiden, da RR-Anstieg mögl.

Inhalations-Anästhetika:
Isofluran (Forene®) ist der Superstar unter den Inhalationsanästhetika für niereninsuffiziente Patienten. Auch für Lachgas sind keine negativen Effekte bekannt. Die Metaboliten von Enfluran und Halothan müssen renal eliminiert werden, weswegen sie weniger für diese Patientengruppe geeignet sind. Enfluran ist potentiell nephrotoxisch (Cave bei cNI!)

Depolarisierende Muskelrelaxantien:
Succinylcholinchlorid (Synonym: Suxamethoniumchlorid, z.B. Succicuran®, Pantolax® und Lysthenon®) wird überwiegend renal eliminiert, Akkumulation von Metaboliten möglich. Hypertonie, Hyperkaliämie und verlängerte Apnoephasen wurden bei NI-Patienten beschrieben. Dosisreduktion bei NI, bei Dialysepat. meiden.

Nicht depolarisierende Muskelrelaxantien (Hydrophile Substanzen, meist Dosisreduktion!) Der sicherste Kandidat scheint **Atracurium** (Tracrium®) zu sein, hier offenbar auch keine Kumulation bei längeren Op's. Breite Dosisstreuung & ≈25%ige Dosisreduktion bis zur Vollrelaxierung bei Vecuronium (Norcuron®); ≈62%ige Dosisreduktion bei Pancuronium (z.B. Pancuronium Organon®).

Präoperativer Zustand und Besonderheiten der Allgemeinnarkose für operative Eingriffe bei Dialysepatienten:

- Reduzierter Allgemeinzustand, generalisierte Arteriosklerose, Dysproteinämie, globale Myokardinsuffizienz, urämische Gerinnungsstörung, Infektabwehrschwäche → Risikopatient!

- **Renale Anämie** → bei Bedarf Transfusion von Erythrozyten-Konzentraten **während einer präoperativen Dialyse** bei planbarem Eingriff.

- **Metabolische Azidose** → ggf. präoperative Dialyse, intraoperative Hyperventilation belassen, um Zunahme der Azidose mit konsekutivem Kaliumanstieg zu verhindern.

- **Hyperkaliämie** → am sichersten durch präoperative Dialyse zu verhindern, der Serumkaliumspiegel sollte präoperativ keinesfalls über 5,5 mmol/l liegen. Vorsicht mit intra-/postoperativer Gabe von (älteren) Blutkonserven und kaliumhaltigen Medikamenten, Notfalltherapie der Hyperkaliämie (Kurzfassung): Infusion von 50 ml 8,4%iger Bicarbonatlösung und/oder Gabe von 50 ml 50%iger Glukoselösung mit 12 IE Altinsulin und/oder langsame Injektion von 20 ml 10%igem Calcium gluconicum und/oder langsame Injektion von 0,5 mg Salbutamol (Salbulair® 0,5 Injektionslösung) oder Infusion von 5 mg Salbutamol (Salbulair® 5 Infusionskonzentrat) in 100 (bis 250) ml physiologischer Kochsalzlösung. Kurzfristige postoperative Dialyse!

- **Anurie** → exakte Flüssigkeitsbilanzierung, überlegtes Infusionsprogramm um Hypervolämie/Hyperkaliämie zu vermeiden, Kenntnis der (Rest)diurese wesentlich, Kalkulation/Ermittlung der extrarenalen Flüssigkeitsverluste! Ggf. Bettenwaage!

- **Shunt** → kompressionsfreie Lagerung der shunttragenden Extremität, keinerlei Manipulationen (Blutdruckmessung, Injektionen, Infusionen, Blutentnahmen) am Shunt (bei vitaler Indikation kann das Shuntgefäß kurzzeitig [keine Verweilkanülen!] als „venöser" Zugang benutzt werden), intraoperative Hypotonie möglichst vermeiden.

- **Veränderte Pharmakokinetik** → Niereninsuffizenz bei jeder Medikamentengabe berücksichtigen! Insbesondere hinsichtlich der Anwendung von Antibiotika wird auf die Tabelle „Medikamente: Dosierung bei Niereninsuffizienz" an anderer Stelle dieses Buches hingewiesen!

- **Dialyserhythmus** absprechen, ggf. präoperative Dialyse, ggf. langes Intervall verlegen, ggf. Zusatzdialyse, evtl. kann auch der Wegfall einer Dialyse in Betracht gezogen werden.

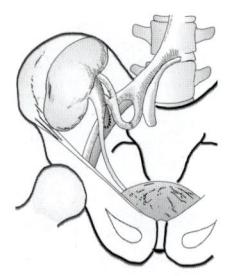

18. Nierentransplantation

Übersicht bei WÜTHRICH

Neben der Hämodialyse und der Peritonealdialyse stellt die Nierentransplantation die dritte Möglichkeit der Nierenersatztherapie dar.

Die Nierentransplantation ist die bis heute am häufigsten durchgeführte Organtransplantation und wurde weltweit schon über 100.000 mal angewandt. 1993 wurden in Deutschland 2164 Nieren transplantiert, 1994 waren es 1972, 1995 wieder 2128.

Der Idealfall der Transplantation ist die isogene Transplantation, d.h. die Organübertragung zwischen genetisch identischen Individuen (eineiige Zwillinge).

Beim Regelfall der allogenen Nierentransplantation stammt das Transplantat von einem genetisch unterschiedlichen Individuum der gleichen Art (Leichennierentransplantation).

Die Lebendspende kommt nur zwischen Verwandten ersten Grades in Betracht, der Anteil beträgt etwa 10 %. Da ein gewisses Risiko für den Spender besteht, muß dieser in vollem Umfang aufgeklärt werden, die Entscheidung für die Organspende muß frei von jedem Zwang getroffen werden. Der Spender muß genau voruntersucht werden, um das Risiko so klein wie irgend möglich zu halten. Eine Steigerung des Lebendspendenanteils in Deutschland erscheint wünschenswert.

Zu den rechtlichen Voraussetzungen der Nierentransplantation (Stand Januar 1996) ist hinsichtlich des Empfängers festzustellen, daß seine Einverständniserklärung (oder die des gesetzlichen Vertreters) vorliegen muß.

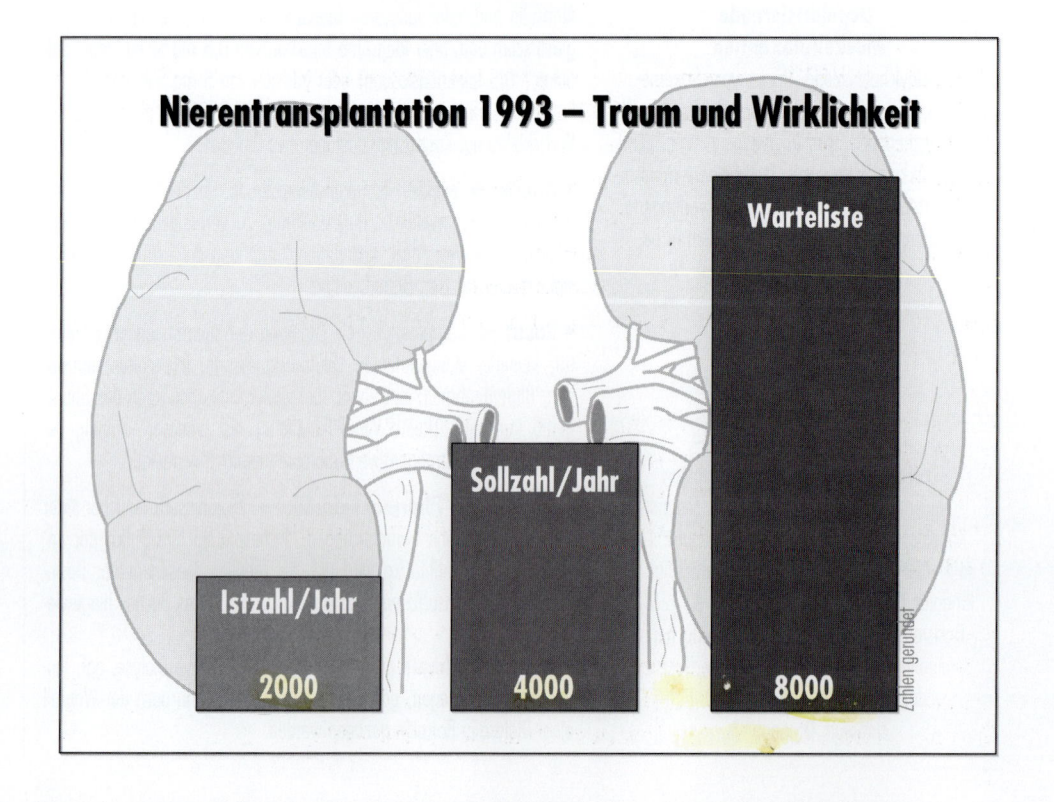

Nierentransplantation 1993 – Traum und Wirklichkeit

	Istzahl/Jahr	Sollzahl/Jahr	Warteliste
	2000	4000	8000

Zahlen gerundet

Die Organentnahme ist z.Zt. in der Bundesrepublik Deutschland noch nicht speziell gesetzlich geregelt. Normalerweise können die Organe eines Hirntoten entnommen werden, wenn eine diesbezügliche Einwilligungserklärung desselben vorliegt. Ist eine solche Einwilligung nicht nachweisbar, muß bei den nächsten Angehörigen das Einverständnis zur Organentnahme eingeholt werden.

Der z.Zt. dem Bundesrat vorliegende Gesetzentwurf für ein Transplantationsgesetz sieht die Informationspflicht vor, d.h. die Angehörigen müssen informiert werden, daß eine Organentnahme vorgesehen ist. Erfolgt in angemessener Zeit kein Widerspruch durch die Angehörigen, kann entnommen werden.

Grundlagen der Nierentransplantation

Das zentrale Problem der Nierentransplantation ist die Überwindung der immunologischen Barriere, genauer gesagt die Kontrolle der genetisch gesteuerten Immunantwort des Empfängers auf Histokompatibilitätsantigene des Spenders. Eine erste Voraussetzung für die Transplantation ist die ABO Blutgruppenidentität, wobei Blutgruppe O als Universalspender und Blutgruppe AB als Universalempfänger gilt. Das Immunsystem des Körpers („Abwehrsystem") erkennt in den Organismus eingebrachte Fremdkörper bzw. Fremdstoffe (Bakterien, Viren, Transplantate ...). Wenn diese immunogen sind, leitet es eine Immunreaktion zur Abwehr bzw. Vernichtung dieses körperfremden Materials ein.

Die entsprechenden **Zellmerkmale zur Differenzierung zwischen „eigen" und „fremd" heißen Histokompatibilitätsantigene**, sie werden vererbt und sind im „major-histocompatibility-complex" auf dem kurzen Arm des sechsten Chromosoms kodiert.

Man kennt zwei Klassen von HLA-Antigenen (human leucocyte antigen): Klasse I (HLA-A, HLA-B, HLA-C) und Klasse II (HLA-DP, HLA-DQ, HLA-DR). Auf jedem Genort sind mehrere Allele möglich (z.B. HLA-A2, HLA-DR5 usw.). Das Thema soll nicht weiter vertieft werden, allgemein kann man sich jedoch merken, daß ein Transplantat um so besser vom Empfänger toleriert wird, je besser die HLA-Antigene zwischen Spender und Empfänger übereinstimmen. Es soll die sog. „Full-House"-Identität angestrebt werden.

Die Immunantwort bzw. Immunreaktion ist ein sehr komplexes Geschehen. Vereinfacht kann man sagen, daß hierfür einmal in Körperflüssigkeiten gelöste Stoffe (= Antikörper) verantwortlich sind, die wieder von Plasmazellen (= umgewandelte B-Lymphozyten) gebildet werden: „Humorale Immunität".

Antikörper binden sich an den Fremdkörper (= Antigen) und lösen diesen Fremdkörper unter Mitwirkung weiterer Abwehrmechanismen (Komplementsystem) auf, inaktivieren ihn oder führen ihn der Phagozytose (Teilchenaufnahme in eine Zelle) zu. Diese Form der humoralen bzw. antikörpervermittelten **hyperakuten Abstoßung** findet sich beim Vorliegen präformierter Antikörper z.B. durch Schwangerschaft, Bluttransfusion, Ersttransplantation des Transplantatempfängers.

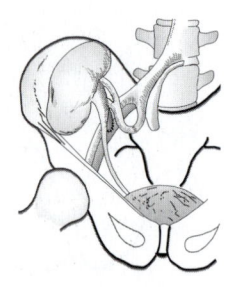

Deshalb wird vor Transplantation stets eine Kreuzprobe (**Cross match**) zwischen dem Serum des Empfängers und den Lymphozyten des Spenders zum Ausschluß von spenderspezifischen Antikörpern durchgeführt.

Zum zweiten besteht die Immunantwort in einer zellvermittelten Reaktion durch die T-Lymphozyten und verläuft schematisch in zwei Phasen: CD-4-positive Helfer-T-Zellen („CD-4" bzw. „CD-8" kennzeichnet Differenzierungsantigene) des Empfängers erkennen die HLA-Moleküle des Spenders als fremd wodurch diese T-Zellen aktiviert werden, sich teilen und vermehren sowie Interleukin-2 produzieren.

In Phase 2 werden durch die aktivierten CD-4-positiven Zellen zytotoxische CD-8-positive Zellen rekrutiert, die sich unter IL-2-Einfluß teilen und vermehren. Diese **zytotoxischen T-Zellen wandern in das Transplantat und zerstören die als fremd erkannten (Nieren)zellen.** Zytotoxische T-Zellen sind die Hauptakteure der Transplantatzerstörung während der Abstoßungsreaktion.

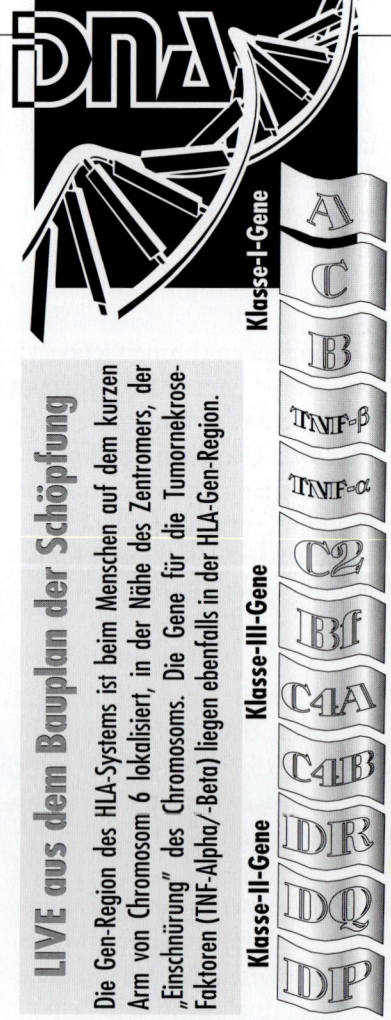

LIVE aus dem Bauplan der Schöpfung

Die Gen-Region des HLA-Systems ist beim Menschen auf dem kurzen Arm von Chromosom 6 lokalisiert, in der Nähe des Zentromers, der „Einschnürung" des Chromosoms. Die Gene für die Tumornekrose-Faktoren (TNF-Alpha/-Beta) liegen ebenfalls in der HLA-Gen-Region.

Klasse-I-Gene: A, C, B
Klasse-III-Gene: TNF-β, TNF-α, C2, Bf, C4A, C4B
Klasse-II-Gene: DR, DQ, DP

HLA-System
(human leucocyte antigen)

Das HLA-System ist ein komplexes System von Gewebsantigenen (Histokompatibilitätsantigene), die auf fast allen Zellen mit quantitativen Unterschieden vorkommen, sich besonders gut auf Leukozyten nachweisen lassen und eine wichtige Rolle bei immunologischen Abwehrmechanismen spielen (Erkennung von „fremd" und „selbst"). HLA-Alloantigene (Antigene der Zelloberfläche, die nicht bei jedem Individuum einer Spezies vorkommen), können die Abstoßungsreaktion beim Transplantatempfänger verursachen. Vor Transplantation erfolgt deshalb zur Erzielung einer möglichst umfassenden HLA-Kompatibilität die Gewebetypisierung von Spender und Empfänger. Der HLA-Genkomplex auf dem Chromosom 6 wird synonym auch als „MHC" (major histocompatibility complex) bezeichnet. Verschiedene HLA-Typen sind mit bestimmten Erkrankungen assoziiert.

Transplantationsvorbereitung

**Organbeschaffung, Organkonservierung,
Empfängerauswahl, Empfängervorbereitung**

Als Nierenspender kommen nahe Verwandte (Eltern, Geschwister) des potentiellen Organempfängers oder aber Hirntote in Betracht.

Neben dem Hirntod sollen folgende Vorbedingungen erfüllt sein: Der hirntote Patient soll eine stabile Kreislauffunktion haben und beatmet worden sein, eine ausreichende Diurese über 1,5 l/24 h soll vorhanden sein.

Das Alter des Hirntoten soll zwischen 5 und 50 Jahren liegen. Beim hirntoten Entnahmekandidat sollen keine Infektionskrankheiten, keine bösartigen Geschwulsterkrankungen (außer Hirntumoren), kein Hochdruck, keine Nieren- oder sonstigen schwerwiegenden Stoffwechselkrankheiten vorliegen und schließlich sollen die Spendernieren eine anatomisch normale Gefäßversorgung aufweisen.

Als potentielle Organspender kommen also besonders jüngere Patienten mit Schädel-Hirn-Trauma in Betracht.

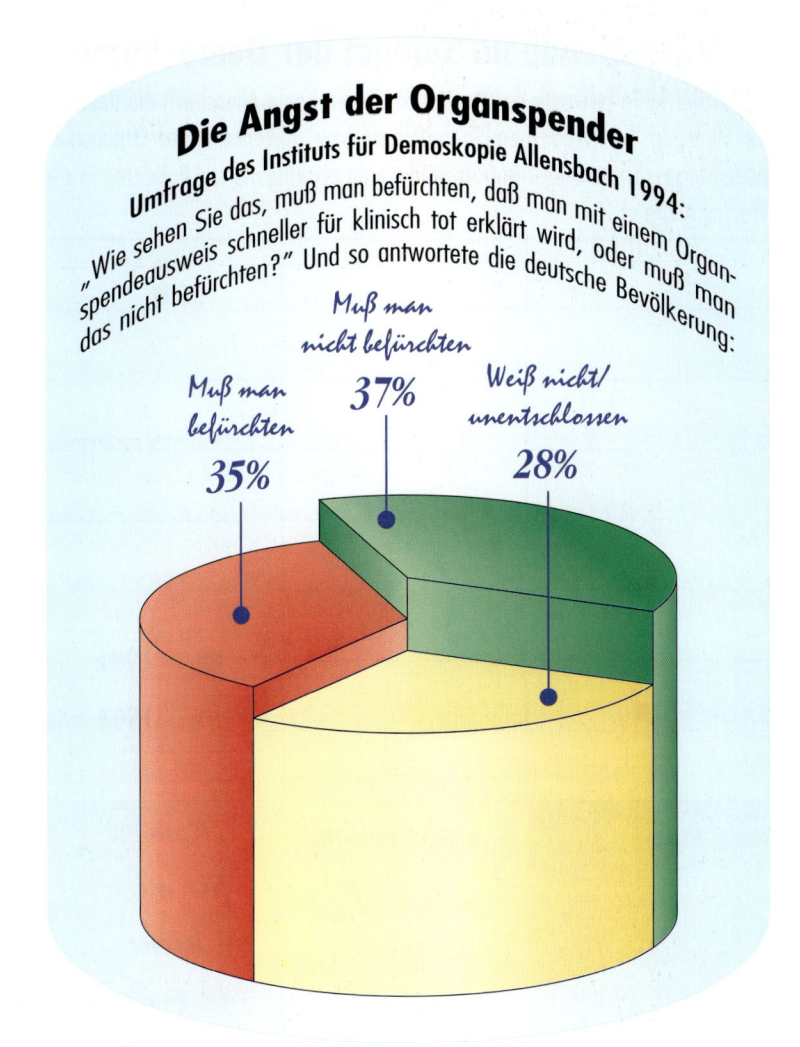

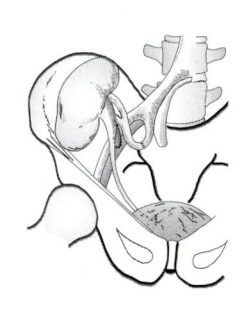

Die Angst der Organspender
Umfrage des Instituts für Demoskopie Allensbach 1994:
"Wie sehen Sie das, muß man befürchten, daß man mit einem Organspendeausweis schneller für klinisch tot erklärt wird, oder muß man das nicht befürchten?" Und so antwortete die deutsche Bevölkerung:

- Muß man befürchten: 35%
- Muß man nicht befürchten: 37%
- Weiß nicht/unentschlossen: 28%

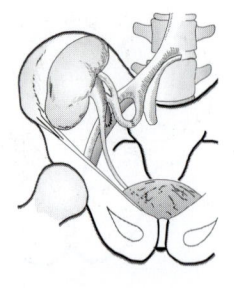

Der **irreversible Hirntod** wird von einem unabhängigen Ärzteteam (nicht von den transplantierenden Ärzten) festgestellt, wobei folgende Kriterien Berücksichtigung finden: Fehlende Pupillenreflexe, fehlende Spontanatmung, fehlende elektroencephalographische Aktivitäten und/oder Carotisangiographie mit fehlender intracerebraler Gefäßdarstellung.

Vor der Organentnahme sind dann noch bestimmte Laboruntersuchungen sowie die Blutentnahme zur Gewebetypisierung erforderlich.

Die **Methodik der Organentnahme** ist standardisiert. Die Organentnahme muß äußerst sorgfältig durchgeführt werden, die Zeitdauer vom Kreislaufstillstand des Spenders bis zur Unterkühlung des Organs soll möglichst kurz sein (erste warme Ischämiezeit). Zwischenzeitlich liegen allerdings auch Ergebnisse vor, die belegen, daß auch Nieren von Hirntoten mit längerem Herzstillstand erfolgreich transplantiert werden können (WIJNEN et al.).

Die Spenderorgane werden bereits im Körper des Spenders oder unmittelbar nach der Entnahme mit einer auf 4°C abgekühlten Elektrolytlösung (Euro-Collins-Lösung und Modifikationen) durchspült und dann in speziellen Behältern bei 4°C gelagert und transportiert.

Organspende im Spiegel der Demoskopie

1991 und 1994 befragte das Institut für Demoskopie Allensbach die deutsche Bevölkerung zur Organspendebereitschaft bzw. Akzeptanz des Organspendeausweises. Trend und Resultate sind wenig ermutigend für Patienten in der Warteschleife ...

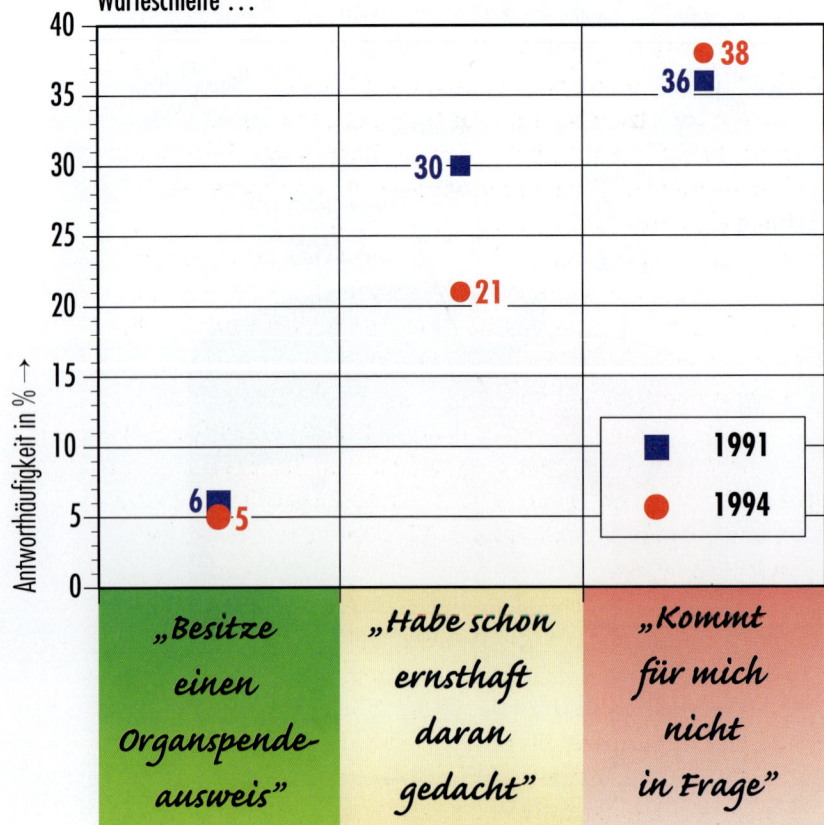

	"Besitze einen Organspendeausweis"	"Habe schon ernsthaft daran gedacht"	"Kommt für mich nicht in Frage"
1991	6	30	36
1994	5	21	38

Antworthäufigkeit in %

Auswahlkriterien für Transplantationskandidaten
Dringlichkeit der Transplantation

Die Durchführung der Nierentransplantation ist aus medizinischen, ethischen aber auch aus ökonomischen Gründen wünschenswert.

Eine obere **Altersgrenze** für Transplantationskandidaten existiert heute kaum noch, natürlich ist bei Patienten mit einem Lebensalter über 60 Jahre zu prüfen, ob mit der Weiterführung der Dialyse, hinsichtlich der gesamten Lebenserwartung, nicht die gleichen Ergebnisse zu erzielen wären wie bei Durchführung einer Nierentransplantation.

Entscheidend ist das biologische, nicht das kalendarische Alter. Derzeit stehen noch zu wenige Organe zur Verfügung, die durchschnittliche Wartezeit bis zur Transplantation ist inzwischen auf etwa 4 Jahre angewachsen.

Besonders dringlich ist die Durchführung der Nierentransplantation bei binephrektomierten Patienten, ausgeprägter transfusionsbedürftiger Anämie (Erythropoietin-Kontraindikationen), Patienten mit schwerer Polyneuropathie und Osteopathie, mit schwersten rezidivierenden Shuntproblemen und besonderen psychischen, familiären und sozialen Schwierigkeiten.

Entsprechend der Dringlichkeit und den Ergebnissen der Histokompatibilitätsuntersuchung werden die Transplantationskandidaten in mehrere **Dringlichkeitsstufen** eingeordnet:

Stufe „HU" = clinically high urgent: Höchste Dringlichkeitsstufe. Dies bedeutet, daß der Patient ohne Transplantation in den nächsten Monaten versterben würde, jede Niere mit negativem Cross match muß akzeptiert werden.

Stufe „I" = Immunisierte Patienten mit 5 bis 85 % HLA-Antikörpern im letzten Serum. Was bedeutet „immunisiert"? Es wurde bereits über die präoperative Cross-match-Untersuchung berichtet. Die Empfängerauswahl ist einfacher, wenn durch ein Cross match vorab geklärt ist, ob ein Patient Anti-HLA-Antikörper besitzt. Man untersucht dies durch Kreuzprobe des Patientenserums auf Zytotoxizität gegen Lymphozyten von mehreren Menschen. Die Summe der positiven Ergebnisse wird als Prozentsatz der gesamten untersuchten Gruppe angegeben. Je höher der Prozentsatz, desto geringer die Chance für den Transplantationskandidat einen Spender mit negativem Cross match zu finden. (vgl. Stufe „HI").

Stufe „T" = Übliche Meldestufe: Transplantationsbereite Patienten, normale Wartezeit, unter 5 % zirkulierende Antikörper im letzten Serum.

Stufe „NT" = Patient ist vorübergehend nicht transplantierbar (z.B. während schwerer Erkrankungen, Operationen, sonstigen Zuständen, die die Operabilität und den Transplantationserfolg vorübergehend in Frage stellen können)

Stufe „HI" = Patienten mit mehr als 85 % HLA-Antikörpern im letzten Serum. Hochimmunisierte Patienten mit negativem Spender-Cross match werden bevorzugt transplantiert.

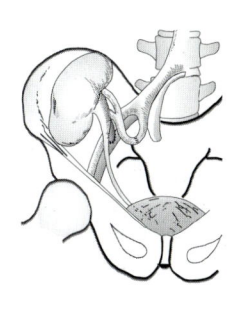

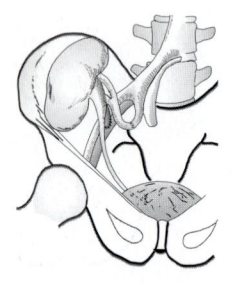

Die Transplantationskandidaten werden mit diesen Meldestufen bei Eurotranplant in Leyden gemeldet. Bei einem Organangebot werden mit EDV-Unterstützung entsprechend der HLA-Typisierung, der ABO-Blutgruppenidentität und der Dringlichkeit für die beiden entnommenen Nieren die bestmöglichen Empfänger herausgesucht. Nach der Anmeldung in Leyden muß der Transplantationskandidat seine ständige Erreichbarkeit sichern.

Gegenanzeigen für die Durchführung einer Nierentransplantation
(Kein Pauschalurteil, jeder Einzelfall muß individuell geprüft werden!)

- Bestehen von **Krankheiten, die** auch ohne terminale Niereninsuffizienz mit großer Wahrscheinlichkeit **innerhalb kurzer Zeit zum Tode führen** wie bösartige Geschwulsterkrankungen mit Metastasen (Tochtergeschwülsten)
- Patienten, deren Niereninsuffizienz Folge einer **Systemerkrankung** ist wie Amyloidose, Oxalose, Plasmozytom, Kollagenosen mit schweren Systemveränderungen auch außerhalb der Niere
- **Chronisch aktive oder reaktivierbare** Infektionen (bei behandelter Tuberkulose ist nach mehrjährigem rezidivfreien Intervall eine Nierentransplantation möglich, eine Hepatitis B schließt eine Nierentransplantation ebenfalls nicht aus)
- Ausgeprägte, unkorrigierbare **Mißbildung der unteren Harnwege** (Harnleiter, Harnblase, Harnröhre)
- Unverträglichkeit von immunsuppressiven Medikamenten, insbesondere Steroidpsychose in der Anamnese
- **Antibasalmembranglomerulonephritis** solange Antikörper im Blut nachweisbar sind

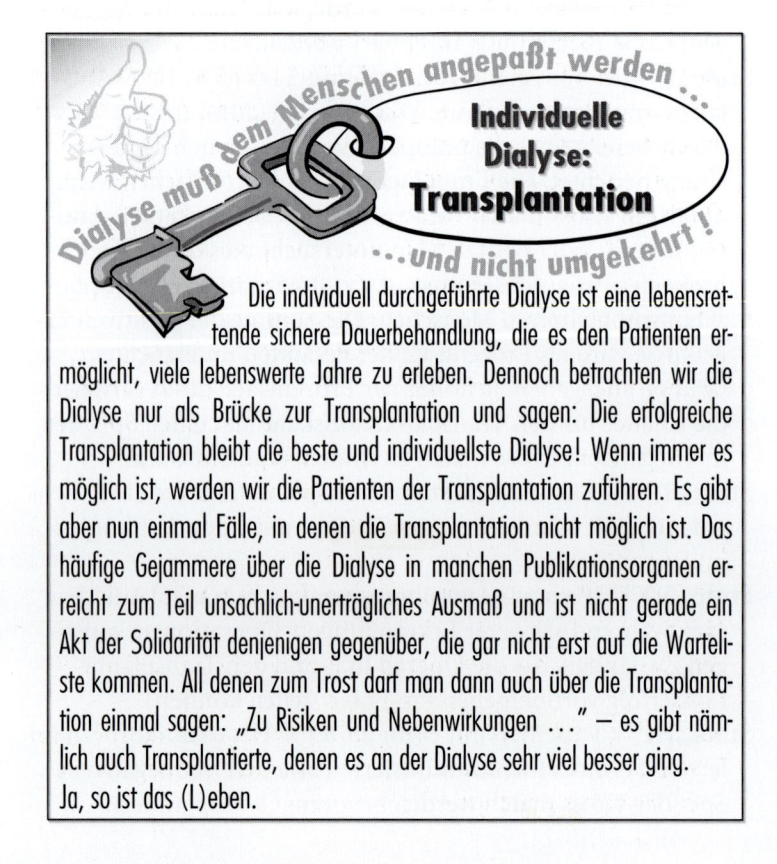

Dialyse muß dem Menschen angepaßt werden ... und nicht umgekehrt!

Individuelle Dialyse: Transplantation

Die individuell durchgeführte Dialyse ist eine lebensrettende sichere Dauerbehandlung, die es den Patienten ermöglicht, viele lebenswerte Jahre zu erleben. Dennoch betrachten wir die Dialyse nur als Brücke zur Transplantation und sagen: Die erfolgreiche Transplantation bleibt die beste und individuellste Dialyse! Wenn immer es möglich ist, werden wir die Patienten der Transplantation zuführen. Es gibt aber nun einmal Fälle, in denen die Transplantation nicht möglich ist. Das häufige Gejammere über die Dialyse in manchen Publikationsorganen erreicht zum Teil unsachlich-unerträgliches Ausmaß und ist nicht gerade ein Akt der Solidarität denjenigen gegenüber, die gar nicht erst auf die Warteliste kommen. All denen zum Trost darf man dann auch über die Transplantation einmal sagen: „Zu Risiken und Nebenwirkungen ..." – es gibt nämlich auch Transplantierte, denen es an der Dialyse sehr viel besser ging. Ja, so ist das (L)eben.

- Vorhandensein **präformierter HLA-Antikörper mit positivem Cross match**
- **Schwere Blutgefäßveränderungen** (Gefäßverkalkungen) insbesondere der Blutgefäße des kleinen Beckens, die den Gefäßanschluß des Transplantats unmöglich machen können, sowie unkorrigierbare Gefäßveränderungen am Herz (koronare Herzkrankheit) und am zentralen Nervensystem (zerebrovaskuläre Insuffizienz) bei langjährig bestehender, schlecht kontrollierter Hypertonie
- **Patienten mit massivem Übergewicht** werden üblicherweise erst nach drastischer Gewichtsreduktion zur Transplantationsanmeldung akzeptiert

Vorbereitende Untersuchungen des potentiellen Transplantatempfängers

Im Rahmen der Transplantationsvorbereitung werden die Patienten zunächst klinisch gründlich durchuntersucht, um Kontraindikationen und prämorbide Zustände, die den Transplantationserfolg gefährden könnten, zu erkennen und ggf. durch vorbereitende Behandlungsmaßnahmen zu beseitigen.

Hier sind mehrere Fachgebiete gefordert, der Untersuchungskatalog sieht von einem Transplantationszentrum zum anderen unterschiedlich aus, insbesondere hinsichtlich der geforderten technischen Untersuchungen. Obligat sind:

- **Internistisch**/nephrologischerseits ist eine gute Blutdruckeinstellung, eine effektive Dialyse, Ausschluß einer Fehlernährung, Ausschluß einer Nierenkrankheit, die in Bälde wieder im Transplantat auftritt und Ausschluß von Non-Compliance und Abhängigkeitskrankheiten zu fordern; EKG; sanierbare Infektionen sollten ausgeheilt werden, alle Begleit- und Folgekrankheiten sollen abgeklärt und gut eingestellt sein und hinsichtlich ihres Risikos bei einer Nierentransplantation eingestuft werden; abdominelle Sonographie ist obligat; Doppler-Sonographie (zentrale und periphere Gefäße) bei Diabetikern; große Labor-Routine inkl. Blutgruppe, Haemokkult-Test und Infektionsserologie (Hepatitis B und C, HIV, CMV-IgG/IgM, Diabetiker: HbA1c, Gewebetypisierung
- **Urologische Untersuchung** inklusive Urosonographie, Zystoskopie, MCU, ggf. auch retrograde Pyelographie, manche Transplantationszentren fordern bei sehr großen Zystennieren die Entfernung einer Niere, die urologische Untersuchung soll insbesondere Prostathypertrophie, Refluxkrankheit, chronische Infektionen, Harnröhrenstrikturen, Mißbildungen und Steinleiden aufdecken
- **Zahnstatus** inklusive Röntgenuntersuchung
- **HNO-Status** zwecks Suche nach chronisch entzündlichen Herden
- **Augenärztliche Untersuchung** (außer der Reihe) obligat bei Diabetikern
- **Kardiologische Untersuchung** inklusive Belastungs-EKG, UKG, fakultativ: Myokardszintigraphie, bei Diabetikern obligat: Koronarangiographie

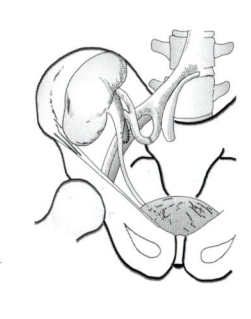

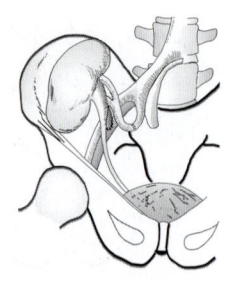

- **Frauen**: Gynäkologische Untersuchung, Mammographie
- **Radiologie**: Minimal: Röntgenuntersuchung des Thorax, Magen-Darm-Passage, Skelettuntersuchungen zur Suche nach Weichteil- und Gefäßverkalkungen, sowie Zeichen des Hyperparathyreoidismus (Beckenübersicht, Schädel seitlich, Hände in Mammographietechnik, Weichteilaufnahmen der Unterschenkel), obligat bei Diabetikern: Becken-Bein-Angiographie
- **Pulmologie**: Fakultativ Spirographie

Die Transplantationskandidaten werden über die Durchführung und die Erfolgsaussichten der Nierentransplantation sowie mögliche Komplikationen informiert, die Gewebetypisierung wird durchgeführt und ggf. die Möglichkeit einer Lebendspende mit dem Organspender zusammen abgeklärt.

Die Patienten sollen schließlich in Vorbereitung auf die Transplantation selbst günstige Voraussetzung für einen erfolgreichen Verlauf des Eingriffes schaffen und einen Beitrag zur Erhaltung der Transplantationsfähigkeit leisten: Regelmäßige Medikamenteneinnahme, Rauchen einstellen, gute Blutdruckeinstellung, ggf. Reduktion des Körpergewichtes usw.

Im betreuenden Dialysezentrum werden die Transplantationskandidaten ebenfalls regelmäßig klinisch untersucht und die Transplantationsfähigkeit stets aufs neue beurteilt. Patienten mit Analgetika-Nephropathie müssen regelmäßig mit besonderer Sorgfalt auf das Auftreten einer Neubildung im Bereich der Nieren und der ableitenden Harnwege untersucht werden.

Zur Durchführung des Cross-match-Testes wird vierteljährlich und ggf. nach Bluttransfusionen Serum an die Transplantationszentren bzw. Typisierungslabors eingeschickt, weitere regelmäßig durchzuführende blutchemische Untersuchungen bei Transplantationskandidaten beziehen sich auf bestimmte Infektionskrankheiten (CMV, HIV, Hepatitis).

Durchführung der Nierentransplantation

Die Region der Fossa iliaca (Beckenschaufel) bds. ist wegen der guten Gefäßanschlußmöglichkeiten, des geringen Abstandes zur Harnblase und der guten postoperativen Untersuchungs- und Punktionsmöglichkeit des Organs heute bevorzugte Implantationsregion. Bei einer Zweittransplantation wird in die Fossa iliaca der Gegenseite implantiert.

Nach Eröffnung der Bauchhöhle, Freipräparation der Empfängergefäße und Vorbereitung des Transplantatbettes wird die Spenderniere aus der Konservierungsflüssigkeit entnommen und unter weiterer Kühlung in die Bauchhöhle eingebracht.

Es wird dann (zumeist) als erstes die venöse Anastomose (End-zu-Seit zwischen Vena renalis und Vena iliaca externa) ausgeführt, dann die arterielle Anastomose (meist End-zu-Seit zwischen Arteria renalis und Arteria iliaca externa). Vor endgültiger Fertigstellung der arteriellen Naht werden die Spender- und die

Empfängerarterie gespült, um evtl. vorhandene Luft zu entfernen (Arterie und Vene sind noch abgeklemmt). Die Neuimplantation des Spenderureters wird als extravesikale oder intravesikale Ureteroneozystostomie mit Anlage einer Antirefluxplastik ausgeführt.

Beim Erwachsenen liegt das Transplantat extraperitoneal. Nach Beendigung der Gefäßanastomosen wird zunächst die venöse Klemme, dann die arterielle Klemme abgenommen, wonach die Niere rasch normale Farbe, Temperatur und Beschaffenheit annimmt. Gefäßundichtigkeiten werden versorgt.

Diese simpel anmutende Schilderung der Transplantation soll nicht dazu verleiten, zu glauben, daß der Eingriff so einfach ist, denken Sie nur an die zahlreichen Variationsmöglichkeiten von Blutgefäßen (Doppelanlagen, atypische Versorgung ...) und Variationsmöglichkeiten bei der Wiederherstellung der ableitenden Harnwege.

Nach nochmaliger genauer Inspektion des Operationsfeldes, insbesondere Prüfung auf Bluttrockenheit der Gefäße, knick- und spannungsfreien Verlauf von Gefäßen und Ureter, wird meist harnblasennah noch eine Drainage eingelegt, dann wird die Bauchdecke schichtweise verschlossen. Zur Vorbeugung von Wundinfektion erfolgt meist für einige Tage eine Antibiotikagabe, der vor der Operation eingelegte Harnblasenkatheter wird meist in der ersten Woche nach der Transplantation wieder entfernt.

Insgesamt kann man sagen, daß die operationstechnischen Probleme der Nierentransplantation heute gelöst sind und deren Häufigkeit unter 3 % liegt. Die Ursache möglicher Komplikationen liegt dabei nicht immer in der Implantation der Transplantatniere, sondern sehr viel früher, nämlich bei der Entnahme des Organs.

Chirurgische Komplikationen sind u.a.: Arterielle und venöse Gefäßkomplikationen des Transplantats (Stenose, Thrombose, Blutung), Lymphgefäßkomplikationen (Lymphozele, Lymphödem), Harnleiterstenose oder Harnleiternekrose, Urinleck. Während der Operation können Nachbarorgane (z.B. Darm, Femoralnerv, Samenstrang) geschädigt werden, schließlich sei noch auf mögliche allgemeinchirurgische Komplikationen wie Ileus, Blutung, Infektion, Pneumonie usw. hingewiesen. Vorbestehende Erkrankungen können natürlich unter der Operation, in der Phase der Bettlägerigkeit und unter Immunsuppression eine (vorübergehende) Verschlechterung erfahren.

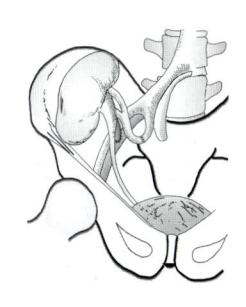

Die **immunsuppressive Dauertherapie** beginnt hochdosiert zum Operationszeitpunkt, je nach Verlauf und Behandlungsschema wird die Dosis dann nach und nach reduziert. Die immunsuppressive Therapie kann beispielsweise mit Ciclosporin (CyA) als Monotherapie oder in Kombination mit Steroiden und/oder Azathioprin erfolgen. Die CyA-Dosierung richtet sich nach den Blutspiegeln (Ciclosporin-A monoclonal, RIA), die in den ersten drei Monaten nach Transplantation 150-300 µg/l sein sollen, danach etwa 100-200 µg/l. Die Initialdosis liegt zwischen 6-12 mg/kgKG/Tag, die Erhaltungsdosis zwischen 2-6 mg/kgKG/Tag bei oraler Einnahme.

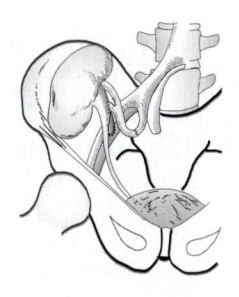

Azathioprin wird zum Transplantationszeitpunkt mit 4-5 mg/kgKG/Tag dosiert und im Verlauf auf 1,5-2,5 mg/kgKG/Tag reduziert.

Die Anfangsdosis von **Prednison** liegt um 100 mg/Tag, bei günstigem Verlauf kann schon im ersten Halbjahr nach Transplantation auf etwa 10 mg/Tag reduziert werden.

Evtl.: **Antilymphozytenglobulin** 20-30 mg/kgKG/Tag i.v. für 3-4 Wochen. Jedes Transplantationszentrum hat seine eigene Vorgehensweise.

Im Fall der **hyperakuten Abstoßung** muß nephrektomiert werden. Bei der akuten Abstoßung wird die Dosis der Kortikoide vorübergehend erhöht (z.B. über 3 Tage 500 mg Urbason®) oder monoklonale Antikörper gegeben (Orthoclone OKT3).

Flankierend erhalten Nierentransplantierte zu Beginn der immunsuppressiven Therapie und bei Abstoßungsreaktionen oft Aciclovir (Zovirax®) zur Prophylaxe der Herpes-simplex-Infektion sowie Antimykotika (z.B. Amphotericin B = Ampho-Moronal®Suspension oder Lutschtbl.) zur Prophylaxe von Soor-Infektionen von Mund- und Rachenraum bzw. intestinalen Candida-Mykosen.

Immunsuppressive Substanzen

Azathioprin (Imurek®) ist ein sog. Antimetabolit, d.h. eine Substanz, die den „Einbau falscher Bausteine" im Zusammenhang mit der Proteinbiosynthese bewirkt. Folge ist eine Hemmung der Zellteilung, die insbesondere alle schnell proliferierenden Gewebe, darunter auch die Blutbildung beeinträchtigt. Durch die Proliferationshemmung von Markvorstufen peripherer Monozyten und großer Lymphozyten ist der immunsuppressive Effekt erklärbar. Azathioprin kommt als Tablette zu 25/50 mg sowie als Injektionslösung in Durchstichflaschen auch zu 50 mg Wirksubstanz in den Handel.

Als **Nebenwirkung** sind zu nennen: Magen-Darm-Beschwerden, Appetitlosigkeit, Störung der Blutbildung, Cholestase, Muskel- und Gelenkschmerzen.

Insbesondere im Zusammenhang mit einer gleichzeitig bestehenden Hyperurikämie (Erhöhung des Serumharnsäurespiegels) muß darauf hingewiesen werden, daß **Allopurinol-Gabe bei gleichzeitiger Behandlung mit Imurek® schwerste Nebenwirkungen auf das Blutbild (**Gefahr der Agranulozytose**)** haben kann und dann die Kombination beider Medikamente (wenn überhaupt) unter erheblicher Dosisreduzierung (Allopurinol um etwa 2/3 in der Dosis reduzieren) und engmaschiger Blutbildüberwachung erfolgen muß.

Glukokortikoide: Der Mechanismus der Immunsuppression durch die Hormone der Nebennierenrinde ist nicht völlig aufgeklärt. Sie verzögern die Bildung und Reifung von Lymphozyten und Plasmazellen, blockieren außerdem die Bindung der Antikörper an das Antigen und wirken lymphozytenauflösend. Allgemein wirken sie entzündungsunterdrückend und membranstabilisierend.

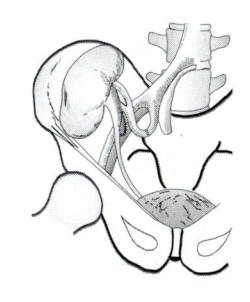

Ein Kortikoid ist z.B. **Prednisolon** (Decortin®-H), welches als Tabletten zu 1, 5, 20 und 50 mg in den Handel kommt. Zur Behandlung von Abstoßungsreaktionen wird häufig Methylprednisolon in hoher Dosierung benutzt (z.B. 500 mg Urbason® über 3 Tage i.v.).

Mögliche Nebenwirkungen der Glukokortikoide (vgl. auch Seite 536 f.): Verminderte Glucosetoleranz, Entwicklung eines Diabetes mellitus, Osteoporose, Hypertonie, Muskelschwäche, Stammfettsucht, Vollmondgesicht, Hautblutungen, Entwicklung einer Steroidakne, Natriumretention mit Ödembildung, Atrophie der Nebennierenrinde, Magenbeschwerden, Ulcusentstehung, erhöhtes Infektionsrisiko, verzögerte Wundheilung, Wachstumsverzögerung bei Kindern, **aseptische Knochennekrosen**, insbe-

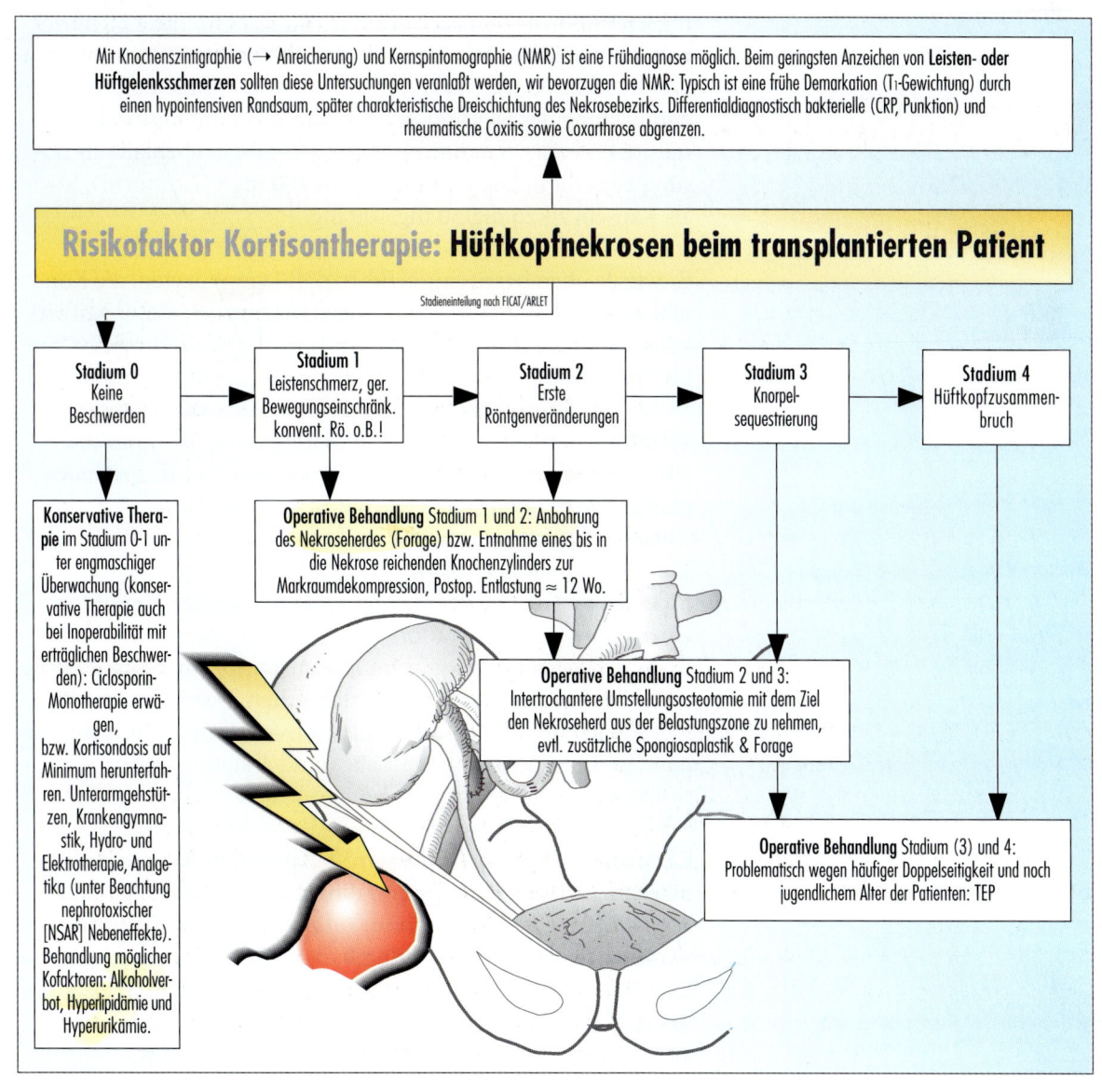

Risikofaktor Kortisontherapie: Hüftkopfnekrosen beim transplantierten Patient

Mit Knochenszintigraphie (→ Anreicherung) und Kernspintomographie (NMR) ist eine Frühdiagnose möglich. Beim geringsten Anzeichen von **Leisten- oder Hüftgelenksschmerzen** sollten diese Untersuchungen veranlaßt werden, wir bevorzugen die NMR: Typisch ist eine frühe Demarkation (T_1-Gewichtung) durch einen hypointensiven Randsaum, später charakteristische Dreischichtung des Nekrosebezirks. Differentialdiagnostisch bakterielle (CRP, Punktion) und rheumatische Coxitis sowie Coxarthrose abgrenzen.

Stadieneinteilung nach FICAT/ARLET

Stadium 0 – Keine Beschwerden

Stadium 1 – Leistenschmerz, ger. Bewegungseinschränk. konvent. Rö. o.B.!

Stadium 2 – Erste Röntgenveränderungen

Stadium 3 – Knorpelsequestrierung

Stadium 4 – Hüftkopfzusammenbruch

Konservative Therapie im Stadium 0-1 unter engmaschiger Überwachung (konservative Therapie auch bei Inoperabilität mit erträglichen Beschwerden): Ciclosporin-Monotherapie erwägen, bzw. Kortisondosis auf Minimum herunterfahren. Unterarmgehstützen, Krankengymnastik, Hydro- und Elektrotherapie, Analgetika (unter Beachtung nephrotoxischer [NSAR] Nebeneffekte). Behandlung möglicher Kofaktoren: Alkoholverbot, Hyperlipidämie und Hyperurikämie.

Operative Behandlung Stadium 1 und 2: Anbohrung des Nekroseherdes (Forage) bzw. Entnahme eines bis in die Nekrose reichenden Knochenzylinders zur Markraumdekompression, Postop. Entlastung ≈ 12 Wo.

Operative Behandlung Stadium 2 und 3: Intertrochantere Umstellungsosteotomie mit dem Ziel den Nekroseherd aus der Belastungszone zu nehmen, evtl. zusätzliche Spongiosaplastik & Forage

Operative Behandlung Stadium (3) und 4: Problematisch wegen häufiger Doppelseitigkeit und noch jugendlichem Alter der Patienten: TEP

sondere im Bereich des Femur- und Humeruskopfes, Erhöhung des Augeninnendruckes, Linsentrübung, Entwicklung oder Begünstigung von Psychosen, Erhöhung des Thromboserisikos. Insbesondere bei der kombinierten Anwendung von nicht steroidalen Antirheumatika und Glukokortikoiden muß auf die vermehrte gastrointestinale Blutungsgefahr geachtet werden.

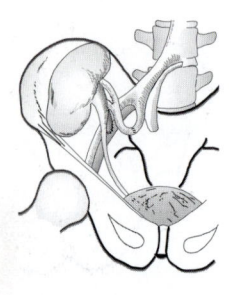

Antilymphozytenglobulin: Antilymphozytenglobulin wird gewonnen, indem z.B. Kaninchen mit bestimmten T-Lymphoblasten immunisiert werden. Nach Gabe des Antiserums, welches im übrigen beim Menschen weniger wirksam ist als im Tierexperiment, kommt es zum Zerfall körpereigener Lymphozyten, deswegen tritt nach Gabe regelmäßig Fieber auf. Wegen der Nebenwirkung wird es nicht in allen Transplantationszentren verwendet (Handelsname: Pressimmun® Anti-Humanlymphozyten-Globuline, 1 ml enthält 50 mg Immunglobuline).

Ciclosporin A (CSA): Die Einführung des Ciclosporin A (Sandimmun®) stellte für die Nephrologie neben der Einführung des Erythropoietins in den letzten Jahren einen der größten Fortschritte dar.

Sandimmun® ist als Lösung zum Einnehmen (1 ml enthält 100 mg Ciclosporin) und als Infusionslösungskonzentrat (1 ml enthält 50 mg Ciclosporin) im Handel. Sandimmun® kommt auch als Kapsel zu 25 mg oder 100 mg zur Anwendung. Eine Weiterentwicklung des Sandimmun® ist **Sandimmun®Optoral** (optimierte Galenik). Sandimmun®Optoral gibt es ebenfalls als Lösung zum Einnehmen (1 ml enthält 100 mg Ciclosporin), sowie als Kapseln zu 25 mg/50 mg/100 mg.

Es wurde oben bereits ausgeführt, daß Lymphozyten, die Kontakt zu einem unbekannten Antigen bekommen, unter Mitwirkung eines Cofaktors (Interleukin I) in aktivierte Lymphozyten überführt werden. Eine Gruppe dieser aktivierten Lymphozyten bildet nun **Stimulatoren für die Proliferation von anderen zytotoxischen Zellen**. Diese Stimulatoren, sog. **Lymphokine**, z.B. Interleukin II, werden nur so lange von diesen „helfenden Lymphozyten" freigesetzt, wie die Stimulation durch das entsprechende Antigen erfolgt.

Eine andere Gruppe der aktivierten Lymphozyten beginnt mit einer schnellen Proliferation, diese Lymphozyten wirken zytotoxisch. Die Proliferation kann aber erst erfolgen, wenn Rezeptoren für Interleukin II entwickelt wurden. Das Signal zur Proliferation endet, sobald Transplantationsantigene nicht mehr vorhanden sind oder nicht mehr als fremd erkannt werden (Toleranzentwicklung).

Ciclosporin hemmt die primäre T-Zellaktivierung und unterbindet die Bildung von Interleukin II und anderen Lymphokinen, die für die Proliferation von zytotoxischen T-Lymphozyten verantwortlich sind. Dadurch, daß Ciclosporin A selektiv auf die immunkompetenten Lymphozyten jedoch **nicht zytostatisch** wirkt, bleiben Infektabwehr, Blutbildung im Knochenmark und Wundheilungsprozesse weitgehend unbeeinträchtigt.

Ciclosporin A – Nebenwirkungen

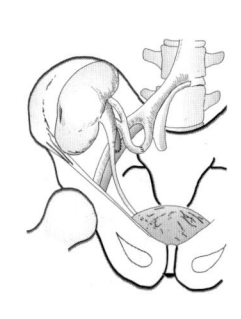

Transplantatniere (renale NW)

- **Dosisabhängige Nephrotoxizität** (Kreatininerhöhung) oder Tubulotoxizität (Biopsie: interstitielle Fibrose, Arteriolopathie)
- **Elektrolytstörungen:** Hyperkaliämie, Hypomagnesiämie, Hypophosphatämie, Hyperchlorämische Azidose
- **Bluthochdruck:** Bei über 50% aller Patienten tritt ein Bluthochdruck neu auf oder eine bestehende Hypertonie verschlechtert sich.
- **Hämolytisch-urämisches Syndrom:** In der 1. Woche nach TX auftretend mit Thrombosierung der kleinen Arteriolen + glomerulären Kapillaren.

Leber (hepatische NW)

Erhöhung der Leberenzyme und des Bilirubins, Absinken der Cholinesterase. Lebertoxizität ist dosisabhängig.

Neubildungen (kanzerogene NW)

Vermehrtes Auftreten bösartiger Erkrankungen unter Immunsuppression nach Organtransplantationen

Haut (dermatologische NW)

Hautverdickung, Exantheme und vor allem vermehrte Körperbehaarung (auch im Gesicht): Bei etwa 44% der Pat. zu beobachten. (Frauen!)

Magen-Darm-Trakt (gastrointestinale NW)

Appetitlosigkeit, Übelkeit und Erbrechen werden beobachtet. Bei etwa 1/3 der Pat. kommt es zu Zahnfleischwucherungen.

Stoffwechsel (metabolische NW)

Erhöhung des Blutzuckers, der Harnsäure und der Blutfette (Cholesterin, Triglyceride) sind nicht ungewöhnlich.

Nervensystem (neurologische NW)

Feinschlägiger Tremor (Muskelzittern), epileptische Anfälle und Brennen in den Extremitäten sind (dosisabhängig) möglich.

Blutbild (hämatologische NW)

Auftreten hämolytischer Anämien (Auflösung bzw. Abbau roter Blutkörperchen) unter Ciclosporin-A-Behandlung wurde beschrieben

Körpereigene Abwehr (immunsuppressive NW)

Begünstigtes Angehens von Infektionen (bes. Zytomegalie, Zoster, HSV) unter Immunsuppression ist möglich

Sonstiges (weitere NW)

Weitere beschriebene NW sind nicht immer dem Ciclosporin anzulasten (z.B. steroidinduzierte Knochenmassenreduktion)

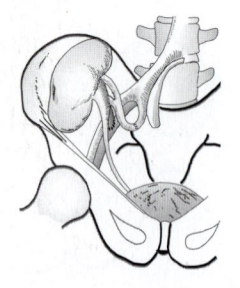

Eine gravierende und nicht gewünschte **Nebenwirkung** des Medikaments ist die **Nephrotoxizität**, hinsichtlich weiterer Nebenwirkungen wird auf die Grafik hingewiesen.

Die **Dosierung des Ciclosporin** wird von Zentrum zu Zentrum unterschiedlich gehandhabt, Faustregel (für die stabile Phase der Transplantationsnachsorge): Etwa **3-5 mg/kgKG/Tag, Einnahme 2 x tgl., die Dosisfestlegung kann ausschließlich über Spiegelbestimmung erfolgen**, es bestehen zahlreiche Interaktionen mit anderen Arzneimitteln (s.u.).

Die **Blutspiegel des Ciclosporin** schwanken in Abhängigkeit von der Dosis von Patient zu Patient erheblich, so daß zur Kontrolle der Therapie Blutspiegelbestimmungen erforderlich sind, wobei stets der Talspiegel gemessen wird.

Substanzen, die den CSA-Blutspiegel erhöhen: Erythromycin, Josamycin, Doxycyclin, Ketoconazol, Fluconazol, Itraconazol, Kontrazeptiva, Cimetidin, Diltiazem, Verapamil, Nicardipin, Propafenon, Metoclopramid.

Substanzen, die den CSA-Blutspiegel erniedrigen: Barbiturate, Carbamazin, Phenytoin, Metamizol, Rifampizin, Isoniazid, Nafcillin, Trimethoprim (i.v.), Sulfadimidin (i.v.), Methylprednisolon (hohe Dosen).

Substanzen, die die Nephrotoxizität von CSA verstärken („additive Nephropathie"): Gentamycin, Tobramycin, Amikacin, Amphotericin B (i.v.), Ciprofloxacin, Melphalan, Trimethoprim, Indomethacin, Diclofenac, Colchizin.

Weitere problematische Kombinationen mit CSA: Nifedipin (Verstärkung der Gingivahyperplasie), Lovastatin (Verstärkung der Rhabdomyolysegefahr).

Monoklonale T-Lymphozytenblocker: z.B. Orthoclone OKT 3, Handelsform: Ampullen zu 5 ml mit 5 mg Wirksubstanz (Muromonab-CD3).

Orthoclone enthält murine monoklonale Antikörper, die gegen das T3-Antigen der menschlichen T-Zellen gerichtet sind und damit T-Lymphozyten vermittelte Abstoßungsreaktion gegen Fremdgewebe sehr effektiv und hochspezifisch verhindern können.

Relativ häufig auftretende **Nebenwirkungen** der Behandlung sind Fieber, Schüttelfrost, Magen-Darm-Störungen mit Übelkeit und Erbrechen sowie Durchfall und wie bei der anderen immunsuppressiven Therapie auch opportunistische Infektionen.

Der Vollständigkeit halber sei noch auf eine ganze Reihe neuer teils in Erprobung, teils im Zulassungverfahren befindliche immunsuppressive Substanzen hingewiesen: FK 506 (auch bekannt als „**Tacrolimus**") zugelassen als Prograf®, Hersteller: Fujisawa); Rapamycin, Leflunomid, Mycophenolatmofetil

(CellCept®), Brequinar, Mizoribin und Deoxyspergualin. Die Wirkungsmechanismen sind erst teilweise bekannt, über die klinische Wirksamkeit ist wenig bekannt. Momentan hat noch keine der Substanzen in Deutschland Bedeutung für die Immunsuppression im Zusammenhang mit der Nierentransplantation.

Die **Langzeitprognose nach Nierentransplantation** (Übersicht bei Tullius et al. 1995) ist im ersten Jahr mit Organ-Überlebensraten von 80-90 % sehr günstig, in den nachfolgenden Jahren beobachtet man einen Organverlust von 3-5 % pro Jahr, entsprechend ist die 5-Jahres-Transplantat-Überlebensrate nach allogener Nierentransplantation (postmortale Organentnahme) 55-65 %. Läßt man das erste Jahr außeracht, funktionieren weltweit nach 10 Jahren noch durchschnittlich 50 % der Transplantate (Land, 1994).

Transplantationsnachsorge

Grundlage der Transplantationsnachsorge ist die intensive Selbstkontrolle durch den Patient. Jeder Nierentransplantierte führt (zumindest im ersten Jahr nach der Transplantation) ein Befundbüchlein und prüft täglich folgende Parameter:

- Blutdruck (anfänglich 3 x tgl.)
- Körpertemperatur (anfänglich 2 x tgl.)
- Körpergewicht
- Ein- und Ausfuhr

Der Patient kennt die Grenzwerte und Zeichen einer möglichen Abstoßung und weiß, wann er sich unverzüglich (außer der Reihe) beim Nephrologe vorstellen muß. In das Befundbüchlein sollten außerdem die wichtigsten Laborbefunde (wenigstens Kreatinin und CyA-Spiegel) eingetragen werden, sowie auch die laufende medikamentöse Therapie.

In den ersten zwei Monaten nach der Transplantation ist eine wöchentliche Vorstellung beim Nephrologe anzuraten. Neben der klinischen Untersuchung und Besprechung der vom Patient zu Hause ermittelten Werte (s.o.) wird in der Transplantationssprechstunde ganz besonders auf folgende Dinge geachtet:

- Blutdruck (ggf. Langzeit-RR-Messung)
- Laborwerte & Gewicht (Dynamik evtl. graphisch erfassen)
- (Hüft-) Gelenkschmerzen, Ödeme, Hautveränderungen
- Tremor, Gingivahyperplasie, Hirsutismus
- Inspektion, Palpation und Auskultation der Transplantatregion: Wundheilung, Schmerzen, Gefäßgeräusche?

Das **minimale Laborprogramm** bei der ärztlichen Konsultation umfaßt das kleine Blutbild mit Thrombozytenzählung, Blutzucker, E'lyte (Natrium, Kalium, Calcium) Phosphat, Harnstoff, Kreatinin, Urinsediment, bakt. Urinkultur und die Bestimmung des Ciclosporin-A-Talspiegels im Vollblut. Das **erweiterte Laborprogramm** (etwa einmal im Monat) umfaßt zusätzlich die Bestimmung der Transaminasen, AP, Harnsäure, Cholesterin, Triglyceride, Kreatinin-Clearance, quantitative Bestimmung der Eiweißausscheidung im 24-Std.-Harn und weitere Untersuchungen entsprechend der aktuellen Krankheitssituation.

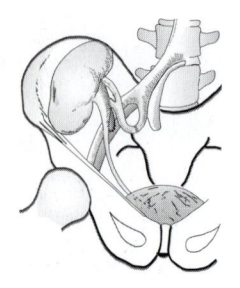

Die **apparative Diagnostik** umfaßt insbesondere die regelmäßige Sonographie des Abdomens mit Beurteilung des Transplantats, EKG. Weitere technische Untersuchungen und Konsultation anderer medizinischer Fachgebiete entsprechend der aktuellen Krankheitssituation.

Ein zentrales Anliegen der Nachbetreuung ist der kontinuierliche **Informationsfluß** zwischen Transplantationszentrum, Hausarzt, Nephrologe und Patient. Verläßlichen Patienten geben wir grundsätzlich alle Befundkopien zur „häuslichen Verwaltung" mit. **Dies ist erfahrungsgemäß die sicherste Methode, daß zur richtigen Zeit der richtige Befund am richtigen Ort ist!**

Über die medikamentöse **immunsuppressive Behandlung** wurde bereits im vorangegangenen Abschnitt berichtet. Zusätzlich brauchen fast alle Nierentransplantierten eine **Dauerbehandlung mit Antihypertensiva**, wobei aus praktischen Erwägungen heraus (Compliance) die antihypertensive Medikation aus der Dialysephase (ggf. dosismodifiziert) fortgeführt werden sollte.

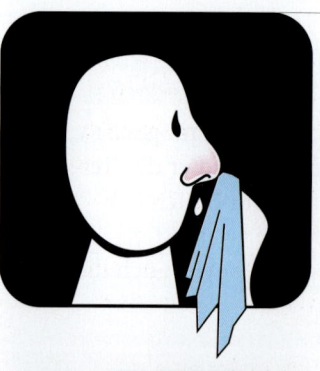

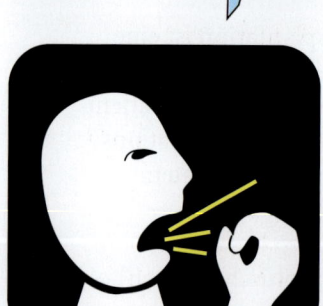

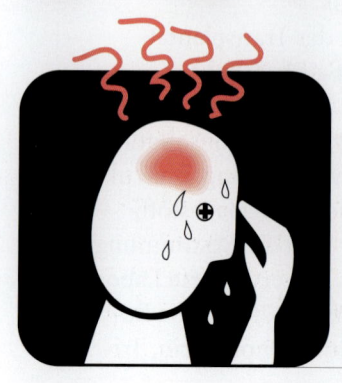

Der erkältete Transplantationspatient –
was ist beim Nierentransplantierten zu beachten ?
- Hinter jeder „Grippe" oder „Erkältung" kann sich eine Abstoßungsreaktion verbergen – also die Transplantatfunktion in solch' einer Situation engmaschig überprüfen! An CMV-Infektion denken! Immer empfehlenswert: Therapie mit dem Transplantationszentrum absprechen.
- Bettruhe, großzügige AU-Bescheinigung – falls erforderlich.
- Physikalische (Rotlicht, Inhalationen) und Lokaltherapie (Gurgelmittel, Lutschtbl., abschwellende Nasentropfen) primär einsetzen.
- Bei starken Kopf- und Gliederschmerzen und Fieber über 38,5 °C können ASS und Paracetamol (ggf. dosisreduziert entsprechend der Nierenfunktion gegeben werden), weitere Kontraindikationen beachten.
- Antibiotika: Prophylaktische Gabe nicht erforderlich, Einsatz erst bei sekundär-bakteriellen Komplikationen wie eitriger Sinusitis/Bronchitis (Nasensekret bzw. Auswurf wird gelb). Bedenken: Erythromycin/Josamycin erhöhen den Blutspiegel von Ciclosporin (CSA); Trimethoprim erniedrigt ihn. Aminoglycoside und Ciprofloxacin erhöhen die CSA-Nephrotoxizität auch bei CSA-Spiegeln im therapeutischen Bereich. Tetrazykline gelten als nephrotoxisch. Die vorgenannten Medikamente sollten deshalb nicht eingesetzt werden. Unbedenklich: Penicillin.
- Prophylaxe: Übertragung der Influenza = Tröpfcheninfektion, besonders in Epidemiezeiten sollten Transplantierte jede größere Menschenansammlung weiträumig umgehen. Bei Erkrankungen in der Familie ggf. Nasen-/Mundschutz tragen. Schutzimpfung wenig sinnvoll, da Immunantwort unter immunsuppressiver Therapie kaum zu erwarten ist.

Zur **Behandlung von Infektionen** eignen sich besonders neuere Cephalosporine (ab der zweiten Generation z.B. Cefuroxim = Elobact®; Cefpodoxim = Podomexef®), die nicht mit CSA interferieren. Bei einer Nierenfunktionsstörung muß die Dosis entsprechend angepaßt werden. Die oben erwähnten Antimykotika können bei unkompliziertem Verlauf innerhalb des ersten Jahres nach der Transplantation abgesetzt werden.

Generell gilt: **Klassische kardiovaskuläre Risikofaktoren insbesondere die Hypertonie und die Fettstoffwechselstörung haben entscheidenden Anteil an der Entstehung der fortschreitenden Transplantatdysfunktion und müssen intensiv behandelt werden.**

Folgende allgemeine **Zeichen der Abstoßungsreaktion** seien genannt:

- **Funktionsverschlechterung der Niere** mit Anstieg von Harnstoff und Kreatinin im Blut sowie Abfall der Kreatinin-Clearance: Dabei nicht zu nervös reagieren und die Patienten verängstigen – **erst ein bestätigter Kreatininanstieg um mehr als 20 % berechtigt zur Diagnose einer Nierenfunktionsverschlechterung**, die Kontrollen müssen in diesen Fällen sehr kurzfristig erfolgen: Erweist sich die Nierenfunktionsverschlechterung nach einer Woche als therapieresistent, sollte der Patient spätestens dann stationär aufgenommen werden und durch Gefäßdarstellung des Transplantats, Transplantatbiopsie und weitere Untersuchungen geprüft werden, welche Therapie indiziert ist. **Ausschließen:** Überdosierung von Diuretika, Gabe von NSAR, überhöhter CSA-Spiegel, Infektion!
- **Blutdruckanstieg**
- **Abnahme des Harnvolumens, Zunahme des Körpergewichtes**
- **Neuauftreten oder Verstärkung einer bestehenden Eiweißausscheidung im Urin**, Ausscheidung bestimmter Enzyme, Ausscheidung von Lymphozyten im Urin
- **Anstieg der Körpertemperatur**, Vermehrung der weißen Blutkörperchen im peripheren Blut
- Druckgefühl und **Schmerzen im Transplantatbereich**
- **Größenzunahme der Niere**, die insbesondere sonographisch gut feststellbar ist

Die ganz überwiegende Mehrzahl der Abstoßungsreaktion ist heute medikamentös beherrschbar (Methylprednisolon, Cyclophosphamid usw., vgl. Seite 536 f. und 592 ff.).

Komplikationen nach Nierentransplantation

- **Herabsetzung der Resistenz gegen Infektionen** aller Art, bes. Virusinfektionen wie z.B. Herpes simplex oder Zoster
- **Tumorinduktion:** Auslösung bösartiger Tumoren durch die immunsuppressive Behandlung, insbesondere maligne Lymphome, Hauttumoren – deshalb: Intensive Sonnenbestrahlung vermeiden, auf Frühzeichen von Hautkrebs achten, Frauen jährliche gynäkologische Untersuchung!

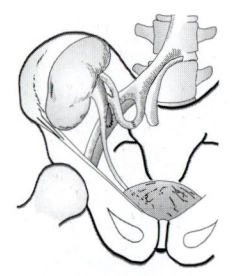

- **Nebenwirkung der Medikamente** (vgl. oben)
- **Kardiovaskuläre Erkrankungen**
- Blutungen
- Transplantatversagen
- Verweigerung der Therapie/Suizid
- Neuerkrankung des Transplantats mit der früheren Nierenkrankheit, die zur terminalen Niereninsuffizienz führte

Zur erfolgreichen Nierentransplantation gehört eigentlich die **Wiederaufnahme der Arbeit** spätestens ein Jahr nach Transplantation. Die Wirklichkeit sieht leider so aus, daß dies häufig nur bei den Patienten erreicht wird, die auch schon in ihrer Dialysezeit weitergearbeitet haben. Das ist keine Schuld der Patienten, sondern hat vielmehr mit den allgemeinen Chancen der betroffenen meist schwerbehinderten Altersgruppe auf dem Arbeitsmarkt zu tun …

Das erfreulichste Ereignis nach einer geglückten Nierentransplantation ist und bleibt die erfolgreiche **Austragung einer Schwangerschaft** – besser kann die Rückkehr zum „normalen" Leben wohl nicht gekennzeichnet werden. **Die erfolgreiche Nierentransplantation ist das optimale Verfahren der Nierenersatzbehandlung.**

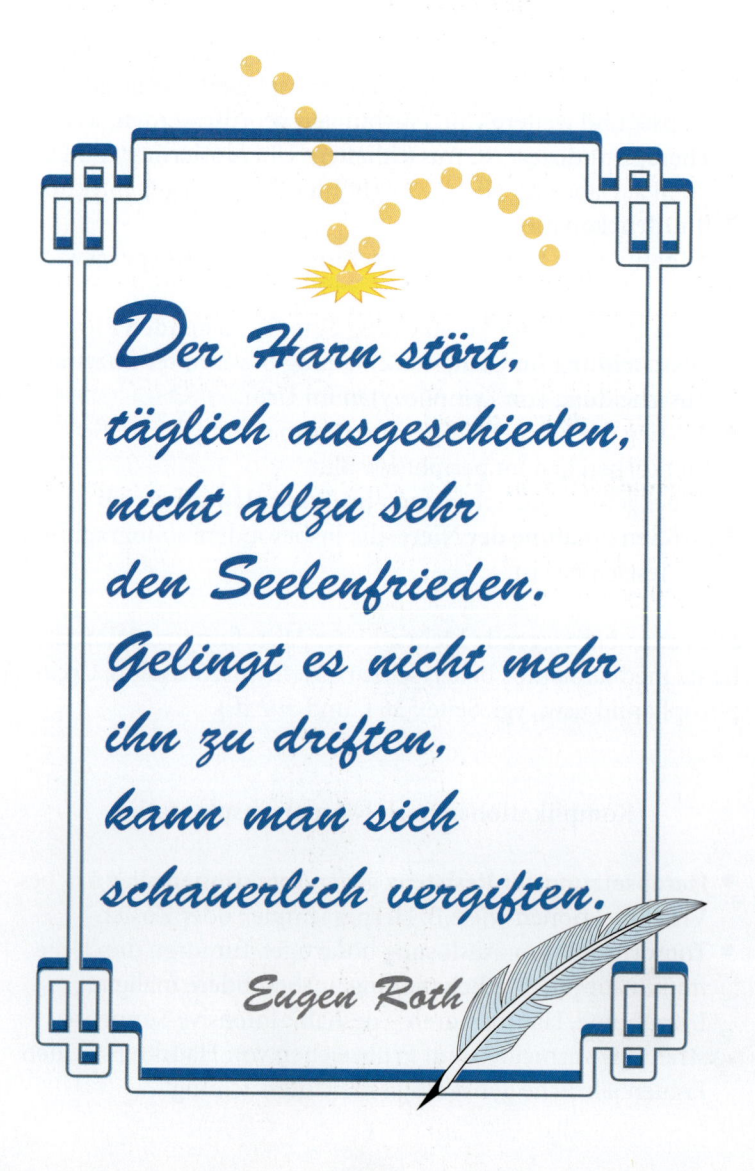

> *Der Harn stört,*
> *täglich ausgeschieden,*
> *nicht allzu sehr*
> *den Seelenfrieden.*
> *Gelingt es nicht mehr*
> *ihn zu driften,*
> *kann man sich*
> *schauerlich vergiften.*
>
> — *Eugen Roth*

19. Das Schärfste zuletzt ...

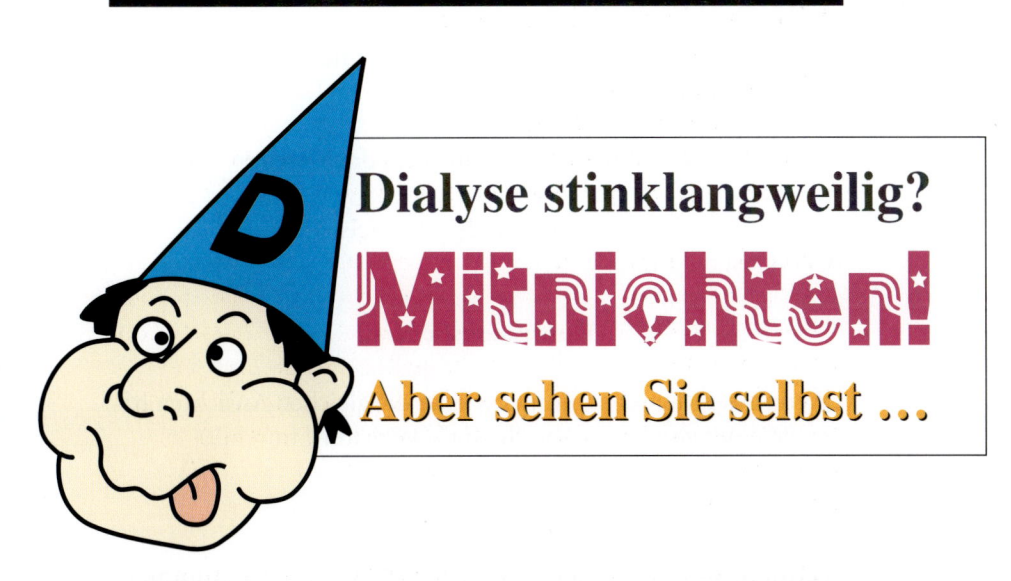

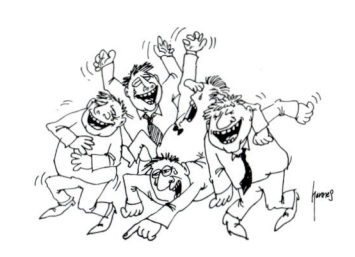

Dialyse stinklangweilig? Mitnichten! Aber sehen Sie selbst ...

Was mir sonst noch zum Thema einfiel

Ich habe in diesem Buch von vornherein kein Fettnäpfchen ausgelassen, also können wir's auch am Schluß noch mal ganz dick kommen lassen. Die Probleme und Problemchen rund um die Nierenersatztherapie sind ernst genug. Darum also nachfolgend Zitate, Maximen, Reflexionen und sonstige Blödeleien zum Thema. Bitte nicht allzu ernst nehmen, es geht nach dem Motto: „Zu allem passend, aber zu nichts zu gebrauchen".

So will ich auch ein **Goethe-Zitat** voranstellen, was gar nicht dazu paßt:

„Der Irrtum wiederholt sich immerfort in der Tat, deswegen muß man das Wahre unermüdlich in Worten wiederholen".

Eher zutreffend schon: „Humor ist der Schwimmgürtel auf dem Strome des Lebens" (Raabe).

Gesundheit? Sehr relativ, wie schon der »Spiegel« schrieb:

„Ein Gesunder ist ein Mensch, der nicht oder noch nicht gründlich genug untersucht wurde."

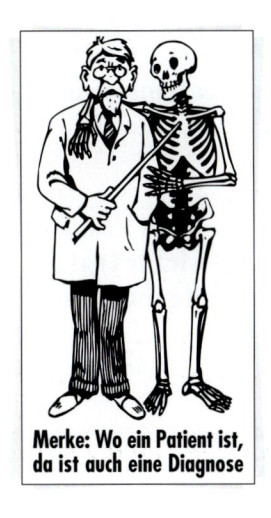

Merke: Wo ein Patient ist, da ist auch eine Diagnose

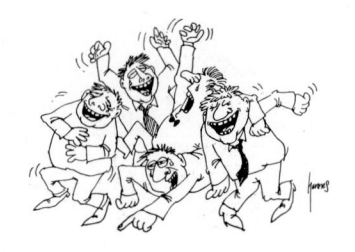

Wir verstehen es!

„Für jedes menschliche Problem gibt es immer eine einfache Lösung – klar, einleuchtend und falsch". (Henry Louis Mencken)

So einfach ist die Welt dann doch nicht:

„Denken ist schwer, darum urteilen die meisten".
(Carl Gustav Jung)

Diskussionsbedarf?!

„Wenn zwei Menschen immer wieder die gleichen Ansichten haben ist einer von ihnen überflüssig". (Winston Churchill)

Fitnesswahn?

„Leistungssport ist die attraktivste Form von Selbstverstümmelung". (Dieter Hildebrandt)

Verwaltungstechnisch gesehen ist das alles überhaupt kein Problem:

„Bei der nächsten Sintflut wird Gott nicht Wasser, sondern Papier verwenden". (Romain Gary)

„Bürokratie ist die Vervielfältigung von Problemen durch Einstellung weiterer Beamter". (Cyril Northcote Parkinson)

„Ich kenne nur einen Grund, warum Lehrer Beamte sind: Weil es immer so war". (Hans Schwier)

Amtsstuben zu schmucklos?

„Ins Schlafzimmer gehören keine Blumen!" (Günter Nufer)

Ein trefflicher Analyst der Beamtenwelt ist Helmar Nahr von dem die folgenden drei Zitate stammen:

„Korruption ist die Autobahn neben dem Dienstweg".

„Mir ist noch so schwindelig, ich habe erst vor zwei Wochen ein Rundschreiben verfaßt!"

„Wer sagt, daß ein Beamter kein Beschäftigungsrisiko hat? Jeden Augenblick kann die Tür aufgehen und ein Antragsteller hereinkommen".

Nach eingehender Prüfung der Zuständigkeit sind wir zu dem Schluß gekommen, daß wir für Dialyse mit allem Drum und Dran zuständig sind! Also auf geht´s:

Zuerst einmal etwas mehr Verständnis für die Patienten bitte!

„Früher starben die Menschen vergnügt mit 35 Jahren, heute schimpfen sie bis 95 auf die Chemie". (Carl Heinrich Krauch)

Diese Gewissenskonflikte müssen wir in der Dialyse glücklicherweise nur eingeschränkt haben:

„Medizin ist die Kunst den Patienten abzulenken, während die Natur sich selber hilft". (Voltaire)

Aber auch der Doktor hat seine Probleme:

Als er sein dahinrostendes Auto so stehen sah, bekam er eine Abstoßungsreaktion.

„Wow" sprach der Herzkaspar und flatterte davon.

CAPD: Je trüber, desto Peritonitis.

Die Erys werden wieder fit mit **Recormon** und Ferrlecit.

Gibst Du dem Opa **Recormon**, so merkt das bald die Oma schon.

Übrigens: Das Wasserteil ist kein Körperteil.

Konzentratkupplung ist weder unanständig noch illegal.

Safer sex: Handschuhe anziehen!

Rätselfreunde aufgepaßt: „Welche Seiten kann man nicht umblättern?" (Blut- und Wasserseite)

Merke: Hochdruckkrise ist keine Wettererscheinung

Etwas Obst, dann Chips, dann Nüsse – nachts dann Zwischendialyse.

Lieber »back eye« als »back filtration«.

Geliebt, gelebt, geraucht, gesoffen – dann noch auf die Ärzte hoffen!

Azi-Dose ist keine Sparbüchse für Azu-Bi's.

Dialyse-Ente: „Das nächste Mal schaff ich's".

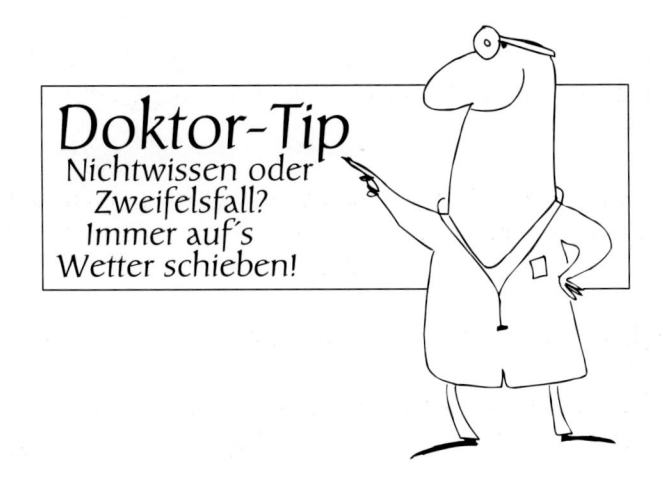

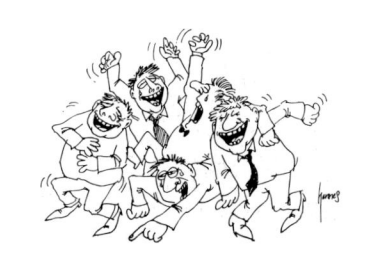

Doktor-Tip
Nichtwissen oder Zweifelsfall? Immer auf's Wetter schieben!

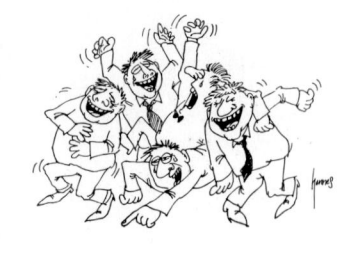

„Guck nicht so unschuldig, ich glaub Dir's ja doch nicht!"

Arbeiten in der Dialyse ist schrecklich: Kaum hat der Patient mal 6 oder 7 kg mitgebracht, geht die Jagd nach dem Sündenbock schon los.

„Überwässerung!" sprach die Dialyseschwester, als die Badewanne überlief.

Brille allein schafft noch keinen Durchblick.

Merke: Konzentrat erhöht die Leitfähigkeit,
nicht die Konzentration!

Klemme vergessen: Blutiger Anfänger! (Pechvögel sind die einzige Vogelart, die nicht vom Aussterben bedroht ist).

Undichte Maschine: Auslaufmodell!

Merke: Dialysa-Tor ist nicht der Dialyseeingang!

Blutflecken beseitigt man am besten mit kaltem Wasser, Marktflecken am sichersten mit ein wenig Dynamit. (Geht auch umgekehrt!)

Flatus: In der Dialyse ist Entgasung anders!

Ich trinke – also bin ich!

Gemeinnützigkeit ist aller Zaster Anfang!

Die Tragik der Dialyse: Immer wieder werden schöne Hypothesen durch gewichtige Tatsachen erschlagen!

Null Bock auf Dialyse, aber jede Menge Gewicht!

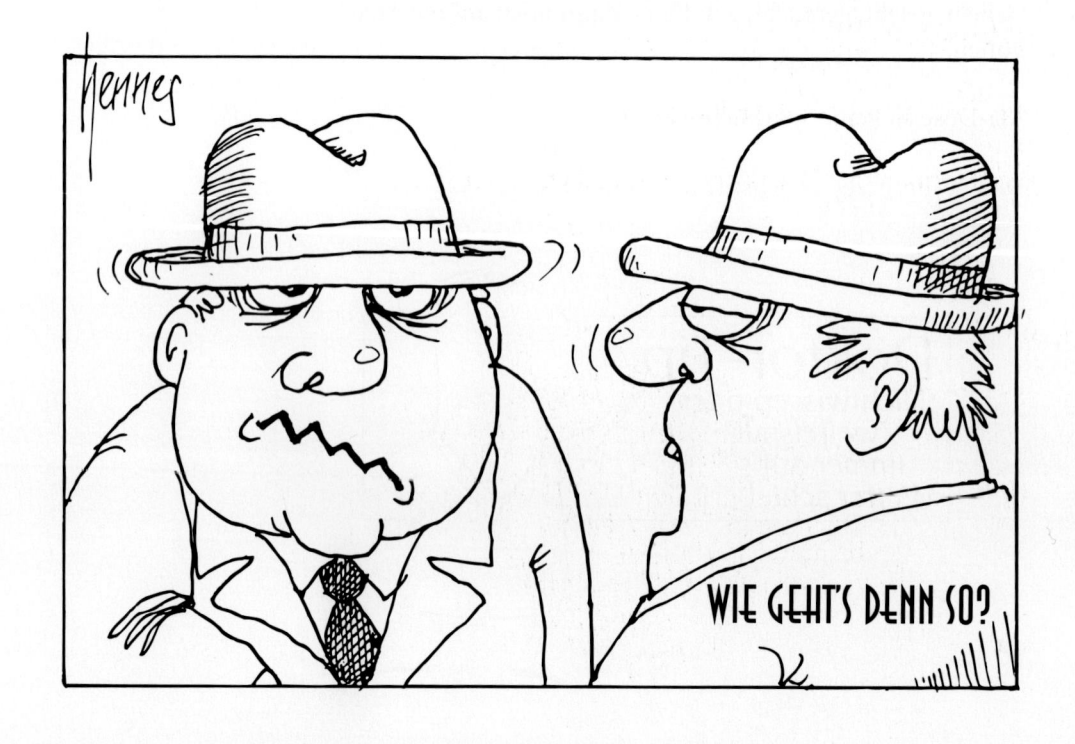

Wer zu wenig dialysiert, den bestraft das Leben und wer spart, den bestraft der „Euro"!

Denkt man sich Gewichtszunahme und Hyperkaliämie einmal weg, wäre Dialyse wirklich eine stinklangweilige Sache!

Sauer macht lustig – aber bei pH 7,1 hört der Spaß auf!

Tränen sind eine wünschenswerte Erscheinung beim Dialysepatient: Augenscheinlicher Flüssigkeitsverlust …

Auch eine Erklärung für die Anämie des Hämodialysepatienten: Seine Erythrozyten gehören zu den wenigen Lebewesen, die immer wieder das Licht dieser Welt erblicken müssen – und dies hält logischerweise niemand auf Dauer aus!

Wieder für unsere Rätselfreunde: Welches ist das häufigste Zitat in der Dialyse? … Antwort: „Das kann ich mir überhaupt nicht erklären!"

Quälst Du mal den Shunt zum Scherz, schließt Dich der Patient ins Herz!

Blutdruck hoch und Herz erweitert, dann auch noch der Shunt vereitert …

Regelmäßig Schmerztablette – Niere 'putt, was gilt die Wette?

Lieber take off als Tenckhoff!

Beutelwechsel auf der Straße macht kein alter Peri-Hase!

Das Einzige, was in dieser Dialyse klappte, waren die Blutpumpendeckel …

Sie hieß Membrana und war ziemlich durchlässig …

Das einzig Positive an Ihm war sein HBs-Antigen+

Lieber Leitfähigkeit als leidfähig!

Organentnahme: Eine Niere kommt selten allein!

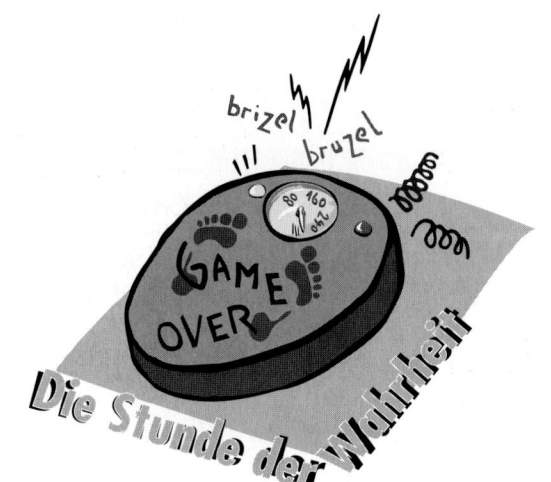

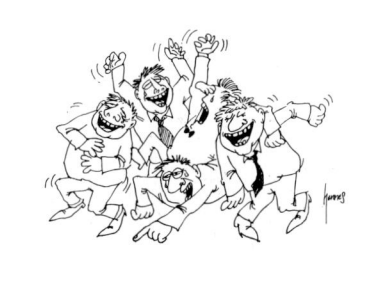

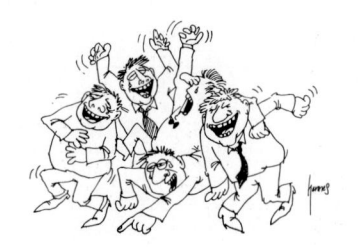

Das Kalium war hoch und der Puls der war flach,
half nur Dialyse – kein Weh und kein Ach!

„Der Geist ist willig, aber das Fleisch ist schwach".
(Matthäus 26,41)

Auch stilles Wasser ist naß!

Sommersprossen sind Gesichtspunkte, Kilogramms Gewichtspunkte.

Transplantationsanmeldung: „HU" bedeutet nicht, daß der Patient in Hanau transplantiert wird!

Diät-Hinweis: Pavarotti ist kein neues Nudel-Gericht!

God save the transplants: Der Segen Cyclo et Urbi!

Je röter, desto Blut!

Visite: Auch Schlafen kann eine Form der Kritik sein …

Der Arzt mutete sich selbst nichts zu, dem Patienten aber alles – oder war es umgekehrt?

„Tierärzte haben es leichter. Die werden wenigstens nicht durch Äußerungen ihrer Patienten irregeführt". (Louis Pasteur)

Shuntdesinfektion: Wir sprühen vor Lust!

Zur Vollendung des Chaos fehlte Ihnen nur noch ein DOS-Rechner.

Wir bringen das Blut in Wallung, wir senken das tollste Gewicht, wir sind Eure echten Freunde – und Freunde belügen sich nicht!

„Der Idealismus wächst mit der Entfernung vom Problem".
(John Galsworthy)

Mark Twain hat den entscheidenden Trost für alle Patienten:

„Gesund bleiben kann man nur, wenn man ißt und trinkt was man nicht mag, und tut, wozu man keine Lust hat".

Ein Krankenkassenvertreter sprach immer wieder von „Perinataldialyse", die nun endlich einmal gefördert werden müsse (kein Witz!). Da es ein sehr hoher Funktionär war, verkniff ich mir den Hinweis, daß es richtigerweise „Perianaldialyse" heißt!

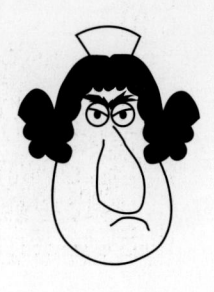

Use makes mastery

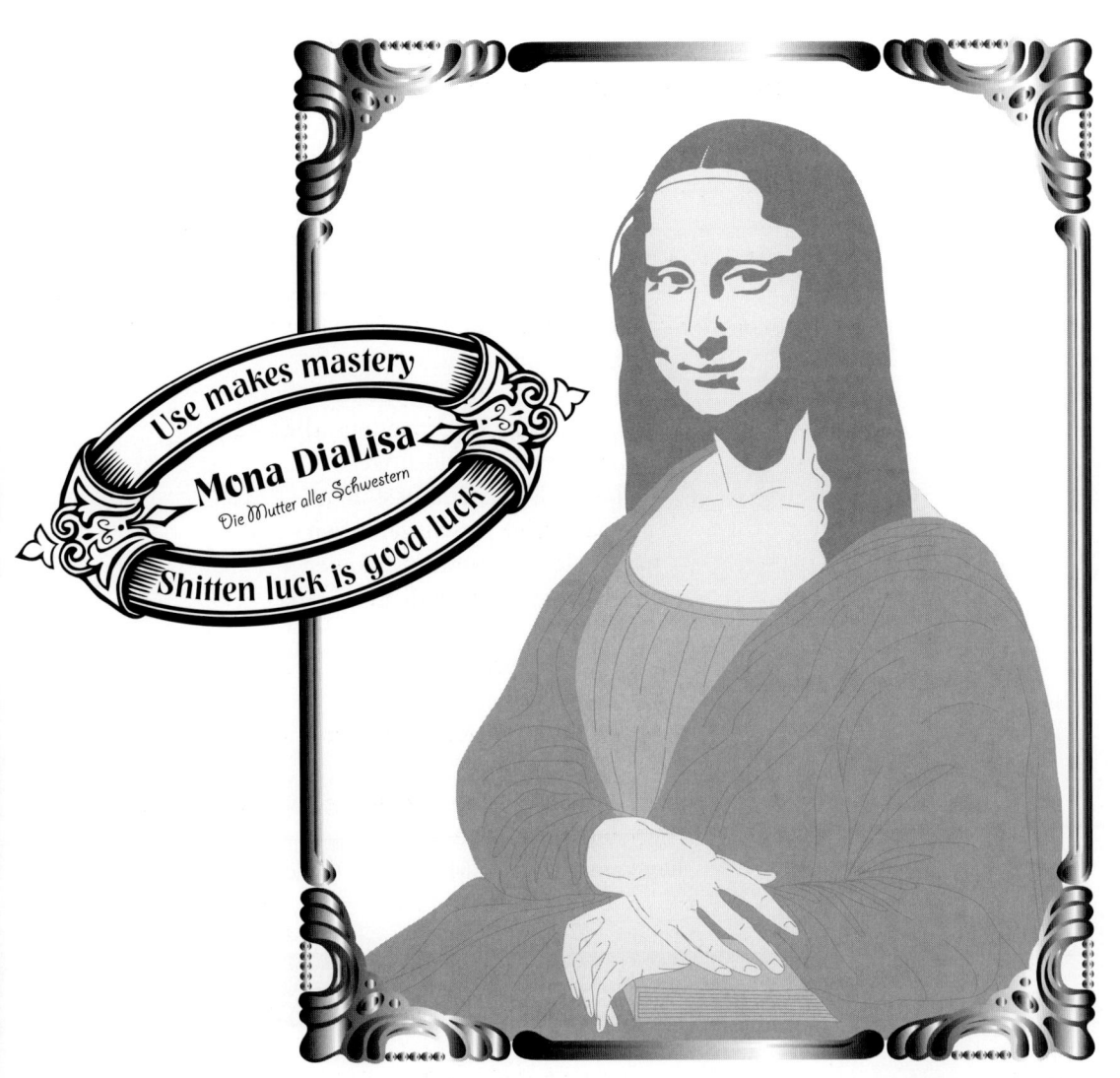

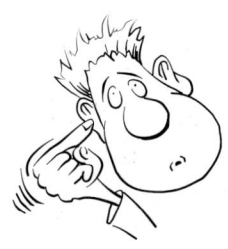

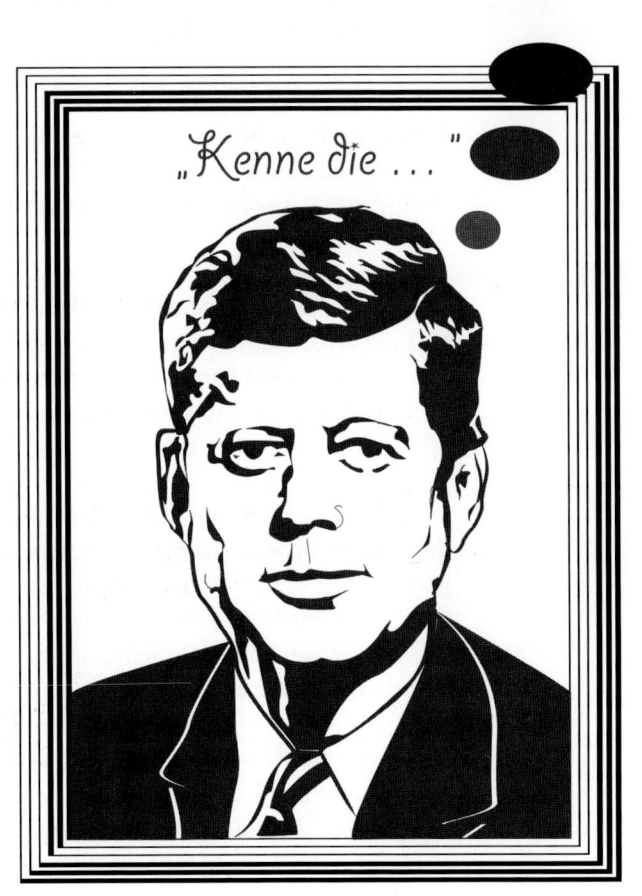

Mona DiaLisa
Die Mutter aller Schwestern

Shitten luck is good luck

„Kenne die..."

607

Aus der DialyseF!bel-Erlebniswelt (Spaßzone Nierentisch)

Schräge Tips –
dumme Sprüche –
geile Anmache –
gemeinnützige Altlasten –
verwerfliche Angebote –
wahnwitzige Äußerungen –
hoffnungsfroher Blödsinn –
emotionale Ausbrüche –
schamhafte Bekenntnisse –
dialysespezifische Verdrängungsarbeit –
explosive Paketlösungen –
windige Entscheidungshilfen –
herzkasperige Frischegarantien –
naturbelassene Schmutzigkeiten –
softige Grausamkeit –
sensibles Geschirrzerschlagen –
entcoffeinierte Trauerarbeit –
bürgernahes Polit-Gaga –
weichgespülte Ruppigkeiten –
neue Betroffenheit –
alte Schadenfreude
und auch einige …
Denkanstöße zum Mehrweg-Denken!

Wie man das Dialyse-Team zuverlässig zum Wahnsinn treibt …

Goldene Regeln für wenige Patienten

1. Grundeinstellung: Die sind daran schuld, daß ich krank bin. Dialyse ist für mich keine permanente Lebensrettung sondern eine Qual und eine unerträgliche Belastung. Das nephrologische Team besteht aus lauter Folterknechten, die zudem noch völlig blöde sind.

2. Egal was auch passiert: Zunächst suche ich einmal die Schuld beim Dialyse-Team. Diät? „Wat is dat denn?" Für meine Krankenkassenbeiträge kann ich ja wohl verlangen, daß die das alles in kürzester Zeit, bestens gelaunt und unendlich geduldig richten!

3. Über Akut-Dialysen in den Wochenend-Nächten freut sich das nephrologische Team immer ganz besonders. Da will ich gern was mehr essen und trinken, um denen auch in der Freizeit etwas Abwechslung zu verschaffen! Schießlich haben medizinische Berufe weder ein Ruhebedürfnis noch andere Interessengebiete – alles andere wäre ja auch „unterlassene Hilfeleistung".

4. Ein gelegentliches Wort des Dankes für die ständige lebenserhaltende Behandlung ist absolut unangebracht, schließlich scheffeln die Millionen mit meinem schlimmen Leid! Im Gegenteil zeige man sich immer und überall hellauf empört und verkünde dies auch laut und deutlich, wenn auch das nephrologische Team mal mit Kopfschmerzen arbeitet und sich die Konversation auf das notwendige Maß beschränkt!

5. Geht es einem anderen Patient schlecht oder haben die technische Probleme irgendwelcher Art, so interessiert mich das einen Dreck! Wartezeiten, ein anderer Dialyseplatz oder gar eine Verschiebung der Dialysezeit sind unzumutbar! Ich will hier und jetzt und sofort behandelt werden. Sonst steigt mein Blutdruck wieder. Auch hier hilft im Zweifelsfall ein Hinweis auf Klageerhebung oder mindestens eine Beschwerde bei der Ärztekammer!

6. Fragen nach Flüssigkeitszufuhr, Einnahmetreue von Medikamenten und kaliumarmer Diät sind eine bodenlose Frechheit, die man mit äußerster Schärfe zurückweisen muß. Genauso verhält sich das mit der Empfehlung zur Verlängerung der Dialysezeit. Man ist schließlich erkrankt und hat wichtigere Dinge im Kopf als solchen Quatsch! Wo würde denn da überhaupt die Lebensqualität bleiben?!

7. Hinweise auf Zwänge zur Sparsamkeit im gesamten Gesundheitswesen mögen für andere Versicherte gelten, nie jedoch für die eigene Person. Für seine teuren Kassenbeiträge wird man ja wohl „seine Medikamente" und „seinen Dialyseplatz" verlangen dürfen und zwar ein bißchen „Hoppla"!

8. Zeigen verordnete Medikamente nicht innerhalb von Stunden Wirkung, so beweist sich wieder einmal, daß der Doktor ein Voll-Trottel ist! Hier muß der dringende Verdacht geäußert werden, daß die Tabletten nichts taugen oder zu billig sind. Da geht man besser gleich zum Heilpraktiker oder zum Geistheiler, da bekommt man für sein Bares wenigstens echte Hilfe!

9. Eine exzellente Methode zur Testung der Belastbarkeit des Personals sind ständige Sonderwünsche. Hilfreich ist auch das Gegeneinanderausspielen von Ärzten und Pflegepersonal und der Hinweis auf unübertroffene Güte, Verständnis und Großherzigkeit von Schwester X oder Doktor Y!

10. An jeder Befindlichkeitsstörung mit Anfällen von Besserwisserei, Zahnschmerzen, Vergeßlichkeit, Begriffsstutzigkeit, Hinterohrfeuchte, Fußpilz, globaler Montagsschwäche mit Vielschmerzigkeit, Schleimscheißerei, lallender Aussprache, Dauermotzen usw. ist ausschließlich die Dialyse schuld. Wer weiß das besser als ich? Darauf trink ich mir erst mal einen!

Ausgerüstet mit diesen Grundregeln und ihrer konsequenten Umsetzung wird das Leben als Dialysepatient wesentlich leichter und das nephrologische Team wird einen fest ins Herz schließen.

Aufgeklärt und kritisch, alles besser wissend werde ich dafür sorgen, daß primär hochmotiviertes und engagiertes medizinisches Personal schnell ins burn-out-Syndrom kommt, aber das sollen die sich ja nie merken lassen! Denn ich bin der Patient der Herrlichkeit mit dummer Gefährlichkeit in Ewigkeit Ihr Damen!

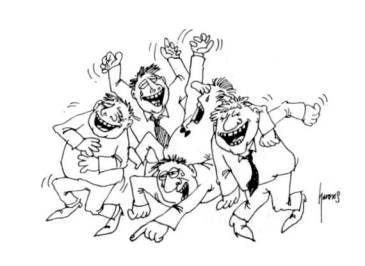

20. Normwerte und Umrechnungsfaktoren

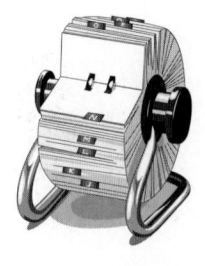

Noch mehr Umrechnungsfaktoren …

Gesucht	Gegeben	Umrechnung
g	mol	g = mol · MG
g	val	g = (val · MG) : Wertigkeit
mol	g	mol = g : MG
mol	val	mol = val : Wertigkeit
mmol/l	mg/100 ml	mmol/l = (10 · mg/100 ml) : MG
mmol/l	g/100 ml	mmol/l = (10000 · g/100 ml) : MG
val	g	val = (g · Wertigkeit) : MG
val	mol	val = mol · Wertigkeit
mval/l	mg/100 ml	mval/l = mg/100 ml · 10 · (Wertigkeit : MG)
mg/100 ml	mval/l	mg/100 ml = (mval/l · MG) : (10 · Wertigkeit)

MG = Molekulargewicht • Wertigkeit = Ionenwertigkeit

Vorsilben für dezimale Vielfache und Teile von Einheiten

Vorsilbe	Zeichen	Bedeutung
Tera	T	Billionenfach = 10^{12} (1 000 000 000 000)
Giga	G	Milliardenfach = 10^{9} (1 000 000 000)
Mega	M	Millionenfach = 10^{6} (1 000 000)
Kilo	k	Tausendfach = 10^{3} (1 000)
Hekto	h	Hundertfach = 10^{2} (100)
Deka	da	Zehnfach = 10^{1} (10)
Dezi	d	Zehntel = 10^{-1} (0,1)
Zenti	c	Hundertstel = 10^{-2} (0,01)
Milli	m	Tausendstel = 10^{-3} (0,001)
Mikro	μ	Millionstel = 10^{-6} (0,000 001)
Nano	n	Milliardstel = 10^{-9} (0,000 000 001)
Piko	p	Billionstel = 10^{-12} (0,000 000 000 001)
Femto	f	Billiardstel = 10^{-15} (0,000 000 000 000 001)
Atto	a	Trillionstel = 10^{-18} (0,000 000 000 000 000 001)

Mol: Basiseinheit der Stoffmenge im SI-System

Mol-Einheiten	pmol	nmol	μmol	mmol	mol
Mol, mol	10^{12}	10^{9}	10^{6}	10^{3}	1
Millimol, mmol	10^{9}	10^{6}	10^{3}	1	10^{-3}
Mikromol, μmol	10^{6}	10^{3}	1	10^{-3}	10^{-6}
Nanomol, nmol	10^{3}	1	10^{-3}	10^{-6}	10^{-9}
Pikomol, pmol	1	10^{-3}	10^{-6}	10^{-9}	10^{-12}

Ein **Mol** einer Substanz enthält so viele Teilchen, wie die Avogadro'sche Zahl angibt. Es ist die Zahl der Atome in genau 12 Gramm des Kohlenstoff-Isotops ^{12}C. Der Wert der Avogadro'schen Zahl ist $6,022 \cdot 10^{23}$ mol^{-1}. Zur Abgrenzung: Das **Molekulargewicht** (Abk.: MG, Syn.: Molekularmasse, molare Masse) ist die Summe der Atomgewichte der in einem Molekül enthaltenen Atome; definitionsgemäß ist die molare Masse für das Kohlenstoff-Isotop ^{12}C gleich 12 g/mol, für eine Verbindung z.B. Wasser H_2O gilt ≈ 18,016, da Sauerstoff (O ≈ 16) + 2·Wasserstoff (2·H ≈ 2·1,008). Eine **atomare Masseneinheit** ist der 12. Teil der Masse des Kohlenstoff-Isotops ^{12}C und entspricht $1,66 \cdot 10^{-27}$ kg, die Maßeinheit ist das **Dalton** [D].

Umrechnungsfaktoren wichtiger biochemischer Meßgrößen für Dialysepatienten

Gegeben	Gesucht	Umrechnung (teilw. gerundet)
Blutzucker, mg/dl	Blutzucker mmol/l	x 0,055
Calcium mg/dl	Calcium mmol/l	x 0,25
Calcium mmol/l	Calcium mg/dl	x 4
Calcium, gesamt	Calcium, ionisiert	x 0,5
Calcium, ionisiert	Calcium, gesamt	x 2
Calcium, mval/l	Calcium, mmol/l	x 0,5
Cholesterin, mg/dl	Cholesterin, mmol/l	x 0,026
Eisen, µg/dl	Eisen, µmol/l	x 0,18
Gesamteiweiß g/100 ml	Gesamteiweiß g/l	x 10
Harnsäure, mg/100 ml	Harnsäure, µmol/l	x 59,5
Harnstoff	Harnstoff-N	x 0,46
Harnstoff mg/dl	Harnstoff mmol/l	x 0,1665
Harnstoff-N	Harnstoff	x 2,14
Harnstoff-N mg/dl	Harnstoff-N mmol/l	x 0,3561
HDL-Cholesterin mg/dl	HDL-Cholesterin mg/dl	x 0,026
Kalium mmol/l	Kalium mval/l	x 1
Kalium mval/l	Kalium mmol/l	x 1
Kreatinin mg/dl	Kreatinin µmol/l	x 88,4
Kreatinin µmol/l	Kreatinin mg/dl	x 0,1131
LDL-Cholesterin mg/dl	LDL-Cholesterin mmol/l	x 0,026
Magnesium, mval/l	Magnesium, mmol/l	x 0,5
Phosphat, anorg., mg/dl	Phosphat, anorg., mmol/l	x 0,323
pO_2/pCO_2 Torr (mmHg)	pO_2/pCO_2 kPa	x 0,133
Transferrin mg/100 ml	Transferrin g/l	x 10
Triglyceride, mg/dl	Triglyceride mmol/l	x 0,0114

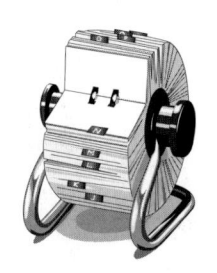

Beziehungen der Volumen-Einheiten

Volumen	pl	nl	µl	ml	l
Liter, l	10^{12}	10^9	10^6	10^3	1
Milliliter, ml	10^9	10^6	10^3	1	10^{-3}
Mikroliter, µl	10^6	10^3	1	10^{-3}	10^{-6}
Nanoliter, nl	10^3	1	10^{-3}	10^{-6}	10^{-9}
Pikoliter, pl	1	10^{-3}	10^{-6}	10^{-9}	10^{-12}
Femtoliter, fl	10^{-3}	10^{-6}	10^{-9}	10^{-12}	10^{-15}

Beziehungen der Masse-Einheiten

Masse	pg	ng	µg	mg	mg	kg
Kilogramm, kg	10^{15}	10^{12}	10^9	10^6	10^6	1
Gramm, g	10^{12}	10^9	10^6	10^3	10^3	10^{-3}
Milligramm, mg	10^9	10^6	10^3	1	1	10^{-6}
Mikrogramm, µg	10^6	10^3	1	10^{-3}	10^{-3}	10^{-9}
Nanogramm, ng	10^3	1	10^{-3}	10^{-6}	10^{-6}	10^{-12}
Pikogramm, pg	1	10^{-3}	10^{-6}	10^{-9}	10^{-9}	10^{-15}

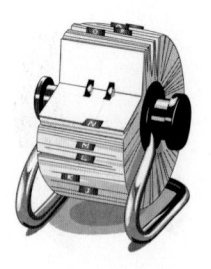

Umrechnungsfaktoren für Verbindungen

Nach Documenta Geigy: "Wissenschaftliche Tabellen", 7. Auflage, 1. revidierter Nachdruck, Basel 1969

Umzurechnen	Faktor
Cl → NaCl	1,648
Mg → MgO	1,658
Na → NaCl	2,542
P → P_2O_5	2,291
P → H_3PO_4	3,164
Harnstoff-N → Harnstoff	2,144
NaCl → Cl	0,6066
MgO → Mg	0,6032
NaCl → Na	0,3934
P_2O_5 → P	0,4364
H_3PO_4 → P	0,3136
Harnstoff → Harnstoff-N	0,4665

Umrechnungsfaktoren für wichtige Serumelektrolyte in der Dialyse

	mval/l	mmol/l	mg/l	mg/l→mval/l	mg/100 ml→mval/l	mval/l→mg/l	mval/l→mg/100 ml
Natrium	142	142	3265	0,0435	0,435	23	2,3
Kalium	4	4	156	0,0256	0,256	39,1	3,91
Calcium	5	2,5	100	0,0499	0,499	20	2
Magnesium	2	1	24	0,0823	0,823	12,2	1,22
Chlorid	101	101	3581	0,0282	0,282	35,5	3,55
Bicarbonat	27	27	1648	0,0164	0,164	61	6,1
Phosphat (HPO_4)	2	1	96	0,0208	0,208	48	4,8

Nach Documenta Geigy: "Wissenschaftliche Tabellen", 7. Auflage, 1. revidierter Nachdruck, Basel 1969

Schätzclearance
(nach der Formel von COCKGROFT & GAULT)

$$\text{Kreatinin-Clearance} = \frac{(140 - \text{Lebensjahre}) \times \text{kg Körpergewicht}}{72 \times \text{Serumkreatinin (mg/100ml)}}$$

... oder bei der Verwendung von SI-Einheiten:

$$\text{Kreatinin-Clearance} = \frac{(140 - \text{Lebensjahre}) \times \text{kg Körpergewicht}}{0{,}8145 \times \text{Serumkreatinin (µmol/l)}}$$

Umrechnungsfaktor Kreatinin mg/dl → µmol/l: x 88,4

Cockgroft DW, Gault MH (1976) Prediction of creatinine clearance from serum creatinine. Nephron 16:31

Das normale EKG

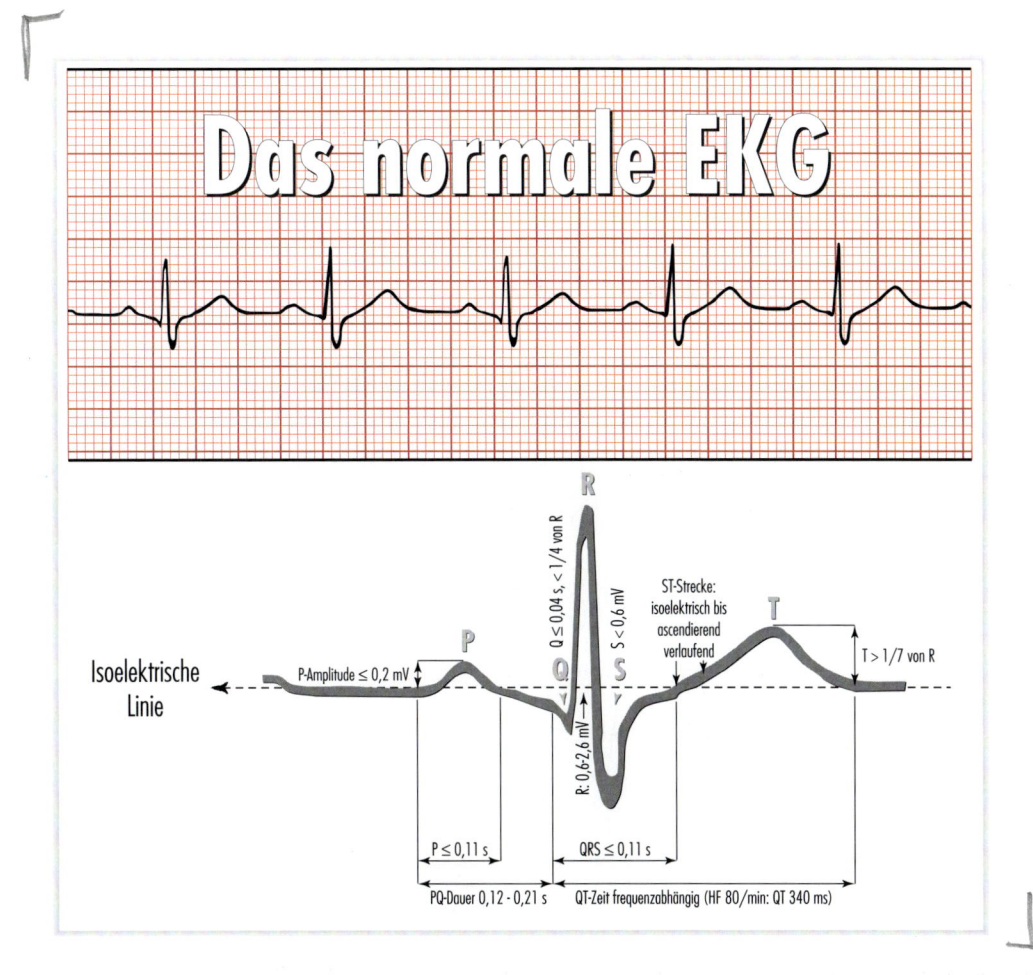

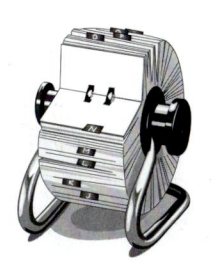

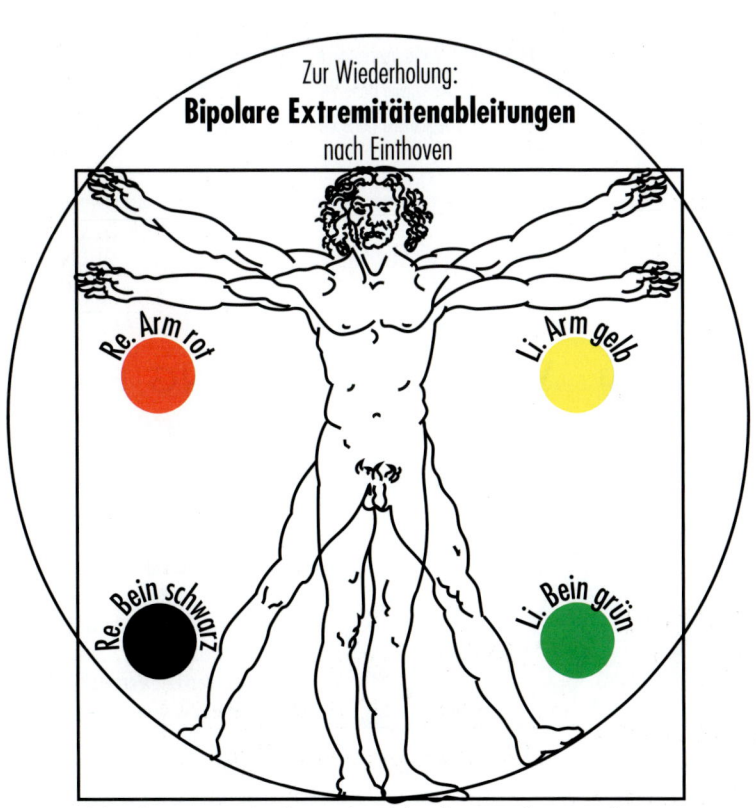

R
Q ≤ 0,04 s, < 1/4 von R
ST-Strecke: isoelektrisch bis ascendierend verlaufend
T > 1/7 von R
P
P-Amplitude ≤ 0,2 mV
Isoelektrische Linie
Q S
S < 0,6 mV
R: 0,6-2,6 mV
P ≤ 0,11 s
QRS ≤ 0,11 s
PQ-Dauer 0,12 - 0,21 s
QT-Zeit frequenzabhängig (HF 80/min: QT 340 ms)

Zur Wiederholung:
Bipolare Extremitätenableitungen
nach Einthoven

Re. Arm rot
Li. Arm gelb
Re. Bein schwarz
Li. Bein grün

Elektrodenpapier anfeuchten oder Elektrodenspray/-paste aufbringen, Elektroden dann etwa 2 cm oberhalb der Fuß- bzw. Handgelenke symmetrisch (bei Amputierten z.B. am Oberschenkel) anbringen und mit den entsprechenden Kabeln des Gerätes verbinden. An der shunttragenden Extremität darauf achten, daß der Shunt nicht abgedrückt wird!

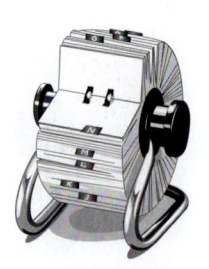

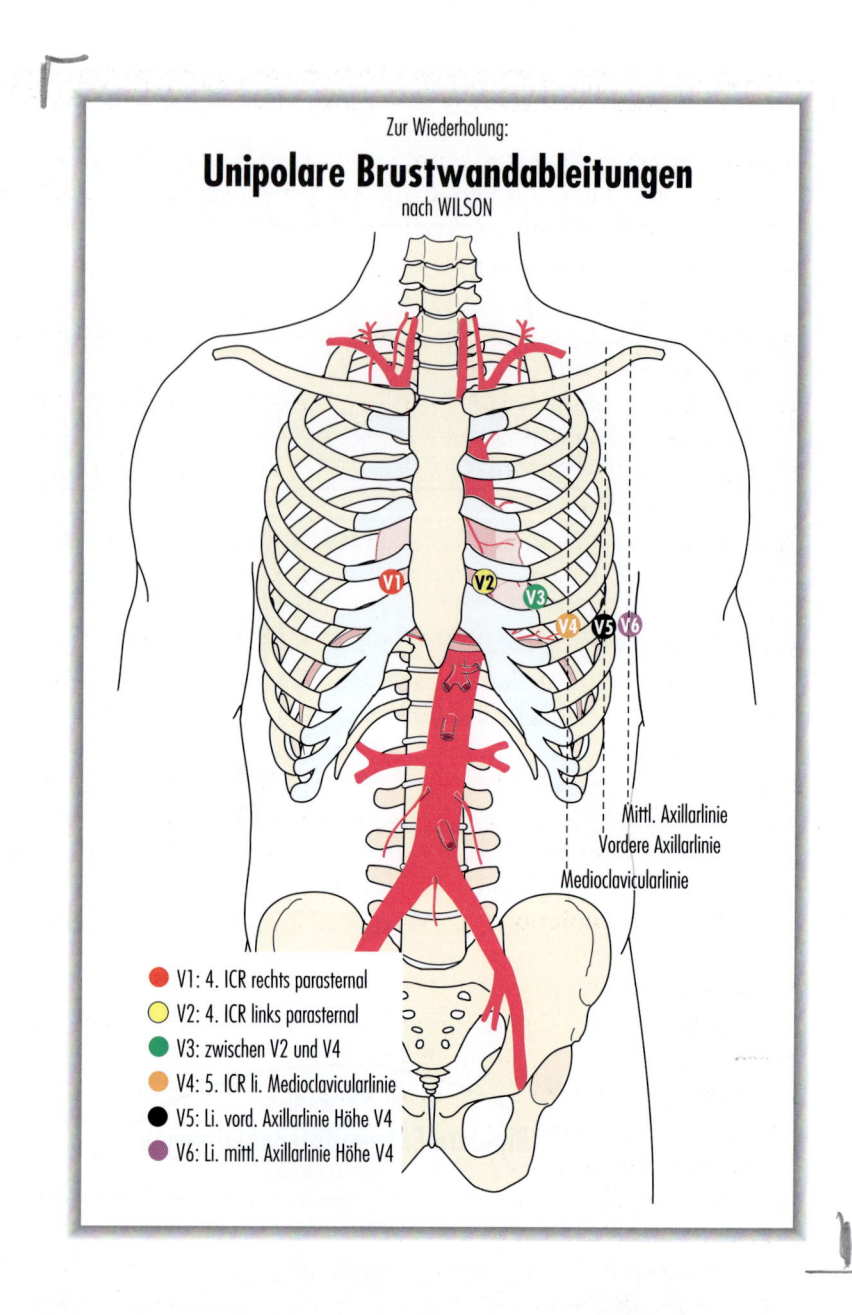

Zur Wiederholung:
Unipolare Brustwandableitungen
nach WILSON

Mittl. Axillarlinie
Vordere Axillarlinie
Medioclavicularlinie

- 🔴 V1: 4. ICR rechts parasternal
- 🟡 V2: 4. ICR links parasternal
- 🟢 V3: zwischen V2 und V4
- 🟠 V4: 5. ICR li. Medioclavicularlinie
- ⚫ V5: Li. vord. Axillarlinie Höhe V4
- 🟣 V6: Li. mittl. Axillarlinie Höhe V4

Einen hätten wir noch …

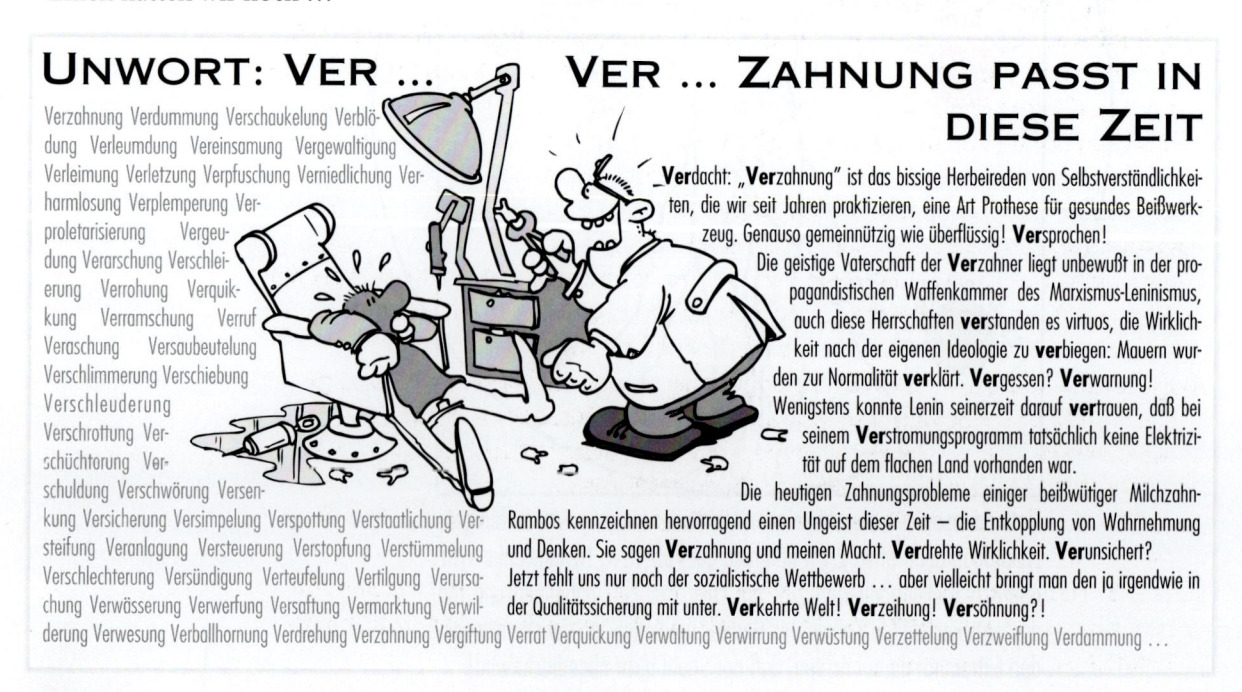

UNWORT: VER …   VER … ZAHNUNG PASST IN DIESE ZEIT

Verzahnung Verdummung Verschaukelung Verblödung Verleumdung Vereinsamung Vergewaltigung Verleimung Verletzung Verpfuschung Verniedlichung Verharmlosung Verplemperung Verproletarisierung Vergeudung Verarschung Verschleierung Verrohung Verquickung Verramschung Verruf Veraschung Versaubeutelung Verschlimmerung Verschiebung Verschleuderung Verschrottung Verschüchterung Verschuldung Verschwörung Versenkung Versicherung Versimpelung Verspottung Verstaatlichung Versteifung Veranlagung Versteuerung Verstopfung Verstümmelung Verschlechterung Versündigung Verteufelung Vertilgung Verursachung Verwässerung Verwerfung Versaftung Vermarktung Verwilderung Verwesung Verballhornung Verdrehung Verzahnung Vergiftung

Verdacht: „**Ver**zahnung" ist das bissige Herbeireden von Selbstverständlichkeiten, die wir seit Jahren praktizieren, eine Art Prothese für gesundes Beißwerkzeug. Genauso gemeinnützig wie überflüssig! **Ver**sprochen!

Die geistige Vaterschaft der **Ver**zahner liegt unbewußt in der propagandistischen Waffenkammer des Marxismus-Leninismus, auch diese Herrschaften **ver**standen es virtuos, die Wirklichkeit nach der eigenen Ideologie zu **ver**biegen: Mauern wurden zur Normalität **ver**klärt. **Ver**gessen? **Ver**warnung!

Wenigstens konnte Lenin seinerzeit darauf **ver**trauen, daß bei seinem **Ver**stromungsprogramm tatsächlich keine Elektrizität auf dem flachen Land vorhanden war.

Die heutigen Zahnungsprobleme einiger beißwütiger Milchzahn-Rambos kennzeichnen hervorragend einen Ungeist dieser Zeit – die Entkopplung von Wahrnehmung und Denken. Sie sagen **Ver**zahnung und meinen Macht. **Ver**drehte Wirklichkeit. **Ver**unsichert? Jetzt fehlt uns nur noch der sozialistische Wettbewerb … aber vielleicht bringt man den ja irgendwie in der Qualitätssicherung mit unter. **Ver**kehrte Welt! **Ver**zeihung! **Ver**söhnung?!

Verrat Verquickung Verwaltung Verwirrung Verwüstung Verzettelung Verzweiflung Verdammung …

21. Glossar

Abusus: mißbräuchliche (unkontrollierte) Anwendung, z.B. von Arzneimitteln, typisches Beispiel in der Nephrologie: Analgetika-Abusus mit resultierender Nierenschädigung (Analgetika-Nephropathie)

Acetat, Azetat: Salz der Essigsäure

Acetum: lat.: „Essig"

Akutdialyse: Dialyseanwendung zur Behandlung des temporären (akuten) Nierenversagens und bei Vergiftungen

Alarmfunktionskontrolle: Überprüfung der Funktionstüchtigkeit der Alarmvorrichtungen eines Dialysegeräts

Alarmgrenzwert: Meßwert, bei dessen Erreichen (Über- oder Unterschreiten) ein Alarm ausgelöst wird

allogen: von Individuen der gleichen Art stammend, jedoch genetisch verschieden (unterschiedliche Antigene des HLA-Systems), Synonyma: homogenetisch, homolog

ALPORT-Syndrom: Familiäre Nephropathie mit Innenohrschwerhörigkeit und Augenerscheinungen, das Nierenleiden ist dominant erblich, Männer werden meist dialysepflichtig, bei betroffenen weibliche Individuen kommt es häufig nur zur Erythrozyturie meist ohne Hörstörung

Aluminium: chemisches Element, Symbol „Al", Aluminiumverbindungen (Aluminiumhydroxid) dienen in der Nephrologie zur Phosphatbindung, Bedeutung rückläufig, gefährlich: Aluminiumakkumulation bei Niereninsuffizienz, Normalwert Serum: 2-15 µg/l, tolerabel < 60 µg/l

Aluminiumakkumulation: Anreicherung von Aluminium(verbindungen) im Organismus des Niereninsuffizienten

Amaurose: totale Erblindung

Ameisenlaufen: neurologische Empfindungsstörung („Kribbeln"), z.B. bei urämischer/diabetischer Polyneuropathie

Amenorrhoe: Ausbleiben der Regelblutung bei der geschlechtsreifen Frau

Amid: Derivat des Ammoniaks

Amilorid: Kaliumsparendes Diuretikum

Amine: Stickstoff enthaltende, mit Säuren Salze bildende Verbindungen, die vom Ammoniak ableitbar sind

Aminosäuren, (AS): Chemische Verbindungen, die durch Anwesenheit der Aminogruppe (NH_3) und einer Säuregruppe (COOH) gekennzeichnet sind. AS sind die Bausteine der Eiweiße.

Amyloid: krankhafter niedermolekularer Eiweißkörper, der sich bei der Amyloidose zusammen mit and. Verbindungen als Eiweiß-Kohlenhydrat-Komplex im Organismus ablagert und sich färberisch wie Stärke (Amylum) verhält

Anabolika: Medikamente, die den Anabolismus = „Aufbaustoffwechsel"– Umwandlung von Nahrungsstoffen in körpereigene Substanz fördern

Analgetikum: Schmerzstillendes Medikament

Anastomose: Verbindung zweier Hohlorganlichtungen

Aneurysma: krankhafte, dauerhafte Wandausbuchtung eines Blutgefäßes (oder der Herzwand). In der Nephrologie meist im Zusammenhang mit dem Shunt gebraucht, durch richtige Punktionstechnik häufig vermeidbar

Angiotensin-Rezeptor-Blocker: Antihypertensive Substanzklasse, die den Angiotensin-I-Rezeptor blockiert und so die blutdrucksteigernden Wirkungen des Angiotensin II sowohl systemisch wie auch lokal hemmt. Erstvorstellung größerer Untersuchungen 1994, Markteinführung (D) 1995

Anti-HBc-IgM: Hepatitis-B-Parameter, der Nachweis ist beweisend für eine akute Hepatitis-B-Infektion

anti-HBs (HBs-AK): Hepatitis-B-Parameter, der Nachweis zeigt in der Regel eine Ausheilung der Infektion oder Immunität bei Werten > 10 IU/l an, Prüfung regelmäßig nach Impfung

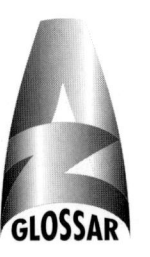

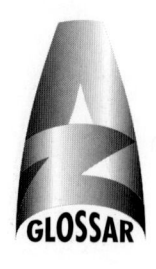

Antigen (AG): Substanz, die beim Eindringen vom Organismus als fremd erkannt wird und eine Immunantwort auszulösen vermag

Antihypertensiva: Sammelbegriff für „blutdrucksenkende Medikamente"

Antikörper (AK): Von B-Lymphozyten und Plasmazellen als Reaktion auf Antigenkontakt gebildete spezifische Eiweiße mit der Fähigkeit zur Bindung des Antigens = Antigen-Antikörper-Reaktion

Anwendungsteil: Teile eines Geräts mit mittelbarem oder unmittelbarem Patientenkontakt

Anzapf-Syndrom: klinische Erscheinungen infolge „Blutentzug" durch lokale Veränderungen der normalen Blutströmung

Aorta: die aus dem linken Herzen abgehende Körperhauptschlagader

Apolipoproteine (Apo): Eiweißkomponenten der Lipoproteine, Klassen A bis E, Apo B ist bspw. das Hauptprotein cholesterinreicher Lebensmittel

Applikation: Verabreichung einer physikalischen Anwendung oder Gabe eines Arzneimittels

ARA-Kriterien: siehe „Polyarthritis"

Arrhythmie: unregelmäßige Herzschlagfolge

arterieller Druck: Druck an einer definierten Stelle des arteriellen Teils (Systems), üblicherweise zwischen Punktionskanüle und arterieller Blutpumpe gemessen, meist ein Unterdruck (negativer Druck)

arterieller Teil: der Teil des extrakorporalen Kreislaufs vom Patient bis zum Dialysatoreingang

arteriovenös (av-): Arterie und Vene verbindend, in der Dialyse bspw. av-Fistel

Äthylenoxid (ETO): chemische Verbindung, in der Medizin breit eingesetzt zur Sterilisation von Einwegmaterial wie Spritzen, Kanülen, Dialysatoren und Blutschlauchsystemen

Australia-Antigen (Au-Ag): ein Hepatitis-B-Antigen

autosomal-dominanter Erbgang: bereits das heterozygote (ein Gen durch zwei verschiedene Allele im Genlocus vertreten) Vorhandensein des Merkmal-bestimmenden Gens auf einem der beiden homologen Chromosomen genügt, um das Merkmal zur Ausprägung zu bringen

autosomal-rezessiver Erbgang: autosomaler Erbgang, bei dem das merkmalsprägende Gen auf beiden homologen Chromosomen homozygot (=identische Allele eines Gens in beiden homologen Chromosomen) vorhanden sein muß, um das Merkmal zur Ausprägung gelangen zu lassen

autosomaler Erbgang: Vererbungsgang eines Merkmals, dessen Gen auf einem Autosom, d.h. nicht auf einem Geschlechtschromosom (Allosom) liegt

Autotransplantation: Synonyma: autologe oder autogene Transplantation, Spender und Empfänger sind identisch, Beispiele: Hautverpflanzungen, Venenentnahme am Bein zur Verwendung als aortokoronares Bypass-Gefäß, Eigenblutspende

AV-Fistel: operativ angelegte subkutane Anastomose zwischen einer Arterie und einer Vene zur Schaffung eines dauerhaften Gefäßzugangs zur Hämodialyse; häufigste Variante ist die Unterarm-Fistel zwischen Arteria radialis und Vena cephalica in Seit-zu-End- oder Seit-zu-Seit-Technik

Azetat: Salz der Essigsäure. In Dialysierflüssigkeiten enthalten zur Korrektur der Störungen im S-B-Haushalt, heute überwiegend Bikarbonatdialyse, aber auch hier Azetatanteil in der sauren Komponente

Azidose: Übersäuerung des Blutes (Zunahme Wasserstoff-Ionen-abgebender Verbindungen), typisch für Niereninsuffiziente: „metabolische" Azidose

Azotämie: vom frz. „azote" (Stickstoff) abgeleitet, synonym für „Urämie" gebrauchter Begriff, der die Anhäufung stickstoffhaltiger Endprodukte des Eiweißstoffwechsels umschreibt

banding: besteht ein Steal-Syndrom (Ischämie im Peripheriebereich der shunttragenden Extremität) oder ein zu hohes Shuntvolumen, kann die abführende Vene mit einem Teflonfilz gedrosselt werden = „banding"

Biofiltration, azetatfreie: Sonderform der HDF wobei ein acetatfreies saures Hämodialysekonzentrat Verwendung findet, zusätzlich erfolgt die Infusion einer Natriumbicarbonatlösung direkt in den venösen Teil des Schlauchsystems

biokompatible Dialysatoren: Membranen aus modifizierter Zellulose oder synthetische Membran mit fehlender oder nur sehr geringer Komplementaktivierung

biokompatible high-flux-Dialysatoren: Cut off 60.000 Dalton, UF-Rate > 10 ml/mmHg x h, geringste Komplementaktivierung, Siebkoeffizient für ß2-Mikroglobulin s über 0,6

Blasenfänger: Vorrichtung (Erweiterung, Kammer) innerhalb des Schlauchsystems zum Abscheiden von im Blut gelösten Gasen

Blutflußanzeige: Anzeige des Blutflusses im extrakorporalen Kreislauf in ml/min

Blutgruppe: „Blutgruppenindividualität" jedes Menschen prägende erbliche Merkmale, die durch Makromoleküle mit spezifisch antigenen Eigenschaften (Blutgruppenantigene) repräsentiert werden, welche in Körperzellen und somit auch in Blutzellen nachweisbar sind

Blutleckdetektor: Blutlecküberwachung = Vorrichtung zur Erkennung von Blut in der Dialysierflüssigkeit

Blutpumpe: Rollenpumpe zur Förderung des Blutes im extrakorporalen Kreislauf

Blutschlauchsystem: Kunststoffschlauchsystem (meist PVC) zur Führung des Blutes im extrakorporalen Kreislauf

BRICKER-Blase: Urologie: Operative Bildung einer Ersatzharnblase aus einer ausgeschalteten unteren Ileumschlinge, in die beide Harnleiter eingepflanzt werden; die Harnableitung erfolgt zur Bauchdecke hin (Ileostoma); vgl. auch „Conduit"

bubble-catcher, Blasenfänger: Vorrichtung (Erweiterung, Kammer) innerhalb des arteriellen oder venösen Schlauchsystems zum Abscheiden von im Blut gelösten Gasen; üblicherweise finden sich im arteriellen und venösen Sclauchsystem wenigstens je ein Blasenfänger, obligat ist ein solcher im venösen System oft eingelegt in die Luftüberwachungsvorrichtung des Dialysegeräts

Bypass: in der Dialyse maschineninterne Vorrichtung zum Vorbeileiten der Dialysierflüssigkeit am Dialysator

Calcidiol: 25-Hydroxycholecalciferol, in der Leber gebildeter Vitamin-D-Metabolit, der in der (gesunden) Niere dann weiter in 1,25-Dihydroxycholecalciferol (Calcitriol) umgewandelt wird

Calciferol: Sammelbegriff für die „Vitamin"-D-Gruppe („Vitamin" D ist eigentlich ein Hormon!)

Calcitriol: 1,25-Dihydroxycholecalciferol, in der (gesunden) Niere gebildeter wirksamster Vitamin-D-Metabolit

Calcium-Antagonisten: Arzneimittelklasse, deren Wirkung in einer Hemmung der „langsamen Calciumkanäle" der Zellwände und in einer Leitungsverzögerung des Reizleitungssystems des Herzens beruht; zur Behandlung von Herzrhythmusstörungen, des Bluthochdrucks und der KHK, z.B. Nifedipin

Calcium-Ketoglutarat: als Phosphatbinder eingesetztes Medikament

Calciumacetat: als Phosphatbinder eingesetztes Medikament

Calciumglukonat: als Phosphatbinder eingesetztes Medikament

CAPD: siehe „Kontinuierliche ambulante Peritonealdialyse"

CAVH: kontinuierliche arteriovenöse Hämofiltration: Einfachste Form der extrakorporalen Entwässerung und Entgiftung konvektiv durch Filtration. Treibende Kraft ist der RR des Patienten

CAVHD: kontinuierliche arteriovenöse Hämodialyse: Nierenersatzbehandlungsverfahren zur ANV-Therapie bei immobilisierten Intensivpatienten, größerer technischer Aufwand; neben der Plasmawasserfiltration analog CAVH/CVVH zusätzlich etwa 1 Liter „Dialysierflüssigkeit"/Stunde

CCPD: siehe „Kontinuierliche zyklische Peritonealdialyse"

Cholecalciferol: „Vitamin" D_3

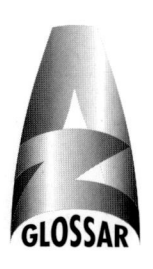

Chromosomen: artspezifische paarige (Struktur, Anzahl, Form) Zellkernbestandteile aus DNS & Protein: Erbgutträger, Paarpartner, die weitgehend formidentisch und bei gleicher Abfolge der Genorte auch strukturidentsich sind = homologe Chromosomen, Ausnahme: Geschlechtszellen

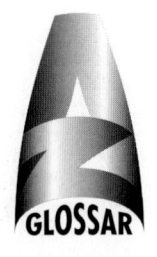

chronische Dialyse: Anwendung der Dialyse zur (lebenserhaltenden) Behandlung des irreversiblen Nierenversagens

CIMINO-Fistel: operativ angelegte subkutane Anastomose zwischen einer Arterie und einer Vene zur Schaffung eines dauerhaften Gefäßzugangs zur Hämodialyse (nach CIMINO & BRESCIA)

Clearance: engl.: „Klärung, Reinigung", Entfernung einer Substanz aus dem Blut als spezifische Funktion eines Organs oder eines künstlichen Organs

COFFEY'sche Operation: Urologie: Operative Schaffung einer Harnleiter-Dickdarm-Anastomose als Einpflanzung des Harnleiters in den Dickdarm unter Durchleitung des Harnleiters durch einen submukösen Schrägkanal der Darmwand, vgl. auch Ureterokolostomie

Compliance: im Zusammenhang mit der (Arzneimittel)behandlung die (Einnahme)treue bzw. Therapietreue des Patienten

Conduit: franz.: „Röhre"; Urologie: künstlicher Harnableitungsweg durch Einpflanzen der Harnleiter in eine isolierte, als Harnreservoir dienende Darmschlinge, z.B. Ileum-Conduit

Core-Antigen: HBc-Antigen, enthalten im Kern (engl. „core" = Kern) des DANE-Partikels, diagnostisch besonders wichtig zum Nachweis einer lange zurückliegenden HBV-Infektion und zur Identifikation der HBV-Infektion in der „Fensterphase" der Erkrankung

cross match: Kreuzprobe, Verträglichkeitsprüfung zwischen Spender- und Empfängerzellen vor Organübertragungen. Häufigstes klin. Beispiel: vor Bluttransfusion.

Crush-Niere, BYWATERS-Syndrom: durch Zerfall größerer Muskelmassen infolge schwerer Verletzung, Verbrennung, Elektrounfall, CO-Vergiftung & bei ausgedehnten ischämischen Muskelnekrosen auftretendes ANV, meist kombiniert mit Leberparenchymnekrosen (Ikterus)

Cuprophan: aus Cellulose hergestelltes Membranmaterial von Dialysatoren

cut-off-Grenze: Trenngrenze einer Dialysemembran zwischen klein- und höhermolekularen Stoffen

CVVH: kontinuierliche venovenöse Hämofiltration, effektiver aber auch technisch aufwendiger als CAVH: Blutpumpe, Luftfalle, Druckmessung, Bilanzierungseinheit, im Gegensatz zur CAVH keine intermittierenden zusätzlichen Hämodialysen erforderlich

CVVHD: kontinuierliche venovenöse Hämodialyse, weiteres siehe CAVHD

Cyclosporin, Ciclosporin: Antibiotikum mit immunsuppressiver Wirkung, unterdrückt die Aktivität der Killer-T-Zellen und der T-Helferzellen, genauer gesagt erfolgt eine Blockierung der Synthese und Abgabe der Lymphokine (Botenstoffe der Zell-zu-Zell-Kommunikation bei Immunreaktion)

DANE-Partikel: in der Ruhephase befindliches, extrazelluläres, vollentwickeltes infektiöses Hepatitis-B-Viruspartikel

DEHP: „Di-2-ethylhexylphtalsäureester": Weichmacher für Kunststoffe, in der Dialyse von Bedeutung in Blutschläuchen als Alternative für den Weichmacher DOP

Dehydrogenase(n): Sammelbegriff für (ein) Enzym(e), die in reversibler Reaktion Wasserstoff aus einer Verbindung abspalten können

Dekubitus: „Wundliegen", also Bildung von Nekrosen und Geschwüren (meist infiziert) durch Druck und Feuchtigkeit, Prophylaxe!

Delta-Hepatitis (heute: Hepatitis D): Anti-HDAg-IgM positive, im weiteren Verlauf HDAg-IgG positive Hepatitis nach vorausgegangener HBV-Infektion

Delta-Wellen: Bezeichnung für Wellen im EEG mit einer Frequenz von 0,5-3/s und einer Amplitude von 5-250 µV die im physiologischen Wach-EEG des Erwachsenen normal nicht auftreten, Nachweis bei Aluminiumencephalopathie

Dengue-Fieber: Tropische Infektionskrankheit durch ARBO-Viren u.a. mit Hämaturie

Depression: „herabgedrückt sein", z.B. Herabsetzung der Atmung oder der Stimmungslage

Dermatika: Hautmittel

Dermatitis: akute Entzündung der Haut

Dermatomyositis: Kollagenose der Haut, der Muskeln und der inneren Organe, auch der Niere, führt zur Niereninsuffizienz

Desinfektion: Entseuchung, Entkeimung; Behandlung eines Materials mit dem Ziel, dessen mögliche Infektiosität zu beseitigen

Dexio-, Dextro-, dexter: Wortteil (griech./latein.), „rechts-"

Dialysance: beschreibt die Leistungsfähigkeit eines Dialysators, bei der im Gegensatz zur Clearance die Konzentration der eliminierten Substanz in der Dialysierflüssigkeit berücksichtigt wird

Dialysat: eigentlich nur die durch den Vorgang der Dialyse aus dem Blut entfernten „Stoffe", umgangssprachlich in der Dialyse oft (unkorrekt) synonym für „Dialysierflüssigkeit" oder auch „Ultrafiltrat" verwendet, s.a. Begriffe wie „Dialysatseite", „Dialysatleck" u.a.

Dialysator: Vorrichtung zum Stoffaustausch zwischen Blut und Dialysierflüssigkeit

Dialysator-Clearance: Begriff zur Kennzeichnung der Leistungsfähigkeit eines Dialysators; kennzeichnet das Blutvolumen, welches pro Minute (rechnerisch) unter definierten Bedingungen (DIN 58352, Teil 3) von einer bestimmten Substanz befreit wird

Dialysatorblutanschluß: Anschluß des arteriellen/venösen blutführenden Schlauchsystems an den Dialysator

Dialysatseite: gängiger „umgangssprachlicher" Kurzbegriff im Dialyse-Alltag für die längere korrekte Formulierung „Dialysierflüssigkeitsseite" oder „Dialysierflüssigkeitskompartment"

Dialyse: Stofftransport zwischen zwei Flüssigkeiten, der über eine sie trennende Membran abläuft

Dialysierflüssigkeit: die bei der Dialyse verwendete „Waschlösung"

Dialysierflüssigkeitsanschluß: Anschluß (für Schlauchkupplung) des die Dialysierflüssigkeit führenden Schlauchsystems (an den Dialysator)

Dialysierflüssigkeitsdruck: Druck an definierter Stelle des dialysierflüssigkeitsführenden Systems, z.B. am Dialysatoreingang

Diapedese: Durchtritt zellulärer Blutbestandteile durch die intakte Wand der Blutkapillaren als physiologischer Vorgang bzw. als krankhaft vermehrtes Geschehen (z.B. Diapedeseblutung)

Diaphragma: „Scheidewand", „Zwischenwand", anatomisch i.e.S. das Zwerchfell

Diastole: Phase der muskulären Erschlaffung eines muskulären Hohlorgans, meist ist die Diastole der Herzkammern gemeint

Diathese: Bereitschaft des Organismus zu krankhaften Reaktionen, z.B. hämorrhagische Diathese (Blutungsneigung)

Diffusion: Optik: Streuung; **Physik allgemein:** auf gleichmäßige Verteilung im Raum gerichtete Ausbreitung von Molekülen oder Ionen zum Zweck des Ausgleichs von Konzentrationsunterschieden; **Dialyse:** der aus dem Konzentrationsgefälle eines Stoffes resultierende Transport dieses Stoffes

Digitalis: botanisch die Gattung „Fingerhut"; in den Pflanzen kommen herzwirksame Substanzen („Herzglykoside") vor

Dignität: Wert, Bedeutung

Dilatation: Weitstellung, Erweiterung, Ausweitung

Dislokation: Verlagerung, Lageatypie

Disposition: in der Medizin „eine besondere Anfälligkeit"

Dissoziation, chem.: reversibler Zerfall einer Verbindung in Atome, Moleküle und in der Dialyse insbesondere in Ionen

distal: weiter von der Körpermitte entfernt

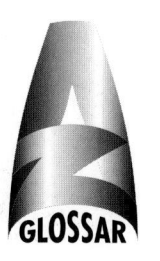

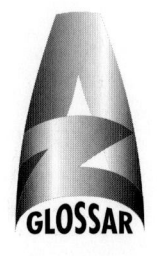

Diurese: Urinausscheidung

Diuretika: harntreibende Mittel

Donator, Donor: Geber, Spender; Säure = Protonendonator; Partner des „Akzeptors", auch im Zusammenhang mit der Organspende gebrauchter Begriff

Doppellumen-, doppellumig: bei Kathetern und Kanülen „Schlauch im Schlauch", bzw. „Kanüle in der Kanüle"; Doppellumenkatheter/-kanülen sind stärker als gewöhnlich, ermöglichen aber eine „simulierte Zwei-Nadel-Dialyse" in Fällen, in denen sonst nur eine SN-Dialyse möglich wäre

Druck: physikalische Zustandsgröße, definiert als Kraft/Fläche, Einheit ist das Pascal (Newton/Quadratmeter)

Druckanzeige: Vorrichtung zum Anzeigen von Drücken

Druckgradient: Druckunterschied zwischen räumlich definierten Punkten

Druckkissen: an älteren Dialysegeräten flexible Erweiterung im (arteriellen) Schlauchsystem zur Aufnahme von Druckänderungen – Kollaps des Druckkissens schaltet einen Druckkissenschalter

Druckmeßleitung: Verbindungsschlauch vom Schlauchsystem zum Druckaufnehmer (Drucksensor)

Drucksensor: „Fühler" zur Aufnahme von Drücken

Ductus: Gang, Kanal

DUPUYTREN'sche Kontraktur: meist doppelseitige, fortschreitende Beugekontraktur eines oder mehrerer Finger durch Schrumpfung der Palmaraponeurose

Durchflußmesser: Einrichtung zur Bestimmung des Durchflusses, z.B. der Dialysierflüssigkeit

Dys-, dys-: Vorsilbe im Sinne von „funktionsgestört", „fehlgebildet", „krankhaft"

Dyspnoe: Kurzatmigkeit

efferens, efferent: herausführend, ableitend, wegführend

Effloreszenz: krankhafte Hautveränderung, Beschreibung der Erscheinung eines „Hautausschlags"

EHEC-Infektion: mit enterohämorrhagischen E. coli, Zoonose (Reservoir: Rinder), Leitsymptom: wäßrige, später blutige schmerzhafte Durchfälle, nephrologische Komplikation: Hämolytisch-urämisches Syndrom (hämolytische Anämie, Thrombozytopenie, Nierenversagen)

Einflußstauung: venöse Stauung und Druckerhöhung im Rückflußgebiet der oberen oder unteren Körperhälfte

Eisen: Metallelement, Ordnungszahl 26, Atomgewicht 55,847, meist zweiwertig, Resorption im Duodenum, Bindung an Transferrin im Pfortaderblut, verantwortl. für Oxydationsabläufe in der Zelle, für Sauerstoffspeicherung (Myoglobin) und O_2-Transport (Hämoglobin)

Eiweiß: Synonyma: Proteine, Peptide, Polyaminosäuren – aus Aminosäuren (AS) aufgebaute Verbindungen, nach Größe/Molekulargewicht unterscheidet man Oligo- (bis 10 AS), Poly- (bis 100 AS) und Makropeptide (= Proteine, > 100 AS)

Ejektionsfraktion: Herzauswurfleistung, das Verhältnis zwischen Schlagvolumen und enddiastolischem Volumen, normal > 65%

Ekchymose: kleinflächige Hautblutung

Ektasie: andauernde Ausweitung/Ausbuchtung eines Hohlorgans

Elastizitätshochdruck: durch vergrößerte Blutdruckamplitude (hoher systolischer, normaler oder erniedrigter diastolischer Wert) gekennzeichneter Bluthochdruck, Ursache: Abnahme der Elastizität der Arterien bei normalem peripherem Widerstand

Elektrolyte: in der Physiologie Substanzen, die dissoziieren, d.h. z.T. in positiv geladene Kationen und negativ geladene Anionen reversibel zerfallen

Elimination, Eliminierung: „Entfernung" im Sinne von „Aussonderung", „Absonderung", „Beseitigung"

ELISA: Abkürzung für: „enzyme-linked immunosorbent assay", immunologische

Bestimmungsmethode biologisch aktiver Substanzen im Organismus, wobei die Reaktion zw. AG & AK durch nachfolgende Bestimmung eines an AG oder AK gebundenen Enzyms nachgewiesen wird

Embolektomie: die operative Entfernung eines Gefäßpfropfes (Embolus)

Embolie: plötzlicher Verschluß eines Blutgefäßes (meist Arterie) durch einen Embolus (=Material, welches durch die Blutbahn verschleppt wird: Fett, Zellen, Fremdkörper, Luft usw.), im weiteren Sinne bezeichnet „Embolie" auch den Funktionsausfall der nachgeschalteten Organe

EMG, Elektromyogramm: Ableitung und Darstellung der elektrischen Aktionspotentiale des Muskels

Emphysem: krankhaft vermehrtes Vorkommen von Luft (Gas) in Körpergeweben

Encephal-/Encephalo-: Wortteil: „das Gehirn betreffend"

Encephalopathie: krankhafte nichtentzündliche Veränderung des Gehirns

End-zu-End-Anastomose: Shuntchirurgie: op. Wiedervereinigung der Gefäßstümpfe von (V. cephalica und A. radialis) mit resultierender druckbedingter Erweiterung des abfließenden venösen Schenkels = Gefäßzugang für Hämodialyseverfahren; selten angewandt, Handdurchblutung!

End-zu-Seit-Anastomose: Shuntchirurgie: op. Verbindung (Anastomose) zwischen (Bsp.) Venenstumpf der V. cephalica und seitlich eröffneter A. radialis mit resultierender druckbedingter Erweiterung des abfließenden venösen Schenkels = Gefäßzugang für Hämodialyseverfahren

Endo-, endo-: Vorsilbe: „Innen-", „innen-"

Endokard: das die innere Oberfläche des Herzens auskleidende Gewebe („Herzinnenhaut")

Endokarditis: Entzündung der Herzinnenhaut

endokrin: in den Blutkreislauf absondernd, meist ist die Abgabe von Hormonen gemeint

Endotoxin: thermostabiles erst bei Zellauflösung freiwerdendes Toxin der (Bakterien-) Zellwand, Wirkung beim Mensch: Fieber, Abfall der weißen Blutkörperchen, entzündliche Gefäßveränderungen, Gerinnungsaktivierung, Aktivierung des Komplementsystems

Entgasung: in der Dialyse thermische oder mechanische (Unterdruck) Verminderung des Gasgehaltes in der Dialysierflüssigkeit

Enthärter, Enthärtung: Vorrichtung (Ionenaustauscher) zur Beseitigung von Calcium- und Magnesiumionen aus dem Trinkwasser, Enthärter sind der Umkehrosmose bei der Dialysewasseraufbereitung vorgeschaltet

Enzym: Synonym: „Ferment", Biokatalysator, Substanz, die biochemische Reaktionen ermöglicht oder beschleunigt ohne dabei selbst verändert zu werden

Epithelkörperchen: synonym gebrauchter Begriff für „Glandulae parathyreoideae" = Nebenschilddrüsen

Eradikation: vollständige Beseitigung eines Krankheitsgeschehens oder eines Erregers

Erbgang: Vererbungsweise eines Merkmals bzw. einer Erbkrankheit

Ergocalciferol: „Vitamin" D_2

Ergometrie: Messung der körperlichen Leistungsfähigkeit mittels Ergometer, z.B. Fahrrad- oder Laufbandergometer

Ergosterin, Ergosterol: Provitamin D_2, in Pflanzen, Hefe und als Begleitstoff des Cholesterins im Hühnerei vorkommendes Provitamin, welches durch UV-Licht u.a. in Vitamin D_2 (Ergocalciferol) umgewandelt wird

Erguß: entzündliche (= Exsudat) oder kreislaufbedingte (= Transsudat) Flüssigkeitsansammlung im Gewebe oder in Körperhöhlen (z.B. bei urämischer Perikarditis oder Pleuritis)

Erythropoetin, Erythropoietin: Hormon, welches die gesunde Niere zur Regulation der (u.a.) Erythropoese (Bildung, Reifung roter Blutkörperchen) im Knochenmark bildet. Steht seit 1985 als Medikament (z.B. Recormon®) zur Behandlung der renalen Anämie zur Verfügung

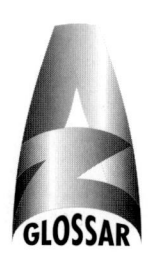

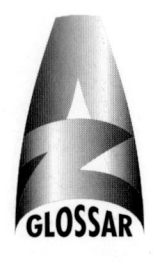

Erythrozyt, „Ery": die kernlose bikonkav geformte, 2 x 7,5 μm große rote Blutzelle; Lebensdauer 100-120 Tage (bei Dialysepatienten kürzer); Hauptaufgabe: Sauerstofftransport

ESRD: „endstage renal disease" = die englische Abkürzung/Bezeichnung für das „endgültige (terminale) Nierenversagen"

essentiell: wesentlich, selbständig, lebensnotwendig

essentielle Aminosäuren: essentielle AS, die der Körper nicht selbst synthetisieren kann, sind: Isoleucin, Leucin, Lysin, Methionin, Phenylalanin, Threonin, Tryptophan, Valin, (Arginin, Histidin).

Eßlöffel, „Eßl.": in der Medizin Dosismaß für flüssige Arzneimittel, entspricht etwa 15 Milliliter einer wäßrigen Lösung

Ethik-Kommission: Gremium aus Ärzten, Juristen, anderen Wissenschaftlern und Laien, welches neutrale und unabhängige Stellungnahmen zu Versuchen und Eingriffen bei Mensch und Tier erarbeitet

Ethylenoxid, Äthylenoxid, ETO: gasförmiges, bakterizides Desinfektionsmittel für hitzeempfindliche Produkte, breite Anwendung in der Medizin zur Sterilisation von Einweg-Plastikartikeln wie Spritzen, Sonden, Kanülen, Schlauchsystemen, Dialysatoren ...

Eurotransplant: Stiftung mit Sitz in Leiden/Holland, welche die Organtransplantation in den Benelux-Staaten, Deutschland, Österreich und England koordiniert und organisiert

evozierte Potentiale: Aufzeichnung bioelektrischer Potentialschwankungen des Gehirns mittels Elektroencephalograph (Kurvenbild: EEG) nach äußerlichen Reizen (im Gegensatz zum Spontan-EEG)

Exophtalmus: krankhaftes ein- oder doppelseitiges Heraustreten des Augapfels aus der Augenhöhle

Expansionskammer: Vorrichtung zum Nivellieren von Druck-/Volumenschwankungen, z.B. in der Single-Needle-Dialyse

Explantation: Organ- oder Gewebeentnahme

Exsikkose: „Austrocknung" des Organismus als Ergebnis einer negativen Flüssigkeitsbilanz, stets kombinierte Störung des Wasser- und Elektrolythaushaltes

Exspiration: Ausatmung

Externa: äußerlich anzuwendende Pharmaka

Extrakorporaler Kreislauf: Teil des Blutkreislaufes außerhalb des Körpers

extraperitoneal: außerhalb des Bauchfells

Extrasystole, ES: vorzeitige Kontraktion (von Teilen) des Herzmuskels infolge anomaler Erregungsbildung

extravesical: außerhalb der (Harn-) Blase (gelegen)

extrazellular: außerhalb der Zelle

Extrazellularflüssigkeit: Gesamtheit der außerhalb der Körperzellen im Extrazellularraum befindlichen Flüssigkeit

Extremität: Gliedmaße

FABRY-Syndrom: Phosphatid-Speicherkrankheit durch Mangel des Enzyms Ceramidtrihexosidase, Ablagerung von Ceramidtrihexosid in den Gefäßwänden, führt u.a. zur Niereninsuffizienz

falsch negativ: negativer Test, obwohl positives Testkriterium nachweisbar ist

falsch positiv: positiver Testausfall, obwohl kein positives Test-Kriterium nachweisbar ist

Farb-Doppler: Farb-Duplex-Sonographie: Ultraschalldiagnostisches Verfahren zur Messung der Flußgeschwindigkeit an verschiedenen Meßpunkten mittels gepulstem Doppler mit Farbcodierung der an jedem Meßpunkt ermittelten Geschwindigkeit

Fäzes, Faeces: Kot, Stuhl

Femoralisvorverlagerung: operative (Reserve-) Methode zur Schaffung eines Gefäßzugangs zur Hämodialyse durch Verlagerung der Femoralgefäße in einen der Körperoberfläche näheren (leicht punktierbaren) Bereich

Femur: Oberschenkelknochen, der größte Knochen des menschlichen Körpers

Ferritin: Eisenspeicherprotein, erniedrigt bei Eisenmangel, erhöht bei Lebererkrankungen, Tumoren, Hämochromatose, Ferritin ist häufig bereits erniedrigt, bevor andere Laborparameter einen Eisenmangel anzeigen; zur Beurteilung des Eisenstatus gleichzeitige Bewertung der Transferrinsättigung empfehlenswert

Fibrin: Blutfaserstoff, der im Zuge des Gerinnungsvorganges unter Einwirkung von Thrombin aus Fibrinogen entsteht

Fibrinogen: löslicher Eiweißkörper mit Wichtigkeit für die Blutgerinnung, s.a. „Fibrin"

Filter: chem.-physik.: porenhaltiges Material zur Abtrennung fester Stoffe aus Flüssigkeiten oder Gasen, umgangssprachlich in der Dialyse für „Dialysator" bzw. „Hämofilter" gebraucht

Filter im Blasenfänger: Siebartige Vorrichtung im Blasenfänger zum Zurückhalten gröberer Partikel, z.B. auch Blutgerinnsel

Filtratbehälter: Auffangbehälter für Ultrafiltrat

Filtratfraktion: der in den Nieren abfiltrierte Anteil des die Nieren passierenden Blutplasmastromes, beim Menschen etwa 20 %

Filtrationsdruck: der beim Vorgang der Filtration (Abtrennung fester Stoffe aus Flüssigkeiten/Gasen) auftretende Druckunterschied zwischen Zufluß- und Abflußseite

Filtrationsrate, glomeruläre: GFR, Volumen des Glomerulusfiltrats pro Zeiteinheit, beim Menschen etwa 125 ml/min bzw. 180 l/24 h

Fischmaulatmung: die relativ langsame Schnappatmung besonders bei hypokaliämischer diabetischer Azidose

Fixierung, Fixation: mechanische Befestigung, z.B. eines Blutschlauches

Flatterarrhythmie: Arrhythmie infolge Vorhofflatterns

Flimmerskotom: infolge Durchblutungsstörung des Gehirns ausgelöste halb- oder beidseitige anfallsweise Flimmerempfindung mit gleichzeitiger Verminderung der Sehwahrnehmung; meist Vorläufer- oder Begleitsymptom einer Migräne oder Hauptsymptom einer isolierten Augenmigräne

Flügelkanüle: Injektionskanüle mit flügelartig abstehenden Plastik-Griff- bzw. Fixierungsplatten vor dem Konus

Flüssigkeitsretention: Störung des Wasser-Elektrolyt-Haushalts im Sinne einer ungenügenden Ausscheidung; Ergebnis: Zunahme des Körpergewichts und der (äußerlich sichtbaren) Entwicklung von Ödemen/Ergüssen, evtl. auch Blutdruckanstieg; u.a. bei Nieren- und Herzinsuffizienz

Foetor, Fötor: (latein.) = stinkender Geruch; in der Medizin der krankheitstypische Mundgeruch, in der Nephrologie als Foetor uraemicus der harnähnliche (urinöse) Mund- und Körpergeruch bei Urämie, auch bei Unterdialyse

Formaldehyd: Synonym: Methanal, HCHO; farbloses, stechend riechendes, in Alkohol und Wasser lösliches Gas; F. denaturiert Eiweißkörper, hemmt Enzyme und wirkt bakteriostatisch bis bakterizid; Anwendung u.a. als Desinfektionsmittel

foudroyant: franz.: foudroyer = „blitzen, niederschmettern" in der Medizin: plötzlich einsetzendes und rapid verlaufendes (Krankheits)Ereignis

frustran: vergeblich, erfolglos, wirkungslos, ohne Effekt

Füllvolumen: Volumen des extrakorporalen Kreislaufs (Dialysator+Schlauchsystem)

Furosemid: stark wirksames Diuretikum aus der Gruppe der Schleifendiuretika

Galaktosurie: Auftreten von Galaktose im Harn, Leitsymptom der Galaktoseintoleranz

Galenika, galenische Mittel: Arzneimittel aus natürlichen Stoffen

Galopprhythmus: Dreierrhythmus des Herzens

Gangabweichung: unwillkürliches Abweichen von der eingeschlagenen Gehrichtung

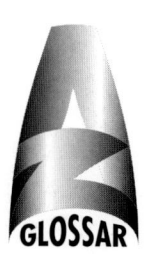

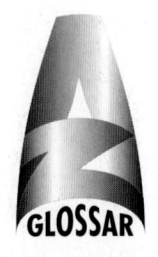

Gastr ... : Wortteil „Magen-"

gastroduodenal: Magen/Zwölffingerdarm betreffend

Gauge: Abkürzung „G", in der Dialyse Maßeinheit für den Außendurchmesser von Punktionskanülen; 14 G = 2 mm, 15 G = 1,8 mm, 16 G = 1,6 mm, 17 G = 1,5 mm Außendurchmesser

Gefäßersatz: Ersatz eines geschädigten Blutgefäßes oder von Gefäßwandteilen durch ein (auto-, allo- oder xenogenes) Transplantat oder durch eine Gefäßprothese, als Umleitungs- oder Interpositionsplastik; auch als Wanddefektersatz durch Aufsteppen eines „Patch"

Gefäßprothese: nahtloses Kunststoffrohr (angemessener Länge und Lichtung) als Gefäßersatz z.B. aus Polytetrafluorethylen (PTFE), v.a. zur Überbrückung von Gefäßdefekten. In der Shuntchirurgie bei unzureichenden Eigengefäßen bei der Shuntanlage/und Shuntrevision

Gegenstromprinzip: maximale Diffusion fordert maximalen Konzentrationsunterschied zu beiden Seiten einer Membran, dieser wird durch einander entgegengerichtete Flüssigkeitsströme (Blut/Dialysierflüssigkeit) erreicht

Gerinnungszeit: Zeit zwischen Blutentnahme und spontanem Eintritt der Blutgerinnung, d.h. der Fibrinbildung; die globale, nicht auf einzelne Faktoren gerichtete Bestimmung erfolgt in der Dialyse meist halbautomatisiert als „aktivierte Gerinnungszeit", z.B. ACTester®

Gewebetypisierung: Testung von Lymphozyten auf Histokompatibilitätsantigene

Gewebeverträglichkeit: Histokompatibilität

Gewebsantigen: an der Oberfläche einer Zelle lokalisiertes Antigen = Histokompatibilitätsantigen

Gewebsthrombokinase, -thromboplastin: in Zellmikrosomen vorkommendes Phospholipid, das bei Gewebsverletzung die Blutgerinnung über den Faktor VII aktiviert

Gewebsunverträglichkeit: Histoinkompatibilität

Gewicht: durch Wiegen bestimmte Masse eines Körpers; SI-Einheit: Kilogramm; „Gewicht ist eine Kraft": Gewichtskraft ist die durch die Erdanziehung (Gravitation) auf einen Körper ausgeübte Kraft G = Masse des Körpers (m) x Fallbeschleunigung (g); Einh.: N = Newton

Gicht, Harnsäuregicht: meist erbliche Störung des Purinstoffwechsels, gekennzeichnet durch Anstieg der Harnsäurewerte im Blut über 420 mmol/l bzw. 7 mg/dl, jahrelanger symptomfreier Verlauf möglich

Gichtknoten, Tophus: bei Gicht auftretende Knoten aus bündelartigen Mononatriumuratmonohydratkristallen umgeben von reaktivem Granulationsgewebe; im Ohrknorpel, in Sehnen, Schleimbeuteln und gelenknahen Knochenbezirken

Gichtniere, Gichtnephropathie: Schädigung der Niere durch Ablagerung von Harnsäurekristallen und sekundäre entzündliche Reaktionen; z.B. im Nierenmark, an der Papillenspitze; langsame Entwicklung von Schrumpfnieren mit zunehmender Niereninsuffizienz möglich

Giemen: trockenes pfeifendes Ausatemgeräusch

Gingivitis: oberflächliche Entzündung des Zahnfleischsaumes

Glandula: Abkürzung: Gl., „Drüse" (Mehrzahl: Glandulae, Abk.: Gll.)

Glasgow-Coma-Scale: Punkte-Skala zur Bewertung von Hirnfunktionsstörungen nach einer Schädel-Hirn-Verletzung; Gesamtpunktzahl unter 8 Punkten entspricht schwerer Störung; Kriterien: Augenöffnen, verbale Reaktion auf Ansprache, motorische Reaktion

Glaskörperblutung: Blutaustritt in den Glaskörper, z.B. bei Augenverletzung, Hypertonie, diabetischer Retinopathie. Führt zu Sehstörung durch Wahrnehmung roter Wolken; Komplikationen: Netzhautablösung, Katarakt, Glaukom

Glaukom: Augenerkrankung mit Erhöhung des Augeninnendruckes (> 25 mmHg) durch Abflußbehinderung des Kammerwassers; Ther.: Grundkrankheit!, Miotika (z.B.Pilocarpin), lokale Betablocker, op. fistulierende Eingriffe

Glia, Neuroglia: interstitielles Zellgewebe des Nervensystems, welches die Räume zwischen Nervenzellen/Blutgefäßen ausfüllt, Markscheiden bildet, Stütz-, Nähr- & Phagozytosefunktionen ausübt; peripher: Schwann'sche Zellen der Nervenfasern

Glibenclamid: Harnstoffderivat, orales Antidiabetikum

Gliquidon: Sulfonamid-Derivat, orales Antidiabetikum

Globulin: Sammelbegriff für eine Gruppe mehr oder weniger kugelförmiger, in physiologischen Salzlösungen gut löslicher Eiweiße. Durch Eiweißelektrophorese vom Albumin abtrennbar, in Alpha-1-, Alpha-2-, Beta-1-, Beta-2- & Gamma-Globulin eingeteilt

Glomerulitis: Entzündung der Glomeruli bei Glomerulonephritis, gekennzeichnet durch **Proliferation** der Endothel-, Mesangium- und/oder Epithelzellen

Glomerulonephritis, GN: akute oder rasch fortschreitende, meist aber chronische Nierenkrankheit mit diffuser oder herdförmiger Glomerulitis; Symptome: Proteinurie, Hämaturie, Ausscheidung von Zylindern, Hypertonie, Ödeme

Glomerulopathie: allgemeine Sammelbezeichnung für Nierenkrankheiten mit krankhaften Veränderungen der Glomeruli

Glomerulosklerose: narbige Umwandlung von Nierenkörperchen als Folge zahlreicher Nierenkrankheiten, z.B. diabetische Glomerulosklerose KIMMELSTIEL-WILSON

glomerulosus: (latein.) reich an Gefäßknäueln, nach Art eines Glomerulus

Glomerulus, Glomerulum: Nephrologie: kleines Gefäßbündel der Nierenrinde, knäuelbildende Kapillarschleife mit einer zu- und einer abführender Arteriole (Vas afferens/-efferens); bildet zusammen mit der BOWMAN'schen Kapsel das MALPIGHI'sche Körperchen

Glomerulusfiltrat: in den Glomeruli abgepreßter, dann in die Tubuli abfließender „Primärharn" als nahezu eiweißfreies Ultrafiltrat des Blutes, gebildet an der Basalmembran des Glomerulus, die nur für Stoffe mit einem MG < 5000 vollständig durchlässig ist

Glucagon: von den Alpha-Zellen der Inseln der Bauchspeicheldrüse produziertes (auch künstlich synthetisierbares), aus 29 Aminosäuren bestehendes Gegenspielerhormon (Molekulargewicht: 3485) des Insulins. Therapeutische Anwendung beim hypoglykämischen Schock

Glucocorticoide, Glukokortikoide: in der Nebennierenrinde unter dem Einfluß von Corticotropin gebildete Hormone, deren Konzentration einem ausgeprägten, vom Hypothalamus über den Hypophysenvorderlappen gesteuerten Tagesrhythmus folgt

Glyceroltrinitrat, Nitroglycerin, Sprengöl: therapeutische Anwendung (0,1-1%ig) bei Angina pectoris; Wirkungen: Senkung des enddiastolischen Drucks, der Volumenbelastung des Herzens, der systolischen Wandspannung, Verminderung des Sauerstoffverbrauchs; („Nitro" in der Medizin = „gebändigter Sprengstoff")

Glykogen, tierische Stärke: Makromolekül zweigartiger Struktur: Lineare Kette mit glucosidischen Bindungen, Verzweigungsstellen nach 8-12 Glukose-Einheiten, Molekulargewicht 106-107

Glykogenabbau, Glykogenolyse: Abbau von Glykogen zu Glucose-1-phosphat und Glukose (in der Leber) oder zu Milchsäure (Muskel, Leber) durch Abspaltung endständiger Glucosemoleküle durch unter Aufnahme von Phosphat

Glykogenaufbau, Glykogenese: Biosynthese von Glykogen in Muskel/Leber aus Glucose-6-phosphat über Glucose-1-phosphat. Gehemmt durch Glucagon & Adrenalin, gesteigert durch Insulin

Glykolyse: Abbau von Glukose; Beginn mit Bildung von Glucose-6-phosphat durch Hexokinase; anaerobe Bedingungen: Bildung von 2 Molekülen Milchsäure; aerobe Bedingungen: → Brenztraubensäure → Citratzyklus → Acetyl-Coenzym → Kohlendioxid + Wasser

Glykoside: pflanzliche Verbindungen, entstanden durch Reaktion der acetalischen Hydroxylgruppe am C1 eines Zuckers z.B. mit OH-Gruppen von Alkoholen, Phenolen oder anderen Zuckern. Anwendungsbeispiel: Herzglykoside

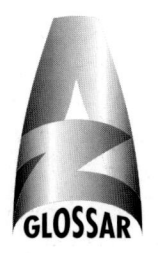

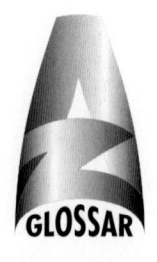

Goldblatt-Mechanismus: im Tierversuch Hypertonie-Auslösung durch Drosselung einer Nierenarterie („Drosselniere"); erfolgt über das Renin-Angiotensin-System

Gonade: die ausgebildete Geschlechtsdrüse (Eierstock, Hoden)

gonosomaler Erbgang: geschlechtsgebundene Vererbungsweise eines Merkmals, d.h. die bestimmende Information liegt im Gen eines Sexchromosoms (X- oder Y-Chromosom)

GOODPASTURE-Syndrom: hämorrhagische interstitielle Lungeninfiltrate der Mittel- und Untergeschosse; Symptomatik: Husten mit blutigem Auswurf, rasch fortschreitende extrakapilläre Glomerulonephritis durch Antikörper gegen glomeruläre und alveoläre Basalmembran

GOORMAGHTIGH'sche Zellen: im juxtaglomerulären Apparat zwischen Vas afferens, Vas efferens und Macula densa gelegene Zellen

GOT: Glutamat-oxalacetat-transaminase, Aspartat-amino-transferase (ASAT)

GPT: Glutamat-pyruvat-transaminase, Alanin-amino-transferase (ALAT)

Gradient: latein.: „gradi" = schreiten; Verlauf der Änderung einer Kenngröße

Graft-versus-host-Reaktion: Transplantat-Wirt-Reaktion: Bei Übertragung eines allogenen Transplantats auf einen Wirt mit mangelnder Immunabwehr eintretende Abwehrreaktion des Transplantats gegen den Wirt, die wiederum im Wirtsorganismus Veränderungen ähnlich einer Autoimmunopathie zur Folge hat

Gram-Färbung: Bakteriologische Färbemethode mit Karbol-Gentianaviolett und Lugol'scher Lösung, anschließendes Spülen mit Alkohol: Blauer Farbstoff aus „gramnegativen" Bakterien wird entfernt, diese sind nach Gegenfärbung mit Carbolfuchsin rot, hingegen bleiben „grampositive" Bakterien blau

Grand-mal-Anfall: franz.: „großes Übel", generalisierte Krampfanfälle mit tonisch-klonischen Krämpfen; als „Grand-mal-Status", erlangt der Kranke zwischen den Anfallsserien nicht das volle Bewußtsein zurück

granulierte Zylinder: körnig strukturierte Harnzylinder: Ausgüsse der unteren Abschnitte der Nierenkanälchen als amorphe -, Wachszylinder sowie Zylinder mit zellulärer Strukturierung, als granulierte -, Erythro-, Leuko- u. Epithel-, Fettkörnchen-, Pigment-, Hämoglobinzylinder

Granulozyten: Hämatologie: der Infektabwehr dienende weiße Blutzellen

Granulozytopenie: Verminderung der weißen Blutzellen im peripheren Blut, schwerste Form: „Agranulozytose"

Gravidität, Graviditas: Schwangerschaft

Gray: Symbol: „Gy", Radiologie, SI-Einheit der Energiedosis, 1 Gy [J/kg] = 100 rd (rad)

Großflächige Dialysatoren: Oberfläche über 1,5 Quadratmeter

Guanidin: Iminoharnstoff, organische Base, Abbauprodukt des Guanins. Derivate sind Arginin, Kreatin/Kreatinin, Biguanide, Guanethidin

Gunn'sches Zeichen: Synonym: Kreuzungsphänomen, scheinbare Einengung einer Netzhautvene an der Kreuzungsstelle mit einer arteriosklerotisch wandverdickten Arterie

Gyrasehemmer: Gyrase ist ein Bakterienenzym, das den bakterieneigenen DNS-Doppelstrang an spezifischen Stellen schneidet; wird durch Gyrasehemmer (Chinolon-Antibiotika) in seiner Aktivität gehemmt

Habitus: lateinisch: Aussehen, Verhaltenseigenart, Konstitution, Körperbautyp

HAGEN-POISEUILLE'sches Gesetz: Aussage: Stromstärke einer Flüssigkeit durch ein zylindrisches Rohr mit Durchmesser ändert sich **mit der 4. Potenz** des Durchmessers

Häkchenmethode: Subglobaltest der Blutgerinnungsfaktoren (Best. der Plasmarekalzifizierungszeit mit Platinhäkchen), abhängig von Prothrombingehalt-/umwandelbarkeit, Präsenz der Faktoren V, VII und X, Fibrinogengehalt und -qualität

Hämagglutination: Zusammenballung (Agglutination) von Erythrozyten durch Antikörper

hämatogen: „dem Blut entstammend", „auf dem Blutweg entstanden", „blutbildend" (hämopoetisch)

Hämatokrit: „Hkt": Prozentualer Anteil des Volumens der roten Blutkörperchen am Gesamtblut, Normalwert Männer 43,2-49,2%, Normalwert Frauen 36,8-45,4%

Hämatom: Bluterguß; räumlich angeordnete, geschlossene Blutmasse außerhalb der Gefäße (Blutextravasat) im Gewebe oder einem vorgebildeten Hohlraum; volkstümlich: „blauer Fleck" (wenn nicht in einem Gelenk o.ä.)

Hämaturie: Blutharnen; die über das physiologische Maß (130 000/24 Std.) hinausgehende Ausscheidung roter Blutkörperchen im Harn infolge Schädigung der glomerulären Kapillaren (= renale Hämaturie) oder nach Blutung in die Harnwege (=postrenale Hämaturie)

Hämochromatose: „Eisenspeicherkrankheit" infolge Eisenüberladung des Körpers, v.a. der parenchymatösen Organe (z.B. Leber). Idiopathische H. mit Steigerung der Eisenresorption, Hypersiderämie und Eisenablagerung; Dialyse: H. als Folge langdauernder parenteraler Eisengabe

Hämodiafiltration (HDF): Kombination von Hämodialyse und Hämofiltration, wobei sowohl höher- wie auch niedermolekulare toxische Substanzen besser als bei den einzelnen Verfahren entfernt werden; geringere Substitutionsvolumina als bei reiner HF; Verwendung von High-flux-Membranen erforderlich

Hämodialyse (HD): ist die zwischen der Dialysierflüssigkeit („Waschlösung", „Wasserseite") und dem Blut im extrakorporalen Kreislauf stattfindende Dialyse, entfernt toxische Substanzen verschiedener Molekülgröße, reguliert den E'lyt- und Säure-Basen-Haushalt und entzieht überschüssige Körperflüssigkeit

Hämofilter: Filter mit Membranen wie high-flux-Dialysatoren, deren UF-Rate über 20 ml/mmHg x h ist

Hämofiltration (HF): Ultrafiltration von Plasmawasser und in ihm gelösten Substanzen zur Entfernung endogener und exogener Schadstoffe und Wasser bei gleichzeitigem Ersatz (ganz oder teilweise) durch eine Elektrolytlösung

Hämoglobin, „Hb": der rote Blutfarbstoff und seine Varianten; Funktionen: 1. Sauerstoff-/Kohlendioxidtransport; 2. Puffersubstanz, durch freie -COOH- und -NH_2-Gruppen (30 % der Gesamtpufferkapazität des Blutes)

Hämolyse: Auflösung roter Blutkörperchen; Vorkommen: Bei hämolytischen Syndromen, in der Dialyse als Folge einer **thermischen, mechanischen** (Turbulenzen, hohe Scher-/Schubbeanspruchung) oder **osmotischen** Schädigung der Erythrozyten

Hämostase: spontane, operativ oder medikamentös herbeigeführte Blutstillung

Hämostyptika: Mittel zur Blutstillung

Händedesinfektion: Desinfektion der Hände/Unterarme, besonders vor invasiven Eingriffen, Waschen mit Antiseptikum + anschließende Alkoholwaschung

hang-over: „Kater", die unerwünschten Nachwirkungen von zentral dämpfenden Arzneimitteln (Narkotika, Schlafmittel) oder ionisierenden Strahlen

Harn: von den (gesunden) Nieren ausgeschiedene, organische und anorganische Anteile enthaltende Körperflüssigkeit; Aufgabe: Ausscheidung harnpflichtiger Stoffe, Regelung des Wasser-Elektrolyt-Haushaltes und des Säure-Basen-Gleichgewichts

Harnbereitung: Bildung des nahezu eiweißfreien Primärharns (etwa 180 l/24 h) einschließlich der nachfolgend in Tubuli und Sammelrohren der Niere erfolgenden hormonell kontrollierten quantitativen Einengung und qualitativen Umwandlung zum Endharn (rund 1,5 l/24 h), Gegenstromprinzip

harnfähig: sind Substanzen mit Molekulargewicht unter 70.000, die die Poren der BOWMAN'schen Membran passieren können

Harnfarbe: durch natürliche Harnfarbstoffe und deren Vorstufen (z.B. Gallenfarbstoffe) bedingte hellgelbliche bis dunkelbernsteinähnliche Färbung (höheres spezifisches Gewicht bei Fieber/Exsikkose); verändert z.B. durch Ausscheidung von Blut

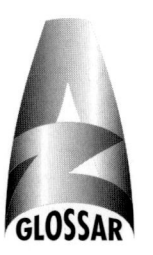

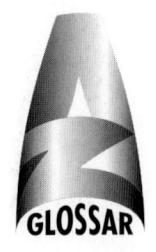

Harnkonzentration: Erhöhung der osmotischen Konzentration des Harns über diejenige des Blutplasmas (300 mosm/l) hinaus; gelingt in der Niere mit Hilfe des Gegenstromprinzips; maximale H. beim Menschen 1200 mosm/l; Steuerung durch das ADH (Vasopressin)

harnpflichtige Substanzen: Substanzen, die obligat durch die Niere auszuscheiden sind, v.a. körpereigene Abbaustoffe (z.B. Harnstoff, Harnsäure, Kreatin, Kreatinin), deren Ausscheidung eine bestimmte Menge Lösungswasser erfordert

Harnsäure: Säure, die als Stoffwechselendprodukt der mit der Nahrung zugeführten bzw. der Zellmauserung entstammenden Nucleinsäuren bzw. Purine (durch Einwirkung von Xanthinoxidase auf Xanthin bzw. Hypoxanthin) entsteht und mit dem Harn ausgeschieden wird

Harnsäure-Clearance: Klärung des Blutes von Harnsäure im Rahmen der Harnbereitung: Glomeruläre Filtration, anschließende Rückresorption von 88-95 % der filtrierten Menge in den proximalen Tubuli und Ausscheidung in deren unteren Abschnitten, Normalwert: 6-12 ml/min

Harnsediment: aus spontan und frisch gelassenem, zentrifugiertem Harn gewonnener Bodensatz evtl. mit darin enthaltenen krankhaften Zellelementen, Erregern und Harnsalzen

Harnstoff: Kohlensäurediamid, farb-/geruchloses, kristallisierendes, gut wasserlösliches Endprodukt des Eiweißstoffwechsels bei Mensch und Säugern, Ausscheidung erfolgt durch die Niere (12,6-28,6 g/24 Std.), Normalwert im Serum 10-50 mg/dl (SI: 1,64-8,18 mmol/l)

Harnstoff/Kreatinin-Quotient: bei normaler Eiweißzufuhr von etwa 1 g/kgKG/Tag beträgt das Verhältnis Serum-Harnstoff zu Serum-Kreatinin etwa 10:1 (mg/dl) bzw. 40:1 (µmol/l); der Harnstoff/Kreatinin-Quotient ist erhöht bei reichlicher diätetischer Eiweißzufuhr, erhöhtem Gewebekatabolismus (z.B. bei Fieber und unter hochdosierter Steroid-Medikation) und bei Minderperfusion der Nieren z.B. bei Hypovolämie oder schwerer Myokardinsuffizienz; ein erniedrigter Harnstoff/Kreatinin-Quotient wird bei schweren Leberkrankheiten, geringer Eiweißzufuhr, Unterernährung und Kachexie beobachtet

Harnstoff-Stickstoff: die dem Harnstoffgehalt entsprechende Stickstoffmenge (etwa 1 g bei 2,144 g), z.B. Serum 4,5-23 mg/dl (= 1,63-8,32 mmol/l), im Harn 5,8-14,1 g/24 Std; Umrechnungsfaktor: Harnstoff x 0,46 = Harnstoff-N

Härte: 1. Widerstand eines festen Körpers gegen das Eindringen eines anderen; 2. Wasserhärte = Gehalt des Wassers an „Härtebildnern" wie Ca-, Mg-carbonat, Angabe in °dH; 3. Strahlenhärte = Qualität einer Protonenstrahlung nach dem Durchdringungsvermögen

Hartwasser-Syndrom: akute Hyperkalzämie/Hypermagnesiämie mit Blutdruckanstieg, Übelkeit, Brechreiz, Muskelschwäche, Somnolenz als Folge der Verwendung zu harten Wassers (hoher Calcium- und/oder Magnesiumgehalt) für die Hämodialyse

HBc-Antigen: Core-Antigen, enthalten im Kern (engl. „core" = Kern) des DANE-Partikels, diagnostische besonders wichtig zum Nachweis einer lange zurückliegenden HBV-Infektion und zur Identifikation der HBV-Infektion in der „Fensterphase" der Erkrankung

HBs-Antigen: Hepatitis-B-Parameter, Hepatitis-B-Oberflächen(„surface")-Antigen, der Nachweis bedeutet immer eine Infektion mit HBV

Heimdialyse: vom Patienten selbst zusammen mit einer Hilfsperson nach entsprechender Ausbildung zu Hause durchgeführte Dialysebehandlung entweder als Heimhämodialyse oder als Peritonealdialyse (letztere als CAPD auch ohne Partner durchführbar); kostengünstigstes Therapieverfahren ist die Heimhämodialyse!

Heizelement: Vorrichtung zum Erwärmen, in der Dialyse Erwärmung von Dialysierflüssigkeit, Substitutionslösung, PD-Lösung

HELP-Verfahren: „Heparininduzierte extra-korporale LDL-Präzipitation"; Verfahren (Fa. B. Braun, Melsungen) zur Behandlung extremer Hypercholesterinämien;

Behandlungsprinzip: Selektive Entfernung des LDL-Cholesterins durch kombinierte Plasmapherese + LDL-Präzipitation

hemi-: Wortteil: „halb-", „einseitig" (eine Körperhälfte betreffend); auch: „unvollständig"

HENDERSON-HASSELBALCH'sche Gleichung: vom Massenwirkungsgesetz abgeleitete Gleichung für das Puffersystem „Kohlensäure/Bikarbonat" des Blutes; ermöglicht Berechnung des Blut-pH aus dem Verhältnis von gebundenem zu gelöstem CO_2

HENLE'sche Schleife: U-förmiger Abschnitt des Nierenkanälchens; im absteigenden Schenkel erfolgt Konzentration, im aufsteigenden Schenkel erneute Verdünnung des Harns: Gegenstromprinzip

Hepar: Leber

Heparin: blutgerinnungshemmender-/Fibrinolyse und Fettklärung fördernder Wirkstoff; MG ca. 16.000; im Handel sind Fraktionen mit größeren und kleineren Heparinmolekülen sowie niedermolekulare Heparine; Anwendung in der Hämodialyse zur Ungerinnbarmachung des Blutes im extrakorporalen Kreislauf

Heparinleitung: Verbindungsschlauch von der Heparinspritze (ggf. über eine Heparinpumpe laufend) zum arteriellen Blutschlauchsystem (Einmündung nach der arteriellen Blutpumpe)

Hepat-: Wortteil „Leber-" (griechisch „hepar", „hepatos")

Hepatitis: Leberentzündung; meist infektiöse (durch Viren, Bakterien oder Protozoen verursachte) Entzündung des Gefäß-Bindegewebsapparates der Leber mit sekundärer Leberzellschädigung; Dialyse: Heute hauptsächlich Hepatitis C bedeutsam, früher Hepatitis B

Hepatitis C (früher: Non-A-Non-B-Hepatitis): durch das Hepatitis-C-Virus (HCV) ausgelöste Hepatitis, parenterale Übertragung, vorzugsweise durch Bluttransfusion, Nachweis durch anti-HCV-ELISA oder HCV-RNA mittels PCR

Hepatitis D (früher „Delta"): Anti-HDAg-IgM positive, im weiteren Verlauf HDAg-IgG positive Hepatitis nach vorausgegangener HBV-Infektion

Hepatitis-A-Virus, HAV: weit verbreitetes hitzebeständiges RNS-Virus (12-18 nm; Virion 27 nm), Familie Picornaviridae; Erreger der „Hepatitis contagiosa" (**Virushepatitis A**) des Menschen; Übertragung v.a. auf dem Nahrungsweg (oral), selten parenteral erfolgt (mangelnde Hygiene)

Hepatitis-B-Antigen: bei Virushepatitis B nachgewiesene Antigene (AG); z.B. das Hepatitis-assoziierte AG (= HAA) oder Hepatitis-B-Oberflächen-AG (engl.: **s**urface, daher: HBsAG); HBcAG (c für „core"; Kernpartikel) und das HBeAG, ein Abbauprodukt des HBcAG

Hepatitis-B-Virus, HBV: weit verbreitetes, sehr hitzebeständiges, v.a. parenteral übertragbares DNS-Virus, dessen Virion als Dane-Partikel bezeichnet wird; Familie Hepadnaviridae; Erreger der Serumhepatitis (Virushepatitis B)

Hepatitis-C-Virus, HCV: Auslöser der „Non-A-Non-B"-Hepatitiden; RNS-haltiges Virus; Familie Flavi- bzw. Pestiviridae; Neigung zur Chronizität; Assoziation mit dem hepatozellulären Karzinom; Nachweis: Anti-HCV-ELISA & HCV-RNA (PCR); vorzugsweise parenteral übertragen

Hepatitis-D-Virus, Delta-Virus: defektes RNS-Virus, das sich zur Replikation der Hilfe des Hepatitis-B-Virus bedient; Erreger der Delta-Hepatitis

Hepatitis-E-Virus: HEV, global verbreitetes Hepatitis-Virus, fäkal-orale Übertragung, hohe Mortalität bei Schwangeren mit Erstinfektion, vor allem in Mexiko und Indien vorkommend

Hepatomegalie: Vergrößerung („Schwellung") der Leber, v.a. bei Rechtsherzinsuffizienz, Hepatitis, Krankheiten mit Ablagerung von Stoffwechselprodukten in den Leberzellen (z.B. Fettleber); kann bei Niereninsuffizienten ein indirektes Überwässerungszeichen sein

Hepatopathie: allgemeine Formulierung für „Leberkrankheit"

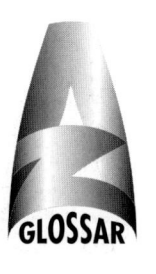

hepatorenales Syndrom: Nierenfunktionsstörung mit Oligurie bis Anurie, Azotämie u. Natriumarmut des hyperosmolaren Harns (Konzentrationsfähigkeit der Niere ist erhalten) bei dekompensierter Leberzirrhose, nach intensiver Diuretikagabe, im Leberkoma, nach Ösophagusvarizenblutung

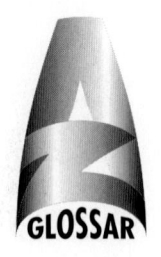

Hepatosplenomegalie: gleichzeitige Vergrößerung von Leber und Milz

Herdnephritis, Herdglomerulitis: herdförmige Glomerulonephritis im Verlaufe einer Infektionskrankheit; ferner proliferative Formen von unklarer Prognose wie beispielsweise beim Lupus erythematodes; embolisch-eitrige Herdnephritis als bakteriell metastatische Niereneiterung

hereditär: lateinisch „erblich", „ererbt"

Herz-Lungen-Maschine: in der Herzchirurgie gebräuchliches (einer Dialysemaschine nicht unähnliches) Gerät, das als apparativer extrakorporaler Kreislauf vorübergehend die Herz- u. Lungenfunktion zu übernehmen vermag

Herz-Lungen-Transplantation: kombinierte Transplantation von Herz und Lungen eines Spenders in den Körper eines Empfängers, erstmals 1981 von B. A. Reitz (Stanford, USA) durchgeführt

Herzbeuteltamponade: krankhafte Flüssigkeitsansammlung im Herzbeutel bedingt Herzkompression; es resultieren Behinderung der Herzerschlaffung in der Diastole und Einflußstauung, Schlagvolumenabnahme, Blutdruckabfall, Pulsbeschleunigung, Zyanose; vorwiegend bei Perikarditis auftretend

Herzdilatation: krankhafte Ausweitung der Herzinnenräume, adaptiv z.B. in Anpassung an eine langzeitige (Volumen-)Überlastung bei Herzklappeninsuffizienz, Shunt-Vitium, Hyperzirkulation

Herzinsuffizienz: akute oder chronische Unfähigkeit des Herzens, bei physischer Belastung (= Belastungsinsuffizienz) oder schon in Ruhe (= Ruheinsuffizienz) den erforderlichen Blutauswurf aufzubringen bzw. den venösen Rückfluß aufzunehmen (Backward-/Forward-failure)

Herzkatheter: Verfahren des Einführens eines Herzkatheters unter Röntgen-Durchleuchtungskontrolle in die Herzhöhlen und die herznahen großen Gefäße; ins rechte Herz und die Lungenarterien über eine Vene, als Links-Herzkatheter retrograd über eine Arterie

Herzklappen: „Ventile"der Herzöffnungen; Vorhof-Kammer-Klappen = Mitral- bzw. Trikuspidalklappe, als Klappen der Aorta und des Lungenarterienstammes die Aorten- und Pulmonalklappe

Herzmassage: im Rahmen der Wiederbelebung (Reanimation) durchgeführte rhythmische Kompression (ca. 60/Min.) des Herzens zur Aufrechterhaltung des Blutkreislaufs bei akutem Kreislaufstillstand

Herzminutenvolumen, HMV: das vom Herzen pro Minute ausgeworfene Blutvolumen, beträgt beim Erwachsenen ca. 3-5 l/min, bei Sportlern bis 30 l/min

Herzrhythmusstörungen: bradykarde (HF<60/Min.) und tachykarde (HF>100/Min.) Störungen der Herzschlagfolge bei Schädigung des Reizleitungssystems, Ursachen z.B. KHK, Kardiomyopathie, Myokarditis, Medikamente, Hypo-/Hyperkaliämie, Schilddrüsenfunktionsstörungen

Herzschrittmacher: a) im rechten Vorhof gelegener Bezirk von Muskelzellen (Sinusknoten), die besonders zur Erregungsbildung spezialisiert sind; b) künstl. Herzschrittmacher zur Anregung von Herzaktionen (Elektrostimulation); extern/intern

Herzspitzenstoß: in der Systole der Herzaktion links im 4.-5. Zwischenrippenraum in der Medioklavikularlinie fühl-/sichtbares Anstoßen des Herzens an die Brustkorbwand. Fehlend z.B. bei Perikarderguß

Herzstillstand: Aufhören der Herztätigkeit (Asystolie) oder deren Wirkungslosigkeit (z.B. bei Kammerflimmern); Folge = akuter Kreislaufstillstand (Bewußt-, Pulslosigkeit, Atemstillstand, Zyanose, Mydriasis, Krämpfe); Ther.: Reanimation; EKG: keine Potentiale oder Flimmerwellen

Herztod: Tod infolge endgültigem Herzversagen, z.B. bei Myokardinfarkt, -ruptur, Kammerflimmern oder -flattern, Asystolie

Herztransplantation: operativer Ersatz eines geschädigten Herzens durch das Herz eines verstorbenen Spenders; 5-Jahres-Überlebensrate über 70% (1990); 1967 erste H. durch Ch. Barnard (Kapstadt) beim Menschen; erster Patient überlebte den Eingriff 18 Tage

Herzversagen: Verminderung der Herzauswurfleistung verbunden mit Venendruckanstieg und Minderdurchblutung lebenswichtiger Organe; z.B. bei Herzrhythmusstörung, bei myogenem Herzmuskelversagen infolge Blutdruckkrise, Lungenembolie, Myokardinfarkt, Myokarditis

High-flux-Dialysator: Dialysator mit einer Ultrafiltrationsrate > 10 ml/mmHg x h, die Begriffe „low flux" und „high flux" beziehen sich ausschließlich auf die hydraulische Permeabilität

Hinterwandinfarkt: Herzinfarkt der hinteren Wandbereiche der linken Herzkammer durch Verschluß/Verengung des Ramus interventricularis posterior der rechten, seltener des R. circumflexus der linken Herzkranzschlagader; EKG: Infarktzeichen in Ableitung III, aVF, V6-V9, Nehb D

Hippel-Lindau-Syndrom: angeborene Angiomatose der Netzhaut des Auges, häufig auch weiterer Anteile des Zentralnervensystems (besonders des Kleinhirns); oft kombiniert mit Naevus flammeus, Zysten in Nieren, Pankreas, Leber, Hypernephrom, Phäochromozytom

Hippursäure: Benzoylaminoessigsäure, Normwert der Harnausscheidung 1,0-2,5 g/24 Std., bei Niereninsuffizienz vermindert, bei Stoffwechselstörung vermehrt

Hirnblutung: aus den Hirngefäßen in das Gehirn oder dessen Ventrikelsystem erfolgende Blutung durch Diapedese oder als Massenblutung nach Zerreißung von Blutgefäßen (Rhexisblutung), z.B. als hypertone Massenblutung, bevorzugt in best. Gefäßregionen, z.B. Kapselblutung

Hirndruck: der im Schädelinnern herrschende (intrakranielle Liquor-) Druck; steht in enger Beziehung zum Druck in den Blutgefäßen des Gehirns & zum interstitiellen Druck im Hirngewebe; Begriff bezeichnet meist krankhafte Drucksteigerung im Schädel, z.B. bei Hirnödem

Hirndurchblutungsstörung: Mangeldurchblutung des Gehirns führt entweder zu einem reversiblen neurologischen Defizit ohne nachweisbare Schädigung der Ganglienzellen (TIA) oder aber zu morphologischen Veränderungen in Form von Gewebsuntergängen (Hirninfarkt, Apoplexie)

Hirninfarkt: anämischer H. = nach Mangeldurchblutung entstehender Gewebsuntergang im Gehirn; hämorrhagischer H. = Folge einer ischämischen Schädigung der Gefäßendothelien im Rahmen des ischämischen Infarktes und folgender Diapedeseblutung in den Infarktbereich

Hirnleistungsminderung: Minderung der geistigen Leistungsfähigkeit (Konzentrations- & Merkschwäche, Denkverlangsamung, rasche Ermüdbarkeit, psychische Labilität) als Folge einer Hirnschädigung

Hirnnerven: 12 paarige, motorische, sensible, sensorische und vegetative Nerven, die den Kopf einschließlich der Sinnesorgane, teilweise auch den Hals versorgen; Nervus vagus („der Umherschweifende") innerviert Brust- und Bauchorgane

Hirnödem: Volumenzunahme des Gehirns mit dem Resultat einer Hirnschwellung; Ursachen: erhöhte Gefäßdurchlässigkeit infolge Schädigung der Blut-Hirn-Schranke durch Hirnischämie, Störung des Zellstoffwechsels, Dysäquilibriumsyndrom z.B. bei Urämie, Dialyse

Histidin, His: Beta-Imidazolylalanin; als L-Histidin proteinogene, in tierischem & pflanzlichem Eiweiß vorkommende halbessentielle Aminosäure; reichhaltig im Globin des Blutfarbstoffes: wichtig für Häm-Bindung

Histoinkompatibilität: Gewebsunverträglichkeit

Histokompatibilität: Gewebeverträglichkeit, Verträglichkeit zwischen Spender- & Empfängergeweben bei Organtransplantation; beruht auf weitgehender oder völliger Übereinstimmung ihrer Histokompatibilitätsantigene und der Blutgruppen

Histokompatibilitätsantigene, HLA-Antigene: vererbte Strukturen an der Oberfläche biologischer Membranen & im Zellplasma, die in einem Transplantat übertragen beim Transplantatempfänger eine Immunreaktion auslösen (Transplantatabstoßung)

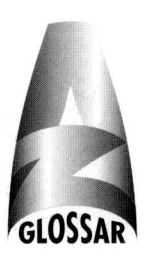

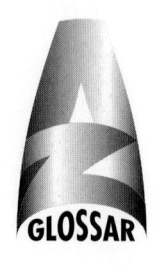

HLA-System: Immunabwehr-Regulationssystem des Organismus; beim Menschen: im kurzen Arm (p) des Chromosoms 6 gelegene allele Gene, „major histocompatibility complex" (MHC) bezeichnet, nach Lage des Gen-Ortes 2 Klassen: Kl. I (HLA-A, -B & -C), Kl. II (HLA-D, HLA-DR)

HMG-CoA-Reduktase-Hemmer: Hemmstoffe der Hydroxymethyl-Coenzym-A-Reduktase; therapeutische Anwendung als Lipidsenker; Substanzbeispiel: Lovastatin

hochgestellter Harn: konzentrierter Harn von dunkler Farbe

Hormone: Botenstoffe, die in speziellen, mit dem Blut- /Lymphstrom verbundenen Zellen bzw. Geweben gebildet werden und in kleinsten Mengen biochemische Primärreaktionen (intra- u. extrazelluläre Stoffwechselabläufe) auslösen, auf die physiologische Vorgänge folgen

Hospitalismus: die durch Besonderheiten eines Krankenhausaufenthaltes bedingten Schädigungen des Patienten

Host-versus-graft-Reaktion: Transplantatabstoßung

Hufeisenniere: beckenwärts verlagerte, U-förmige Verschmelzungsniere mit bindegewebiger oder parenchymatöser Gewebsbrücke unter den Harnleitern; meist symptomlos; Abflußstörung, Steinbildung, Beschwerden infolge Kompression der großen Bauchgefäße möglich

human, Human-: den Menschen betreffend, vom Menschen stammend, „menschlich", am Menschen durchgeführt

humoral: die oder eine (Körper-)Flüssigkeit betreffend; auf dem Wege über Körperflüssigkeit erfolgend

hyaline Zylinder: Harnzylinder aus homogen durchscheinender Grundsubstanz, z.T. bedeckt mit Harnsalzniederschlägen. Physiologisch vorkommend nach starker körperl. Anstrengung, krankhaft bei Nierenerkrankungen, Fieber, Herzinsuffizienz, siehe auch „granulierte Zylinder"

Hydronephrose: Harnstauungsniere = sackartige Ausweitung des Nierenhohlsystems als Folge einer Harnabflußbehinderung mit nachfolgendem Untergang von Nierengewebe

Hydrops: krankhaft vermehrte Ansammlung von Flüssigkeit (Trans- oder Exsudat) in Körperhöhlen, im interstitiellen Raum (Zunahme der Extrazellularflüssigkeit) oder im intrazellulären Raum (Fehlregulation des Wasser-Elektrolyt-Haushaltes)

Hydroxid: Verbindung eines Elements mit einer oder mehreren Hydroxylgruppen („OH^-"); Reaktion als Base (z.B. Natriumhydroxid = NaOH), Säure (H. von Nichtmetallen oder höherwert. Metallen sowie organ. H.), Ampholyt (z.B. $Al[OH]_3$) oder Alkohol (organ. H., z.B. CH_3OH)

hydroxy-: Kennzeichnung einer OH-Gruppen enthaltenden Verbindung

Hyp-, hyp-, hypo-: Wortteil: „unter-", „Unter-"

Hypalbuminämie: verminderter (< als 3,7 g/100 ml betragender) Albumingehalt des Blutes; z.B. bei allgemeinem Eiweißmangelzustand

hyper-, Hyper-: Wortteil: „über(mäßig)", „oberhalb", „über der Norm"

Hyperhydratation: übermäßiger Wassergehalt des Körpers; hypertone Form: Wasserüberschuß niedriger ist als der Natriumionenüberschuß; hypotone Form: Überschuß an freiem Wasser bei erniedrigtem Natriumgehalt; „isoton" bei ausgeglichenem Wasser- & Natriumüberschuß

Hyperinsulinismus: vermehrte Freisetzung von Insulin mit nachfolgend erhöhten Insulinwerten im Blut

Hyperkaliämie: erhöhter Kalium-Gehalt des Blutes (Serumwerte > 5,0 mmol/l); Symptome: Parästhesien, Muskelschwäche, Herzrhythmusstörungen evtl. Herzstillstand; im EKG Höhenzunahme und Basisverschmälerung des T („Kirchturm-T-Wellen"), Differentialdiagnose in der Dialyse siehe Grafik

Hyperkalzämie: vermehrter Gehalt des Blutes an Calcium (Gesamt-Calcium über 5,5 mval/l, bzw. über 2,7 mmol/l = 9-10,5 mg/dl); Hyperkalzämiesyndrom: Übelkeit, Erbrechen, Schwindel, Obstipation, Meteorismus, Muskelhypotonie, Adynamie, EKG: QT-Verkürzung, PQ-Verlängerung

Hyperkaliämie – woran man noch denken sollte …

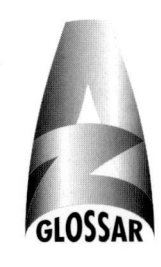

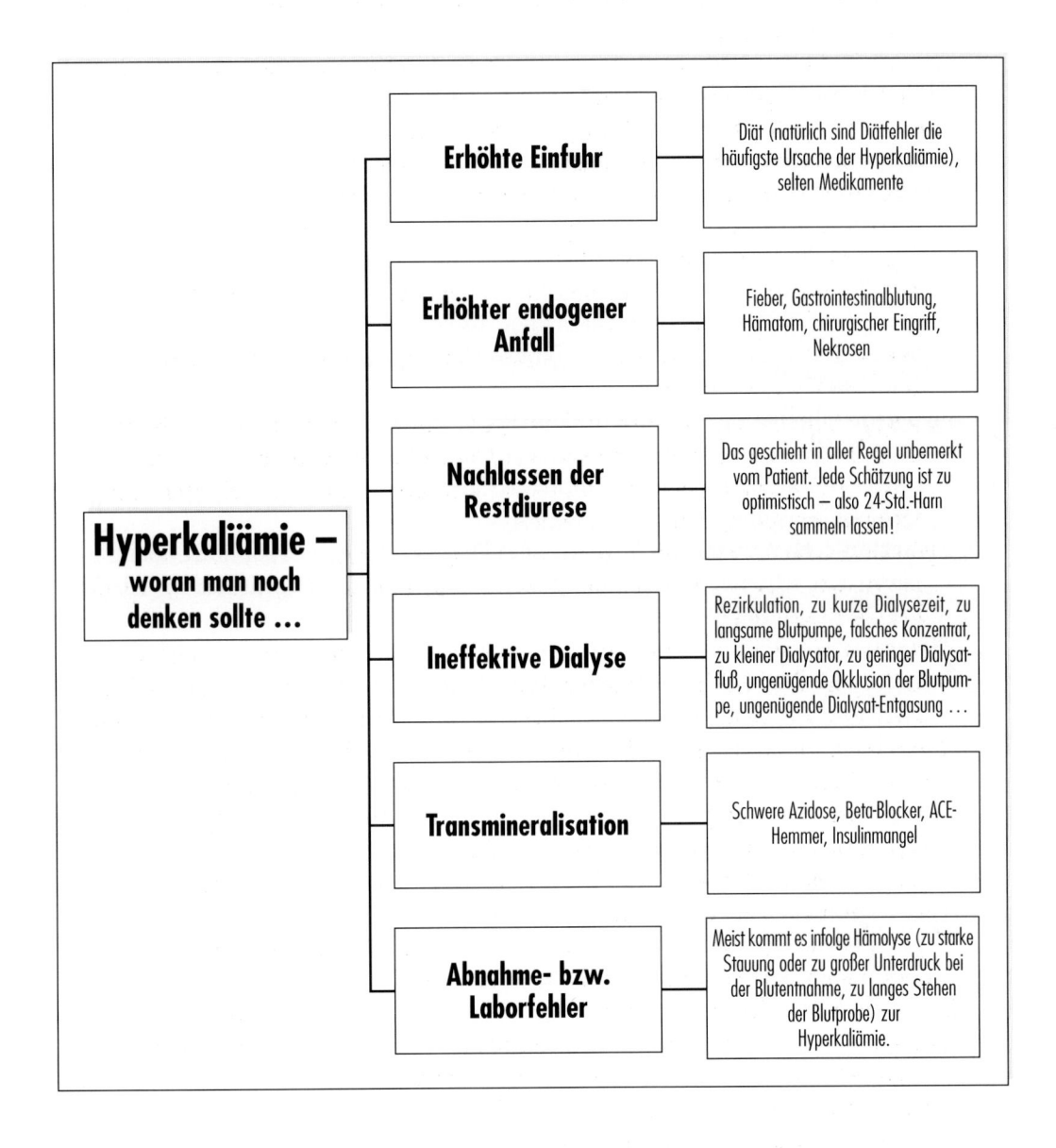

- **Erhöhte Einfuhr** — Diät (natürlich sind Diätfehler die häufigste Ursache der Hyperkaliämie), selten Medikamente

- **Erhöhter endogener Anfall** — Fieber, Gastrointestinalblutung, Hämatom, chirurgischer Eingriff, Nekrosen

- **Nachlassen der Restdiurese** — Das geschieht in aller Regel unbemerkt vom Patient. Jede Schätzung ist zu optimistisch – also 24-Std.-Harn sammeln lassen!

- **Ineffektive Dialyse** — Rezirkulation, zu kurze Dialysezeit, zu langsame Blutpumpe, falsches Konzentrat, zu kleiner Dialysator, zu geringer Dialysatfluß, ungenügende Okklusion der Blutpumpe, ungenügende Dialysat-Entgasung …

- **Transmineralisation** — Schwere Azidose, Beta-Blocker, ACE-Hemmer, Insulinmangel

- **Abnahme- bzw. Laborfehler** — Meist kommt es infolge Hämolyse (zu starke Stauung oder zu großer Unterdruck bei der Blutentnahme, zu langes Stehen der Blutprobe) zur Hyperkaliämie.

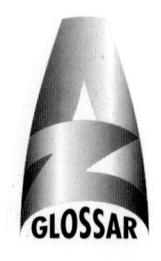

Hyperparathyreoidismus: Überproduktion von Parathormon (PTH) durch die Nebenschilddrüsen (Glandula parathyreoidea = Epithelkörperchen) u. deren Folgen; Nephrologie: meist sekundärer H. bei Niereninsuffizienz als Grundleiden. Folgen: Phosphatstau, Hypokalzämie

Hyperphosphatämie: erhöhter Gehalt des Blutserums an anorganischem Phosphat (Normbereich: 2,6 -4,5 mg/dl; bzw. 0,84-1,45 mmol/l; Umrechnungsfaktor: mg/dl x 0,3229 = mmol/l); Phosphatanstieg spätestens beim Absinken der GFR unter 25 ml/min

Hyperplasie: Größenzunahme eines Organs oder Gewebes

Hyperprolaktinämie: bei beiden Geschlechtern vorkommende krankhafte Erhöhung des Prolaktinspiegels im Blut; Normwerte: 20-500 (Männer 20-400) mU/l; bei Niereninsuffizienz meist erhöht; häufigste sonstige Ursache: Prolaktin-produzierende Hypophysenadenome

Hyperpyrexie: Fieber von extremer Höhe (> 40,5°C) und Dauer

Hypersekretion: verstärkte Absonderung eines Drüsensekrets

Hypersiderinämie: erhöhter Eisengehalt des Blutserums

hypertensiv: blutdrucksteigernd, mit hohem Blutdruck

Hyperthermie: im Gegensatz zu Fieber Überwärmung des Körpers gegen die Tendenz des Wärmeregulationszentrums, d.h. bei zu starker Wärmezufuhr, z.B. durch zu warme Dialysierflüssigkeit

Hyperthyreose: Überfunktion der Schilddrüse mit vermehrter Abgabe von Trijodthyronin und Thyroxin ins Blut sowie Suppression der hypophysären TSH-Sekretion

hyperton: übermäßig tonisiert, mit höherem osmotischem Druck als das Blut bzw. entsprechende Körperflüssigkeit; in der Dialyse z.B. hypertone (z.B. 10%-ige NaCl-Lösung) im Gegensatz zur physiologisch konzentrierten (isotonen) 0,9%-igen NaCl-Lösung

Hypertonie, Hypertonus: Erhöhung eines Drucks oder einer Spannung über die Norm; z.B. erhöhter Spannungszustand der Muskulatur, Hirndruck, vor allem aber Bezeichnung für den (arteriellen) Bluthochdruck

Hypertriglyceridämie: erhöhter (> 150 mg/100 dl bzw. > 1,71 mmol/l; Umrechnung: mg/dl x 0,0114 = mmol/l) Triglyceridgehalt des Blutserums; in der Nephrologie meist sekundär bei Niereninsuffizienz; Extremwerte bei PD-Patienten infolge Glukosemast

Hyperurikämie: erhöhter Blutharnsäuregehalt (Männer > 7 mg/dl, Frauen > 5,7 mg/dl; Umrechnung: mg/dl x 59,485 = µmol/l) infolge Störung der Purinsynthese oder -ausscheidung, die sich als „echte" Gicht manifestieren kann; Nephrologie: meist sekundäre Hyperurikämie wegen Ausscheidungsstörung

Hyperventilation: über den Bedarf gesteigerte Atmung, gekennzeichnet durch Senkung des CO_2-Partialdrucks in den Alveolen und im arteriellen Blut unter den Normalwert von 40 mmHg, verbunden mit Zunahme des pH-Wertes im arteriellen Blut (Alkalose)

Hyperviskositätssyndrom: durch erhöhte Viskosität bedingte Herabsetzung des Fließvermögens des Blutes (z.B. bei Plasmozytom) mit: Zyanose, Parästhesien, akralem Ischämiesyndrom, Hirndurchblutungsstörungen, Claudicatio intermittens

Hypervolämie: Vergrößerung des zirkulierenden Blutvolumens

Hypnotika: Schlafmittel; in geringen Dosen sedierend, in hohen Dosen narkotisierend; Gewöhnungs- und Suchtgefahr

hypo-: Wortteil: „unter", „unterhalb", „unter der Norm", „unzureichend"

Hypochlorämie: verminderter (< 98 mmol/l) Chlorid-Gehalt des Blutserums, meist parallel zum Natrium-Gehalt

Hypoglykämie: „Unterzucker(ung)", Absinken des Blutzuckers unter 40 mg/100 ml = 2,22 mmol/l und die sich daraus ergebenden Krankheitszeichen

Hypokaliämie: verminderter (< 3,5 mmol/l) Gehalt des Blutes an Kalium; Folge ungenügender Zufuhr, ungenügender Resorption aus dem Darminhalt, nach exzessiven Verlusten aus dem Darmtrakt (Durchfall) oder zu hohen Entzug im Rahmen der Nierenersatzbehandlung

Hypokalzämie: verminderter (< 2,25 mmol/l) Calcium-Gehalt des Blutserums; z.B. bei Hypoparathyreoidismus (z.B. nach Parathyreoidektomie), Vitamin-D-Mangel, chronischen Nierenerkrankungen mit Phosphatretention

Hyponatriämie: „Natriummangel", verminderter (< 130 mmol/l) Gehalt des Blutserums an Natrium; z.B. bei Hypoaldosteronismus, Salzverlustniere, Diuretika-Gabe, hypotonem Dialysat, Symptome: Hypotension, Tachykardie, allg. Verlangsamung, Apathie, Muskelkrämpfe

Hypophyse: Hirnanhangdrüse; haselnußgroß; am Boden des Zwischenhirns im „Türkensattel" liegend; produziert Hypophysenhormone, speichert und setzt Hypothalamushormone frei; unterteilt in Hypophysenvorderlappen (HVL) und Hypophysenhinterlappen (HHL)

Hypoplasie: Unterentwicklung eines Organismus, Organs oder Gewebes

Hypoproteinämie: verminderte Proteinwerte im Blut (< 60 g/l), relative H. in der Nephrologie häufig bei Hyperhydratation, absolute H. bei erhöhtem Proteinabbau (Katabolie), reduzierter Eiweißsynthese, durch Proteinverluste, z.B. beim nephrotischen Syndrom oder bei Peritonealdialyse

Hyposthenurie: Einschränkung der Konzentrationsleistung der Nieren

Hypothenar: der von Kleinfingermuskeln gebildete Kleinfingerballen

Hypothyreose: Unterfunktion (Funktionsausfall) der Schilddrüse

hypotone Lösung: Lösung mit geringerem osmotischem Druck als eine (isotone) Vergleichslösung (z.B. 0,5%-ige Kochsalzlösung im Vergleich zum Blutserum)

Hypotonie: Absinken einer Spannung/eines Drucks unter die Norm, meist: Absinken des arteriellen Blutdrucks auf Werte unter 105/60 mmHg; Symptome: Müdigkeit, Schwäche, Schwindel, Bewußtlosigkeit, Blässe/Kühle der Haut, flacher Puls bei erhöhter Frequenz

Hypoventilation: abgeflachte, verminderte oder verlangsamte Atmung

Hypovolämie: Verminderung des zirkulierenden Blutvolumens

Hypoxämie: verminderter Sauerstoffgehalt des Blutes (normal etwa 200 ml/l) infolge herabgesetzter Sauerstoff-Transportkapazität des Blutes, z.B. bei Anämie

Hypoxie: reduzierter Sauerstoffpartialdruck im arteriellen Blut bzw. verminderte Sauerstoff-Versorgung der Körpergewebe; Resultat: herabgesetzte Gewebsatmung; Nachweis: Lactatspiegel erhöht, Sauerstoffpartialdruck vermindert; Vorkommen: z.B. bei Anämie, im Schock

Hysterektomie: operative Entfernung der Gebärmutter

iase, -iasis: Suffix „krankhafter Prozeß oder Zustand", z.B. Nephrolithiasis

iatrogen: durch ärztliche(n) Einwirkung (Eingriff) entstanden

ICD: Abkürzung für (englisch) „International Classification of Diseases" (Internationale Klassifikation der Krankheiten, aktuelle Version 1995: ICD-10) bzw. für „Injuries and Causes of Death" (Verletzungen und Todesursachen)

idio-: Wortteil „eigen-", „selbst-", „von Natur aus", „angeboren"

idiopathisch: „als Krankheit selbständig", „ohne erkennbare Ursache", im Klinikjargon synonym mit „primär", „genuin", „essentiell"

Idiosynkrasie: Allergie ohne nachweisbare vorangegangene Sensibilisierung

Ikterus: Gelbsucht; gelbliche Verfärbung von Haut/Schleimhäuten/innerer Organe durch Übertritt von Bilirubin aus dem Blut in die Körpergewebe; nach der Entstehung Unterscheidung in: Prä-, post-, hepatischen I.; **Dialyse:** hämolytischer I. nach mechanischer, osmotischer oder thermischer Hämolyse

Ileum: Krummdarm, die unteren 3/5 des Dünndarms; beim Erwachsenen etwa drei Meter lang; im rechten Mittel-/Unterbauch und im kleinen Becken gelegen; Endabschnitt (terminales Ileum) mündet in das Zäkum

Ileus: Darmverschluß; lebensbedrohliche Unterbrechung der Darmpassage durch Verengung oder Verlegung (mechanischer Ileus) der Darmlichtung oder als Folge einer Darmlähmung (= paralytischer Ileus); Symptome: Schmerz, Erbrechen,

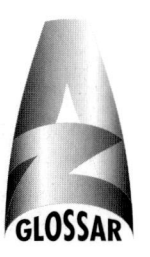

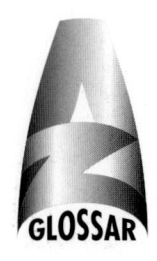

Meteorismus, kein Stuhl-/Windabgang; auskultatorisch: „Totenstille" über dem Abdomen bei paralytischem I., „klingende" Darmgeräusche bei mechanischem I.

immun: im Sinne der Immunität: unempfindlich, gefeit, unempfänglich

Immundefekt, Immundefizienz: Störung der normalen Immunität des Organismus; Angeboren: Entwicklungsdefekt der B- oder T-Lymphozyten oder Mangel an Immunglobulinen; Erworben: z.B. bei Leukämien, Immunsuppression, Infektionskrankheiten, Unterernährung u.a.

Immundiffusion: auf Antigen-/Antikörperdiffusion in ein Gel und Bildung eines Immunpräzipitats beruhende Untersuchungsmethode; Auswertung der Präzipitationslinien (Trübung) an der Berührungszone durch Färbung oder Photographie

Immunelektrophorese: Kombination der Eiweißelektrophorese und der Immunodiffusion zur Untersuchung der Plasmaproteine nach deren elektrophoretischer Auftrennung im Trägermedium

Immunfluoreszenz: Nachweismethode für Antigene (AG) in Zellen/Geweben mit Fluorochrom-markierten Antikörpern (AK), die direkt an das AG binden; Sandwich-Methode: Nichtmarkierte AK binden zunächst an das AG - 2. Schritt: Bindung fluorochromierter Anti-AK

Immunglobuline, Ig: Gammaglobuline=Antikörper der spezifischen körpereigenen Abwehr; Produktion der Ig erfolgt in Plasmazellen (= differenzierte Form der B-Lymphozyten); Klassen: IgG, IgM, IgA, IgD, IgE; Eiweißstruktur: Glykoproteine

Immunisierung: Erzeugung einer Immunität des Organismus; aktive I.: durch direkten Antigenkontakt (Infektion, Impfung); durch Allergen-/Fremdeiweißkontakt (Transplantation); künstliche I.: Gewinnung von I.-seren; passive I.: Infektionsschutz durch Gabe von Immunkörpern

immunkompetente Zellen: Zellen mit der Fähigkeit der spezifischen Reaktion auf ein bestimmtes Antigen: B-Lymphozyten → Antikörperproduktion, die T-Lymphozyten → zellvermittelte Immunität

Immunkomplexe, lösliche/zirkulierende: Überwiegen des AG oder des AK bei der Immunreaktion: Entstehung löslicher IK → Verteilung im Körper → Invasion der Gefäßwände/Gewebe → Schädigung (z.B. Glomerulonephritis) → Komplementaktivierung, Entzündung

Immunkomplexe, unlösliche: Antigen (AG)-Antikörper(AK)-Komplexe; optimales Konzentrationsverhältnis AG/AK: Entstehung unlöslicher Immunpräzipitate, binden Komplement, werden von Phagozyten aufgenommen und abgebaut

Immunkomplexkrankheiten: durch zirkulierende Immunkomplexe hervorgerufene Krankheiten; akut nach Antigenzufuhr: Serumkrankheit; chronisch: Auto-/ Fremdantigene führen zu ständiger Neubildung von IK, z.B. bei Glomerulonephritis (Immunkomplextyp), Kollagenosen

Immunoassay: Bestimmung biologisch aktiver Substanzen durch Antigen-Antikörper-Reaktion, wobei durch radioaktive Isotope/Enzyme/Fluorochrome markierte spezifische Antikörper oder Substrate die Messung geringster Substanzmengen ermöglichen

Immunoblot, Westernblot: Nachweis von Serum-Antikörpern (z.B. AIDS) durch Bindung an elektrophoretisch aufgetrennte Virusbestandteile

Immunreaktion: Antigen-Antikörper-Reaktion bzw. „Immunantwort": Reaktion des Immunsystems auf ein körperfremdes Antigen; führt zur Immunität, bei Sensibilisierung durch ein Allergen zur Allergie; Ausbleiben der Immunreaktion = Immuntoleranz

Immunserum: durch Immunisierung vom Tier (heterolog) oder Menschen (homolog) mit dem entsprechenden Antigen gewonnenes Serum, das hochkonzentriert spezifische Antikörper gegen das betreffende AG enthält; Verwendung: passive Immunisierung, immunchemische Diagnostik

Immunsuppression: Unterdrückung (meist medikamentös) von Immunreaktionen; z.B. bei Transplantation; Nebenwirkung: Abwehrschwäche gegen Infektionen

Immunsuppressiva: Medikamente zur Immunsuppression

Immunsystem: Immunität bewirkendes System; drei Hauptbestandteile: Knochenmark (Produktion von Immunzellen); prim. Immunorgane: Thymus (Prägung von T-Lymphozyten) und darmnahe Lymphorgane; sek. Immunorgane: Milz, Lymphknoten u.a.; außerdem: Makrophagen, Komplementsystem

Immuntoleranz: Ausbleiben einer Immunreaktion nach Gabe eines bestimmten Antigens

Immunvaskulitis: Gefäßentzündung als Immunkomplex-/Autoaggressionskrankheit z.B. durch Antikörper gegen Bestandteile der Gefäßwand

Impfschutz: durch Impfung erzielte spezifische Immunität; ein unzureichender Schutz nach Basisimpfung wird durch Mehrfachimpfung verstärkt; nachlassender Impfschutz kann durch Auffrischimpfung wiederhergestellt werden: Booster-Effekt

Impfstoff: Synonym: Vakzine, Antigen-Suspension oder -Lösung zur aktiven Immunisierung gegen Infektionskrankheiten; hergestellt aus lebenden oder toten Keimen, entgifteten Toxinen oder Antigenextrakten

Impfung: Synonym: Vakzination; Einbringen von Impfstoff (= aktive Impfung) bzw. von Immunserum (= passive Impfung) in den Körper zum Zwecke der Immunisierung (Impfschutz)

Implantat: Material (Kunststoff, Metall, Knochenspan, Catgut), das als plastischer Ersatz oder zur mechanischen Verstärkung chirurgisch in den Körper eingebracht wird

in: als Verhältniswort: „in", „an", „auf" (z.B. in situ); als Vorsilbe auch mit negierendem Sinn; z.B. ineffektiv (= nicht effektiv)

in vitro: lateinisch: „im (Reagenz-)Glas", Bezeichnung für (Labor-)Versuche außerhalb des Organismus

in vivo: lateinisch: „im Leben", Bezeichnung für (Labor-)Versuche im („am") lebenden Organismus

inadäquat: unangemessen

inapparent: nicht in Erscheinung tretend, symptomlos

Inappetenz: Appetitlosigkeit, fehlendes Verlangen nach Nahrung

Indikation: Anzeige/Grund zur Durchführung einer ärztlichen Maßnahme, die nach Bewertung von Nutzen und Risiko und unter Beachtung evtl. Kontraindikationen für den Patienten sinnvoll ist

Indikator: Substanz, die einen Vorgang/Zustand sichtbar/meßbar macht, z.B. durch Farbänderung, Extinktion, Fluoreszenz; z.B. pH-Indikatoren, deren Farbe bei einer bestimmten H^+-Ionenkonzentration umschlägt

indolent: schmerzunempfindlich, gleichgültig, stumpf, unbeeindruckbar

Infarkt: rasch erfolgender örtlich begrenzter Untergang (Nekrose) eines Organs oder Gewebes infolge Sauerstoffmangel nach örtlichem Durchblutungsstop wegen Verschluß der versorgenden Arterie und Fehlen eines kompensierenden Kollateralkreislaufs

Infiltrat: in ein Körpergewebe eingedrungene körpereigene oder -fremde Substanz

Infusionsanschluß: Zugang zum Anschluß von Infusionssystemen am Blutschlauchsystem

Infusionsstange: Vorrichtung zum Aufhängen von Infusionslösungsbehältern, Anbringen des Dialysatorhalters u.a.

Initialdosis: erste Dosis eines Medikaments innerhalb einer Behandlung, Dialyse: erste (größere) Heparingabe zu Dialysebeginn zwecks Sofortantikoagulation

Inkarzeration: Einklemmung, Brucheinklemmung: Einklemmung der im Bruchsack befindlichen Eingeweideteile mit resultierender Durchblutungsstörung; Komplikation: Nekrose, Schock, Darmverschluß

inkompatibel: unverträglich

Inkontinenz: „Nichtzurückhaltenkönnen", z.B. von Affekten, Exkrementen

Inkret: von endokrinen Drüsen „nach innen", d.h. ohne Ausführungsgang direkt in das Blut- oder Lymphgefäßsystem oder direkt ins Gewebe abgegebene Hormone

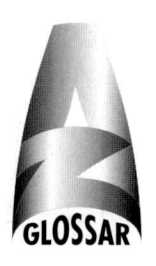

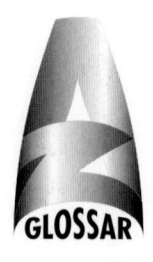

inotrop: Wirkung auf die Kontraktionskraft des Herzmuskels; negativ inotrop = Kontraktionskraft vermindernde Stubstanzen (z.B. Beta-Rezeptorenblocker, viele Antiarrhythmika); positiv inotrop wirken z.B. Sympathikomimetika, Digitalis, Glucagon, Insulin

inspiratorisch: die Einatmung betreffend

Insuffizienz: ungenügende Funktion/Leistung (eines Organsystems), Dialyse: ungenügende Förderleistung eines Shunts

Insulin: blutzuckersenkendes und auf viele andere Stoffwechselprozesse wirkendes Peptidhormon aus den B-Zellen der Langerhans'schen Inseln der Bauchspeicheldrüse (Gesamtmenge etwa 250 IE = 10 mg), Abbau v.a. in Leber und Niere, Maßeinheit: IE

Insulinlipodystrophie: örtlicher Schwund des Unterhautfettgewebes im Bereich häufiger Insulininjektionen

Intelligenz: beim Menschen (meist) vorhandene geistige Begabung & Beweglichkeit, die ihn befähigt, sich in neuen, ungewohnten Situationen zurechtzufinden, Zusammenhänge zu erfassen sowie neuen Situationen und Anforderungen durch Denkleistungen sinnvoll zu entsprechen

Interferon: von kernhaltigen Zellen nach Infektion mit Viren gebildete niedermolekulare Eiweiße, die bei Individuen der gleichen Art als Hemmstoffe der intrazellulären Virusreplikation wirken

Interleukine: Signal-/Botenstoffe des Immunsystems; als Vermittler verantwortlich für Induktion & Verlauf der T-Zell-vermittelten zytotoxischen Immunreaktion sowie der B-Zell-Aktivierung

intermittierend: mit Unterbrechung, zeitweilig aussetzend

Intermittierende Peritonealdialyse (IPD): Üblicherweise 3 x wöchentlich über etwa 12 Stunden durchgeführte Form der PD, weiteres Kennzeichen ist der kurzfristige Wechsel der Dialysierflüssigkeit mittels eines Gerätes (Cycler)

Interna: in der Medizin: innerlich anzuwendende Mittel

Internationale Einheit, IE, IU: durch Referenzpräparate und/oder durch international gültige Definition der Bedingungen in einem biochemischen oder biologischen Test reproduzierbar gemachte Meßgrößen für medizinisch verwendete Substanzen (z.B. Medikamente, Enzyme)

interstitiell: dazwischenliegend

Interstitium: Zwischenraum zwischen Körperorganen oder Körpergeweben

Intervall: zeitlicher Abstand, Zwischenraum; z.B. das symptomfreie Intervall einer Krankheit, bzw. in der Dialyse der Zeitraum zwischen zwei Behandlungen; langes Dialyseintervall = Zeit übers Wochenende, kurzes Intervall = Zeit zwischen zwei Dialysen unter der Woche

Interzellularsubstanz: von Körperzellen gebildete und in den Zwischenzellraum ausgeschiedene dem Gewebeaufbau dienende Substanzen

intestinal: den Darmkanal/Verdauungstrakt betreffend

Intestinaldialyse: intrakorporale Dialyse durch intermittierende Spülung des Dünndarms unter Ausnutzung der Resorptions- und Sekretionsvorgänge der Darmschleimhaut (historische Methode)

intra-: „innerhalb", „in", „hinein", sinngemäß auch „während" (intraoperativ)

intrazellulär: im Zellinnern, das Zellinnere betreffend

Intrazellularflüssigkeit: flüssige Zellbestandteile, Flüssigkeitsinhalt der gesamten Zellmasse eines Individuums als Medium des Zellstoffwechsels; Anteil etwa 60 % des Gesamtkörperwassers und etwa ein Viertel bis ein Drittel des Körpergewichts

Intrazellularraum, IZR: der von der Zellmembran begrenzte Zellraum, bzw. der von der gesamten Intrazellularflüssigkeit eingenommene Raum

Intubation: Einführung einer Hohlsonde in eine natürliche Körperhöhle oder ein Hohlorgan, im engeren Sinn: In der Anästhesie/Reanimation Einführen eines „Beatmungsrohres" (Tubus) in die Atemwege

Inulin: stärkeartiges Polysaccharid aus etwa 30 ß-glykosidisch verknüpften Fruktoseeinheiten (MG rund 5000); die Inulinclearance entspricht der glomerulären Filtrationsrate, da es vollständig glomerulär filtriert und tubulär weder sezerniert noch resorbiert wird

Inzidenz: Epidemiologie: Anzahl neuer Erkrankungsfälle pro Zeiteinheit

Ionen: positiv oder negativ elektrisch geladene Teilchen, die aus Atomen oder Molekülen entweder durch Entzug von Elektronen (= positives Ion = „Kation"; z.B. H^+) oder durch Elektronenzufuhr (= negatives Ion = „Anion"; z.B. Cl^-) entstehen

Ionenaustauscher: Substanzen (Austauschharze), die aus Elektrolyt-Lösungen Ionen im Austausch gegen eigene Ionen gleicher Ladung aufnehmen, Anwendung Nephrologie: z.B. zur Wasserenthärtung, als Medikament bei Hypercholesterinämie, Hyperkaliämie, Pruritus

IPD: Siehe „Intermittierende Peritonealdialyse"

Ischämie: Blutleere, Minderdurchblutung

iso-: Vorsilbe: „gleich", „gleichartig", „entsprechend"

Isosthenurie: Ausscheidung eines Harns mit „fixiertem", d.h. von der zugeführten Flüssigkeitsmenge nicht beeinflußtem spezif. Gewicht um 1010 als Folge mangelnder Konzentrationsfähigkeit der insuffizienten Nieren

Isotransplantation: Synonyma: isologe oder syngene Transplantation, Transplantation genetisch identischen Materials (Beispiel: Transplantation eines Organs vom eineiigen Zwilling)

Isovolämie: Volumenkonstanz, Dialyse: isovolämisch = gewichtsneutral dialysieren heißt ohne wesentlichen Flüssigkeitsentzug (wohl aber „entgiftend") dialysieren

Javelle-Wasser: wäßrige Kaliumhypochlorit-Lösung (Bleich- u. Desinfektionsmittel), Anwendung zur Reinigung von ISE-Elektrodengehäusen z.B. in Elektrolytanalysatoren empfehlenswert

Jejunum: „Leerdarm"; mittlerer Abschnitt (etwa 2/5) des Dünndarms zwischen Duodenum und Ileum

Jodsalz: Kochsalz/Speisesalz mit Jodzusatz (etwa 20 mg Jod/kg Salz); zur **Strumaprophylaxe**; bei Zufuhr von 5 g Jodsalz/Tag kann eine zusätzliche Jodmenge von etwa 100 µg/Tag erreicht werden

juvenil: jugendlich, im Jugendalter auftretend

juxta-: Vorsilbe, lateinisch: „dicht daneben"

juxtaglomerulärer Apparat: Struktur für die Autoregulation der Niere bestehend aus „Polkissen" (Bildungsort des Renins), Macula densa (Steuerung der Reninfreisetzung) und Goormaghtigh'schem Zellhaufen; Blutdruckregulation; Regulation der Glomerulusfiltrat-Rate

Kachexie: Auszehrung; allgemeine Hinfälligkeit und Abbau des Organismus infolge tiefgreifender Störung aller Organfunktionen; Zeichen: Abmagerung, Kräfteverfall, Appetitlosigkeit, Apathie

kaliopenische Nephropathie: sekundäre tubulär-degenerative Nierenkrankheit infolge anhaltenden Kaliummangels; häufigste Ursache: Kaliumverluste bei Laxanzien-/Diuretikaabusus, Symptome: Harnkonzentrationsstörung, Polyurie

Kalium: einwertiges, besonders in Pflanzen und Mineralien vorkommendes, mit Sauerstoff & Wasser heftig reagierendes Alkalimetall; Atomgewicht 39,098, OZ 19; zu 98 % in der IZF, rasche Resorption im Dünndarm, zu 95 % renale Ausscheidung; Normalwert Serum 3,6-5,5 mmol/l; zentrale Bedeutung in der Nierenersatzbehandlung, nähere Informationen siehe Seite 35 ff.

Kaliumvergiftung: Hyperkaliämie-bedingte Elektrolytstörung bei Kaliumausscheidungsstörung infolge Nierenerkrankung, bei Kaliumüberangebot (Crush-Syndrom, forcierte Kaliumgaben, Hämolyse); gefährlichste Folge: Kammerflimmern, (diastolische) Kaliumasystolie

Kalkmetastase: umschriebene krankhafte Kalkablagerung atypischer Lokalisation (z.B. in Gelenknähe) bei Hyperkalzämie (z.B. bei Hyperparathyreoidismus), bei chronischer Niereninsuffizienz mit Phosphatretention (Hyperphosphatämie, hohes Calcium-Phosphat-Produkt) und bei Vitamin-D-Intoxikation

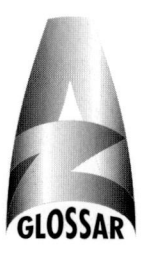

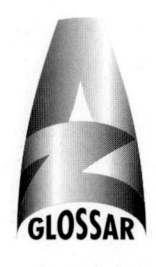

Kalorie: Einheit der Energie, definiert als die Wärmemenge, die nötig ist, um 1 g Wasser um 1°C zu erwärmen, von 14,5 auf 15,5°C (cal) bzw. für 1 kg Wasser (große = Kilokalorie = kcal); im SI-System ersetzt durch die Einheit Joule (1 cal = 4,1855 Joule)

Kammerflimmern: unkoordinierte Herzmuskeltätigkeit als Folge „kreisender Erregung" mit „Flimmerwellen" im EKG (300/Min.); unbehandelt tödlich: hämodynamische Auswirkung wie Herzstillstand; Therapie: Elektrodefibrillation, Reanimation

kanzero-: Wortteil „Krebs-"; „krebs-"

Kapillarniere: Dialyse-Jargon: „Kapillare", Dialysator mit gebündelten feinsten Kapillaren als blutführendes System (im Gegensatz zur anderen Anordnung der Blutführung z.B. beim Plattendialysator)

kardial: das Herz betreffend

kardio-: Wortteil: „Herz-"

Kardiomyopathie: Herzmuskelerkrankung, die nicht als Folge einer Arteriosklerose, Widerstandserhöhung im kleinen oder großen Kreislauf sowie von Herzfehlern aufzufassen ist. Symptome: Herzinsuffizienz bei Herzvergrößerung

kardiopulmonal: Herz und Lunge betreffend

kardiorespiratorisch: Herz und Atmung betreffend

kardiovaskulär: Herz und Gefäße betreffend

Kardioversion: Regularisierung des Herzrhythmus durch Medikamente oder Elektrotherapie

Karditis: Herzentzündung

Karenz: Entbehrung, Ausschaltung, Wartezeit, Sperrfrist

Karotiden: Halsschlagadern

Karpaltunnelsyndrom: Kompressionssyndrom (Druckschaden, Neuropathie) des Nervus medianus infolge dessen mechanischer Reizung im Karpalkanal unter dem Ligamentum carpi transversum

karzino-: Wortteil „Krebs-"; „krebs-"

kata-: Wortteil „hinab", „unter", „gegen"

Katabolismus: Abbaustoffwechsel

Katarakt: grauer Star; Durchsichtigkeitsminderung bis -verlust der Augenlinse oder ihrer Kapsel

Katheter: röhrenförmiges Instrument zur Einführung in Hohlorgane

Kathode: „negativer Pol"; die Elektrode, aus der negativer Strom aus-/positiver Strom eintritt, „Gegenpol": Anode

Kation: positiv geladenes Ion eines Elektrolyten, welches zur Kathode wandert

Kationenaustauscher: Substanzen (meist Polystyrolharze), die im Austausch äquivalente Mengen fremder Kationen aus Flüssigkeiten aufnehmen; Anwendung in der Nephrologie zur Prophylaxe und Therapie (der milden) Hyperkaliämie; z.B. Anti-Kalium®

kaudal: steißwärts, unten

kausal: ursächlich, die Ursache betreffend

Keramikfilter: bakteriendichte Filter (Sterilfilter) aus Kieselgur-Silicat-Gemisch in verschiedenen Feinheitsgraden; zur Sterilisation von Flüssigkeiten und Gasen

Kerley'sche Linien: röntgenologische Darstellung der sonst nicht sichtbaren interlobären Septen/Lymphgefäße in den Lungenoberfeldern (A-Linien) und Unterfeldern (B-Linien); meist Ausdruck einer Stauungslunge

Kiil-Scribner-Niere: pumpenlos arbeitende künstliche Niere (1960)

Killerzelle(n): zytotoxisch aktive Lymphozyten, die ohne Vorsensibilisierung und ohne Beteiligung der Antigene des HLA-Systems zytotoxisch wirken, sich jedoch z.B. durch ihre Zelloberflächeneigenschaften von den zytotoxischen T-Zellen unterscheiden

Kimmelstiel-Wilson-Syndrom: diabetische Glomerulosklerose; Teil des diabetischen Spätsyndroms: oft in Kombination mit Retinopathie auftretende Nierenerkrankung, die zur (terminalen) Niereninsuffizienz führt

Kittniere: Niere mit Kavernen, die eingedickten käsigen Eiter enthalten; Spätform der Nierentuberkulose, zusätzliche Verkalkung: „Mörtelniere"; die Kombination der Symptome Pyurie und/oder Hämaturie + steriler Urin + pyelonephritische Veränderungen + Harnleiterstenosen ist immer verdächtig auf Urogenital-TBC

Klinik: 1. Krankenhaus; 2.: die charakteristischen Merkmale, Symptome, Verlauf einer Krankheit

Koagulation: Übergang eines kolloidalen Systems aus dem Solzustand in ein Gel, das sich anschließend unter Austritt von Flüssigkeit verdichtet, z.B. bei Blutgerinnung

Koagulum: Blutgerinnsel

Kochsalz: NaCl, Natriumchlorid, Natrium chloratum, (jodiertes) Speisesalz, Salz; im Klinik-Jargon meint „Kochsalz" die „phsiologische" 0,9%ige NaCl-Infusionslösung

Kochsalzlösung, physiologische: osmotisch dem Blutserum entsprechende (isotonische) 0,9%ige wäßrige NaCl-Lösung

Kohlenhydrate: KH, Saccharide, aus Kohlen-, Wasser- u. Sauerstoff zusammengesetzte „Zucker" und deren chemische Abkömmlinge, kalorisch hochwertige Energielieferanten & Baustoffe, die im Körper einer raschen, hormonal gesteuerten Verwertung unterliegen

Kohlenhydratstoffwechsel: Aufnahme, Resorption, Umbau der Kohlenhydrate im Organismus als Vorgang der Energieversorgung der Zelle, bei der Glucose & Glucose-6-phosphat eine zentrale Bedeutung besitzen, steht unter Kontrolle von Insulin, Glucagon & STH

Kolff-Watschinger-Niere: Weiterentwicklung der 1943 von Kolff entwickelten künstlichen Niere; mit Blutpumpe ausgestattete Spulenniere („twin coil")

Kollagenosen: Oberbegriff für die durch generalisierte Autoimmunprozesse bedingten Systemkrankheiten mit Bindegewebsveränderungen; z.B. Lupus erythematodes disseminatus, progressive Systemsklerose, Dermatomyositis, Panarteriitis nodosa, Wegener'sche Granulomatose

Kompatibilität: Verträglichkeit, Vereinbarkeit

Kompensation: Ausgleich

Komplement: im Blutplasma des Menschen vorhandene, der Abwehr dienende, in ihrer Gesamtheit das „Komplementsystem" bildende Plasmaproteine; als C1 (C1q, C1r, C1s) bis C9 sowie durch den Zusatz „a" oder „b" für aktivierte Fragmente bezeichnet

Konsistenz: Festigkeit eines Stoffes

Kontaminationsschutz: Vorrichtung zur Verhinderung der Verunreinigung von Meßeinrichtungen und Patienten. Beispiel: Transducer-Protektor in der Druckmeßleitung

Kontinenz: Fähigkeit, etwas zurückzuhalten

Kontinuierliche ambulante Peritonealdialyse (CAPD): Kontinuierliche Form der PD ohne maschinelle Unterstützung, 4-5 x tgl. wechselt der Patient die Dialysierflüssigkeit, es findet sich also fast ständig Dialysierflüssigkeit in der Bauchhöhle

Kontinuierliche zyklische Peritonealdialyse (CCPD): Kombination von IPD und CAPD: Nächtlicher maschinell assistierter Wechsel der Dialysierflüssigkeit, am Tage Verbleib eines Teils der Dialysierflüssigkeit in der Bauchhöhle

Kontraindikation: Gegenanzeige; Tatsachen die eine an sich ärztlich angezeigte Maßnahme verbieten

Kontrastmittel: Substanz, von der Röntgenstrahlen stärker (z.B. Bariumsulfat, Jodverbindungen) oder schwächer (z.B. Luft) absorbiert werden als von benachbarten Grenzflächen/Gewebestrukturen und dadurch röntgenologisch (besser) darstellbar werden

Konvektion: „Mitführung"

Konzentrat: Konzentrierte Lösung (von Salzen, ggf. mit Glukosezusatz) aus der das Dialysegerät durch Verdünnung mit speziell aufbereitetem Wasser die Dialysierflüssigkeit herstellt

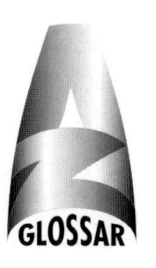

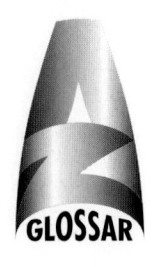

Konzentratpumpe: Pumpe zur Konzentratförderung
koronar: die Herzkranzgefäße betreffend
Krampf: Muskelkrämpfe können während der Dialyse bei notwendiger hoher Ultrafiltration und/oder Dialyse gegen sehr niedriges Dialysatnatrium auftreten; Vermeidbar! Zeichen einer schlechten Dialyse!
Kreatin: Zwischenprodukt des Intermediärstoffwechsels, das in nahezu konstanter Menge in der Leber gebildet wird; zu ca. 95% im Muskel abgelagert, Energiespender bzw. -empfänger, Abbau erfolgt zu Kreatinin, das mit dem Harn ausgeschieden wird
Kreatinin: harnpflichtiges Stoffwechselprodukt, das im Muskelgewebe irreversibel aus Kreatin entsteht, Normwert bis 1,07 mg/100 ml; Harnausscheidung erfolgt relativ konstant größtenteils glomerulär
Kreislaufwirtschaftsgesetz: Beamte haben nicht nur ein Herz für die Umwelt, nein, die haben auch ein Herz für den arbeitenden Mensch an der Basis. Ab 1.4.1998 (April, April) müssen „besonders überwachungsbedürftige Abfälle" gemäß dem Kreislaufwirtschafts- und Abfallgesetz (KrW-/AbfG) nach Art, Menge und Verbleib aufgeschlüsselt und die Aufstellung „der zuständigen Behörde auf Verlangen vorgelegt" werden, wenn jährlich mehr als 2000 kg „besonders überwachungsbedürftige Abfälle" anfallen. Zum Zeitpunkt der Drucklegung dieses Buches ist noch unklar, in welcher Weise das die Dialyseeinrichtungen betreffen wird. Rechnen wir aber ruhig einmal damit, daß Dialysemüll (überwiegend Kunststoff-Einwegprodukte, teils mit Erregern übertragbarer Krankheiten kontaminiert usw.) dazu zählen wird. Da pro Dialysebehandlung wenigstens etwa 650 Gramm Müll anfallen (Dialysator, Schlauchsystem, Leerbeutel, Shuntunterlage, Handschuhe, Tupfer, Spritzen, Kanülen, ggf. Einweg-Überschürzen und Einweg-Geschirr in gelben Abteilungen, evtl. Leerkanister und Leerkartuschen usw. usw.), muß pro Dialysepatient und Behandlungsjahr mit einem Müllaufkommen von rund 100 kg Müll gerechnet werden. Die 2000 kg (s.o.) werden also bereits in Dialyseeinrichtungen mit 20 Patienten erreicht. Es bleibt abzuwarten, wie diese neue bürokratische „Abfallbilanzierung" in der täglichen Praxis umzusetzen sein wird ...
Kuchenniere: auch „Schildniere", Ren scutulatus; Verschmelzungsniere in Form eines rundlichen Schildes
Kumulation: Anreicherung einer Substanz im Organismus mit der Gefahr toxischer Wirkungen bei wiederholter Dosis, wenn die Wiederholungsgabe schneller erfolgt, als die Eliminierung vom Organismus vollbracht werden kann; des Thema hat eine große Bedeutung in der Pharmakotherapie bei Niereninsuffizienz! In der Radiologie bezeichnet Kumulation die Summierung der Strahlenwirkungen einzelner, zu verschiedenen Zeitpunkten erhaltener Strahlendosen
kurativ: heilsam, heilend, auf Heilung gerichtet; im Gegensatz zu „palliativ" (auf Linderung gerichtet); Beispiel: palliative bzw. kurative Behandlung
kutan: die Haut betreffend

Lactatazidose: mit schwerer metabolischer Azidose einhergehende Erhöhung des Milchsäurespiegels im Blut (> 4 mmol/l, pH < 7,25)
Lactatdehydrogenase, LDH: zytoplasmatisches Enzym, Normwert 80-240 E/l; erhöht u.a. nach Hämolyse (= besonders bedeutungsvoll für die Hämodialyse) und nach Myokardinfarkt, 5 Isoenzyme, von denen bei Hämolyse und Herzmuskelzelluntergängen v.a. LDH1 und LDH 2 erhöht sind
Lactulose: Beta-Galaktosidofructose; als osmotisches Abführmittel recht gut geeignet für Dialysepatienten
lakt-: Wortteil: „Milch"; auch: lact-, galact-, galakt-
Laminarströmung: Strömung mit glatt nebeneinander herlaufenden Stromlinien ohne wesentliche Mischbewegungen; Gegenteil: turbulente Strömung
Langerhans'sche Zellen: im exkretorischen Pankreasgewebe gelegene hormonproduzierende Zellgruppen folgender Typen: Ca. 10 % A-Zellen (Glucagonbildung); ca. 80 % B-Zellen (Insulinsynthese); rund 10 % D-Zellen (Somatostatin)

Langzeitdialyse: lebenserhaltende Nierenersatzbehandlung bei chron. Niereninsuffizienz; gemeint ist eine HD-Dauer von > 15 Std./Woche oder die chronische Behandlung über viele Jahre bzw. Jahrzehnte
Laparotomie: operative Eröffnung der Bauchhöhle
latent: verborgen, unsichtbar, unbemerkt
lateral: seitlich
lävo-: Wortteil: „links", „nach links"
Lävulose: Fruktose, Fruchtzucker, natürliches, durch Hefe vergärbares Monosaccharid
Laxans, Laxantien: Abführmittel
Le Veen-Shunt: peritoneovenöser Shunt bei therapieresistentem Ascites: Ableitung des Ascites über spezielles Drainagesystem aus der Bauchhöhle in die innere Jugularvene
lege artis: nach den (ärztlichen) Kunstregeln (durchgeführt)
Leitfähigkeit, elektrische: Kehrwert des spezifischen elektrischen Widerstands eines Stoffes; Einheit: Siemens/m; Leitfähigkeit der Dialysierflüssigkeit ist Maß für Konzentration der gelösten Salze also die korrekte Verdünnung des Konzentrats mit Osmosewasser
Leitfähigkeitsüberwachung: Vorrichtung zur Überwachung der LF der Dialysierflüssigkeit, bestehend aus LF-Sensor, LF-Anzeige und LF-Alarmgeber
letal: tödlich
Leuko(zyto)penie: Verminderung der Leukozytenzahl im peripheren Blut auf Werte unter 4000/µl
Leukozyten: „weiße Blutkörperchen", unterschieden als Granulozyten, Lymphozyten und Monozyten; Normalwert beim Erwachsenen: 4.000-10.000/µl
Leukozytenantigene: Histokompatibilitätsantigene auf der Oberfläche von Leukozyten
Leukozytensturz: reversible Leukopenie (= Verminderung der Leukozytenzahl, v.a. Granulo- & Monozyten betreffend) nach Dialysebeginn bei Verwendung von Cuprophan- und Cellulosemembranen durch Sequestrierung der Zellen in den Lungenkapillaren, Ursache Komplementaktivierung (?) durch Polysaccharidstruktur der Membran
Leukozytenzylinder: hyaliner oder granulierter Harnzylinder mit Ein-/Auflagerung von Leukozyten
Leukozytose: Vermehrung der Leukozyten im peripheren Blut auf Werte über 10.000/µl v.a. bei Infektionskrankheiten, lokalen Entzündungen, Leukämie; zentral ausgelöst durch Zwischenhirnaffektionen (z.B. Ventrikelblutung); physiologisch während der Schwangerschaft
Leukozyturie: Auftreten von Leukozyten im Urin (K-Urin/Blasenpunktionsurin: mehr als 1/GF im Sediment); geringgradig physiologisch; sehr ausgeprägt = Pyurie; besonders bei Urotuberkulose und Harnwegsinfekten
L-Form: linksdrehende Form einer optisch aktiven Substanz
Libido: Begierde, Wollust, die den (Sexual)trieb begleitende psychische Energie
Liddle-Syndrom: Pseudohyperaldosteronismus; seltene familiäre Nierenerkrankung mit nicht Mineralokortikoid-bedingter Tendenz zu Natriumretention, Kaliumverlust und sekundärer Hypertonie
Lidödem: Lidschwellung infolge Flüssigkeitsansammlung im lockeren Unterhautzellgewebe; in der Nephrologie Zeichen des Eiweißmangels (nephrot. Sdr.) oder der Überwässerung
Lightwood-Butler-Albright-Syndrom: idiopathische renale tubuläre Azidose mit Nephrokalzinose/Nephrolithiasis, Zwergwuchs, hypophosphatämischer Spätrachitis, Hyperparathyreoidismus (Knochenverbiegungen, Spontanfrakturen), Muskeladynamie, paroxysmalen Lähmungen
Limited-care-Dialyse (LC-Dialyse): Zahlenmäßig rückläufige Therapieform (medizinische [= zunehmende Multimorbidität und steigende Zahl von Risikopatienten] und soziale Gründe [= immer schwieriger werdende Motivierbarkeit

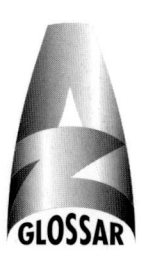

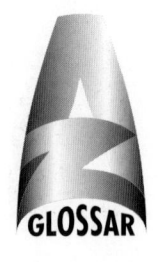

der Patienten zur Selbstbehandlung]) bei der Patienten in einem Zentrum dialysieren, sich aber dort weitgehend selbst versorgen

Linksherzhypertrophie: Vermehrung der Muskulatur der linken Herzkammer durch dauerhafte Mehrbelastung bei arterieller Hypertonie, Aortensklerose, Durchflußsteigerung oder als primäre hypertrophische Kardiomyopathie

Linksherzinsuffizienz: Unfähigkeit der li. Herzkammer, eine den Erfordernissen des Organismus entsprechende Blutmenge auszuwerfen bzw. den venösen Rückfluß aus der Lunge aufzunehmen; Symptome: Lungenstauung, vermindertes HMV, eingeschränkte Leistungsfähigkeit, periphere Zyanose

Linksverschiebung: erhöhte Zahl jugendlicher Vorstufen der neutrophilen Granulozyten im peripheren Blut, „reaktiv" (Stabkernige, Metamyelozyten) bei akutem Infekt, Azidose, Koma; „pathologisch" (Promyelozyten, Myeloblasten) bei hämatologischen Systemerkrankungen wie Leukämie

Lipase: Sammelbegriff für fettabbauende Enzyme, beim Nierengesunden erhöht bei Pankreatitis, beim Niereninsuffizienten ist die Lipase nur sehr bedingt zur Pankreatitis-Diagnostik geeignet

Lipide: Fette und fettähnliche Stoffe (= Lipoide) mit schlechter Wasserlöslichkeit; Transport im Blut durch Verbindung mit Eiweißkörpern = Lipoproteine

Lipolyse: Abbau/Mobilisierung körpereigener Fettbestände

lipophil: in Fett löslich, Fette lösend, mit Affinität zu Fett

Lipoproteine: aus Eiweiß (= Apolipoproteine) & Lipiden bestehende Moleküle, die den Transport der wasserunlöslichen Lipide im Blut ermöglichen; Einteilung: 1. Sehr leichte L. (VLDL), 2. LDL (Beta-Lipoproteine), 3. L. hoher Dichte (HDL)

Lipoproteinlipase: „LPL"; an Endothelzellen vorhandenes Enzym, das die Hydrolyse triglyceridreicher Lipoproteine katalysiert

livid: bläulich verfärbt

L-Ketten-Krankheit: maligne (bösartige) Gammopathie mit Zellklon-Entartung, Bildung von L-Ketten (path. Eiweiße), BSG-Erhöhung, evtl. Niereninsuffizienz

Löhlein's sche Herdnephritis: „Flohstichniere"; bei länger dauernder bakterieller Endokarditis thrombokapilläre Glomerulonephritis eines Teiles der segmental befallenen Glomeruli; Kennzeichen: subkapsuläre fleckförmige Blutungen, hyaline Thromben, Schlingennekrosen; Begriff heute weniger gebräuchlich

Low-flux-Dialysator: UF-Rate < 10 ml/mmHg x h, die Begriffe „low flux" und „high flux" beziehen sich ausschließlich auf die hydraulische Permeabilität

Lowe-Syndrom: erbliches „okulo-zerebro-renales Syndrom" mit Hyperaminoazidurie infolge Tubulusinsuffizienz, körperlicher & geistiger Retardierung, Katarakt, Glaukom, renaler Rachitis

Luftembolie: Embolie durch mit dem Blutstrom verschleppte Gasblasen, schwere lebensbedrohliche Komplikationsmöglichkeit der Hämodialysedurchführung, Vermeidbar!

Luftüberwachungssystem: Einrichtung, die den Übertritt von ungelösten Gasen vom extrakorporalen Kreislauf in den Patientenkreislauf verhindert; Bestandteile: Sensor, Alarmgeber, Schlauchabsperrvorrichtung

lumbal: die Lende bzw. die Lendenwirbelsäule betreffend

Lumbalanästhesie: Spinalanästhesie durch Injektion eines Lokalanästhetikums in den Lumbalsack; bewirkt Anästhesie der unteren Körperhälfte, für Operationen im Becken-, Dammbereich, am äußeren Genitale sowie an den unteren Extremitäten

Lumen: Lichtung eines Hohlorgans

Lungenembolie: Verlegung einer Lungenarterie z.B. durch Emboli, Zellfragmente, Luft, Fetttröpfchen; führt zu akutem Cor pulmonale; Brustschmerzen, Schocksymptomatik und Dyspnoe verleiten zur Fehldiagnose Myokardinfarkt

Lungenemphysem: Lungenblähung, Emphysema pulmonum = abnorme Vermehrung des Luftgehaltes der Lunge evtl. mit Parenchymzerstörung (dann irreversibel); meist infolge dauernder Drucksteigerung in den Alveolen mit Überdehnung der Bronchioli & Alveolen, Strukturabbau

Lungenfibrose: bindegewebiger Umbau des Lungengerüsts als Reaktion auf entzündliche und allergische Vorgänge im Bereich der Alveolarwand, als Endzustand chronisch entzündlicher oder destruktiver Lungenprozesse oder physikalischer Schädigungen

Lungenkreislauf: Kreislauf zwischen rechter Herzkammer & linkem Vorhof über den Truncus & Arteria pulmonalis, Lungenkapillaren & Venae pulmonales; dem Gasaustausch dienend

Lungenödem: akute/chronische Durchtränkung der Lunge mit einem Luftbläschen-durchsetzten, zunächst zellfreien, wäßrigen, später Leuko-/Erythrozyten/Alveolardeckzellen enthaltenden Transsudat in Alveolarräumen, kleinen Bronchien und Interstitium

Lupus erythematodes, LE: Autoimmunerkrankung mit Bildung von Autoantikörpern v.a. gegen Antigene der Zellkerne (= antinukleäre Antikörper, ANA); die entstehenden löslichen Immunkomplexe zirkulieren im Blutkreislauf, lagern sich in Gefäßwände ein & lösen Immunkomplexvaskulitis aus

Lupusantikoagulans: bei etwa 10% der Patienten mit LE auftretende Antikörper oder Immunkomplexe, die Faktoren der Blutgerinnung binden und inaktivieren und so zu einer Gerinnungsstörung (Immunkoagulopathie) führen

Lupusnephropathie: Immunkomplex-Glomerulonephritis bei Lupus erythematodes visceralis

Lyell-Syndrom: Epidermolysis acuta toxica („Syndrom der verbrühten Haut"), toxinvermittelte Staphylokokken-Erkrankung, abzugrenzen vom Staphylococcal-Scaled-Skin-Syndrome (SSSS) und vom Toxic-Shock-Syndrome (TSS)

Lymphadenitis: entzündliche Lymphknotenschwellung

Lymphadenopathie: Lymphknotenerkrankung

Lymphdialyse: obsoletes Verfahren zur Elimination harnpflichtiger Substanzen: Via Lymphatikostomie ablaufende Dialyse der Lymphe und deren nachfolgende i.v.-Reinfusion

Lymphozyten: Zellen mit rundem, chromatinreichem Kern & schmalem, stark basophilem Zytoplasmasaum, unterschieden als kleine (< 10 µm) und große L. (> 10-15 µm), als „immunkompetente Zellen" besitzen L. die Fähigkeit zur spezifischen Reaktion auf ein Antigen

Lymphozyten, B-Lymphozyten: Lymphozyten, die auf ihrer Oberfläche Immunglobuline tragen und bei Kontakt mit einem bestimmten Antigen sich entweder zu Antikörper-produzierenden Plasmazellen oder zu „Memory-Zellen" entwickeln

Lymphozyten, T-Lymphozyten: Thymus-abhängige L., Träger der zellvermittelten Immunität; als „Killer-Lymphozyten" befähigt, körperfremde Zellen zu zerstören; „Suppressor-L." können Immunreaktionen unterdrücken; „Helfer-Zellen" wirken bei der Antikörperbildung mit

Lymphozytenkultur, gemischte; MLC: Gewebsverträglichkeitstest (Histokompatibilität): Inkubation von Spender- & Empfänger-Lymphozyten aus peripherem Blut; bei Unverträglichkeit erfolgt Lymphozytentransformation, d.h. Umwandlung kleiner Lymphozyten in Lymphoblasten (Transformationsindex)

Lyophilisierung: Gefriertrocknung; so gewonnenes Material heißt Lyophilisat

Lyse: Auflösung von Zellen (z.B. Bakterien, Blutkörperchen) nach Zerstörung der Zellmembran, Beispiel: „Hämolyse"

Macintosh: 1. Laryngoskop mit eingebauter Beleuchtung und Batterie-Handgriff; 2. Handelsname für 1984 eingeführte Personal-Computer der innovativen Firma Apple mit der ersten benutzerfreundlichen graphischen Oberfläche; später kopiert doch nie erreicht („Windows ohne Ausblick")

Magnesium, Mg: brennbares Leichtmetall; Atomgewicht 24,306, OZ 12; 2wertig; bes. in Pflanzen (Chlorophyll) enthalten; wesentliches Bioelement den Mensch (Tagesbedarf bis 400 mg); physiologischer Calciumantagonist; Serum-Normwert 0,65 bis 1,03 mmol/l

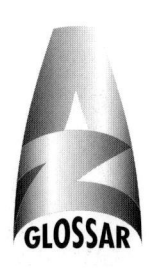

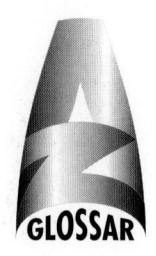

Magnesium-Ammonium-Phosphat, Struvit: Tripelphosphat; helle stark lichtbrechende Kristalle (Sargdeckel-, Schlitten-, Farnwedel-, Federform) im Harnsediment (alkalischer Harn) und meist mit Apatit & Calciumoxalat in Harnsteinen

major histocompatibility complex, MHC: die das HLA-System kodierende und damit das Immunsystem steuernde Gengruppe des Chromosoms 6, Gene der Subloci A bis C bestimmen die Eigenschaften „selbst" & Erkennung „fremd", DR3, DR4 sind wichtig für die Genexpression bei der Bildung von Antikörpern

Makroglobulinämie: Vermehrung von Makroglobulinen im Serum, z.B. bei Leberzirrhose, nephrotischem Syndrom; Makroglobulinämie Waldenström: Paraproteinämie mit Vermehrung monoklonaler IgM-Makroglobuline infolge lymphozytoider Proliferation im Knochenmark

Makrohämaturie: mit bloßem Auge an der Rotfärbung des Urins erkennbare Hämaturie nach stärkerer Blutung in die Harnwege

Makrophagen: aus Monozyten hervorgehende, bewegliche Zellen, die zusammen mit Gewebsmakrophagen; das Phagozytensystem bilden; besitzen Fähigkeit zu Phago-, Pinozytose, Fremdkörperspeicherung, Stimulierung der Differenzierung von B-Lymphozyten zu Plasmazellen

Makrophagen-Migrationshemmtest: Labortest bei Allergieverdacht; Prinzip: Makrophagen eines sensibilisierten Organismus werden am Auswandern aus einer Glaskapillare in ein umgebendes Medium gehindert, wenn letzteres entsprechendes Antigen enthält

makroskopisch: mit bloßem Auge sichtbar

Malabsorption: unausreichende Aufnahme von Nahrungsbestandteilen aus dem Dünndarm als Folge einer Verdauungs- (Maldigestion) oder Resorptionsstörung (Malassimilation), hierdurch entstehen Mangelzustände mit Untergewicht, Durchfall, Anämie u.a.m.

Malazie: pathologische Erweichung eines Gewebes oder Organs, z.B. Osteomalazie

maligne: bösartig, „krebsig"; **Malignität:** Bösartigkeit; zerstörerische, tödliche Krankheitsprozesse; feingewebliche Charakteristika der Malignität: schnelles, infiltratives und destruktives Wachstum, Rezidive, Fernmetastasen, vermehrte und pathologische Mitosen, Zell- u. Kernpolymorphie

Mallory-Weiss-Syndrom: längliche Schleimhauteinrisse des unteren Speiseröhrenteiles und des Mageneingangs mit Blutung, vielfach nach plötzlicher Druckerhöhung im Magen, z.B. bei Erbrechen, Pressen, Husten; gehäuft bei Alkoholikern

Malnutrition: Fehl- bzw. Mangelernährung

Mannit(ol)-Test: Prüfung der Nierenfunktion bei akutem Nierenversagen; erfolgt durch i.v. Injektion von 75 ml einer 20%igen Mannit-Lösung; Diuresezunahme auf > 40 ml/Std. spricht für noch funktionelles Stadium der Niereninsuffizienz

Marfan-Syndrom: autosomal-dominantes Erbleiden mit „Spinnengliedrigkeit" (grazile, überlange Röhrenknochen, Hochwuchs), Überstreckbarkeit der Gelenke, „Vogelgesicht", Zahnstellungsanomalien; fakultativ Herz-, Lungen- und Gefäßanomalien, Augenfehlbildungen

Mark: zentrales, meist weicheres Gewebe eines Organs; von der umgebenden Rinde (Cortex) hinsichtlich Struktur und Funktion unterschieden; z.B. Nierenmark

Markschwammniere: erbliche Nierenmißbildung mit zahlreichen kleinsten Zysten der Marksubstanz, die mit den Sammelrohren der Pyramiden in Verbindung stehen; Symptome unspezifisch; z.B. kolikartige Schmerzen, Hämaturie, Pyurie, evtl. sekundäre Pyelonephritis; Komplikationen: Hyperkalzurie, Nephrolithiasis und/oder Nephrokalzinose; oft radiologische Zufallsdiagnose: „bürstenförmige" radiäre Kontrastmittelseen im Bereich der Papillen

Masugi-Nephritis: tierexperimentelle Anti-GBM-AK-Nephritis des Kaninchens durch Injektion von (Ratten-)Serum, das nach vorausgegangener Immunisierung der Ratten Antikörper mit Wirksamkeit gegen die glomeruläre Basalmembran des Kaninchens enthält

Matching: „Anpassen"; Histokompatibilitätstest bei der Suche nach günstiger Spender-Empfänger-Kombination (bei Bluttransfusion oder) Organtransplantation; z.B. als cross match (Kreuzprobe)

Maturity-Onset-Diabetes, MOD: im höherem Lebensalter (> 65. Lj.) auftretende Zuckerkrankheit („Altersdiabetes") Typ II; Maturity-Onset-Diabetes of the Young (MODY) = Typ-II-Diabetes bei Jugendlichen demgegenüber: „Juvenile-Onset-Diabetes of the Adult" (JODA) = Typ-I-Diabetes bei Erwachsenen

MC-Insuline: Monokomponenten-Insuline

MCBF: „Mast Cell Burst Factor" = Mastzellenaktivierungsfaktor; von den T-Helfer-Lymphozyten (nach deren Anregung durch Makrophagen) gebildet

MCH: „mean corpuscular haemoglobin"; mittlerer Hämoglobingehalt des Einzelerythrozyten, MCH ersetzt synonym den Begriff des Färbekoeffizienten (HbE), Berechnung: Hämoglobin (g/l)/Ery-Zahl (10^{12}/l), Norm: 26,4 - 34 pg, erniedrigt bei Fe-Mangel-Anämie

MCHC: „mean corpuscular haemoglobin concentration", „Sättigungsindex", Berechnung: Hämoglobin (g/l)/Hämatokrit, Normalwert 314 - 363 g/l, gibt keine wesentliche Information über MCH und MCV hinaus, große Abweichungen lenken Verdacht auf Laborfehler

MCTD: „mixed connective tissue disease"; Mischkollagenose, Sharp-Syndrom

MCV: „mean corpuscular volume", Erythrozytenvolumen, Berechnung: Hämatokrit/Ery-Zahl (10^{12}/l), Normbereich: 80,5 - 100 µm^3; bei mikrozytären/hypochromen Anämien (z. B. Fe-Mangel-Anämie) erniedrigt

Media: Kurzbezeichnung für „Tunica media" der Gefäße bzw. für die „Arteria cerebri media" bzw. die „Arteria meningea media"

medial: näher zur Mitte/Mittellinie/Mittelebene hin gelegen

median: in der Mitte/Mittellinie/Mittelebene) gelegen

Medianus: Kurzbezeichnung für den „Nervus medianus"

Medianus-Kompressionssyndrom: typischster und häufigster Fall: Karpaltunnelsyndrom (CTS); ferner als Pronator-teres-Syndrom und Nervus-interosseus-anterior-Syndrom

Medianuslähmung: Lähmung des Nervus medianus nach Schädigung durch Druck, Fraktur, Verletzung; in der Nephrologie am häufigsten: „Brachialgia paraesthetica nocturna" (Karpaltunnelsyndrom; siehe Seite 92 ff.)

Mediasklerose: Sklerose der Tunica media der Arterien, im Gegensatz zur Intimasklerose meist ohne Lichtungseinengung; besonders bei arterieller Hypertonie, Calciumstoffwechselstörungen, Diabetes mellitus

Mediastinum: Mittelfellraum, der in der Mitte des Brustkorbes zwischen beiden Brustfellhöhlen gelegene Raum; begrenzt von Brustwirbelsäule, Brustbein, oberer Thoraxapertur und Zwerchfell

Medizingeräteverordnung: am 1. Januar 1986 in Kraft getretene »Verordnung über die Sicherheit medizinisch-technischer Geräte« (MedGV), Nachfolger: Medizinprodukte-Gesetz (MPG), vgl. Seite 233 ff.

Megaureter: dauerhafte, ein- oder beidseitige Erweiterung des Harnleiters, häufig einhergehend mit vesiko-ureteralem Reflux, Hydronephrose und sekundären Harnwegsinfektionen

Melaena, Teerstuhl: durch Blutbeimengungen aus dem Magen-Darm-Trakt dunkelrot bis schwarz verfärbter Stuhl, nach über 8-stündigem Verweilen des Blutes im Darm - durch Sulfide, Proto- und Deuteroporphyrine „teerfarben", z.B. bei Blutung aus Magen- oder Zwölffingerdarmgeschwüren

Melaninurie: bei malignem Melanom über die Nieren erfolgende Ausscheidung von Melanogen, das sich beim Stehen an der Luft zu Melanin umwandelt

Membran: trennende bzw. begrenzende Schicht, Funktionen: durchlässigkeitsdifferent (semipermeabel), durchlässigkeitssteuernd, selektiv stoffvermittelnd, stützend, stabilisierend, verbindend; Dialysejargon: auch synonym für „Dialysator" gebraucht; verschiedene Membrantypen (heute meist Hohlfasern) und Membranmaterialien in den Dialysatoren, Näheres siehe Seite 212 ff.

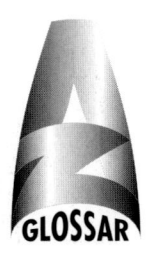

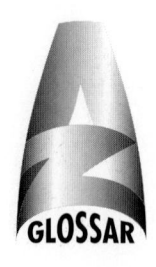

Memory-Zellen: Gedächtniszellen; durch Proliferation jeweils einen eigenen antigenspezifischen Klon bildende B-/T-Lymphozyten, deren Entwicklung aus determinierten Lymphozytenfrühstadien mit der erstmaligen Anregung durch ein Antigen einsetzt

Menghini-Nadel: Hohlnadel (ø 1,0-1,8 mm) zur Gewebeentnahme (v.a. Lebergewebe) bei „Feinnadel-Biopsie"; Entnahme erfolgt indem die an der Injektionsspritze befestigte Nadel unter gleichzeitiger Aspiration ins Organ gestoßen wird

Menorrhagie: verlängerte, verstärkte Menstruationsblutung

Mesangium: stützendes Bindegewebe für die Kapillarschleifen im Nierenkörperchen

meso-: Vorsilbe: „mitten", „dazwischen"

Messenger: „Bote"; Informationsüberträger für bestimmte Leistungen des Zellstoffwechsels; Beispiel: Hormon = „first messenger" dockt an Zellmembran an (Membranrezeptor), Überträgerprotein gibt Startsignal für Bildung des „second messenger" (= zykl. AMP)

Meßfühler: Registriereinrichtung für die Ableitung von Biosignalen

Meßwandler, Transducer: Vorrichtung zur Umwandlung registrierter Biosignale in eine elektrische Größe, dadurch Ermöglichung der Registrierung

met(a)-: Vorsilbe „inmitten", „zwischen", „nach" (zeitlich: „post-")

metabolisch: den Stoffwechsel betreffend, stoffwechselbedingt

Metabolisierung: Verstoffwechselung

Metabolismus: Stoffwechsel, Stoffwechselvorgänge zwischen Anabolismus (aufbauender Metabolismus) und Katabolismus (abbauender Metabolismus)

Metabolit: im Stoffwechsel auftretende niedrigmolekulare Substanz

Mikroangiopathie: die Lichtung kleiner und kleinster Arterien verschließende oder einengende Veränderungen

Mikroglobulin(e): Globuline mit niedrigem Molekulargewichts; Nephrologie/Dialyse hauptsächlich: Beta-2-Mikroglobulin = Protein von 11 500 Dalton, das mit Klasse-I-MHC-Glykoproteinenauf der Zelloberfläche nicht kovalent gebunden ist

Mikrohämaturie: Erythrozyturie, geringe („mikroskopische") Ausscheidung roter Blutkörperchen mit dem Urin, phasenkontrastmikroskopisch differenzierbar ob glomerulärer oder postrenaler Herkunft

Mikroliter: Abkürzung µl, 1/1000 Milliliter

Mikrozirkulation: Blutbewegung im Bereich der Endstrombahn

Miktion: natürliche Harnentleerung aus der Blase

Milligrammprozent, mg%: Konzentrationsangabe für gelöste Stoffe: mg in 100 ml Flüssigkeit; besser: mg/dl

minimal-changes nephritis: Synonym: Lipoidnephrose; glomeruläre Minimalveränderungen, zur Glomerulonephritis gerechnete, nicht sicher entzündliche Glomerulopathie, vor allem bei Kindern auftretend mit nephrotischem Syndrom, keine Immunkomplexe nachweisbar

minor: lateinisch: kleiner, -e, -r, -es, geringer, -e, -r, -es

Minutenvolumenhochdruck: arterielle Hypertonie durch erhöhtes Herzminutenvolumen

Mischeinheit: Einrichtung zur Herstellung der Dialysierflüssigkeit aus Konzentrat und (RO-)Wasser

Mischungsverhältnis: Verhältnis der Volumenanteile von Konzentrat zu Wasser (meist 1:34), die zur Herstellung der Dialysierflüssigkeit gemischt werden

mismatch: Nichtübereinstimmung im HLA-System (cross-match) zwischen Spender und Empfänger eines Transplantates: Histoinkompatibilität

Mißbrauch, Abusus: in der Medizin nicht sachgerechte, meist dosisüberhöhte Anwendung von Alkohol, Medikamenten, Nikotin ... Grenzen zur Abhängigkeit fließend

mitigiert: abgeschwächt

mitis: mild

Mitochondrium: „Kraftwerk" der Zelle für Umwandlung von Substraten in energiereiches ATP

Mitralinsuffizienz: Schlußunfähigkeit der Mitralklappe infolge Überdehnung des Klappenringes, Schrumpfung, Zerstörung oder Fehlbildung der Klappen bzw. der zugehörigen Papillarmuskeln, Korrektur durch Herzklappenprothese

Mitralklappe: Verschlußsystem zwischen li. Herzvorhof u. -kammer, bestehend aus zwei Segelklappen, die am Anulus fibrosus entspringen und durch Chordae tendineae in den Papillarmuskeln verankert sind; schließt mit der Systole, öffnet sich mit der Diastole

Mitralstenose: Verengung der Mitralklappenlichtung, z.B. durch Verdickung/Verkalkung der Klappensegel, Verlötung der Kommissuren, Verkürzung und Verklebung der Chordae tendineae

Mittelstrahlurin: in der mittleren Phase der Harnentleerung nach besonders sorgfältiger Reinigung der Eichel bzw. des weibl. Genitales (Labienspreizung, vorher Sitzbad, Tampon in Scheide) steril aufgefangene Harnportion als bakteriologisches Untersuchungsmaterial für eine diagnostische Kultur

mixed connective tissue disease: Synonym: Mischkollagenose, Sharp-Syndrom, Krankheitsbild mit Symptomen mehrerer Bindegewebserkrankungen: LE, Sklerodermie, Myositis, M. Raynaud; klinisch vielfältige Gelenkbeschwerden; serologisches Kennzeichen: ENA-AAK

MLC: mixed lymphocyte culture = gemischte Lymphozytenkultur: Inkubation von Spender- & Empfänger-Lymphozyten zur Testung der Gewebeverträglichkeit; bei genet. Unterschieden erfolgt Lymphozytentransformation = Umwandlung kleiner Lymphozyten in Lymphoblasten

Modul: Baugruppe für die elektronische Kontrolle eines geschlossenen Systems bzw. von Funktionen desselben; registriert kontinuierlich die Ist-Betriebsdaten und errechnet durch Computer die Arbeitswerte; z.B. TMP

Mol: Basiseinheit der Stoffmenge im SI-System; definiert als die Menge, welche aus ebenso vielen Elementareinheiten besteht, wie Atome in 0,012 kg des Nuklids Kohlenstoff 12 (^{12}C) enthalten sind; 1 Mol = 6,022169 x 10^{23} „Stück"

Molalität: in Mol definierte Konzentration eines gelösten Stoffes pro kg Lösungsmittel

Molarität: in Mol definierte Konzentration eines gelösten Stoffes pro Liter Lösung

Molekül: aus zwei oder mehr Atomen bestehendes, durch chemische Bindungskräfte in einem abgesättigten, elektrisch neutralen Zustand zusammengehaltenes Gebilde definierter stöchiometrischer Zusammensetzung

Molekulargewicht, MG: Summe der Atomgewichte aller ein Molekül bildenden Atome bezogen auf das Kohlenstoff-Isotop ^{12}C (= 12); Angabe in Dalton [D]

Mönckeberg-Sklerose: Verkalkung der Tunica media (mittl. Schicht) der Gliedmaßenschlagadern unabhängig von der Arteriosklerose; oft bei männlichen Diabetikern

Monitoring: kontinuierliche, elektronische Überwachung von Risikopatienten; mit fortlaufender Aufzeichnung der biologischer Meßgrößen (bes. Herztätigkeit und Atmung)

mono-: Wortteil „einzeln", „allein"

Monozyt: größte weiße Blutzelle (Anteil: 2-11 % der Leukos) mit großem, meist gelapptem u. unregelmäßig geformtem Kern, reich an Enzymen (v.a. Esterasen), befähigt zu Migration & Phagozytose, Blutverweildauer beträgt Stunden bis zu fünf Tagen; vermehrt (nephrolog. bedeutsame Krh.bilder) bei Sarkoidose, SLE

Morbidität: Erkrankungsrate; Krankheitsfälle/Zeiteinheit bezogen auf die Bevölkerungszahl; auch Bezeichnung für die Epidemiologie einer Krankheit

Morbus: lateinisch „Krankheit"

moribund: sterbend, todkrank

Mortalität: Sterblichkeit; Prozentzahl der Todesfälle in einem bestimmten Zeitraum, bezogen auf die Gesamtbevölkerung oder einzelne Bevölkerungsgruppen

Motilität: Bewegungsvermögen, Beweglichkeit

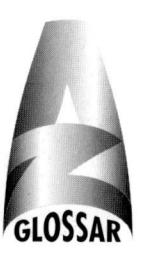

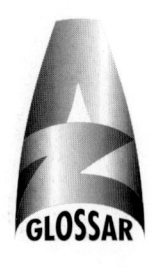

Mucopolysaccharide, MPS: in der Grundsubstanz des Bindegewebes vorkommende Substanzen (Proteoglykane, Glucosaminoglykane, freie MPS: Heparin, Hyaluron-, Chondroitinschwefelsäure u.a.)

Multiorganversagen: gleichzeitiges Versagen oder schwere Funktionseinschränkung verschiedener lebenswichtiger Organe (z.B. Niere, Leber, Lunge) oft im Rahmen eines Schocks als Folge von Minderperfusion

Muskelkrampf: anfallartige, schmerzhafte, tonische oder klonische teilweise Muskelkontraktion, in der Nephrologie hauptsächlich bei hoher erforderlicher Ultrafiltration, hohem Natriumentzug während der Dialyse aber auch bei Ischämie, Übermüdung; Muskelkrämpfe während der Dialyse sind durch individuelles Dialyse-Design recht sicher vermeidbar!

Myoglobinurie: Myoglobinausscheidung im Harn bei Myoglobinämie, z.B. nach Crush-Syndrom, Myokardinfarkt

Myokard: Herzmuskel, myokardial: den Herzmuskel betreffend

Myokardinfarkt: Herzinfarkt; durch rasche, kritische Ausmaße erreichende Einengung eines Koronararterienastes bedingte Mangelversorgung des Myokards mit mehr oder weniger ausgedehntem Gewebsuntergang

Myokardinsuffizienz: Kontraktionsschwäche des Herzmuskels

Myokarditis: Entzündung des Herzmuskels

Myosin: Eiweißkörper (Enzym) der Muskelfaser

Myositis: Entzündung des gefäßführenden interstitiellen Bindegewebes im (Skelett-)Muskel mit Sekundärbeteiligung der Muskelfasern

N-terminal: Aminoende einer Eiweißkette

Nachlast: Afterload; die von der Ventrikelwand zu erbringende Kraft bei der Herzkammerentleerung gegen den Gefäßwiderstand, abhängig vom diastolischen Druck in Aorta und Truncus pulmonalis – also vom Widerstand im großen und kleinen Kreislauf

nativ: angeboren, natürlich, unverändert, Röntgendiagnostik: Nativaufnahme = Aufnahme ohne Kontrastmittel (Leeraufnahme); Nativblut = zusatzloses, unverdünntes arterielles oder venöses Blut; Nativpräparat = unbehandelt zur Untersuchung gelangendes Präparat

Natrium citricum: Syn.: Natriumzitrat, als 3,8%ige Lösung gerinnungshemmender Zusatz zu Blutproben

Natrium, Na: Alkalimetall, Atomgew. 22,9898, OZ 11; einwertig; gegenüber Sauerstoff und Wasser sehr reaktiv; wichtiges Bioelement besonders für Membranpotential, Transportprozesse

Natrium-Kalium-Quotient: Quotient aus den Harnwerten von Na & K; normal 1,5 (1,0-2,0), durch Na-Retention verringert bei Ödem, Na-armer Kost, Corticoid-Therapie, vergrößert bei Tubulusschäden, Addison'scher Krankheit, Diarrhoe

Natrium-Load: in den Harn abfiltrierte Natriummenge, Differenz zwischen Natrium-Load und Natriumrückresorption macht die effektive Natriumausscheidung aus

Natriumacetat: CH_3COONa; Natriumsalz der Essigsäure

Natriumbikarbonat, Natriumhydrogencarbonat: Syn.: Natron; $NaHCO_3$; Puffersubstanz, Azidosetherapeutikum (Bikarbonatdialyse), im tgl. Leben in Back- u. Brausepulvern

Natriumchlorid: Syn.: Natrium chloratum, Kochsalz, NaCl; gut wasserlöslich; Vorkommen als Steinsalz, in Mineralwässern, in Meerwasser; Anwendung als „physiologische" (0,9-%ige) Kochsalz-Lösung, in der Dialyse/Notfallmedizin auch als 10-%ige oder 20-%ige Lösung

Natriumcyclamat: Natriumcyclohexylaminosulfonat; Süßstoff, Zuckerersatzmittel

Natriumpumpe: durch die Na^+-K^+-ATPase bewirkter aktiver Transport von (während eines Aktionspotentials in die Zelle eingeströmten) Na^+-Ionen vom Zellinneren durch die Membran in die Umgebungsflüssigkeit; gleichzeitig Transport von K^+ ins Zellinnere

Natriumretention: Natriumzurückhaltung im Organismus, entweder durch vermehrte tubuläre Rückresorption (bei Hyperaldosteronismus) oder durch vermindertes Glomerulusfiltrat (bei Glomerulonephritis, Herzinsuffizienz)

Nausea: Übelkeit, Brechreiz

Nebenniere, Gl. suprarenalis: beidseits dem oberen Nierenpol aufsitzende endokrine Drüsen; Synthese unterschiedlicher Hormone in Nebennierenmark und Nebennierenrinde, der Name Nebenniere rührt von der anatomischen Beziehung zur Niere

Nebennierenmark, NNM: bildet die Hormone Adrenalin und Noradrenalin, Funktionsdiagnostik erfolgt anhand der Urin- und Plasmawerte dieser „Katecholamine", ggf. nach Stimulation/Suppression

Nebennierenrinde, NNR: bildet (u.a. aus Cholesterin) die NNR-Hormone (Kortikosteroide); nach ihrer physiologischen Wirkung unterschieden als Glukokortikoide (Kortikosteron, Kortisol) und Mineralokortikoide (Aldosteron) sowie androgene Hormone

Nebenschilddrüsen: Gll. parathyroideae, Epithelkörperchen; meist vier etwa weizenkorngroße endokrine Drüsen, angeordnet jeweils oben und unten an der Rückseite beider seitlichen Schilddrüsenlappen; bilden das Parathormon

Nebenwirkung: nicht erwünschte Wirkungen einer Maßnahme, eines Arzneimittels oder bei der Anwendung eines Verfahrens oder Medizingeräts

Nekrose: örtlicher Gewebstod in einem lebenden Organismus als schwerste Folge einer Stoffwechselstörung, Sauerstoffmangel, chemischer, physikalischer oder traumatischer Einwirkung

Nephelometrie: quantitatives analyt. Verfahren anhand der Trübung von Flüssigkeiten oder Gasen, gemessen mittels Nephelometer als Streulicht in bestimmtem Winkel zum Primärstrahl, besonders für Plasmaproteinbestimmungen in spezifischen Immunseren

Nephrektomie: operative Entfernung einer Niere

Nephritis: parenchymatöse, vorwiegend am Gefäßapparat (Glomerulonephritis) oder am intertubulären Bindegewebe (interstitielle Nephritis) ablaufende akute oder chronische Entzündung der Niere

nephritisches Syndrom: Symptome bei akuter Glomerulonephritis: Makrohämaturie, Ödeme, Hypertonie, Proteinurie

nephrogen: „renal", Niere als Ursache, von der Niere ausgehend, durch die Nieren(fehl)funktion entstanden

Nephrokalzinose: diffuse Ausfällung und Einlagerung von Kalksalzen in Niereninterstitium, Tubuluslumina und Tubulusepithelien mit resultierender Fibrose und Harnabflußstörung; Verlauf erst symptomarm; später Nierenfunktionsstörung

Nephrolithiasis: Nierensteinleiden; solitär oder multipel; im ableitenden Hohlsystem als Kelch- oder Beckenstein (meist Calciumoxalat-, Calciumphosphat-, Magnesiumammoniumphosphat-, seltener Urat- oder Cystinsteine)

Nephrolithotomie: operative Nierensteinentfernung

Nephrologie: Lehre von Bau und Funktion der Niere und den Nierenkrankheiten

Nephron: morphologisch-funktionelle Einheit aus Glomerulus, Bowman'scher Kapsel und Harnkanälchen (Tubulus)

Nephronophthise, juvenile: autosomal-rezessive Erbkrankheit der Nieren (seltener Augenveränderungen), gekennzeichnet durch Bildung kleiner Zysten im tubulären System, beginnt meist in der Pubertät mit Polyurie, Nykturie, Proteinurie, normochrome Anämie → Niereninsuffizienz (→ Dialysepflichtigkeit)

Nephropathie: allgemeiner Oberbegriff für „Erkrankung der Niere"

Nephropexie: operative Fixierung der Niere an der inneren Thoraxwand in Höhe 11.-12. Rippe bei Nephroptose (abnormer Beweglichkeit der Niere, „Wanderniere")

Nephrose: heute kaum noch gebräuchliche Bezeichnung für Nierenparenchymkrankheiten rein degenerativer oder nicht sicher entzündlicher Natur („Nephropathie"); war außerdem Bezeichnung für das nephrotische Syndrom

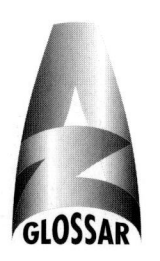

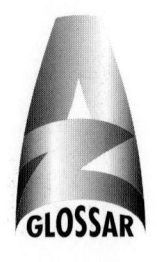

Nephrosklerose: Arteriolonekrosen und Intimaproliferationen an mittleren und kleinen Rindenarterien als Korrelat der malignen Hypertonie an der Niere (maligne Nephrosklerose), kann auch auf ausgeprägter Arterio-Arteriolosklerose beruhen (benigne Nephrosklerose)

Nephrostomie: Anlegen einer äußeren Nierenfistel für Drainage

nephrotisches Syndrom, Nephrose: Symptomenkomplex mit selektiver oder unselektiver Proteinurie, Hypo-/Dysproteinämie (Eiweißelektrophorese: Albuminverminderung; erhöhter Alpha-2- und Beta-Globulinvermehrung), Hyperlipidämie, BSG-Erhöhung, Ödeme

Nephroureterektomie: trans- oder retroperitoneale operative Entfernung einer Niere und des Harnleiters

Netzanschlußleitung: Kabelverbindung zwischen Dialysegerät und Netz

Netzausfallanzeigeeinrichtung: Vorrichtung, die den Netzausfall („Stromausfall") anzeigt, bestehend aus Sensor, Alarmgeber und (meist akustischer) Alarmanzeige

Neuropathie: Nervenschädigung als Folge degenerativer, toxischer, metabolischer, ischämischer Einflüsse

Newton: 1.: SI-Einheit der Kraft, die der Masse 1 kg die Beschleunigung 1 m/sec^2 erteilt: 1 N = 1 mkg/sec^2 = 105 dyn = 0,101 9716 kp; 2.: „Message pad", Handelsname eines „elektronischen persönlichen Assistenten" (Kalender, Terminplaner, Notizbuch, Datenbank u.a. Funktionen) der Firma Apple Computer; der Clou ist die Handschrifterkennung: Die Handschrift des Anwenders wird dabei als Schrift und nicht als Grafik erkannt!

Nicotinsäure: Niacin, Vitamin PP; pharmakologische Anwendung (Derivate) als Lipidsenker, gefäßerweiternde Stoffe sowie äußerlich zur Hyperämisierung

Niere, Ren, Nephros: paariges, retroperitoneal gelegenes Organ von etwa 150 Gramm, exkretorische Funktion: Modifikation und Konzentration des in den Glomeruli gebildeten Primärharns, inkretorische Funktion: Bildung von Erythropoietin, Renin, Bildung von aktivem Vit. D$_3$

Nieren-Pankreas-Transplantation: gleichzeitige Transplantation von Niere + Bauchspeicheldrüse, operative Therapie des Diabetes mellitus Typ I mit terminaler Niereninsuffizienz bei diabetischer Nephropathie

Nierenagenesie: aus Anlagestörung der Ureterknospe, des Nierenblastems oder der Nierengefäße resultierendes Fehlen der Niere

Nierenamyloidose: überwiegend glomeruläre Amyloidablagerung; vorrangig bei chron. entzündl. Prozessen, Neoplasien usw. mit Proteinurie, nephrotischem Syndrom ggf. Entwicklung einer Niereninsuffizienz

Nierenangiographie: Renovasographie; röntgenologische Darstellung der Nierengefäße nach Injektion eines Kontrastmittels in die Bauchaorta (unselektiv), meist selektives Vorgehen mit Einführung eines Katheters in die Nierenarterie

Nierenaplasie: einseitige Hemmungsfehlbildung der Niere mit Fehlbildung des Harnleiters, (evtl. auch des Genitale); beidseitige Nierenaplasie ist gleichbedeutend mit Lebensunfähigkeit

Nierenarterienhyperplasie, fibromuskuläre: Dysplasie einer oder beider Nierenhauptarterien (meist distale 2/3), mit typischem perlschnurartigem Bild im Angiogramm; bei plötzlichem GFR-Abfall nach Beginn einer ACE-Hemmer-Therapie an beidseitige Nierenarterienstenose denken!

Nierenarterienstenose: Verengung einer Nierenarterie durch fibromuskuläre Dysplasie, Arteriosklerose, Abknickung u.a.; Symptome: Stenosegeräusche (25 %) in Nabel- oder Lendengegend, arterielle Hypertonie

Nierenbecken: trichterförmiger, aus der Vereinigung der Nierenkelche hervorgehender, sich verjüngender Teil des Nierenhohlraumsystems, Sammelstelle des Endharns, Übergang in Harnleiter

Nierenbiopsie: Ultraschall- (Rö.-) kontrollierte Blindpunktion oder offene (intraoperative) Probeexzision von Nierenparenchym; erstere kontraindiziert bei schwerer Hypertonie, Einzelniere, bei hämorrhagischer Diathese, Neoplasma, Hydro-, Pyonephrose

Nierenblutung: Makrohämaturie (Urin rötlich bis fleischwasserfarben); massiv z.B. bei Nierentumorblutung, auch bei akuter Glomerulo- u. Pyelonephritis, Nephrolithiasis, hämorrhagischer Diathese, mikroskopischer Blutnachweis im Urin = Mikrohämaturie

Nierendekapsulation: operative Lösung und Entfernung der konvexseitig gespaltenen Nierenkapsel samt ihrem Ansatz am Hilus

Nierendiät: kochsalzarme (indiziert bei Hypertonie/Ödemen, kontraindiziert bei salzverlierender Nephritis) und eiweißarme Diät (NI im Stad. d. komp. Retention: etwa 40g/Tag); Flüssigkeitsrestriktion bei Oligurie (Einfuhr [ml] = Ausscheidung [ml] + 500 ml)

Nierendystopie: angeborene, gefäßfixierte Lageanomalie der Niere, z.B. Beckenniere

Nierenfunktionsprüfung: Prüfung der exkretorischen Nierenleistung, z.B. des Verdünnungs- u. Konzentrationsvermögens, des Glomerulusfiltrats, einzelner tubulärer Leistungen (z.B. Phosphatrückresorption) und der Organdurchblutung (z.B. Kreatininclearance für die GFR)

Niereninfarkt: durch venösen (Nierenvenenthrombose) bzw. arteriellen Verschluß (anämischer Infarkt) bedingter Infarkt (keilförmig, Basis Richtung Kapsel); Symptome: akutes Abdomen, Hämaturie, Oligo- oder Anurie (reflektorisch auch andere Niere betroffen)

Niereninsuffizienz: akutes oder chronisches Nierenversagen mit Einschränkung des Glomerulusfiltrats und Zunahme harnpflichtiger Substanzen im Serum

Nierenkolik: heftigste auf- und abschwellende Schmerzen (ggf. mit Subileus und Erbrechen) in der Nierengegend und im Harnleiterverlauf (Ureterkolik), durch Harnrückstauung, Dehnung der Niere, Spasmen, v.a. bei Steinleiden, Niereninfarkt, Abgang von Papillen-Nekrosen

Nierenlager: retroperitonealer, paravertebral-subphrenischer Raum (etwa vom 12. BWK bis 3./4. LWK) als anatomisches Bett der Niere

Nierenleeraufnahme: Röntgenleeraufnahme der Bauchregion im Liegen zwecks Darstellung nativ schattengebender Veränderungen im Bereich der Harnwege (Beurteilung des Nierenschattens, Verkalkung, Konkremente); meist mit anschließender Kontrastmittelgabe (i.v.-Urographie)

Nierenrindennekrose: Thrombosierung der Aa. interlobulares und Vasa afferentia mit Nekrosen der Nierenrinde nach Endotoxinschock, bei retroplazentarem Hämatom (Spätschwangerschaft), bei Mikroangiopathien und Purpura vorkommend, führt zum akuten Nierenversagen

Nierenschwelle: Plasmakonzentration einer Substanz, mit deren Überschreiten sie im Endharn nachweisbar wird, bei Glukose bspw. rund 180 mg/dl

Nierenszintigraphie: statische Szintigraphie mit Speicherung eines Radionuklids im funktionstüchtigen Nierenparenchym; Sequenzszintigraphie zur Erfassung des zeitlichen Ablaufs (Parenchymphase/intrarenaler Transport) von Nierenerkrankungen

Nierentransplantation: Übertragung einer Spenderniere bei terminaler Niereninsuffizienz, Hauptblutgruppen und Histokompatibilitätsantigene müssen übereinstimmen, Einpflanzung retroperitoneal in die zur Spenderseite kontralaterale Fossa iliaca, Problem: Abstoßungsreaktion

Nierentuberkulose: Tbk der Niere, oft lange asymptomatisch, später „käsig-kavernös" mit Nierenkavernen oder Pyonephrose, dann Schrumpfung, Kittniere; Symptome: Erythrozyturie, „sterile" Pyurie, Tuberkulobazillurie

Nierenvenenthrombose: Thrombosierung der Nierenvene(n) mit hämorrhag. Niereninfarkt; ein- oder beidseitig; Symptome: Dauerschmerz mit Koliken, schmerzhafte Nierenschwellung, Fieber, Leukozytose, Hämat- u. Albuminurie, chronische Form: nephrotisches Syndrom

Nierenversagen: Niereninsuffizienz; akutes („Schockniere") oder chronisches Nierenversagen (häufigste Ursache heute diabetische Nephropathie); konservative Behandlung, ggf. vorübergehende (ANV) oder dauernde Nierenersatzbehandlung (Dialyse, Nierentransplantation)

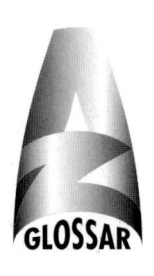

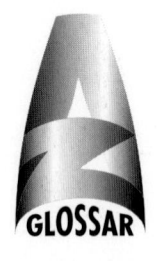

Nierenzyste: einzelne oder multiple Zystenbildung im Nierengewebe; einzelne Nierenzysten meist harmlos, erbliche Nierenkrankheiten mit diffuser Zystenbildung in beiden Nieren: Zystennieren, Markschwammnieren, Nephronophtise

Nitrate: in der Medizin synonym für „Nitroverbindungen" = Bezeichnung für herzwirksame (besonders bei Angina pectoris) Verbindungen der Gruppen Nitrate (Ester) u. Nitrite (Ester u. Salze); bekanntester Vertreter: „Nitroglycerin" (Glyceryltrinitrat)

Niveausteuerung: Vorrichtung zum Einhalten eines Flüssigkeitsspiegels

Niveauüberwachung: Einrichtung zur Überwachung eines vorgegebenen Flüssigkeitsspiegels

NMR (-Imaging): Kernspintomographie, bildgebendes diagnostisches Verfahren

Non-responder: Führt die Gabe eines Antigens nicht zu einer entsprechenden Immunreaktion ist der Patient ein Non-responder; Beispiel: Keine Bildung von HBs-AK nach aktiver Immunisierung gegen Hepatitis B

Noradrenalin, Arterenol: Hormon des Nebennierenmarks (wie Adrenalin); ein Katecholamin, wirksam als Überträgersubstanz des Sympathikus, Vasokonstriktor (gegensätzlich zu Adrenalin pulsverlangsamend und Koronardurchblutung steigernd); Beta-Sympathomimetikum

nosokomial: mit Beziehung zum Krankenhaus

Noxe: Schädlichkeit, Schädigungsfaktor, Krankheitsursache

nüchtern: ohne Nahrungsaufnahme (am Morgen); auch: nicht unter Alkoholeinfluß stehend

Nucleus: lateinisch: „Kern"; Nucleinsäuren: durch Phosphorsäure-Pentose-Veresterung miteinander verknüpften Einheiten; unterschieden als Ribo-/Desoxyribonucleinsäuren (RNS, DNS); Träger der Erbanlagen & Schlüsselsubstanzen der Eiweißbiosynthese

nutricius: lateinisch: „ernährend"; Nutritio „Ernährung"

nykt-: Wortteil „Nacht", „nächtlich", z.B. Nykturie = nächtliches Wasserlassen

Nystagmus: spontane, rhythmische Bewegungen eines Organs; besonders das „Augenzittern" mit langsamer Bewegung in einer Richtung und schneller Gegenbewegung

Oberflächenantigene: an der Oberfläche normaler Körperzellen nachweisbare speziesspezifische, individualspezifische und gewebsspezifische Antigene; an Tumorzellen ergänzt durch tumorspezifische oder tumorassoziierte Antigene

Obliteration: Lichtungsverschluß eines Hohlraumes

obsolet: überholt, veraltet, nicht mehr üblich/gebräuchlich

Obstipation: Darmträgheit, Stuhlverstopfung; neben funktionellen/organischen Ursachen bei Dialysepatienten häufig durch die Störung im Flüssigkeitshaushalt und durch ballaststoffarme Ernährung; als NW von Medikamenten: Phosphatbinder, Kodein, Phenothiazine

Obstruktion: Totalverschluß eines Hohlorgans bzw. seines Zu- oder Ausganges, obstruktiv = „verschließend"

Obturation: Verschluß/Verlegung des Hohlraumes eines Hohlorgans bzw. Gefäßes

occultus: lateinisch: geheim, verborgen

Ödem: Flüssigkeitsansammlung in Haut oder Schleimhaut, in Zellzwischenräumen parenchymatöser Organe, in Hohlräumen oder Hohlorganen (Erguß); Ursachen: 1. erhöhter Gefäßdruck; 2. geringer Eiweißgehalt; 3. erhöhte Durchlässigkeit der Gefäßwand

Oesophagus: Speiseröhre

Okklusion: Innere Medizin: Verschluß einer Hohlorganlichtung

okkult: verborgen

OKT 3: Orthoclone®; T-Lymphozytenblocker, Medikament zur Unterdrückung von Abstoßungsreaktionen

okulär: das Auge betreffend

okzipital: das/den Hinterhaupt/Hinterkopf betreffend

olfaktorisch: den Geruchssinn betreffend
olig(o)-: Wortteil „wenig", „gering", „klein", „vermindert", „eingeschränkt"
Oligopeptid: Eiweißkörper mit weniger als 10 Aminosäuren
Oligosaccharide: Kohlenhydrate, die nach Hydrolyse der glykosidischen Bindungen nur 3-12 Monosaccharide liefern
Oligurie: verringerte Urinproduktion/-ausscheidung: 24-Std.-Menge 100 bis 500 Milliliter, die Patienten sind „oligurisch"; unter 100 Milliliter: „Anurie"
Omarthritis: (schmerzhafte) Schultergelenkentzündung, bei CNI manchmal infolge periartikulärer Verkalkung bei sHPT
Omentum: Netz; großes Netz: schürzenförmige, fettreiche Bauchfellduplikatur, die von der großen Magenkurvatur und vom Colon transversum über den Darm „herabhängt", kleines Netz: Bauchfellplatte zwischen kleiner Magenkurvatur und Leber; Netz wird gelegentlich bei Implantation des Tenckhoff-Katheters reseziert
on demand: englisch: „bei Bedarf"; z.B. „Demand-Schrittmacher"
Onkotherapie: 1.: Wiederherstellung normaler kolloidosmotischer Verhältnisse (z.B. durch Plasmaexpander); 2.: Behandlung bösartiger Tumoren
onkotisch: eine Volumenzunahme betreffend (z.B. onkotischer Druck)
onych(o)-: Wortteil „Finger-" oder „Zehenn(a,ä)gel" betreffend
Opaleszenz: durch diffuse Lichtstreuung hervorgerufener milchig-durchscheinender, schleierartiger Schimmerglanz
ophthalm(o)-: Wortteil Auge(n)
Opsonine: körpereigene Substanzen, die durch Anlagerung an Bakterien u.a. Fremdkörper deren Phagozytose begünstigen und so der Infektabwehr dienen, z.B.: Immunglobuline (IgG, IgM), Komplementfaktoren (C3 b) u.a.
Optikusatrophie: Degeneration der Sehnervenfasern durch Druckeinwirkung (z.B. Hypophysentumor), toxische/infektiöse Schädigung, arteriosklerosebedingte Ischämie (Hauptursache bei Dialysepatienten) sowie bei bestimmten Systemerkrankungen (z.B. MS)
oral: zum Mund gehörend, (Einnahme von Medikamenten) durch den Mund (= [per]orale Gabe)
Orbita: Augenhöhle
Orchi(d, do)-: Wortteil „Hoden-"
Ordnungszahl, OZ: Zahl der Protonen im Atomkern eines Elementes; bestimmt die Stellung im Periodensystem der Elemente
organisch: 1. belebt, lebendig, einen Organismus oder seine Organe betreffend; 2. somatisch (Gegensatz zu „psychisch", „funktionell"); 3. „organische" Chemie: Chemie der Kohlenstoffverbindungen (Chemie der „Lebensstoffe")
Organspendeausweis: schriftliche Einwilligung zur Organentnahme im Todesfall; derzeit juristisch sicherste Grundlage für die Organentnahme beim Hirntoten
Ormond-Syndrom: Retroperitonealfibrose mit fortschreitender ein- oder doppelseitiger Harnleiterstenose (Harnrückstau - Urogramm: fadenförmige Einengung und Verziehung des Harnleiters, später Hydronephrose); evtl. Entwicklung einer progredienten Niereninsuffizienz
Ornithin: Diaminovaleriansäure; an der intermediären Harnstoffbildung beteiligte Aminosäure
oropharyngeal: Mund und Rachen betreffend
Orthophosphorsäure: H_3PO_4, natürliche Säure, deren Salze (Phosphate) in den meisten Nahrungsmitteln enthalten sind
Orthopnoe: Luftnot, die im Liegen auftritt und sich durch Aufsetzen bessert, typisch für Linksherzinsuffizienz; nächtliche Atemnot im Liegen ist ein typisches Überwässerungszeichen bei Dialysepatienten
Orthostase-Syndrom: im Sitzen oder Stehen auftretende hypotone Kreislaufregulationsstörung mit Schwindel, Ohrensausen, evtl. Bewußtseinsstörung; bei hoher Ultrafiltration nach Dialyse auftretend (nach dem Aufstehen), relativ sicher vermeidbar durch individuelle Gestaltung der Dialyse
orthotop: an normaler Stelle gelegen

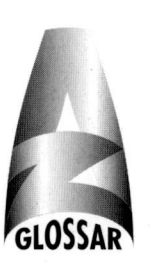

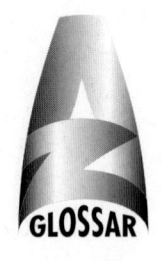

Osmol: Einheit für eine Stoffmenge, die $6{,}022169 \times 10^{23}$ gelöste, osmotisch wirksame Teilchen enthält

Osmolalität: osmolare Konzentration (Angabe in Osmol) pro kg Wasser

Osmolarität: Maß der osmotisch wirksamen Konzentration bezogen auf die Volumeneinheit einer Lösung. bei Nichtelektrolyten mit Molarität identisch; bei dissoziierten Stoffen: Molarität x Zahl der Ionen in 1 Mol; angegeben in Osmol/ Liter Lösung

Osmose: einseitig behinderte Diffusion einer Flüssigkeit durch eine semipermeable Membran mit dem Bestreben, die Konzentrationsunterschiede gelöster Teilchen auf beiden Seiten auszugleichen (z.B. Verdünnung: Wasser strömt durch Membran in eine Salzlösung)

Ösophagusvarizen: durch regionale Stauung bedingte „Krampfaderbildung" in der (unteren) Speiseröhre v.a. bei Leberzirrhose mit Pfortaderhochdruck; Blutungsgefahr; Diagnose: Röntgen, Endoskopie; Notfalltherapie bei Blutung: Kompression mit Ballonsonde

osteo-: Wortteil „Knochen-"

Osteoblast: „Knochenmutterzelle"; wird nach Abschluß des Knochenaufbaus (Einschluß in Interzellularsubstanz) zum Osteozyten

Osteoid: von den Osteoblasten gebildete unverkalkte Knochengrundsubstanz

Osteokalzin: von Osteoblasten gebildetes Knochenmatrix-Protein aus 49 Aminosäuren; wenn > 30 µg/l: Verdacht auf „high-turnover-Osteopathie"

Osteoklast: vielkernige Riesenzelle (Knochenfreßzelle); baut enzymatisch und phagozytisch Knochengewebe ab; Tätigkeit bildet Howship'sche Lakunen

Osteolyse: Auflösung und Abbau von Knochensubstanz (im engeren Sinn durch die Osteoklastentätigkeit)

Osteomalazie: allgemeine „Knochenerweichung" mit unzureichender Mineralisation der Grundsubstanz infolge Calcium- u. Phosphat-Mangel oder Mindereinbau oder bei Vitamin-D-Mangel, Malabsorption, Vit.-D-Resistenz (z.B. Phosphatdiabetes) u.a.

Osteopathie: allg. Bezeichnung für eine systemische, nichtentzündliche Knochenerkrankung; Nephrologie: renale Osteopathie: Oberbegriff für Knochenveränderungen bei sekundärem Hyperparathyreoidismus, Aluminiumakkumulation, Amyloidose

Osteoporose: Osteopathie letztlich unklarer Ursache mit örtlicher oder generalisierter Verminderung von Knochengewebe ohne Veränderung der Gesamtform; hierdurch Minderung der mechanischen Belastbarkeit, Frakturneigung und Spontanverformung

Osteosklerose, Eburnisation: örtliche oder generalisierte Knochenhypertrophie mit Zunahme der Knochenhärte und Verminderung der dynamischen Belastbarkeit; primär z.B. bei der Marmorknochenkrankheit; sekundär-reaktiv z.B. auch bei der renalen Osteopathie

Osteozyt: ruhende Knochenzelle (Osteoblast) in der von ihr gebildeten Knochensubstanz in einer kleinen Höhle eingeschlossen

Ostium: Öffnung

Östrogene, Follikelhormone: weibliche Sexualhormone, im Graaf'schen Follikel und Gelbkörper, (Schwangerschaft auch Plazenta) gebildete Steroidhormone (bei Männern in geringen Mengen in Hoden & Nebennierenrinde), verantw. u.a. für Entw. der Geschlechtsmerkmale

ot(o)-: Wortteil: „Ohr(en)-", „Gehör-"

oto-okulo-renales Syndrom: Alport-Syndrom: dominant-erbliche Nephropathie mit Innenohrschwerhörigkeit + Augenerscheinungen (Katarakt, Myopie durch Lenti-/Keratokonus); Männer werden dialysepflichtig, Frauen meist nur Erythrozyturie mit geringer Hörstörung

Oxalat(e): Salz(e) der Oxalsäure; werden postprandial intestinal rasch resorbiert und können zu temporärer Übersättigung des Urins führen

Oxalatstein: Harnstein, meist bestehend aus Calciumoxalatmono- oder -dihydrat

Oxalessigsäure: zentraler Metabolit im Zitratzyklus: Bildung aus Äpfelsäure; mit Acetyl-Coenzym A Kondensation zu Zitronensäure; verbindet die Glukoneogenese mit dem Eiweißstoffwechsel

Oxalose, primäre: Hyperoxalurie: angeborene, autosomal-rezessiv erbliche Enzymopathie mit Störung des Glyoxylessigsäureabbaus und der tubulären Harnsäureresorption: Ablagerung von Calciumoxalaten in Knochen (Spontanfrakturen) + Niere (Nephrokalzinose → Dialysepflicht)

Oxid, Oxyd: chem.Verbindung zwischen Metall, Leichtmetall oder organischem Radikal und Sauerstoff

Oxidationswasser: das bei der biologischen Oxidation der zugeführten Nahrungsstoffe entstehende Wasser; 24-Std.-Gesamtmenge beim Mensch rund 400 ml

p-Aminohippursäure, PAH: eine in Form eines Natriumsalzes in gepufferter Lösung (20-%ig) intravenös gegeben gut verträgliche, vollständig mit dem Harn ausgeschiedene und photometrisch meßbare Clearance-Substanz zur funktionellen Nierendiagnostik

P-Zacke, P-Welle: flachbogige erste Welle des EKG als Ausdruck der Vorhoferregung

PAA: Polyacrylamid

PAGE: Abkürzung für Polyacrylamid-Gelelektrophorese, in der Nephrologie wichtig zur Differenzierung/Klassifizierung einer Proteinurie

PAH-Clearance: Nierenfunktionsprobe mittels PAH-Gabe zur Untersuchung der tubulären Transportmechanismen und zur Bestimmung des Nierenplasmastroms, aus dem zusammen mit dem Hämatokritwert die Nierendurchblutung errechnet werden kann

palliativ: krankheitslindernd ohne Heilung

Palliativum: Mittel zur palliativen Behandlung

palmar: zur Hohlhand gehörig, die Hohlhand betreffend, hohlhandseitig

palpabel: tast-, abtast-, greifbar

Palpation: Untersuchung mit dem/n tastenden Finger/n oder den/r tastendender/n Hand/Händen der Körperoberfläche oder zugänglicher Körperhöhlen

pan-: Wortteil: „ganz-", „alles-"

Panarteriitis: Entzündung aller Schichten der Arterienwand

Panarteriitis nodosa: Systemerkrankung der Arterien vermutlich durch überschießende Immunreaktion (z.B. gegen Fremdeiweiße, Medikamente u.a.) mit Ablagerungen von Immunkomplexen, entzündliche Reaktion, evtl. Autoimmunisierung; z.T. mit Nierenbeteiligung

Pankarditis: Herzentzündung mit Beteiligung aller drei Herzwandschichten: „Endo-Myo-Perikarditis"

Pankreas: Bauchspeicheldrüse

Pankreasinsuffizienz: exokrine, meist auch endokrine Unterfunktion der Bauchspeicheldrüse häufig infolge chronischer Pankreatitis

Pankreatitis: akute oder chronische Entzündung der Bauchspeicheldrüse meist mit Oberbauchschmerz einhergehend, weitere Symptome: Übelkeit, Erbrechen, verminderte Peristaltik, Meteorismus, Labor: beim Niereninsuffizienten nur Elastase-Erhöhung verläßlich

Panmyelopathie: Störung der Blutbildungsfunktion des Knochenmarks

Panmyelophthise: Aplasie des Knochenmarks die alle Zellsysteme betrifft; Symptome: Blutungsbereitschaft (bes. Hautblutungen durch Thrombopenie), nekrotisierend-ulzeröse Schleimhautprozesse (Infektabwehrschwäche durch Leukopenie), Anämie (rote Reihe betreffend)

Panzytopenie: Verminderung der Erythro-, Granulo- und Thrombozyten im peripheren Blut

Papel: etwa linsengroße, meist ovale halbkugelige Erhabenheit der Haut

Papillennekrose: nekrotisch-entzündliche Veränderungen der Nierenpapillen als Komplikation einer interstitiellen Nephritis besonders bei Diabetes, Analgetika-Nephropathie; Symptome: kolikartige Nierenschmerzen, Pyurie, Hämaturie

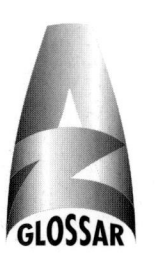

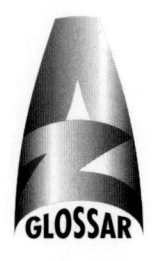

para-: Vorsilbe im Sinne von „bei-", „neben", im Klinikjargon auch allein gebraucht: „die Infusion läuft para"- meint „paravenös", also neben der Vene vorbei ins Gewebe

Paracetamol: Analgetikum, Antipyretikum; P. entsteht bei der Verstoffwechselung als Metabolit des Phenacetins

Paraproteine: monoklonale (einem einzigen Zellklon entstammend) Immunglobuline bei monoklonaler Gammopathie (= Paraproteinämie) auftretende, aus unkontrolliert vermehrten B-Zellen stammende Immunglobuline; auch Bezeichnung für von der normalen Eiweißstruktur abweichende Proteine

Paraproteinurie: Ausscheidung von Paraproteinen mit dem Harn

Parästhesie: Mißempfindung des Hautsinnes in Form von „Kribbeln", „Taubsein", „Pelzigsein", „Eingeschlafen sein" evtl. mit Schmerzcharakter

Parathormon: Hormon der Nebenschilddrüsen (Glandulae parathyroideae); linearer Eiweißkörper (84 Aminosäuren, Molekulargewicht etwa 9500); erhöht den Calcium-, vermindert den Phosphatgehalt des Blutes, Überfunktion + erhöhter Hormonspiegel = Hyperparathyreoidismus

Parathyreoidea: als Wortteil Glandula parathyroidea = Epithelkörperchen = Nebenschilddrüsen oder im Klinikjargon als Kurzbezeichnung gebraucht

Parathyreoidektomie: operative Epithelkörperchen-Entfernung bei Hyperparathyreoidismus, meist mit Autotransplantation eines Epithelkörperchens in die Unterarmmuskulatur

Parenchym: spezifisches Gewebe eines Organs (im Gegensatz zum Binde- oder Stützgewebe), sowie die spezifischen Strukturen der parenchymatösen Organe (Leber, Niere, Bauchspeicheldrüse, Milz, Nebennieren usw.)

parenteral: „nicht über den Verdauungstrakt"; z.B. Verabreichung eines Medikaments durch Infusion oder Injektion (Gegensatz: „orale Gabe" = „Einnahme"; „Schlucken")

Parese: Lähmung

paroxysmal: anfallsartig

partiell: teilweise

Pascal: 1.: Abkürzung Pa = SI-Einheit des Druckes; 1 Pa (= N/qm) ist gleich dem Druck, bei dem senkrecht auf die Fläche 1 qm die Kraft 1 N (= Newton) ausgeübt wird. Umrechnung: (mmHg) x 0,1333 = 1000 Pa = 1 Kilopascal (kPa); 2.: Programmiersprache

passager: vorübergehend

Patch, Patch-graft: englisch: patch = Flicken, kleines Im- oder Transplantat (auch Kunststoffgewebe) zur plastischen Defektdeckung

path-: Wortteil, im Sinne von: „krankhaft", „leidend"; patho-: „krankhaft", Krankheit"

-pathie: Nachsilbe: „Leiden", „Schaden", „Gebrechen", „Krankheit" (z.B. diabetische Nephropathie = Nierenkrankheit als Diabetesfolge), weitere Bedeutung: „Behandlung" (z.B. Homöopathie)

pathogen: krankmachend, Kranheit hervorrufend

Pathogenese: Entstehung und Entwicklung einer Krankheit zu unterscheiden von der Ursache = Ätiologie; Pathogenität = krankmachende Eigenschaft(en)

pathognomonisch: kranheitskennzeichnend (Merkmal)

pathologisch: krankhaft

Pathophysiologie: Lehre der krankhaften Lebensabläufe und von deren Entwicklung

pCO_2: der durch die Atmung regulierte Kohlendioxid-Partialdruck; Normalwert im arteriellen Blut 40 mmHg = 5,3 kPa

PCR, „protein catabolic rate", Proteinkatabolisierungsrate, katabole Eiweißrate: Berechnung nach der Formel PCR (g/24h) = 9,35 G (HSt-N g/24h) + 0,294 V (g/Tag), G bezeichnet die Generationsrate für Harnstoff-Stickstoff und berechnet sich beim Dialysepatient aus dem Anstieg zwischen zwei Dialysebehandlungen, V bezeichnet das Verteilungsvolumen des Harnstoffs = 0,59 x kgKG; unter stabilen

Bedingungen beim Dialysepatient (kein Fieber, keine gastrointestinalen Blutungen, keine hochdosierte Steroid-Therapie, keine sonstigen Ursachen für einen Gewebskatabolismus) entspricht die PCR ungefähr der aufgenommenen Eiweißmenge; beim Nierengesunden bzw. bei erhaltener Restdiurese läßt sich die Eiweißzufuhr auch nach der Formel abschätzen: Eiweißzufuhr (g/24h) = [Harnstoffausscheidung (g/24h) x 3] + 15

Péan-Klemme: stumpfe, stufenweise sperrbare Klemme mit kurzem geriffeltem Maulteil, in der Praxis der Nierenersatzbehandlung als Schlauchklemmen verwendet

pektanginös: mit Herzschmerzen einhergehend

pelv-: Wortteil „Becken"

Pendelblut: Herzklappeninsuffizienz: zwischen Vorhof/Kammer „pendelndes" Blut; **single-needle-Dialyse:** bei Umschaltung zwischen art./ven. Pumpphase zw. art./ven. Schlauchsystem durch Compliance, Luftsäulen in Druckaufnehmern hin und zurück bewegtes = „pendelndes" Blut (größere Pendelblutmenge verringert die Effektivität der Dialysebehandlung)

Penetranz: Wahrscheinlichkeit der Ausprägung eines genetischen Merkmals; Wahrscheinlichkeit des Ausbruchs einer Infektionskrankheit

-penie: Nachsilbe „Verminderung"

pepper-pot skull: englisch: „Pfefferstreuerschädel", Röntgenbefund des Schädels bei Hyperparathyreoidismus

Peptid: Über Peptidbindungen (CO–NH) verknüpfte Aminosäureketten; Oligopeptid < 10 Aminosäuren, Polypeptid 10 bis 100 Aminosäuren

Peptidhormon: Peptid mit Hormonwirkung; z.B. Insulin, Angiotensin, Hypophysen- und Zwischenhirn-Hormone

per-: Vorsilbe „stark", „übermäßig", „heftig", z.B. perakut; auch „durch", „hindurch", z.B. perkutan

Perfusion: „Durchströmung", „Durchspülung", Detoxikationsverfahren = Hämoperfusion; Durchspülung eines entnommenen für die Transplantation vorgesehenen Organs (z.B. Nierenperfusion mit Euro-Collins-Lösung)

Perfusor: elektrisch betriebenes und elektronisch überwachtes Infusions-/Injektionsgerät

peri-: Wortteil „um", „herum", „umgebend"

Perikarderguß: Flüssigkeitsansammlung (Erguß) im Herzbeutel bei Perikarditis

Perikarditis: Herzbeutelentzündung

perioperativ: über den Zeitraum eines operativen Eingriffes hinweg

perioral: in der Umgebung des Mundes

Peristaltik: fortlaufende („ausgangswärts" gerichtete) zirkulär durchschnürende Kontraktion der Wandmuskulatur zum Zweck des Weitertransports des Inhaltes in Verdauungstrakt und Harnleiter

peritoneal-: Wortteil „Bauchfell", „Bauch", „Bauchhöhle"

Peritonealdialyse (PD): Entfernung toxischer Substanzen aus dem Blut durch Diffusion über das Bauchfell in eine über einen Katheter in die Bauchhöhle eingebrachte Lösung mit unphysiologisch hohem Glukosegehalt, hierdurch osmotischer Flüssigkeitsentzug, als Puffersubstanz zum Ausgleich der renalen metabolischen Azidose kommt bis heute überwiegend das unphysiologische Laktat zum Einsatz

Peritoneum: „Bauchfell", als Peritoneum parietale die Bauchhöhlenwand und bauchseitig die retroperitonealen Eingeweide, als Peritoneum viscerale die Baucheingeweide überziehendes Gewebe von etwa 1,5-2 qm Oberfläche

Peritonitis: örtliche oder diffuse Entzündung des Bauchfells; Bedeutung in der Nierenersatzbehandlung als potentiell lebensbedrohliche Komplikation der Peritonealdialyse (Bauchschmerzen, Trübung des Auslaufs); sonst als schwerer verlaufende „chirurgische" Peritonitis meist als Durchwanderungs-/Perforationsperitonitis

perivasal: in der Umgegend eines Blut- oder Lymphgefäßes

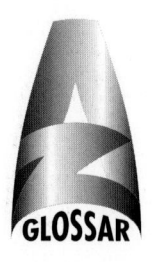

Perkussion: Abklopfen der Körperoberfläche meist als Finger-Finger-Perkussion, um aus dem Klopfgeräusch Informationen über Größe und Beschaffenheit der darunterliegenden Organe zu erlangen

perkutan: durch die intakte Haut hindurch

permeabel: durchlässig, durchgängig; Permeabilität: Durchlaßfähigkeit, Durchgängigkeit; Permeation (Verb: permeieren): Hindurchtreten

Permeabilität: Durchlässigkeit einer Membran für bestimmte Stoffe

peroneus: dem Wadenbein zugehörig (= fibularis)

peroral, per os: durch den Mund bzw. Mundhöhle (über den Verdauungstrakt), z.B. perorale Gabe eines Medikaments; hingegen: „parenteral" = unter Umgehung des Verdauungstrakts

persistent, persistierend: andauernd, fortbestehend

Perspiratio: „Hautatmung", die beständige Abgabe von Wasserdampf durch die Haut ohne Beteiligung der Schweißdrüsen, beim Erwachsenen unter normalen Außenbedingungen etwa 500-800 ml pro Tag

Petechien: kleine, punktförmige Haut- und/oder Schleimhautblutungen; Einzelherde der Purpura

pH: „pondus Hydrogenii" („Gewicht des Wasserstoffs" pro Liter Lsg.); Kurzbezeichnung für Wasserstoffionenkonzentration [H^+] exakt deren negativer dekadischer Logarithmus; neutrale Lösungen: pH-Wert 7, sauer: pH 0 bis 7; alkalisch: pH 7 bis 14

Phagozyt: „Freßzelle"; Zellen mit der Fähigkeit Mikroorganismen, Blutzellen, Gewebetrümmer aufzunehmen und zu verdauen (=Phagozytose); mobile Makrophagen: Granulozyten; ortsständige Makrophagen sind beispielsweise: Histiozyten, Monozyten, Mikroglia, Sinuswand-, Retikulumzellen (RHS)

Phagozytose: aktives Einschleusen von Partikeln in das Zellinnere zur Eliminierung von Fremdelementen nach deren Markierung mit Opsoninen oder Antikörpern als Methode der unspezifischen Infektabwehr

Phalanx: knöchernes Glied eines Fingers oder einer Zehe

Pharyngitis: Entzündung der Rachenschleimhaut

Phasenkontrastmikroskopie: Methode zur Sichtbarmachung der geringen Phasenänderungen, die das Licht bei Durchtritt durch das Objekt erfährt; in der Nephrologie zur Identifizierung der glomerulären Herkunft von Erythrozyten im Urin

Phenacetin: p-Äthoxyacetanilid; Antipyretikum/Analgetikum; seit 1986 in Dtschld. wegen starker Nebenwirkungen verboten, bei Dauermißbrauch (auch andere Analgetika, z.B. Acetylsalicylsäure) entwickelt sich eine interstitielle Nephritis (Analgetikanephropathie)

-phil: Wortteil: „liebend", „bevorzugend", z.B. hydrophil; Gegenteil „-phob"

phleb-: Wortteil: „Vene(n)-"

-phob: Wortteil: „fürchtend", „vermeidend", z.B. hydrophob; Gegenteil: „-phil"

Phosphat(e): Salz(e) der Ortho-, Meta- oder Polyphosphorsäuren; primäres Phosphat = Dihydrogenphosphat, sekundäres Phosphat = Hydrogenphosphat, tertiäres Phosphat = tribasisches Phosphat; weiterhin saure und neutrale Phosphorsäureester, u.a. als wichtige Bausteine in Nukleinsäuren

Phosphatase(n): Enzyme (Hydrolasen), die organische Phosphorsäureester unter Phosphatfreisetzung aufspalten, alkalische Ph. (AP): bes. in Osteoblasten; erhöhte Werte u.a. bei Hyperparathyreoidismus

Phosphatdiabetes: hypophosphatämische familiäre Vitamin-D-resistente Rachitis (VDRR), Störung der tubulären Phosphatrückresorption mit Hypophosphatämie bei Normocalcämie, Klinik: Osteomalazie mit Spätfolgen: Minderwuchs, Skelettdeformitäten

Phosphatstoffwechsel: Aufnahme, Verstoffwechselung und Ausscheidung der dem Körper zugeführten anorganischen und organischen P-Verbindungen; Aufnahme von 0,5-1 Gramm aus dem Darm; gefördert durch Vitamin D, gehemmt durch Bildung von Verbindungen mit Ca, Mg, Al, Ba

pK-Wert: negativer dekadischer Logarithmus der Dissoziationskonstante K

Plasma, Blutplasma: nach Abzentrifugieren der Blutkörperchen verbleibender Anteil des ungerinnbar gemachten Blutes; klare, gelbe Flüssigkeit; im Gegensatz zum Blutserum einschließlich der Gerinnungsfaktoren

Plasmapherese: nach Blutentnahme und Abtrennung des Plasmas von den korpuskulären Elementen (Zentrifugation, Membranseparation) Rückgabe der Zellen z.B. mit Humanalbumin; ther. Anwendung z.B. bei Immunkomplex- bzw. Autoimmunkrankheiten

Plasmaproteine: Eiweiße im Blutplasma

Plasmaseparation: Trennung von Blutplasma und Blutzellen z.B. durch Zentrifugation, Filtration; Prinzip ist die extrakorporale Zwischenschaltung von Plasmafiltern unterschiedlicher Porengröße; Plasmaverluste werden durch Plasmaersatzmittel substituiert

Plasmazelle, Plasmozyt: freie, reife, enddifferenzierte Form des B-Lymphozyten im lockeren Bindegewebe mit stark basophilem Protoplasma, kleinem Kern und hellem Zytoplasmahof in Kernnähe; produziert Antikörper

Plasmozytomniere: Nephropathie mit starker Eiweißausscheidung (Bence-Jones-Protein) bei Plasmozytom (= Systemerkrankung mit bösartiger Vermehrung der Plasmazellen); Nieren vergrößert, Harnkanälchen erweitert mit Eiweißniederschlägen (Zylinder)

Plattendialysator: Bauart von Hämodialysatoren mit schichtartiger Anordnung der Membranen, wobei Dialysierflüssigkeit und Blut wie auch beim (in Deutschland gebräuchlicherem) Kapillardialysator gegenläufig strömen; Vorteil: bauartbedingt ETO-frei (keine Vergußmasse)

-plegie: Wortteil „Lähmung", z.B. Tetraplegie = vollständige Lähmung aller vier Extremitäten

Pleura: „Brustfell", den inneren Thorax auskleidende und die Lungen überziehende seröse Haut, umschließt die Pleurahöhle und sondert Pleuraflüssigkeit ab

Pleuraerguß: Flüssigkeitsansammlung (Exsudat oder Pleuratranssudat) im Pleuraraum

Pleurareiben: Reibegeräusch der Pleura, welches an das Geräusch beim Formen eines Schneeballs erinnert = Auskultationszeichen bei trockener Pleuritis

Pleuritis: Rippenfellentzündung

Plombe: in der Nierenersatztherapie Bezeichnung für ein inkorporiertes Arzneimitteldepot, z.B. Heparinplombe zur Verhinderung intraluminaler Gerinnungsvorgänge in vorübergehend ungenutzten zentralen Kathetern

Pneumonie: Lungenentzündung

-poese: Wortteil „Bildung", „Entstehung"; z.B. Erythropoese = Bildung der roten Blutkörperchen

Poikilozytose: Vorhandensein von Poikilozyten (abnorm geformten Erythrozyten; „poikilo-" = Präfix: „bunt", „vielgestaltig", „mannigfaltig") im peripheren Blut, z.B. bei perniziöser - und Eisenmangelanämie

Poise: Maßeinheit „P" für die Viskosität = Kraft, die erforderlich ist, um zwei Flüssigkeitsschichten von 1 cm^2 Fläche mit der Geschwindigkeit 1 cm/s gegeneinander in Bewegung zu halten

Pollakisurie: Drang zu gehäuftem Wasserlassen ohne Vermehrung der Gesamtausscheidungsmenge

poly-: Wortteil für „viel", „vermehrt", „mehr als üblich"

Polyamid: Kunststoff mit -CO-NH-Bindungen; in Faserform als chirurgisches Nahtmaterial, Textilgewebe, in der Dialyse auch Membranfaser

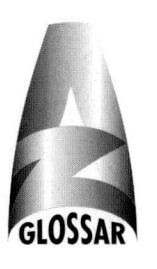

Polyarthritis, rheumatoide; rA: Syn.: cP, PCP; in mehreren Gelenken auftretende Arthritis, durch Immunvorgänge ausgelöst = systemische Erkrankung des Bindegewebes mit Befall großer und kleiner Gelenke, evtl. Beteiligung extraartikulärer Strukturen; Diagnostik erfolgt gemäß der ARA-Kriterien (American Rheumatism Association): 1.: Morgensteifigkeit besonders der kleinen Gelenke, 2.: Bewegungs- oder Druckschmerz in mindestens einem Gelenk, 3.: Weichteilschwellung und/oder Erguß in mindestens einem Gelenk, 4.: Schwellung eines weiteren Gelenkes, freies Intervall nicht über drei Monate, 5.: bilateral-symmetrische Gelenkschwellung (außer Fingergelenke), 6.: subkutane Knoten über Knochenvorsprüngen oder Strecksehnen, 7.: röntgenologischer Nachweis einer gelenknahen Osteoporose, 8.: Rheumafaktornachweis, 9.: schwache Mucinausfällung im Gelenkpunktat (Trübung und Fetzenbildung), 10.: charakteristische histologische Veränderungen der Synovialmembran wie Zottenbildung, palisadenartige Proliferation der oberflächlichen Synovialzellen, starke Infiltration mit chronischen Entzündungszellen und Fibrinoidablagerungen an der Oberfläche der Synovialmembran, 11.: charakteristische histologische Veränderungen in den subkutanen Knoten. Eine „klassische cP" liegt vor, wenn mindestens sieben Kriterien erfüllt sind, bestehen wenigstens fünf Kriterien spricht man von „sicherer cP", beim Vorhandensein von drei Kriterien von „wahrscheinlicher cP"

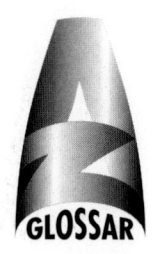

Polyäthylen: Abkürzung „PE", $(-CH_2-CH_2-)_n$; Kunststoff, je nach Polymerisationsgrad von öliger, wachsartiger oder fester Beschaffenheit, z.B. Konzentratkanister in der Dialyse sind aus PE

Polydipsie: krankhaft gesteigertes Durstgefühl mit vermehrtem Trinken, z.B. bei Diabetes insipidus und Diabetes mellitus mit gesteigerter Diurese

Polymerase-Kettenreaktion, PCR: enzymatische Vermehrung von Kernsäuren, um aus kleinsten Probenmengen in kurzer Zeit genügend Material für die genetische Analyse der Nukleotidsequenzen zu gewinnen; in der Nierenersatztherapie bes. zur Hepatitis-C-Diagnostik

Polyneuritis: entzündliche Erkrankung mehrerer peripherer (oder Hirn-) Nerven

Polyneuropathie: Sammelbezeichnung für systemische entzündliche und degenerative Erkrankungen peripherer Nerven; wichtige Ursachen: chronischer Alkoholismus, Diabetes mellitus, Urämie

Polypeptid: Eiweißkörper mit 10-15 Aminosäureresten im Gegensatz zum Oligopeptid mit < 10 Aminosäureresten

Polysaccharide: hochmolekulare Kohlenhydrate (KH) aus mehr als 10 glykosidisch verknüpften Monosacchariden

Polyserositis: entzündliche Reaktion der serösen Häute mehrerer Körperhöhlen (Peritoneum, Pleura, Perikard), z.B. im Rahmen einer Kollagenose oder der Urämie

Polyurie: vermehrte (> 2 l/24 Std.) Urinausscheidung

polyzystisch: mehrere Zysten enthaltend

Porphyria cutanea tarda: erbliche/erworbene hepatische Porphyrie mit Photodermatose (Blasenbildung, Hyperpigmentierung), Hyalinose der Haut, Lebervergrößerung u. -zirrhose, Urin dunkelrot; (Nephrologie: Bei Niereninsuffizienz manchmal Porphyrie-ähnliches Syndrom, besonders mit Hauterscheinungen)

Porphyrie: genetischer Enzymdefekt oder erworbene Stoffwechselstörung mit gestörter Porphyrin-Synthese (Knochenmark und/oder Leber) mit abnormer Bildung, Ablagerung und Ausscheidung von Porphyrinen (Porphyrinurie) bzw. Porphyrin-Vorstufen

Porphyrine: vom Porphin abgeleitete natürliche Farbstoffe und ihre farblosen Vorstufen (Porphyrinogene)

porto-kavale Anastomose: Shunt-Bildung zwischen Vena portae (Pfortader) und Vena cava inf. (unterer Hohlvene)

post-: Vorsilbe; lateinisch: „nach", „hinter"; z.B. „postrenal" = (in Harnflußrichtung) nach der Niere („nachgeordnet"); Gegenteil: „prä-"

posterior: lateinisch: hinterer, rückseitig(e,r), rückwärtig(e,r)

PPSB: gefriergetrocknetes Faktorenkonzentrat zur Beh. von Gerinnungsstörungen aus Prothrombin (Faktor II), Proconvertin (VII), Stuart-Faktor (X) & antihämophilem Faktor B (IX); bes. zur Gerinnungsnormalisierung bei Not-Op.'s (Pat. unter oralen Antikoagulantien)

prä-: Vorsilbe („Präfix"): „vor", „voraus", Gegenteil: „post-"

Präkursor: Vorstufe bzw. Vorläufer eines Stoffwechselendprodukts

Prämedikation: Arzneimittelgabe (z.B. Atropin, Morphin, Valium) vor größeren medizinischen Eingriffen (bes. Operationen) zwecks psychischer Ruhigstellung, Schmerzbekämpfung, Ausschaltung störender Reflexe, Unterdrückung von Nebenwirkungen der Narkosemittel

prandial: das Essen/die Mahlzeit betreffend, prä-/postprandial = vor/nach dem Essen

prärenal: „vor der Niere", gemeint ist z.B. daß die Ursache eines Nierenversagens „vor", also außerhalb der Niere liegt

Prävalenz: Überwiegen

Prävention: Vorbeugung

Präzipitation: Fällung, das Produkt ist das Präzipitat = Niederschlag, Ausfall (bspw. als Folge einer chemischen Reaktion)

preload, Vorlast: Kraft, die die entspannte Herzkammerwand in der enddiastolischen Herzzyklusphase dehnt

presby-: Wortteil „alt", „Alter(s)-", z.B. Presbyopie = Alterssichtigkeit

primär: anfänglich, ursprünglich, ursächlich, (zu)erst

Primärharn: gemeint ist das Glomerulusfiltrat = an den Nierenglomeruli „abgepreßte" und in die Lichtung der Nierenkanälchen (Tubuli) abfließendes nahezu eiweißfreies Ultrafiltrat des Blutes

Prodromalstadium: Vorläuferstadium einer Infektionskrankheit

Prognose: Vorhersage über wahrscheinlichen Verlauf und Ausgang einer Krankheit; eine Art „ärztlich-vorbehaltliche Durchschnittsschätzung"

Programmwähler: Einrichtung zur Anwahl unterschiedlicher Programmabläufe am Dialysegerät, z.B. UF-Programm, Reinigungs-/Desinfektionsprogramm usw.

progredient: fortschreitend, Substantiv: „Progredienz" = das „Fortschreiten"

Proinsulin: einkettige Insulinvorstufe, aus der durch enzymatische Abspaltung des die A- und B-Kette verbindenden C-Peptids („connecting"-Peptid) Insulin entsteht

Prolaktin: im Hypophysenvorderlappen gebildetes Hormon aus 198 Aminosäuren, normalerweise in der Schwangerschaft in steigender Menge produziert, Hyperprolaktinämie (>15 µg/l) ist ein bei Urämikern oft anzutreffender Zustand = erhöhter Prolaktinspiegel, keine Krankheit

Prolaktinhemmer: Synonym: Prolaktin-Antagonisten = Mittel zur Unterdrückung der Prolaktinwirkungen: Bromocriptin und Lisurid; hemmen über Dopaminrezeptoren des Hypophysenstiels die Prolaktinfreisetzung

Prolaktinom: Prolaktin-produzierender Hypophysentumor, manchmal Mikroadenome, die auch im CT nicht darstellbar sind

Proliferation: (Gewebe)wucherung

Proportioniereinrichtung: Einrichtung zur Herstellung der Dialysierflüssigkeit aus Konzentrat und (RO-)Wasser

Prostata: „Vorsteherdrüse", aus 30-50 Drüsen, elastischen Elementen, glatten Muskelfasern und Bindegewebe bestehende kastaniengroße Drüse um die Pars prostatica der männlichen Harnröhre, Sekret stimuliert die Beweglichkeit der Samenfäden

Prostatahypertrophie: Prostatahyperplasie, Prostataadenom: Vergrößerung der Prostata; etwa ab 5. Lebensjahrzehnt; **Symptome:** Harndrang, Dys-, Nykturie, Restharn, bis zur akuten Harnsperre, Komplikationen: Nierendruckschaden, Harninfektion, Hämaturie, Blasendivertikel; Ther.: verschiedene Operationsverfahren (transurethral, transvesical)

Proteinurie, Albuminurie; renale-: Ausscheidung überwiegend niedermolekularer Proteine (Albumine, Alpha-1-Glob., Beta-Glob.) von mehr als etwa 0,2 g/l; entweder glomeruläre Proteinurie (glomeruläre Erkrankungen) oder als tubuläre Proteinurie (parenchymatöse/interstitielle Nierenerkrankungen)

protektiv: beschützend

Proteo-: Wortteil, „Eiweiß-", z.B. Proteohormone = Hormone mit eiweißartiger Struktur

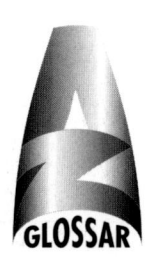

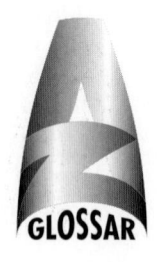

Prothesenshunt: in der Nierenersatztherapie Gefäßzugang zur Hämodialyse unter Zwischenschaltung eines Kunstgefäßes (z.B. GoreTex® oder Impra®) zwischen Arterie und Vene

Prothrombin: Faktor II der Blutgerinnung, ein unter Mitwirkung von Vitamin K in der Leber gebildeter Eiweißkörper, der durch Prothrombinase in Thrombin umgewandelt wird

proto-: Wortteil „erste(r)", „wichtigste(r)"

Proton: stabiles Elementarteilchen mit einer positiven Ladung, „Kern des Wasserstoffs"

protrahiert: verzögert

proximal: näher zum Körperzentrum liegend, Gegenteil „distal"

Prune-belly-Syndrom: „Dörrpflaumenbauch", Bauchdeckenaplasie-Syndrom, angeborene Fehlbildung der Bauchdeckenmuskulatur, kombiniert mit Fehlbildungen wie (u.a.) Mega-, Hydroureter (kann über chron. Infektion schließlich zur terminalen Niereninsuffizienz führen)

Pruritus: Juckreiz

pseudo-: Vorsilbe „falsch", auch im Sinne von „Schein-"

Pseudohyperkaliämie: falsch hoher Kaliumwert im Serum von Patienten mit myeloproliferativen Erkrankungen bes. bei Thrombozythämie; Meßwert ist normal bei Verwendung von Plasma als Testsubstanz

psycho-: Wortteil „Seele(n)-", die Seele betreffend

Psychosyndrom: Muster unbestimmter psychischer Störungen mit leichten Wesensveränderungen, Veränderung der Einzeltriebe Hunger, Schlaf, Durst und der Stimmungslage

Pufferbasen: im Blut vorhandene Anionen wie Bikarbonat, die als biologische Puffersysteme der Konstanthaltung des Blut-pH dienen

Pufferlösung: wäßrige Lösung von wenigstens zwei Elektrolyten (Puffersystem), die in einem bestimmten pH-Bereich auf die Zufuhr von Säuren (H^+) oder Laugen (OH^-) nur mit einer geringen Änderung des pH-Wertes reagiert

Pulmo-: Lunge(n)-

Puls: Druckwelle im Blutkreislauf

Pumpenkopf: (z.B. Blutpumpe, Dialysegeräte) besteht aus Pumpenrotor (beweglicher Teil mit Rollen, die das Pumpenschlauchsegment auswalken) und Pumpenstator (das ist das feststehende Pumpengehäuse, in dem sich der Pumpenrotor bewegt, gewissermaßen die „Straße", auf der die Pumpenrollen fahren)

Pumpenrotor: der angetriebene Teil des Pumpenkopfes

Pumpenschlauch: Schlauchsegment, welches in den Pumpenkopf der (Blut-)Pumpe eingelegt wird

Pumpenschlauchführung: Vorrichtung, die eine unerwünschte Bewegung des Pumpenschlauches verhindert

Pumpenschlauchverbindungsstück: Verbindungsstück mit Anschlag zwischen Pumpenschlauch und dem übrigen Schlauchsystem

Pumpenstator: das feststehende Gegenlager für die Andruckrollen des Pumpenrotors ist der Pumpenstator, meist das Gehäuse bei Blutpumpen

Punktion: Einführen einer Hohlnadel in einen Körperhohlraum (z.B.: Venenpunktion) oder ein parenchymatöses Organ (z.B. Niere) zu diagnostischen (Gewebeentnahme, Nachweis des Inhalts) oder therapeutische Zwecken (Injektion, Entfernung einer Flüssigkeitsansammlung); Dialyse: Punktion des Gefäßzugangs

Punktionskanüle: Hohlnadel für Injektionen gemäß DIN 13097 Teil 1

Purpura: spontane, kleinfleckige Kapillarblutungen in Haut, Schleimhaut und Unterhaut bei Gerinnungsstörungen; Auftreten bei Thrombozytopathien und Thrombozytopenien, toxisch-allergisch durch Arzneimittel oder Infektionen, auch stauungsbedingt

Pyämie: Anwesenheit zahlreicher Eitererreger im Blut mit Ausbildung von Absiedlungen bzw. Abszessen

Pyelektasie: Erweiterung des Nierenbeckens, jedoch weniger ausgeprägt wie bei der Hydronephrose

Pyelitis: Nierenbeckenentzündung

Pyelographie: röntgenologische Darstellung des Nierenhohlraumsystems (retrograd mit Katheter von der Harnblase her oder nach i.v.-Kontrastmittelgabe)

Pyelolithotomie: operative Eröffnung des Nierenbeckens zur Entfernung von Konkrementen

Pyelonephritis: bakterielle Entzündung des Nierenbeckens mit Parenchymbeteiligung (insbesondere Interstitium »interstitielle Nephritis« und Tubuli)

Pyo-: Wortteil: „Eiter-"

Pyonephrose: Eiteransammlung im Nierenhohlsystem, evtl. mit Parenchymschwund; z.B. bei Sekundärinfektion einer Hydronephrose. Symptome: Fieber, schmerzhaft vergrößerte tastbare Niere, i.v.-Urogramm/ING: „stumme" Niere

Pyro-: Wortteil: „Fieber", in der Chemie Vorsilbe für Verbindungen, die durch Wärmeeinfluß entstehen oder sich thermisch zersetzen, auch für anorganischen Säuren mit geringerem Wassergehalt

pyrogen: Fieber erzeugend/hervorrufend

Pyrogene: hitzebeständige, dialysierbare Oligo-, Poly- und Lipopolysaccharide oder Polypeptide aus apathogenen oder pathogenen Bakterien, die parenteral aufgenommen bereits in kleinsten Dosen (< 1µg/kgKG) Fieber/Schüttelfrost verursachen

Pyrophosphat: Salz der Pyrophosphorsäure $H_4P_2O_7$ (zerfällt in wäßriger Lösung in Orthophosphorsäure)

Pyurie: starker Leukozytengehalt des Urins, evtl. mit Bakterien; v.a. bei Pyonephrose, Pyelonephritis; Blase kann schnell klargespült werden; bei höherem Leukozytengehalt wird eine Proteinurie vorgetäuscht

Q-T-Intervall, Q-T-Zeit: im EKG die (frequenzabhängige) Zeit vom Beginn der Q-Zacke bis zum Ende der T-Welle, etwa der Dauer der ventrikulären Systole entsprechend; in der Nephrologie bedeutungsvoll ist die Verlängerung der QT-Zeit bei Hypocalcämie

QRS-Komplex: aus Q-, R- und S-Zacke bestehende Kammeranfangsschwankung des EKG

Quick-Test, Quick-Wert, Prothrombinzeit: Prothrombin-Nachweis im Blutplasma, Vergleichswert Gesunder wird als 100 % gesetzt; Werte < 70% gelten als krankhaft (Prothrombinbildung in der Leber), Einstellung bei Antikoagulantientherapie: 15-25 %

R-auf-T-Phänomen: im EKG Zusammentreffen der Kammererregung (R-Zacke) einer früh einfallenden ventrikulären Extrasystole in den absteigenden T-Schenkel = vulnerable Phase der vorangegangenen regulären Erregung; Gefahr der Auslösung von Kammerflattern/ -flimmern

R-C-Fistel: **R**adialis-**C**ephalica-Fistel, Operativ angelegte subkutane Anastomose zwischen Arteria radialis und Vena cephalica (meist Seit-zu-End) zur Schaffung eines dauerhaften Gefäßzugangs zur Hämodialyse

radial(is): „strahlenförmig"; „Radialis" im Klinikjargon Kurzbezeichnung für die Arteria radialis – z.B. Radialis-Cephalica-Fistel; zum Unterarmknochen „Speiche" (Radius) gehörig, an der Speichen- oder Daumenseite des Unterarms; z.B. Arteria bzw. Nervus radialis

Radius: der daumenseitige Unterarmknochen, „Speiche", der Radius trägt die Hand

Ramus: Ast eines Gefäßes oder eines Nerven

Randomisierung: Zufallszuteilung für statistische Auswertungen

Raumdesinfektion: im Rahmen antiseptischer Maßnahmen erfolgende Desinfektion eines Raumes (Boden, Wände) sowie der darin befindlichen größeren Gegenstände (Betten, Tische, Dialysegeräte …)

Raynaud'sche Krankheit, Raynaud-Phänomen: Umschreibung für alle Durchblutungsstörungen im Hand- und Fußspitzenbereich (akrales Ischämiesyndrom)

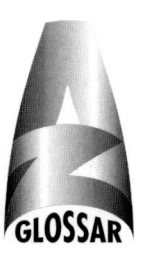

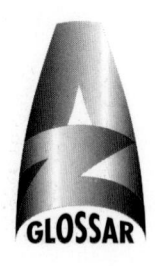

Reanimation: Wiederbelebung

Rebound-Effekt: übermäßige Reaktion nach Absetzen eines Medikaments, z.B. überschießender RR-Anstieg nach dem Weglassen eines blutdrucksenkenden Mittels

Recessus: anatomisch: Ausbuchtung, Tasche

Rechtsherzinsuffizienz: Unfähigkeit der rechten Herzkammer aktuellen Erfordernissen von Blutaufnahme und Blutauswurf nachzukommen; in der Dialyse besonders bei Überwässerung mit Symptomen wie: Zyanose, Atemnot, Leberstauung, Einflußstauung, Pleura-/Perikarderguß

Rechtsschenkelblock (RSB): vollständige oder teilweise Leitungsunterbrechung im rechten Tawara-Schenkel mit Störung der Erregung der rechten Herzkammer: verspätete oder myokardiale Erregung vom zeitgerecht depolarisierten linken Ventrikel; typische EKG-Veränderungen (Verspätung der größten Negativitätsbewegung > 0,03 Sekunden in V1 [und V2])

rect(o)-: von lat. „rectus": „gerade"

rectalis: das Rektum (den Enddarm) betreffend

Referenzwert: Normalwert

Reflux: Rückfluß

Rehydratation: Ausgleich eines Flüssigkeitsmangels

Reinfusion: Wiedereinbringen einer körpereigenen Flüssigkeit in den Organismus durch eine Infusion, Hämodialyse: Rückgabe des extrakorporal befindlichen Blutes zum Patient (nach Behandlungsende), korrekter: Retransfusion!

Rejektion: (Transplantat)abstoßung

Rekombination: Umlagerung von Erbgut bei der Zellteilung; Austausch von Nukleotidgruppen innerhalb eines Genlocus (intrachromosomale Rekombination)

Relaparotomie: erneute Laparotomie (Eröffnung der Bauchhöhle), z.B. bei postoperativen Komplikationen (z.B. Blutung, Nahtinsuffizienz), zur Befundkontrolle (= „second-look"), zur Beseitigung eines temporären Zustandes (z.B. Anus praeter)

Releasing-Hormon, Releasing-Faktor, RH, RF: Freigabefaktoren = vom Zwischenhirn produzierte Neurohormone, die in die Hypophyse gelangen um dort die Bildung und/oder Abgabe bestimmter, durch sie kontrollierte Hypophysenhormone zu regulieren

Reliabilität: Zuverlässigkeit einer Merkmalserfassung

Remission: vorübergehende Besserung chronischer Krankheitszeichen, jedoch keine Genesung; besonders gebräuliche Umschreibung in der Tumortherapie

Remnants: engl.: „Überreste", „Bruchstücke" entstehen nach Abbau höhermolekularer Strukturen; bes. Lipoproteinstoffwechsel (Aufnahmeform umgebauter Chylomikronen in die Leber)

Ren: Niere; bohnenförmiges, etwa 10 cm langes, paariges, der Harnbereitung und Harnausscheidung dienendes Organ, außerdem blutdruckregulierende und endokrine Funktionen; retroperitoneale paravertebrale Lage (Th12-L3) auf dem Psoasmuskel

renal: der Niere zugehörig, sie betreffend, durch die Nieren bedingt (nephrogen), z.B. renale Hypertonie = Bluthochdruck, dessen Ursache „nierenbedingt" ist

Renin: im juxtaglomerulären Apparat produzierte Proteinase, die Angiotensinogen zu Angiotensin umwandelt; wichtig im RAA-System: Regulation von Blutdruck, Wasser- und E'lyt-Haushalt; Reninbildung steigt bei Minderdurchblutung der Niere und bei Natriummangel

renovaskulär: die Nierengefäße betreffend oder durch diese bedingt

Renovasographie: Kontrastmitteldarstellung der Nierengefäße und des Nierenparenchyms durch (selektive) Injektion des Röntgenkontrastmittels in die Nierenarterie

Residual-: Wortteil: „Rest-", z.B. Residualvolumen

Resine: Ionenaustauscher auf Kunstharzbasis

Resistenz: Widerstand, Widerstandsfähigkeit
Resorption: Aufnahme von Wasser und gelösten Stoffen durch/in lebende Zellen; meist aktiver Transportprozeß in Richtung Blut; z.B. Resorption von Nahrungsbestandteilen im Darm
respiratorisch: die Atmung betreffend, bezüglich der Atmung, atmungsbedingt
Restharn: bei Entleerungsstörungen der Harnblase nach dem Wasserlassen in der Harnblase verbliebene Urinmenge
Restitution: Wiederherstellung
restless-legs: „Syndrom der unruhigen Beine", klinisches Zeichen der (urämischen, diabetischen …) Polyneuropathie
Restriktion: Einschränkung, Beschränkung
Reststickstoff, Rest-N, RN: Gesamtheit des im eiweißfreien Filtrat der Körperflüssigkeiten nachweisbaren Stickstoffs (N); d.h. es werden ausscheidungspflichtige organische Substanzen erfaßt, Unterteilung in: Harnstoff-N (50-95 % des RN) + Nichtharnstoff-N
retardiert, Retard-: verzögert, verspätet, als Wortteil (z.B. Retard-Insulin): Verzögerungs-, Depot-
Retention, Retentions-: lateinisch: Zurückhalten; als Wortteil eine verlängerte Verweildauer umschreibend; „Retentionswerte" in der Nephrologie meint die Laborwerte der harnpflichtigen Substanzen
Retikulozyt: jugendliche Form des roten Blutkörperchens, bereits kernlos, jedoch nach Färbung mit Brillantkresylblau Darstellung netzartiger Zellorganellreste, Normalwert: 7-15 ‰
Retikulozytenkrise: „krisenhafter" Anstieg der Retikulozyten als Zeichen der gesteigerten Blutbildung nach akuter Hämolyse, nach Blutungen und in der Nierenersatztherapie besonders nach Erstgabe bzw. Beginn einer Erythropoietinbehandlung
Retina: die Netzhaut des Auges, vermittelt durch ihr Sinnesepithel das „Sehen"
retiniert: zurückgehalten, s.a. „Retention"
Retinopathie: Oberbegriff für nichtentzündliche Netzhauterkrankungen
Retransfusion: Rückgabe des Blutes nach Ende der Hämodialyse (oder nach extrakorporaler Oxygenisation in der Herz-Lungen-Maschine) aus dem extrakorporalen Kreislauf zum Patient, auch Bezeichnung für wiederholte Bluttransfusion
retro-: Wortteil: zurück, rückwärts, zurückliegend, hinter
retroperitoneal: hinter dem rückenseitigen Bauchfell im Retroperitonealraum gelegen
Retroperitonealfibrose: retroperitoneale Fibrose mit progressiver ein- oder beidseitiger Harnleiterverengung, führt zum Harnrückstau und sekundär zur Nierenschädigung bis zur Urämie; Pyelogramm: initial Einengung + Medialverziehung des Harnleiters, später Hydroureter/Hydronephrose
retrospektiv: (zu)rückblickend, bei(m)/im Rückblick/Rückschau
retrosternal: hinter dem Brustbein gelegen
Revaskularisation: 1.: Einsprossung von Kapillaren in ein krankhaft undurchblutetes Gewebe; 2.: Wiederherstellung der Durchgängigkeit eine(s/r) Gefäßes/Gefäßregion nach Thrombusauflösung; 3.: Wiederherstellung der Durchblutung nach Bypass-Operation
reversibel: umkehrbar; Gegenteil: irreversibel = unumkehrbar
Reynolds'sche Zahl: Kennzahl für reibungsbehaftete Strömungsvorgänge
Rezeptor: „Antenne" einer Zelle oder eines Organs (bestimmte Zellstrukturen) für spezifische Reize
rezessiv: zurücktretend, verdeckt; Rezessivität = Zurücktreten eines Allels im Erbgang gegenüber dem Partner bzw. das Ausbleiben einer Manifestation im Phänotyp
Rezidiv: Wiederauftreten einer Krankheit nach Besserung oder Heilung
Rezirkulation: Wiedereinströmen, in der Praxis der Nierenersatztherapie die erneute arterielle Aufnahme bereits dialysierten Blutes (siehe Grafik Seite 297)

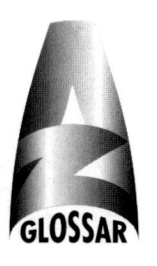

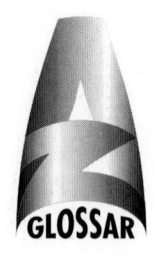

Rezirkulationssystem: Kreislaufsystem zur teilweisen Wiederverwendung der Dialysierflüssigkeit

Rhabdomyolyse: Auflösung quergestreifter Muskelfasern, z.B. als Nebenwirkung der Gabe von Fettsenkern bei Niereninsuffizienz

rheo-: Wortteil: „Strömung-", „Fluß-", „Fließen-"

Rhesus-Faktor, Rh-Faktor: durch Rh-Sera nachweisbare Blutgruppeneigenschaft

Rheumafaktor, RF: Autoantikörper gegen Gammaglobulin, u.a. nachweisbar bei Rheumatoidarthritis, Kollagenosen, Hepatopathien

rheumatisches Fieber: fieberhafte Krankheit nach Infektion mit ß-hämolysierenden Streptokokken der Gruppe A mit Gelenkentzündungen, oft unter Herzbeteiligung (bes. Endokarditis), gelegentlich Chorea minor

Rheumatismus: Krankheitsgruppenbegriff für „schmerzhafte und funktionsbeeinträchtigende" Zustände des Bewegungsapparates (Gelenke, Muskeln, Skelett) mit den begleitenden oder auch isoliert auftretenden Vorgänge an anderen Organsystemen

rheumatoid: rheumaähnlich

Rheumatoidarthritis: siehe „Polyarthritis"

RIA: Radioimmunoassay; Untersuchungsmethode zur quantitativen Bestimmung kleinster Substanzmengen mittels AG-AK-Reaktion: zu bestimmendes Antigen + definierte Menge eines radioaktiv-markierten AG werden mit dem spezifischen Antikörper zur Reaktion gebracht

Ribonucleinsäure, RNS, RNA: Kernsäure, deren Nucleotid-Bausteine durch mit Phosphorsäure veresterte Ribose-Moleküle kettenförmig verknüpft sind; enthält Adenin, Guanin, Cytosin und (statt des Thymins der DNS) Uracil; wichtigste Funktion: Regelung der Proteinbiosynthese

Ribose: Monosaccharid; Baustein vieler Naturstoffe (z.B. RNS)

R-Zacke: im Normal-EKG die 1. positive Zacke der Kammeranfangsschwankung

Ribosomen: Zellpartikel, in denen die Biosynthese der Eiweißkörper stattfindet

Ringer-Lösung: Salzlösung; enthält Natrium- (0,8) sowie Kalium- u. Calciumchlorid (je 0,02) und Natriumbikarbonat ($NaHCO_3$; 0,1) auf 100 ml Aqua destillata; modifiziert z.B. als Ringer-Lactat-Lösung

Risikofaktor: Zustand, der eine besondere Gesundheitsgefährdung bedingt

RIVA: Ramus interventricularis anterior, Ast der linken Herzkranzschlagader

Riva-Rocci, Scipione [sprich: Riva Rotschi]: Internist aus Pavia (1863-1937), erfand das erste Gerät zur Blutdruckmessung, ein Quecksilbermanometer an aufblasbarer Armmanschette, Kurzbezeichnung „RR" für „Blutdruck"

RO: „reverse osmosis", Umkehrosmose-Anlage, heute Standardverfahren zur Dialyse-Wasseraufbereitung

Rovsing-Syndrom: Nabelschmerz durch Gefäßkompression bei Hufeisenniere, verstärkt bei Dorsalflexion der Lendenwirbelsäule

Rückresorption: Wiederaufnahme (Resorption) bereits ausgeschiedener Substanzen, z.B. Rückresorption von Harnbestandteilen in den Nierentubuli

Rückstauungsniere: durch Harnrückstau in die Niere entstehende Hydronephrose, die bei längerer Dauer zum Parenchymschwund und zur Nierenfunktionsstörung führt

Rückwärtsversagen: backward heart failure, Herzinsuffizienz mit Auswirkungen entgegen der Blutstromrichtung (vor dem Herzen)

rudimentär: verkümmert, teilweise rückgebildet bzw. nicht voll ausgebildet

Ruhedyspnoe: in Ruhe über die Norm gesteigerte, als Atemnot empfundene Atemarbeit (Dyspnoe), evtl. als **Orthopnoe:** Luftnot, die im Liegen auftritt (bis zum Lungenödem) und sich durch Aufsitzen bessert, typisch für Linksherzinsuffizienz, Dialysepatienten: Zeichen der Überwässerung!

Rumpel-Leede-Test: orientierende Bestimmungsmethode der Kapillarresistenz durch etwa 10-minütige venöse Stauung (mit noch tastbarem Radialispuls) oberhalb des Ellenbogens; bei Kapillarfragilität treten punktförmige Blutungen in der Ellenbeuge auf

Ruptur: spontan auftretende (evtl. Vorschädigung) oder traumatische Gewebs- oder Organzerreißung

Saccharide: Kohlenhydrate
Saccharin: o-Benzoesäuresulfimid; künstlicher Süßstoff mit ca. 300- bis 500facher Süßkraft von Saccharose
Saccharose: Rüben-, Rohrzucker; Disaccharid aus je 1 Molekül D-Glucose und D-Fruktose
Sackniere: Niere mit sackartig erweitertem Hohlsystem (u.a. bei Hydronephrose)
salt-losing-Nephritis: renales Salzverlustsyndrom; siehe „Salzverlustsyndrom, renales"
Salurese: Diurese, bei der nicht nur Wasser, sondern auch Kat-(Na^+, K^+) und Anionen (Cl^-, HCO_3^-) vermehrt mit dem Urin ausgeschieden werden
Saluretika: Salurese bewirkende Diuretika
Salvenextrasystolie: Serie aufeinanderfolgender Extrasystolen, gehört zu den höhergradigen (LOWN IV) schweren Herzrhythmusstörungen
Salz: in der Dialyse geht es meist um das anorganische Kochsalz = NaCl oder organische Salze wie das Natriumacetat = CH_3COONa; das sind gut wasserlösliche chemische Verbindungen, die gleichzeitig dissoziieren, d.h. reversibel in Kationen (z.B. Na^+) und Anionen (z.B. Cl^-) zerfallen
Salzmangel: durch Natriumchlorid-Verlust bedingte Störung des Mineralhaushalts, Symptome: Exsikkose, Kopfschmerzen, Schwindel, Übelkeit, Erbrechen, Muskelschwäche, Muskelkrämpfe, beim Nierengesunden: Oligurie bis Anurie bis hin zur Urämie; Urs.: oft Diuretika-Therapie, Dialyse über größere Zeiträume gegen sehr niedriges Dialysat-Natrium, Nierengesunde: Infusion großer Mengen osmotisch freien Wassers (z.B. Glukoselösung)
Salzvergiftung: Hypernatriämie-Syndrom mit erhöhten NaCl-Werten im Serum als Folge reinen Wassermangels bzw. Vergiftung durch übermäßige Kochsalzaufnahme, Symptome: Hypertonie, Mundtrockenheit, Durchfall, Erbrechen, Durst, allgemeine Schwäche, Herzversagen, Atemstörung
Salzverlustsyndrom, renales: salzverlierende Nephropathie mit mineralokortikoidresistenter Einschränkung der Resorptionskapazität der Nierentubuli v.a. für Kalium und Natrium, die erhebliche Salzverluste zur Folge hat (Salzmangel), z.B. bei Analgetika-Nephropathie
Sammelrohr: Harnkanälchen der Niere, zu dem sich die Verbindungsstücke von etwa 10 distalen Nephronabschnitten vereinigen; mehrere Sammelrohre fließen wiederum zu den größeren Ductus papillares zusammen, die an den Nierenpapillen in Nierenkelche einmünden
sauer: in der Chemie Kennzeichen für einen pH-Wert < 7,0 (Säure)
Säure: chemische Verbindung (organisch oder anorganisch), die Wasserstoffatome (Protonen) enthält, die in wäßriger Lösung abgespalten werden (Dissoziation) und eine saure Reaktion bewirken (Säure = Protonendonator; Gegenteil: Base = Protonenakzeptor)
Säure-Basen-Haushalt: lebenswichtige Konstanz der natürlichen schwach alkalischen Reaktion (pH 7,36) der Gewebeflüssigkeiten als zentrales Reaktionsmilieu des Stoffwechsels, erfolgt unter Beteiligung von Puffersystemen (v.a. Bikarbonat)
Säure-Basen-Regulation: Ausscheidung von Säureäquivalenten durch die (gesunde) Niere bzw. Abatmung von Kohlendioxid (= Anhydrid der Kohlensäure: $H_2CO_3 = H_2O + CO_2$), Basenüberschuß = Alkalose, Säureüberschuß = Azidose; quantitative Darstellung in der Henderson-Hasselbalch-Gleichung; nähere Ausführungen zum Thema ab Seite 44
Säureäquivalent: Äquivalent an Säuren zur Menge der Basen; die im Stoffwechsel anfallenden überschüssigen sauren Äquivalente werden zur Erhaltung der pH-Konstanz v.a. durch die Nieren im Austausch gegen anorganische Basen und unter Bikarbonat-Rückresorption ausgeschieden
Scapula: Schulterblatt

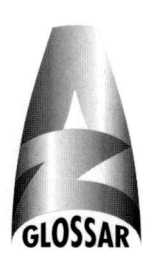

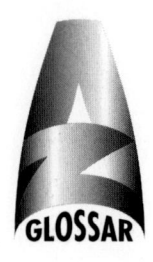

Schaltstück: ältere Bezeichnung für den Tubulus contortus II der Niere („Pars convoluta"); gewinnt mit seinem kernreichen Abschnitt Kontakt zum Gefäßpol des zugehörigen Glomerulus

Schaumzelle: mit Lipiden beladene Zelle in der Gefäßwand bei Arteriosklerose

Schistosomiasis, Bilharziose: durch Schistosomen hervorgerufene Krankheit, Nephrologie: „Blasenbilharziose" durch Wurmabsiedlung von Schistosoma haematobium in die Harnblase, führt zu chronischer Zystitis mit Tenesmen, Hämaturie, Steinbildung, Hydronephrose; Auftreten typischerweise nach dem Baden in tropischen Gewässern (Anamnese!)

Schistozyt: durch mechanische Schädigung abnorm verformter Erythrozyt; besonders bei mechanischer Hämolyse

Schlagvolumen, Herzschlagvolumen: während einer Herzaktion von der rechten oder linken Herzkammer ausgeworfene Blutmenge; rund 50% der enddiastolischen Füllung; Differenz aus enddiastolischem - endsystolischem Volumen; Quotient aus Herzminutenvolumen/Herzfrequenz

Schlauchabsperrklemme: Vorrichtung zum Abklemmen des Schlauchsystems, typischerweise nach dem venösen Blasenfänger, schließt bei verschiedenen Alarmzuständen der Maschine, z.B. bei Lufterkennung

Schlauchklemme: Vorrichtung (Instrument) zum Abklemmen des Schlauchsystems („von Hand")

Schlauchokklusion: Verringern oder Verschließen des Schlauchhohlraums (z.B. durch Zusammenpressen des Pumpenschlauchsegments zwischen Pumpenrotorrollen und Pumpenstator)

Schleimhaut: Auskleidung (innere Oberfläche) der Hohlorgane; das Epithel enthält Drüsen, deren Schleim die Oberfläche als Film bedeckt, sie gleitfähig macht und vor Reizung schützt

Schock, hämorrhagischer; Blutungsschock: hypovolämischer Schock nach höhergradigem akutem oder chronischem Blutverlust

Schock, hypoglykämischer; „Insulinschock": Hypoglykämie mit Schocksymptomatik durch zu hohe Insulinzufuhr, Mobilisierung endogenen Insulins (z.B. durch orale Antidiabetika), bei Insulinom, Dialyse von Diabetikern gegen glukosefreie Dialysierflüssigkeit; im medizinischen Jargon kurz und schmerzlos „Hypo" genannt

Schock, hypovolämischer: Volumenmangelkollaps nach Blut- oder Flüssigkeitsverlust mit vermindertem venösem Rückstrom und absinkendem Herzzeitvolumen, Dialyse: zu rascher und/oder zu hoher Flüssigkeits- und/oder Natriumentzug

Schock, kardiogener: Schock infolge stark erniedrigten Herzzeitvolumens („forward failure") bei akutem Pumpversagen des Herzens; Ursachen: Myokardinfarkt, Rhythmusstörungen, akute Herzinsuffizienz, dilatative Kardiomyopathie, Perikarderguß, Intoxikationen

Schock, „Kollaps": komplexes Kreislaufversagen durch Diskrepanz zwischen Herzzeitvolumen und aktueller Zirkulationsnachfrage der Organe und ihrer Teilkreisläufe; zunächst als Störung der Makrozirkulation, dann Störungen der Mikrozirkulation und deren Folgen

Schockbehandlung: Gegenmaßnahmen nach Ursache, Prinzipien: intravasales Blutvolumen auffüllen, Atmung normalisieren, Herzfunktion sichern, Wiederherstellung des Säure-Basen- und Elektrolyt-Gleichgewichts, Energiezufuhr

Schocklagerung: Patientenlagerung im hypovolämischen Schock zur Kompensation des Volumenmangels („Autotransfusion"): Oberkörpertief-/Beinhochlagerung, Ausnahme: kardiogener Schock (Dialyse: Lungenödem!) – hier wird der Oberkörper hochgelagert

Schockniere: akutes Nierenversagen durch Minderung der Nierendurchblutung als Folge der die Hypovolämie kompensierenden Kreislaufzentralisation, auch Diuretikaüberdosierung und tox. Substanzen (Eiweißzerfallsprodukte, Myo-, Hämoglobin) können zur Schockniere führen

Schocksyndrom, toxisches: durch Staphylokokkentoxine bedingte Symptomatik mit Hypotonie, Fieber, Exanthem, palmoplantarer Hautschuppung, Erbrechen, Durchfall, Konjunktivitis, Pharyngitis, Pyurie, Thrombozytopenie und Verbrauchskoagulopathie

Schockverlauf: bei längerer Schockdauer resultieren Hypoxie, Umstellung auf anaerobe Glykolyse, Azidose, Transmineralisation (Hyperkaliämie), Natrium-/Wasserverlagerung in die Zelle, Blutgerinnungsstörungen (Sludge), Zunahme der Blutviskosität

Schoenlein-Henoch-Syndrom: Nierenbeteiligung bei der anaphylaktoiden (= allergischen, = rheumatischen) Purpura nach Infektionen und/oder durch Arzneimittel; Sympt.: Purpura, Urtikaria, Quincke-Ödem, Arthralgien, Hämaturie, Darmblutungen, Koliken

Schrumpfblase: verkleinerte, wandstarre Harnblase als Endzustand chronischer Entzündung, bei Dialysepatienten nach langdauernder Anurie

Schrumpfniere: Verkleinerung der Niere als Folge einer vaskulären oder parenchymatösen Nierenerkrankung, führt nach langer Latenz bei Doppelseitigkeit zur Urämie, Abgrenzung gegen die angeborene Hypoplasie/Aplasie (ein- oder doppelseitig) erforderlich

Schwangerschaftsniere: allgemeine Bezeichnung für jede Nierenerkrankung in der Schwangerschaft; von der leichten Nierenfunktionsstörung bis zur schweren Spätgestose, auch entzündl. bakt. Nierenerkrankungen (Schwangerschaftspyelonephritis)

Schwangerschaftspyelonephritis: Pyelonephritis während der Schwangerschaft meist nach Keimaszension (bes. E. coli), begünstigt durch Dilatation des harnableitenden Systems

Schwartz-Bartter-Syndrom: Syndrom der inadäquaten ADH-Sekretion, meist paraneoplastisches Syndrom besonders bei kleinzelligem Bronchialkarzinom und bei Hirntumoren u.a. mit Elektrolytveränderungen und Ödemen

Schwarzwasserfieber: schwerstes Krankheitsbild mit intravasaler Hämolyse und Hämoglobinurie **bei Malaria tropica:** Nierenschmerzen, Bauchschmerzen, Fieber, Erbrechen, Kräfteverfall, häufig auch Anurie

Schweigepflicht: für Ärzte, Zahnärzte, Apotheker und deren Hilfspersonal geltende Verpflichtung (§ 300 StGB) zur Verschwiegenheit über alle Tatsachen, die ihnen bei Ausübung ihres Berufes bekannt werden, gilt auch nach Beendigung eines Arbeitsverhältnisses weiter

Schwerbehindertengesetz, SchwbG: Personen, deren Erwerbstätigkeit dauernd um wenigstens 50 % vermindert ist, sind Schwerbehinderte; das Gesetz regelt die Eingliederung Schwerbehinderter in Arbeit, Beruf und Gesellschaft (Arbeitsplatzsicherung, Vergünstigungen u.a.)

Schwirren: Vibration als Tastempfindung; Dialyse: palpatorisches Zeichen für den intakten Shunt

Score: anhand eines Punktekatalogs (Punktvergabe für die Erfüllung einzelner Kriterien) berechnete Bewertungsziffer aus mehreren Einzelwerten

Screening: Siebtest z.B. als orientierende Vorfelddiagnostik (z.B. Reihenuntersuchungen auf Glukosurie zur Identifizierung unbekannter Diabetiker) anhand bestimmter ausgewählter Kriterien

Scribner-Shunt: 1960 erstmals beschriebener künstlicher arteriovenöser Shunt, bei dem zwei Blutgefäße mit Kunststoffschläuchen kanüliert sind (kurzer Schlauch immer mit der Arterie verbunden), die nach extrakorporal geleitet werden und im Dialyseintervall kurzgeschlossen sind; kurzlebiger Gefäßzugang für die Hämodialyse, heute nicht mehr üblich

Sedativa: Beruhigungsmittel

Sediment: Niederschlag, Bodensatz; im Medizinjargon Kurzbezeichnung für „Harnsediment"

Segment: abgegrenzter Teil eines Organs

segmental: ein Segment betreffend

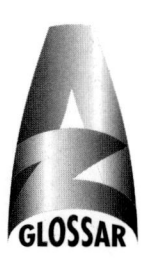

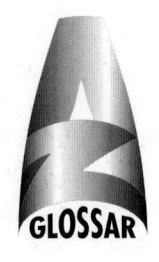

Segmentkerniger: neutrophiler Granulozyt, dessen Kern durch Abschnürungen seines Chromatins in Segmente wurstkettenförmig unterteilt ist, die durch Chromatinfäden verbunden sind

Seit-zu-End-Anastomose: Shuntchirurgie: operative Verbindung (Anastomose) zwischen der seitlichen Öffnung der (Bsp.) A. radialis und der endständigen Öffnung des V. cephalica-Stumpfes = Gefäßzugang für Hämodialyseverfahren (Vene dilatiert in der Art einer Varizenbildung unter dem hohen arteriellen Druck)

Seit-zu-Seit-Anastomose: Shuntchirurgie: operative Verbindung zwischen seitlichen Öffnungen benachbarter Gefäße, z.B. V. cephalica und A. radialis mit resultierender druckbedingter Erweiterung des abfließenden venösen Schenkels = Gefäßzugang für Hämodialyseverfahren

Selbsthilfegruppe: Personen-/Patientengruppe mit gemeinsamen verbindenden Problemen (z.B. um eine Krankheit); gemeinsam werden Lösungen gesucht, gegenseitige emotionale Entlastung bewirkt sowie praktische Hilfen angeboten, z.B. Dialysepatienten Deutschlands e.V.

Seldinger-Technik: Methode zur Katheterisierung von Blutgefäßen: Nach Gefäßpunktion wird ein „Führungsdraht" (FD) durch die liegende Kanüle ins Gefäß (z.B. V. subclavia oder V. jugularis interna) gebracht, darauf Entfernung der Kanüle, dann wird über den FD ein Katheter eingebracht und der FD entfernt

semi-: Wortteil „halb", „teilweise"

semipermeabel: halbdurchlässig, d.h. nur für bestimmte Stoffe oder nur in einer Richtung durchlässig (Durchlässigkeit = Permeabilität), typische Eigenschaft der Dialysemembranen

Sensibilisierung: Erzeugung einer Immunantwort durch ein Antigen mit anschließender Antikörperbildung oder Auftreten von Immunzellen

Sepsis: Blutvergiftung (mit Fieber, Schüttelfrost, Leukozytose, Schock ...) durch das Eindringen von Krankheitserregern und deren Gifte aus einem Krankheitsherd in den Blutkreislauf bes. bei Resistenzminderung des Organismus, unter Immunsupression u.a.

Sequentielle Therapie: Sequenz = „Reihenfolge", in der Dialyse bedeutet „sequentielle Therapie" die Aufteilung des Hämodialyseverfahrens in Behandlungsabschnitte, meist zwei Schritte: Initiale ausschließliche Ultrafiltration (im Dialyse-Jargon auch „Bergström" genannt) zum schnellen Flüssigkeitsentzug, dann „normale" Dialyse in gleicher Sitzung

seronegativ: ohne Antikörpernachweis im Blutserum

serös: das Blutserum betreffend, aus Serum bestehend; serumhaltig

Serositis: Entzündung einer der serösen Häute wie Brustfell (Pleuritis) oder Herzbeutel (Perikarditis)

Serum, Blutserum: flüssiger, nach eingetretener Blutgerinnung verbleibender Teil des Blutes, der im Unterschied zum Blutplasma kein Fibrinogen enthält

Serumalbumin: das mengenmäßig überwiegende Eiweiß des Blutserums; Funktionen: Transportprotein, osmotische Regulation, Eiweiß- und Aminosäurereserve für Proteinsynthese; vermindert u.a. bei Leberzirrhose, nephrotischem Syndrom

Serumkrankheit: meist 7 bis 10 Tage nach Zufuhr artfremden (xenogenen) – selten auch artgleichen (allogenen) – Eiweißes auftretende Symptomatik mit Rötung, Jucken, Ödem, Lymphknotenschwellung, Fieber, Exanthem, Arthritis, Nephritis (Albuminurie, Ödeme) u.a.

Serumnephritis: Nephritis bei Serumkrankheit; Auslöse-Prinzip ähnlich der Masugi-Nephritis = experimetelle Nephritis bei Kaninchen durch Injektion von Tierserum (Ente, Albinoratte), das nach vorheriger Immunisierung dieser Tiere Antikörper gegen glomeruläre Basalmembran des Versuchstieres enthält

Serumproteine: die im Blutserum enthaltenen Eiweißstoffe, d.h. die Plasmaproteine mit Ausnahme des durch Defibrinierung entfernten Fibrinogens

sessil: festsitzend, ortsständig

sezernieren: absondern, freisetzen, abgeben; Substantiv: Sekretion

SH-Antigene: bei Hepatitis B nachgewiesene Antigene

Shaldon-Katheter: großlumiger Kunststoff-Katheter als zeitweiliger (über einige Wochen möglich) Gefäßzugang zur Nierenersatzbehandlung

sharp-slow-wave-complex: „Spitze-Welle-Komplex"= im EEG (als rasche steile und langsame Welle; meist 2,5-3/s); Ausdruck abnormer Erregungsausbreitung

Sharp-Syndrom: Bindegewebs-„Mischkrankheit" („mixed connective tissue disease", MCTD-Syndrom) mit Zeichen des Lupus erythematodes, der Sklerodermie, Myositis, Raynaud-Syndrom; **typisch:** (U1-) **n-RNP-Nachweis** (extrahierbares nukleäres Antigen, „ENA")

Shohl's che Lösung: Natriumzitratpuffer zur Azidose-Therapie: Acidum & Natrium citricum & Aqua dest. (140 + 98 ad 1000)

Shunt: „Kurz- bzw. Nebenschluß"; Dialyse: in örtlicher Betäubung operativ angelegte Verbindung zwischen Arterie und Vene (= arteriovenöse Fistel) als Gefäßzugang für die Nierenersatzbehandlung; typisch: Arteria radialis – Vena cephalica-Fistel

Shuntblut: durch arteriovenöse Fistel (Shunt) bedingtes Mischblut

Shuntvolumen: Dialyse: pro Zeiteinheit durch einen Shunt von der arteriellen Seite in den venösen Schenkel übertretende Blutmenge (ml/min); nicht-invasiv bestimmbar mittels Doppler-Sonographie

SI-Einheiten: Maßeinheiten des Système International d'Unités, Grundeinheiten: Meter, Kilogramm, Ampere, Kelvin, Sekunde, Mol und Candela

Sickerblutung: Dialyse: nicht pulsierende Blutung aus dem venösen Schenkel des punktierten Shunts (neben der Kanüle her; Punktionstechnik? Überheparinisierung?), auch nach Ende der Dialyse und nach dem Ziehen der Kanülen als Folge ungenügender Kompressionsdauer

sideroachrestisch: Eisen nicht verwertend

Sideroblast: Erythrozytenvorstufe mit Berliner-Blau-positiven Einschlüssen im Zellplasma

sideropenisch: durch Eisenmangel

Siderose: generalisierte Eisen(salz)Ablagerungen im Körper bei Eisenüberangebot

Siemens: nach Werner v. Siemens (1816-1892) benannte Einheit für die elektrische Leitfähigkeit, Maßeinheit: S/cm bzw. mS/cm

Sievert: SI-Einheit der Äquivalentdosis; J (Joule)/kg; ein Sievert (Abk.: Sv) 1 Sv = 100 rem

signifikant: bedeutsam, beweisend, wesentlich

Silberdrahtarterien: enggestellte, wandverdickte, bei der Betrachtung des Augenhintergrundes als feine schmale Reflexstreifen erscheinende Netzhautgefäße bei fortgeschrittener hypertonischer Retinopathie

Silikon: uneinheitliche org. Verbindungen mit Silizium; Benetzung der Oberflächen von (Bsp.) Punktionskanülen(spitzen) mit einer Silikon-Öl-Emulsion („**Silikonisierung**") reduziert den Materialkontakt mit Blut und damit die Gerinnungsneigung

simultan: gleichzeitig, nebeneinander (einen Ablauf beschreibend)

Single-Needle-Dialyse (SN): Methode der Nierenersatzbehandlung, bei der der Gefäßzugang zur Dialysedurchführung mit **einer** Punktionskanüle hergestellt wird. Erfordert üblicherweise besondere Kanüle, besonderes Schlauchsystem und besonderes Dialysegerät; auch die Akutbehandlungen über zentrale Katheter werden oft als SN-Behandlungen ausgeführt (sofern kein Doppellumenkatheter gelegt wurde)

Singultus: „Schluckauf"

sinister: lateinisch: links(seitig)

Sinusrhythmus: der normale (physiologische), vom Sinusknoten (physiologischer autonomer Schrittmacher = spezifisches Herzmuskelgewebe im rechten Herzvorhof) gesteuerte Herzrhythmus, normal etwa 70/Minute

Sinustachykardie: vom Sinusknoten ausgehende Beschleunigung der Herzschlagfolge in Ruhe > 100/min durch psychische Faktoren, Orthostase-Reaktion, bei Fieber, Anämie, Hyperthyreose, Schock, Herzmuskel-/Herzklappenerkrankungen

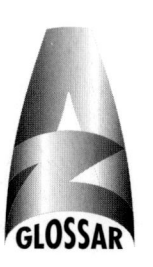

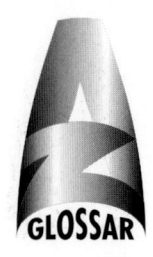

Sinusthrombose: (Sinus-cavernosus-)Thrombose eines venösen Hirnblutleiters mit resultierender Hirnschädigung; Symptome: Hirndruck, Krämpfe, Paresen, Ödeme (Lid, Mastoid), als Begleiterscheinung einer Sepsis zusätzlich Fieber, Schüttelfrost

sistieren: aufhören, zum Stillstand kommen

Situs: Lage, Stellung, Anordnung

Sjögren-Syndrom: Nephrologie: rheumatische Krankheit unklarer Ursache mit Insuffizienz der exokrinen Drüsen; **Symptome:** Trockenheit der Schleimhäute, Ohrspeicheldrüsenvergrößerung (mit Steinbildung), Schweiß- und Talgdrüsenatrophie, chronische Polyarthritis, Arteriitis und Anämie

Sklerodermie: Kollagenose (systemische Bindegewebserkrankung) unklarer Ursache; diffuse (= progressive) od. zirkumskripte (= auf die Haut beschränkte) Verlaufsform; progrediente Form beginnt mit Raynaud-Phänomen, Gelenkschmerzen, Hautschwellungen; später Hautatrophie, Fingerkuppennekrosen, Verdauungstraktbeteiligung

Sklerose: krankhafte, teilweise systemisch ablaufende „Verhärtung" von Geweben oder Organen (z.B. Arterio-, Hirn-, Nephrosklerose) letztlich unklarer Genese; führt durch bindegewebigen Ersatz des Parenchyms und auch durch Ablagerung gewebsfremder Substanzen zur Veränderung der Organgröße (Schrumpfung, seltener auch Organvergrößerung), evtl. auch zur Deformierung und zur Funktionsstörung

Skotom: umschriebener Gesichtsfeldausfall innerhalb eines funktionsfähigen Netzhautbereichs oder Ausfall der Schallempfindung bei einer bestimmten Entfernung der Schallquelle

Sludge-Phänomen: „Blutschlamm", reversible Zusammenballung der Erythrozyten mit Strömungsbehinderung des Blutes oder Gefäßverstopfung, wesentlich in der Schock-Pathogenese; auch Bezeichnung für Sediment am Gallenblasenboden (Sonographie)

Sm-Antigen: Zellkernglykoprotein, Antigen bei Lupus erythematodes

Soda: Natriumkarbonat, kohlensaures Na, Na_2CO_3; abzugrenzen: Natriumbi- oder -hydrogenkarbonat = doppeltkohlensaures Na, „Natron", $NaHCO_3$; entwickelt bei saurem pH CO_2; Anwendung als Antazidum, Azidose-Therapeutikum, Pufferzusatz, in Back- und Brausepulvern

Sodawasser: Natriumkarbonat enthaltendes Mineralwasser („alkalischer Säuerling"), umgangssprachlich allgemeine Bezeichnung für kohlensäurehaltige Wässer

Sol: Dispersions-(Verteilungs-)zustand von Kolloiden; nach Verteilungsmittel (Dispergens) als Aero„sol", Hydro„sol" usw.; **Gegenstück:** „Gel" = geformt-elastisches System höherer Viskosität, Teile nicht frei beweglich, sondern im Dispergens netzartig angeordnet

solitär: einzeln, vereinzelt, alleinstehend

Sollgewicht: in der Dialyse das Körpergewicht, welches nach der Behandlung (also nach Entfernung der im Dialyseintervall eingelagerten Flüssigkeit) erreicht werden soll, Synonym: Trockengewicht

somatisch: körperlich, auf den Körper bezogen, zum Körper gehörend, den Körper betreffend

Somatostatin: Somatotropin-(release-)inhibiting-Faktor (SRIF, GHIF, GHRIH) hemmt die hypophysäre Ausschüttung von Somatotropin; kommt auch im oberen Intestinaltrakt vor, senkt Blutzuckerspiegel sowie Glucagon- und Insulin-Sekretion

Somatotropin: somatotropes Hormon = STH = Wachstumshormon = human growth hormone = HGH: Im Hypophysenvorderlappen gebildetes Peptid, bei Minderproduktion resultiert hypophysärer Zwergwuchs, bei Überproduktion Gigantismus bzw. Akromegalie

Somatotropin-releasing-Faktor: SRF; das die Somatotropin-Freisetzung fördernde Oligopeptid aus dem Hypothalamus

somnolent: bewußtseinsgetrübt, benommen, schläfrig

Somogyi-Effekt, Somogyi-Diabetes: schwer einstellbarer Diabetes mellitus mit starken BZ-Schwankungen; oft hervorgerufen durch zu hohe Insulindosen mit reaktiver Hyperadrenalinämie und resultierender Adrenalin-Hyperglykämie

Sones-Technik: Koronarangiographie nach Einführung eines Spezialkatheters in der Ellenbeuge durch die A. brachialis in die Aorta ascendens und danach unter Röntgenkontrolle selektiv in die Koronararterien

Sopor: schwere Bewußtseins-Eintrübung mit kurzzeitiger Reaktion auf Anruf (aber nicht ansprechbar), Abwehrbewegungen auf Schmerzreize, Unfähigkeit zu koordinierter spontaner Aktion

Spaltlampenmikroskop: Hornhautmikroskop mit Spaltleuchte (liefert sehr helles, spaltförmig begrenztes, parallelstrahliges Lichtbündel), ermöglicht die genaue Untersuchung der vorderen Augenabschnitte; Dialysepat.: Calcium-Phosphat-Ablagerungen (red eyes!)

Spartein: Alkaloid aus Besenginster und Lupinen-Arten, therapeutische Anwendung bei Tachykardie und supraventrikulärer Extrasystolie

Spasmus: Krampf, Verkrampfung

Späturogramm: eine Stunde bis 24 Stunden nach Kontrastmittelgabe angefertigtes Urogramm; anwendbar bei normaler Nierenfunktion zum Nachweis (einseitiger) Verlegung der Harnwege od. Verlaufsanomalie des Ureters; durch Sonographie heute von geringerer Bedeutung

Spender: Jargonbezeichnung für Blut-, Gewebe-, Organspender

spezifisch: typisch, arteigen, kennzeichnend

spezifisch-dynamische Wirkung: durch Nahrungsmittelaufnahme spezifische etwa zwölf Stunden andauernde Stoffwechselsteigerung (mit Wärmebildung); am intensivsten nach Proteinzufuhr (30 % Stw.-Steigerung), am geringsten nach Fettzufuhr

Sphincter, Sphinkter: Schließmuskel

Spike: Neurophysiologie: Aktionspotential, spitzer Kurvenausschlag bes. im EEG

spinal: die Wirbelsäule bzw. das Rückenmark betreffend

Spironolacton: Aldosteron-Antagonist, Diuretikum, bei (höhergradiger) Niereninsuffizienz wegen Gefahr der Entwicklung einer lebensbedrohlichen Hyperkaliämie kontraindiziert

Splen, Lien: Milz

Splenomegalie: Milzvergrößerung = Symptom einer Neubildung, einer Zirkulationsstörung, einer Speicherkrankheit, einer Bluterkrankung, einer Splenitis, Infektionskrankheit oder bei Pfortaderhypertonie

Spondylarthritis: Entzündung der Wirbelgelenke

Spondylitis: durch Bakterien, Pilze oder parasitär bedingte Ostitis oder Osteomyelitis der Wirbel mit Gewebsuntergang, Wirbeldeformierung (Keil-, Blockwirbel), reaktiver Osteosklerose (teils als Randwulst-, Spangenbildung) und/oder Abszedierung

spongiös: schwammartig, schwammig, schwammähnlich

Spongiosa: Kurzbezeichnung für die Substantia spongiosa der Knochen

spontan: selbständig, von selbst, unwillkürlich, sich ohne äußere Ursache oder Einwirkung entwickelnd

sporadisch: nur selten/vereinzelt, gelegentlich vorkommend

Sporthämoglobinurie: nach sportlicher Betätigung (z.B. bei Marathonlauf) vorkommende Hämoglobinurie; beruht auf Hämolyse infolge Blutstauung in den Nierengefäßen bei Hyperlordosierung der Lendenwirbelsäule

Spulenniere: historischer Hämodialysator (coil-kidney) mit einem um einen Kunststoffkern gewickelten („aufgespulten") Cellophanschlauch; als Doppel-Spule: Kolff-Watschinger-Niere

Spurenelemente, trace elements: anorganische Elemente in geringer Konzentration; akzidentell z.B. Aluminium, Blei, Nickel oder als lebenswichtige Bioelemente z.B. Kobalt, Eisen, Jod, Fluor, Zink u.a. als Bestandteile von Enzymen, Hormonen

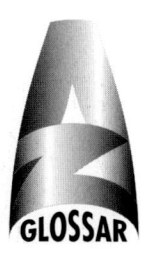

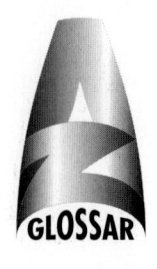

Sputum: Auswurf

ss: Abk. für englisch: „single stranded" = einsträngig, z.B. ss-DNS bzw. ss-RNS als einsträngige DNS bzw. RNS bestimmter Viren

Standardabweichung: Statistik: Streuungsmaß für Verteilungen

Stansfeld-Webb-Verfahren: Zellzählung im frisch gelassenen, unzentrifugierten, aufgeschüttelten Harn

Staphylococcus, Staphylokokken, Traubenkokken: grampositive, traubenförmige Haufen bildende, aerobe, unbewegliche kugelförmige Bakterien („Kokken"); Arten: St. aureus (pyogenes), epidermidis (albus) und saprophyticus

Stase: Stillstand einer Flüssigkeitsbewegung, z.B. des Blutstromes (= Hämostase), der Galle (= Cholestase)

Stauffer-Syndrom: paraneoplastische Leberfunktionsstörung bei Nierentumoren: Verlängerung der Prothrombinzeit, erhöhte alkalische Phosphatase, vermehrte Retention von Bromsulfalein, Dysproteinämie (Hypalbuminämie mit Zunahme der Alpha-2-Globuline), Hepatomegalie

Stauung: Nephrologie/Dialyse: Blutstauung infolge Volumenvermehrung und/oder mangelnder vis a tergo (lateinisch: „von hinten wirksame Kraft" = herzkraftvermittelte kinetische Energie, die das Blut durch das Gefäßsystem treibt); bes.: Halsveneneinflußstauung

Stauungsbronchitis: Nephrologie/Dialyse: chronische Bronchitis bei Stauungslunge mit Symptomen des Herzasthma: Atemnot und Hustenreiz infolge vermehrter Stauung im kleinen Kreislauf und urämisch bedingte erhöhte Durchlässigkeit der Alveolar- und Kapillarwandungen

Stauungsgastritis: Gastritis-Symptome verursachende vermehrte Blutfülle der Magenschleimhaut bei Herzinsuffizienz und bei niereninsuffizienten Patienten zusätzlich evtl. Überwäserung

Stauungsleber, Leberstauung: Leberveränderungen (Vergrößerung, später Verfettung, Fibrose, Zirrhose) bei chronisch-venöser Blutstauung in der Leber z.B. bei Rechtsherzinsuffizienz; niereninsuffiziente Patienten bei (länger dauernder) Überwässerung

Stauungslunge: Lungenveränderungen bei Blutstauung im kleinen Kreislauf z.B. bei Linksherzinsuffizienz, Überwässerung; klinisch: Stauungsbronchitis; Röntgen: breite Gefäßzeichnung zentral, gefäßarme Peripherie; Labor: Hypoxämie (O2-Diffusionsstörung)

Stauungsniere: Harnstauungsniere (Hydronephrose) od. Veränd. durch venöse Blutstauung z.B. bei Herzinsuffizienz, Nierenvenenthrombose; Symptome: Glomeruli für Erythrozyten u. Eiweiß durchlässig: Mikrohämaturie und „Stauungs"proteinurie

Steal-Effekt, Steal-Phänomen: Anzapfsyndrom; Dialyseshunt: Durchblutungsstörung der Hand durch a.-v.-Fistel wird bei Belastung (unter Dialyse, bei körperliche Arbeit) oder Kälte manifest: Claudicatio-Symptomatik bis hin zu Nekrosen; Therapie: Shuntrevision; ein systemisches Steal-Phänomen besteht bei großem Shuntvolumen (über 500 ml/min): das Herzminutenvolumen kann nicht mehr ausreichend gesteigert werden und es entwickeln sich die Zeichen einer Herzinsuffizienz

steal-Syndrom: Klinische Erscheinungen infolge „Blutentzug" durch lokale Veränderungen der normalen Blutströmung; siehe „steal-Effekt"

Stechapfelform: Kastanienform des durch Wasserentzug geschrumpften Erythrozyten

Steinpyonephrose: durch Nierenbecken- und/oder Harnleiterstein(e) ausgelöste Pyonephrose (Eiteransammlung im Nierenhohlsystem)

Stenose: dauerhafte Verengung eines Gangs, einer Gefäßlichtung, eines Hohlorgans, einer Öffnung oder einer Mündung

Steppergang: bei der Peroneuslähmung kann der Fuß nicht gehoben werden; um beim Gehen ein Aufschleifen des Fußes zu verhindern wird das gelähmte Bein abnorm angehoben, die Fußspitze setzt beim Gehen zuerst auf, dann die Ferse

steril: keimfrei

Sterilisation, Sterilisierung: In der Hygiene: Beseitigung aller pathogenen und apathogenen Mikroorganismen einschließlich deren Sporen mit physikalischen Methoden, vgl. auch DIN 58900 Teil 1 und DIN 58946 Teil 1

Sterilität: Hygiene: Keimfreiheit; Fortpflanzungsmedizin: Unfruchtbarkeit

sternal: das Brustbein (Sternum) betreffend (z.B. retrosternale Schmerzen = hinter dem Brustbein lokalisierte Schmerzen), zum Brustbein gehörig (z.B. Sternoclaviculargelenk), im Brustbein gelegen (z.B. Sternalmark)

Steroiddiabetes: Diabetes mellitus, der sich nach längerer Anwendung von Kortikosteroiden (NNR-Hormonen) entwickelt; i.w.S. auch der Diabetes bei Cushing-Syndrom

Steroide: 1.: Stoffklasse mit dem Grundgerüst des Sterans (Cyclopentanoperhydrophenanthren; 4-gliedriges Ringsystem) darunter als Naturstoffe z.B. Sterine, Gallensäuren, Steroidhormone, D-Vitamine, Herzglykoside; 2.: Kurzbezeichnung für die Kortikosteroide

Stickstoff, Nitrogenium, Symbol: N: Gas; Atomgewicht 14,0067 (leichter als Luft); kommt frei vor als „molekularer Distickstoff" N2; zu ca. 78 Vol.-% in der Atmosphäre sowie in anorg. u. org. Verbindungen; Ausscheidung nach Verstoffwechslung in Form von Harnstoff, Harnsäure …

Still-Syndrom: kindliche systemische Form der Rheumatoidarthritis mit starker Beteiligung von Milz, Leber, Lymphknotenschwellung, Karditis, Exantheme, Serositis, Iridozyklitis, Anämie, Fieber; Beginn typischerweise im 2.-4. Lj. an kleinen Fingergelenken

Stimmgabelprüfung: Nephrologie/Diabetologie/Neurologie: Messung der Vibrationsempfindung mit Stimmgabel nach Riedel-Seyfert: Herabgesetzt bei Diabetikern mit Polyneuropathie vom distal-sensiblen Typ, zusätzlich gestörte Thermosensibilität + fehlende Muskeldehnungsreflexe

Stimulation: Reizung, Anregung

Stimulus: Reiz

Stoffwechsel, Metabolismus: Gesamtheit der lebenswichtigen biochemischen Vorgänge beim Auf-, Um- und Abbau im Organismus bzw. die Wechselwirkungen Organismus/Umwelt mit dem Ziel der Erhaltung des physiologischen Gleichgewichts und des inneren Milieus; Hauptorgan = Leber

Stoffwechselkrankheit: meist erblich bedingte Störung des Gesamt- oder eines Teilstoffwechsels (Enzymopathien) mit resultierender Bildung abnormer Stoffwechselprodukte und sich einem daraus ergebenden Krankheitsbild

Stomatitis: Entzündung der Mundschleimhaut

Stoßwellenlithotripsie, extrakorporale; ESWL: berührungsfreie Steinzertrümmerung (Nierensteine, Gallensteine) mit extrakorporal erzeugten Stoßwellen von außen. Die ESWL ist ein wenig belastendes Verfahren und hat die op. Steinentfernung (bes. Niere) weitgehend verdrängt

Strahlennephropathie: Strahlenschädigung der Nieren; akut als radiogene Nephritis; ferner nach hochdosierter Strahlentherapie Entwicklung einer Strahlenfibrose (Bestrahlungsnephrofibrose) mit schweren Funktionsstörungen, meist aber ohne Hypertonie

Streptococcus: Gattung grampositiver Kokken; einige Arten pathogen; z.B. St. faecalis (Harnwegsinfektion, subakute Endokarditis), St. pneumoniae (Pneumonie, Meningitis, Peritonitis)

Streptokokken-Einteilung: siehe auch „Streptococcus"; Klassifikation nach dem Vermögen der Kolonien, auf Blutagar einen Hämolysehof hervorzurufen: a-hämolysierende Streptokokken führen zur Teilhämolyse, ß-hämolysierende zur vollständigen (z.B. St. pyogenes), g-hämolysierende Streptokokken: keine Lyse; weitere Unterteilungen sind möglich

Streptokokkenangina: meist durch hämolysierende Streptokokken der Gruppe A (C u. G) hervorgerufen mit Fieber, Halslymphknotenschwellung; später evtl. Glomerulonephritis, Erythema nodosum, rheumatisches Fieber

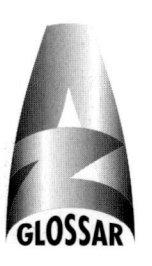

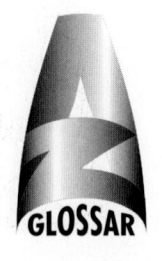

Striktur: Lichtungseinengung eines Hohlorganes durch krankhafte Veränderungen der Organwand oder vom Umgebungsgewebe ausgehend; selten funktionell

Strömungswiderstand: der Blutströmung begegnender Widerstand; ergibt sich nach dem Hagen-Poiseuille'schen Gesetz aus Länge und Radius des durchströmten Rohres, der Viskosität und einer Konstanten; die **entscheidende Größe ist der Radius der Röhre, der mit der vierten Potenz in die Rechnung eingeht**

sub-: Vorsilbe: „unter", „unterhalb", „weniger", „niedriger","fast"

Sublimatniere: nephrotisches Syndrom durch Quecksilber-Verbindungen

sublingual: unter der Zunge, die „sublinguale" Verabreichung von Medikamenten (z.B. Nitro-Spray) besagt, daß die Wirkstoffresorption durch die Mundschleimhaut stattfindet

Substitutionstherapie: Behandlung durch Zufuhr von dem gesunden Körper normalerweise ausreichend zur Verfügung stehender Substanzen wie Insulin bei Diabetes mellitus, Flüssigkeitszufuhr als Volumenersatz zur Rehydratation

Subtraktionsazidose: Azidose infolge vermehrten Bicarbonatverlustes, z.B. bei Pankreasfistel

Sugillation: flächenhafte Hautblutung bzw. Blutung ins Gewebe

Sulfonylharnstoff: Sammelbezeichnung für eine Gruppe oraler Antidiabetika mit der sogenannten Sulfonylstruktur

super-: Vorsilbe „oben", „oberhalb", „über etwas hinaus"

superior: (der, die, das) höhere/obere

Suppressorgen: ein die phänotypische Manifestierung anderer, nicht alleler Gene unterdrückendes Gen

Suppressorzelle: Subpopulation der T-Zellen

Surface-Antigen: Oberflächenantigen

Swan-Ganz-Katheter: Kardiologie: doppellumiger Einschwemm-Ballonkatheter zur Blockade kleiner Lungenarterien zwecks Messung des Lungenkapillardruckes

swinging heart: bei hämodynamisch bedeutsamen Herzbeutelergüssen zu beobachtende Schwingbewegung des Herzens innerhalb des Herzbeutelraumes, kann Ursache für einen elektrischen Alternans im EKG sein

Syndrom: ein sich stets mit etwa den gleichen Krankheitszeichen zu einem Krankheitskomplex mit mehreren Teilaspekten manifestierendes Krankheitsbild; benannt nach den Autoren oder nach der Herkunft (z. B. Entzugs-S.), Entstehung (z.B. Salzverlust-S.) oder dem Hauptsymptom (Hyperkaliämie-S.)

Synkope: anfallsartige, kurzzeitige Bewußtlosigkeit infolge Minderdurchblutung des Gehirns

Systemerkrankung: Erkrankung, deren Ablauf auf ein bestimmtes Organ- oder Stoffwechselsystem beschränkt ist

Systole: die sich rhythmisch nach der Diastole wiederholende Kontraktion des Herzmuskels

T-Lymphozyten: die thymusabhängigen Lymphozyten

T-U-Verschmelzungswelle: bei Hypokaliämie (u.a.) im EKG die Überlagerung gleich- oder entgegengerichteter T- und U-Wellen infolge Verkürzung der Wellendauer

T-Zacke, T-Welle: EKG: dem QRS-Komplex folgende Welle am Ende der elektrischen Kammersystole = Erregungsrückbildungsschwankung; negativ bei Myokardischämie; überhöhtes T mit S-T-Hebung beim akuten Myokardinfarkt; spitzes hohes T bei Hyperkaliämie („Kirchturm")

T-Zellen: dem Thymus entstammende T-Lymphozyten, als T-Helfer-Zellen und T-Suppressor-Zellen

tachy-: Wortteil, „schnell"

Tachyarrhythmie: absolute Arrhythmie der schnellen Form mit einer Herzfrequenz > 100/Minute oft in Kombination mit Vorhofflimmern

Tachykardie: „Herzjagen", Herzschlagfolge über 100/Minute

Tachypnoe: gesteigerte Atemfrequenz

tardus: lateinisch: langsam, spät, verspätet
tarsal: die Fußwurzel oder das Augenlid betreffend
Teflon®: Polytetrafluoräthylen, ein Kunststoff
Temperaturüberwachungseinrichtung: Vorrichtung zur Überwachung der Temperatur der Dialysierflüssigkeit
Temperaturwähler: Vorrichtung zur Einstellung der Temperatur der Dialysierflüssigkeit
temporär: vorübergehend, zeitweilig
Tenckhoff-Katheter: Kunststoffschlauch (Bauchhöhlenkatheter) zur Dauerimplantation für die Peritonealdialyse
Tenesmus: anhaltender schmerzhafter Stuhl- oder Harndrang
tertiär: an dritter Stelle
Testosteron: androgen wirksames Sexualhormon, Bildung im Hoden, Ovar, Nebennierenrinde, Leber; Hauptfunktion = Entwicklung der prim. u. sek. Geschlechtsmerkmale, anabole Wirkung
Tetanie: Syndrom neuromuskulärer Übererregbarkeit; Nephrologie: hypokalzämische Tetanie (evtl. nach Parathyreoidektomie) mit Hypokalzämie (Ca < 2,25 mmol/l), Symptomatik auch bei Normokalzämie möglich
Tetrachlorkohlenstoff: chloroformähnlich riechende Flüssigkeit; bei chron. Vergiftung Nierenschädigung möglich
Tetracyclinnephropathie: toxische Nierenschädigung mit reversiblem de Toni-Debré-Fanconi- Syndrom, Proteinurie, evtl. auch Hauterscheinungen; besondere Gefährdung bei vorbestehender Nierenschädigung
Tetraparese, Tetraplegie: Lähmung beider Arme und beider Beine
Tetrapeptid: Peptid aus vier Aminosäuren
Thalassämie: erbliche Störung der Hämoglobinsynthese infolge verminderter Bildung strukturell normaler Polypeptidketten des Hämoglobins mit hypochromer, eisenrefraktärer, hämolytischer Anämie; 3 Formen versch. Schweregrades („major", „minor", „minima")
Thenar: Daumenballen
Thermostat: Regelvorrichtung zur Temperatur-Konstanthaltung, schaltet bei Über- oder Unterschreiten der gewünschten Temperatur die Heizung ab bzw. an
Thesaurismose: Speicherkrankheit infolge einer Stoffwechselstörung
Theta-Wellen: Bezeichnung für Wellen im EEG mit einer Frequenz von 4-7/s und einer Amplitude von 20-100 µV, die im physiologischen Wach-EEG des Erwachsenen nicht konstant vorkommen (normales Kriterium des Schlafes), Nachweis bei Aluminiumencephalopathie
Thiamin: Vitamin B1
Thiazide: Sammelname für Natrium- und Chlorid-Rückresorption hemmende Gruppe von Diuretika, bei Niereninsuffizienz ab Kreatinin 1,8 in Monotherapie unwirksam
Thibierge-Weißenbach-Syndrom: metabolische, interstitielle Kalzinose (Fingerbeeren, periartikulär an Extremitäten, periarteriell) bei progredienter Sklerodermie
Thieffry-Shurtleff-Syndrom: progrediente familiäre „karpotarsale Osteolyse mit Nephropathie": Knorpel & Knochen werden durch fibröses Fettgewebe ersetzt; Niere: Hyalinisierung der Glomeruli & von der Bowman'schen Kapsel ausgehende Gefäßneubildung
Thioctsäure, Liponsäure: zyklisches Disulfid der Oktan-6,8-dithiolsäure, Reaktionspartner des Tricarbonsäurezyklus und der Pyruvat-Oxidation; therapeutische Anwendung bei diabetischer Polyneuropathie
third space: „dritter Raum" = transzellulärer Raum; keine einheitl. Definition; Nephrologie: Raum „jenseits" IZR & EZR; Bsp.: Ascites, Pleuraergüsse usw. (Trans- & Exsudate) sowie Flüssigkeitsinhalt des Verdauungstraktes; der Bilanzierung und Entfernung schwer zugänglich
thorakal: den Brustkorb (Thorax) betreffend

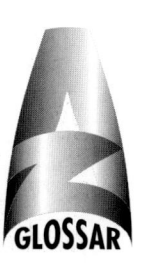

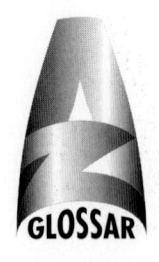

Thorax: Brustkorb

thromb-: Wortteil „Blutgerinnsel-" (Thrombus), „Blutplättchen-" (Thrombozyt)

Thrombin, Faktor II a: entsteht bei der Blutgerinnung aus der inaktiven Vorstufe Prothrombin in Gegenwart der Faktoren IV, V a bzw. VI durch den Faktor X a; Hauptfunktion ist das Katalysieren der Umwandlung von Fibrinogen zu Fibrin

Thrombinzeit, TZ: Gerinnungszeit eines Citrat- oder Oxalatplasmas nach Zugabe einer genormten Menge Thrombin = Kontrollparameter u.a. bei Heparintherapie, normal 13-17 Sekunden, unter Heparintherapie 2-fach

Thrombolyse: Thrombusauflösung z.B. bei Gefäßverschluß durch Infusion (evtl. durch Gefäßkatheter direkt an die Stelle des Verschlusses, z.B. im Rahmen einer Koronarangiographie) von Strepto-/Urokinase welche nach Eindringen in den Thrombus diesen auflöst

Thrombomodulin: Endothelzellfaktor mit antithrombotischer Wirkung; Thrombin kann an Thrombomodulin gebunden Protein C aktivieren und so die aktiven Formen der Blutgerinnungsfaktoren V und VIII hemmen

Thrombophilie: Thromboseneigung

Thrombophlebitis: Venenentzündung mit thrombotischem Verschluß der Venenlichtung

Thromboplastin: Synonyma: Thrombokinase, Prothrombinase; Sammelbegriff für Blutthrombokinase und Gewebsthrombokinase, das sind Substanzen, die bei Gewebsverletzung die Blutgerinnung über den Faktor VII aktivieren

Thromboplastinzeit: Synonyma: Quick-Zeit, Prothrombinzeit: Globaltest des „extrinsic system", Normalwert 70-120 %, Überwachung der Cumarin-Therapie, erniedrigt auch bei Lebererkrankungen (Synthesestörung Faktoren I, II, V, X) oder Vit.-K-Mangel

Thromboplastinzeit, partielle: Abkürzung: PTT; Globaltest des „intrinsic system"; Normalwert etwa 40 Sekunden; Überwachung der Heparintherapie (nicht Routinedialyse): Soll = 1,5- bis 2-facher Ausgangswert

Thrombose: „Blutpfropf"bildung im Kreislaufsystem z.B. nach langer Bettlägerigkeit, lokaler Kompression u.a.; Vorzugsstellen: Herzklappen, Herzohren, Venen der Beine und des Beckens

Thrombozyten: Blutplättchen = aus den Megakaryozyten des Knochenmarks hervorgehende korpuskuläre Blutbestandteile, Normalwert 150.000-400.000/µl, Funktion bei der Blutgerinnung

Thrombozytenaggregation: Zusammenballung von Thrombozyten im Verlauf der Blutstillung oder bei der Thrombusentstehung z.B. beim Kontakt mit einer verletzten Gefäßwand, ADP oder Immunkomplexen, Zusammenballung zunächst reversibel, dann Bildung irreversibler „Klumpen"

Thrombozytenaggregationshemmer: im Medizinjargon auch kurz „Aggregationshemmer" genannt; Medikamente zur Thromboseprophylaxe, die zur Hemmung der (gesteigerten) Thrombozytenaggregation führen; v.a. Acetylsalicylsäure in niedriger Dosierung, Dipyridamol, Sulfinpyrazon, Ticlopidin

Thrombozythämie: Vermehrung der Thrombozyten im Blut über 1.000.000/µl bei myeloproliferativen Erkrankungen, bedeutsam in Nephrologie: **Pseudohyperkaliämie** = fälschlich hoch gemessener Kaliumwert im Serum von Patienten mit Thrombozytenvermehrung

Thrombozytopathie: angeborene (z.B. Willebrand-Jürgens-Sdr.) oder erworbene (z.B. bei Niereninsuffizienz) Thrombozytenfunktionsstörung mit normaler oder nur gering veränderter Thrombozytenzahl bei verlängerter Blutungszeit und evtl. petechialen Blutungen

Thrombozytopenie: Verminderung der Blutplättchenzahl (< 150.000/µl) im peripheren Blut als Folge verkürzter Thrombozytenüberlebenszeit oder Bildungsstörung, meist erworben (Nephrologie bedeutsam: thrombotisch-thrombozytopenische Purpura und HUS [vgl. Seite 21]; ggf. als Nebenwirkung von Medikamenten); selten angeboren (z.B. Wiskott-Aldrich-Syndrom), Spontanblutungen treten auf bei Thrombozytenzahlen unter 50.000/µl

Thurau-Mechanismus: Theorie, wonach das ANV auf Verminderung des Glomerulusfiltrats infolge Reninfreisetzung aus dem juxtaglomerulären Apparat (gesteuert vom transtubulären Natriumgradienten im Macula-densa-Bereich) und Konstriktion der Vasa afferentia beruht

Thymus, Bries: hinter dem Brustbein gelegene „Drüse" mit zahlreich enthaltenen kleinen Lymphozyten – diese bauen nach Auswanderung als reife T-Lymphozyten die thymusabhängigen Bezirke in Milz, Lymphknoten auf und sind Träger der zellulären Immunität

thyreo-: Wortanfangsteil: „Schilddrüse(n)"

Thyreoidea: Kurzbezeichnung für Glandula thyroidea = Schilddrüse

Thyreostatika: pharmakologische Substanzen, die die Biosynthese und/oder die Sekretion der Schilddrüsenhormone hemmen, z.B. Perchlorate, Fluoride, Thiocyanate (Jodaufnahmehemmer) oder schwefelhalt. Substanzen (z.B. Methimazol, Carbimazol) als Jodeinbauhemmer

Thyreotoxikose: Hyperthyreose, Schilddrüsenüberfunktion

Thyroxin: T4, Tetrajodthyronin; das in L-Form (Levothyroxin) gebildete Haupthormon der Schilddrüse, im Blut überwiegend proteingebunden

tingieren, tingiert: anfärben, anfärbbar, an-/eingefärbt

Tinnitus (aurium): Ohrensausen, Ohrgeräusche = endogene Schallempfindung (störendes Brummen, Rauschen, Klingen, Pfeifen) infolge inadäquater Rezeptorenreizung kommt u. a. bei arterieller Hyper- u. Hypotonie und Durchblutungsstörungen im Innenohr vor

tissue matching: Gewebsvergleich, Histokompatibilitätstestung

tissue typing: Gewebetypisierung im Rahmen der Transplantationsvorbereitung

Titer: in der Infektionsserologie diejenige Antigen- oder Antikörper-Menge, die mit dem Reaktionspartner gerade noch eine deutlich nachweisbare Reaktion (z.B. Präzipitation, Agglutination, Neutralisation) zeigt (Verdünnungsreihe)

Tobramycin: Aminoglykosid-Antibiotikum, Wirkungsspektrum ähnlich dem Gentamicin

Todeszeichen: Transplantations-Medizin: Hirntodkriterien = weite lichtstarre Pupillen, zerebrale Areflexie (spinale Reflexe oft erhalten), Null-Linie im EEG, Kreislaufstopp in Vertebralis und Karotiden; allgemeine sichere Todeszeichen: Totenstarre (Beginn am Unterkiefer), Totenflecke, Fäulnis

Tokopherol: Vitamin E

Tolbutamid: Sulfonylharnstoffderivat; ein orales Antidiabetikum

-tomie: Wortteil „Schneiden", „Schnitt", im Zusammenhang mit chirurgischen Eingriffen/Maßnahmen, z.B.: Appendektomie

Tonus, Tension: Spannung; Physiologie: Spannungs-, Füllungs-, Erregungszustand eines Gewebes (Turgor), Muskels (Muskeltonus), des Blutgefäßsystems (Gefäßtonus) oder des vegetativen Nervensystems (Sympathikotonus, Parasympathikotonus = Vagotonus)

Tophus: entzündlicher (Gicht-) Knoten

topisch: die örtliche Lage (Topik, Topographie) betreffend

Torg-Syndrom: erbliche „karpotarsale Osteolyse ohne Nephropathie"; im Kindesalter beginnend, langsam fortschreitend, mit Verschmälerung und Schwund der distalen Hand- u. Fußknochen; hingegen: Thieffry-Shurtleff-Syndrom = „karpotarsale Osteolyse mit Nephropathie"

torquieren: verdrehen, Substantiv: Torsion

Torr: Einheit des Druckes (= Kraft/Fläche); SI-Einheit = Pascal (N/m^2)

torsade de pointes: Variante des Kammerflatterns mit an- und abschwellenden QRS-Amplituden und „schraubenförmiger" Konfiguration der Kammerkomplexsequenzen; kann in Kammerflimmern übergehen

tox-: Wortteil: „Gift-", „Giftwirkung"

Toxin: wasserlösliches „Gift"; Eiweißkörper oder Lipopolysaccharid; im Gegensatz zum Gift im herkömmlichen Sinne (chemisch definiertes Gift) besitzt das Toxin eine Latenzzeit, spezifische Wirkung und Antigenität

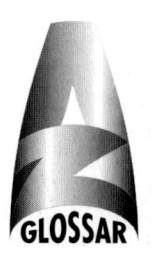

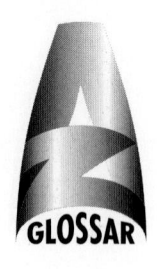

toxisch: giftig, giftbedingt
Toxizität: Giftigkeit
Toxoid: „entschärftes" Toxin mit erhaltener Antigenität aber fehlenden toxischen Eigenschaften, in aufbereiteter Form Verwendung als Toxoidimpfstoff zur aktiven Immunisierung (z.B. Tetanus-Toxoid)
Trachea: Luftröhre
Tranquilizer, Anxiolytika, Ataraktika: Beruhigungsmittel wirken schlafanstoßend, angstlösend, muskelentspannend und krampflösend; Abhängigkeitsgefahr, teilweise Kumulationsgefahr bei Niereninsuffizienz
trans-: „durch", „hindurch", „hinüber", „darüber hinaus", „jenseits"
transfer-RNS, t-RNS, t-RNA: Ribonukleinsäure, die bei der Proteinbiosynthese als Überträger für je eine bestimmte Aminosäure wirkt
Transferrin: Transporteiweiß für Eisen im Blut, Normalwert 200-400 mg/dl, erhöht bei Eisenmangel, in der Schwangerschaft und in der Frühphase der Hepatitis
Transferrinsättigung: Sättigung von Transferrin mit Eisen; zuverlässiger Rechenwert (Formeln s. Grafik „Routinelaborwerte", Seite 448) zur Erkennung des Eisenmangels bes. unter EPO-Therapie, wenn < 20 %: Eisen substituieren (i.v.)
Transformation: Umwandlung
Transfusionszwischenfall: ak. hämolytische (Sofortreaktion durch inkompatibles Blut) oder nichthämolyt. (durch Leuko- od. Thrombozyten-AK) Komplikation n. Bluttransfusion; auch durch Pyrogene, bakt. Verunreinigung (Fieber, Schüttelfrost), Zitratintoxikation, Hyperkaliämie
transitorisch: vorübergehend, flüchtig
Transkription: Synthese einer komplementären, einzelsträngigen m-, t- und ribosomalen RNS, die jeweils dem 2. DNS-Strang gleicht; als „Überschreibung" des DNS- in einen RNS-Text erster Schritt in der Realisierung der genetischen Information bei der Proteinbiosynthese
Translation: „Übersetzung" der in der Nucleotidsequenz der m-RNS gegebenen genetischen Information in die Aminosäuren-Sequenz eines Polypeptids bei der Proteinbiosynthese
transluminal: „durch die Gefäßlichtung hindurch", z.B. transluminale Führung des Katheters bei der Durchführung der Angioplastie
Transmembrandruck: Differenz zwischen den auf die Membran einwirkenden Drücken
Transmineralisation: Verschiebung Mineralien (Ionen) im Organismus, z.B. Verlagerung von Kalium-Ionen von extra- nach intrazellulär durch Glukose-Insulin- oder Beta-Sympathomimetikagabe bei einer Hyperkaliämie
Transmitter: Überträgersubstanz
transmural: durch eine Organwand hindurch, eine Organwandung in ganzer Stärke betreffend
Transplantat: durch Transplantation in einen Organismus eingebrachte Zellen, Gewebe oder Organe
Transplantatabstoßung: durch Immunreaktion bedingte „host-versus-graft"-Reaktion zur Abstoßung des Transplantats
Transplantation: operative Übertragung lebender Zellen, Gewebe oder Organe; „autolog" (= „autogen") Transplantation an anderer Stelle des gleichen Organismus (typisches Beispiel: Beinvene für aorto-koronaren Venenbypass); Übertragung in einen anderen Organismus: 1.: „syngen" (= „isolog") bei genetischer Identität von Spender & Empfänger (Beispiel: Transplantation zwischen eineiigen Zwillingen); 2.: „allogen" (= „homolog") bei genetischer Verschiedenheit aber Artengleichheit (Mensch A auf Mensch B, Regelfall der heutigen Transplantationspraxis); 3.: „xenogen" (= „heterolog") bei Artenfremdheit (Tier auf Mensch)
Transport, aktiver: nicht auf Osmose/Diffusion (= passiver T.) beruhender, sondern mittels chem. Energie (meist ATP-Spaltung) erfolgender T. von Stoffen (v.a. niedermolekulare organ. Stoffe, Elektrolyte, Wasser) durch Membranen

Transportproteine: Eiweißkörper, die den Transport schlecht wasserlöslicher Substanzen im Blut ermöglichen, oder Proteine, die innerhalb der Zelle Stoffe von der Zellmembran zum Zellkern transportieren

Transsudat: bei Stauung oder Hypo-/Dysproteinämie (Eiweißverschiebung bzw. -verarmung) vorkommende Flüssigkeitsansammlung (meist seröse nicht-entzündliche Flüssigkeit) in Körperhöhlen oder Interstitien

transurethral: durch/über die Harnröhre

transvesikal: durch die (Harn)blase, gemeint ist meist der transvesikale (operative) Zugang zur Entfernung der Prostata

Trauma: Wunde, Verletzung

Tremor: nicht/unvollständig unterdrückbare rhythmische Zuckungen von Muskelgruppen mit resultierender Zitterbewegung der betroffenen Körperteile oder des ganzen Körpers

Triglyceride: Unterklasse der Fette, Ester von Glycerin mit 3 Fettsäureresten; Normalbereich 74-172 mg/dl bzw. 0,84-1,97 mmol/l, bei Niereninsuffizienz häufiger sekundäre Hypertriglyceridämie; besonders ausgeprägt unter Peritonealdialyse als Folge der extremen Glukosebelastung des Organismus

Trockengewicht: in der Dialyse dasjenige Gewicht, welches der Patient nach der Dialyse erreichen soll (nach Flüssigkeitsentzug); bei Nahrungsmitteln diätetische Kennzahl nach Wasserentzug (Bsp.: „Fett in Trockenmasse")

tubulär: „röhren-, schlauchförmig"; Nephrologie: die Nierentubuli betreffend oder durch sie bedingt

Tubuli (renales): Nierenkanälchen

Tubulopathien: Krankheiten aufgrund angeborener oder erworbener Defekte einzelner oder komplexer Tubulusfunktionen

Turgor: durch den intra- u. interzellulären Flüssigkeitsgehalt bedingter Spannungszustand eines Körpergewebes, bei normalem Wasser- und Elektrolytgehalt elastisch und prall, Hautfalten nach Druck verstreichen spontan

Turnover: Umsatz/Ersatz von Molekülen eines Stoffes durch neue im Körper oder in einem bestimmten Körperteil

U-Welle, U-Zacke: EKG: inkonstante niedrige Welle nach der T-Zacke, manchmal betont positiv bei Hypokaliämie; negativ gelegentlich bei hochgradiger Hypertonie

Überleitungsstück: im Tubulussystem der Niere der dünne, Mikrozotten tragende, U-förmige Teil der Henle'schen Schleife

Ulcus, Ulkus: Geschwür

ulnar(is): zum (kleinfingerseitigen) Unterarmknochen Elle (Ulna) gehörend bzw. die Außenseite (Kleinfingerseite) des Unterarmbereichs betreffend

ultima ratio: letzte (Behandlungs-)Möglichkeit (in einer sonst ausweglosen Situation)

ultra-: Wortteil: „weiter", „darüber hinaus (gehend/reichend)"

Ultrafilter: besonders feinporiger Filter

Ultrafiltrat: durch ein Ultrafilter gepreßte Lösung, frei von größeren Molekülen; Nephrologie: das im Glomerulus der Niere gebildete Ultrafiltrat des Blutplasmas (Primärharn); Dialyse: die durch den Vorgang der Ultrafiltration aus dem Blutplasme abfiltrierte Flüssigkeit, im engeren Sinn bei der Hämofiltration

Ultrafiltration: Transportprozesse am Ultrafilter (Bildung des Ultrafiltrats), Nephrologie: Vorgänge bei der Primärharnbildung im Glomerulus der Niere; Dialyse: Bezeichnung für den Flüssigkeitsentzug über den Dialysator/Hämofilter

Ultrafiltration, UF (in der Dialyse): in der Nierenersatzbehandlung ist das der Volumenfluß von Wasser durch eine Membran als Folge eines hydrostatischen und/oder osmotischen Druckgefälles; dabei werden gelöste Teilchen mitgenommen (konvektiver Stofftransport) sofern Membranpassage möglich

Ultrafiltrationsrate (UF-Rate): die UF-Rate bezeichnet das Volumen des Filtratflusses pro Zeiteinheit, üblicherweise in ml/min angegeben

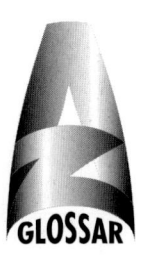

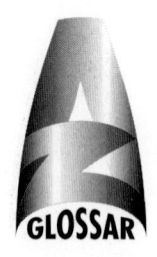

Ultraviolett, UV: unsichtbare Strahlung des Lichts jenseits des Violett; nach biologischen Wirkungen unterschieden als UV-A (315-400 nm): „Bräunungsstrahlen"; UV-B (280-315 nm, „Dorno-Strahlung"): Erythem-erzeugend und Photosynthese des Vitamins D bewirkend; UV-C (100-280 nm): Erythem-erzeugend

Universalspender: Träger der Blutgruppe 0 (Rhesus-negativ), dessen Blut (nach unauffälliger biologischer Vorprobe!) notfalls auch auf Träger der anderen Blutgruppen übertragen werden kann

Urämie: komplexes Krankheitsbild („Harnvergiftung") bei akuter oder chronischer Niereninsuffizienz mit krankhaften Veränderungen des Wasser-, Elektrolyt- und Säure-Basen-Haushaltes und „Vitamin"-D-Stoffwechsel, Bluthochdruck, neurologischen, gastroenterologischen und hämatologischen Störungen

Urate: Salze der Harnsäure

Uratnephropathie, „Gichtniere": Schädigung der Niere durch Ablagerung von Harnsäurekristallen u. sekundäre entzündliche Reaktionen; z.B. im Nierenmark, an der Papillenspitze; langsame Entwicklung von Schrumpfnieren mit zunehmender Niereninsuffizienz

Ureter: Harnleiter, 20-30 cm langes muskuläres mit Schleimhaut ausgekleidetes röhrenförmiges Hohlorgan zwischen Nierenbecken und Harnblase, transportiert mit Hilfe der Ureterperistaltik den Harn vom Nierenbecken in die Harnblase, verläuft retroperitoneal

Ureterabgangsstenose: Harnleiterverengung am Abgang aus dem Nierenbecken

Ureterektomie: operative Entfernung des Harnleiters

Ureterenge: der Harnleiter hat drei natürliche Engstellen: am Abgang vom Nierenbecken, an der Kreuzung mit den Beckengefäßen und an der Mündung in die Harnblase

Ureterkatheterismus: Einführung eines Harnleiterkatheters über ein Zystoskop in den Harnleiter, ggf. bis ins Nierenbecken zur Prüfung der Durchgängigkeit, retrograden Pyelographie, Entlastung bei Harnstauung, Nierenbeckenspülung, Chemolitholyse, Ureterdehnung

Ureteroenteroanastomose, -enterostomie: operative Harnleiter-Darm-Verbindung; als Ureteroileo-, Ureterokolo-, Ureterosigmoideostomie

Ureteroileostomie: Operative Verbindung des Harnleiters mit dem Krummdarm; z.B. als Harnableitungsweg durch Einpflanzen der Ureteren in eine isolierte, als Harnreservoir dienende Darmschlinge (Ileum-Conduit) oder Bildung einer Ersatz-Harnblase (Bricker-Blase)

Ureterokolostomie: Urologie: Operative Schaffung einer Harnleiter-Dickdarm-Anastomose z.B. am „stillgelegten" Colon descendens zur Blasenausschaltung z.B. nach Coffey

Ureterosigmoideostomie: Urologie: operative Einpflanzung des Harnleiters in das Colon sigmoideum; z.B. bei der Coffey'schen Operation, bei Bildung einer Ersatzblase aus dem Rektosigmoid

Ureterostomie: operative Schaffung einer Harnleiter-Haut-Fistel (Ureterokutaneostomie)

Ureterotomie: operative Eröffnung oder Durchtrennung des Harnleiters

ureterovesikale Klappe: den Harnrückfluß (Reflux) verhindernde Blasenwandmuskelstruktur und beidseits vom Harnleiter in das Blasendreieck sowie den Blasenhals ausstrahlende Muskelfasern des Harnleiters

Ureterozystoneostomie: Urologie: Neueinpflanzung des Harnleiters in die Harnblase außerhalb des normalen Mündungsbereiches

Ureterperistaltik: Kontraktionswellen der Harnleitermuskulatur, die am Abgang des Ureters aus dem Nierenbecken beginnen, durchschnürend in Richtung Harnblase verlaufen und so den Harn „portionsweise" in die Harnblase befördern

Urethra: Harnröhre

Urethritis: Harnröhrenentzündung

Urikosurika: die Harnsäureausscheidung durch die Niere steigernde Stoffe, z.B. Benzbromaron; bei (höhergradiger) Niereninsufizienz kontraindiziert

Urtikaria: Nesselsucht, ein allergischer Ausschlag der Haut
ut aliquid fiat: lateinisch: „damit etwas getan werde", gemeint ist „damit man überhaupt etwas tut" (auch bei fraglichem Erfolg dieses Tuns)
Uterus, Metra: Gebärmutter
Utilisation: Ausnutzung/Ausschöpfung/Verbrauch eines Substrats (im Zwischenstoffwechsel)

V.: anatomische Kurzbezeichnung für „Vena" = Vene
Validität: Tauglichkeit eines Testverfahrens, bestimmte Merkmale treffsicher anzuzeigen
vaskulär: Blutgefäße betreffend
Vaskulitis: meist allergisch-hyperergische Entzündung kleiner Arterien und Venen
Vasodilatation: Weitstellung von Blutgefäßen
Vasokonstriktion: Engstellung von Blutgefäßen
Vasopressin, Adiuretin, antidiuretisches Hormon, ADH: im Hypothalamus produziertes Hormon mit diuresehemmender (Steigerung von Permeabilität und Wasserrückresorption im distalen Tubulus) und vasokonstriktorischer Wirksamkeit
vegetativ: Medizin: unbewußt, unwillkürlich, das autonome (vegetative) Nervensystem betreffend bzw. von diesem kontrolliert
Vene, Vena (Mehrzahl: Venae; Vv.): venöses Blut (Ausnahme beim Erwachsenen: Pulmonalvenen) zum Herzen zurückführende Gefäße mit dünner Wandung
Venendruck: Füllungsdruck im Venensystem, in horizontaler Körperlage zwischen 0 und 15 mmHg (in Atemmittellage); abhängig von der Größe des Blutvolumens; zentraler Venendruck (ZVD) Norm 2-10 cm Wassersäule, erhöht u.a. bei Überwässerung
venöser Bereich: der venöse Bereich im extrakorporalen Kreislauf ist derjenige Teil, der vom Dialysatorausgang bis zum Patient reicht
venöser Rücklaufdruck: Druck im venösen Bereich des Schlauchsystems, Druckaufnahme/-messung erfolgt über den venösen Blasenfänger
ventral: bauchseitig, bauchwärts
Ventrikel: von „ventriculus" („kleiner Bauch"), in der medizinischen Umgangssprache Kurzbezeichnung für eine (die) Hirnkammer(n) oder eine Herzkammer
Verblockung: Dialyse: das Zusetzen einer Membran, insbesondere ist die Verblockung der Module der Umkehrosmoseanlagen gemeint
Verbrauchskoagulopathie, DIG, DIC: disseminierte intravasale Koagulation oder Gerinnung: Aktivierung des Blutgerinnungssystems mit Bildung von Mikrothrombosen, die zum Verbrauch von Gerinnungsfaktoren u. Thrombozyten und so zur Blutungsneigung führt
Verkalkung: volkstümlicher Ausdruck für „Arteriosklerose"; Dialyse: Beschreibung der Ablagerung von Calciumverbindungen auf inneren Oberflächen von Dialysegeräten, besonders bei Bikarbonatdialyse
Verschlußkappe: Vorrichtung zum Verschließen eines Außenkegels (In der Dialyse: Luer-Lock-Verbindungsstück)
Verschlußkrankheit, arterielle: Durchblutungsstörung mit resultierendem Mißverhältnis zischen Blutangebot und Sauerstoffbedarf der Gewebe meist infolge einer fortgeschrittenen Arteriosklerose, diab. Angiopathie
Verschlußstopfen: Stopfen zum Verschluß eines Innenkegels (In der Dialyse: Luer-Lock-Verbindungsstück)
Verschmelzungsniere: verwachsene Nieren, wenn beidseitig symmetrisch = „Hufeisenniere" bzw. „Kuchenniere"; wenn einseitig asymmetrisch = „Klumpenniere" oder „Langniere"
vertebral: die Wirbel bzw. die Wirbelsäule betreffend
Verteilungsvolumen: Anteil des Körpervolumens, in dem sich eine von außen zugeführte Substanz verteilen kann
vesikal: eine Blase betreffend, meist gemeint: die Harnblase betreffend

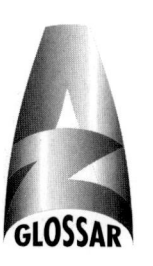

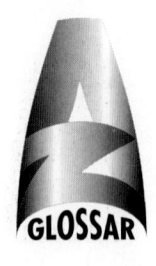

Vestibularapparat: dem Gleichgewichtssinn dienende Funktionseinheit im Innenohr

via: Weg, auf dem Weg

vikariierend: ersatzweise, stellvertretend

Villi: Zotten

Vinyl-: das Radikal -CH=CH2

Vinylchlorid: Monochloräthylen, H2C=CHCl; leicht polymerisierendes Gas, Ausgangsmaterial für den Kunststoff Polyvinylchlorid (PVC); kanzerogen

virulent: infektions-/ansteckungsfähig, ansteckend

Virus, Viren: 15-300 nm kleine Krankheitserreger ohne eigene Stoffwechselenzyme, die sich nur in lebenden Zellen durch Nukleinsäure mit Hilfe der Wirtszell-Ribosomen vermehren, d.h. extrazellulär nicht wachsen; enthalten als genetisches Material DNS oder RNS

Virushepatitis: virusbedingte Allgemeinerkrankungen mit Leberbefall

viskös: zähflüssig

Visus: das Sehen

viszeral, visceral: die Eingeweide betreffend

vital: lebend, lebenswichtig, das Leben betreffend

Vitamine: lebensnotwendige stickstoffhaltige Nahrungsbestandteile, deren Fehlen Mangelerscheinungen auslöst

Vitiligo: Weißfleckenkrankheit, lokaler Pigmentmangel der Haut mit kosmetisch störender Weißfleckung

Vitium: „Fehler", meist umgangssprachliche Kurzbezeichnung für Vitium cordis = Herzfehler

Vitrektomie: in der Augenheilkunde die operative Entfernung des Glaskörpers, bes. hintere Vitrektomie zur Beseitigung irreversibler Glaskörpertrübungen

vitrum: „Glas", in vitro = im Reagenzglas, also außerhalb des Organismus (Gegenteil „in vivo", also am/im lebenden Organismus)

Volämie: aktueller Bestand des Gesamtblutvolumens rund 7 % des Körpergewichts, davon 4 % Plasmavolumen und 3 % Erythrozytenvolumen

volar, palmar: handflächen-/hohlhandseitig

Volumenbelastung: aus vermehrtem diastolischen Blutzufluß resultierende stärkere Herzbelastung, bewirkt vermehrte passive diastolische Myokarddehnung mit verstärkter Ventrikelkontraktion in der folgenden Systole; führt chronisch zur Volumenhypertrophie

Vorhofdissoziation: voneinander unterschiedliches Schlagen beider Herzvorhöfe mit Nachweis von zwei Typen von P-Zacken im EKG

Vorhofflattern: Herzrhythmusstörung mit regelmäßiger Vorhofkontraktionsfolge mit Frequenz 250-300/Min.; EKG: „sägezahnähnlicher" Stromkurvenverlauf

Vorhofflimmern: Herzrhythmusstörung mit ungeordneter Vorhoftätigkeit mit Frequenz über 300/Min.; EKG: „Flimmerwellen" statt P-Zacken; Kammererregung meist unregelmäßig als absolute Arrhythmie

vulnerabel: „verletzlich"; vulnerable Phase des Herzzyklus (etwa 40 msec im ansteigenden Teil der T-Welle), in der der Herzmuskel ungleichmäßig erregbar ist, so daß es bei Einfall einer Erregung in dieser Phase z.B. bei Extrasystolie zu Kammernflimmern kommen kann

Wadenkrampf: durch Sauerstoffmangel ausgelöste schmerzhafte Verkrampfung der Wadenmuskulatur v.a. bei Durchblutungsstörung, auch durch Krampfadern begünstigt, während der Dialyse durch zu niedrigen Natriumgehalt in der Dialysierflüssigkeit ausgelöst (für die Dialyse absolut untypisch und vermeidbar!)

Wanderniere, Ren mobilis, Nephroptose: abnorme Beweglichkeit der mit langem Gefäßstiel versehenen Niere in kaudaler Richtung

Wasser, chem.-biol.: Hydrogeniumoxid, H_2O; physiologisch unentbehrlicher Lebensfaktor: Flüssigkeit, die bei 0°C (= 273,15°K) und 760 Torr zu Eis erstarrt, bei 100°C in Dampfform übergeht

Wasser- (in der Dialyse): wenn in der Dialyse von „Wasser" die Rede ist, ist meist durch Umkehrosmose aufbereitetes Wasser gemeint oder die Dialysierflüssigkeitsseite der Dialysegeräte = „Wasserseite" (Gegenseite = „Blutseite", also der extrakorporale Blutkreislauf); Ausnahme: Kaffeewasser

Wasserbilanz: Gegenüberstellung der Wasseraufnahme- u. der Wasserausscheidungsmenge, Ausgeglichenheit bedeutet Isovolämie

Wasserdrucküberwachung: Vorrichtung des Dialysegeräts zur Feststellung eines Wassermangels (Sensor/Alarmgeber/Anzeige)

Wasserhaushalt: der Lebenserhaltung dienende Vorgänge des Wasser„stoffwechsels"; Gesamtkörperwasser etwa 60 % des Körpergewichts, davon 40 % intrazelluläres Wasser; 20 % des KG = extrazelluläres Wasser, davon wieder ca. 4 % Plasmawasser und rund 16 % interstitielles Wasser

Wasserretention: Störung des Wasser-E'lyt-Haushaltes i.S. der ungenügenden Ausscheidung; führt zur Zunahme des Körpergewichts, Halsveneneinflußstauung, nächtlicher Atemnot, Ödemen, Ergüssen, Blutdruckanstieg; v.a. bei Nieren- und Herzkrankheiten

Wasserseite: gängiger „umgangssprachlicher" Kurzbegriff im Dialyse-Alltag für die längere korrekte Formulierung „Dialysierflüssigkeitsseite" oder „Dialysierflüssigkeitskompartment"

Wasserstoff: farb-, geruch-, geschmackloses Gas; leichtestes chemisches Element (Kern: 1 Proton; Hülle: 1 Elektron), Atomgewicht 1,00797, Ordnungszahl 1; einwertig; wesentlicher Bestandteil aller Lebewesen mit zentraler biologischer Bedeutung

Wasserstoffionenausscheidung, renale: Ausscheidung von Wasserstoffionen (H^+) durch die Niere, v.a. über das Bikarbonat-System oder im Ammoniak-Mechanismus: in die Tubuluslichtung diffundiertes Ammoniak NH_3 nimmt H^+ auf und wird als Ammonium-Ion NH_4^+ ausgeschieden

Wasserstoffionenkonzentration: die durch den pH-Wert definierte Konzentration von Wasserstoffionen (H^+) in wäßrigen Lösungen

Watt: Einheit der Leistung; 1 W = 1 Joule (J)/s (= 10^7 Erg/s); als Einheit der elektrischen Leistung 1 W = 1 Volt x 1 Ampere (1 kW = 1,36 PS)

Wattsekunde: Leistung eines elektrischen Stromes von 1 W in 1 Sekunde; 1 Ws = 1 Joule

Wegener'sche Granulomatose: fortschreitende zu Geschwürsbildungen führende Vaskulitis der oberen Luftwege, der Lungen und der Nieren; Symptome: hämorrhagische Rhinitis/Sinusitis, Hämoptysen, Hautblutungen, Haut- und Schleimhautulzera, Proteinurie, Hämaturie, Niereninsuffizienz

Weichstrahltechnik, Weichstrahlaufnahme: Röntgenaufnahmetechnik mit Betriebsspannungen von 20-40 kV; zur Weichteildarstellung z.B. Mammographie; Nephrologie: Aufnahme des Handskeletts zum frühen Nachweis von Zeichen der renalen Osteopathie und Gefäßverkalkungen

Whewellit: Calciumoxalatmonohydrat; bei Hyperoxalurie als kristalline „Hantelform" im Harnsediment oder als Oxalatstein

Widerstandshochdruck: art. Bluthochdruck durch erhöhten Arteriolenwiderstand; stark erhöhte diastolische Blutdruckwerte; essentielle Hypertonie ist immer ein Widerstandshochdruck, die renale Hypertonie ist meist ein Widerstandshochdruck

Windkessel: aus der Technik entlehnter Begriff: Vorrichtung, die diskontinuierliche Strömung in eine kontinuierliche umwandelt; im Organismus die Gesamtheit der elastischen Arterien; zentraler Windkessel = Aorta, Elastizitätsverlust führt zum „Elastizitätshochdruck"

Windkesselhochdruck, Elastizitätshochdruck: systolische Hypertonie infolge Abnahme der Gefäßelastizität durch Mediasklerose, besonders bei Hochbetagten, aber auch bei Diabetikern

Wirt: in der Transplantationsmedizin der Empfängerorganismus bzw. Träger eines Transplantats

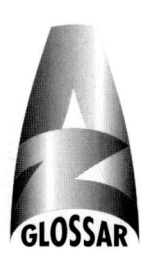

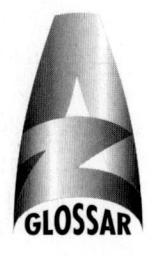

Wismutnephropathie: Nierenschädigung durch Wismutverbindungen

x-Achse: im kartesischen Koordinatensystem die waagerechte Achse = „Abszisse"

x-chromosomal-dominanter Erbgang: geschlechtsgebundener Erbgang eines Merkmals, bei dem das Merkmal immer vom Vater auf die Töchter, nie jedoch auf die Söhne übertragen wird weil das x-Chromosom bei Söhnen stets von der Mutter stammt

x-chromosomal-rezessiver Erbgang: geschlechtsgebundener Erbgang eines Merkmals, bei dem das von der heterozygoten gesunden Mutter stammende Merkmal bei 50% der Söhne, jedoch bei keiner Tochter erscheint, bei Töchtern Merkmal nur sichtbar, wenn auf beiden X-Chromosomen homozygot vorhanden

Xanthelasma: rötliche bis gelbliche flächige, bis pfenniggroße, teils länglich-nierenförmige, scharf begrenzte Einlagerungen in der Haut – häufig an den Lidern anzutreffen; Symptom einer Fettstoffwechselstörung (Hypercholesterinämie, Diabetes mellitus)

Xanthinoxidase: wichtiges Enzym im Purinstoffwechsel

Xanthinoxidasehemmer: bei Harnsäureerhöhung therapeutisch genutzte Hemmstoffe der Xanthinoxidase; Hauptvertreter: Allopurinol

xenogen: artfremder Herkunft, Synonym: heterolog, heterologe Transplantation: Übertragung eines Organs/Gewebes von einem artfremden Spender (z.B. Affenorgan auf Mensch)

Xerodermie: trockene, schuppende, stärker gefurchte Haut; z.B. bei Hyperparathyreoidismus

Xerostomie: Mundtrockenheit

Xylit: Pentose-Derivat; diätetische Anwendung als nichtvergärbares Kohlenhydrat („Diabetiker-Zucker"); bewirkt keine signifikante Erhöhung des Blutzuckerspiegels

y-Achse: im kartesischen Koordinatensystem die senkrechte Achse = Ordinate

Y-Stück: Y-förmiges Verbindungsstück für Schlauchsystemteile

Zeiss'sche Schlinge: Ureterenkatheter zur Harnleitersteinentfernung

Zelle: kleinste lebensfähige Einheit der Tier- u. Pflanzenwelt; Kennzeichen: Selbstregulation, Stoffaustausch, Stoffwechsel, Vermehrungsfähigkeit, Erregbarkeit; Zellinneres = Zytoplasma (mit Zellorganellen und Zellkern), umgeben von Zellwand = Zellmembran

Zellkern, Nukleus: zentrale und größte Zellorganelle; enthält das Erbgut in Form der DNS, die bei der Zellteilung als sichtbare Chromosomen erkennbar wird

Zellklon: genetisch einheitliche, aus einer Zelle durch mitotische Zellteilungen hervorgegangene Zellpopulation

Zellmembran, Plasmalemm: die Zelle abgrenzende, die Kommunikation mit der Umgebung sichernde Membran aus Lipiden und Eiweißkörpern; Träger der Antigenität, Rezeptoreigenschaften, Transporteigenschaften

Zellseparator: Zentrifuge zur kontinuierlichen Trennung einzelner Zellfraktionen aus dem Blut

Zellstoff, Zellulose: pflanzliches Polysaccharid mit linearem Aufbau; aus Holz, Stroh, Baumwolle durch chemische Aufbereitung gewonnenes Halbfertigprodukt für die Herstellung von Zellwolle (Viskose), Ausgangsprodukt auch für die Herstellung bestimmter Dialysemembranen

Zentralarterienverschluß: plötzliche embolische oder thrombotische Lichtungsverlegung der Augenzentralarterie mit schlagartiger Erblindung dieses Auges

zentraler Venendruck, ZVD: Blutdruck in den herznahen großen Venen; entspricht etwa dem rechten Herzvorhof-Druck, erhöht bei verminderter Herzleistung, Überwässerung; erniedrigt bei Hypovolämie; Messung über zentralen Venenkatheter, Normalwert: 2-12 cm Wassersäule entsprechend rund 1-9 mmHg

Zentralvenenthrombose: Thrombose der Netzhautzentralvene

zentrifugal: vom Zentrum wegführend/weggerichtet
zentripetal: zum Zentrum hinführend/hingerichtet
zerebral: das Gehirn betreffend
Zerebralsklerose, zerebrale Gefäßsklerose: Arteriosklerose der Hirngefäße und deren Folgen: Apoplexie, Enzephalomalazie, Hirnatrophie; allg. Symptome: Schwindel, Leistungsminderung, Persönlichkeitsabbau, Demenz u.a.
zerebrovaskulär: die Blutgefäße des Gehirns betreffend
zerebrovaskuläre Insuffizienz: Lichtungseinengung der Hirngefäße mit resultierendem Hirndurchblutungsmangel; als transitorisch-ischämische Attacke (TIA), Hirnapoplexie
zervikal, cervical: den Hals bzw. ein Organteil am/im Hals betreffend; nicht zu verwechseln mit der „Zervix" = Gebärmutterhals
Ziegelmehlsediment: rötliches Harnsediment aus Uraten, löst sich bei Erwärmen und Alkalizusatz auf
Ziehl-Neelsen-Färbung: in der Bakteriologie Standardfärbemethode für säurefeste Stäbchen
Zink: Schwermetall, Atomgewicht 65,37, Ordnungszahl 30; zweiwertig; essentiell für alle Lebewesen; Bedarf 10-15 mg/Tag; Zinkmangel beim Dialysepatient äußert sich evtl. in vermehrtem Juckreiz, Nagelbrüchigkeit u.a. Hautveränderungen, Stör. des Geschmackssinnes
Zirkulation: kreisende Bewegung, in der Kardiologie/Physiologie/Nierenersatztherapie für „Kreislauf"
zirrhotisch: bindegewebig verhärtet
Zitronensäure: Salze: Zitrate, wichtiges Zwischenprodukt des Intermediärstoffwechsels, in der Dialyse (und im Haushalt) Verwendung als Entkalkungsmittel für die Wasserseite der Dialysegeräte (zu Hause für Töpfe, Wasserhähne, Duschköpfe)
Zwangspolyurie: vermehrte Ausscheidung eines niedrig konzentrierten Harns als Versuch der Nieren, anfallende harnpflichtige Substanzen trotz ungenügender Konzentrationsfähigkeit auszuscheiden
Zyanose: Blausucht = bläuliche Verfärbung von Haut und Schleimhäuten infolge relativer Vermehrung reduzierten Hämoglobins im Kapillarblut oder beim Vorhandensein abnormen Hämoglobins
Zylindrurie: Ausscheidung von Harnzylindern = walzenförmige Ausgüsse der unteren Abschnitte der Nierenkanälchen im Harnsediment: amorphe -, Wachs- und Zellzylinder; Vorkommen bei Nierenerkrankungen, Fieber, Herzinsuffizienz
Zyste: durch eine Kapsel abgeschlossener Gewebshohlraum mit flüssigem Inhalt; „echte" Zysten sind mit Epithel ausgekleidet
Zystenlunge: polyzystische Lunge; liegt eine großzystische Form vor, spricht man von „Sacklunge", die kleinzystische Form heißt „Schwammlunge"
Zystenniere: polyzystische Nierendegeneration oft kombiniert mit Zystenbildungen in Leber, Lungen, Pankreas und Milz; infantile Form und Erwachsenenform (autosomal-dominant erblich), häufigste hereditäre Erkrankung, die zur terminalen Niereninsuffizienz führen kann; weitere mögliche extrarenale Veränderungen sind intrakranielle Aneurysmen, Kolondivertikulose, Mitralklappenprolaps
Zystitis: „Harnblasenentzündung", genauer: Entzündung der Harnblasenschleimhaut
Zystozele, Blasenhernie: Vorfall der Harnblase in einen Bruchsack
Zytomegalie: Nephrologie: bes. bedeutsam ist die disseminierte CMV-Infektion (Virus der Herpesgruppe) beim immunsupprimierten Transplantationspatient; Nachweis durch intranukleäre Einschlußkörper, Titeranstieg virusspezifischer IgM-Antikörper
Zytoplasma, Zellplasma: von den Zellorganellen durchsetzter Raum in den Zellen in dem Glukosestoffwechsel, Fettsäuresynthese, Porphyrinsynthese, Aktivierung von Aminosäuren und Übertragung auf die t-RNS usw. stattfinden; lebhafter Stoffaustausch mit den Mitochondrien

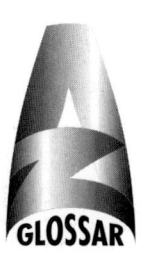

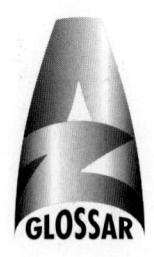

Zytostatika: „Zellgifte", die die Zellteilung auf verschiedenen Ebenen (je nach Substanzklasse) verhindern/verzögern bzw. ihren Ablauf unterbrechen/stören; vorzugsweise zur Therapie maligner Tumoren oder Systemerkrankungen, selten als Immunsuppressivum (Transplantationsmedizin)
zytotoxisch: zellauflösend, zellvergiftend, zellschädigend
zytotoxische Zellen: immunkompetente Zellen (sensibilisierte T-Lymphozyten, Monozyten, Makrophagen), die über direkten Kontakt zur Zellvernichtung bestimmter Zielzellen führen
Zytotoxizität: Auflösung von Zellen mit bestimmtem Oberflächenantigen (z.B. als Transplantationsantigene oder durch passiv adsorbierte Viren oder Medikamente) durch zytotoxische Zellen oder Antikörper
zytotrop: zellgerichtet
zytozid: zelltötend

22. Literaturverzeichnis

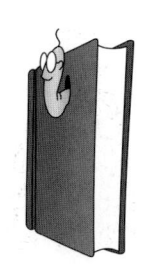

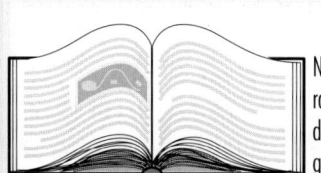

Literatur

Nachfolgend sind Quellen und weiterführende Literatur rund um die DialyseF!bel aufgeführt. Die in der ersten Auflage der DialyseF!bel bewährte Vorgehensweise, hauptsächlich deutschsprachige Übersichten zu zitieren, wird beibehalten. Der interessierte Leser findet hier ein breites Informationsangebot. Für detaillierte Fragestellungen helfen die medizinisch-wissenschaftlichen Abteilungen der Industrie gerne weiter. Wer Zugriff auf einen Computer mit Modem hat, mag zur Literatursuche vielleicht lieber auf Datenbanken zugreifen.

Natürlich kann man sich Literatur auch suchen lassen, was aber nicht gebührenfrei ist. Eine wertvolle Wissensquelle ist die Deutsche Zentralbibliothek für Medizin in Köln (zbmed), die größte medizinische Bibliothek in Europa. Anschrift: Joseph-Stelzmann-Str. 9, 50924 Köln; Telefon 0221/4 78 56 00; Telefax 0221/4 78 56 97.

Altmeyer, P./C. Nüchel: „Hautveränderungen nach Nierentransplantation";
Dt. Ärztebl. 91 (1994) A-3196–A-3201
Arntz, H.-R.: „Kardiopulmonale Reanimation beim Erwachsenen";
Dtsch. med. Wschr. 118 (1993) 1289-1292
Aweeka, F.T.: „Drug reference table"; in Schrier, R.W./J.G. Gambertoglio (Hrsg.): „Handbook of Drug Therapy in Liver and Kidney Disease"; Little, Brown & Comp., Boston/Toronto/London 1991

Balaskas, E.V./Z.Y. Yuan/A. Gupta/H.E. Meema/G. Blair/J. Bargman/D.G. Oreopoulos: „Long-term continuous ambulatory peritoneal dialysis in diabetics"; Clin. Nephrol. 42 (1994) 54-62
Baust, H.-J.: „Das akute Nierenversagen"; Dt. Ärztebl. 86 (1989) B-2399–B-2401
Baz, M./C. Durand/A. Ragon/K. Jaber/D. Andrieu/T. Merzouk/R. Purgus/M. Olmer/J. Reynier/Y. Berland: „Using ultrapure water in hemodialysis delays carpal-tunnel syndrome";
Int. J. Artif. Organs 14 (1991) 681-685
Becker, F.F./W. Brosinsky: „Hygiene und Desinfektion im Dialysezentrum. Was ist notwendig – was ist überflüssig? Arbeitssicherheit und Umwelt-Aspekte"; Vortrag, 4. Mitteldeutsche Dialyse-Fachtagung für Pflegekräfte und Ärzte, Erfurt, 5./6.5.95
Beisiegel, U./D. Ameis/H. Will/H. Greten: „Hypertriglyceridämie und Arteriosklerose";
Internist 36 (1995) 357-361
Bennett, W.M.: „Guide to drug dosage in renal failure";
Clin. Pharmacokinet. 15 (1988) 326-354
Benz, R./J. Siegfried/B. Teehan: „Carpal tunnel syndrome in dialysis patients: Comparison between continuous ambulatory peritoneal dialysis and hemodialysis population";
Am. J. Kidney Dis. 11 (1988) 473-476
Bergström, J./P. Fürst/A. Alvestrand/B. Lindholm: „Protein and energy intake, nitrogen balance and nitrogen losses in patients treated with CAPD"; Kidney Int. 44 (1993) 1048-1057
Bethge, C.: „Grenzwerthypertonie: So vermeiden Sie diagnostische Irrtümer";
Therapiewoche 41,35 (1991), 2158-2163
Biesenbach, G./P. Grafinger/W. Kaiser/P. Stölzl/U. Stuby/J. Zazgornik: „Überlebensrate und Todesursachen insulinpflichtiger Diabetiker in einem Langzeit-Dialyseprogramm";
medwelt 42 (1991) 404-408
Blum, H.E./F.v. Weizsäcker: „Der HBsAg-negative, anti-HBc/anti-HBs-positive Patient";
Internist 32 (1991) 262-266

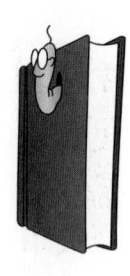

Böckmann, R.-D./H. Frankenberger: „Durchführungshilfen zum Medizinproduktegesetz";
Verlag TÜV Rheinland GmbH, Köln 1994
Bommer, J./D. Gemsa/R. Waldherr/J. Kessler/E. Ritz: „Stimulation von Makrophagen durch Plastikpartikel aus Dialyseschläuchen"; Mitt. Klin. Nephrologie XIV (1985) 8-16
Brass, H./P. Scigalla/M. Baldus (Hrsg.): „Erythropoietin Therapie"; Dustri-Verlag
Dr. Karl Feistle, München-Deisenhofen 1992
Brass, H./Th. Philipp/W. Schulz (Hrsg.): „Manuale nephrologicum"; Dustri-Verlag
Dr. Karl Feistle, Deisenhofen 1994
Brech, W.J.: „Hämodynamische Aspekte und Komplikationen einer Dialysefistel"; in:
„Dialyse 1989"; Wissenschaftliche Verlagsgesellschaft mbH Stuttgart, 116-125
Bretzel, R.G.: „Hypertonie, Mikroalbuminurie und Insulinresistenz bei Diabetes mellitus";
Wien. Klin. Wochenschr. 106/24 (1994) 774-792
Brittinger, W.D.: „Gefäßzugänge bei Dialysepatienten"; Dialyse-Journal 9/1984, GZ2-GZ12
Brunkhorst, R./E. Wrenger/K.M. Koch: „Klinische Erfahrungen mit der nächtlichen intermittierenden Peritonealdialyse"; Dtsch. med. Wschr. 118 (1993) 6-12
Brunori, G.: „Comparison of nutritional status in PD and HD patients";
Nieren- und Hochdruckkrankheiten 23 (1994) S121-S125
Bundschu, D.: „Adäquate Dialyse, PET, Kt/V und wöchentliche Kreatininclearance";
Baxter CAPD News, Volume 5, Nr. 3, 2-11

Capelli, J.P./H. Kushner/Th. Camiscioli/Sh.-M. Chen/N.M. Stuccio-White: „Factors Affecting Survial of Hemodialysis Patients Utilizing Urea Kinetic Modeling"; Am. J. Nephrol. 12 (1992) 212-223
Charra, B./E. Calemard/M. Ruffet/Ch. Chazot/J.-Cl. Terrat/T. Vanel/G. Laurant: „Survial as an index of adequacy of dialysis"; Kidney Int. 41 (1992) 1286-1291
Churg, A./J. Churg: „Systemic Vasculitides"; Igaku-Shoin, New York Tokyo 1991
Colombi, A./R. Martin: „Metabolische Aspekte der CAPD: Kohlehydrat-, Fett- und Calciumstoffwechsel"; Vortrag, 4. Berliner Dialyseseminar, 6./7.12.1991
Colombi, A.: „Hämodialyse-Kurs"; Ferdinand Enke Verlag, 5. Auflage, Stuttgart 1991
Colombi, A.: „Akutes Abdomen unter kontinuierlicher ambulanter Peritonealdialyse (CAPD)"; Nieren- und Hochdruckkrankheiten 23 (1994) Suppl. 2, S137-S140
Colombi, A.: „Kontinuierliche ambulante Peritonealdialyse (CAPD) und verwandte Verfahren"; Ferdinand Enke Verlag, 2. Auflage, Stuttgart 1996

D'Alessandro, A.M./J.S. Melzer/J.D. Pirsch/H.-W. Sollinger/M. Kalayoglu/W.B. Vernon/
F.O. Belzer/J.R. Starling: „Tertiary hyperparathyroidism after renal transplantation: Operative indications"; Surgery 106 (1989) 1049-1056
Daschner, F. (Hrsg.): „Umweltschutz in Klinik und Praxis";
Springer-Verlag Berlin Heidelberg New York 1994
Daschner, F.: „Das Geschäft mit Müll aus Praxis und Klinik";
Dt. Ärztebl. 85 (1988) B-799–B-800
Daul, A.E./R.F. Schäfers/R.R. Wenzel/H. Loew/R. Windeck/T. Philipp: „Akute Hämolyse mit nachfolgender lebensbedrohlicher Pankreatitis bei Hämodialyse";
Dtsch. med. Wschr. 119 (1994) 1263-1269
Daul, A.E./R.R. Wenzel/K. Wagner/R.F. Schäfers/D. Paar/T. Philipp: „Kontinuierliche Hämodialyse (CVVHD) unter Verwendung einer bicarbonatgepufferten Elektrolytlösung als Dialysat";
Intensiv- und Notfallbehandlung 18 (1993) 140-146
DCCT „The DCCT Research Group: The effect of intensive treatment of diabetes on the development and progression of long-term complications in insulin-dependent diabetes mellitus"; New Engl. J. Med. 329 (1993) 977-986
Deenstra, M./J.R.E. Haalboom/A. Struyvenberg: „Decrease of plasma potassium due to inhalation of beta-2-agonists. Absence of an additional effect of intravenous theophylline";
Europ. J. clin. Invest. 18 (1987) 162-169
Deetjen, A./R. Schäfer/A. Pangerl/W. Meyer-Sabellek/A. Heidland: „Antihypertensive Therapie mit Carvedilol, einem vasodilatierenden Betablocker, bei Patienten unter chronischer Hämodialyse"; Z. Kardiol. 83 (1994), Suppl. 1, 182

Demers, H.G./G. Siebold/J. Geyer/D.J. Schielke/D. Höffler: „Dialyse ohne Shunt: Silikonkatheter im rechten Vorhof"; Nieren- und Hochdruckkrankheiten 15 (1986) 460-462
Dennhöfer, L.: „Hepatitis-B-Schutzimpfung. Zum Problem der ungenügenden Anti-HBs-Bildung", Dtsch. med. Wschr. 115 (1990) 1560-1565
Derfler, K./M.M. Hirschl/P. Fasching/Th. Maza/G. Heinz/W. Waldhäusl: „Prognose von Typ-I-/Typ-II-Diabetikern mit terminaler Niereninsuffizienz bzw. unter Nierenersatztherapie"; Diabetes und Stoffwechsel 1 (1992) 212-217
Dettli, L.: „Elimination kinetics and dosage adjustment of drugs in patients with kidney disease"; Progr. Pharmacol. 1 (1977) 1-34
Diglas, J./C. Willinger/U. Neu/K. Irsigler: „Morbidität und Letalität bei Typ-I- und Typ-II-Diabetikern nach Diagnose einer diabetischen Retinopathie";
Dtsch. med. Wschr. 117 (1992) 1703-1708
DIN 13097 Teil 1: „Medizinische Kanülen"
DIN 19604: „Natriumchlorid zur Wasseraufbereitung, Technische Lieferbedingungen"
DIN 1988 Teil 4: „Technische Regeln für Trinkwasser-Installationen (TRWI)"
DIN 57107/VDE 0107/6.81: „Errichten und Prüfen von elektrischen Anlagen in medizinisch genutzten Räumen"
DIN 57750 Teil 206/VDE 0750 Teil 206: „Elektromedizinische Geräte, Hämodialysegeräte, Besondere Festlegungen für die Sicherheit"
DIN 57751 Teil 1/VDE 0751 Teil 1: „Instandsetzung, Änderung und Prüfung von medizinischen elektrischen Geräten"
DIN 57834/VDE 0834/08.82: „Lichtruftechnik"
DIN 58352 Teil 1: „Extrakorporaler Kreislauf, Hämodialyse, Begriffe"
DIN 58352 Teil 2: „Extrakorporaler Kreislauf, Hämodialyse, Hauptmaße der Komponenten"
DIN 58352 Teil 3: „Extrakorporaler Kreislauf, Hämodialyse, Dialysatoren und Blutschlauchsysteme aus Kunststoffen, Anforderungen, Prüfung"
DIN 58352 Teil 4: „Extrakorporaler Kreislauf, Hämodialyse, Farbkennzeichnung"
DIN 58946 Teil 1: „Sterilisation, Dampfsterilisation für medizinische Sterilisiergüter, Begriffe"
DIN 58949 Teil 1: „Desinfektion, Dampfdesinfektionsapparate, Begriffe"
DIN IEC 601 Teil 1/VDE 0750 Teil 1/05.82: „Sicherheit elektromedizinischer Geräte. Allgemeine Festlegungen"
DIN VDE 0753 Teil 4: „Anwendungsregeln für Hämodialysegeräte"
(Alle DIN/VDE sind zu beziehen über: Beuth Verlag GmbH, Burggrafenstr. 6, 10772 Berlin, Telefon 030/26012260, Fax 030/26011260)
Dominiak, P.: „Stand und Probleme der ACE-Hemmer-Behandlung";
Z. Allg. Med. 71 (1995) 587-594
Dormann, A./M. Lindig/A. Schäffler/K. Weber: „Problemfälle der Arzneitherapie"; in Braun, J. (Hrsg.): „Klinikleitfaden Innere Medizin", Jungjohann Verlag, 5. Auflage, Neckarsulm 1994
Doyle, G.D./J.F. Donohue/M. Carmody/M.S. Laher/H. Greb/M. Volz: „Pharmacokinetics of amlodipine in renal impairment"; Eur. J. Clin. Pharmacol. 36 (1989) 205-208
Drauschke, S./H. Martiny/E. Jager: „Klassifizierung und Entsorgung von Dialyseabfällen auf der Grundlage mikrobiologischer Untersuchungen"; in Knoll, K.H. (Hrsg.): Angewandte Krankenhaushygiene Marburg, Band 4, 1990, 383-390
Drüeke, T.B.: „Beta-2-Mikroglobulin-Amyloidose: Ein aktueller Überblick";
Vortrag, 4. Berliner Dialyseseminar, 6./7.12.1991
Drüeke, T.B.: „Neuere Aspekte der Pathogenese des sekundären Hyperparathyreoidismus bei Niereninsuffizienz"; Spektrum der Nephrologie 8 (1995) 3-14
Dupont, A.G.: „Carvedilol and the kidney"; Clin. Investig. 70 (1992) 127-131

Edel, H.H.: „Akutes Nierenversagen"; in: Riecker, G. (Hrsg.): „Therapie innerer Krankheiten", Springer Verlag Berlin Heidelberg New York, 7. Auflage, 1991
Edel, H.H.: „Nierenkrankheiten in der Schwangerschaft"; Internist (1988) 29:601-605
Eigler, J./H. Dobbelstein: „Chronische Niereninsuffizienz"; in: Riecker, G. (Hrsg.): „Therapie innerer Krankheiten", Springer Verlag Berlin Heidelberg New York, 7. Auflage, 1991
Eigler, J./H. Dobbelstein: „Arzneimitteldosierung und -nebenwirkungen bei chronischer Niereninsuffizienz"; Dt. Ärztebl. 88, Heft 39, 1991, 3223-3230

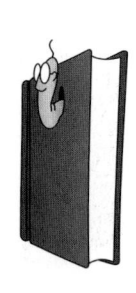

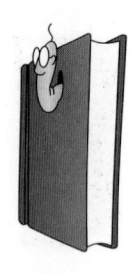

Elmadfa, I./W. Aign/E. Muskat/D. Fritzsche/H.-D. Cremer: „Die große GU Nährwert Tabelle";
Gräfe und Unzer, München 1993
Erhard, J./A.E. Daul/F.-W. Eigler: „Organspende und Organkonservierung";
Dt. Ärztebl. 92 (1995) A-43–A-49
Essen, R.v.: „Hirudin – Renaissance eines altbekannten Antithrombotikums?";
Der Bay. Int. 15 (1995) 24-28

Falkenhagen, D./P. Ahrenholz: „The National Cooperative Dialysis Study: Eine klinisch relevante Applikation eines kinetischen Modells für die chronische Hämodialyse";
Dialyse-Journal 20 (1987) 2-13
Federlin, K./R.G. Bretzel/B.J. Hering: „Inselzelltransplantation";
Dt. Ärztebl. 1995; 92; A-112-121
Finke, K.: „Dialysetherapie"; in: Riecker, G. (Hrsg.): „Therapie innerer Krankheiten";
Springer Verlag Berlin Heidelberg New York, 7. Auflage, 1991
First, M.R.: „Long-term Complications After Transplantation";
Am. J. Kidney Dis. 22 (1993) 477-486
Fischbach, M./G. Hamel/U. Simeoni/J. Geisert: „Phosphate Dialytic Removal: Enhancement of Phosphate Cellular Clearance by Biofiltration"; Nephron 62 (1992) 155-160
Fleischmann, E./F.C. Luft/J. Mann: „Die Kontrastmittelnephropathie";
Nieren- und Hochdruckkrankheiten 22 (1993) 177-186
Floege, J./R. Brunkhorst/H.-J. Gröne: „Primäre Glomerulonephritiden";
Internist 36 (1995) 193-206
Franz, E. (Hrsg.): „Blutreinigungsverfahren"; Georg Thieme Verlag
Stuttgart New York, 4. Auflage 1990
Franz, H.E./T. Risler (Hrsg.): „Klinische Nephrologie: Handbuch für Klinik und Praxis";
ecomed Verlagsgesellschaft mbH & Co. KG, Landsberg/Lech 1993
Frei, U./R. Schindler: „Probleme im Langzeitverlauf nach Nierentransplantation";
Internist 36 (1995) 263-269
Frei, U.: „Organtransplantation in der Krise?"; Z. Allg. Med. 71 (1995) 685-686
Frei, U.: „Stand der Nierentransplantation"; Z. Allg. Med. 71 (1995) 897-903
Frey, F.J.: „Neue Wege der Immunsuppression"; Vortrag, 19. Nephrologisches Seminar, Heidelberg, 9.-11.3.1995
Friedberg, V.: „Die medikamentöse Therapie des Schwangerschaftshochdrucks";
Internist 29 (1988) 596-600
Frosch, P.J.: „Die Kontakturtikaria"; Sandorama 2/1994, 4-9

Ganten, D./E. Ritz (Hrsg.): „Lehrbuch der Hypertonie"; F. K. Schattauer Verlag
Stuttgart New York 1985
Gerken, G./K.-H. Meyer zum Büschenfelde: „Virale Hepatitiden. Neue Entwicklungen in der Diagnostik"; Dt. Ärztebl. 88 (1991) A-1173–A-1182
Gerritzen, A./U. Klehr/B. Scholt/R. Kaiser/G. Lutzke/J. Ferber/K.E. Schneweis: „Infektionsrisiko durch Hepatitis-C-Virus bei der Hämodialyse"; Kassenarzt 43 (1992) 46-50
Gielow, L.: „Therapeutische Strategie beim chronisch Nierenkranken";
Der Bay. Int. 9 (1989) 31-37
Gielow, L.: „Diagnostik und Therapie des hypertensiven Notfalls";
Der Bay. Int. 15 (1995) 36-41
Girndt, J.: „Nieren- und Hochdruckkrankheiten"; Schattauer Verlag Stuttgart New York 1990
Goeser, T./L. Theilmann: „Neuere Erkenntnisse in Diagnostik und Therapie der Hepatitis-C-Virusinfektionen"; Inn. Med. 19 (1992) 48-51
Gokal, R./K.D. Nolph (Hrsg.): „The Textbook of Peritoneal Dialysis"; Kluwer Academic Publishers, Dordrecht-Boston-London, 1994
Gotch, F.: „Application of urea kinetic modeling to adequacy of CAPD therapy";
Adv. Perit. Dial. 6 (1990) 178-180
Gotch, F.A./J.A. Sargent: „A mechanistic analysis of the National Cooperative Dialysis Study (NCDS)"; Kidney Int. 28 (1985) 526
Graybar, G.B./L.L. Bready: „Anesthesia for Renal Transplantation"; Nijhoff, Den Haag 1987

Greger, B./H. Ebel/H. Lange/M. Rothmund: „Kombinierte Nieren- und Pankreastransplantation beim diabetischen Spätsyndrom"; Dtsch. med. Wschr. 119 (1994) 1399-1402
Gretz, N./A. Prinz/S. Giovanetti/M. Strauch: „Schlemmertips für Nierenkranke";
TM-Verlag Hameln 1986
Grützmacher, P.: „Atherogene Risikofaktoren bei chronischer Niereninsuffizienz";
Fortschr. Med. 109 (1991) 37-38
Guder, W.G./H. Lang: „Pathobiochemie und Funktionsdiagnostik der Niere";
Springer Verlag Berlin Heidelberg 1991
Guttmann, R.D.: „Long-Term Problems of Renal Transplantation";
Transplant. Proc. 24 (1992) 1741-1743
Gutzler, F.: „Bioverfügbarkeit von Ciclosporin"; Inn. Med. 19 (1992) 52-55

Haider, M./M. Kentsch/H. Schad: „Intensivmedizinische Intervention bei der Gestose";
Internist 33 (1992) 75-84
Hammer, C.: „Xenotransplantation. Kann sie halten, was sie verspricht?";
Dt. Ärztebl. 92 (1995) A-133–A-137
Haraldsson, B.: „Assessing the peritoneal dialysis capacities of individual patients";
Kidney Int. 47 (1995) 1187-1198
Hasslacher, Ch./E. Ritz: „Die diabetische Nephropathie";
Dt. Ärztebl. 88 (1991) A-2632–A-2637
Hasslacher, Ch.: „Diagnostik und Therapie der diabetischen Nephropathie";
Fortschr. Med. 36 (1990) 694-697
Hastka, J./J.J. Lasserre/A. Schwarzbeck/R. Hehlmann/M. Strauch: „Zinkprotoporphyrin als Alternative zu Ferritin bei Steuerung der Eisensubstitution erythropoietinbedürftiger Dialysepatienten"; Nieren- und Hochdruckkrankheiten 22 (1991) 697-700
Heeg, P./A. Bernau: „Zehn Regeln für die Hygiene in der Praxis";
Dtsch. med. Wschr. 117 (1992) 588-593
Heese, A./K.-P. Peters/H.-U. Koch/H. Hahn/B. Riedl/O.P. Hornstein: „Allergien und Intoleranzreaktionen gegen Latex-Handschuhe im medizinischen Fachbereich";
Dt. Ärztebl. 86 (1989) B-2409–B-2414
Heese, A./K.-P. Peters/H.U. Koch/O.P. Hornstein: „Soforttyp-Allergien gegen Latexhandschuhe"; Dt. Ärztebl. 92 (1995) A-2914–A-2922
Heidbreder, E./A. Heidland: „Störungen des Säure-Basen-Haushaltes";
Dt. Ärztebl. 89 (1992) A1-3032–A1-3040
Held, E.: „Antibiotika-Dosierung bei Niereninsuffizienz"; Der Bay. Int. 11 (1991) 35-44
Held, P.J./F.K. Port/M.N. Turenne/D.S. Gaylin/R.J. Hamburger/R.A. Wolfe: „Continuous ambulatory peritoneal dialysis and hemodialysis: comparison of patient mortality with adjustment for comorbid conditions"; Kidney Int. 45 (1994) 1163-1169
Held, P.J./N.W. Levin/R.R. Bocbjerg/M.V. Pauly/L.H. Diamond: „Mortality and duration of hemodialysis treatment" JAMA 265 (1991) 871-875
Held, P.J./R.A. Wolfe/D.S. Gaylin/F.K. Port/N.W. Levin/M.N. Turenne: „Analysis of the association of dialyzer reuse: Practices and patient outcomes";
Am. J. Kidney Dis. 23 (1994) 692-708
Hepp, W. (Hrsg.): „Dialyseshunt-Chirurgie"; Dr. Dietrich Steinkopff Verlag, Darmstadt 1996
Herzberg, J.J.: „Nichtsteroidale Therapie von Dermatitiden mit Gerbstoffen";
der kinderarzt 20 (1989) 742-744
Hess, G.: „Virushepatitiden vom Typ C, D und E: Virologische Diagnostik, Epidemiologie und klinischer Verlauf"; Internist 32 (1991) 244-248
Hetzel, G.R./B. Grabensee: „Systemische Amyloidosen. Pathogenese, Klinik, Therapie";
Dtsch. med. Wschr. 120 (1995) 1479-1485
Hierholzer, K./R.F. Schmidt (Hrsg.): „Pathophysiologie des Menschen";
VCH Verlagsgesellschaft mbH, Weinheim 1991
Hiller, E.: „Niedermolekulare Heparine"; Der Bay. Int. 15 (1995) 18-24
Himmelsbach, F.A./E. Köhler/B. Zanker/E. Wandel/G. Krämer/T. Poralla/K.-H. Meyer zum Büschenfelde/H. Köhler: „Baclofenintoxikation bei chronischer Hämodialyse und Nierentransplantation"; Dtsch. med. Wschr. 117 (1992) 733-737

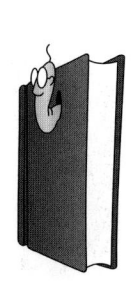

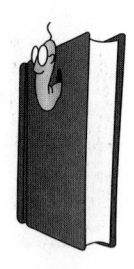

Höffler, D.: „Tabulae Hypertonicae"; Aesopus Verlag, 2. Auflage, Basel 1985
Hoffmann, R.M.: „Standardbehandlung der Hepatitis C"; Z. Allg. Med. 71 (1995) 1129-1132
Höfling, B./K.v. Hoyningen-Huene: „Die ambulante automatische 24-h-Blutdruckmessung"; Steinkopff Verlag Darmstadt 1992
Hollenbeck, M./B. Grabensee: „Hämolytisch-urämisches Syndrom und thrombotisch-thrombozytopenische Purpura im Erwachsenenalter"; Dtsch. med. Wschr. 118 (1993) 69-75
Holzgreve, H.: „Therapie der Altershypertonie"; Münch. med. Wschr. 136 (1994) 406-407
Hubmann, R./J. Zazgornik/Ch. Gabriel/B. Garbeis/B. Blauhut: „Hepatitis C virus – does it penetrate the hemodialysis membrane?"; Nephrol. Dial. Transplant. 10 (1995) 541-542
Hüting, J.: „Kardiovaskuläre Mortalität bei Patienten mit terminaler Niereninsuffizienz – Parameter einer adäquaten Nierenersatztherapie"; Herz/Kreisl. 25 (1993) 343-350

Jager, E./H. Rüden: „Hygieneanforderungen an die Entsorgung von Praxisabfällen"; Dt. Ärztebl. 86 (1989) B-1874–B-1878
Jaspersen, D.: „Gastrointestinale Komplikationen der chronischen Niereninsuffizienz"; Münch. med. Wschr. 134 (1992) 207-208
Jilg, W.: „Aktive und passive Prävention der Virushepatitiden"; Internist 32 (1991) 249-255
Josephs, W./H.-J. Odenthal: „Kardiale Manifestationen der terminalen Niereninsuffizienz"; Dtsch. med. Wschr. 120 (1995) 141-144
Josephs, W./H.J. Odenthal/P. Lenga/H.W. Wiechmann: „Klinik und Determinanten einer diastolischen Funktionseinschränkung bei urämischer Kardiomyopathie"; Inn. Med. 17 (4/90) 99-102
Joss, R./A. Goldhirsch/K. Brunner: „Komplikationen im Bereich der Niere und der ableitenden Harnwege im Verlauf von Tumorkrankheiten"; Schweiz. med. Wschr. 110 (1980) 390-395

Kabelitz, D.: „Perspektiven der Transplantationsimmunologie"; Dt. Ärztebl. 88 (1991) A-33-36
Kang, P.M./A.J. Landau/R.T. Eberhardt/W.H. Frishman: „Angiotensin II receptor antagonists: A new approach to blockade the renin-angiotensin system"; Am. Heart J. 127 (1994) 1388-1401
Kathrein, H.: „Duplexsonographie von Dialyseshunts"; Springer Verlag Berlin Heidelberg New York 1991
Kaufmann, W.: „Risikofaktor Hypertonie: Bedeutung für die Entstehung einer zerebralen, kardialen und renalen Insuffizienz"; Therapiewoche 39 (1989) 782-791
Keane, W.F./S.I. Vas: „Peritonitis"; in: Gokal, R./K.D. Nolph (Hrsg.): „The Textbook of Peritoneal Dialysis"; Kluwer Academic Publishers, Dordrecht-Boston-London, 1994, 473-501
Keller, E./P. Reetze/P. Schollmeyer: „Drug therapy in patients undergoing continuous ambulatory peritoneal dialysis: clinical pharmacokinetic considerations"; Clin. Pharmacokinet. 18 (1990) 104-117
Keller, F./A. Schwarz: „Pharmakokinetik bei Niereninsuffizienz"; Gustav Fischer Verlag, Stuttgart New York, 1987
Keller, F.: „Pharmakokinetik bei Niereninsuffizienz"; in: Brass, H./Th. Philipp/W. Schulz: „Manuale nephrologicum", Dustri Verlag Dr. Karl Feistle, Deisenhofen 1994
Keller, R./W. Hummerich (Hrsg.): „Klinischer Leitfaden durch das Labor"; Biermann Verlag, Zülpich 1991
Kemkes, B.M.: „Shunt-Fibel"; Bibliomed Medizinische Verlagsgesellschaft Melsungen 1980
Kemkes-Matthes, B.: „Das Protein-C-Protein-S-System: Ein wichtiger antikoagulatorischer Faktor"; Fortschr. Med. 112 (1994) 375-376
Khanna, R./K.D. Nolph/D.G. Oreopoulos: „The Essentials of Peritoneal Dialysis"; Kluwer Academic Publishers, Dordrecht-Boston-London, 1993
Kilian, J./H.H. Mehrkens: „Anästhesie für operative Eingriffe bei Dialysepatienten"; in: Franz, H.E. (Hrsg.): „Blutreinigungsverfahren", Georg Thieme Verlag, Stuttgart New York, 4. Auflage 1990
Klein, J./H.H. Malluche: „Renale Osteopathie"; in: Franz, H.E./T. Risler (Hrsg.): „Klinische Nephrologie", ecomed Verlagsgesellschaft mbH & Co. KG, Landsberg/Lech 1993
Kliem, V./M. Hartmann/ R. Huber/R. Lühmann/H. Bliesath/W. Wurst/J. Bahlmann: „The pharmacokinetics of pantoprazole are not influenced by hemodialysis"; Naunyn-Schmiedeberg's Arch. Pharmacol. 349, Suppl. R 2, 1994, 7

Kliem, V./R. Brunkhorst/U. Frei: „Nierentransplantation bei Patienten mit Erkrankungen des Gastrointestinaltrakts und der Leber"; Dtsch. med. Wschr. 120 (1995) 1673-1677

Klinge, O./H. Müller: „Die Bedeutung des Kanülenschliffs für die Pathogenese von Spritzen-Abszeß und -Empyem"; Dt. Ärztebl. 87 (1990) A-3742–A-3746

Klingel, W./E. Wandel/G. Hafner/K.-H. Meyer zum Büschenfelde/H. Köhler: „Minimalheparinisierung bei Dialysepatienten mit erhöhter Blutungsgefährdung"; DMW 118 (1993) 1878-83

Knauf, M./S. Eren/P. Hahn/R. Hettich: „Das Karpaltunnelsyndrom bei Dialysepatienten"; medwelt 42 (1991) 431-435

Konner, K.: „Neuere Möglichkeiten beim Shuntverschluß"; Vortrag, 4. Berliner Dialyseseminar, 6./7.12.1991

Konner, K.: „Aktuelle Probleme des Gefäßzugangs"; Vortrag, 19. Nephrologisches Seminar, Heidelberg, 9.-11.3.1995

Konner, K.: „Die Vena-subclavia-Punktion – zu gefährlich?"; Vortrag, 8. Berliner Dialyseseminar, 8./9.12.1995

Kopp, K. F.: „Die präterminale Niereninsuffizienz: Pathophysiologie und Verlauf"; Der Bay. Int. 12 (1992) 13-18

Kopp, K.F.: „Single-Needle – Neu: Cross over"; Vortrag auf dem nephrologischen Jahresgespräch der Deutschen Dialysegesellschaft niedergelassener Ärzte, Kassel 5./6.10. 1991

Köstler, E./M.O. Doss: „Porphyria cutanea tarda (chronische hepatische Porphyrie"; Dtsch. med. Wschr. 120 (1995) 1405-1410

Kotthoff, G./B. Haydous/E. Beiersmann/A. Riedel: „Eiweißbilanzierte Diät für chronisch Nierenkranke"; Verlag Hygieneplan, 2. Auflage, Bad Homburg 1995

Kraemer-Hansen, H./D. Henne-Bruns/B. Kremer: „Probleme der Langzeitimmunsuppression nach Organtransplantationen"; Dtsch. med. Wschr. 119 (1994) 807-812

Krämer, B.K./T. Risler: „Sport und Niere"; Internist 33 (1992) 150-153

Kramme, R.: „Klinikdialysen. Was muß man bei der Einrichtung beachten?"; KrankenhausTechnik, November 1994, 42-45

Krause, R.: „Prävention der renalen Osteopathie"; Vortrag Workshop „Prävention der renalen Osteopathie", LÄK Hessen, Bad Nauheim, 28.1.1995

Krönung, G.: „Gefäßzugänge für die akute und chronische Dialyse"; in: „Dialyse für Krankenpflegeberufe"; Georg Thieme Verlag Stuttgart New York, 1992, 27-46

Krönung, G.: „Shuntpunktion und Pflege aus der Sicht des Gefäßchirurgen"; in: „Dialyse 1990"; Wissenschaftliche Verlagsgesellschaft mbH Stuttgart, 1990, 75-80

Krück, F. (Hrsg.): „Pathophysiologie Pathobiochemie"; Urban & Schwarzenberg; München Wien Baltimore, 2. Auflage, 1994

Kuhlmann, U./D. Walb: „Nephrologie"; Georg Thieme Verlag Stuttgart New York, 2. Auflage 1994

Küntzle, W.: „Sechs Jahre Erfahrung mit Dialyse-Grundkurs für neue Pflegekräfte"; Die Schwester/Der Pfleger 34 (1995) 586-587

Land, W./W.-D. Illner/P. Petersen: „Pankurin nach Pankreastransplantation"; Münch. med. Wschr. 136 (1994) 753-756

Land, W.: „Bittere Pille. Zur Langzeitprognose nach Nierentransplantation"; Münch. med. Wschr. 136 (1994) 201

Langmaack, H./G. Ußkereit: „Hygienepläne im Krankenhaus"; Bundesgesundhbl. 31 (1988) 391-400

Laurent, G./B. Charra: „Long slow hemodialysis: Complications – long term survial. The Tassin results"; Vortrag, Nephrologisches Jahresgespräch der Deutschen Dialysegesellschaft niedergelassener Ärzte, Weimar, 29./30.10.1994

Laurent, G./E. Calemard/B. Charra: „Long dialysis: A review of fifteen years experience in one centre 1968-1983"; Proc. EDTA 20 (1983) 122-135

Lauster, F./E. Held: „Fortschritte medikamentöser Therapie in der Nephrologie"; Münch. med. Wschr. 26 (1992) 425

Lauterbach, A.: „Pflege von dialysepflichtigen Patienten im Krankenhaus"; Die Schwester/Der Pfleger 34 (1995) 573-577

Lederle, R.-M.: „Die ambulante 24-Stunden-Blutdruckmessung"; Z. Allg. Med. 70 (1994) 7-12

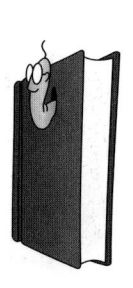

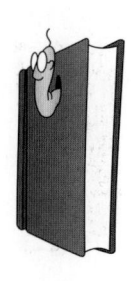

Lee, C.C./T.C. Marbury: „Drug therapy in patients undergoing haemodialysis: clinical pharmacokinetic considerations"; Clin. Pharmacokinet. 9 (1984) 42-66
Levin, N.W.: „Adequacy of Dialysis"; Am. J. Kidney Dis. 24 (1994) 308-315
Lewrenz, H/B. Friedel: „Nierenerkrankungen"; in: „Krankheit und Kraftverkehr"; Schriftenreihe des Bundesministeriums für Verkehr, Heft 71, 32-33, Bonn 1992
Licata, G./R. Scaglione/A. Ganguzza/G. Parrinello/R. Costa/G. Merlino/S. Corrao/P. Amato: „Effects of amlodipine on renal haemodynamics in mild to moderate hypertensive patients"; Eur. J. Clin. Pharmacol. 45 (1993) 307-311
Lins, R.L./I. de Clercq/M. Hartmann/R. Huber/H. Bliesath/R. Lühmann/W. Wurst: „Pharmacokinetics of the proton pump inhibitor Pantoprazole in patients with severe renal impairment"; Gastroenterology, Vol. 106 (1994), No. 4, Part 2, A 126
Lison, A.-E.: „Vorbereitung des Empfängers auf die Nierentransplantation"; Z. Tx. Med. 2 (1990) 55-58
Lison, A.E./B. Buchholz: „Spezifische Immunsuppression mit OKT 3"; Wolfgang Pabst Verlag Lengerich 1989
Lode, H./T. Schaberg: „Wichtige Infektionen bei Dialysebehandlung – therapeutische Strategien"; Vortrag, 8. Berliner Dialyseseminar, 8./9.12.1995
Loeprecht, H./P. Proschek/H.E. Franz: „Gefäßzugänge für extrakorporale Verfahren"; in: „Blutreinigungsverfahren", Georg Thieme Verlag Stuttgart · New York, 1990, 464-478
London, N.J./S.M. Farmery/E.J. Will/A.M. Davison/J.P.A. Lodge: „Risk of neoplasia in renal transplant patients"; Lancet 346 (1995) 403-406
Lorenzen, P./U. Stutz/J. Arndt: „Behandlungskonzept der Flensburger Klinikdialyse"; Die Schwester/Der Pfleger 34 (1995) 577-585
Lüddecke, H.-J.: „Behandlung der diabetischen Nephropathie"; Der Bay. Int. 15 (1995) 45-49

Maier, M.: „Krach am Krankenbett"; Münch. med. Wschr. 136 (1994), 19-22
Mandelbaum, A./A. Link/G. Wambach/E. Ritz: „Vena-cava-Sonographie zur Beurteilung des Hydratationszustandes bei Niereninsuffizienz"; Dtsch. med. Wschr. 118 (1993) 1309-1315
Mandelbaum, M./M. Zeier/E. Ritz: „Diastolische Dysfunktion bei niereninsuffizienten Patienten"; Nieren- und Hochdruckkrankheiten 23 (1994) 315-319
Mann, H./K.V. Dakshinamurty/U. Gladziwa/S. Stiller: „Quantifizierung der Dialysetherapie mit Hilfe der Harnstoffkinetik"; Vortrag, Nephrologisches Jahresgespräch der Deutschen Dialysegesellschaft niedergelassener Ärzte, Kassel, 5./6.10.1991
Mann, J.: „Progressionshemmung der Niereninsuffizienz • Mythen und Fakten"; Vortrag, 8. Berliner Dialyseseminar, 8./9.12.1995
Mehnert, F.: „Entsorgung von Abfällen aus ärztlicher und zahnärztlicher Praxis"; Dt. Ärztebl. 90 (1993) A-3206–A-3207
Meyer, G.: „Hämodialyse • Technik und Anwendung"; Wolfgang Pabst Verlag, Lengerich 1994
Meyer-Lehnert, H.: „Chronische Niereninsuffizienz"; Internist 33 (1992) W99-W111
Miki, S./H. Masumura/Y. Kaifu/S. Yuasa: „Pharmacokinetics and Efficacy of Carvedilol in Chronic Hemodialysis Patients with Hypertension"; J. Cardiovasc. Pharmacol. 18 (Suppl. 4):S62-S68
Ministerialblatt für das Land Nordrhein-Westfalen: „Richtlinien für die Errichtung und den Betrieb von Dialysezentren"; Düsseldorf 21.6.1981, 1455-1457
Müller, A./C. Braun/P. Rohmeiss/M. Strauch/N. Gretz: „Ernährung bei CAPD"; Dialyse-Journal 49 (1994) 19-21
Müller, H.: „Neubestimmung und Bewertung der Folsäuregehalte von ausgewählten Lebensmitteln pflanzlicher und tierischer Herkunft"; Ernährungs-Umschau 42 (1995) 170-174

NCDS, National Cooperative Dialysis Study; Kidney Int. 23 (1983) Suppl. 13, S-1–S-123
Nelson, E.B./S.C. Harm/M. Goldberg/S. Shahinfar/A. Goldberg/C.S. Sweet: „Clinical Profile of the First Angiotensin II (AT-1 Specific) Receptor Antagonists"; in: „Hypertension: Pathophysiology, Diagnosis and Management", 2nd edition, ed. by J.H. Laragh & B.M. Brenner, Raven Press Ltd., New York 1995
Nensel, U./A. Röckel/T. Hillenbrand/J. Bartel: „Dialyzer Permeability for Low-Molecular-Weight Proteins"; Blood Purif. 12 (1994) 128-134

Neundörfer, B.: „Polyneuropathien: Standards"; Nervenheilkunde 14 (1995) 164-174
Niemer, M./C. Nemes: „Datenbuch Intensivmedizin"; Gustav Fischer Verlag, Stuttgart 1979
Noll, B./U. Kuhlmann/T. Kruse/H. Lange/B. Maisch/B. Göke: „Kardiale natriuretische Peptidhormone während Hämodialyse"; Nieren- und Hochdruckkrankheiten 23 (1994) 99-101

Olbricht, Chr.J./D. Huxmann-Nägeli/H. Bischoff: „Bicarbonat- statt laktatgepufferter Substitutionslösung zur kontinuierlichen Hämofiltration im Intensivbereich";
Anästh. Intensivther. Notfallmed. 25 (1990) 164-167
Osswald, P./A. Schwarzbeck/W. Kösters/H.Lutz: „Anästhesie und postoperative Behandlung bei terminaler Niereninsuffizienz"; Prakt. Anästh. 13 (1978) 201-207

Parker, T.F./N.M. Laird/E.G. Lowrie: „Comparison of the study groups in the National Cooperative Dialysis Study and a discription of morbidity, mortality and patient withdrawal"; Kidney Int. 23 (1983), Suppl.13, 42-49
Parker, T.F.: „Die adäquate Hämodialyse"; in: Franz, H.E./T. Risler (Hrsg.): „Klinische Nephrologie", ecomed Verlagsgesellschaft mbH & Co. KG, Landsberg/Lech 1993
Passlick-Deetjen, J./M. Feriani: „Erfahrungen mit bikarbonathaltigen Peritonealdialyselösungen"; Nieren- und Hochdruckkrankheiten 23 (1994) Suppl. 2, S82-S87
Peters, H.: „Grundlagen zur Bikarbonat-Dialyse am Beispiel der HD secura";
B. Braun Melsungen AG, Melsungen 1987
Piel, E.: „Gesundheit im Spiegel der Demoskopie"; Therapiewoche 19 (1995) 1080-1081
Platt, D./W. Mühlberg: „Arzneimitteltherapie im Alter"; Internist 35 (1994) 955-978
Polaschegg, H.-D.: „Das Harnstoffmodell der Hämodialyse"; Dialyse-Journal 20 (1987) 16-25
Prinz, A./E. Weitz/N. Gretz: „Für Nierenkranke: Eiweiß- und phosphatarme Ernährung"; Gräfe und Unzer GmbH, München 1991
Proksch, E.: „Harnstoff in der Dermatologie"; Dtsch. med. Wschr. 119 (1994) 1126-1130
Puschmann, M.: „Experimentelle Untersuchungsergebnisse zur Juckreizstillung, zur Hautfettung und zur Hautverträglichkeit einer Harnstoff- und Polidocanol-haltigen Zubereitung"; Akt. Dermatol. 18 (1992) 224-228
Puschmann, M.: „Untersuchungen zur Juckreizlinderung verschiedener Ölbäder";
Ärztliche Kosmetologie 19 (1989) 3-7

Quellhorst, E.: „Welchen Platz hat die Hämodiafiltration im Rahmen der Nierenersatztherapie?"; Vortrag auf dem Nephrologischen Jahresgespräch der DDnÄ, Weimar 1994
Quirin, H./G. Metz/S. Schmitting: „Ernährungsfibel für Dialysepatienten";
Verlag GRY-Foundation, Freiburg 1986

Rambausek, M./R. Kluge: „Beta-Sympathomimetika gegen Hyperkaliämie bei Niereninsuffizienz"; Dtsch. med. Wschr. 118 (1993) 120-121
Rambausek, M.: „Peritonitis und CAPD"; Vortrag, 4. Berliner Dialyseseminar, 6./7.12.1991
Rauffer, L.v.: „Das Karpaltunnelsyndrom – Operation kann schlagartig schmerzfrei machen"; Therapiewoche 20 (1995) 1151-1158
Raulf, F.: „Implantation und Komplikationen des Tenckhoff-Katheters zur CAPD";
medwelt 43 (1992) 61-63
Reinwein, D./G. Benker (Hrsg.): „Klinische Endokrinologie und Diabetologie"; Schattauer Stuttgart New York, 2. Auflage 1992
Remoli, E./H. Stradtmann/G. Gmyrek: „Harnstofforientierte Dialyseführung im Routinebetrieb"; Z. Urol. Nephrol. 79 (1986) 295-307
Renner, E.: „Möglichkeiten zur Erhaltung der Nierenfunktion"; Therapiewoche 42 (1992) 2006-2011
Riecker, G. (Hrsg.): „Therapie innerer Krankheiten"; Springer Verlag Berlin Heidelberg New York, 7. Auflage, 1991
Ringe, J.D.: „Pathogenese der Kortikoidosteoporose"; Fortschr. Med. 108 (1990) 393-396
Rippe, B./R.Th. Krediet: „Peritoneal physiology-transport of solutes"; in: Gokal, R./K.D. Nolph (Hrsg.): „The Textbook of Peritoneal Dialysis"; Kluwer Academic Publishers, Dordrecht-Boston-London, 1994, 69-113

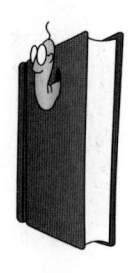

Risler, T./G.A. Müller/W. Rosendahl (Hrsg.): „Therapieschemata Nephrologie";
Urban & Schwarzenberg, München•Wien•Baltimore, 1993
Ritz, E./A. Seidel: „Pathogenese des sekundären Hyperparathyreoidismus bei Niereninsuffizienz"; Nieren- und Hochdruckkrankheiten 20 (1991) 289-295
Ritz, E./R. Nowack: „Problematik der Spurenelemente in der Nephrologie";
Therapiewoche 39 (1989) 3486-3497
Ritz, E./S. Matthias/H. Reichel/G. Klaus/O. Mehls: „Therapeutische Strategien beim niereninsuffizienten Patienten mit sekundärem Hyperparathyreoidismus";
Nieren- und Hochdruckkrankheiten 23 (1994) Suppl. 2, S71-S77
Ritz, E.: „Hochdrucktherapie bei Niereninsuffizienz"; Herz+Gefäße 13 (3/1993), 110-117
Ritz, E.: „Hypertonie im Alter"; in: Ganten, D./E. Ritz (Hrsg.): „Lehrbuch der Hypertonie";
F. K. Schattauer Verlag Stuttgart New York 1985
Ritzkowsky, A.: „Akzidentelle Nadelstichverletzungen bei medizinischem Personal";
Dtsch. med. Wschr. 119 (1994) 1563-1564
Röckel, A./J. Hertel/P. Fiegel/S. Abdelhamid/N. Panitz/D. Walb: „Permeability and secondary membrane formation of a highflux polysulfone membrane"; Contrib. Nephrol. 46 (1985) 61-68
Röckel, A./S. Abdelhamid/M. Menth: „Sekundärerkrankungen bei terminaler Niereninsuffizienz und ihre Bedeutung"; medwelt 43 (1992) 55-60
Roggendorf, M.: „Diagnostik der Virushepatitiden A bis E";
Dt. Ärztebl.91 (1994) A-2748–A-2762
Roggendorf, M.: „Neue Entwicklungen bei der Diagnostik viraler Hepatitiden";
Internist 36 (1995) 133-138
Rohmeis, P./C. Braun/A. Müller/M. Strauch/N. Gretz: „Ernährung bei Hämodialysepatienten";
Dialyse-Journal 49 (1994) 7-14
Rothmund, M. (Hrsg.): „Hyperparathyreoidismus"; Georg Thieme Verlag Stuttgart New York, 2. Auflage 1991
Rumpf, K.W./S. Seubert/A. Seubert/H.D. Lowitz/R. Valentin/H. Rippe/H. Ippen/F. Scheler:
„Hypersensitivitätsphänomene bei Dialysepatienten"; Dtsch. med. Wschr. 110 (1985) 1641-45

Sargent, J.A./F.A. Gotch: „Principles and biophysics of dialysis"; in: Drukker, W./F.M. Parsons/ J.F. Maher: „Replacement of Renal Function by Dialysis"; Nijhoff, The Hague 1983
Sargent, J.A.: „Control of dialysis by a single-pool urea model: The National Cooperative Dialysis Study"; Kidney Int. 23 (Suppl. 13), 1983, S19-S25
Sarre, H./U. Gessler/D. Seybold (Hrsg.): „Nierenkrankheiten"; Georg Thieme Verlag Stuttgart New York, 5. Auflage 1988
Schätzl, H.: „Virologische und diagnostische Aspekte der Hepatitis-C-Virus-Infektion";
Der Bay. Int. 12 (1992) 22-28
Scherberich, J.E.: „Neuere klinische Aspekte der Amyloidose"; Inn. Med. 16 (1989) 52-59
Scherrer, M./J. Vogel/A.-C. Ludwig/F. Daschner: „Abfallentsorgung und Umweltschutz in der ärztlichen Praxis"; Z. Allg. Med. 68 (1992) 225-228
Scherrer, M./U. Stein/F. Daschner: „Abfallfibel für Kliniken"; Klinikum der Albert-Ludwigs-Universität • Klinikhygiene • Hugstetterstraße 55 • 79106 Freiburg
Scherz, H./F. Senser: „Die Zusammensetzung der Lebensmittel. Nährwert-Tabellen 1989/90";
Wissenschaftliche Verlagsgesellschaft mbH, Stuttgart 1989
Schleiffer, T./H. Brass: „Der Diabetiker mit Hypertonie und Nephropathie – Diagnostik und Therapie" medwelt 46 (1995) 379-386
Schleimtrost, P./A. Syndromow/F. Erbsenzähler: „Taschenglossarium der gemeinen Symptome, akuten Zustände, epidemischen Auswüchse und chronischen Verminderungen"; Edition Nova Rosa, Atrioc-Verlag Bad Mergentheim 1990. Dieses Buch von Dr. Bernhard Geue gehört in jedes Regal. Kaufen! (ISBN 3-88853-666-9)
Schleipfer, D. (Hrsg.): „Dialysetechnik", Selbstverlag der bionic GmbH & Co. KG, 4. Auflage, Friedrichsdorf 1988
Schmeisl, G.-W.: „Schulungsbuch für Diabetiker"; Diabetes-Reha-Zentrum „Fürstenhof",
Bad Kissingen 1992
Schmicker, R./P. Fröhling: „Konservative Therapie der chronischen Niereninsuffizienz";
edition Medizin, VCH Verlagsgesellschaft, Weinheim 1987

Schmicker, R.: „Ernährung chronischer Dialysepatienten"; Dialyse-Journal 20 (1987) 30-40
Schmidt, K./R. Stadtler: „Pruritus bei inneren Erkrankungen"; Internist 35 (1994) 1077-1084
Schmidt, P./E. Deutsch/J. Kriehuber: „Diät für chronisch Nierenkranke"; Orac, Wien 1986
Schmidt, P.: „Nephrologie"; Deutscher Ärzte-Verlag 1982
Schmidt, P.: „Nierenfreundlich kochen"; Juris Druck + Verlag AG, Dietikon 1993
Schmidt, R./O. Röher/S. Korth/Th. Gliesche/H. Hickstein/R. Belke:„Kann Fuzzy logic zur Sicherheit der Hämodialyse beitragen?"; Vortrag, 8. Berliner Dialyseseminar, 8./9.12.1995
Schmidt, R.F./G. Thews (Hrsg.): „Physiologie des Menschen"; Springer-Verlag Berlin Heidelberg New York, 26. Auflage, 1995
Schmidt-Gayk, H./H. Reichel: „Knochenstoffwechsel und Laboruntersuchungen – Was ist sinnvoll?"; Nephrologisches Jahresgespräch der DDnÄ, Kassel 5./6. 10.1991
Schmidt-Gayk, H.: „Vitamin D in Forschung und Therapie"; Dt. Ärztebl. 1995; 92; A-283–285
Schmidt-Gayk, H.: „Richtlinien für die Vitamin-D-Substitution bei Dialysepatienten"; Information der Gemeinschaftspraxis Dr. Limbach und Kollegen, Heidelberg 1995
Schmitt, H.: „Prävention und Intervention bei diabetischer Nephropathie mit besonderer Berücksichtigung der antihypertensiven Therapie"; Nieren- und Hochdruckkrankheiten 23 (1994) 627-637
Schoeppe, W.: „Nierentransplantation. Gegenwärtiger Stand in der Bundesrepublik Deutschland"; Dt. Ärztebl. 89 (1992) A-1111–A-1120
Schöllhorn, R.: „Herz-Kreislauf-Stillstand beim Dialysepatienten"; Notfallmedizin 15 (1989) 462-466
Schöndorf, T.H.: „Thromboseprophylaxe bei Gefäßzugängen zur Dialyse"; Dialyse-Journal 9/1984, 33-36
Schöpf, E.: „Erscheinungsbilder trockener, juckender Dermatosen und die Behandlung mit einer neuen, harnstoff- und polidocanolhaltigen Creme"; Haut, Heft 6 (1992) 1-7
Schorn, G.: „Das Medizinproduktegesetz. Anwendung im ärztlichen Bereich"; Dt. Ärztebl. 92 (1995) A-2890–A-2893
Schorn, G.: „MPG Medizinproduktegesetz"; Gesetzestext mit amtlicher Begründung und Einführung Wissenschaftliche Verlagsgesellschaft mbH, Stuttgart 1994
Schulz, W. (Hrsg.): „Spurenelemente in der Nephrologie"; Dustri-Verlag, München-Deisenhofen 1983
Schulz, W. (Hrsg.): „System-Erkrankungen und Niere"; Dustri-Verlag, M.-Deisenhofen 1989
Schulz, W. (Hrsg.): „Diabetes mellitus und Niere"; Dustri-Verlag, München-Deisenhofen 1987
Schulz, W./A. Hümpfner (Hrsg.): „Knochen, kalziumregulierende Hormone und Niere"; Dustri-Verlag, München-Deisenhofen 1992
Schulz, W./H.A. Krone (Hrsg.): „Schwangerschaft und Niere"; Dustri-Verlag, München-Deisenhofen 1990
Schulz, W./J. Mann (Hrsg.): „Hochdruck und Niere"; Dustri-Verlag, München-Deisenhofen 1994
Schwandt, P.: „Klinische Bedeutung erhöhter Serumtriglyceridkonzentrationen"; Fortschr. Med. 108 (1990) 493-494
Schwarzbeck, A./P. Froese/H. Bilges/J.B. Lüth/R. Rethel: „Die Auswahl des Gefäßzugangs zur chronischen Hämodialyse-Behandlung"; Dialyse-Journal 9/1984, 22-27
Segerer, W.: „Niere und Schwangerschaft"; Der Bay. Int. 14 (1994) Nr. 4, 36-50
Senser, F./H. Scherz: „Der kleine »Souci•Fachmann•Kraut« Lebensmitteltabelle für die Praxis"; Wissenschaftliche Verlagsgesellschaft, Stuttgart 1987
Seyffart, G.: „Drug Dosage in Renal Insufficiency"; Kluwer Academic Publishers, Dordrecht/Boston/London, 1991
Sheldon, S.: „Influence of different dialysis strategies on patient survial in Europe, Japan and USA"; Vortrag, 4. Berliner Dialyseseminar, 6./7.12.1991
Shen, L./B. Dahlbäck: „Factor V and protein S as synergistic cofactors to activated protein C in degratation of factor VIIIa"; J. Biol. Chem. 269 (1994) 18735-18738
Sherman, R.A./R.P. Cody/M.E. Rogers/J.C. Solanchick: „Interdialytic Weight Gain and Nutritional Parameters in Chronic Hemodialysis Patients"; Am. J. Kidney Dis. 25 (1995) 579-583
Simons, F./J. Busse/E. Klasichik/R. Köppen/G. Mauz: „Pathophysiologische Aspekte zur Anästhesie bei Niereninsuffizienz"; Prakt. Anästh. 12 (1977) 110

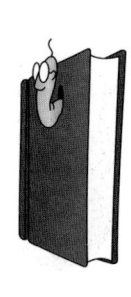

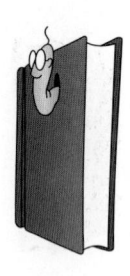

Skroeder, N.R./S.H. Jacobsen/L.-E. Lins/C.M. Kjellstrand: „Acute symptoms during and between hemodialysis: The relative role of speed, duration and biocompatibility of dialysis";
Artif. Organs 18/12 (1994) 880-887
Souci, S.W./W. Fachmann/H. Kraut: „Die Zusammensetzung der Lebensmittel Nährwert-Tabellen"; Wissenschaftliche Verlagsgesellschaft mbH Stuttgart, 4. Auflage 1989
Sperschneider, H.: „Dialyse"; Hüthig/J.A. Barth, Heidelberg/Leipzig 1995
Stadelmann, O.: „Helicobacter pylori: Indikationen und Praxis der Therapie";
Dt. Ärztebl. 92 (1995) A-2567–A-2570
Stahl, R.A.K.: „Mediatormechanismen in der Pathogenese von Glomerulonephritiden";
Dtsch. med. Wschr. 119 (1994), 473-475
Stanescu, A./D. Mayer/J. Rosenthal/P. Malfertheiner: „Einfluß der chronischen Niereninsuffizienz und Hämodialyse auf das Pankreasspezifische Enzymmuster im Serum";
Leber Magen Darm 2/90, 83-89

Tattersall, J./R. Greenwood/K. Farrington: „Urea Kinetics and When to Commence Dialysis";
Am. J. Nephrol. 15 (1995) 283-289
Thomae, U.: „Niereninsuffizienz"; Hoechst AG 1989
Thomas, L. (Hrsg.): „Labor und Diagnose"; Die Medizinische Verlagsgesellschaft,
Marburg 1988
Tielemans, C./M. Dratwa/P. Bergmann/M. Goldman/B. Flamion/F. Collart/R. Wens:
„Continuous ambulatory peritoneal dialysis vs. hemodialysis: A lesser risk of amyloidosis?";
Nephrol. Dial. Transplant. 3 (1988) 291-294
Traut, G.: „Gefäßzugänge für die Hämodialyse"; Journal für das nephrologische Team
2 (1994) 5-11
Tschöpe, W.: „Nephrologische Komplikationen bei Zytostatika-Therapie";
Klinikarzt 11 (1982) 1215-1219

Valderrabano, F./E.H.P. Jones/N.P. Mallick: „Report on management of renal failure in Europe, XXIV, 1993"; Nephrol. Dial. Transplant. 10 (1995) [Suppl. 5] 1-25
VDE 0752 „Grundsätzliche Aspekte der Sicherheit elektrischer Einrichtungen in medizinischer Anwendung"; zu beziehen über: Beuth Verlag (Anschrift, Telefon/Fax: Siehe: „DIN")
Vienken, J.: „Biokompatibilität und die Rolle der Dialysemembran";
EDTNA-ERCA Journal, Volume XX, 1994, Supplement, 11-33
Vlaho, M.: „Prävention und Therapie der renalen Osteopathie"; Dt. Ärztebl. 87 (1990) A-1722

Wanner, C./K. Frommherz/W.H. Hörl: „Hyperlipoproteinemia in chronic renal failure: pathophysiological and therapeutical aspects"; Cardiology 78 (1991) 202-217
Wanner, C.: „Diagnostik und Therapie von Fettstoffwechselstörungen bei Hämodialysepatienten"; Vortrag, 4. Berliner Dialyseseminar, 6./7.12.1991
Wanner, C.: „Pharmakotherapie der Hyperlipidämie bei Niereninsuffizienz";
Mitt. der Arbeitsgemeinschaft für Klinische Nephrologie 19 (1990) 31-44
Warren, D.J./L.S. Otieno: „Carpal tunnel syndrome in patients on intermittent hemodialysis";
Postgrad. Med. J. 51 (1975) 450-452
Weber, J./T. Mettang/R. Mayer-Wehrstein/U. Kuhlmann: „Kontinuierliche ambulante Peritonealdialyse"; Dtsch. med. Wschr. 116 (1991) 641-648
Weber, M.H.: „Proteinurie und Hämaturie: Nichtinvasive Diagnostik renaler Leitsymptome";
Dt. Ärztebl. 87, Heft 31/32, 2386-2396
Weimer, J./C. Matthies: „Neue topische Alternative nach Kortikoiden bei trockener Haut und Juckreiz"; TW Dermatologie 22, Heft 6 (1992) 3-7
Wick, M./W. Pinggera/P. Lehmann: „Ferritin im Eisenstoffwechsel"; Springer-Verlag Wien New York 1991
Wijnen, R./M. Booster/B. Stubenitsky/E. de Boer/E. Heinemann/G. Kootstra: „Outcome of transplantation of non-heart-beating donor kidneys"; Lancet 345 (1995) 1067-1070
Windeck, R./D. Reinwein: „Kalzium-, Phosphat- und Knochenstoffwechsel", in: Reinwein, D./ G. Benker (Hrsg.): „Klinische Endokrinologie und Diabetologie"; Schattauer Stuttgart New York, 2. Auflage 1992

Wirth, A.: „Rehabilitation statt Kur"; Dt. Ärztebl. 87 (1990) A-2298–A-2300
Wirths, W.: „Kleine Nährwerttabelle der Deutschen Gesellschaft für Ernährung e.V."; Umschau Verlag, 33. Auflage, Frankfurt a. M. 1987
Wizemann, V.: „Diagnostik der akuten Niereninsuffizienz"; Therapiewoche 39 (1989) 2276-2281
Wizemann, V.: „Therapie des akuten Nierenversagens"; Therapiewoche 39 (1989) 2368-2369
Wizemann, V.: „Minimalanforderungen an eine sichere Dialyse. 1. Entgiftungskriterien"; Dialyse-Journal 20 (1987) E3-E4
Wolfslast, G.: „Organtransplantationen. Gegenwärtige Rechtslage und Gesetzentwürfe"; Dt. Ärztebl. 92 (1995) A-39–A-43
Wüthrich, R.P.: „Nierentransplantation"; Springer Verlag Berlin Heidelberg New York, 1991

Young, G.A./ J.D. Kopple/D. Lindholm/E.F. Vonesch/A. de Vecci/A. Scalamogna/C. Castelnova/ D.G. Oreopoulos/G.H. Anderson/J. Bergström/J. Dichiro/D. Gentile/A. Nissenson/L. Sakhrani/ A.M. Brownjohn/K.D. Nolph/B.F. Prowand/C.E. Algrim/L. Martis/K.D. Serkes: „Nutritional assessment of continuous ambulatory peritoneal dialysis patients: An international study"; Am. J. Kidney Dis. 4 (1989) 462-471; 13 (1991) 382-389; zit. n. Müller, A./C. Braun/P. Rohmeiss/ M. Strauch/N. Gretz
Yu, A.W./T.S. Ing/R.I. Zabaneh/J.T. Daugirdas: „Effect of dialysate temperature on central hemodynamics and urea kinetics"; Kidney Int. 48 (1995) 237-243

Zaugg, P.-Y./M. Bernardi/M. Schmid/J. Havelka/H. Bühler: „Transaminasen und histologische Aktivität bei chronischer Hepatitis C"; Schweiz. Med. Wochenschr. 125 (1995) 719-722
Zenker, W.: „Die Entwicklungsgeschichte der extrakorporalen Hämodialyse von den Anfängen bis zur Routinetherapie in der Inneren Medizin"; Verlag Volker Keller, Dortmund 1994
Zimmerli, W.: „Infektionen von Gefäßprothesen"; Fortschr. Med. 108 (1990) 595-597
Zimmermann, R.: „Perikarderguß und Punktion"; Dtsch. med. Wschr. 118 (1993) 1544
Zöller, B./B. Dahlbäck: „Linkage between inherited resistance to activated protein C and factor V gene mutation in venous thrombosis"; Lancet 343 (1994) 1536-1538
Zumkley, H. (Hrsg.): „Aluminium in der Nephrologie"; Dustri-Verlag, München-Deisenhofen 1981
Zumkley, H. (Hrsg.): „Spurenelemente Dialyse-Osteomalazie"; Dustri-Verlag, München-Deisenhofen 1985

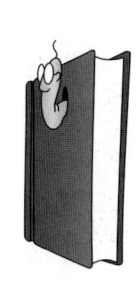

23. Index

Ordnungskriterien: Überwiegend eingedeutschte Schreibweise (z. B. „k" und „z" statt „c"), außer reine Fachbegriffe (z.B. „Angina pectoris)

A

AB-Amyloidose 88
ABC-Regel 346, 349
ABDM 60, 64
Abdrückzeiten 285
Abfälle 437
Abfallentsorgung 266
Abfallverwertung 266
Abführmittel 541
Abhängen, Abschließen (Dialyseende) 314
Abschlußgewicht 329
Abstoßungsreaktion 599
Acarbose 141
ACE-Hemmer 66-68
Additionsazidose 47
Adrenerge Neuronenblocker 66
AFB 416
Agranulozytose 592
AIDS 431
aktivierte Gerinnungszeit 209
Aktivkohlefilter 175
akutes Nierenversagen 144, 145
allogene Nierentransplantation 582
Allopurinol 539
Alpha-1-Rezeptorenblocker 66
Alpha-Liponsäure 130
Altersgrenze, Transplantation 587
Aluminium 166
Aluminium-Osteopathie und Calcium 42
Aluminiumakkumulation 72
Aluminiumaufnahme 527
Aluminiumbelastung 167
Aluminiumencephalopathie 72
Aluminiumhydroxid 84
Aluminiumintoxikation 72, 86
Aluminiummobilisation 167
Aluminiumosteopathie 77
Aluminiumresorption 527
Aluminiumvergiftung, Symptome 528
Amantadin 573
Amenorrhoe 111
Aminosäuren 165
Aminosäureverlust 165
Amiodaron 577
Amoxycillin 573
Amylase 96
Amyloidarthropathie 89
Amyloidose 88, 229
ANA 16
Anabolika 578

Analgetika 522
Analgetikanephropathie 10
Anämie, renale 31 ff.
Anästhesie beim Dialysepatient 581
Anastomosenbereich 274
Aneurysma 301
Aneurysmabildung 63
Angina pectoris 344
Angiodysplasien 95
Angiotensin 15
Angiotensin-II-Antagonisten 69
anion gap 47
Anionen 189
Anionenlücke 46
Anordnungsverantwortung 422
Anorektika 521
ANP 324, 330
Antazida 544
anti-coring 276
anti-HAV 98
Anti-HBs 101
Anti-HBs-Titer 102
Anti-HCV 103
Anti-Parkinson-Mittel 579
Antiallergika 522
Antianämika 522
Antiasthmatika 536
Antibiotikaprophylaxe 288
Antidepressiva 529
Antidiabetika 575
Antiemetika 529
Antihistaminika 522
Antihypertensiva 67, 530
Antihypotonika 530
Antikoagulantien 530
Antikonvulsiva 529
Antikörper 583
Antilymphozytenglobulin 592, 594
Antipyretika 522
Antirheumatika 522
Antithrombin III 531
Antitussiva 534
anurisches ANV 145
ANV 145
Aortendissektion 344
Apherese-Verfahren 259 ff.
Apoferritin 167
Appetitzügler 573
Äquilibrationstest, peritonealer 386, 393
Äquivalentleitfähigkeit 190
Arbeitsschutz 439

Arealpunktion 280, 281
arterielle Verschlußkrankheit 63
Arteriosklerose 56, 57
ASS 531
Asymmetrische Dreischichtmembran 213
Aszites 95
AT III 531
AT1-Rezeptor 69
Äthylenoxid 74, 230
atrialer natriuretischer Faktor 330
Aufbaumittel 550
Augenhintergrund 63
Aunativ® 100
Ausfall der Umkehrosmoseanlage 355
Ausstattung von Dialyseräumen 266
Australia-Antigen 101
Autoklavierung 229
Azathioprin 592
Azetat 158, 185
Azetatakkumulation 185
Azetatdialyse 158, 186
azetatfreie Biofiltration 416
Azetatkonzentrate 184
Azetylsalizylsäure 531
Azetylzystein 536
Azidose 44, 157
Azidosetherapeutika 521

B

B-Lymphozyten 583
back filtration 179, 220
backward failure 53
bakterielle Pyelonephritis 9
Balkannephritis 10
Ballaststoffe 475
Balneotherapeutika 535
banding 95, 300
bar 202
Bartter-Syndrom 24
Basen 44
Bauchfellentzündung 396
Bauchschmerzen 345
BE-Austauschtabelle 142, 143
Bedarfsplanung 419
Beginn der chronischen Dialysebehandlung 251
Begleithepatitiden 97
Belastungsinsuffizienz 53
benigne Nephrosklerose 13
Benzbromaron 539
Benzoate 574
Benzodiazepin 574
Benzoesäure 574
Beta-2-M-Amyloidose 88
Beta-2-Mikroglobulin 80, 88, 89, 228
Beta-2-Mimetika 37

Beta-2-Sympathomimetika 580
Betablocker 526, 574
Bewußtlosigkeit 336
Bezafibrat 543
Bigeminus 540
Bikarbonatdialyse 186
Bikarbonatkonzentration 188
Bikarbonatpulver 182
Bilanzkammersystem 193
Biofilm 178
Biofiltration 416
Biokompatibilität 226
Blasendrainagetechnik 138
Blasenentleerungsstörung 128
blood pressure watch 61
Blutdruckabfall 325, 328
Blutdruckabfall, Therapie 328
Blutdruckamplitude 59
Blutdruckanstieg 329, 331
Blutdruckkontrolle, Praxis 61
Blutdruckmanschette 61
Blutdruckmessen 61
Blutdruckmessung, Handgelenk 61
Blutdrucksenkung 59
Blutfluß 219, 225, 270
Blutfluß, Single-Needle-Dialyse 409, 413, 415
Blutflußgeschwindigkeit 217
Blutfüllvolumen 215
Blutgerinnungskaskade 227
Blutglukose 115
Bluthochdruck 329
Blutleckerkennung 195
Blutpumpe 204
Blutschlauchsysteme 197 ff.
Blutseite, Grafik 224
blutseitige Alarme 358
Blutteil 181
Blutung als Ursache eines RR-Abfalls 326
Blutung, intestinale 95
Blutungskomplikationen 338
Blutungszeit 33
Bourneville-Pringle-Syndrom 28
Bowman'sche Kapsel 1
bradykarde Rhythmusstörungen 526
Brechreiz 93
Bromocriptin 111
Broncholytika 536
Broteinheit 120, 122
Broteinheiten-Bedarf 118

C

c-ANCA 19
Calcidiol 81
Calcimimetika 42
Calcinosis cutis 81

Calcitriol 77
Calcium 162
Calcium bei Niereninsuffizienz 41
Calcium im Dialysat 331
Calciumacetat 84, 549
Calciumantagonisten 67, 69
Calciumcarbonat 84, 549
Calciumglukonat 39
Calcium-Phosphat-Produkt 162
Calciumpräparate 547, 548
CAPD 385
CAPD, Beutelwechsel 392
Carnitin 538
Carnitinmangel 109, 538
casual blood pressure 60
CAVH 257, 258, 403
CAVHD 258
CCPD 385
CE-Kennzeichnung 241
chemische Desinfektion 434
Chinidin 577
Chlorid 163
Cholesterin 108, 473
Chondrokalzinose 87
chronisch-subdurales Hämatom 339
chronische Glomerulonephritis 5
chronische interstitielle Nephritis 10
Churg-Strauss-Vaskulitis 18
Ciclosporin A 591, 594
Cimino-Shunt 272
Clavulansäure 573
Clearance 222
Clearance-Angaben 218
Clofibrat 543
Clonazepam 574
Clonidin 66
Co-trimoxazol 574
Codein 534
Colchizin 87
Compliance 223, 411
continuous ambulatory peritoneal dialysis 385
Corticoide 536
Creatin-Kinase 543
CREST-Syndrom 19
Cross match 584, 587
Cross-over-Prinzip 414
CSA 594
CTS 92
Cuff-Extrusion 398
Cumarinderivate 530
cut off 216
CAVH 258
CAVHD 258
CVVH 257, 258
CVVHD 257, 258
Cycler 385

D

Dalton 216
DAPD 385
Dauer der Dialyse 259
Daytime ambulatory peritoneal dialysis 385
De Toni-Debre-Fanconi-Syndrom 23
Deferoxaminmesilat 527
Defibrillation 349
Degranulation 228
DEHP 231
Demers-Katheter 295
Dermoidzysten 26
Desferal 86, 527
Desferal®-Test 86, 529
Desinfektion, Hygieneplan 428
Desinfektion der Fußböden 428
Desinfektion von Dialysegeräten 255
Desinfektionsmaßnahmen (Dialysestandard) 245
Diabetes insipidus renalis 24
Diabetes mellitus 114 ff.
Diabetes mellitus, Peritonealdialyse 120
Diabetes mellitus, Therapieprinzipien 118 ff.
Diabetes mellitus, Typen 116
diabetische Angiopathie 131, 132
diabetische Arteriolosklerose 19
diabetische Enteropathie 128
diabetische Gastropathie 128, 337
diabetische Kardioneuropathie 128
diabetische Nephropathie 19, 115, 126
diabetische Neuropathie 128
diabetischer Fuß 131
Diagnostika 537
Dialysance 218
Dialysatbereitung 183
Dialysatfluß 217
Dialysatführung 217
Dialysatkalium 161, 314
Dialysatnatrium 160, 332
Dialysator 212
Dialysatorclearance 222
Dialysatoren 214, 222
Dialysatorgehäuse 212
Dialysebeginn, Indikationen 305
Dialyse-Kanüle(n) 275
Dialyse-Standard 247
dialyseassoziierte Amyloidose 80
Dialysediskomfort-Syndrom 226
Dialysekomplikationen 322, 328
Dialysekonzentrate 184, 185
Dialysemembran 223
Dialysezeit 169-172, 220
Dialysierflüssigkeit, Bereitung 183
Dialysierflüssigkeit, Hygiene 243
Dialysierflüssigkeit, Temperatur 311
Dialysierflüssigkeit, ultrareine 89, 179

Diarrhoe 94
diastolische Dysfunktion 53-55
Diazepam 574
Diclofenac 577
Diffusion 150, 153
Digitalisintoxikation 540
Digitoxin 540
Digoxin 540
Dihydralazin 66
Dihydroxy-Cholecalciferol 78
Diskonnektsystem 385
Dissoziation 189
Distale renale tubuläre Azidose 24
Diuretika 537
Divertikulitis 94
Divertikulose 94
Domperidon 546
DOP 231
Doppellumenkanülen 415
Doxazosin 66
Dringlichkeitsstufen 587
Druck 202
Druckaufnehmerschlauch 198
Druckeinheiten 203
Druckmessung 203
Druckminderer 181
Druckverlauf 202, 203
Dünndarmdrainagetechnik 138
Duplexsonographie 95
Durchfall 94
Durchflußvolumen 95
Durchführung PD 390
Durchführungsverantwortung 422
Durchschnittsalter 418
Durst 466
Dysäquilibrium-Syndrom 332, 343

E

EDV-Einsatz 423
Eingangsventil 181
Einmalhandschuhe 244
Eisen 167
Eisenbestand 167
Eisenbilanz 523
Eisenstoffwechsel 167, 168
Eisenverlust 522
Eiweiß 165
Eiweißzufuhr 468
EKG, Normzeiten und Verlauf 613
EKG, Extremitätenableitungen 613
EKG, Brustwandableitungen 614
Elastase 96
Elektroneurographie 70
endokrine Störungen bei Urämie 108 ff.
End-zu-End-Anastomose 273

End-zu-Seit-Anastomose 273, 274
Energiezufuhr 468
Engerix® 102
Entgasung 182
Enthärtung 175, 176
Entkalkung 318
Entsorgung 266, 437
Entsorgung und Umweltschutz 432
Enzympräparate 538
Ephedrin 534
Epilepsie 343
Epithelkörperchen 77
Epstein-Barr-Virus 97
Eradikationsbehandlung 95, 546
Erbrechen 93, 130
erektile Impotenz 112, 128
Erhaltungsdosis, Heparin 208
Erst-Heparinisierung 210
Erste Hilfe 346
Erste Hilfe, Übersicht 349
Erythropoietin 524
essentielle Hypertonie 58
Essigsäure 185
Etacrynsäure 579
Ethylen-Vinylalkohol 232
ETO 74, 230
Etofibrat 543
Euro-Collins-Lösung 586
Eurotranplant 588
EVAL 232
Exit-site-Infektion 398
exogenes ANV 145
Extraossalverkalkungen 81

F

Fahrtauglichkeit 518
Faktor (UF-Faktor) 219
Faktor X 531
familiäre juvenile Nephronophtise 26
Fehlernährung 463
Fehlpunktion 282
Femoralvenenzugang 270, 272
Fenofibrat 543
Ferritin 167
Fettleber 136
Fettstoffwechselstörung 108 ff.
Fettstoffwechselstörung, Lipidsenker 542
Fettzufuhr 473
Fibrin 531
Fibrinogen 531
Fibrinolytika 538
Fieber 345
Filtration 175
Filtrationsrate 405
Filtratstrom 405

first-use-Syndrom 346
Fischölpräparate 544
Fistelblutfluß 95, 296
Fixierung der Kanüle 282, 285
FK 506 596
Flußdifferenzmessung 194
Flüssigkeitsbilanz 34
Flüssigkeitseinfuhr 118, 142, 465
Flüssigkeitsentzug 191
Flüssigkeitsräume 157
Fluvastatin 543
foreward failure 53
Fosinopril 68
Fragmin® 110, 208
Full-House-Niere 583
Füllvolumen 222, 223
Funktion der gesunden Niere 1
Funktionsbereiche 265
Furosemid 65, 538, 578

G

Gastropathie 128
Gauge 276
Gefäßprothese 274, 282, 291
Gefäßschonung 286
Gefäßtraining 286, 288
Gefäßzugänge 270, 274, 281, 295
Gegenstromführung 217
Gemfibrozil 543
Gen H-B-Vax 102
Gentamicin 575
Gerinnungshemmung 530
Gerinnungssystem 227
Gerinnungsvorgang 531
Gerinnungszeit 209
Gesamthärte 174
Geschmackssinn 166
gesteuerte Ultrafiltration 192, 221
Gicht 87
Gichtanfall 87
Gichtmittel 539
Gichtnephropathie (Gichtniere) 12
Glaskörperblutung 127
Glibenclamid 121, 576
Gliquidon 121, 576
Glomeruläre Nierenerkrankungen 5
Glomerulonephritis 5 ff.
Glomerulonephritis bei Systemerkrankungen 7
Glomerulus 1, 7
Glukokortikoide 593
Glukokortikoide und Kalium 37
Glyceroltrinitrat 541
Glykosidvergiftung 575
Goodpasture-Syndrom 6
Grad der Behinderung 453

grauer Star 134
Grenzwerthypertonie 60
Großflächige Dialysatoren 216
Guanethidin 66

H

H2-Rezeptoren-Blocker 545
Haemoccult-Test 95
Hämodiafilter 405
Hämodiafiltration 252, 404
Hämodiafiltrationsgeräte 253
Hämodialyse 252, 309
Hämodialysegeräte 253
Hämofilter 216
Hämofiltration 216, 252, 401
Hämofiltrationsgeräte 253
Hämofiltrationslösung 256, 401
Hämolyse 339
hämolytisch-urämisches Syndrom 7, 21
Hämoperfusion 406
Hämoproteine 167
Hämosiderin 167
Hämostyptika 539
Hanta-Virus 21
Harnstoff 173
Harnstoffmodell 170-173
Harnwegsinfekt 9, 134
Härtebildner 174
Härtefallregelungen 453
Hartwassersyndrom 163, 331
Hausmüll 437
Hautblutung 73
Hautdesinfektion 278
Hautveränderungen bei Urämie 74
HbA1C 117, 126
HBe-Antigen 101
HBs-Antigen 101
HBs-Antikörper 101
HCV 103
Heimdialyse 252
Helicobacter pylori 546
Heliotherapie 84
HELP-Verfahren 260, 408
Henderson-Hasselbalch'sche Gleichung 45
Heparin 530, 531
Heparinabstellzeit 207
Heparinbedarf 206
Heparinfördermenge 206
heparinfreie Dialyse 209
Heparinnebenwirkungen 211, 532
Heparin, niedermolekulares 533
Heparinpräzipitation 260
Heparinpumpe 206
Heparinschlauch 206
Heparinspritze 206

Heparinverdünnung 206
Heparinwirkung 531
Heparinzufuhr 206
Hepatitis 97
Hepatitis A 97
Hepatitis B 98
Hepatitis C 103
Hepatitis D 105
Hepatitis E 105
Hepatitis Non-A-Non-B 103
Hepatitis-C-Häufigkeit 103
Hepatitis-C-Virus 103
Hepatitis-D-Virus 105
Herpes-Virus 97
Herzbeutel 50
Herzglykoside 575
Herzinfarkt 344
Herzinsuffizienz 53
Herzmuskelhypertrophie 53
Herzrhythmusstörungen 341, 575
Herzschädigung 62
Herz-Thorax-Quotient 325
High-Flux-Dialysatoren 216, 416
High-flux-Dialyse 179, 416
Hirntod 585
Hirudin 533
Histokompatibilitätsantigene 583
HLA-System 584
Hochdruckbehandlung 64, 69
Hochdruckfolgen 62
hochvolumige CAPD 385
Hohlfaserdialysator 214
Hohlfasern 212
Homocystein 56
Hormone 166
Hubvolumen 411
Hufeisenniere 685
Hüftkopfnekrosen 593
HUS 21
Hustenmittel 534
Hustenreiz 534
Hyaluronidase 538
Hydratationszustand 325, 327
hydrostatischen Druckdifferenz 152
Hydroxychlorochin 577
Hydroxylapatit 79
Hydroxyzin 577
Hygiene 242
Hygiene in der Dialyse 426
Hygieneplan 428
hyperakute Abstoßung 584, 592
Hyperalimentation 148
Hyperglykämie 114, 115
Hyperkaliämie, medikamentöse Therapie 39
Hyperkaliämie, Notfalldialyse 40
Hyperkaliämie, Prophylaxe 39

Hyperkaliämie, Symptome 38
Hyperkaliämie-Ursachen 39, 633
Hyperlipidämie 108
Hyperlipidämie, Lipidsenker 542
Hypernatriämie 332
Hyperparathyreoidismus 77
Hyperprolaktinämie 112
hypertensive Encephalopathie 71
hypertensive Krise 69, 575
Hyperthermie 345
Hypertonie 58
Hypertonie, Definition 60
Hypertonie, renale 58
Hypertonie, schwere 60
Hypertoniebehandlung 64, 69
Hypertriglyceridämie 108, 165
Hypnotika 539
Hypocalcämie 162
Hypoglykämierisiko 121
Hypokaliämie 41, 161
Hyponatriämie 332
Hypotonieursachen 530

I

Ibuprofen 577
Idealgewicht 329
Iminoglycinurie 22
Immobilizer 394
Immunabsorption 260
Immunsuppression 593
immunsuppressive Dauertherapie 591
Impfungen 430
Imurek 592
Individualkonzentrat 184
Indometacin 577
ineffektive Dialyse 296
Infektionsgefährdung 244
Initialdosis, Heparin 208
Inselzelltransplantation 139
Insulin 119, 123, 576
Insulin und Kalium 35
Insulinapplikation 121, 123, 141
Insulindosis 121, 124
Insulingabe 121, 123
Insulinmischungen 124, 125
Insulinresistenz 108
Interferonbehandlung 106
Interleukin II 594
intermittierende Peritonealdialyse 385
Interstitielle Erkrankungen 9
interstitielle Nephritis 9
intrazerebrale Blutung 339
IPD 385
ischämisch-gangränöser Fuß 131
Ischämische Ulzerationen 76

ISDN 541
isogene Transplantation 582
Isosorbiddinitrat 541
Isosorbidmononitrat 541

J

Jodsalz 470
Juckreiz 73, 81, 166, 522, 574
Jugularis-interna-Katheter 27, 270

K

Kalium 160
Kaliumgehalt, Lebensmittel 487, 490
Kaliumhaushalt 35-37
Kaliumjodidstärkepapier 319, 435
Kaliumzufuhr 470
Kalkablagerungen 187
Kalkpanzerhaut 81
Kalziphylaxie 81
Kapillardialysator 215
Kaposi-Libman-Sacks-Syndrom 16
Kardiaka 540
Kardiomyopathie 53
Kardioneuropathie 128
Karpaltunnelsyndrom 88, 90-92
Kaskadenfiltration 260, 261, 408
Katarakt 134
Katecholamine und Kalium 37
Katheterausgang, Infektion 398
Katheteraustrittsstelle 394
Katheterinsuffizienz 398
Kathode 189
Kationen 189
KHK 52
Kimmelstiel-Wilson-Syndrom 19
Klasse-I-Produkte 241
Klumpenniere 685
Knochenbiopsie 529
Knochenmatrix 79
Knochenschmerzen 81
Knochenzysten 89
Knopflochpunktion 280, 281
Kochsalz, Zufuhr 470
Kohlenhydrate 118, 165
Komplementaktivierung 227
Komplementsystem 583
Kompressionsdauer 285
Kontinuierliche Blutreinigungsverfahren 257
kontinuierliche zyklische Peritonealdialyse 385
Kontrolluntersuchungen 447
Konvektion 151, 153
Konzentrat(e) 179, 184, 185
Konzentrationsdifferenz 150
Konzentrationspolarisation 178

Konzentratversorgung 183
Kopfschmerzen 343
Koronare Herzkrankheit 52
Koronarmittel 540
Kortikoide 536
Krampfanfall 343
Kreislaufwirtschaftsgesetz 247
Kryofiltration 408
Kuchenniere 685
kumulativ-toxisches Ekzem 441
Kur 517
Kurzzeit-Dialyse 172

L

Labordiagnostik (Routine), Dialysepatienten 448
L-Carnitin 538
Lager 265
Lagerdauer sterilen Einwegmaterials 441
Laktat 158
Laktatazidose 577
Langniere 685
Langzeitblutdruckmessung 60
Lansoprazol 546
Latexhandschuh-Allergie 294, 440
Laxantia 541
LDL 108
LDL, Aphereseverfahren 260, 408
LE 16
Lebendspende 582
Lebensmittel, Kaliumgehalt 487, 496
Lebensmittel, Natriumgehalt 487, 488
Lebensmittel, Phosphorgehalt 487, 504
Lebensmittel, Wassergehalt 512
Leberentzündung 97
Leichennierentransplantation 582
Leistungsdaten, Dialysatoren 218
Leitfähigkeit 160, 189
Leitungswasser 174
Leukopenie 228
Leukozytensturz 226
LH-Sekretion 112
Libido 111
Lidocain 577
life-style-Risiken 109
Lindau-Syndrom 26
Linksherzinsuffizienz 54
Linsentrübung 134
Lipase 96
Lipidsenker 110, 542
Lipoproteidlipase (LPL) 109, 110
Liposorbersystem 261
Lokalanästhetika 544
Losartan 69
Lovastatin 543
Lowe-Syndrom 23

Luftdetektor 200, 224
Luftembolie 334
Lufterkennung 201, 224
Lungenembolie 344
Lungenödem 54
Lungenödem, Behandlung 56
Lupus erythematodes 16
Lupusnephritis 7
Lymphokine 594

M

Magen-Darm-Trakt 93
Magenentleerungsstörung 128, 131
Magnesium 163
Makroangiopathie 128
Malnutrition 463
Mangelernährung 464
Manschettendruck 62
Markschwammnieren 27
Mediasklerose 59
Medikamente 520
Medikamente bei Niereninsuffizienz 556
Medizinprodukt, aktives 240
Medizinproduktegesetz 239
medullär zystische Nierenerkrankung 27
Medulläre Zysten 26
Melanose 73, 76
Membranmaterialien 213
Membranplasmapherese 216
Membranplasmaseparation 260
Membranpolarisation 402
Merkzeichen im Behindertenausweis 453
Metabolische Alkalose 46
metabolische Azidose 46, 157
metabolische Azidose, Behandlung 48
Metoclopramid 545
Metoprolol 526
Mikroalbuminurie 19, 126
Mikroangiopathie 127
Mikroschaum 335
Mindestraumbedarf 242
Mischanalgetika 580
Mitteldruck 59
Mittelmoleküle 156
Mittelmolekülhypothese 156
Molekül 216
Morbus Gasser 21
Morbus Moschcowitz 21
MPG 239
Muffenprolaps 398
Müllvermeidung 432
Mumps-Virus 97
Mund- und Rachentherapeutika 549
Muskelatrophie 73
Muskelkrämpfe 330, 336

Muskelschädigung 73
Muskelschmerzen 73
Muskelschwäche 81
Myopathie 73, 81

N

nächtliche Atemnot 513
nächtliche Peritonealdialyse 386
National Cooperative Dialysis Study 173
Natrium 159
Natrium- bzw. Kochsalzzufuhr 470
Natriumgehalt, Lebensmittel 487, 488
Natriumhaushalt 33
Natriumverlust, Ultrafiltrat 34
NCD-Studie 173
Nebennierenrindenhormone 536
Nebenschilddrüsen 77, 79, 80
Necrobiosis lipoidica 135
Nephron 1, 2
Nephronophtise 26
Nephrosklerose 13
Nervenkompression 92
Nervenleitgeschwindigkeit 70
Nervus medianus 92
Netzausfallalarm 354
Neurogene Blasenentleerungsstörung 134
Neuropathie, diabetische 128
Neuropathie, urämische 70
neuropathischer Fuß 131
Nicht-Bikarbonat-Puffer 44
nichtoligurisches ANV 146
nichtsteroidale Antirheumatika 577
niedermolekulares Heparin 533
Niere, Bau und Funktion 1-3
Nierenarterienstenose 13, 14
Niereninsuffizienz, akute 144-149
Niereninsuffizienz, Altersstruktur 419
Niereninsuffizienz, chronische: Syndrom 30-113
Niereninsuffizienz, Einleitung der Dialyse 305
Niereninsuffizienz, Dosierung Medikamente 556
Niereninsuffizienz, Ursachen 4, 29
Niereninsuffizienz, Verlauf und Stadien 12
Nierenkrankheiten, Einteilung 4
Nieren-Pankreas-Transplantation 139
Nierenspender 585
Nierentransplantation 582
Nierentransplantation, Dauertherapie 591
Nierentransplantation, Durchführung 590
Nierentransplantation, Nachsorge 597
Nierentransplantation, Vorbereitung 585
Nierenversagen, akutes 144-149
Nierenversagen, akut oder chronisch? 149
Nierenversagen, prärenal oder renal? 149
Nierenzysten 26
Nifedipin 69, 575

Nikotinsäurederivate 544
Nitrate 541
Nitrendipin 575
NLG 70
no-DOP 75, 231
Non-A-Non-B-Hepatitis 103
Norm-Calcium-Lösungen 162
Normotonie 60
Notfallmaßnahmen 349
Notfallmedikamente 348
nosokomiale Infektionen 439
NPD 386
NSAR 577
NTP-Sterilisation 230

O

Obstipation 94
okulo-zerebrales Syndrom 23
oligurisches ANV 145
Omeprazol 546
Operation 581
Orthostase-Symptomatik 130
Osmose 152, 153
osmotischer Druck 152
Osteoblasten 79
Osteocalcin 81
Osteoklasten 79
Osteozyten 79
Ototoxizität 579

P

PAN 18, 232
Panarteriitis nodosa 7, 18
Pankreas-/Nierentransplantation 138
Pankreasamylase 96
Pankreatitis 96
Pantoprazol 546
Papillennekrosen 10, 134
Parathormon 77
Parathyreoidektomie 85
Partikelabrieb 232
Pascal 202
PÄT 386
PBE-Druckmessung 199
PCR 104
PD-Lösungen 389
Pendelblut 412
Peressigsäure 187, 319, 434
Periarteriitis nodosa 18
Periarthritis 87
Pericarditis sicca 51
Perikardektomie 52
Perikarditis 50, 51
Perikardpunktion 50

Peritonealdialyse 371, 384
Peritonealdialyse, Hygieneanforderungen 246
Peritonealdialyse, Komplikationen 399
Peritonealdialyse, Lösungen 389
Peritonealdialyse, Varianten 384
Peritonealdialysegeräte 253
peritonealer Äquilibrationstest 386, 393
Peritonealkatheter 386, 387
Peritonitis 396
Permeat 179
Permeation 151
Personalbedarf 263
Personalschlüssel 421
Personaltoiletten 265
PET 386
Pflegestufen 422, 459
Pflegeversicherung 457, 459
pH-Wert 44, 158, 187, 188
Phagozytose 583
Pharmakotherapie, allg. Regeln 555
Phenacetin-Niere 10
Phenobarbital 574
Phenprocoumon 578
Phosphat 42, 43, 164
Phosphat-Diabetes 23
Phosphatbinder 84, 547
Phosphatelimination 164
Phosphatgehalt, Lebensmittel 487, 504
Phosphatstau 43
Phosphatzufuhr 471
Phosphatzusätze zu Lebensmitteln 472
Plasmaaustauschbehandlung 407
Plasmaexpander 530
Plasmaperfusion 408
Plasmapherese 407
Plasmapherese, Indikationen 408
Plasmapherese, selektive 408
Plasmaseparation 260, 407
Plattendialysator 214
Pleuritis 344
PMMA 232
PNP 70
Polyacrylnitril 213, 232
Polyamid 213, 232
Polyarteriitis nodosa 18
Polyäthylen 232
Polycarbonat 232
Polymerase-Ketten-Reaktion 104
Polymethylmethacrylat 213, 232
Polymyxin 579
Polyneuropathie 70, 71, 128
Polypropylen 232
Polysulfon 213, 232
Polyurethan 232
polyurisches ANV 145
Polyvinylchlorid 232

Polyzystische Nieren 25
Post-Dilution 401
Postexpositionprophylaxe 100
Postoperative Shuntpflege 288
postrenales ANV 145
Potenz 111
Potenzstörungen 166
Prä-Dilution 401
prärenales ANV 145
Pravastatin 543
Prazosin 66
Prednisolon 593
Prednison 592
Primärharn 1
Probenecid 539
programmierte Ventrikelstimulation 526
progressive systemische Sklerose 19
Prokinetika 130
Prolaktinspiegel 111
Propafenon 342
Proportionierung 182
Propranolol 526
Protamin, Protaminsulfat 211
Protamingabe bei Blutungen 339
Protaminsulfat 211, 532
Protein C, Protein S 299
Proteinurie 8
Prothrombin 531
Protonenpumpenhemmer 546
Proximale renale tubuläre Azidose 23
Prune-Belly-Syndrom 28
Pruritus 73
PS (Polysulfon) 232
Pseudo-BARTTER-Syndrom 24
Pseudoporphyrie 76
Pseudogicht 87
Pseudohyperaldosteronismus 24
Pseudohyperkaliämie 680
Pseudohypoaldosteronismus 24
Pseudoporphyrie 76
PSS 19
psychische Auffälligkeiten 341
psychische Entwicklung 443
Psychopharmaka 529
PTH 77, 78
PTH-Wirkungen 78
Puffer 158
Puffersysteme 44
Pumpenschlauchsegment 198, 206
Punktionstechnik 279, 303
Punktionswinkel 287
PUR 232
PVC 231
Pyelonephritis 9
Pyodermien 135
Pyrogenreaktion 332

R

RAAS 66
Radialis-Cephalica-Fistel 273
Rauchen 93
Raumausstattung 243
Rechtsherzinsuffizienz 95
Recormon® 524
Red-eye-Syndrom 81
Regeltempostörungen 111
Rehabilitation 517
Rehabilitationsmedizin 517
Reinwasserherstellung 256
Reinwasserleitungssystem 256
Remineralisation 182
renal-tubuläre Azidose 23
renale Anämie 32
renale Hypertonie 58
renale Osteopathie 77, 79, 81-83
renale Osteopathie, Häufigkeit 81
renale Osteopathie, Leitsymptome 81
renales ANV 145
Renin-Angiotensin-Aldosteron-System 15, 66
renovaskuläre Hypertonie 14, 58
Rentenantrag 453
Reserpin 579
resistente Keime 244
Respiratorische Alkalose 46
Respiratorische Azidose 45
Restblutvolumen 215, 222
Restdiuresemenge 118
Restharnbildung 134
Restless-legs 71
Retinopathie 127
Rezirkulation 294, 296, 297, 305, 363
Rezirkulation, SN-Dialyse 411
Rezirkulationssystem, geschlossenes 191
Rezirkulationsvolumen 411
Rhabdomyolyse 110
Rheumatoidarthritis 7
Rhinologika 550
Risikofaktor Hypertonie 62
risikoreiche Patienten 251
Roborantia 550
Rohwasser 174
Röntgenkontrastmittel 537, 573
Routinelaboruntersuchungen 447
Rückfiltration 220, 221, 416
Ruheinsuffizienz 53

S

Salbutamol 580
Salz 470
Sandimmun® 594
Sarkoidose 11

Säure-Basen-Haushalt 44, 49
Säureionen 158
Säurekomponente 186
Säuren 44
Säuresekretion 94
Schätzclearance 612
Schaufensterkrankheit 128
Schilddrüsenhormone 550
Schlafmittel 341
Schlafstörungen 513
Schlaganfall 128
Schleifendiuretika 67, 574, 578
schmerzfreie Punktion 279
Schonkanüle 276
Schrumpfnieren 11
Schulung PD 390
Schutzkleidung 427
Schwangere Mitarbeiterinnen 435
Schwangerschaft 111, 112
Schwerbehindertengesetz 459
Sedativa 539
Seit-zu-Seit-Anastomose 273
sekundäre Gicht 87
sekundäre Hypertonie 58
sekundärer Hyperparathyreoidismus 77
Sekundärmembran 405
Selbstpunktion 288
selektive Plasmapherese 408
semipermeable Membran 153, 155
Semi-single-pass-Systeme 192
Septischer Schock 327
Serumhepatitis 98
Sex 111
Sexualstörungen 110, 136
Shunt 272
Shunt-Blutfluß 296
Shuntaneurysmen 301
Shuntinfektion 299
Shuntklemmen 284
Shuntkompressionen 284
Shuntpflaster 292
Shuntpflege 286, 296
Shuntpunktion 277
Shuntpunktion, Methoden 280
Shuntselbstkontrolle 288
Shuntthrombose 299
Shunttraining 290
Shuntverschluß, Symptome 299
Shuntvolumen 95, 296
Sickerblutungen 338
Siebkoeffizient 220, 405
Simultantransplantation 139
Simvastatin 543
single shot 208
Single-needle-Dialyse 409
Sjögren-Syndrom 11

Sklerodermie 7, 19
SLE 16
SN-Dialyse 409
SN-Ventil-Technik 409
Sollgewicht 315, 329
Sollgewicht, Bestimmung 329
Speichereisen 167
Spermienzahl 112
Sport 515
Stabilisierungsphase 444
Stärkungsmittel 550
Staubwischen 428
Steal-Phänomene 296
Stenose (Shuntvene) 301
Sterilisation 229
Sterilisation von Dialysatoren 255
Stoffaustausch 216
Strahlennephritis 10
Strahlensterilisation 229
Streptokinase 538
Strickleiterpunktion 280, 281
Stuart-Prower-Faktor 227
Stuhlverstopfung 542
Styrol-Acrylnitril-Copolymer 232
Subclavia-Katheter 270, 271
Substitutionslösung 401
Substraktionsazidose 47
Sulfinpyrazon 539
Sulfonylharnstoffe 121, 576
Süßstoffe 134, 553
Systemische Vaskulitiden 16

T

T/P-Analyse 64
Tacrolimus 596
Tank-Rezirkulationssystem 192
Teerstuhl 542
Temperatur 356
Temperaturalarm 356
Tenckhoff-Katheter 387, 388
Testosteron 112
Theophyllin 536
Thiaziddiuretika 574
Thoraxschmerzen 344
Thrombin 531
Thrombozytenfunktionsstörung 33
TMP 220
Toiletten 265
Tolbutamid 576
Torasemid 65, 538, 578
Torr 202
TOTM 231
Toxinschock 326
Transferrin 167
Transmembrandruck 220

Transplantationsvorbereitung 589
Trenngrenze 216
Triazolam 574
Triglyceride 109
Trinkmenge 118, 466
Trinkwasser 174
Trockengewicht 329
Trockensilikonisierung 303
Troponin T 344
TROPT® 344
trough-to-peak-Analyse 64
Trübungsmessung 195
TTP 21
Tubulopathien 22
Tubulus 1
Tubulusapparat 2
Tunnelinfekt 398
Typ-I-RTA 24
Typ-II-Diabetiker 117
Typ-II-RTA 23

U

Übelkeit 93
Überwässerung 513
Ultrafiltration 151, 153, 191, 194, 320
Ultrafiltration, kontinuierlich geregelte 194
Ultrafiltrationsfaktor 219
Ultrafiltrationskoeffizient 219
Ultrafiltrationsleistung 219
Ultrafiltrationsmessung, Störung 358
Ultrafiltrationsrate 220
Umkehrosmose 179
Umkleideräume 265
Umrechnungsfaktoren 610
Unat® 538
Universalempfänger 583
Universalspender 583
Unverträglichkeitsreaktionen 346
Urämie 30, 31, 113
Urämiegift 154, 156
urämische Gerinnungsstörung 531
urämische Hautveränderungen 74
urämische Myopathie 55, 72
Uratnephropathie 12
Urokinase 538
UV-B-Lichtbestrahlung 75

V

Vancomycin 580
Vas afferens 1
Vas efferens 1
Vaskuläre Erkrankungen 13
Vaskuläre Nephropathie 16
Vaskulitiden 16, 17

Vasodilatatoren 66
Venentraining 287
Venöse Schlauchklemme 224
venöses Schlauchsystem 199
Verapamil 69
Vergiftungen, Hämoperfusion 406
Verlauf der Hepatitis B 101
Verletzungen (Arbeitsschutz) in der Dialyse 438
Verstopfung 94
Very-low-density-Lipoproteine 542
Virus-RNA 103
Virushepatitis 97
Vitamin-B12-Mangel 574
Vitamin-D-Behandlung 84, 85
Vitamine 166, 474
VLDL 109
volumetrische Bilanzkammer 192
von-Hippel-Lindau'sche Krankheit 26
Vorlaufbehälter 181
Vorspülbeutel 305
Vorspülmenge 305

W

Wallace-Teflon®-Dialysekanüle 276
Wärmetauscher 181
Wasseraufbereitung 174 ff.
Wassergehalt, Lebensmittel 512
Wasserhaushalt 34
Wasserkupplung 212
Wasserstoffionenkonzentrationen 44
Wasserteil 181
Wegener'sche Granulomatose 7, 18
Weichmacher 231
Weichteilverkalkungen 85
Wiederverwendung 246
Windkessel 59
Wismutpräparate 546

X

Xerostomie 11
Xipamid 580

Z

zentral wirksame Substanzen 66
Zielgruppe 716
Zink 166
Zink-Protoporphyrin 523
Zitronensäurelösung 187
zitrothermische Desinfektion 187, 318
ZPP 523
Zuckeraustauschstoffe 135
Zuckerkrankheit 115
Zugentlastung 285

Zusatzurlaub 453
Zuzahlung 454
Zwangsultrafiltration 152
Zweittransplantation 590
Zylindrurie 8
Zystennieren 25, 27
Zystische Nierenkrankheiten 25, 27
Zytokine 228
Zytomegalie-Virus 97

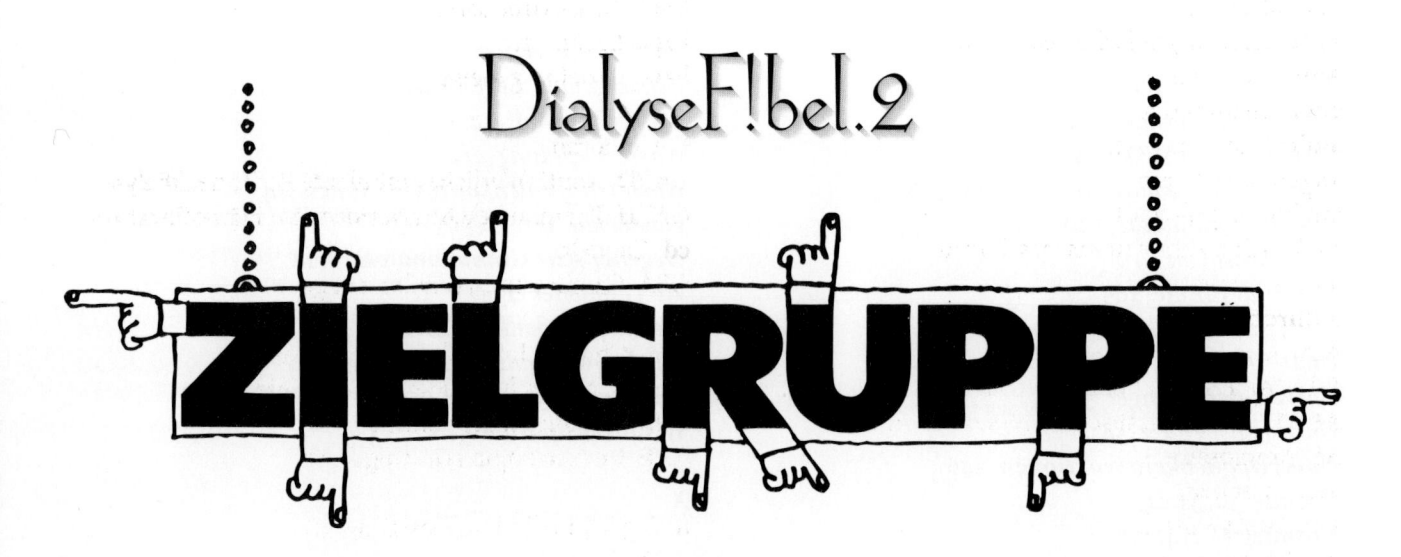

DialyseF!bel.2

ZIELGRUPPE

Auch Sie gehören dazu!

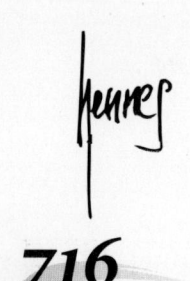

Abkürzungen

Der Einfachheit halber ist in der nachfolgenden Übersicht nur je eine mögliche Endung für jedes Wort angegeben. Beispiel: „**best.**" = bestimmt; nicht aufgezählt sind die ebenso möglichen Bedeutungen „bestimm**te**", „bestimm**ten**", „bestimm**tem**", „bestimm**ter**", „bestimm**tes**". Die genaue Bedeutung ergibt sich im Einzelfall stets aus dem Zusammenhang, ebenso verhält es sich mit Singular/Plural, Geschlechtskennzeichnung usw. Weitere Informationen zu verschiedenen Abkürzungen sind dem Glossar zu entnehmen.

A Ampere
a Jahr („annus")
A., Aa. Arteria, Arteriae
a.p. anterior - posterior
AB Antibiotikum, Antibiotika
Abk. Abkürzung
Abl. Ableitung
ACE Angiotensin-I converting enzyme
ACTH Adrenocorticotropes Hormon
ADH Antidiuretisches Hormon
ADP/ATP Adenosin-di/triphosphat
AE Appendektomie
AIDS Acquired immune deficiency syndrome
ALL Akute lymphatische Leukämie
Allerg. Allergie
allerg. allergisch
allg. allgemein
AML akute myeloische Leukämie
Amp. Ampulle
anat. anatomisch
androl. andrologisch
angeb. angeboren
angiol. angiologisch
ANP atriales natriuretisches Peptid
ant. anterior
anthrop. anthropologisch
Anw. Anwendung, Anwender
ARA American Rheumatism Association
ARDS Adult resiratory distress syndrome
AS Aminosäure
asc. ascendens
ASS Azetylsalizylsäure
AT Augentropfen
at technische Atmosphäre
Ätiol. Ätiologie
atm physikalische Atmosphäre
av, a.-v. arteriovenös
a.W. auf Wunsch
AZ Allgemeinzustand

Bac. Bacillus
bakt. bakteriell
Baz. Bazillus
bds. beidseits, beidseitig
BE Broteinheit
Begr. Begriff, Begründung
bes. besonders
Best. Bestimmung
best. bestimmt
Bez. Bezug, Beziehung, Bezeichnung
BGA Blutgasanalyse
Bic. Bikarbonat
Bik. Bikarbonat
biochem. biochemisch
biol. biologisch
BK Berufskrankheit
BKK Betriebskrankenkasse
BKS Blutkörperchensenkung (-sreaktion)
Bq Bequerel
BSG B lutkörperchensenkungsgeschwindigkeit
BTM Betäubungsmittel
BW Brustwirbel
BWK Brustwirbelkörper
BWS Brustwirbelsäule
bzgl. bezüglich
bzw. beziehungsweise

C Coulomb
CAPD Kontinuierliche ambulante Peritonealdialyse
CAVH Kontinuierliche arteriovenöse Hämofiltration
cd Candela
CEA Carcino-embryonales Antigen
Ci Curie
CLL Chronisch lymphatische Leukämie
CML Chronisch myeloische Leukämie
CPK Creatinphosphokinase
CRF Corticotropin releasing factor

d Tag = „dies", /d = (Dosis/Tag)
d Dezi
D.m. Diabetes mellitus
DD Differentialdiagnose
dd. differentialdiagnostisch
def. deformans
dermatol. dermatologisch
desc. descendens
Di. Dienstag
Diagn. Diagnose, Diagnostik
diagn. diagnostisch
Dial. Dialyse
Dial. pat. Dialysepatient (in)
dist. distal
DNA, DNS Desoxyribonukleinsäure
Do. Donnerstag

dors. dorsal
dptr. Dioptrie
Drg. Dragee (-s)
Einh. Einheit
Einw. Einwohner
ELISA enzyme linked immunosorbent assay
embryol. embryologisch
EMG Elektromyogramm
endokrinol. endokrinologisch
enterol. enterologisch
entspr. entsprechend
enzym. enzymatisch
epidem. epidemiologisch
EPO, Epo Erythropoietin
ERCP endoskopisch-retrograde Cholangio-Pankreatikographie
Erkr. Erkrankung (-en)
erkr. erkranken, erkrankt(e)
Ery Erythrozyt (-en)
et al. sinngemäß „und Mitarbeiter"
ETO, Eto Ethylenoxid
ext. extern
EZ Ernährungszustand
Ez. Einzahl
E'lyte Elektrolyte

f Femto
Flor. Flores
Fol. Folia
For. Foramen
Fr. Freitag
front. frontal
FSH Follikel-stimulierendes Hormon

G Giga
g Gramm
gastroenterol. gastroenterologisch
gastrol. gastrologisch
gebr. gebräuchlich
geburtsh. geburtshilflich
gen. genetisch
GFR glomeruläre Filtrationsrate
gg. gegen
ggf. gegebenenfalls
Ggl. Ganglion
GIT Gastrointestinaltrakt
Gl.(l) Glandula (e)
GN Glomerulonephritis
Gy Gray
gyn. gynäkologisch

h Stunde = „hora"
häm. hämatologisch
HD Hämodialyse
HDF Hämodiafiltration
HDL High density lipoprotein

Herst. Herstellung, Hersteller
HF Hämofiltration, Herzfrequenz
HHL Hypophysenhinterlappen
hist. histologisch
HMV Herzminutenvolumen
HNO Hals-Nasen-Ohren-Heilkunde
HPT Hyperparathyreoidismus
Hrsg. Herausgeber
HVL Hypophysenvorderlappen
HW Halswirbel
HWK Halswirbelkörper
HWS Halswirbelsäule
HWZ Halbwertzeit
Hyg. Hygiene
hyg. hygienisch
Hz Hertz

i.a. intraarteriell
i.c. intrakutan
i.e.S. im engeren (eigentlichen) Sinn
i.m. intramuskulär
i.p. intraperitoneal
i.u. intrauterin
i.v. intravenös
i.w.S. im weiteren Sinne
ICR Interkostalraum
I.E., i.E. Internationale Einheit
Ig Immunglobulin
INH Isoniazid
IUB International Union of Biochemistry
IUPAC International Union of Pure and Applied Chemistry

J Joule
jährl. jährlich
Jh. Jahrhundert

K Kelvin
kardiol. kardiologisch
KAS- Katheter-Austritts-Stelle(n)-
KBR Komplementbindungsreaktion
kcal Kilokalorie
kg Kilogramm
kgKG Dosis pro Kilogramm Körpergewicht
KH Kohlenhydrate
KHK koronare Herzkrankheit
Khs. Krankenhaus
Klin. Klinik
klin. klinisch
KM Kontrastmittel
Kontr. Kontrolle
Konz. Konzentration, Konzentrat
konz. konzentriert
kPa Kilopascal
Krea-Cl. Kreatinin-Clearance
Krh. Krankheit

LA Lebensalter
Lab. Labor
lab. labormäßig
lat. lateral
LDL Low density lipoprotein
LE Lupus erythematodes
Leuko(s) Leukozyt
LH Luteinisierendes Hormon
LHRH veraltete Bezeichnung für Gonadotropin
li. links, linke (-s), linker
Lig.(g) Ligamentum(-a)
Liq. Liquor
Lj. Lebensjahr
LK Lymphknoten
Lsg. Lösung
LW Lendenwirbel
LWK Lendenwirbelkörper
LWS Lendenwirbelsäule
lx Lux

m Meter
M. Musculus
maj. major
MAK Maximale Arbeitsplatzkonzentration
math. mathematisch
max. maximus, maximal
med. medial
med. medizinisch
MG Molekulargewicht
Mi. Mittwoch
mikrobiol. mikrobiologisch
min Minute
min. minimal, minor
Min., min. Minute
Mm. Musculi, Muskeln
mmHg Millimeter Quecksilbersäule
Mo. Montag
mol Mol
Mol. Molekül
mol. molar
MSH melanozytenstimulierendes Hormon
mtl. monatlich
Mz. Mehrzahl

N Newton
n Nano
N. Nervus
NAP Nervenaustrittspunkte
neg. negativ
nephrol. nephrologisch
neurochir. neurochirurgisch
Neurol. Neurologie, Neurologe
neurol. neurologisch
NHL Non-Hodgkin-Lymphom
NI Niereninsuffizienz
NLG Nervenleitgeschwindigkeit

Nn. Nervi
NNH Nasennebenhöhlen
NNR Nebennierenrinde
NSAR nichtsteroidale(s) Antirheumatika(-um)
nukl. nuklear
NW Nebenwirkung

o.a. oder andere
o.a. oben aufgeführt, oben ausgeführt
o.ä. oder ähnliche
o.B. ohne Befund
Op. Operation, Operationssaal
op. operativ
ophtal. ophtalmologisch
opt. optisch
Orthop. Orthopäde, Orthopädie
orthop. orthopädisch
otol. otologisch
OZ Ordnungszahl

p Piko
p.a. posterior-anterior
Pa Pascal
Päd., päd. Pädiater, Pädiatrie, pädiatrisch
parasitol. parasitologisch
PAS Para-Aminosalizylsäure
Pat. Patient
Path. Pathologie, Pathologe
path. pathologisch
pHPT primärer Hyperparathyreoidismus
phys. physikalisch
physiol. physiologisch
Pl. Plexus, Plural
Plv. Pulvis, Pulver
PMMA Polymethylmethacrylat
PN Pyelonephritis
PNA Pariser Nomina Anatomica
pos. positiv
post. posterior
ppm. parts per million
Präp. Präparat
Proc. Processus
prox. proximal
PS Polysulfon, Plasmaseparation
PTC perkutane transhepatische Cholangiographie
PTCA perkutane transluminale Koronarangioplastie
PTH Parathormon
pTNI präterminale Niereninsuffizienz
PTT Partielle Thromboplastinzeit
PU Polyurethan
pulm. pulmologisch

qual. qualitativ
quant. quantitativ
quart. quartär

R Röntgen (Einheit)
R. Ramus
Rad. Radix
radiol. radiologisch
rd rad
re. rechts, rechte, rechter, rechtes
rel. relativ
REM rapid eye movement
ren. renal
Rö. Röntgen
RR für „Blutdruck" (nach „RIVA-ROCCI")

S Siemens
s Sekunde
S-B- Säure-Basen-
s. siehe
s. sive, seu (lateinisch = oder)
s. Bem. siehe Bemerkung
s.a. siehe auch
s.c. subkutan
s.S. siehe Seite
s.u. siehe unten
Sa. Samstag, Sonnabend
Sdr., Syndr. Syndrom
sec, Sek. Sekunde
serol. serologisch
SG Sollgewicht
sHPT sekundärer Hyperparathyreoidismus
sin. sinister
SLE systemischer Lupus erythematodes
SN single needle
So. Sonntag
Som. Sommer
spez. speziell
spezif. spezifisch
Std. Stunde
STH Somatotropes Hormon
Stw., stw.- Stoffwechsel-, stoffwechsel-
sup. superior
Sv Sievert
Sympt., sympt. Symptom, symptomatisch

T Tera, Tesla
t Tonne
TBC, TBK Tuberkulose
Tbl. Tablette
Tct. Tinctura
TE Tonsillektomie
Temp. Temperatur
Ther. Therapie
ther. therapeutisch
TIA Transitorische ischämische Attacke
TMP Transmembrandruck
TNI terminale Niereninsuffizienz
TPZ Thromboplastinzeit
Tr. Tractus, Truncus

TSH Thyreoidea-stimulierendes Hormon
TUR Transurethrale Resektion
TZ Thrombinzeit

u.a. unter anderem, und andere
u.M. und Mitarbeiter
U/min Umdrehungen pro Minute

V Volt
V. Vena
V.a. Verdacht auf
ven. venös
ventr. ventral
Vgl., vgl. Vergleich, vergleich(-e, -sweise)
VLDL very-low-density-Lipoproteine
vorw. vorwiegend
Vv. Venen, Venae

W Watt
wchtl. wöchentlich
WHO Weltgesundheitsorganisation
Wi. Winter
Wo. Woche
WS Wirbelsäule

zyt. zytologisch